The
PANCREAS

An Integrated Textbook of Basic Science, Medicine, and Surgery

胰腺疾病基础与临床

3rd Edition
原书第3版

原　著　[德] Hans G. Beger

[美] Andrew L. Warshaw

[美] Ralph H. Hruban

[德] Markus W. Büchler

[德] Markus M. Lerch

[德] John P. Neoptolemos

[日] Tooru Shimosegawa

[美] David C. Whitcomb

主　译　赵玉沛

中国科学技术出版社
·北　京·

图书在版编目（CIP）数据

胰腺疾病基础与临床：原书第3版 / (德) 汉斯·G. 贝格 (Hans G. Beger) 等原著；赵玉沛主译. — 北京：中国科学技术出版社, 2020.1

ISBN 978-7-5046-8311-3

Ⅰ. ①胰… Ⅱ. ①汉… ②赵… Ⅲ. ①胰腺疾病—诊疗 Ⅳ. ①R576

中国版本图书馆CIP数据核字(2019)第115513号

著作权合同登记号：01-2018-8047

策划编辑	焦健姿　王久红
责任编辑	黄维佳
装帧设计	佳木水轩
责任校对	龚利霞
责任印制	李晓霖

出　　版	中国科学技术出版社
发　　行	中国科学技术出版社有限公司发行部
地　　址	北京市海淀区中关村南大街16号
邮　　编	100081
发行电话	010-62173865
传　　真	010-62179148
网　　址	http://www.cspbooks.com.cn

开　　本	889mm×1194mm　1/16
字　　数	2426千字
印　　张	83.5
版　　次	2020年1月第1版
印　　次	2020年1月第1次印刷
印　　刷	北京威远印刷有限公司
书　　号	ISBN 978-7-5046-8311-3 / R·2418
定　　价	798.00元

Copyright Notice 版权声明

译校者名单 Translators List

主　译　赵玉沛

译　校　者（以姓氏汉语拼音为序）

阿卜杜拉海拜尔	白春梅	白雪莉	蔡　磊	蔡守旺	曹　锋
曹洪滔	曹　喆	常晓燕	陈　杰	陈静慈	陈科	陈　晴
陈汝福	陈　伟	陈　炜	陈文祺	丁乙轩	董良博	段方婷
冯　健	傅德良	高崇崇	高剑锋	葛春林	郭若寒	郭　鑫
韩　序	郝纯毅	郝继辉	洪万东	胡　媛	胡丹旦	胡　克
胡悦鹏	黄鹤光	黄会真	黄锡泰	黄宇光	霍　力	纪连栋
简志祥	姜翀弋	姜浩然	姜佳霖	蒋青伟	金　钢	金佳斌
经　纬	柯牧京	李成鹏	李　非	李　刚	李冠群	李国林
李海民	李嘉瑞	李剑昂	李　建	李齐菲	李升平	李天骄
李维勤	李　旭	李宜雄	李卓然	梁廷波	廖　泉	林佳佳
林荣贵	林　叶	刘伯南	刘光年	刘续宝	刘正才	隆　云
楼文晖	陆菁菁	吕　昂	吕　铖	吕　珂	马焕先	马佳彬
毛益申	苗　毅	莫胜崴	牟一平	欧政林	潘伯驹	潘　杰
庞　芮	彭承宏	彭云鹏	秦明伟	秦仁义	屈士斌	瞿　诚
任思谦	尚佩强	邵成浩	邵仟仟	沈可心	施可庆	施笑蕾
宋　巍	孙　备	谭春路	谭　广	童安莉	汪建林	王凤丹
王槐志	王　磊	王洛琳	王　巍	王维斌	王伟林	王行雁
王　喆	韦军民	魏若征	文　实	吴　栋	吴河水	吴文铭
仵　正	武　帅	谢志波	邢小平	徐　晨	徐建威	许静涌
薛华丹	闫长青	杨爱明	杨　光	杨　杰	杨西胜	杨尹默
杨永超	叶　辰	殷晓煜	于恒超	于　康	余佳文	虞先濬
原春辉	袁思依	曾　雪	张　超	张传钊	张福泉	张　杰
张　琳	张太平	张芜湖	张　翔	赵邦博	赵俊芳	赵　磊
赵诗葳	赵旭东	赵　雨	赵玉沛	郑泽慧	周灿灿	周　菁
周蒙滔	周彤彤	周　鑫	朱阿芳	朱　诚	朱瑞哲	邹蔡峰

学术秘书　王维斌　赵邦博

本书引进自国际知名的 WILEY Blackwell 出版社，是一部全面整合胰腺疾病基础知识、功能评估、诊断技术及治疗方案的胰腺疾病百科全书。全新第 3 版对前一版的内容进行了细致修订和诸多更新，由来自全球各大胰腺中心的 271 位著者，从遗传学和分子生物学出发，基于丰富的临床经验和最新的循证医学证据，通过十部分、148 章内容对胰腺这一人体重要器官的最新基础及临床知识做出了详尽阐释。

第一、二部分主要讲述胰腺的组织解剖学、生理学及病理生理学；第三至五部分介绍了急性、慢性及自身免疫性胰腺炎；第六、七部分着重于良、恶性胰腺外分泌肿瘤；第八部分介绍了胰腺内分泌肿瘤；第九部分介绍了壶腹肿瘤；第十部分则介绍了胰岛及胰腺移植。其中，"自身免疫性胰腺炎"和"良性囊性肿瘤"为本版特别设置的全新部分。此次再版的增补内容中不乏非手术和手术治疗的最新指南、支持胰腺癌靶向治疗临床决策的最新分子生物学通路、胰腺疾病的新型微创术式、神经内分泌肿瘤和壶腹周围肿瘤的最新知识等。

全书包含 500 余幅精美插图，将各类疾病的病理学要点、影像学诊断及手术技术完美融入各个章节，增加了本书的可读性和知识的连贯性。本书内容全面，图文并茂，适合广大胰腺疾病相关医务人员参考阅读，亦可作为广大消化内科医师及普外科医师的重要案头书。

译者前言 Foreword by Translators

公元前 100 年，Ephesus 首次使用了"pancreas"一词，该词源于希腊文"págkreas"，由"pan"（全部）和"kréas"（血肉）组合而成。1540 年，解剖巨擘 Vesalius 在其巨著 *De humani corporis fabrica*（《人体的构造》）中将胰腺明确描述为位于网膜下方的腺状器官。17—18 世纪，主胰管、副胰管、十二指肠壶腹等胰腺及其周围结构逐渐被人们确认。20 世纪始，胰腺的内外分泌功能被逐渐明确，到了 20 世纪中后期，Whipple、Child、Frey、Beger 及 Warshaw 等外科学家为胰腺疾病的手术治疗奠定了基础。

胰腺相关的内外分泌疾病均具有鲜明特点。糖尿病的发病率逐年增加，不仅严重影响全球人类的正常生活，而且显著增加了政府的医疗支出，加之近年来各类胰腺内分泌肿瘤逐渐被人们知晓，其定性和定位诊断仍需不断完善。胰腺外分泌疾病中，胰腺癌的发病率为恶性肿瘤中的第 10 位左右，但其病死率却高居第 4 位，其恶性程度之高可见一斑。

近年来，随着分子生物学、免疫学、影像学、内镜和手术技术的迅速发展及多学科协作重要性的凸显，人们对胰腺疾病的认识和诊疗水平有了显著提高。随着基因、转录、蛋白质及代谢组学的研究深入，人们能够更加明晰地了解胰腺肿瘤的发生和发展机制，为个体化和精准化治疗创造了有利条件，为提高患者的总体生存率带来了希望。

《胰腺疾病基础与临床》由来自全球各大胰腺中心的 271 位著者精心编写，从遗传学和分子生物学角度出发，基于丰富的临床经验和最新的循证医学证据，通过十部分、148 章内容对"胰腺"这一人体重要器官的最新基础及临床知识做了详尽阐释。第一、二部分主要讲述了胰腺的组织解剖学、生理学及病理生理学；第三至五部分介绍了急性、慢性及自身免疫性胰腺炎；第六、七部分重点介绍了良、恶性胰腺外分泌肿瘤；第八部分介绍了胰腺内分泌肿瘤；第九部分对壶腹肿瘤进行了阐述；第十部分则介绍了胰岛及胰腺移植。

通览全书，从历史到现状、从基础到临床、从解剖到手术，全面系统地阐述了胰腺相关疾病，还特别针对不同疾病补充了国际公认的最新临床诊疗指南，同时对胰腺癌靶向治疗临床决策的最新分子生物学通路、胰腺疾病的新型微创术式、神经内分泌肿瘤和壶腹周围肿瘤等最新知识进行了介绍。

本书包含 500 余幅高质量精美插图，将各类疾病的病理学要点、影像学诊断及手术技术完美融入各个章节，增加了可读性和知识的连贯性。本书内容全面，图文并茂，适合广大胰腺疾病相关医务人员参考阅读，亦可作为广大普外科医师及消化内科医师的重要案头书。

　　本书由中华医学会外科学分会胰腺学组各位委员及其团队共同翻译完成，在这里衷心感谢各位译校者的辛勤努力，同时恳请广大读者批评指正。

中国科学院　院士

北京协和医院　院长

博士研究生导师、主任医师

原书前言 Foreword by Authors

　　长期以来，胰腺一直是一个被忽略的器官。尽管Aristotle在写于公元前347—前335年的*Historia animalium*（《生物志》）中承认了胰腺的存在，但Galen坚持认为胰腺的唯一功能是衬垫腹部血管，因而胰腺一直被世人忽略。一千多年后的1642年，Wirsung描述了腺体的导管形态及胰管与小肠腔的连通。如今，我们认识到这个腺体的重要性，了解胰腺的正常和异常功能及其形态病理学已成为全世界科学家们的研究焦点。基于亚细胞成分和细胞内转录途径中分子间作用的分子生物学数据，帮助我们深入理解胰腺内外分泌功能及其病理生理。临床上，新研制和改进的技术设备帮助胃肠病学家和胃肠外科医生，通过高分辨率成像技术、代谢成像技术和胰腺内导管检查来识别病变。在过去的20年中，通过识别新的和日益明确的胰腺常见疾病（如囊性肿瘤和自身免疫性胰腺炎），胰腺疾病的范围得到进一步扩展。在胰腺疾病中，胰腺导管腺癌仍是一种超出人们掌控的神秘疾病。

　　世界各地的医学并不完全相同。然而，信息技术、国际数据交换和全球通信网络的影响使人们对胰腺疾病的理解和实践达到了更高、更广的水平。基础科学家、病理学家、胃肠病学家和胃肠外科医师在基础和临床研究上的通力合作，使人们对胰腺疾病有了更多了解。治疗决策越来越依赖于有关治疗方案的临床试验数据。新的技术设备，如内镜病变可视化、微创腹腔镜手术和机器人手术，促使针对肿瘤和炎性胰腺疾病局部、保留胰腺实质的手术方法得以建立。尽管我们不能亲自关照全球的每位胰腺病患者，但本书可以将国际专家有关胰腺的最新知识传递给各地的读者。

　　全新的《胰腺疾病基础与临床》（第3版）为临床医师整合胰腺疾病基础知识、功能评估、诊断技术设备及治疗方案提供了最新的数据信息。本书的所有章节均由该领域的主流国际专家撰写，其中大部分由国际基础科学家撰写，以帮助读者更好地理解胰腺功能和疾病的分子生物学基础。在此向所有为本书出版做出贡献的著者致以崇高的谢意，正是他们的勤奋努力，使我们可以获得这些基于证据的临床决策方面的最新知识。

Hans G. Beger　　　　　　Andrew L. Warshaw

Ralph H. Hruban　　　　　Markus W. Büchler

Markus M. Lerch　　　　　John P. Neoptolemos

Tooru Shimosegawa　　　　David C. Whitcomb

Contents
目　录

第三部分　急性胰腺炎
Acute Pancreatitis

急性胰腺炎病程及治疗篇
Clinical Course and Medical Treatment of Acute Pancreatitis

急性胰腺炎介入及手术治疗篇
Interventional and Surgical Management of Acute Pancreatitis

急性胰腺炎治疗后远期结局篇
Long-Term Outcome After Treatment of Acute Pancreatitis

第四部分　慢性胰腺炎
Chronic Pancreatitis

慢性胰腺炎保守治疗篇
Conservative Treatment of Chronic Pancreatitis

慢性胰腺炎内镜和手术治疗策略篇
Strategies for Endoscopic and Surgical Treatment of Chronic Pancreatitis

慢性胰腺炎糖尿病管理及长期疗效篇
Management of Diabetes and Long-Term Outcome of Chronic Pancreatitis

第五部分　自身免疫性胰腺炎
Autoimmune Pancreatitis

自身免疫性胰腺炎远期管理篇
Long-Term Outcome of Management of Autoimmune Pancreatitis

第六部分　外分泌组织肿瘤：胰腺良性囊性肿瘤
Neoplastic Tumors of the Exocrine Tissue: Benign Cystic Neoplasms of the Pancreas

第七部分　外分泌组织肿瘤：胰腺癌
Neoplastic Tumors of Exocrine Tissue: Pancreatic Cancer

胰腺癌手术治疗篇
Surgical Treatment of Pancreatic Cancer

胰腺癌非手术缓和医疗篇
Nonsurgical Palliation of Pancreatic Cancer

胰腺癌的内科治疗篇
Medical Treatment of Pancreatic Cancer

胰腺癌治疗后远期疗效篇
Long-Term Outcome After Treatment of Pancreatic Cancer

第八部分　内分泌胰腺肿瘤：胰腺神经内分泌肿瘤
Neoplastic Tumors of the Endocrine Pancreas: Neuroendocrine Tumors of the Pancreas

肿瘤切除后长期生存率篇
Long-Term Survival After Tumor Resection

第十部分 胰腺移植
Transplantation of the Pancreas

附录 缩略语中英对照
Abbreviations

第一部分

胰腺的解剖
Anatomy of the Pancreas

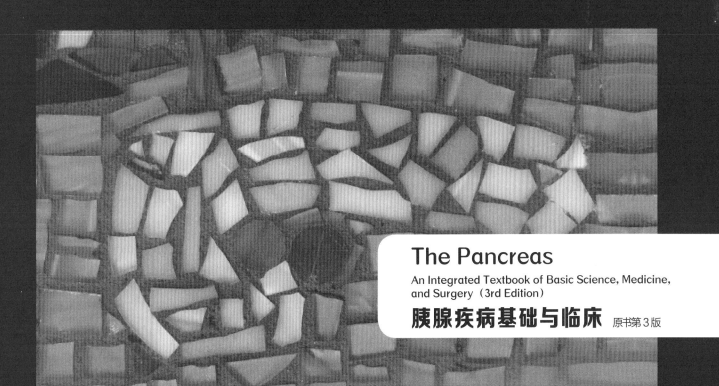

The Pancreas
An Integrated Textbook of Basic Science, Medicine, and Surgery（3rd Edition）
胰腺疾病基础与临床 原书第 3 版

Development of the Pancreas and Related Structures
胰腺及相关结构发生学

1

Brian Lewis，Junhao Mao 著

许静涌 译

韦军民 校

一、胰腺解剖

胰腺是位于上腹腔腹膜后，具有外分泌和内分泌功能的器官。人体胚胎发育过程中胰腺完全形成后，即可分为胰头、胰体和胰尾，其中胰头与十二指肠相连接（主胰管引流至十二指肠），胰尾与脾相连。胰腺体积最大的部位是胰头，由两种不同来源的部分组成（详见后文）。在其他哺乳动物中，如犬和鼠类，胰腺形态与人的胰腺形态完全不同，胰腺为与近端小肠系膜相连的无解剖形态的粉色组织。

胰腺细胞有三种分布形式，即由产生消化酶的外分泌部腺泡（所谓腺泡细胞）组成的小叶样结构，排泌消化酶进入肠道的导管结构，以及内分泌细胞组成的细胞簇样结构，即胰岛，或称 Langerhans 岛，其可分泌激素，调节葡萄糖摄入及糖原分解，调控血糖。胰岛内有五种不同的细胞，即 A、B、D、E 和 PP 细胞，分别分泌胰高血糖素、胰岛素、生长抑素、生长激素释放肽及胰多肽。外分泌部占据胰腺90% ～ 95% 的体积，而胰岛散在分布于胰腺实质内。胰腺内也有间质组织，来源于胚胎间充质细胞，构成胰腺内小叶间的分隔。小叶间也存在有间质来源的基质细胞，围绕在胰管、血管及神经周围。在下面的内容中，我们将探讨不同类型的细胞是如何构成胰腺的。

二、胰腺区域的器官形成

胚胎第 14 天的胚盘仍是由内胚层和外胚层组成的双层结构。此时，胚盘中线出现巨大的纵行沟样结构，称为原线[1]。大概在胚胎第 15 天，原线旁的外胚层细胞发生形态改变，移行到内外胚层之间，这个过程即为原肠形成（图 1-1）。其中一些移行的外胚层细胞侵入内胚层，代替内胚层形成新的结构，称为定形内胚层。其他移行的外胚层细胞占据了内外胚层之间的空间，形成了第三个层，即胚内中胚层（图 1-1）。随着胚盘前移形成头突，侧方组织向下蜷曲形成柱体，其中的内胚层亦蜷曲成管状，生长入发育中的由中胚层包绕的胚胎头部，形成原始消化管。从原始消化管的腹侧和背侧长出的两处外生性结构

形成胰腺的原基。胰腺上皮细胞则来源于原始肠管，由单层内皮组成。其周围包绕一层间质组织，而这些组织最终形成消化器官的肌肉及结缔组织。

内胚层前部形成前肠；其后的内胚层形成中肠和后肠。前肠最前端形成食管和胃。前肠后方的内胚层与卵黄囊延续，其延伸至胚胎外，形成前肠门。紧邻前肠门的内胚层来源的细胞分化为胰腺。十二指肠和肝脏也是由此区域的前肠分化产生。

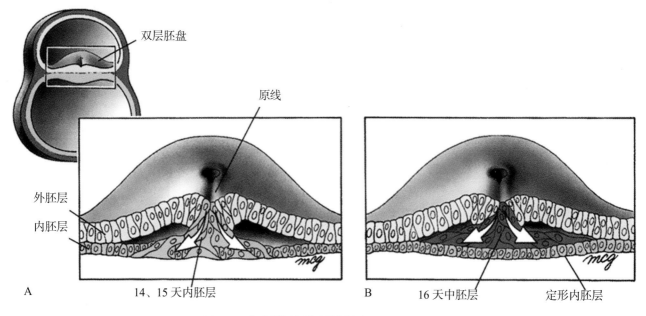

▲ 图 1-1　胚盘通过原线区域分裂，显示原肠胚形成

A. 第 14、15 天，长入的外胚层细胞代替了内胚层细胞，形成定形内胚层；B. 第 16 天，外胚层长入内胚层与外胚层之间，形成胚内中胚层
（引自 Larsen 2001 [1]，经 Elsevier 允许转载）

这样，在同一时期，许多消化道器官在前肠内胚层相对固定的位置分化形成。而这些器官是如何发生在合适的解剖位置，又如何分化形成成熟的功能呢？当接收到恰当的时间和空间信号后，发育期的胚胎的上皮器官即以出芽的方式自内胚层长出。内胚层来源的器官的发生与定位由生物进化中重要的信号传导通路调节，包括 Hedgehog 通路、Notch 通路及成纤维细胞生长因子（fibroblast growth factor，FGF）信号通路。

三、早期胰腺发育

（一）早期胰腺发育的形态学变化

妊娠第 4 周，前肠门附近的前肠腹背侧分别出现组织芽，此即为胰腺的前体。开始时，这两个组织芽独立分化，之后融合形成同一器官。在背侧的部分称为背胰芽，其最早出现，发育成背胰。背胰最终形成胰腺的头部、体部和尾部。腹胰芽的出现晚于背胰芽，其位于肠管腹侧，发育成腹胰，最终成为胰头的一部分。两个胰芽同时发育，上皮细胞增殖生长，突入周围的间质组织。同时，肠道特别是十二指肠也在持续发育。十二指肠的旋转和不对称生长将腹侧组织器官向背侧移动，其中包括腹胰和初始胆总管，这使得腹胰和背胰相互融合形成一个器官。两个胰芽分别发育时，具有独立的原始胰管与原肠相连。胰芽融合后，原始胰管融合形成主胰管（图 1-2）。腹胰的原始胰管接近十二指肠，其与背胰的原始胰管融合后，形成胰腺的主要引流通道，并与胆总管汇合进入十二指肠。背胰的原始胰管的近端多数退化，少数形成副胰管。有时，原始胰管并不融合，形成两条独立的引流通道。

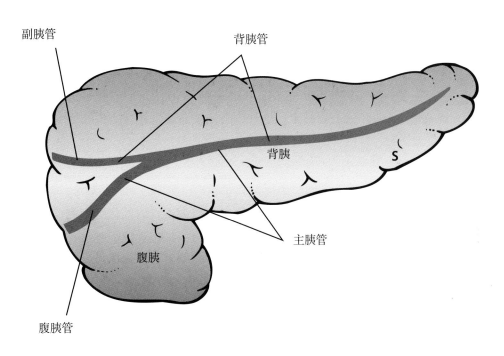

▲ 图 1-2　背胰和腹胰在构成胰腺中的作用

腹胰构成胰头的大部分。背胰构成胰头的一部分和胰体尾。背胰管形成大部分主胰管和全部副胰管。腹胰管形成接近十二指肠的部分主胰管

（二）介导早期胰腺发育的信号系统

一些重要的转录因子和细胞间信号通路介导了早期胰腺发育和胰腺特征形成。PDX1 和 PTF1A 是两种胰腺祖细胞群最早表达的转录因子，在胰腺发育中起重要作用[2-5]。在小鼠胚胎第 8.5 天，原始肠管即可出现 PDX1 表达，界定了胰腺发生的区域，此后在第 9.5 天，发育成胰腺的内胚层出现 PTF1A 的表达[5-7]。缺少以上任何一种转录因子的小鼠的胰腺会发育不全[2, 3, 5, 8]。

除了转录因子，一些肠内胚层与间质之间的重要的细胞间的信号通路在胰腺特征的形成和转录因子表达的控制上也起了重要的作用，如 Hedgehog 通路、FGF 通路。研究显示，Sonic Hedgehog（SHH）通路在胰腺生成区域不表达，但在前肠生成十二指肠的区域内表达。而胰腺中 SHH 的异位表达将带来肠道生成的问题，提示 SHH 信号通路具有调节前肠远端生成十二指肠或胰腺的作用[9, 10]。另一个介导间质 - 上皮相互作用的通路是 FGF 信号通路，特别是 FGF10-FGFR2 这个配体 - 受体对。在胰腺形成早期，FGF10 在间质高表达，而它的受体 FGFR2 在胰腺上皮内表达[11]。小鼠遗传研究证明 FGF10 为胰腺上皮祖细胞池的扩大提供了增殖信号[11]。另外，间质细胞来源的 FGF10 信号对于上皮持续表达 SOX9 起到重要作用[12]。SOX9 是另一种早期胰腺形成的重要的转录因子，它通过调节 FGF10 受体 FGFR2 表达发挥作用[12, 13]。综上，这些信号通路与转录因子之间的复杂的调节环路在早期胰腺发育和胰腺形态的形成和维持中起了重要的作用。

四、胰腺细胞类型的分化

胰腺的腺泡、导管和内分泌细胞都是胰腺原基上皮细胞增殖和分化产生的。细胞在早期阶段表现为同质性。随着它们的增殖而发展为间充质周围的指状突起样结构。上皮细胞形成未分化的小管，当它们进入间充质时，这些小管形成分支并相互吻合形成导管网，形成未成熟（非功能性）导管系统。腺泡细胞表现为分支末端的细胞簇。内分泌细胞从管状上皮剥离并重新聚集，嵌入在发育中的间质。其中的内分泌细胞增生最终形成胰岛。

从妊娠 12 周开始，可以通过检测内分泌颗粒，识别胰腺上皮细胞向内分泌细胞的分化。在这个时期，大部分分化的内分泌细胞均表达胰高血糖素，这种内分泌细胞通常被认为是 A 细胞。重要的是，在小鼠中进行的谱系追踪实验证明，这些早期 A 细胞并不作为内分泌祖细胞。因为 B 细胞是成熟胰岛的主要细胞类型，来源于胰高血糖素阴性细胞[14]。腺泡细胞的分化在大约妊娠 16 周可以通过酶原颗粒的出现被检测到。有趣的是，并不是所有的酶都同时出现，例如胰蛋白酶原直到胚胎第 22 周出现。消化酶阳性细胞在未分化小管中呈簇状出现，其扩张迅速，使腺泡细胞成为器官内的优势细胞。虽然它们还不是成熟的腺泡细胞，但腺泡簇中的细胞显示出它们的一些标志性特征，包括位于基底外侧的细胞核。随着分化的进行，细胞排列在由结缔组织包围的腺泡和小叶中。管道网发育成熟形成管道系统。虽然有研究显示 WNT 信号参与了这些转变，但伴随这种变化的具体形态学改变尚不清楚[15]。

五、胰腺细胞分化的转录机制

我们已经从动物模型的研究中获得大量的胰腺细胞分化的信息。小鼠的遗传和细胞基础的实验发现了由多种转录因子调控的网络在胰腺的发育中确定不同的细胞谱系。

（一）内分泌谱系的发育

内分泌细胞分化开始于胰芽区祖细胞中 NGN 3、BHLH（基本螺旋 - 环 - 螺旋）转录因子的表达[16-18]。表达 NGN3 的细胞最终形成所有的内分泌细胞：分泌胰岛素的 B 细胞、分泌胰高血糖素的 A 细胞、分泌生长抑素的 D 细胞、分泌生长激素释放肽的 E 细胞以及胰多肽的 PP 细胞[16-18]。NGN 3 通过促进下游转录因子表达启动内分泌细胞分化，包括 NeuroD、NKX 2.2、PAX 4 和 ARX。其中 NKX 2.2、NeuroD 和 PAX 4 在 B 细胞分化中起重要作用[19-21]。缺乏这些转录因子的突变小鼠表现出 B 细胞部分或完全丧失[19-21]。进一步的研究表明，PAX4 和 ARX 的相互作用决定了 A 和 B 细胞的分化。在内分泌部分化过程中，ARX 的缺失导致 A 细胞的完全丧失，但伴随 B 和 D 细胞的持续增加[22]。而 PAX4 的缺失带来相反的结果，即 B 和 D 细胞缺失，A 细胞的增殖[20, 22]。所以，这种对细胞分化方向选择的影响是通过这些因子之间的相互转录抑制介导的。

（二）腺泡细胞的分化

胰腺腺泡细胞主要来自于顶端区域的前体细胞，它们的分化是由转录因子 PTF1A（胰腺发育的主要调节因子）介导的。在外分泌部分化形成之前，PTF1A 与 bHLH 转录因子 RBP-Jk 形成复合物，并且需要激活 RBP-Jl，这是 RBP-Jk 的腺泡特异性形式 [23, 24]。活性更高的 RBP-Jl 取代 RBP-Jk 与 PTF1A 形成复合物，从而直接诱导许多腺泡特异性基因的表达，包括分泌肽类和消化酶 [23, 24]。有趣的是，PDX1——另一个对早期胰腺形态发生有重要作用的因子，也参与腺泡的分化。虽然 PDX1 对于初始的腺泡分化来说不是必需的，但是 PDX1 对于腺泡细胞的最终分化是必需的 [25]。其他转录因子如 NR5A2 和 MIST1，也可能通过与 PTF1A/RBP-Jk/RBP-Jl 复合物的相互作用，在腺泡分化和内环境稳定方面发挥作用 [26, 27]。

（三）导管细胞分化与谱系形成

与内分泌和外分泌谱系相比，导管细胞如何分化尚不清楚。在发育过程中，胰芽干区的 NGN 3 阳性细胞发育成内分泌细胞，而 NGN 3 阴性的干上皮细胞则发育成导管系统 [28, 29]。许多转录因子，如 SOX 9、PROX 1、HES 1 和肝细胞核因子 6（hepatocyte nuclear factor 6，HNF6）在导管细胞谱系中表达，并在导管分化中起不同的作用，包括导管上皮细胞中初级纤毛的形成 [30-33]。虽然内分泌、外分泌、导管这三种细胞谱系在早期发育中都有特异性，但来自不同谱系的成年胰腺细胞在胰腺损伤、胰腺炎和肿瘤发生中表现出了明显的可塑性和相互分化的能力，这有助于阐明这些胰腺疾病的病理机制。

六、发育与疾病

胰腺发育中的重要分子也与胰腺疾病息息相关。在胰腺正常发育中起作用的几个信号通路，如 Notch、Hedgehog 和 WNT 通路，也常常在胰腺癌中激活 [34-38]。异常激活的 WNT 信号通路也与其他肿瘤类型相关，如腺泡细胞癌、胰母细胞瘤与黏液性囊性肿瘤 [39-42]。

在糖尿病中，转录因子 PDX1 的突变是成人型糖尿病（maturity-onset diabetes of the young，MODY）的原因，而这种因子在胰腺细胞分化和 B 细胞的成熟和维持正常功能上起重要作用 [43]。大鼠基因研究证实，其他对 B 细胞发育至关重要的转录因子，如 HNF1α、HNF1β、HNF4α 和 NeuroD，也在 MODY 互补群中突变 [43]。最近，科学家利用我们对正常胰腺发育日益增长的理解，促进诱导多能干细胞分化为产生胰岛素的细胞，这是治疗糖尿病的一种有前景的新方法 [44, 45]。

总的来说，这些发现阐明了胰腺发育和分化的关键调节因子在病理疾病状态中的重要性，以及胰腺正常发育的知识如何推动胰腺疾病的新治疗策略的产生。

☞ 致谢

作者实验室的工作得到了美国国立卫生研究院的资助。由于篇幅有限，作者没有引用大量原始文献，因此向同事们道歉。

☞ 参考文献

[1] Larsen W. Human Embryology, 3rd edn. Philadelphia: Churchill Livingstone, 2001.

[2] Ahlgren U, Jonsson J, Edlund H. The morphogenesis of the pancreatic mesenchyme is uncoupled from that of the pancreatic epithelium in IPF1/PDX1-deficient mice. Development 1996;122(5):1409-1416.

[3] Offield MF, Jetton TL, Labosky PA et al. PDX-1 is required for pancreatic outgrowth and differentiation of the rostral duodenum. Development 1996;122(3):983-995.

[4] Krapp A, Knofler M, Ledermann B et al. The bHLH protein PTF1-p48 is essential for the formation of the exocrine and the correct spatial organization of the endocrine pancreas. Genes Dev 1998;12(23):3752-3763.

[5] Kawaguchi Y, Cooper B, Gannon M, Ray M, MacDonald RJ, Wright CV. The role of the transcriptional regulator Ptf1a in converting intestinal to pancreatic progenitors. Nat Genet 2002;32(1):128-134.

[6] Guz Y, Montminy MR, Stein R et al. Expression of murine STF-1, a putative insulin gene transcription factor, in beta cells of pancreas, duodenal epithelium and pancreatic exocrine and endocrine progenitors during ontogeny. Development 1995;121(1):11-18.

[7] Krapp A, Knofler M, Frutiger S, Hughes GJ, Hagenbuchle O, Wellauer PK. The p48 DNA-binding subunit of transcription factor PTF1 is a new exocrine pancreas-specific basic helix-loop-helix protein. EMBO J 1996;15(16):4317-4329.

[8] Jonsson J, Carlsson L, Edlund T, Edlund H. Insulin promoter-factor 1 is required for pancreas development in mice. Nature 1994;371(6498): 606-609.

[9] Hebrok M, Kim SK, Melton DA. Notochord repression of endodermal Sonic hedgehog permits pancreas development. Genes Dev 1998;12(11):1705-1713.

[10] Kawahira H, Ma NH, Tzanakakis ES, McMahon AP, Chuang PT, Hebrok M. Combined activities of hedgehog signaling inhibitors regulate pancreas development. Development 2003;130(20):4871-4879.

[11] Bhushan A, Itoh N, Kato S et al. Fgf10 is essential for maintaining the proliferative capacity of epithelial progenitor cells during early pancreatic organogenesis. Development 2001;128(24):5109-5117.

[12] Seymour PA, Shih HP, Patel NA et al. A Sox9/Fgf feed-forward loop maintains pancreatic organ identity. Development 2012;139(18):3363-3372.

[13] Seymour PA, Freude KK, Tran MN et al. SOX9 is required for maintenance of the pancreatic progenitor cell pool. Proc Natl Acad Sci U S A 2007;104(6):1865-1870.

[14] Murtaugh LC, Melton DA. Genes, signals, and lineages in pancreas development. Annu Rev Cell Dev Biol 2003;19:71-89.

[15] Heiser PW, Lau J, Taketo MM, Herrera PL, Hebrok M. Stabilization of β-catenin impacts pancreas growth. Development 2006;133(10):2023-2032.

[16] Gradwohl G, Dierich A, LeMeur M, Guillemot F. Neurogenin3 is required for the development of the four endocrine cell lineages of the pancreas. Proc Natl Acad Sci U S A 2000;97(4):1607-1611.

[17] Schwitzgebel VM, Scheel DW, Conners JR et al. Expression of neurogenin3 reveals an islet cell precursor population in the pancreas. Development 2000;127(16):3533-3542.

[18] Gu G, Dubauskaite J, Melton DA. Direct evidence for the pancreatic lineage: NGN3+ cells are islet progenitors and are distinct from duct progenitors. Development 2002;129(10):2447-2457.

[19] Naya FJ, Huang HP, Qiu Y et al. Diabetes, defective pancreatic morphogenesis, and abnormal enteroendocrine differentiation in BETA2/neuroD deficient mice. Genes Dev 1997;11(18):2323-2334.

[20] Sosa-Pineda B, Chowdhury K, Torres M, Oliver G, Gruss P. The Pax4 gene is essential for differentiation of insulin-producing beta cells in the mammalian pancreas. Nature 1997;386(6623):399-402.

[21] Sussel L, Kalamaras J, Hartigan-O'Connor DJ et al. Mice lacking the homeodomain transcription factor Nkx2.2 have diabetes due to arrested differentiation of pancreatic beta cells. Development 1998; 125(12):2213-2221.

[22] Collombat P, Mansouri A, Hecksher-Sorensen J et al. Opposing actions of Arx and Pax4 in endocrine pancreas development. Genes Dev 2003;17(20):2591-2603.

[23] Beres TM, Masui T, Swift GH, Shi L, Henke RM, MacDonald RJ. PTF1 is an organ-specific and Notch independent basic helix-loop-helix complex containing the mammalian Suppressor of Hairless (RBP-J) or its paralogue, RBP-L. Mol Cell Biol 2006;26(1):117-130.

[24] Masui T, Long Q, Beres TM, Magnuson MA, MacDonald RJ. Early pancreatic development requires the vertebrate Suppressor of Hairless (RBPJ) in the PTF1 bHLH complex. Genes Dev 2007;21(20):2629-2643.

[25] Hale MA, Kagami H, Shi L et al. The homeodomain protein PDX1 is required at mid-pancreatic development for the formation of the exocrine pancreas. Dev Biol 2005;286(1):225-237.

[26] Pin CL, Rukstalis JM, Johnson C, Konieczny SF. The bHLH transcription factor Mist1 is required to maintain exocrine pancreas cell organization and acinar cell identity. J Cell Biol 2001;155(4):519-530.

[27] Holmstrom SR, Deering T, Swift GH et al. LRH-1 and PTF1-L coregulate an exocrine pancreas-specific transcriptional network for digestive function. Genes Dev 2011;25(16):1674-1679.

[28] Wang S, Yan J, Anderson DA et al. Neurog3 gene dosage regulates allocation of endocrine and exocrine cell fates in the developing mouse pancreas. Dev Biol 2010;339(1):26-37.

[29] Magenheim J, Klein AM, Stanger BZ et al. Ngn3+ endocrine progenitor cells control the fate and morphogenesis of pancreatic ductal epithelium. Dev Biol 2011;359(1):26-36.

[30] Pierreux CE, Poll AV, Kemp CR et al. The transcription factor hepatocyte nuclear factor-6 controls the development of pancreatic ducts in the mouse. Gastroenterology 2006;130(2):532-541.

[31] Shih HP, Kopp JL, Sandhu M et al. A Notch-dependent molecular circuitry initiates pancreatic endocrine and ductal cell differentiation. Development 2012;139(14):2488-2499.

[32] Westmoreland JJ, Kilic G, Sartain C et al. Pancreas specific deletion of Prox1 affects development and disrupts homeostasis of the exocrine pancreas. Gastroenterology 2012;142(4):999-1009.e6.

[33] Delous M, Yin C, Shin D et al. Sox9b is a key regulator of pancreaticobiliary ductal system development. PLoS Genet 2012;8(6):e1002754.

[34] Bailey P, Chang DK, Nones K et al. Genomic analyses identify molecular subtypes of pancreatic cancer. Nature 2016;531(7592): 47-52.

[35] Berman DM, Karhadkar SS, Maitra A et al. Widespread requirement for Hedgehog ligand stimulation in growth of digestive tract tumours. Nature 2003;425(6960):846-851.

[36] Miyamoto Y, Maitra A, Ghosh B et al. Notch mediates TGF alpha-induced changes in epithelial differentiation during pancreatic tumorigenesis. Cancer Cell 2003;3(6):565-576.

[37] Pasca di Magliano M, Biankin AV, Heiser PW et al. Common activation of canonical Wnt signaling in pancreatic adenocarcinoma. PLoS ONE 2007;2(11):e1155.

[38] Thayer SP, Pasca di Magliano M, Heiser PW et al. Hedgehog is an early and late mediator of pancreatic cancer tumorigenesis. Nature 2003;425(6960):851-856.

[39] Abraham SC, Klimstra DS, Wilentz RE et al. Solid pseudopapillary tumors of the pancreas are genetically distinct from pancreatic ductal adenocarcinomas and almost always harbor beta-catenin mutations. Am J Pathol 2002;160(4):1361-1369.

[40] Abraham SC, Wu TT, Hruban RH et al. Genetic and immunohistochemical analysis of pancreatic acinar cell carcinoma: frequent allelic loss on chromosome 11p and alterations in the APC/beta-catenin pathway. Am J Pathol 2002;160(3):953-962.

[41] Abraham SC, Wu TT, Klimstra DS et al. Distinctive molecular genetic alterations in sporadic and familial adenomatous polyposis-associated pancreatoblastomas: frequent alterations in the APC/beta-catenin pathway and chromosome 11p. Am J Pathol 2001;159(5):1619-1627.

[42] Sano M, Driscoll DR, De Jesus-Monge WE, Klimstra DS, Lewis BC. Activated wnt signaling in stroma contributes to development of pancreatic mucinous cystic neoplasms. Gastroenterology 2014;146(1):257-267.

[43] Edlund H. Pancreatic organogenesis—developmental mechanisms and implications for therapy. Nat Rev Genet 2002;3(7):524-532.

[44] Kawser Hossain M, Abdal Dayem A, Han J et al. Recent advances in disease modeling and drug discovery for diabetes mellitus using induced pluripotent stem cells. Int J Mol Sci 2016; 17(2):256.

[45] Quiskamp N, Bruin JE, Kieffer TJ. Differentiation of human pluripotent stem cells into beta-cells: potential and challenges. Best Pract Res Clin Endocrinol Metab 2015;29(6):833-847.

2

Anatomy, Histology, and Fine Structure of the Pancreas
胰腺的解剖、组织学和超微结构

Daniel S. Longnecker, Fred Gorelick, Elizabeth D. Thompson　著

许静涌　译

韦军民　校

一、概述

本章综述了胰腺的解剖学、组织学和超微结构，包括外分泌和内分泌部分。胰腺外分泌部分包括腺泡细胞和导管，以及相关的结缔组织、血管和神经，占胰腺体积的 95% 以上，主要产生并分泌消化酶到十二指肠。胰腺内分泌部分（胰岛）产生并分泌胰岛素、胰高血糖素、生长抑素和胰多肽到血液中。胰岛占胰腺体积的 1% ～ 2%。

当本章使用解剖学术语"前"和"后"时，它们指的是直立人体的位置关系。同样，"上"和"下"分别朝向头侧和足侧。我们将采用"右""左"表示被观察者的右手和左手侧的惯例。然而，当描述图像中结构的位置时，图像右侧和图像左侧用于表示图像中的相对关系，而不是参照对象的右侧或左侧。

本章的组织和内容部分基于最近出版的胰腺解剖学和组织学的参考书籍[1]。

二、大体解剖

胰腺 [原文是 pancreas "meaning all flesh"，译者注："pancreas" 的词根意思是 "都是肉"（all flesh）] 位于上腹部的后部，胃后方。其为腹膜后器官，胰头、胰体前表面为覆膜覆盖并有脂肪组织包绕。胰腺通常被分为头部、体部和尾部。头部毗邻腹部右上象限的十二指肠 C 形第二部分。胰尾部突向腹腔（被腹膜浆膜覆盖），在左上腹延伸到脾门。胰腺重约 100g，长 14 ～ 25cm[2]。图 2-1 显示了已从周围的脂肪和邻近器官中解剖出来的胰腺，图 2-2 描述了解剖的胰腺以显示胰腺和胆总管。

胰腺与邻近的器官关系密切。胰腺与周围器官和结构关系如图 2-3 至图 2-6 所示。如上所述，十二指肠从胃延续，其肠襻环形围绕胰头部。胰尾部位于脾门附近。胰体位于胃的幽门后方。

位于主动脉前方的胰腺厚度比胰腺头部和体部稍薄一些。该区域为颈部，是头部和体部的交界

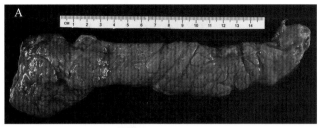

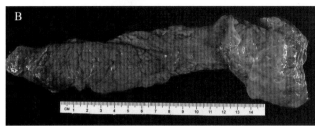

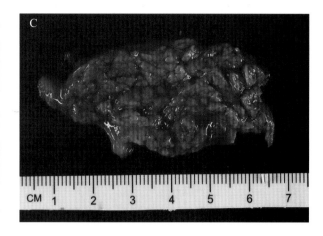

▲ 图 2-1　一例 47 岁的女性的尸体解剖标本，胰腺长 22.5cm

A. 前表面，胰头在图左侧；B. 后表面。右侧可见一薄层脂肪（半透明黄色）覆盖的胰头。注意在胰头左侧的较薄区域为胰颈部；C. 胰头切面，显示分叶状胰腺实质（引自 Catherine M. Nicka 博士的解剖和摄影资料）

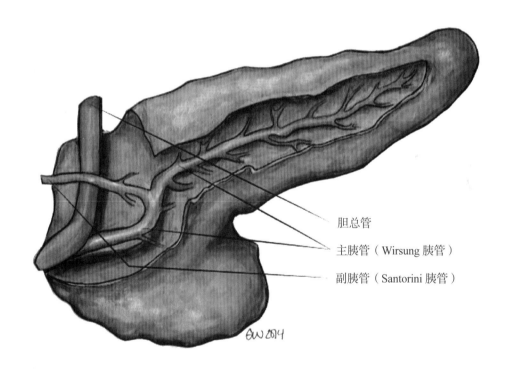

胆总管

主胰管（Wirsung 胰管）

副胰管（Santorini 胰管）

▲ 图 2-2　显示胰管和胆总管的胰腺解剖

胆总管穿过胰头，在 Vater 壶腹附近与主胰管汇合。主胰管的叶间分支被描绘出来，但是较小的导管（小叶内导管和叶小管）没有被描绘出来。导管的命名来源于最先描述这个结构的解剖学家、胚胎学家或医生，如 Wirsung 和 Santorini（由 Emily Weber 绘制）

（图 2-1B）。胰腺颈部后方接近主要血管，包括肠系膜上动脉、肠系膜上门静脉、下腔静脉和主动脉，因此限制了胰腺切除术中手术范围的扩大（图 2-5）。

胰体部和尾部之间无明确解剖学界限[3]。Hellman 将胰尾定义为自尾端向头侧延伸的 1/4 胰腺[4]。而

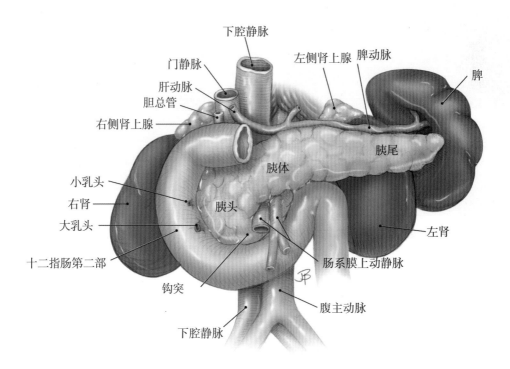

▲ 图 2-3　胰腺与周围器官的关系

这张二维图显示了不同层次的结构。例如，肾位于胰腺后方脊柱旁。肠系膜上动静脉位于腹主动脉和下腔静脉前方（引自 Drawing by Jennifer Parsons Brumbaugh, in Hruban RH, Pitman MB, Klimstra DS. Tumors of the pancreas. AFIP Atlas of Tumor Pathology, 4th series, fascicle 6. Washington, DC: American Registry of Pathology, 2007: Chapter 1. Reproduced with permission. ）

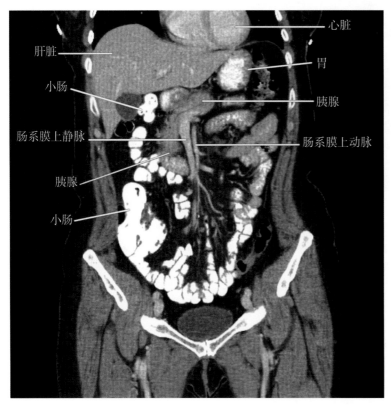

◀图 2-4　胰头和体部冠状位 CT

图示的结构位于同一平面内。因为胰尾位于所显示的平面后方，无法显示（图片由 Jason Ferreira 惠赠）

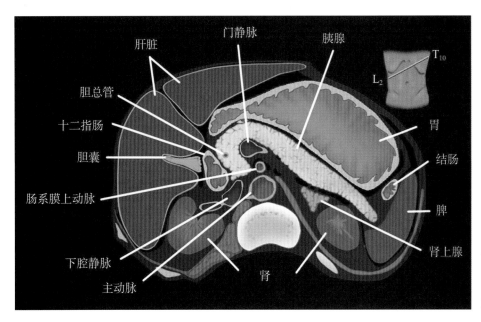

◀图 2-5　胰腺水平上腹部 CT
注意图像的平面在向左上方倾斜，脊柱是未标记的底部中心（图片由 Fred Gorelick 惠赠）

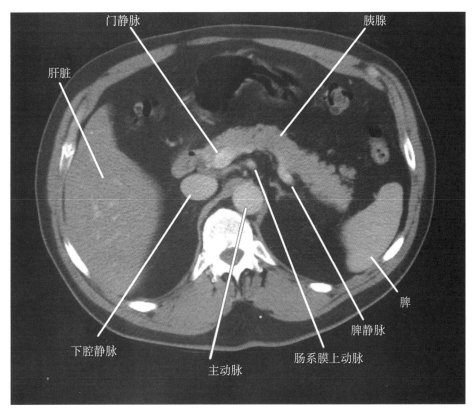

◀图 2-6　胰腺水平上腹部 CT
图像是从尾侧向头侧看，上方是腹壁，底部是脊椎和背部肌肉。关键结构已被标记（图片由 Jason Ferreira 惠赠）

Wittingen 和 Frey 把体部和尾部之间的连接点定义为腺体明显变窄的地方[5]。但这在某些胰腺中很难定义。

　　胆总管从胰头上方穿入胰腺，在十二指肠壁内与主胰管相连（图 2-2、图 2-5 和图 2-7B）。大多数人的副胰管在小乳头处进入十二指肠，而主胰管在大乳头处进入十二指肠（图 2-3）。有关胰腺分裂和其他可能具有临床意义异常的讨论，请参阅第 3 章。

　　一般而言，胆管和主胰管连接成一个"共同通道"，即进入十二指肠腔的胆管和胰管的融合部分，长度从几毫米到 1cm 不等。一般这条共同通道过长被认为是一种先天性异常[6]。很少情况下，胆管和胰管并不融合，在大乳头分别进入是十二指肠。需要特别关注这个共同通道，因为其内的胆管结石常常引起胆道系统和胰管系统的梗阻，从而导致胰腺炎。

胰腺的动脉血供来自腹腔干和肠系膜上动脉的分支（图 2-7），两者都起源于腹主动脉，并有多个分支供应多个器官。其分支形成的侧支循环保证了胰腺的动脉血供。如图 2-7B 所示，大部分动脉有静脉伴行，在胰腺后方汇入肠系膜上静脉、门静脉和脾静脉。肠系膜上静脉与脾静脉汇合成为门静脉（图 2-7B）。

胰腺周围淋巴结的典型位置如图 2-8 所示。淋巴结的位置有明显的个体差异，因此所显示的位置是一般性的。一般来说，两个淋巴结系统引流胰腺：一个围绕胰腺边缘（图 2-8A），另一个与主动脉前表面和腹腔干相关（图 2-8B）。淋巴结有分组，可以用来确定位置[1, 2, 7]。这种分组方式在西方文献中很少引用，在这里不进行说明。淋巴管起源于胰腺间质，并随着血管和神经向淋巴结引流，然后引流至胸导管。

在胰头部、颈部和体部后面有丰富的自主神经丛，与主动脉旁的腹腔神经节相连（图 2-9）。

三、组织学和超微结构

（一）概述

胰腺外分泌部是由腺泡和导管细胞组成的管道网，具有合成、分泌和排泄消化酶进入肠道的功能。小叶组织中的管道主要由腺泡细胞组成。腺泡小管连接导管系统的最小末端部分，通常被称为"小管"，有时也被称为"闰管"。本章中，我们将使用"小管"来表示导管系统中的这些连接腺泡小管到较大导管（包括小叶内导管）的末端部分。在胰腺大体解剖学水平上，腺泡小管、小管和小导管呈实心小叶组织样分布，如图 2-1C 所示。以下描述包括每种主要细胞类型的组织学和超微结构。

（二）腺泡组织

腺泡是一簇含有酶原颗粒的腺泡细胞，可储存胰腺消化酶。多年来，人们一直认为腺泡组织是由一簇簇在分支导管系统的末端排列成葡萄状的腺泡组成。然而，最近的研究显示，胰腺腺泡和小管呈吻合的管网状分布[8]。位于腺泡小管和小管交界处的导管细胞被称为中央星形细胞，这些细胞也可以散布在腺泡内。腺泡可被看作是位于小管网末端的囊状结构及小管之间的连接结构。认识这种结构模式是理解肿瘤和胰腺炎导致胰腺发生变化的基础[9, 10]。这些疾病中所观察到的管状复合体是由腺泡细胞转变成管状细胞所致，这个过程有时被称为腺泡 - 导管的化生[11]。

在苏木精 - 伊红（hematoxylin and eosin，H&E）染色切片的组织学水平上，单个腺泡细胞在基部（核周围）区域具有蓝色的细胞质，反映了 RNA 含量高（图 2-10）。在细胞核的中央，细胞质是嗜酸性的（粉红色），反映了高尔基体和酶原颗粒中较高的蛋白质含量。许多腺泡细胞是双核的[12, 13]。虽然双核化的详细组织学分析是基于大鼠胰腺的研究，但结果似乎也适用于人类，但其意义不明。

腺泡细胞的超微结构反映了细胞功能，即消化酶的合成和分泌，以下将进行针对性描述。基底的细胞膜具有细胞外基底膜，该结构邻接毛细血管和神经末梢所在的间质空间（图 2-11）。侧面的细胞膜与邻近的腺泡或泡心细胞的细胞膜通过线性紧密连接紧密贴合（图 2-12 和图 2-13）。突向导管腔一侧的细胞膜的最显著特征是形成狭窄、手指状的微绒毛突向腔内（图 2-13）。

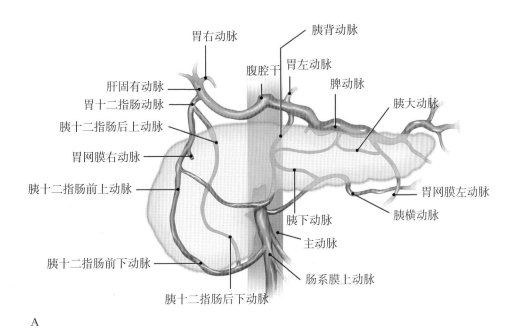

A

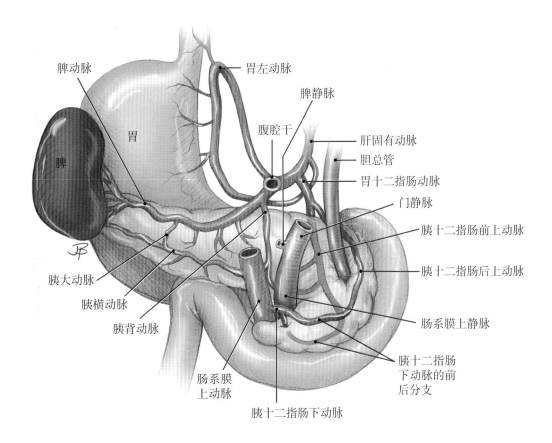

B

▲ 图 2-7　胰腺的动脉血供

A. 前面观；B. 后面观（引自 Drawing by Jennifer Parsons Brumbaugh, in Hruban RH, Pitman MB, Klimstra DS. Tumors of the pancreas. AFIP Atlas of Tumor Pathology, 4th series, fascicle 6. Washington, DC: American Registry of Pathology, 2007: Chapter 1. Reproduced with permission.）

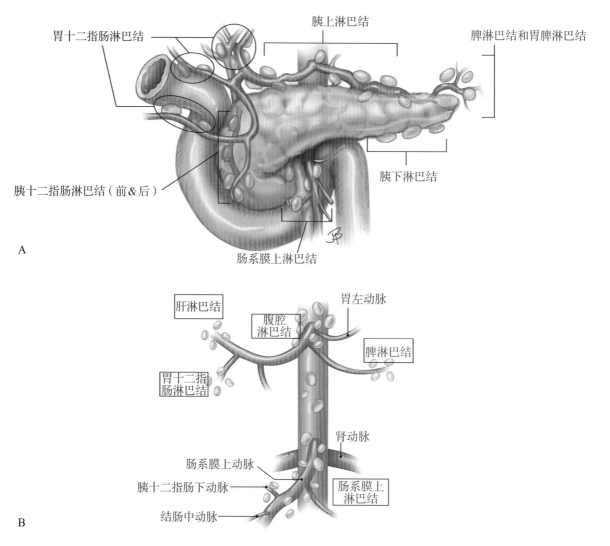

▲ 图 2-8　胰腺的淋巴引流

淋巴结的位置和大小有相当大的个体差异。A. 前面观；B. 前面观（包括位于胰腺背部的淋巴结）（引自 Drawing by Jennifer Parsons Brumbaugh, in Hruban RH, Pitman MB, Klimstra DS. Tumors of the pancreas. AFIP Atlas of Tumor Pathology, 4th series, fascicle 6. Washington, DC: American Registry of Pathology, 2007: Chapter 1. Reproduced with permission.）

　　腺泡细胞的基底部和核周细胞质含有丰富的粗面内质网（rough endoplasmic reticulum，RER），形成扁平的胞腔，腔侧光滑，而外表面则布满核糖体（"粗面"的由来）。RER 折叠堆砌，一般位于相邻细胞膜的平面内（图 2-12）。

　　线粒体散布在腺泡细胞的整个细胞质中，在细胞的基底部和中心部分最多（图 2-12）。在靠近管腔表面的细胞质中较少。

　　在细胞核的管腔侧，具有完整膜结构的运输小体从 RER 出芽产生，然后游离于细胞质中。这个区域的中心是一小堆扁平光滑的囊泡，称为高尔基体，这些囊泡由多个运输小体融合产生。在高尔基体的管腔侧，小囊泡开始聚集并逐渐密度均匀。这些是新生的酶原颗粒（也称为未成熟的酶原颗粒或浓缩泡），随着内容物的浓缩，它们逐渐失去膜性结构，形成成熟的酶原颗粒。

　　腺泡腔附近的细胞质含有不同数量的成熟酶原颗粒。它们通常是球形的（在横截面上呈圆形），具有包绕均匀致密内容物的单一双层膜结构（图 2-12、图 2-13、图 2-18 和图 2-22）。在将酶原分泌到腔内之前，

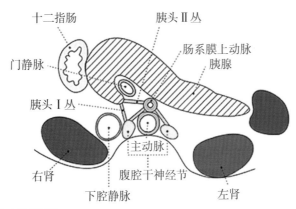

A　胰腺神经丛（横断面）

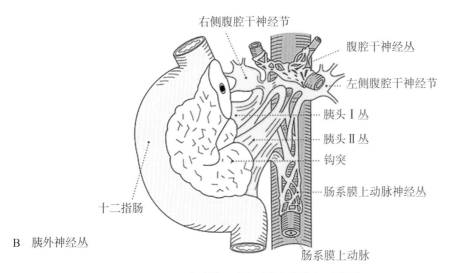

B　胰外神经丛

▲ 图 2-9　胰腺神经分布（黄色部分）示意图

A. 显示腹主动脉旁的属于自主神经系统的腹腔神经节；B. 显示连接这些神经节和胰腺的丰富神经丛（引自 Classification of Pancreatic Carcinoma, 2003 [7], Fig. 3a and 3b. 经 Japan Pancreas Society 许可使用 . ）

酶原颗粒膜与邻近管腔的细胞膜的发生融合。见 Longnecker[1] 的电子显微照片，显示腺泡细胞超微结构。

腺泡细胞胞质中可能含有脂肪或自噬性空泡（有时称为残余体），这些空泡被包围在受损细胞质区域之外（图 2-12）。

（三）导管系统

导管系统包括主胰管（Wirsung 导管），将胰液引流至主胰管的主要分支——小叶间导管（如图 2-2所示），较小的小叶内导管，以及连接腺泡小管和最小的小叶内导管的小管。小叶内导管及小管通常只在光镜及电镜下可见。重要的是，在一些人中，副胰管（Santorini 管，图 2-2）将主胰管连接到小乳头处的十二指肠（图 2-3）。其结构与主管相似，但通常略小。

腺泡细胞中的酶被释放到由泡心细胞和导管细胞分泌的富含碳酸氢盐的溶液中，从腺泡和腺泡小管流入小管，进而形成小叶内导管，然后进入小叶间导管和主胰管，最后在大或小乳头进入十二指肠。图

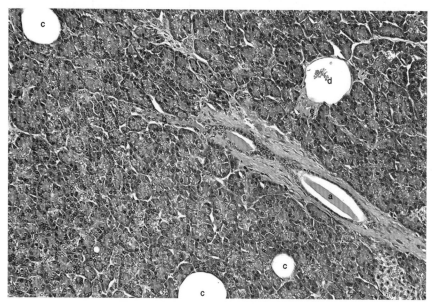

◀ 图 2-10　胰腺小叶组织 HE 染色切片

胰腺小叶组织包括腺泡细胞、小导管、小管、小胰岛。HE 染色显示横切或切开的腺泡和腺泡小管。a. 小叶内导管，图右侧示；b. 小管，在小叶内导管上端形成，管壁中几乎没有明显的结缔组织。导管和小管内的液体含量均匀且呈粉红色（嗜酸性粒细胞）；c. 脂肪细胞，大而清晰；d、e. 分别为小静脉和动脉，在图中间上方；图右下角为一个小胰岛（引自 Hruban RH，Pitman MB，Klimstra DS. Tumors of the pancreas. AFIP Atlas of Tumor Pathology，4th series，fascicle 6.Washington，DC：American Registry of Pathology，2007. 经许可转载）

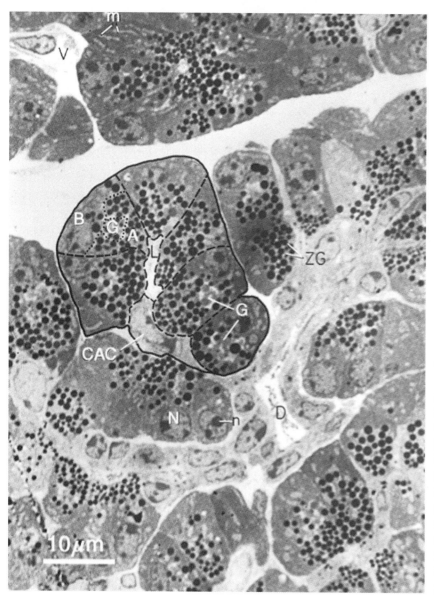

◀ 图 2-11　胰腺组织酶原颗粒（zymogen granules，ZG）染色切片

胰腺组织包括腺泡细胞、泡心细胞和导管细胞。由于 ZG 染色较暗，腺泡细胞容易被识别，并且比泡心细胞和导管细胞大。腺泡细胞的基底部（B）位于包含血管（V）、神经和结缔组织的间质旁边。有核仁（n）的核（N）位于腺泡细胞的基底部。高尔基体（G）位于细胞的基底部和顶部（A）的交界处。泡心细胞（CAC）胞质淡染，无分泌颗粒。一个小管（D）从图像右延伸到中心下方。线粒体（m）在图顶部。这是一块 1μm 厚的塑料包埋组织，用甲苯胺蓝染色，用于电镜观察（显微照片由 James Jamieson 提供）

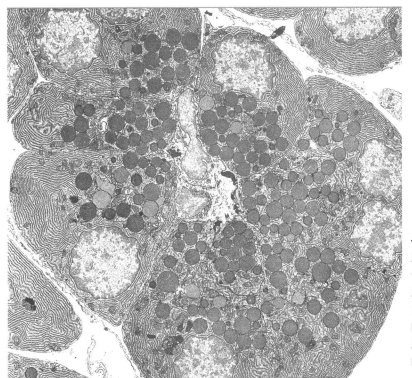

◀ **图 2-12　腺泡细胞 ZG 染色**

腺泡细胞：RER、成熟和未成熟酶原颗粒。两个泡心细胞位于中心附近。图右侧三点位置的腺泡细胞是双核。腺泡细胞和下方的泡心细胞内有大量线粒体。腺泡细胞中有几个电子致密的残余小体。有两个已经排泌到图像顶部的间质中，而其他正在被排泌到位于图像中心附近的腺泡腔中（显微照片由 James Jamieson 提供）

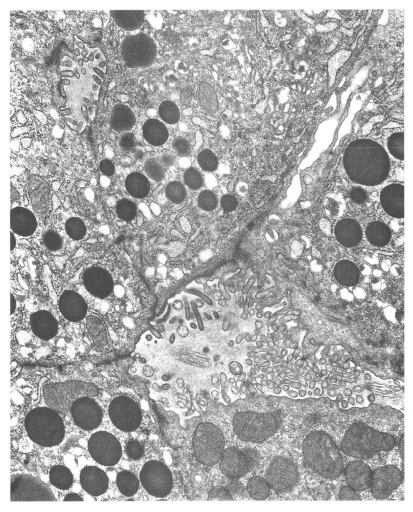

◀ **图 2-13　腺泡细胞 ZG 染色结构**

几个腺泡细胞的顶部与两个腔隙相邻（图右下，图左上）。有大量线粒体的泡心细胞与腔隙相邻，图像右下。微绒毛从腺泡和泡心细胞的管腔面突入腔隙中。酶原颗粒在所有腺泡细胞中都清晰显示（显微照片由 James Jamieson 提供）

2-10、图 2-11、图 2-14 至图 2-16 显示管道结构。

导管系统的完整性对于防止外分泌酶进入间质至关重要。在间质内，外分泌酶可能被激活并导致组织损伤，从而导致胰腺炎。当小管吻合形成小叶内导管时，导管壁开始形成结缔组织壁（图 2-10），结缔组织壁随着小导管连接形成大导管以及主胰管而逐渐变厚。主胰管和小叶间导管有厚而致密的胶原壁，含有肌成纤维细胞和平滑肌细胞（图 2-14）。随着导管的分支及在小叶内变窄，导管壁的结缔组织成分逐渐变薄，含有更少的肌成纤维细胞和平滑肌细胞（图 2-15）。最小的小叶内导管缺乏平滑肌细胞。导管细胞、泡心细胞和腺泡细胞之间的细胞间紧密连接，也称为闭锁小带，在防止导管系统渗漏方面起重要作用。Kern 为这些紧密连接的提供了很好的图像和讨论 [14]。

导管系统的管腔通常由单层立方上皮细胞组成，立方上皮细胞具有单个核，细胞质比腺泡细胞少（图 2-10、图 2-15 和图 2-16）。细胞质呈淡粉色，HE 染色均匀。导管腔可以包含体现分泌物蛋白质含量的均匀物质（图 2-10 和图 2-16）。有时上皮细胞可脱落进入管腔。

导管上皮可能发生鳞状化生或黏液化生。在后一个过程中，导管上皮由高柱状细胞组成，细胞质丰富，含有黏蛋白。这种类型的变化是低级别胰腺上皮内瘤变（pancreatic intraepithelial neoplasia，PanIN）

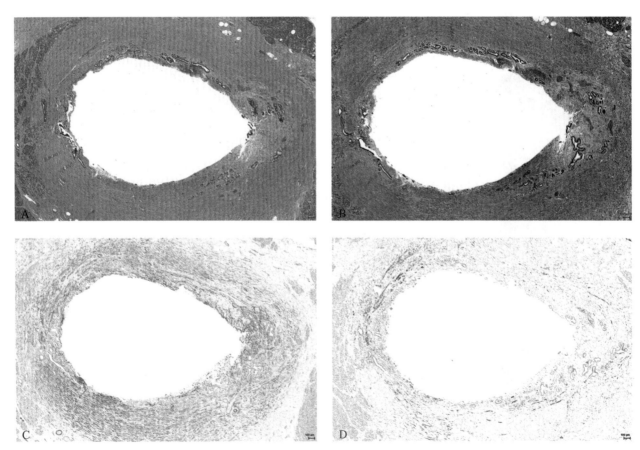

▲ 图 2-14　主胰管横切面染色图

A. HE 染色；B. 三色染色显示胶原蛋白、肌成纤维细胞；C. 肌动蛋白的免疫过氧化物酶染色显示平滑肌，这是肌成纤维细胞的标志物；D. 结蛋白的免疫过氧化物酶染色显示平滑肌，这是平滑肌标志物，内膜上皮已经脱落，可能反映了术前内镜下逆行胰胆管造影术（endoscopic retrograde cholangiopancreatography imaging，ERCP）和胰管支架置入，患者由于慢性胰腺炎接受了 Whipple 手术。主胰管壁有较多的肌成纤维细胞，平滑肌细胞较少（显微照片由 Arief A. Suriawinata 提供）

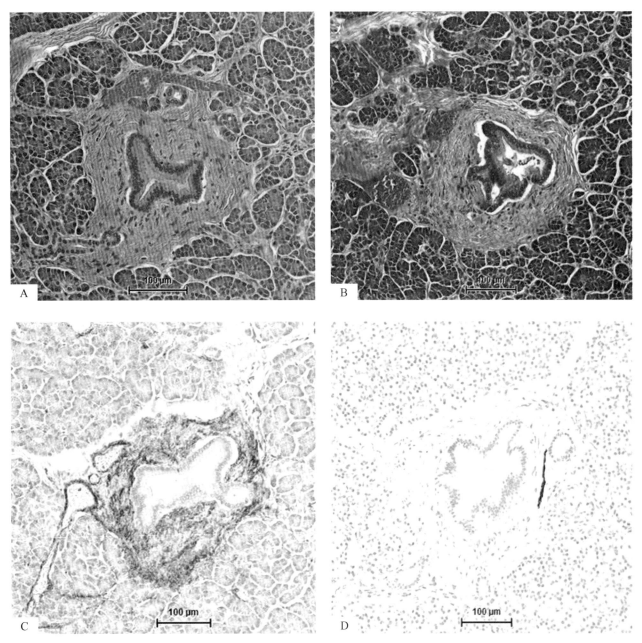

▲ 图 2-15　被腺泡组织包围的小叶内导管横切面染色图（与图 2-14 所示组织取自同一患者）

A. HE 染色，注意七点钟位置的小管分支进入腺泡组织；B. 蓝染胶原三色染色，腺泡小叶周围有纤维化（左上方）；C. 用抗平滑肌肌动蛋白（smooth muscle actin，SMA）抗体免疫过氧化物酶染色，以显示丰富的肌成纤维细胞；D. 用结蛋白抗体免疫过氧化物酶染色显示平滑肌细胞。几乎无染色（显微照片由 Arief A. Suriawinata 提供）

的特征。

　　在超微结构水平上，与腺泡细胞相比，导管细胞结构相对简单。RER 稀疏，但线粒体较多，无分泌颗粒。管腔表面有许多微绒毛，外观与腺泡细胞相似（图 2-13）。导管细胞具有单个纤毛，需要通过特殊的组织准备和标记方可检测到[15]。

（四）间质组织

胰腺间质包括毛细血管、动脉、静脉、淋巴管、神经纤维、脂肪细胞和星状细胞。星状细胞是具有特征结构的未分化结缔组织细胞（图 2-17 和图 2-18），其被炎症激活形成成纤维细胞，并有参与慢性胰腺炎和一些肿瘤相关的纤维化[16]（见第 10 章）。

四、胰腺内分泌

胰岛（Langerhans 岛）组成了胰腺内分泌部，合成和分泌胰岛素、胰高血糖素、胰多肽和生长抑素。大多数胰岛很小，肉眼不可见，因此在图 2-1 至图 2-7 没有显示。人胰岛的大小变化很大，70% 的胰岛大小范围在 50～250μm，平均范围在 100～150μm[17]。小的胰岛分布在腺泡小叶中（图 2-19），大部分较大的胰岛分布在主胰管和小叶间导管之间。大多数胰岛是球形或椭圆形，有时由于周围有管道结构，限制了组织平面而表现为形状不规则。一些研究表明在胰腺尾部胰岛数量高于胰头部和体部[5, 18]，也有研究发现其实并没有区别[19]。在成人中，胰岛的数目估计为 $5 \times 10^5 \sim 5 \times 10^6$[20]，而在较小的动物中则少得多[21]。大多数哺乳动物中，胰岛占胰腺体积的 1%～2%。除了胰岛，还可以在腺泡小叶中或与导管旁发现孤立的胰岛细胞。

一些胰岛图像来自使用特异性胰岛肽激素抗体进行免疫染色以显示各种胰岛细胞类型的切片，包括 B 细胞（胰岛素）、A 细胞（胰高血糖素）、D 细胞（生长抑素）（图 2-20）和胰多肽（pancreatic

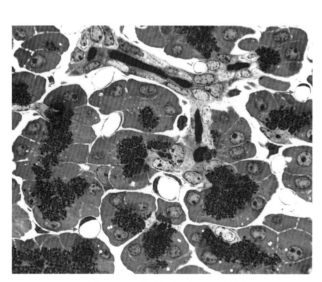

▲ 图 2-16 胰腺组织酶原颗粒染色

连接几个腺泡或腺泡小管（图像右上和中心附近）的胰腺小管（图像顶部中心）分支（图像右上）。在腺泡细胞中，蓝色酶原颗粒明显，小管内的液体也是深蓝色。导管和泡心细胞胞质淡染。间质中大量圆形空毛细血管（箭示）的存在表明胰腺灌注了固定剂。甲苯胺蓝染色，1μm 厚的塑料包埋组织（显微照片由 James Jamieson 提供）

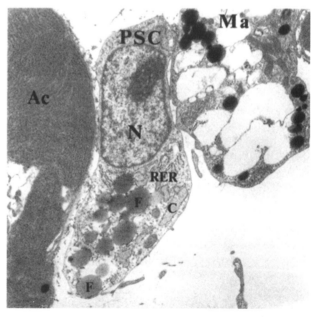

▲ 图 2-17 急性胰腺炎患者的胰腺星状细胞（×6000）

胰腺星状细胞（pancreatic stellate cells，PSC）接近巨噬细胞（Ma）（图像右侧）和腺泡细胞（Ac）（图像左侧）。脂肪滴（F）和 RER 在细胞核下方（N）的细胞质中明显（引自 Bachem 等 1998[16]）

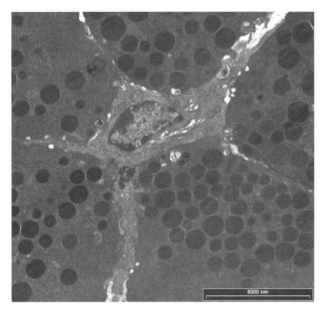

▲ 图 2-18　原位的胰腺星状细胞

原位的胰腺星状细胞被多个含有酶原颗粒的腺泡细胞包围。PSC 细胞质在腺泡细胞间的延伸明显（图右上、图左下）。在向间质延伸位置的暗的、不规则的细胞质包涵体可能代表脂滴，这是 PSC 的特征（引自澳大利亚新南威尔士大学胰腺研究小组，特别感谢 Murray Killingsworth 博士）

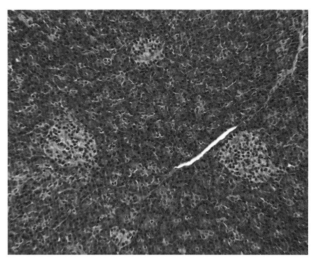

▲ 图 2-19　胰腺小叶（HE 染色）

腺泡细胞和 4 个胰岛分别在 12 点、3 点、6—7 点和 9 点位置。胰岛比周围腺泡组织淡染。图中上方、下方的胰岛较小，两侧的胰岛大小适中

polypeptide，PP）（图 2-21）。在背胰来源的部分，胰岛细胞主要为 B 细胞（75%～80%），其次为 A 细胞（约15%）、D 细胞（约 5%）和极少的 PP 细胞。大多数 PP 细胞位于腹胰来源的胰腺部分（即钩突），约占胰腺的 10%[22, 23]。在钩突中，胰岛含有少量 A 细胞和较多的 PP 细胞。Stefan 等对 13 例非糖尿病患者的胰腺的研究表明，PP 细胞占钩突胰岛体积的 54.3%～93.7%，取代了大部分 A 细胞和部分 B 细胞[23]。他们提供的数据表明，在 13 名受试者的胰腺中，PP 细胞是第二种最普遍的内分泌细胞类型。

在超微结构水平上，胰岛细胞含有大量的线粒体、适量 RER 和小的分泌颗粒（胰岛激素）。颗粒大小和密度随细胞类型和激素而变化，并显示出细胞种类间的差异（图 2-22 和图 2-23）。

在汇入静脉之前，胰岛中的毛细血管与邻近腺泡细胞的毛细血管相连。这些近端腺泡细胞比大多数远离胰岛的腺泡细胞暴露于更高浓度的胰岛激素。近端腺泡细胞有时比远处腺泡细胞更大，含有更多的酶原，并且在胰岛周围形成晕圈。胰岛 - 腺泡血液供应的这一独特特征被称为胰岛 - 腺泡门静脉系统[24]。

☞ 致谢

感谢 Dale Bockman 对体现他的关于腺泡小叶显微解剖学工作的部分的审阅。图 2-2、图 2-3、图 2-7 至图 2-9、图 2-11、图 2-16、图 2-20 和图 2-23 已经在胰腺百科的解剖学和组织学章节中在线发表[1]。感谢许多在标题中列出的图像作者。

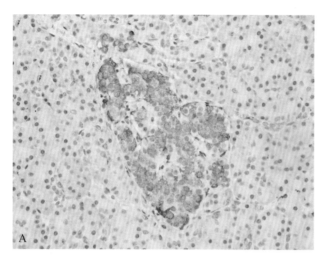

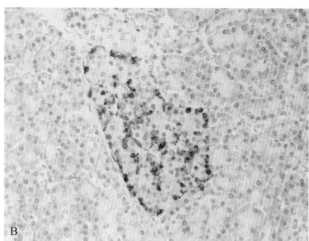

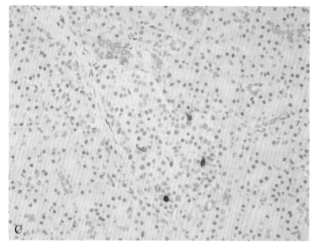

▲ 图 2-20　用抗胰岛素、胰高血糖素和生长抑素抗体对人胰岛进行免疫染色的切片

A. 抗胰岛素抗体染色；B. 抗胰高血糖素抗体染色；C. 生长抑素抗体染色。棕褐色表明激素的存在。分泌胰岛素的 B 细胞优势明显。在 B、C 中，A 细胞和 D 细胞的位置主要在 B 细胞群的边界处（图片由 Arief A. Suriawinata 惠赠）

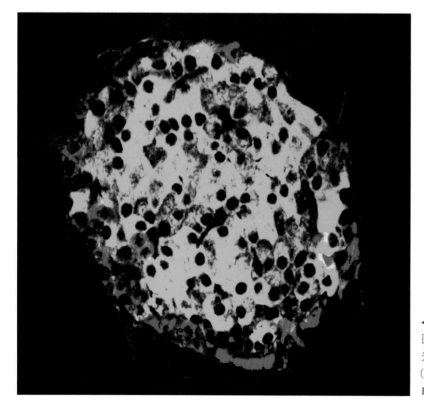

◀图 2-21　小鼠胰岛免疫荧光法染色

图示胰多肽（红色）和胰岛素（绿色）。免疫荧光法：使用与 PP 交叉反应的胰岛素和神经肽 Y（NPY）抗体的免疫荧光法（显微照片由 Susan Bonner-Weir 提供）

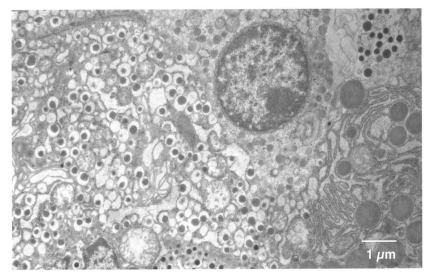

◀**图 2-22　细胞质显微图片**

细胞质内含胰岛素颗粒小鼠胰岛 B 细胞（图像左）。有核和密度较小的分泌颗粒的 D 细胞（图中心右），细胞质内含胰高血糖素颗粒的 A 细胞（图像右上角）。在鼠中，B 细胞颗粒在致密的核周围有宽的晕圈。腺泡细胞细胞质有酶原颗粒、RER 和线粒体（图像右下）（显微照片由 Fred Gorelick 提供）

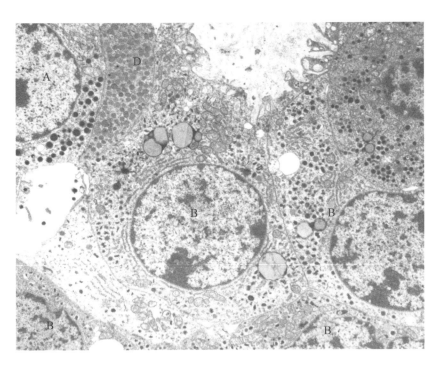

◀**图 2-23　分离出的用 A、B、D 细胞标记的进行移植的人胰岛**

A 细胞颗粒通常比 B 细胞颗粒稍大，D 细胞颗粒通常比 A 和 B 细胞颗粒染色密度低。几个胰岛细胞的细胞质含有脂质，最显著的是在中间的 B 细胞，其中脂质体位于细胞核周围 4 点和 11—12 点位置（显微照片由 Susan Bonner-Weir 提供）

☞ 参考文献

部分参考文献为以下书籍相关章节：Go VLW, DiMagno EP, Gardner JD et al., eds. The Pancreas: Biology, Pathobiology, and Disease, 2nd edn. New York: Raven Press, 1993. 下载网站：http://journals.lww.com/pancreasjournal/Pages/the-pancreas_bio_pathobio_disease.aspx.

[1]　Longnecker DS. Anatomy and histology of the pancreas. Pancreapedia: Exocrine Pancreas Knowledge Base. Miami: American Pancreatic Association, 2014. DOI: 10.3998/panc.2014.3; https://www.pancreapedia. org/reviews/anatomy-and-histology-of-pancreas (accessed June 5, 2017).

[2]　Hruban RH, Pitman MB, Klimstra DS. Tumors of the pancreas. AFIP Atlas of Tumor Pathology, 4th series, fascicle 6. Washington, DC: American Registry of Pathology, 2007.

[3] Bockman DE. Anatomy of the pancreas. In: Go VLW, DiMagno EP, Gardner JD et al., eds. The Pancreas: Biology, Pathobiology, and Disease, 2nd edn. New York: Raven Press, 1993: 1-8.

[4] Hellman B. Actual distribution of the number and volume of the islets of Langerhans in different size classes in non-diabetic humans of varying ages. Nature 1959;184(Suppl 19):1498-1499.

[5] Wittingen J, Frey CF. Islet concentration in the head, body, tail and uncinate process of the pancreas. Ann Surg 1974;179(4): 412-414.

[6] Kamisawa T, Amemiya K, Tu Y et al. Clinical significance of a long common channel. Pancreatology 2002;2:122-128.

[7] Japan Pancreas Society. Classification of Pancreatic Carcinoma, 2nd Engl. edn. Tokyo: Kanehara, 2003: 57.

[8] Bockman DE, Boydston WR, Parsa I. Architecture of human pancreas: implications for early changes in pancreatic disease. Gastroenterology 1983;85:55-61.

[9] Bockman DE. Cells of origin of pancreatic cancer: experimental animal tumors related to human pancreas. Cancer 1981;47:1528-1534.

[10] Bockman DE. Morphology of the exocrine pancreas related to pancreatitis. Microsc Res Tech 1997;37:509-519.

[11] Bockman DE. Toward understanding pancreatic disease: from architecture to cell signaling. Pancreas 1995;11:324-329.

[12] Morgan RG, Schaeffer BK, Longnecker DS. Size and number of nuclei differ in normal and neoplastic acinar cells from rat pancreas. Pancreas 1986;1(1):37-43.

[13] Oates PS, Morgan RG. Changes in pancreatic acinar cell nuclear number and DNA content during aging in the rat. Am J Anat 1986;177(4):547-554.

[14] Kern HF. Fine structure of the human exocrine pancreas. In: Go VLW, DiMagno EP, Gardner JD et al., eds. The Pancreas: Biology, Pathobiology, and Disease, 2nd edn. New York: Raven Press, 1993: 9-19.

[15] Aughsteen A. The ultrastructure of primary cilia in the endocrine and excretory duct cells of the pancreas of mice and rats. Eur J Morphol 2001;39(5):277-283.

[16] Bachem MG, Schneider E, Gross H et al. Identification, culture, and characterization of pancreatic stellate cells in rats and humans. Gastroenterology 1998;115(2):421-432.

[17] Hellman B. The frequency distribution of the number and volume of the islets of Langerhans in man. Acta Soc Med Upsal 1959;64:432-460.

[18] Rahier J, Guiot Y, Goebbels RM, Sempoux C, Henquin JC. Pancreatic beta-cell mass in European subjects with type 2 diabetes. Diabetes Obes Metab 2008;10(Suppl 4):32-42.

[19] Yoon KH, Ko SH, Cho JH et al. Selective beta-cell loss and alpha-cell expansion in patients with type 2 diabetes mellitus in Korea. J Clin Endocrinol Metab 2003;88(5):2300-2308.

[20] Korc M. Normal function of the endocrine pancreas. In: Go VLW, DiMagno EP, Gardner JD et al., eds. The Pancreas: Biology, Pathobiology, and Disease, 2nd edn. New York: Raven Press, 1993: 751-758.

[21] Longnecker DS, Wilson GL. Pancreas. In: Haschek-Hock WM, Rousseaux CG, eds. Handbook of Toxicologic Pathology. San Diego: Academic Press, 1991: 253-278.

[22] Rahier J, Wallon J, Loozen S, Lefevre A, Gepts W, Haot J. The pancreatic polypeptide cells in the human pancreas: the effects of age and diabetes. J Clin Endocrinol Metab 1983;56(3):441-444.

[23] Stefan Y, Orci L, Malaisse-Lagae F, Perrelet A, Patel Y, Unger RH. Quantitation of endocrine cell content in the pancreas of nondiabetic and diabetic humans. Diabetes 1982;31:694-700.

[24] Lifson N, Kramlinger KG, Mayrand RR, Lender EJ. Blood flow to the rabbit pancreas with special reference to the islets of Langerhans. Gastroenterology 1980;79(3):466-473.

Congenital and Inherited Anomalies of the Pancreas
先天性和遗传性胰腺异常

3

Martin Zenker, Markus M. Lerch　著

刘光年　许静涌　译

韦军民　校

一、概述

胰腺起源于背胰和腹胰，其融合形成同一个器官和共同的管道系统，这就解释了一些发育异常引起的结构畸形既可以发生在胰腺组织，也可以发生在其管道结构。大多数的胰腺异常都是在偶然情况下被发现，例如在影像学诊断中如内镜，特别是磁共振胰胆管成像（magnetic resonance cholangiopancreatography，MRCP）中发现，也有部分是在尸检中发现。其中一些会引起相关的临床问题。临床症状与蛋白水解或炎症有关（如胰腺炎），也可以是压迫周围脏器，或者是由于内外分泌异常（多数情况是减少）所引起。然而，由于胰腺内外分泌的高储备，直至超过 90% 的细胞丧失功能，才会出现激素或酶原产物缺乏所导致的临床表现。胰腺的变异和功能的异常，可以是多种复杂因素导致多系统功能异常，进而造成胰腺发育异常，抑或是仅仅增加了罹患胰腺炎或胰腺相关糖尿病的风险。本章回顾了一些先天性和遗传性的胰腺异常，以及所引起胰腺内分泌和外分泌功能的改变。

二、原发性发育异常

（一）胰腺发育缺陷和发育不良

胰腺原发性发育异常在胰腺发育过程中非常罕见，发生率至今不详。完全的胰腺缺如不仅仅表现为出生后的糖尿病和吸收障碍，也表现在宫内的发育迟缓，这同时也证实了胰岛素是宫内生长发育的重要因素。大多数病例很快死亡[1]。胰腺发育缺陷可能由单基因调控（OMIM260370）。在常染色体隐性遗传的家族型孤立胰腺发育异常的基因中发现了促胰岛素因子 -1（IPF1，也被称作 PDX1）突变和 PTF1A 基因远端的增强子突变[2, 3]。PTF1A 编码的胰腺转录因子 1α，在哺乳动物的胰腺发育中起关键作用[4]。PTF1A 本身的隐性突变会导致胰腺和小脑发育不全从而引起相关症状（OMIM609069）[5]。胰腺发育缺陷

导致发育不良合并先天性心脏发育不良，与 GATA6 基因的显性突变有关（OMIM600001）[6]。所有这些在人类基因突变中都十分罕见。在小鼠中，缺失 TCF2/vHNF1 会导致胰腺发育缺陷[7, 8]。

相对于完全的发育缺陷，由于胰腺的内分泌和外分泌的高功能储备，胰腺发育不良或部分发育缺陷不易出现症状。局部胰腺发育不良多累及背胰芽（多发生在先天性短胰腺中），也证明可能背胰芽的形成与腹胰芽的形成依赖于不同的基因和信号传导[9]。基于这种情况，在影像学观察中只能看到胰头，胰体尾组织消失。腹胰芽发育缺陷发现与糖尿病和胰腺炎相关[10, 11]。短胰腺可单独出现或合并有多脾综合征[12]。由于多数胰岛细胞位于胰腺尾端，增加了此类患者罹患糖尿病的风险[13]。磁共振成像（magnetic resonance imaging，MRI）能够帮助明确诊断。

（二）环状胰腺

环状胰腺指十二指肠降部被环带状的胰腺组织所环绕，进而造成十二指肠的部分或完全性的梗阻。环状胰腺的发生率估计为 1/20 000，在十二指肠梗阻的新生儿中有 8% ～ 21% 存在环状胰腺。环状胰腺确切的病理学原因至今尚未知晓。一些假设或原因包括肠旋转不良、过度发育的腹胰芽和背胰芽，或者是由于多种综合的原因。

环状胰腺常常合并其他先天异常，包括肠道闭锁、旋转不良、食管气管瘘、心脏疾病等。很大程度受个体染色体异常影响，尤其是唐氏综合征（11% ～ 16%）[14, 15]。这提示了环状胰腺是一种早期胚胎学的异常。背胰芽胚胎的发育不良[16]（先天性短胰腺）也有可能与环状胰腺相关。

大多环状胰腺是散发的，遗传性及家族性病例证实这种异常可能源自单基因异常[17, 18]。其中一部分的环状胰腺和（或）胰腺发育不良是 Mitchell-Riley 综合征（OMIM615710），这种综合征包括新生儿严重的糖尿病、肠扭转不良和胆囊发育不全等特点。隐性遗传基因 RFX6 编码的一个导致胰岛细胞分化异常的转录子，最近已被证实是导致 Mitchell-Riley 综合征的原因[19]。

另外一种涉及环状胰腺形成的综合征可能与 FOXF1 基因的突变有关，此基因突变也会导致严重的肺血管异常（OMIM265380）[20, 21]。

在小鼠中，42% 的环状胰腺由印第安刺猬蛋白（Indian hedgehog，Ihh）的纯合子失活所导致，音猬因子（sonic hedgehog，Shh）失活也可能导致环状胰腺[22, 23]。另外在刺猬蛋白通路中，四次穿膜蛋白（Tm4sf3）在胰腺发育中起基础监管者作用。研究显示，Tm4sf3 的缺失诱发了与胰腺分裂相似的表型（见后文），而它的过表达导致了环状胰腺的形成[24]。

环状胰腺可发生于任何年龄，但是有超过半数的患者在出生后几年就表现出十二指肠梗阻症状[14]。最早的表现可能是胎儿在出生前超声检查中发现的羊水过多。在婴儿期，诊断常常依据腹部超声或直立位腹部平片的"双泡征"，即由于十二指肠下段梗阻，导致胃及上段十二指肠充满气体，可以在腹平片中看到两个气泡。在后期发生症状的患者多表现为反复的呕吐，慢性胃扩张，轻症胰腺炎所引起的疼痛，或者是消化系统溃疡[25-27]。上消化道造影、增强计算机断层扫描（computed tomography，CT）或是 MRI 可见环状显影，有助于明确诊断。有时诊断依靠 ERCP 的结果（图 3-1），然而这种有创性检查很少被用作诊断。鉴别诊断包括十二指肠闭锁和肠扭转。

外科治疗有症状的环状胰腺采用十二指肠 - 十二指肠吻合术，这种转道手术能够使患者获得远期获益[14]。不推荐切除环状胰腺的手术，因为有胰源性腹膜炎、术后胰腺炎、胰瘘和远期胰腺纤维化的风险。

（三）胰腺分裂

胰腺分裂是指背胰中的副胰管和腹胰中的主胰管之间的融合缺失或不全[13]，进而导致大部分腺体分泌产物经由较小的副胰管进入十二指肠小乳头，而胰头和钩突的较少量胰腺组织通过主胰管分泌至十二指肠大乳头。解剖及 ERCP 发现了多种形式的胰腺分裂[28]。胰腺分裂是胰腺最常见的解剖学变异[13]。大致发生率在尸检中为 4% ～ 14%，在 ERCP 检查中为 2% ～ 7%，在一项基于种群的促胰液素刺激试验中的 MRCP 观测结果中分裂胰腺的发生率为 9.6%[29]。诊断胰腺分裂的依据是 ERCP 或者 MRCP，其显示副胰管排泄（图 3-2）。

研究证实副胰管较细可能是导致功能性梗阻及易发胰腺炎的原因，但目前还存在争议。因为胰腺分裂的患病率在慢性胰腺炎与健康人群的对照组中相同，所以不再作为胰腺炎的危险因素[30]。最新的证据显示与自发性胰腺炎相关的 SPINK1 和 CFTR 基因突变，在合并胰腺分裂的慢性胰腺炎中与不存在胰腺分裂的慢性胰腺炎中发生率相同[31]。这就证明了合并胰腺分裂的慢性胰腺炎在本质上与自发性胰腺炎存在相同的遗传风险因素，均与 CFTR 基因突变显著相关[31-33]。尽管胰液的流出并不受影响，但在慢性胰腺炎中，依然增加了胰管引流不畅的可能。在此种情况下，内镜下十二指肠小乳头括约肌切开支架置入术是否能使患者获益，抑或是影响慢性胰腺炎的自然病程，仍有争论[34-36]。

（四）异位胰腺

异位胰腺组织是正常发育的胰腺组织的异常分布，且与胰腺缺乏连性的解剖关系及血供，可发生在多个部位。尸检中异位胰腺组织发生率较高（发生率从 1% ～ 13%），但是有临床症状的非常罕见[37]。内镜检查中发现的异位胰腺多在胃（胃窦为主）、十二指肠（图 3-3）、空肠或是梅克尔憩室。异位胰腺组织多在黏膜下层，但某些时候也在肌层或浆膜层。其他部位还包括回肠、肝脏、脾、胆管、肠系膜或是肚脐[13]。

异位胰腺的形成机制目前尚不知晓。胰腺干细胞在前肠发育过程中准确定位的关键调控因子是

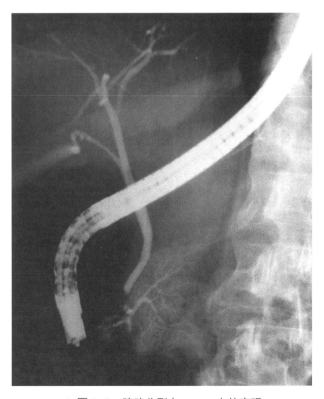

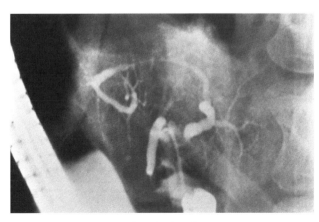

▲ 图 3-1 成年环状胰腺患者的 ERCP
图中显示环形的胰腺导管环绕十二指肠

▲ 图 3-2 胰腺分裂在 ERCP 上的表现
肝内外胆管粗细和比例均正常，胰管短细（即使已经充满了造影剂）且仅有胰头显影

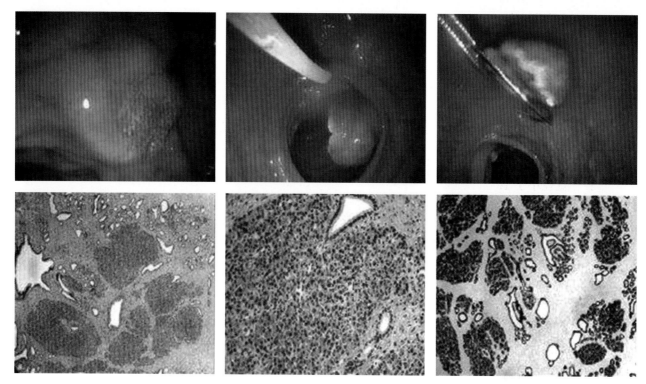

▲ 图 3-3　在内镜下圈套切除距离十二指肠乳头 4cm 处的异位胰腺的过程（上图）和病理切片（下图，右图为染色后）
在病理检查中发现异位组织仅有外分泌细胞，内分泌细胞完全缺失，符合 Heinrich（1909 年）异位胰腺分型 II 型（引自 Histology courtesy of M. Androshchuk and G. Lorenz，Greifswald.)

Hes-1[38]。异位胰腺组织在敲除了同源基因 CDX2 的小鼠中可以观察到。抑制鸡的 Shh 信号也可诱发异位胰腺[39]。

异位胰腺可以发生类似正常胰腺的病变，包括囊性变、胰腺炎[40]，甚至胰腺癌[41]，多数情况下异位胰腺没有任何症状。许多病例都是在外科手术或内镜治疗检查其他疾病过程中偶然发现的。如果有症状表现，可能是由于肿块压迫导致胃肠道梗阻（多发生在幽门前）[42]或肠套叠，继发于胰腺组织附近的黏膜溃疡导致的胃肠道出血[43]，继发于胰腺炎的疼痛[40]，还有特殊类型的癌变[41, 44]。

诊断依靠内镜或者影像学的定位，其他诊断方式如在手术过程中发现。明确的诊断依赖于病理学，对于有症状的异位胰腺可选择手术或者内镜治疗。

（五）导管异常

腹胰和背胰的管道系统在发育过程中的多变性可以引起各种形式的导管异常。多数异常是在内镜 / ERCP 或是 MRI/MRCP 的系统性检查中发现的[29]。导管异常的发病机制可能是由腹胰和背胰的管道系统融合不良所导致，一种是胰腺分裂（见前文）；一种是与胆总管相融合，被称作"共同管道综合征"。

由于腹胰与十二指肠壁外的胆总管异常的融合，产生了异常增长的胰胆管，形成共同管道综合征（胰胆管汇合异常）[45]。这可能导致胰蛋白酶反流入胆总管。胰胆管反流可以在促胰液素的刺激下在动态 MRCP 检查中发现[46]，但没有发现其与胆源性胰腺炎有关[47]。胰液反流入胆道可能会导致胆总管囊肿形成。另一方面，由于胰液分泌的压力始终高于胆汁分泌的压力，所以很少发生胆汁反流入胰管。不正常的流动可能会导致胰腺炎或胆总管囊肿。共同管道综合征可在多数胆总管囊肿的儿童中发现[48]。胆总管囊肿的诊断多依靠腹部超声检查。观察到共同管道多经有创性检查发现，例如 ERCP、经皮经肝胆管造影或 MRCP。治疗胆总管囊肿需要手术。内镜下括约肌成形术对有胰管扩张无胆总管囊肿的共同管道综合征治疗有效[45]。

（六）先天性胰腺囊肿

大多数的胰腺囊肿是多囊，多为假性囊肿（无真正的上皮内膜），可并发慢性胰腺炎。真正的单纯性先天性胰腺囊肿极为少见。然而，以人群为基础的 MRCP 研究，不明原因（个体发育不良的可能性大）的小囊肿（直径小于 1cm）非常普遍，有 1/4 的健康志愿者都有[29]。较大的胰腺囊肿在女性中多见，可表现为无症状的可触诊的腹部包块，或是由于压迫周围脏器造成上腹部疼痛、黄疸和呕吐等症状[49]。胰腺囊肿最常发生在胰腺尾部和体部，最典型的形态是单房薄壁囊肿，直径从镜下可见到 5cm 不等[50]。与导管相通的极为少见。胰腺囊肿在超声下无回声，在 CT 或 MRI 中显示为没有囊肿壁强化的低信号囊状结构。合并的先天异常包括肾小管扩张、多指畸形、肛肠畸形、多囊肾和窒息性胸廓发育不良[50]。胰腺囊肿可能和血管瘤病或常染色体显性遗传多囊肾（见下文）同时发生，这种情况的胰腺囊肿很少为先天性的。大多数有临床表现的先天性胰腺囊肿在儿童时期被诊断出来。在成人中，鉴别诊断十分重要，有时也很困难，一方面需要与慢性胰腺炎相关的囊肿鉴别，另一方面需要与胰腺的囊性肿瘤（囊腺瘤和囊腺癌，在女性中更普遍）相鉴别[51]。

在前肠的发育过程中，胃肠道异常分裂产生的囊性病变与慢性胰腺炎中的假性囊肿相比有消化道上皮形成内膜（图 3-4）。这些囊肿多数有胃黏膜细胞或胰腺组织，这些组织的消化性分泌物会导致囊内出血。典型的胰腺旁的胰腺囊肿来源于胃或十二指肠，可能会压迫胰腺。极少情况下，也能见到囊肿与胰腺相分离[49]。囊肿与胰腺导管相通非常少见，如有与胰管相通的情况，从特征上更像与胰腺炎相关的囊肿。

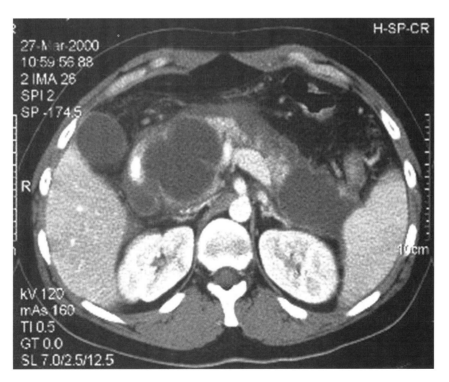

▲ 图 3-4　慢性胰腺炎患者胰头、胰尾部的囊肿影像

（七）先天性分泌不足（不包括囊性纤维化）

先天性胰腺外分泌不足非常少见。多数先天性胰腺外分泌不足是由囊性纤维化导致进展性胰腺损害，造成从出生就有临床表现的外分泌不足[52]。CFTR 基因突变不会导致胰腺囊性纤维化（包括肺病变），但是会增加胰腺炎的易感性从而造成部分胰腺外分泌功能的损害[53]。胰腺纤维囊化会在第 47 章单独讨论。

如果是完全性先天性胰腺分泌不足，能够观察到从出生就出现的大量稀软便、脂肪泻、发育停滞和低蛋白血症。然而，由于胰腺的储备功能好，超过 90% 的胰腺分泌细胞损害才会有症状[54]。

不伴有糖尿病的先天性胰腺分泌不足，不是由于原发的腺泡细胞畸形所致，而是由于腺泡组织分泌细胞发育不良导致。然而，先天性胰腺分泌不足不仅反映孤立的酶缺陷，也反映出早期的腺泡细胞退化导致器官的纤维化和脂肪化。由于后期无序的破坏，通常会导致分泌不足。其中一些合并先天性胰腺分泌不足的异常我们在后面讨论。

（八）单一酶分泌不足

胰腺单一种类酶原缺乏已有报道，但是都极少见。受到影响的酶包括脂肪酶、辅脂肪酶、胰蛋白酶原、淀粉酶[55]。

脂类消化异常通常导致慢性腹泻和脂肪泻，伴或不伴有营养不良。先天性胰脂肪酶分泌不足曾被认为是家族性常染色体隐性遗传（OMIM614338）[56]。曾经有在两兄弟中发现共脂肪酶不足的病例报道[57]，在另一个家族中发现了同时存在脂肪酶和共脂肪酶的不足，此外还有一个单发的个案报道[58, 59]。编码胰脂肪酶的 PNLIP 基因突变，有在两个家族中发现具有常染色体隐性遗传导致胰腺甘油三酸酯脂肪酶缺乏的报道[60, 61]。胰淀粉酶缺乏可能会因进食富含淀粉的食物而引发腹泻，但是由碳水化合物消化酶的储备较多，淀粉酶缺乏的症状容易代偿[62, 63]。有研究显示，儿童胰蛋白酶原缺乏会出现生长障碍、腹泻、低蛋白血症和水肿[64]。尽管肠激酶不是胰腺本身分泌的酶，但肠激酶在十二指肠中对胰腺酶原具有重要的活化作用，所以肠激酶缺乏的表现与胰蛋白酶的缺乏相似[65, 66]。肠肽酶原基因 PRSS7 突变的分子学基础已在一个家族中发现（OMIM226200）[67]。所有这些单一的酶缺乏，均极少有病例报告，也同样缺乏分子学证据（表 3-1）。这也许证明了存在这些单一缺乏的酶的替代物以用来分解脂肪、蛋白和糖类。所有情况下的单一性胰酶缺乏，酶替代治疗都非常有效。

表 3-1　单一性胰酶缺乏

酶	基　因	位　点	基因缺陷在受影响患者中得到证实
胰蛋白酶原	PRSS1	7q35	无
脂肪酶	PNLIP	10q26	有（两个家族）
辅脂酶	CLPS	6pter-p21.1	无
胰淀粉酶	AMY2A AMY2B	1p21	无
肠激酶 a	PRSS7	21q21	有（一个家族）

a. 十二指肠刷状缘酶；缺乏表现与胰蛋白酶原缺乏相似

（九）Shwachman–Diamond 综合征

在囊性纤维化之后，舒 - 戴综合征（Shwachman-Diamond syndrome，SDS）（OMIM260400）是第二常见的导致胰腺外分泌功能不全的原因。在北美人口中发生率大概为 1/50 000。胰外临床表现有时发生在骨骼（例如干骺端发育不良），但更常见的是血液系统异常，典型表现为间歇性中性粒细胞减少，而其他血细胞组分也可能会受到影响。该病患者身材矮小，通常都有一种或多种症状，包括腹泻引起的吸收障碍、发育不良和复发性感染[68]。相比于胰腺囊性纤维化，汗液中氯离子的浓度正常。影像学特点是胰腺组织被脂肪替代（图 3-5）或以弥散浸润的脂肪为特点[69]。尽管由于多数胰腺组织被脂肪替代常导致不同程度的脂肪泻，此类脂肪泻有时随着儿童年龄的增长而改善，但胰岛细胞和导管结构常保持良好的完整性[70, 71]。因此，糖尿病和胰腺炎都不是 SDS 的特征。事实上，尽管可能没有临床表现和消化不良，所有 SDS 患者都有相同的胰腺外分泌缺乏的证据。

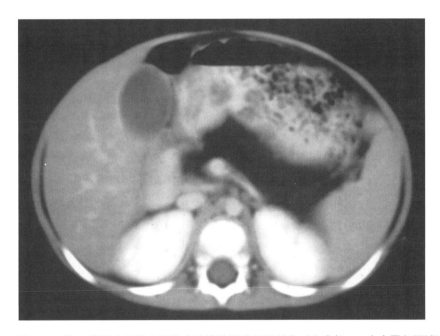

▲ 图 3-5　舒 - 戴综合征患者的整个胰腺被脂肪组织替代（上腹部 CT 中央黑色区域）

SDS 外分泌功能不全的病理学依据已被部分阐明。在 SDS 细胞中，核糖体合成和蛋白合成发生了改变，内在的机制更像是复合体Ⅳ受损导致氧化磷酸化受到影响，三磷酸腺苷（adenosine triphosphate，ATP）耗尽，糖酵解增加，内质网压力增加和细胞内高浓度的钙聚集[72]。在囊性纤维化中，胰腺病变由于导管堵塞引起，而 SDS 是由于胰腺腺泡细胞没有正常的发育或早期退化引起。在组织学中，SDS 患者的胰腺可见正常的导管和胰岛组织，腺泡细胞缺失或被脂肪替代[73]。

SDS 为常染色体隐性遗传病。这个疾病由于位于 7q11 染色体的 SBDS（命名源于 Shwachman-Bodian-Diamond 综合征）基因突变引起[74]。SBDS 编码一段由 250 个氨基酸组成的前蛋白，其是一段由 97% 核苷酸序列标识的假基因（SBDSP）在局部复制长为 305kb 的片段。有趣的是，89% 的重复性突变是基因转换导致的，同时伴有至少一半的类假基因改变，进而导致蛋白截断。SDBS 蛋白是涉及核酸形成功能的高度保守蛋白家族成员之一，在不同物种中可以推测是否直接同源，其中包括古生菌与真核生物。这个蛋白也涉及 RNA 的代谢。

诊断 SDS 基于临床特征，但是有可能会延误非典型的病例。治疗以症状为主。最近发现等位基因 DNAJC21 突变与 SDS 有关[75]。

常染色体隐性遗传综合征包括胰腺、造血和骨骼特征称作"胰腺外分泌功能不全，异常红细胞生成性贫血和颅骨肥大"（OMIM612714），并且与 COX4I2 基因突变有关[76]。

（十）Pearson 骨髓胰腺综合征

Pearson 综合征（OMIM557000）的特点是伴随骨髓空泡化的难治性缺铁性贫血和胰腺外分泌功能不全。需要依赖输血的严重巨细胞性贫血患者常见于婴儿期起病。对比于 SDS，在 Pearson 综合征中胰腺表现为纤维化和异常的骨髓象。已发现 Pearson 综合征是由于线粒体 DNA（mitochondrial DNA，mtDNA）缺失导致线粒体异常所致[77]。由于 mtDNA 缺失的分布部位不同，这种线粒体异常，常会进展，从而出现从主要表型为造血异常至主要表型为肌肉功能障碍(线粒体疾病)的转化，而最终将会进展为 Kearns-Sayre 综合征[78]。

（十一）Johanson–Blizzard 综合征

Johanson-Blizzard 综合征（Johanson-Blizzard syndrome，JBS）（OMIM243800）是以先天性胰腺外分泌功能不全和先天性特异性鼻翼发育不良或发育不全而产生鼻畸形为特点的综合征(图 3-6)。在一大部分患者中的其他临床表现还有身材矮小、头皮缺损、少牙、耳聋、甲状腺功能低下、肛门闭锁和智力障碍[79]。此疾病为常染色体隐性遗传，发生率约为 1/250 000[80]。

已证实 JBS 是由于 UBR1 基因突变导致同名的 N- 端规则通路的泛素连接酶发生严重缺陷所致[80]。由于该通路负责细胞内蛋白质的降解，因此迄今未知蛋白质的过剩或增加的半衰期可能与 JBS 的胰腺和其他缺陷的发病机制有关。

胰腺疾病是 JBS 的突出特征[81]。组织学上，从死于此综合征并发症的婴儿的胰腺可以看到缺少完整的腺泡细胞，取而代之的是脂肪和结缔组织，然而导管结构和胰岛细胞却保持了良好的形态[82, 83]。从这些发现可以推测，JBS 患者胰腺导管分泌的液体的酶原成分减少[84]。有研究证明，腺泡细胞的丢失很可能是产前在子宫内由于胰腺炎样细胞的破坏所引起[85]。UBR1 基因缺乏的小鼠有轻微的胰腺功能异常，包括酶原分泌减少和胰腺炎易感性增加。

JBS 的诊断是根据其临床表现特点来确定的，目前以对症治疗为主。

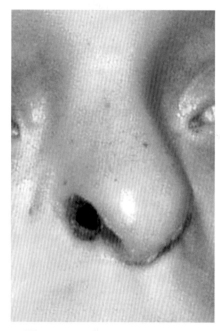

▲ 图 3-6　Johanson–Blizzard 综合征的特征之一
鼻翼明显的发育不全

三、胰腺先天性单一性内分泌功能异常

（一）先天性高胰岛素血症

新生儿高胰岛素低血糖症是一种临床上和病因上均具有异质性的疾病[86, 87]。先天性高胰岛素血

症（congenital hyperinsulinism，CHI）原名"胰岛细胞增生症"，异常增殖的 B 细胞是其发生的根本原因 [88]，但后来的研究证实了这种组织学变化通常在婴儿早期发现，"胰岛细胞增生症"与异常增殖的 B 细胞并不对应 [89, 90]。事实上，这种组织学变化可以分为两种病理类型：弥散型（60%～70%）：特点为核增大的胰岛细胞，胞质丰富，组织学上整个胰腺代谢活跃；局灶型（30%～40%）：胰腺局灶增生的胰岛细胞，而局灶病变外的 B 细胞拥有小细胞核和稀疏的细胞质与胰岛素分泌受到抑制相对应 [91]。相比之下，分泌胰岛素的腺瘤是最常见的引起年龄较大的儿童和成年人发生高胰岛素血症的原因 [92]，但在婴儿中罕见。胰岛细胞增生也可能是由于母体糖尿病造成胎儿长期暴露于高血糖所导致的结果。在这种情况下，高胰岛素只是暂时的，而且很少持续超过几天或几周。胰岛细胞增生引起的短暂性高胰岛素症也是 Beckwith-Wiedemann 综合征的特点之一（见后文）。它也可能发生在其他综合征中，如 Costello 综合征（OMIM218040）、Kabuki 综合征（OMIM147920）、Sotos 综合征（OMIM212065）和其他罕见疾病 [86, 87]。很多情况下，尤其是短暂性 CHI，是散发性的，无明显潜在病因。

婴儿期持续性高胰岛素血症引起的低血糖具有很强的遗传倾向，大部分病例是由可识别的单基因所致（又称家族性高胰岛素症；OMIM256450）。目前已知家族性高胰岛素血症可能是由常染色体隐性或显性遗传，和几个突变基因相关 [86, 87]。一些遗传基因使高胰岛素血症性低血糖在临床表现上易于辨别，如在高胰岛素血症 - 高血氨综合征中的高血氨，GLUD1 突变引起的尿中 3- 羟基戊二酸 -3- 羟基羟酰基辅酶脱氢酶缺乏（HADH 基因），以及 SLC16A1 基因突变引起的运动诱发性低血糖 [86, 87]。

家族性高胰岛素血症最常见的原因是基因缺陷导致胰腺 B 细胞 ATP 依赖性钾离子通道（KATP）的亚基，以及由 ABCC8 和 KCNJ11 编码的 SUR1 和 Kir6.2 分别受到影响所致 [87]。隐性和少数显性 KATP 突变与弥散型 CHI 有关。局灶型则相反，第一需要父系遗传的 KATP 通道突变，第二在局灶病变内母体等位基因缺失。染色体 11p15.5 区段的 ABCC8 和 KCNJ11 基因的不同程度的不平衡表达已被证实促进了 B 细胞增生 [87]。其他单基因形式的 CHI 由 GCK、HNF4A、HNF1A 和 UCP2 基因突变所致 [86, 87]。治疗 CHI 包括输注葡萄糖、调节饮食和药物治疗（二氮嗪、奥曲肽）。严重的局灶型 CHI 可通过手术治疗完全缓解，这也是难治性弥漫型 CHI 的一种可选治疗手段 [93, 94]。

其他内分泌细胞先天性增生或分泌的激素异常是较为罕见的。

（二）先天性单一性内分泌不足

Blum 等曾报道了一例新生儿胰岛素依赖性糖尿病，该患儿仅表现为先天性胰岛 B 细胞缺乏而胰岛其他结构正常，其体内发现了一段单亲二倍体的 6 号染色体，证明致病基因位于该段染色体上 [95, 96]。6q24 片段内印记基因的不平衡表达是造成新生儿短时性糖尿病最常见的原因（TNDM；OMIM601410）[97]。患病的新生儿通常为小于胎龄儿。高血糖通常需要胰岛素治疗，在 18 个月时消退，但在青少年或成年期常会复发。6q24 相关性新生儿暂时性糖尿病的相关疾病可由父系单亲二倍体（41%）、父系重复等位基因（29%）或母系不同甲基化区域的低甲基化（30%）引起。后者可能是一个孤立的表观突变，由纯合子或杂合子基因 ZFP57 突变所致。因此，虽然大多数 TNDM 患者都是散发病例，家族性遗传也是有可能的。在一项纳入 97 名新生儿暂时性糖尿病患者的研究中，72% 的患者 6q24 基因位点存在异常，其余 28 名新生儿暂时性糖尿病患者无 6q24 异常。26% 的患者被发现存在 ABCC8 或 KCNJ11 基因突变，此突变经常引起新生儿永久性糖尿病（PNDM；OMIM606176）[98]。

与 ABCC8 和 KCNJ11 的改变引起先天性高胰岛素血症相反，这些新生儿永久性糖尿病基因相关基因突变导致 KATP 增加并且以显性方式遗传。新生儿永久性糖尿病也可能是由于编码胰腺葡糖激酶（GCK）和胰岛素（INS）的基因突变所致。GCK 相关性新生儿永久性糖尿病为常染色体隐性遗传[99]。在新生儿暂时性糖尿病或新生儿永久性糖尿病患者中，胰岛无形态学上异常表现。除了这些功能性胰岛细胞缺陷，新生儿糖尿病也可能由前文所述的任何类型的胰腺发育不良或严重的发育不全所致。

先天性胰岛朗格汉斯细胞缺失可能是 X 染色体连锁的免疫功能失调的一部分，如多发内分泌腺疾病和肠病综合征（IPEX；OMIM304790）[100]。它被证明是由 FOXP3 基因突变引起，早期开始的全身性自身免疫反应应为胰岛细胞缺陷的发病基础[101]。婴儿期（常包括新生儿期）起病的糖尿病是由 EIF2AK3 基因突变所致的 Wolcott-Rallison 综合征的一个典型表现（OMIM226980）。这种基因被认为有调节蛋白质合成的作用，在胰岛细胞中高度表达[102]。新生儿糖尿病伴有先天性甲状腺功能减退综合征（OMIM610199）与编码胰腺的转录因子参与神经源素 -3 和胰岛素转录调节的 GLIS3 基因突变有关[103]。一些其他罕见的综合征也可能在新生儿糖尿病中出现。

遗传性胰岛素分泌异常导致成人非胰岛素依赖性糖尿病或 MODY，在本章节不做叙述。唯一例外的是一种由腺泡细胞产生的胆盐依赖型脂肪分解酶，名为羧基酯脂肪酶（carboxyl ester lipase，CEL），最初被发现在一名挪威 MODY 患者中发生突变。最新的研究发现混合等位基因（CEL-HYB）源于 CEL 基因与它邻近的 CELP 假基因交叉所致。在家族性慢性胰腺炎的队列研究中，CEL-HYB 有 15.5 的比值比（odds ratio，OR），在三个复制队列的非酒精性慢性胰腺炎患者中的 OR 为 5.2，这些数据的得出与近年来不断发现的胰腺炎相关基因有关[104]。

四、其他参与和影响胰腺代谢的遗传性胰腺病变

许多先天性或遗传性多系统疾病会表现出胰腺异常。在这些疾病中，胰腺异常很少是主要症状，甚至可能没有症状。此外，一些代谢紊乱可能合并胰腺异常，主要是与胰腺炎有关。

（一）多囊肾

作为全身性多囊病变的一部分，胰腺可出现多个囊肿，包括常染色体隐性遗传性多囊病变（ARPKD，OMIM263200）和常染色体显性遗传性多囊病变（ADPKD，OMIM173900）。染色体 6p12 位点的 PKHD1（多囊肾和肝病 1）基因突变引起了常染色体隐性遗传性多囊肾（autosomal recessive polycystic kidney disease，ARPKD）[105]。ARPKD 的表现是高度可变的。在新生儿中，这种疾病源于明显增大的多囊肾，可能与羊水过少引起的肺发育不全有关，是发病和死亡的主要因素。肝脏受累的婴儿中约有一半合并肝囊肿和门脉周围纤维化。胰腺囊肿和胰腺纤维化经常在 ARPKD 儿童的影像学或尸检中发现，但胰腺受累的临床症状却很少。常染色体显性遗传性多囊肾（autosomal dominant polycystic kidney disease，ADPKD）也是如此，超声下进行性发展的胰腺囊肿为其常见的特征。ADPKD 是一种常见的疾病，在各种族中发病率为 1/800。它会导致渐进性肾功能丧失，超过一半的患者在 60 岁以后需要肾移植治疗。约 10% 的胰腺囊肿患者有症状，但很少在婴儿期出现，通常胰腺受累比肾和肝受累轻。偶然情况下，胰腺囊肿可导致胰腺炎[106]。此疾病存在遗传异质性，但大多数病例（约 85%）为单一基因（染色体 16p 上的 PKD1）突变所致[107]。另一个基因是位于染色体 4 上的 PKD2 基因，被认为

是潜在致病基因 [108]。最近发现编码葡糖苷酶 II -α 亚基的 GANAB 基因具有常染色体显性遗传特性，可以导致多囊肾和多囊肝病 [109]。

（二）von Hippel-Lindau 综合征

von Hippel-Lindau 综合征（von Hippel-Lindau syndrome，VHL；OMIM 193300）是一种遗传性疾病，表现为包括胰腺的多个脏器的单发或多发囊肿。VHL 是一种常染色体显性家族性癌症综合征，导致多种良性和恶性肿瘤。它是由在染色体 3p25 位点的 VHL 抑癌基因突变引起 [110]，但染色体 11q13 位点的基因在细胞周期 D1 期发生突变可能进一步修饰表型 [111]。据估计发病率约为 1/36 000，受影响的患者可能累及小脑、脊髓、视网膜，发生血管网状细胞瘤、肾细胞癌、嗜铬细胞瘤、胰腺神经内分泌肿瘤、胰腺和肾囊肿以及附睾囊腺瘤 [112]。VHL 以前被分为 1 型（不伴有嗜铬细胞瘤）和 2 型（伴嗜铬细胞瘤）。其他作者进一步细分了 2 型 VHL 为 2A 型（伴嗜铬细胞瘤）和 2B 型（伴嗜铬细胞瘤和肾细胞癌）。VHL 的胰腺病变包括多发囊肿、浆液性囊腺瘤和神经内分泌肿瘤，胰腺癌和壶腹腺癌也有报道。胰腺囊肿在 VHL 中较为常见，从一个囊肿到多个囊肿，直至几乎取代整个胰腺。30% 的患者中在影像学中可发现囊肿 [49]，72% 的 VHL 患者的尸检里面找到。此外，还可能存在周边钙化。这些囊肿可在常规检查中首先提示该疾病，比其他 VHL 表现能提前数年。

（三）Beckwith-Wiedemann 综合征

Beckwith-Wiedemann 综合征（Beckwith-Wiedemann syndrome，BWS；OMIM130650）的主要特征是脐疝、巨舌症和巨大儿。影像学特征是胰腺肥大，短暂性高胰岛素血症引起的严重低血糖是 BWS 的早期并发症中对新生儿危害最大的，除此之外，没有其他胰腺相关临床症状是 BWS 的常见特征。BWS 患儿罹患肿瘤的风险高，包括肾上腺癌、肾母细胞瘤、肝母细胞瘤和横纹肌肉瘤。胰母细胞瘤很少被报道，可能为先天性疾病 [113]。BWS 具有遗传异质性。染色体 11p15.5 位点印记区表观遗传和基因组的改变是潜在性原因，包括在母系染色体上的父系甲基化，染色体 11p15 上的父系单亲二倍体，还有 CDKN1C 基因突变 [114]。

（四）Jeune 综合征和其他纤毛疾病

Jeune 综合征（OMIM208500）是一种常染色体隐性遗传的纤毛疾病，表现为以胸腔和四肢骨骼异常为特征的纤毛病和肾消耗性疾病。它可能与胰腺囊肿和胰腺纤维化有关，可导致胰腺外分泌功能不全 [115, 116]。然而主要症状是消耗性疾病，儿童期进行性双侧肾损害同时涉及肾小管和肾小球。它会导致贫血、多尿、多饮、等渗尿（尿液浓缩能力下降），逐渐进展为肾衰竭，这本身就是一个干扰胰腺外分泌功能的危险因素。已经确认有超过 15 个基因与 Jeune 综合征的表型有关。DYNC2H1 基因突变约占全部病例的一半 [117]。

胰腺纤维化和囊性变是肾 - 肝 - 胰发育不良的共同特点（OMIM208540），是与纤毛疾病的临床表现的重叠之处，也是基因序列极度异质性的表现。两个已知的基因与肾 - 肝 - 胰发育不良有关，NPHP3 基因和 NEK8 基因分别与 Meckel 综合征和肾消耗性疾病有关 [118]。类似的涉及胰腺的异常也可能在其他纤毛疾病中发现。最近一项小鼠模型的研究表明慢性胰腺炎伴腺泡稳态改变和变异，在纤毛疾病相关胰腺缺陷的发病机制中起重要作用 [119]。

五、影响胰腺的遗传性代谢紊乱

急性和慢性胰腺炎反复发作的患者可患有多种罕见的先天性代谢异常（表3-2）。而在大多数病例中，除了一些脂质代谢障碍外，胰腺炎并不是很常见[120]。

高脂血症是反复发作性胰腺炎最常见的代谢性原因之一[121]。大量的家族性疾病，包括脂蛋白脂肪酶缺乏，载脂蛋白C-Ⅱ缺乏和常见的高三酰甘油血症，会导致血浆大量积聚乳糜微粒或三酰甘油。通常甘油三酸酯水平大于2000mg/dl（22.6mmol/L）会大大增加胰腺炎的风险。

遗传性脂蛋白脂肪酶缺乏（lipoprotein lipase deficiency，LPLD）（OMIM246650）为常染色体隐性遗传，据估计发病率约为1/106。最初的症状通常出现在幼儿期，临床上最常见表现包括由胰腺炎引起的周期性腹痛，发疹性皮肤黄色瘤病和肝脾肿大。近30%的LPLD的患者会发展为胰腺炎[120, 122]。LPLD相关胰腺炎经常复发，有时为重症坏死型，但很少导致糖尿病、胰腺钙化和外分泌功能缺乏。LPLD的诊断在高脂血症的患者中不可靠，因为冷冻的空腹血浆中检测到乳糜微粒与极低密度脂蛋白（very low-density lipoprotein，VLDL）升高没有差别，其诊断可以通过酶联免疫吸附试验（enzyme-linked immunosorbent assay，ELISA）测定肝素化血浆（肝素释放酶到血液中）中的酶活性。在这些患者中，胰腺炎的治疗与其他原因引起的胰腺炎无异，但通过控制饮食来限制脂肪的摄入对预防复发至关重要。中链三酰甘油可以作为替代品，因为它们在吸收后没有被合成到乳糜微粒中。在2012年，遗传性LPLD成为第一个也是唯一一个在欧盟获得批准的基因治疗的疾病。阿姆斯特丹分子治疗公司（Glybera）通过给载体肌内注射由腺嘌呤相关型病毒传递的具有LPLD增益功能的等位基因，解决了酶缺乏。效果（监管机构批准的理由）是降低了受影响患者胰腺炎的发作率[123]。

载脂蛋白C-Ⅱ缺乏是由APOC2基因突变引起的，是一种遍布世界的常染色体隐性遗传疾病。这种缺陷导致乳糜微粒在血液中的清除障碍。LPLD比载脂蛋白C-Ⅱ缺乏更常见。载脂蛋白C-Ⅱ是LPL的激活剂，其缺乏导致的临床症状与LPLD相似，通常病程缓慢，症状出现较晚（在13—60岁之间）。然而，胰腺炎是载脂蛋白C-Ⅱ缺乏常见和严重的并发症。有高达60%的患者发作胰腺炎[124]。通过检测肝素化血浆中LPL的活性或通过VLDL载脂蛋白的凝胶电泳实验可以得到诊断。鉴别LPLD的方法是在LPLD患者血浆中添加载脂蛋白C-Ⅱ，可以完全恢复脂解活性但不影响LPLD患者的检测结果。同时，载脂蛋白C-Ⅱ缺乏的基因治疗正在研究中。其他几种与LPLD无关的脂质代谢异常也报道过，可导致乳糜微粒血症或高三酰甘油血症。患者血脂异常导致三酰甘油水平升高，据估计发病率约为10～20人/10万，因此多于先天LPL系统异常。通常，高三酰甘油水平不仅由代谢异常引起，也可以由其他因素引起，如糖尿病、酒精、β肾上腺素阻滞剂、糖皮质激素、雌激素、利尿药等。所有这些因素都大大增加高三酰甘油血症的程度，并增加了胰腺炎的风险。乳糜微粒血症在家族性疾病Ⅰ型和Ⅴ型是高脂血症（依据Levy-Fredrickson分类[125]）中常见。它们包括一组合并中度至重度高三酰甘油血症的不同原发性和继发性疾病。单基因家族性高三酰甘油血症的个体比较罕见，通常只有轻度高三酰甘油血症，而上述情况通常还需要其他因素共同构成胰腺炎的风险因素。胰腺炎伴代谢性疾病在本书的其他章节进一步讨论。除了高脂血症，还有各种支链氨基酸降解异常、同型半胱氨酸尿、溶血性疾病、急性间歇性卟啉线粒体紊乱和几种氨基酸转运体缺陷也可能与胰腺炎有关（表3-2）。

这些先天的代谢异常的临床、生化和遗传特征不同于其他的胰腺疾病，它们需要区别于其他遗传性胰腺疾病。

表 3-2 增加胰腺炎风险的遗传性代谢病

异　常	OMIM	基　因	位　点	胰腺炎类型
脂蛋白脂肪酶缺乏	238600	*LPL*	8p22	复发性
载脂蛋白 C-Ⅱ缺乏	207750	*APOC2*	19q13.2	复发性
家族性高三酰甘油血症和乳糜微粒血症	145750	*APOA5* *LIPI*	11q23 22q11.2	复发性
糖原累积症（1 型糖原病）	232200	*G6PC*	17q21	急性
支链酮酸尿（枫糖浆尿病）	248600	*BCKDHA* *BCKDHB* *DBT* *DLD*	19q13 6p22-p21 1p31 7q31-q32	急性
异戊酸血症	243500	*IVD*	15q14-q15	急性
甲基丙二酸血症	251100 251110 277400 251000	*MMAA* *MMAB* *MMACHC* *MUT*	4q31 12q24 1p34.1 6p12	慢性（？）
丙酸血症	606054	*PCCA* *PCCB*	13q32 3q21-q22	急性
高胱氨酸尿	236200	*CBS*	21q22.3	急-慢性
3-羟基-3-甲基戊二酰-辅酶 A 裂解酶缺乏	246450	*HMGCL*	1p36-p33	急性
急性间歇性卟啉症	176000	*HMBS*	11q23.3	急性
丙酮酸激酶缺乏症	266200	*PKLR*	1q21	急性[a]
细胞色素 C 氧化酶缺乏	220110	异质性	多重的	慢性
MELAS/MERFF	540000 545000	异质性	mtDNA	急-慢性
胱氨酸尿	220100	*SLC3A1* *SLC7A9*	2p16.3 19q13.1	？
赖氨酸尿性蛋白质不耐受（和其他阳离子氨基酸尿）	222700	*SLC7A7*	14q11.2	？
氨酸氨甲酰基转移酶缺陷症	311250	*OTC*	Xp21.1	急性

a. 与胆石症相关

六、遗传性胰腺炎

胰腺改变与阳离子胰蛋白酶原突变（遗传性胰腺炎；OMIM 167800）有关，CFTR 和 SPINK1 突变（特发性胰腺炎）在本书其他章节中专门讨论。

☞ 参考文献

[1] Voldsgaard P, Kryger-Baggesen N., Lisse I. Agenesis of pancreas. Acta Paediatr 1994;83(7):791–793.

[2] Stoffers DA et al. Pancreatic agenesis attributable to a single nucleotide deletion in the human IPF1 gene coding sequence. Nat Genet 1997;15(1):106–110.

[3] Weedon MN et al. Recessive mutations in a distal PTF1A enhancer cause isolated pancreatic agenesis. Nat Genet 2014;46(1):61–64.

[4] Kawaguchi Y et al. The role of the transcriptional regulator Ptf1a in converting intestinal to pancreatic progenitors. Nat Genet 2002;32(1):128–134.

[5] Sellick GS et al. Mutations in PTF1A cause pancreatic and cerebellar agenesis. Nat Genet 2004;36(12):1301–1305.

[6] Lango Allen HL et al. GATA6 haploinsufficiency causes pancreatic agenesis in humans. Nat Genet 2012;44(1):20–22.

[7] Haumaitre C et al. Lack of TCF2/vHNF1 in mice leads to pancreas agenesis. Proc Natl Acad Sci USA 2005;102(5):1490–1495.

[8] Robert AP, Iqbal S, John M. Complete agenesis of the dorsal pancreas: a rare clinical entity. Int J Appl Basic Med Res 2016;6(4):290–292.

[9] Johansson KA, Grapin-Botton A. Development and diseases of the pancreas. Clin Genet 2002;62(1):14–23.

[10] Bretagne JF et al. Calcifying pancreatitis of a congenital short pancreas: a case report with successful endoscopic papillotomy. Am J Gastroenterol 1987;82(12):1314–1317.

[11] Wildling R et al. Agenesis of the dorsal pancreas in a woman with diabetes mellitus and in both of her sons. Gastroenterology 1993;104(4):1182–1186.

[12] Herman TE, Siegel MJ. Polysplenia syndrome with congenital short pancreas. AJR Am J Roentgenol 1991;156(4):799–800.

[13] Rizzo RJ, Szucs RA, Turner MA. Congenital abnormalities of the pancreas and biliary tree in adults. Radiographics 1995;15(1):49–68; quiz, 147–148.

[14] Bailey PV et al. Congenital duodenal obstruction: a 32-year review. J Pediatr Surg 1993;28(1):92–95.

[15] Kiernan PD et al. Annular pancreas: Mayo Clinic experience from 1957 to 1976 with review of the literature. Arch Surg 1980;115(1):46–50.

[16] Skandalakis JE. The pancreas. In: Skandalakis J, Gray S, eds. Embryology for Surgeons. Baltimore: Williams and Wilkins, 1994:366–404.

[17] Jackson LG, Apostolides P. Autosomal dominant inheritance of annular pancreas. Am J Med Genet 1978;1(3):319–321.

[18] Lainakis N et al. Annular pancreas in two consecutive siblings: an extremely rare case. Eur J Pediatr Surg 2005;15(5):364–368.

[19] Smith SB et al. Rfx6 directs islet formation and insulin production in mice and humans. Nature 2010;463(7282): 775–780.

[20] Reiter J et al. Variable phenotypic presentation of a novel FOXF1 missense mutation in a single family. Pediatr Pulmonol 2016;51(9):921–927.

[21] Miranda J et al. A novel mutation in FOXF1 gene associated with alveolar capillary dysplasia with misalignment of pulmonary veins, intestinal malrotation and annular pancreas. Neonatology 2013;103(4):241–245.

[22] Hebrok M et al. Regulation of pancreas development by hedgehog signaling. Development 2000;127(22):4905–4913.

[23] Ramalho-Santos M, Melton DA, McMahon AP. Hedgehog signals regulate multiple aspects of gastrointestinal development. Development 2000;127(12):2763–2772.

[24] Jarikji Z et al. The tetraspanin Tm4sf3 is localized to the ventral pancreas and regulates fusion of the dorsal and ventral pancreatic buds. Development 2009;136(11):1791–1800.

[25] Douie WJ, Krige JE, Bornman PC. Annular pancreas in adults. A report of two cases and a review of the literature. Hepatogastroenterology 2002;49(48):1716–1718.

[26] Fu PF et al. Symptomatic adult annular pancreas: report of two cases and a review of the literature. Hepatobiliary Pancreat Dis Int 2005;4(3):468–471.

[27] Ladd AP, Madura JA, Congenital duodenal anomalies in the adult. Arch Surg 2001;136(5):576–584.

[28] Delhaye M, Engelholm L, Cremer M. Pancreas divisum: congenital anatomic variant or anomaly? Contribution of endoscopic retrograde dorsal pancreatography. Gastroenterology 1985;89(5):951–958.

[29] Bülow R et al. Anatomic variants of the pancreatic duct and their clinical relevance: an MR-guided study in the general population. Eur Radiol 2014;24(12):3142–3149.

[30] Hayakawa T et al. Pancreas divisum. A predisposing factor to pancreatitis? Int J Pancreatol 1989;5(4):317–326.

[31] Choudari CP et al. Risk of pancreatitis with mutation of the cystic fibrosis gene. Am J Gastroenterol 2004;99(7):1358–1363.

[32] Ballard DD et al. Evaluating adults with idiopathic pancreatitis for genetic predisposition: higher prevalence of abnormal results with use of complete gene sequencing. Pancreas 2015;44(1):116–121.

[33] Bertin C et al. Pancreas divisum is not a cause of pancreatitis by itself but acts as a partner of genetic mutations. Am J Gastroenterol 2012;107(2):311–317.

[34] Cohen SA, Siegel JH. Pancreas divisum: endoscopic therapy. Surg Clin North Am 2001;81(2):467–477.

[35] Keith RG. Surgery for pancreas divisum. Gastrointest Endosc Clin North Am 1995;5(1):171–180.

[36] Lehman GA, Sherman S. Diagnosis and therapy of pancreas divisum. Gastrointest Endosc Clin North Am 1998;8(1):55–77.

[37] Prasad TR, Gupta SD, Bhatnagar V. Ectopic pancreas associated with a choledochal cyst and extrahepatic biliary atresia. Pediatr Surg Int 2001;17(7):552–554.

[38] Fukuda A et al. Ectopic pancreas formation in Hes1-knockout mice reveals plasticity of endodermal progenitors of the gut, bile duct, and pancreas. J Clin Invest 2006;116(6):1484–1493.

[39] Chawengsaksophak K et al. Homeosis and intestinal tumours in Cdx2 mutant mice. Nature 1997;386(6620):84–87.

[40] Rubesin SE et al. Ectopic pancreas complicated by pancreatitis and pseudocyst formation mimicking jejunal diverticulitis. Br J Radiol 1997;70:311–313.

[41] Emerson L et al. Adenocarcinoma arising in association with gastric heterotopic pancreas: a case report and review of the literature. J Surg Oncol 2004;87(1):53–57.

[42] Hayes-Jordan A, Idowu O, Cohen R. Ectopic pancreas as the cause of gastric outlet obstruction in a newborn. Pediatr Radiol 1998;28(11):868–870.

[43] Schurmans J, De Baere H. Upper gastro-intestinal hemorrhage caused by ectopic pancreas. Acta Clin Belg 1980;35(4):233–237.

[44] Ishikawa O et al. Solid and papillary neoplasm arising from an ectopic pancreas in the mesocolon. Am J Gastroenterol 1990;85(5):597–601.

[45] Matsumoto Y et al. Recent advances in pancreaticobiliary maljunction. J Hepatobiliary Pancreat Surg 2002;9(1):45–54.

[46] Matos C et al. Choledochal cysts: comparison of findings at MR cholangiopancreatography and endoscopic retrograde cholangiopancreatography in eight patients. Radiology 1998;209(2):443–448.

[47] Lerch MM, Aghdassi AA. The role of bile acids in gallstone-induced pancreatitis. Gastroenterology 2010;138(2):429–433.

[48] Misra SP, Dwivedi M. Pancreaticobiliary ductal union. Gut 1990;31(10):1144–1149.

[49] Johnson PR, Spitz L. Cysts and tumors of the pancreas. Semin Pediatr Surg 2000;9(4):209–215.

[50] Auringer ST et al. Congenital cyst of the pancreas. J Pediatr Surg 1993;28(12):1570–1571.

[51] Howard JM. Cystic neoplasms and true cysts of the pancreas. Surg Clin North Am 1989;69(3):651–665.

[52] Roberts IM. Disorders of the pancreas in children. Gastroenterol Clin North Am 1990;19(4):963–973.

[53] Pallagi P et al. Trypsin reduces pancreatic ductal bicarbonate secretion by inhibiting CFTR Cl⁻ channels and luminal anion exchangers. Gastroenterology 2011;141(6):2228–2239.

[54] DiMagno EP et al. Relations between pancreatic enzyme outputs and malabsorption in severe pancreatic insufficiency. N Engl J Med 1973;288(16):813–815.

[55] Durie PR. Inherited and congenital disorders of the exocrine pancreas. Gastroenterologist 1996;4(3):169–187.

[56] Sheldon W. Congenital pancreatic lipase deficiency. Arch Dis Child 1964;39:268–271.

[57] Hildebrand H et al. Isolated co-lipase deficiency in two brothers. Gut 1982;23(3):243–246.

[58] Ghishan FK et al. Isolated congenital lipase–colipase deficiency. Gastroenterology 1984;86(6):1580–1582.

[59] Ligumsky M et al. Isolated lipase and colipase deficiency in two brothers. Gut 1990;31(12):1416–1418.

[60] Behar DM et al. Identification of a novel mutation in the PNLIP gene in two brothers with congenital pancreatic lipase deficiency. J Lipid Res 2014;55(2):307–312.

[61] Szabó A. et al. A novel mutation in PNLIP causes pancreatic triglyceride lipase deficiency through protein misfolding. Biochim Biophys Acta 2015;1852(7):1372–1379.

[62] Brock A et al. Familial occurrence of diminished pancreatic amylase in serum—a "silent" Amy-2 allelic variant? Clin Chem 1988;34(7):1516–1517.

[63] Sjolund K et al. Selective deficiency of pancreatic amylase. Gut 1991;32(5):546–548.

[64] Townes PL. Trypsinogen deficiency disease. J Pediatr 1965;66:275–285.

[65] Ghishan FK et al. Isolated congenital enterokinase deficiency. Recent findings and review of the literature. Gastroenterology 1983;85(3):727–731.

[66] Lebenthal E, Antonowicz I, Shwachman H. Enterokinase and trypsin activities in pancreatic insufficiency and diseases of the small intestine. Gastroenterology 1976;70(4):508–512.

[67] Holzinger A et al. Mutations in the proenteropeptidase gene are the molecular cause of congenital enteropeptidase deficiency. Am J Hum Genet 2002;70(1):20–25.

[68] Ginzberg H et al. Shwachman syndrome: phenotypic manifestations of sibling sets and isolated cases in a large patient cohort are similar. J Pediatr 1999;135(1):81–88.

[69] Durie PR. Pancreatic aspects of cystic fibrosis and other inherited causes of pancreatic dysfunction. Med Clin North Am 2000;84(3):609–620, ix.

[70] Cipolli M. Shwachman–Diamond syndrome: clinical phenotypes. Pancreatology 2001;1(5):543–548.

[71] Hill RE et al. Steatorrhea and pancreatic insufficiency in Shwachman syndrome. Gastroenterology 1982;83(1 Pt 1):22–27.

[72] Ravera S et al. Evaluation of energy metabolism and calcium homeostasis in cells affected by Shwachman–Diamond syndrome. Sci Rep 2016;6:25441.

[73] Bodian M, Sheldon W, Lightwood R. Congenital hypoplasia of the exocrine pancreas. Acta Paediatr 1964;53:282–293.

[74] Boocock GR et al. Mutations in SBDS are associated with Shwachman–Diamond syndrome. Nat Genet 2003;33(1):97–101.

[75] Dhanraj S et al. Biallelic mutations in DNAJC21 cause Shwachman–Diamond syndrome. Blood 2017; 129(11):1557–1562.

[76] Shteyer E et al. Exocrine pancreatic insufficiency, dyserythropoeitic (sic) anemia, and calvarial hyperostosis are caused by a mutation in the COX4I2 gene. Am J Hum Genet 2009;84:412–417.

[77] Shanske S et al. Identical mitochondrial DNA deletion in a woman with ocular myopathy and in her son with Pearson syndrome. Am J Hum Genet 2002;71:679–683.

[78] Rotig A et al. Spectrum of mitochondrial DNA rearrangements in the Pearson marrow–pancreas syndrome. Hum Mol Genet 1995;4(8):1327–1330.

[79] Johanson A, Blizzard R. A syndrome of congenital aplasia of the alae nasi, deafness, hypothyroidism, dwarfism, absent permanent teeth, and malabsorption. J Pediatr 1971;79(6):982–987.

[80] Zenker M et al. Deficiency of UBR1, a ubiquitin ligase of the N-end rule pathway, causes pancreatic dysfunction, malformations and mental retardation (Johanson–Blizzard syndrome). Nat Genet 2005;37(12):1345–1350.

[81] Sukalo M et al. Mutations in the human UBR1 gene and the associated phenotypic spectrum. Hum Mutat 2014;35(5): 521–531.

[82] Daentl DL et al. The Johanson–Blizzard syndrome: case report and autopsy findings. Am J Med Genet 1979;3(2):129–135.

[83] Moeschler JB, Lubinsky MS. Johanson–Blizzard syndrome with normal intelligence. Am J Med Genet 1985;22(1):69–73.

[84] Jones NL, Hofley PM, Durie PR. Pathophysiology of the pancreatic defect in Johanson–Blizzard syndrome: a disorder of acinar development. J Pediatr 1994;125(3):406–408.

[85] Zenker M, Mayerle J, Reis A, Lerch MM. Genetic basis and pancreatic biology of Johanson–Blizzard syndrome. Endocrinol Metab Clin North Am 2006;35(2):243–253.

[86] Stanley CA. Perspective on the genetics and diagnosis of congenital hyperinsulinism disorders. J Clin Endocrinol Metab 2016;101(3):815–826.

[87] Nessa A, Rahman SA, Hussain K. Hyperinsulinemic hypoglycemia – the molecular mechanisms. Front Endocrinol (Lausanne) 2016;7:29.

[88] Yakovac WC, Baker L, Hummeler K. Cell nesidioblastosis in idiopathic hypoglycemia of infancy. J Pediatr 1971;79:226–231.

[89] Rahier J, Wallon J, Henquin JC. Cell populations in the endocrine pancreas of human neonates and infants. Diabetologia 1981;20:540–546.

[90] Sempoux C et al. Pancreatic B-cell proliferation in persistent hyperinsulinemic hypoglycemia of infancy: an immunohistochemical study of 18 cases. Mod Pathol 1998;11(5):444–449.

[91] Sempoux C et al. Focal and diffuse forms of congenital hyperinsulinism: the keys for differential diagnosis. Endocr Pathol 2004;15(3):241–246.

[92] Sempoux C et al. Morphological mosaicism of the pancreatic islets: a novel anatomopathological form of persistent hyperinsulinemic hypoglycemia of infancy. J Clin Endocrinol Metab 2011;96:3785–3793.

[93] de Lonlay-Debeney P et al. Clinical features of 52 neonates with hyperinsulinism. N Engl J Med 1999;340(15):1169–1175.

[94] Barthlen W, Mohnike W, Mohnike K. Techniques in pediatric surgery: congenital hyperinsulinism. Horm Res Paediatr 2011;75(4):304–310.

[95] Blum D et al. Congenital absence of insulin cells in a neonate with diabetes mellitus and mutase-deficient methylmalonic acidaemia. Diabetologia 1993;36(4):352–357.

[96] Abramowicz MJ et al. Isodisomy of chromosome 6 in a newborn with methylmalonic acidemia and agenesis of pancreatic beta cells causing diabetes mellitus. J Clin Invest 1994;94(1):418–421.

[97] Temple IK, Shield JP. 6q24 transient neonatal diabetes. Rev Endocr Metab Disord 2010;11(3):199–204.

[98] Flanagan SE et al. Mutations in ATP-sensitive K^+ channel genes cause transient neonatal diabetes and permanent diabetes in childhood or adulthood. Diabetes 2007;56:1930–1937.

[99] Njolstad PR et al. Neonatal diabetes mellitus due to complete glucokinase deficiency. N Engl J Med 2001;344(21):1588–1592.

[100] Peake JE et al. X-linked immune dysregulation, neonatal insulin dependent diabetes, and intractable diarrhoea. Arch Dis Child Fetal Neonatal Ed 1996;74(3):F195–F199.

[101] Chatila TA et al. JM2, encoding a fork head-related protein, is mutated in X-linked autoimmunity-allergic disregulation syndrome. J Clin Invest 2000;106(12):R75–R81.

[102] Delepine M et al. EIF2AK3, encoding translation initiation factor 2-alpha kinase 3, is mutated in patients with Wolcott–Rallison syndrome. Nat Genet 2000;25(4):406–409.

[103] Senee V et al. Mutations in GLIS3 are responsible for a rare syndrome with neonatal diabetes mellitus and congenital hypothyroidism. Nat Genet 2006;38(6):682–687.

[104] Fjeld K et al. A recombined allele of the lipase gene CEL and its pseudogene CELP confers susceptibility to chronic pancreatitis. Nat Genet 2015;47(5):518–522.

[105] Ward CJ et al. The gene mutated in autosomal recessive polycystic kidney disease encodes a large, receptor-like protein. Nat Genet 2002;30(3):259–269.

[106] Malka D et al. Chronic obstructive pancreatitis due to a pancreatic cyst in a patient with autosomal dominant polycystic kidney disease. Gut 1998;42(1):131–134.

[107] Hughes J et al. The polycystic kidney disease 1 (PKD1) gene encodes a novel protein with multiple cell recognition domains. Nat Genet 1995;10(2):151–160.

[108] Mochizuki T et al. PKD2, a gene for polycystic kidney disease that encodes an integral membrane protein. Science 1996;272:1339–1342.

[109] Porath B et al. Mutations in GANAB, encoding the glucosidase II-alpha subunit, cause autosomal dominant polycystic kidney and liver disease. Am J Hum Genet 2016;98(6):1193–1207.

[110] Latif F et al. Identification of the von Hippel–Lindau disease tumor suppressor gene. Science 1993;260(5112):1317–1320.

[111] Zatyka M et al. Identification of cyclin D1 and other novel targets for the von Hippel–Lindau tumor suppressor gene by expression array analysis and investigation of cyclin D1 genotype as a modifier in von Hippel–Lindau disease. Cancer Res

2002;62(13):3803–3811.

[112] Lonser RR et al. von Hippel–Lindau disease. Lancet 2003;361(9374):2059–2067.

[113] Drut R, Jones MC. Congenital pancreatoblastoma in Beckwith–Wiedemann syndrome: an emerging association. Pediatr Pathol 1988;8(3):331–339.

[114] Choufani S, Shuman C, Weksberg R. Molecular findings in Beckwith–Wiedemann syndrome. Am J Med Genet C Semin Med Genet 2013;163C(2):131–140.

[115] Georgiou-Theodoropoulos M et al. Jeune syndrome associated with pancreatic fibrosis. Pediatr Pathol 1988;8(5):541–544.

[116] Karjoo M et al. Pancreatic exocrine enzyme deficiency associated with asphyxiating thoracic dystrophy. Arch Dis Child 1973; 48(2):143–146.

[117] Baujat G et al. Asphyxiating thoracic dysplasia: clinical and molecular review of 39 families. J Med Genet 2013;50(2): 91–98.

[118] White SM et al. Renal–hepatic–pancreatic dysplasia: a broad entity. Am J Med Genet 2000;95(4):399–400.

[119] Augereau C et al. Chronic pancreatitis and lipomatosis are associated with defective function of ciliary genes in pancreatic ductal cells. Hum Mol Genet 2016;25(22):5017–5026.

[120] Simon P et al. Acute and chronic pancreatitis in patients with inborn errors of metabolism. Pancreatology 2001;1(5): 448–456.

[121] Brunzell JD, Schrott HG. The interaction of familial and secondary causes of hypertriglyceridemia: role in pancreatitis. Trans Assoc Am Physicians 1973;86:245–254.

[122] Fojo SS, Brewer HB. Hypertriglyceridaemia due to genetic defects in lipoprotein lipase and apolipoprotein C-Ⅱ. J Intern Med 1992;231(6):669–677.

[123] Gaudet D et al. Long-term retrospective analysis of gene therapy with alipogene tiparvovec and its effect on lipoprotein lipase deficiency-induced pancreatitis. Hum Gene Ther 2016;27(11):916–925.

[124] Cox DW, Breckenridge WC, Little JA. Inheritance of apolipoprotein C-Ⅱ deficiency with hypertriglyceridemia and pancreatitis. N Engl J Med 1978;299(26):1421–1424.

[125] Levy RI, Fredrickson DS. Familial hyperlipoproteinemia. In: Stanbury JB, Wyngaarden JB, Fredrickson DS, eds. The Metabolic Basis of Inherited Disease. New York: McGraw-Hill, 1972: 545.

第二部分

胰腺的生理学与病理生理学
Physiology and Pathophysiology of Pancreatic Functions

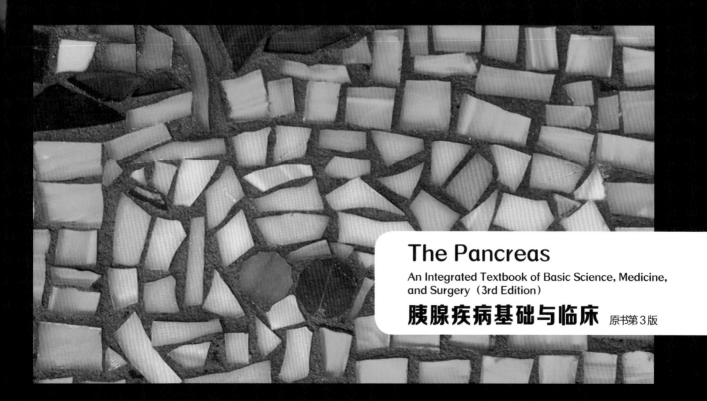

The Pancreas

An Integrated Textbook of Basic Science, Medicine, and Surgery（3rd Edition）

胰腺疾病基础与临床 原书第3版

Physiology of Acinar Cell Secretion
腺泡细胞分泌的生理学机制

4

Ole H. Petersen 著

张传钊 简志祥 译

林 叶 校

一、概述

腺泡细胞是胰腺中的主要细胞类型。在体积所占的百分比方面，胰腺由 82% 的腺泡细胞、4% 的导管细胞、4% 的血管细胞、2% 的内分泌细胞、8% 的细胞外基质组成[1]。然而，胰腺腺泡细胞本身并没有形成具有外分泌功能的腺单元结构，因为由许多间隙连接的近百个腺泡细胞组成的腺单元，才是能够独立产生细胞间的电化学通信的结构[2, 3]。其中还有另一种非传统意义上的胰腺细胞，也就是胰腺星状细胞（pancreatic stellate cells，PSC）也参与了腺单元及胰腺外分泌功能的构成。这些非常薄的 PSC 在形态上非常接近胰腺腺泡细胞，尽管如此，其在功能上却又与腺泡细胞不同[4-6]。PSC 在病理生理学方面起着重要的作用，在病理生理条件下它们能够影响腺泡细胞[4-7]，但是尚不清楚其是否有控制胰腺腺泡细胞分泌的生理作用。

腺泡细胞的主要功能是分泌一种能够对食物摄入量做出反应性调节的有效消化酶混合物。这种胰腺的分泌反射通过刺激迷走神经介导，靠近腺泡的神经末梢细胞分泌和释放乙酰胆碱（acetylcholine，ACh）及胆囊收缩素（cholecystokinin，CCK）。然后消化酶（pro）被包装成称为酶原颗粒（zymogen granules，ZG）的分泌小泡，这个分泌过程本身是通过胞吐作用发生的，颗粒包膜与管腔细胞膜融合后便产生一个孔隙，这个孔隙通道促使酶原从颗粒内部直接移动到腺泡腔。为了将酶原转移到导管系统中随后进入肠道，也需要液体分泌，那就是腺泡细胞受到 ACh、CCK 的刺激后产生一种富含 Cl^- 的液体。与此同时，小导管细胞受到促胰液素的刺激时也会分出一种富含 HCO_3^- 的液体。本章的目的是解释胰腺细胞机制基础和非常精细的控制腺泡的酶和液体分泌的正常生理调节机制。

二、胰腺腺泡内液体的组成

乙酰胆碱或胆囊收缩素激活腺泡细胞分泌富含 NaCl、大量的酶和酶原的等渗液体（图 4-1A）。这些蛋白酶原主要包括胰蛋白酶原、糜蛋白酶原和前羧肽酶原。这些酶原在小肠通过肠激酶的作用，由胰蛋白酶原转化为胰蛋白酶。然后胰蛋白酶自活化后也激活其他的酶原。腺泡液同时还含有活性 α- 淀粉酶、脂酶和共脂肪酶以及其他各种酶（比如胶原酶、弹性酶、磷脂酶和核糖核酸酶）[11]。富含 NaCl 并含有上述这些酶和酶原的中性液体被送到小胰管，并在那里与导管细胞分泌的富含 HCO_3^- 的液体混合。（图 4-1B、C）。

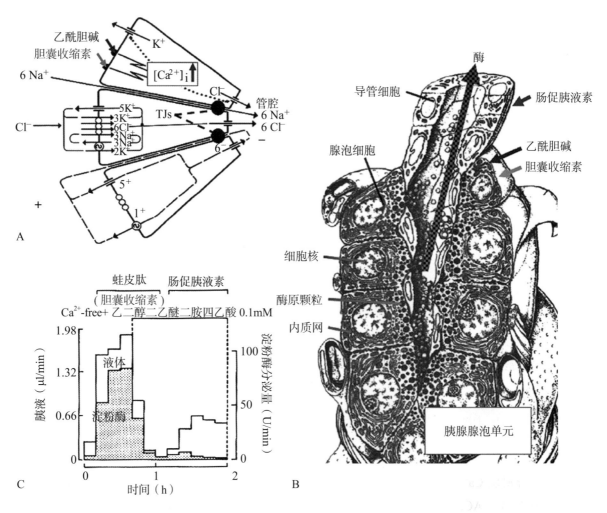

▲ 图 4-1　腺泡细胞分泌的液体和酶

A. 腺泡输运模型，说明个别的离子转运事件是和富含 NaCl 的等渗液体一起产生的。为了绘图方便，不同的过程分别描绘在不同的细胞上。在顶部的细胞显示，ACh 或 CCK 刺激它们各自的特定受体在基底外侧膜引发细胞外液中 Ca^{2+} 浓度上升，反过来活化腔内细胞膜上单 Cl^- 通道和 K^+ 通道（为了图形上的方便，细胞膜上的所有事件仅显示在基底膜上）。中间的细胞说明了细胞间 Cl^- 的转运。$Na^+/K^+/2Cl^-$ 转运蛋白，K^+ 通道，Na^+/K^+ 泵被标示在基底膜上，这说明基膜的 Cl^- 是通过偶联转运事件摄取的，而在顶膜端 Cl^- 离开细胞进入管腔仅仅是通过氯离子通道扩散的方式发生。下面的细胞说明了整个电路，并解释了跨膜电荷潜在的差异。$Na^+/K^+/2Cl^-$ 转运蛋白是电中性的，所以只参与基底外侧膜电荷相关事件，比如阳离子（K^+ 和 Na^+）通过 K^+ 通道和 Na^+/K^+ 泵输送（3Na⁺ 泵出、2K⁺ 泵入）。这个偶联中向内外（阳离子通道）电流必须与穿过顶膜的向内（阴离子通道）电流相对应，才能完成电流回路，这依赖于高导电系数和紧密的连接（TJs）（经许可改编自参考文献 [8]）。B. 腺泡单位与小管段连接模型图。如图所示，具有极性的腺泡细胞中细胞核（N）被内质网状（ER）包绕位于细胞的底端，而细胞顶端则存在 ZG（经许可改编自参考文献 [9]）；C. 离体灌注的鼠胰腺受到蛙皮肽（类似于胆囊收缩素）的刺激分泌液体和淀粉酶（经许可改编自参考文献 [10]）

三、胰腺腺泡内液体和酶的分泌

在对离体的胰腺进行的灌注实验中显示：腺泡和导管的分泌是被分开控制的（图 4-1C）。持续的液体和酶的分泌是受到 ACh 或 CCK 的刺激而产生的，并且该种刺激较大程度地依靠细胞外液中的 Ca^{2+} 才能完成，而富含 HCO_3^- 液体的分泌却完全不依赖细胞外液中的 Ca^{2+}（图 4-1C）。我们都知道，一般情况下，细胞的外分泌作用是依靠细胞内 Ca^{2+} 浓度升高而激活的（$[Ca^{2+}]_i$）[11]。在神经和内分泌细胞中，细胞分泌产生通常是由 Ca^{2+} 通过特殊的电压门控钙离子通道进入细胞膜内部，从而使细胞膜发生去极化作用而产生动作电位。然而，胰腺腺泡细胞是电不可兴奋的，不能触发动作电位[12]。因此，在细胞内储存的钙被传递到细胞质用于刺激 - 分泌耦合[12]。许多年前就已经证实，对 ACh 或 CCK 刺激的最初分泌反应与细胞外钙无关[13]，而持续分泌严重依赖于外源性钙（图 4-1C）。因为细胞内钙的储存容量有限，所以钙储备释放到细胞质的过程中激活了细胞膜上的钙泵，在经历了或长或短的刺激（关键在于刺激的强度）之后，细胞内 Ca^{2+} 逐渐扩散到细胞外[14]。细胞内 Ca^{2+} 减少激活了 Ca^{2+} 的重新储备过程。信号从 Ca^{2+} 储备体发送到细胞膜，激活了 Ca^{2+} 通道使 Ca^{2+} 进入细胞质[15]。正是这个 Ca^{2+} 的进入过程使得钙储备消耗完之后还能在长时间的刺激中维持分泌反应。

四、钙离子信号通道

众所周知，用 ACh 或 CCK 刺激腺泡细胞会导致 Ca^{2+} 升高（图 4-2）。在低神经递质或激素浓度的生理状态下，典型的 Ca^{2+} 信号模式由局限于顶端的重复的 Ca^{2+} 电位组成。而增加刺激兴奋剂浓度会导致 Ca^{2+} 信号全细胞化，即在顶端极启动局部 Ca^{2+} 信号以波的形式从顶端传播到细胞基部（图 4-2）。

五、对调节钙离子平衡有着重要作用的细胞器

关于外分泌腺 Ca^{2+} 转运的早期研究表明，ACh 能通过引起内质网 Ca^{2+} 的释放而引起腺泡细胞 Ca^{2+} 信号[17]。1972 年，ACh 占据细胞表面的毒蕈碱样受体与内质网中 Ca^{2+} 的流出之间的联系尚不清楚。大约 10 年后，Irene Schulz 和同事发现，细胞内的水溶性信使磷脂酰肌醇 -1, 4, 5- 三磷酸（inositol 1, 4, 5-trisphosphate，IP_3），由受体激活的磷脂酶 C 作用于膜磷脂在细胞内产生，磷脂酰肌醇 -4, 5- 二磷酸（phosphatidylinositol-4, 5-bisphosphate，PIP_2）释放的钙来源于在通透性胰腺腺泡细胞中的内质网[18]。随后所有对许多不同类型细胞的研究都证实，激素或神经递质介导的细胞内 Ca^{2+} 释放主要是通过 IP_3 诱发的从内质网中释放的 Ca^{2+} 来实现的[19]。虽然 IP_3 诱发 Ca^{2+} 释放最初是在胰腺腺泡细胞上发现的[18]，但将这个概念应用到这些特定的细胞上是有困难的，主要问题是与生理相关的 Ca^{2+} 信号出现在根尖颗粒极（图 4-2），主要包含 ZG，很少包含内质网。这个困难最终被所谓的 Ca^{2+} 通道实验的结果所克服，实验证明在细胞底部的 Ca^{2+} 很容易在内质网腔中扩散，通过 ZG 之间穿透深度的内质网延伸到达顶点（见图 4-3）。在刺激后，Ca^{2+} 主要从顶端极的内质网中释放，这是由于内质网中 Ca^{2+} 释放通道在细胞的这一部分浓度很高（图 4-3）[20, 22]。

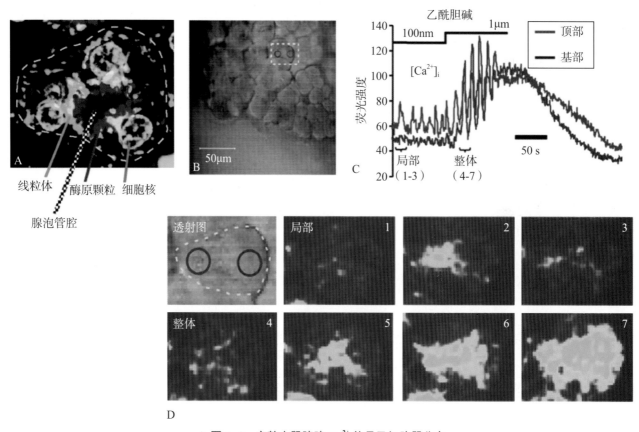

▲ 图 4-2　完整小鼠胰腺 Ca²⁺ 信号及细胞器分布

A. 显示 ZG、细胞核和线粒体的特异性荧光标记物（红色为 ZG，蓝色为细胞核，绿色为线粒体）。光学切片包括三个细胞（细胞核）。ZG 分布在管腔周围，被线粒体包围。线粒体也位于细胞核周围，靠近细胞膜。B. 胰腺较大部分的共焦图像显示许多腺泡单位。一个单元格被白色虚线高亮显示，在这个单元格顶端（红色）和底部（蓝色）感兴趣的区域被标记，图 C 中所示的痕迹来自这两个区域。C. 单个介导的胞质 Ca²⁺ 信号。在 10nm 的低浓度下，重复 Ca²⁺ 尖峰只出现在顶部。增加到 1μM ACh 浓度时，有一个上升 Ca²⁺ 信号在顶端和基部；D. 荧光图像显示（上一行）一个局部根尖 Ca²⁺ 尖峰（数字参考图 C 中的时间点）（下一行）在 ACh 浓度增加后的初始 Ca²⁺ 波产生（数字再次根据图 C 中标记的时间点）（引自 Ashby 等，2003[16]）

　　在如此小的细胞中，在顶端极启动的细胞质 Ca²⁺ 信号可能仍然是局部的（约 20μM）。在发现腺泡细胞内的线粒体以非常特殊的方式分布之前，这一点是很难理解的[23]。线粒体主要分布在 ZG 附近的带，将顶端颗粒极和细胞其余部分分隔开来（图 4-2 和图 4-3）。

　　由于其摄取 Ca²⁺ 的能力，线粒体可作为阻止 Ca²⁺ 扩散的屏障，有效地阻止细胞质 Ca²⁺ 信号从细胞腺泡顶孔向包括细胞核在内的细胞基底部传递（图 4-3）。由于细胞核外周存在额外的线粒体带，细胞核可很好地免受来自于腺泡顶极 Ca²⁺ 信号的侵犯（图 4-2）。最后，在细胞膜下聚集着众多线粒体。随着对 Ca²⁺ 在细胞质、内质网及线粒体转运研究的深入，大家认识到，由于线粒体形成了阻碍 Ca²⁺ 转运的屏障，Ca²⁺ 在内质网管中易于转运，而在细胞质中却不易移动[24]。

　　生理上最重要的 Ca²⁺ 信号传导发生于腺泡顶区域，这一点引起了大家对 Ca²⁺ 是否是从 ZG 或腺泡顶孔中其他酸池中释放的猜想。在对单一 ZG 的研究中发现无论是 IP₃，还是另一 Ca²⁺ 释放信使环腺苷二磷酸核糖（cyclic ADP-ribose，cADPR），均可释放储存在这一细胞器里的 Ca²⁺（图 4-4）。

　　这一点在一项对可通透性胰腺腺泡细胞的研究中已经被证实，该研究表明，IP₃、cADPR 及另一 Ca²⁺ 释放信使烟酸腺嘌呤二核苷酸磷酸（nicotinic acid adenine dinucleotide phosphate，NAADP）均可将 Ca²⁺ 从

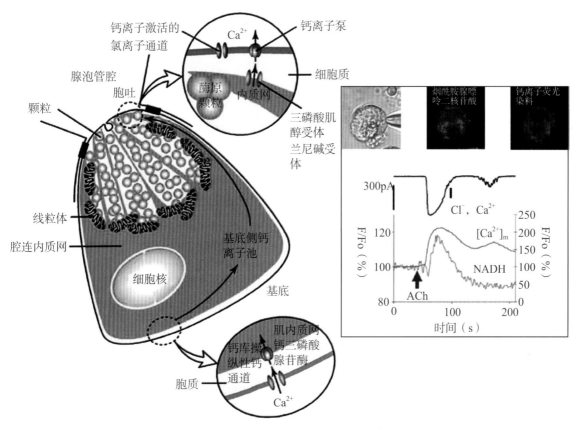

▲ 图 4-3 腺泡细胞内的细胞器分布及 Ca^{2+} 转运事件

图的主要部分展示了一个模型细胞，显示了细胞器和 Ca^{2+} 转运通路的分布。红框内显示了 Ca^{2+} 活化 Cl^- 电流、线粒体 Ca^{2+} 浓度（通过 Rhod-2 荧光和 NADH 浓度自荧光测量）。可见 ACh 能引起 Ca^{2+}-Cl^- 电流的迅速升高，接着是线粒体 Ca^{2+} 浓度的迅速升高，在短暂的延迟后，NADH 浓度的升高意味着线粒体代谢的激活，从而产生 ATP。

引自 Petersen et al.2001[20] 和 Voronina et al.2002[21]

内质网及腺泡顶孔的酸池中释放出来，其中占主导地位的是 ZG[26]。在最近一项关于内灌注腺泡细胞的研究中，Ca^{2+} 从腺泡顶孔酸池释放这一点已被细分，研究表明 Ca^{2+} 不仅是从 ZG 释放出来，也可从溶酶体及内涵体中释放[27]。尽管所有 Ca^{2+} 信使均可促使 Ca^{2+} 从储存池中释放，但其释放的平衡取决于特定的信使。不同的储存池与信使的特异的配对可引发特定的 Ca^{2+} 信号通路。这一点在一定程度上可以解释为什么 CCK 和 ACh 可引发不同的 Ca^{2+} 信号通路[28]。

六、钙离子信号产生的机制

图 4-4 阐明了其中最重要的几个步骤。Ca^{2+} 主要的信号传导通路有两条：一是由 CCK 刺激引发，二是由神经刺激引发。CCK 作用于细胞膜基底外侧部的具有高亲和力的 CCK1 受体[29, 30]，而 ACh 作用于主要位于细胞膜基底外侧部的毒蕈碱样 M3 受体[16]。在最先进的影像学技术的帮助下，我们已经可以观察到一部分信号传导的关键步骤。

图 4-5 所示 ACh 引导了 PIP_2 的裂解，促使细胞质内出现了水溶性 Ca^{2+} 释放信号 IP_3。磷脂酶 C 是

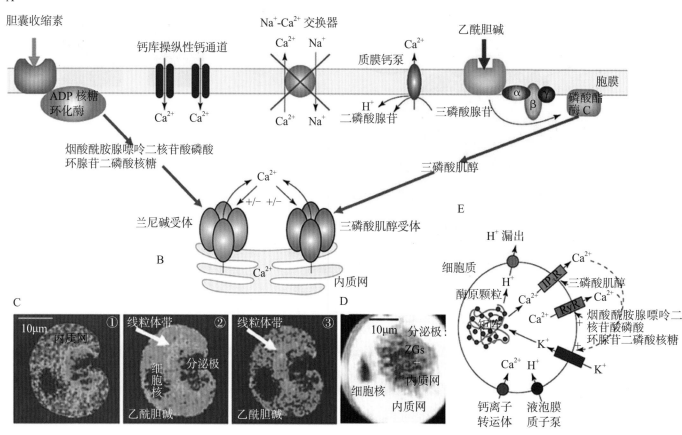

▲ 图 4-4　腺泡细胞中钙离子转运及信号传导

A. 细胞膜上有两条受体通路。CCK 与 CCK1 受体结合可通过一未知的机制激活细胞质中二磷酸腺苷（adenosine diphosphate，ADP）核糖环化酶，从而生成两个独立的信使——cADPR 和烟酸胺腺嘌呤二核苷酸磷酸（nicotinic acid adenine dinucleotide phosphate，NAADP）。ACh 与毒蕈碱样 M_3 受体结合可与经典的三聚 G- 蛋白——磷脂酶 C 相互作用生成信使 IP_3 及二酰基甘油（二酰基甘油未在图中展示）。缺乏 Na^+/Ca^{2+} 转运体已在图中标注。图中标注了 Ca^{2+} 可激活细胞膜上的 ATP 酶从而促进 Ca^{2+} 外排。Ca^{2+} 经过操纵性钙离子通道（store-operated Ca^{2+} channels，SOC）进入细胞。B. Ca^{2+} 从内质网中经 IP_3 激活的 IP_3R 释放或经 NAADP 或 cADPR 激活的兰尼碱受体（ryanodine receptor，RyR）释放。图中表示的是 Ca^{2+} 与 Ca^{2+} 通道之间的相关作用。C. 共焦荧光图像展示了 ACh 刺激下细胞器中 Ca^{2+} 的变化。左侧的图展示了静止状态下内质网中高浓度的 Ca^{2+}（主要位于细胞基底部）。在最大剂量 ACh 刺激后，内质网中 Ca^{2+} 水平显著下降 [由温相（红色）向冷相（绿色）转化]，核周的线粒体带可被清楚观察到（黄色）。这一点表明从内质网中流失的 Ca^{2+} 有一部分被线粒体摄取了。C. ③展示了内质网中近乎所有的 Ca^{2+} 都流失了，而核周的线粒体的 Ca^{2+} 则在支持升高。D. 共焦荧光影像展示了荧光毒胡萝卜素的分布情况（白色）——内质网 Ca^{2+} 泵特异性很高的标志物。光学切片经过两个细胞（但只经过一个细胞核）。目前看来，内质网 Ca^{2+} 泵密度最高处位于细胞基底外侧部，但值得注意的一点是，有些许发亮的点出现在更暗的颗粒状区域（分泌孔），表明在这些区域也存在带有 Ca^{2+} 泵的内质网成分。E. 图示酶原颗粒膜上 Ca^{2+}、H^+、K^+ 的转运通道（引自 Petersen and Sutton 2006[25]）

负责裂解 PIP_2 的酶，在某些情况下它可以被 Ca^{2+} 激活。然而，图中实验证实，至少在胰腺腺泡细胞中，PIP_2 在质膜的裂解和 IP_3 在胞质内的出现并不与 Ca^{2+} 的产生有直接的关系。这是由于单纯刺激 Ca^{2+} 的产生并不能导致此种效应，而 ACh 则可以。

在单个细胞中直接注入 IP_3 能诱导细胞质内局限于颗粒孔结构 Ca^{2+} 的峰值，这与外源性 ACh 的作用类似。在基因敲除实验里可以证实 IP_3 受体在 ACh 诱导 Ca^{2+} 信号中的作用：敲除二型或三型受体没有明显的作用，但同时敲除二型和三型受体则可以使 ACh 诱导 Ca^{2+} 信号及 Ca^{2+} 分泌的效果消失[34]。这个实验也直接验证了之前实验的结果，即在细胞内注入 IP_3 受体的拮抗药——肝素能阻断 ACh 或 IP_3 诱导的 Ca^{2+} 信号[35]。

毫无疑问，IP_3 是诱导 Ca^{2+} 信号及 Ca^{2+} 分泌的重要分子，但它不是唯一的内源性调节信使。至少 10 年以前，研究证实 cADPR 可以促进 Ca^{2+} 信号的发生，这一过程与 IP_3 类似。药理学实验表明，cADPR 的主要作用是激活另一个不同于 IP_3 受体的 Ca^{2+} 通道——兰尼碱受体（ryanodine receptor，RyR）[36]。数年后，这个发现的生理学意义逐渐被人们发现：生理情况下 CCK（浓度可低至皮摩尔级）诱导的 Ca^{2+} 信号可被 cADPR 拮抗药阻断，但 cADPR 拮抗药并不能影响 ACh 的作用[37]。

近年来，研究者发现了一个新的 Ca^{2+} 信号调节信使——NAADP，它在调节 Ca^{2+} 信号具有特异性的作用。在 CCK 对胰腺腺泡细胞的调节过程中，NAADP 发挥着细胞内信使的作用。牛津大学 Galione 课题组发现，生理情况下 CCK 浓度（$1 \sim 10$ pmol/L）可引起浓度依赖性的 NAADP 的增加。此作用特异性依赖于 CCK。相反，ACh 并不能升高 NAADP 的水平[38]。

在细胞内注射 NAADP，即使浓度远低于获得 IP_3 或 cADPR 效果所需的浓度（纳米级），也会引起重复胞质 Ca^{2+} 峰值在顶端看起来非常类似于那些由 IP_3 和 cADPR[32] 产生的。NAADP 受体有一个有趣的特性，那就是它可以被细胞内相对较高的 NAADP 浓度灭活。使用这种选择性抑制 NAADP 受体的方法，已经证明由生理 CCK 浓度（< 10 pmol/L）引起的 Ca^{2+} 尖峰被细胞内较高的 NAADP 浓度所阻断。这种阻滞效

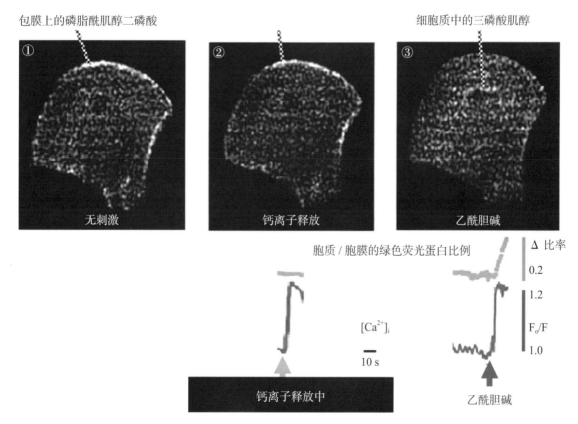

▲ 图 4-5　ACh 引发细胞膜上 PIP_2 的降解及细胞质中 IP_3 的生成

磷脂酶 C 1δ 的绿色荧光蛋白连接 PH 结构域与 PIP_2 和 IP_3 均有高亲和性。A. 在刺激之前，绿色荧光蛋白主要位于细胞膜的基底外侧部，表明这个位置存在 PIP_2；B. 将捕获的 Ca^{2+} 光解释放入细胞质中可引发胞质中 Ca^{2+} 水平大幅度上升，但并不能引起细胞膜中 PIP_2 浓度的减少；C. ACh（1μmol/L）可引起的 Ca^{2+} 升高，其升高的程度与释放捕获的 Ca^{2+} 引起的 Ca^{2+} 升高的程度相似，但 ACh 引起 Ca^{2+} 升高后可导致细胞膜中绿色荧光蛋白浓度减少，表明 PIP_2 减少，此外，细胞质中的荧光相表示的是 IP_3 的情况（引自参考文献 [31]）

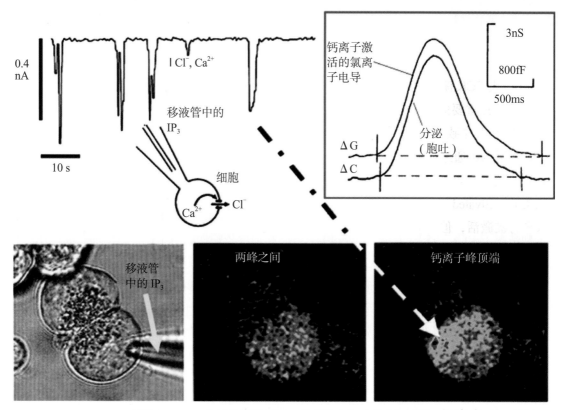

▲ 图 4-6　IP₃ 介导的细胞顶部 Ca²⁺ 峰值和细胞外分泌过程

图示来自膜片钳技术监测下细胞内注射实验的结果。图中的波形图形提示细胞内 IP₃ 注射后反复出现的 Ca²⁺ 依赖的 Cl⁻ 电流的峰值。下方的图片展示了峰值中增加的 [Ca²⁺]ᵢ 的轮廓和分布。图中可以清楚看到 Ca²⁺ 信号发生在顶部颗粒孔结构中。红色方框内容提示 Ca²⁺ 峰值（记录为 Cl⁻ 电导率的增高）和胞吐反应（记录为膜电容的增高）的相关性。可以看到 Cl⁻ 膜电导的增加速率超过膜电容的增加速率，胞吐过程在 [Ca²⁺]ᵢ 回到两个峰值间的正常水平之前就已经完成了 [33]

应对于 CCK 反应来说是特殊的，因为每一个自发的 Ca²⁺ 峰值不受的影响 [39]。对分离核（基本上是纯 ER 制剂）的研究表明，cADPR 和 NAADP 的 Ca²⁺ 释放作用主要是由 RyR 介导的，而 IP₃ 主要激活 IP₃R [40]。

在完整的腺泡细胞中 Ca²⁺ 信号传导是非常复杂的，因为已经证明重复的 Ca²⁺ 峰值需要功能活跃的 IP₃ 和 RyR 之间的协同作用 [24]。这些结论总结见图 4-4，特别注意 IP₃ 介导的 Ca²⁺ 在内质网和 cADPR- 以及 NAADP- 从 RyR 中诱导 Ca²⁺ 释放的 IP₃R 介导的 Ca²⁺ 释放。IP₃R 和 RyR 之间重要的 Ca²⁺ 介导的正、负相互作用如图 4-4 所示。这些正向和反向的相互作用在功能上是重要的。例如，由细胞内 IP₃ 浓度增加引发的 Ca²⁺ 信号随后会激活 RyR，诱导 Ca²⁺ 进一步释放。正前馈效应解释了细胞质 Ca²⁺ 峰值的上升阶段。然而，在较高水平的 [Ca²⁺]ᵢ 中，进一步的 [Ca²⁺]ᵢ 升高会抑制 IP₃R 和 RyR 的打开。这就解释了峰值的下降阶段 [41]。图 4-4 也显示了在 ZG 中发生了非常相似的过程，此过程中也包含 IP₃R 和 RyR。此外，目前在胰腺腺泡细胞中也有证据（图 4-4 中未示）表明 Ca²⁺ 从其他的酸储存中释放，例如溶酶体和内质网 [27]。最近很清楚，细胞内 Ca²⁺ 释放还涉及另一类通道，即所谓的双孔通道（two-pore channel，TPC）。在胰腺腺泡细胞中，这些通道对于 CCK 介导的 Ca²⁺ 释放特别重要。CCK 介导的 Ca²⁺ 信号产生的一系列事件很可能是内质网 / 溶酶体中少量（触发）Ca²⁺ 的初始释放，然后通过从内质网和酶原颗粒中大量释放 Ca²⁺ 而放大通过 RyR [42]。

七、钙离子的出胞和入胞

虽然 ACh 或 CCK 激活分泌的主要事件是细胞内 Ca^{2+} 的释放，但从生理和病理上考虑细胞内的 Ca^{2+} 稳态也是非常重要的，即 Ca^{2+} 的出胞和入胞。所有细胞都必须被保护以免 Ca^{2+} 超载，因为 Ca^{2+} 超载已经被证实可以导致细胞凋亡[43]。因此，质膜必须是相对不扩散 Ca^{2+}，必须有细胞 Ca^{2+} 的转运机制。如图 4-4 所示，通过胰腺腺泡细胞的质膜，Ca^{2+} 的进出受特定的转运机制控制。与许多易兴奋的细胞（如心脏细胞）不同，腺泡细胞不具有 Na^+/Ca^{2+} 交换器，因此只有通过质膜 Ca^{2+} 活化 ATP 酶（plasma membrane Ca^{2+}-activated ATPase，PMCA）挤压 Ca^{2+} 的机制（图 4-4）。该泵在 $[Ca^{2+}]_i$ 高于 $0.1\mu mol/L$ 的基线水平时被激活，但容量有限。有趣的是，这种泵并不均匀地分布在质膜上，而是主要集中在顶端质膜上，因此主要将 Ca^{2+} 挤出到腺泡腔中（图 4-7）。泵在顶端膜中的浓度在功能上很重要，因为细胞内 Ca^{2+} 释放位点主要位于顶端膜（图 4-2 和图 4-6），但是在病理条件下，由于不恰当的 Ca^{2+} 进入基底膜可能导致 Ca^{2+} 超载，所以不能将 Ca^{2+} 转移至胞外[25]。

对腺泡细胞的生理刺激并不增加 Ca^{2+} 质膜的通透性，但在内质网 Ca^{2+} 储存耗尽后，在基底外侧膜中出现了所谓的钙池耗竭引起的特殊 Ca^{2+} 通道，此过程可通过对于从细胞基底膜进入位于其下外周线粒体所摄取的 Ca^{2+} 而观测到（如图 4-7 所示）。在这类实验中，在没有外部 Ca^{2+} 的情况下，内质网 Ca^{2+} 的储存量会因内质网的 Ca^{2+} 泵类胡萝卜素中毒而减少。此后，Ca^{2+} 被重新引入到外部溶液中，这些溶液的中 Ca^{2+} 浓度增加可以在离质膜很近的线粒体中直接观测到（图 4-7）。胰腺腺泡细胞中存储操作的 Ca^{2+} 通道的性质通过膜片钳技术在此研究已经澄清了，可以直接记录在内质网 Ca^{2+} 存储耗尽时流过基底膜的微小 Ca^{2+} 电流。

这种电流的生物物理特性说明了这种通道的类型属于特定的 Ca^{2+} 选择性 Ca^{2+} 释放激活 Ca^{2+}（Ca^{2+} release activated Ca^{2+}，CRAC）通道类型，这种通道类型也存在于各种免疫细胞中[46]，包括腺泡细胞中可以被特定的 CRAC 通道抑制药阻断的一些通道[46, 47]。

在使用 ACh 或 CCK 持续刺激过程中，通常可以观察到 Ca^{2+} 升高后的一个平台期，这意味着通过在基底膜上钙库调控钙离子通道和顶端膜上通过 Ca^{2+} 通道泵出，Ca^{2+} 内流达到一个微妙的平衡。Ca^{2+} 转出是需要消耗能量的。因此，如果细胞内 ATP 水平在病理状态下下降，例如细胞暴露于非氧化酒精代谢产物时[48]，Ca^{2+} 转出停止，出现 Ca^{2+} 超载的危险情况，从而导致细胞坏死[48, 49]。

八、钙离子介导的酶分泌调控

众所周知，Ca^{2+} 是细胞胞吐作用的主要急性调节因子[50]。体外胰腺灌注的实验研究中已经证明，在持续高浓度 ACh 或 CCK 刺激期间，细胞内液体流动和酶分泌都与外部 Ca^{2+} 的存在密切相关（参见图 4-1）。在分泌反应的这一阶段，内质网将部分耗尽 Ca^{2+}，如前所述，Ca^{2+} 必须通过钙库调控钙离子通道来提供外部解决方案。然而，在生理刺激下，由于 CCK 和 ACh 的浓度非常低，细胞中很难产生持续升高的 $[Ca^{2+}]_i$，只能在特定的区域及细胞顶部区域出现一系列持续时间短的 Ca^{2+} 峰值（图 4-2，图 4-6）。这些峰值的产生与细胞外 Ca^{2+} 浓度无关，是由于内质网 Ca^{2+} 的反复释放并补充储存在顶部孔结构中[27, 51]。

对于由激动剂或注射细胞内信使分子引起的短期 Ca^{2+} 峰值，是否能促进 Ca^{2+} 的胞外分泌？检测胞外

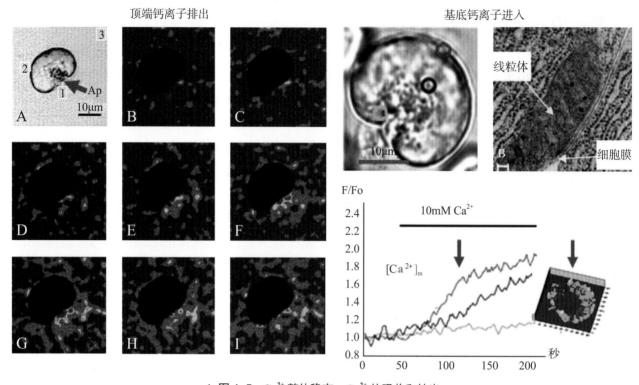

▲ 图 4-7　Ca^{2+} 整体稳态：Ca^{2+} 的吸收和转出

左边这项验证实验，通过使用与高分子量葡聚糖相连的 Ca^{2+} 敏感荧光指示剂，在分离的腺泡细胞外测量 Ca^{2+}，从而限制了指示剂的流动性。A. 图中细胞的形态可以在此处明确识别到粒状顶端极。B ～ I.（每 3 秒间隔）显示了细胞外的分布 Ca^{2+} 上升后立即刺激 ACh（10μM）的释放。很明显，来自细胞的 Ca^{2+} 释放主要发生在顶端膜上。右侧图则显示了当钙离子库调控 Ca^{2+} 进入时，接近基底质膜的线粒体 Ca^{2+} 升高。用荧光探针测量了线粒体 $[Ca^{2+}]$（$[Ca^{2+}]_m$），显示了来自三个感兴趣区域（红色、黑色和绿色表示）的痕迹。细胞最初是在没有外部 Ca^{2+} 的情况下被毒胡萝卜素毒死，从而消耗 Ca^{2+} 的内质网。在标记为 10mM Ca^{2+} 的条形标记的时间段内，Ca^{2+} 再次进入外部溶液，可见 $[Ca^{2+}]_m$ 显著升高，特别是在红色区域，其非常接近基底质膜。用红色箭头标记的图像显示了在荧光痕迹上方用类似的红色箭头表示的升高的 Ca^{2+} 的当时的分布。显然，$[Ca^{2+}]_m$ 的升高基本上发生在离质膜非常近的区域。EM 图片则显示了一个线粒体位于离质膜很近的地方。（引自 Belan et al. 1996[44] 和 Park et al. 2001[45]）

分泌最敏感的方法是检测膜电容。当分泌颗粒与质膜融合后，可使质膜的表面积短暂地增加，此后增加的表面积由于内吞作用而消失。如图 4-6 所示，可以观察到在 Ca^{2+} 峰值的过程中，胰腺腺泡细胞质膜的膜电容短暂增加了，此过程可被电生理方法记录下来。可以看出 Ca^{2+} 对胞吐作用的敏感性比 Cl^- 通道在顶膜部的激活过程要低，这是由于膜电导的增加速率超过膜电容的增加速率。膜电容在 Cl^- 通道回复到峰值前的静息水平前就已经回到正常水平了。这些结果证实了局部细胞顶部 Ca^{2+} 峰值可以精细地调控其胞吐过程。

九、钙离子介导腺泡液体分泌的调控

胰腺腺泡的消化液是如何分泌的？外分泌腺体的液体分泌较为公认的模型如图 4-1A 所示。腺泡液体分泌的关键步骤是 Ca^{2+} 介导的 Cl^- 通道的开放，这些 Cl^- 通道分布在细胞顶部的质膜上[52]。Cl^- 通道的开放会引起 Cl^- 流出到腺泡腔内。腺泡腔内负电荷会因此升高，从而吸引阳离子，导致细胞外主要的阳离子——Na^+ 在腺泡细胞间的有漏洞的连接（成为"紧密连接"）中流动。这些连接与顶部质膜靠得很近，并把腺泡液体腔分开为基底部和细胞间质的间隔，此外也把顶部质膜和基地外侧质膜的特点分开（图 4-1A）。细胞腔内的 NaCl 通过渗透作用吸引水分进入，这些水分可直接穿过细胞膜（通过水蛋白通道）和紧密连接。

腺泡液体分泌的主要步骤，即 Ca^{2+} 介导的 Cl^- 从细胞内到腺泡腔的过程，只有当同方向的电化学弥散梯度存在时才能进行。细胞内 Cl^- 浓度需维持在热动力平衡以上，因此需要一个 Cl^- 不断累积的机制。如图 4-1A 所示，$Na^+/K^+/2Cl^-$ 的共转运体分布在基底外侧质膜上（为了绘图的方便，图中仅展示了基底膜的部分）。这个共转运的过程依赖来自 Na^+/K^+ 泵介导的 Na^+ 的弥散梯度产生的能量，而这些 Na^+/K^+ 泵也同样分布于基底外侧质膜上。Cl^- 的分泌依赖于 Na^+ 泵的刺激，这一过程通过 $Na^+/K^+/2Cl^-$ 的共转运体介导的细胞内 Na^+ 浓度升高来完成的。共转运体的转运过程也要求额外的 K^+ 在质膜两侧进行循环，而 K^+ 的循环是由 Ca^{2+} 介导在基底外侧质膜上的 K^+ 通道来完成的（图 4-1A）。

如图 4-1A 所示，Ca^{2+} 介导的 Cl^- 通道和 K^+ 通道的协同激活调控了腺泡液体的分泌。需要重点指出的是基底外侧质膜上的离子通道的分泌是统一的。因此，Ca^{2+} 激活的 K^+ 通道不仅分布在基底膜，也分布在外侧膜上，一直到紧密连接上。因此，细胞顶部的 Ca^{2+} 不仅能激活顶部膜的 Cl^- 通道，也能激活靠近紧密连接的外侧膜上的 K^+ 通道。一部分胰液的分泌不依赖于 K^+ 通道的激活，啮齿动物身上就缺乏 Ca^{2+} 激活的 K^+ 通道[12]。如果静息状态下的 K^+ 的渗透性足够高，K^+ 的循环仍然能够进行[53]。然而，与所有进行过研究的物种中的唾液腺和泪腺一样，人类的胰腺腺泡细胞具有非常敏感的 Ca^{2+} 激活的 K^+ 通道，能精细调控腺泡液体的分泌。在人体腺泡细胞中，在 CCK 和 ACh 的刺激下，这些 Cl^- 通道和 K^+ 通道可以被短期 Ca^{2+} 峰值激活，从而达到精细调控腺泡液体的分泌[54]。

十、钙离子信号的隐患

我们在这个章节提到，生理刺激下的 Ca^{2+} 信号能精细调节胰腺腺泡细胞的分泌（图 4-6）。这些 Ca^{2+} 信号同时能调节 ATP 的产生，正是胰液中液体和酶分泌所需的能量（图 4-3）。然而，Ca^{2+} 信号也带来一个重要的隐患——Ca^{2+} 超载，这可能有杀伤细胞的作用[43]。这种情况往往在腺泡细胞被过度刺激时出现，比如过多的 CCK 刺激。此时，Ca^{2+} 峰消失，取而代之的是持续升高的 $[Ca^{2+}]_i$（具体机制尚不清），进一步激活细胞内蛋白酶进行自我消化[25]。$[Ca^{2+}]_i$ 维持在高水平是由于 CRAC 通道的开放，因而 CRAC 通道抑制药可明显降低 $[Ca^{2+}]_i$ 水平[46,47]。与短暂维持的 Ca^{2+} 峰不同，$[Ca^{2+}]_i$ 持续高水平，不但不能刺激反而抑制线粒体 ATP 的生成[55]。全面而持续的 $[Ca^{2+}]_i$ 高水平，加之细胞质 ATP 低水平，对细胞来说是致死性的[56]。细胞内消化酶的激活是胰腺炎发生发展的关键步骤，其通常与胆管疾病或者过量饮酒相关。胆源性和酒精性急性胰腺炎均存在细胞质 Ca^{2+} 过载和 ATP 水平降低，其机制是由于细胞内钙库过多释放 Ca^{2+}，并激活质膜上的 CRAC 通道开放。胆汁酸和酒精及脂肪酸混合物（可产生脂肪酸乙酯）均可导致细胞内钙库释放 Ca^{2+}[48,57]。细胞质 Ca^{2+} 过载可促使线粒体通透性转换孔（mitochondrial permeability transition pore，MPTP）开放，进一步使线粒体内膜去极化，导致 ATP 生成减少[58,59]。咖啡因可通过抑制 IP_3 受体减少细胞内 Ca^{2+} 释放，可明显降低胆汁酸和脂肪酸乙酯的损害效应[35,58]；同时也可通过特异性 CRAC 通道抑制药降低 Ca^{2+} 内流[46,60]，或者通过抑制 MPTP[59] 来降低胆汁酸和脂肪酸乙酯的损害效应。因此，胰腺腺泡细胞实际处于一个比较危险的境地：一方面其借助 Ca^{2+} 信号精细地调节胰酶和胰液的分泌；另一方面过多的细胞内 Ca^{2+} 释放或者过多的 Ca^{2+} 内流均可能造成细胞坏死。

☞ 参考文献

[1] Bolender RP. Stereological analysis of the guinea pig pancreas. J Cell Biol 1974;61:269–287.

[2] Iwatsuki N, Petersen OH. Electrical coupling and uncoupling of exocrine acinar cells. J Cell Biol 1978;79:533–545.

[3] Meda P, Findlay I, Kolod E, Orci L, Petersen OH. Short and reversible uncoupling evokes little change in the gap junctions of pancreatic acinar cells. J Ultrastruct Res 1983;83:69–84.

[4] Gryshchenko O, Gerasimenko JV, Gerasimenko OV, Petersen OH. Ca^{2+} signals mediated by bradykinin type 2 receptors in normal pancreatic stellate cells can be inhibited by specific Ca^{2+} channel blockade. J Physiol 2016;594:281–293.

[5] Ferdek PE, Jakubowska MA, Gerasimenko JV, Gerasimenko OV, Petersen OH. Bile acids induce necrosis in pancreatic stellate cells dependent on calcium entry and sodiumdriven bile uptake. J Physiol 2016;594(21):6147–6164.

[6] Jakubowska MA, Ferdek PE, Gerasimenko OV, Gerasimenko JV, Petersen OH. Nitric oxide signals are interlinked with calcium signals in normal pancreatic stellate cells upon oxidative stress and inflammation. Open Biology 2016;6:160149.

[7] Gryshchenko O, Gerasimenko JV, Gerasimenko OV, Petersen OH. Calcium signaling in pancreatic stellate cells: mechanisms and potential roles. Cell Calcium 2016;59:140–144.

[8] Petersen OH. Calcium-activated potassium channels and fluid secretion by exocrine glands. Am J Physiol 1986;251:G1–G13.

[9] Krstic RV. Die Gewebe des Menschen und der Säugetiere. Berlin: Springer-Verlag, 1978.

[10] Petersen OH, Maruyama Y, Graf J, Laugier R, Nishiyama A, Pearson GT. Ionic currents across pancreatic acinar cell membranes and their role in fluid secretion. Philos Trans R Soc Lond B 1981;296:151–166.

[11] Petersen OH (ed.). Lecture Notes: Human Physiology. Oxford: Blackwell Publishing, 2007.

[12] Petersen OH. Stimulus–secretion coupling: cytoplasmic calcium signals and the control of ion channels in exocrine acinar cells. J Physiol 1992;448:1–51.

[13] Petersen OH, Ueda N. Pancreatic acinar cells: the role of calcium in stimulus–secretion coupling. J Physiol 1976;254:583–606.

[14] Tepikin AV, Voronina SG, Gallacher DV, Petersen OH. Acetylcholine-evoked increase in the cytoplasmic Ca^{2+} concentration and Ca^{2+} extrusion measured simultaneously in single mouse pancreatic acinar cells. J Biol Chem 1992;267:3569–3572.

[15] Parekh AB, Putney JW. Store-operated calcium channels. Physiol Rev 2005;85:757–810.

[16] Ashby MC, Camello-Almaraz C, Gerasimenko OV, Petersen OH, Tepikin AV. Long-distance communication between muscarinic receptors and Ca^{2+} release channels revealed by carbachol uncaging in cell-attached patch pipette. J Biol Chem 2003;278:20860–20864.

[17] Nielsen SP, Petersen OH. Transport of calcium in the perfused submandibular gland of the cat. J Physiol 1972;223:685–697.

[18] Streb H, Irvine RF, Berridge MJ, Schulz I. Release of Ca^{2+} from a nonmitochondrial intracellular store in pancreatic acinar cells of rat pancreas. Nature 1983;306:447–449.

[19] Rizzuto R, Pozzan T. Microdomains of intracellular Ca^{2+}: molecular determinants and functional consequences. Physiol Rev 2006;86:369–408.

[20] Petersen OH, Tepikin A, Park MK. The endoplasmic reticulum: one continuous or several separate Ca^{2+} stores? Trends Neurosci 2001;24:271–276.

[21] Voronina S, Sukhomlin T, Johnson PR, Erdemli G, Petersen OH, Tepikin A. Correlation of NADH and Ca^{2+} signals in mouse pancreatic acinar cells. J Physiol 2002;539:41–52.

[22] Mogami H, Nakano K, Tepikin AV, Petersen OH. Ca^{2+} flow via tunnels in polarized cells: recharging of apical Ca^{2+} stores by focal Ca^{2+} entry through basal membrane patch. Cell 1997;88:49–55.

[23] Tinel H, Cancela JM, Mogami H et al. Active mitochondria surrounding the pancreatic acinar granule region prevent spreading of inositol trisphosphate-evoked local cytosolic Ca^{2+} signals. EMBO J 1999;18:4999–5008.

[24] Petersen OH. Ca^{2+} signalling and Ca^{2+}-activated ion channels in exocrine acinar cells. Cell Calcium 2005;38:171–200.

[25] Petersen OH, Sutton R. Ca^{2+} signalling and pancreatitis: effects of alcohol, bile and coffee. Trends Pharmacol Sci 2006;27:113–120.

[26] Gerasimenko JV, Sherwood M, Tepikin AV, Petersen OH, Gerasimenko OV. NAADP, cADPR and IP_3 all release Ca^{2+} from the endoplasmic reticulum and an acidic store in the secretory granule area. J Cell Sci 2006;119:226–238.

[27] Menteyne A, Burdakov A, Charpentier G, Petersen OH, Cancela JM. Generation of specific Ca^{2+} signals from Ca^{2+} stores and endocytosis by differential coupling of messengers. Curr Biol 2006;16:1931–1937.

[28] Petersen CCH, Toescu EC, Petersen OH. Different patterns of receptor-activated cytoplasmic Ca^{2+} oscillations in single pancreatic acinar cells: dependence on receptor type, agonist concentration and intracellular Ca^{2+} buffering. EMBO J 1991;10:527–533.

[29] Williams JA, Sankaran H, Roach E, Goldfine ID. Quantitative electron microscope autoradiographs of ^{125}I-cholecystokinin in pancreatic acini. Am J Physiol 1982;243:291–296.

[30] Dufresne M, Seva C, Fourmy D. Cholecystokinin and gastrin receptors. Physiol Rev 2006;86:805–847.

[31] Ashby MC, Craske MC, Park MK, Burgoyne RD, Petersen OH, Tepikin AV. Localized Ca^{2+} uncaging reveals polarized distribution of Ca^{2+}-sensitive Ca^{2+} release sites: mechanisms of unidirectional Ca^{2+} waves. J Cell Biol 2002;158:283–292.

[32] Cancela JM, Van Coppenolle F, Galione A, Tepikin AV, Petersen OH. Transformation of local Ca^{2+} spikes to global Ca^{2+} transients: the combinatorial roles of multiple Ca^{2+} releasing messengers. EMBO J 2002;21:909–919.

[33] Maruyama Y, Petersen OH. Delay in granular fusion evoked by repetitive cytosolic Ca^{2+} spikes in mouse pancreatic acinar cells. Cell Calcium 1994;16:419–430.

[34] Futatsugi A, Nakamura T, Yamada MK et al. IP_3 receptor types 2 and 3 mediate exocrine secretion underlying energy metabolism. Science 2005;309:2232–2234.

[35] Wakui M, Osipchuk YV, Petersen OH. Receptor-activated Ca^{2+} spiking mediated by inositol trisphosphate is due to Ca^{2+}-induced Ca^{2+} release. Cell 1990;63:1025–1032.

[36] Thorn P, Gerasimenko O, Petersen OH. Cyclic ADP-ribose regulation of ryanodine receptors involved in agonist-evoked cytosolic Ca^{2+} oscillations in pancreatic acinar cells. EMBO J 1994;13:2038–2043.

[37] Cancela JM, Petersen OH. The cyclic ADP ribose antagonist 8 NH_2-cADP-ribose blocks cholecystokinin-evoked cytosolic Ca^{2+} spiking in pancreatic acinar cells. Pflügers Arch 1998;435:746–748.

[38] Yamasaki M, Thomas JM, Churchill GC et al. Role of NAADP and cADPR in the induction and maintenance of agonist-evoked Ca^{2+} spiking in mouse pancreatic acinar cells. Curr Biol 2005;15:874–878.

[39] Cancela JM, Gerasimenko OV, Gerasimenko JV, Tepikin AV, Petersen OH. Two different but converging messenger pathways to intracellular Ca^{2+} release: the roles of NAADP, cADPR and IP_3. EMBO J 2000;19:2549–2557.

[40] Gerasimenko JV, Maruyama Y, Yano K et al. NAADP mobilizes Ca^{2+} from a thapsigargin-sensitive store in the nuclear envelope by activating ryanodine receptors. J Cell Biol 2003;163:271–282.

[41] Petersen OH, Petersen CCH, Kasai H. Calcium and hormone action. Annu Rev Physiol 1994;56:297–319.

[42] Gerasimenko JV, Charlesworth RM, Sherwood MW et al. Both RyRs and TPCs are required for NAADP-induced intracellular Ca^{2+} release. Cell Calcium 2015;58:237–245.

[43] Nicotera P, Bellomo G, Orrenius S. Calcium-mediated mechanisms in chemically-induced cell-death. Annu Rev Pharmacol Toxicol 1992;32:449–470.

[44] Belan PV, Gerasimenko OV, Tepikin AV, Petersen OH. Localization of Ca^{2+} extrusion sites in pancreatic acinar cells. J Biol Chem 1996;271:7615–7619.

[45] Park MK, Ashby MC, Erdemli G, Petersen OH, Tepikin AV. Perinuclear, perigranular and sub-plasmalemmal mitochondria have distinct functions in the regulation of cellular calcium transport. EMBO J 2001;20:1863–1874.

[46] Gerasimenko JV, Gryshchenko O, Ferdek PE et al. Ca^{2+} release-activated Ca^{2+} channel blockade as a potential tool in antipancreatitis therapy. Proc Natl Acad Sci U S A 2013;110:13186–13191.

[47] Gerasimenko JV, Gerasimenko OV, Petersen OH. The role of Ca^{2+} in the pathophysiology of pancreatitis. J Physiol 2014;592:269–280.

[48] Criddle DN, Murphy J, Fistetto G et al. Fatty acid ethyl esters cause pancreatic calcium toxicity via inositol trisphosphate receptors and loss of ATP synthesis. Gastroenterology 2006;130:781–793.

[49] Petersen OH, Sutton R, Criddle DN. Failure of calcium microdomain generation and pathological consequences. Cell Calcium 2006;40:593–600.

[50] Burgoyne RD, Morgan A. Secretory granule exocytosis. Physiol Rev 2003;83:581–632.

[51] Park MK, Petersen OH, Tepikin AV. The endoplasmic reticulum as one continuous Ca^{2+} pool: visualization of rapid Ca^{2+} movements and equilibration. EMBO J 2000;19:5729–5739.

[52] Park MK, Lomax RB, Tepikin AV, Petersen OH. Local uncaging of caged Ca^{2+} reveals distribution of Ca^{2+}-activated Cl^- channels in pancreatic acinar cells. Proc Natl Acad Sci USA 2001;98:10948–10953.

[53] Petersen OH, Findlay I, Iwatsuki N et al. Human pancreatic acinar cells: studies of stimulus–secretion coupling. Gastroenterology 1985;89:109–117.

[54] Murphy JA, Criddle DN, Sherwood M et al. Direct activation of cytosolic Ca^{2+} signaling and enzyme secretion by cholecystokinin in human pancreatic acinar cells. Gastroenterology 2008;135:632–641.

[55] Voronina SG, Barrow SL, Simpson AWM et al. Dynamic changes in cytosolic and mitochondrial ATP levels in pancreatic acinar cells. Gastroenterology 2010;138:1976–1987.

[56] Petersen OH, Verkhratsky A. Calcium and adenosine triphosphate control multiple vital functions. Phil Trans R Soc B 2016;371: 20150418.

[57] Voronina S, Longbottom R, Sutton R, Petersen OH, Tepikin AV. Bile acids induce calcium signals in mouse pancreatic acinar cells. Implications for bile-induced pancreatic pathology. J Physiol 2002;540:49–55.

[58] Huang W, Cane MC, Mukherjee R et al. Caffeine protects against experimental acute pancreatitis by inhibition of inositol 1,4,5-trisphosphate receptor-mediated Ca^{2+} release. Gut 2017;66:301–313.

[59] Mukherjee R, Mareninova OA, Odinokova IV et al. Mechanism of mitochondrial permeability transition pore induction and damage in the pancreas: inhibition prevents acute pancreatitis by protecting production of ATP. Gut 2016;65:1333–1346.

[60] Wen L, Voronina S, Javed MA et al. Inhibitors of ORAI1 prevent cytosolic calcium-associated injury of human pancreatic acinar cells and acute pancreatitis in 3 mouse models. Gastroenterology 2015;149:481–492.

Physiology of Duct Cell Secretion
胰腺导管细胞分泌的生理学机制 **5**

Mei Zeng, Laura Vachel, Shmuel Muallem　**著**

张传钊　简志祥　**译**

林　叶　**校**

一、概述

　　胰管的主要功能是分泌胰液和 HCO_3^-。胰管的分泌功能是胰腺的基本功能，这决定了胰液的体积及其电解质的组成并且保护腺泡细胞免受各种压力因素的伤害。在胰腺压迫性疾病（例如囊性纤维化和胰腺炎）中，胰液和电解质的运输受到影响。导管分泌与腺泡细胞分泌相结合，提供类似血浆一样等渗的液体。然后，胰管通过经济和循环的方式使腺泡细胞提供的电解质及分泌出的大部分液体到胰液中。因此，要了解导管分泌和生理，必须了解腺泡分泌及其调节的机制。通过腺泡和导管细胞产生和分泌而组成的液体是由基底外侧膜和腔膜上的能介导渗透活性离子的运输的选择性转运蛋白介导的。多个输入因子通过两个主要的第二信使 Ca^{2+} 和 cAMP 传递它们的信号，在静息和分泌状态下高度调节导管和细胞分泌。Ca^{2+} 和 cAMP 输入被整合到高度协同的最终反应中。在整个分泌过程中，其他重要调节因子是转运的离子。在导管转运体的调节和细胞内 Cl^- 分泌中能充分体现其重要性。本章讨论导管液和 HCO_3^- 分泌的原理及其调节机制，以及它们在胰腺疾病状态下是如何纠正的。

二、腺泡和导管细胞的有序分泌

（一）腺泡细胞分泌的液体和电解质

　　液体和电解质的分泌是两步连续的过程。腺泡细胞分泌少量富含 NaCl 的等渗液体以及导管分泌的大部分液体，决定了胰液的最终离子的组成[1]。了解导管分泌需要先了解腺泡细胞分泌。腺泡细胞的关键转运蛋白和液体分泌机制如图 5-1 所示。矢量离子迁移取决于 Na^+ 和 K^+ 梯度以及由基底外侧 $Na^+/K^+/ATPase$ 泵设定的膜电位[2]。基底膜 Kcnma1 处 Ca^{2+} 激活的 K^+ 通道设定膜电位接近 K^+ 扩散电位——约 -60mV[3]。$60\% \sim 70\%$ 的腺泡细胞的盐摄取是由普遍存在的基底外侧 $Na^+/K^+/2Cl^-$ 协同转运蛋白 NKCC1 介导的[1]。

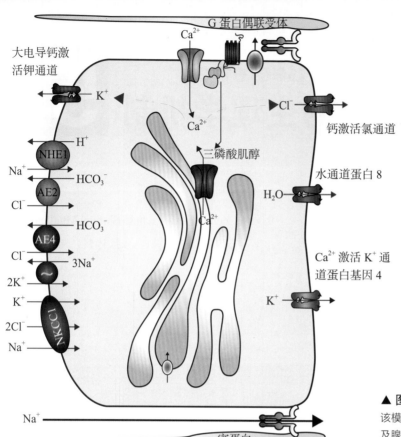

NHE1. Na⁺/H⁺ 交换蛋白 1
AE2. 阴离子交换蛋白 2
AE4. 阴离子交换蛋白 4
~. Na⁺/K⁺ /ATPase 泵
NKCC1. Na⁺/K +/2Cl⁻ 协同转运蛋白 1

▲ 图 5-1　腺泡细胞分泌液体和电解质的机制
该模型显示了关键的转运体以及它们之间的关系，以及腺泡细胞介导的大量的流体和电解质分泌

剩余的盐摄取由基底外侧 Na⁺/H⁺ 交换剂 NHE1 和 Cl⁻/HCO₃⁻ 交换通道介导。一般假设普遍存在的 AE2 介导的 Cl⁻/HCO₃⁻ 交换是支持流体通量的。然而，最近关于唾液腺的研究表明，另一种由 AE4 转运蛋白介导的 Cl⁻/HCO₃⁻ 交换驱动了液体分泌[4]。NHE1 和 AE2 也控制细胞质 pH，以防止分泌过程中细胞质 pH 的大幅波动[5, 6]。在静息条件下，NKCC1、AE2 和 AE4 共同将细胞内 Cl⁻ 维持在 40 ～ 60mM[7]。细胞内 Cl⁻ 的重要性将在后文分泌过程调节部阐释。Cl⁻ 通过 Ca²⁺ 激活的 Cl⁻ 通道 TMEM16A/Ano1[8] 穿过管腔膜，同时水分子经由水道蛋白 AQP8 流出[9]。腺泡细胞的紧密连接是跨细胞 Na⁺ 通量的主要途径，这可能是由一种腺泡蛋白介导的。[10]

腺泡细胞液和电解质分泌受 Gq 偶联受体调节，其增加游离细胞质 Ca²⁺（[Ca²⁺]ᵢ）并且通过 cAMP/PKA 途径得到增强。生理刺激只能活化 1% ～ 5% 的 G 蛋白，这些 G 蛋白能诱发 Ca²⁺ 振荡，从而防止更强烈的刺激引发的 Ca²⁺ 毒性。Ca²⁺ 振荡在顶端极点处，开始并且经常传播到基底极[11, 12]。腺泡细胞分泌始于顶端 [Ca²⁺]ᵢ 的增加，从而激活 Ano1 通道[8]，而 [Ca²⁺]ᵢ 传播到基底极激活 K⁺ 通道[13]，导致 Cl⁻ 流出至管腔和 K⁺ 流向细胞间隙。Na⁺ 通过细胞间的紧密连接转运，这导致了 NaCl 的净分泌和渗透梯度的产生，其驱使水流过 Aqp8。由此产生的细胞收缩将降低细胞内 [Ca²⁺]ᵢ 并激活细胞体积敏感的 NKCC1[14]、NHE1[15] 和 AE2[16]，从而恢复细胞质电解质和细胞体积。正是每个 Ca²⁺ 峰重复循环，使腺泡细胞能以 Ca²⁺ 驱动离子并发挥水泵的作用。

（二）导管细胞分泌的液体和电解质

导管细胞主要的转运蛋白及其介导的导管液和 HCO₃⁻ 的分泌如图 5-2 所示。Na⁺ 梯度为转运提供能量，

静息状态导管细胞

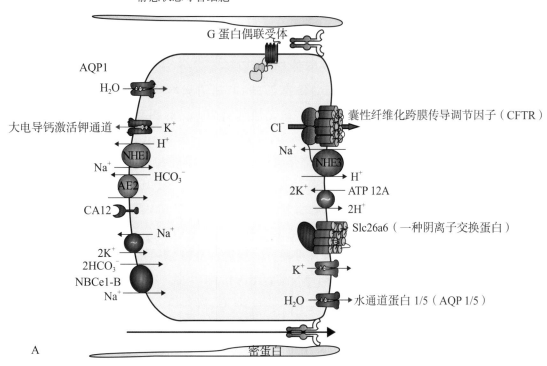

激活状态导管细胞

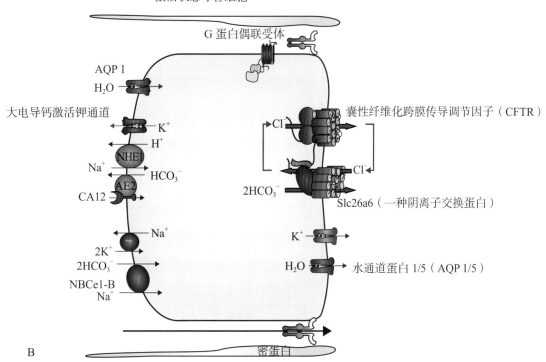

▲ 图 5-2 导管细胞分泌液体和电解质的机制

该模型显示了在静息（A）和激活（B）状态下导管细胞关键的转运蛋白和它们之间的关系。静息时导管细胞可以通过 NHE3 分泌 H⁺，可能是 ATP12A 来产生 HCO₃⁻，而 slc26a6 远离 CFTR 而不活跃。在激活状态下，H⁺ 分泌转运体被抑制，slc26a6 和 CFTR 相互激活，引起液体和电解质分泌。NBCe1-B. 钠离子偶联碳酸氢根转运蛋白；NHE3. Na⁺/H⁺ 交换蛋白 3；NHE1. Na⁺/H⁺ 交换蛋白 1

膜电位设置为 $Na^+/K^+/ATPase$ 泵[17]、K^+ 通道——K（Ca^{2+}）1.1[18]，以及未知的基底外侧 K^+ 通道。HCO_3^- 通过基底外侧 $1Na^+/2HCO_3^-$ 共转运体[19, 20]进入导管，该共转运体由积累细胞质 HCO_3^- 和渗透物质的生电性 NBCe1-B 亚型[21]介导。基底外侧 Na^+/H^+ 交换剂 NHE1[20] 和 Cl^-/HCO_3^- 交换（可能为 AE2）控制细胞质 pH 和细胞内 Cl^-，这是刺激引起分泌所必需的[22]。

大部分 HCO_3^- 的跨腔膜转出由 cAMP 激活的 Cl^- 通道囊性纤维化跨膜电导调节器（cystic fibrosis transmembrane conductor regulator，CFTR）和交换剂 slc26a6[1] 的相互作用介导。slc26a6 是一种生电的 $1Cl^-/2HCO_3^-$ 转运体[23, 24]，它介导溶质净转运，因此，除了分泌 HCO_3^- 外，slc26a6 对于导管液体的分泌是必不可少的。CFTR 对 HCO_3^- 的渗透是有限的[25]，当管腔和细胞质 Cl^- 浓度较低时，在导管远端 CFTR 介导的 HCO_3^- 转运才显得重要。其他管腔膜转运蛋白有 Na^+/H^+ 交换剂 NHE3[26] 和 $H^+/K^+/ATP$ 酶泵 ATP12A[27]。最近的研究表明，ATP12A 在管腔膜中的表达和 ATP12A 药物抑制减少导管分泌可能是由于其抑制 H^+ 吸收[27]。然而，分子研究显示在气道上皮中表达的 ATP12A，分泌 H^+ 以交换 K^+，这有助于囊性纤维化（一种显著影响胰腺的疾病）的病理进程[28]。显然，ATP12A 在导管中起重要作用，但其作用机制尚待进一步研究。我们认为 H^+ 分泌型转运体，如 NHE3 和 ATP12A，在导管静息状态下具有产生 HCO_3^- 的功能[26]（图 5-2A）。

Gs 偶联分泌素受体通过增加 cAMP 激活蛋白激酶 A（protein kinase A，PKA）[1] 来传递其信号，从而刺激导管分泌。PKA 磷酸化 CFTR 的 R 结构域以激活通道。然后 CFTR 通过 CFTR R 域与 slc26a6 STAS 域的相互作用激活 SLC26A[29]。反过来，这种相互作用进一步激活 CFTR。同时，CFTR 抑制 NHE3 以防止 H^+ 分泌进入管腔[30]。slc26a6 吸收的 Cl^- 被 CFTR 回收，以维持 slc26a6 的 HCO_3^- 分泌。Slc26a6 以 HCO_3^- 形式与旁细胞 Na^+ 分泌的净细胞渗透压驱动渗透水分泌，以产生胰液的最终体积。

三、胰管分泌的调节

胰管分泌在静息状态和兴奋状态都受到激酶和磷酸酶途径以及支架蛋白的动态调节。另外，Cl^-_{in} 调节介导导管分泌的转运蛋白，主要通过影响转运蛋白的活性及选择性来参与调控导管分泌。胰管分泌的静息状态是由 WNKs 和 SPAK/OSR1 激酶设定的，哺乳动物有四种 WNK[31]，其中 WNK1、WNK3 和 WNK4 在胰腺中表达[1]。WNKs 调节上皮细胞中 Na^+、K^+、Cl^-、HCO_3^- 和 Ca^{2+} 等离子的转运蛋白的表达和（或）活性[31]。SPAK 和 OSR1 是 WNKs 下游的同源应激激活激酶，WNK 充当 SPAK/OSR1 的支架。SPAK/OSR1 可影响离子转运蛋白的表达、抑制或激活[32]。WNK 激酶的另一个调节机制是通过与 kelch-like 3（KLHL3）和 cullin 3（CUL3）相互作用引起的泛素化和降解来实现[33]。

在胰管中，WNKs 和 SPAK/OSR1 激酶在相同的通路中起作用，WNKs 充当 SPAK/OSR1 激酶的支架。WNK/SPAK 通路通过抑制转运体的表达和活性来调节胰管的 NBCe1B[34]、slc26a6[25] 和 CFTR[34, 35]。值得注意的是，WNKs 和 SPAK 的敲除增强了受刺激胰管的分泌，表明激酶对分泌物起紧张性抑制作用[34] 以设定基础非分泌状态。（见图 5-3A 中的模型）

多功能蛋白 IRBIT（可释放 IP_3 的 IP_3 结合蛋白）调节胰管兴奋状态的分泌。IRBIT 被发现是一种与 IP_3 受体（IP_3R）结合[36] 并作为 NBCe1-B 活化剂[37] 的蛋白质。IRBIT 具有位于 N- 末端的蛋白磷酸酶 1（protein phosphatase 1，PP1）结合基序、PEST 结构域、螺旋结构域和位于 C- 末端的 PDZ 配体[38]。PEST 结构域是 IRBIT 所有功能所需的多磷酸化位点[38, 39]，线圈结构域参与 IRBIT 激活靶蛋白[40]，PDZ 配体的定位作

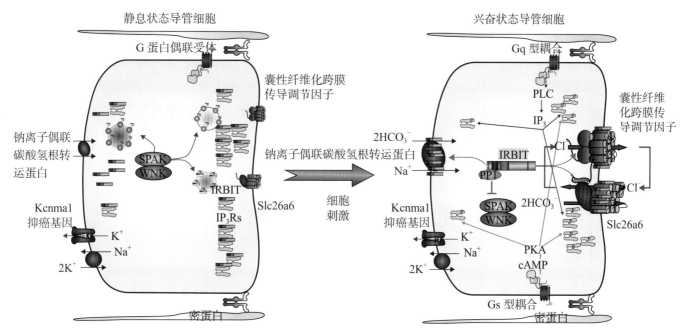

▲ 图 5-3　IRBIT 介导了 cAMP 和 Ca^{2+} 信号通路的协同激活

在静息状态下，WNK/SPAK 激酶与转运蛋白联合，SPAK 磷酸化 NBCe1-B AID、slc26a6 和 CFTR，将它们中的绝大多数隔离在细胞内的细胞器中，此时 IRBIT 也被 IP₃Rs 隔离。当用生理浓度的 IP₃ 和 cAMP 产生激动剂刺激细胞时，PKA 磷酸化 IP₃R，以便通过 IP₃ 结合从 IP₃R 释放 IRBIT。IRBIT 将 PP1 聚集到转运蛋白，在 SPAK 磷酸化位点将它们去磷酸化，并将其靶向到细胞膜。IRBIT 保持与转运蛋白 AIDs 结合有助于进一步激活转运蛋白和导管分泌物。PLC. Gp 蛋白激活磷酸酯酶 Cβ；IP₃. 三磷酸肌醇；SPAK. 脯氨酸丙氨酸蛋白激酶；PP1. 蛋白磷酸酶 1；WNK. 丝 / 苏氨酸蛋白激酶；PKA. 蛋白激酶 A；IRBIT. IRBIT 蛋白；cAMP. 环磷酸腺苷；IP₃Rs. 1, 4, 5- 三磷酸肌醇受体

用让 IRBIT 靠近 HCO_3^- 转运蛋白[34]。IRBIT 通过增加转运蛋白的表达和它们的运输活性这两种机制激活转运蛋白。NBCe1-B 的前 85 个残基形成自抑制结构域（autoinhibitory domain，AID）[41]。IRBIT 与 AID 相互作用防止 NBCe1-B 的自我抑制[37]。此外，IRBIT 通过聚集 PP1 到转运蛋白上使 SPAK 去磷酸化并使 Ser65 磷酸化，逆转 WNK/SPAK 对 NBCe1-B 的抑制作用[42]。

IRBIT 还通过与存在于 CFTR R 域和 slc26a6 STAS 域中的类似于 NBCe1-B AID 的序列相互作用，与 CFTR[34, 40] 和 slc26a6[42] 相互作用，有效地激活 CFTR[34, 40] 和 slc26a6[42]。同样的，IRBIT 聚集 PP1 到 NBCe1-B、CFTR 以及 slc26a6[34, 42]。通过在小鼠中敲除 IRBIT 出现的导管液体分泌受到明显抑制的现象，我们知道 IRBIT 在导管分泌中起了关键作用。IRBIT 敲除引起的分泌减少，通过再敲除 SPAK 可部分恢复[34]，显示了 IRBIT/PP1 和 WNK/SPAK 通路在调节导管分泌中的相互作用，如图 5-3B 所示。

HCO_3^- 的分泌依赖于对细胞内和细胞膜 HCO_3^- 浓度的严格调节，其中碳酸酐酶（carbonic anhydrase，CA）起了决定性作用。CA 位于细胞质内或通过其活性位点锚点于细胞膜上[43]，细胞膜表面的 CA 控制 HCO_3^- 在细胞膜表面的供应或去除，而细胞质 CA 缓冲细胞质中的 HCO_3^-。定位于细胞膜的 CA 与许多 H^+ 和 HCO_3^- 的转运蛋白相互作用[44]。目前对 CA 在胰管分泌中的作用和分子特性知之甚少。我们可以从人类的一些疾病了解到一部分信息，比如 CA12 的突变导致碳酸氢盐丢失[45, 46]。CA12 是 AE2 和导管分泌的重要激活因子。CA12 的缺失或突变使导管分泌减少约 50%，而 CA12 的过度表达则显著增加导管分泌[22]，因此激活 CA12 是导管功能低下的潜在治疗方法。

另一个重要的导管功能调节器是 Cl_{in}^-。Cl_{in}^- 通过 slc26a6 促进 HCO_3^- 的分泌，通过 CFTR 控制腔膜电位，通过 AE2 控制 pH_{in}，从而在导管功能中起关键作用（图 5-2）。因此，检测 Cl_{in}^- 在调节分泌过程中的

情况是很有必要的。Cl^-_{in} 调节至少两个 HCO_3^- 转运蛋白、NBCel-B 和 CFTR 的功能，Cl^-_{in} 通过调节 CFTR 来改变 HCO_3^- 渗透性[25]。当 Cl^-_{in} 低于 8mM 时，CFTR 变成 HCO_3^- 通道，使胰液 HCO_3^- 浓度从 120mM 增加到 140mM[47]。Cl^-_{in} 一个更引人注目的调控机制与 NBCel-B 相关。当 Cl^-_{in} 在 5～20mM 之间可 IRBIT 激活的 NBCE1-B[1, 48]。静息状态下的 Cl^-_{in} 约 35mM 时导管开始分泌，之后 Cl^-_{in} 在 Cl^- 吸收和 HCO_3^- 分泌的后期下降到 4mM[1, 49]。在 Cl^-_{in} 大于 20mM 时，NBCe1-B 的活性受到 70% 的抑制，这足以支持近端导管分泌 HCO_3^-。随着腔内 HCO_3^- 的积累，细胞质对 HCO_3^- 需求增加，这时 Cl^-_{in} 减少到 4mM，使 NBCe1-B 的活性增加三倍[48]，从而确保 HCO_3^- 的持续供应。

四、Ca^{2+} 和 cAMP 通路协同激活导管分泌

信号通路之间的协同作用是生物学中的一个基本概念，用于预防过度刺激产生的细胞毒性。在 1%～3% 的容量下，信号通路起作用并协同产生最大的生理反应。在 IRBIT 机制介导下，Ca^{2+} 和 cAMP 信号通路起协同作用[42]。在静息状态下，IRBIT 与 IP_3 受体结合。生理分泌素的刺激增加导管 cAMP 去磷酸化 IP_3Rs，从而增加它们对 IP_3 的亲和力，并降低它们对 IRBIT 的亲和力。通过生理刺激使用 Ca^{2+} 稳定受体的 IP_3 轻微增加从 IP_3R 释放 IRBIT，然后结合 CFTR，slc26a6 和 NBCe1-B 并激活它们和导管分泌物[42]。这种重要的生理协同作用模式如图 5-3 所示。

五、导管分泌相关的胰腺疾病

导管液和 HCO_3^- 的分泌不仅可以将消化酶送到肠道，还可以保护胰腺实质免受压力的损害。此外，作为离液离子，HCO_3^- 对于生物体液中的大分子（如消化酶和黏蛋白）和二价离子的溶液化是必不可少的[1, 50]。导管是胰腺的第一道防线，必须将其破坏才会损伤腺泡细胞。导管分泌的损伤发生在胰腺的几种疾病中，其中就包括囊性纤维化（cystic fibrosis，CF）和胰腺炎。由于抑制导管液和 HCO_3^- 分泌[1]，CF 导致胰腺破坏并造成胰腺功能不全[51]。此外，一些研究已经证实了与慢性胰腺炎相关的 CFTR 突变能特异性地抑制 CFTR 依赖性 HCO_3^- 转运和 CFTR HCO_3^- 通透性[52-54]，而与 Cl^- 通道活性无关。胰管在保护胰腺和导管功能中的 CFTR 中具有重要作用[55]，在慢性自身免疫性[56] 和酒精性胰腺炎[56, 57] 中可以进行 CFTR 状态的检查，这些检查揭示了 CFTR 在这些形式的胰腺炎中的错位。值得注意的是，皮质类固醇主要通过增加导管 HCO_3^- 分泌来治疗自身免疫性胰腺炎[56]。在动物模型中，刺激素刺激、胆汁输注和酒精治疗而诱导急性胰腺炎使得导管功能受损[58]。

正常健康胰腺中的管道和胰腺疾病的密切关系表明导管可以作为治疗的主要靶点。针对潜在的靶点包括 IRBIT 的激活剂以及 WNK/SPAK/OSR1 激酶的抑制药。由于它们涉及肾盐的平衡和高血压的调控[33]，所以这些药物将来可能会出现。另一个潜在的目标是 CA12，因为它可以影响导管功能[22]，并且发现在几个癌症中被修饰[59]。影响 CA12 活性的药物正在癌症领域中研发，并且可能对胰腺炎有效。一种非常有前景的选择是使用经批准用于 CF 治疗的 CFTR 增效剂和校正剂[60]。这些药物应该可以修复 CFTR 定位并增加导管分泌，以减缓疾病的进展，甚至可以改善腺泡细胞的功能。

☞ 声明

作者实验室的工作由 NIH 的内部研究计划资助，NIDCR 资助编号 DE000735。

☞ 参考文献

[1] Lee MG, Ohana E, Park HW, Yang D, Muallem S. Molecular mechanism of pancreatic and salivary gland fluid and HCO$_3^-$ secretion. Physiol Rev 2012;92(1):39–74.

[2] Kuijpers GA, Van Nooy IG, De Pont JJ, Bonting SL. The mechanism of fluid secretion in the rabbit pancreas studied by means of various inhibitors. Biochim Biophys Acta 1984;778(2):324–331.

[3] Petersen OH. Calcium-activated potassium channels and fluid secretion by exocrine glands. Am J Physiol 1986;251(1 Pt 1):G1–G13.

[4] Pena-Munzenmayer G, Catalan MA, Kondo Y et al. Ae4 (Slc4a9) anion exchanger drives Cl$^-$ uptake-dependent fluid secretion by mouse submandibular gland acinar cells. J Biol Chem 2015;290(17):10677–10688.

[5] Muallem S, Loessberg PA. Intracellular pH-regulatory mechanisms in pancreatic acinar cells. I. Characterization of H$^+$ and HCO$_3^-$ transporters. J Biol Chem 1990;265(22):12806–12812.

[6] Nguyen HV, Stuart-Tilley A, Alper SL, Melvin JE. Cl$^-$/HCO$_3^-$ exchange is acetazolamide sensitive and activated by a muscarinic receptor-induced [Ca^{2+}]$_i$ increase in salivary acinar cells. Am J Physiol Gastrointest Liver Physiol 2004;286(2):G312–G320.

[7] Zhao H, Xu X, Diaz J, Muallem S. Na$^+$, K$^+$, and H$^+$/HCO$_3^-$ transport in submandibular salivary ducts. Membrane localization of transporters. J Biol Chem 1995;270(33):19599–19605.

[8] Ousingsawat J, Martins JR, Schreiber R, Rock JR, Harfe BD, Kunzelmann K. Loss of TMEM16A causes a defect in epithelial Ca^{2+}-dependent chloride transport. J Biol Chem 2009;284(42):28698–28703.

[9] Hurley PT, Ferguson CJ, Kwon TH et al. Expression and immunolocalization of aquaporin water channels in rat exocrine pancreas. Am J Physiol Gastrointest Liver Physiol 2001;280(4):G701–G709.

[10] Rahner C, Mitic LL, Anderson JM. Heterogeneity in expression and subcellular localization of claudins 2, 3, 4, and 5 in the rat liver, pancreas, and gut. Gastroenterology 2001;120(2):411–422.

[11] Kasai H, Augustine GJ. Cytosolic Ca^{2+} gradients triggering unidirectional fluid secretion from exocrine pancreas. Nature 1990;348(6303):735–738.

[12] Thorn P, Lawrie AM, Smith PM, Gallacher DV, Petersen OH. Local and global cytosolic Ca^{2+} oscillations in exocrine cells evoked by agonists and inositol trisphosphate. Cell 1993;74(4):661–668.

[13] Romanenko VG, Nakamoto T, Srivastava A, Begenisich T, Melvin JE. Regulation of membrane potential and fluid secretion by Ca^{2+}-activated K$^+$ channels in mouse submandibular glands. J Physiol 2007;581(Pt 2):801–817.

[14] Hoffmann EK, Lambert IH, Pedersen SF. Physiology of cell volume regulation in vertebrates. Physiol Rev 2009;89(1):193–277.

[15] Alexander RT, Grinstein S. Na$^+$/H$^+$ exchangers and the regulation of volume. Acta Physiol (Oxf) 2006;187(1–2):159–167.

[16] Alper SL. Molecular physiology and genetics of Na$^+$-independent SLC4 anion exchangers. J Exp Biol 2009;212(Pt 11):1672–1683.

[17] Smith ZD, Caplan MJ, Forbush B 3rd, Jamieson JD. Monoclonal antibody localization of Na$^+$-K$^+$-ATPase in the exocrine pancreas and parotid of the dog. Am J Physiol 1987;253(2 Pt 1):G99–G109.

[18] Venglovecz V, Hegyi P, Rakonczay Z Jr et al. Pathophysiological relevance of apical large conductance Ca^{2+}-activated potassium channels in pancreatic duct epithelial cells. Gut 2010;60(3):361–369.

[19] Ishiguro H, Steward MC, Lindsay AR, Case RM. Accumulation of intracellular HCO$_3^-$ by Na$^+$–HCO$_3^-$ cotransport in interlobular ducts from guinea-pig pancreas. J Physiol 1996;495(Pt 1):169–178.

[20] Zhao H, Star RA, Muallem S. Membrane localization of H$^+$ and HCO$_3^-$ transporters in the rat pancreatic duct. J Gen Physiol 1994;104(1):57–85.

[21] Abuladze N, Lee I, Newman D et al. Molecular cloning, chromosomal localization, tissue distribution, and functional expression of the human pancreatic sodium bicarbonate cotransporter. J Biol Chem 1998;273(28):17689–17696.

[22] Hong JH, Muhammad E, Zheng C et al. Essential role of carbonic anhydrase XII in secretory gland fluid and HCO_3^- secretion revealed by disease causing human mutation. J Physiol 2015;593(24):5299–5312.

[23] Shcheynikov N, Yang D, Wang Y et al. The Slc26a4 transporter functions as an electroneutral $Cl^-/I^-/HCO_3^-$ exchanger: role of Slc26a4 and Slc26a6 in I^- and HCO_3^- secretion and in regulation of CFTR in the parotid duct. J Physiol 2008;586(16): 3813–3824.

[24] Wang Y, Soyombo AA, Shcheynikov N et al. Slc26a6 regulates CFTR activity in vivo to determine pancreatic duct HCO_3^- secretion: relevance to cystic fibrosis. EMBO J 2006;25(21):5049–5057.

[25] Park HW, Nam JH, Kim JY et al. Dynamic regulation of CFTR bicarbonate permeability by [Cl^-]i and its role in pancreatic bicarbonate secretion. Gastroenterology 2010;139(2):620–631.

[26] Lee MG, Ahn W, Choi JY et al. Na^+-dependent transporters mediate HCO_3^- salvage across the luminal membrane of the main pancreatic duct. J Clin Invest 2000;105(11):1651–1658.

[27] Wang J, Barbuskaite D, Tozzi M, Giannuzzo A, Sorensen CE, Novak I. Proton pump inhibitors inhibit pancreatic secretion: role of gastric and non-gastric H^+/K^+-ATPases. PLoS ONE 2015;10(5):e0126432.

[28] Shah VS, Meyerholz DK, Tang XX et al. Airway acidification initiates host defense abnormalities in cystic fibrosis mice. Science 2016;351(6272):503–507.

[29] Ko SB, Zeng W, Dorwart MR et al. Gating of CFTR by the STAS domain of SLC26 transporters. Nat Cell Biol 2004;6(4):343–350.

[30] Ahn W, Kim KH, Lee JA et al. Regulatory interaction between the cystic fibrosis transmembrane conductance regulator and HCO_3^- salvage mechanisms in model systems and the mouse pancreatic duct. J Biol Chem 2001;276(20):17236–17243.

[31] McCormick JA, Ellison DH. The WNKs: atypical protein kinases with pleiotropic actions. Physiol Rev 2011;91(1):177–219.

[32] Gagnon KB, Delpire E. Molecular physiology of SPAK and OSR1: two Ste20-related protein kinases regulating ion transport. Physiol Rev 2012;92(4):1577–1617.

[33] Hadchouel J, Ellison DH, Gamba G. Regulation of renal electrolyte transport by WNK and SPAK-OSR1 kinases. Annu Rev Physiol 2016;78:367–389.

[34] Yang D, Li Q, So I et al. IRBIT governs epithelial secretion in mice by antagonizing the WNK/SPAK kinase pathway. J Clin Invest 2011;121(3):956–965.

[35] Yang CL, Liu X, Paliege A et al. WNK1 and WNK4 modulate CFTR activity. Biochem Biophys Res Commun 2007;353(3): 535–540.

[36] Ando H, Mizutani A, Matsu-ura T, Mikoshiba K. IRBIT, a novel inositol 1,4,5-trisphosphate (IP_3) receptor-binding protein, is released from the IP_3 receptor upon IP_3 binding to the receptor. J Biol Chem 2003;278(12):10602–10612.

[37] Shirakabe K, Priori G, Yamada H et al. IRBIT, an inositol 1,4,5-trisphosphate receptor-binding protein, specifically binds to and activates pancreas-type Na^+/HCO_3^- cotransporter 1 (pNBC1). Proc Natl Acad Sci U S A 2006;103(25):9542–9547.

[38] Yang D, Shcheynikov N, Muallem S. IRBIT: it is everywhere. Neurochem Res 2011;36(7):1166–1174.

[39] Devogelaere B, Sammels E, De Smedt H. The IRBIT domain adds new functions to the AHCY family. Bioessays 2008;30(7): 642–652.

[40] Yang D, Shcheynikov N, Zeng W et al. IRBIT coordinates epithelial fluid and HCO_3^- secretion by stimulating the transporters pNBC1 and CFTR in the murine pancreatic duct. J Clin Invest 2009;119(1):193–202.

[41] Lee SK, Boron WF, Parker MD. Relief of autoinhibition of the electrogenic Na-HCO_3 cotransporter NBCe1-B: role of IRBIT vs.amino-terminal truncation. Am J Physiol Cell Physiol 2012;302(3):C518–C526.

[42] Park S, Shcheynikov N, Hong JH et al. Irbit mediates synergy between Ca^{2+} and cAMP signaling pathways during epithelial transport in mice. Gastroenterology 2013;145(1):232–241.

[43] Frost SC. Physiological functions of the alpha class of carbonic anhydrases. Subcell biochem 2014;75:9–30.

[44] Becker HM, Klier M, Deitmer JW. Carbonic anhydrases and their interplay with acid/base-coupled membrane transporters. Subcell Biochem 2014;75:105–134.

[45] Muhammad E, Leventhal N, Parvari G et al. Autosomal recessive hyponatremia due to isolated salt wasting in sweat associated with a mutation in the active site of carbonic anhydrase 12. Hum Genet 2011;129(4):397–405.

[46] Lee M, Vecchio-Pagan B, Sharma N et al. Loss of carbonic anhydrase XII function in individuals with elevated sweat chloride

concentration and pulmonary airway disease. Hum Mol Genet 2016;25(10):1923–1933.

[47]　Jun I, Cheng MH, Sim E et al. Pore dilation increases the bicarbonate permeability of CFTR, ANO1, and glycine receptor anion channels. J Physiol 2015;594(11):2929–2955.

[48]　Shcheynikov N, Son A, Hong JH et al. Intracellular Cl^- as a signaling ion that potently regulates Na^+/HCO_3^- transporters. Proc Natl Acad Sci U S A 2015;112(3):E329–E337.

[49]　Ishiguro H, Naruse S, Kitagawa M et al. Chloride transport in microperfused interlobular ducts isolated from guinea-pig pancreas. J Physiol 2002;539(Pt 1):175–189.

[50]　Quinton PM. Role of epithelial HCO_3^- transport in mucin secretion: lessons from cystic fibrosis. Am J Physiol Cell Physiol 2010;299(6):C1222–C1233.

[51]　Gibson-Corley KN, Meyerholz DK, Engelhardt JF. Pancreatic pathophysiology in cystic fibrosis. J Pathol 2016;238(2): 311–320.

[52]　Hegyi P, Wilschanski M, Muallem S et al. CFTR: a new horizon in the pathomechanism and treatment of pancreatitis. Rev Physiol Biochem Pharmacol 2016;170:37–66.

[53]　Choi JY, Muallem D, Kiselyov K, Lee MG, Thomas PJ, Muallem S. Aberrant CFTR-dependent HCO_3^- transport in mutations associated with cystic fibrosis. Nature 2001;410(6824):94–97.

[54]　LaRusch J, Jung J, General IJ et al. Mechanisms of CFTR functional variants that impair regulated bicarbonate permeation and increase risk for pancreatitis but not for cystic fibrosis. PLoS Genet 2014;10(7):e1004376.

[55]　Lee MG, Choi JY, Luo X, Strickland E, Thomas PJ, Muallem S. Cystic fibrosis transmembrane conductance regulator regulates luminal Cl^-/HCO_3^- exchange in mouse submandibular and pancreatic ducts. J Biol Chem 1999;274(21):14670–14677.

[56]　Ko SB, Mizuno N, Yatabe Y et al. Corticosteroids correct aberrant CFTR localization in the duct and regenerate acinar cells in autoimmune pancreatitis. Gastroenterology 2010;138(5):1988–1996.

[57]　Maleth J, Balazs A, Pallagi P et al. Alcohol disrupts levels and function of the cystic fibrosis transmembrane conductance regulator to promote development of pancreatitis. Gastroenterology 2015;148(2):427–439.e16.

[58]　Hegyi P, Rakonczay Z Jr. The role of pancreatic ducts in the pathogenesis of acute pancreatitis. Pancreatology 2015;15(4 Suppl):S13–S17.

[59]　Alfarouk KO. Tumor metabolism, cancer cell transporters, and microenvironmental resistance. J Enzyme Inhib Med Chem 2016;31(6):859–866.

[60]　Wainwright CE, Elborn JS, Ramsey BW et al. Lumacaftor–ivacaftor in patients with cystic fibrosis homozygous for Phe508del CFTR. N Engl J Med 2015;373(3):220–231.

6

Pathophysiology of Experimental Pancreatitis
胰腺炎实验模型的病理生理学

Vikas Dudeja，Rajinder Dawra，Ashok K. Saluja　著

张传钊　简志祥　译

林　叶　校

一、概述

急性胰腺炎是胰腺的一种炎症性疾病，并发症率和死亡率较高[1, 2]。仅在美国，每年就有超过 30 万的胰腺炎患者被收治，医疗费用超过 20 亿美元[3]。目前对急性胰腺炎仍以对症支持性治疗为主，缺乏特异性治疗手段。探索针对急性胰腺炎的有效治疗方法，首先需要建立可靠的急性胰腺炎动物模型并详细阐明其发病机制。在过去的数十年里，对急性胰腺炎体内和体外模型的研究已经揭示了一些参与急性胰腺炎早晚期病程的重要机制。本章主要概述了在急性胰腺炎体内外模型中发现的主要病理生理机制。通过本章内容，我们可以发现尽管急性胰腺炎期间的炎症起始于腺泡细胞，但在疾病的整个过程中，局部炎症逐步进展为系统性炎症。系统性炎症失控可导致多器官衰竭，这也是急性胰腺炎疾病进展和死亡的主要原因。

二、急性胰腺炎的模型

通过使用动物胰腺腺泡作为体外模型和多种动物模型，人们可以对急性胰腺炎的发病机制进行研究。以雨蛙素（caerulein）或卡巴胆碱（carbachol）刺激小鼠或大鼠的腺泡细胞均可导致消化酶的分泌。高剂量的此类促分泌素会导致分泌抑制，这种现象被认为与腺泡细胞损伤密切相关。使用高剂量的此类促分泌素刺激腺泡细胞是构建急性胰腺炎体外模型的常用方法，例如，通过高剂量雨蛙素刺激腺泡细胞构建的体外模型，非常有助于探讨急性胰腺炎病理过程中重要的早期事件，包括胞质钙离子改变、胞内酶原激活、NF-κB 激活、分泌功能抑制等。

就动物模型而言，采用高剂量肠促胰酶肽类似物——雨蛙素，在啮齿类动物中诱发急性胰腺炎的模型具有成功率高、重复性好、无创操作等优点，因而被广泛采用。此外，采用左旋精氨酸（L-arginine）诱导的急性胰腺炎模型也较常用。通过阻塞胰管诱导胰腺炎的方法可以模拟临床常见的胆源性胰腺炎的

病理过程，手术操作也较为简单，但其在啮齿类动物中只能导致轻微的胰腺炎，并不适合用于急性重症胰腺炎等研究。在胰管灌注模型中，通过对胰管灌注胆汁盐等有害刺激物诱发急性胰腺炎，此方法的优点是研究者可以通过控制灌注物的种类、浓度，灌注的压力和剂量，以及灌注时间等因素控制胰腺炎的严重程度，其缺点是胰腺炎往往只发生在胰头部。无胆碱乙硫氨酸饲料诱导动物模型（CDE法）则较少用到。

尽管这些独特但互补的模型对于阐明胰腺炎早期事件非常有用，但它们与人类急性胰腺炎病理生理过程的相关性一直受到质疑。例如，给予超剂量的胆囊收缩素类似物可在啮齿类动物中诱导胰腺炎，但CCK受体在人腺泡细胞上是否存在还尚未得到证实。同样，除了个别的病例报告外，左旋精氨酸水平过高并不是人类胰腺炎的常见病因。胆源性胰腺炎是人类最常见的急性胰腺炎，目前只有胆道梗阻模型和导管灌注模型近似模拟了这一常见临床情况。酒精所致急性胰腺炎是人类胰腺炎的第二大常见病因，但目前尚无较好的模型。给予动物乙醇只会引起胰腺轻微炎症，因此目前对于酒精相关急性胰腺炎的机制研究极为困难。缺乏有效的急性胰腺炎模型可能部分解释了，为什么许多在动物实验中展现出有效性的治疗方式（抗血小板活化因子、抗蛋白酶等）在临床试验中没有达到预期疗效。我们需要更好的模型，尽管现有的这些模型并不完美，但它们的确能够精确地反映一些急性胰腺炎的组织病理学和病理生理学现象，研究者们也借此获取了大量关于急性胰腺炎发病的精细机制，并导致一些新型疗法的产生。在后文中，我们总结了从体内外模型中发现的急性胰腺炎的重要早期事件。

三、急性胰腺炎的病程

急性胰腺炎起始于腺泡细胞。伤害性刺激导致多个腺泡内事件，最终导致局部腺泡细胞损伤和炎症通路的激活和各种细胞因子和趋化因子的分泌。这些细胞因子和趋化因子相互作用并激活胰腺内免疫细胞，并吸引炎症细胞从血液循环进入胰腺组织。活化的中性粒细胞、免疫细胞，以及炎性细胞因子是导致全身性损伤和胰腺炎高并发症率、高死亡率的主要原因。此外，炎症反应实际上可以通过各种机制加重局部损伤。

当急性胰腺炎患者出现明显临床症状时，大部分腺泡内事件已经发生，炎症已经从局部发展到全身水平。不幸的是，早期大部分实验性研究将重点放在了胰腺炎的预防方面，即在诱导急性胰腺炎发生前给予药物干预，以探讨何种药物可以抑制或减轻急性胰腺炎的发生，这与临床实际情况脱节。除了ERCP相关急性胰腺炎可以预防外，绝大多数急性胰腺炎无法预防，只能在出现症状后干预。这也许是为什么在动物模型中被证明有效的各种疗法未能在临床试验中表现出疗效的另一个原因。因此，在实验模型中评估新疗法不应仅是预防性的，更应是治疗性的。

四、急性胰腺炎的早期腺泡内事件

（一）胰腺内酶的激活

胰腺是一种可合成和分泌大量消化酶的酶工厂。这些酶作为无活性的酶原在细胞内储存，以防止胰腺的自身消化。此外，存在许多细胞内机制能保护腺泡细胞免于在生理条件下发生的低水平的细胞内酶原激活。胰蛋白酶抑制药的存在、非最佳 pH 和降解活化酶的蛋白酶的存在有助于保护腺泡细胞免受蛋白酶的腺泡细胞内活化引起的损伤。在健康生物中，胰腺蛋白酶在合成期间保持无活性，从腺泡细胞分泌，并通过胰管转运。一旦酶到达肠腔，肠激酶切割胰蛋白酶原以形成胰蛋白酶，胰蛋白酶激活所有其他胰腺酶原（例如弹性蛋白酶原、羧肽酶原），从而有助于食物的消化。在急性胰腺炎中，人们认为酶在腺泡细胞内被激活。胰腺炎是胰腺的自身消化，最初由 Chiari 于 1896 年提出[4]。这种"自我消化"假说引发了研究，研究消化酶的过早激活作为一种可能的机制。从那时起，许多研究通过实验模型（图 6-1）和临床试验发现在急性胰腺炎中消化酶的过早活化。在急性胰腺炎模型中，血蓝蛋白诱导的急性胰腺炎后 15min 就观察到胰蛋白酶原和其他胰腺酶原的激活[5-7]。胰蛋白酶活化在急性胰腺炎的发病过程中起着重要的作用，这是因为所有其他胰腺炎（例如高淀粉酶血症、胰腺水肿和腺泡细胞空泡化）标志物，都是在腺泡内酶原激活后才被观察到。

此外，研究证明用蛋白酶抑制药预先治疗（假定抑制胰蛋白酶）降低了动物模型中急性胰腺炎的严重程度，这也支持了急性胰腺炎的胰蛋白酶中枢假说。在用雨蛙素进行超大细胞刺激之前，使用细胞渗透性蛋白酶抑制药（如 pefabloc）预处理腺泡细胞（图 6-1B），可防止酶原激活和腺泡细胞损伤[8, 9]。因此，胰腺内酶活化被认为是急性胰腺炎期间腺泡细胞损伤的关键。

1. 抑制分泌

有趣的是，急性胰腺炎的实验模型表明，在急性胰腺炎期间，胰腺酶原不仅被过早激活，实际上它们也被保留在腺泡细胞内。如前所述，大剂量雨蛙素刺激通常用作急性胰腺炎的体外和动物模型。我们已经观察到，低剂量雨蛙素作为促分泌素 CCK 的类似物刺激胰腺分泌。然而，随着剂量的增加，胰腺分泌实际上被抑制（图 6-2A），并且在体外和动物模型中都观察到，在更高剂量的雨蛙素刺激下则变为急性胰腺炎（图 6-2B），表明其在急性胰腺炎的发病机制中抑制分泌的作用。在评估其他促分泌素时观察到类似的模式。较高剂量的卡巴胆碱抑制腺泡细胞分泌并诱导产生与急性胰腺炎一致的变化。另一方面，CCK 的类似物 CCK-JMV-180 刺激胰腺分泌，并且在高剂量时不抑制胰腺分泌（图 6-2A）。根据抑制胰腺分泌在急性胰腺炎发病机制中的作用，该促分泌剂不诱导腺泡细胞损伤或急性胰腺炎的其他变化。

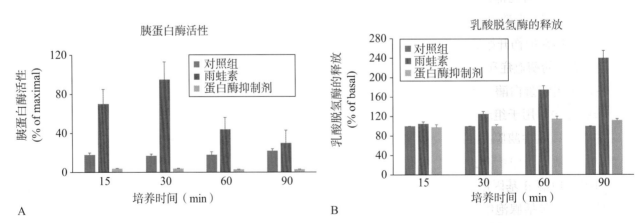

▲ 图 6-1　急性胰腺炎早期观察到的胰蛋白酶活化及其导致的腺泡细胞损伤

A. 高浓度的雨蛙素（0.1μM）刺激对大鼠胰腺腺泡中胰蛋白酶活化的影响。单独的雨蛙素（0.1μM）或在蛋白酶抑制药 Pefabloc 存在下（2mM，在加入雨蛙素前 15min 加入）或仅在缓冲液中孵育特定时间都能使胰蛋白酶活化；B. 在高剂量的雨蛙素刺激下，胰蛋白酶活性的增加，并且导致培养基中乳酸脱氢酶的释放增加，表明腺泡细胞损伤。在胰蛋白酶抑制药 Pefabloc 存在下，该作用被阻断（改编自 Hofbauer 等，1988 年[44]。经许可转载）

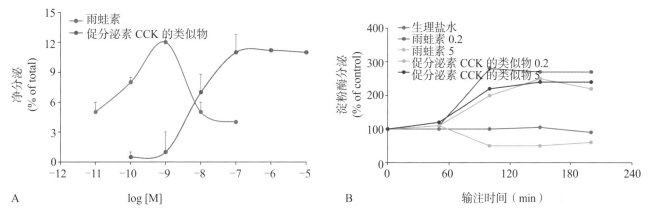

▲ 图 6-2　超大剂量雨蛙素抑制胰腺分泌，而 CCK-JMV-180 不能抑制分泌

A. 雨蛙素或 CCK-JMV-180 对体外大鼠胰腺腺泡分泌的影响；B. 雨蛙素和 CCK-JMV-180 对体内淀粉酶分泌的影响。大鼠分别注射肝素盐水或含有雨蛙素 [0.2μg/(kg·h)，最大剂量] 的肝素盐水、雨蛙素 [5μg/(kg·h)，超大剂量]、CCK-JMV-180[0.2mg/(kg·h)，最大剂量]、CCK-JMV-180[5mg/(kg·h)，超大剂量]，或雨蛙素 [5μg/(kg·h)]+CCK-JMV-180[5mg/(kg·h)] 的生理盐水。所有动物在最初的 30min 内单独注入（改编自 Saluja 等，1989 年 [45]。经许可转载）

　　研究还表明，抑制分泌的逆转实际上可以降低急性胰腺炎的严重程度。蛋白酶激活受体 -2（ proteinase-activated receptor-2，PAR-2 ）在胰腺腺泡细胞上表达，并且在急性胰腺炎期间被激活。急性胰腺炎期间这些受体可能的配体是胰蛋白酶。有趣的是，PAR-2 的遗传缺失增加了急性胰腺炎的严重程度。此外，用激动剂 SIGRIL 刺激 PAR-2 受体 [10] 可降低急性胰腺炎的严重程度，并且还可逆转急性胰腺炎期间观察到的分泌抑制 [11]（图 6-2B）。

　　2. 共定位

　　尽管有内在的保护系统，仍然存在急性胰腺炎中酶原的过早激活。研究已经评估了这种过早激活的机制，并且似乎在急性胰腺炎的早期，酶原和溶酶体聚集在一起，这种现象称为集落化，亚细胞分离（图 6-3A）和免疫定位研究都证实了这一点（图 6-3B）。共定位使酵母菌酶和溶酶体酶接触，在这些共定位的细胞器中，组织蛋白酶 B（一种溶酶体酶）激活胰蛋白酶原成为胰蛋白酶。活化的胰蛋白酶具有激活其他酶的能力。早在损伤开始后 15min 就观察到了共定位现象，随后发生急性胰腺炎的所有其他特征，如胰腺水肿、高淀粉酶血症和腺泡细胞损伤。

　　共定位和组织蛋白酶 B 在胰蛋白酶激活中的作用已被多种方法证实。在急性胰腺炎模型中，运用药理学抑制方法作用于组织蛋白酶 B 可以阻止胰蛋白酶原的激活并导致胰腺损伤的减少 [12]。类似的，组织蛋白酶 B 在急性胰腺炎期间胰蛋白酶的激活和损伤诱导中的重要性已经用组织蛋白酶 B 敲除小鼠实验进行了评估，其中组织蛋白酶 B 基因已经被靶向性破坏所缺失。在诱导实验性分泌物诱导的胰腺炎后，组织蛋白酶 B 基因敲除小鼠胰腺的胰蛋白酶活性比野生型动物低 80% 以上 [13]。此外，胰腺损伤的各种参数，包括腺泡组织坏死在敲除动物中的程度也显著降低 [13]。研究表明，磷脂酰肌醇 3 激酶（ phosphatidylinositol 3-kinase，PI3K ）的激活和细胞质中钙的增加是共定位所必需的。通过应用钙螯合剂减少细胞质中的钙以及应用 PI3K 抑制剂抑制共定位，可防止急性胰腺炎时胰蛋白酶的激活和腺泡细胞的损伤，这再次表明共定位形成是细胞腺泡内酶的激活的原因而非作用结果 [14]。

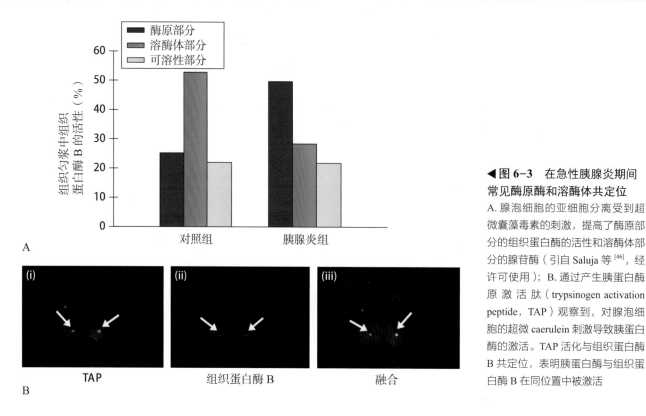

◀图 6-3 在急性胰腺炎期间常见酶原酶和溶酶体共定位

A. 腺泡细胞的亚细胞分离受到超微囊藻毒素的刺激，提高了酶原部分的组织蛋白酶的活性和溶酶体部分的腺苷酶（引自 Saluja 等[46]，经许可使用）；B. 通过产生胰蛋白酶原激活肽（trypsinogen activation peptide，TAP）观察到，对腺泡细胞的超微 caerulein 刺激导致胰蛋白酶的激活。TAP 活化与组织蛋白酶 B 共定位，表明胰蛋白酶与组织蛋白酶 B 在同位置中被激活

3. 急性胰腺炎中的钙信号通路

细胞内和细胞外钙的稳态对于细胞的存活是重要的。Ca^{2+} 信号与胰腺腺泡细胞的生理和病理密切相关。然而，在急性胰腺炎期间观察到的 Ca^{2+} 信号的性质在振幅和时间模式方面似乎与生理刺激 - 分泌耦合期间观察到的不同。在生理上，分泌信号如 CCK 导致细胞内 Ca^{2+} 的较小、短暂，有时是振荡性的增加，这导致酶原的分泌，而病理刺激导致更大的峰值，随后细胞内 Ca^{2+} 的持续增加。研究表明，在急性胰腺炎期间 Ca^{2+} 信号是导致腺泡细胞损伤和其他事件的必要但不充分的条件。细胞质钙螯合剂——1, 2, 双（邻氨基苯氧基）乙烷 -N, N, N′, N′ - 四乙酸 [1, 2-bis(o-aminophenoxy)ethane-N, N, N′, N′-tetraacetic acid，BAPTA] 对急性胰腺炎时 Ca^{2+} 变化的减弱阻止了酶原激活，提示 Ca^{2+} 是酶原激活所必需的[9, 15]。使用天然钙拮抗药 Mg^{2+} 预防持续性 Ca^{2+} 增加也可以减少胰蛋白酶原的激活和急性胰腺炎的严重程度。有趣的是，使用不同药剂如毒胡萝卜素或离子霉素来人工升高细胞内 Ca^{2+}，不会引起胰蛋白酶原的激活和其他急性胰腺炎的变化，这表明尽管持续增加 Ca^{2+} 是必需的，但这并不是引起急性胰腺炎的充分条件。

研究者对急性胰腺炎时病理性 Ca^{2+} 浓度变化的来源也进行了分析。细胞质内 Ca^{2+} 浓度的异常增加是由于细胞内储存的过度释放或 Ca^{2+} 清除不足或没有充分清除。从内质体和线粒体 Ca^{2+} 储存的释放、Ca^{2+} 增加的流入以及 Ca^{2+} 的清除不足均被证明是急性胰腺炎期间观察到的病理性 Ca^{2+} 增加的原因之一。

4. 急性胰腺炎中炎症通路的激活

随着时间的推移，局部腺泡事件最终导致全身炎症的发生和发展。它是失控的全身炎症，是人类疾病期间死亡率和发病率的主要原因。实验模型的研究表明，急性胰腺炎早期存在腺泡内炎症通路的激活，该通路可诱导各种细胞因子和趋化因子的合成和释放。NF-κB 这一炎症途径的主要调节因子，在体外和动物模型中，在急性胰腺炎发生后 15～30min 被激活。除了蛋白激酶 C 的激活外，腺泡内胞浆钙的变化也是激活 NF-κB 所必需的。有趣的是，胰蛋白酶和 NF-κB 的激活是独立的事件。有清楚的实验证实，使用药物抑制药来抑制胰蛋白酶并不影响 NF-κB 活性。用缺乏胰蛋白酶原 7（T7-KO）基因的小鼠进一步证实了 NF-κB 激活以及局部和全身炎症与胰蛋白酶激活无关。小鼠胰蛋白酶原同工酶种类繁多，但 T7-KO 是急性胰腺炎时胰蛋白酶腺泡内活化的同工酶。有趣的是，缺乏腺泡内胰蛋白酶原激活的 T7-KO 小鼠有类似的局部和全身炎症程度（图 6-4），这再次表明炎症和腺泡内酶原激活的独立性 [16]。正如已经讨论的，组织蛋白酶 B 在急性胰腺炎中是必不可少的激活胰蛋白酶的物质。Halangk 等的研究显示，组织蛋白酶 B 敲除小鼠比野生型小鼠具有更少的坏死 [13]。然而，胰腺炎时胰腺或肺部白细胞浸润的程度不受组织蛋白酶 B 的影响，表明组织蛋白酶 B 和胰蛋白酶与全身炎症的进展无关。

　　一旦 NF-κB 被激活，它会导致细胞因子和趋化因子的合成和分泌。阻断 NF-κB 激活（例如 N- 乙酰半胱氨酸）阻止了海藻毒素过度刺激诱导的细胞因子转录，从而表明 NF-κB 参与了海藻毒素诱导的细胞因子激活 [17]。这些趋化因子和细胞因子不仅吸引中性粒细胞和巨噬细胞进入胰腺，而且导致它们的活化。据推测，先天免疫系统的激活以及细胞因子和趋化因子的释放将炎症损伤传播到全身水平。NF-κB 在急性胰腺炎发病机制中的作用尚存在争议。在雨蛙素过度刺激的胰腺炎模型和其他胰腺炎模型中，抑制 NF-κB 活化可显著降低胰腺炎的严重程度。当用抗氧化剂 N- 乙酰半胱氨酸或其他方法阻止 NF-κB 活化时，大鼠雨蛙素诱导胰腺炎的所有不良参数均降低 [17, 18]。唯一一个不同的研究是由 Steinle 等进行的，结果提示 NF-κB 在急性胰腺炎中的作用是有益的 [19]，即通过药物抑制 NF-κB 导致更大的胰腺损伤，以显示 NF-κB 在急性胰腺炎中的保护作用。在随访研究中，同一组在 NF-κB 基因敲除小鼠中表现出相似的结果 [20]。然而，该领域的总体共识表明，急性胰腺炎期间的 NF-κB 激活导致炎症级联的激活，该级联导致细胞因子和趋化因子的产生、炎症细胞的激活以及局部和全身损伤。未来的研究将通过控制这种全身炎症反应综合征的发生，这有助于推动急性胰腺炎的新疗法的发展。

（二）胰蛋白酶在急性胰腺炎中的作用

　　研究表明，通过药物抑制药抑制胰蛋白酶活性能减轻急性胰腺炎的严重程度 [12, 21]。正如前文所述，组织蛋白酶 B 对胰蛋白酶原的活化起着重要作用。通过抑制组织蛋白酶 B 活性或敲除组织蛋白酶 B 基因以抑制胰蛋白酶原的激活，同样能减轻急性胰腺炎的胰腺损伤 [12, 13]。胰蛋白酶中心理论的证据支持也来自遗传性胰腺炎患者中阳离子胰蛋白酶原基因 PRSS1 突变的发现 [22]。对重组人阳离子胰蛋白酶原制剂中胰腺炎相关 pR122H 突变的生化研究表明，该胰蛋白酶原突变具有增强自身自动活化的倾向，并可抵抗胰凝乳蛋白酶 C 对其的降解。胰蛋白酶在急性胰腺炎中的作用已经在许多的实验研究中得到了探究。Gaiser 等研究证实，大鼠阴离子胰蛋白酶原 PRSS2 在胰腺腺泡中的低度表达就足以诱发胰腺炎，尽管该研究所用的模型缺乏急性胰腺炎实验模型中观察到的短暂、高水平的胰蛋白酶激活，但该研究再次支持胰蛋白酶激活在胰腺炎发病机制中的作用 [23]。然而，对该研究的解释需要慎重，因为这种过度表达模型是人为的，并且缺乏在急性胰腺炎期间观察到的刺激物和其他腺泡内过程。

　　通过开发和使用缺乏胰蛋白酶原同工型酶 -7（人阳离子胰蛋白酶原 PRSS1 的鼠旁系同源）的新型基因敲除小鼠，胰蛋白酶在急性胰腺炎中的作用得到了更深入研究。在此类小鼠中，并没有观察到急性胰腺炎时的病理性腺泡和胰内胰蛋白酶的激活。有趣的是，胰腺炎实验模型中观察到的腺泡细胞坏死在这些新型的 T7-KO 小鼠中只是减少，但并不完全消失（图 6-4）。此外，在这些小鼠中，NF-κB 的激活、局部和全身的炎症反应没有因胰蛋白酶缺乏而改变（图 6-4）。这些研究表明，胰蛋白酶仅与急性胰腺炎期间观察到的腺泡细胞坏死部分相关，而与局部和全身炎症反应无关。胰蛋白酶似乎是损伤起始时所必需的，而胰蛋白酶以外的炎症途径（重要的是 NF-κB）决定了疾病的进展和严重程度。

1. 胰蛋白酶介导的腺泡细胞损伤机制

虽然胰蛋白酶在腺泡细胞损伤中所起的作用已得到证实，但其确切机制尚不清楚。最近研究表明，其机制是在胰腺炎期间，胰蛋白酶导致共定位小泡渗透化，致使组织蛋白酶 B 从共定位细胞器中逃逸到细胞质中，进而导致细胞死亡。这一结论得到以下发现的支持，即大剂量的雨蛙素刺激导致组织蛋白酶 B 在细胞质中的释放，这种释放依赖于胰蛋白酶。不管是在前文所述的 T7-KO 小鼠还是通过抑制胰蛋白酶的药理作用，只要胰蛋白酶缺乏，急性胰腺炎期间组织蛋白酶 B 向细胞质的释放就会受阻（图 6-4）。胰蛋白酶在诱导腺泡细胞凋亡中的作用进一步被实验证明，在该实验中，大剂量的雨蛙素刺激可诱导腺泡细胞的凋亡，而这种现象可通过组织蛋白酶 B 和胰蛋白酶抑制药的预处理阻止（图 6-5）。有趣的是，当组织蛋白酶 B 或胰蛋白酶被加入到渗透化的腺泡中，为了模拟细胞质中存在组织蛋白酶 B 或胰蛋白酶时，剂量依赖性的凋亡只在细胞质中存在组织蛋白酶 B 被观察到，而在细胞质中存在胰蛋白酶时却观察不到 [24]（图 6-5）。这提示是细胞质中的组织蛋白酶 B 而不是胰蛋白酶在诱导腺泡细胞凋亡中起作用。这些观察结果已获得通过 T7 SKO 和 CBKO 动物实验得到类似发现的支持 [24]。从这些实验中得到最符合逻辑的推论是，共定位细胞器中活化胰蛋白酶的参与使细胞器"渗漏"，导致组织蛋白酶 B 渗漏到细胞质中，在这里，新释放的组织蛋白酶 B 激活细胞凋亡通路。胰蛋白酶的抑制防止共定位细胞器变脆弱，从而阻止组织蛋白酶 B 释放到细胞质中。外源性胰蛋白酶在链球菌溶血素 O（SLO）通透的腺泡细胞中，未能激活半胱天冬酶表明胰蛋白酶并非直接介导腺泡细胞死亡。

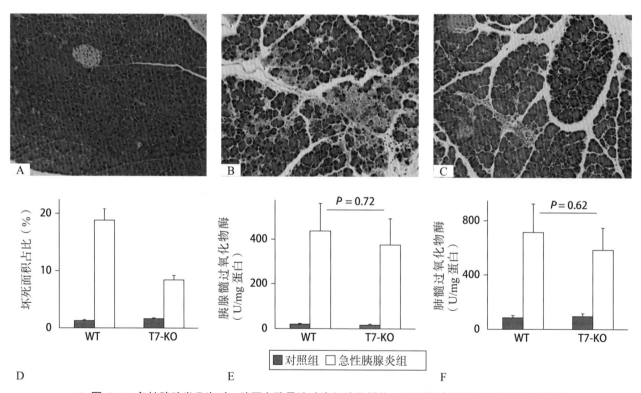

▲ 图 6-4　急性胰腺炎发生时，胰蛋白酶导致腺泡细胞的损伤，而不影响局部和全身炎症的发生

A. 未经处理的小鼠病理切片图。B. 大剂量雨蛙素处理的野生型小鼠病理切片图。与 A 相比，图示导致腺泡细胞坏死、水肿和中性粒细胞浸润。C. T7-KO 小鼠病理切片图，图中大剂量雨蛙素刺激引起的腺泡细胞损伤有所减轻，但并未完全被阻止，这提示存在着与胰蛋白酶无关的腺泡细胞坏死机制；D. 在野生型和 T7-KO 小鼠急性胰腺炎模型中观察到腺泡细胞坏死的定量分析。与未经治疗的对照组相比，通过过氧化物酶水平测量得到的炎症程度在野生型和 T7-KO 小鼠的胰腺（E）及肺部（F）中类似（改编自 DaWra 等，2011[16]。经 Elsevier 许可使用）

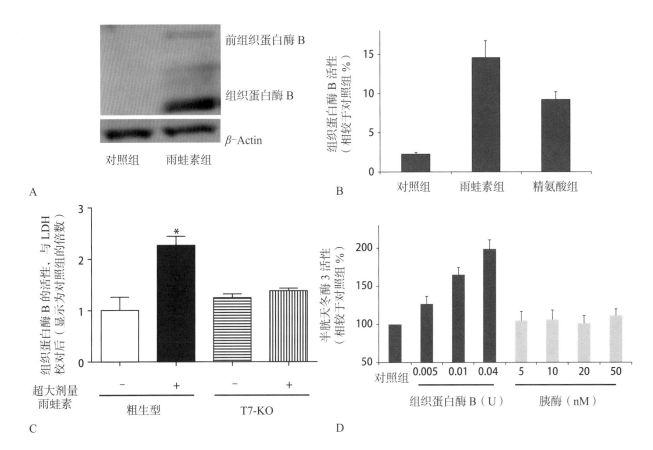

▲ 图 6-5　胰蛋白酶通过诱导组织蛋白酶 B 释放到细胞质中而间接诱导腺泡细胞的细胞死亡

A. 用大剂量的雨蛙素处理离体的大鼠腺泡细胞，导致组织蛋白酶 B 释放到胞质内；B. 在大鼠雨蛙素和 L- 精氨酸胰腺炎过程中，组织蛋白酶 B 释放到细胞质内；C. 组织蛋白酶 B 以胰蛋白酶依赖的方式释放到细胞质中，因为 T7-KO 小鼠没有显示出组织蛋白酶 B 释放到细胞质中以响应雨蛙素的大剂量刺激；D. 将组织蛋白酶 B 而非胰蛋白酶添加到 SLO 通透的腺泡细胞中可导致半胱天冬酶 3 的激活，表明在急性胰腺炎期间，是细胞质中的组织蛋白酶 B 而非胰蛋白酶激活细胞凋亡（改编自 Talukdar 等，2016[24]。经 Elsevier 的许可使用）

　　凋亡的发生主要有两条途径，即外源性途径和内源性途径。外源性途径涉及凋亡受体，并发生在响应外部信号时。而内源性途径涉及线粒体，并发生在响应内部信号时。溶酶体破坏预示内源性凋亡途径的启动，涉及凋亡前 Bcl-2 家族 Bid 的分裂。在凋亡刺激下，Bcl-2 促凋亡蛋白 Bax 发生构象改变并转位到线粒体，在那里，它寡聚化并形成微孔，允许细胞色素 c 释放到细胞质中。研究还表明，在实验性急性胰腺炎的早期阶段，细胞色素 c 释放到细胞质中，细胞色素 c 反过来激活半胱天冬酶 -9，随后导致半胱天冬酶 -3 的激活。接着半胱天冬酶 -3 通过不同下游介质介导凋亡的细胞内变化。最近的研究表明，在腺泡细胞死亡过程中，组织蛋白酶 B 主要通过内源途径释放到细胞质中，诱导 Bid 裂解和 Bax 活化，诱导细胞凋亡。截短的 Bid 和激活的 Bax 引起线粒体细胞色素 c 的释放，进而导致半胱天冬酶 -3 激活和腺泡细胞凋亡。

　　2. 急性胰腺炎过程中自噬通路的改变

　　自噬是一种涉及长时间存活的蛋白质和受损细胞器在溶酶体降解的稳态过程。自噬过程伴有特征性的形成双层膜囊泡结构，称为自噬小体，内含有循环的蛋白质和细胞器。自噬体与内胚层融合，然后与溶酶体融合，从而产生自溶体，其内容物被溶酶体酶降解，降解产物循环回到细胞质中。在胰腺腺泡细胞中高水平的蛋白质合成和降解过程中，这些细胞具有较高的自噬通量。研究表明，在胰腺炎期间腺泡细胞中往往聚集大量自噬泡，其中大部分是自噬性溶酶体[25]。LC3 II是自噬泡的标志物，自噬泡的产生于LC3 II水平密切相关。有趣的是，在急性胰腺炎期间，p62水平升高，提示自噬效率降低。由此推测，在急性胰腺炎期间，自噬性空泡的形成增加，但包括溶酶体酶诱导自溶酶体降解在内的这些初始步骤之外的步骤被阻断。似乎良好的自噬机制对胰腺内环境稳定很重要，其损伤可导致胰腺萎缩、纤维化和慢性胰腺炎[26, 27]。

3. 线粒体功能障碍

线粒体是细胞的发电厂，提供正常细胞活动所需的大部分能量。在急性胰腺炎中可以观察到线粒体功能障碍。急性胰腺炎期间过量的活性氧（reactive oxygen species，ROS）和其他刺激因素造成线粒体的直接损伤，导致线粒体通透性增高、转换孔开放和线粒体潜能的丧失。这导致两个主要后果：①线粒体内容物释放到细胞液中，其中许多物质，如细胞色素c等，能激活细胞死亡途径；②ATP的产生缺乏。研究表明，在没有ATP的情况下，相对走凋亡途径需要能量而言，细胞死亡会走坏死途径。然而，这些途径与其他疾病中线粒体依赖性细胞死亡途径的区别尚不清楚。

4. 急性胰腺炎时的内质网应激

未折叠蛋白反应（unfolded protein response，UPR）是急性胰腺炎的早期事件之一。现在已经确定，诸如缺氧和氧化应激的病理状况导致未折叠蛋白质在内质网腔和内质网应激中的积累。这导致UPR的激活，从而增加蛋白质折叠并帮助细胞存活。然而，如果UPR不堪重负，则会激活细胞凋亡途径。鉴于胰腺腺泡细胞的蛋白质合成需求大于体内任何组织的蛋白质合成需求，腺泡细胞具有强大的UPR系统。以前的研究[28, 29]显示实验性胰腺炎期间UPR激活。在哺乳动物细胞中，UPR由三种内质网传感器控制，即蛋白激酶R样内质网激酶（endoplasmic reticulum-resident protein kinase，PERK）、肌醇必需酶1（IRE1）和活化转录因子6（ATF6）。当内质网稳态受到扰动时，累积的错误折叠蛋白结合Grp78，从而激活内质网传感器。IRE1通过对转录因子Xbp-1的非常规剪接启动下游信号传导，其与内质网应激反应元件结合导致内质网伴侣的转录。PERK活化导致翻译起始因子eIF2α的磷酸化，这导致蛋白质合成的抑制，从而降低内质网上未折叠蛋白质的负荷。ATF6的激活也增加了grp78和CHOP的转录。对胰腺炎进行的有限研究表明，所有这些途径在诱导急性胰腺炎时都会被激活[29, 30]。然而，内质网应激如何在已知的急性胰腺炎中进行整合，即其与酶原激活，共定位和炎症通路活化的关系尚不清楚。

内质网应激在胰腺炎中的作用也已在酒精性胰腺炎的模型中进行了评估。在一项相关研究中，Lugea等[31]证明给小鼠喂食乙醇饮食可以激活UPR并增加XBP-1和蛋白质二硫键异构酶（protein disulfide isomerase，PDI）的水平，这是一种众所周知的XBP-1靶标。尽管动物模型中的乙醇喂养激活了UPR，但腺泡细胞的损伤很小。然而，如果UPR受到干扰，例如XBP-1缺乏，乙醇喂养会降低内质网调节因子的表达、促凋亡信号的上调，以及自噬作用的激活和腺泡细胞损伤的增加。在乙醇诱导的急性胰腺炎中，平衡是如何从ER应激的有益性向有害事件转变的，尚不清楚。

（三）系统性损伤

腺泡内事件和炎症通路的激活导致趋化因子和细胞因子的合成。这些信号分子募集炎症细胞（如中性粒细胞和巨噬细胞）到胰腺组织中。由巨噬细胞、内皮细胞和上皮细胞分泌的细胞因子也参与到炎症细胞的募集过程中。浸润到损伤组织的细胞诱发腺泡细胞进一步的损伤，并分泌多种如肿瘤坏死因子-α（tumor necrosis factor-alpha，TNF-α）、白细胞介素（interleukin，IL）-1、IL-2、IL-6等促炎细胞因子，其他趋化因子和抗炎因子如IL-10、IL-1受体拮抗物，这导致了炎症反应的放大及全身扩散。系统炎症反应主要决定胰腺炎的严重程度以及急性胰腺炎的死亡率和主要并发症发病率。考虑到不同促炎细胞因子在系统损伤的发病机制中起到的作用，一部分下调的细胞因子可能成为潜在的治疗靶点并已在实验中进行评估。例如，在急性胰腺炎严重程度上，行基因敲除细胞因子（如 TNF-α）的老鼠比未进行处理的老鼠轻。通过重组的血小板活化因子（platelet activating factor，PAF）乙酰水解酶或者 PAF 拮抗药，可以下调血小板活化因子以减轻胰腺炎的严重程度[32]。相似的，缺乏物质 P 受体[33] 或者预先用物质 P 受体拮抗药[34] 处理的小鼠所患胰腺炎的严重程度较轻[35]。不幸的是，这些发现在临床试验中并没有使患者获益。实验和临床结果不一致的原因可能是这些治疗方案在实验模型中只起到预防的作用，但在临床上，许多患者已经有相关细胞因子的升高，这些治疗方案可能无法有效地逆转已经产生的损伤。而且，细胞因子网络比较繁杂，多个细胞因子的作用效果常常是交叉重叠的。因此，抑制一个细胞因子可能不能产生明显的效果。

中性粒细胞诱导的局部损伤

有大量的实验证据指出，因腺泡内事件导致的初期损伤使大量的中性粒细胞聚集在胰腺产生进一步的组织损伤。中性粒细胞在胰腺的聚集需要上调内皮细胞黏附分子及与白细胞之间的相互作用。在急性胰腺炎中，发现内皮细胞黏附分子如 P- 选择素和 E- 选择素水平升高，并且与胰腺和系统损伤的严重程度相关。关于中性粒细胞在急性胰腺炎发病机制中的角色，初步证据是基于诱导胰腺炎之前用抗中性粒细胞血清[36] 或者抗 Gr-1 抗体[37, 38] 处理中性粒细胞的实验。在这些实验中，胰腺炎的严重程度明显降低，说明中性粒细胞在引起组织损伤中的作用。在接下来的实验中，通过靶向调控 P- 选择素[39] 或用 CXCR2 拮抗药[40] 来下调中性粒细胞在炎症组织中的浸润程度，结果发现随着中性粒细胞的明显下降，胰腺损伤的严重程度也降低。据报道，血小板衍生的 CXCL4 调节中性粒细胞的浸润[41]。在急性胰腺炎发生之前，基于抗血小板抗体可减少 CXCL4 的水平、中性粒细胞浸润程度和胰腺炎相关的组织损伤。所以，中性粒细胞介导的胰腺损伤机制处于研究中。有证据指出，胰腺组织中活化的中性粒细胞激活胰蛋白酶原，激活的胰蛋白酶会引起更多的组织损伤。在胰腺炎中，中性粒细胞浸润被认为是主要介导胰蛋白酶活化第二阶段的机制[37]。但是，胰蛋白酶原活化的初始阶段是独立于中性粒细胞。中性粒细胞依赖的胰蛋白酶活化被认为是通过烟酸腺嘌呤二核苷酸磷酸（nicotinamide adenine dinucleotide phosphate，NADPH）氧化酶介导的[36]。中性粒细胞中的基质金属蛋白酶 -9（matrix metalloproteinase-9，MMP-9）在活化后会被释放[42]。利用它的特异性抑制药（BB-94）也能减少胰蛋白酶原活化，但 MMP-9 介导的胰蛋白酶活化的机制仍然不清楚。除了胰蛋白酶原激活，如升高的 ROS 自由基和中性粒细胞弹性蛋白酶介导的损伤等其他机制也在研究中。最近有研究指出，在组织损伤中的中性粒细胞外诱捕网（neutrophil extracellular trap，NET）被认为通过上调胰蛋白酶激活介导，但中性粒细胞外诱捕网是如何引起胰蛋白酶原的活化暂不清楚[43]。考虑到中性粒细胞在急性胰腺炎局部或者系统损伤中的重要角色，进一步了解中性粒细胞在急性胰腺炎中如何激活和诱导损伤的机制，可以让我们通过调节它们的功能选择以取得治疗获益。

五、总结

总的来说，实验分析为我们提供了大量关于急性胰腺炎的病理生理过程的信息。虽然在体外实验和动物实验上仍然有明显的不足，但它们能准确地建立急性胰腺炎的组织病理学和病理生理学模型。这些模型阐明了多个关键病理生理过程如酶原激活、共定位、分泌抑制、细胞内钙离子水平调节、自噬功能、内质网应激、NF-κB 活化和线粒体功能障碍。最新研究证明，胰蛋白酶在腺泡细胞损伤中只起到了部分的作用，局部和全身性炎症反应不依赖于胰蛋白酶活化。局部和系统炎症反应是急性胰腺炎发病和死亡的主要原因。更好地了解病理生理学和炎症反应的进展可以促进调节炎症反应治疗手段的发展并且改善急性胰腺炎患者的预后。

☞ 参考文献

[1] Banks PA, Freeman ML, Practice Parameters Committee of the American College of Gastroenterology. Practice guidelines in acute pancreatitis. Am J Gastroenterol 2006;101:2379–2400.

[2] Lowenfels AB, Maisonneuve P, Cavallini G et al. Prognosis of chronic pancreatitis: an international multicenter study. International Pancreatitis Study Group. Am J Gastroenterol 1994;89:1467–1471.

[3] Fagenholz PJ, Fernandez-del Castillo C, Harris NS et al. Direct medical costs of acute pancreatitis hospitalizations in the United States. Pancreas 2007;35:302–307.

[4] Chiari H. Über die Selbstverdauung des menschlichen Pankreas. Z Heilk 1896;17:69–96.

[5] Bialek R, Willemer S, Arnold R et al. Evidence of intracellular activation of serine proteases in acute cerulein-induced pancreatitis in rats. Scand J Gastroenterol 1991;26:190–196.

[6] Grady T, Saluja A, Kaiser A et al. Edema and intrapancreatic trypsinogen activation precede glutathione depletion during caerulein pancreatitis. Am J Physiol 1996;271:G20–G26.

[7] Mithofer K, Fernandez-del Castillo C, Rattner D et al. Subcellular kinetics of early trypsinogen activation in acute rodent pancreatitis. Am J Physiol 1998;274:G71–G79.

[8] Grady T, Mah'Moud M, Otani T et al. Zymogen proteolysis within the pancreatic acinar cell is associated with cellular injury. Am J Physiol 1998;275:G1010–G1017.

[9] Saluja AK, Bhagat L, Lee HS et al. Secretagogue-induced digestive enzyme activation and cell injury in rat pancreatic acini. Am J Physiol 1999;276:G835–G842.

[10] Sharma A, Tao X, Gopal A et al. Protection against acute pancreatitis by activation of protease-activated receptor-2. Am J Physiol Gastrointest Liver Physiol 2005;288:G388–G395.

[11] Singh VP, Bhagat L, Navina S et al. Protease-activated receptor-2 protects against pancreatitis by stimulating exocrine secretion. Gut 2007;56:958–964.

[12] Van Acker GJ, Saluja AK, Bhagat L et al. Cathepsin B inhibition prevents trypsinogen activation and reduces pancreatitis severity. Am J Physiol Gastrointest Liver Physiol 2002;283:G794–G800.

[13] Halangk W, Lerch MM, Brandt-Nedelev B et al. Role of cathepsin B in intracellular trypsinogen activation and the onset of acute pancreatitis. J Clin Invest 2000;106:773–781.

[14] Singh VP, Saluja AK, Bhagat L et al. Phosphatidylinositol 3-kinase-dependent activation of trypsinogen modulates the severity of acute pancreatitis. J Clin Invest 2001;108:1387–1395.

[15] Kruger B, Albrecht E, Lerch MM. The role of intracellular calcium signaling in premature protease activation and the onset of pancreatitis. Am J Pathol 2000;157:43–50.

[16] Dawra R, Sah RP, Dudeja V et al. Intra-acinar trypsinogen activation mediates early stages of pancreatic injury but not inflammation in mice with acute pancreatitis. Gastroenterology 2011;141:2210–2217.e2.

[17] Gukovsky I, Gukovskaya AS, Blinman TA et al. Early NF-kappaB activation is associated with hormone-induced pancreatitis. Am J Physiol 1998;275:G1402–G1414.

[18] Dunn JA, Li C, Ha T et al. Therapeutic modification of nuclear factor kappa B binding activity and tumor necrosis factor-alpha gene expression during acute biliary pancreatitis. Am Surg 1997;63:1036–1043; discussion, 1043–1044.

[19] Steinle AU, Weidenbach H, Wagner M et al. NF-kappaB/Rel activation in cerulein pancreatitis. Gastroenterology 1999;116:420–430.

[20] Algül H, Treiber M, Lesina M et al. Pancreas-specific RelA/p65 truncation increases susceptibility of acini to inflammation-associated cell death following cerulein pancreatitis. J Clin Invest 2007;117:1490–1501.

[21] Van Acker GJ, Weiss E, Steer ML et al. Cause–effect relationships between zymogen activation and other early events in secretagogue-induced acute pancreatitis. Am J Physiol Gastrointest Liver Physiol 2007;292:G1738–G1746.

[22] Whitcomb DC, Gorry MC, Preston RA et al. Hereditary pancreatitis is caused by a mutation in the cationic trypsinogen gene. Nat Genet 1996;14:141–145.

[23] Gaiser S, Daniluk J, Liu Y et al. Intracellular activation of trypsinogen in transgenic mice induces acute but not chronic pancreatitis. Gut 2011;60:1379–1388.

[24] Talukdar R, Sareen A, Zhu H et al. Release of cathepsin B in cytosol causes cell death in acute pancreatitis. Gastroenterology 2016;151:747–758.e5.

[25] Mareninova OA, Hermann K, French SW et al. Impaired autophagic flux mediates acinar cell vacuole formation and trypsinogen activation in rodent models of acute pancreatitis. J Clin Invest 2009;119:3340–3355.

[26] Antonucci L, Fagman JB, Kim JY et al. Basal autophagy maintains pancreatic acinar cell homeostasis and protein synthesis and prevents ER stress. Proc Natl Acad Sci U S A 2015;112:E6166–E6174.

[27] Diakopoulos KN, Lesina M, Wormann S et al. Impaired autophagy induces chronic atrophic pancreatitis in mice via sex- and nutrition-dependent processes. Gastroenterology 2015;148:626–638.e17.

[28] Kubisch CH, Logsdon CD. Secretagogues differentially activate endoplasmic reticulum stress responses in pancreatic acinar cells. Am J Physiol Gastrointest Liver Physiol 2007;292:G1804–G1812.

[29] Kubisch CH, Sans MD, Arumugam T et al. Early activation of endoplasmic reticulum stress is associated with arginine-induced acute pancreatitis. Am J Physiol Gastrointest Liver Physiol 2006;291:G238–G245.

[30] Szmola R, Sahin-Toth M. Pancreatitis-associated chymotrypsinogen C (CTRC) mutant elicits endoplasmic reticulum stress in pancreatic acinar cells. Gut 2010;59:365–372.

[31] Lugea A, Tischler D, Nguyen J et al. Adaptive unfolded protein response attenuates alcohol-induced pancreatic damage. Gastroenterology 2011;140:987–997.

[32] Denham W, Yang J, Fink G et al. Gene targeting demonstrates additive detrimental effects of interleukin 1 and tumor necrosis factor during pancreatitis. Gastroenterology 1997;113:1741–1746.

[33] Hofbauer B, Saluja AK, Bhatia M et al. Effect of recombinant platelet-activating factor acetylhydrolase on two models of experimental acute pancreatitis. Gastroenterology 1998;115:1238–1247.

[34] Dabrowski A, Gabryelewicz A, Chyczewski L. The effect of platelet activating factor antagonist (BN 52021) on cerulein-induced acute pancreatitis with reference to oxygen radicals. Int J Pancreatol 1991;8:1–11.

[35] Bhatia M, Saluja AK, Hofbauer B et al. Role of substance P and the neurokinin 1 receptor in acute pancreatitis and pancreatitis-associated lung injury. Proc Natl Acad Sci U S A 1998;95:4760–4765.

[36] Gukovskaya AS, Vaquero E, Zaninovic V et al. Neutrophils and NADPH oxidase mediate intrapancreatic trypsin activation in murine experimental acute pancreatitis. Gastroenterology 2002;122:974–984.

[37] Abdulla A, Awla D, Thorlacius H et al. Role of neutrophils in the activation of trypsinogen in severe acute pancreatitis. J Leukoc Biol 2011;90:975–982.

[38] Chen G, Xu F, Li J et al. Depletion of neutrophils protects against l-arginine-induced acute pancreatitis in mice. Cell Physiol Biochem 2015;35:2111–2120.

[39] Hartman H, Abdulla A, Awla D et al. P-selectin mediates neutrophil rolling and recruitment in acute pancreatitis. Br J Surg 2012;99:246–255.

[40] Steele CW, Karim SA, Foth M et al. CXCR2 inhibition suppresses acute and chronic pancreatic inflammation. J Pathol 2015;237:85–97.

[41] Wetterholm E, Linders J, Merza M et al. Platelet-derived CXCL4 regulates neutrophil infiltration and tissue damage in severe acute pancreatitis. Transl Res 2016;176:105–118.

[42] Awla D, Abdulla A, Syk I et al. Neutrophil-derived matrix metalloproteinase-9 is a potent activator of trypsinogen in acinar cells in acute pancreatitis. J Leukoc Biol 2012;91:711–719.

[43] Merza M, Hartman H, Rahman M et al. Neutrophil extracellular traps induce trypsin activation, inflammation, and tissue damage in mice with severe acute pancreatitis. Gastroenterology 2015;149:1920–1931.e8.

[44] Hofbauer B, Saluja AK, Lerch MM et al. Intra-acinar cell activation of trypsinogen during caerulein-induced pancreatitis in rats.

Am J Physiol 1998;275:G352–G362.

[45]   Saluja AK, Saluja M, Printz H et al. Experimental pancreatitis is mediated by low-affinity cholecystokinin receptors that inhibit digestive enzyme secretion. Proc Natl Acad Sci U S A 1989;86:8968–8971.

[46]   Saluja A, Hashimoto S, Saluja M et al. Subcellular redistribution of lysosomal enzymes during caeruleininduced pancreatitis. Am J Physiol 1987;253:G508–G516.

Physiology and Pathophysiology of Function of Sphincter of Oddi

Oddi括约肌的生理及病理生理学功能

7

Savio George Barreto，James Toouli **著**

张传钊　简志祥 **译**

林　叶 **校**

一、概述

在一些最早描述人体构造的观察记录中就提到了胆囊和胆道的存在[1]，但直到很久以后它们在消化道的作用才逐渐清晰。16 世纪，一个靠近胆总管远端的膜性组织被认为阻止了十二指肠内容物回流到胆管中，但直到 1887 年 Rugero Oddi 在学医时详细描述其解剖之后才将该结构描述为括约肌并命名[2]。当 CCK 被证实能收缩胆囊和减少 Oddi 括约肌的抵抗力后，Oddi 括约肌的生理作用得到了进一步的认识。这些和随后的研究坚定地提示了胆囊收缩、Oddi 括约肌功能、胆汁进入十二指肠的流动之间存在密切的关系。

二、Oddi 括约肌解剖学和形态学

胆总管和胰管的末端公共通道部分以及 Vater 壶腹的主要部分，被不同厚度的平滑肌包绕，共同形成 Oddi 括约肌（图 7-1）。人类 Oddi 括约肌的主要部分位于十二指肠壁内，在解剖学和功能上独立于十二指肠肌群。

胆总管末端（胆管括约肌）、胰管（胰管括约肌）和公共通道（壶腹括约肌）存在明显的括约肌群[3]。然而，结合了影像学、导管铸型解剖、组织切片的研究并没有区分出单独的括约肌区[4]，尸检研究得出的结论是胆总管和胰管融合在十二指肠壁外的一个共同的结缔组织鞘中，并从被称为"胆总管窗口"的十二指肠肌肉缝隙一起穿过。然而，在该水平面肠腔并没有加入，而是由厚的肌肉隔膜隔开。在大多数受试者中，两个腔的融合发生在十二指肠的黏膜下层中，形成长度 2 ～ 17mm 不等的共同通道。在进入十二指肠之前，每个导管被圆形肌肉完全包围，部分成八字形图案。每个导管平滑肌的起始点在影像学

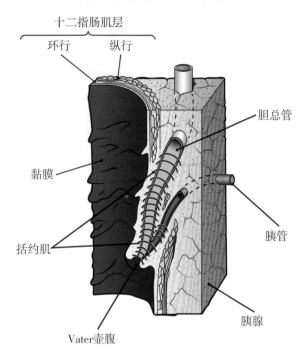

▲ 图 7-1　胆管和胰管与十二指肠交界处 Oddi 括约肌的解剖

上容易被识别为凹口。在凹口的远端，每个管腔在穿过十二指肠壁时变窄，这种变窄与由于平滑肌、结缔组织和黏液腺引起的管壁增厚有关。当导管穿过十二指肠壁纵向肌肉时，肌纤维在圆形导管肌纤维和十二指肠肌之间相互交叉。导管从十二指肠肌层出来后，在进入 Vater 壶腹前需要穿过十二指肠黏膜下层一段距离，在整个黏膜下层过程中，导管由圆形的平滑肌包裹。人体测量学研究支持 Hand 对 Oddi 括约肌的描述，因为尚未发现单独的括约肌区[5]。

Oddi 括约肌的黏膜由柱状上皮排列组成，含有许多分泌黏液的腺体。黏膜被抛入纵向褶皱，类似于黏膜瓣膜[6]。这些皱襞在近端标记最少且向远端逐渐增加，在公共通道中变得最多。偶尔可以看到黏膜褶皱从十二指肠乳头的孔口突出。

三、神经分布

　　肝外胆道由内在和外在的密集的神经网络支配，调节其平滑肌张力和上皮细胞功能。腹腔神经节由起源于 $T_7 \sim T_{10}$ 脊柱节段的交感神经纤维的运动和感觉神经组成。肝丛神经则是由迷走神经和副肝外胆系统提供运动神经的副交感神经组成[7]。

　　胆道壁由三层组成：浆膜层、肌层和黏膜层。神经节神经丛位于浆膜下层和上皮下层。Oddi 括约肌有一个丰富的神经丛，具有胆碱能神经节和较少数量的肾上腺素能神经节的优势。实验室免疫组织化学的研究表明，括约肌区域存在多种肽能神经元，包括甘丙肽、P 物质和含生长抑素的神经。另外，抑制性递质一氧化氮已经在括约肌的神经中得到证实，并且被认为在调节括约肌松弛方面具有重要功能。研究表明，括约肌区域的神经与近端胆道，胆囊和十二指肠相沟通[8, 9]。

四、生理学

　　胆汁通过肝总管和胆总管到达 Oddi 括约肌。Oddi 括约肌不仅调节胆汁和胰液流入十二指肠，而且也是防止十二指肠内容物回流到胰胆管通道的调节阀。由于所研究物种的解剖学差异，胆总管在控制胆汁流动中的作用已被混淆。人体组织学研究表明，胆总管壁内仅有薄的纵行取向的平滑肌层[10]，它的主要组织成分似乎是弹性纤维。然而，在其他物种中，例如绵羊，胆总管覆盖有圆形取向的平滑肌，有蠕动活性。

　　充分的证据表明，人胆总管没有原发性的推进功能。然而，弹性纤维和纵行取向的平滑肌提供了一个强直压力，可能有助于克服 Oddi 括约肌的强直抵抗力。胆囊切除术前后人的胆总管直径一直是个较为争议的话题，一部分分歧来源于确定管道尺寸的方法。显而易见，通过超声检查和磁共振胆管造影（magnetic resonance cholangiography，MRC）确定的管道尺寸不能等同于 ERCP 或术中腔外测量所得的结果。超声和 MRC 记录无扩张的管腔，而 ERCP 期间使用的对比剂可使管腔扩张。术中测量包括管壁厚度。一般情况下，超声测定的胆总管正常直径小于 6mm，ERCP 测定的胆总管直径小于 10mm，术中腔外测量胆总管直径小于 12mm。已经明确的是，胆囊切除术后胆总管的直径没有明显增加 [11, 12]。胆总管扩张的主要原因是腔内压力增高，这通常是由 Oddi 括约肌的原发性或继发性梗阻引起的。

五、Oddi 括约肌的动力特性

Oddi 括约肌的主要功能是控制胆汁和胰液向十二指肠的输送，这是可行的，因为胆管内的压力低。800～1500ml 的胆汁流经人的 Oddi 括约肌。对动物和人类的各种研究都试图评估 Oddi 括约肌控制胆汁和胰液流动的机制。这些研究表明，物种之间存在解剖学差异，Oddi 括约肌的动力特性因物种而异。因此，尽管存在许多共性，在将动物数据直接与人的 Oddi 括约肌的动力特性和功能进行比较时，必须要谨慎。

六、Oddi 括约肌动力特性的动物研究

在狗、猫、兔和猴子中的体内研究已经证明，Oddi 括约肌表现出与十二指肠活动无关的肌肉收缩。括约肌近端的胆总管和胰管未表现出自发性运动。针对狗的研究结果表明，Oddi 括约肌对胆汁有挤压作用，从而可以将少量液体从胆总管推进到十二指肠 [13]。对负鼠 Oddi 括约肌的压力测量和肌电图研究表明，负鼠胆总管排空的主要机制是 Oddi 括约肌从头侧到尾端全长传播的顺行位相性收缩 [14, 15]。然而，在禁食期间，位相性收缩的频率会周期性变化。在猫中，CCK 抑制括约肌的位相性收缩，并通过刺激非肾上腺素能、非胆碱能抑制神经元使括约肌张力下降，这种效果超越了激素较小、直接的平滑肌刺激作用 [16]。

研究表明，胆管内的压力会影响括约肌作为泵或电阻器的作用 [17]。这种内在活动受 Cajal 间质神经控制，并受激素 [16]、ATP、腺苷 [18] 和一氧化氮 [19] 的调节。

神经组织化学研究证实了 Oddi 括约肌存在肾上腺素能神经元和胆碱能神经元，动物实验已经确定了组胺能、胆碱能和肾上腺素能刺激对括约肌的药理作用 [14]。然而，这些药物作用对 Oddi 括约肌的生理意义还有待进一步研究。

迷走神经对 Oddi 括约肌生理功能的作用尚不清楚。Oddi 括约肌的神经元可能接受迷走神经输入，通过感觉纤维释放神经肽来调节活动，感觉纤维是十二指肠产生的兴奋突触输入的重要来源。在胆囊排空过程中，这种十二指肠 -Oddi 括约肌回路可能在括约肌张力与胆囊运动的协调中发挥着重要作用 [20]。对狗的研究表明，迷走神经横断后，流经 Oddi 括约肌的阻力降低 [21]。然而，在迷走神经切断术后的草原土拨鼠中，流经 Oddi 括约肌的阻力增加。迷走神经刺激研究的结果未能明确界定迷走神经在胆道动力学中的作用。澳大利亚负鼠的 Oddi 括约肌显示出与人类括约肌相似的活动。在这个物种中，抑制括约肌的位

相性收缩会促进胆汁的流动。事实表明，这种抑制是由神经释放一氧化氮介导的 [16]。有证据表明，一氧化氮介导了犬类 Oddi 括约肌所存在的通过雨蛙素、CCK 八肽介导的松弛作用 [22]。神经肽甘丙肽通过一个直接的机制选择性地刺激纵行取向的 Oddi 括约肌平滑肌，使跨括约肌流量适度减少 [23]。表 7-1 展示了各种生物活性剂对 Oddi 括约肌的效应。

七、人 Oddi 括约肌的动力特性

体外造影显示，人的 Oddi 括约肌能进行规律性的收缩以促进对比剂排入十二指肠内 [24]。而在胆道手术中通过测量 Oddi 括约肌压力发现，Oddi 括约肌压力有着规律的变化，压力的变化与体外造影中观察到压力的变化相似 [25]。在术中同样观察到 Oddi 括约肌起着阻止流体从胆总管流入十二指肠的作用。该阻止作用能在给予 CCK 八肽或平滑肌松弛剂如亚硝酸戊酯后减弱 [26]。

Oddi 括约肌的测压记录是通过十二指肠镜引入 Oddi 括约肌的压敏导管进行的（图 7-2）[27]。这些记录表明 Oddi 括约肌具有在基础收缩的基础上叠加显著的阶段性收缩的特点，能维持胆总管和胰管 3mmHg 的基础压力（图 7-3）。Oddi 括约肌相位收缩的幅度约为 130mmHg，平均频率为 4 次 / min。连续 3min 对阶段性收缩的传播方向的分析表明，大多数收缩（60%）从胆总管朝向十二指肠的前端方向收缩。少量的收缩向两边同时发生（24%）或逆行收缩（15%）。静注 CCK 八肽（20ng/kg）通常可以抑制阶段性收缩，并降低 Oddi 括约肌的基础压力。

表 7-1 各种生物活性剂对 Oddi 括约肌的效应

效 应	药 物
刺激剂	吗啡、甲硫氨酸 - 脑啡肽 甘丙肽 P 物质 胆囊收缩素 神经肽 Y 一氧化氮
抑制药	曲马多 胰高血糖素 降钙素基因相关肽 胆囊收缩素 肽 YY 生长抑素

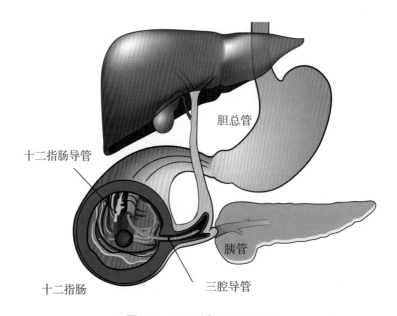

十二指肠导管

胆总管

十二指肠

胰管

三腔导管

▲ 图 7-2 Oddi 括约肌测压记录

三腔压敏导管通过十二指肠镜的活检通道定位在括约肌中，用单独的导管记录十二指肠压力

表 7-2 显示了正常受试者 Oddi 括约肌的压力。对胆管探查术后胆总管插入 T 管患者的研究 [28] 表明，禁食期间 Oddi 阶段收缩的括约肌频率与十二指肠蠕动相关，这与在负鼠实验中得到的结论类似（图 7-4）。

进食后，Oddi 括约肌通过抑制或减少阶段性收缩的幅度和降低 Oddi 括约肌的基础压力，促进胆汁流过 Oddi 括约肌。Oddi 括约肌的这种效果与静注 CCK 八肽后的作用类似。在人体，胆汁流动主要发生 Oddi 括约肌阶段性收缩的间隙与 Oddi 括约肌舒张期间。阶段性收缩将少量胆汁推入十二指肠内，但这不是胆汁流入十二指肠的主要方式。人体中 oddi 括约肌的阶段性收缩主要作用是避免十二指肠内容物反流到胆管或胰管中，并且防止小碎片进入胆管或胰管中。为了促进胆汁流过 Oddi 括约肌，需要抑制或减少阶段性收缩和降低基础压力。

表 7-2　记录正常受试者的 Oddi 括约肌的压力

项　目	正常值		异常值
	平均值	范　围	
基础压力（mmHg）	15	3 ~ 35	> 40
振幅（mmHg）	135	95 ~ 195	> 300
频率（次 /min）	4	2 ~ 6	> 7
方向			
顺行（%）	80	12 ~ 100	
同时（%）	13	0 ~ 50	
逆行（%）	9	0 ~ 50	

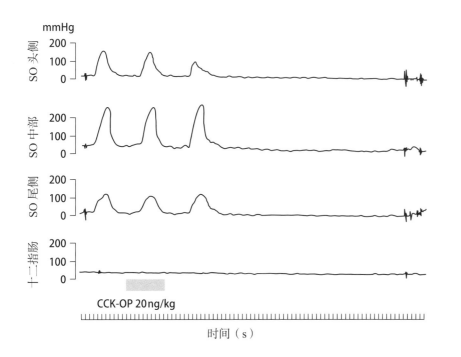

◀ 图 7-3　人括约肌的压力记录
来自 Oddi（SO）人括约肌的压力记录显示显著的阶段性收缩，其在注射八肽胆囊收缩素（CCK-OP）后被抑制

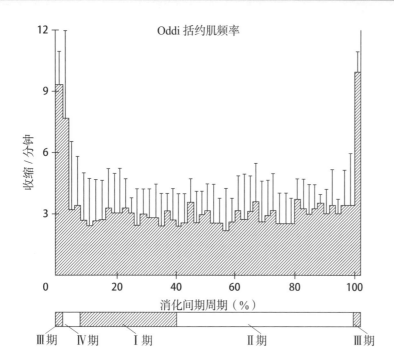

◀ 图 7-4　Oddi 括约肌的测压记录显示与十二指肠消化间期运动模式相关的收缩频率的变化

八、Oddi 括约肌功能障碍的病理生理学

根据罗马 Ⅲ 专家共识[29]，Oddi 括约肌功能障碍（sphincter of Oddi dysfunction，SOD）为与疼痛、肝酶或胰酶升高、胆总管扩张或胰腺炎发作有关的 Oddi 括约肌的运动异常。这种症状复杂的疾病最常见的表现包括胆囊切除术后持续或复发的"胆道"症状（10%～20%）[30]，或与特发性复发性急性胰腺炎一致的表现（异常的 Oddi 括约肌测压记录 30.5%[31]）。

罗马 Ⅲ 专家共识[29] 规定的 Oddi 括约肌功能障碍的诊断标准包括：位于上腹部和（或）右上象限的疼痛发作，以及表 7-3 中列出的所有标准。专家共识声明还列出了支持性标准，其中一种或多种与疼痛相关的表现可能有助于得出诊断，包括恶心和呕吐、对背部和（或）右肩胛下区域的放射性痛，或在半夜使患者从睡眠中醒来的疼痛。

表 7-3　罗马 Ⅲ Oddi 括约肌疾病的强制性诊断标准

(1) 发作持续 30min 或更长时间
(2) 间隔不同时间（不是每天）症状复发
(3) 疼痛程度维持稳定
(4) 痛苦呈中到重度，至中断患者的日常活动或导致急诊科就诊
(5) 排便不能缓解疼痛
(6) 体位改变不能缓解疼痛
(7) 抗酸药不能缓解疼痛
(8) 排除可以解释症状的其他器质性疾病

表 7-4　改进的 Milwaukee 分型对胆道和胰腺 Oddi 括约肌功能障碍诊断标准

类　型	胆　道	胰　腺
1 型	A. 胆道型疼痛 B. 至少 1 次升高的 ALT、AST、ALP 大于正常值上限的 1.1 倍 C. 胆管直径 ≥ 9mm	A. 胰腺型疼痛 B. 至少 1 次血清淀粉酶或脂肪酶水平为正常值上限的 1.1 倍 C. 头部 > 6 mm 的管道扩张和胰腺体内 > 5 mm 的管道扩张
2 型	A. 在类型 1 中提到的标准中使用 B 或 C 的胆道型疼痛	A. 在 1 型中提到的标准中使用 B 或 C 的胰腺型疼痛
3 型	A. 胆道型疼痛，无其他异常	A. 胰腺类型，无异常

ALP. 碱性磷酸酶；ALT. 丙氨酸氨基转移酶；AST. 天冬氨酸氨基转移酶

　　临床应用最广的 SOD 分类系统是针对胆道 [32] 和胰腺 [33] 疾病描述的改良 Milwaukee 分型（表 7-4）。这些分型已经从 Hogan 和 Geenen[34] 提出的原始 Milwaukee 分型中进行了修改。

　　基于测压记录将 SOD 分为两类 [35]，一类表现为狭窄型（基底括约肌压力异常升高 > 40mmHg），另一类则表现为运动障碍型，包括对 CCK 注射的异常反应、快速收缩频率、高逆行性收缩的百分比或短期基础压力的升高 [36]。这些患者表现出对吗啡或脂肪餐刺激的异常反应。据推测，后者可能促进了成人胆总管囊肿的发生 [37, 38]。

　　SOD 的狭窄亚型的特征主要体现在病理组织形态上的变化。对于严重的胆囊切除术后疼痛患者，行十二指肠 Oddi 括约肌成形术，术中切除的括约肌通过组织学检查证实了 Oddi 括约肌在病理组织形态上的变化。导致高基础压力变化的原因包括：乳头的炎症、乳头的隔膜或纤维化、乳头状胆固醇淤积 [39]、肌肉肥大或黏膜水肿 [40]。这些情况已经在 58% 接受十二指肠括约肌成形术和经乳头隔膜切除术治疗胆囊切除术后疼痛的患者中报道 [39]，同时认为这些可能是由小胆囊结石的慢性淤积引起 [39]。该亚型对应于改良的 Milwaukee1 型，并且对于括约肌切开术（外科手术或内镜）的反应最佳。我们之前研究已经证实，在复发性胰腺炎患者中，对于通过压力测定证实的狭窄 Oddi 括约肌进行手术括约肌成形术和切除术后，大多数患者的临床预后良好 [41, 42]。

　　另一方面，SOD 的运动障碍亚型是在没有任何病理异常的情况下，在功能性或神经激素干扰的作用下的结果 [35]。现有证据表明，隐孢子虫和 HIV 等感染也可以导致 SOD 的运动障碍亚型特征 [43]。该亚型对应 Milwaukee 分类的 2 型和 3 型。Oddi 括约肌测压对于诊断至关重要。我们注意到对 CCK 注射的异常反应 [40] 可能是肠神经系统缺陷的结果，类似于食管贲门失弛缓症的描述 [44]。括约肌切开术可缓解 1 型 SOD 的症状，但其在缓解运动障碍亚型的症状方面疗效较差 [45]，并且与随访时症状早期复发的风险相关 [46]。然而，在疼痛缓解方面，括约肌切开术的结果在 2 型和 3 型 SOD 患者中更为令人鼓舞，这些患者在术前测压时有明显的异常 [47]。该亚型对括约肌切开术的反应不均匀。我们已经通过实验阐明了甘丙肽可能参与急性胰腺炎发病的各种机制 [48]。鉴于甘丙肽对 Oddi 括约肌的作用 [23]，其对 SOD 诱导的急性胰腺炎 [49] 的贡献值得考虑。因此，使用甘丙肽拮抗药 [50-53] 可以在该亚组患者中提供潜在的治疗。

　　目前关于 SOD 疼痛的根本原因仍然还只是猜测，包括液体通过 Oddi 括约肌时的相对阻塞导致胆管或胰管扩张，痉挛性收缩引起的"缺血性"疼痛，乳头过敏，以及在胆囊切除术中严重损伤提供 Oddi 括约肌的神经。其他可能的解释包括十二指肠特异性内脏痛觉过敏（3 型 SOD）[54]，局部炎症或致敏过程引起的持续性内脏痛（胆道疼痛）或中枢神经系统伤害性神经元的持续过度兴奋 [55]，或其他功能性胃肠道疾病包括肠动力障碍[56]，肠易激综合征（IBS）和非溃疡性消化不良。

九、结论

Oddi 括约肌是一组小却十分重要的复合肌肉，可以调节胆汁和胰液流过人体中最复杂的解剖学管道交汇处。其活性受神经和激素调节剂的相互作用控制。在这种复杂的结构中，偶尔出现运动障碍并导致显著的临床综合征并不奇怪。

☞ 参考文献

[1] Glenn F, Grafe WR Jr. Historical events in biliary tract surgery. Arch Surg 1966;93:848–852.

[2] Oddi R. D'une disposition a sphincter speciale de l'ouverture du canal cholidoque. Arch Ital Biol 1887;8:317–322.

[3] Boyden E. The sphincter of Oddi in man and certain representative mammals. Surgery 1937;1:24–37.

[4] Hand BH. An anatomical study of the choledochoduodenal area. Br J Surg 1963;50:486–494.

[5] Toouli J, Geenen JE, Hogan WJ, Dodds WJ, Arndorfer RC. Sphincter of Oddi motor activity: a comparison between patients with common bile duct stones and controls. Gastroenterology 1982;82:111–117.

[6] Tansy MF, Salkin L, Innes DL, Martin JS, Kendall FM, Litwack D. The mucosal lining of the intramural common bile duct as a determinant of ductal opening pressure. Am J Dig Dis 1975;20:613–625.

[7] Burnett W, Gairns FW, Bacsich P. Some observations on the innervation of the extrahepatic biliary system in man. Ann Surg 1964;159:8–26.

[8] Padbury RT, Furness JB, Baker RA, Toouli J, Messenger JP. Projections of nerve cells from the duodenum to the sphincter of Oddi and gallbladder of the Australian possum. Gastroenterology 1993;104:130–136.

[9] Saccone GT, Harvey JR, Baker RA, Toouli J. Intramural neural pathways between the duodenum and sphincter of Oddi in the Australian brush-tailed possum in vivo. J Physiol 1994;481(Pt 2):447–456.

[10] Toouli J, Watts JM. In-vitro motility studies on the canine and human extrahepatic biliary tracts. Aust N Z J Surg 1971;40:380–387.

[11] Le Quesne LP, Whiteside CG, Hand BH. The common bile duct after cholecystectomy. Br Med J 1959;i:329–332.

[12] Hunt DR, Scott AJ. Changes in bile duct diameter after cholecystectomy: a 5-year prospective study. Gastroenterology 1989;97:1485–1488.

[13] Watts JM, Dunphy JE. The role of the common bile duct in biliary dynamics. Surg Gynecol Obstet 1966;122:1207–1218.

[14] Toouli J, Dodds WJ, Honda R et al. Motor function of the opossum sphincter of Oddi. J Clin Invest 1983;71:208–220.

[15] Honda R, Toouli J, Dodds WJ, Sarna S, Hogan WJ, Itoh Z. Relationship of sphincter of Oddi spike bursts to gastrointestinal myoelectric activity in conscious opossums. J Clin Invest 1982;69:770–778.

[16] Behar J, Biancani P. Effect of cholecystokinin and the octapeptide of cholecystokinin on the feline sphincter of Oddi and gallbladder. Mechanisms of action. J Clin Invest 1980;66:1231–1239.

[17] Grivell MB, Woods CM, Grivell AR et al. The possum sphincter of Oddi pumps or resists flow depending on common bile duct pressure: a multilumen manometry study. J Physiol 2004;558:611–622.

[18] Woods CM, Toouli J, Saccone GT, A2a and a3 receptors mediate the adenosine-induced relaxation in spontaneously active possum duodenum in vitro. Br J Pharmacol 2003;138:1333–1339.

[19] Baker RA, Saccone GT, Brookes SJ, Toouli J. Nitric oxide mediates nonadrenergic, noncholinergic neural relaxation in the Australian possum. Gastroenterology 1993;105:1746–1753.

[20] Balemba OB, Salter MJ, Mawe GM. Innervation of the extrahepatic biliary tract. Anat Rec A Discov Mol Cell Evol Biol

2004;280:836–847.

[21] Pitt HA, Doty JE, Roslyn JJ, DenBesten L. The role of altered extrahepatic biliary function in the pathogenesis of gallstones after vagotomy. Surgery 1981;90:418–425.

[22] Woods CM, Mawe GM, Toouli J, Saccone GT. The sphincter of Oddi: understanding its control and function. Neurogastroenterol Motil 2005;17(Suppl 1):31–40.

[23] Baker RA, Wilson TG, Padbury RT, Toouli J, Saccone GT. Galanin modulates sphincter of Oddi function in the Australian brush-tailed possum. Peptides 1996;17:933–941.

[24] Hess W. Physiology of the sphincter of Oddi. In: Classen M, Geenen J, Kawai K, eds. The Papilla Vateri and Its Diseases. Proceedings of the International Workshop of the World Congress of Gastroenterology, Madrid, 1978. Baden-Baden: Verlag Gerhard Witzshock, 1979: 14–21.

[25] Cushieri A, Hughes JH, Cohen M. Biliary-pressure studies during cholecystectomy. Br J Surg 1972;59:267–273.

[26] Butsch W, McGowan J, Waslters W. Clinical studies on the influence of certain drugs in relation to biliary pain and to the variations in intrabiliary pressure. Surg Gynecol Obstet 1936;63:451–456.

[27] Geenen JE, Hogan WJ, Dodds WJ, Stewart ET, Arndorfer RC. Intraluminal pressure recording from the human sphincter of Oddi. Gastroenterology 1980;78:317–324.

[28] Worthley CS, Baker RA, Iannos J, Saccone GT, Toouli J. Human fasting and postprandial sphincter of Oddi motility. Br J Surg 1989;76:709–714.

[29] Behar J, Corazziari E, Guelrud M, Hogan W, Sherman S, Toouli J. Functional gallbladder and sphincter of Oddi disorders. Gastroenterology 2006;130:1498–1509.

[30] Black NA, Thompson E, Sanderson CF. Symptoms and health status before and six weeks after open cholecystectomy: a European cohort study.Echss group. European Collaborative Health Services Study Group. Gut 1994;35:1301–1305.

[31] McLoughlin MT, Mitchell RM. Sphincter of Oddi dysfunction and pancreatitis. World J Gastroenterol 2007;13:6333–6343.

[32] Eversman D, Fogel EL, Rusche M, Sherman S, Lehman GA. Frequency of abnormal pancreatic and biliary sphincter manometry compared with clinical suspicion of sphincter of Oddi dysfunction. Gastrointest Endosc 1999;50:637–641.

[33] Petersen BT. Sphincter of Oddi dysfunction. Part 2. Evidence-based review of the presentations, with "objective" pancreatic findings (types Ⅰ and Ⅱ) and of presumptive type Ⅲ. Gastrointest Endosc 2004;59:670–687.

[34] Hogan WJ, Geenen JE. Biliary dyskinesia. Endoscopy 1988; 20(Suppl 1):179–183.

[35] Toouli J. What is sphincter of Oddi dysfunction? Gut 1989;30:753–761.

[36] Toouli J, Roberts-Thomson IC, Dent J, Lee J. Manometric disorders in patients with suspected sphincter of Oddi dysfunction. Gastroenterology 1985;88:1243–1250.

[37] Craig AG, Chen LD, Saccone GT, Chen J, Padbury RT, Toouli J. Sphincter of Oddi dysfunction associated with choledochal cyst. J Gastroenterol Hepatol 2001;16:230–234.

[38] Xia HT, Wang J, Yang T, Liang B, Zeng JP, Dong JH. Sphincter of Oddi dysfunction and the formation of adult choledochal cyst following cholecystectomy: a retrospective cohort study. Medicine (Baltimore) 2015;94:e2088.

[39] Moody FG, Becker JM, Potts JR. Transduodenal sphincteroplasty and transampullary septectomy for postcholecystectomy pain. Ann Surg 1983;197:627–636.

[40] Toouli J, Roberts-Thomson IC, Dent J, Lee J. Sphincter of Oddi motility disorders in patients with idiopathic recurrent pancreatitis. Br J Surg 1985;72:859–863.

[41] Toouli J, Di Francesco V, Saccone G, Kollias J, Schloithe A, Shanks N. Division of the sphincter of Oddi for treatment of dysfunction associated with recurrent pancreatitis. Br J Surg 1996;83:1205–1210.

[42] Toouli J. The sphincter of Oddi and acute pancreatitis—revisited. HPB (Oxford) 2003;5:142–145.

[43] Munoz Sanchez J, Atin del Campo V, Zubero Sulibarria Z, Teira Cobo R, Martinez Odriozola P, Santamaria Jauregui JM. Biliary pathology caused by Cryptosporidium and HIV infection. Report of 2 cases. Enferm Infecc Microbiol Clin 1991;9:59–61 (in Spanish).

[44] Dodds WJ, Dent J, Hogan WJ, Patel GK, Toouli J, Arndorfer RC. Paradoxical lower esophageal sphincter contraction induced by cholecystokinin-octapeptide in patients with achalasia. Gastroenterology 1981;80:327–333.

[45] Toouli J, Roberts-Thomson IC, Kellow J et al. Manometry based randomised trial of endoscopic sphincterotomy for sphincter of Oddi dysfunction. Gut 2000;46:98–102.

[46] Manoukian AV, Schmalz MJ, Geenen JE, Hogan WJ, Venu RP, Johnson GK. The incidence of post-sphincterotomy stenosis in group Ⅱ patients with sphincter of Oddi dysfunction. Gastrointest Endosc 1993;39:496–498.

[47] Sherman S, Lehman GA. Sphincter of Oddi dysfunction: diagnosis and treatment. JOP 2001;2:382–400.

[48] Barreto S, Carati C, Bhandari M, Toouli J, Saccone G. Galanin in the pathogeness of acute pancreatitis. Pancreas 2011;40:156–157.

[49] Chen JW, Thomas A, Woods CM, Schloithe AC, Toouli J, Saccone GT. Sphincter of Oddi dysfunction produces acute pancreatitis in the possum. Gut 2000;47:539–545.

[50] Barreto SG, Bazargan M, Zotti M et al. Galanin receptor 3—a potential target for acute pancreatitis therapy. Neurogastroenterol Motil 2011;23:e141–e151.

[51] Barreto SG, Carati CJ, Schloithe AC et al. The efficacy of combining feG and galantide in mild caerulein-induced acute pancreatitis in mice. Peptides 2010;31:1076–1082.

[52] Barreto SG, Carati CJ, Schloithe AC, Toouli J, Saccone GT. Octreotide negates the benefit of galantide when used in the treatment of caerulein-induced acute pancreatitis in mice. HPB (Oxford) 2010;12:403–411.

[53] Barreto SG, Carati CJ, Schloithe AC, Toouli J, Saccone GT. The combination of neurokinin-1 and galanin receptor antagonists ameliorates caerulein-induced acute pancreatitis in mice. Peptides 2010;31:315–321.

[54] Desautels SG, Slivka A, Hutson WR et al. Postcholecystectomy pain syndrome: pathophysiology of abdominal pain in sphincter of Oddi type Ⅲ. Gastroenterology 1999;116:900–905.

[55] Kurucsai G, Joo I, Fejes R et al. Somatosensory hypersensitivity in the referred pain area in patients with chronic biliary pain and a sphincter of Oddi dysfunction: new aspects of an almost forgotten pathogenetic mechanism. Am J Gastroenterol 2008;103:2717–2725.

[56] Sanmiguel C, Soffer EE. Intestinal dysmotility and its relationship to sphincter of Oddi dysfunction. Curr Gastroenterol Rep 2004;6:137–139.

Neurohormonal and Hormonal Control of Pancreatic Secretion
神经激素和激素对胰腺分泌的调控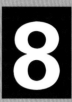

Chung Owyang　著

徐　晨　译

闫长青　校

一、概述

胰腺是消化道最重要的器官之一，兼具内分泌和外分泌功能。外分泌胰腺分泌消化酶和 HCO_3^-，促进消化及营养物质的吸收。内分泌胰腺释放激素，调节新陈代谢及食物分解产物处置。

人类的胰腺每天分泌大约 1L 的胰液，主要含有水、电解质和消化酶。餐后胰腺分泌主要由促胰液素和 CCK 以及激活胰腺中胆碱能神经节后神经元的迷走神经反射调节。除了这些经典的途径，其他调节肽激素和神经递质可能也参与其中。

二、胰腺分泌的激活

（一）激素机制

1. 促胰液素

促胰液素是人类及其他所有被试验物种中胰液和 HCO_3^- 分泌最强力和有效的刺激因素。它是由小肠 S 型肠分泌细胞分泌并在餐后释放。促胰液素释放主要由十二指肠 pH 调节。阈值 pH 4.5 可触发促胰液素的释放并刺激胰腺 HCO_3^- 的分泌[1, 2]。在此 pH 以下，胰腺 HCO_3^- 的分泌与十二指肠中可滴定酸的总量有关。人类体内促胰液素水平在餐后只增加几个皮摩尔，这是因为食物中和了大部分的胃酸，同时胰胆管分泌物中和了进入十二指肠的剩余酸[3]。胃酸刺激促进促胰液素释放的机制尚不清楚。我们发现，在啮齿类动物中 H^+ 可能释放一种促胰液素分泌因子到近端小肠，刺激促胰液素的释放[4]。促胰液素生成细胞似乎具有酸敏感离子通道，这些通道属于瞬时受体电位（transient receptor potential，TRP）通道家族。因此，肠道内的酸可能通过多种机制刺激促胰液素的释放。

非酸性因素也可能影响餐前促胰液素的释放。营养物质，比如油酸和其他脂肪消化产物可以升高血浆促胰液素的水平，增加胰腺 HCO_3^- 的分泌[5, 6]。消化道的胆汁也能刺激促胰液素的释放[7]。然而，这些非酸性因素在餐后促胰液素释放的生理重要性是值得怀疑的，因为如果用 $NaHCO_3$ 中和利用膳食诱导分泌的酸，餐后血浆促胰液素水平在酸中毒或健康人中并没有增加。

胰腺似乎对餐后释放入循环的少量促胰液素高度敏感[7, 8]。体外动物模型表明，促胰液素通过分离的导管或导管碎片刺激 HCO_3^- 的分泌[9, 10]。^{125}I 标记的促胰液素和自显影显示胰腺腺泡和胰腺导管细胞上有一个促胰液素结合位点[11]，提示促胰液素直接作用于胰腺，刺激胰腺分泌。相反，体内研究表明，促胰液素在生理剂量下的作用对阿托品高度敏感[12, 13]。受体放射自显影、免疫细胞化学和电生理学证实迷走神经传入纤维中存在促胰液素受体[14-16]。迷走神经结状神经节也含有高亲和力的 CCK1 受体[16]。注射阈下剂量的 CCK-8（5pM）能够显著增强对 5pM 促胰液素的神经反应。这种协同相互作用有助于解释尽管餐后血浆 CCK 和促胰液素只是略有增加，但餐后胰腺 HCO_3^- 和酶分泌却很强烈。

2. CCK

CCK 是另一种在胰腺分泌中起重要作用的肠道激素。它在近端小肠中的特定肠内分泌 I 细胞中合成，并通过消化的水解产物如氨基酸和脂肪酸释放[17]。未消化的脂肪无法刺激 CCK 释放，但脂肪分解的产物如脂肪酸，是 CCK 释放的最有效的刺激剂[18]。CCK 对脂肪酸的反应受脂肪酸链长、饱和度、浓度和总负荷的影响[19]。

空腹血浆 CCK 水平较低，人体内平均约 1pM[20-22]。在餐后，血浆 CCK 浓度在 10 ～ 30min 内增加至 6 ～ 8pM，然后在随后的 3h 内逐渐下降至基础水平[21, 22]。几种分子形式的 CCK 在餐后似乎被释放到循环中，包括 CCK58、CCK33、CCK22、CCK12 和 CCK8[23]，其中 CCK58 在狗和人中占优势，且是在大鼠中能检测到的唯一形式[24-26]。

营养素可能通过多种机制刺激 CCK 分泌。在诸如大鼠等物种中，存在着胰酶分泌的反馈抑制，CCK 释放由胰蛋白酶敏感的 CCK 释放肽介导[27]。十二指肠蛋白胨刺激肠道肠嗜铬细胞释放 5- 羟色胺（5-hydroxytryptamine; serotonin，5-HT），从而激活黏膜下感觉 P 物质神经元。信号随后通过胆碱能分泌神经元传递给胆碱能中间神经元和上皮 CCK 释放肽细胞[27]。CCK 的释放可能受肠腔内活性蛋白酶水平的控制[28-30]。蛋白质是大鼠 CCK 分泌的主要食物刺激物，可以结合或抑制肠腔内的内肽酶，而内肽酶会使 CCK 释放肽失活[31]（图 8-1）。CCK 释放肽在人体内的作用机制尚不清楚，但可能与大鼠相似，因为蛋白酶对 CCK 释放的反馈调节也发生在人体内。从纯化的 CCK 产生细胞分泌 CCK 的研究表明，氨基酸通过与 Ca^{2+} 感受受体结合来刺激 CCK 释放[32]，而脂肪酸与特定的 G 蛋白偶联的脂肪酸受体结合[33]。因此，CCK 的分泌可能通过多种机制介导。

CCK 在刺激餐后胰酶分泌中起重要作用。输注生理剂量的 CCK 产生与餐后状态相同的胰酶分泌水平[34]。此外，在狗[35] 和人[36] 中，给予强效 CCK 拮抗药氯戊米特或 MK-329 对饮食刺激产生的胰腺分泌有 50% ～ 60% 的抑制作用。CCK 还能刺激水和 HCO_3^- 的分泌[37]。虽然 CCK 对 HCO_3^- 分泌的影响是微弱的，但在生理上是相关的，因为 CCK 能增强促胰液素对胰腺的作用[38]。在正常的狗和人类中，促胰液素无法增强 CCK 刺激的胰酶分泌[34, 39, 40]。CCK 刺激胰酶分泌的机制仍有争议。使用分散的大鼠胰腺腺泡的体外研究表明，CCK 刺激释放的淀粉酶对阿托品或河豚毒素不敏感，表明 CCK 对胰腺腺泡有直接作用[41]。然而，对人和狗的体内研究表明，阿托品可以阻断 CCK 刺激的胰腺分泌，暗示着胆碱能通路的参与[42-44]。此外，在迷走神经切断术后，低剂量 CCK 引起的酶产量减少[45]，这表明 CCK 可以通过阿托品敏感的途径刺激胰腺外分泌，也可以通过阿托品不敏感的途径刺激胰腺外分泌。人类研究表明，给予生理剂量的 CCK-8 主要以阿托品敏感的方式刺激胰腺酶的输出[42]。另外，在大鼠体内的研究表明，生理剂量的 CCK

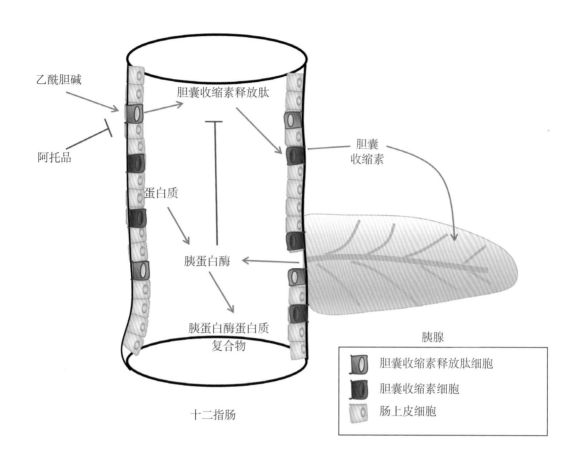

▲ 图 8-1　胆囊收缩素释放肽刺激餐后 CCK 分泌的可能机制

胆囊收缩素释放肽在胆碱能通路的影响下分泌到近端小肠，并被胰蛋白酶灭活。当食物在餐后进入十二指肠时，蛋白质与胰蛋白酶结合，阻止胆囊收缩素释放肽的失活。胆囊收缩素释放肽刺激十二指肠中的 CCK 细胞释放 CCK 进入血流。反过来，CCK 又刺激胰酶分泌

通过刺激起源于十二指肠黏膜的迷走神经传入通路而发挥作用 [46]（图 8-2）。用体外放射自显影技术在大鼠迷走神经中检测到了 CCK 受体 [47]。迷走神经 CCK1 受体存在高亲和力和低亲和力两种状态 [48-50]。在生理条件下，CCK 似乎通过高亲和力的迷走神经 CCK1 受体介导胰酶分泌 [49]。相反，饱腹状态下，CCK 则是由低亲和力的迷走神经 CCK 受体介导的 [51]。这些结果提示不同的亲和力状态的迷走神经 CCK 受体介导了不同的消化功能。在生理条件下，CCK 似乎通过胆碱能途径而不是直接作用于胰腺腺泡细胞来刺激餐后胰酶的分泌。胰腺腺泡上的 M1 和 M3 毒蕈碱受体似乎介导这些反应 [52, 53]（图 8-2）。CCK 受体基因的分子克隆以及随后对于 CCK 在人胰腺中几乎不表达的认识 [54, 55] 提示 CCK 作用于胰腺外位点。一项研究表明，人类的腺泡虽然对毒蕈碱激动剂有反应，但是对 CCK 激动剂没有反应 [54]。相反，腺病毒介导的 CCK 受体基因转移后，腺泡对 CCK 激动剂有反应 [54]。定量逆转录聚合酶链反应（reverse transcription-polymerase chain reaction，RT-PCR）显示 CCK1 受体 mRNA 表达比 CCK2 受体低 30 倍，比 M3 毒蕈碱受体低 10 倍。在原位杂交中未检测到成人胰腺中 CCK1 受体 mRNA，研究结果支持 CCK 作用于胰腺外位点刺激酶分泌的观点。相反，对离体人胰腺腺泡的研究表明，生理水平的 CCK 能够诱导 Ca^{2+} 信号传导，激活线粒体功能，并刺激酶分泌 [56]。但这些观察结果的生理相关性尚不清楚。CCK1 受体在人胰腺星状细胞表达，而胰腺星状细胞位于腺泡细胞附近 [57]。低浓度的 CCK（20pM）能够刺激 ACh 的释放，引起胰腺腺泡的酶分泌。因此，CCK 可能通过神经和非神经途径调节胰腺的胆碱能刺激。

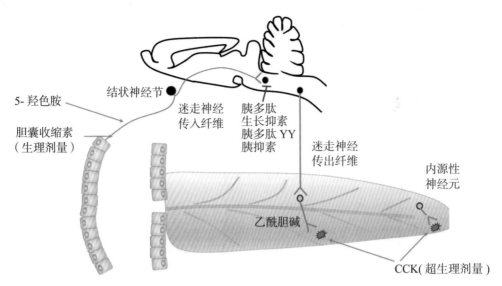

▲ 图 8-2　刺激和抑制激素调节胰酶分泌的作用部位和机制

给予产生生理性血浆 CCK 水平的 CCK-8 的剂量，可以通过刺激起源于胃十二指肠黏膜的迷走神经传入通路起作用。相反，给予产生超生理水平的血浆 CCK 水平的 CCK-8 的剂量作用于胰腺内神经元，并在较小程度上作用于胰腺腺泡。5-HT 是另一种刺激激素，也通过迷走神经传入途径引起胰酶分泌。相反，大多数抑制性激素如胰多肽、生长抑素、胰多肽 YY 和胰蛋白酶抑制药在中央迷走神经位点起抑制胰腺分泌的作用

3. 5- 羟色胺

除 CCK 外，肠道 5-HT 在调节餐后胰酶分泌中也起重要作用[58-61]。虽然 5-HT 存在于肌间神经丛中，但胃肠道的主要来源似乎是黏膜肠嗜铬细胞[62]。5-HT 可以在各种刺激下释放[62]，包括十二指肠酸化[62]、高渗葡萄糖、蔗糖或麦芽糖溶液的摄入[58,63]，迷走神经刺激[64] 和机械刺激[65]。5-HT 可增加胃和近端肠迷走神经传入纤维的放电[66,67]，进而通过胆碱能传入通路介导的迷走神经反射刺激胰腺分泌[58]。体内研究表明，迷走神经对管腔渗透压和碳水化合物的消化产物的反应依赖于肠嗜铬细胞内源性 5-HT 的释放，而 5-HT 作用于迷走神经传入纤维上的 5-HT₃ 受体[58]（图 8-2）。

5-HT 和 CCK 是餐后酶分泌的主要介质。CCK1 受体拮抗药对大鼠餐后蛋白分泌有 54% 的抑制作用。CCK1 受体与 5-HT₃ 受体拮抗药联合几乎完全抑制了胰腺外分泌[58]，提示 5-HT 依赖的胰腺兴奋剂约占餐后胰腺分泌的 50%。迷走神经 CCK 和 5-HT 受体协同作用来介导胰腺分泌[61]，这也解释了为何血浆 CCK 水平的小幅升高足以导致强有力的餐后胰腺分泌。

4. 其他激素和刺激因子

胰岛素在调节胰腺外分泌方面起着重要的作用[68]。动物研究表明，胰岛素能增强促胰液素和 CCK[69] 的分泌反应，而 Na⁺-K⁺-ATP 酶活性抑制药哇巴因可消除胰岛素的刺激作用。在生理上，胰岛素具有很重要的作用，因为在清醒大鼠的免疫中和实验中表明，当循环胰岛素被兔抗胰岛素抗体中和时，进食或生理性剂量的促胰液素和 CCK 联合静脉注射刺激胰腺分泌的水、HCO_3^- 和蛋白质显著减少[70]。众所周知，在没有明显胰腺疾病的糖尿病患者中，胰酶分泌通常是减少的[71]。其机制可能是通过增强糖尿病大鼠结状神经节 Tresk K⁺ 通道的激活，降低结状神经节的兴奋性，并通过迷走神经反射减少胰腺分泌[72]。

蛙皮素（哺乳动物中的一种胃泌素释放肽）是从青蛙皮肤中分离出来的一种多肽，也存在于人类的消化道中，能刺激胰腺分泌少量 HCO_3^- 和高浓度的酶[73,74]。蛙皮素可直接作用于胰腺，或通过促进 CCK 从小肠黏膜释放而间接作用于胰腺[75]。在其他系统中，据报道蛙皮素通过胆碱能通路发挥作用[76]。因此蛙皮素可能通过不同的途径刺激胰腺分泌。然而，蛙皮素在胰腺分泌中的生理重要性尚不确定，因为蛙

皮素受体拮抗药不影响哺乳动物餐后酶的分泌[77]。

神经降压素似乎刺激人和狗的胰酶分泌[78, 79]。在大鼠中，刺激似乎是神经介导的，涉及胆碱能迷走神经传入通路[80]。神经降压素是由肠道脂肪酸释放的，这表明神经降压素在介导脂肪刺激的胰腺分泌中起到了作用[79]。然而，给予外源性神经降压素的剂量刺激胰腺分泌导致血浆水平远高于正常饮食后[78, 79]。

生长素存在于胃内分泌细胞和下丘脑弓状核神经元中[81-83]，已被证明能刺激胰酶分泌。它是生长激素促分泌素受体的内源性配体[81-83]，广泛存在于全身，包括下丘脑、胰岛和腺泡细胞。根据动物种类的不同，生长素可以直接作用于腺泡细胞[84]，或通过迷走神经胆碱能通路集中作用[85]。

一氧化氮（nitric oxide，NO）存在于胰腺神经元和血管内皮[86]，在调节胰腺分泌方面起着重要作用。在人类中，作为 NO 产生抑制药的亚硝基左旋精氨酸甲酯剂量依赖性地减少由促胰液素和蛙皮素刺激引起的酶分泌[87]。在体外，抑制 NO 合酶对卡巴胆碱和 CCK-8 刺激引起的大鼠胰腺腺泡细胞淀粉酶释放和细胞内 Ca^{2+} 浓度无影响[88]。亚硝基左旋精氨酸甲酯还能减少 CCK 刺激引起的大鼠胰腺微血管血流量，同时减少胰液和胰蛋白量[89]。这一观察可能具有临床意义，因为血流不足与临床胰腺炎有关。有趣的是，在注射蛙皮素前后用 NO 供体左旋精氨酸治疗可增加胰腺血流量，并减轻蛙皮素诱导的出血性胰腺炎的严重程度。这些观察表明 NO 可能因为增加了胰腺血流量，从而保护胰腺免受损伤。

（二）神经机制

1. 副交感神经系统

胰腺由交感和副交感神经纤维支配。副交感纤维直接通过迷走神经穿过胰腺，间接通过腹腔神经节、内脏神经，也可能通过十二指肠壁内神经丛穿过胰腺。在人类中，迷走神经似乎在介导胰腺分泌中起着重要作用。胰岛素引起的低血糖症，被认为可以集中刺激迷走神经，增加促胰液素刺激引起的胰蛋白量[90]。迷走神经切断术可降低 HCO_3^- 对外源性激素的分泌反应。此外，迷走神经切断术还能降低胰酶对肠道刺激和食物的反应[45, 91]。胆碱能刺激似乎主要调节肠肽对胰腺分泌的作用，但对 CCK 或分泌素释放没有生理上的影响[92]。在人类中，刺激十二指肠容积受体和渗透压感受器引起由胆碱能神经元介导的胰酶反应[93, 94]。胃扩张、肠道灌注氨基酸和盐酸后，外周迷走神经传入神经元和中枢放电增加[95-97]。

胰腺内神经节后胆碱能神经元调节酶和 HCO_3^- 的分泌。这些神经元在第一时相的中枢输入和胃期肠期刺激引起的迷走神经反应中被激活。胰腺神经元释放的 ACh 可直接作用于腺泡细胞，或在体外增强促胰液素对导管细胞分泌 HCO_3^- 的作用。ACh 与 CCK 的相互作用是相加的。肠胰反射也可能在调节餐后酶分泌中起作用[94]。这一点在慢性迷走神经切断术后尤为重要[98]。

2. 交感神经系统

胰腺的肾上腺素能神经支配主要通过分布于血管的内脏神经，少数通过腺泡和导管[38]内脏神经的激活通常抑制胰腺外分泌和内分泌，减少内脏神经刺激和内脏神经切除术可以增加胰腺分泌[38, 99]。这些反应很可能是由刺激血管上的 α- 肾上腺素能受体引起的血管收缩所介导的。在生理上，肾上腺素能激活的主要作用是抑制胰液和 HCO_3^- 的分泌，这主要是通过血管收缩介导的。

3. 肠胰神经反射

顺行和逆行追踪证实了肠胰神经的功能和解剖联系。胃和十二指肠肌间神经丛神经节内的神经元直接投射到胰腺[100]。刺激十二指肠肌间神经元可影响大鼠胰腺的内外分泌功能。这些肠胰神经通路含有胆碱能和 5-HT 能成分[100, 101]。十二指肠胆碱能神经通过烟碱突触刺激胰腺内神经元。相反，刺激肠胰脏 5-HT 能轴突能通过胆碱能神经突触前 5-HT$_{1P}$ 受体抑制胰腺分泌[100]。5-HT 能肠胰神经通路的生理作用尚不清楚。

三、胰腺分泌的抑制

胰腺分泌的调节依赖于通过激素和自主神经系统发挥的抑制和刺激影响之间的平衡。胰腺分泌的抑制相由多种激素介导。

1. 胰多肽（pancreatic polypeptide，PP）

PP 位于胰岛和胰腺外分泌的腺泡细胞之间[102]。PP 的分泌主要受胆碱能机制的调节[103]。餐后 PP 的释放是由长的迷走神经反射和短的局部胆碱能通路介导的[103]。

在人和狗中，给予生理浓度的 PP 抑制了基础和受刺激的胰腺分泌[103, 104]。在体内，PP 似乎通过抑制迷走神经刺激优先发挥作用[105]。在体外，PP 通过调节突触前 ACh 的释放来抑制胰腺酶的分泌[106]。由于 PP 的分泌处于胆碱能控制之下，并且通过干扰胆碱能传递起作用，因此 PP 是调节胆碱能肠胰腺反射所刺激的胰腺分泌的理想候选物。PP 也可能集中起作用，因为 PP 受体存在于下丘脑、边缘系统、脑干和其他中央部位的离散位置[107, 108]。在迷走神经运动背核（dorsal motor nucleus，DMV）内微量注射 PP 可抑制 CCK 刺激引起的胰腺分泌，这提示 DMV 是神经反馈抑制胰腺外分泌的重要部位[109]。因此，PP 在多个脑干部位发挥作用，调节迷走神经胆碱能输出到胰腺[110]。

2. 胰高血糖素

胰高血糖素也能抑制由促胰液素和 CCK 刺激引起的胰腺外分泌，或在狗、猫、大鼠和人类中抑制通过摄入试验餐刺激引起的胰腺外分泌[111-113]。抑制的特点是流量减少，HCO_3^- 和酶的分泌减少。目前，作用位点尚不清楚。

3. 生长抑素

生长抑素既存在于胰腺，也存在于上消化道和中枢神经系统中，也可能在抑制胰腺分泌中发挥作用。研究表明，生长抑素不作用于外周迷走神经传入或传出通路，也不直接作用于胰腺腺泡，而是在中央迷走神经部位起抑制作用[114]。在 DMV 内注射生长抑素可明显抑制静脉注射 CCK-8 或 2- 脱氧 -D- 葡萄糖引起的胰腺外分泌，提示生长抑素通过中枢胆碱能机制发挥作用[115, 116]。

4. 肠胰高血糖素

肠胰高血糖素是一种肠道激素，被认为能调节高渗葡萄糖对空肠的抑制作用。在动物实验中，给予胃泌酸调节素，一种从猪小肠分离出来的含 37 个氨基酸的胰高血糖素肽，可抑制基础和蛙皮素刺激引起的胰腺 HCO_3^- 和酶的分泌[117]。肠胰高血糖素的抑制作用是胰高血糖素的 10 倍。

5. 胰多肽 YY（peptide YY，PYY）

PYY 是在人和实验动物的远端小肠和结肠中发现的一种由 36 个氨基酸组成的多肽[118]。它由脂肪释放，在较小的程度上是由回肠或结肠中的蛋白质释放的。给狗输注 PYY 可显著抑制其基础和膳食刺激引起的胰腺 HCO_3^- 和酶分泌[119]。生理实验表明，在狗的回肠内（而不是结肠），碳水化合物能升高血浆 PYY 水平并减少淀粉酶分泌[120]。在人类中，回肠碳水化合物灌注能抑制胰腺外分泌。因此，PYY 可能代表餐后晚期事件，作为消化和营养吸收完成后减少胰腺外分泌的生理信号。

6. 胰高血糖素样肽 1（glucagon-like peptide 1，GLP-1）

GLP-1 是另一种回肠激素，在回肠碳水化合物输注期间，GLP-1 在循环中升高。GLP-1 似乎不直接作用于胰腺以抑制外分泌。在切断脾神经的麻醉猪中，静脉输注 GLP-1 能抑制低血糖诱导的胰腺 HCO_3^- 和蛋白酶分泌，而在迷走神经刺激、分离和灌注的猪胰腺中却无此作用[121]，提示 GLP-1 是通过中枢机制发挥作用的。对大鼠的研究表明，GLP-1 的抑制作用依赖于完整的迷走神经[122]。

7. 其他肽类

虽然已知的抑制胰腺外分泌的多肽仍在不断增加，但对这些激素或神经递质抑制胰酶分泌的机制知之甚少。这些肽大多在体内缺乏对胰腺腺泡细胞的直接抑制作用，大部分抑制胰酶的分泌，但不直接作用于腺泡细胞以降低胰酶的释放。动物研究表明，PP、生长抑素、降钙素基因相关肽（calcitonin gene-related peptide，CGRP）、脑啡肽和胰抑素等多肽通过调节胆碱能传递抑制胰酶分泌，而且大多数通过一个中枢迷走神经位点发挥作用[123-129]。

四、胰腺分泌的反馈调节

在大鼠体内的一系列观察表明，管腔内胰蛋白酶在调节胰腺酶分泌中起着重要作用[28, 130]结果表明，胰液在十二指肠分流可促进 CCK 的释放和胰酶的分泌[29]。相反，十二指肠内注射胰蛋白酶或糜蛋白酶能抑制 CCK 释放和胰酶分泌[29]。这种现象是活性蛋白酶所特有的，而与失活的胰蛋白酶、淀粉酶、脂肪酶或 HCO_3^- 无关。

蛋白酶对胰腺分泌的反馈调节似乎是由近端小肠分泌的一种胰蛋白酶敏感物质介导的，最初被称为 CCK 释放因子（CCK-RF）[29, 31]。当胰蛋白酶存在时，这种肽会被裂解并失活。CCK-RF 可介导大鼠胰酶的分泌，并与膳食蛋白质摄入呈正相关。肠道中的膳食蛋白质能与胰蛋白酶竞争，否则胰蛋白酶会使 CCK-RF 失活[30]。由此肠腔中 CCK-RF 的增加刺激 CCK 的释放和胰酶的分泌（图 8-1）。

因为在去除或阻断肠腔内蛋白酶活性方面存在技术限制，在人类中证明蛋白酶敏感反馈机制的努力仍然存在争议。有研究表明，使用不同的方法，在人的肠腔内给予胰蛋白酶或糜蛋白酶抑制了 CCK 的释放，并部分降低 CCK 对肠道给予氨基酸或口服试验餐的反应[22, 131]。这些观察支持了人类胰酶分泌反馈调节的存在。Liener 等研究表明，Bowman-Birk 大豆胰蛋白酶抑制药，一种糜蛋白酶和弹性蛋白酶抑制药，能强烈刺激人类胰酶分泌[132]。

人类胰酶分泌反馈调节的存在可能具有重要的临床意义。在慢性胰腺炎患者中，胰酶分泌减少可能导致血浆 CCK 水平升高，反映了 CCK 释放的反馈调节的失败。这可能会导致胰腺过度刺激并产生疼痛。有效的酶替代疗法可以减少胰腺刺激，降低导管内压，减轻疼痛。大剂量胰腺提取物可减轻一些慢性胰腺炎患者的疼痛[133, 134]。

五、结论

在生理条件下，在啮齿动物和人类中，胆碱能迷走神经传入通路是 CCK 可能作为餐后胰腺分泌的主要介质的主要靶点，而不是胰腺腺泡细胞。迷走神经传入通路也传递有关消化道机械和生理状态的感觉信息，部分由 5-HT 介导，而 5-HT 又反过来影响胰腺分泌。CCK 和 5-HT 在结状神经节水平的协同相互作用或许可以解释尽管餐后血浆 CCK 略有增加，但餐后胰腺酶分泌仍很旺盛。有趣的是，大多数激素如 PP、生长抑素、CGRP 和胰蛋白酶通过迷走神经中枢抑制胰酶的分泌。这支持巴甫洛夫的观点，即胰腺分泌主要由神经系统调节。

☞ 参考文献

[1] Meyer JH, Way LW, Grossman MI. Pancreatic bicarbonate response to various acids in duodenum of the dog. Am J Physiol 1970;219:964.

[2] Fahrenkrug J, Schaffalitzky de Muckadell OB, Rune SJ. pH threshold for release of secretin in normal subjects and in patients with duodenal ulcer and patients with chronic pancreatitis. Scand J Gastroenterol 1978;13:177.

[3] Chey WY, Lee YH, Hendricks JG et al. Plasma secretin concentrations in fasting and postprandial state in man. Am J Dig Dis 1978;23:981.

[4] Li P, Lee KY, Chang TM et al. Mechanism of acid-induced release of secretin in rats. Presence of a secretin-releasing peptide. J Clin Invest 1990;86:1474.

[5] Watanabe S, Chey WY, Lee KY et al. Secretin is released by digestive products of fat in dogs. Gastroenterology 1986;90:1008.

[6] Meyer JH, Jones RS. Canine pancreatic responses to intestinally perfused fat and products of fat digestion. Am J Physiol 1974;226:1178.

[7] Osnes M, Hanssen LE, Flaten O et al. Exocrine pancreatic secretion and immunoreactive secretin (IRS) release after intraduodenal instillation of bile in man. Gut 1978;19:180.

[8] Schaffalitzky de Muckadell OB, Fahrenkrug J, Watt-Boolsen S et al. Pancreatic response and plasma secretin concentration during infusion of low dose secretin in man. Scand J Gastroenterol 1978;13:305.

[9] Ishiguro H, Steward MC, Wilson RW et al. Bicarbonate secretion in interlobular ducts from guinea-pig pancreas. J Physiol 1996;495:179.

[10] Ishiguro H, Naruse S, Steward MC et al. Fluid secretion in interlobular ducts isolated from guinea-pig pancreas. J Physiol 1998;511:407.

[11] Ulrich CD, 2nd, Wood P, Hadac EM et al. Cellular distribution of secretin receptor expression in rat pancreas. Am J Physiol 1998;275:G1437.

[12] Li P, Chang TM, Chey WY. Neuronal regulation of the release and action of secretin-releasing peptide and secretin. Am J Physiol 1995;269:G305.

[13] Lu Y, Owyang C. Secretin at physiological doses inhibits gastric motility via a vagal afferent pathway. Am J Physiol 1995;268:G1012.

[14] Wu XY, Zhu JX, Gao J et al. Neurochemical phenotype of vagal afferent neurons activated to express C-FOS in response to luminal stimulation in the rat. Neuroscience 2005;130:757.

[15] Wang L, Vigna S, Owyang C. Autoradiographic visualization of secretin receptors on vagal afferent fibers: evidence for receptor coupling to G proteins and modulation by protein kinase C. Gastroenterology 1995;108:A1015.

[16] Li Y, Wu X, Yao H et al. Secretin activates vagal primary afferent neurons in the rat: evidence from electrophysiological and immunohistochemical studies. Am J Physiol Gastrointest Liver Physiol 2005;289:G745.

[17] Liddle RA. Cholecystokinin cells. Annu Rev Physiol 1997;59:221.

[18] Meyer JH, Kelly GA, Spingola LJ et al. Canine gut receptors mediating pancreatic responses to luminal l-amino acids. Am J Physiol 1976;231:669.

[19] Malagelada JR, DiMagno EP, Summerskill WH et al. Regulation of pancreatic and gallbladder functions by intraluminal fatty acids and bile acids in man. J Clin Invest 1976;58:493.

[20] Jansen JB, Lamers CB. Radioimmunoassay of cholecystokinin in human tissue and plasma. Clin Chim Acta 1983;131:305.

[21] Liddle RA, Goldfine ID, Rosen MS et al. Cholecystokinin bioactivity in human plasma. Molecular forms, responses to feeding, and relationship to gallbladder contraction. J Clin Invest 1985;75:1144.

[22] Owyang C, Louie DS, Tatum D. Feedback regulation of pancreatic enzyme secretion. Suppression of cholecystokinin release by trypsin. J Clin Invest 1986;77:2042.

[23] Cantor P, Rehfeld JF. The molecular nature of cholecystokinin in human plasma. Clin Chim Acta 1987;168:153.

[24] Reeve JR Jr, Green GM, Chew P et al. CCK-58 is the only detectable endocrine form of cholecystokinin in rat. Am J Physiol Gastrointest Liver Physiol 2003;285:G255.

[25] Eysselein VE, Eberlein GA, Hesse WH et al. Cholecystokinin-58 is the major circulating form of cholecystokinin in canine

blood. J Biol Chem 1987;262:214.

[26] Glatzle J, Raybould HE, Kueper MA et al. Cholecystokinin-58 is more potent in inhibiting food intake than cholecystokinin-8 in rats. Nutr Neurosci 2008;11:69.

[27] Li Y, Owyang C. Peptone stimulates CCK-releasing peptide secretion by activating intestinal submucosal cholinergic neurons. J Clin Invest 1996;97:1463.

[28] Green GM, Lyman RL. Feedback regulation of pancreatic enzyme secretion as a mechanism for trypsin inhibitor-induced hypersecretion in rats. Proc Soc Exp Biol Med 1972;140:6.

[29] Louie DS, May D, Miller P et al. Cholecystokinin mediates feedback regulation of pancreatic enzyme secretion in rats. Am J Physiol 1986;250:G252.

[30] Liddle RA, Green GM, Conrad CK et al. Proteins but not amino acids, carbohydrates, or fats stimulate cholecystokinin secretion in the rat. Am J Physiol 1986;251:G243.

[31] Lu L, Louie D, Owyang C. A cholecystokinin releasing peptide mediates feedback regulation of pancreatic secretion. Am J Physiol 1989;256:G430.

[32] Wang Y, Chandra R, Samsa LA et al. Amino acids stimulate cholecystokinin release through the Ca^{2+}-sensing receptor. Am J Physiol Gastrointest Liver Physiol 2011;300:G528.

[33] Liou AP, Lu X, Sei Y et al. The G-protein-coupled receptor GPR40 directly mediates long-chain fatty acid-induced secretion of cholecystokinin. Gastroenterology 2011;140:903.

[34] Beglinger C, Fried M, Whitehouse I et al. Pancreatic enzyme response to a liquid meal and to hormonal stimulation. Correlation with plasma secretin and cholecystokinin levels. J Clin Invest 1985;75:1471.

[35] Konturek SJ, Tasler J, Cieszkowski M et al. Effect of cholecystokinin receptor antagonist on pancreatic responses to exogenous gastrin and cholecystokinin and to meal stimuli. Gastroenterology 1988;94:1014.

[36] Cantor P, Mortensen PE, Myhre J et al. The effect of the cholecystokinin receptor antagonist MK-329 on meal-stimulated pancreaticobiliary output in humans. Gastroenterology 1992;102:1742.

[37] Henriksen FW, Worning H. The mutual influence of gastrin and secretin on the external pancreatic secretion in dogs. Acta Physiol Scand 1969;76:67.

[38] Holst J. Neural regulation of pancreatic exocrine function. In: Go V, Dimagno E, Gardner J et al., eds. The Pancreas: Biology, Pathobiology, and Disease, 4th edn. New York: Raven Press, 1993: 381.

[39] You CH, Rominger JM, Chey WY. Potentiation effect of cholecystokinin-octapeptide on pancreatic bicarbonate secretion stimulated by a physiologic dose of secretin in humans. Gastroenterology 1983;85:40.

[40] Beglinger C, Grossman MI, Solomon TE. Interaction between stimulants of exocrine pancreatic secretion in dogs. Am J Physiol 1984;246:G173.

[41] Williams JA, Korc M, Dormer RL. Action of secretagogues on a new preparation of functionally intact, isolated pancreatic acini. Am J Physiol 1978;235:517.

[42] Soudah HC, Lu Y, Hasler WL et al. Cholecystokinin at physiological levels evokes pancreatic enzyme secretion via a cholinergic pathway. Am J Physiol 1992;263:G102.

[43] Adler G, Beglinger C, Braun U et al. Interaction of the cholinergic system and cholecystokinin in the regulation of endogenous and exogenous stimulation of pancreatic secretion in humans. Gastroenterology 1991;100:537.

[44] Bozkurt T, Adler G, Koop I et al. Effect of atropine on intestinal phase of pancreatic secretion in man. Digestion 1988;41:108.

[45] Malagelada JR, Go VL, Summerskill WH. Altered pancreatic and biliary function after vagotomy and pyloroplasty. Gastroenterology 1974;66:22.

[46] Li Y, Owyang C. Vagal afferent pathway mediates physiological action of cholecystokinin on pancreatic enzyme secretion. J Clin Invest 1993;92:418.

[47] Zarbin MA, Wamsley JK, Innis RB et al. Cholecystokinin receptors: presence and axonal flow in the rat vagus nerve. Life Sci 1981;29:697.

[48] Schwartz GJ, McHugh PR, Moran TH. Pharmacological dissociation of responses to CCK and gastric loads in rat mechanosensitive vagal afferents. Am J Physiol 1994;267:R303.

[49] Li Y, Hao Y, Owyang C. High-affinity CCK-A receptors on the vagus nerve mediate CCK-stimulated pancreatic secretion in rats. Am J Physiol 1997;273:G679.

101

[50] Li Y, Zhu J, Owyang C. Electrical physiological evidence for high- and low-affinity vagal CCK-A receptors. Am J Physiol 1999;277:G469.

[51] Weatherford SC, Laughton WB, Salabarria J et al. CCK satiety is differentially mediated by high- and low-affinity CCK receptors in mice and rats. Am J Physiol 1993;264:R244.

[52] Kato M, Ohkuma S, Kataoka K et al. Characterization of muscarinic receptor subtypes on rat pancreatic acini: pharmacological identification by secretory responses and binding studies. Digestion 1992;52:194.

[53] Gautam D, Han SJ, Heard TS et al. Cholinergic stimulation of amylase secretion from pancreatic acinar cells studied with muscarinic acetylcholine receptor mutant mice. J Pharmacol Exp Ther 2005;313:995.

[54] Ji B, Bi Y, Simeone D et al. Human pancreatic acinar cells lack functional responses to cholecystokinin and gastrin. Gastroenterology 2001;121:1380.

[55] de Weerth A, Pisegna JR, Huppi K et al. Molecular cloning, functional expression and chromosomal localization of the human cholecystokinin type A receptor. Biochem Biophys Res Commun 1993;194:811.

[56] Murphy JA, Criddle DN, Sherwood M et al. Direct activation of cytosolic Ca^{2+} signaling and enzyme secretion by cholecystokinin in human pancreatic acinar cells. Gastroenterology 2008;135:632.

[57] Phillips PA, Yang L, Shulkes A et al. Pancreatic stellate cells produce acetylcholine and may play a role in pancreatic exocrine secretion. Proc Natl Acad Sci U S A 2010;107:17397.

[58] Li Y, Hao Y, Zhu J et al. Serotonin released from intestinal enterochromaffin cells mediates luminal non-cholecystokinin-stimulated pancreatic secretion in rats. Gastroenterology 2000;118:1197.

[59] Zhu JX, Zhu XY, Owyang C et al. Intestinal serotonin acts as a paracrine substance to mediate vagal signal transmission evoked by luminal factors in the rat. J Physiol 2001;530:431.

[60] Li Y, Wu XY, Zhu JX et al. Intestinal serotonin acts as paracrine substance to mediate pancreatic secretion stimulated by luminal factors. Am J Physiol Gastrointest Liver Physiol 2001;281:G916.

[61] Li Y, Owyang C. Pancreatic secretion evoked by cholecystokinin and non-cholecystokinin-dependent duodenal stimuli via vagal afferent fibres in the rat. J Physiol 1996;494:773.

[62] Schworer H, Racke K, Kilbinger H. Spontaneous release of endogenous 5-hydroxytryptamine and 5-hydroxyindoleacetic acid from the isolated vascularly perfused ileum of the guinea-pig. Neuroscience 1987;21:297.

[63] O'Hara RS, Fox RO, Cole JW. Serotonin release mediated by intraluminal sucrose solutions. Surg Forum 1960;10:214.

[64] Larsson I. Studies on the extrinsic neural control of serotonin release from the small intestine. Acta Physiol Scand Suppl 1981;499:1.

[65] Bulbring E, Crema A. The release of 5-hydroxytryptamine in relation to pressure exerted on the intestinal mucosa. J Physiol 1959;146:18.

[66] Blackshaw LA, Grundy D. Effects of 5-hydroxytryptamine on discharge of vagal mucosal afferent fibres from the upper gastrointestinal tract of the ferret. J Auton Nerv Syst 1993;45:41.

[67] Andrews PL, Davis CJ, Bingham S et al. The abdominal visceral innervation and the emetic reflex: pathways, pharmacology, and plasticity. Can J Physiol Pharmacol 1990;68:325.

[68] Saito A, Williams JA, Kanno T. Potentiation of cholecystokinin-induced exocrine secretion by both exogenous and endogenous insulin in isolated and perfused rat pancreata. J Clin Invest 1980;65:777.

[69] Matsushita K, Okabayashi Y, Koide M et al. Potentiating effect of insulin on exocrine secretory function in isolated rat pancreatic acini. Gastroenterology 1994;106:200.

[70] Lee KY, Zhou L, Ren XS et al. An important role of endogenous insulin on exocrine pancreatic secretion in rats. Am J Physiol 1990;258:G268.

[71] Chey WY, Shay H, Shuman CR. External pancreatic secretion in diabetes mellitus. Ann Intern Med 1963;59:812.

[72] Grabauskas G, Wu X, Song I et al. Increased activation of the TRESK K^+ mediates vago-vagal reflex malfunction in diabetic rats. Gastroenterology 2016;151:910.

[73] Polak JM, Bloom SR, Hobbs S et al. Distribution of a bombesin-like peptide in human gastrointestinal tract. Lancet 1976;i:1109.

[74] Basso N, Giri S, Improta G et al. External pancreatic secretion after bombesin infusion in man. Gut 1975;16:994.

[75] Erspamer V, Improta G, Melchiorri P et al. Evidence of cholecystokinin release by bombesin in the dog. Br J Pharmacol 1974;52:227.

[76] Taylor IL, Walsh JH, Carter D et al. Effects of atropine and bethanechol on bombesin-stimulated release of pancreatic polypeptide and gastrin in dog. Gastroenterology 1979;77:714.

[77] Varga G, Reidelberger RD, Liehr RM et al. Effects of potent bombesin antagonist on exocrine pancreatic secretion in rats. Peptides 1991;12:493.

[78] Fletcher DR, Blackburn AM, Adrian TE et al. Effect of neurotensin on pancreatic function in man. Life Sci 1981;29:2157.

[79] Konturek SJ, Jaworek J, Cieszkowski M et al. Comparison of effects of neurotensin and fat on pancreatic stimulation in dogs. Am J Physiol 1983;244:G590.

[80] Nagain C, Chariot J, Roze C. Mechanism of neurotensin stimulation of external pancreatic secretion in the rat. Pancreas 1993;8:346.

[81] Kojima M, Hosoda H, Date Y et al. Ghrelin is a growth-hormone-releasing acylated peptide from stomach. Nature 1999;402:656.

[82] Date Y, Kojima M, Hosoda H et al. Ghrelin, a novel growth hormone-releasing acylated peptide, is synthesized in a distinct endocrine cell type in the gastrointestinal tracts of rats and humans. Endocrinology 2000;141:4255.

[83] Cummings DE, Purnell JQ, Frayo RS et al. A preprandial rise in plasma ghrelin levels suggests a role in meal initiation in humans. Diabetes 2001;50:1714.

[84] Lai JK, Cheng CH, Ko WH et al. Ghrelin system in pancreatic AR42J cells: its ligand stimulation evokes calcium signalling through ghrelin receptors. Int J Biochem Cell Biol 2005;37:887.

[85] Li Y, Wu X, Zhao Y et al. Ghrelin acts on the dorsal vagal complex to stimulate pancreatic protein secretion. Am J Physiol Gastrointest Liver Physiol 2006;290:G1350.

[86] Shimosegawa T, Abe T, Satoh A et al. NADPH-diaphorase activity in neurons of the mammalian pancreas: coexpression with vasoactive intestinal polypeptide. Gastroenterology 1993;105:999.

[87] Konturek JW, Hengst K, Kulesza E et al. Role of endogenous nitric oxide in the control of exocrine and endocrine pancreatic secretion in humans. Gut 1997;40:86.

[88] Yoshida H, Tsunoda Y, Owyang C. Effect of uncoupling NO/cGMP pathways on carbachol- and CCK-stimulated Ca^{2+} entry and amylase secretion from the rat pancreas. Pflugers Arch 1997;434:25.

[89] Patel AG, Toyama MT, Nguyen TN et al. Role of nitric oxide in the relationship of pancreatic blood flow and exocrine secretion in cats. Gastroenterology 1995;108:1215.

[90] Brooks FP, Manfredo H. The control of pancreatic secretion and its clinical significance. Am J Gastroenterol 1964;42:42.

[91] MacGregor I, Parent J, Meyer JH. Gastric emptying of liquid meals and pancreatic and biliary secretion after subtotal gastrectomy or truncal vagotomy and pyloroplasty in man. Gastroenterology 1977;72:195.

[92] Chey WY, Kim MS, Lee KY. Influence of the vagus nerve on release and action of secretin in dog. J Physiol 1979;293:435.

[93] Dooley CP, Valenzuela JE. Duodenal volume and osmoreceptors in the stimulation of human pancreatic secretion. Gastroenterology 1984;86:23.

[94] Owyang C, May D, Louie DS. Trypsin suppression of pancreatic enzyme secretion. Differential effect on cholecystokinin release and the enteropancreatic reflex. Gastroenterology 1986;91:637.

[95] Andrews PL, Grundy D, Scratcherd T. Vagal afferent discharge from mechanoreceptors in different regions of the ferret stomach. J Physiol 1980;298:513.

[96] Jeanningros R. Effect of intestinal amino acid infusions on hypothalamic single unit activity in the anesthetized cat. Brain Res Bull 1983;10:15.

[97] Andrews CJ, Andrews WH. Receptors, activated by acid, in the duodenal wall of rabbits. Q J Exp Physiol Cogn Med Sci 1971;56:221.

[98] Lu YX, Tsunoda Y, Li Y et al. Adaptive changes of enteric cholinergic neurons projecting to the pancreas following chronic vagotomy: upregulation of CCK receptor affinity. Gastroenterology 2001;120(Suppl 1):A24.

[99] Larsson LI, Rehfeld JF. Peptidergic and adrenergic innervation of pancreatic ganglia. Scand J Gastroenterol 1979;14:433.

[100] Kirchgessner AL, Gershon MD. Presynaptic inhibition by serotonin of nerve-mediated secretion of pancreatic amylase. Am J Physiol 1995;268:G339.

[101] Kirchgessner AL, Gershon MD. Innervation of the pancreas by neurons in the gut. J Neurosci 1990;10:1626.

[102] Larsson LI, Sundler F, Hakanson R. Pancreatic polypeptide – a postulated new hormone: identification of its cellular storage site by light and electron microscopic immunocytochemistry. Diabetologia 1976;12:211.

[103] Schwartz TW. Pancreatic polypeptide: a hormone under vagal control. Gastroenterology 1983;85:1411.

[104] Greenberg GR, McCloy RF, Chadwick VS et al. Effect of bovine pancreatic polypeptide on basal pancreatic and biliary outputs in man. Dig Dis Sci 1979;24:11.

[105] Putnam WS, Liddle RA, Williams JA. Inhibitory regulation of rat exocrine pancreas by peptide YY and pancreatic polypeptide. Am J Physiol 1989;256:G698.

[106] Jung G, Louie DS, Owyang C. Pancreatic polypeptide inhibits pancreatic enzyme secretion via a cholinergic pathway. Am J Physiol 1987;253:G706.

[107] Whitcomb DC, Taylor IL, Vigna SR. Characterization of saturable binding sites for circulating pancreatic polypeptide in rat brain. Am J Physiol 1990;259:G687.

[108] Whitcomb DC, Puccio AM, Vigna SR et al. Distribution of pancreatic polypeptide receptors in the rat brain. Brain Res 1997;760:137.

[109] Okumura T, Pappas TN, Taylor IL. Pancreatic polypeptide microinjection into the dorsal motor nucleus inhibits pancreatic secretion in rats. Gastroenterology 1995;108:1517.

[110] Browning KN, Coleman FH, Travagli RA. Effects of pancreatic polypeptide on pancreas-projecting rat dorsal motor nucleus of the vagus neurons. Am J Physiol Gastrointest Liver Physiol 2005;289:G209.

[111] Dyck WP, Rudick J, Hoexter B et al. Influence of glucagon on pancreatic exocrine secretion. Gastroenterology 1969;56:531.

[112] Konturek SJ, Tasler J, Obtulowicz W. Characteristics of inhibition of pancreatic secretion by glucagon. Digestion 1974;10:138.

[113] Singer MV, Tiscornia OM, Mendes de Oliveiro JP et al. Effect of glucagon on canine exocrine pancreatic secretion stimulated by a test meal. Can J Physiol Pharmacol 1978;56:1.

[114] Li Y, Owyang C. Somatostatin inhibits pancreatic enzyme secretion at a central vagal site. Am J Physiol 1993;265:G251.

[115] Owyang C, Logsdon CD. New insights into neurohormonal regulation of pancreatic secretion. Gastroenterology 2004;127:957.

[116] Kuvshinoff BW, Brodish RJ, James L et al. Somatostatin inhibits secretin-induced canine pancreatic response via a cholinergic mechanism. Gastroenterology 1993;105:539.

[117] Inoue K, Fried GM, Wiener I et al. Effect of divalent cations on gastrointestinal hormone release and exocrine pancreatic secretion in dogs. Am J Physiol 1985;248:G28.

[118] Adrian TE, Ferri GL, Bacarese-Hamilton AJ et al. Human distribution and release of a putative new gut hormone, peptide YY. Gastroenterology 1985;89:1070.

[119] Pappas TN, Debas HT, Goto Y et al. Peptide YY inhibits meal-stimulated pancreatic and gastric secretion. Am J Physiol 1985;248:G118.

[120] Tohno H, Sarr MG, DiMagno EP. Intraileal carbohydrate regulates canine postprandial pancreaticobiliary secretion and upper gut motility. Gastroenterology 1995;109:1977.

[121] Wettergren A, Wojdemann M, Holst JJ. Glucagon-like peptide-1 inhibits gastropancreatic function by inhibiting central parasympathetic outflow. Am J Physiol 1998;275:G984.

[122] Li Y, Zhu J, Rillamas E et al. Glucagon-like-peptide-1 acts via dorsal vagal complex to inhibit pancreatic enzyme secretion. Gastroenterology 1998;114:A1158.

[123] Liao Z, Li ZS, Lu Y et al. Microinjection of exogenous somatostatin in the dorsal vagal complex inhibits pancreatic secretion via somatostatin receptor-2 in rats. Am J Physiol Gastrointest Liver Physiol 2007;292:G746.

[124] Putnam WS, Liddle RA, Williams JA. Inhibitory regulation of rat exocrine pancreas by peptide YY and pancreatic polypeptide. Am J Physiol 1989;256:G698.

[125] Jung G, Louie DS, Owyang C. Pancreatic polypeptide inhibits pancreatic enzyme secretion via a cholinergic pathway. Am J Physiol 1987;253:G706.

[126] Wiley J, Owyang C. Somatostatin inhibits cAMP-mediated cholinergic transmission in the myenteric plexus. Am J Physiol 1987;253:G607.

[127] Li Y, Kolligs F, Owyang C. Mechanism of action of calcitonin gene-related peptide in inhibiting pancreatic enzyme secretion in rats. Gastroenterology 1993;105:194.

[128] Louie DS, Chen HT, Owyang C. Inhibition of exocrine pancreatic secretion by opiates is mediated by suppression of cholinergic transmission: characterization of receptor subtypes. J Pharmacol Exp Ther 1988;246:132.

[129] Herzig KH, Louie DS, Tatemoto K et al. Pancreastatin inhibits pancreatic enzyme secretion by presynaptic modulation of

acetylcholine release. Am J Physiol 1992;262:G113.

[130] Lyman RL. The effect of raw soybean meal and trypsin inhibitor diets on the intestinal and pancreatic nitrogen in the rat. J Nutr 1957;62:285.

[131] Slaff J, Jacobson D, Tillman CR et al. Protease-specific suppression of pancreatic exocrine secretion. Gastroenterology 1984;87:44.

[132] Liener IE, Goodale RL, Deshmukh A et al. Effect of a trypsin inhibitor from soybeans (Bowman–Birk) on the secretory activity of the human pancreas. Gastroenterology 1988;94:419.

[133] Isaksson G, Ihse I. Pain reduction by an oral pancreatic enzyme preparation in chronic pancreatitis. Dig Dis Sci 1983;28:97.

[134] Slaff JI, Wolfe MM, Toskes PP. Elevated fasting cholecystokinin levels in pancreatic exocrine impairment: evidence to support feedback regulation. J Lab Clin Med 1985;105:282.

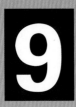

Regulation of Pancreatic Protein Synthesis and Growth
胰腺蛋白质合成和生长的调节

9

Maria Dolors Sans，John A. Williams　著

徐　晨　译

闫长青　校

一、概述

　　胰腺蛋白质合成和生长的调节使胰腺外分泌能够为营养吸收提供足够的消化酶支持。在幼年的动物中，胰腺随着全身的生长而生长，从而提供越来越多的消化酶。在成年动物中，消化酶的合成受转录和翻译水平调节，以适应对总的和特异性的消化酶的需要。如果对消化酶的需求大于通过这些机制所能满足的，胰腺就可以生长或再生。这可能是由于食物摄入增加或由于疾病导致的胰腺组织减少所致。一些调节酶分泌的相同系统调节信号，即迷走神经和胃肠激素，尽管所涉及的细胞内调节途径有很大不同，但是它们也参与了对胰腺蛋白质合成和生长的调节。营养素有额外的调节影响，尤其是氨基酸和胰岛激素（特别是胰岛素），它们不直接影响分泌。本章旨在对胰腺蛋白质合成和生长的调节作一简要概述。由于篇幅限制，并非所有领域都可以深入讨论。最近取得进展的领域是被引用的评论文章，以涵盖较早的文献。

二、蛋白合成的调节

　　蛋白质合成在维持胰腺和提供消化酶中起着重要作用。新合成的蛋白质的 mRNA 表达谱和放射自显影都以消化酶为主，但腺泡细胞能否独立于细胞结构蛋白的合成而调节消化酶的合成尚不清楚。一般来说，胃肠道包括胰腺外分泌，在缺乏食物的情况下会萎缩，而食物摄取引起的蛋白质合成有助于维持其正常的功能。个人饮食成分也会调节蛋白质合成。在大多数情况下，如以下所述，这涉及消化酶 mRNA 的转录调节。相比之下，短期膳食刺激引起的蛋白质合成主要是在翻译水平上调节的。最后，增加蛋白质合成是胰腺生长所必需的。

（一）饮食的长期调控

　　自从巴甫洛夫最初的工作以来，在不同的物种中观察到了外分泌胰腺对饮食变化的适应[1, 2]。主要消化酶（蛋白酶、淀粉酶和脂肪酶）的含量和分泌，通过转录和翻译两种机制的刺激，与它们各自底物（蛋白质、碳水化合物和脂肪）的膳食含量成比例变化[3-5]。多种激素介导了许多这样的效应，并且在大多数情况下，这些激素的释放是由于它们所调节的消化的营养物质增加的。在某些情况下，尽管导致其调控的完整的细胞内途径尚不清楚，启动子区调控的遗传元件已经被确定[1]。

1. 蛋白质

通过激活 mTORC1 途径且独立于 CCK[7]，高蛋白饮食（通常为 60%～80% 酪蛋白或其他优质蛋白质）可增加多种蛋白酶的含量，增加胰蛋白酶原、糜蛋白酶原和前弹性蛋白酶[1, 6]的 mRNA 水平。然而，对于酶（如胰蛋白酶原）的不同亚型，存在不同的影响，这种增加并不通过喂食氨基酸混合物来模拟[8-10]。在另一项研究中，给小鼠喂食 4d 不含蛋白质的食物后，小鼠的消化酶含量和分泌量相对减少[11]。其他数据显示，在体内注入 CCK 类似物雨蛙素后，离体胰腺小叶对蛋白酶合成的刺激作用大大增强，而可翻译 mRNA 的表达则略有增加，这表明这一调控可能存在转录后位点。

2. 碳水化合物

长期以来，膳食中碳水化合物水平对胰腺淀粉酶含量和淀粉酶 mRNA 有显著影响[1, 2]。如果膳食中的蛋白质足够，膳食中的碳水化合物就会取代脂肪或蛋白质，从中可以看出这一点。淀粉和糖都对淀粉酶有类似的影响，静脉注射葡萄糖也是如此。碳水化合物的作用被认为主要是由胰岛素介导的。当动物被诊断为糖尿病时，淀粉酶的含量、合成和 mRNA 水平显著下降，而脂肪酶略有增加[2, 12]。胰岛素能恢复糖尿病大鼠淀粉酶的合成、含量和 mRNA 水平。我们已经观察到，具有胰岛素抵抗的肥胖大鼠和小鼠模型的淀粉酶也有类似的下降。然而，给正常大鼠注射胰岛素不是降低淀粉酶就是不改变淀粉酶，其他证据表明除了对胰岛素的影响外，葡萄糖还有更直接的作用。淀粉酶也受到糖皮质激素的调节[13]，尽管这可能不会介导碳水化合物的饮食效应。淀粉酶 Amy2.2 基因启动子区的饮食反应序列已被证实介导了饮食适应和调节胰岛素的作用[14]。

3. 脂肪

为了应对高脂肪饮食（40%～70% 的热量是三酰甘油），胰腺三酰甘油脂肪酶的含量和合成增加[1]。伴随而来的是其 mRNA 的增加[15, 16]。对其他胰脂肪酶和辅脂肪酶的适应性研究较少。在新生小鼠和大鼠中，胆盐刺激的脂肪酶和胰腺脂肪酶相关蛋白 2 是两种主要的脂肪酶[17]。促胰液素被认为是膳食脂肪作用的介质[18]。脂肪酸可以刺激促胰液素的释放，并且在清醒大鼠中输注促胰液素能导致脂肪酶的相对合成增加[1]。抑胃肽也被证明能增加胰脂肪酶和辅脂酶的含量并提高它们的 mRNA 水平[19]。最后，作为摄入的脂肪的代谢产物，酮类也被认为是胰脂肪酶升高的介质[1]。

（二）激素和营养素对餐间翻译的调节作用

尽管长期饮食中消化酶的变化可能是通过 mRNA 表达的变化来调节的，但短期的餐间控制是需要即时、可逆和灵活的。这种对蛋白质合成的控制主要是在翻译水平上进行的。本节回顾了食物摄取和激素（尤其是 CCK 和胰岛素）对胰腺外分泌翻译机制的影响。mRNA 转化为蛋白质可分为三个阶段：起始阶段、延伸阶段和终止阶段。有关这三种机制的详细情况，请参阅最近对翻译的评论[20-23]。只有少数研究评价了进食后胰腺翻译合成机制的即时调节作用。早期的研究表明，禁食会减少胰腺的总蛋白合成，而重新进食会刺激其蛋白合成[24, 25]。我们已经证实，定期进食可以在翻译水平上激活小鼠胰腺的蛋白质合成，而不增加消化酶的 mRNA[26]。在人类中，尽管在摄食和禁食期间酶原的周转率仍然相当稳定，但摄食会增加消化酶的分泌速率和合成速率[27]。在大鼠和小鼠中，喂养刺激了哺乳动物雷帕霉素靶蛋白复合物 1（mammalian target of rapamycin complex 1，mTORC1）途径的蛋白激酶 B（protein kinase B，PKB/Akt）/ 哺乳动物靶点，以及 mTORC1 下游的 4E-BP1 和核糖体蛋白 S6 的磷酸化，以及真核细胞起始因子 4F（eIF4F）复合体[26]的形成，如图 9-1 所示。

膳食蛋白质和氨基酸也被证实是必要的，在喂养小鼠 2h 后可以在翻译起始水平刺激胰腺蛋白质合成[28]。本研究表明，当蛋白质或亮氨酸从饮食中去除时，总蛋白合成受到强烈抑制，多聚肌醇部分减少，eIF2α 磷酸化增加；当亮氨酸不存在时，一般控制的非抑制激酶（GCN2）被磷酸化。膳食蛋白质和氨基酸也被证明能刺激喂养了几天的大鼠[29]和小鼠[7]的胰腺蛋白质合成和胰腺生长。支链氨基酸（BCAAs），特别是亮氨酸，不需要增加激素 CCK 和胰岛素[30]，也能刺激小鼠和大鼠的 4E-BP1 和 S6- 激酶（S6K）的磷酸化以及 eIF4F 复合物的形成。氨基酸通过 mTORC1 直接刺激蛋白质合成的机制已被描述[26, 30-32]，氨基酸似乎既是一种信号，也是餐后胰腺消化酶合成的底物[28]。

食物的作用也可以通过胃肠和系统的激素和神经递质来介导。我们主要是在离体胰腺腺泡中研究它们的刺激机制[33]。CCK、卡巴胆碱、胰岛素和蛙皮素均能刺激离体大鼠腺泡总蛋白、胰蛋白酶原、糜蛋白酶原、脂肪酶和淀粉酶的合成[34-36]。这些体外研究证明，CCK 和胰岛素在刺激剂量下 30min 后对蛋白质合成具有加性作用，并且这种作用主要发生在翻译水平，因为它在 mRNA 水平没有改变且在放线菌素 D 存在的情况下发生[36, 37]。尽管各蛋白质之间存在差异，表明了非平行翻译作用，但是我们可以观察到消化酶和结构蛋白的合成增加[37]。

CCK 通过增加翻译起始率[38-41]和延伸率[42]，在刺激消化酶分泌的浓度下，刺激离体大鼠腺泡和整个动物[38-40]的蛋白质合成。此外，CCK 或其类似物雨蛙素可激活 S6 激酶（S6K）[43, 44]和 eIF4E[40, 41]的磷酸化，并通过刺激其结合蛋白 4EBP1 释放 eIF4E 和增加 eIF4E 与 eIF4G[26, 41]的结合来激活 eIF4F 复合物的形成。图 9-1 总结了这些机制。S6K 的激活、eIF4F 复合物的形成、延伸过程和 eEF2 的激活似乎是通过一条雷帕霉素敏感的通路调节的，并且位于 PI3K 的下游[39, 42, 43]。钙调素激活的磷酸酶钙神经素也参与了由 CCK 刺激引起的胰腺蛋白合成的激活以及翻译机制的调节[40]。如前所述，胰岛素还通过激活 eIF4F 复合物的形成，以类似于 CCK 的方式在体外刺激胰腺腺泡中的蛋白质合成[39]。餐后，在体内，胰岛素刺激胰腺消化酶的合成。这一点已经在胰腺腺泡细胞条件性胰岛素受体（IR）基因敲除的小鼠的应用中得到证实[44]。这些小鼠进食 2h 后，其胰腺 Akt/mTORC1 通路的活化程度降低，翻译机制和多核糖体部分也随之减少。此外，与同窝对照组相比，受刺激胰液的蛋白质含量降低，但胰液总量却没有减少。这说明胰岛素是一种重要的胰腺消化酶合成和腺泡细胞稳态的生理调节因子，患糖尿病时可导致胰腺功能不全。

当处于抑制分泌的 CCK 和胆碱能类似物的浓度下[33]，蛋白质合成也受到抑制[34, 38, 45]。然而，在切碎的兔胰腺中，只观察到 CCK 引起的蛋白质合成减少，并且伴随着多核糖体数的减少[45]。

（三）胰腺蛋白合成的抑制——内质网（ER）应激与未折叠蛋白反应

在体内，急性胰腺炎的发展过程中胰腺蛋白质合成受到抑制[46]。这种抑制伴随着鸟嘌呤核苷酸交换因子 eIF2B 活性的降低，eIF2α 磷酸化的增加以及 eIF4F 复合物形成的减少（图 9-2）[38, 40, 46]。此外，这种抑制作用似乎与 Ca^{2+} 有关，因为离体的腺泡在无钙培养基中或与 A23187 和毒胡萝卜素一起培养以释放其细胞内 Ca^{2+} 可增加 eIF2α 磷酸化并抑制 eIF2B 活性。这表明胰腺腺泡细胞通过抑制胰酶的蛋白质合成来适应由钙储存减少引起的短期应激[38, 45]。ER 驻留激酶（PERK）[47]介导外分泌胰腺[48, 49]的 eIF2α 磷酸化并激活内质网应激机制。因此，与高浓度 CCK 相关的蛋白质合成的抑制可能是对 ER 中局部应激反应的适应性或保护性机制[38, 46]。

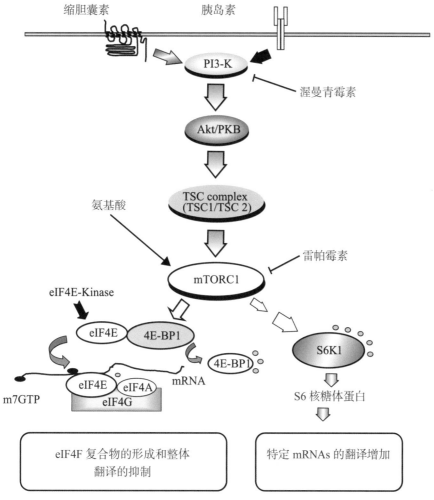

▲ 图 9-1　CCK 和胰岛素通过 PI3K-PKB-mTORC1 途径刺激翻译起始

mTORC1 可以被雷帕霉素抑制，它使 eIF4E 结合蛋白（4EBP1）磷酸化，允许 eIF4E 的释放和 eIF4F 复合物的形成，这是增加整体翻译所必需的。mTORC1 还使负责磷酸化 S6 的 S6K1 磷酸化，从而增加了特定 mRNA 子集的翻译。CCK 也能增加 eIF4EK 的活性，导致 eIF4E 的磷酸化。这些效应共同导致蛋白质合成的增加

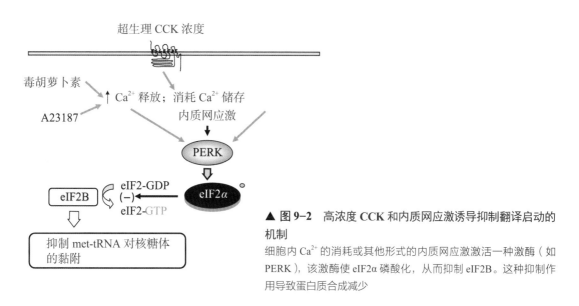

▲ 图 9-2　高浓度 CCK 和内质网应激诱导抑制翻译启动的机制

细胞内 Ca^{2+} 的消耗或其他形式的内质网应激激活一种激酶（如 PERK），该激酶使 eIF2α 磷酸化，从而抑制 eIF2B。这种抑制作用导致蛋白质合成减少

ER 应激机制是由于未折叠或错误折叠的蛋白质在这个细胞腔隙中积累，进而触发了 UPR，从而对内质网中的应激做出保护性的细胞反应[49]。在急性胰腺炎[46, 50]、体外胰腺腺泡细胞损伤[51] 和体内酒精滥用所致胰腺腺泡细胞损伤的一些实验模型中，已经描述了内质网应激和 UPR 机制[52]。

胰腺癌中可能存在所有这些高度调节的蛋白质合成机制和相关的内质网应激。

三、胰腺生长的调节

在胚胎学上，胰腺作为前肠生长的产物，在间皮细胞和一些转录调节因子的影响下，通过一种相对无差别的管状状态发育成腺泡、胰岛和成熟的导管[53]。出生时，胰腺已呈现出完全分化的形态和组织学，但此后继续与身体生长平行地生长。在成年动物中，最初，腺泡和胰岛细胞被认为不再分裂，但事实上它们都显示出一个小而有限的周转，可以通过激素和饮食来加速。因此，腺泡细胞和胰岛 B 细胞被认为存在于细胞周期的 G_0 期，而不是终末分化。未分化的干细胞是否仍然存在于成人胰腺中，或者小的导管细胞是否能作为干细胞发挥作用仍然是有争议的。

在外分泌胰腺中，应对激素或饮食，增强生长可以采取细胞肥大或细胞增生两种形式，其中前者蛋白质增加超过 DNA，导致更大的细胞；后者 DNA 增加，导致更多的细胞。正常情况下，在增生中，蛋白质与 DNA 平行增加，因此最终是正常大小的细胞。在肥大和增生时，尽管相对于 DNA 或总蛋白，胰腺中的总消化酶的浓度可能改变也可能不改变，但是其含量通常增加。尽管还没有很好的研究，但腺体萎缩可由细胞蛋白质的丧失引起，见于缺乏蛋白质的饮食[11]；或由细胞丧失引起，见于细胞凋亡或坏死后某些形式的胰腺炎。我们要讨论的这两种不同的体内生长类型是对饮食和激素的适应性生长以及功能细胞丧失后的再生。此外，还将对细胞培养作为胰腺生长模型的应用进行回顾。

（一）对营养素和激素的适应性生长

为了确保足够的营养吸收，胰腺分泌的消化酶的数量和组成必须与膳食摄入的多少和大量营养素成分相匹配。虽然消化酶的合成和分泌可以随着较多和（或）更频繁的膳食的消耗而增加，但这种能力是有限的。胰腺适应食物摄入增加的另一种机制是通过腺泡细胞的生长。在寒冷，怀孕和哺乳期间发生的高蛋白饮食和过度饮食都与胰腺生长有关。

餐后释放的胃肠激素可能有助于促进外分泌胰腺的生长，因为 CCK、分泌素和胃泌素都已被证实能诱导胰腺生长[54, 55]。CCK 的作用已在啮齿动物中被广泛地研究，并在此前进行了综述[56, 57]。在体内[54, 55, 58] 和体外[59]，直接给予 CCK 或雨蛙素可诱导腺泡细胞生长。喂食高蛋白饮食，特别是合成的或天然存在的胰蛋白酶抑制药，如生大豆粉中的胰蛋白酶抑制药，可以防止 CCK 分泌的反馈调节，并最终维持高浓度的循环 CCK 水平[60]，这也刺激了胰腺生长[61]。口服胰蛋白酶抑制药诱导的胰腺生长可以被 CCK 拮抗药共同给药阻断[62]，而在 CCK[63] 和 CCK-A 受体缺陷小鼠中不存在此种现象[64]。在大鼠中，CCK 刺激引起的胰腺生长主要是通过细胞肥大实现的，但也有一些细胞增生，而在小鼠中，胰腺生长则主要是通过细胞增生实现。在这两种情况下，增生都涉及成熟腺泡细胞的 DNA 合成和复制[65]。虽然 CCK 可以介导适应性生长，但它似乎对发育过程中的胰腺生长并不是关键的，而且在大多数研究中，CCK 及其受体对于维持正常胰腺大小不是必需的。与 CCK 相反，激素促胰液素本身作用不大，但能增强 CCK 的作用[54]。

最近，我们已经了解到有关介导胰腺生长的细胞内通路的信息（图 9-3）。已知 CCK 激活了许多可

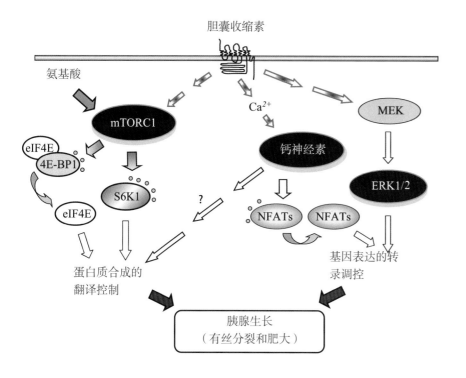

◀图 9-3　CCK 刺激胰腺生长的
细胞内途径
至少有三条通路已被证实是啮齿动物胰
腺在体内或体外生长所必需的，包括钙
调神经磷酸酶 NFAT、mTORC1 通路和
ERK1/2 通路。所有能抑制这三条通路
的抑制药都能阻止胰腺生长

能与生长相关的细胞内通路，包括细胞内 Ca^{2+} 的增加、3 条 MAPK 通路和 PI3K-mTOR 通路[33]。这些通路中的大多数在胰腺中被激活，以响应摄入卡莫司他后内源性 CCK 的释放[66]。药理学和遗传学证据表明，在胰腺的适应性生长过程中，CaN-NFAT、mTORC1 和 ERK1/2 这三条主要的细胞内途径起着重要的作用。CaN-NFAT 通路可被钙神经素抑制药 FK506 和环孢素 A 以及基因高表达的 RCAN1 所阻断[63, 67, 68]。mTORC1 通路可以被雷帕霉素阻断[69]，也可以被 Raptor 的腺泡细胞特异性缺失阻断，Raptor 是 mTORC1 的重要成分（来源于 S. J. Crozier，M.D.Sans 和 J. A. Williams 未发表的数据）。ERK 通路可以被体内特异性的 MEK 抑制药所阻断，例如 PD-0325901[70]。阻断这些通路中的任何一条都会阻断由喂食卡莫司他诱导的胰腺适应性生长。这些途径是 mRNA 转录和翻译的重要调节因子，CCK 可能通过调节这些过程来激活细胞周期从而影响胰腺的生长。

多胺也被认为是 CCK 和其他激素诱导胰腺生长的介质[71]。天然存在的多胺、腐胺、亚精胺和精胺是参与蛋白质和 DNA 合成的正常细胞成分。多胺的生物合成是由鸟氨酸脱羧酶启动的，其抑制药二氟甲基鸟氨酸抑制响应 CCK 的胰腺生长。然而，多胺在胰腺生长中并没有明确的作用，可能类似它们在肠道适应和肝再生中的作用一样，仅仅是胰腺生长所必需的一种细胞成分。

在饲喂低蛋白饮食的大鼠中，CCK 作用的胰腺生长受到极大的抑制[72]。相反，大量摄入蛋白会导致啮齿类动物的胰腺肥大[73]，甚至在存在 CCK 受体拮抗药[74] 和 CCK 缺陷[75] 的小鼠中也是如此。因此，膳食蛋白质既能增强 CCK 对胰腺生长的作用，又能通过 CCK 非依赖机制促进胰腺生长。这些 CCK 非依赖机制无疑是由氨基酸介导的，至少在一定程度上如此。纯化的氨基酸不会刺激 CCK 的分泌，但是摄入大量的氨基酸会刺激胰腺的生长[74]。这一作用在很大程度上是由氨基酸激活的 mTORC1 途径介导的[7]。有趣的是，高蛋白饲料喂养的小鼠，其胰腺的生长主要是通过细胞肥大实现的[75]，而与超生理水平的 CCK 相关的，例如直接给予 CCK 或饲喂胰蛋白酶抑制药喂养，这些小鼠的胰腺生长主要是细胞增生[63]。这可能是因为 CCK 存在一个阈值水平，在此水平以上的信号转导通路被激活，允许细胞在细胞肥大后分裂。

虽然研究较少，但其他激素也可能调节胰腺生长对膳食的反应。例如，高浓度的甲状腺激素在体内可以刺激胰腺生长[76]；但是在更多的生理浓度下能否刺激胰腺生长还有待于试验。胰岛素能刺激胰腺蛋白合成，并在体外促进腺泡样 AR42J 细胞的生长[12]。在成年大鼠中，糖皮质激素可诱导胰腺肥大[77]。

在喂养期间，迷走神经纤维对胰腺的激活刺激了与碳酸氢盐和消化酶的分泌相关的其他肽的释放。这些神经肽中的一些可能在胰腺生长调节中发挥作用，并且它们的作用在先前已经进行了综述[78]。特别是血管活性肠肽（vasoactive intestinal polypeptide，VIP），尽管作用不如 CCK 强，但能以类似于促胰液素和胃泌素释放肽以及蛙皮素刺激胰腺生长的方式，增强雨蛙素对胰腺生长的影响。

（二）再生

虽然正常情况下在成年人胰腺中观察到的细胞更新率很低，但对啮齿类动物的研究已经证明，无论是在胰腺炎后还是在手术切除后，胰腺对组织损伤有再生的能力。以细胞凋亡合并细胞坏死的形式，由雨蛙素、精氨酸、胆盐或乙硫氨酸诱导的实验性胰腺炎可导致细胞死亡。剩余的腺泡细胞脱分化，形成管状复合体，表达腺泡和导管的特征，同时也表达胚胎胰腺的一些标记物。这些细胞分裂和生长，最终分化为成熟的腺泡细胞[79-81]。目前，几乎没有确切的证据表明干细胞可以再生。

在手术切除大鼠 50% ～ 90% 的胰腺之后，残存胰腺体积增大，其蛋白质和 DNA 含量增加，切除更多胰腺后增加更多[82]。然而，胰腺再也没有恢复到正常的大小，而且胰岛似乎比胰腺的外分泌组织再生程度更大。在一些报告中，分化的腺泡细胞被认为掺入胸腺嘧啶或显示有丝分裂，而在另一些研究中，据报道再生发生在胰腺损伤的边缘，而且可以看到管状复合体并表达胚胎标记物[83]。在小鼠中，切除 75% 的胰腺后残存的胰腺增长了 40%，有证据表明其存在分化的腺泡细胞的增殖[84]。

与适应性生长相似，膳食蛋白、CCK 和胰岛素在胰腺损伤后外分泌细胞的再生中起重要作用。在喂食不含蛋白质饮食的大鼠中，胰腺不能再生。外源性和内源性的 CCK 都可以加快患者胰腺炎后胰腺再生的速度，而 CCK 受体拮抗药则会减慢其速度[85]。缺乏 CCK-A 受体的小鼠胰腺再生率也明显降低[86]。胰岛素的重要性体现在：在糖尿病大鼠中，除非也给予外源性胰岛素，否则给予 CCK 不能诱导胰腺炎后的胰腺再生[87]。确切地说，已经证实 IGF-1 mRNA 在胰腺炎和胰腺切除后的表达明显增加，提示胰岛素和 IGF 在胰腺再生中可能都起着重要作用。

在胰腺再生模型中，调节细胞周期从而控制细胞增殖的细胞癌基因的表达显著增加[88, 89]。许多与胚胎发育相关的基因，其表达通常在成人中被抑制，而在胰腺炎后的胰腺再生过程中重新表达[80]。目前对介导这些基因表达变化的信号转导途径知之甚少。p42/p44 MAPK 通路在胰腺再生中被激活，调节细胞周期调控因子的表达[90]。PI3K 通路的激活是胰腺切除后再生所必需的，因为通过药物抑制药或 siRNA 抑制 PI3K 通路会严重减少再生[84]。此外，胰腺切除后 PI3K 通路的激活随着年龄的增加而减少，并可能导致老年胰腺再生能力的降低。进一步确定信号转导途径以及调控这些途径的因素，对于提高我们对胰腺再生的认识具有重要意义。

（三）胰腺细胞的体外培养

体外培养的分化或永生化细胞可作为细胞生长的模型。而大多数胰腺癌细胞系是未分化的，在这里不被考虑。尽管不分裂，但原代分离的胰腺细胞，可以在保留分化表型或去分化并采用更具可塑性表型的条件下，维持在悬浮培养中。当将离体的腺泡细胞或腺泡被放置在细胞外基质（如胶原蛋白或基质凝胶）上时，这些细胞将开始分裂并存活数周，但几乎总是失去其分化的外观。CCK 或其类似物雨蛙素能刺激细胞分裂和生长，胰岛素、表皮生长因子（epithermal growth factor，EGF）和其他生长因子也是如此[59, 91]。该细胞模型已被应用于评估某些细胞内途径介导生长，有证据表明 RAS[92]、PI3K/Akt[84] 和 MAPK 通路[93] 参与其中。培养的腺泡细胞的去分化表型最初报道为管状[94, 95]。随后，它们的特征类似于前体细胞，可以转化为含胰岛素的胰岛细胞[96]，并且去分化的细胞可以同时表达腺泡、导管或 B 细胞蛋白。另一份报道显示，在改变含有高氨基酸水平的培养基时，腺泡细胞表型保持不变[97]。同样，胰管细胞也在单层培养中生长。它们保留了其离子运输表型，并被用来研究导管的功能。胰腺导管细胞的生长可以被 EGF、TGF-α 和胰岛素刺激，也可以被 TGF-β 抑制，但不受分泌物或其他胃肠肽的影响[98]。

虽然不存在真正分化的胰腺腺泡细胞系，但已对 AR42J 细胞系进行了大量的研究，AR42J 细胞系是一种源自重氮丝氨酸诱导的肿瘤的大鼠细胞株，在糖皮质激素的影响下呈现出更多的腺泡表型[99]。然而，这些细胞随后也被证明具有神经内分泌特性，甚至可以被推向到胰岛表型，因此它们看起来更像是一种未分化的导管上皮。CCK、胃泌素、PACAP 等其他多肽均可刺激其生长，但仅为 25%～30%，而地塞米松作用不明显，可诱导其腺泡分化，但抑制生长[99]。

总之，迄今为止研究的所有培养的胰腺细胞，虽然会分化且受到激素的调节，但具有相对未分化的表型。因此，与其说它们是饮食或激素驱动的腺泡增生的模型，不如说它们是胰腺炎后胰腺再生的模型。

☞ 参考文献

[1] Brannon PM. Adaptation of the exocrine pancreas to diet. Annu Rev Nutr 1990;10:85–105.

[2] Scheele GA. Regulation of pancreatic gene expression in response to hormone and nutritional substrates. In: Go VLW, ed. The Pancreas: Biology, Pathobiology, and Disease, 2nd edn. New York: Raven Press, 1993: 103–120.

[3] Dagorn JC, Lahaie RG. Dietary regulation of pancreatic protein synthesis. I. Rapid and specific modulation of enzyme synthesis by changes in dietary composition. Biochim Biophys Acta 1981;654(1):111–118.

[4] Stockmann F, Soling HD. Regulation of biosynthesis of trypsinogen and chymotrypsinogen by nutritional and hormonal factors in the rat. Eur J Clin Invest 1981;11(2 Suppl 1):121–132.

[5] Wicker C, Puigserver A. Effects of inverse changes in dietary lipid and carbohydrate on the synthesis of some pancreatic secretory proteins. Eur J Biochem 1987;162(1):25–30.

[6] Giorgi D, Renaud W, Bernard JP, Dagorn JC. Regulation of proteolytic enzyme activities and mRNA concentrations in rat pancreas by food content. Biochem Biophys Res Commun 1985;127(3):937–942.

[7] Crozier SJ, Sans MD, Wang JY, Lentz SI, Ernst SA, Williams JA. CCK-independent mTORC1 activation during dietary protein-induced exocrine pancreas growth. Am J Physiol Gastrointest Liver Physiol 2010;299:G1154–G1163.

[8] Hara H, Hashimoto N, Akatsuka N, Kasai T. Induction of pancreatic trypsin by dietary amino acids in rats: four trypsinogen isozymes and cholecystokinin messenger RNA. J Nutr Biochem 2000;11(1):52–59.

[9] Rosewicz S, Dunbar Lewis L, Wang X-Y, Liddle RA, Logsdon CD. Pancreatic digestive enzyme gene expression: effects of CCK and soybean trypsin inhibitor. Am J Physiol 1989;256:G733–G738.

[10] Baumler MD, Koopmann MC, Thomas DD, Ney DM, Groblewski GE. Intravenous or luminal amino acids are insufficient to maintain pancreatic growth and digestive enzyme expression in the absence of intact dietary protein. Am J Physiol Gastrointest Liver Physiol. 2010;299:G338–G347.

[11] Crozier SJ, D'Alecy LG, Ernst SA, Ginsburg LE, Williams JA. Molecular mechanisms of pancreatic dysfunction induced by protein malnutrition. Gastroenterology 2009;137:1093–1101.

[12] Williams JA, Goldfine ID. The insulin–acinar relationship. In: Go VLW, ed. The Exocrine Pancreas: Biology, Pathobiology, and

Diseases. New York: Raven Press, 1986: 347–360.

[13] Logsdon CD, Akana SF, Meyer C, Dallman MF, Williams JA. Pancreatic acinar cell amylase gene expression: selective effects of adrenalectomy and corticosterone replacement. Endocrinology 1987;121:1242–1250.

[14] Schmid RM, Meisler MH. Dietary regulation of pancreatic amylase in transgenic mice mediated by a 126-base pair DNA fragment. Am J Physiol 1992;262(6 Pt 1):G971–G976.

[15] Wicker C, Puigserver A. Changes in mRNA levels of rat pancreatic lipase in the early days of consumption of a high-lipid diet. Eur J Biochem 1989;180(3):563–567.

[16] Ricketts J, Brannon PM. Amount and type of dietary fat regulate pancreatic lipase gene expression in rats. J Nutr 1994;124(8): 1166–1171.

[17] Li A, Lindquist S, Lowe M, Noppa L, Hernell O. Bile salt-induced lipase and pancreatic lipase-related protein 2 are the dominating lipases in neonatal fat digestion in mice and rats. Pediatr Res 2007;62:537–541.

[18] Rausch U, Rüdiger K, Vasiloudes P, Kern H, Scheele G. Lipase synthesis in the rat pancreas is regulated by secretin. Pancreas 1986;1(6):522–528.

[19] Duan RD, Erlanson-Albertsson C. Gastric inhibitory polypeptide stimulates pancreatic lipase and colipase synthesis in rats. Am J Physiol 1992;262(5 Pt 1):G779–G784.

[20] Jackson RJ, Hellen CU, Pestova TV. The mechanism of eukaryotic translation initiation and principles of its regulation. Nat Rev Mol Cell Biol 2010;11(2):113–127.

[21] Wortham NC, Proud CG. eIF2B: recent structural and functional insights into a key regulator of translation. Biochem Soc Trans 2015;43:1234–1240.

[22] Nandagopal N, Roux PP. Regulation of global and specific mRNA translation by the mTOR signaling pathway. Translation 2015;3(1):e983402.

[23] Baird TD, Wek RC. Eukaryotic initiation factor 2 phosphorylation and translational control in metabolism. Adv Nutr 2012;3:307–321.

[24] Case RM. Synthesis, intracellular transport and discharge of exportable proteins in the pancreatic acinar cell and other cells. Biol Rev Camb Philos Soc 1978;53:211–354.

[25] Webster PD, 3rd, Black O Jr, Mainz DL, Singh M. Pancreatic acinar cell metabolism and function. Gastroenterology 1977;73(6):1434–1449.

[26] Sans MD, Lee SH, D'Alecy LG, Williams JA. Feeding activates protein synthesis in mouse pancreas at the translational level without increase in mRNA. Am J Physiol Gastrointest Liver Physiol 2004;287(3):G667–G675.

[27] O'Keefe SJ, Lee RB, Li J, Zhou W, Stoll B, Dang Q. Trypsin and splanchnic protein turnover during feeding and fasting in human subjects. Am J Physiol Gastrointest Liver Physiol 2006;290(2):G213–G221.

[28] Sans MD, Crozier SJ, Vogel NL, Williams JA. Dietary protein and amino acids regulate the synthesis of pancreatic digestive enzymes. Gastroenterology 2008;134(Suppl 1):A-723.

[29] Hashi M, Yoshizawa F, Onozuka E, Ogata M, Hara H. Adaptive changes in translation initiation activities for rat pancreatic protein synthesis with feeding of a high-protein diet. J Nutr Biochem 2005;16(8):507–512.

[30] Sans MD, Tashiro M, Vogel NL, Kimball SR, D'Alecy LG, Williams JA. Leucine stimulates pancreatic translational machinery in rats and mice through mTOR independent of CCK and insulin. J Nutr 2006;136:1792–1799.

[31] Proud CG. Control of the translational machinery by amino acids. Am J Clin Nutr 2014;99(Suppl):231S–236S.

[32] Goberdhan DCI, Wilson C, Harris AL. Amino acid sensing by mTORC1: intracellular transporters mark the spot. Cell Metab 2016;23:580–589.

[33] Williams JA. Intracellular signaling mechanisms activated by cholecystokinin-regulating synthesis and secretion of digestive enzymes in pancreatic acinar cells. Annu Rev Physiol 2001;63:77–97.

[34] Korc M, Bailey AC, Williams JA. Regulation of protein synthesis in normal and diabetic rat pancreas by cholecystokinin. Am J Physiol 1981;241:G116–G121.

[35] Korc M, Iwamoto Y, Sankaran H, Williams JA, Goldfine ID. Insulin action in pancreatic acini from streptozotocin-treated rats. I. Stimulation of protein synthesis. Am J Physiol 1981;240:G56–G62.

[36] Lahaie RG. Translational control of protein synthesis in isolated pancreatic acini: role of CCK8, carbachol, and insulin. Pancreas 1986;1(5):403–410.

[37] Okabayashi Y, Moessner J, Logsdon CD, Goldfine ID, Williams JA. Insulin and other stimulants have nonparallel translational

effects on protein synthesis. Diabetes 1987;36:1054–1060.

[38] Sans MD, Kimball SR, Williams JA. Effect of CCK and intracellular calcium to regulate eIF2B and protein synthesis in rat pancreatic acinar cells. Am J Physiol Gastrointest Liver Physiol 2002;282(2):G267–G276.

[39] Bragado MJ, Groblewski GE, Williams JA. Regulation of protein synthesis by cholecystokinin in rat pancreatic acini involves PHAS-I and the p70 S6 kinase pathway. Gastroenterology 1998;115(3):733–742.

[40] Sans MD, Williams JA. Calcineurin is required for translational control of protein synthesis in rat pancreatic acini. Am J Physiol 2004;287(2):C310–C319.

[41] Bragado MJ, Tashiro M, Williams JA. Regulation of the initiation of pancreatic digestive enzyme protein synthesis by cholecystokinin in rat pancreas in vivo. Gastroenterology 2000;119(6):1731–1739.

[42] Sans MD, Xie Q, Williams JA. Regulation of translation elongation and phosphorylation of eEF2 in rat pancreatic acini. Biochem Biophys Res Commun 2004;319(1):144–151.

[43] Bragado MJ, Groblewski GE, Williams JA. p70s6k is activated by CCK in rat pancreatic acini. Am J Physiol 1997;273(1 Pt 1):C101–C109.

[44] Sans MD, Amin RK, Vogel NL, D'Alecy LG, Kahn RC, Williams JA. Specific deletion of insulin receptors on pancreatic acinar cells defines the insulin-acinar axis: implications for pancreatic insufficiency in diabetes. Gastroenterology 2011;140(Suppl 1):A-233.

[45] Perkins PS, Pandol SJ. Cholecystokinin-induced changes in polysome structure regulate protein synthesis in pancreas. Biochim Biophys Acta 1992;1136:265–271.

[46] Sans MD, DiMagno MJ, D'Alecy LG, Williams JA. Caerulein-induced acute pancreatitis inhibits protein synthesis through effects on eIF2B and eIF4F. Am J Physiol Gastrointest Liver Physiol 2003;285(3):G517–G528.

[47] Harding HP, Zhang Y, Ron D. Protein translation and folding are coupled by an endoplasmic-reticulum-resident kinase. Nature 1999;397(6716):271–274.

[48] Lida K, Li Y, McGrath BG, Frank A, Cavener DR. PERK eIF2 alpha kinase is required to regulate the viability of the exocrine pancreas in mice. Cell Biol 2007;8:38–54.

[49] Walter P, Ron D. The unfolded protein response: from stress pathway to homeostatic regulation. Science 2011;334:1081–1086.

[50] Kubisch CH, Sans MD, Ernst SA, Williams JA, Logsdon CD. Early activation of endoplasmic reticulum stress is associated with arginine induced acute pancreatitis. Am J Physiol Gastrointest Liver Physiol 2006;291:G238–G245.

[51] Malo A, Krüger B, Göke B, Kubisch CH. 4-Phenylbutyric acid reduces endoplasmic reticulum stress, trypsin activation, and acinar cell apoptosis while increasing secretion in rat pancreatic acini. Pancreas 2013;42:92–101.

[52] Lugea A, Waldron RT, Pandol SJ. Pancreatic adaptive responses in alcohol abuse: role of the unfolded protein response. Pancreatology 2015;15(4 Suppl):S1–S5.

[53] Kim SK, MacDonald RJ. Signaling and transcriptional control of pancreatic organogenesis. Curr Opin Genet Dev 2002;12(5):540–547.

[54] Solomon TE, Petersen H, Elashoff J, Grossman MI. Interaction of caerulein and secretin on pancreatic size and composition in rat. Am J Physiol 1978;235(6):E714–E719.

[55] Dembinski AB, Johnson LR. Stimulation of pancreatic growth by secretin, caerulein, and pentagastrin. Endocrinology 1980;106(1):323–328.

[56] Solomon TE. Regulation of exocrine pancreatic cell proliferation and enzyme synthesis. In: Johnson LR, ed. Physiology of the Gastrointestinal Tract. New York: Raven Press, 1981: 873–892.

[57] Logsdon CD. Role of cholecystokinin in physiologic and pathophysiologic growth of the pancreas. In: Greeley GH, ed. Gastrointestinal Endocrinology. Totowa, NJ: Humana Press, 1999: 393–422.

[58] Niederau C, Liddle RA, Williams JA, Grendell JH. Pancreatic growth: interaction of exogenous cholecystokinin, a protease inhibitor, and a cholecystokinin receptor antagonist in mice. Gut 1987;28:63–69.

[59] Logsdon CD, Williams JA. Pancreatic acinar cells in monolayer culture: direct trophic effects of caerulein in vitro. Am J Physiol 1986;250:G440–G447.

[60] Green GM, Lyman RL. Feedback regulation of pancreatic enzyme secretion as mechanism for trypsin inhibitor-induced hypersecretion in rats. Proc Soc Exp Biol Med 1971;140:6–12.

[61] Melmed RN, El-Aaser AA, Holt SJ. Hypertrophy and hyperplasia of the neonatal rat exocrine pancreas induced by orally

administered soybean trypsin inhibitor. Biochim Biophys Acta 1976;421(2):280–288.

[62] Wisner JR Jr, McLaughlin RE, Rich KA, Ozawa S, Renner IG. Effects of L-364,718, a new cholecystokinin receptor antagonist, on camostate-induced growth of the rat pancreas. Gastroenterology 1988;94(1):109–113.

[63] Tashiro M, Samuelson LC, Liddle RA, Williams JA. Calcineurin mediates pancreatic growth in protease inhibitor-treated mice. Am J Physiol Gastrointest Liver Physiol 2004;286(5):G784–G790.

[64] Sato N, Suzuki S, Kanai S et al. Different effects of oral administration of synthetic trypsin inhibitor on the pancreas between cholecystokinin-A receptor gene knockout mice and wild type mice. Jpn J Pharmacol 2002;89(3):290–295.

[65] Elasasser H-P, Adler, G, Kern, HF. Replication and regeneration of the pancreas. In: Go VLW, ed. The Pancreas: Biology, Pathobiology and Disease, 2nd edn. New York: Raven Press, 1993: 75–86.

[66] Tashiro M, Dabrowski A, Guo L, Sans MD, Williams JA. Calcineurin-dependent and calcineurinindependent signal transduction pathways activated as part of pancreatic growth. Pancreas 2006;32:1–7.

[67] Gurda GT, Guo L, Lee SH, Molkentin JD, Williams JA. Cholecystokinin activates pancreatic calcineurin-NFAT signaling in vitro and in vivo. Mol Biol Cell 2008;19(1):198–206.

[68] Gurda GT, Crozier SJ, Ji B et al. Regulator of calcineurin 1 controls growth plasticity of adult pancreas. Gastroenterology 2010;139(2):609–619.

[69] Crozier SJ, Sans MD, Guo L, D'Alecy LG, Williams JA. Activation of the mTOR signaling pathway is required for pancreatic growth in protease inhibitor-fed mice. J Physiol 2006;573:775–786.

[70] Holtz BJ, Lodewyk KB, Sebolt-Leopold JS, Ernst SA, Williams JA. ERK activation is required for CCK-mediated pancreatic adaptive growth in mice. Am J Physiol Gastrointest Liver Physiol 2014;307(7):G700–G710.

[71] Loser C, Folsch UR, Sahelijo-Krohn P, Creutzfeldt W. Ornithine decarboxylase and polyamines in cholecystokinin-induced pancreatic growth in rats: effects of alpha-difluoromethylornithine and the CCK receptor antagonist L-364,718. Eur J Clin Invest 1989;19(5):448–458.

[72] Green GM, Sarfati PD, Morisset J. Lack of effect of cerulein on pancreatic growth of rats fed a low-protein diet. Pancreas 1991;6(2):182–189.

[73] Green GM, Levan VH, Liddle RA. Plasma cholecystokinin and pancreatic growth during adaptation to dietary protein. Am J Physiol 1986;251(1 Pt 1):G70–G74.

[74] Hara H, Narakino H, Kiriyama S, Kasai T. Induction of pancreatic growth and proteases by feeding a high amino acid diet does not depend on cholecystokinin in rats. J Nutr 1995;125(5):1143–1149.

[75] Lacourse KA, Swanberg LJ, Gillespie PJ, Rehfeld JF, Saunders TL, Samuelson LC. Pancreatic function in CCK-deficient mice: adaptation to dietary protein does not require CCK. Am J Physiol 1999;276(5 Pt 1):G1302–G1309.

[76] Ledda-Columbano GM, Perra A, Pibiri M, Molotzu F, Columbano A. Induction of pancreatic acinar cell proliferation by thyroid hormone. J Endocrinol 2005;185(3):393–399.

[77] Morisset J, Jolicoeur L. Effect of hydrocortisone on pancreatic growth in rats. Am J Physiol 1980;239(2):G95–G98.

[78] Morisset J. Intervention of GI neuropeptides in pancreatic growth and regeneration: comparison with cholecystokinin. J Physiol Pharmacol 2003;54(Suppl 4):127–141.

[79] Elsasser HP, Adler G, Kern HF. Time course and cellular source of pancreatic regeneration following acute pancreatitis in the rat. Pancreas 1986;1(5):421–429.

[80] Jensen JN, Cameron E, Garay MV, Starkey TW, Gianani R, Jensen J. Recapitulation of elements of embryonic development in adult mouse pancreatic regeneration. Gastroenterology 2005;128(3):728–741.

[81] Reid LE, Walker NI. Acinar cell apoptosis and the origin of tubular complexes in caerulein-induced pancreatitis. Int J Exp Pathol 1999;80(4):205–215.

[82] Pearson KW, Scott D, Torrance B. Effects of partial surgical pancreatectomy in rats. I. Pancreatic regeneration. Gastroenterology 1977;72(3):469–473.

[83] Sharma A, Zangen DH, Reitz P et al. The homeodomain protein IDX-1 increases after an early burst of proliferation during pancreatic regeneration. Diabetes 1999;48(3):507–513.

[84] Watanabe H, Saito H, Rychahou PG, Uchida T, Evers BM. Aging is associated with decreased pancreatic acinar cell regeneration and phosphatidylinositol 3-kinase/Akt activation. Gastroenterology 2005;128(5):1391–1404.

[85] Jurkowska G, Grondin G, Masse S, Morisset J. Soybean trypsin inhibitor and cerulein accelerate recovery of cerulein-induced pancreatitis in rats. Gastroenterology 1992;102(2):550–562.

[86] Sato T, Niikawa J, Usui I et al. Pancreatic regeneration after ethionine-induced acute pancreatitis in rats lacking pancreatic CCK-A receptor gene expression. J Gastroenterol 2003;38(7):672–680.

[87] Hegyi P, Rakonczay Z Jr, Sári R et al. Insulin is necessary for the hypertrophic effect of cholecystokinin-octapeptide following acute necrotizing experimental pancreatitis. World J Gastroenterol 2004;10(15):2275–2277.

[88] Iovanna JL, Lechene de la Porte P, Dagorn JC. Expression of genes associated with dedifferentiation and cell proliferation during pancreatic regeneration following acute pancreatitis. Pancreas 1992;7(6):712–718.

[89] Calvo EL, Dusetti NJ, Cadenas MB, Dagorn JC, Iovanna JL. Changes in gene expression during pancreatic regeneration: activation of c-myc and H-ras oncogenes in the rat pancreas. Pancreas 1991;6(2):150–156.

[90] Morisset J, Aliaga JC, Calvo EL, Bourassa J, Rivard N. Expression and modulation of p42/p44 MAPKs and cell cycle regulatory proteins in rat pancreas regeneration. Am J Physiol 1999;277(5 Pt 1):G953–G959.

[91] Logsdon CD. Stimulation of pancreatic acinar cell growth by CCK, epidermal growth factor, and insulin in vitro. Am J Physiol 1986;251(4 Pt 1):G487–G494.

[92] Nicke B, Tseng MJ, Fenrich M, Logsdon CD. Adenovirus-mediated gene transfer of RasN17 inhibits specific CCK actions on pancreatic acinar cells. Am J Physiol 1999;276(2 Pt 1):G499–G506.

[93] Guo L, Sans MD, Hou Y, Ernst SA, Williams JA. c-Jun/AP-1 is required for CCK induced pancreatic acinar cell dedifferentiation and DNA synthesis in vitro. Am J Physiol Gastrointest Liver Physiol 2012;302(12):G1381–G1396.

[94] De Lisle RC, Logsdon CD. Pancreatic acinar cells in culture: expression of acinar and ductal antigens in a growth-related manner. Eur J Cell Biol 1990;51(1):64–75.

[95] Arias AE, Bendayan M. Differentiation of pancreatic acinar cells into duct-like cells in vitro. Lab Invest 1993;69(5):518–530.

[96] Baeyens L, De Breuck S, Lardon J, Mfopou JK, Rooman I, Bouwens L. In vitro generation of insulin-producing beta cells from adult exocrine pancreatic cells. Diabetologia 2005;48(1):49–57.

[97] Sphyris N, Logsdon CD, Harrison DJ. Improved retention of zymogen granules in cultured murine pancreatic acinar cells and induction of acinar–ductal transdifferentiation in vitro. Pancreas 2005;30(2):148–157.

[98] Bhattacharyya E, Panchal A, Wilkins TJ, de Ondarza J, Hootman SR. Insulin, transforming growth factors, and substrates modulate growth of guinea pig pancreatic duct cells in vitro. Gastroenterology 1995;109(3):944–952.

[99] Logsdon CD, Moessner J, Williams JA, Goldfine ID. Glucocorticoids increase amylase mRNA levels, secretory organelles, and secretion in pancreatic acinar AR42J cells. J Cell Biol 1985;100(4):1200–1208.

Fibrogenesis in the Pancreas: The Role of Stellate Cells
胰腺纤维化：星状细胞的作用

10

Minoti V. Apte，Romano C. Pirola，Jeremy S. Wilson　著

徐　晨　译

闫长青　校

一、概述

纤维化是指纤维组织的发育或产生。在健康的胰腺中，纤维化是一个控制和调节良好的过程，它对于胰腺实质中细胞外基质（extracellular matrix，ECM）的定期周转至关重要，从而维持正常的胰腺结构。然而，在疾病状态下，这一过程被阻断，纤维组织的产生和降解之间的良好平衡被破坏，导致过量的 ECM 蛋白在器官中沉积，最终导致病理性纤维化。

与胰腺纤维化有关的细胞和分子机制自 1998 年以来才开始被人们所了解，当时人们开发了从啮齿动物和人类胰腺分离和培养 PSC 的方法[1-3]，PSC 现已成为胰腺纤维化过程中的关键细胞[1-3]。有趣的是，早在 1982 年的日本，Watari 等[4] 就首次报道了胰腺中这些细胞的存在，并于 1990 年得到 Ikejiri[5] 的确认。然而，当时人们对它们的功能知之甚少。随后，从胰腺中分离出有活性的 PSC 的技术发展，为研究人员提供了急需的体外工具，使人们能够进一步探究这些细胞在健康和胰腺疾病中的功能。

二、PSC

（一）健康的 PSC

PSC 是胰腺的常驻细胞，位于腺泡细胞的基底外侧（图 10-1A）、血管、小胰管[1, 2] 以及胰岛周围和内部[6]。在健康胰腺中，PSC 在实质细胞总数中所占的比例相对较小（4% ～ 7%）[1]。在静止（非激活）状态下，PSC 细胞质中储存了丰富的维生素 A。这一特征确定了其细胞类型，它是体内较大的"星状细胞系统"的一部分，维生素 A 储存在其他几个器官中的细胞中，包括肝、肺、肠、肾、脾和肾上腺[7]，共同组成星状细胞系统。Apte 等[1] 利用了这种维生素 A 的储存能力，建立了从胰腺中分离静止型 PSC 的密度梯度离心方法。早期培养的 PSC 呈多边形，中央核周围有丰富的脂滴（图 10-1B）。正是这些细胞质

维生素 A 滴的存在以及选择性标志物的表达，如中间丝结蛋白、胶质纤维酸性蛋白（glial fibrillary acidic protein，GFAP）和巢蛋白，以及神经外胚层蛋白、神经细胞黏附分子和神经生长因子，有助于将 PSC 与成纤维细胞区分开（图 10-2）。

　　除了合成构成纤维组织的 ECM 蛋白（Ⅰ～Ⅳ型胶原、纤维连接蛋白和层黏连蛋白）外，PSC 还产生 MMP，即降解 ECM 蛋白及其抑制药 TIMPs（MMP 组织抑制药）的酶[8]。因此，在健康的胰腺中，PSC 被认为通过维持 ECM 蛋白的产生和降解之间的良好平衡来调节 ECM 的正常周转。有趣的是，PSC 在正常胰腺中的作用并不局限于调节基质周转。在健康胰腺中，PSC 的其他假定功能包括：①在 CCK 依赖的胰腺外分泌中充当中介细胞[9]；②通过表达识别病原体相关分子模式（pathogen-associated molecular pattern，

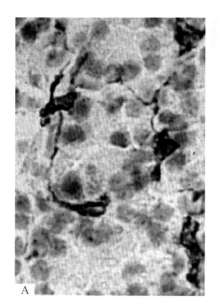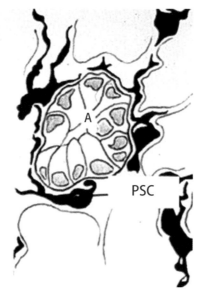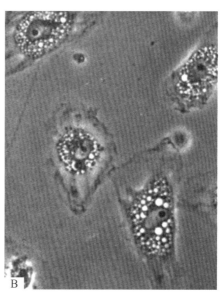

▲ 图 10-1　胰腺星状细胞中细胞骨架蛋白结蛋白的表达

A. 一张正常大鼠胰腺切片的典型显微照片显示，左侧是星状细胞选择性标记结蛋白免疫组化染色，右侧有相应的线状图。结蛋白阳性（棕色）PSC 在腺泡细胞的基底外侧可见长细胞质突起；B. 早期培养的 PSC 呈不典型的扁平多边形，细胞核周围的细胞质中有许多含维生素 A 的脂滴（引自 Apte 等[1]，1998。经 BMJ 出版集团许可转载）

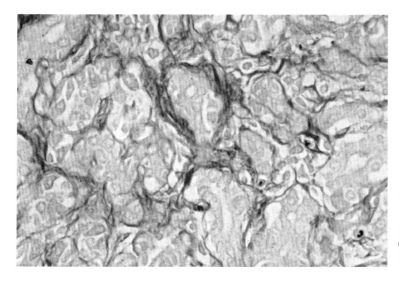

◀ 图 10-2　慢性胰腺炎中活化的 PSC：来自慢性胰腺炎患者的胰腺双染色切片

图示在纤维化区域 PSC 活化标记物 α 平滑肌肌动蛋白（aSMA，棕色）和用天狼星红染色的胶原（红色）共同染色（引自 Haber 等[16]，1999。经 Elsevier 许可使用）

PAMP）的 Toll 样受体（toll-like receptor，TLR 2、3、4、5、9）促进先天免疫 [10, 11]。因此，PSC 可以积极地保护腺体免受初始损伤 [12]；③作为祖细胞的作用（基于它们的可移植性、在循环中的存活能力、分化为其他细胞类型的能力以及包括 CD133、SOX9、巢蛋白和 GDF3 在内的几种干细胞标记的表达）[13, 14]。

（二）疾病中的 PSC

胰腺损伤过程中，PSC 经历一个激活过程，从静止状态转变为肌成纤维细胞样表型，表现为维生素 A 脂滴丢失，活化的标记物 α 平滑肌肌动蛋白（alpha smooth muscle actin，αSMA）的表达，细胞增殖、迁移和 ECM 合成增加 [15, 16]（表 10-1）。激活的 PSC 产生过多的 ECM 蛋白超过了细胞降解这些蛋白的能力，最终导致腺体纤维化。PSC 的激活可由多种因素引起，无论是作为胰腺疾病过程中的上调 / 调节因子，还是作为一种直接损害腺体的化合物，每一种因素都与胰腺的病理生理有关。因此，其中酒精及其代谢物、内毒素、蛋白酶、氧化应激、缺氧、高血糖、血管生成因子和多种生长因子、细胞因子以及趋化因子均可激活 PSC（表 10-2）。值得注意的是，PSC 除了通过旁分泌途径被外源性细胞因子（由周围腺泡或炎症细胞释放）激活外，还能产生自己的细胞因子 [TGF-β、结缔组织生长因子（connective tissue growth factor，CTGF）、IL-8 和 IL-15、CXCR1、单核细胞趋化蛋白 1（monocyte chemotactic protein 1，MCP1），调节活化正常 T 细胞表达和分泌的趋化因子（regulated on activation，normal T-cell expressed，and secreted，RANTES）]，以自分泌方式作用于自身细胞 [17-20]。结果，PSC 的持续激活过程被建立起来，即使在没有初始激活触发因素的情况下，也能确保纤维化的进展。

表 10-1　静止型和活化型 PSC 表型的特征

特征	静止型 PSC	活化型 PSC
维生素 A 脂滴	存在	不存在
α 平滑肌肌动蛋白	不存在	存在
增殖	受限	增加
迁移	受限	增加
ECM 合成	受限	增加
MMP 和 TIMP	补充 MMP 和 TIMP 以保持正常的 ECM 周转	改变 MMP 和 TIMP 的类型以促进 ECM 沉积
细胞因子的产生	受限	增加（PDGF、TGF-β、CTGF、IL-1、IL-6、IL-15）
吞噬能力	不存在	存在
蛋白质组学分析	基础蛋白表达	与细胞骨架、细胞代谢、运动、生长和侵袭有关的蛋白质的差异表达

TIMP. 基质蛋白酶组织抑制因子（tissue inhibitor of matrix proteinases）；PDGF. 血小板衍生生长因子（platelet-derived growth factor）；CTGF. 结缔组织生长因子

与激活因子相反，维生素 A 及其代谢产物 [21, 22]、姜黄素（姜黄中发现的一种多酚）[23]、褪黑素（蒽醌衍生物大黄酸）[24]、骨形态蛋白（bone morphogenic protein，BMP）[25]、曲格列酮 [过氧化物酶体增殖激活受体 γ（peroxisome proliferator-activated receptor gamma，PPARγ）的一种配体][26] 和卡泊三醇（一种维生素 D 受体配体）[27] 均可诱导 PSC 的静息状态。最近，如索拉非尼、舒尼替尼、曲美替尼和达克托利西布等激酶抑制药被证明能抑制 PSC 增殖和 ECM 合成 [28, 29]。有趣的是，曲美替尼还降低了 PSC 激活的两种自分泌介质 IL-6 和 TGF-β 的表达 [29]。

　　研究人员已经找到了几条介导 PSC 激活或静止的细胞内信号通路（已经在表 10-3 中列出和引用）。值得注意的是，虽然已经发现了许多调节 PSC 功能的离散通路，但主要的信号通路之间存在显著的相互作用，从而导致一条通路的调制会影响另一条通路的功能 [30-32]。在开发针对 PSC 信号通路的新疗法时，必须考虑到这种内部因素。更重要的是，研究表明，许多文献所述的信号通路在 PSC 内汇合成共同的次级信使系统，即细胞内钙 [33-35]。最近人们的注意力也集中在这些小的、非编码 RNA 涉及细胞内的功能，如增殖、分化、凋亡、和蛋白质合成。mRNA 上，静息和活化的 PSC 的 mRNA 之间有显著差异，这与细胞的发育和生长、运动和存活状态有关 [36]。其他研究人员通过其对抗凋亡因子 Bcl-2[37] 和 miR21 的影响，确定 miR-15-16 络合物是 PSC 凋亡的调节因子，可能是由结缔组织生长因子（CCN2）介导的 PSC 激活 [38]。

表 10-2　PSC 激活因子

乙醇及其代谢物（乙醛、脂肪酸乙酯）
炎症介质（细胞因子、生长因子、补体 5）
蛋白酶
色素上皮衍生因子
半乳糖凝集素 1
高血糖症
甲状旁腺激素相关蛋白（PTFrP）
氧化应激
缺氧
内毒素
环氧化酶 2（COX-2）
内皮素 -1
血管紧张素
纤维蛋白原

表 10-3　PSC：信号通路

信号通路	PSC 功能
MAPK[30, 93, 94]	αSMA 表达、增殖、迁移、ECM 蛋白合成
PI3K[32]	增殖、迁移、ECM 蛋白合成
PKC[94]	ECM 蛋白合成
Hedgehog[95]	迁移
JAK-STAT[96]	增殖
Smads[97]	ECM 蛋白合成
Rho，Rho 激酶 [98]	肌动蛋白细胞骨架，应力纤维形成
转录因子（AP-1、NF-κB、Gli-1）[95, 99]	激活、迁移、增殖、ECM 蛋白合成
Wnt 和 β- 连环蛋白 [100]	增殖、αSMA 表达、细胞因子表达
过氧化物酶体增殖物激活受体 γ [12]	αSMA 表达、增殖、吞噬
细胞内钙调节 [33-35]	PSC 活化

　　PSC 在胰腺纤维化中的作用主要与胰腺的三种疾病有关，即急性胰腺炎、慢性胰腺炎和胰腺癌。后两种疾病的特点是胰腺内存在大量纤维沉积，第一种急性胰腺炎，在大多数患者身上表现为一种自限性

疾病。如下所述，PSC不仅在慢性胰腺炎和胰腺癌的病理纤维化中起着关键作用，而且在急性胰腺炎后的胰腺再生 / 修复中也发挥着关键作用。

三、急性胰腺炎

在急性胰腺炎中，PSC的增殖是由受损的腺泡细胞和炎症细胞分泌的细胞因子和趋化因子引起的[39]。使用嵌合模型的研究表明，尽管在炎症的胰腺组织中观察到PSC数量的增加，但PSC数量的增加主要是由于常住PSC的局部增殖所致，但PSC人群中有一小部分（7%～18%）可能来自循环骨髓细胞[40]。在急性胰腺炎的修复阶段，活化的PSC群体产生更多的ECM蛋白，为产生导管和腺泡细胞提供支架和物理支持。ECM在细胞膜与周围基质之间的相互作用中起着至关重要的作用，而整合素介导的相互作用又是细胞分化和生长所必需的[41]。事实上，利用 β_1- 整合素基因敲除动物，已经发现PSC缺少整合素受体的表达导致细胞外基质的产生减少，阻碍了腺泡细胞与细胞外基质的相互作用，导致细胞凋亡和增殖减少[42]。

PSC也可能在重症坏死性胰腺炎的恢复过程中发挥重要作用[43]。重症坏死性胰腺炎患者的胰腺切片中，包括血管肉芽组织、导管细胞、残留的小叶组织和星状细胞组成的细胞再生区域。从这些区域的边缘向外延伸到周围的组织被一层星状细胞所包围，由扁平的上皮细胞构成的先导导管。研究人员推测，PSC的外皮对导管上皮细胞的增殖及其向腺泡和导管细胞的分化提供了必要的刺激，从而促进了胰腺的产生。

将腺体从急性炎症状态完全恢复为正常胰腺的关键步骤是去除腺体内多余的ECM，使细胞群恢复到正常的相对比例。PSC通过其产生基质降解酶MMP在纤维溶解过程中发挥作用。多余PSC的分解可能通过以下途径发生：①细胞凋亡；②处于静息状态，经维生素 A 代谢产物全反式视黄酸[21, 22]或维生素 D 受体配体卡泊三醇[27]治疗后，可逆转为静息状态，而不是依赖于维生素 A 代谢产物——全反式视黄酸或维生素 D 受体配基卡泊三醇治疗；③衰老，正如 Fitzner 等[44]在二丁基氯化锡诱导的胰腺炎模型中所报道的。

四、慢性胰腺炎

胰腺慢性坏死性炎症（慢性胰腺炎）的组织学特征是广泛的纤维化，其周围是岛状软化的胰管和受损的胰管[45]。在此前的 15 年里，离体研究和活体研究都帮助确定了PSC在这一过程中的中心作用。

最早的研究涉及慢性胰腺炎患者胰腺切片的组织学和免疫组化染色[2, 16]。胶原和PSC活化标记物 αSMA 的双重染色（分别用天狼星红染色和免疫组织化学）显示这两种染色在胰腺纤维区共定位[16]（图 10-2）。更重要的是，αSMA 和前胶原 mRNA 的双重染色清楚地表明，在纤维化胰腺中，活化的PSC是 I 型胶原的主要来源[16]。

在慢性胰腺炎中，PSC可能受到多种因素的激活，包括：①促纤维化生长因子 TGF-β：该蛋白在纤维区内的梭形细胞和纤维化区邻近的腺泡细胞（不是在远离纤维化区的腺泡细胞）中高表达，有 TGF-β 对 PSC 产生旁分泌和自分泌效应以刺激细胞活化的观点[16]；②血小板衍生生长因子（platelet-derived growth factor，PDGF）：这种有丝分裂因子和趋化因子的受体在纤维化区被上调，从而为胰腺坏死炎症时 PSC 向损伤区的增殖和迁移提供了可能的机制[16]；③神经生长因子（nerve growth factor，NGF）：已在纤维化区 PSC 中得到证实，通过其诱导突起生长的能力与慢性胰腺炎的疼痛有关[46]；④氧化应激：氧化应激标记物四氢呋喃[47] 的染色增加证明了这一点。

尽管对人体组织的研究提供了激活的 PSC 和相关激活因子存在下的实时情况。但只有通过动物研究才能了解在纤维化发展过程中按时间顺序发生的事件和 PSC 在纤维化形成中的作用。本文报道了许多不同的小鼠和大鼠实验性慢性胰腺炎 / 胰腺纤维化模型（见参考文献 [48]）。在这些模型中诱导纤维化的方法包括：①通过重复注射海藻毒素[49] 或超氧化物歧化酶抑制药[50] 引起重复性急性胰腺损伤（基于对损伤的坏死 - 纤维化序列的认识）；②向胰管注射毒素[16, 51]；③使动物暴露于慢性乙醇给药，然后用雨蛙素[52, 53]、环孢素[54] 或内毒素[11] 进行二次激发（考虑到重度饮酒者体内血清内毒素水平明显升高，最后一种方法被认为是一种更具生理学意义的方法[55]）；④涉及细胞因子或促生长因子过度表达的转基因方法，如 IL-1β、TGF-β、肝素结合的 EGF 样生长因子（HB-EGF）[56, 57]。同时也包括使用发展为自发性慢性胰腺炎（WBN-Kob 大鼠[58]）和 2 型糖尿病（Goto-Kakizaki 大鼠）[6] 的大鼠。

由于篇幅有限，无法对所述模型进行详细讨论。然而，所有研究的总体结果表明，已知的 PSC 激活因子（TGF-β、PDGF、氧化应激等）在胰腺损伤早期被上调，导致 PSC 活化（如增殖和 ECM 合成增加所示）。PSC 的增加主要来源于原有的 PSC 群体，虽然一小部分（5%～18%）可能来自于多能性的循环骨髓细胞[59]。如前所述，激活的 PSC 能够分泌内源性细胞因子，这些细胞因子通过自分泌环作用于细胞，有助于每个细胞激活 PSC，最终导致病理纤维化。

虽然所描述的模型大多集中在 PSC 在外分泌胰腺纤维化中的作用，最近的报道也提示 PSC 在内分泌胰腺纤维化中的作用。老鼠糖尿病模型（Goto-Kakizaki 大鼠[6] 和 db/db 小鼠[60]）的研究表明，胰岛内和周围的纤维区内有 PSC 的激活。PSC 有抑制 B 细胞分泌胰岛素和刺激 B 细胞凋亡的作用；PSC 对 B 细胞的上述作用因高血糖而加重[61]。事实上，反复注射雨蛙素在高血糖小鼠中引起的慢性重症胰腺炎比正常血糖小鼠更多[62]。这些发现表明 PSC 之间存在正反馈回路。

胰腺纤维化逆转

我们在过去 10 年中在 PSC 生物学方面取得的进展，特别是它们在慢性胰腺炎纤维化中的关键作用，为最近的研究工作提供了基础，这些研究旨在开发有针对性的方法来抑制 PSC 的激活过程，从而防止、延缓和（或）逆转纤维化过程，以限制疾病的进展。迄今为止，这些新的治疗方法大多应用于实验模型，包括：①抑制溴化生长因子 TGF-β 和肿瘤坏死因子 α（TNF-α）[63-65]；②抗氧化剂，如维生素 E[66]、鞣酸、植物多酚[67] 和丹酚酸（一种中草药）[68]；③蛋白酶抑制药[69]；④信号分子的调节（例如曲格列酮与 PPARγ 结合[26]；维生素 A 酸通过抑制 Wnt-catenin 通路而诱导 PSC 静止[22]）；⑤用胶原 siRNA 靶向治疗 PSC，促进胶原合成[70]；⑥蒽醌衍生物大黄酸[24] 和类黄酮，芹菜素[71]；⑦前列环素类似物 ONO-1301，抑制促炎因子和促纤维细胞因子的产生[72]；⑧就酒精性胰腺炎而言，戒酒[73]。这一系列潜在的治疗方法是在这个领域向前迈出的令人兴奋的一步，它有望推动临床试验的发展，以评估这些方法在治疗人类慢性胰腺炎中的疗效。

五、胰腺癌

胰腺导管腺癌（pancreatic ductal adenocarcinoma，PDAC）是一种广泛存在于肿瘤周围的间质／变性反应。该纤维基质由细胞外基质蛋白（包括胶原 I 型、纤维连接蛋白和层黏连蛋白）、非胶原因子如糖原聚糖（透明质酸）、糖蛋白和蛋白多糖组成，以及多种细胞类型，包括星状细胞、内皮细胞、神经因子和免疫细胞。用人胰腺 CAN-cer 切片进行 PSC 选择标记双重染色和胶原 mRNA 原位杂交的研究，现已明确 PSC 是胰腺癌纤维化的主要来源[74]（图 10-3）。此外，激活的 PSC 已经在胰腺癌的早期（癌前）病变，即胰腺上皮内肿瘤（PanIN）周围被识别，表明 PSC 的激活是胰腺癌发生的早期特征[75]。据报道，基质中活化的 PSC 的程度与不良的临床结果（根据总的生存情况评估）之间有关联[76, 77]。

越来越明显的是，PSC 在囊性癌中的作用不仅仅局限于产生纤维间质。采用体外（共培养的 PSC 和癌细胞）和体内（皮下异种移植、原位植入、基因工程模型）的方法，已经确定了 PSC 与癌细胞之间的密切双向相互作用，促进了局部肿瘤的生长和远处转移（详见参考文献 [78]）。胰腺癌细胞可诱导 PSC 活化，其表现为增殖、ECM 的产生和迁移。这些作用是由 TGF-β、FGF、PDGF[79]、COX-2（参与花生四烯酸转化为前列腺素）[80] 和三叶因子 1（trefoil factor 1，TFF 1；一种稳定的分泌蛋白，在胰腺癌中升高，但在正常胰腺中不表达）[81] 介导的。反过来，PSC 显著促进胰腺癌细胞的增殖，同时抑制其凋亡，从而提高癌细胞的存活率。PSC 还能刺激癌细胞迁移，这一作用与增强癌细胞的上皮细胞 - 间充质上皮转化有关（Snail 和波形蛋白等间充质标记物的表达增加，而 E-cadherin 等上皮标记物的表达相应减少）[82]。此外，PSC 已经被证明能诱导癌细胞的干细胞生长，这种干细胞小生长环境被认为是胰腺癌复发的原因之一[83]。Ikenaga 等[84] 确定了与癌症相关的 PSC 的一个子集，它对癌细胞迁移和增殖的侵略性作用明显大于亲代人群。这个 PSC 子集显示 CD10（一种细胞膜相关的基质金属蛋白酶）表达增加，这种酶能够降解基底膜，从而促进对周围组织和血管的侵袭。PSC 诱导的癌细胞增殖至少部分由 PDGF[85] 介导，而肝细胞生长因子（hepatocyte growth factor，HGF）在 PSC 诱导的癌细胞迁移中起作用[86]。其他可能需要进一步研究的因素包括胰岛素样生长因子（insulin-like growth factor，IGF）、EGF、转化生长因子和其他促炎因子。PSC 与基质中其他类型细胞的相互作用，如内皮细胞（促进血管生成）、免疫细胞（促进免疫逃逸）和神经元细胞，正被越来越多地描述，但超出了本章的范围（具体内容见文献 [87]）。

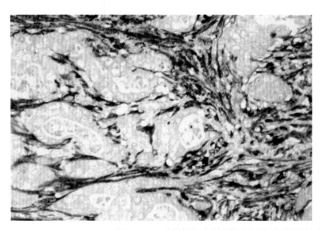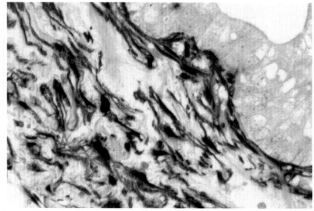

▲ **图 10-3** **低倍和高倍镜下人胰腺癌切片的 α 平滑肌肌动蛋白和胶原 mRNA 双重染色**

αSMA（棕色）免疫染色结合原位杂交胶原 mRNA（蓝色）显示两种染色在切片的基质区域工定位，而肿瘤细胞没有染色。这种染色模式表明 PSC 是胰腺癌间质中胶原的主要来源（引自 Apte 等，2004[74]。经 Wolters Kluwer 健康公司许可使用）

纤维间质被认为是药物对癌细胞渗透的物理屏障，从而促进了化学抵抗。然而，越来越多的数据表明，PSC 还可能通过产生基质细胞衍生因子 1α（stromal-derived factor 1α，SDF-1α）直接影响癌细胞对化疗药物的反应，SDF-1α 作用于癌细胞上的受体 CXCR 4，磷酸化下游信号通路，包括 MAPK 和 PI3K。这诱导癌细胞产生 IL-6，发挥自分泌作用，保护细胞免受吉西他滨诱导的凋亡[88]。PSC 本身已被证明在化学辐射中存活，并且表现出一种更活跃的表型[89]。

尽管迄今为止的证据支持 PSC 在胰腺癌进展中的促进作用，最近有两项研究报告称，在小鼠胰腺癌模型中，条件性耗竭 αSMA 肌成纤维细胞[90]或靶向特定信号通路（刺猬通路）[91]会导致动物存活率下降。这些不一致的发现可以解释为 PSC 对癌症行为的影响可能是一个动态和阶段依赖性的过程。PSC 在胰腺癌早期阶段的存在可能代表了胰腺内的一种保护性反应，因为 PSC 试图从正常胰腺中分离出恶性细胞。随着疾病的发展，癌细胞可以克服这一"保护性"障碍，吸收 PSC 发挥自身的优势，将其转化为"辅助"细胞。

近年来，PSC 的靶向治疗和改善胰腺癌预后的微环境研究引起了广泛的关注。这些研究大多涉及泛创造性癌症的临床前模型，尽管少数已经进展到早期的临床试验，取得了令人鼓舞的结果。对这项工作的详尽讨论不属于本章的范围（回顾见参考文献 [87, 92]）。然而，鉴于：①仅以癌细胞为靶点已经几十年来未能改善患者的预后；②基质对肿瘤生物学的影响日益明显。这一领域普遍一致认为，考虑调整 PSC 行为的措施作为胰腺癌的新治疗方案是合理的。

六、结论

总之，现在已经明确地证明胰腺纤维发生的细胞是胰腺星状细胞。在健康方面，PSC 在 ECM 的产生和降解之间保持良好的平衡，从而确保正常的 ECM 在腺体中的周转。越来越多的证据表明，PSC 在健康胰腺中也可能作为 CCK 调节的胰腺外分泌的祖细胞、免疫细胞和中间细胞而发挥额外的作用。在疾病状态下，PSC 被转化为一种激活的肌原纤维蛋白样状态，产生过多的 ECM 蛋白。当 PSC 的激活受到限制时，如在解决急性胰腺炎时，PSC 可以帮助再生 / 修复过程。然而，长期激活细胞，如慢性胰腺炎和胰腺癌，最终导致病理性纤维化。值得注意的是，PSC 在慢性胰腺炎和胰腺癌中的作用越来越明显。在慢性胰腺炎中，PSC 可促进胰岛 B 细胞功能紊乱，而在胰腺癌中，PSC 与癌细胞、内皮细胞和免疫细胞等基质细胞密切相互作用，影响肿瘤的进展。了解这些多功能 PSC 的生物学特性，将有助于开发治疗慢性胰腺炎和胰腺癌等胰腺纤维化疾病的新的治疗方法。

☞ 参考文献

[1] Apte MV, Haber PS, Applegate TL et al. Periacinar stellate shaped cells in rat pancreas – identification, isolation, and culture. Gut 1998;43:128–133.

[2] Bachem MG, Schneider E, Gross H et al. Identification, culture, and characterization of pancreatic stellate cells in rats and humans. Gastroenterology 1998;115:421–432.

[3] Vonlaufen A, Phillips PA, Xu ZH et al. Isolation of quiescent human pancreatic stellate cells; a useful in vitro tool to study hPSC

biology. Pancreatology 2010;10:434–443.

[4] Watari N, Hotta Y, Mabuchi Y. Morphological studies on a vitamin A-storing cell and its complex with macrophage observed in mouse pancreatic tissues following excess vitamin A administration. Okajimas Folia Anat Jpn 1982;58:837–858.

[5] Ikejiri N. The vitamin A-storing cells in the human and rat pancreas. Kurume Med J 1990;37:67–81.

[6] Zha M, Xu W, Jones PM et al. Isolation and characterization of human islet stellate cells. Exp Cell Res 2016;314:61–66.

[7] Wake K. Perisinusoidal stellate cells (fat-storing cells, interstitial cells, lipocytes), their related structure in and around the liver sinusoids, and vitamin A-storing cells in extrahepatic organs. Int Rev Cytol 1980;66:303–353.

[8] Phillips PA, McCarroll JA, Park S et al. Pancreatic stellate cells secrete matrix metalloproteinases – implications for extracellular matrix turnover. Gut 2003;52:275–282.

[9] Phillips PA, Yang L, Shulkes A et al. Pancreatic stellate cells produce acetylcholine and may play a role in pancreatic exocrine secretion. Proc Natl Acad Sci U S A 2010;107:17397–17402.

[10] Masamune A, Kikuta K, Watanabe T et al. Pancreatic stellate cells express Toll-like receptors. J Gastroenterol 2008;43: 352–362.

[11] Vonlaufen A, Xu ZH, Joshi S et al. Bacterial endotoxin – a trigger factor for alcoholic pancreatitis? Findings of a novel physiologically relevant model. Gastroenterology 2007;133:1293–1303.

[12] Shimizu K, Kobayashi M, Tahara J et al. Cytokines and peroxisome proliferator-activated receptor gamma ligand regulate phagocytosis by pancreatic stellate cells. Gastroenterology 2005;128:2105–2118.

[13] Kordes C, Sawitza I, Haussinger D. Hepatic and pancreatic stellate cells in focus. Biol Chem 2009;390:1003–1012.

[14] Mato E, Lucas M, Petriz J et al. Identification of a pancreatic stellate cell population with properties of progenitor cells: new role for stellate cells in the pancreas. Biochem J 2009;421:181–191.

[15] Apte M, Pirola RC, Wilson JS. Pancreatic stellate cell: physiologic role, role in fibrosis and cancer. Curr Opin Gastroenterol 2015;31:416–423.

[16] Haber P, Keogh G, Apte M et al. Activation of pancreatic stellate cells in human and experimental pancreatic fibrosis. Am J Pathol 1999;155:1087–1095.

[17] Andoh A, Takaya H, Saotome T et al. Cytokine regulation of chemokine (IL-8, MCP-1, and RANTES) gene expression in human pancreatic periacinar myofibroblasts. Gastroenterology 2000;119:211–219.

[18] Karger A, Fitzner B, Brock P et al. Molecular insights into connective tissue growth factor action in rat pancreatic stellate cells. Cell Signal 2008;20:1865–1872.

[19] Shek FW, Benyon RC, Walker FM et al. Expression of transforming growth factor-β1 by pancreatic stellate cells and its implications for matrix secretion and turnover in chronic pancreatitis. Am J Pathol 2002;160:1787–1798.

[20] Uchida M, Ito T, Nakamura T et al. Pancreatic stellate cells and CX3CR1: occurrence in normal pancreas and acute and chronic pancreatitis and effect of their activation by a CX3CR1 agonist. Pancreas 2014;43:708–719.

[21] McCarroll JA, Phillips PA, Santucci N et al. Vitamin A induces quiescence in culture-activated pancreatic stellate cells – potential as an anti-fibrotic agent? Pancreas 2003;27:396.

[22] Xiao W, Jiang W, Shen J et al. Retinoic acid ameliorates pancreatic fibrosis and inhibits the activation of pancreatic stellate cells in mice with experimental chronic pancreatitis via suppressing the Wnt/beta-catenin signaling pathway. PLoS ONE 2015;10:e0141462.

[23] Masamune A, Suzuki N, Kikuta K et al. Curcumin blocks activation of pancreatic stellate cells. J Cell Biochem 2006;97: 1080–1093.

[24] Tsang SW, Bian ZX. Anti-fibrotic and anti-tumorigenic effects of rhein, a natural anthraquinone derivative, in mammalian stellate and carcinoma cells. Phytother Res 2015;29:407–414.

[25] Gao X, Cao Y, Staloch DA et al. Bone morphogenetic protein signaling protects against cerulein-induced pancreatic fibrosis. PLoS ONE 2014;9:e89114.

[26] Shimizu K, Shiratori K, Kobayashi M et al. Troglitazone inhibits the progression of chronic pancreatitis and the profibrogenic activity of pancreatic stellate cells via a PPARgamma-independent mechanism. Pancreas 2004;29:67–74.

[27] Sherman MH, Yu RT, Engle DD et al. Vitamin D receptor-mediated stromal reprogramming suppresses pancreatitis and enhances pancreatic cancer therapy. Cell 2014;159:80–93.

[28] Elsner A, Lange F, Fitzner B et al. Distinct antifibrogenic effects of erlotinib, sunitinib and sorafenib on rat pancreatic stellate

cells. World J Gastroenterol 2014;20:7914–7925.

[29] Witteck L, Jaster R. Trametinib and dactolisib but not regorafenib exert antiproliferative effects on rat pancreatic stellate cells. Hepatobil Pancreat Dis Int 2015;14:642–650.

[30] Masamune A, Shimosegawa T. Signal transduction in pancreatic stellate cells. J Gastroenterol 2009;44:249–260.

[31] McCarroll J, Phillips P, Santucci N et al. Alcoholic pancreatic fibrosis: role of the phosphatidylinositol-3 kinase (PI3-K) and protein kinase C (PKC) pathways in pancreatic stellate cells. J Gastroenterol Hepatol 2004;29:347.

[32] McCarroll JA, Phillips PA, Kumar RK et al. Pancreatic stellate cell migration: role of the phosphatidylinositol 3-kinase (PI3-kinase) pathway. Biochem Pharmacol 2004;67:1215–1225.

[33] Gryshchenko O, Gerasimenko JV, Gerasimenko OV et al. Ca^{2+} signals mediated by bradykinin type 2 receptors in normal pancreatic stellate cells can be inhibited by specific Ca^{2+} channel blockade. J Physiol 2016;594:281–293.

[34] Hennigs JK, Seiz O, Spiro J et al. Molecular basis of P2-receptor-mediated calcium signaling in activated pancreatic stellate cells. Pancreas 2011;40:740–746.

[35] Won JH, Zhang Y, Ji B et al. Phenotypic changes in mouse pancreatic stellate cell Ca^{2+} signaling events following activation in culture and in a disease model of pancreatitis. Mol Biol Cell 2011;22:421–436.

[36] Masamune A, Nakano E, Hamada S et al. Alteration of the microRNA expression profile during the activation of pancreatic stellate cells. Scand J Gastroenterol 2014;49:323–331.

[37] Shen J, Wan R, Hu G et al. miR-15b and miR-16 induce the apoptosis of rat activated pancreatic stellate cells by targeting Bcl-2 in vitro. Pancreatology 2012;12:91–99.

[38] Charrier A, Chen R, Chen L et al. Connective tissue growth factor (CCN2) and microRNA-21 are components of a positive feedback loop in pancreatic stellate cells (PSC) during chronic pancreatitis and are exported in PSC-derived exosomes. J Cell Commun Signal 2014;8:147–156.

[39] Elsasser HP, Adler G, Kern HF. Time course and cellular source of pancreatic regeneration following acute pancreatitis in the rat. Pancreas 1986;1:421–429.

[40] Sparmann G, Kruse ML, Hofmeister-Mielke N et al. Bone marrow-derived pancreatic stellate cells in rats. Cell Res 2010;20:288–298.

[41] Brizzi MF, Tarone G, Defilippi P. Extracellular matrix, integrins, and growth factors as tailors of the stem cell niche. Curr Opin Cell Biol 2012;24:645–651.

[42] Riopel MM, Li J, Liu S et al. β1 integrin–extracellular matrix interactions are essential for maintaining exocrine pancreas architecture and function. Lab Invest 2012;93:31–40.

[43] Zimmermann A, Gloor B, Kappeler A et al. Pancreatic stellate cells contribute to regeneration early after acute necrotising pancreatitis in humans. Gut 2002;51:574–578.

[44] Fitzner B, Muller S, Walther M et al. Senescence determines the fate of activated rat pancreatic stellate cells. J Cell Mol Med 2012;16:2620–2630.

[45] Kloppel G. Pathology of chronic pancreatitis and pancreatic pain. Acta Chir Scand 1990;156:261–265.

[46] Friess H, Zhu ZW, di Mola FF et al. Nerve growth factor and its high-affinity receptor in chronic pancreatitis. Ann Surg 1999;230:615–624.

[47] Schneider E, Schmid-Kotsas A, Zhao J et al. Identification of mediators stimulating proliferation and matrix synthesis of rat pancreatic stellate cells. Am J Physiol Cell Physiol 2001;281:C532–C543.

[48] Apte M, Pirola R, Wilson J. The fibrosis of chronic pancreatitis: new insights into the role of pancreatic stellate cells. Antioxid Redox Signal 2011;15:2711–2722.

[49] Neuschwander-Tetri BA, Burton FR, Presti ME et al. Repetitive self-limited acute pancreatitis induces pancreatic fibrogenesis in the mouse. Dig Dis Sci 2000;45:665–674.

[50] Matsumura N, Ochi K, Ichimura M et al. Study on free radicals and pancreatic fibrosis – pancreatic fibrosis induced by repeated injections of superoxide dismutase inhibitor. Pancreas 2001;22:53–57.

[51] Emmrich J, Weber I, Sparmann GH et al. Activation of pancreatic stellate cells in experimental chronic pancreatitis in rats. Gastroenterology 2000;118:A166.

[52] Tsukamoto H, Towner SJ, Yu GS et al. Potentiation of ethanol-induced pancreatic injury by dietary fat. Induction of chronic pancreatitis by alcohol in rats. Am J Pathol 1988;131:246–257.

[53] Uesugi T, Froh M, Gäbele E et al. Contribution of angiotensin Ⅱ to alcohol-induced pancreatic fibrosis in rats. J Pharmacol Exp Ther 2004;311:921–928.

[54] Gukovsky I, Lugea A, Shahsahebi M et al. A rat model reproducing key pathological responses of alcoholic chronic pancreatitis. Am J Physiol Gastrointest Liver Physiol 2008;294:G68–G79.

[55] Fukui H, Brauner B, Bode JC et al. Plasma endotoxin concentrations in patients with alcoholic and non-alcoholic liver disease: reevaluation with an improved chromogenic assay. J Hepatol 1991;12:162–169.

[56] Blaine SA, Ray KC, Branch KM et al. Epidermal growth factor receptor regulates pancreatic fibrosis. Am J Physiol Gastrointest Liver Physiol 2009;297:G434–G441.

[57] Marrache F, Tu SP, Bhagat G et al. Overexpression of interleukin-1beta in the murine pancreas results in chronic pancreatitis. Gastroenterology 2008;135:1277–1287.

[58] Ohashi K, Kim JH, Hara H et al. WBN/Kob rats. A new spontaneously occurring model of chronic pancreatitis. Int J Pancreatol 1990;6:231–247.

[59] Watanabe T, Masamune A, Kikuta K et al. Bone marrow contributes to the population of pancreatic stellate cells in mice. Am J Physiol Gastrointest Liver Physiol 2009;297:G1138–G1146.

[60] Xu W, Li W, Wang Y et al. Regenerating islet-derived protein 1 inhibits the activation of islet stellate cells isolated from diabetic mice. Oncotarget 2015;6:37054–37065.

[61] Kikuta K, Masamune A, Hamada S et al. Pancreatic stellate cells reduce insulin expression and induce apoptosis in pancreatic beta-cells. Biochem Biophys Res Commun 2013;433:292–297.

[62] Zechner D, Knapp N, Bobrowski A et al. Diabetes increases pancreatic fibrosis during chronic inflammation. Exp Biol Med (Maywood, NJ) 2014;239:670–676.

[63] Hughes CB, Gaber LW, Mohey el-Din AB et al. Inhibition of TNF alpha improves survival in an experimental model of acute pancreatitis. Am Surg 1996;62:8–13.

[64] Menke A, Yamaguchi H, Gress TM et al. Extracellular matrix is reduced by inhibition of transforming growth factor beta1 in pancreatitis in the rat. Gastroenterology 1997;113:295–303.

[65] Pereda J, Sabater L, Cassinello N et al. Effect of simultaneous inhibition of TNF-alpha production and xanthine oxidase in experimental acute pancreatitis: the role of mitogen activated protein kinases. Ann Surg 2004;240:108–116.

[66] Gomez JA, Molero X, Vaquero E et al. Vitamin E attenuates biochemical and morphological features associated with development of chronic pancreatitis. Am J Physiol Gastrointest Liver Physiol 2004;287:G162–G169.

[67] Suzuki N, Masamune A, Kikuta K et al. Ellagic acid inhibits pancreatic fibrosis in male Wistar Bonn/Kobori rats. Dig Dis Sci 2009;54:802–810.

[68] Lu XL, Dong XY, Fu YB et al. Protective effect of salvianolic acid B on chronic pancreatitis induced by trinitrobenzene sulfonic acid solution in rats. Pancreas 2009;38:71–77.

[69] Gibo J, Ito T, Kawabe K et al. Camostat mesilate attenuates pancreatic fibrosis via inhibition of monocytes and pancreatic stellate cells activity. Lab Invest 2005;85:75–89.

[70] Ishiwatari H, Sato Y, Murase K et al. Treatment of pancreatic fibrosis with siRNA against a collagen-specific chaperone in vitamin A-coupled liposomes. Gut 2012;62:1328–1339.

[71] Chen H, Mrazek AA, Wang X et al. Design, synthesis, and characterization of novel apigenin analogues that suppress pancreatic stellate cell proliferation in vitro and associated pancreatic fibrosis in vivo. Bioorg Med Chem 2014;22:3393–3404.

[72] Niina Y, Ito T, Oono T et al. A sustained prostacyclin analog, ONO-1301, attenuates pancreatic fibrosis in experimental chronic pancreatitis induced by dibutyltin dichloride in rats. Pancreatology 2014;14:201–210.

[73] Vonlaufen A, Phillips P, Xu ZH et al. Alcohol withdrawal promotes regression of pancreatic fibrosis via induction of pancreatic stellate cell (PSC apoptosis). Gut 2011;60:238–246.

[74] Apte MV, Park S, Phillips PA et al. Desmoplastic reaction in pancreatic cancer: role of pancreatic stellate cells. Pancreas 2004;29:179–187.

[75] Apte MV, Wilson JS, Lugea A et al. A starring role for stellate cells in the pancreatic cancer microenvironment. Gastroenterology 2013;144:1210–1219.

[76] Erkan M, Michalski CW, Rieder S et al. The activated stroma index is a novel and independent prognostic marker in pancreatic ductal adenocarcinoma. Clin Gastroenterol Hepatol 2008;6:1155–1161.

[77] Wang LM, Silva MA, D'Costa Z et al. The prognostic role of desmoplastic stroma in pancreatic ductal adenocarcinoma.

Oncotarget 2016;7:4183–4194.

[78] Apte MV, Xu Z, Pothula S et al. Pancreatic cancer: the microenvironment needs attention too! Pancreatology 2015;15:S32–S38.

[79] Bachem MG, Schunemann M, Ramadani M et al. Pancreatic carcinoma cells induce fibrosis by stimulating proliferation and matrix synthesis of stellate cells. Gastroenterology 2005;128:907–921.

[80] Yoshida S, Ujiki M, Ding XZ et al. Pancreatic stellate cells (PSCs) express cyclooxygenase-2 (COX-2) and pancreatic cancer stimulates COX-2 in PSCs. Mol Cancer 2005;4:27.

[81] Arumugam T, Brandt W, Ramachandran V et al. Trefoil factor 1 stimulates both pancreatic cancer and stellate cells and increases metastasis. Pancreas 2011;40:815–822.

[82] Kikuta K, Masamune A, Watanabe T et al. Pancreatic stellate cells promote epithelial–mesenchymal transition in pancreatic cancer cells. Biochem Biophys Res Commun 2010;403:380–384.

[83] Hamada S, Masamune A, Takikawa T et al. Pancreatic stellate cells enhance stem cell-like phenotypes in pancreatic cancer cells. Biochem Biophys Res Commun 2012;421:349–354.

[84] Ikenaga N, Ohuchida K, Mizumoto K et al. CD10+ pancreatic stellate cells enhance the progression of pancreatic cancer. Gastroenterology 2010;139:1041–1051, 1051.e1–8.

[85] Xu Z, Vonlaufen A, Phillips PA et al. Role of pancreatic stellate cells in pancreatic cancer metastasis. Am J Pathol 2010;177: 2585–2596.

[86] Pothula SP, Xu Z, Goldstein D et al. Hepatocyte growth factor inhibition: a novel therapeutic approach in pancreatic cancer. Br J Cancer 2016;114:269–280.

[87] Pothula SP, Xu Z, Goldstein D et al. Key role of pancreatic stellate cells in pancreatic cancer. Cancer Lett 2016;381;194–200.

[88] Zhang H, Wu H, Guan J et al. Paracrine SDF-1alpha signaling mediates the effects of PSCs on GEM chemoresistance through an IL-6 autocrine loop in pancreatic cancer cells. Oncotarget 2015;6:3085–3097.

[89] Cabrera MC, Tilahun E, Nakles R et al. Human pancreatic cancer-associated stellate cells remain activated after in vivo chemoradiation. Front Oncol 2014;4:102.

[90] Ozdemir BC, Pentcheva-Hoang T, Carstens JL et al. Depletion of carcinoma-associated fibroblasts and fibrosis induces immunosuppression and accelerates pancreas cancer with reduced survival. Cancer Cell 2014;25:719–734.

[91] Rhim AD, Oberstein PE, Thomas DH et al. Stromal elements act to restrain, rather than support, pancreatic ductal adenocarcinoma. Cancer Cell 2014;25:735–747.

[92] Apte MV, Wilson JS. Dangerous liaisons: pancreatic stellate cells and pancreatic cancer cells. J Gastroenterol Hepatol 2012;27(Suppl 2):69–74.

[93] Jaster R, Sparmann G, Emmrich J et al. Extracellular signal regulated kinases are key mediators of mitogenic signals in rat pancreatic stellate cells. Gut 2002;51:579–584.

[94] McCarroll JA, Phillips PA, Park S et al. Pancreatic stellate cell activation by ethanol and acetaldehyde: is it mediated by the mitogen-activated protein kinase signaling pathway? Pancreas 2003;27:150–160.

[95] Shinozaki S, Ohnishi H, Hama K et al. Indian hedgehog promotes the migration of rat activated pancreatic stellate cells by increasing membrane type-1 matrix metalloproteinase on the plasma membrane. J Cell Physiol 2008;216:38–46.

[96] Masamune A, Satoh M, Kikuta K et al. Activation of JAK-STAT pathway is required for platelet-derived growth factor-induced proliferation of pancreatic stellate cells. World J Gastroenterol 2005;11:3385–3391.

[97] Ohnishi H, Miyata T, Yasuda H et al. Distinct roles of Smad2-, Smad3-, and ERK-dependent pathways in transforming growth factor-beta1 regulation of pancreatic stellate cellular functions. J Biol Chem 2004;279:8873–8878.

[98] Masamune A, Kikuta K, Satoh M et al. Rho kinase inhibitors block activation of pancreatic stellate cells. Br J Pharmacol 2003;140:1292–1302.

[99] Gukovskaya AS, Mouria M, Gukovsky I et al. Ethanol metabolism and transcription factor activation in pancreatic acinar cells in rats. Gastroenterology 2002;122:106–118.

[100] Hu Y, Wan R, Yu G et al. Imbalance of Wnt/Dkk negative feedback promotes persistent activation of pancreatic stellate cells in chronic pancreatitis. PLoS ONE 2014;9:e95145.

129

11

Fibrogenesis of the Pancreas: The Role of Macrophages
胰腺纤维化：巨噬细胞的作用

Aida Habtezion　著

徐　晨　译

闫长青　校

一、概述

巨噬细胞是先天免疫系统的细胞，是高效的吞噬细胞，在组织稳态、感染、炎症、伤口修复和愈合中发挥着核心作用[1]。巨噬细胞除了具有吞噬能力，虽然不如骨髓来源的树突状细胞有效，它还能处理抗原，促进适应性免疫反应[2]。然而，在疾病状态下，巨噬细胞可以发挥致病作用，促进慢性炎症和癌症[3]。分子和细胞技术的改进使人们认识到表型和功能巨噬细胞的多样性，并更好地了解它们的异质性和高度动态性，并有能力随时应对环境变化。

慢性胰腺炎与胰腺星状细胞活化和纤维化有关。人类和动物模型研究表明，巨噬细胞是慢性胰腺炎的主要免疫细胞之一[4-6]。实验模型的发现也支持在疾病发展早期这些髓样细胞的募集，这提示巨噬细胞在纤维发生中起重要作用。持续破坏与慢性炎症和激活的胰腺星状细胞相关的外分泌胰腺会导致纤维化的发展。治疗慢性胰腺炎及其逐渐取代器官的进行性纤维化仍然是一个临床挑战。此外，慢性胰腺炎患者患胰腺癌的风险增加[7]。

PDAC 是胰腺癌最常见和致命的类型，也与密集的基质反应有关，使纤维化包绕肿瘤周围区域[8]。有趣的是，巨噬细胞也是浸润在 PDAC 和大多数实体肿瘤中的主要免疫细胞[9]。肿瘤相关巨噬细胞（tumor-associated macrophage，TAM）具有不同的基因转录谱[10]，至少在表型上与慢性胰腺炎和其他纤维化疾病中浸润的纤维化区域相似。这些观察表明，类似的机制一定程度上可能与良性和恶性相关的纤维化发生有关，而类似的方法可能以调节纤维化区域为目标的巨噬细胞为靶点。本章在现有的证据和文献的基础上，重点研究巨噬细胞在慢性胰腺炎（与病因无关）和胰腺癌相关的纤维化中的作用。

二、巨噬细胞

巨噬细胞是一种高效吞噬性髓样细胞，是在一个多世纪前由诺贝尔奖得主伊利亚·梅奇尼科夫（Ilya

Metchnikoff）发现的 [11]。来源于骨髓髓系祖细胞的循环单核细胞进入组织，并根据局部生长因子、细胞因子和外源性或微生物信号的存在而分化为巨噬细胞或树突状细胞 [12]。巨噬细胞具有高度的功能多样性和异质性，因此与健康和许多疾病有关 [13, 14]。与最终分化的细胞不同，它们有能力对环境信号的变化做出反应，并改变其表型和功能特征 [15]。因此，巨噬细胞是高度多样、动态、具有高度可塑性的群体，使它们能够适应生理和病理变化。

虽然巨噬细胞是沿着一个功能性和动态的连续体存在的，但是经典的（M1 或 1 型）和可选的（M2 或 2 型）活化巨噬细胞通常被认为是这个连续体的极端或相反侧的巨噬细胞 [13, 14]。其他研究根据巨噬细胞的功能作用分类，如促炎、促纤维化、促进或促进愈合、溶解和组织再生 [16-19]。本章我们将根据文献中这些术语的一般用法和常用用法，使用经典术语和交替激活术语（M1/M2）。经典激活的巨噬细胞（M1）是由炎症信号如干扰素 γ 或脂多糖引起的，因此与 T 辅助（Th）1 型免疫反应有关，并参与效应或促炎功能。相反，交替激活的巨噬细胞（M2）对 Th2 型反应（如 IL-4 和 IL-13 等细胞因子）产生反应，并与免疫抑制、组织修复和伤口愈合相关 [20]。

M2 巨噬细胞进一步细分为 M2a、M2b、M2c 和 M2d（也称为肿瘤相关巨噬细胞或 TAM）[14, 21, 22]，这种细分也是基于基因、表面受体和细胞因子的表达（图 11-1）。M2a 是由 IL-4、IL-13 或 IL-10 等因素引起的，与抗寄生虫、抗过敏和 Th2 应答有关，被称为"组织修复和伤口愈合" [13, 20, 23]。M2a 也与纤维化有关。M2b（由 IL-1、LPS、免疫复合物或 ICs 诱导）和 M2c（由 IL-10 和 TGFβ 诱导）通常被称为"调节"，分别具有促炎性和抗炎性 [23-25]。M2c 还与组织重塑、纤维化和肿瘤促进相关 [23]。与胰腺相关的是，慢性损伤可导致巨噬细胞损伤愈合反应失调和病理性纤维化的发展，损害正常组织功能 [26]。由肿瘤富集因子如集落刺激因子 1（colony-stimulating factor 1，CSF-1）和 IL-6 诱导的 M2d 或 TAM 促进肿瘤生长、侵袭和转移 [27]。

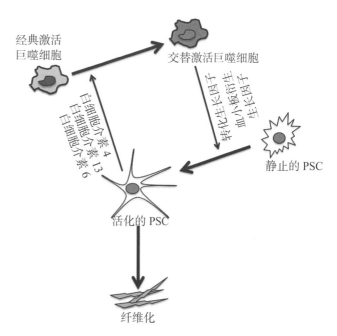

▲ 图 11-1　巨噬细胞 - 胰腺星状细胞（PSC）相互作用促进纤维化形成 [35]

三、胰腺巨噬细胞的起源和特征

使用同类小鼠品系的实验模型允许在细胞转移研究中单独追踪供体和宿主细胞。此外，使用骨髓嵌合体、联体共生（为了评估细胞周转率而结合起来的动物）和卵黄囊或胚胎发生细胞转移，研究人员能够确定不同组织中的巨噬细胞个体发育。在骨髓建立之前，发生了源自卵黄囊祖细胞的原始造血（在小鼠胚胎中：E7.5）[28]。谱系追踪分析显示，成人大脑特异性巨噬细胞（小胶质细胞）完全来源于原始卵黄囊前体 [29]。相比之下，尽管新生儿肠道中存在卵黄囊和胎儿肝脏来源的巨噬细胞，但它们不会持续到成年期 [30]，这表明虽然肠道是由胚胎前体接种的，但整个成年期肠道巨噬细胞是由血液循环中的骨髓来源的单核细胞补充的。脑和肠巨噬细胞个体发育的差异凸显了环境和背景依赖性，例如，单核细胞向肠道的募集很大程度上取决于微生物群的存在[30]。

Schulz 等的研究表明，虽然骨髓和卵黄囊来源的巨噬细胞表现相似，但是转录因子 Myb 对于造血干细胞或骨髓来源的单核细胞和巨噬细胞的发育是必要的，而对于卵黄囊来源的巨噬细胞的发育却是可有可无的[31]。他们还研究了多个组织部位的巨噬细胞来源，发现很大一部分胰腺巨噬细胞来源于原始造血或卵黄囊。最近，Calderon 等详细研究了小鼠胰腺巨噬细胞的来源和特点[32]，在稳定状态下，胰腺巨噬细胞长期存活，与血单核细胞的交换极少。

值得注意的是，腺泡间实质中的巨噬细胞在起源和表型上与胰岛中的巨噬细胞不同。腺泡实质中的巨噬细胞具有交替活化表型（M2），由两个亚群组成，一个来自卵黄囊，另一个来自骨髓前体。胰岛中的巨噬细胞来源于骨髓干细胞，但与循环中的单核细胞交换极少，具有经典活化巨噬细胞或 M1 的特征。这些发现突出并强调了巨噬细胞谱系的异质性，不仅在不同的器官中，而且在单个组织（如胰腺）的微环境中也是如此。然而，在清髓条件下，胰腺中存在的巨噬细胞，无论其来源或微环境位置如何，都被供体骨髓来源的单核细胞取代[32]，这表明在炎症条件下，循环单核细胞可能在组织巨噬细胞的重建中发挥重要作用。

四、巨噬细胞在慢性胰腺炎相关性纤维化中的作用

慢性胰腺炎患者胰腺纤维区可见免疫细胞浸润[33]。巨噬细胞是慢性胰腺炎炎症胰腺中最丰富的髓样细胞[4, 5, 34]。在纤维化区域和活化的胰腺星状细胞附近发现大量具有交替激活轮廓的巨噬细胞[5, 35]。据报道，与酒精相关的慢性胰腺炎患者的免疫细胞浸润显著增加[36]。利用酒精中毒患者胰腺的组织学分期，提出酒精性慢性胰腺炎是由细胞因子介导的巨噬细胞和肌成纤维细胞间的相互作用引起的组织损伤[37]。此外，脂多糖激活的巨噬细胞刺激胰腺星状细胞活化、胶原和纤维连接蛋白合成，在体外证实了巨噬细胞在纤维化中的潜在作用[38]，证实了巨噬细胞在纤维化中的潜在作用[38]。当与巨噬细胞的细胞系共培养时，也观察到胰腺星状细胞的活化[39]。

与人类胰腺中的发现相似，在慢性胰腺炎的实验模型中，巨噬细胞也存在于纤维化区域附近[6, 35]。不同于急性胰腺炎中以经典活化巨噬细胞（M1）为主，慢性胰腺炎则以交替激活的巨噬细胞（M2）为主[35]。与 M1 极化巨噬细胞相比，M2 极化巨噬细胞与胰腺星状细胞的共培养显著上调星状细胞纤维化基因。胰腺星状细胞分泌 Th2 细胞因子，并影响巨噬细胞向 M2 的极化。此外，交替激活巨噬细胞（M2）在激活胰腺星状细胞方面也比经典激活巨噬细胞（M1）更有效，这表明慢性胰腺存在进食前向过程和胰腺星状细胞与巨噬细胞之间的相互作用（图 11-2）。

通过基因和药理学手段阻断巨噬细胞 IL-4 受体信号传导，在体内抑制实验性慢性胰腺炎相关纤维化的进展[1]，也强调了选择性巨噬细胞极化在纤维化发生中的功能意义[1]。此外，以 IL-4/IL-13 为靶点抑制 IL-4 受体信号转导也能有效地减少已确定疾病的纤维化进程。这一机制提供了一个潜在的治疗靶点，改变巨噬细胞 - 胰腺星状细胞的相互作用，并改变纤维化的自然进程，至少在慢性胰腺炎的动物模型中观察到了这一点，IL-4 受体通路和阻断肽的发现也与利用原代人巨噬细胞和胰腺星状细胞共同培养的体外实验相一致，显示出潜在的临床应用前景[6]。然而，未来的临床研究对于检测慢性胰腺炎患者的有效性和疗效至关重要。

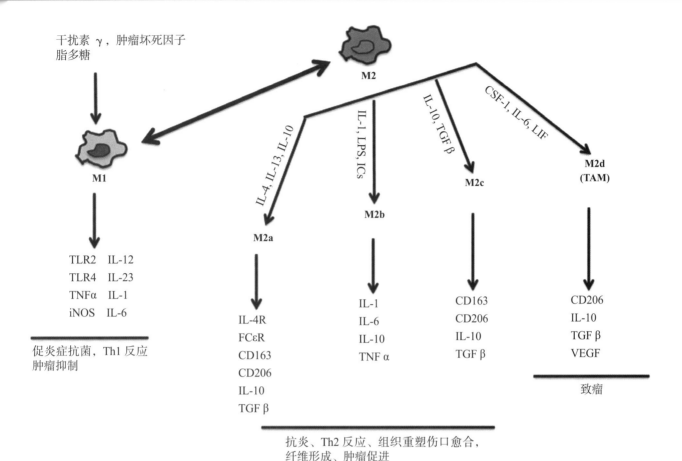

▲ **图 11-2**　巨噬细胞表型和功能异质性 [3, 10, 13, 20, 23, 25]

该图描绘了诱导 M1 和 M2 功能性亚型从而上调特异性受体和细胞因子表达的刺激条件。TLR. Toll 样受体；iNOS. 诱导型一氧化氮合酶；IL. 白细胞介素；ICs. 免疫复合物；TGFβ. 转化生长因子 β；CSF-1. 集落刺激因子 1；LIF. 白血病抑制因子；FCεR. 高亲和力 IgE 或 Fc 受体；CD206. 甘露糖受体；CD163. 一种清道夫受体蛋白；VEGF. 血管内皮生长因子。

　　在慢性胰腺炎模型蛙皮素治疗中加用酒精喂养对巨噬细胞精氨酸酶 -1（Arginase-1）表达的上调有联合作用 [40]。Arginase-1 是一种尿素循环酶，能将 L- 精氨酸转化为 L- 鸟氨酸和尿素，被公认为是一种典型的 M2 标记物 [13]。L- 鸟氨酸被认为是进入多胺和胶原合成，从而促进纤维化和伤口愈合 [41]。因此酒精可能进一步促进纤维化，至少部分是通过诱导精氨酸酶 -1 表达交替激活的巨噬细胞实现的。许多研究表明核因子活化 B 细胞 -κ 轻链增强子（nuclear factor kappa light-chain enhancer of activated B cells，NF-κB）在胰腺炎中具有重要作用。NF-κB 持续激活导致慢性胰腺炎 [42, 43]。巨噬细胞在促进慢性胰腺炎纤维化过程中对髓系而非腺泡 NF-κB 活化的要求进一步强调了巨噬细胞的作用 [44]。

　　巨噬细胞不仅参与纤维化的形成，而且还参与纤维化区域的重建。巨噬细胞，特别是交替激活的或 M2 类巨噬细胞，在皮肤纤维化模型中，在降解和重塑胶原支架方面显示出关键作用 [45]。其他组织模型系统也表明，巨噬细胞产生金属蛋白酶和其他降解纤维化细胞外基质的酶，从而促进纤维化的消退 [17, 46, 47]。需要进一步研究以确定导致巨噬细胞在纤维化生成和降解中相反作用的条件和机制。这些研究可能提供调节纤维化以改变慢性胰腺炎相关纤维化进展的方法。

五、巨噬细胞在胰腺癌相关纤维化中的作用

PDAC 区域周围有强烈的促结缔组织增生反应，对治疗提出了重大挑战[8, 48]。肿瘤浸润的巨噬细胞和成纤维细胞富集了瘤旁基质，突出了巨噬细胞在 PDAC 中的意义及致病作用[49]。巨噬细胞是浸润许多实体瘤的主要免疫细胞，它们的存在与肿瘤的预后有关。事实上，PDAC 浸润巨噬细胞负担的增加与患者预后不良有关[50]。与 M2 的促纤维生成作用一致，PDAC 患者中，M2 极化巨噬细胞增加肿瘤浸润者存活时间较短，而存在 M1 极化巨噬细胞者存活时间较长[51]。

在人和小鼠 PDAC 研究中，我们观察到细胞外基质蛋白随着胰腺癌的进展而增加，并与肌成纤维细胞和巨噬细胞的增加相关[39]。在报道中，体外共培养发现提示巨噬细胞与胰腺星状细胞之间存在交叉调节。在另一项研究中，PDAC 实验模型中的免疫靶向治疗（基于抗体的 CD40 激动剂）导致巨噬细胞的再教育、免疫激活，以及肿瘤基质的改变，这些改变与改善对化疗的反应有关[52, 53]。这些研究表明，靶向肿瘤浸润的巨噬细胞可能改变胰腺癌的纤维生成和改善化疗反应。

六、总结

由于巨噬细胞的异质性和动态性，需要在环境和环境背景下对其进行评估。另外，活化的巨噬细胞在基质的合成和降解中起着重要的作用，使这些细胞成为未来调节胰腺疾病纤维化的一个有吸引力的靶细胞。到目前为止，实验模型已经阐明了巨噬细胞在纤维化形成中的关键作用，以及巨噬细胞尤其是与胰腺星状细胞的相互作用促进纤维化的作用。研究表明，胰腺星状细胞和交替激活的巨噬细胞在前馈过程中影响纤维化的形成。最近的研究强调了巨噬细胞的动态特性，尽管需要更多的研究来理解纤维化胰腺疾病的自然过程和疾病发展和进展过程中巨噬细胞的异质性。此外，我们需要研究在轻度炎症和严重炎症以及早期和晚期疾病中，巨噬细胞的行为和胰腺对巨噬细胞功能的特异性调控。巨噬细胞具有重编程、感知环境信号、与胰腺星状细胞相互作用并影响胰腺星状细胞行为的能力，使其成为改变纤维化发生的合适靶点。

☞ 参考文献

[1] Shi C, Pamer EG. Monocyte recruitment during infection and inflammation. Nat Rev Immunol 2011;11(11):762–774.

[2] Chawla A, Nguyen KD, Goh YP. Macrophage-mediated inflammation in metabolic disease. Nat Rev Immunol 2011;11(11):738–749.

[3] Murray PJ, Wynn TA. Protective and pathogenic functions of macrophage subsets. Nat Rev Immunol 2011;11(11):723–737.

[4] Emmrich J, Weber I, Nausch M et al. Immunohistochemical characterization of the pancreatic cellular infiltrate in normal pancreas, chronic pancreatitis and pancreatic carcinoma. Digestion 1998;59(3):192–198.

[5] Goecke H, Forssmann U, Uguccioni M et al. Macrophages infiltrating the tissue in chronic pancreatitis express the chemokine receptor CCR5. Surgery 2000;128(5):806–814.

[6] Deng X, Wang L, Elm MS et al. Chronic alcohol consumption accelerates fibrosis in response to cerulein-induced pancreatitis in rats. Am J Pathol 2005;166(1):93–106.

[7] Lowenfels AB, Maisonneuve P, Cavallini G et al. Pancreatitis and the risk of pancreatic cancer. International Pancreatitis Study Group. N Engl J Med 1993;328(20):1433–1437.

[8] Feig C, Gopinathan A, Neesse A, Chan DS, Cook N, Tuveson DA. The pancreas cancer microenvironment. Clin Cancer Res 2012;18(16):4266–4276.

[9] Lewis CE, Pollard JW. Distinct role of macrophages in different tumor microenvironments. Cancer Res 2006;66(2):605–612.

[10] Lawrence T, Natoli G. Transcriptional regulation of macrophage polarization: enabling diversity with identity. Nat Rev Immunol 2011;11(11):750–761.

[11] Nathan C. Metchnikoff's legacy in 2008. Nat Immunol 2008;9(7):695–698.

[12] Tacke F, Randolph GJ. Migratory fate and differentiation of blood monocyte subsets. Immunobiology 2006;211(6–8):609–618.

[13] Gordon S. Alternative activation of macrophages. Nat Rev Immunol 2003; 3(1): 23–35.

[14] Mantovani A, Sica A, Sozzani S, Allavena P, Vecchi A, Locati M. The chemokine system in diverse forms of macrophage activation and polarization. Trends Immunol 2004;25(12):677–686.

[15] Gratchev A, Kzhyshkowska J, Kothe K et al. Mphi1 and Mphi2 can be re-polarized by Th2 or Th1 cytokines, respectively, and respond to exogenous danger signals. Immunobiology 2006;211(6–8):473–486.

[16] Pellicoro A, Ramachandran P, Iredale JP, Fallowfield JA. Liver fibrosis and repair: immune regulation of wound healing in a solid organ. Nat Rev Immunol 2014;14(3):181–194.

[17] Boorsma CE, Draijer C, Melgert BN. Macrophage heterogeneity in respiratory diseases. Mediators Inflamm 2013; 2013:769214.

[18] Anders HJ, Ryu M. Renal microenvironments and macrophage phenotypes determine progression or resolution of renal inflammation and fibrosis. Kidney Int 2011;80(9):915–925.

[19] Wynn TA, Vannella KM. Macrophages in tissue repair, regeneration, and fibrosis. Immunity 2016;44(3):450–462.

[20] Mosser DM, Edwards JP. Exploring the full spectrum of macrophage activation. Nat Rev Immunol 2008;8(12):958–969.

[21] Mantovani A, Sozzani S, Locati M, Allavena P, Sica A. Macrophage polarization: tumor-associated macrophages as a paradigm for polarized M2 mononuclear phagocytes. Trends Immunol 2002;23(11):549–555.

[22] Duluc D, Delneste Y, Tan F et al. Tumor-associated leukemia inhibitory factor and IL-6 skew monocyte differentiation into tumor-associated macrophage-like cells. Blood 2007;110(13):4319–4330.

[23] Martinez FO, Sica A, Mantovani A, Locati M. Macrophage activation and polarization. Front Biosci 2008;13:453–461.

[24] Anderson CF, Mosser DM. Cutting edge: biasing immune responses by directing antigen to macrophage Fc gamma receptors. J Immunol 2002;168(8):3697–3701.

[25] Martinez FO, Helming L, Gordon S. Alternative activation of macrophages: an immunologic functional perspective. Annu Rev Immunol 2009;27:451–483.

[26] Wynn TA, Ramalingam TR. Mechanisms of fibrosis: therapeutic translation for fibrotic disease. Nat Med 2012;18(7):1028–1040.

[27] Habtezion A, Edderkaoui M, Pandol SJ. Macrophages and pancreatic ductal adenocarcinoma. Cancer Lett 2016;381(1):211–216.

[28] Orkin SH, Zon LI. Hematopoiesis: an evolving paradigm for stem cell biology. Cell 2008;132(4):631–644.

[29] Ginhoux F, Greter M, Leboeuf M et al. Fate mapping analysis reveals that adult microglia derive from primitive macrophages. Science 2010;330(6005):841–845.

[30] Bain CC, Bravo-Blas A, Scott CL et al. Constant replenishment from circulating monocytes maintains the macrophage pool in the intestine of adult mice. Nat Immunol 2014;15(10):929–937.

[31] Schulz C, Gomez Perdiguero E, Chorro L et al. A lineage of myeloid cells independent of Myb and hematopoietic stem cells. Science 2012;336(6077):86–90.

[32] Calderon B, Carrero JA, Ferris ST et al. The pancreas anatomy conditions the origin and properties of resident macrophages. J Exp Med 2015;212(10):1497–1512.

[33] Kloppel G, Maillet B. Pathology of acute and chronic pancreatitis. Pancreas 1993;8(6):659–670.

[34] Saurer L, Reber P, Schaffner T et al. Differential expression of chemokines in normal pancreas and in chronic pancreatitis. Gastroenterology 2000;118(2):356–367.

[35] Xue J, Sharma V, Hsieh MH et al. Alternatively activated macrophages promote pancreatic fibrosis in chronic pancreatitis. Nat Commun 2015;6:7158.

[36] Ectors N, Maillet B, Aerts R et al. Non-alcoholic duct destructive chronic pancreatitis. Gut 1997;41(2):263–268.

[37] Detlefsen S, Sipos B, Feyerabend B, Kloppel G. Fibrogenesis in alcoholic chronic pancreatitis: the role of tissue necrosis, macrophages, myofibroblasts and cytokines. Mod Pathol 2006;19(8):1019–1026.

[38] Schmid-Kotsas A, Gross HJ, Menke A et al. Lipopolysaccharide-activated macrophages stimulate the synthesis of collagen type I and C-fibronectin in cultured pancreatic stellate cells. Am J Pathol 1999;155(5):1749–1758.

[39] Shi C, Washington MK, Chaturvedi R et al. Fibrogenesis in pancreatic cancer is a dynamic process regulated by macrophage–stellate cell interaction. Lab Invest 2014;94(4):409–421.

[40] Xu S, Chheda C, Ouhaddi Y et al. Characterization of mouse models of early pancreatic lesions induced by alcohol and chronic pancreatitis. Pancreas 2015;44(6):882–887.

[41] Munder M. Arginase: an emerging key player in the mammalian immune system. Br J Pharmacol 2009;158(3):638–651.

[42] Sah RP, Dudeja V, Dawra RK, Saluja AK. Cerulein-induced chronic pancreatitis does not require intraacinar activation of trypsinogen in mice. Gastroenterology 2013;144(5):1076–1085.e2.

[43] Sah RP, Dawra RK, Saluja AK. New insights into the pathogenesis of pancreatitis. Curr Opin Gastroenterol 2013;29(5):523–530.

[44] Treiber M, Neuhofer P, Anetsberger E et al. Myeloid, but not pancreatic, RelA/p65 is required for fibrosis in a mouse model of chronic pancreatitis. Gastroenterology 2011;141(4):1473–1485, 1485.e1–7.

[45] Madsen DH, Leonard D, Masedunskas A et al. M2-like macrophages are responsible for collagen degradation through a mannose receptor-mediated pathway. J Cell Biol 2013;202(6):951–966.

[46] Duffield JS, Forbes SJ, Constandinou CM et al. Selective depletion of macrophages reveals distinct, opposing roles during liver injury and repair. J Clin Invest 2005;115(1):56–65.

[47] Song E, Ouyang N, Horbelt M, Antus B, Wang M, Exton MS. Influence of alternatively and classically activated macrophages on fibrogenic activities of human fibroblasts. Cell Immunol 2000;204(1):19–28.

[48] Olive KP, Jacobetz MA, Davidson CJ et al. Inhibition of Hedgehog signaling enhances delivery of chemotherapy in a mouse model of pancreatic cancer. Science 2009; 324(5933): 1457–1461.

[49] Ricci F, Kern SE, Hruban RH, Iacobuzio-Donahue CA. Stromal responses to carcinomas of the pancreas: juxtatumoral gene expression conforms to the infiltrating pattern and not the biologic subtype. Cancer Biol Ther 2005;4(3):302–307.

[50] Kurahara H, Shinchi H, Mataki Y et al. Significance of M2-polarized tumor-associated macrophage in pancreatic cancer. J Surg Res 2011;167(2):e211–e219.

[51] Ino Y, Yamazaki-Itoh R, Shimada K et al. Immune cell infiltration as an indicator of the immune microenvironment of pancreatic cancer. Br J Cancer 2013;108(4):914–923.

[52] Beatty GL, Chiorean EG, Fishman MP et al. CD40 agonists alter tumor stroma and show efficacy against pancreatic carcinoma in mice and humans. Science 2011;331(6024):1612–1616.

[53] Beatty GL, Winograd R, Evans RA et al. Exclusion of T cells from pancreatic carcinomas in mice is regulated by Ly6C(low) F4/80(+) extratumoral macrophages. Gastroenterology 2015;149(1):201–210.

Insulo–Acinar Relationship
胰岛素和腺泡的关系

12

Keiko Shiratori，Kyoko Shimizu　**著**

徐　晨　**译**

闫长青　**校**

一、概论

胰腺由两个独立的器官系统——起源于肠道原始细胞的外分泌胰腺和内分泌胰腺组成，胰岛分布在胰腺外分泌组织的腺泡中。胰腺外分泌受多种调节肽和神经递质的高度调节[1-4]。胰岛素通过胰岛素 - 腺泡门系统直接进入腺泡细胞[5-8]，且在腺泡细胞功能的调节中起着重要的作用。在基于胰岛素 - 腺泡门系统的形态学和血流动力学研究以及胰岛肽对腺泡细胞功能的生理调节的基础上，Williams 和 Goldfine[9] 提出了"胰岛素 - 腺泡腺泡轴"的新概念。然而，因为更多的由胰岛释放的肽和由胰岛神经末梢释放的神经肽被证实也会影响胰岛的外分泌功能，因此"胰岛腺泡轴"一词似乎更为合适[10, 11]。此外，由于胰岛细胞和导管细胞之间的功能关系已经被证实，一个叫作腺泡 - 导管 - 胰岛轴的新概念，现在正在被考虑[12]。

二、胰岛与外分泌胰腺的结构关系

正常的成人胰腺包含约 100 万个分散在器官中的胰岛，包括 2% ~ 3% 的腺体。一个胰岛平均含有大约 5000 个内分泌细胞，其中主要有四种类型：合成和分泌胰岛素和胰淀素的细胞（B 细胞），合成和分泌胰高血糖素的细胞（A 细胞），合成和分泌生长抑素的细胞（D 细胞），合成和分泌胰腺多肽和肾上腺髓质素（PP/F 细胞）的细胞。它们分别占胰岛细胞的 68%、20%、1% 和 2%。最近在胰岛中被发现的另一种内分泌细胞，胃饥饿素产生细胞，被命名为"E 细胞"[13, 14]。所有的胰岛都含有 B 细胞和 D 细胞，而 A 细胞几乎只存在于胰岛的尾部、体部和胰头上部，而 PP 细胞主要存在于胰头的胰岛中。由于胰岛周围没有囊膜或基底膜，它们与胰腺腺泡细胞密切接触。

位于胰岛周围的腺泡被称为岛周腺泡，与远隔腺泡相比，可见含有更大细胞核和更丰富的酶原颗粒的细胞，即远岛腺泡。持续高浓度的胰岛细胞从胰岛向腺泡实质的转运可能是导致岛周腺泡形态和功能特征的原因之一[10, 11, 15]。胰岛由中枢神经系统和自主神经系统共同支配。许多神经激肽和神经递质被发

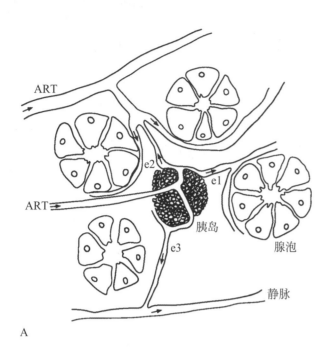

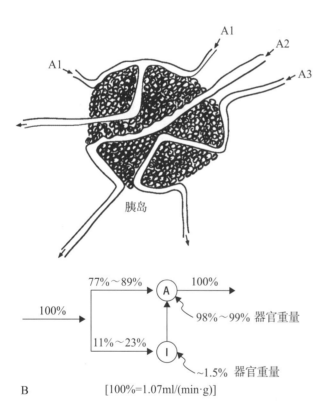

▲ 图 12-1　胰岛素 - 腺泡门系统示意图

A. 胰腺外分泌的双重血液供应（引自 Barreto 等，2010[11]。经美国生理学会许可复制）；B. 根据微球研究结果绘制的兔胰腺内血液分布示意图（引自 Lifson 等，1980[21]，经 Elsevier 许可复制）

现参与调节胰岛激素释放。

所有胰岛细胞类型均由扩张导管系统上皮内层中的前体细胞分化[16]。我们认为在成人胰腺和胎儿胰腺中，胰岛和导管之间存在着解剖和功能的联系[17, 18]。最近的免疫组织化学研究显示成人胰管细胞中表达胰岛素、胰高血糖素、生长抑素和 PP[19]，并且 Yu 等[20]证实了成人的胰腺中广泛分布着产生胰岛素的 B 细胞，同时还有淀粉酶和胰岛素和共同表达。综上，腺泡¯导管¯胰岛轴在内分泌细胞的分化和发育中起着重要作用[12]。

三、胰岛素 – 腺泡门系统

供应胰腺的动脉血首要流向胰岛，然后通过胰岛流向腺体的外分泌部分。而 Lifson 等[21]发现兔胰腺血流的 11%～23% 直接流向胰岛，而其余 77%～89% 直接流向腺泡（图 12-1）。在各种哺乳动物中，胰腺的内分泌部分和外分泌部分之间存在着类似毛细血管的联系。Fujita 和他的同事通过对人类和其他哺乳动物的电子显微镜研究，证实了"胰岛素¯腺泡门系统"的存在[5-7]。胰腺小叶内动脉以入球动脉进入肾小球那样的形式向胰岛发出分支，且大量的传出血管延伸到周围的外分泌胰来形成胰岛素¯腺泡门系统[5-8]。来自于外分泌组织的毛细血管结合成微静脉，且在出胰之前，所有的出胰血都流向腺泡毛细血管。因此，外分泌胰腺通过胰岛获得了充足的血液供应，而胰岛分泌的激素通过胰岛素 - 腺泡门系统得以高浓度到达腺泡细胞，岛周细胞就暴露在了极高浓度的胰岛激素中。来自腺泡的静脉血管集结成血管球，这些血管球遍布在胰腺导管周围[22]，所以导管细胞也暴露在高浓度胰岛激素浓度中。

四、胰岛激素对胰腺外分泌的调节

（一）胰岛素

由胰岛 B 细胞分泌的胰岛素在胰腺外分泌的调节中起着重要作用，胰岛素刺激基础的淀粉酶分泌并且增强受促刺激分泌的淀粉酶的分泌。很多研究都已经证实了外源性胰岛素会增强受 CCK 刺激影响的淀粉酶的分泌 [23-26]。虽然葡萄糖阻断实验已经证明会抑制分泌素刺激的胰腺分泌，但是还有许多关于高血糖对胰腺分泌的矛盾报道 [27-30]。Berry 和 Fink[27] 使用高糖阻断术分别对受神经支配和去神经的狗胰腺进行研究，并得到了胰岛素会抑制促胰液素刺激的碳酸氢盐的分泌。外源性胰岛素对促胰液素诱导的狗胰腺碳酸氢盐分泌的抑制作用是通过胆碱能机制介导的 [27-29]。Lam 等 [31] 证明人的基础胆胰管分泌也被高血糖和正血糖高胰岛素血症所抑制，而 CCK 刺激的分泌只有在高血糖存在的情况下才会减少，即使有持续的低血糖症，用阿托品预处理仍会抵消外源性胰岛素引起的胰分泌升高作用 [32]，这表示这种升高作用很有可能是由低血糖引起的迷走神经胆碱能的激活所介导。

Saito 等 [23] 明确表示大鼠胰腺被灌注葡萄糖之后释放的内源性胰岛素会显著增强胰腺对 CCK 的响应。Iwabe 等 [33] 表示大鼠静脉的葡萄糖灌注会增加静脉内的 CCK 和十二指肠内酪蛋白刺激的胰腺分泌。Lee 等 [34-36] 的研究清楚地表明了内源性胰岛素的重要作用。他们用一种特异性的抗血清来免疫胰岛素，发现对大鼠静脉内注射抗胰岛血清会引起胰腺对进食的响应（图 12-2），同时对促胰液素和 CCK 的刺激也有所下降 [34]。抗胰岛素血清同时会抑制离体大鼠灌注促胰液素，CCK 或者两者联合的胰外分泌和狗的胰腺 [35, 36]。输注抗胰岛素血清还可提高门静脉输出血管中生长抑素和 PP 的水平，并且联合输注抗生长抑素和抗 PP 血清会抵消抗胰岛素血清所引起的抑制胰分泌作用，这些结果表明，抗胰岛素血清抑制胰腺分泌的部分机制可能是通过局部释放生长抑素和 PP 来实现的 [36]。胰岛素与通过多种机制刺激和增强淀粉酶的分泌的腺泡细胞上的受体结合 [37-40]。

（二）胰高血糖素

早期用提取胰高血糖素的方法研究胰高血糖素对胰分泌作用的方法是有争议的。因为提取的胰高血

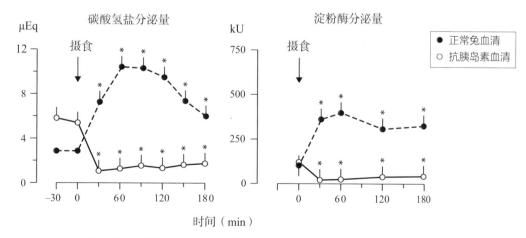

▲ 图 12-2　正常兔血清和抗胰岛素血清对大鼠胰腺碳酸氢盐和淀粉酶分泌的影响 [34]

图示用抗胰岛素血清免疫中和可完全抑制摄食引起的碳酸氢盐和淀粉酶的分泌

糖素被多种未被发现的生物活性肽污染。虽然有生物活性的胰高血糖素但对胰腺分泌无刺激作用[41]，但胰高血糖素对体内胰腺分泌的抑制作用已被证实[42, 43]，其抑制作用可能与胰高血糖素促进生长抑素释放有关[42]。von Schonfeld 和 Muller[44]证明了 CCK 刺激下离体灌流大鼠胰腺淀粉酶的分泌不受外源性胰高血糖素的影响，而被内源性精氨酸释放的胰高血糖素抑制，并且与胰高血糖素抗体的免疫结合阻断了内源性胰高血糖素对精氨酸释放的抑制作用。

（三）生长抑素

生长抑素存在于胰岛 D 细胞、肠道和神经末梢。它对胰岛 ¯ 腺泡轴的外分泌有抑制作用[45]，但其抑制作用的机制尚不清楚。有一种观念认为生长抑素作为旁分泌信使通过与腺泡细胞结合直接抑制腺泡功能，另一种观念认为生长抑素通过影响促胰液素、CCK、胰岛素来间接影响腺泡作用。Muller 等[46]在离体的大鼠胰腺灌注实验中表明生长抑素调节胰腺外分泌的作用是通过其对胰腺 A 和 B 细胞的作用介导的。生长抑素受体（生长抑素受体，SSTR 2）已被证明定位于人类的 A 和 B 细胞[3]，并提出了一种神经介导的生长抑素调节胰腺外分泌的机制。

（四）胰多肽

PP 由胰岛的 PP 细胞分泌，餐后释放到循环中。禁食状态下内源性 PP 循环释放，内源性 PP 释放与十二指肠周期性移行性复合运动（migrating motor complex，MMC）密切相关[47-49]。研究发现，犬循环 PP 的免疫平衡可导致消化间期和餐后胰腺外分泌的显著增加[49]。静脉给予 PP 可抑制基础和刺激状态下的胰液淀粉酶和碳酸氢盐的分泌。然而，生长抑素并不能通过大鼠胰腺泡或胰腺小叶抑制 CCK 刺激的淀粉酶释放[50]。因此，PP 对淀粉酶分泌的抑制作用可能是通过其对胰岛素分泌的抑制作用间接实现的。最近的研究表明，PP 抑制生长抑素和胰高血糖素的释放[51, 52]，且小鼠和人胰岛的 A 细胞上都有 PP 的受体[52]。

（五）生长素

生长素是一种由最初在胃中发现，后来发现在胰腺中产生的 28 个氨基酸组成的肽，生长素细胞被命名为 E 细胞[14]，已经证实了胎儿和成人的胰腺中有它们的存在[53]。Lai 等[54]在大鼠胰腺腺泡细胞的蛋白水平和 mRNA 水平检测到生长素及其受体，并称生长素通过旁分泌和（或）自分泌机制调节外分泌功能。生长素是一种对大鼠和体外胰小叶胰淀粉酶分泌的有效抑制药[55]。并且这种机制是通过迷走胆碱通路来刺激胰腺分泌的[56]。许多研究表明，促胃生长素抑制人、大鼠和小鼠以及克隆性 B 细胞的胰岛素释放[53]。这些结果表明胰岛释放的促胃生长素可能是胰岛素分泌的旁分泌抑制药。

（六）胰淀素

胰淀素是一种由 37 个氨基酸组成的肽激素，是和胰腺 B 细胞在营养刺激下与胰岛素共同分泌的[57]。胰淀素是一种强而有效的胰酶的抑制药，Young 等[58]发表了胰淀素抑制 CCK 诱导的大鼠淀粉酶和脂肪酶分泌的体内剂量反应关系。在 AR42J 细胞和离体胰腺腺泡均未见胰淀素的抑制作用，因此它对胰分泌的抑制作用表现在间接的作用，也可能是由胰腺外部机制介导的。

（七）胰抑素

胰抑素是从猪胰腺中首次分离纯化的一种 49 个氨基酸的多肽[59]。嗜铬粒蛋白 A 是胰抑素的前体，胰抑素主要分布于胰岛的 A、B 和 D 细胞中，并能抑制各种生理和激素刺激引起的胰岛素释放[59,63]。Efendic 等[61] 发现胰酶抑制精氨酸诱导的大鼠体内生长抑素的分泌，并在离体灌流胰腺中增强精氨酸诱导的胰高血糖素的释放。在大鼠体内，胰抑素对于对食物的消化，CCK-8 以及迷走神经中枢的刺激所引起的胰外分泌腺有抑制作用[60,62]。然而，CCK 刺激的大鼠胰腺腺泡细胞分泌淀粉酶并不受胰酶素的影响[62]。胰酶的抑制作用可能是通过迷走神经系统对乙酰胆碱释放的突触前调节介导的[62]。最近的一项临床研究报告了 2 型糖尿病患者体内胰抑素水平升高和过度表达[63]。

（八）胰多肽 YY

PYY 是一种最初是从猪肠道中分离出来的肽，由 36 个氨基酸组成[64]，在大鼠 A 和 PP 细胞中检测到免疫反应阳性的 PYY[65]。PYY 已被证明对猫促胰液素和 CCK 刺激的胰腺分泌有抑制作用[64]，并且在狗和大鼠身上发现了进食和十二指肠油酸给药刺激的 PYY 分泌[66]。目前已知两个受体 PYY1 和 PYY2 两个受体介导 PYY 的生理作用。PYY2 受体已在几内亚猪胰腺腺泡上被找到[67]。PYY 对犬胰腺分泌的抑制作用是由 PYY2 受体介导的[68]，而对离体灌流大鼠胰腺的抑制作用是由 PYY1 受体介导的[69]。

（九）甘丙肽

甘丙肽是一种最初是从猪的肠上段中分离出来的多肽，由 29 个氨基酸组成[70]。它的存在已经在包括人类在内的几个物种的胰腺的神经成分中得到了免疫组织化学的证实[71,72]。Baltazar 等[73] 也在胰岛内分泌细胞中检测到甘丙肽样免疫反应。他们还证实了甘丙肽和胰岛素的共定位。甘丙肽对胰岛分泌有影响，最显著的是通过抑制胰岛素分泌。甘丙肽和胰岛素的共存表明这两种激素之间存在自分泌相互作用。即使第一项研究表明在离体的大鼠腺泡细胞中甘丙肽对淀粉酶的释放是抑制作用，许多后来的研究既没有发现抑制效应，也没有发现刺激效应。Barreto 等[74] 声称甘丙肽是通过胆碱能神经元和（或）通过甘丙肽受体 2 影响受雨蛙素刺激影响的淀粉酶分泌，进而来调节胰岛素的释放。

（十）肾上腺髓质素

肾上腺髓质素是 Kitamura 等[75] 发现的一种多调节肽。它在各种组织中广泛表达。肾上腺髓质素已在多种哺乳动物（包括人类）的胰岛中发现，在胰岛 PP/F 细胞中与 PP 共存[76]，并在 B 细胞上检测到了肾上腺髓质素的受体。无论是离体的大鼠胰岛还是活体大鼠中，肾上腺髓质素都会以一种计量依赖的方式抑制胰岛素分泌[77]。Tsuchida 等[78] 找到了腺髓质素在大鼠胰腺腺泡上的特异性结合位点，还有肾上腺髓质素对腺泡细胞释放的受 CCK 刺激的淀粉酶起制作用。而且最近的一项研究表明在胰腺癌中会有肾上腺髓质素的过度表达，所以它有可能作为胰腺癌早期诊断的生物标志物[79]。

（十一）胰腺结石蛋白与胰腺再生

基因序列比较表明，在胰腺结石中检测到的胰腺结石蛋白（pancreatic stone protein，PSP）与在再生胰岛中检测到的再生源蛋白（regenerating islet-derived protein，Reg）是相同的[80]。PSP/Reg 绝大部分由腺泡细胞合成，胰管上皮细胞和胰岛细胞对其合成均无明显影响。Kimura 等[81] 发现了 PSP/Reg mRNA 在正常人胰腺腺泡细胞和胰腺癌细胞中均有表达。在胰岛再生过程中，PSP/Reg 的表达与 B 细胞的生长增殖有关。而且在急慢性胰腺炎、胰腺癌和 2 型糖尿病患者[82,83] 血清 PSP 水平升高，故 PSP 可作为胰腺内分泌和外分泌疾病的预测指标。

（十二）胆囊收缩素

CCK 与 CCK-A 受体结合，调节胆囊收缩和胰腺外分泌[1]。它也可以作为一种神经肽，与 CCK-B 受体结合，调节焦虑、饱腹感和其他行为。人们在大鼠胰岛中发现了产生 CCK 的细胞[84]，进一步的研究表明，CCK 还在大鼠胰腺 B 细胞中有表达。利用免疫组织化学检测[85]，CCK-A 受体在大鼠、猪和人的 B 和 A 细胞中均被发现[86]。CCK 已经被证实对小鼠、糖尿病大鼠和 2 型糖尿病人胰岛素分泌有刺激作用。且 CCK 对链脲佐菌素（STZ）诱导的糖尿病大鼠和小鼠的 B 细胞团有保护作用[85, 87]。胰岛来源的 CCK 在保护 B 细胞的凋亡和有丝分裂过程中可能具有重要的旁分泌 / 自分泌作用[86]。CCK 对胰腺外分泌的影响被认为几乎完全由肠胰反射介导[1, 88, 89]，因为目前已知，类胰腺腺泡缺乏功能性 CCK-A 受体[90]。

五、胰腺外分泌功能与糖尿病

（一）糖尿病患者胰腺外分泌功能的研究

我们早已知道，在 1 型和 2 型糖尿病患者有胰腺外分泌功能障碍[91, 92]。Chey 等[93] 观察到在 50 名糖尿病患者中的 36% 和 77% 的青年患者因注射 CCK 而使淀粉酶分泌减少，Vacca 等[94] 声称在 55 名接受胰岛素治疗的患者中，73% 出现了分泌异常。Lankisch[95] 的实验表示在 53 名胰岛素依赖的糖尿病患者中，43% 的患者出现胰腺外分泌功能不全。Hardt 等[96] 对 1021 名德国糖尿病患者做的多中心研究表明，59.3% 的患者粪便弹性蛋白酶 -1 浓度正常，22.9% 的患者粪便弹性蛋白酶 -1 浓度明显降低，粪便弹性蛋白酶 -1 浓度降低的发生率在 1 型组（51%）与 2 型组（35%）之间有显著差异，Ewald 等[97] 发表了粪便弹性蛋白酶 -1 浓度与糖尿病病程和糖化血红蛋白水平呈负相关，但是 C 肽水平和体重指数（body mass index，BMI）与粪便弹性蛋白酶 -1 浓度呈正相关。

（二）糖尿病动物模型胰腺外分泌功能的研究

Shimizu 等[98] 发现，在链脲霉素药物诱导的糖尿病大鼠里，胰腺基础外分泌和受 CCK 刺激后的外分泌功能受损，在给予噻唑烷衍生物曲格列酮后恢复，还有胰腺的胰岛素含量不受影响的情况下，PPAR γ 的激动剂，WBN/Kob 大鼠和 OLETF 大鼠会自发地发展成糖尿病或者慢性胰腺炎，而曲格列酮可降低此种类大鼠的胰岛素抵抗，增加胰腺重量和胰腺酶含量[99, 100]。因此，外周组织的胰岛素抵抗和循环胰岛素的量影响胰腺外分泌功能。Patel 等[101] 发现链脲霉素诱导的糖尿病大鼠及其分离的腺泡细胞中，由 CCK-8 刺激引起的胰淀粉酶分泌减少，同时也提示淀粉酶分泌减少可能与细胞质游离钙浓度降低和淀粉酶基因表达降低有关，而不是促进胰腺腺泡细胞内 CCK-A 受体的基因表达。Korc 等[102] 清晰地阐述了链脲霉素诱导的糖尿病大鼠胰腺淀粉酶 mRNA 明显降低，而胰岛素可以逆转这种作用，并诱导胰腺淀粉酶 mRNA 的选择性增加。最近的研究表明，链脲霉素诱导的糖尿病小鼠体内 ATP 和 NADPH 的产生减少可能是导致外分泌不足的原因[103]。

☞ 参考文献

[1] Owyang C, Logsdon CD. New insights into neurohormonal regulation of pancreatic secretion. Gastroenterology 2004;127:957–969.

[2] Chandra R, Liddle RA. Recent advances in pancreatic endocrine and exocrine secretion. Curr Opin Gastroenterol 2011;27: 439–443.

[3] Chandra R, Liddle RA. Recent advances in the regulation of pancreatic secretion. Curr Opin Gastroenterol 2014;30:490–494.

[4] Mossner J. New advances in cell physiology and pathophysiology of the exocrine pancreas. Dig Dis 2010;28:722–728.

[5] Fujita T. Insulo-acinar portal system in the horse pancreas. Arch Histol Jpn 1973;35:161–171.

[6] Murakami T, Fujita T, Taguchi T et al. The blood vascular bed of the human pancreas, with special reference to the insulo-acinar portal system. Scanning electron microscopy of corrosion casts. Arch Histol Cytol 1992;55:381–395.

[7] Murakami T, Hitomi S, Ohtsuka A et al. Pancreatic insulo-acinar portal systems in humans, rats, and some other mammals: Scanning electron microscopy of vascular casts. Micros Res Tech 1997;37:478–488.

[8] Ohtani O, Wang QX. Comparative analysis of insuloacinar portal system in rats, guinea pigs, and dogs. Micros Res Tech 1997;37:489–496.

[9] Williams JA, Goldfine ID. The insulin-pancreatic acinar axis. Diabetes 1985;34:980–986.

[10] von Schonfeld J, Goebell H, Muller MK. The islet-acinar axis of the pancreas. Int J Pancreatol 1994;16:131–140.

[11] Barreto SG, Carati CJ, Toouli J et al. The islet-acinar axis of the pancreas: more than just insulin. Am J Physiol Gastrointest Liver Physiol 2010;299:G10–22.

[12] Bertelli E, Bendayan M. Association between endocrine pancreas and ductal system. More than an epiphenomenon of endocrine differentiation and development? J Histochem Cytochem 2005;53:1071–1086.

[13] Wierup N, Svensson H, Mulder H et al. The ghrelin cell: a novel developmentally regulated islet cell in the human pancreas. Regul Pept 2002;107:63–69.

[14] Prado CL, Pugh-Bernard AE, Elghazi L et al. Ghrelin cells replace insulin-producing β cells in two mouse models of pancreas development. Proc Natl Acad Sci USA 2004;101:2924–2929.

[15] Chen N, Unnikrishnan R, Anjana RM et al. The complex exocrine-endocrine relationship and secondary diabetes in exocrine pancreatic disorders. J Clin Gastroenterol 2011;45:850–861.

[16] Merkwitz C, Blaschuk OW, Schulz A et al. The ductal origin of structural and functional heterogeneity between pancreatic islets. Prog Histochem Cytochem 2013;48:103–140.

[17] Bertelli E, Regoli M, Orazioli D et al. Association between islets of Langerhans and pancreatic ductal system in adult rat. Where endocrine and exocrine meet together? Diabetologia 2001;44:575–584.

[18] Zhao HL, Sui Y, Guan J et al. Topographical associations between islet endocrine cells and duct epithelial cells in the adult human pancreas. Clin Endocrinol 2008;69:400–406.

[19] Li R, Yu L, Zhang X et al. Distribution of islet hormones in human adult pancreatic ducts. Digestion 2015;91:174–179.

[20] Yu L, Luo JX, Wei JL et al. Insulin-producing acinar cells in adult human pancreas. Pancreas 2014;43:592–596.

[21] Lifson N, Kramlinger KG, Mayrand RR et al. Blood flow to the rabbit pancreas with special reference to the islets of Langerhans. Gastroenterology 1980;79:466–473.

[22] Lifson N, Lassa CV. Note on the blood supply of the ducts of the rabbit pancreas. Microvasc Res 1981;22:171–176.

[23] Saito A, Williams JA, Kanno T. Potentiation of cholecystokinin-induced exocrine secretion by both exogenous and endogenous insulin in isolated and perfused rat pancreata. J Clin Invest 1980;65:777–782.

[24] Garry DJ, Garry MG, Williams JA et al. Effects of islet hormones on amylase secretion and localization of somatostatin binding sites. Am J Physiol 1989;256:G897–904.

[25] Lee YL, Kwon HY, Park HS et al. The role of insulin in the interaction of secretin and cholecystokinin in exocrine secretion of the isolated perfused rat pancreas. Pancreas 1996;12:58–63.

[26] Kim C, Kim K, Lee H et al. Potentiation of cholecystokinin and secretin-induced pancreatic exocrine secretion by endogenous insulin in humans. Pancreas 1999;18:410–414.

[27] Berry SM, Fink AS. Insulin inhibits secretin-stimulated pancreatic bicarbonate output by a dose-dependent neurally mediated mechanism. Am J Physiol 1996;270:G163–170.

[28] Berry SM, Fink AS. Exogenous insulin does not influence CCK-and meal-stimulated pancreatic secretion. Pancreas 1996;12:345–350.

[29] Howard-McNatt M, Simon T, Wang Y et al. Insulin inhibits secretin-induced pancreatic bicarbonate output via cholinergic mechanisms. Pancreas 2002;24:380–385.

[30] Simon T, Marcus A, Royce CL et al. Hyperglycemia alone does not inhibit secretin-induced pancreatic bicarbonate secretion. Pancreas 2000;20:277–281.

[31] Lam WF, Gielkens HA, Coenraad M et al. Effect of insulin and glucose on basal and cholecystokinin-stimulated exocrine pancreatic secretion in humans. Pancreas 1999;18:252–258.

[32] Patel R, Singh J, Yago MD et al. Effect of insulin on exocrine pancreatic secretion in healthy and diabetic anesthetized rats. Mol Cell Biochem 2004;261:105–110.

[33] Iwabe C, Shiratori K, Shimizu K et al. Role of endogenous insulin in pancreatic secretion in rats. Pancreatology 2001;1:300–305.

[34] Lee KY, Zhou L, Ren XS et al. An important role of endogenous insulin on exocrine pancreatic secretion in rats. Am J Physiol 1990;258:G268–274.

[35] Lee KY, Lee YL, Kim CD et al. Mechanism of action of insulin on pancreatic exocrine secretion in perfused rat pancreas. Am J Physiol 1994;267:G207–212.

[36] Lee KY, Krusch D, Zhou L et al. Effect of endogenous insulin on pancreatic exocrine secretion in perfused dog pancreas. Pancreas 1995;11:190–195.

[37] Sjodin L, Holmberg K, Lyden A. Insulin receptors on pancreatic acinar cells in guinea pigs. Endocrinology 1984;115:1102–1109.

[38] Mossner J, Logsdon CD, Goldfine ID et al. Regulation of pancreatic acinar cell insulin receptors by insulin. Am J Physiol 1984;247:G155–160.

[39] Mossner J, Logsdon CD, Williams JA et al. Insulin, via its own receptor, regulates growth and amylase synthesis in pancreatic acinar AR42J cells. Diabetes 1985;34:891–897.

[40] Okabayashi Y, Maddux BA, McDonald AR et al. Mechanisms of insulin-induced insulin-receptor downregulation. Decrease of receptor biosynthesis and mRNA levels. Diabetes 1989;38:182–187.

[41] Pandol SJ, Sutliff VE, Jones SW et al. Action of natural glucagon on pancreatic acini: due to contamination by previously undescribed secretagogues. Am J Physiol 1983;245:G703–710.

[42] Horiuchi A, Iwatsuki K, Ren LM et al. Dual actions of glucagon: direct stimulation and indirect inhibition of dog pancreatic secretion. Eur J Pharmacol 1993;237:23–30.

[43] Ferrer R, Medrano J, Diego M et al. Effect of exogenous insulin and glucagon on exocrine pancreatic secretion in rats in vivo. Int J Pancreatol 2000;28:67–75.

[44] von Schonfeld J, Muller MK. The islet-acinar axis of the pancreas: is there a role for glucagon or a glucagon-like peptide? Experientia 1994;50:442–446.

[45] Nakagawa A, Stagner JI, Samols E. Suppressive role of the islet-acinar axis in the perfused rat pancreas. Gastroenterology 1993;105:868–875.

[46] Muller MK, von Schonlfeld J, Singer MV. Role of somatostatin in regulation of insular-acinar axis. Dig Dis Sci 1993;38:1537–1542.

[47] Lee KY, Shiratori K, Chen YF et al. A hormonal mechanism for the interdigestive pancreatic secretion in dogs. Am J Physiol 1986;251:G759–764.

[48] Keane FB, DiMagno EP, Dozois RR et al. Relationship among canine interdigestive exocrine pancreatic and biliary flow, duodenal motor activity, plasma pancreatic polypeptide, and motilin. Gastroenterology 1980;78:310–316.

[49] Shiratori K, Lee KY, Chang TM et al. Roles of pancreatic polypeptide in the regulation of pancreatic exocrine secretion in dogs. Am J Physiol 1988;255:G535–541.

[50] Louie DS, Williams JA, Owyang C. Action of pancreatic polypeptide on rat pancreatic secretion: in vivo and in vitro. Am J Physiol 1985;249:G489–495.

[51] Kim W, Fiori JL, Shin YK et al. Pancreatic polypeptide inhibits somatostatin secretion. FEBS Lett 2014;588:3233–3239.

[52] Aragon F, Karaca M, Novials A et al. Pancreatic polypeptide regulates glucagon release through PYYR1 receptors expressed in mouse and human alpha-cells. Biochim Biophys Acta 2015;1850:343–351.

[53] Wierup N, Sundler F, Heller RS. The islet ghrelin cell. J Mol Endocrinol 2014;52:R35–49.

[54] Lai KC, Cheng CHK, Leung PS. The ghrelin system in acinar cells. Localization, expression, and regulation in the exocrine pancreas. Pancreas 2007;35:e1–8.

[55] Hosoda H, Kojima M, Kangawa K. Biological, physiological, and pharmacological aspects of ghrelin. J Pharmacol Sci 2006; 100:398–410.

[56] Li Y, Wu X, Zhao Y et al. Ghrelin acts on the dorsal vagal complex to stimulate pancreatic protein secretion. Am J Physiol Gastrointest Liver Physiol 2006;290:G1350–1358.

[57] Ogawa A, Harris V, McCorkle SK et al. Amylin secretion from the rat pancreas and its selective loss after streptozotocin treatment. J Clin Invest 1990;85:973–976.

[58] Young AA, Jodka C, Pittner R et al. Dose-response for inhibition by amylin of cholecystokinin-stimulated secretion of amylase and lipase in rats. Regul Pept 2005;130:19–26.

[59] Tatemoto K, Efendic S, Mutt V et al. Pancreastatin, a novel pancreatic peptide that inhibits insulin secretion. Nature 1986;324:476–478.

[60] Miyasaka K, Funakoshi A, Yasunami Y et al. Rat pancreastatin inhibits both pancreatic exocrine and endocrine secretion in rats. Regul Pept 1990;28:189–198.

[61] Efendic S, Tatemoto K, Mutt V et al. Pancreastatin and islet hormone release. Proc Natl Acad Sci USA 1987;84:7257–7260.

[62] Herzig KH, Louie DS, Tatemoto K et al. Pancreastatin inhibits pancreatic enzyme secretion by presynaptic modulation of acetylcholine release. Am J Physiol 1992;262:G113–117.

[63] Valicherla GR, Hossain Z, Mahata SK et al. Pancreastatin is an endogenous peptide that regulates glucose homeostasis. Physiol Genomics 2013;45:1060–1070.

[64] Tatemoto K. Isolation and characterization of peptide YY (PYY), a candidate gut hormone that inhibits pancreatic exocrine secretion. Proc Natl Acad Sci USA 1982;79:2514–2518.

[65] Bottcher G, Sjoberg J, Ekman R et al. Peptide YY in the mammalian pancreas: immunocytochemical localization and immunochemical characterization. Regul Pept 1993;43:115–130.

[66] Bilski J, Hladij M, Jaworek J et al. Effects of peptide YY on dog and rat pancreatic secretion in vivo and in vitro. Int J Pancreatol 1988;3:309–321.

[67] Huang SC, Tsai MF. Receptors for peptide YY and neuropeptide Y on guinea pig pancreatic acini. Peptides 1994;15:405–410.

[68] Teyssen S, Grandt D, Niebergall-Roth E et al. Inhibition of canine exocrine pancreatic secretion by peptide YY is mediated by PYY-preferring Y2 receptors. Pancreas 1996;13:80–88.

[69] Grandt D, Siewert J, Sieburg B et al. Peptide YY inhibits exocrine pancreatic secretion in isolated perfused rat pancreas by Y1 receptors. Pancreas 1995;10:180–186.

[70] Tatemoto K, Rokaeus A, Jornvall H et al. Galanin—a novel biologically active peptide from porcine intestine. FEBS Lett 1983;164:124–128.

[71] Shimosegawa T, Moriizumi S, Koizumi M et al. Immunohistochemical demonstration of galanin-like immunoreactive nerves in the human pancreas. Gastroenterology 1992;102:263–271.

[72] Lang R, Gundlach AL, Holmes FE et al. Physiology, signaling, and pharmacology of galanin peptides and receptors: three decades of emerging diversity. Pharmacol Rev 2015;67:118–175.

[73] Baltazar ET, Kitamura N, Hondo E et al. Galanin-like immunoreactive endocrine cells in bovine pancreas. J Anat 2000;196: 285–291.

[74] Barreto SG, Woods CM, Carati CJ et al. Galanin inhibits caerulein-stimulated pancreatic amylase secretion via cholinergic nerves and insulin. Am J Physiol Gastroenterol Liver Physiol 2009;297:G333–339.

[75] Kitamura K, Kangawa K, Kawamoto M et al. Adrenomedullin: a novel hypotensive peptide isolated from human pheochromocytoma. Biochem Biophys Res Commun 1993;30:553–560.

[76] Lopez J, Cuesta N. Adrenomedullin as a pancreatic hormone. Microsc Res Tech 2002;57:61–75.

[77] Zudaire E, Cuttitta F, Martinez A. Regulation of pancreatic physiology by adrenomedullin and its binding protein. Regul Pept 2003;112:121–130.

[78] Tsuchida T, Ohnishi H, Tanaka Y et al. Inhibition of stimulated amylase secretion by adrenomedullin in rat pancreatic acini. Endocrinology 1999;140:865–870.

[79] Sah RP, Nagpal SJS, Mukhopadhyay D et al. New insights into pancreatic cancer-induced paraneoplastic diabetes. Nat Rev Gastroenterol Hepatol 2013;10:423–433.

[80] Graf R, Schiesser M, Reding T et al. Exocrine meets endocrine: Pancreatic stone protein and regenerating protein—Two sides of the same coin. J Surg Res 2006;133:113–120.

[81] Kimura N, Yonekura H, Okamoto H et al. Expression of human regenerating gene mRNA and its product in normal and neoplastic human pancreas. Cancer 1992;70:1857–1863.

[82] Jin CX, Hayakawa T, Ko SBH et al. Pancreatic stone protein/regenerating protein family in pancreatic and gastrointestinal diseases. Intern Med 2011;50:1507–1516.

[83] Yang J, Li L, Raptis D et al. Pancreatic stone protein/regenerating protein (PSP/reg): a novel secreted protein up-regulated in type 2 diabetes mellitus. Endocrine 2015;48;856–862.

[84] Shimizu K, Kato Y, Shiratori K et al. Evidence for the existence of CCK-producing cells in rat pancreatic islets. Endocrinology 1998;139:389–396.

[85] Lavine JL, Kibbe CR, Baan M et al. Cholecystokinin expression in the β-cell leads to increased β-cell area in aged mice and protects from streptozotocin-induced diabetes and apoptosis. Am J Physiol Endocrinol Metab 2015;309:E819–28.

[86] Lavine JA, Attie AD. Gastrointestinal hormones and the regulation of β-cell mass. Ann NY Acad Sci 2010;1212:41–58.

[87] Kuntz E, Pinget M, Damge C. Cholecystokinin octapeptide: a potential growth factor for pancreatic beta cells in diabetic rats. JOP 2004;5:464–475.

[88] Weiss FU, Halangk W, Lerch MM. New advances in pancreatic cell physiology and pathophysiology. Best Pract Res Clin Gastroenterol 2008;22:3–15.

[89] Singer MV, Niebergall-Roth E. Secretion from acinar cells of the exocrine pancreas: Role of enteropancreatic reflexes and cholecystokinin. Cell Biol Int 2009;33:1–9.

[90] Ji B, Bi Y, Simeone D et al. Human pancreatic acinar cells do not respond to cholecystokinin. Pharmacol Toxicol 2002;91:327–332.

[91] Hardt PD, Ewald N. Exocrine pancreatic insufficiency in diabetes mellitus: a complication of diabetic neuropathy or a different type of diabetes? Exp Diabetes Res 2011;2011:761950 (Epub).

[92] Piciucchi M, Capurso G, Archibugi L et al. Exocrine pancreatic insufficiency in diabetic patients: Prevalence, mechanisms, and treatment. Int J Endocrinol 2015;2015:595649 (Epub).

[93] Chey WY, Shay H, Shuman CR. External pancreatic secretion in diabetes mellitus. Ann Intern Med 1963;59:812–821.

[94] Vacca JB, Henke WJ, Knight WA Jr. The exocrine pancreas in diabetes mellitus. Ann Intern Med 1964;61:242–247.

[95] Lankisch PG, Manthey G, Otto J et al. Exocrine pancreatic function in insulin-dependent diabetes mellitus. Digestion 1982;25:211–216.

[96] Hardt PD, Hauenschild A, Nalop J et al. High prevalence of exocrine pancreatic insufficiency in diabetes mellitus. A multicenter study screening fecal elastase 1 concentrations in 1,021 diabetic patients. Pancreatology 2003;3:395–402.

[97] Ewald N, Raspe A, Kaufmann C et al. Determinations of exocrine pancreatic function as measured by fecal elastase-1 concentrations (FEC) in patients with diabetes mellitus. Eur J Med Res 2009;14:118–122.

[98] Shimizu K, Shiratori K, Hayashi N et al. Effect of troglitazone on exocrine pancreas in rats with streptozotocin-induced diabetes mellitus. Pancreas 2000;21:421–426.

[99] Shimizu K, Shiratori K, Hayashi N et al. Thiazolidinedione derivatives as novel therapeutic agents to prevent the development of chronic pancreatitis. Pancreas 2002;24:184–190.

[100] Jia DM, Fukumitsu K, Tabaru A et al. Troglitazone stimulates pancreatic growth in congenitally CCK-A receptor-deficient OLETF rats. Am J Physiol Regul Integr Comp Phsyiol 2001;280:R1332–1340.

[101] Patel R, Shervington A, Pariente JA et al. Mechanism of exocrine pancreatic insufficiency in streptozotocin-induced type 1 diabetes mellitus. Ann NY Acad Sci 2006;1084:71–88.

[102] Korc M, Owerbach D, Quinto C et al. Pancreatic isle-acinar cell interaction: amylase messenger RNA levels are determined by insulin. Science 1981;213:351–353.

[103] Han J, Liu YQ. Suppressed glucose metabolism in acinar cells might contribute to the development of exocrine pancreatic insufficiency in streptozotocin-induced diabetic mice. Metabolism 2010;59:1257–1267.

第三部分

急性胰腺炎
Acute Pancreatitis

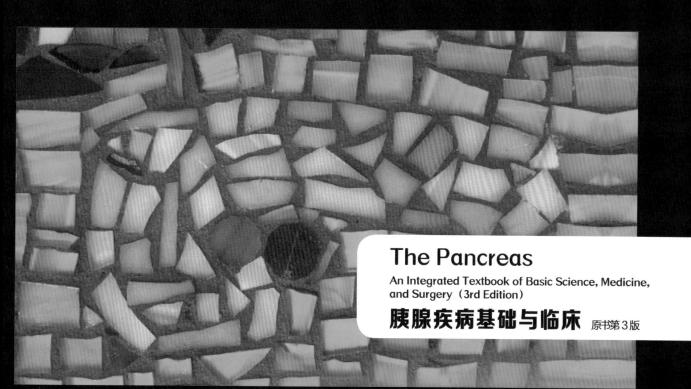

The Pancreas
An Integrated Textbook of Basic Science, Medicine, and Surgery（3rd Edition）
胰腺疾病基础与临床 原书第3版

Epidemiology and Etiology of Alcohol– Induced Pancreatitis
酒精性胰腺炎的流行病学和病因学

13

Jeremy S. Wilson, Romano C. Pirola, Minoti V. Apte　著

瞿　诚　译

施笑蕾　李维勤　校

一、概述

1815 年时首次在医学文献中报道了酗酒与胰腺炎的相关性[1, 2]，随后 Freidreich 和 Fitz 分别在 1878 年[3] 和 1889 年[4] 对此进行了更系统的分析。在过去的 100 多年内，除外对酒精性胰腺炎的临床和流行病学特点进行探讨，研究人员还对可能直接损伤胰腺的酒精的辅助因子和损伤机制进行了研究。

酒精导致的胰腺炎的发生仍是临床上的一个悖论。一方面，疾病发生的风险随着饮酒量的增加而增加，提示酒精对胰腺有直接的毒性作用。另一方面，酗酒者中只有少数（5% 或更少）罹患此疾病，表明个体易感性在其中发挥了作用。

二、流行病学

在西方国家，酒精与胆石症一样，同样是急性胰腺炎的一个主要病因，也是慢性胰腺炎的主要病因。不同研究之间的发生率有差异[5-8]。这种变化很可能与研究对象的饮酒文化背景、被调查机构的类型（例如美国的私人诊所、县医院或美国退伍军人事务处医疗机构等）、与回顾饮酒史的准确性相关的困难以及对可能的共致病因子（如吸烟）认识增加有关。

长期以来，急性酒精性胰腺炎和慢性酒精性胰腺炎被认为是独立的疾病[9]。现在人们才普遍认识到它们是相互关联的，均是疾病发展中的一个部分。大量临床数据[10, 11]和实验证据[12, 13]显示胰腺坏死性炎症的反复发作导致慢性胰腺炎（坏死—纤维化顺序）。

诱发胰腺炎的饮酒量一直是一个有待解决的问题。间歇性酗酒或偶尔的大量饮酒会导致胰腺炎[14]。然而，对于慢性酒精摄入，早期研究表明，即使在相对较低的酒精摄入水平下，胰腺炎进展的风险也是呈

线性的 [15]。后来研究显示诱发胰腺炎的酒精摄入量有一个阈值，高于此阈值，胰腺炎更可能发生 [6, 16, 17]。大多数临床医师，基于他们的临床经验，认为胰腺炎诊断需要有长期大量饮酒（每天消耗 80～100g 酒精，至少 5 年）的情况。然而，酒精性胰腺炎逐渐成为一种基因 - 环境因素导致的疾病（见下文），而少量饮酒可能是诱发胰腺炎的一种表现。显然，这个概念的普及还需要做更多的工作。

三、发病机制

（一）大管道理论

历史上，酒精性胰腺炎的发病机制研究首先集中于 Oddi 括约肌、主胰管和副胰管。这项工作的灵感来自于 Opie 对于胆石症胰腺炎的观察。由于在酒精对 Oddi 括约肌运动、对胰腺分泌以及其他因素的影响上未能达成一致意见，胆胰反流、十二指肠胰腺反流和梗阻－高分泌理论逐渐失去支持。这些所谓的"大管道"理论则被应用于其他方面 [18]。

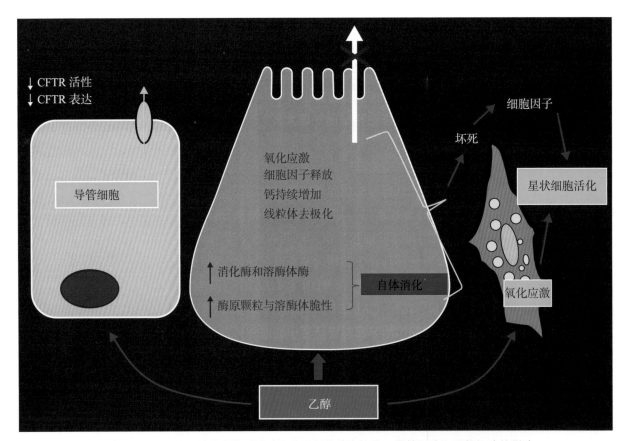

▲ 图 13-1　酒精及其代谢物对胰腺外分泌部的腺泡细胞、导管细胞和星状细胞的影响

乙醇诱导腺泡细胞消化酶和溶酶体酶合成增加，同时减少胞吐并损害细胞器稳定性。这些效应使得细胞过早发生细胞内酶激活和自体消化。细胞内的乙醇代谢导致氧化应激，损害亚细胞膜、蛋白质和核酸。此外，乙醇导致细胞内钙持续增加，导致线粒体去极化和细胞死亡。乙醇对腺泡细胞的损伤也导致该细胞释放细胞因子，从而损伤邻近细胞。乙醇通过降低囊性纤维跨膜转导调节子（CFTR）表达和活性损害导管细胞功能。关于胰腺星状细胞（PSC），乙醇及其代谢产物和氧化应激激活"PSCs"，导致产生过量的细胞外基质蛋白。腺泡细胞释放的细胞因子还可以通过旁分泌途径激活"PSCs"，而"PSCs"自身合成的细胞因子，即使在没有初始触发的情况下，也可进一步以自分泌方式激活细胞，导致进行性纤维化

（二）小管道理论

从 20 世纪 70 年代开始，人们开始关注小胰管，这主要归功于 Henri Sarles 和他团队在马赛的里程碑式的研究。研究提出，酒精性胰腺炎的初始事件是蛋白栓子在小胰管中沉积，造成胰腺分泌阻塞，导致局部损伤和可能的上游效应 [9]。这些栓子是胰腺导管内结石的先兆，而导管内结石是慢性酒精性胰腺炎的主要特征。Sarles 理论的主要问题在于不确定这些蛋白栓是原发性还是继发性病变。这些栓子含有易于沉淀的胰石蛋白 S1，由胰石蛋白通过自催化或胰蛋白酶水解形成 [19]。由于酒精容易使腺泡细胞中的胰蛋白酶原过早地激活为胰蛋白酶 [20]，因此上游事件可能先于栓子的形成。尽管如此，Sarles 及其同事们的工作对于提示导管功能障碍在酒精性胰腺炎的发病机制中可能起作用是重要的，特别是当他们初步提出囊性纤维跨膜转导调节子（cystic fibrosis transmenbrane regulator，CFTR）功能障碍可能起作用（通过汗液电解质研究）[9]。

（三）酒精对胰腺细胞的直接效应

从 20 世纪 80 年代开始，人们开始关注酒精对胰腺腺泡细胞的直接作用，从 2000 年左右开始关注胰腺星状细胞，最近关注胰腺导管细胞。这些研究主要在啮齿动物中进行，如图 13-1 所示。

酒精性胰腺炎至今没有令人满意的模型产生。在实验动物中，酒精本身会引起许多变化，这些变化使胰腺自我消化、产生坏死炎症和纤维化，但不足以引起明显的胰腺炎。然而，联合一个额外的"打击"，如细菌内毒素会产生胰腺炎。稍后将对此进行更详细的讨论。

1. 胰腺的酒精代谢

酒精对胰腺的许多直接影响是腺体通过氧化和非氧化途径代谢酒精（乙醇）造成的。

酒精代谢的氧化途径包括由乙醇脱氢酶（alcohol dehydrogenase，ADH）氧化成乙醛，然后通过乙醛脱氢酶（acetaldehyde dehydrogenase，ALDH）氧化成乙酸。过氧化物酶体中的过氧化氢酶也可以将乙醇代谢成乙醛，但其活性被公认是低的，因为它的活性是由其底物过氧化氢（H_2O_2）的可用性决定的。此外，细胞色素 P_{450} 2E1（cytochrome P_{450} 2E1，CYP2E1）能够将高浓度的乙醇代谢为乙醛，这一过程在长期饮酒时通过酶诱导而增强 [21]。胰腺组织中已鉴定出 ADH 和 CYP2E1（过氧化氢酶是普遍存在的）[22-24]。氧化途径导致抗氧化剂防御（主要是谷胱甘肽）的耗尽和能够破坏膜、蛋白质和 DNA 的活性氧的产生。

非氧化途径涉及乙醇与游离脂肪酸的酯化，以形成脂肪酸乙酯。催化该反应的酶是脂肪酸乙酯合成酶。体内似乎没有一种酶可催化非氧化反应，而羧酸酯脂肪酶和三酰甘油脂肪酶可能与此反应相关联。据报道，在所有实质器官中，胰腺具有最强的脂肪酸乙酯合成能力 [25]。

脂肪酸乙酯被认为通过以下途径发挥毒性：

- 嵌入生物膜后，对其直接扰乱；
- 转运并局部释放脂肪酸乙酯，导致细胞内膜功能紊乱，溶酶体稳定性降低（见下文），细胞内钙稳态改变，导致钙超载、线粒体功能障碍和细胞死亡。

胰腺腺泡细胞具有氧化和非氧化乙醇代谢的酶反应机制，前者代表了大鼠酒精代谢的主要途径 [22-24]。利用大鼠胰腺腺泡的动力学研究表明，乙醇在腺泡细胞中的代谢主要通过 ADH Ⅲ 类（高 Km）[22, 23]。然而，最近的研究报告在人类胰腺腺泡中 ADH 的主要种类是 ADH Ⅰ，而 ADH Ⅲ 对胰腺酒精氧化的作用很小 [26]。这些不同的发现可能反映了物种的差异，人类胰腺组织中氧化和非氧化途径的相对重要性还有待于探究。然而，即使在乙醇的氧化代谢似乎占主导地位的大鼠胰腺腺泡细胞中，非氧化途径的贡献也不能忽视，因为脂肪酸乙酯的产生量足以产生局部损伤[27]。从药理学上抑制脂肪酸乙酯合成酶羧酸酯脂肪酶可以改善酒精诱导的小鼠胰腺损伤[28]。

大鼠胰腺星状细胞（PSC）也可通过吡唑敏感（Ⅰ类）ADH[29]将醇氧化成乙醛。这些观察在最近的研究中得到了很好的支持，研究在人类静息态 PSC 中发现了 ADH Ⅰ类同工酶，即 ADH 1C，它的活性被吡唑抑制[26]。有趣的是，这项研究还表明 ADH 1C 在慢性胰腺炎患者的激活态 PSC 中表达增加[26]。PSC 对非氧化乙醇代谢的能力尚未确定。

2. 乙醇对胰腺腺泡细胞的影响

长期给啮齿动物酒精灌胃会导致腺泡细胞发生许多变化，这些变化可能使细胞易于受到损伤。现在体外和体内实验已经证实，乙醇及其代谢产物对腺泡细胞具有多种作用，包括以下几个方面。

- 通过增加细胞内消化酶（胰蛋白酶、糜蛋白酶和脂肪酶）各自的 mRNA 水平[30]，可能还通过乙醛引起的顶端微管破坏和抑制促分泌素[31]与受体的结合来介导的继发的分泌减少[32]，从而导致细胞内消化酶水平增加，或者至少部分消化酶水平增加。
- 溶酶体酶含量的增加[20, 30]。
- 细胞内脂肪酸乙酯（FAEE）和胆固醇酯（脂肪酸乙酯的酯交换产物）的蓄积介导的溶酶体稳定性降低[27, 33]；
- 酶原颗粒稳定性降低[34]，可能由乙醇诱导的酶原颗粒膜糖蛋白（GP2）的减少引起的[35]。而 GP2 是酶原颗粒膜中的主要蛋白，用于维持酶原颗粒形状和膜稳定性。

总之，酒精对溶酶体和酶原颗粒的影响增加了胰蛋白酶原和溶酶体水解酶之间接触的可能性，随后产生活化的胰蛋白酶，导致细胞内消化酶级联活化和自身消化。

酒精对胰腺腺泡细胞的其他影响包括以下几个方面。

- 脂肪酸乙酯通过刺激三磷酸肌醇（IP_3）受体促进内质网的钙释放以及抑制质膜和内质网中的 Ca^{2+}-ATP 酶泵使细胞溶质钙清除受损，从而导致细胞内钙水平持续升高。钙水平的持续升高随后导致线粒体过载和细胞死亡[36]。
- 转录因子 NF-κB 和激活蛋白 1（activator protein-1，AP-1）（细胞因子表达的重要调节因子）由乙醇和乙醛以及脂肪酸乙酯诱导[22]。
- 未折叠蛋白反应/内质网应激和自噬是所有细胞维持细胞完整性的两个稳态机制。最近的研究表明，慢性饮酒可诱导胰腺腺泡细胞内质网应激[37]和自噬受损[38]。

3. 乙醇对胰腺星状细胞的影响

PSC 是慢性酒精性胰腺炎纤维化过程中胶原和其他细胞外基质蛋白的主要来源。PSC 与乙醇接触时被直接激活[29, 39]。这种激活被认为是通过酒精代谢为乙醛以及随后在细胞内产生活性氧来介导的[29]。

PSC 也由炎症因子（在胰腺坏死炎症期间释放）激活，反过来，也产生它们自己的炎症因子，导致自分泌循环，使得在最初的损伤被去除之后细胞仍然可持续被激活[40-44]。

4. 乙醇对胰腺导管细胞的影响

受 Sarles 等[9]对慢性酒精性胰腺炎患者胰腺导管内异常和汗液电解质的原始观察的启发（见前面），Maleth 等[45]最近研究了乙醇对 CFTR 功能的影响。在最近戒酒的酗酒者和具有非常高的血液酒精浓度的急性饮酒酗酒者，CFTR 功能（可以通过测定汗液氯化物等浓度确定）受损，但急性饮酒的正常人无此现象。此外，研究从酒精性胰腺炎组织中分离出胆管细胞，检测后发现 CFTR 表达在 mRNA 和膜蛋白水平均降低，证明是转录后过程受损。在小鼠和豚鼠组织的导管细胞实验中，乙醇降低 CFTR mRNA 以及膜 CFTR

的水平和稳定性；这些影响都是通过乙醇的非氧化代谢产物介导的。

（四）酒精性胰腺炎的个体易感性

尽管大量实验证据支持酒精及其代谢物对胰腺有直接毒性作用，但临床上只有少数酗酒者发生了胰腺炎[46,47]，这表明在酗酒者中需要额外的因素诱发该疾病。对这种辅助因素 / 易感性因素 / 触发因素 / 第二次"打击"的探索已经进行了许多研究，如表 13-1 所示。

表 13-1　酒精性胰腺炎的个体易感性

因　素	相关性	
饮酒模式	无	Wilson 等，1985[50]
饮料类型	无	Wilson 等，1985[50]
	有	Nakamura 等，2003[95]
饮食	无	Wilson 等，1985[50]
吸烟	有	Lowenfels 等，1987[96]
	无	Haber 等，1993[97]
	有	Maisonneuve 等，2005[54]
肥胖	有	Ammann 等[a]，2010[55]
遗传因素		
HLA	无	Wilson 等，1984[88]
α1 抗胰蛋白酶缺陷	无	Haber 等，1991[89]
囊性纤维化基因型	无	Norton 等，1998[98]
细胞色素 $P_{450}2E1$ 多态性	无	Frenzer 等，2002[93]
ADH 基因型	无	Frenzer 等，2002[93]
	有	Shimosegawa 等，2008[64]
	有	Maruyama 等，1999[65]
	有	Matsumoto 等，1996[66]
	有	Maruyama 等，2008[67]
	有	Zhong 等，2015[68]
阴离子胰蛋白酶原基因突变	有	Witt 等[a]，2006[74]
	有	Whitcomb 等[a]，2012[75]
	有	Derikx 等，2015[76]
PSTI/SPINK1 突变	有	Witt 等，2001[78]
Claudin 2	有	Whitcomb 等[a]，2012[75]
	有	Derikx 等，2015[76]

（续表）

因　素	相关性	
TNF-α、TGF-β、IL-10、IFN-γ 多态性	无	Schneider 等[a]，2004[90]
解毒酶		
谷胱甘肽 S 转移酶	无	Frenzer 等，2002[93]
葡萄糖醛酸转移酶	有	Ockenga 等[a]，2003[91]
羧基酯脂肪酶（CEL）多态性	有	Miyasaka 等，2005[70]
	无	Ragvin 等[a]，2013[71]
CEL 的杂合等位基因（CEL-HYB）	有	Fjeld 等[a]，2015[72]

a. 未用无胰腺炎的酗酒者作为对照的研究

　　理想情况下，对酒精性胰腺炎个体易感性的研究应该将患病的嗜酒者和未患病的嗜酒者进行比较，使得和对照组相比仅有一个变量（即胰腺炎的存在或不存在）。事实并不总是如此，一些研究只使用健康人群作为对照组。

　　迄今为止，许多易感因素已被研究。这些可以被归类为环境因素或遗传因素。环境因素包括饮食、饮酒量和类型、饮酒方式、吸烟、肥胖、脂质不耐受和内毒素血症。遗传因素包括与酒精代谢、消化酶及其抑制药、促炎因子、氧化应激和囊性纤维化相关的基因[8, 48, 49]。

　　1. 环境因素

　　(1) 饮食因素：没有明确的证据表明饮食因素在酒精性胰腺炎个体易感性中发挥作用[50]。对于常量营养物质的大量摄入来说，饮食中蛋白质和脂肪含量增加，对酒精性胰腺炎发生的作用是肯定的[50]。膳食中微量营养素、抗氧化剂和其他微量营养素的适当控制研究尚未完成。

　　(2) 酒精饮品的类型与饮酒周期：类似的，没有证据表明所喝的含酒精饮料的类型在酒精性胰腺炎的易感性中起任何作用[50]，但必须承认含酒精饮料的同源物尚未被彻底研究。

　　此外，还没有确定饮酒的周期性是本病的易感因素[50]。虽然偶尔有报告提示，大多数患者在初次发病之前，持续两天地摄取了高水平的酒精。

　　(3) 吸烟：吸烟作为酒精性胰腺炎的触发因素的作用一直是特别有争议的[51, 52]。这主要是因为绝大多数酗酒者也是吸烟者，这使得研究很难明确证明吸烟在胰腺炎发病中的独立作用。Law 等[53]得出结论，在调整酒精和其他危险因素后，吸烟与慢性胰腺炎独立相关。然而，作者承认，这项回顾性研究很难准确划分吸烟和饮酒的程度。此外，研究人群包括各种病因的慢性胰腺炎患者；只有小部分研究对象可归类为酗酒者。

　　虽然吸烟在酒精性胰腺炎中的作用尚不明确，但有证据表明吸烟可促进疾病的进展，如吸烟的酒精性胰腺炎患者加速了胰腺钙化和内分泌功能障碍的发展[54]。

　　(4) 肥胖：另一个最近发现的酒精性胰腺炎的危险因素是肥胖。前瞻性研究招募了酒精性慢性胰腺炎患者队列，使用年龄和性别匹配的健康受试者作为对照，Ammann 等[55]报道了在酒精性慢性胰腺炎患者中慢性胰腺炎发病前的肥胖（肥胖被定义为 BMI > 30kg/m² ）比健康对照组多 5 倍，但对疾病进展没有影响。然而，由于与一般人群相比，无症状酗酒者中肥胖症非常普遍[56]，因此在 Ammann 的研究[55]中缺乏适当的对照组（无胰腺炎的酗酒者）而不能得出肥胖症是酒精性胰腺炎的发生发展的易感因素的确定结论。

(5) 脂质不耐受：酗酒可导致高三酰甘油血症，而高三酰甘油血症是急性胰腺炎的已知病因。这些事实可推测，那些酗酒者是通过高三酰甘油血症发展成胰腺炎的。然而，研究发现酒精性胰腺炎患者（指标组）的餐后脂类耐受性与未发生胰腺炎的酗酒者相比没有差异[57]。该研究强调了恰当的对照组在酒精性胰腺炎易感性研究中的重要性。

(6) 内毒素：酗酒者，即使仅在一次大量饮酒之后，血清内毒素水平增加，这很可能是由于酒精引起肠通透性增加，允许革兰阴性细菌（如大肠埃希菌）越过黏膜屏障移位，并降低肝脏 Kupffer 细胞对内毒素清除能力[58, 59]。最近，Forsyth 等[60] 研究表明乙醇通过 CYP2E1 诱导的氧化应激增加 Caco-2 肠上皮细胞单层膜的通透性，进而诱导生物钟蛋白 CLOCK 和 PER2。

实验研究支持细菌内毒素（脂多糖）是酒精性胰腺炎的一个有前途的易感因子。Vonlaufen 等[61] 的研究提供了令人信服的证据，表明脂多糖可引起酒精喂养的大鼠的胰腺产生明显的损伤，并刺激慢性疾病的进展，表现为腺泡萎缩和纤维化。重要的是，这种效应在 TLR4（Toll 样受体 4，脂多糖受体）敲除啮齿动物中被消除[62]，表明脂多糖对胰腺细胞的作用的特异性。

需要进一步研究以确定与酒精诱导的高通透性 / 内毒素范式相关的遗传多态性是否可以解释个体对酒精性胰腺炎的易感性（见下文）。

总之，就环境因素而言，酒精性胰腺炎的明确的单一易感因素尚待确定。

2. 遗传因素

(1) 乙醇代谢酶基因多态性研究：酒精毒性最大程度上取决于其代谢产生有毒的代谢物，如乙醛、FAEE 和活性氧。酒精代谢酶（ADH、ALDH、CYP2E1、脂肪酸乙酯合酶）活性增加或降低可导致毒性代谢物的积累和组织损伤（见上文）。

ADH 和 ALDH 是体内氧化酒精代谢的主要酶。由多种基因编码的多个 ADH 和 ALDH 酶，同时也存在多个等位基因变体。这些变体可以影响代谢率，它们的分布在不同的族群以及身体中的不同组织之间不同[21]。

基于氨基酸序列和结构相似性，人类 ADH 酶被分为五类。三种 Ⅰ 型酶（ADH1A、ADH1B 和 ADH1C）是肝脏乙醇清除率的主要贡献者[21]。

ALDH 酶主要有两组：细胞质 ALDH1 和线粒体 ALDH2。ALDH2 是乙醛氧化成醋酸盐的主要酶[21]。

酒精性胰腺炎中 ADH 介导的代谢损伤最为关注的是 ADH1B 基因。在亚洲人群中，ADH1B * 2 等位基因占主导地位，其编码活性更大的 β2-ADH 亚基，使产生乙醛的速度远比更常见的 ADH1B * 1 等位基因（野生型）编码的亚基产生的更快[63, 64]。一些日本的研究表明，酒精性胰腺炎患者 ADH1B * 2 等位基因频率比无胰腺炎的酗酒者更高[64-66]。在日本人群中，有报道 ADH1B * 1 等位基因频率降低，提示该基因 "降低易感性"[66, 67]

最近对 8 项评估酒精性胰腺炎中 ADH1B、ADH1C 和 ALDH2 突变相关性的病例对照研究的荟萃分析发现，在亚洲患者中携带 ADH1B*2 等位基因的人风险较高，而携带 ALDH2*2 等位基因（编码代谢上几乎无活性的蛋白质）的风险较低[68]。在非亚裔受试者中，ADH1C*2 等位基因有降低风险[68]。

CYP2E1 基因的启动子区域以及内含子 6 都存在遗传多态性，其中一些与功能改变有关[69]。然而，在将没有胰腺炎的酗酒者作为对照的研究中，没有发现与酒精性胰腺炎相关的多态性。

(2) 脂肪酸乙酯合成酶的突变：一项研究报告了在日本受试者中发展为酒精性胰腺炎的风险与脂肪酸乙酯合成酶候选之一羧酸酯脂肪酶的基因多态性之间呈正相关[70]。研究者采用无胰腺炎的酗酒者作为对照。这种多态性的功能意义尚未阐明，并且研究结果尚未在涉及欧洲受试者的研究中得到证实[32, 71]。

最近的一项研究报告了羧酸酯脂肪酶基因（CEL-HYB）的杂合等位基因与酒精性慢性胰腺炎之间的关系[72]，然而所用的对照组是健康受试者，而不是不伴胰腺炎的酗酒者。基于 HEK293 细胞的体外研究，作者报道 CEL-HYB 蛋白可能通过损伤自噬作用在细胞损伤中发挥作用[72]。

（3）胰蛋白酶原基因的突变：1996 年 Whitcomb 等[73]的里程碑研究——遗传性胰腺炎中阳离子胰蛋白酶原基因（R122H）的突变，极大地增强了人们对胰蛋白酶可能对胰腺炎发病机制起重要作用的概念的理解。当然，这一发现促进了大量研究遗传性胰腺炎发病机制的工作，随后描述了许多其他突变。

使用类似的候选基因方法，酒精性胰腺炎的研究在很大程度上是阴性的。据报道，阴离子型胰蛋白酶原基因 PRSS2 的保护性变体（G191R），可导致胰蛋白酶易于降解，其与健康对照组相比，在酒精性慢性胰腺炎患者中显著少见，但这种变体在无胰腺炎的酗酒者比例没有被测试[74]。

最近，发表了两个大型全基因组关联分析研究的结果，一个来自北美[75]，另一个来自欧洲[76]。在 PRSSI/PRSS27q34 位点（rs10273639）检测到了显著关联。该单核苷酸多态性（single nucleotide polymorphism，SNP）位于 PRSS1 的 5′ 启动子区，可能影响胰蛋白酶原基因的表达。这两个研究小组发现酒精性胰腺炎风险随着 rs10273639 的表达而降低。这种关联在非酒精性慢性胰腺炎和酒精性肝病患者中均未观察到，尽管如此，研究人员没有研究"健康"酗酒者（即那些没有胰腺或肝脏疾病的人）的对照组。rs1073639 的功能意义有待进一步阐明。

（4）Claudin 2 突变：上述全基因组关联分析研究[75, 76]揭示了酒精性胰腺炎的第二个关联，涉及 CLDN2-RIPPLY1-MORC4 位点（Xp23.3，SNPs rs7057398 和 rs12688220）。CLDN2 编码紧密连接蛋白 Claudin 2。作者再次发现酒精性胰腺炎的风险降低与 CLDN2 位点 SNP rs1268220 相关。CLDN2 SNP 的功能意义尚不清楚。

在慢性胰腺炎组织切片中，紧密连接蛋白 Claudin 2 在导管细胞和腺泡细胞中表达，在存在高危 SNP[75]的情况下，沿腺泡细胞基底外侧膜存在异常表达。其可能性是，在易患胰腺炎的酗酒者中，所报道的影响肠通透性，从而发生内毒素血症的可能性的 SNP 影响了 claudin 2 在肠道中的功能（见上文）。成孔的 claudin 2 的上调与 Crohn 病的肠通透性增加有关[77]。

（5）SPINK 1 突变：SPIK1 突变和酒精性胰腺炎之间的关联也已被描述。在 5.8% 的酒精性胰腺炎患者中发现了 N34S 突变，c.101A>G 转变导致第 34 位的天冬酰胺被丝氨酸取代的，而无胰腺炎酗酒对照组只有 1.0% 的人存在该突变[78]。最近一项针对罗马尼亚患者的研究报告 5% 的酒精性慢性胰腺炎（alcoholic chronic pancreatitis，ACP）患者有 N34S 突变，而健康对照组只有 1%[79]。最近的荟萃分析发现，N34S 突变与酒精性胰腺炎显著相关，其优势比为 4.98（95% 可信区间：3.16 ～ 7.85），但在所分析的类别中，包括热带胰腺炎、特发性慢性胰腺炎和遗传性胰腺炎，酒精性胰腺炎的这种相关性最弱[80]。由于 N34S 突变的人 SPINK1 没有显示任何胰蛋白酶抑制药功能的改变，这种突变的作用尚不清楚。

（6）糜蛋白酶基因突变：糜蛋白酶 C（CTRC）是糜蛋白酶的一种较小的亚型。在德国的一项研究中，在患有特发性或遗传性慢性胰腺炎的个体中，已经发现了各种 CTRC 变异体，并且在 3.3% 的胰腺炎患者中检测到两种最常见的变异体，而在对照组中仅检测到 0.7%[81]。这两种变异体在酒精性胰腺炎的个体中（2.9%）比酒精性肝病患者（0.7%）更常被检测到[81]。在中国人群中，慢性胰腺炎患者中检测到更多的 CTRC 变异体，但总的突变频率为 2.3%，低于欧洲研究[82]。

（7）CFTR 突变：CFTR 突变与特发性胰腺炎患者的一个亚型有关联[83, 84]。此外，在动物和人的研究中已经证实，酒精会损害 CFTR 的表达和功能[45]。然而，在酒精性胰腺炎发病机制中，缺乏 CFTR 突变的证据。来自巴西的一项小型研究显示，酒精性胰腺炎患者内含子 8 的胸腺嘧啶非编码区 T5/T7 基因型频率较高，表明 CFTR 基因转录减少[85]。显然需要更多的和更大规模的研究来探究其相关性。

(8) 其他遗传因素：许多其他遗传因素也被认为是酒精性胰腺炎的可能触发因素。其中包括血型抗原[86, 87]、HLA 血清型[88]、α1 抗胰蛋白酶表型[89]、细胞因子转化生长因子 β（TGF-β）基因型[90]、肿瘤坏死因子 α（TNF-α）[90]、IL-10[90] 和干扰素 γ[90]、解毒酶的基因型，比如 UDP- 葡萄糖醛酸转移酶（UGT1A7）[91, 92] 和谷胱甘肽 S 转移酶[93]。大多数研究未能显示与酒精性胰腺炎有任何关联的因素，尽管最近的一项研究报告了发生酒精性胰腺炎的风险与岩藻糖基转移酶（FUT2）非分泌物状态以及 ABO 血型 B 型之间的相关性[94]，但还需等待进一步的研究。

四、总结

自 200 多年前第一次将酒精过量与胰腺炎联系起来以来，对“酒精性胰腺炎”的理解经历了相当大的概念细化。尽管酒精过量仍然是疾病表型的中心和定义成分，但很明显该疾病是多因素 / 多基因的，并且需要进一步的工作来弄清各种致病成分及其相互关系。

☞ 致谢

作者感谢 Craig Smith 为准备了这份手稿所提供的帮助。

☞ 参考文献

[1] Fleischmann G. Leichenöffnungen [Autopsies]. Erlangen: Johann Jakob Palm, 1815.

[2] Claessen H. Die Krankheiten des Pankreas [The Diseases of the Pancreas]. Cologne: Dumont-Schaumburg, 1884.

[3] Freidreich N. Diseases of the pancreas. In: von Ziemssen H, ed. Cyclopedia of the Practice of Medicine, Vol. 3. New York: William Wood, 1878: 549–630.

[4] Fitz RH. Acute pancreatitis: a consideration of pancreatic hemorrhage, hemorrhagic, suppurative, and gangrenous pancreatitis, and of disseminated fat-necrosis. Boston Med Surg J 1889;120:181–187.

[5] Frulloni L, Gabbrielli A, Pezzilli R et al. Chronic pancreatitis: report from a multicenter Italian survey (PanCroInfAISP) on 893 patients. Dig Liver Dis 2009;41(4):311–317.

[6] Yadav D, Hawes RH, Brand RE et al. Alcohol consumption, cigarette smoking, and the risk of recurrent acute and chronic pancreatitis. Arch Intern Med 2009;169(11):1035–1045.

[7] Yadav D. Recent advances in the epidemiology of alcoholic pancreatitis. Curr Gastroenterol Rep 2011;13(2): 157–165.

[8] Aghdassi AA, Weiss FU, Mayerle J, Lerch MM, Simon P. Genetic susceptibility factors for alcohol-induced chronic pancreatitis. Pancreatology 2015;15(4 suppl):S23–31.

[9] Sarles H, Sarles JC, Camatte R et al. Observations on 205 confirmed cases of acute pancreatitis, recurring pancreatitis, and chronic pancreatitis. Gut 1965;6(6):545–559.

[10]　Ammann RW, Muellhaupt B. Progression of alcoholic acute to chronic pancreatitis. Gut 1994;35(4):552–556.

[11] Kloppel G. Progression from acute to chronic pancreatitis. A pathologist's view. Surg Clin North Am 1999;79(4):801–814.

[12] Deng X, Wang L, Elm MS et al. Chronic alcohol consumption accelerates fibrosis in response to-cerulein-induced pancreatitis in rats. Am J Pathol 2005;166(1):93–106.

[13] Perides G, Tao X, West N, Sharma A, Steer ML. A mouse model of ethanol dependent pancreatic fibrosis. Gut 2005;54(10): 1461–1467.

[14] Strum WB, Spiro HM. Chronic pancreatitis. Ann Intern Med 1971;74(2):264–277.

[15] Durbec JP, Sarles H. Multicenter survey of the etiology of pancreatic diseases. Relationship between the relative risk of developing chronic pancreaitis and alcohol, protein and lipid consumption. Digestion 1978;18(5–6):337–350.

[16] Corrao G, Bagnardi V, Zambon A, La Vecchia C. A meta-analysis of alcohol consumption and the risk of 15 diseases. Prev Med 2004;38(5):613–619.

[17] Irving HM, Samokhvalov AV, Rehm J. Alcohol as a risk factor for pancreatitis. A systematic review and meta-analysis. JOP 2009;10(4):387–392.

[18] Apte MV, Pirola RC, Wilson JS. Mechanisms of alcoholic pancreatitis. J Gastroenterol Hepatol 2010;25(12):1816–1826.

[19] Bernard JP, Barthet M, Gharib B et al. Quantification of human lithostathine by high performance liquid chromatography. Gut 1995;36(4):630–636.

[20] Apte M, Norton I, Haber P et al. The effect of ethanol on pancreatic enzymes—a dietary artefact? Biochim Biophys Acta 1998;1379(3):314–324.

[21] Zakhari S. Overview: how is alcohol metabolized by the body? Alcohol Res Health 2006;29(4):245–254.

[22] Gukovskaya AS, Mouria M, Gukovsky I et al. Ethanol metabolism and transcription factor activation in pancreatic acinar cells in rats. Gastroenterology 2002;122(1):106–118.

[23] Haber PS, Apte MV, Applegate TL et al. Metabolism of ethanol by rat pancreatic acinar cells. J Lab Clin Med 1998;132:294–302.

[24] Haber PS, Apte MV, Moran C et al. Non-oxidative metabolism of ethanol by rat pancreatic acini. Pancreatology 2004;4(2):82–89.

[25] Laposata EA, Lange LG. Presence of nonoxidative ethanol metabolism in human organs commonly damaged by ethanol abuse. Science 1986;231(4737):497–499.

[26] Chiang CP, Wu CW, Lee SP et al. Expression pattern, ethanol-metabolizing activities, and cellular localization of alcohol and aldehyde dehydrogenases in human pancreas: implications for pathogenesis of alcohol-induced pancreatic injury. Alcohol Clin Exp Res 2009;33(6):1059–1068.

[27] Haber PS, Wilson JS, Apte MV, Pirola RC. Fatty acid ethyl esters increase rat pancreatic lysosomal fragility. J Lab Clin Med 1993;121:759–764.

[28] Huang W, Booth DM, Cane MC et al. Fatty acid ethyl ester synthase inhibition ameliorates ethanol-induced Ca^{2+}-dependent mitochondrial dysfunction and acute pancreatitis. Gut 2014;63(8):1313–1324.

[29] Apte MV, Phillips PA, Fahmy RG et al. Does alcohol directly stimulate pancreatic fibrogenesis? Studies with rat pancreatic stellate cells. Gastroenterology 2000;118(4):780–794.

[30] Apte MV, Wilson JS, McCaughan GW et al. Ethanol-induced alterations in messenger RNA levels correlate with glandular content of pancreatic enzymes. J Lab Clin Med 1995;125:634–640.

[31] Siegmund E, Luthen F, Kunert J, Weber H. Ethanol modifies the actin cytoskeleton in rat pancreatic acinar cells—comparison with effects of CCK. Pancreatology 2004;4(1):12–21.

[32] Sankaran H, Lewin MB, Wong A et al. Irreversible inhibition by acetaldehyde of cholecystokinin-induced amylase secretion from isolated rat pancreatic acini. Biochem Pharmacol 1985;34:2859–2863.

[33] Wilson JS, Apte MV, Thomas MC, Haber PS, Pirola RC. Effects of ethanol, acetaldehyde and cholesteryl esters on pancreatic lysosomes. Gut 1992;33:1099–1104.

[34] Haber PS, Wilson JS, Apte MV, Korsten MA, Pirola RC. Chronic ethanol consumption increases the fragility of rat pancreatic zymogen granules. Gut 1994;35:1474–1478.

[35] Apte MV, Norton ID, Haber PS et al. Chronic ethanol administration decreases rat pancreatic GP2 content. Biochim Biophys Acta 1997;1336:89–98.

[36] Criddle DN, Murphy J, Fistetto G et al. Fatty acid ethyl esters cause pancreatic calcium toxicity via inositol trisphosphate receptors and loss of ATP synthesis. Gastroenterology 2006;130(3):781–793.

[37] Lugea A, Tischler D, Nguyen J et al. Adaptive unfolded protein response attenuates alcohol-induced pancreatic damage. Gastroenterology 2011;140(3):987–997.

[38] Fortunato F, Burgers H, Bergmann F et al. Impaired autolysosome formation correlates with LAMP-2 depletion: role of apoptosis, autophagy, and necrosis in pancreatitis. Gastroenterology 2009;137(1):350–360, 60.e1–5.

[39] Masamune A, Satoh A, Watanabe T et al. Effects of ethanol and its metabolites on human pancreatic stellate cells. Dig Dis Sci 2010;55(1):204–211.

[40] Apte MV, Haber PS, Darby SJ et al. Pancreatic stellate cells are activated by proinflammatory cytokines: implications for pancreatic fibrogenesis. Gut 1999;44(4):534–541.

[41] Schneider E, Schmid-Kotsas A, Zhao J et al. Identification of mediators stimulating proliferation and matrix synthesis of rat pancreatic stellate cells. Am J Physiol Cell Physiol 2001;281(2):C532–543.

[42] Mews P, Phillips P, Fahmy R et al. Pancreatic stellate cells respond to inflammatory cytokines: potential role in chronic pancreatitis. Gut 2002;50(4):535–541.

[43] Apte M, Pirola R, Wilson J. New insights into alcoholic pancreatitis and pancreatic cancer. J Gastroenterol Hepatol 2009;24(suppl 3):S51–56.

[44] Masamune A, Kikuta K, Watanabe T et al. Fibrinogen induces cytokine and collagen production in pancreatic stellate cells. Gut. 2009 Apr;58(4):550–9.

[45] Maleth J, Balazs A, Pallagi P et al. Alcohol disrupts levels and function of the cystic fibrosis transmembrane conductance regulator to promote development of pancreatitis. Gastroenterology 2015;148(2):427–439.e16.

[46] Dreiling DA, Koller M. The natural history of alcoholic pancreatitis: update 1985. Mt Sinai J Med 1985;52(5):340–342.

[47] Steinberg W, Tenner S. Acute pancreatitis. N Engl J Med 1994;330(17):1198–1210.

[48] Apte MV, Pirola RC, Wilson JS. Individual susceptibility to alcoholic pancreatitis. J Gastroenterol Hepatol 2008;23(suppl 1):S63–68.

[49] Witt H, Apte MV, Keim V, Wilson JS. Chronic pancreatitis: challenges and advances in pathogenesis, genetics, diagnosis, and therapy. Gastroenterology 2007;132(4):1557–1573.

[50] Wilson JS, Bernstein L, McDonald C, Tait A, McNeil D, Pirola RC. Diet and drinking habits in relation to the development of alcoholic pancreatitis. Gut 1985;26(9):882–887.

[51] Apte MV, Pirola RC, Wilson JS. Where there's smoke there's not necessarily fire. Gut 2005;54(4):446–447.

[52] Apte MV, Pirola RC, Wilson JS. Pancreas: alcoholic pancreatitis—it's the alcohol, stupid. Nat Rev Gastroenterol Hepatol 2009;6(6):321–322.

[53] Law R, Parsi M, Lopez R, Zuccaro G, Stevens T. Cigarette smoking is independently associated with chronic pancreatitis. Pancreatology 2010;10(1):54–59.

[54] Maisonneuve P, Lowenfels AB, Mullhaupt B et al. Cigarette smoking accelerates progression of alcoholic chronic pancreatitis. Gut 2005;54(4):510–514.

[55] Ammann RW, Raimondi S, Maisonneuve P, Mullhaupt B. Is obesity an additional risk factor for alcoholic chronic pancreatitis? Pancreatology 2010;10(1):47–53.

[56] Wannamethee SG, Shaper AG. Alcohol, body weight, and weight gain in middle-aged men. Am J Clin Nutr 2003;77(5): 1312–1317.

[57] Haber PS, Wilson JS, Apte MV, Hall W, Goumas K, Pirola RC. Lipid intolerance does not account for susceptibility to alcoholic and gallstone pancreatitis. Gastroenterology 1994;106(3):742–748.

[58] Bode C, Kugler V, Bode JC. Endotoxemia in patients with alcoholic and non-alcoholic cirrhosis and in subjects with no evidence of chronic liver disease following acute alcohol excess. J Hepatol 1987;4(1):8–14.

[59] Bode JC, Parlesak A, Bode C. Gut derived bacterial toxins (endotoxin) and alcohol liver disease. In: Argawal DP, Seitz HK, eds. Alcohol in Health and Disease. New York/Basel: Marcel Dekker, 2001: 369–386.

[60] Forsyth CB, Voigt RM, Shaikh M et al. Role for intestinal CYP2E1 in alcohol-induced circadian gene-mediated intestinal hyperpermeability. Am J Physiol Gastrointest Liver Physiol 2013;305(2):G185–195.

[61] Vonlaufen A, Phillips PA, Xu Z et al. Withdrawal of alcohol promotes regression while continued alcohol intake promotes persistence of LPS-induced pancreatic injury in alcohol-fed rats. Gut 2011;60(2):238–246.

[62] Xu Z, Shah S, Pirola RC, Wilson JS, Apte MV. Pancreatic fibrosis in alcohol-fed LPS challenged mice is regulated by the TLR4 receptor. Gastroenterology 2013;145:S-477.

[63] Bosron WF, Li TK. Genetic polymorphism of human liver alcohol and aldehyde dehydrogenases, and their relationship to alcohol metabolism and alcoholism. Hepatology 1986;6(3):502–510.

[64] Shimosegawa T, Kume K, Masamune A. SPINK1, ADH2, and ALDH2 gene variants and alcoholic chronic pancreatitis in Japan. J Gastroenterol Hepatol 2008;23(suppl 1):S82–86.

[65] Maruyama K, Takahashi H, Matsushita S et al. Genotypes of alcohol-metabolizing enzymes in relation to alcoholic chronic pancreatitis in Japan. Alcohol Clin Exp Res 1999;23(4 suppl):85s–91s.

[66] Matsumoto M, Takahashi H, Maruyama K et al. Genotypes of alcohol-metabolizing enzymes and the risk for alcoholic chronic pancreatitis in Japanese alcoholics. Alcohol Clin Exp Res 1996;20(9 suppl):289a–292a.

[67] Maruyama K, Harada S, Yokoyama A et al. Association analysis among polymorphisms of the various genes and chronic alcoholic pancreatitis. J Gastroenterol Hepatol 2008;23(suppl 1):S69–72.

[68] Zhong Y, Cao J, Zou R, Peng M. Genetic polymorphisms in alcohol dehydrogenase, aldehyde dehydrogenase and alcoholic chronic pancreatitis susceptibility: a meta-analysis. Gastroenterol Hepatol 2015;38(7):417–425.

[69] Verlaan M, te Morsche RH, Roelofs HM et al. Genetic polymorphisms in alcohol-metabolizing enzymes and chronic pancreatitis. Alcohol Alcohol 2004;39(1):20–24.

[70] Miyasaka K, Ohta M, Takano S et al. Carboxylester lipase gene polymorphism as a risk of alcohol-induced pancreatitis. Pancreas 2005;30(4):e87–e91.

[71] Ragvin A, Fjeld K, Weiss FU et al. The number of tandem repeats in the carboxyl-ester lipase (CEL) gene as a risk factor in alcoholic and idiopathic chronic pancreatitis. Pancreatology 2013;13(1):29–32.

[72] Fjeld K, Weiss FU, Lasher D et al. A recombind allele of the lipase gene CEL and its pseudogene CELP confers susceptibility to chronic pancreatitis. Nat Genet 2015;47(5):518–522.

[73] Whitcomb DC, Gorry MC, Preston RA et al. Hereditary pancreatitis is caused by a mutation in the cationic trypsinogen gene. Nat Genet 1996;14(2):141–145.

[74] Witt H, Sahin-Toth M, Landt O et al. A degradation-sensitive anionic trypsinogen (PRSS2) variant protects against chronic pancreatitis. Nat Genet 2006;38(6):668–673.

[75] Whitcomb DC, LaRusch J, Krasinskas AM et al. Common genetic variants in the CLDN2 and PRSS1-PRSS2 loci alter risk for alcohol-related and sporadic pancreatitis. Nat Genet 2012;44(12):1349–1354.

[76] Derikx MH, Kovacs P, Scholz M et al. Polymorphisms at PRSS1-PRSS2 and CLDN2-MORC4 loci associate with alcoholic and non-alcoholic chronic pancreatitis in a European replication study. Gut 2015;64(9):1426–1433.

[77] Zeissig S, Burgel N, Gunzel D et al. Changes in expression and distribution of claudin 2, 5 and 8 lead to discontinuous tight junctions and barrier dysfunction in active Crohn's disease. Gut 2007;56(1):61–72.

[78] Witt H, Luck W, Becker M et al. Mutation in the SPINK1 trypsin inhibitor gene, alcohol use, and chronic pancreatitis. JAMA 2001;285(21):2716–2717.

[79] Diaconu BL, Ciobanu L, Mocan T et al. Investigation of the SPINK1 N34S mutation in Romanian patients with alcoholic chronic pancreatitis. A clinical analysis based on the criteria of the M-ANNHEIM classification. J Gastrointestin Liver Dis 2009;18(2): 143–150.

[80] Aoun E, Chang CC, Greer JB, Papachristou GI, Barmada MM, Whitcomb DC. Pathways to injury in chronic pancreatitis: decoding the role of the high-risk SPINK1 N34S haplotype using meta-analysis. PLoS One 2008;3(4):e2003.

[81] Rosendahl J, Witt H, Szmola R et al. Chymotrypsin C (CTRC) variants that diminish activity or secretion are associated with chronic pancreatitis. Nat Genet 2008;40(1):78–82.

[82] Chang MC, Chang YT, Wei SC et al. Association of novel chymotrypsin C gene variations and haplotypes in patients with chronic pancreatitis in Chinese in Taiwan. Pancreatology 2009;9(3):287–292.

[83] Cohn JA, Friedman KJ, Noone PG, Knowles MR, Silverman LM, Jowell PS. Relation between mutations of the cystic fibrosis gene and idiopathic pancreatitis. N Engl J Med 1998;339(10):653–658.

[84] Sharer N, Schwarz M, Malone G et al. Mutations of the cystic fibrosis gene in patients with chronic pancreatitis. N Engl J Med 1998;339(10):645–652.

[85] da Costa MZ, Guarita DR, Ono-Nita SK et al. CFTR polymorphisms in patients with alcoholic chronic pancreatitis. Pancreatology 2009;9(1–2):173–181.

[86] Greer JB, LaRusch J, Brand RE, O'Connell MR, Yadav D, Whitcomb DC. ABO blood group and chronic pancreatitis risk in the NAPS2 cohort. Pancreas 2011;40(8):1188–1194.

[87]　Stigendal L, Olsson R, Rydberg L, Samuelsson BE. Blood group lewis phenotype on erythrocytes and in saliva in alcoholic pancreatitis and chronic liver disease. J Clin Pathol 1984;37(7):778–782.

[88]　Wilson JS, Gossat D, Tait A, Rouse S, Juan XJ, Pirola RC. Evidence for an inherited predisposition to alcoholic pancreatitis. A controlled HLA typing study. Dig Dis Sci 1984;29(8):727–730.

[89]　Haber PS, Wilson JS, McGarity BH, Hall W, Thomas MC, Pirola RC. Alpha 1 antitrypsin phenotypes and alcoholic pancreatitis. Gut 1991;32(8):945–948.

[90]　Schneider A, Barmada MM, Slivka A, Martin JA, Whitcomb DC. Analysis of tumor necrosis factor-alpha, transforming growth factor-beta 1, interleukin-10, and interferon-gamma polymorphisms in patients with alcoholic chronic pancreatitis. Alcohol 2004;32(1):19–24.

[91]　Ockenga J, Vogel A, Teich N, Keim V, Manns MP, Strassburg CP. UDP glucuronosyltransferase (UGT1A7) gene polymorphisms increase the risk of chronic pancreatitis and pancreatic cancer. Gastroenterology 2003;124(7):1802–1808.

[92]　te Morsche RH, Drenth JP, Truninger K et al. UGT1A7 polymorphisms in chronic pancreatitis: an example of genotyping pitfalls. Pharmacogenomics J 2008;8(1):34–41.

[93]　Frenzer A, Butler WJ, Norton ID et al. Polymorphism in alcohol-metabolizing enzymes, glutathione S-transferases and apolipoprotein E and susceptibility to alcohol-induced cirrhosis and chronic pancreatitis. J Gastroenterol Hepatol 2002;17(2): 177–182.

[94]　Weiss FU, Schurmann C, Guenther A et al. Fucosyltransferase 2 (FUT2) non-secretor status and blood group B are associated with elevated serum lipase activity in asymptomatic subjects, and an increased risk for chronic pancreatitis: a genetic association study. Gut 2015;64(4):646–656.

[95]　Nakamura Y, Ishikawa A, Sekiguchi S, Kuroda M, Imazeki H, Higuchi S. Spirits and gastrectomy increase risk for chronic pancreatitis in Japanese male alcoholics. Pancreas 2003;26(2):e27–31.

[96]　Lowenfels AB, Zwemer FL, Jhangiani S, Pitchumoni CS. Pancreatitis in a native American Indian population. Pancreas 1987;2(6):694–697.

[97]　Haber PS, Wilson JS, Pirola RC. Smoking and alcoholic pancreatitis. Pancreas 1993;8(5):568–572.

[98]　Norton ID, Apte MV, Dixson H, Trent RJ, Pirola RC, Wilson JS. Cystic fibrosis genotypes and alcoholic pancreatitis. J Gastroenterol Hepatol 1998;13:496–500.

14

Epidemiology and Etiology of Acute Biliary Pancreatitis
急性胆源性胰腺炎的病因学与流行病学

Michael G.T. Raraty，Andrea Sheel，John P. Neoptolemos　著

胡悦鹏　译

李维勤　校

一、概述

多年来，许多权威专家为提升人们对胆道系统与急性胰腺炎之间联系的理解做出了贡献（表 14-1），但最重要的是，来自巴尔的摩市的约翰霍普金斯医院的病理学家 Eugene Opie，他曾说道："在疾病发展的任何时期，胆汁通道的状况非常重要，并且可能为手术的实施提供了一个重要的指征。应尽可能地仔细检查胆总管，并且要牢记小结石形成产生病变的机制。如果可行的话，医师应排除 Vater 憩室中结石存留的可能。一旦发现这种结石嵌塞，为了防止胰腺进一步的损伤，去除结石是必要的。短暂存在的憩室内结石可能会导致发生广泛的胰腺病变，但是，石头最终被排入十二指肠，将导致其病因不可在术中或尸检时被证实。因此，在相当多的病例中，即使胆管是通畅的，也会发现胆囊中充满了结石。任何一个结石都可能正好嵌塞在胆总管的开口，其可能会导致胆汁进入胰管[30]。"

这证明了他对急性胰腺炎病理生理机制的理解（即胆结石在 Vater 壶腹中的通行与嵌塞），并且充分认识到去除结石在预防疾病进一步恶化的重要性。Claude Bernard 曾表示，给狗的胰管内注射胆汁和橄榄油将导致腹膜炎，但是他未能将其与胰腺炎的发生联系起来[12]。Lancereaux 在 1899 年提出，低位主胆管中的石头可能会阻塞主胰管，并导致微生物侵入胰腺[16]，但是他同样未能将其与急性胰腺炎的发生相联系。最终是 Opie 将胆结石与急性胰腺炎的发病机制联系起来[17]。

表 14-1　对理解急性胰腺炎和胆道系统之间关系的里程碑

里程碑	作　者	时　间
胰腺的描述	Herophilus of Chalkidon[1]	约公元前 300 年
胰腺的命名	Rufus of Ephesus[2]	约 100 年
胰腺炎症的病例报道	S. Alberti [3]	1578 年

里程碑	作 者	时 间
主胰管	Johann G. Wirsung [4]	1642 年
分泌功能	Regnier de Graaf [5]	1664 年
括约肌机制	Francis Glisson [6]	1681 年
十二指肠乳头	J.C. Brunner [7]	1683 年
乳头和壶腹	G. Bidloo [8]	1685 年
下胆管憩室	Abraham Vater [9]	1720 年
副胰管	G.D. Santorini [10]	1724 年
急性胰腺炎	F. Claessen [11]	1842 年
实验性胆源性胰腺炎	Claude Bernard [12]	1856 年
括约肌机制	Ruggero Oddi [13]	1887 年
临床综述	Reginald Fitz [14]	1889 年
自身消化理论	Hans Chiari [15]	1896 年
胆结石阻塞主胰管	E. Lancereaux [16]	1899 年
共同通道假设	Eugene L. Opie [17]	1901 年
胆道手术的作用	W.J. Mayo [18]	1908 年
括约肌功能障碍	E. Archibald [19]	1919 年
经典手术论文	B. Moynihan [20]	1925 年
非手术管理的作用	O. Mikkelsen [21]	1934 年
括约肌复合体	E.A. Boyden [22]	1937 年
通过胆囊切除预防进一步恶化	Raker and Bartlett [23]	1953 年
频发的自发性胆结石通过	Acosta and Ledesma [24]	1974 年
预测	J.H. Ranson 等 [25]	1974 年
第一次由预后分层控制的随机试验	C.W. Imrie 等 [26]	1978 年
内镜取石在急性胰腺炎的应用	M. Classen 等 [27]	1978 年
第一次 ERCP/ 括约肌切开术的随机试验	J.P. Neoptolemos 等 [28]	1988 年
导管内高压假设	M.M. Lerch 等 [29]	1993 年

二、胆源性胰腺炎的病因学

现在人们普遍认为，胆结石相关性胰腺炎是结石通过 Oddi 括约肌进入十二指肠时引起的（图 14-1）。在一项具有里程碑意义的研究中，Acosta 和 Ledesma 分析了患有胰腺炎合并有胆结石患者的粪便 [24]。他们在 94% 的胆结石相关性胰腺炎患者的粪便中找到了结石，但也在 8% 的单纯性胆绞痛而非胰腺炎的患者中发现结石。基本上，有三种有关胆结石如何诱导急性胰腺炎发生的假设：共同通道、十二指肠反流和导管内高压。

（一）共同通道假设

Opie 在一名死于急性胰腺炎的患者的体内发现，在其胆道和胰腺的共同通道处发现了一块嵌入 Vater 壶腹的结石 [17]。他认为胆汁反流入胰管是导致急性胰腺炎发生的原因。实验中，Opie 也已证实向狗的胰管内注射胆汁确实诱发了胰腺炎，并且此发现已经被其他研究者所证实 [31]。但实际上，仅有不超过 2/3 的人群有这样一个共同导管通道 [32, 33]。在许多案例中，其共同通道太短以至于嵌塞在胆总管中的结石可以同时阻塞胰管。然而，共同通道在胆源性急性胰腺炎患者人群中比普通人群更加常见 [34]。即使在解剖上缺乏明显的共同通道，在一些患者身上，结石的通过造成 Vater 壶腹的狭窄从而造成一个功能性的共同通道 [35]。虽然胆汁在正常压力下不会反流并损伤胰腺，但却可以假设胆汁反流是胰腺炎的触发因素 [36]。事实上，胰管内的压力高出胆管内的压力 2 ～ 3 倍，因此更趋向于胰腺分泌物反流入胆道而非反过来 [37, 38]。

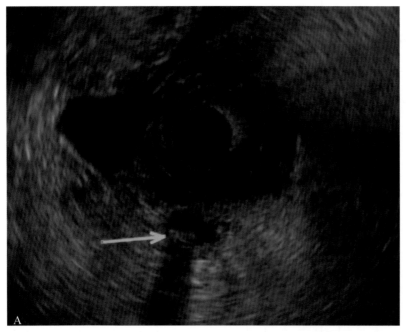
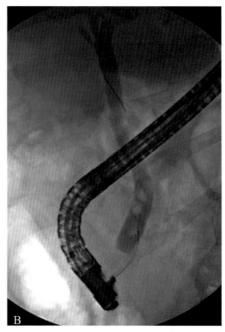

▲ 图 14-1　一名 78 岁的轻症胰腺炎患者超声及内镜

患者胆红素正常，但碱性磷酸酶和 γ - 谷氨酰转移酶升高，经腹超声没有帮助。A. 内镜超声证实在其胆总管内至少有一块结石；B. 在随后通过 ERCP 移除了多块结石

（二）十二指肠反流假设

胆结石通过引起的十二指肠内容物反流入胰管，可能是胰腺炎发生的第二个潜在的机制。这是一种被用于实验研究的机制，即在狗的身上构造一个封闭的十二指肠环[39]。胰腺炎的后续发展似乎是由于内容物的反流造成，这可以通过胰管的结扎而预防[40-42]。与之不同的是，人由于 Polya 法胃切除术或胃造口吻合术造成的传入环的阻滞只偶尔引起急性胰腺炎[43, 44]，但是，正常的胰管被许多机制保护着以防止内容物反流发生（胰管部分倾斜、Oddi 括约肌存在和壶腹部开口周围的黏膜皱襞）[45]。十二指肠内容物可在胆结石通过的同时发生反流或在其通过之后因括约肌机制的损伤而发生反流，但是 ERCP 及内镜下括约肌切开术（endoscopic sphincterotomy，ES）通常可防止胆源性胰腺炎的进一步发展，同时 ES 并不造成因十二指肠反流而导致的胰腺炎发病率上升[46-48]。一旦发生十二指肠梗阻导致的胰腺炎，不仅存在十二指肠胰腺反流，并且发生了导管内高压，这就说明导管内高压至少与十二指肠内容物反流一样重要。可以通过单独注射等渗盐水溶液的方法，在大鼠体内实验性的诱导出胰腺炎（M Brady，未公布实验数据）。

（三）导管内高压假设

Lerch 等评估了不同部位的胰胆管阻塞对负鼠胰腺炎发生发展的影响[29]。其研究表明，在这种动物模型中单独阻塞主胰管足以诱发胰腺炎，分别结扎胆总管或主要的胆胰通道并不影响疾病的严重程度。其他研究表明，在发生胰管阻塞的情况下，持续的分泌刺激会使损伤加剧[49]，但阻塞的缓解可改善胰腺炎的严重程度[50]。在持续刺激分泌的情况下，胰管阻塞可导致胰管内高压。导管内高压也会由于其他几种不常见的急性胰腺炎的病因引起，例如壶腹肿瘤、蠕虫感染和 ERCP。事实上，向胰管内注射多种超生理压力的化合物均足够诱发急性胰腺炎[31]，但是注射的压力似乎比使用精确的化合物更重要。

多年来，导管内压力上升引发胰腺炎的机制一直是争论的焦点。一般认为它通过引起胰腺小管破裂、分泌物外渗进入腺体间质并活化酶原发挥作用，或者高压阻碍腺泡细胞分泌物进入导管从而引起随后的细胞内的变化而发挥作用。因为，导管结扎后最先观察到的变化发生在腺泡细胞内而非在腺体间质或导管周围，所以后者可能性更大。腺泡腔内高压会同时损害酶原的胞吐过程和顶端质膜的 Ca^{2+} 释放[51]。在生理性胆囊收缩素（CCK）刺激后，质膜及其转运通道的破坏会损害正常 Ca^{2+} 水平的恢复，同样已知，CCK 的刺激也会加重导管阻塞的影响[50, 52]。众所周知，腺泡 Ca^{2+} 信号转导是腺泡内酶活化的早期关键事件[53]，并且 Ca^{2+} 信号转导确实被实验性的导管阻塞所损害[54, 55]。Ca^{2+} 的信号转导也可被腺泡细胞摄入的胆汁酸所破坏，其进而可诱导细胞死亡[56, 57]，当有共同胆胰通道存在时，这可加重阻塞的影响。

（四）胆石性胰腺炎的双期假说

这三种已被提出的致病假说不是互斥的，以导管阻塞和导管内高压的胆胰反流为例，它们可以相互加剧。事实上，单独的阻塞通常仅导致胆道并发症而非胰腺炎，因此双期假说被提出用来解释急性胰腺炎的发生[58]。最初，胆结石通过患者的胆胰通道而诱发急性胰腺炎，但随着结石的移动，活化的胰酶可以被排出，胰腺可以得到恢复从而导致临床上急性胰腺炎的轻度发作。大多数急性胰腺炎的发作就属于这种情况。但是，在少数情况下，对富含已活化的酶的胰液排出进一步阻碍，会导致胰腺损伤加剧和胰腺炎的严重发作。二次阻碍的原因可能有以下几个方面。

- 胆结石通过后胰头或壶腹部水肿。
- 由于多个小结石通过发生的反复短暂性的阻塞。

- 大块结石嵌塞在胆总管末端压迫邻近的主胰管。
- 大块结石嵌塞在 Vater 壶腹内。

该机制的第一阶段和第二阶段中可间隔数分钟或数小时或数天，然而这个假说暗示了，在一些患者中可能有窗口期去阻止进一步的阻塞并避免胰腺炎的严重发作。

（五）胆源性胰腺炎的其他病因

虽然很多时候胆源性胰腺炎被视为继发于胆结石的胰腺炎，且现实中也确实如此，但是仍有一些不太常见的病因通过相似的机制造成胰腺炎，它们也应被考虑在同一类别（框 14-1）。胆泥几乎可以肯定不是引起胰腺炎的原因，但是由于胆囊运动性下降，其常见于急性胰腺炎患者（详见后文）。与胆结石相似，基本病理生理学机制是在 Vater 壶腹水平发生胰管的阻塞。

框 14-1 "胆源性"急性胰腺炎的病因

胆结石	腔内憩室
胆固醇沉积症	胆总管囊肿
体外冲击波碎石治疗胆结石	胆管囊肿
ERCP 和 ES 的并发症	胆胰管异常融合
外科胆道手术	寄生虫感染
壶腹部肿瘤	硬化性胆管炎
胆管癌	括约肌功能障碍
壶腹周围憩室	胆道支架置入术

胆固醇沉着症已经成为 11% 的患者施行胆囊切除术的原因[59]。在大多数情况下，胆固醇息肉与胆结石有关，但在一项仅 55 例单纯胆固醇沉积症的研究中，27 例（55%）出现复发性急性胰腺炎，提示胆固醇息肉本身也可造成胆胰管的短暂性阻塞（图 14-2）。但是，在一个更近期、由 6868 例胆囊切除术后样本所构成的更广泛的研究中，发现胆固醇息肉和急性胰腺炎无关[60]。

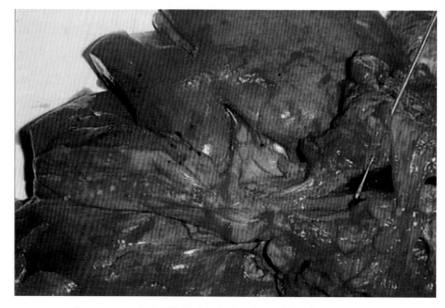

▲ 图 14-2 一个显示胆固醇沉积症和多处胆固醇息肉的胆囊标本

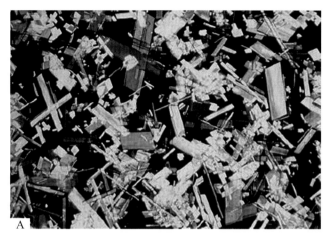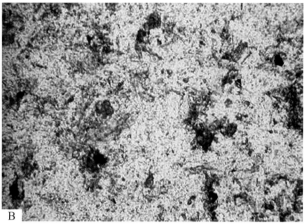

▲ 图 14-3　胆泥镜下包含胆红素钙颗粒

　　胆泥是由微粒物质构成的混合物，来自胆汁的沉淀，通常由胆固醇 - 水合物晶体、胆红素钙和其他含有黏蛋白的钙盐构成 [61]（图 14-3）。胆泥常与胆结石共存 [62]，但是胆泥的存在是否代表胆结石的早期形成还有值得怀疑。据报道，有 3.1% 的急性胰腺炎是由胆泥引起的 [63]，但很难判断这是由胆泥引起还是由与其相关的微小结石引起的。一项由 Lee 等进行的研究分析了 86 例被诊断为"特发性胰腺炎"的患者，在其中大多数（67%）患者中找到了胆泥存在的证据。尽管胆泥的出现与胰腺炎的发生未显示因果关系，但是胆泥的出现可以预测急性胰腺炎的反复发作 [64]。

　　有或没有括约肌切开的 ERCP 和 7% 以上的急性胰腺炎的发展有关 [65]。患病风险增加的相关因素包括：ERCP 诱发的胰腺炎病史（OR 5.4）、怀疑 Oddi 括约肌功能障碍（OR 2.6）、女性（OR 2.5）、胆道括约肌扩张度激增（OR 4.5）、难以插管（OR 3.4）、胰管括约肌切开术（OR 3.1）、一次或多次胰管内注射对比剂（OR 2.7）。

　　胆道手术不常与急性胰腺炎发生相联系，除非术中探查了胆总管。在一项涉及 1041 例胆结石术后患者的研究中，Vernava 等 [66] 在 842 例胆囊切除术后患者中发现 3 例胰腺炎（0.35%），但在 199 例胆总管探查术后患者中发现 9 例胰腺炎（4.5%），其中 3 例死亡。涉及经十二指肠胆管探查的手术尤其可能引起急性胰腺炎。在一项研究中，208 例经十二指肠探查胆总管的患者有 23 例继发死亡 [67]。

　　寄生虫可因阻塞 Vater 壶腹、通过引起胆结石的形成、通过直接侵犯主胰管引起急性胰腺炎。这些原因在西方国家不常见，但在非洲和亚洲部分地区很常见，其中最常见的病原体是蛔虫、华支睾吸虫、包虫、贾第虫和疟疾 [68-72]。

　　大约有 6% 的 Vater 壶腹部或其周围的肿瘤可表现为急性胰腺炎 [73-76]。据报道，更多靠近近端的病变表现为急性胰腺炎，其可能是由于壶腹部被肿瘤碎片或黏性分泌物阻塞而引起 [78, 79]。

　　Oddi 括约肌功能障碍，包括运动障碍和本身狭窄，都可能表现为复发性的急性胰腺炎 [80]，尽管 Oddi 括约肌功能障碍的患者也有胆结石，但有证据表明在胆结石患者中 Oddi 括约肌功能障碍更常见 [81]。

三、胆源性急性胰腺炎的流行病学

　　3%～8% 有症状的胆结石患者可发展成急性胰腺炎 [82, 83]，表现为胆结石患者的相对风险增高，为普通人群的 35 倍。大约 80% 的患者有轻度的发作，20% 有严重发作，5% 死于急性胆源性胰腺炎（acute biliary pancreatitis，ABP）[84]。像常见的胆结石一样，ABP 更好发于女性；与酒精性胰腺炎相比，ABP 更好发于老年人群[85]。ABP 确切的发生率依据人群胆结石的发病情况而改变[86]，但在西方国家发病率为 150 ～ 420/10^6[87-89]。胆源性急性胰腺炎的发生与胆结石出现的大小和数量有关。有急性胰腺炎表现的胆结石患者与其他没有胰腺炎但有症状的胆结石患者相比，结石更小、数目更多，并保留了胆囊的运动性[90]。这样的标准显然有利于小结石从胆囊迁移到胆道内。这个研究也说明，有胰腺炎表现的胆结石患者的胆汁内黏蛋白浓度比有其他症状的胆结石患者更高。更高水平的黏蛋白似乎与胆结石的数量有关，表明黏蛋白促进结石的形成。进一步的研究同样显示了其与胆囊管直径的相关性，以再次适应结石从胆囊进入胆管的过程[91]。在一个涉及 528 例胆结石患者的研究中，那些有胰腺炎表现的患者较阻塞性黄疸 [(4 ± 1)mm]、急性胆囊炎 [(8 ± 1)mm] 或无症状结石 [(9 ± 1)mm] 的患者，有更小直径的结石 [(3 ± 1)mm，$P = 0.01$][92]。

在大多数情况，因胆结石引发的急性胰腺炎约占 60%[87, 88, 93, 94]。然而，对特发性急性胰腺炎患者的详细研究表明，其中很大比例是由于微石症所引发的，其可在疾病发生后较早期被腔内超声发现。这些研究说明，高达 80% 的特发性急性胰腺炎患者事实上是由于胆结石引起的[64, 95-99]（图 14-4）。

（一）胆结石是胰腺炎病因的确认

在三种不同的临床情况中确认急性胰腺炎患者体内出现胆结石是很重要。

1. 在预计将发展为重症胰腺炎的急性期，早期对患者施行 ERCP 和 ES 可能有治疗效果。

2. 在恢复期，识别患者进行腹腔镜胆囊切除术或 ES 可以预防远期复发。

3. 识别先前被称为特发性胰腺炎的微石症或胆固醇息肉病患者，他们也能从胆囊切除术中收益。

尽管选择经腹超声筛查胆囊结石其总体准确度大于 95%，但在急性胰腺炎的情形下，其准确度较低，仅在 70% ～ 80% 的病例中检测到结石[100, 101]。在没有急性胰腺炎的情况下，其对胆总管内结石探测的结果也难以令人满意，灵敏度仅有 19% ～ 55%[102]。内镜超声对探测管内结石更加敏感，甚至在急性胰腺炎的情形下，其灵敏度和准确度分别可达 93% 和 85%[103]。腔内超声也同样用于胰腺炎其他病因的探寻，例如小的壶腹周围肿瘤或解剖异常。ERCP 作为曾经探测胆总管结石的金标准，现已在很大程度上被腔内超声所取代，而后者也在变得更加普及。如果需要，后续 ERCP 可用于治疗，但诊断性 ERCP 因其（并发症）相关发病率和死亡率（较高），在大多数情况下已不再必要[104, 105]。

有人提出血清脂肪酶 / 淀粉酶比率可用于区分急性胰腺炎是因酒精还是胆源性起病，但在实践中

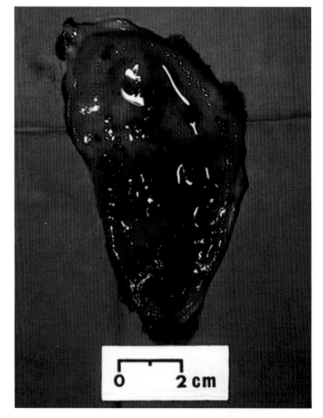

▲ 图 14-4　微石症胆囊标本
所有检查未能发现该病例，包括胆汁晶体成分分析和 ERCP

尚未被证实有用 [106]。相反，如果在起病后 48h 内血浆转氨酶 [(丙氨酸氨基转移酶（alanine transaminase，ALT）或天门冬氨酸氨基转移酶（aspartate transaminase，AST）] 的水平上升，则是胆源性病因的更好证据。在同时满足两个多因素条件和单独评价血浆 AST 或 ALT 的对比中，后者对胆结石的判断同样准确，判断正确率在 74%[107]（表 14-2）。

表 14-2　三个独立系统对预测胆结石系急性胰腺炎病因的准确度（%）

预测分析	系统 1	系统 2	系统 3
预测正确	74	76	71
灵敏度	75	74	62
特异性	74	78	80
阳性预测值	79	82	80
阴性预测值	69	70	62

根据 391 例患者发病 48h 内的血清值，其中 220 例（56%）是由胆结石引起的

系统 1：ALT/AST > 60 U/L

系统 2：以下之一：碱性磷酸酶 > 225 U/L，ALT / AST > 60 U/L，胆红素 > 40μmol/L

系统 3：三种或更多：女性，淀粉酶 > 4000 U/L，ALT/AST > 100 U/L，碱性磷酸酶 > 225U/L

（二）临床表现

胆源性胰腺炎多遵循一个急性间歇性的疾病模式，其临床个体表现和其他病因（诱发的胰腺炎）也很相似 [86]。但是，相比于非阻塞性病因，胆源性因素更易引起与之有关的菌血症和上行性胆管炎 [108, 109]。

一些研究表明，除了对感染的易感性上升，相对于其他引起胰腺炎的病因来说，胆源性胰腺炎患者表现出了一个更高的死亡率 [110]。这个研究显示，胆源性胰腺炎的死亡率高达 13%，而饮酒诱发的胰腺炎死亡率仅有 3%。上述现象可用胆源性胰腺炎患者的平均年龄更年长来部分解释，75% 的死亡病例年龄超过 60 周岁，但该研究仍然揭示了，通常胆源性胰腺炎患者的病情更严重。一个独立的研究表明 [111]，饮酒引起的胰腺炎死亡率为 5.3%，胆源性胰腺炎为 10%，其他病因在 5.5%。但是，此差异在统计学上并没有意义。

（三）急性胆源性胰腺炎的治疗

从 1973 年始，已采用 ERCP 配合或不配合 ES 解除急性胆源性胰腺炎的胆道梗阻。Neoptolemos 等实施的具有里程碑意义的随机对照试验（randomized controlled trial，RCT）证明，对 ABP 患者早期施行 ERCP 伴或不伴 ES 可以显著改善预后，并且 ERCP 在减轻胆管阻塞的持续作用是毫无争议的，但是，哪些患者最可能从这种干预方式中收益仍有很大争议。

多组 RCT 研究已经对比了 ABP 的保守治疗和早期 ERCP 伴或不伴 ES（72h 之内）干预，并产生了相互矛盾的结果 [28, 77, 112-115]；后续的荟萃分析也未能弄清这个原因。由 Tse 和 Yuan 进行的最现代的 Cochrane 数据库系统回顾推断，对于不同的干预组，其死亡率、局部和全身并发症并无明显差异 [116]。最近由 Burrstow 等进行的荟萃分析，包含了 1314 名患者（662 例保守治疗及 652 例 ERCP 伴或不伴 ES），结果表明两组之间的死亡率并没有明显差异，甚至在对轻型 / 重型 ABP 进行亚组分析时也没有明显差

异，但结果确实证明，进行 ERCP 伴或不伴 ES 干预组的 ABP 相关并发症的发生率有显著下降（OR 0.43，95% 可信区间 0.27 ～ 0.68，P=0.0001）[117]。

根据美国胃肠病学会（American Gastroenterology Association，AGA）、美国胃肠病学家协会、英国胃肠病学会（British Society of Gastroenterology，BSG）、国际胃肠病学家协会、美国胰腺协会和日本 2015 年指南 [94, 118-121]，对 ABP 和胆管炎患者立即进行 ERCP 伴或不伴 ES 似乎明确成为国际共识（1A/B 级证据，强烈推荐）。BSG 还推荐，对已经或可能发展为重症胰腺炎的疑似由胆结石引起的 ABP 进行 ERCP 干预。

越来越多的证据支持这个理论，即决定是否紧急进行 ERCP 干预的必要条件并不是 ABP 的严重程度，而是胆管阻塞的持续时间 [28, 115]。最近的日本 2015 年指南也支持了这一观点，推荐对出现例如胆管炎或怀疑有长期的（胆汁）排泄紊乱等并发症的 ABP 患者进行早期 ERCP 伴或不伴 ES 干预（1A 级证据，强烈推荐）。为进一步明确 ABP 患者选择 ERCP 的指征，需要有围绕主要争议领域而提出的关键问题的高质量 RCT 试验，提供进一步的数据支持。荷兰胰腺炎研究团队准备进行一个研究，对发病 24h 内的 ABP 患者进行随机分组，采用双盲法对早期进行 ERCP 伴或不伴 ES 干预和保守治疗的患者进行分析。

（四）急性胆源性胰腺炎后胆囊切除术的时机选择

如果未治疗胆结石，首次发作 ABP 后反复发作的风险在 30% 左右 [122, 123]，第二次发作平均推迟 108d[124]。据另一项研究报道，首次发病后 4 周内再发风险为 8%[125]。其他并发症包括胆囊炎、胆管炎和复发性胆绞痛。

尽管有这些数据以及国际胰腺病协会和国际指南支持的同次入院内行胆囊切除术，或 AGA 和 BSG 建议早期行 "间隔" 手术（出院后 2 ～ 4 周内），但是仍有胆囊切除术间隔过长的报道 [94, 126, 127]。在美国和欧洲，多个国家标准的审计结果，已经反映出了国际共识的缺乏。尽管报道不同，但这些患者发作轻症 ABP 后，平均至少需要 6 周才能行胆囊切除术。英国一项最近的研究强调，近 1/3 的患者在胰腺炎发作后的 1 年内对未对胆结石进行有效的治疗 [128, 129]。

准备手术的患者最终手术延期的原因，似乎源于其感知到胆囊切除术并发症的风险，包括转变成开放手术，或因胰周感染、水肿造成的解剖异常或切开探查所致的胆管损伤 [129]。

对轻度胆石性胰腺炎患者进行同次入院内胆囊切除术或间隔胆囊切除术的研究（PONCHO）发表在了 2015 年的《柳叶刀》上 [130]。这项多中心、平行组、双盲、有随机对照优势的试验（国际指南推荐），是第一个分析对比 "同次入院内行胆囊切除术" 和 "经审计证明更为常用的间隔胆囊切除术" 的 RCT 试验。这项研究表明，相比于间隔胆囊切除术，同次入院行胆囊切除术可更明显地减少因胆结石疾病再次入院的次数，两组均极少出现并发症。现在建议所有的 ABP 轻度发作的患者，在入院时应该接受胆囊切除术。

☞ 参考文献

[1] Marx KFH. Herophilus: ein Beitrag zur Geschichte der Medizin. Carlsruhe and Baden, 1838.

[2] Daremberg C, Ruelle CE. Rufus of Ephesus: Oeuvres, texte collationne sur les manuscrits traduits pour la première fois en français. Paris: L'Imprimerie Nationale, 1879.

[3] Sachs M. The study of the pancreas and its inflammatory diseases since the 16th to 19th-century. Zentralbl Chir 1993;118: 702–711.

[4]　Wirsung G. Geschichte und Bibliographie der Anatomischen Abbildung. Leipzig: R. Weigel; recorded on copper plate 1642, published 1852.

[5]　de Graaf R. Disp. Med. de natura et usu succi pancreatici. Leiden, 1664.

[6]　Glisson F. Anatomia hepatis, 2nd edn. London: Hagae, 1681.

[7]　Brunner JC. Experimenta nova circ pancreas. Amsterdam: Wetstenins, 1683.

[8]　Bidloo G. Anatomia Humani Corporis. Amsterdam, 1685.

[9]　Vater A. Dissertatio Anatomica qua Novum Bilis Diverticulum circa Orficium Ductus Choledolchi. Wittenburg: Gerdisianus, 1720.

[10]　Santorini GD. Observationes Anatomicae. Venice: Recursi, 1724.

[11]　Claessen F. Krankheiten der Bauchspeicheldrüse. Köln: Du-Mont Schauberg, 1842.

[12]　Bernard C. Mémoire sur le pancréas et sur le rôle du sac pancréatique dans les phénomènes digestifs particulièrement dans la digestion des matières grasses neutres. Paris: Baillière, 1856.

[13]　Oddi R. D'une disposition à sphincter spéciale de l'ouverture du canal cholédoque. Arch Ital Biol 1887;8:317–322.

[14]　Fitz RH. Acute pancreatitis. A consideration of pancreatic hemorrhage, hemorrhagic, suppurative, and gangrenous pancreatitis, and of disseminated fat necrosis. Boston Med Surg J 1889; 120:181–187.

[15]　Chiari H. Über die Selbstverdauung des menschlichen Pankreas. Z Heilk 1896;17:69–96.

[16]　Lancereaux E. Traité des maladies du foie et du pancreas. Paris: O. Poin, 1899.

[17]　Opie EL. The etiology of acute haemorrhagic pancreatitis. Johns Hopkins Hosp Bull 1901;12:182–188.

[18]　Mayo WJ. The surgical treatment of pancreatitis. Surg Gynecol Obstet 1908;6:607–613.

[19]　Archibald E. The experimental production of pancreatitis in animals as a result of the resistance of the common duct sphincter. Surg Gynecol Obstet 1919;28:529–545.

[20]　Moynihan B. Acute pancreatitis. Ann Surg 1925;81:132–142.

[21]　Mikkelsen O. Pancreatitis acuta: schere Fälle, besonders Hirischtligh ihrer konservativen Behandlung. Acta Chir Scand 1934;75:373–415.

[22]　Boyden EA. The sphincter of Oddi in man and certain representative mammals. Surgery 1937;1:25–37.

[23]　Raker JW, Bartlett MK. Acute pancreatitis: the fate of the patient surviving one or more attacks. N Engl J Med 1953;249: 751–757.

[24]　Acosta JM, Ledesma CL. Gallstone migration as a cause of acute pancreatitis. N Engl J Med 1974;290:484–487.

[25]　Ranson JHC, Rifkind KM, Roses DF, Fink SD, Eng K, Spencer FC. Prognostic signs and the role of operative management in acute pancreatitis. Surg Gynecol Obstet 1974;139:69–81.

[26]　Imrie CW, Benjamin IS, Ferguson JC et al. A single-centre double-blind trial of Trasylol therapy in-acute pancreatitis. Br J Surg 1978;65:337–341.

[27]　Classen M, Ossenberg W, Wurbs D, Dammermann R, Hagenmüller F. Pancreatitis: an indication for endoscopic papillotomy? [Abstract] Endoscopy 1978;10:223.

[28]　Neoptolemos JP, Carr-Locke DL, London NJ, Bailey IA, James D, Fossard DP. Controlled trial of urgent endoscopic retrograde cholangiopancreatography and endoscopic sphincterotomy versus conservative treatment for acute pancreatitis due to gallstones. Lancet 1988;ii:979–983.

[29]　Lerch MM, Saluja A, Runzi M, Dawra R, Saluja M, Steer ML. Pancreatic duct obstruction triggers acute necrotizing pancreatitis in the opossum. Gastroenterology 1993;104:853–861.

[30]　Opie EL. Diseases of the Pancreas: Its Cause and Nature. Philadelphia: JB Lippincott, 1903.

[31]　Steer ML. Experimental models of acute pancreatitis. In: Glazer G, Ronson J, eds. Acute Pancreatitis. London: WB Saunders, 1988: 207–226.

[32]　Trapnell JE. The pathogenesis of gallstone pancreatitis. Postgrad Med J 1968;44:497–500.

[33]　Misra SP, Gulati P, Thorat VK, Anand BS. Pancreaticobiliary ductal union in biliary diseases. Gastroenterology 1989;96: 907–912.

[34]　Jones BA, Salsberg BB, Bohnen JMA, Mehta MH. Common pancreaticobiliary channels and their relationship to gallstone size in gallstone pancreatitis. Ann Surg 1987;205:123–125.

[35]　Hernandez CA, Lerch MM. Sphincter stenosis and gallstone migration through the biliary tract. Lancet 1993;341:1371–1373.

[36]　Robinson TM, Dunphy JE. Continuous perfusion of bile and protease activators through the pancreas. JAMA

1963;183:530–533.

[37] Menguy RB, Hallenbeck GA, Bollman JL, Grindlay JH. Intraductal pressures and sphincteric resistance in canine pancreatic and biliary ducts after various stimuli. Surg Gynecol Obstet 1958;106:306–320.

[38] Csendes A, Kruse A, Funch-Jensen P, Oster MJ, Ornsholt J, Amdrup E. Pressure measurements in the biliary and pancreatic ductal systems in controls, and in patients with gallstones, previous cholecystectomy, or common bile duct stones. Gastroenterology 1979;77:1203–1210.

[39] Pfeffer RB, Stasior O, Hinton JW. The clinical picture of the sequential development of acute hemorrhagic pancreatitis in the dog. Surg Forum 1957;8:248–251.

[40] McCutcheon AD, Race D. Experimental pancreatitis: a possible etiology of postoperative pancreatitis. Ann Surg 1962;155:523–531.

[41] Wisniewski C, Williams HTG, MacKenzie WC. An experimental study of pancreatitis following Polya gastrectomy. Can J Surg 1963;6:210–217.

[42] Byrne JJ, Reilly PS, Toutounghi FM. Regurgitation in experimental pancreatitis. Ann Surg 1964;159:27–31.

[43] Perman E. Surgical treatment of gastric and duodenal ulcer. Acta Chir Scand Suppl 1935;38:142.

[44] Wallensten S. Acute pancreatitis and hyperdiastasuria after partial gastrectomy. Acta Chir Scand 1958;115:182–188.

[45] Warwick R, Williams PL, eds. Gray's Anatomy, 35th edn. Edinburgh: Longman, 1973.

[46] Moreira V, Sanroman AL, Merono E et al. Long-term results of endoscopic sphincterotomy in the treatment of residual recidivante choledocholithiasis. Rev Clin Esp 1992;190:344–348.

[47] Canelles P, Orti E, Garcia V, Zapater R, Tome A, Medina E. Long-term results of endoscopic sphincterotomy. Rev Esp Enferm Dig 1993;84:33–36.

[48] Welbourn CRB, Beckly DE, Eyrebrook IA. Endoscopic sphincterotomy without cholecystectomy for gall stone pancreatitis. Gut 1995;37:119–120.

[49] Steer ML. Etiology and pathophysiology of acute pancreatitis. In: Go VLW, Dimagno EP, Gardner JD, Lebenthal E, Reber HA, Scheele GA, eds. The Pancreas: Biology, Pathobiology and Disease, 2nd edn. New York: Raven Press, 1993: 581–591.

[50] Runzi M, Saluja A, Lerch MM, Dawra R, Nishino H, Steer ML. Early ductal decompression prevents the progression of biliary pancreatitis: an experimental study in the opossum. Gastroenterology 1993;105:157–164.

[51] Ward JB, Petersen OH, Jenkins SA, Sutton R. Is an elevated concentration of acinar cytosolic-free ionized calcium the trigger for acute pancreatitis. Lancet 1995;346:1016–1019.

[52] Niederau C, Liddle RA, Ferrell LD, Grendell JH. Beneficial effects of CCK-receptor blockade and inhibition of proteolytic enzyme activity in experimental acute hemorrhagic pancreatitis in mice. J Clin Invest 1986;78:1056–1063.

[53] Raraty M, Ward J, Erdemli G et al. Calcium-dependent enzyme activation and vacuole formation in the apical granular region of pancreatic acinar cells. Proc Natl Acad Sci USA 2000;97:13126–13131.

[54] Urunuela A, Manso MA, De La Mano A, Sevillano S, Orfao A, De Dios I. Asynchronous impairment of calcium homoeostasis in different acinar cells after pancreatic duct obstruction in rat. Clin Sci 2002;102:615–622.

[55] Mooren FC, Hlouschek V, Finkes T et al. Early changes in pancreatic acinar cell calcium signaling after pancreatic duct obstruction. J Biol Chem 2003;278:9361–9369.

[56] Voronina S, Longbottom R, Sutton R, Petersen OH, Tepikin A. Bile acids induce calcium signals in mouse pancreatic acinar cells: implications for bile-induced pancreatic pathology. J Physiol 2002;540:49–55.

[57] Kim JY, Kim KH, Lee JA et al. Transporter-mediated bile acid uptake causes Ca^{2+}-dependent cell death in rat pancreatic acinar. Gastroenterology 2002;122:1941–1953.

[58] Neoptolemos JP. The theory of "persisting" common bile duct stones in severe gallstone pancreatitis. Ann R Coll Surg Engl 1989;71:326–331.

[59] Paricio PP, Olmo DG, Franco EP, Gonzalez AP, Gonzalez LC, Lopez JB. Gallbladder cholesterolosis: an aetiological factor in acute pancreatitis of uncertain origin. Br J Surg 1990;77:735–6.

[60] Dairi S, Demeusy A, Sill AM, Patel ST, Kowdley GC, Cunningham SC. Implications of gallbladder cholesterolosis and cholesterol polyps? J Surg Res 2016;200(2):467–472.

[61] Pazzi P, Gamberini S, Buldrini P, Gullini S. Biliary sludge: the sluggish gallbladder. Dig Liver Dis 2003;35:S39–S45.

[62] de la Porte PL, Lafont H, Domingo N et al. Composition and immunofluorescence studies of biliary "sludge" in patients with cholesterol or mixed gallstones. J Hepatol 2000;33(3):352–360.

[63]　Lee SP, Maher K, Nicholls JF. Origin and fate of biliary sludge. Gastroenterology 1988;94(1):170–176.

[64]　Lee SP, Nicholls JF, Park HZ. Biliary sludge as a cause of acute-pancreatitis. N Engl J Med 1992;326(9):589–593.

[65]　Freeman ML, DiSario JA, Nelson DB et al. Risk factors for post-ERCP pancreatitis: a prospective, multicenter study. Gastrointest Endosc 2001;54:425–434.

[66]　Vernava A, Andrus C, Herrmann VM, Kaminski DL. Pancreatitis after biliary tract surgery. Arch Surg 1987;122(5):575–580.

[67]　Cave-Bigley DJ, Aukland P, Kane JF, Hardy EG. Transduodenal exploration of the common bile duct in a district general hospital. Ann R Coll Surg Engl 1984;66(3):187–189.

[68]　Das S. Pancreatitis in children associated with round worms. Indian Pediatr 1977;14(1):81–83.

[69]　Chan PH, Teoh TB. The pathology of Clonorchis sinensis infestation of the pancreas. J Pathol Bacteriol 1967;93(1):185–189.

[70]　Drew JH. Biliary giardiasis and pancreatitis. Med J Aust 1981;1:196–197.

[71]　Morton PC, Terblanche JT, Bornman PC, Tyrrell JC. Obstructive jaundice caused by an intrapancreatic hydatid cyst. Br J Surg 1981;68:474–476.

[72]　Johnson RC, DeFord JW, Carlton PK. Pancreatitis complicating falciparum malaria. Postgrad Med 1977;61:181–183.

[73]　Leese T, Neoptolemos JP, West KP, Talbot IC, Carr-Locke DL. Tumours and pseudotumours of the region of the ampulla of Vater: an endoscopic, clinical and pathological study. Gut 1986;27:1186–1192.

[74]　Katsinelos P, Pilpilids I, Paroutoglou G et al. Endoscopic snare resection of an intrapapillary pedunculated villous adenoma presenting as acute recurrent pancreatitis. Surg Endosc 2004;18:347.

[75]　Mayoral W, Salcedo J, Al-Kawas F. Ampullary carcinoid tumor presenting as acute pancreatitis in a patient with von Recklinghausen's disease: case report and review of the literature. Endoscopy 2003;35:854–857.

[76]　Tanasijtchouk T, Vaisbein E, Lachter J, Nassar F. Carcinoma of Papilla Vateri presenting as recurrent acute pancreatitis. Acta Gastroenterol Belg 2004;67:309–310.

[77]　Fan ST, Lai EC, Mok FP, Lo CM, Zheng SS, Wong J. Early treatment of acute biliary pancreatitis by endoscopic papillotomy. N Engl J Med 1993;328:228–232.

[78]　Imrie CW, Brombacher GD. Sclerosing cholangitis: a rare etiology for acute pancreatitis. Int J Pancreatol 1998;23:71–75.

[79]　Johnson CD. Two cases of acute pancreatitis associated with sclerosing cholangitis. Int J Pancreatol 1998;24:141.

[80]　Di Francesco V, Brunori MP, Rigo L et al. Comparison of ultrasound-secretin test and sphincter of Oddi manometry in patients with recurrent acute pancreatitis. Dig Dis Sci 1999; 44:336–340.

[81]　Guelrud M, Siegel JH. Hypertensive pancreatic duct sphincter as a cause of pancreatitis. Successful treatment with hydrostatic balloon dilatation. Dig Dis Sci 1984;29:225–231.

[82]　Armstrong CP, Taylor TV, Jeacock J, Lucas S. The biliary tract in patients with acute gallstone pancreatitis. Br J Surg 1985;72:551–555.

[83]　Moreau JA, Zinsmeister AR, Melton LJ III, DiMagno EP. Gallstone pancreatitis and the effect of cholecystectomy: a population-based cohort study. Mayo Clin Proc 1988;63:466–473.

[84]　Frossard JL, Steer ML, Pastor CM. Acute pancreatitis. Lancet 2008;371(9607):143–152.

[85]　Clemens JA, Cameron JL. The pathogenesis of acute pancreatitis. In: Carter DC, Warshaw AL, eds. Clinical Surgery International: Pancreatitis. Edinburgh: Churchill Livingstone, 1989: 1–30.

[86]　Winslet M, Hall C, London NJM, Neoptolemos JP. Relation of diagnostic serum amylase levels to etiology and severity of acute pancreatitis. Gut 1992;33:982–986.

[87]　Roberts SE, Akbari A, Thorne K, Atkinson M, Evans PA. The incidence of acute pancreatitis: impact of social deprivation, alcohol consumption, seasonal and demographic factors. Aliment Pharmacol Ther 2013;38(5):539–548.

[88]　Yadav D, Lowenfels AB. The epidemiology of pancreatitis and pancreatic cancer. Gastroenterology 2013;144(6):1252–1261.

[89]　Toh SK, Phillips S, Johnson CD. A prospective audit against national standards of the presentation and management of acute pancreatitis in the South of England. Gut 2000;46(2):239–243.

[90]　Venneman NG, Renooij W, Rehfeld JF et al. Small gallstones, preserved gallbladder motility, and fast crystallization are associated with pancreatitis. Hepatology 2005;41:738–746.

[91]　Sugiyama M, Atomi Y. Risk factors for acute biliary pancreatitis. Gastrointest Endosc 2004;60:210–212.

[92]　Venneman NG, Buskens E, Besselink MGH et al. Small gallstones are associated with increased risk of acute pancreatitis: potential benefits of prophylactic cholecystectomy? Am J Gastroenterol 2005;100:2540–2550.

[93] Winslet MC, Imray C, Neoptolemos JP. Biliary acute pancreatitis. Hepatogastroenterology 1991;38:120–123.

[94] Johnson CD. UK guidelines for the management of acute pancreatitis. Gut 2005;54(suppl Ⅲ):Ⅲ1–Ⅲ9.

[95] Farinon AM, Ricci GL, Sianesi M, Percudani M, Zanella E. Physiopathologic role of microlithiasis in gallstone pancreatitis. Surg Gynecol Obstet 1987;164:252–256.

[96] Ros E, Navarro S, Bru C, Garciapuges A, Valderrama R. Occult microlithiasis in idiopathic acute pancreatitis: prevention of relapses by cholecystectomy or ursodeoxycholic acid therapy. Gastroenterology 1991;101:1701–1709.

[97] Marota PJ, Gregor JC, Taves DH. Biliary sludge: a risk factor for idiopathic pancreatitis. Can J Gastroenterol 1996;10:385–388.

[98] Frossard JL, Sosa-Valencia L, Amouyal G, Marty O, Hadengue A, Amouyal P. Usefulness of endoscopic ultrasonography in patients with "idiopathic" acute pancreatitis. Am J Med 2000;109:196–200.

[99] Kohut M, Nowak A, Nowakowska-Dulawa E, Kaczor R, Marek T. The frequency of bile duct crystals in patients with presumed biliary pancreatitis. Gastrointest Endosc 2001;54:37–41.

[100] Neoptolemos JP, Hall AW, Finlay DF, Berry JM, Carr-Locke DL, Fossard DP. The urgent diagnosis of gallstones in acute pancreatitis: a prospective study of 3 methods. Br J Surg 1984;71:230–233.

[101] Wang SS, Lin XZ, Tsai YT et al. Clinical significance of ultrasonography, computed tomography, and biochemical tests in the rapid diagnosis of gallstone-related pancreatitis: a prospective study. Pancreas 1988;3:153–158.

[102] Winslet MC, Neoptolemos JP. The place of endoscopy in the management of gallstones. Baillière's Clin Gastroenterol 1991;5:99–129.

[103] Liu CL, Fan ST, Lo CM et al. Clinico-biochemical prediction of biliary cause of acute pancreatitis in the era of endoscopic ultrasonography. Aliment Pharmacol Ther 2005;22:423–431.

[104] Liu CL, Lo CM, Chan JKF et al. Detection of choledocholithiasis by EUS in acute pancreatitis: a prospective evaluation in 100 consecutive patients. Gastrointest Endosc 2001;54:325–330.

[105] Tandon M, Topazian M. Endoscopic ultrasound in idiopathic acute pancreatitis. Am J Gastroenterol 2001;96:705–709.

[106] Pezzilli R, Billi P, Barakat B, Miglio F. Lipase-amylase ratio does not determine the etiology of acute pancreatitis. Another myth bites the dust. J Clin Gastroenterol 1998;26:34–38.

[107] Davidson BR, Neoptolemos JP, Leese T, Carr-Locke DL. Biochemical prediction of gallstones in acute pancreatitis: a prospective study of 3 systems. Br J Surg 1988;75:213–215.

[108] Neoptolemos JP, Carr-Locke DL, Leese T, James D. Acute cholangitis in association with acute pancreatitis: incidence, clinical features and outcome in relation to ERCP and endoscopic sphincterotomy. Br J Surg 1987;74:1103–1106.

[109] Chang KK, Lin XZ, Chen CY, Shin JS, Yang CC, Chen CY. Bacteremia in acute pancreatitis of different etiologies. J Formos Med Assoc 1995;94:713–718.

[110] Kaufmann P, Hofmann G, Smolle KH et al. Intensive-care management of acute pancreatitis: recognition of patients at high risk of developing severe or fatal complications. Wien Klin Wochenschr 1996;108:9–15.

[111] Uhl W, Isenmann R, Curti G, Vogel R, Beger HG, Büchler MW. Influence of etiology on the course and outcome of acute pancreatitis. Pancreas 1996;13:335–343.

[112] Fölsch UR, Nitsche R, Lüdtke R, Hilgers RA, Creutzfeldt W. Early ERCP and papillotomy compared with conservative treatment for acute biliary pancreatitis. N Engl J Med 1997;336:237–242.

[113] Nowak A, Nowakowska-Dulawa E, Marek TA, Rybicka J. Final results of the prospective, randomized, controlled study on endoscopic sphincterotomy versus conventional management in acute biliary pancreatitis. Gastroenterology 1995;108:A380 (Abstract).

[114] Zhou MQ, Li NP, Lu RD. Duodenoscopy in treatment of acute gallstone pancreatitis. Hepatobiliary Pancreat Dis Int 2002;1(4):608–610.

[115] Acosta JM, Katkhouda N, Debian KA, Groshen SG, Tsao-Wei DD, Berne TV. Early ductal decompression versus conservative management for gallstone pancreatitis with ampullary obstruction: a prospective randomized clinical trial. Ann Surg 2006;243(1):33–40.

[116] Tse F, Yuan Y. Early routine endoscopic retrograde cholangiopancreatography strategy versus early conservative management strategy in acute gallstone pancreatitis. Cochrane Database Syst Rev 2012(5):CD009779.

[117] Burstow MJ, Yunus RM, Hossain MB, Khan S, Memon B, Memon MA. Meta-analysis of early endoscopic retrograde cholangiopancreatography (ERCP) ± endoscopic sphincterotomy (ES) versus conservative management for gallstone pancreatitis (GSP). Surg Laparosc Endosc Percutan Tech 2015;25(3):185–203.

[118] Banks PA, Freeman ML; Practice Parameters Committee of the American College of Gastroenterology. Practice guidelines in acute pancreatitis. Am J Gastroenterol 2006;101(10):2379–2400.

[119] Tenner S, Baillie J, DeWitt J, Vege SS; American College of Gastroenterology. American College of Gastroenterology guideline: management of acute pancreatitis. Am J Gastroenterol 2013;108(9):1400–1415; 1416.

[120] American Gastroenterological Association (AGA) Institute on "Management of Acute Pancreatitis" Clinical Practice and Economics Committee; AGA Institute Governing Board.AGA Institute medical position statement on acute pancreatitis. Gastroenterology 2007;132(5):2019–2021.

[121] Yokoe M, Takada T, Mayumi T et al. Japanese guidelines for the management of acute pancreatitis: Japanese Guidelines 2015. J Hepatobiliary Pancreat Sci 2015;22(6):405–432.

[122] Osborne DH, Imrie CW, Carter DC. Biliary surgery in the same admission for gallstone-associated acute pancreatitis. Br J Surg 1981;68:758–761.

[123] Burch JM, Feliciano DV, Mattox KL, Jordan GL Jr. Gallstone pancreatitis. The question of time. Arch Surg 1990;125:853–859; discussion 859–860.

[124] Paloyan D, Simonowitz D, Skinner DB. The timing of biliary tract operations in patients with pancreatitis associated with gallstones. Surg Gynecol Obstet 1975;141:737–739.

[125] Mor E, Shapira O, Merhav H, Mavor E, Pfefferman R. Delayed operation for acute pancreatitis. Isr J Med Sci 1992;28:779–782.

[126] Uhl, W., Warshaw A, Imrie C et al. IAP guidelines for the surgical management of acute pancreatitis (Reprinted from Pancreatology 2002;2:565–573). Pancreatology 2003;3(2):565–573.

[127] Working Group IAP/APA Acute Pancreatitis Guidelines. IAP/APA evidence-based guidelines for the management of acute pancreatitis. Pancreatology 2013;13(4 suppl 2):e1–15.

[128] El-Dhuwaib Y, Deakin M, David GG, Durkin D, Corless DJ, Slavin JP. Definitive management of gallstone pancreatitis in England. Ann R Coll Surg Engl 2012;94(6):402–406.

[129] Johnstone M, Marriott P, Royle TJ et al. The impact of timing of cholecystectomy following gallstone pancreatitis. Surgeon 2014;12(3):134–140.

[130] da Costa DW, Bouwense SA, Schepers NJ et al. Same-admission versus interval cholecystectomy for mild gallstone pancreatitis (PONCHO): a multicentre randomised controlled trial. Lancet 2015;386(10000):1261–1268.

15

Genetic Factors in Acute Pancreatitis
遗传因素在急性胰腺炎中的作用

Zachary Zator，Georgios I. Papachristou　著

林佳佳　译

李维勤　校

一、概述

急性胰腺炎是一种以胰腺损伤引起急性炎症反应为特征的临床综合征，可以导致一些潜在的局部和全身并发症，通常可以自愈[1]。胰蛋白酶原的过早激活，或类似地胰蛋白酶活性未能消除，是胰腺损伤的最重要机制。胰蛋白酶不仅可以调节其他消化酶的活性，还可以直接交叉激活免疫系统[2]。这种胰蛋白酶介导的过程可能受遗传变异的影响，事实上，1996 年阳离子胰蛋白酶原基因（protease, serine 1 gene，*PRSS1*）功能获得性突变的发现就是典型的例子[3]。胰腺损伤后，开始出现炎症级联反应。炎症反应的失调或变异在确定临床病程和全身并发症严重程度方面很重要。

已有明确的例子报道过遗传变异性在急性胰腺炎的易感性和严重性中的重要性。典型的易感基因不仅包括 *PRSS*1，还包括 *CFTR* 基因[4]。胰腺分泌丝氨酸蛋白酶抑制药 Kazal1 型（serine protease inhibitor Kazal type 1，*SPINK1*）[5] 的功能丧失性突变也被确定为易感因素。典型的疾病调节剂基因是 MCP-1[6]，其证明了启动子变异显著增加疾病的严重性。多个基因与慢性胰腺炎的进展相关，包括糜蛋白酶 C（chymotrypsin C，CTRC）、钙敏感受体（calcium-sensing receptor，CASR）和密封蛋白 2（claudin 2 gene，*CLDN2*）的变体。第 47 章对这些问题进行了更全面的阐述。

其他遗传因素和免疫反应之间复杂的相互作用还需要更多的研究，这可能是临床实践中最重要的因素。本章突出并强调了特异和典型的遗传变异。

二、基因易感性因素

增加胰腺损伤可能的因素决定急性胰腺炎的易感性，特别是当同一患者的遗传和环境风险因素存在重叠[7]。胰腺分为不同的解剖和功能分区，会导致不同的损伤类型[2]。某些遗传因素与腺泡细胞或导管细胞区室的正常功能直接相关，在这些区室下更容易理解它们（表 15-1）。

表 15-1　急性胰腺炎发病机制相关的遗传因素

敏感性因素		
腺泡细胞相关的	*PRSS1* 突变（R122H，N29I，A16V，R122C）	
	SPINK1 多态性（N34S，P55S）	
	CLDN2	
导管相关的	*CFTR* 突变（*CFTR^sev^/CFTR^m-v^*）	
	碳酸氢根电导：R74Q，R75Q，R117H，R170H，L967S，L997F，D1152H，S1235R，D1270N	
	钙稳态突变	
	CASR	
	CTRC（G60G，R254W）	
修饰因素		
促炎症因子	MCP-1 多态性（-2518G 等位基因）	
	TNF-α 多态性（-1031C 和 -863A 等位基因）	
	IL-8 多态性（-251A 等位基因）	
其他	GST 多态性（*GSTT-1*A*）	
	HSP70	

（一）腺泡细胞相关的易感性因素

钙调节异常似乎是腺泡细胞触发急性胰腺炎的途径[8]。细胞内高钙血症可导致任何细胞的损伤，尤其在含有高浓度的胰蛋白酶原的腺泡细胞中更危险[9, 10]。当 Ca^{2+} 占据胰蛋白酶原分子的钙结合结构域时，它会导致胰蛋白酶原激活并阻止其降解。因此，任何增加 Ca^{2+} 进入腺泡细胞，增加细胞内 Ca^{2+} 释放，破坏 Ca^{2+} 再摄取或减少 Ca^{2+} 移出腺泡细胞的因素都会增加对急性胰腺炎的易感性。影响胰蛋白酶原的 Ca^{2+} 依赖性调节结构域的任何遗传改变都可能增加不可控的胰腺损伤的风险。

虽然环境和代谢风险因素都可以通过腺泡细胞相关机制增加对急性胰腺炎的易感性，但这些风险因素中任意一个单独存在不一定会引发急性疾病[8]。事实上，大多数暴露于胰腺炎相关外在风险因素的人，如过多酒精摄入都不会发生急性胰腺炎[11]。这一观察结果也适用于具有显著遗传风险的个体[12, 13]。因此，出现急性胰腺炎发作需要多个危险因素的集合[7]。

急性胰腺炎的风险取决于环境 / 代谢的应激和保护性反向机制的强度之间的平衡，这与其翻译产物的遗传变异有关[2, 7]。因此，触发急性胰腺炎所需的外源性应激源的大小与胰腺保护机制相关的遗传多态性的影响成比例地降低。腺泡细胞的典型易感基因是编码阳离子胰蛋白酶原 *PRSS1* 的基因。

1. *PRSS1*

遗传性胰腺炎的特征是急性复发或慢性胰腺损伤，通常以常染色体显性遗传方式遗传，最常见的突变基因是编码阳离子胰蛋白酶原的基因（*PRSS1*）。*PRSS1* 是一种丝氨酸蛋白酶原，具有由单条侧链连接的两个球状结构域。胰腺腺泡细胞合成胰蛋白酶原，通过切割被称为 TAP 的短肽链，可以被激活为胰蛋白酶。肠激酶或第二胰蛋白酶分子可切割 TAP，使胰蛋白酶原转化为活性胰蛋白酶。胰蛋白酶进而激活十二指肠中的大多数无活性胰腺消化酶。胰蛋白酶还可以通过攻击侧链中密码子 122（R122）编码的精氨酸残基灭活胰蛋白酶。胰蛋白酶具有两个钙结合域，一个位于激活位点，一个位于自溶位点，几乎所有与遗传性胰腺炎相关的突变都影响这两个钙调节位点其中一个。

阳离子胰蛋白酶原基因 PRSS1 是第一个被发现的胰腺炎易感基因，PRSS1 内的突变与遗传性胰腺炎有关。这种罕见的常染色体显性疾病具有高但可变的疾病外显率（20 岁时发病率约 80%）。它通常出现在儿童时期，中位年龄为 10 岁，伴有反复发作的急性胰腺炎 [12-14]。在这些反复发作的急性胰腺炎后，这些患者中约有一半发展为某种程度的慢性胰腺炎 [13, 15]。此外，大约 40% 的慢性胰腺炎患者会发展为胰腺癌 [13, 16]。R122H 和 N291 突变是 PRSS1 中最常见的胰腺炎相关突变 [2, 3, 17]。

鉴定的第一个 PRSS1 突变是密码子 122（R122H）中的精氨酸 -（R）-（CGC）→组氨酸 -（H）-（CAG）取代 [18]。精氨酸 122 是胰蛋白酶自身诱导的胰蛋白酶水解的初始位点。在 PRSS1 突变的情况下，精氨酸被组氨酸取代使得胰蛋白酶对安全性自溶产生抵抗。因此，胰蛋白酶活化可导致腺泡细胞内胰蛋白酶的存活时间延长，从而导致急性胰腺炎。有趣的是，2009 年的一项韩国研究发现，40% 的遗传性胰腺炎（对照组为 0）患者携带 R122H 突变，但该遗传性胰腺炎患者中没有报道过其他变异 [19]。

已发现超过 20 种 PRSS1 突变，如白种人中的 A16V 和 N291 以及中国人群中的 D162D 变异 [20]。大多数是功能获得性突变，导致过早 / 过度胰蛋白酶激活或自溶失败。尽管存在共同的基因突变，但家庭成员可能表现出多种临床症状和并发症。表型和不完全外显率的广泛变异表明遗传性胰腺炎的发病机制涉及其他环境和（或）遗传因素的改变 [21, 22]。

2. SPINK1

胰腺分泌胰蛋白酶抑制药（pancreatic secretory trypsin inhibitor，PSTI）直接抑制胰蛋白酶原的过早激活。它由 SPINK1 编码，并在急性炎症期的腺泡细胞中表达。SPINK1 是一种 56 个氨基酸的急性期蛋白，可直接阻断胰蛋白酶的活性催化位点。SPINK 蛋白与其 RNA 的比例从正常胰腺中小于 1：1000 到胰腺炎中至少 6：1 的范围 [22]。这表明在胰腺损伤后 SPINK1 表达迅速增加，因此可能通过抑制胰蛋白酶来限制攻击的程度和持续时间。这些发现也符合手术或严重炎症后血液中 SPINK1 的形式是急性期反应物这一观察结果 [23, 24]。

虽然已经在 SPINK1 基因中发现了几个突变，但 N34S 单倍型在全世界最为普遍，并且在一般人群中占 1%～3%[25]。SPINK1 基因突变在儿童特发性慢性胰腺炎 [26, 27] 和热带慢性胰腺炎 [28-31] 中占 25%～50%。然而，这些突变仅发现在散发性急性胰腺炎的对照组中仅有几个百分点 [32]。因此，仅 SPINK1 突变不足以引起急性胰腺炎。这与高风险的 SPINK1 单倍型的患者实际发生胰腺炎的风险低（＜ 1%）这一观察结果相匹配 [25, 27]。

在发生与 SPINK1 突变相关的胰腺疾病的人中，表型变化很大 [33]。在杂合、纯合或复合杂合基因型的受试者中，胰腺炎的风险和严重程度似乎相似，这表明遗传学潜在的疾病状态是复杂的 [27] 并且可能与其他易感因素有关。该观察结果与 SPINK1 仅在上游过量胰蛋白酶活化时是必需的概念相符。尽管 SPINK1 N34S 单倍型已被认为可以提高对急性胰腺炎的易感性，但高风险单倍型的频率相对较低（7.8% 的患者和 2.6% 的对照）[32]。此外，SPINK1 突变增加复发性急性 [34] 和慢性胰腺炎的易感性，既可作为常染色体隐性遗传失调，也可作为非孟德尔复杂性状的一部分 [7]，但似乎不是急性胰腺炎的主要危险因素。

（二）管道相关的易感因素

急性胰腺炎可源于胰管的延迟或阻塞性引流。胆源性胰腺炎较清楚地说明了这一点，这也是成人急性胰腺炎最常见的原因[35,36]。然而，还有其他重要的导管相关的因素也可以导致急性胰腺炎。

腺泡细胞通过胰管系统连接到十二指肠。胰腺导管腔具有升高的 Ca^{2+} 浓度，但在生理稳态状态下，可通过高 pH 值、胰蛋白酶抑制药以及活化的酶，从导管快速排出阻止胰腺导管内胰蛋白酶原的过早激活[2]。

胰腺导管细胞在其离子通道和转运蛋白组合的表达方面不同于许多其他类型的上皮细胞。管道细胞的主要顶端（腔）离子通道是 CFTR[37]，它可以透过氯化物和小部分的碳酸氢盐[38,39]。碳酸氢盐通过基底外侧的 Na^+-HCO_3^- 协同转运蛋白持续进入导管细胞[40]。同时，基底外侧 Cl^- 渗透性最小，导致 HCO_3^- 在导管细胞内成为主要的可扩散阴离子。在这种情况下，顶端膜上的浓度梯度有利于 HCO_3^- 的分泌[41]。这种离子分泌依赖于 CFTR，因此 CFTR 功能的任何改变都可能影响导管中液体的分泌。胰管细胞液体分泌失调是急性胰腺炎的易感因素，CFTR 突变代表典型的遗传缺陷。

CFTR 是一种阴离子通道，存在于多个器官（包括肺、小肠和胰腺）的上皮细胞质膜上[42]，并且即使在没有表型的囊性纤维化，编码 CFTR 的基因突变也可引起胰腺炎。胰腺腺泡细胞分泌的富含蛋白质的液体流过胰管时被导管上皮细胞稀释和碱化。这是通过 CFTR 介导的碳酸氢盐的排泄来实现的[43]。碳酸氢盐高分泌对高 pH 的维持至关重要，可以使胰蛋白酶保持无活性[44]。这种分泌物还必须克服任何远端阻力，快速有效地将消化酶冲出胰管。导管细胞分泌碳酸氢根阴离子障碍增加了急性胰腺炎的易感性[45]。此外，CFTR 突变也增加炎症反应，严重疾病的倾向性[46]。

CFTR 突变第一次被鉴定是 1989 年，之后已经鉴定超过 2000 种发生在 CFTR 的变异。尽管许多这些变体的功能仍然未知，但已出现了几种模式来定义 CFTR 相关的胰腺炎。例如，CFTR 基因（$CFTR^{sev}$/$CFTR^{sev}$）两个拷贝的严重突变导致 CFTR 功能完全丧失和典型的囊性纤维化表型[42]。由于胰腺是囊性纤维化中第一个衰弱的器官之一，受囊性纤维化影响的儿童通常会从婴儿期发生胰腺功能不全[43]。囊性纤维化的胰腺组织学显示具有慢性胰腺炎的所有特征（即实质的纤维化和萎缩，胰管的扩张），以及散在的导管扩张和充满富含蛋白质的物质[7]。

另一种模式是经典器官（包括胰腺）不完全累及的"非典型"囊性纤维化[47]。这些患者通常是复合杂合子，具有一个 $CFTR^{sev}$ 等位基因加一个轻度可变 CFTR 突变（$CFTR^{m-v}$），或具有两个轻度等位基因的纯合子。$CFTR^{m-v}$ 突变使 CFTR 功能降低至正常水平的 $10\% \sim 30\%$[42]，慢性胰腺炎的风险比普通人群增加 $40 \sim 80$ 倍[43]。一个重要的例子，CFTR p.R75Q 变异导致碳酸氢盐分泌缺陷，但保留氯离子分泌，不伴有典型囊性纤维化表型的慢性胰腺炎的风险增加[48,49]。此外，杂合 CFTR 突变比普通人群更具备患慢性胰腺炎的中等风险（$3 \sim 4$ 倍），且通常伴随突变（SPINK1 等）[48,50,51]。

最后，有一组 CFTR 变异通过 CFTR（CFTRBD）导致 HCO_3^- 电导选择性地缺乏。最近的一项研究确定了 9 种变异（CFTR R74Q、R75Q、R117H、R170H、L967S、L997F、D1152H、S1235R 和 D1270N），这些变异与复发性急性胰腺炎和慢性胰腺炎的风险增加相关，但在肺部疾病中的风险没有增加[52]。

三、多种遗传缺陷和易感性

由于胰腺损伤的每个部位都存在多种互补的保护机制，因此发生急性或复发性急性胰腺炎的风险非常低。如上所述，基因突变可以破坏这些保护机制或改变关键的调节位点，当存在环境或代谢损害时增加胰腺炎的风险。实际上，存在多种遗传倾向的患者胰腺损伤的风险更大[7]，并且在多个病理过程中，晚期效应的可能性取决于更多的近端效应的存在和严重程度[53]。

据推测，*SPINK1* 实际上可以作为一种疾病调节基因[28, 54]。*SPINK1* N34S 单倍体相对常见的观察结果支持这一点，尽管没有相关的特定表型。此外，纯合子和杂合子基因型患者的疾病严重程度相似。一项针对 *CFTR^{sev}/CFTR^{m-v}* 基因型受试者的小型研究，其中一个亚组也有 *SPINK1* 突变[55]，产生了这些基因产物的缺陷可能起协同作用从而增加胰腺炎风险的假设。随后的一项研究证实，特发性胰腺炎和异常 *CFTR* 基因型的亚组患者 *SPINK1* 突变过多[56]。具有 *SPINK1* 突变的个体的患胰腺炎风险增加 10 倍，具有 *CFTR* 复合杂合性的个体的胰腺炎风险增加 40 倍，同时具备两者的个体的风险增加 500 倍[43]。

CASR 发生孤立突变的患者表现为低钙尿高钙血症，升高的血清钙水平是急性胰腺炎的危险因素。同时患有 *CASR* 和 *SPINK1* 突变的患者可以发展为慢性胰腺炎[57]，这可能是复发性急性胰腺炎的结果[2]。因此，影响血清钙水平（*CASR*）的遗传缺陷和胰蛋白酶抑制（*SPINK1*）共同作用导致亚临床的复发性急性和慢性胰腺炎。

上述发现支持胰腺可能是一种复杂的遗传疾病的观点。此外，免疫调节基因的突变似乎可以改变急性胰腺炎的严重程度和并发症。

（一）遗传修饰因子

炎症反应的强度而不是胰腺损伤的程度决定了急性胰腺炎的严重程度，因为那些看似轻微的胰腺损伤患者有时会发生严重的急性胰腺炎，而其他有严重胰腺损伤的患者可能会有相对较轻的病程[58]。因此，似乎还有其他因素也决定了初始胰腺损伤后免疫反应的程度。

（二）细胞因子多态性

通过遗传变异改变细胞因子 / 趋化因子的表达可以影响胰腺损伤的炎症反应。MCP-1 是炎症调节中的关键趋化因子，由单核细胞释放来吸引更多的单核细胞、淋巴细胞、肥大细胞和嗜酸性粒细胞。MCP-1基因 2518 位点（G → A）的远端调控区的单核苷酸多态性导致 MCP-1 对炎性刺激的反应显著高于野生型序列[59]。

在初始研究中，*MCP-1*-2518A/G 多态性预测胰腺炎的生理反应是严重的并与死亡相关[6]。在 77 例胰腺炎患者和 116 例对照的前瞻性研究中，87% 的重症胰腺炎患者，45% 的轻度胰腺炎患者和 43% 的对照组患者存在 G 等位基因。G 等位基因的存在使重症急性胰腺炎的风险增加 7 倍（约 40%），而具有 AA 基因型的受试者则具有较低的重症急性胰腺炎风险（约 5%）。来自意大利的一组研究小组最近发现，在急性胰腺炎、复发性急性胰腺炎、慢性胰腺炎和对照组患者中，有胰腺炎症疾病的患者血清 MCP-1 水平显著升高[60]。

急性炎症反应是一个高度调节的过程，促炎和抗炎因子按次序和协调的方式相互作用。实际上，已经研究了许多调节急性胰腺炎局部炎症反应的细胞因子，包括 TNF-α、IL-1、IL-8 和 IL-10[61]。TNF-α 是最早释放的细胞因子，是内毒素免疫反应的主要介质。多个小组评估了胰腺炎与 TNF-α 基因中 -308G> A 和 -238G> A 多态性之间的关联，发现这些突变与疾病严重程度之间存在可变关系[62-67]。最近的一项荟萃分析[68] 显示这些 TNF-α 多态性的存在不会改变胰腺炎的易感性和严重程度，但需要对个体人群进行更多的研究。随后的一项研究报道，TNF-α 启动子变异不会改变对急性胰腺炎的易感性，而是 TNF-α 表达提高 -1031C 和 -863A 等位基因可以显著增加进展为多系统器官衰竭的风险[69]。

IL-8 是由巨噬细胞和其他细胞产生的促炎趋化因子，可以吸引中性粒细胞到达炎症部位。编码 IL-8

的基因的多态性似乎与更严重的急性胰腺炎病程相关[70]。最近的一项荟萃分析[71]纳入 1220 名急性胰腺炎患者和 1351 名对照者，该研究检查了白细胞介素基因多态性与急性胰腺炎之间的关系，发现 IL-8-251T/A（rs4073）多态性与急性胰腺炎的发展风险增加之间存在显著关联。

四、进展为慢性胰腺炎

糜蛋白酶原 C 是钙依赖性丝氨酸蛋白酶，其以保护性方式自动消化胰蛋白酶原。因此，CTRC 基因中的功能丧失性突变可以破坏这种机制并导致胰腺损伤[72-75]。亚洲和欧洲的研究小组已发现与慢性胰腺炎相关的罕见的 CTRC 变异，如 R254W 和 K246_R25del，但特定的关联难以重复[72, 76-78]。这些罕见的变异存在于北美人口中，但频率低于其他地区。虽然它们与慢性胰腺炎密切相关，但变异体 G60G（c.180 T）与复发性急性胰腺炎无关，提示 CTRC 可改变进展为慢性胰腺炎的风险，但不是急性胰腺炎的易感基因[79]。

Claudin 2 是一种高度调节的紧密连接蛋白，在内皮细胞之间形成阳离子选择性离子同道和水通道，通常在胰腺腺泡和胰岛细胞中表达。高风险 claudin 2 基因座与变异体 rs12688220 一样位于 X 染色体上，作为疾病调节剂且与慢性胰腺炎的相关性大于复发性急性胰腺炎，它还与酒精性慢性胰腺炎密切相关[80-82]。

五、未来发展方向

随着对急性胰腺炎遗传学知识的不断深入，需要建立一个系统来整合所有这些信息，并提出快速鉴定有重症急性胰腺炎风险的患者的策略。必须制定新的患者特异性的策略，以便将这些知识应用于减少重症急性胰腺炎发病率和死亡率中。

☞ 参考文献

[1] Whitcomb DC. Clinical practice. Acute pancreatitis. N Engl J Med 2006;354(20):2142–2150.

[2] Whitcomb DC. Value of genetic testing in the management of pancreatitis. Gut 2004;53(11):1710–1717.

[3] Whitcomb DC, Gorry MC, Preston RA et al. Hereditary pancreatitis is caused by a mutation in the cationic trypsinogen gene. Nat Genet 1996;14(2):141–145.

[4] Sharer N, Schwarz M, Malone G et al. Mutations of the cystic fibrosis gene in patients with chronic pancreatitis. N Engl J Med 1998;339(10):645–652.

[5] Witt H, Luck W, Hennies HC et al. Mutations in the gene encoding the serine protease inhibitor, Kazal type 1 are associated with chronic pancreatitis. Nat Genet 2000;25(2):213–216.

[6] Papachristou GI, Sass DA, Avula H et al. Is the monocyte chemotactic protein-1-2518 G allele a risk factor for severe acute pancreatitis? Clin Gastroenterol Hepatol 2005;3(5):475–481.

[7] Whitcomb DC. Mechanisms of disease: Advances in understanding the mechanisms leading to chronic pancreatitis. Nat Clin

Pract Gastroenterol Hepatol 2004;1(1):46–52.

[8] Sutton R, Criddle D, Raraty MG, Tepikin A, Neoptolemos JP, Petersen OH. Signal transduction, calcium and cute pancreatitis. Pancreatology 2003;3(6):497–505.

[9] Raraty M, Ward J, Erdemli G et al. Calcium-dependent enzyme activation and vacuole formation in the apical granular region of pancreatic acinar cells. Proc Natl Acad Sci USA 2000;97(24):13126–13131.

[10] Kruger B, Albrecht E, Lerch MM. The role of intracellular calcium signaling in premature protease activation and the onset of pancreatitis. Am J Pathol 2000;157(1):43–50.

[11] Lankisch PG, Lowenfels AB, Maisonneuve P. What is the risk of alcoholic pancreatitis in heavy drinkers? Pancreas 2002;25(4):411–412.

[12] Sossenheimer MJ, Aston CE, Preston RA et al. Clinical characteristics of hereditary pancreatitis in a large family, based on high-risk haplotype. The Midwest Multicenter Pancreatic Study Group (MMPSG). Am J Gastroenterol 1997;92(7):1113–1116.

[13] Howes N, Lerch MM, Greenhalf W et al. Clinical and genetic characteristics of hereditary pancreatitis in Europe. Clin Gastroenterol Hepatol 2004;2(3):252–261.

[14] Keim V, Bauer N, Teich N, Simon P, Lerch MM, Mossner J. Clinical characterization of patients with hereditary pancreatitis and mutations in the cationic trypsinogen gene. Am J Med 2001;111(8):622–626.

[15] Applebaum-Shapiro SE, Finch R, Pfutzer RH et al. Hereditary pancreatitis in North America: the Pittsburgh-Midwest Multi-Center Pancreatic Study Group Study. Pancreatology 2001;1(5):439–443.

[16] Lowenfels AB, Maisonneuve P, DiMagno EP et al. Hereditary pancreatitis and the risk of pancreatic cancer. International Hereditary Pancreatitis Study Group. J Natl Cancer Inst 1997;89(6):442–446.

[17] Rebours V, Boutron-Ruault MC, Schnee M et al. The natural history of hereditary pancreatitis: a national series. Gut 2009;58(1):97–103.

[18] Whitcomb DC, Preston RA, Aston CE et al. A gene for hereditary pancreatitis maps to chromosome 7q35. Gastroenterology 1996;110(6):1975–1980.

[19] Oh HC, Kim MH, Choi KS et al. Analysis of PRSS1 and SPINK1 mutations in Korean patients with idiopathic and familial pancreatitis. Pancreas 2009;38(2):180–183.

[20] Liu QC, Gao F, Ou QS et al. Novel mutation and polymorphism of PRSS1 gene in the Chinese patients with hereditary pancreatitis and chronic pancreatitis. Chin Med J (Engl) 2008;121(2):108–111.

[21] Amann ST, Gates LK, Aston CE, Pandya A, Whitcomb DC. Expression and penetrance of the hereditary pancreatitis phenotype in monozygotic twins. Gut 2001;48(4):542–547.

[22] Khalid A, Finkelstein S, Thompson B et al. A 93 year old man with the PRSS1 R122H mutation, low SPINK1 expression, and no pancreatitis: insights into phenotypic non-penetrance. Gut 2006;55(5):728–731.

[23] Ogawa M, Tomita N, Horii A et al. Pancreatic secretory trypsin inhibitor in cancer. Adv Exp Med Biol 1988;240:547–553.

[24] Lasson A, Borgstrom A, Ohlsson K. Elevated pancreatic secretory trypsin inhibitor levels during severe inflammatory disease, renal insufficiency, and after various surgical procedures. Scand J Gastroenterol 1986;21(10):1275–1280.

[25] Whitcomb DC. How to think about SPINK and pancreatitis. Am J Gastroenterol 2002;97(5):1085–1088.

[26] Witt H, Luck W, Becker M et al. Mutation in the SPINK1 trypsin inhibitor gene, alcohol use, and chronic pancreatitis. JAMA 2001;285(21):2716–2717.

[27] Pfutzer RH, Barmada MM, Brunskill AP et al. SPINK1/PSTI polymorphisms act as disease modifiers in familial and idiopathic chronic pancreatitis. Gastroenterology 2000;119(3):615–623.

[28] Rossi L, Pfutzer RH, Parvin S et al. SPINK1/PSTI mutations are associated with tropical pancreatitis in Bangladesh. A preliminary report. Pancreatology 2001;1(3):242–245.

[29] Chandak GR, Idris MM, Reddy DN, Bhaskar S, Sriram PV, Singh L. Mutations in the pancreatic secretory trypsin inhibitor gene (PSTI/SPINK1) rather than the cationic trypsinogen gene (PRSS1) are significantly associated with tropical calcific pancreatitis. J Med Genet 2002;39(5):347–351.

[30] Schneider A, Suman A, Rossi L et al. SPINK1/PSTI mutations are associated with tropical pancreatitis and type II diabetes mellitus in Bangladesh. Gastroenterology 2002;123(4):1026–1030.

[31] Bhatia E, Choudhuri G, Sikora SS et al. Tropical calcific pancreatitis: strong association with SPINK1 trypsin inhibitor mutations. Gastroenterology 2002;123(4):1020–1025.

[32] Tukiainen E, Kylanpaa ML, Kemppainen E et al. Pancreatic secretory trypsin inhibitor (SPINK1) gene mutations in patients

with acute pancreatitis. Pancreas 2005;30(3):239–242.

[33] Pfutzer RH, Whitcomb DC. SPINK1 mutations are associated with multiple phenotypes. Pancreatology 2001;1(5):457–460.

[34] Aoun E, Muddana V, Papachristou GI, Whitcomb DC. SPINK1 N34S is strongly associated with recurrent acute pancreatitis but is not a risk factor for the first or sentinel acute pancreatitis event. Am J Gastroenterol 2010;105(2):446–451.

[35] Venneman NG, Buskens E, Besselink MG et al. Small gallstones are associated with increased risk of acute pancreatitis: potential benefits of prophylactic cholecystectomy? Am J Gastroenterol 2005;100(11):2540–2550.

[36] Chwistek M, Roberts I, Amoateng-Adjepong Y. Gallstone pancreatitis: a community teaching hospital experience. J Clin Gastroenterol 2001;33(1):41–44.

[37] Whitcomb DC, Ermentrout GB. A mathematical model of the pancreatic duct cell generating high bicarbonate concentrations in pancreatic juice. Pancreas 2004;29(2):e30–40.

[38] Linsdell P, Tabcharani JA, Rommens JM et al. Permeability of wild-type and mutant cystic fibrosis transmembrane conductance regulator chloride channels to polyatomic anions. J Gen Physiol 1997;110(4):355–364.

[39] Poulsen JH, Fischer H, Illek B, Machen TE. Bicarbonate conductance and pH regulatory capability of cystic fibrosis transmembrane conductance regulator. Proc Natl Acad Sci USA 1994;91(12):5340–5354.

[40] Shumaker H, Amlal H, Frizzell R, Ulrich CD, 2nd, Soleimani M. CFTR drives Na^+ -$nHCO_3^-$ cotransport in pancreatic duct cells: a basis for defective HCO_3^- secretion in CF. Am J Physiol 1999;276(1 Pt 1):C16–25.

[41] Whitcomb DC. Pancreatic bicarbonate secretion: role of CFTR and the sodium-bicarbonate cotransporter. Gastroenterology 1999;117(1):275–277.

[42] Stern RC. The diagnosis of cystic fibrosis. N Engl J Med 1997;336(7):487–491.

[43] Cohn JA, Mitchell RM, Jowell PS. The impact of cystic fibrosis and PSTI/SPINK1 gene mutations on susceptibility to chronic pancreatitis. Clin Lab Med 2005;25(1):79–100.

[44] Sahin-Toth M. Human cationic trypsinogen. Role of Asn-21 in zymogen activation and implications in hereditary pancreatitis. J Biol Chem 2000;275(30):22750–22755.

[45] Kopelman H, Corey M, Gaskin K, Durie P, Weizman Z, Forstner G. Impaired chloride secretion, as well as bicarbonate secretion, underlies the fluid secretory defect in the cystic fibrosis pancreas. Gastroenterology 1988;95(2):349–355.

[46] Dimagno MJ, Lee SH, Hao Y, Zhou SY, McKenna BJ, Owyang C. A proinflammatory, antiapoptotic phenotype underlies the susceptibility to acute pancreatitis in cystic fibrosis transmembrane regulator (-/-) mice. Gastroenterology 2005;129(2):665–681.

[47] Durno C, Corey M, Zielenski J, Tullis E, Tsui LC, Durie P. Genotype and phenotype correlations in patients with cystic fibrosis and pancreatitis. Gastroenterology 2002;123(6):1857–1864.

[48] Schneider A, Larusch J, Sun X et al. Combined bicarbonate conductance-impairing variants in CFTR and SPINK1 variants are associated with chronic pancreatitis in patients without cystic fibrosis. Gastroenterology 2011;140(1):162–171.

[49] LaRusch J, Whitcomb DC. Genetics of pancreatitis. Curr Opin Gastroenterol 2011;27(5):467–474.

[50] Cohn JA, Neoptolemos JP, Feng J et al. Increased risk of idiopathic chronic pancreatitis in cystic fibrosis carriers. Hum Mutat 2005;26(4):303–307.

[51] Rosendahl J, Landt O, Bernadova J et al. CFTR, SPINK1, CTRC and PRSS1 variants in chronic pancreatitis: is the role of mutated CFTR overestimated? Gut 2013;62(4):582–592.

[52] LaRusch J, Jung J, General IJ et al. Mechanisms of CFTR functional variants that impair regulated bicarbonate permeation and increase risk for pancreatitis but not for cystic fibrosis. PLoS Genet 2014;10(7):e1004376.

[53] Whitcomb DC, Aoun E, Vodovotz Y, Clermont G, Barmada MM. Evaluating disorders with a complex genetics basis. the future roles of meta-analysis and systems biology. Dig Dis Sci 2005;50(12):2195–2202.

[54] Threadgold J, Greenhalf W, Ellis I et al. The N34S mutation of SPINK1 (PSTI) is associated with a familial pattern of idiopathic chronic pancreatitis but does not cause the disease. Gut 2002;50(5):675–681.

[55] Noone PG, Zhou Z, Silverman LM, Jowell PS, Knowles MR, Cohn JA. Cystic fibrosis gene mutations and pancreatitis risk: relation to epithelial ion transport and trypsin inhibitor gene mutations. Gastroenterology 2001;121(6):1310–1319.

[56] Audrezet MP, Chen JM, Le Marechal C et al. Determination of the relative contribution of three genes-the cystic fibrosis transmembrane conductance regulator gene, the cationic trypsinogen gene, and the pancreatic secretory trypsin inhibitor gene-to the etiology of idiopathic chronic pancreatitis. Eur J Hum Genet 2002;10(2):100–106.

[57] Felderbauer P, Hoffmann P, Einwachter H et al. A novel mutation of the calcium sensing receptor gene is associated with chronic pancreatitis in a family with heterozygous SPINK1 mutations. BMC Gastroenterol 2003;3:34.

[58] Freedman SD. New concepts in understanding the pathophysiology of chronic pancreatitis. Int J Pancreatol 1998;24(1):1–8.

[59] Rovin BH, Lu L, Saxena R. A novel polymorphism in the MCP-1 gene regulatory region that influences MCP-1 expression. Biochem Biophys Res Commun 1999;259(2):344–348.

[60] Cavestro GM, Zuppardo RA, Bertolini S et al. Connections between genetics and clinical data: Role of MCP-1, CFTR, and SPINK-1 in the setting of acute, acute recurrent, and chronic pancreatitis. Am J Gastroenterol 2010;105(1):199–206.

[61] Norman J. The role of cytokines in the pathogenesis of acute pancreatitis. Am J Surg 1998;175(1):76–83.

[62] de-Madaria E, Martinez J, Sempere L et al. Cytokine genotypes in acute pancreatitis: association with etiology, severity, and cytokine levels in blood. Pancreas 2008;37(3):295–301.

[63] Tukiainen E, Kylanpaa ML, Puolakkainen P et al. Polymorphisms of the TNF, CD14, and HSPA1B genes in patients with acute alcohol-induced pancreatitis. Pancreas 2008;37(1):56–61.

[64] Powell JJ, Fearon KC, Siriwardena AK, Ross JA. Evidence against a role for polymorphisms at tumor necrosis factor, interleukin-1 and interleukin-1 receptor antagonist gene loci in the regulation of disease severity in acute pancreatitis. Surgery 2001;129(5):633–640.

[65] Sargen K, Demaine AG, Kingsnorth AN. Cytokine gene polymorphisms in acute pancreatitis. JOP 2000;1(2):24–35.

[66] Balog A, Gyulai Z, Boros LG et al. Polymorphism of the TNF-alpha, HSP70–2, and CD14 genes increases susceptibility to severe acute pancreatitis. Pancreas 2005;30(2):e46–50.

[67] Zhang DL, Li JS, Jiang ZW, Yu BJ, Tang XM, Zheng HM. Association of two polymorphisms of tumor necrosis factor gene with acute biliary pancreatitis. World J Gastroenterol 2003;9(4):824–828.

[68] Yang Z, Qi X, Wu Q, Li A, Xu P, Fan D. Lack of association between TNF-alpha gene promoter polymorphisms and pancreatitis: a meta-analysis. Gene 2012;503(2):229–234.

[69] Bishehsari F, Sharma A, Stello K et al. TNF-alpha gene (TNFA) variants increase risk for multi-organ dysfunction syndrome (MODS) in acute pancreatitis. Pancreatology 2012;12(2):113–118.

[70] Hofner P, Balog A, Gyulai Z et al. Polymorphism in the IL-8 gene, but not in the TLR4 gene, increases the severity of acute pancreatitis. Pancreatology 2006;6(6):542–548.

[71] Yin YW, Sun QQ, Feng JQ, Hu AM, Liu HL, Wang Q. Influence of interleukin gene polymorphisms on development of acute pancreatitis: a systematic review and meta-analysis. Mol Biol Rep 2013;40(10):5931–5941.

[72] Rosendahl J, Witt H, Szmola R et al. Chymotrypsin C (CTRC) variants that diminish activity or secretion are associated with chronic pancreatitis. Nat Genet 2008;40(1):78–82.

[73] Beer S, Zhou J, Szabo A, et al. Comprehensive functional analysis of chymotrypsin C (CTRC) variants reveals distinct loss-of-function mechanisms associated with pancreatitis risk. Gut 2013;62(11):1616–1624.

[74] Szabo A, Sahin-Toth M. Determinants of chymotrypsin C cleavage specificity in the calcium-binding loop of human cationic trypsinogen. FEBS J 2012;279(23):4283–4292.

[75] Szmola R, Sahin-Toth M. Chymotrypsin C (caldecrin) promotes degradation of human cationic trypsin: identity with Rinderknecht's enzyme Y. Proc Natl Acad Sci USA 2007;104(27):11227–11232.

[76] Masson E, Chen JM, Scotet V, Le Marechal C, Ferec C. Association of rare chymotrypsinogen C (CTRC) gene variations in patients with idiopathic chronic pancreatitis. Hum Genet 2008;123(1):83–91.

[77] Derikx MH, Szmola R, te Morsche RH, Sunderasan S, Chacko A, Drenth JP. Tropical calcific pancreatitis and its association with CTRC and SPINK1 (p.N34S) variants. Eur J Gastroenterol Hepatol 2009;21(8):889–894.

[78] Chang MC, Chang YT, Wei SC et al. Association of novel chymotrypsin C gene variations and haplotypes in patients with chronic pancreatitis in Chinese in Taiwan. Pancreatology 2009;9(3):287–292.

[79] LaRusch J, Lozano-Leon A, Stello K et al. The common chymotrypsinogen C (CTRC) variant G60G (C.180 T) increases risk of chronic pancreatitis but not recurrent acute pancreatitis in a North American population. Clin Transl Gastroenterol 2015;6:e68.

[80] Whitcomb DC, LaRusch J, Krasinskas AM et al. Common genetic variants in the CLDN2 and PRSS1-PRSS2 loci alter risk for alcohol-related and sporadic pancreatitis. Nat Genet 2012;44(12):1349–1354.

[81] Masamune A, Nakano E, Hamada S, Kakuta Y, Kume K, Shimosegawa T. Common variants at PRSS1-PRSS2 and CLDN2-MORC4 loci associate with chronic pancreatitis in Japan. Gut 2015;64(8):1345–1346.

[82] Derikx MH, Kovacs P, Scholz M et al. Polymorphisms at PRSS1-PRSS2 and CLDN2-MORC4 loci associate with alcoholic and non-alcoholic chronic pancreatitis in a European replication study. Gut 2015;64(9):1426–1433.

The Role of the Intestine and Mesenteric Lymph in the Development of Systemic Inflammation and MODS in Severe Acute Pancreatitis

肠和肠系膜淋巴液在重症急性胰腺炎中全身炎症反应和多器官功能障碍综合征发展过程中的作用

16

Alistair B.J. Escott, Anthony R.J. Phillips, John A. Windsor　著

吕　铖　译

李维勤　校

一、概述

急性胰腺炎是一种变化不定的疾病，其病程进展很难预知[1]。它的病情严重程度和预后结局主要取决于局部和全身的许多因素，比如胰腺（或胰周）感染性坏死的出现 [例如急性坏死物积聚和（或）坏死物包裹] 和持续的终末期器官功能障碍 [例如心血管，肺脏和（或）肾脏的衰竭][2]。这种器官障碍的模式大体上和许多其他不同的严重疾病相似，表明他们在多器官功能障碍综合征（multiple organ dysfunction syndrome，MODS）中拥有共同的驱动因素[3]。同时这种模式在急性胰腺炎中也可以解释[4, 5]。

本文的目的在于回顾肠道在 MODS 发展过程中的作用以及该理念逐步发展的过程，寻找肠道 - 淋巴这一概念在急性胰腺炎中促进 MODS 的证据，并讨论将其转化为临床治疗的可能性。

二、肠和肠系膜淋巴液在多器官功能障碍综合征中的作用

20 世纪 60 年代，在严重的感染性和非感染性疾病患者的循环系统中证实了细菌内毒素的存在，人们逐渐开始提出了由肠道驱使严重疾病发生的设想[6]。这就产生了细菌易位假说，该假说认为肠道微生物可

以穿过肠道屏障以创造一种"类似败血症的状态"[7]。20 世纪 80 年代，"肠运动"假说拓展这一概念，承认肠道菌群的改变和肠道屏障通透性的增加在这一过程中的作用，假定病原菌和内毒素通过门静脉系统进入循环系统[8]。这一假说由于不能前瞻性地证明严重创伤患者门静脉或体循环中存在细菌，所以在很大程度上是不可信的[9]。于是人们提出了更进一步的设想，认为肠系膜循环中发生了中性粒细胞的剧烈反应，并且这一过程同时导致了肠道局部的损伤和远距离脏器的损伤[10-12]。这一设想也作为肠道二次打击学说的基础，这涉及肠道，而并不直接依赖细菌的作用。

利用失血性休克与创伤的实验模型，Deitch 和同事引入了肠系膜淋巴液能够导致远距离脏器衰竭的概念，认为被启动的中性粒细胞和其他肠源性毒性因子是诱发 MODS 发生的因素，这与肠道通透性的增加有关，但与细菌易位无关[13]。Deitch 进一步证实了这些肠源性因子会通过胸导管进入系统循环，从而促进了全身炎症反应和器官功能障碍的发生发展[13, 14]。他将这定义为"肠淋巴假说"[15]。在他的实验设计中，失血性休克状态下的肠系膜淋巴液所介导的肺损伤是验证这一设想的关键。在啮齿动物模型中，在失血性休克前结扎胸导管可以预防肺损伤，而在休克发生后、休克复苏前进行结扎可以部分地预防肺损伤[16]。结果发现，这些大鼠的肠系膜淋巴液对内皮细胞具有细胞毒性，增加了单层上皮细胞和肺组织的通透性，而门静脉血浆则没有这些功能[16, 17]。早期肺功能衰竭[3-5]也被证实在烧伤[18]、休克[19]、脓毒血症[20]和急性胰腺炎[21]的模型中存在。此外，在这些不同的模型中，肠系膜结扎和胸导管结扎也被发现可以阻止中性粒细胞的激活[22]，减少异型红细胞[23, 24]，减少心功能障碍[25-27]，保护肾脏免于损伤[28]，以及增加 ATP 和腺苷三磷酸酶在肾脏中的活性[29]。

肠淋巴假说在与肠系膜/胸部淋巴系统的解剖相联系时最容易理解[30]。来自肠道和肠系膜的肠系膜淋巴液汇入乳糜池，随后经纵隔中的胸导管上升。胸导管收集的淋巴液大约 75% 来自腹腔和盆腔[31]。胸导管中的淋巴液随后汇入左侧颈部的左颈内静脉和左锁骨下静脉，随后直接汇入心脏、肺脏、肾脏这些最容易在 MODS 中受累的器官。值得注意的是，淋巴液并不会进入门静脉系统，而是跳过了肝脏及其解毒过程（图 16-1）。

三、肠道在重症急性胰腺炎中的作用

尽管 20 多年来人们一直关注肠道损伤如何影响急性胰腺炎的严重程度，但肠淋巴的概念直到最近才被认为揭示了二者潜在的联系[32]。急性胰腺炎时的肠道损伤是由多种机制引起的，其中由于血容量过少而反射性引起的内脏血管收缩被认为是关键机制（图 16-1）。这一机制对于重症急性胰腺炎并发腹膜后大量液体积聚在第三间隙的患者特别重要。肠道黏膜的组织学特点使其极易遭受缺血损伤。肠绒毛的顶端由于动静脉间的氧气会通过丰富的毛细血管网络逆向流动而容易缺血[33]。加上液体复苏时肠道是最后被再灌注的器官并且会遭受缺血再灌注损伤，肠道损伤还会继续加重。如果还对持续低血压的患者使用了非选择性血管收缩剂，缺血损伤还会再进一步加重。肠道缺血与急性胰腺炎的严重程度有关[34]，并且转入重症监护的患者也比普通病房中患者的胃黏膜 pH（pHi）更低。pHi 也与重症急性胰腺炎患者的死亡风险有关[35, 36]。肠道缺血损伤时，保护性黏液会遭到破坏[37]，而这与胰蛋白酶的作用有关[38, 39]。这样一个缺血的环境还会导致黏膜萎缩、线粒体功能障碍[40]、氧化应激和细胞死亡。值得注意的是，急性胰腺炎患者病程早期的线粒体功能障碍只会选择性地出现在胰脏、肺脏和空肠，而在肝脏、心脏和肾脏中则相对较少出现[40]。

与其他急性病和严重疾病一样，有很充分的证据支持急性胰腺炎患者发生了肠道功能障碍（图 16-2），并且发生率据估计有 60%[41]。临床上这种功能障碍可以表现为肠梗阻（运动障碍）[42]、进食不耐受[43]，甚至在疾病谱的末端，可以出现非闭塞性肠缺血[44, 45]。有明确的临床证据表明在肠内注射聚乙二醇造成肠道通透性增加与急性胰腺炎时发生 MODS 的风险有关[46]。作为肠道黏膜损伤的标记物，尿中肠脂肪酸结合蛋白的增加也与急性胰腺炎的严重程度有关[34, 37]。免疫球蛋白 G（immunoglobulin G，IgG）抗内毒素抗体的耗竭，表明人体已经暴露于内毒素并处于"肠道屏障衰竭"的状态，而这也与重症急性胰腺炎中器官衰竭和死亡的发生发展有着密切的联系[48]。与不补充营养和

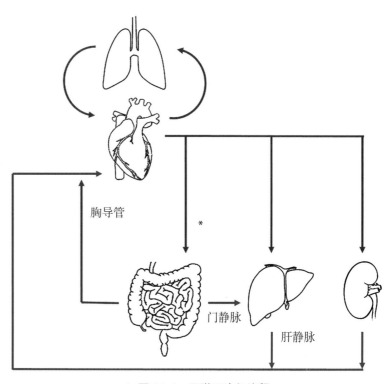

▲ 图 16-1　肠淋巴途径流程
强调肠道血供动脉的优先血管收缩（＊）导致了肠道缺血并促进淋巴液跳过肝脏直接注入胸导管

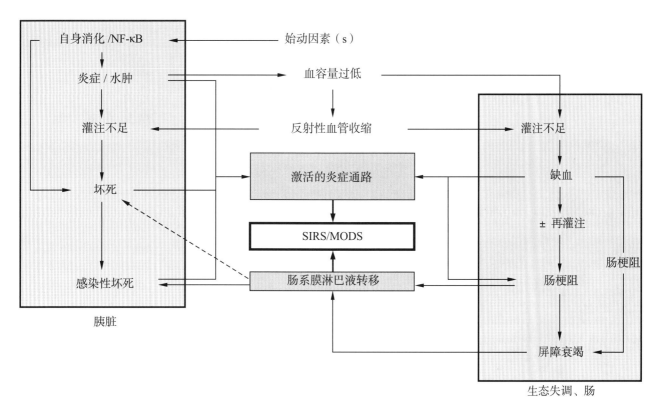

▲ 图 16-2　重症急性胰腺炎时全身炎症反应综合征（systemic inflammatory response syndrome，SIRS）和 MODS 的发病机制中胰脏与肠道间复杂的相互作用
（引自 Adam 等，2017[51]）

肠外营养相比，肠内营养的治疗策略可以明显降低急性胰腺炎时发生感染、并发症和死亡的概率[49]，而这也促使了"肠道唤醒"概念的提出，旨在寻找能够维持和促进肠道功能的方法[50]。

四、急性胰腺炎时肠淋巴成分的改变

大量实验证据表明，在诸如失血性休克、败血症、创伤和烧伤等危重疾病中，肠系膜淋巴液的成分发生了显著的变化[13]。而急性胰腺炎的相应实验证据直到现在才出现。在急性胰腺炎的犬类模型中，利用胸导管插管显示胰淀粉酶和脂肪酶有相当一部分通过胸导管淋巴液转运，而不是通过腹膜吸收胰性腹水[52]。在急性胰腺炎的啮齿动物模型中，肠系膜淋巴液的蛋白质组成成分也发生了很有意义的变化[53]。在肠系膜淋巴液中显著增加的 8 种蛋白中，有 7 种是胰蛋白酶，其增幅高达 40 倍。尽管如此，对应的抗蛋白酶却没有相应地增加。脂肪酶在肠系膜淋巴液中产生了游离的不饱和脂肪酸，对脐静脉细胞有着直接的毒性[54]。这些都表现出了全身毒性，并与 MODS 相关[55]。在实验和临床环境中，急性胰腺炎时非编码微核糖核酸（miRNA）的淋巴分布都发生了改变[56]。这些改变的临床意义尚未确定，但这些分子可以调节基因表达和影响远端器官的细胞功能。有趣的是，在急性胰腺炎组中，肠道淋巴液中有 7 组 miRNA 增加，而它们的对数丰度与急性胰腺炎的严重程度相关[56]。其他组显示了急性胰腺炎中肠系膜淋巴液组分的改变。例如，已经发现在急性胰腺炎期间，啮齿动物肠系膜淋巴液和血浆中的色氨酸代谢产物犬尿氨酸和 3- 羟基犬尿氨酸的升高，而这种升高与疾病的严重程度有关[57]。

五、急性胰腺炎时肠淋巴的毒性

急性胰腺炎肠系膜淋巴液成分变化的病理生理意义尚待阐明。通过测试改变后的肠系膜淋巴液的毒性，已经取得了一些进展[58]。在我们自己的研究中，我们在三个水平测试了其毒性：细胞器（例如线粒体功能[58]），细胞（例如培养的内皮细胞和心肌细胞）和整个器官（例如离体灌注的心脏和肺脏）。急性胰腺炎实验组的肠系膜淋巴液在培养内皮细胞和心肌纤维时都具有毒性。在心肌纤维中存在由淋巴液毒性引起的线粒体复合功能障碍[58]。将啮齿动物模型中遭受缺血再灌注损伤的肠系膜淋巴液静脉注射到其他急性胰腺炎大鼠，也发现了导致急性胰腺炎严重程度增加，微循环衰竭加重，以及肺损伤的证据[59]。急性胰腺炎实验组中出现了心输出量减少、心肌收缩力降低和松弛受损，这也可以通过将急性胰腺炎实验组模型的肠系膜淋巴液输注到离体的起搏心脏模型中来重现。值得注意的是，胸导管结扎可以阻止心功能障碍的发生[27]（图 16-3）。实验也证明，胸导管结扎[21]和淋巴液转移[60]可以改善急性胰腺炎时的肺损伤。然而，胸导管结扎可能会加重胰腺和肠道的损伤，可能是因为毒性因子无法从这些组织中排出。这表明介入治疗的首选方法应该是向外引流，而不是胸导管结扎，因为前者没有反向压力效应。

六、将肠淋巴概念转化为急性胰腺炎的临床治疗手段

许多临床疾病都有开胸引流胸导管淋巴液的历史，有超过 70 篇文献[61]证实了这一点，尽管没有

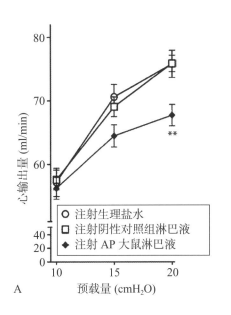
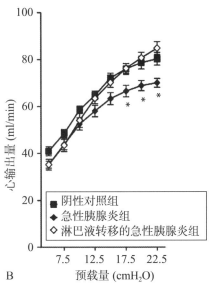

◀ **图 16-3　急性胰腺炎实验模型结果**
A. 与生理盐水和阴性对照组淋巴液相比，急性胰腺炎情况下的肠淋巴能使离体心脏的心输出量减少；B. 与阴性对照组大鼠和急性胰腺炎大鼠相比，结扎胸导管的急性胰腺炎大鼠的心输出量得以维持（$*P < 0.05, **P < 0.02$）

来自 2004 年以后的文献。没有文献的原因可能是胸导管插管本身的创伤性以及许多没有效能、非随机化分组的和缺乏对照组的实验设计。在这些貌似被遗忘的文献中，有 4 篇 [62-65] 使用外淋巴液引流来治疗急性胰腺炎。其中一项缺乏对照组的研究显示了腹痛、腹膜炎和休克的改善与淋巴液引流量之间存在"剂量依赖性" [62]。其中三项研究调查了急性胰腺炎并发急性呼吸窘迫综合征中胸导管淋巴液引流对肺功能的影响。一项研究指出，一旦淋巴引流开始，动脉氧合就将立即改善 [63]。另一组病例系列研究显示在淋巴液和血浆中胰酶和细胞因子的水平升高，但并没有临床上的改善 [65]。急性胰腺炎时蛋白酶导致肺损伤的证据 [66] 和急性胰腺炎时胸导管充斥着胰蛋白酶的证据 [53] 表明淋巴外引流是一种值得进一步仔细评估的治疗策略。胸导管外引流的犬模型显示，在急性胰腺炎中这能有效降低血浆中的淀粉酶和脂肪酶。

　　除了淋巴液外引流外的另一种潜在的治疗策略，可能是针对肠系膜淋巴液中的毒性因子进行治疗。一项啮齿动物实验显示，抑制急性胰腺炎大鼠肠系膜淋巴液中升高的色氨酸代谢物犬尿氨酸和 3- 羟基犬尿氨酸，对 MODS 具有保护作用 [67]。在另一项实验中，发现用萘莫司他来抗蛋白酶治疗可以显著降低失血性休克与急性胰腺炎实验组中肠系膜淋巴液所导致的内皮细胞死亡（图 16-4）。这增加了利用亲脂转运体补充肠内营养以实现针对肠系膜淋巴液的抗蛋白酶治疗。

　　肠淋巴途径的概念主要来源于实验研究。将此转化为治疗重症急性胰腺炎的新方法，还需要更全面地了解肠系膜淋巴结在全身炎症反应和器官功能障碍发病机制中的作用。而目前的主要障碍是缺乏一种可靠、安全和微创的取样、检测和引流胸导管淋巴液的技术。

七、结论

　　有新的实验证据表明，肠系膜淋巴液的转移导致了重症急性胰腺炎的特征性全身炎症反应和 MODS。"肠淋巴"的概念提供了一个新的疾病模式，一个新的研究领域以及一个期待已久的开发全新的、明确的治疗重症急性胰腺炎的方法的机会。

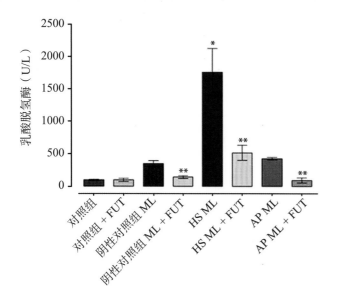

◀ **图 16-4　萘莫司他抗蛋白酶治疗实验模型结果**
与对照组或假手术组大鼠的肠系膜淋巴液（ML）相比，失血性休克（HS）和急性胰腺炎时的肠系膜淋巴液会增加内皮细胞（HMEC）的细胞死亡（*$P < 0.05$）。与抗蛋白酶药萘莫司他（FUT）共处理可减少细胞死亡（**$P < 0.05$）

☞ 参考文献

[1]　Lerch MM. Classifying an unpredictable disease: the revised Atlanta classification of acute pancreatitis. Gut 2013;62(1):2–3.

[2]　Petrov MS, Shanbhag S, Chakraborty M, Phillips ARJ, Windsor JA. Organ failure and infection of pancreatic necrosis as determinants of mortality in patients with acute pancreatitis. Gastroenterology 2010;139(3):813–820.

[3]　Baue AE. Multiple, progressive, or sequential systems failure. A syndrome of the 1970s. Arch Surg 1975;110(7):779–781.

[4]　Johnson CD, Abu-Hilal M. Persistent organ failure during the first week as a marker of fatal outcome in acute pancreatitis. Gut 2004;53(9):1340–1344.

[5]　McKay CJ, Evans S, Sinclair M, Carter CR, Imrie CW. High early mortality rate from acute pancreatitis in Scotland, 1984–1995. Br J Surg 1999;86(10):1302–1305.

[6]　Caridis DT, Reinhold RB, Woodruff PW, Fine J. Endotoxaemia in man. Lancet 1972;1(7765):1381–1385.

[7]　Wolochow H, Hildebrand GJ, Lamanna C. Translocation of microorganisms across the intestinal wall of the rat: effect of microbial size and concentration. J Infect Dis 1966;116(4):523–528.

[8]　Carrico CJ, Meakins JL, Marshall JC, Fry D, Maier RV. Multiple-organ-failure syndrome. Arch Surg 1986;121(2):196–208.

[9]　Moore FA, Moore EE, Poggetti R et al. Gut bacterial translocation via the portal vein: a clinical perspective with major torso trauma. J Trauma 1991;31(5):629–636; discussion 36–38.

[10]　Biffl WL, Moore EE. Splanchnic ischaemia/reperfusion and multiple organ failure. Br J Anaesth 1996;77(1):59–70.

[11]　Zallen G, Moore EE, Johnson JL, Tamura DY, Ciesla DJ, Silliman CC. Posthemorrhagic shock mesenteric lymph primes circulating neutrophils and provokes lung injury. J Surg Res 1999;83(2):83–88.

[12]　Gonzalez RJ, Moore EE, Ciesla DJ, Biffl WL, Johnson JL, Silliman CC. Mesenteric lymph is responsible for post-hemorrhagic shock systemic neutrophil priming. J Trauma 2001;51(6):1069–1072.

[13]　Deitch EA. Gut-origin sepsis: evolution of a concept. Surgeon 2012;10(6):350–356.

[14]　Deitch EA. Role of the gut lymphatic system in multiple organ failure. Curr Opin Crit Care 2001;7(2):92–98.

[15]　Deitch EA, Xu D, Kaise VL. Role of the gut in the development of injury-and shock induced SIRS and MODS: the gut-lymph hypothesis, a review. Front Biosci 2006;11:520–528.

[16]　Magnotti LJ, Upperman JS, Xu DZ, Lu Q, Deitch EA. Gut-derived mesenteric lymph but not portal blood increases endothelial cell permeability and promotes lung injury after hemorrhagic shock. Ann Surg 1998;228(4):518–527.

[17]　Deitch EA, Adams CA, Lu Q, Xu DZ. Mesenteric lymph from rats subjected to trauma-hemorrhagic shock are injurious to rat pulmonary microvascular endothelial cells as well as human umbilical vein endothelial cells. Shock 2001;16(4):290–293.

[18]　Magnotti LJ, Xu DZ, Lu Q, Deitch EA. Gut-derived mesenteric lymph: a link between burn and lung injury. Arch Surg

1999;134(12):1333–1340; discussion 40–41.

[19]　Badami CD, Senthil M, Caputo FJ et al. Mesenteric lymph duct ligation improves survival in a lethal shock model. Shock 2008;30(6):680–685.

[20]　Watkins AC, Caputo FJ, Badami C et al. Mesenteric lymph duct ligation attenuates lung injury and neutrophil activation after intraperitoneal injection of endotoxin in rats. J Trauma 2008;64(1):126–130.

[21]　Zhang D, Tsui N, Li Y, Wang F. Thoracic duct ligation in the rat attenuates lung injuries in acute pancreatitis. Lymphology 2013;46(3):144–149.

[22]　Adams CA, Jr, Hauser CJ, Adams JM et al. Trauma-hemorrhage-induced neutrophil priming is prevented by mesenteric lymph duct ligation. Shock 2002;18(6):513–517.

[23]　Berezina TL, Zaets SB, Mole DJ, Spolarics Z, Deitch EA, Machiedo GW. Mesenteric lymph duct ligation decreases red blood cell alterations caused by acute pancreatitis. Am J Surg 2005;190(5):800–804.

[24]　Zaets SB, Berezina TL, Caruso J, Xu DZ, Deitch EA, Machiedo GW. Mesenteric lymph duct ligation prevents shock-induced RBC deformability and shape changes. J Surg Res 2003;109(1):51–56.

[25]　Sambol JT, Lee MA, Caputo FJ et al. Mesenteric lymph duct ligation prevents trauma/hemorrhage shock-induced cardiac contractile dysfunction. J Appl Physiol 2009;106(1):57–65.

[26]　Sambol J, Deitch EA, Takimoto K, Dosi G, Yatani A. Cellular basis of burn-induced cardiac dysfunction and prevention by mesenteric lymph duct ligation. J Surg Res 2013;183(2):678–685.

[27]　Shanbhag ST, Choong B, Premkumar R et al. Acute pancreatitis conditioned mesenteric lymph causes preventable cardiac dysfunction. Pancreatology 2013;13(2):e73.

[28]　Niu CY, Zhao ZG, Ye YL, Hou YL, Zhang YP. Mesenteric lymph duct ligation against renal injury in rats after hemorrhagic shock. Renal Failure 2010;32(5):584–591.

[29]　Zhang LM, Jiang LJ, Zhao ZG, Niu CY. Mesenteric lymph duct ligation after hemorrhagic shock enhances the ATP level and ATPase activity in rat kidneys. Renal Failure 2014;36(4):593–597.

[30]　Phang K, Bowman M, Phillips A, Windsor J. Review of thoracic duct anatomical variations and clinical implications. Clin Anat 2014;27(4):637–644.

[31]　Shannon AD, Lascelles AK. The intestinal and hepatic contributions to the flow and composition of thoracic duct lymph in young milk-fed calves. Q J Exp Physiol Cogn Med Sci 1968;53(2):194–205.

[32]　Fanous MY, Phillips AJ, Windsor JA. Mesenteric lymph: the bridge to future management of critical illness. JOP 2007;8(4):374–399.

[33]　Takala J. Determinants of splanchnic blood flow. Br J Anaesth 1997;77(1):50–58.

[34]　Rahman SH, Ammori BJ, Holmfield J, Larvin M, McMahon MJ. Intestinal hypoperfusion contributes to gut barrier failure in severe acute pancreatitis. J Gastrointest Surg 2003;7(1):26–35; discussion 6.

[35]　Bonham MJ, Abu-Zidan FM, Simovic MO, Windsor JA. Gastric intramucosal pH predicts death in severe acute pancreatitis. Br J Surg 1997;84(12):1670–1674.

[36]　Hynninen M, Valtonen M, Markkanen H et al. Intramucosal pH and endotoxin and cytokine release in severe acute pancreatitis. Shock 2000;13(1):79–82.

[37]　Qin X, Caputo FJ, Xu D-Z, Deitch EA. Hydrophobicity of mucosal surface and its relationship to gut barrier function. Shock 2008;29(3):372–376.

[38]　Sharpe SM, Qin X, Lu Q et al. Loss of the intestinal mucus layer in the normal rat causes gut injury but not toxic mesenteric lymph nor lung injury. Shock 2010;34(5):475–481.

[39]　Fishman J, Levy G, Alli V, Zheng X, Mole DJ, Deitch EA. The intestinal mucus layer is a critical component of the gut barrier that is damaged during acute pancreatitis. Shock 2014;42(3):264–270.

[40]　Mittal A, Hickey AJR, Chai CC et al. Early organ-specific mitochondrial dysfunction of jejunum and lung found in rats with experimental acute pancreatitis. HPB (Oxford) 2011;13(5):332–341.

[41]　Wu LM, Sankaran SJ, Plank LD, Windsor JA, Petrov MS. Meta-analysis of gut barrier dysfunction in patients with acute pancreatitis. Br J Surg 2014;101(13):1644–1656.

[42]　Ma J, Pendharkar SA, O'Grady G, Windsor JA, Petrov MS. Effect of nasogastric tube feeding vs nil per os on dysmotility in acute pancreatitis: results of a randomized controlled trial. Nutr Clin Pract 2016;31(1):99–104.

[43]　Pendharkar SA, Asrani V, Das SL et al. Association between oral feeding intolerance and quality of life in acute pancreatitis: a

prospective cohort study. Nutrition 2015;31(11–12):1379–1384.

[44] Hirota M, Inoue K, Kimura Y et al. Non-occlusive mesenteric ischemia and its associated intestinal gangrene in acute pancreatitis. Pancreatology 2003;3(4):316–322.

[45] Merilainen S, Makela J, Sormunen R et al. Effect of acute pancreatitis on porcine intestine: a morphological study. Ultrastruct Pathol 2013;37(2):127–138.

[46] Ammori BJ, Leeder PC, King RF et al. Early increase in intestinal permeability in patients with severe acute pancreatitis: correlation with endotoxemia, organ failure, and mortality. J Gastrointest Surg 1999;3(3):252–262.

[47] Pan L, Wang X, Li W, Li N, Li J. The intestinal fatty acid binding protein diagnosing gut dysfunction in acute pancreatitis: a pilot study. Pancreas 2010;39(5):633–638.

[48] Windsor JA, Fearon KC, Ross JA et al. Role of serum endotoxin and antiendotoxin core antibody levels in predicting the development of multiple organ failure in acute pancreatitis. Br J Surg 1993;80(8):1042–1046.

[49] Petrov MS, van Santvoort HC, Besselink MGH, van der Heijden GJMG, Windsor JA, Gooszen HG. Enteral nutrition and the risk of mortality and infectious complications in patients with severe acute pancreatitis: a meta-analysis of randomized trials. Arch Surg 2008;143(11):1111–1117.

[50] Petrov MS, Windsor JA. Nutritional management of acute pancreatitis: the concept of 'gut rousing'. Curr Opin Clin Nutr Metab Care 2013;16(5):557–563.

[51] Adams DB, Cotton PB, Zyromski NJ, Windsor J (eds). Pancreatitis: Medical and Surgical Management, Chapter 2b. New York: John Wiley & Sons, 2017.

[52] Mayer AD, Airey M, Hodgson J, McMahon MJ. Enzyme transfer from pancreas to plasma during acute pancreatitis. The contribution of ascitic fluid and lymphatic drainage of the pancreas. Gut 1985;26(9):876–881.

[53] Mittal A, Phillips ARJ, Middleditch M et al. The proteome of mesenteric lymph during acute pancreatitis and implications for treatment. JOP 2009;10(2):130–142.

[54] Qin X, Dong W, Sharpe SM et al. Role of lipase-generated free fatty acids in converting mesenteric lymph from a noncytotoxic to a cytotoxic fluid. Am J Physiol Gastrointest Liver Physiol 2012;303(8):G969–978.

[55] ACharya C, Navina S, Singh VP. Role of pancreatic fat in the outcomes of pancreatitis. Pancreatology 2014;14(5):403–408.

[56] Blenkiron C, Askelund KJ, Shanbhag ST et al. MicroRNAs in mesenteric lymph and plasma during acute pancreatitis. Ann Surg 2014;260(2):341–347.

[57] Mole DJ, McFerran NV, Collett G et al. Tryptophan catabolites in mesenteric lymph may contribute to pancreatitis-associated organ failure. Br J Surg 2008;95(7):855–867.

[58] Shanbhag ST, Windsor JA, Philips ARJ, Hickey A. Cardiac dysfunction is due to mitochondrial dysfunction; the role of mesenteric lymph in critical illness. Heart Lung Circ 2015;24(suppl 1):e23–e4.

[59] Flint RS, Phillips ARJ, Power SE et al. Acute pancreatitis severity is exacerbated by intestinal ischemia-reperfusion conditioned mesenteric lymph. Surgery 2008;143(3):404–413.

[60] Peng H, Zhi-Fen W, Su-Mei J, Yun-Zhen G, Yan L, Li-Ping C. Blocking abdominal lymphatic flow attenuates acute hemorrhagic necrotizing pancreatitis associated lung injury in rats. J Inflamm (Lond) 2013;10(1):9.

[61] Wang W, Escott ABJ, Phang L, Petrov MS, Phillips AJP, Windsor JA. Indications, techniques and clinical outcomes of thoracic duct interventions in patients: a forgotten literature? J Surg Res 2016;204(1):213–227.

[62] Brzek V, Bartos V. Therapeutic effect of the prolonged thoracic duct lymph fistula in patients with acute pancreatitis. Digestion 1969;2(1):43–50.

[63] Dugernier T, Reynaert MS, Deby-Dupont G et al. Prospective evaluation of thoracic-duct drainage in the treatment of respiratory failure complicating severe acute pancreatitis. Intensive Care Med 1989;15(6):372–378.

[64] Stone HH, Fabian TC, Morris ES. Failure of thoracic duct drainage to ameliorate life-threatening physiologic derangements of acute alcoholic pancreatitis. South Med J 1983;76(5):613–614.

[65] Montravers P, Chollet-Martin S, Marmuse JP, Gougerot-Pocidalo MA, Desmonts JM. Lymphatic release of cytokines during acute lung injury complicating severe pancreatitis. Am J Respir Crit Care Med 1995;152(5 Pt 1):1527–1533.

[66] Matone J, Moretti AI, Apodaca-Torrez FR, Goldenberg A. Ethyl-pyruvate reduces lung injury matrix metalloproteinases and cytokines and improves survival in experimental model of severe acute pancreatitis. Acta Cir Bras 2013;28(8):559–567.

[67] Mole DJ, Webster SP, Uings I et al. Kynurenine-3-monooxygenase inhibition prevents multiple organ failure in rodent models of acute pancreatitis. Nat Med 2016;22(2):202–209.

The Role of Neurogenic Inflammation in Pancreatitis
神经源性炎症在胰腺炎中的作用

17

Jami L. Saloman，Kathryn M. Albers，Brian M. Davis 著

周 菁 译

李维勤 校

胰腺炎是一种复杂的炎性疾病，具有多种病因，包括遗传和环境（内部和外部）因素。尽管胰腺炎的诱发因素种类很多，但这些因素所产生的病理学具有共同的组织学表现，包括水肿、血管扩张、免疫细胞的侵入以及胰腺内不同组织区室间的屏障不同程度的分解。最近，我们认识到外周神经系统作为胰腺炎性反应的驱动因素的主要作用，正将它作为潜在的治疗靶点进行研究。

动物模型研究表明，干预周围神经系统可以改变疾病的进程。具体而言，基于回溯到20世纪初的研究，这些干预作用于胰腺的感觉神经支配，该研究发现初级感觉神经元的激活导致血管扩张[1]。Bayliss[1]的研究开始认识到感觉神经元通过外周释放小分子，如P物质（substance P，SP）、降钙素基因相关肽（CGRP）、谷氨酸、胆囊收缩素（CCK）和ATP等，发挥"传出"功能。这些分子可以作用于血管和免疫细胞，以建立"神经源性炎症"[2-7]。在这里，我们回顾了神经源性炎症在胰腺炎中的作用，并探讨将这些信息转化为人类疾病新疗法的可能。

胰腺由两种类型的感觉传入神经支配，包括：在迷走神经中运行的纤维和在内脏神经中传递的纤维（人类内脏相对较大，啮齿类动物体型较大但内脏较小），穿过腹腔神经节然后进入胰腺[8]（图17-1）。迷走神经包括感觉纤维（支配大鼠胰腺肝支的约88%的纤维）和副交感神经节前纤维[8]。从副交感神经节后神经元上行到胰腺突触的副交感神经节前纤维位于整个器官的小神经节中。在迷走神经中走行的感觉轴突的细胞体位于节状神经节中。这些细胞将信息传递给孤束核（nucleus tractus solitarius，NTS）。内脏神经还包含交感神经节前神经元，它们在腹腔神经节内的交感神经节后神经元上形成突触，反过来投射到胰腺，作用于腺泡细胞、胰岛细胞和血管平滑肌[9]。

与神经源性炎症最密切相关的感觉传入是无髓鞘的肽能神经元C-纤维，其释放一种或多种肽，主要是SP和CGRP，尽管文献综述表明超过20种肽和小分子可能从感觉末端释放[6]。由位于节状神经节和脊神经节的细胞体产生的无髓鞘的肽神经元传入是支配胰腺的主要纤维类型[10-14]。来自节状神经节和脊髓感觉神经元的电生理记录显示出对内脏刺激的相似反应（例如发射阈值、动作电位放电模式）[15-17]。然而，内脏感受器的活动与内脏器官功能相关的情感感觉有关，而内脏脊髓感受器的活动则更多地被认为是与

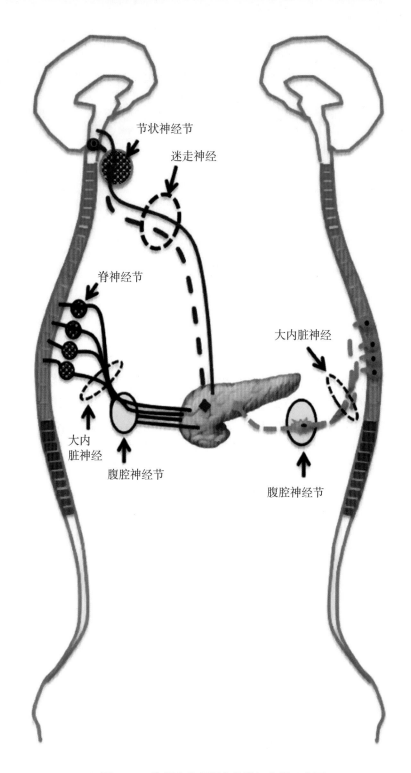

▲ 图 17-1　胸部和腹部器官的神经交通示意图

胸部和腹部器官（包括胰腺）接收来自初级传入神经的感觉输入，其细胞体位于节状神经节（实心红线）并在迷走神经中运行。从背根神经节（也称为脊神经节）到胰腺的感觉神经支配与内脏大神经的交感神经节前轴突（示于图的右侧）一起行进并穿过腹腔神经节。迷走神经还包含来自副交感神经节前神经元（红色虚线）的轴突，其细胞体位于脑干（在迷走神经的背侧运动核中，未标出）。这些轴突突触位于器官壁中的副交感神经节后神经元（未显示）。交感神经支配起源于交感神经节前神经元（图中右侧的蓝色虚线），其细胞体位于 $T_{5\sim 9}$ 椎体水平的脊髓中间外侧细胞柱（未显示）。这些神经元的轴突支配位于椎旁神经节的交感神经节后神经元，这些交感节后神经元位于椎体（未标出）或器官附近的椎前神经节。椎前神经节包括腹腔神经节，其神经元支配胰腺。这是人体解剖图，但啮齿动物大体结构相似，仅在细节上有所不同

疼痛的感觉有关。脊髓和迷走神经传入的一部分可以通过胰腺释放的化学因子刺激以及响应由管道和血液扩张产生的机械刺激而释放胰腺中的 CGRP 和（或 SP）（以及其他小分子）。

感觉神经系统通过神经源性炎症（图 17-2）在胰腺炎中起作用的想法，使得许多研究者通过手术或化学方法诱导胰腺炎症和操纵胰腺感觉输入来检验这一假说。Nathan 等 [3] 提出感觉神经元是与胰腺炎相关的神经源性炎症的"最终共同途径"的假说。使用胰腺炎的两个实验模型（重复注射雨蛙素和普通胰胆管结扎），发现感觉失神经支配（通过新生儿辣椒素治疗）显著降低了胰腺炎症的多种测量指标。随后的研究通过使用药理学方法阻断胰腺传入活动扩展了这一概念。Michalski 及其同事 [18, 19] 证明大麻素受体在胰腺（神经和其他细胞类型上）中表达，然后使用大麻素激动剂来减少实验性胰腺炎疼痛和组织损伤。Schwartz 等在急性 [20] 和慢性 [21] 胰腺炎的动物模型中使用了类似的策略。在这些研究中，TRPV1 和 TRPA1 的拮抗药（两种兴奋性离子型受体在胰腺传入神经上表达，见后文）被证明在阻断疼痛和炎症标志物方面是有效的，包括髓过氧化物酶和中性粒细胞浸润（急性胰腺炎）的上调以及纤维化和神经新生（慢性胰腺炎）。那么问题就变成了受损胰腺释放出什么信号导致胰腺传入神经的异常激活？

大多数胰腺传入神经在其胰腺末端表达受体，这些受体可诱导活化和钙流入突触前末梢，从而有助于炎症因子的释放（图 17-2）。近年来受到最多关注的感觉末梢中的受体是瞬时受体电位阳离子通道亚家族香草醛Ⅰ型（TRPV1）。该受体在 80%～90% 的表达 CGRP 和（或）SP 的神经元中表达，并且在胰腺炎期间在胰腺传入神经中上调 [10, 22-24]。这些神经元中的大部分也表达相关的家族成员 TRPA1 [20, 21]。这两种通道已被证明是炎性疼痛发展所必需的 [25-27]。此外，两种瞬时受体电位通道本身都是由胰腺炎中高表达的生长因子（例如神经生长因子和 ARTN）上调的 [28-31]。而这些受体最广为人知的是它们对植物衍生

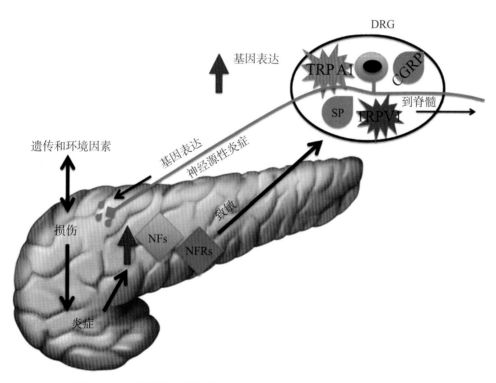

▲ 图 17-2　由于环境和遗传因素加重或诱发导致胰腺损伤和炎症示意图

这种炎症会伴随神经营养因子（如神经生长因子和青蒿琥酯）及神经营养因子受体（如 TrkA）的增加。神经营养因子对支配胰腺的感觉纤维敏感，这导致检测有害刺激（如 TRPA1 和 TRPV1）的受体 / 通道的感觉神经元基因表达增加，以及产生神经源性炎症的小分子产生和释放增加。（如 SP、CGRP）。这种前馈回路，如果不被阻断，可导致纤维化和慢性胰腺炎相关的永久性损伤，并为癌症的发展奠定基础

分子（辣椒素；TRPV1 和芥子油；TRPA1）的反应，能够激活这些受体的内源性分子在胰腺损伤后存在或增加，包括花生四烯酸乙醇胺（内源性大麻脂）、质子、白三烯 B4、过氧化氢和脂质过氧化产物，例如 4- 羟基炔诺酮[32-35]。此外，从受损的腺泡细胞释放的胰蛋白酶直接激活感觉神经元上表达的蛋白酶激活受体 2（protease activated receptors 2，PAR2），这已被证明能使 TRPV1 致敏[32, 36, 37]。假设胰腺感觉末梢与其他内脏神经末梢相似，它们将表达多种受体，使其能够以自分泌 / 旁分泌方式做出反应。这些受体包括核苷酸（例如 ATP、ADP、腺苷）、谷氨酸、5-HT、SP、ACh 和前列腺素的多种兴奋性离子型和代谢型受体[8, 15, 16, 38, 39]。这些受体可以响应邻近感觉纤维释放的分子以及胰腺交感神经节后神经元释放的 ATP 和去甲肾上腺素[40, 41]。在无动作电位产生的情况下，这些分子中的许多分子可以在感觉末梢局部起作用以诱导释放。然而，一旦在感觉纤维中产生动作电位，这将触发炎性分子的释放。一旦这种活动到达脊髓，它可以通过被称为背根反射的过程反弹。这种反射产生一个逆行动作电位，它返回到外周，并开始释放炎症分子[6, 42-44]。这种反射的功效被脊髓炎症夸大，脊髓炎已被证明伴随胰腺炎[45, 46]。

虽然神经靶向干预在临床前模型中能有效地减少胰腺炎的症状，但在大多数实验案例中，这些干预措施既可以与疾病诱导刺激物（例如雨蛙素）同时应用，也可以在疾病过程的早期应用。因此，它们与患者治疗的相关性尚不清楚，特别是对于急性胰腺炎，其中疼痛的主要症状是用非甾体类抗炎药和阿片类药物进行治疗。临床医生不愿意采取更积极的干预，包括注射到内脏神经节或腹腔神经节，因为偶尔的不良影响结果可能是严重的，并且是难以证明在许多情况下能相对较快地解决的疾病。然而，对于慢性胰腺炎，神经注射是一个重要的选择，有三种主要技术用于治疗难治性胰腺疼痛：腹腔神经丛阻滞术（celiac plexus block，CPB）、腹腔神经丛松解术（celiac plexus neurolysis，CPN）和胸腔镜下内脏神经切除术（thoracoscopic splanchnic denervation，TSD）。重要的是，很少或几乎没有证据表明这些治疗方法会影响非疼痛性疾病的特征（在缺乏大型对照试验的情况下难以评估）。TSD 可有效降低慢性胰腺炎患者的肾上腺髓质功能、疼痛评分和阿片类药物使用率[47, 48]。一项包含了 16 项研究的荟萃分析显示，TSD 可显著减轻疼痛并改善生活质量。然而，在最初获得缓解的患者中，一半患者在仅仅 1.5 年后又开始疼痛[49, 50]。

随着新药的研发，胰腺炎患者感觉神经元的沉默效果在未来值得重新审视，新药已被开发用于治疗疼痛，其通过阻断感觉神经功能或由感觉纤维释放的炎性分子起作用。例如，抗 -NGF 和抗 -CGRP 抗体和药物的临床试验正在进行中[51-55]。这些药物可以进行足够有力的临床试验，以确定该类型的疗法对这种困难的疾病是否安全有效。

☞ 参考文献

[1] Bayliss WM. On the origin from the spinal cord of the vaso-dilator fibres of the hind-limb, and on the nature of these fibres. J Physiol 1901;26(3–4):173–209.

[2] Grady EF, Yoshimi SK, Maa J et al. Substance P mediates inflammatory oedema in acute pancreatitis via activation of the neurokinin-1 receptor in rats and mice. Br J Pharmacol 2000;130(3):505–512.

[3] Nathan JD, Peng RY, Wang Y, McVey DC, Vigna SR, Liddle RA. Primary sensory neurons: a common final pathway for inflammation in experimental pancreatitis in rats. Am J Physiol Gastrointest Liver Physiol 2002;283(4):G938–946.

[4] Richardson JD, Vasko MR. Cellular mechanisms of neurogenic inflammation. J Pharmacol Exp Ther 2002;302(3):839–845.

[5]　Liddle RA, Nathan JD. Neurogenic inflammation and pancreatitis. Pancreatology 2004;4(6):551–559; discussion 9–60.

[6]　Carlton SM. Nociceptive primary afferents: they have a mind of their own. J Physiol 2014;592(16):3403–3411.

[7]　Holzer P. Efferent-like roles of afferent neurons in the gut: blood flow regulation and tissue protection. Auton Neurosci 2006;125(1–2):70–75.

[8]　Berthoud HR, Neuhuber WL. Functional and chemical anatomy of the afferent vagal system. Auton Neurosci 2000;85(1–3): 1–17.

[9]　Liu HP, Tay SS, Leong SK. An ultrastructural study of the innervation of the guinea pig pancreas. J Hirnforsch 1997;38(1): 107–117.

[10]　Fasanella KE, Christianson JA, Chanthaphavong RS, Davis BM. Distribution and neurochemical identification of pancreatic afferents in the mouse. J Comp Neurol 2008;509(1):42–52.

[11]　Furuzawa Y, Ohmori Y, Watanabe T. Anatomical localization of sympathetic postganglionic and sensory neurons innervating the pancreas of the cat. J Vet Med Sci 1996;58(3):243–248.

[12]　Lindsay TH, Halvorson KG, Peters CM et al. A quantitative analysis of the sensory and sympathetic innervation of the mouse pancreas. Neuroscience. 2006;137(4):1417–1426.

[13]　Rinaman L, Miselis RR. The organization of vagal innervation of rat pancreas using cholera toxin-horseradish peroxidase conjugate. J Auton Nerv Syst 1987;21(2–3):109–125.

[14]　Sharkey KA, Williams RG, Dockray GJ. Sensory substance P innervation of the stomach and pancreas. Demonstration of capsaicin-sensitive sensory neurons in the rat by combined immunohistochemistry and retrograde tracing. Gastroenterology 1984;87(4):914–921.

[15]　Bielefeldt K, Christianson JA, Davis BM. Basic and clinical aspects of visceral sensation: transmission in the CNS. Neurogastroenterol Motil 2005;17(4):488–499.

[16]　Bielefeldt K, Zhong F, Koerber HR, Davis BM. Phenotypic characterization of gastric sensory neurons in mice. Am J Physiol Gastrointest Liver Physiol 2006;291(5):G987–997.

[17]　Malin SA, Christianson JA, Bielefeldt K, Davis BM. TPRV1 expression defines functionally distinct pelvic colon afferents. J Neurosci 2009;29(3):743–752.

[18]　Michalski CW, Laukert T, Sauliunaite D et al. Cannabinoids ameliorate pain and reduce disease pathology in cerulein-induced acute pancreatitis. Gastroenterology 2007;132(5):1968–1978.

[19]　Michalski CW, Maier M, Erkan M et al. Cannabinoids reduce markers of inflammation and fibrosis in pancreatic stellate cells. PLoS One 2008;3(2):e1701.

[20]　Schwartz ES, Christianson JA, Chen X et al. Synergistic role of TRPV1 and TRPA1 in pancreatic pain and inflammation. Gastroenterology 2011;140(4):1283–1291; e1–2.

[21]　Schwartz ES, La JH, Scheff NN, Davis BM, Albers KM, Gebhart GF. TRPV1 and TRPA1 antagonists prevent the transition of acute to chronic inflammation and pain in chronic pancreatitis. J Neurosci 2013;33(13):5603–5611.

[22]　Noble MD, Romac J, Wang Y, Hsu J, Humphrey JE, Liddle RA. Local disruption of the celiac ganglion inhibits substance P release and ameliorates caerulein-induced pancreatitis in rats. Am J Physiol Gastrointest Liver Physiol 2006;291(1):G128–134.

[23]　Liddle RA. The role of transient receptor potential vanilloid 1 (TRPV1) channels in pancreatitis. Biochim Biophys Acta 2007;1772(8):869–878.

[24]　Xu GY, Winston JH, Shenoy M, Yin H, Pendyala S, Pasricha PJ. Transient receptor potential vanilloid 1 mediates hyperalgesia and is up-regulated in rats with chronic pancreatitis. Gastroenterology 2007;133(4):1282–1292.

[25]　Levine JD, Alessandri-Haber N. TRP channels: targets for the relief of pain. Biochim Biophys Acta 2007;1772(8):989–1003.

[26]　Story GM. The emerging role of TRP channels in mechanisms of temperature and pain sensation. Curr Neuropharmacol 2006;4(3):183–196.

[27]　Stucky CL, Dubin AE, Jeske NA, Malin SA, McKemy DD, Story GM. Roles of transient receptor potential channels in pain. Brain Res Rev 2009;60(1):2–23.

[28]　Ceyhan GO, Bergmann F, Kadihasanoglu M et al. The neurotrophic factor artemin influences the extent of neural damage and growth in chronic pancreatitis. Gut 2007;56(4):534–544.

[29]　Friess H, Zhu ZW, di Mola FF et al. Nerve growth factor and its high-affinity receptor in chronic pancreatitis. Ann Surg 1999;230(5):615–624.

[30]　Winston JH, Toma H, Shenoy M et al. Acute pancreatitis results in referred mechanical hypersensitivity and neuropeptide up-regulation that can be suppressed by the protein kinase inhibitor k252a. J Pain 2003;4(6):329–337.

[31]　Zhu Y, Colak T, Shenoy M et al. Nerve growth factor modulates TRPV1 expression and function and mediates pain in chronic

pancreatitis. Gastroenterology 2011;141(1):370–377.

[32] Amadesi S, Cottrell GS, Divino L et al. Protease-activated receptor 2 sensitizes TRPV1 by protein kinase Cepsilon-and A-dependent mechanisms in rats and mice. J Physiol 2006;575(Pt 2):555–571.

[33] Bautista DM, Pellegrino M, Tsunozaki M. TRPA1: A gatekeeper for inflammation. Annu Rev Physiol 2013;75:181–200.

[34] Ceppa E, Cattaruzza F, Lyo V et al. Transient receptor potential ion channels V4 and A1 contribute to pancreatitis pain in mice. Am J Physiol Gastrointest Liver Physiol 2010;299(3):G556–571.

[35] Takahashi N, Mizuno Y, Kozai D et al. Molecular characterization of TRPA1 channel activation by cysteine-reactive inflammatory mediators. Channels (Austin). 2008;2(4):287–298.

[36] Dai Y, Moriyama T, Higashi T et al. Proteinase-activated receptor 2-mediated potentiation of transient receptor potential vanilloid subfamily 1 activity reveals a mechanism for proteinase-induced inflammatory pain. J Neurosci 2004;24(18):4293–4299.

[37] Zhang W, Gao J, Zhao T et al. Proteinase-activated receptor 2 mediates thermal hyperalgesia and is upregulated in a rat model of chronic pancreatitis. Pancreas 2011;40(2):300–307.

[38] Christianson JA, Bielefeldt K, Altier C et al. Development, plasticity and modulation of visceral afferents. Brain Res Rev 2009;60(1):171–186.

[39] Zhuo H, Ichikawa H, Helke CJ. Neurochemistry of the nodose ganglion. Prog Neurobiol 1997;52(2):79–107.

[40] Meisner JG, Waldron JB, Sawynok J. Alpha1-adrenergic receptors augment P2X3 receptor-mediated nociceptive responses in the uninjured state. J Pain 2007;8(7):556–562.

[41] Xie W, Strong JA, Zhang JM. Increased excitability and spontaneous activity of rat sensory neurons following in vitro stimulation of sympathetic fiber sprouts in the isolated dorsal root ganglion. Pain 2010;151(2):447–459.

[42] Barron DH, Matthews BH. "Recurrent fibres" of the dorsal roots. J Physiol 1935;85(1):104–181.

[43] Lin Q, Zou X, Willis WD. Adelta and C primary afferents convey dorsal root reflexes after intradermal injection of capsaicin in rats. J Neurophysiol 2000;84(5):2695–2698.

[44] Weng HR, Dougherty PM. Response properties of dorsal root reflexes in cutaneous C fibers before and after intradermal capsaicin injection in rats. Neuroscience 2005;132(3):823–831.

[45] Liu PY, Lu CL, Wang CC et al. Spinal microglia initiate and maintain hyperalgesia in a rat model of chronic pancreatitis. Gastroenterology 2012;142(1):165–173; e2.

[46] Saloman JL, Albers KM, Li D et al. Ablation of sensory neurons in a genetic model of pancreatic ductal adenocarcinoma slows initiation and progression of cancer. Proc Natl Acad Sci USA 2016;113(11):3078–3083.

[47] Buscher HC, van Goor H, Wilder-Smith OH. Effect of thoracoscopic splanchnic denervation on pain processing in chronic pancreatitis patients. Eur J Pain 2007;11(4):437–443.

[48] Buscher HC, Lenders JW, Wilder-Smith OH, Sweep CG, van Goor H. Bilateral thoracoscopic splanchnicectomy for pain in patients with chronic pancreatitis impairs adrenomedullary but not noradrenergic sympathetic function. Surg Endosc 2012;26(8):2183–2188.

[49] Baghdadi S, Abbas MH, Albouz F, Ammori BJ. Systematic review of the role of thoracoscopic splanchnicectomy in palliating the pain of patients with chronic pancreatitis. Surg Endosc 2008;22(3):580–588.

[50] Basinski A, Stefaniak T, Vingerhoets A et al. Effect of NCPB and VSPL on pain and quality of life in chronic pancreatitis patients. World J Gastroenterol 2005;11(32):5010–5014.

[51] Bannwarth B, Kostine M. Targeting nerve growth factor (NGF) for pain management: what does the future hold for NGF antagonists? Drugs 2014;74(6):619–626.

[52] Bigal ME, Edvinsson L, Rapoport AM et al. Safety, tolerability, and efficacy of TEV-48125 for preventive treatment of chronic migraine: a multicentre, randomised, double-blind, placebo-controlled, phase 2b study. Lancet Neurol 2015;14(11):1091–1100.

[53] Dodick DW, Goadsby PJ, Silberstein SD et al. Safety and efficacy of ALD403, an antibody to calcitonin gene-related peptide, for the prevention of frequent episodic migraine: a randomised, double-blind, placebo-controlled, exploratory phase 2 trial. Lancet Neurol 2014;13(11):1100–1107.

[54] Hochberg MC. Serious joint-related adverse events in randomized controlled trials of anti-nerve growth factor monoclonal antibodies. Osteoarthritis Cartilage 2015;23(suppl 1):S18–21.

[55] Roemer FW, Hayes CW, Miller CG, Hoover K, Guermazi A. Imaging atlas for eligibility and on-study safety of potential knee adverse events in anti-NGF studies (Part 1). Osteoarthritis Cartilage 2015;23(suppl 1):S22–42.

Molecular, Biochemical, and Metabolic Abnormalities in Acute Pancreatitis
急性胰腺炎的分子、生物化学和代谢

18

Julia Mayerle，Frank Ulrich Weiss，Walter Halangk，Markus M. Lerch　著

张　杰　译

周蒙滔　校

一、概述

急性胰腺炎是非恶性肿瘤的消化系统疾病中住院最常见的病因[1]。急性胰腺炎是一种胰腺外分泌引起的炎症性疾病，主要病因是酗酒或胆道结石。近年来，许多动物和细胞模型研究阐明了许多急性胰腺炎的病理生理、细胞和分子发病机制。早在100多年前就有人提出，胰腺炎本质上是一种消化酶过早激活引起的自身消化性疾病。在疾病的早期阶段，为什么消化酶原会被激活以及它是如何被激活的，一直是研究和讨论的重点。本章将讨论胰腺酶原的过早激活所导致生化以及代谢异常的机制。

无论是什么样的病因所致，胰腺炎的自然病程主要是无菌性炎症，分为三个阶段：①局部炎症反应并伴有腺泡组织坏死；②全身炎症反应综合征；③胰腺坏死导致细菌反复感染，并最终导致多器官功能衰竭，病死率升高。重症急性胰腺炎病变过程存在两次病死高峰期：第一次病死高峰发生在发病后1周左右，主要死因是过度炎症反应综合征引起的多脏器功能衰竭，死亡率30%左右；第二次病死高峰期发生在疾病晚期，是由于代偿性抗炎反应综合征使得肠道细菌易位至坏死的胰腺，导致无法控制的败血症。然而，我们经常能够在急性胰腺炎患者身上观察到全身炎症反应和代偿性抗炎反应同时存在，称为混合性抗炎反应综合征（mixed anti-inflammatory response syndrome，MARS）。

急性胰腺炎炎症反应的发病机制与其他创伤或感染性免疫反应的发病机制难以区分。在所有急性胰腺炎的住院患者中，有30%的患者并发两个系统的器官衰竭，除胰腺外最常受累的器官为肺、肾和肠[2]。

二、急性胰腺炎分子和生物化学异常

（一）消化蛋白酶激活的病理生理学意义

胰蛋白酶原和其他胰蛋白酶以未被激活的酶原前体形式在腺泡细胞内合成，并储存在细胞膜包裹的酶原颗粒中。当胰蛋白酶原在小肠中被激活成胰蛋白酶后，就将其他胰腺酶原（如胰凝乳蛋白酶原、弹性蛋白酶原、羧肽酶原或者磷脂酶 A2 酶原）转化成活性形式。尽管在生理条件下，胰腺腺泡细胞内可能有少量胰蛋白酶原的激活，但通常有两种保护机制可防止细胞因蛋白水解活性而受损：① PSTI，它是 SPINK1 基因的产物，与胰腺酶原一同分泌。在人类中，PSTI 可抑制约 20% 的潜在胰蛋白酶活性[3]，但不同物种之间可能有很大不同。SPINK1 基因突变与某些类型胰腺炎有关[4-7]。这也说明了这种保护机制可能在胰腺病理生理中发挥着重要的作用。最近有研究也报道了 SPINK1 过度表达在胰腺炎模型中的意义[8]。②活体啮齿动物的腺泡细胞生物学实验证实，胰蛋白酶在模拟胰腺炎[9]的条件下，可通过自身降解来抑制其自身活性（见下文）。此外，某些与人类遗传性胰腺炎相关的突变可以通过稳定阳离子型胰蛋白酶防止自溶[10-12]或通过胰凝乳蛋白酶 C[13]来防止降解，这也证实胰蛋白酶的蛋白水解可在胰蛋白酶过量激活时保护胰腺。除胰凝乳蛋白酶外，其他胰腺蛋白酶也可能参与类似的保护机制，虽然还没有被实验证实。人类的中胰蛋白酶可能具有相似功能[14, 15]。这种胰蛋白酶异构体仅占总胰蛋白酶原的不到 5%。由于 Gly198 被 Arg 替代（在胰凝乳蛋白酶中则为 Gly193 被 Arg 替代），这种异构体很难被 PSTI 抑制，这说明中胰蛋白酶可能参与其他酶原和蛋白酶的降解[16, 17]。然而，中胰蛋白酶存在严重的缺陷，不仅难以与抑制药结合，而且在蛋白质底物分解也存在问题[18]。因此，中胰蛋白酶的病理生理学作用与其他酶会有所不同，它在细胞内可能无法通过降解蛋白酶而在胰腺炎中起到保护作用。

此外，研究发现人体胰液中存在另一种能够降解蛋白酶原的未知酶，这种活性未知酶被命名为酶 Y，认为也是胰腺炎的保护因子之一[19]。最近发现酶 Y 具有胰凝乳蛋白酶 C 的作用，能够降解活化胰蛋白酶[13]。

从理论上讲，大量胰蛋白酶原的过早激活可以克服这些保护机制，导致酶原限制膜的损伤以及活化的蛋白酶释放到细胞质中。此外，大量钙从酶原颗粒释放到细胞质中可能激活钙依赖性蛋白酶，如钙蛋白酶，而钙蛋白酶又能导致细胞损伤。

消化酶过早激活在胰腺炎发病机制中起着核心作用，基于以下的观察：①在实验性胰腺炎中，胰蛋白酶和弹性蛋白酶的活性在早期即可增加[20, 21]。②胰蛋白酶原和羧肽酶 A1（carboxypeptidase A1，CPA1）的激活肽，在急性胰腺炎发病早期即被释放到胰腺组织或血清中[2, 17, 22-25]。③ ERCP 术前应用加贝酯预处理可降低胰腺炎的发生率[26]。④丝氨酸蛋白酶抑制药可减少实验性胰腺炎的损伤[26]。⑤遗传性胰腺炎通常与阳离子胰蛋白酶原基因突变有关，这些突变可能使胰蛋白酶原更容易过早激活或使活化的胰蛋白酶更能抵抗被其他蛋白酶降解[11, 13]。⑥人胰蛋白酶原基因座三倍体的形成（假定胰蛋白酶活性增加）可导致遗传性胰腺炎[27]。⑦ SPINK1 基因突变可能使 PSTI 生物活性下降，与某些类型的慢性胰腺炎相关[4-7]。

在细胞水平上，胰蛋白酶在发病的早期中的作用存在很大的争议，观察发现敲除胰蛋白酶 7（一种异构体）能够防止胰腺炎小鼠模型中的早期蛋白酶激活，但对疾病进程以及严重程度几乎没有影响[28]。此外，当 CTSB 介导的胰蛋白酶原激活受阻时，胰腺细胞发生凋亡，而不是坏死[29]。

在胰腺炎发展进程的临床和实验研究中，发现在发病早期即可发生酶原激活。在雨蛙素诱导的急性胰腺炎动物模型中存在胰蛋白酶双相模式，在 1h 后达到早期峰值，随后在数小时后达到第二个峰值[25]。这项研究表明可能不止一种机制参与胰腺酶原的激活，炎症细胞在胰腺中的浸润可能是引起第二个峰的机制[25, 30, 31]。综上所述，过早的细胞内酶原激活在引发急性胰腺炎中起着关键作用。

（二）消化蛋白酶激活的临床证据

最近一些临床研究也证实了酶原激活在胰腺炎中的作用。预防性给予小剂量蛋白酶抑制药可明显降低 ERCP 术后胰腺炎的发生率[32]。尽管尚未发现蛋白酶抑制药对临床确诊的胰腺炎有明确疗效[33]，但预防性的研究表明胰蛋白酶激活是该疾病的固有特征。此外，TAP 的特异性抗体与活性胰蛋白酶或非活性胰蛋白酶原不存在交叉反应[34]，因此急性胰腺炎患者血清和尿液 TAP 的存在也直接说明了胰腺炎时胰蛋白酶原的激活，释放的 TAP 量也与疾病严重程度相关[35]。

（三）CTSB 对消化蛋白酶早期激活的影响

一些研究表明，溶酶体半胱氨酸蛋白酶 CTSB 可能在胰腺消化酶的早期激活中起重要的作用[35]。"CTSB 假说"的证据主要基于以下几点：①CTSB 可在体外激活胰蛋白酶原[36]。②在动物模型中，急性胰腺炎的早期阶段即可检测到 CTSB 进入含酶原颗粒的亚细胞器[37]。③在相同的胰腺炎模型中，用免疫金电镜法也在含有消化酶（例如胰蛋白酶原）的分泌细胞器中检测到溶酶体酶[38]。然而，溶酶体酶抑制实验并不能完全证实 CTSB 在早期酶原激活中的关键作用，有人发现其增加了酶原的早期激活[39]，有人则发现可减少早期酶原激活[40]，也有人发现未能改善胰腺炎的进程。

为了更直接证实 CTSB 假说，克服溶酶体酶抑制药对 CTSB 特异性差的缺点，构建了 CTSB 基因敲除而产生的 CTSB 缺陷小鼠[41]。研究结果阐明了在急性胰腺炎中，90% 的胰腺内胰蛋白酶原激活依赖于 CTSB[41]。然而，令人困惑的是，胰蛋白酶原下降与腺泡细胞损伤的减轻程度并不一致。CTSB 介导的胰蛋白酶原激活引起细胞死亡的机制可能解释其中的差异，两者都不诱导坏死，而是引起危害相对较小的凋亡[29, 42]。但是，与人类疾病的相关性仍需进一步研究。

通过重点研究溶酶体酶激活人胰蛋白酶原的能力，并结合遗传性胰腺炎的相关突变，来证实 CTSB-胰腺炎假说。如上所述，遗传性胰腺炎是一种常染色体显性遗传疾病，与慢性胰腺炎的早期发病有关（通常是儿童和青年人群），也与阳离子胰蛋白酶原基因（PRSS1）的各种种系突变有关[43]。当具有遗传性胰腺炎突变的重组胰蛋白酶原在体外被 CTSB 激活时，在另一方面，胰蛋白酶的生物活性明显不同于野生型胰蛋白酶[13, 44]，最常见的 PRSS1 突变，如 R122H 和 N29I，在激活 CTSB 的动力学方面与野生型胰蛋白酶并无差异[45]，这个观察发现支持了 CTSB-胰腺炎假说。此外，CTSB 分泌后大量存在于胰腺分泌酶原颗粒中（而非溶酶体），并在这个分泌过程中活化[45]。因此，上述这些研究就充分证实了 CTSB-胰腺炎假说。生理条件下胰腺中的大多数 CTSB 存在于分泌区[45, 46]，而不是通过溶酶体分配到分泌区[37]。尽管如此，目前仍没有直接证据表明 CTSB 参与了人胰腺炎的发病，至少没参与胰蛋白酶突变引起的遗传性胰腺炎。

在印度最近完成了一项研究，140 例胰腺炎患者和 155 例对照组患者，实行了 CTSB 基因整个编码区测序，发现 CTSB 种系突变可能参与胰腺炎的发生[47]，然而这些数据没有在西方特发性胰腺炎人群中得到证实[48]。

目前为止，CTSB 介导的胰蛋白酶原激活在人类中是否与实验性胰腺炎一样起很大的作用，仍不得而知。进一步来说，这一机制在胰腺炎发生和严重程度的作用机制仍是未知[29, 42]。最后，在人类和动物胰腺炎早期，其他溶酶体组织蛋白酶如组织蛋白酶 L 是否能拮抗 CTSB 的作用，仍然有待进一步研究[49]。

细胞生物学和分子技术的不断进步加速了细胞病理生理学研究。胰腺炎发病机制的研究也取得了不断的进展，促进了预防和治疗策略的制定。

三、代谢性和系统性异常

在亚特兰大标准修订版之前，急性胰腺炎患者一直是根据并发症和重症的概念来分类[50]。并发症包括全身性器官衰竭以及局部并发症。研究表明，在入院第 1 周内发生器官衰竭的病死率 > 50%[51]。一项对 290 例重症急性胰腺炎患者的调查显示，60% 的患者存在早期器官衰竭。如果器官衰竭仅短暂存在，临床预后好（病死率低于 1%），而持续性器官衰竭导致的病死率则高达 35%[2]。因此，更好地了解急性胰腺炎早期多器官衰竭的发病机制对制定新的预防或治疗策略至关重要。

（一）肺衰竭的发病机制

急性呼吸窘迫综合征（acute respiratory distress syndrome，ARDS），后称急性肺损伤（acute lung injury，ALI），是重症监护室常见的器官功能障碍类型，而且可能是重症患者死亡的原因。虽然确切的发病率仍然未知，但在美国可能高达 75/10 万人[52]。总体而言，急性胰腺炎患者很少发生 ARDS（占总数的 8%），但重症急性胰腺炎通常与 ALI 和 ARDS 有关[53]。1994 年，ALI 被定义为炎症与渗出综合征，表现为一系列临床、影像学、生理学的异常，且不能单纯通过左心房或肺毛细血管性高压来解释[54, 55]。ALI 和 ARDS 之间的区别是低氧血症的程度。急性胰腺炎肺部并发症的发生率在 15% ～ 55% 之间，其严重程度可从无临床或影像学表现的轻度低氧血症到严重的 ARDS。低氧血症的主要原因是通气 / 血流灌注异常，导致右到左的肺内分流。ARDS 的肺损伤经历三个阶段：渗出、增生和纤维化，但每个阶段的进程和疾病的整体进展并不同步。ARDS 病理生理特征是肺泡毛细血管严重损伤，组织学特征是出现致密的嗜酸性透明膜和肺泡塌陷。此外，内皮细胞肿胀、细胞间连接变宽以及细胞囊泡增加，最终导致毛细血管渗漏和水肿形成。大约 10% 的急性胰腺炎患者在胸片上表现为肺水肿，1/3 的患者在住院第 1 周内出现进行性低氧血症[56]。全身炎症反应综合征（systemic inflammatory response syndrome，SIRS）引起的微血管通透性增加是导致肺泡水肿的主要原因[57, 58]。研究证实转铁蛋白可作为入院后 48h 内肺血管通透性的标记物，并且疾病后期病死患者的肺组织中也显著增加[59]。最近也报道了镓 - 转铁蛋白肺渗漏指数的增加与死亡率相关[60]。

Lankisch 及其团队调查了 140 例急性胰腺炎患者肺部浸润的发生率，其中 26% 的患者发生在入院后 24h 内。急性胰腺炎的病死率与肺部浸润和渗出存在显著相关性[61]（图 18-1）。Logistic 回归分析显示，如果影像学异常，病死率可增加 15 倍[62]。作为 Ranson 评分和 Imrie 评分重要组成部分，入院时血氧饱和度降低是胰腺炎严重程度的一个影响因素，并且国际指南推荐血氧饱和度需维持在 95% 以上，作为治疗的目标[63]。

两项病例系列分析根据急性胰腺炎的 ARDS 病理生理学角度研究发现，大量细胞因子释放可能参与 SIRS 的发生。有研究报道，在后期进展为急性重症肺损伤的患者中，入院时 IL-8 就已显著增高[64]。ARDS 合并胸腔积液患者血清中 TNF-α、IL-1、IL-6 和多形核细胞弹性蛋白酶（PMN 弹性蛋白酶）也显著升高，说明这些细胞因子参与了 ARDS 的发生发展，但也可能由于细胞因子在胸腔积液中不能有效清除而导致 ARDS 发生[65]。此外，也有研究报告，晚期发生 ARDS 患者的血清血栓素和前列环素水平也

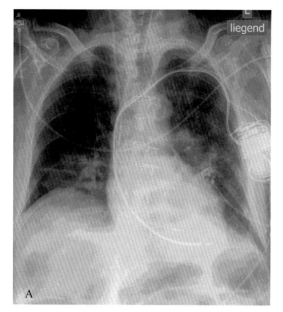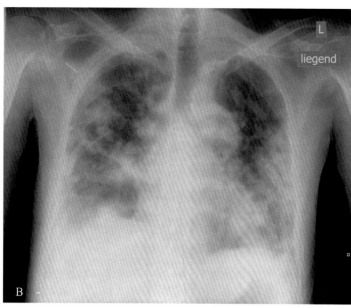

▲ 图 18-1　重症急性胰腺炎患者的肺浸润影像图

升高[66]。

　　磷脂酶 A2（phospholipase A2，PLA-2）一直被认为是急性胰腺炎 ALI 的主要作用因子之一。PLA-2 有许多亚型，尤其是 PLA-2 Ⅰ 型和 PLA-2 Ⅱ 型在胰腺炎的发病机制中发挥着重要作用。早期研究表明，PLA-2 Ⅱ 型（白细胞来源的 PLA-2）能够将其内源性底物卵磷脂（细胞膜脂双层的一部分）转化为毒性更强的复合卵磷脂，从而导致急性胰腺炎细胞坏死[67, 68]。PLA-2 也可以分解肺表面活性物质，从而影响氧合作用并增加血管通透性。在革兰阴性菌感染的休克患者中，循环血浆中 PLA-2 水平升高与严重肺部变化相关，这也证实了上述结论[69]。此外，气管内应用非胰源性 PLA-2 可以诱导肺损伤和间质水肿以及炎性细胞聚集。因此，肺损伤并不是坏死胰腺腺泡细胞释放 PLA-2 所导致的[69-71]。除了 PLA-2 假说之外，其他胰腺酶原和肺巨噬细胞释放一氧化氮也是急性胰腺炎肺并发症的可能机制[72]。例如静脉注射弹性蛋白酶或胰蛋白酶不仅可以激活 NF-κB 和释放 TNF-α 引起中性粒细胞迁移导致肺损伤，而且还增加了肺血管通透性[73-78]。

　　中性粒细胞在急性胰腺炎肺损伤中起着重要的作用，抑制中性粒细胞来源的丝氨酸蛋白酶（如 PMN 弹性酶）可能是治疗的靶点[30, 31]。为了去除激活的胰酶防止全身性损伤，两项小规模研究（分别招募 12 名和 6 名患者）进行了胸腔导管引流治疗。其中一项研究发现可改善肺气体交换，减少了机械通气的时间[65]，而另一项研究则无法证实其有效[79]，因此该方法的疗效仍值得商榷。

　　总之，重症急性胰腺炎经常伴随急性肺损伤。动脉低氧血症、肺部浸润、胸腔积液和 ARDS 都可能是急性胰腺炎的并发症。重症急性胰腺炎发病后的最初几天内易并发肺损伤，而脓毒症引起肺损伤往往发生在疾病后期。除了加强护理之外，保护性机械通气，血流动力学监测，以及肠内营养和肾脏替代治疗都可能是治疗肺部并发症有效措施[80-86]。然而，到目前为止，肺损伤的发病机制尚不完全清楚，临床试验也未能达到满意效果[87-91]。

（二）肾功能衰竭的发病机制

　　中度脓毒血症患者中有 19% 的可能发生急性肾功能衰竭（acute renal failure，ARF），重度脓毒血症患者上升至 23%，血培养阳性的感染性休克患者则高达 51%[92, 93]。SIRS 和脓毒症产生的细胞因子可介导一氧化氮合成，导致动脉血管舒张，从而诱发急性肾功能衰竭[94]。在危重疾病中，急性肾功能衰竭患者比重症监护透析依赖的患者死亡率更高，这也说明了急性肾功能衰竭的不良结局不仅仅是肾功能不全，也有 SIRS 参与[95]。危重疾病急性肾功能衰竭临床表现为血清肌酐升高和尿量减少，主要是由肾小管上皮细胞损伤或急性肾小管坏死引起。在坏死性胰腺炎患者中，起病后平均 8.3d 有 21% 的患者发生肾功能不全。胰腺的坏死程度与急性肾功能衰竭相关，但是胰腺坏死感染与急性肾功能衰竭无明显相关[96]。尽管如此，急性肾功能衰竭并未系统地开展基础与临床研究。

肾前性肾功能衰竭与 SIRS 危重患者的急性肾功能衰竭发病机制相同，由大量体液潴留在第三间隙与长期细胞因子介导的器官衰竭引起。Simmons 等发现血浆中促炎细胞因子（TNF-α、IL-1b、IL-6）可预测急性肾功能衰竭患者的病死率[97]，抗 TNF-α 治疗可改善蛋白酶激活等实验性胰腺炎的早期事件[98]。在动物模型中，注射高浓度的促炎因子可以直接导致多器官功能衰竭[99, 100]。此外，SIRS 合并急性肾功能衰竭患者可表现为严重的内皮损伤和高凝状态，如 von Willebrand 因子、血栓调节蛋白、组织纤溶酶原激活物、纤溶酶原激活物抑制物 -1 和 D- 二聚体活性增加[101]。因此，血管活性物质也是重要的影响因素[102]。

总而言之，急性肾功能衰竭是急性胰腺炎常见的胰外并发症，其发病机制需进一步深入研究，为了治疗这个潜在的致命并发症。

（三）麻痹性肠梗阻和肠道渗透性改变的发病机制

急性胰腺炎患者常常发生严重的肠动力紊乱，由于肠道细菌过度繁殖和肠道渗透性增加，患者容易发生肠道菌群易位到胰腺坏死组织，从而使病死率增加（图 18-2）。肠动力紊乱机制尚未完全阐明[103]。CDE 法（胆碱缺乏，补充乙硫氨酸）饮食喂养的小鼠实验说明，胃排空和肠道蠕动在急性坏死性胰腺炎时受到抑制。受体后水平的肠动力障碍可引起空肠收缩能力全面下降，也是导致急性胰腺炎肠梗阻的重要原因[104-107]。因此，拟副交感神经等药物疗效不佳。

临床试验和动物实验均证实，急性胰腺炎时肠道对大分子的渗透性增加，可导致肠道细菌易位、病

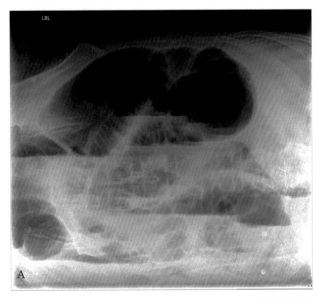
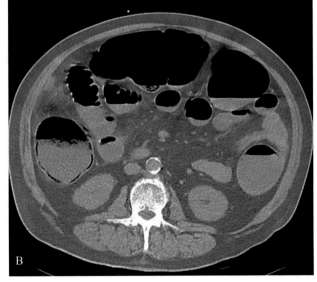

▲ 图 18-2　重症急性胰腺炎的麻痹性肠梗阻影像图

情加重以及坏死感染率的增加[106, 107]。肠道渗透性的早期改变与内毒素暴露水平相关[107]。肠道屏障功能破坏的机制可能与局部（肠道）因素有关，即黏膜缺血、黏膜上皮完整性破坏、再灌注损伤、肠道微生态紊乱和黏膜免疫功能受损。细胞水平上则表现为上皮紧密连接和黏附连接的改变，也包括 claudins[108, 109]、occludins[110]、肌球蛋白[111, 112] 等蛋白的变化。此外，全身因素如免疫功能受损、内毒素血症、细胞因子和趋化因子、营养不良或肠外营养，都与肠道渗透性受损有关。早期肠内营养或免疫增强营养剂可改善肠道屏障[113, 114]。胸腔硬膜外镇痛也可增加回肠黏膜毛细血管灌注，从而改善重症急性胰腺炎的生存率[115]。

（四）凝血功能障碍的发病机制

急性胰腺炎的 SIRS 和器官衰竭的发生与脓毒症、严重创伤或烧伤的复杂病程有着相似之处[116, 117]。早在 1977 年，Ranson 等就发现重症急性胰腺炎时凝血因子存在异常，主要是酶相关的血管内凝血参与了凝血并发症的发生[118]。全身炎症反应可引起凝血的快速激活，并最终导致全身性或选择性抗凝系统的耗竭。

凝血和炎症的相互作用是弥散性血管内凝血的主要发病机制。例如，促炎细胞因子 TNF-α、IL-1 和 IL-6 可以使凝血酶的形成增加，并抑制蛋白 C 系统等生理性抗血栓防御机制[119]。蛋白 C 系统既是主要的生理性抗凝系统，又是炎症和凝血系统交互作用的中心环节。酶原蛋白 C 通过凝血酶与内皮细胞表面的血栓调节蛋白结合而转化为活化蛋白 C[120]，而内皮细胞 PC 受体发挥协同作用[121]。活化蛋白 C 主要通过蛋白水解凝血激活因子 V 和活化因子Ⅷ，使其失活而发挥抗凝功能。此外，活化蛋白 C 还具有明显的抗炎和抗凋亡特性[122]。重组活化蛋白 C 可以明显降低严重脓毒症患者血 IL-6 和 D- 二聚体水平，并显著降低死亡率。研究表明蛋白 C 缺乏和活化蛋白 C 生成减少将会导致重症急性胰腺炎患者的抗凝和抗炎防御功能下降，进而加重多器官衰竭[123]。因此，有必要开展蛋白 C 治疗重症急性胰腺炎的临床试验。

纠正凝血功能不仅具有治疗重症急性胰腺炎的作用，弥散性血管内凝血也具有预后预测价值。例如，急性胰腺炎患者抗凝血酶Ⅲ水平＜ 69% 可明确提示预后差[124, 125]。实验也证明，抗凝血酶Ⅲ的替代治疗可改善胰腺炎患者预后[126]。

四、急性胰腺炎心电图的异常

急性胰腺炎时可出现心电图异常，包括心律失常、心动过缓、T 波改变、室内传导障碍和"假梗死"的 ST 段抬高（图 18-3）。然而，心电异常的原因尚不清楚。小鼠急性胰腺炎模型可发生心肌超微结构紊乱，包括间质水肿和心肌细胞缺氧、肌纤维过度收缩、心肌细胞间水肿和心肌细胞肥大伴心肌间质胶原化[127]。Albrecht 和 Laws[128] 提出，胰蛋白水解酶有直接的心脏毒性作用，是 ST 段抬高和心肌特异性酶升高（特别是磷酸激酶 MB 部分）的原因之一。此外，急性胰腺炎心电图异常的机制还包括：代谢紊乱、血流动力学不稳定、使用血管加压素药物、心包炎、心肌炎、潜在心脏疾病加重、凝血功能障碍和冠状动脉痉挛[128-130]。

急性胰腺炎患者容易发生代谢异常，因此血清电解质紊乱可影响心脏电生理，包括：T 波形态改变、束支传导阻滞、心律失常、QT 间期缩短或延长、心律不齐、U 波突出、ST 段压低或抬高以及室颤[131-134]。近期，有两项前瞻性研究报道了心电图异常与急性胰腺炎的严重程度相关。Rubio-Tapia 等研究发现有 55%（28 例）的急性胰腺炎患者发生心电图异常，但大多数变化是短暂的，并与电解质改变有

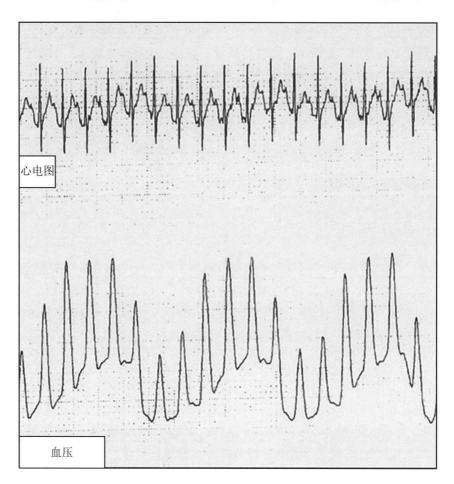

心电图

血压

▲ 图 18-3　严重低血容量和低血钾的心电图改变

关[135]。然而，Stimac 等研究发现轻型急性胰腺炎与重症急性胰腺炎相比，心率、PQ 间隔和 ST 段抬高存在显著差异，这可能是交感神经兴奋导致心率加快、PQ 间期缩短有关[136]。

五、低钙血症和低镁血症

重症急性胰腺炎常并发低钙血症，已经被纳入了 Ranson 评分和 Imrie 评分[137-139]，作为判断预后的指标。通常认为，Ca^{2+} 浓度低于 2mmol/L 意味着预后不佳。急性胰腺炎时存在多种机制导致低钙血症的发生，需要加以鉴别。

①血清钙水平仅反映部分生理活性的离子钙。一半以上的游离钙与白蛋白结合，血清钙水平需根据血清白蛋白进行校正。急性胰腺炎时，白蛋白转移至第三间隙中，血清钙也随之下降。当低蛋白血症纠正后，大部分患者血清钙可恢复正常，这也是为什么不出现心律失常和手足抽搐等低钙血症表现的原因[140-142]。

②随着血清钙水平的下降，甲状旁腺素水平（parathyroid hormone，PTH）随之增加，促进骨钙动员和肾脏对钙离子重吸收。一项前瞻性研究发现虽然急性胰腺炎引起的低钙血症刺激甲状旁腺素水平升高，但在病程复杂的患者升高更加显著[143]。器官衰竭时骨钙动员不足，这可能是低钙血症的另一种解释。然

而 Robertson 等学者不认同这一假设[144]，因为急性胰腺炎患者注射外源性甲状旁腺素后，血清钙和尿环磷酸腺苷可适当上升，动物实验也证实了这一观察[144]。

低镁血症和低钙血症会抑制甲状旁腺素分泌及其外周作用。Ryzen 和 Rude 研究发现，急性胰腺炎的低钙血症患者也会出现细胞内镁缺乏，虽然血清镁浓度正常。因此，镁缺乏在急性胰腺炎低钙血症的发病机制中起着重要作用[145]。众所周知，镁是多种酶反应的辅助因子，其中也包括了酶原激活。Mg^{2+} 通过抑制细胞内钙信号传导减少早期酶原激活[146, 147]。在实验性胰腺炎模型中，口服 Mg^{2+} 作为食物补充剂能显著改善病情[148]。目前正在开展两项研究镁治疗复发性特发性胰腺炎和预防 ERCP 术后胰腺炎疗效的多中心、多国家、随机、安慰剂对照的 II 期临床试验[149]。

③游离脂肪酸升高引起急性胰腺炎低钙血症的作用机制尚未完全阐明，现已提出多种不同的病理生理机制。坏死的胰腺腺泡细胞释放出游离脂肪酶和磷脂酶水解三酰甘油，从而导致血清游离脂肪酸升高。Warshaw 等在动物模型中研究了游离脂肪酸对血清钙的影响，发现以下几个现象：a. 游离脂肪酸浓度的变化是自行发生的，但可影响血清钙水平。b. 血清钙降低可能是由于游离脂肪酸 - 白蛋白在血管内与钙结合所致，但是过多血液循环中的钙 - 游离脂肪酸复合物进入血管外和血管内也是一个重要的因素。c. 部分急性胰腺炎患者游离脂肪酸浓度明显升高，可能影响低钙血症和钙离子通量变化[150]。

最近研究表明，虽然脂肪酸乙酯比其前体脂肪酸危害小[151]，但通过 IP_3 受体和 ATP 消耗直接参与细胞内的钙毒性[152]。类似于镁替代治疗干扰病理性钙信号传导[148, 149]，根据 IP_3 的相关机制，可以应用咖啡因进行治疗或者至少进行预防[153]。这可能是咖啡可以预防胰腺炎的原因[154]。

胰周脂肪坏死和不饱和脂肪酸的脂解作用在很大程度上导致了胰腺炎的发病和严重程度尚不完全清楚，目前是一个非常热门的研究领域[155]。

总之，低钙血症是重症急性胰腺炎的常见表现。急性胰腺炎时如果纠正了低蛋白血症，低钙血症往往能恢复正常。实验研究已经证明了细胞内高浓度钙离子发挥重要作用，镁拮抗钙可抑制早期酶原激活和减轻胰腺炎严重程度。因此，镁替代疗法有待进一步进行临床试验证明。

☞ 参考文献

[1] Peery AF, Dellon ES, Lund J et al. Burden of gastrointestinal disease in the United States: 2012 update. Gastroenterology 2012;143(5):1179–1187.e1–3.

[2] Johnson CD, Abu-Hilal M. Persistent organ failure during the first week as a marker of fatal outcome in acute pancreatitis. Gut 2004;53:1340–1344.

[3] Rinderknecht H. Activation of pancreatic zymogens. Normal activation, premature intrapancreatic activation, protective mechanisms against inappropriate activation. Dig Dis Sci 1986;31:314–321.

[4] Witt H, Luck W, Hennies HC et al. Mutations in the gene encoding the serine protease inhibitor, Kazal type 1 are associated with chronic pancreatitis. Nat Genet 2000;25:213–216.

[5] Threadgold J, Greenhalf W, Ellis I et al. The N34S mutation of SPINK1 (PSTI) is associated with a familial pattern of idiopathic chronic pancreatitis but does not cause the disease. Gut 2002;50:675–681.

[6] Weiss FU, Simon P, Bogdanova N et al. Complete cystic fibrosis transmembrane conductance regulator gene sequencing in patients with idiopathic chronic pancreatitis and controls. Gut 2005;54:1456–1460.

[7] Weiss FU, Simon P, Witt H et al. SPINK1 mutations and phenotypic expression in patients with pancreatitis associated with trypsinogen mutations. J Med Genet 2003;40:e40.

[8] Liddle RA. Susceptibility to pancreatitis related to PSTI/SPINK1 expression. Gastroenterol Clin North Am 2004;33:807–816.

[9] Halangk W, Kruger B, Ruthenburger M et al. Trypsin activity is not involved in premature, intrapancreatic trypsinogen activation. Am J Physiol Gastrointest Liver Physiol 2002;282:G367–374.

[10] Sahin-Toth M, Toth M. Gain-of-function mutations associated with hereditary pancreatitis enhance autoactivation of human cationic trypsinogen. Biochem Biophys Res Commun 2000;278:286–289.

[11] Sahin-Toth M, Toth M. High-affinity Ca^{2+} binding inhibits autoactivation of rat trypsinogen. Biochem Biophys Res Commun 2000;275:668–671.

[12] Simon P, Weiss FU, Sahin-Toth M et al. Hereditary pancreatitis caused by a novel PRSS1 mutation (Arg-122 → Cys) that alters autoactivation and autodegradation of cationic trypsinogen. J Biol Chem 2002;277:5404–5410.

[13] Szabó A, Sahin-Tóth M. Increased activation of hereditary pancreatitis-associated human cationic trypsinogen mutants in presence of chymotrypsin C. J Biol Chem 2012;287(24):20701–20710.

[14] Rinderknecht H, Renner IG, Abramson SB, Carmack C. Mesotrypsin: a new inhibitor-resistant protease from a zymogen in human pancreatic tissue and fluid. Gastroenterology 1984;86:681–692.

[15] Nyaruhucha CN, Kito M, Fukuoka SI. Identification and expression of the cDNA-encoding human mesotrypsin(ogen), an isoform of trypsin with inhibitor resistance. J Biol Chem 1997;272:10573–10578.

[16] Szmola R, Kukor Z, Sahin-Toth M. Human mesotrypsin is a unique digestive protease specialized for the degradation of trypsin inhibitors. J Biol Chem 2003;278:48580–48589.

[17] Mithofer K, Fernandez-del Castillo C, Rattner D, Warshaw AL. Subcellular kinetics of early trypsinogen activation in acute rodent pancreatitis. Am J Physiol 1998;274:G71–79.

[18] Katona G, Berglund GI, Hajdu J, Graf L, Szilagyi L. Crystal structure reveals basis for the inhibitor resistance of human brain trypsin. J Mol Biol 2002;315:1209–1218.

[19] Rinderknecht H, Adham NF, Renner IG, Carmack C. A possible zymogen self-destruct mechanism preventing pancreatic autodigestion. Int J Pancreatol 1988;3:33–44.

[20] Bialek R, Willemer S, Arnold R, Adler G. Evidence of intracellular activation of serine proteases in acute cerulein-induced pancreatitis in rats. Scand J Gastroenterol 1991;26:190–196.

[21] Luthen R, Niederau C, Grendell JH. Intrapancreatic zymogen activation and levels of ATP and glutathione during caerulein pancreatitis in rats. Am J Physiol 1995;268:G592–604.

[22] Schmidt J, Fernandez-del Castillo C, Rattner DW, Lewandrowski K, Compton CC, Warshaw AL. Trypsinogen-activation peptides in experimental rat pancreatitis: prognostic implications and histopathologic correlates. Gastroenterology 1992;103: 1009–1016.

[23] Appelros S, Thim L, Borgstrom A. Activation peptide of carboxypeptidase B in serum and urine in acute pancreatitis. Gut 1998;42:97–102.

[24] Gudgeon AM, Heath DI, Hurley P et al. Trypsinogen activation peptides assay in the early prediction of severity of acute pancreatitis. Lancet 1990;335:4–8.

[25] Gukovskaya AS, Vaquero E, Zaninovic V et al. Neutrophils and NADPH oxidase mediate intrapancreatic trypsin activation in murine experimental acute pancreatitis. Gastroenterology 2002;122:974–984.

[26] Niederau C, Grendell JH. Intracellular vacuoles in experimental acute pancreatitis in rats and mice are an acidified compartment. J Clin Invest 1988;81:229–236.

[27] Le Marechal C, Masson E, Chen JM et al. Hereditary pancreatitis caused by triplication of the trypsinogen locus. Nat Genet 2006;38:1372–1374.

[28] Sah RP, Dudeja V, Dawra RK, Saluja AK. Cerulein-induced chronic pancreatitis does not require intra-acinar activation of trypsinogen in mice. Gastroenterology 2013;144(5):1076–1085.e2.

[29] Sendler M, Maertin S, John D et al. Cathepsin B activity initiates apoptosis via digestive protease activation in pancreatic acinar cells and experimental pancreatitis. J Biol Chem 2016;291(28):14717–14731.

[30] Schnekenburger J, Mayerle J, Kruger B et al. Protein tyrosine phosphatase kappa and SHP-1 are involved in the regulation of cell-cell contacts at adherens junctions in the exocrine pancreas. Gut 2005;54:1445–1455.

[31] Mayerle J, Schnekenburger J, Kruger B et al. Extracellular cleavage of E-cadherin by leukocyte elastase during acute experimental pancreatitis in rats. Gastroenterology 2005;129:1251–1267.

[32] Cavallini G, Tittobello A, Frulloni L, Masci E, Mariana A, Di Francesco V. Gabexate for the prevention of pancreatic damage

related to endoscopic retrograde cholangiopancreatography. Gabexate in digestive endoscopy – Italian Group. N Engl J Med 1996;335:919–923.

[33] Buchler M, Malfertheiner P, Uhl W et al. Gabexate mesilate in human acute pancreatitis. German Pancreatitis Study Group. Gastroenterology 1993;104:1165–1170.

[34] Hurley PR, Cook A, Jehanli A, Austen BM, Hermon-Taylor J. Development of radioimmunoassays for free tetra-L-aspartyl-L-lysine trypsinogen activation peptides (TAP). J Immunol Methods 1988;111:195–203.

[35] Neoptolemos JP, Kemppainen EA, Mayer JM et al. Early prediction of severity in acute pancreatitis by urinary trypsinogen activation peptide: a multicentre study. Lancet 2000;355:1955–1960.

[36] Figarella C, Miszczuk-Jamska B, Barrett AJ. Possible lysosomal activation of pancreatic zymogens. Activation of both human trypsinogens by cathepsin B and spontaneous acid. Activation of human trypsinogen 1. Biol Chem Hoppe Seyler 1988;369(suppl): 293–298.

[37] Saluja A, Hashimoto S, Saluja M, Powers RE, Meldolesi J, Steer ML. Subcellular redistribution of lysosomal enzymes during caerulein-induced pancreatitis. Am J Physiol 1987;253:G508–516.

[38] Watanabe O, Baccino FM, Steer ML, Meldolesi J. Supramaximal caerulein stimulation and ultrastructure of rat pancreatic acinar cell: early morphological changes during development of experimental pancreatitis. Am J Physiol 1984;246:G457–467.

[39] Leach SD, Modlin IM, Scheele GA, Gorelick FS. Intracellular activation of digestive zymogens in rat pancreatic acini. Stimulation by high doses of cholecystokinin. J Clin Invest 1991;87:362–366.

[40] Saluja AK, Donovan EA, Yamanaka K, Yamaguchi Y, Hofbauer B, Steer ML. Cerulein-induced in vitro activation of trypsinogen in rat pancreatic acini is mediated by cathepsin B. Gastroenterology 1997;113:304–310.

[41] Halangk W, Lerch MM, Brandt-Nedelev B et al. Role of cathepsin B in intracellular trypsinogen activation and the onset of acute pancreatitis. J Clin Invest 2000;106:773–781.

[42] Talukdar R, Sareen A, Zhu H et al. Release of cathepsin B in cytosol causes cell death in acute pancreatitis. Gastroenterology 2016;151(4):747–758.e5.

[43] Whitcomb DC, Gorry MC, Preston RA et al. Hereditary pancreatitis is caused by a mutation in the cationic trypsinogen gene. Nat Genet 1996;14:141–145.

[44] Szilagyi L, Kenesi E, Katona G, Kaslik G, Juhasz G, Graf L. Comparative in vitro studies on native and recombinant human cationic trypsins. Cathepsin B is a possible pathological activator of trypsinogen in pancreatitis. J Biol Chem 2001;276: 24574–24580.

[45] Kukor Z, Mayerle J, Kruger B et al. Presence of cathepsin B in the human pancreatic secretory pathway and its role in trypsinogen activation during hereditary pancreatitis. J Biol Chem 2002;277:21389–21396.

[46] Tooze J, Hollinshead M, Hensel G, Kern HF, Hoflack B. Regulated secretion of mature cathepsin B from rat exocrine pancreatic cells. Eur J Cell Biol 1991;56:187–200.

[47] Mahurkar S, Idris MM, Reddy DN et al. Association of cathepsin B gene polymorphisms with tropical calcific pancreatitis. Gut 2006;55:1270–1275.

[48] Weiss FU, Behn CO, Simon P, Ruthenbürger M, Halangk W, Lerch MM. Cathepsin B gene polymorphism Va126 is not associated with idiopathic chronic pancreatitis in European patients. Gut 2007;56(9):1322–1323.

[49] Wartmann T, Mayerle J, Kähne T et al. Cathepsin L inactivates human trypsinogen, whereas cathepsin L-deletion reduces the severity of pancreatitis in mice. Gastroenterology 2010;138(2):726–737.

[50] Banks PA, Bollen TL, Dervenis C et al. Acute Pancreatitis Classification Working Group. Classification of acute pancreatitis—2012: revision of the Atlanta classification and definitions by international consensus. Gut 2013;62:102–111 DOI:10.1136/gutjnl-2012-302779

[51] Buter A, Imrie CW, Carter CR, Evans S, McKay CJ. Dynamic nature of early organ dysfunction determines outcome in acute pancreatitis. Br J Surg 2002;89:298–302.

[52] Hudson LD, Steinberg KP. Epidemiology of acute lung injury and ARDS. Chest 1999;116:74S–82S.

[53] Ranson JH, Roses DF, Fink SD. Early respiratory insufficiency in acute pancreatitis. Ann Surg 1973;178:75–79.

[54] Bernard GR, Artigas A, Brigham KL et al. The American-European Consensus Conference on ARDS. Definitions, mechanisms, relevant outcomes, and clinical trial coordination. Am J Respir Crit Care Med 1994;149:818–824.

[55] Bernard GR, Artigas A, Brigham KL et al. Report of the American-European consensus conference on ARDS: definitions, mechanisms, relevant outcomes and clinical trial coordination. The Consensus Committee. Intensive Care Med 1994;20:225–232.

[56] Warshaw AL, Lesser PB, Rie M, Cullen DJ. The pathogenesis of pulmonary edema in acute pancreatitis. Ann Surg 1975;182: 505–510.

[57] Malik AB. Pulmonary edema after pancreatitis: role of humoral factors. Circ Shock 1983;10:71–80.

[58] Gelb AF, Klein E. Hemodynamic and alveolar protein studies in noncardiac pulmonary edema. Am Rev Respir Dis 1976;114:831–835.

[59] Robertson CS, Basran GS, Hardy JG. Lung vascular permeability in patients with acute pancreatitis. Pancreas 1988;3:162–165.

[60] Groeneveld AB, Raijmakers PG. The 67gallium-transferrin pulmonary leak index in patients at risk for the acute respiratory distress syndrome. Crit Care Med 1998;26:685–691.

[61] Lankisch PG, Droge M, Becher R. Pulmonary infiltrations. Sign of severe acute pancreatitis. Int J Pancreatol 1996;19:113–115.

[62] Talamini G, Uomo G, Pezzilli R et al. Serum creatinine and chest radiographs in the early assessment of acute pancreatitis. Am J Surg 1999;177:7–14.

[63] Working Group IAP/APA Acute Pancreatitis Guidelines. IAP/APA evidence-based guidelines for the management of acute pancreatitis. Pancreatology 2013;13(4 suppl 2):e1–15.

[64] Donnelly SC, Strieter RM, Kunkel SL et al. Interleukin-8 and development of adult respiratory distress syndrome in at-risk patient groups. Lancet 1993;341:643–647.

[65] Montravers P, Chollet-Martin S, Marmuse JP, Gougerot-Pocidalo MA, Desmonts JM. Lymphatic release of cytokines during acute lung injury complicating severe pancreatitis. Am J Respir Crit Care Med 1995;152:1527–1533.

[66] Deby-Dupont G, Braun M, Lamy M et al. Thromboxane and prostacyclin release in adult respiratory distress syndrome. Intensive Care Med 1987;13:167–174.

[67] Schmidt H, Creutzfeldt W. [Role of enzyme activation in the pathogenesis of pancreatitis]. Tijdschr Gastroenterol 1969;12:491–512.

[68] Schmidt H, Creutzfeldt W. The possible role of phospholipase A in the pathogenesis of acute pancreatitis. Scand J Gastroenterol 1969;4:39–48.

[69] Vadas P. Elevated plasma phospholipase A2 levels: correlation with the hemodynamic and pulmonary changes in gram-negative septic shock. J Lab Clin Med 1984;104:873–881.

[70] Edelson JD, Vadas P, Villar J, Mullen JB, Pruzanski W. Acute lung injury induced by phospholipase A2. Structural and functional changes. Am Rev Respir Dis 1991;143:1102–1109.

[71] Nevalainen TJ, Hietaranta AJ, Gronroos JM. Phospholipase A2 in acute pancreatitis: new biochemical and pathological aspects. Hepatogastroenterology 1999;46:2731–2735.

[72] Tsukahara Y, Morisaki T, Horita Y, Torisu M, Tanaka M. Phospholipase A2 mediates nitric oxide production by alveolar macrophages and acute lung injury in pancreatitis. Ann Surg 1999;229:385–392.

[73] Jaffray C, Yang J, Carter G, Mendez C, Norman J. Pancreatic elastase activates pulmonary nuclear factor kappa B and inhibitory kappa B, mimicking pancreatitis-associated adult respiratory distress syndrome. Surgery 2000;128:225–231.

[74] Jaffray C, Yang J, Norman J. Elastase mimics pancreatitis-induced hepatic injury via inflammatory mediators. J Surg Res 2000;90:95–101.

[75] Denham W, Yang J, Fink G, Zervos EE, Carter G, Norman J. Pancreatic ascites as a powerful inducer of inflammatory cytokines. The role of known vs unknown factors. Arch Surg 1997;132:1231–1236.

[76] Denham W, Yang J, Norman J. Evidence for an unknown component of pancreatic ascites that induces adult respiratory distress syndrome through an interleukin-1 and tumor necrosis factor-dependent mechanism. Surgery 1997;122:295–301; discussion 301–302.

[77] Hartwig W, Jimenez RE, Werner J, Lewandrowski KB, Warshaw AL, Fernandez-del Castillo C. Interstitial trypsinogen release and its relevance to the transformation of mild into necrotizing pancreatitis in rats. Gastroenterology 1999;117:717–725.

[78] Hartwig W, Werner J, Jimenez RE et al. Trypsin and activation of circulating trypsinogen contribute to pancreatitis-associated lung injury. Am J Physiol 1999;277:G1008–1016.

[79] Dugernier T, Reynaert MS, Deby-Dupont G et al. Prospective evaluation of thoracic-duct drainage in the treatment of respiratory failure complicating severe acute pancreatitis. Intensive Care Med 1989;15:372–378.

[80] Trapnell JE, Rigby CC, Talbot CH, Duncan EH. A controlled trial of Trasylol in the treatment of acute pancreatitis. Br J Surg 1974;61:177–182.

[81] Bachrach WH, Schild PD. A double-blind study of Trasylol in the treatment of pancreatitis. Ann NY Acad Sci 1968;146: 580–592.

[82] Valderrama R, Perez-Mateo M, Navarro S et al. Multicenter double-blind trial of gabexate mesylate (FOY) in unselected patients with acute pancreatitis. Digestion 1992;51:65–70.

[83] Uhl W, Schrag HJ, Schmitter N, Aufenanger J, Nevalainen TJ, Buchler MW. Experimental study of a novel phospholipase A2 inhibitor in acute pancreatitis. Br J Surg 1998;85:618–623.

[84] Schulz HU, Niederau C, Klonowski-Stumpe H, Halangk W, Luthen R, Lippert H. Oxidative stress in acute pancreatitis. Hepatogastroenterology 1999;46:2736–2750.

[85] Kingsnorth AN, Galloway SW, Formela LJ. Randomized, double-blind phase II trial of Lexipafant, a platelet-activating factor antagonist, in human acute pancreatitis. Br J Surg 1995;82:1414–1420.

[86] McKay CJ, Curran F, Sharples C, Baxter JN, Imrie CW. Prospective placebo-controlled randomized trial of lexipafant in predicted severe acute pancreatitis. Br J Surg 1997;84:1239–1243.

[87] Hofbauer B, Saluja AK, Bhatia M et al. Effect of recombinant platelet-activating factor acetylhydrolase on two models of experimental acute pancreatitis. Gastroenterology 1998;115:1238–1247.

[88] Hofbauer B, Saluja AK, Lerch MM et al. Intra-acinar cell activation of trypsinogen during caerulein-induced pancreatitis in rats. Am J Physiol 1998;275:G352–362.

[89] Zhou W, McCollum MO, Levine BA, Olson MS. Role of platelet-activating factor in pancreatitis-associated acute lung injury in the rat. Am J Pathol 1992;140:971–979.

[90] Weidenbach H, Lerch MM, Gress TM, Pfaff D, Turi S, Adler G. Vasoactive mediators and the progression from oedematous to necrotising experimental acute pancreatitis. Gut 1995;37:434–440.

[91] Weidenbach H, Lerch MM, Schoenberg MH, Gress TM, Turi S, Adler G. Characterization of a non-invasive, vascular model of acute necrotizing pancreatitis. Z Gastroenterol 1996;34:9–14.

[92] Riedemann NC, Guo RF, Ward PA. Novel strategies for the treatment of sepsis. Nat Med 2003;9:517–524.

[93] Rangel-Frausto MS, Pittet D, Costigan M, Hwang T, Davis CS, Wenzel RP. The natural history of the systemic inflammatory response syndrome (SIRS). A prospective study. JAMA 1995;273:117–123.

[94] Landry DW, Oliver JA. The pathogenesis of vasodilatory shock. N Engl J Med 2001;345:588–595.

[95] Clermont G, Acker CG, Angus DC, Sirio CA, Pinsky MR, Johnson JP. Renal failure in the ICU: comparison of the impact of acute renal failure and end-stage renal disease on ICU outcomes. Kidney Int 2002;62:986–996.

[96] Isenmann R, Rau B, Beger HG. Bacterial infection and extent of necrosis are determinants of organ failure in patients with acute necrotizing pancreatitis. Br J Surg 1999;86:1020–1024.

[97] Simmons EM, Himmelfarb J, Sezer MT et al. Plasma cytokine levels predict mortality in patients with acute renal failure. Kidney Int 2004;65:1357–1365.

[98] Sendler M, Dummer A, Weiss FU et al. Tumour necrosis factor α secretion induces protease activation and acinar cell necrosis in acute experimental pancreatitis in mice. Gut 2013;62(3):430–439.

[99] Okusawa S, Gelfand JA, Ikejima T, Connolly RJ, Dinarello CA. Interleukin 1 induces a shock-like state in rabbits. Synergism with tumor necrosis factor and the effect of cyclooxygenase inhibition. J Clin Invest 1988;81:1162–1172.

[100] Okusawa S, Yancey KB, van der Meer JW et al. C5a stimulates secretion of tumor necrosis factor from human mononuclear cells in vitro. Comparison with secretion of interleukin 1 beta and interleukin 1 alpha. J Exp Med 1988;168:443–448.

[101] Garcia-Fernandez N, Montes R, Purroy A, Rocha E. Hemostatic disturbances in patients with systemic inflammatory response syndrome (SIRS) and associated acute renal failure (ARF). Thromb Res 2000;100:19–25.

[102] Weidenbach H, Lerch MM, Gress TM, Pfaff D, Turi S, Adler G. Vasoactive mediators and the progression from oedematous to necrotising experimental acute pancreatitis. Gut 1995;37(3):434–440.

[103] Van Felius ID, Akkermans LM, Bosscha K, et al. Interdigestive small bowel motility and duodenal bacterial overgrowth in experimental acute pancreatitis. Neurogastroenterol Motil 2003;15:267–276.

[104] Wang X, Gong Z, Wu K, Wang B, Yuang Y. Gastrointestinal dysmotility in patients with acute pancreatitis. J Gastroenterol Hepatol 2003;18:57–62.

[105] Seerden TC, De Winter BY, Van Den Bossche RM, Herman AG, Pelckmans PA, De Man JG. Regional differences in gastrointestinal motility disturbances during acute necrotising pancreatitis. Neurogastroenterol Motil 2005;17:671–679.

[106] Ammori BJ. Role of the gut in the course of severe acute pancreatitis. Pancreas 2003;26:122–129.

[107] Ammori BJ, Leeder PC, King RF et al. Early increase in intestinal permeability in patients with severe acute pancreatitis: correlation with endotoxemia, organ failure, and mortality. J Gastrointest Surg 1999;3:252–262.

[108] Sonika U, Goswami P, Thakur B et al. Mechanism of increased intestinal permeability in acute pancreatitis: alteration in tight junction proteins. J Clin Gastroenterol 2016 Jul 25. [Epub ahead of print]

[109] Whitcomb DC, LaRusch J, Krasinskas AM et al. Common genetic variants in the CLDN2 and PRSS1-PRSS2 loci alter risk for alcohol-related and sporadic pancreatitis. Nat Genet 2012;44(12):1349–1354.

[110] Chen D, Li L, Yan J et al. The loss of αSNAP downregulates the expression of occludin in the intestinal epithelial cell of acute pancreatitis model. Pancreatology 2014;14(5):347–355. DOI:10.1016/j.pan.2014.06.007

[111] Liang HY, Chen T, Yan HT, Huang Z, Tang LJ. Berberine ameliorates severe acute pancreatitis-induced intestinal barrier dysfunction via a myosin light chain phosphorylation-dependent pathway. Mol Med Rep 2014;9(5):1827–1833.

[112] Nijmeijer RM, van Santvoort HC, Zhernakova A et al.; Dutch Pancreatitis Study Group. Association analysis of genetic variants in the myosin IXB gene in acute pancreatitis. PLoS One 2013 Dec 30;8(12):e85870.

[113] Mayerle J, Hlouschek V, Lerch MM. Current management of acute pancreatitis. Nat Clin Pract Gastroenterol Hepatol 2005;2:473–483.

[114] Galban C, Montejo JC, Mesejo A et al. An immune-enhancing enteral diet reduces mortality rate and episodes of bacteremia in septic intensive care unit patients. Crit Care Med 2000;28:643–648.

[115] Freise H, Lauer S, Anthonsen S et al. Thoracic epidural analgesia augments ileal mucosal capillary perfusion and improves survival in severe acute pancreatitis in rats. Anesthesiology 2006;105:354–359.

[116] Deitch EA. Multiple organ failure. Pathophysiology and potential future therapy. Ann Surg 1992;216:117–134.

[117] Deitch EA, Kemper AC, Specian RD, Berg RD. A study of the relationship among survival, gut-origin sepsis, and bacterial translocation in a model of systemic inflammation. J Trauma 1992;32:141–147.

[118] Ranson JH, Lackner H, Berman IR, Schinella R. The relationship of coagulation factors to clinical complications of acute pancreatitis. Surgery 1977;81:502–511.

[119] Levi M, de Jonge E, van der Poll T, ten Cate H. Disseminated intravascular coagulation. Thromb Haemost 1999;82:695–705.

[120] Shen L, Dahlback B. Factor V and protein S as synergistic cofactors to activated protein C in degradation of factor VIIIa. J Biol Chem 1994;269:18735–18738.

[121] Taylor FB, Jr., Peer GT, Lockhart MS, Ferrell G, Esmon CT. Endothelial cell protein C receptor plays an important role in protein C activation in vivo. Blood 2001;97:1685–1688.

[122] Mosnier LO, Griffin JH. Inhibition of staurosporine-induced apoptosis of endothelial cells by activated protein C requires protease-activated receptor-1 and endothelial cell protein C receptor. Biochem J 2003;373:65–70.

[123] Lindstrom O, Kylanpaa L, Mentula P et al. Upregulated but insufficient generation of activated protein C is associated with development of multiorgan failure in severe acute pancreatitis. Crit Care 2006;10:R16.

[124] Maeda K, Hirota M, Baba H. Discussion on applicability of disseminated intravascular coagulation parameters in the assessment of the severity of acute pancreatitis: reply. Pancreas 2006;33:107–1088.

[125] Maeda K, Hirota M, Ichihara A et al. Applicability of disseminated intravascular coagulation parameters in the assessment of the severity of acute pancreatitis. Pancreas 2006;32:87–92.

[126] Yamaguchi H, Weidenbach H, Lührs H, Lerch MM, Dickneite G, Adler G. Combined treatment with C1 esterase inhibitor and antithrombin III improves survival in severe acute experimental pancreatitis. Gut 1997 Apr;40(4):531–535.

[127] Saulea A, Costin S, Rotari V. Heart ultrastructure in experimental acute pancreatitis. Rom J Physiol 1997;34:35–44.

[128] Albrecht CA, Laws FA. ST segment elevation pattern of acute myocardial infarction induced by acute pancreatitis. Cardiol Rev 2003;11:147–151.

[129] Khairy P, Marsolais P. Pancreatitis with electrocardiographic changes mimicking acute myocardial infarction. Can J Gastroenterol 2001;15:522–526.

[130] Wang K, Asinger RW, Marriott HJ. ST segment elevation in conditions other than acute myocardial infarction. N Engl J Med 2003;349:2128–2135.

[131] Bilezikian JP. Management of acute hypercalcemia. N Engl J Med 1992;326:1196–1203.

[132] Edelson GW, Kleerekoper M. Hypercalcemic crisis. Med Clin North Am 1995;79:79–92.

[133] Clark BA, Brown RS. Potassium homeostasis and hyperkalemic syndromes. Endocrinol Metab Clin North Am 1995;24:573–591.

[134] Nadler JL, Rude RK. Disorders of magnesium metabolism. Endocrinol Metab Clin North Am 1995;24:623–641.

[135] Rubio-Tapia A, Garcia-Leiva J, Asensio-Lafuente E, Robles-Diaz G, Vargas-Vorackova F. Electrocardiographic abnormalities

in patients with acute pancreatitis. J Clin Gastroenterol 2005;39:815–818.

[136] Stimac D, Tomulic V, Hauser G, Jakljevic T, Radic M. Is there any connection between severity of acute pancreatitis and electrocardiographic changes? J Clin Gastroenterol 2006;40:559; author reply 559–560.

[137] Ranson JH, Rifkind KM, Roses DF, Fink SD, Eng K, Localio SA. Objective early identification of severe acute pancreatitis. Am J Gastroenterol 1974;61:443–451.

[138] Ranson JH, Rifkind KM, Roses DF, Fink SD, Eng K, Spencer FC. Prognostic signs and the role of operative management in acute pancreatitis. Surg Gynecol Obstet 1974;139:69–81.

[139] Blamey SL, Imrie CW, O'Neill J, Gilmour WH, Carter DC. Prognostic factors in acute pancreatitis. Gut 1984;25:1340–1346.

[140] Imrie CW, Allam BF, Ferguson JC. Proceedings: Hypocalcaemia of acute pancreatitis: the effect of hypoalbuminaemia. Br J Surg 1976;63:662–663.

[141] Imrie CW, Allam BF, Ferguson JC. Hypocalcaemia of acute pancreatitis: the effect of hypoalbuminaemia. Curr Med Res Opin 1976;4:101–116.

[142] Allam BF, Imrie CW. Serum ionized calcium in acute pancreatitis. Br J Surg 1977;64:665–668.

[143] McKay C, Beastall GH, Imrie CW, Baxter JN. Circulating intact parathyroid hormone levels in acute pancreatitis. Br J Surg 1994;81:357–360.

[144] Robertson GM, Jr., Moore EW, Switz DM, Sizemore GW, Estep HL. Inadequate parathyroid response in acute pancreatitis. N Engl J Med 1976;294:512–516.

[145] Ryzen E, Rude RK. Low intracellular magnesium in patients with acute pancreatitis and hypocalcemia. West J Med 1990;152:145–148.

[146] Mooren F, Hlouschek V, Finkes T et al. Early changes in pancreatic acinar cell calcium signaling after pancreatic duct obstruction. J Biol Chem 2003;278:9361–9369.

[147] Mooren FC, Turi S, Gunzel D et al. Calcium-magnesium interactions in pancreatic acinar cells. Faseb J 2001;15:659–672.

[148] Schick V, Scheiber JA, Mooren FC et al. Effect of magnesium supplementation and depletion on the onset and course of acute experimental pancreatitis. Gut 2014;63(9):1469–1480.

[149] Fluhr G, Mayerle J, Weber E et al. Pre-study protocol MagPEP: a multicentre randomized controlled trial of magnesium sulphate in the prevention of post-ERCP pancreatitis. BMC Gastroenterol 2013;13:11.

[150] Warshaw AL, Lee KH, Napier TW, Fournier PO, Duchainey D, Axelrod L. Depression of serum calcium by increased plasma free fatty acids in the rat: a mechanism for hypocalcemia in acute pancreatitis. Gastroenterology 1985;89:814–820.

[151] Patel K, Durgampudi C, Noel P, Trivedi RN, de Oliveira C, Singh VP. Fatty acid ethyl esters are less toxic than their parent fatty acids generated during acute pancreatitis. Am J Pathol 2016;186(4):874–884.

[152] Criddle DN, Murphy J, Fistetto G et al. Fatty acid ethyl esters cause pancreatic calcium toxicity via inositol trisphosphate receptors and loss of ATP synthesis. Gastroenterology 2006;130(3):781–793.

[153] Huang W, Cane MC, Mukherjee R et al. Caffeine protects against experimental acute pancreatitis by inhibition of inositol 1,4,5-trisphosphate receptor-mediated Ca^{2+} release. Gut 2017;66(2):301–313.

[154] Alsamarrai A, Das SL, Windsor JA, Petrov MS. Factors that affect risk for pancreatic disease in the general population: a systematic review and meta-analysis of prospective cohort studies. Clin Gastroenterol Hepatol 2014;12(10):1635–44.e5.

[155] Noel P, Patel K, Durgampudi C et al. Peripancreatic fat necrosis worsens acute pancreatitis independent of pancreatic necrosis via unsaturated fatty acids increased in human pancreatic necrosis collections. Gut 2016;65(1):100–111.

19

Histopathology of Acute Pancreatitis
急性胰腺炎组织病理学

Günter Klöppel　著

常晓燕　译

陈　杰　校

一、概述

本章将回顾急性胰腺炎的组织病理学特征，以及与已知致病因素和发病机制有关的多种组织损伤模式。最后，在急性胰腺炎 1992 年 Atlanta 分类 [2] 基础上修改的 2012 年亚特兰大分类临床和影像学诊断标准 [1]，对与组织病理学表现之间的关系将做进一步探讨。

二、定义

组织学上急性胰腺炎是一种导致腺泡细胞功能和（或）结构损伤的坏死性炎性反应，极罕见导致导管细胞坏死。其通常由非感染性因素导致，很少见情况下由感染性病原体致病 [3]。急性胰腺炎分为轻型和重型两类，轻型即急性间质水肿型胰腺炎，占 90%～95%；重型即急性坏死性胰腺炎，占 5%～10%。轻型通常与胆囊结石有关，而重型常与酗酒有关。

三、组织坏死病理学模式

在急性胰腺炎发病中起关键作用的是胰腺外分泌细胞的初始损伤。在组织学上，这种损伤表现为组织坏死，以及随后发生的炎症反应。观察到的坏死模式可分为三种类型（图 19-1）。1 型坏死最早累及胰腺和胰周间质内的脂肪组织，2 型坏死最早累及胰腺导管上皮，3 型坏死则表现为腺泡细胞坏死。1 型坏死最常见，而 2 型和 3 型坏死则相对罕见 [4]。

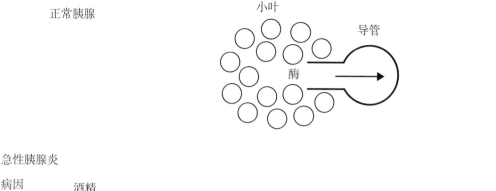

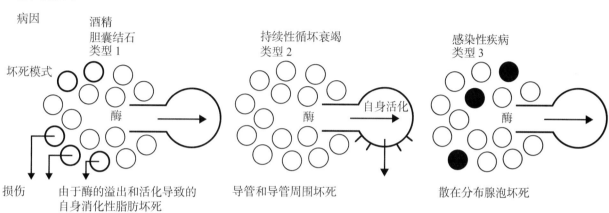

▲ 图 19-1　三种人体胰腺坏死类型及相关致病因素的模式化展示

四、伴 1 型坏死模式的急性胰腺炎

这种坏死模式是最好发急性胰腺炎分型的特征。其坏死的严重程度可与急性间质性胰腺炎和急性坏死性胰腺炎相对应 [1]（表 19-1）。

（一）起始阶段

急性间质性胰腺炎中，胰腺可表现为水肿，也可表现为外观正常。此外，在胰腺表面与小叶间脂肪组织，可出现散在分布的白色小点状脂肪坏死 [5]（图 19-2）。

急性坏死性胰腺炎中，胰周组织出现大量的大片融合的白色脂肪坏死（图 19-3）。此外，胰腺实质也可出现脂肪坏死，这种坏死通常较胰周组织坏死范围小，且其范围似乎取决于个体胰腺内小叶间脂肪组织的含量。这意味着肥胖者较正常体重者坏死严重。当脂肪坏死累及血管特别是静脉时，由于血管壁损伤及继发的血栓形成和破裂，坏死常表现为出血性。管壁更厚的动脉对坏死的耐受性更高，但一旦遭到损伤可能形成血栓，并导致全小叶的缺血性坏死。另一个广泛脂肪坏死的主要后果是导管的结构破坏和破裂，进一步导致导管渗漏和分泌物溢入周围坏死区域。位于脂肪坏死边缘的无坏死的腺泡细胞即便接近坏死区域，也常保存完好。腺泡细胞可能发生的唯一改变为充满过碘酸希夫染色阳性分泌物的腔隙扩大，也成为管状复合体（tubular complexes）。胰岛仅在小叶大部分或全部坏死时可被累及。在疾病的进展过程中，坏死区域以一圈混合粒细胞的泡沫巨噬细胞所分界。这些粒细胞接下来会消失，遗留的巨噬细胞与成纤维细胞一同形成分割坏死区域及正常组织的肉芽组织。

表 19-1　2012 年亚特兰大分类中最重要的诊断标准和主要的典型急性胰腺炎组织病理特征之间的联系

分型和严重程度	并发症	组织病理特征
间质水肿性胰腺炎		
轻症	无	伴微小脂肪坏死灶的实质水肿
中重症	短暂性器官功能衰竭和（或）APFC	胰周脂肪坏死
	假性囊肿（起源于未吸收的 APFC）	假性囊肿（不伴有坏死碎片）
坏死性胰腺炎		
重症	持续性器官功能衰竭，全身并发症，ANC	伴或不伴出血的胰腺与胰周实质脂肪坏死
	包裹性坏死（起源于 ANC）	胰腺与胰周坏死，以肉芽组织及纤维化分界清楚，相当于带有坏死的假性囊肿

APFC. 急性胰周液体积聚（acute peripancreatic fluid collection）；ANC. 急性坏死性积聚（acute necrotic collection）

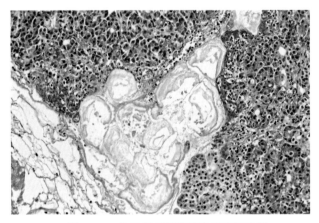

▲ 图 19-2　急性间质性胰腺炎病理切片图
图示胰周脂肪组织的微小坏死灶，注意邻近腺泡细胞保存完整

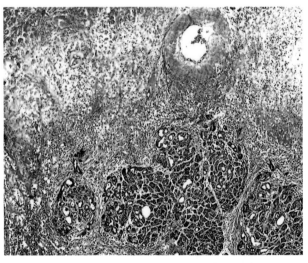

▲ 图 19-3　急性坏死性胰腺炎病理切片
图示进展融合的胰周脂肪坏死（上方）扩展至胰腺并累及一个导管（上方）

（二）结局

在急性间质性胰腺炎中，可能富含胰酶的水肿常常在数日内被巨噬细胞吸收，并不导致继发改变。脂肪坏死微小病灶也出现同样的反应。这些病灶直径常不超过 10mm，因而很难通过影像学发现。更大的胰周脂肪坏死液化性病灶较罕见，并可能与影像学上的急性胰周液体积聚（acute peripancreatic fluid collection，APEC）相对应。这样的罕见病变如果未被吸收并被肉芽组织所包裹（见后文），将形成假性囊肿。

在坏死性出血性胰腺炎中，大片脂肪坏死若直径未超过 2～5cm，会发生液化并被巨噬细胞缓慢吸收。直径超过 5cm 的更大的坏死区域，特别是被胰腺周围实质包围时，可能不会自发吸收。起病 10～20d 内，液化和坏死物质被巨噬细胞和一些粒细胞和淋巴细胞组成的肉芽组织所包围。这种改变可能与影像学上所描述的急性坏死性积聚（acute necrotic collection，ANC）相对应[6]。由于坏死区域常为出血性，肉芽组织中的巨噬细胞常常有含铁血黄素存在。在起病 20～30d 后，肉芽组织开始被含有 1 型和 3 型胶原的纤维组织所取代，并形成一个界限清楚的外壁。如果这种分界充分形成，在影像学上被称为包裹性坏死（Walled-off necrosis），与从前使用的名词坏死相关假性囊肿相关联（表

19-1）。大多数进展性病变位于胰腺外，特别是在胰头周围[7, 8]。包裹性坏死和假性囊肿含有胰淀粉酶提示这些结构与胰腺导管系统之间交通。当假性囊肿体积不断增大并在生长过程中压迫和侵犯胆管、十二指肠、胃、血管和腹膜组织时，这种现象尤为突出。血管的侵犯常常会导致突然的出血。

脂肪坏死和实质坏死可以感染细菌和真菌（大多数是肠道来源）。这常常发生在发病 4～20d 当液化性坏死区域的边界仍只含有小部分的肉芽组织时。

胰腺内坏死组织的吸收常常伴随着取代坏死组织的小叶间纤维化形成（图 19-4）[9, 10]。若急性坏死性胰腺炎不断复发且累及大的小叶间导管和主胰管，这样的坏死 - 纤维化循环[11]将不断发生，复发性急性胰腺炎将转变为慢性胰腺炎[12, 13]。

五、伴 2 型坏死模式的急性胰腺炎

（一）起始阶段

2 型坏死的典型损伤为散在分布的小至中等小叶间导管的坏死，内有粒细胞分布和嗜酸性分泌物沉积。这可导致导管的破裂和坏死物质渗入导管周围间隙（图 19-5）。这既可表现为实性病变，但也可与脂肪坏死灶同时发生[14-16]。此型坏死伴发的急性胰腺炎常常较轻。

（二）结局

观察并描述到的此型患者全部因胰腺外疾病如肝衰竭导致的持续性循环衰竭而死亡，而非急性胰腺炎，伴 2 型坏死模式的急性胰腺炎的结局很大程度上是未知的。迄今为止仅有的 1 例关于 2 型坏死的描述，来自一位遗传性胰腺炎患者的胰腺切除标本[16]。从中可以发现，在这种起始于胰腺导管上皮细胞的坏死

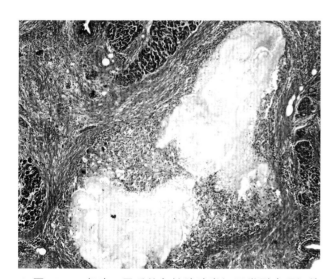

▲ 图 19-4　起病 6 周后的急性胰腺炎坏死类型病理切片（HE 染色 ×125）

图示由脂肪坏死吸收导致的富含细胞的小叶间纤维化（中央）

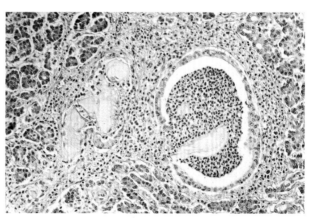

▲ 图 19-5　伴 2 型坏死模式的急性胰腺炎病理切片（HE 染色 ×120）

图示小叶间导管含有分泌物和粒细胞，导管上皮破裂伴有粒细胞间质浸润

模式中，紧接发生周围间质组织的炎症反应，并可能导致受累胰腺导管的结构改变，如不规则扩张和导管周围瘢痕形成。

六、伴 3 型坏死模式的急性胰腺炎

（一）起始阶段

3 型坏死的典型损伤为散在分布的小叶内腺泡细胞坏死灶（图 19-6）。同时伴随有含有中性粒细胞和单核巨噬细胞的炎性浸润。脂肪坏死和导管坏死明显缺失。这些改变可以作为感染导致胰腺炎的标志。

（二）结局

大多数伴 3 型坏死模式的急性胰腺炎病例预后良好，值得注意的是，迄今为止报道的病例中胰腺炎常常仅为轻型[17]。

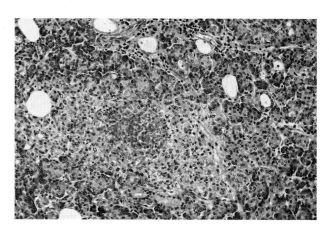

▲ 图 19-6 伴 3 型坏死模式的急性胰腺炎病理切片
注意，小叶内腺泡细胞的坏死

七、致病因素和病理生理机制相关组织病理学

伴 1 型坏死模式的急性胰腺炎大半部分与酒精滥用和胆囊结石有关。这两种致病因素导致的形态学改变唯一的区别在于严重程度，胆源性胰腺炎常常进程缓慢并与间质性胰腺炎共存，而酒精性胰腺炎常为急性坏死性。罕见致病因素包括代谢性和药物相关性，以及家族遗传性和急性缺氧相关性。

有一种致病机制假想到目前为止未被证明，这种机制认为为上述因素造成腺泡细胞内的消化酶部分或全部释放进入间质中，伴有消化酶胰腺内活化[2]。这种病理生理机制聚焦于假设的腺泡细胞功能损伤，包括腺泡细胞功能损伤、细胞内结构紊乱和酶失控性溢出。这些改变进而导致细胞内酶被溶酶体水解酶[18]活化和向间质渗出，最终结果为组织学第一个可见的损伤即脂肪坏死[19]。这种坏死很可能是由于脂肪酶（无须活化的数种胰酶之一）的作用[20, 21]。尚不明确脂肪坏死是仅仅依赖于脂肪酶的单独作用还是与其他酶共同作用，例如 PLA-2 和胰蛋白酶。然而酶原在此过程中似乎被活化并帮助破坏间质组织，最终破坏腺泡和导管。由于这些改变主要发生于远离血管的小叶外周，很可能不同致病机制同时通过微循环改变来介导。

另一个基于胆结石与胰腺炎关联提出的，与 1 型坏死相关的致病机制，是导管阻塞 - 胆汁反流学说（基于 Opie 的共同通道理论）[22]。这种理论假设胆石症、肿瘤和囊性纤维化中浓稠的分泌液[23]可导致胆总管和主胰管的暂时性阻塞，进而造成导管内压力上升和（或）壶腹失禁，并出现胰十二指肠胆汁反流，进而胰腺内酶原被活化并从小导管中释放入间质。然而，胆石症与胰腺炎尽管临床关系明确，但在人体急性胰腺炎中仍缺乏明确的功能学和组织学证据。

伴 2 型坏死模式的急性胰腺炎常起始于胰腺导管上皮，与持续性循环衰竭有关。这种情况下，胰腺内的缺氧常损伤中等大小的小叶间导管并造成其坏死。此外，由于 2 型坏死中常充满浓厚的胰腺分泌物和中性粒细胞，导管腔内可能存在胰蛋白酶的自身活化[14]。这可能是由于严重循坏衰竭导致的胰腺外分泌功能全面发生障碍，进而导致胰液淤积并变得黏稠且停滞。在家族性胰腺炎中可观察到的类似现象，表明持续性循环衰竭中相同特征的导管发生损伤很可能与胰蛋白酶分子突变有关，这种突变进一步导致胰蛋白酶不可控的活化。

伴 3 型坏死模式的急性胰腺炎主要表现为腺泡细胞的破坏，并不伴有明显的间质自身消化性坏死。这种模式主要基于微生物如腮腺炎病毒或细菌对腺泡细胞的直接细胞毒性作用。

八、展望

在急性胰腺炎中仍有数个问题未被解决。最重要的一个问题涉及发病机制和病理生理学。通常谈论到的概念往往部分或全部基于胰腺炎实验模型[24]。虽然这些模型显著地提高了我们对胰腺炎致病机制的认识，但需要强调这些机制与人体观察结果并不完全一致。

另一个待解决的问题关于急性胰腺炎的严重程度。目前仍不明确决定轻症或重症的致病机制和决定因素。

第三个问题是如何联系单纯基于影像学[6]和临床特征的 2012 年 Atlanta 分类诊断标准[1]与大体和镜下表现。表 19-1 试图总结并关联了 2012 年 Atlanta 分类中最重要的诊断标准和典型胰腺炎的组织病理学改变。

☞ 参考文献

[1]　Banks PA, Bollen TL, Dervenis C et al. Classification of acute pancreatitis – 2012: revision of the Atlanta classification and definitions by international consensus. Gut. 2013;62(1):102–111.

[2]　Bradley EL III. A clinically based classification system for acute pancreatitis: summary of the international symposium on acute pancreatitis, Atlanta 1992. Arch Surg 1993;128:586–590.

[3]　Klöppel G. Acute pancreatitis. Semin Diagn Pathol 2004;21:221–226.

[4]　Klöppel G. Pathology of severe acute pancreatitis. In: Bradley EL III, ed. Acute Pancreatitis: Diagnosis and Therapy. New York: Raven, 1994: 35–46.

[5]　Klöppel G, von Gerkan R, Dreyer T. Pathomorphology of acute pancreatitis. Analysis of 367 autopsy cases and 3 surgical specimens. In: Gyr KE, Singer MV, Sarles H, eds. Pancreatitis—Concepts and Classification. Amsterdam: Elsevier, 1984: 29–35.

[6]　Murphy KP, O'Connor OJ, Maher MM. Updated imaging nomenclature for acute pancreatitis. AJR Am J Roentgenol 2014;203(5):W464–469.

[7]　Sugawa G, Walt AJ. Endoscopic retrograde pancreatography in the surgery of pancreatic pseudocysts. Surgery 1979;86:639–647.

[8]　Traverso LW, Tomkins RK, Urrea PT, Longmire WP. Surgical treatment of chronic pancreatitis: twenty-two years' experience. Ann Surg 1979;190:312–317.

[9]　Detlefsen S, Sipos B, Feyerabend B, Klöppel G. Fibrogenesis in alcoholic chronic pancreatitis: the role of tissue necrosis,

macrophages, myofibroblasts and cytokines. Mod Pathol 2006;19:1019–1026.

[10] Klöppel G, Maillet B. Chronic pancreatitis: evolution of the disease. Hepato-Gastroenterology 1991;38(5):408–412.

[11] Klöppel G, Maillet B. The morphological basis for the evolution of acute pancreatitis into chronic pancreatitis. Virchows Arch [A] Pathol Anat 1992;420:1–4.

[12] Ammann RW, Muellhaupt B. Progression of alcoholic acute to chronic pancreatitis. Gut 1994;35:552–556.

[13] Ammann RW, Heitz PU, Klöppel G. Course of alcoholic chronic pancreatitis: A prospective clinicomorphological long-term study. Gastroenterology 1996;111:224–231.

[14] Foulis AK. Histological evidence of initiating factors in acute necrotising pancreatitis in man. J Clin Pathol 1980;33: 1125–1131.

[15] Kimura W, Ohtsubo K. Clinical and pathological features of acute interstitial pancreatitis in the aged. Int J Pancreatol 1989;5:1–9.

[16] Klöppel G, Detlefsen S, Feyerabend B. Fibrosis of the pancreas: the initial tissue damage and the resulting pattern. Virchows Arch 2004;445:1–8.

[17] Howard JM, Howard J, Idezuki Y, Ihse I, Prinz R. The broad spectrum of pancreatitis, wit hetiologic considerations: a clinical overview from around the world. In: Surgical Diseases of the Pancreas, Vol. 3. Baltimore, MD: Williams & Wilkins, 1998:157–197.

[18] Steer ML, Perides G. Pathogenesis: how does acute pancreatitis develop? In: Domínguez-Muñoz JE, ed. Clinical Pancreatology for Practising Gastroenterologists and Surgeons. Malden, MA: Blackwell, 2005: 10–26.

[19] Klöppel G, Dreyer T, Willemer S, Kern HF, Adler G. Human acute pancreatitis: its pathogenesis in the light of immunocytochemical and ultrastructural findings in acinar cells. Virchows Arch [A] Pathol Anat 1986;409:791–803.

[20] Schmitz-Moormann P, Wedel RV, Agricola B, Himmelmann GW. Studies of lipase induced fat necrosis in rats. Pathol Res Pract 1978;163:93–108.

[21] Creutzfeldt W, Schmidt H, Bockus HL. Etiology and pathogenesis of pancreatitis. In: Gastroenterology, Vol. 3. Philadelphia, London, Toronto: Saunders, 1976:1005–1019.

[22] Opie EL. The relation of cholelithiasis to disease of the pancreas and to fat necrosis. Am J Med Sci 1901;121:27–43.

[23] Acosta JM, Pellegrini CA, Skinner DB. Etiology and pathogenesis of acute biliary pancreatitis. Surgery 1980;88:118–125.

[24] Steer ML, Perides G, Domínguez-Muñoz JE. Pathogenesis: how does acute pancreatitis develop? In Clinical Pancreatology for Practising Gastroenterologists and Surgeons. Malden, MA: Blackwell, 2005:10–26.

Clinical Classification Systems of Acute Pancreatitis
急性胰腺炎临床分类系统

20

John A. Windsor，Max S. Petrov　著

洪万东　译

周蒙滔　校

一、概述

急性胰腺炎严重程度的精确分类在临床与基础研究中都具有重要的意义，"这将有助于深入了解这个疾病及其管理"[1]。当开展某些针对急性胰腺炎特定治疗方案的临床试验时，"一个明确的临床分类系统将凸显其重要性"[2]。随着科学知识不断更新，急性胰腺炎严重程度分类系统也不断改进和更新。因此，某种意义说，这是一个"不断进展"的分类系统。本章节将对急性胰腺炎严重程度分类的原因、分类方法之间的比较以及发展方向进行概述。

二、急性胰腺炎严重程度分类的需求

临床和基础研究都需要进行急性胰腺炎严重程度的分类，表 20-1 罗列了两者不同的需求。这些需求

表 20-1　急性胰腺炎分类系统的原因

临床决策的原因	初始治疗强度选择的分类 [a]
	判断是否向专科单位或重症监护病房转运 [a]
	了解患者疾病进程
	早期治疗的选择（例如肠内营养）[a]
研究决策的原因	审核研究结果的可靠性
	临床研究试验分组 [a]
	分析干预措施

a. 预测原因强于分类需求

很多的时候是通过预测而不是分类来实现的，两者也容易混淆[3-5]。当需要预测疾病最终的严重程度，严重程度的预测是必需的。当需要在特定时间点判断急性胰腺炎严重程度时，则需要进行分类。一般来说，预测方式用于判断未来，而分类则判断现在和过去。预测通常在疾病早期使用，而分类则在疾病过程中每时每刻应用。

三、新型分类系统

1983年发表了关于急性胰腺炎严重程度的第一个分类系统[6]，随后在亚特兰大学术研讨会上提出基于轻症和重症急性胰腺炎二元概念的临床分类系统[7]。这个分类标准判断病程不复杂的患者并不难；但是重症急性胰腺炎患者包含多个不同结局的亚组，该分类标准对于临床和研究而言就显得不够精细。

最近国际上提出了两种判断急性胰腺炎严重程度的新分类系统（表20-2）：2012年提出四个严重程度等级的"基于决定因素的分类标准"（determinant-based classification，DBC）[8]和2013年提出有三个严重程度等级"亚特兰大标准修订版"（revised Atlanta classification，RAC）[9]。

表20-2　急性胰腺炎严重程度的新分类系统

分类系统	依　据
基于决定因素的分类[8]	
轻度	无胰腺或胰周坏死、器官衰竭
中度	无菌性胰腺或胰周坏死和（或）暂时性器官衰竭
重症	感染性胰腺或胰周坏死或持续性器官衰竭
危重	感染性胰腺或胰周坏死和持续性器官衰竭
修订的亚特兰大分类[9]	
轻度	无器官衰竭、无局部或全身并发症
中度	严重的暂时性器官衰竭和（或）局部或全身并发症或既往并发症恶化
重症	持续性器官衰竭（单个或多个）

两个分类系统之间存在许多差异（表20-3），同时也引发了一些争论：哪个更有效、哪个更有实用性以及选择哪个使用。这两个分类系统是通过完全不同的方法得出的，因此，我们不需要过于在意这些差异[10]。虽然，也有学者认为这两个分类系统"差别很少"[11]，但是也是值得我们关注。

经过7年不断改进，在2012年下半年，亚特兰大修订版加入了中重症急性胰腺炎的概念。在此之前，发表的文献中至少出现5个临时版本，而所有这些版本只包含两个等级的严重程度分类。中重症急性胰腺炎的定义包括"并发症的恶化"，然而这不被认为是急性胰腺炎严重程度的决定因素，也不包括在基于决定因素的分类标准中。在亚特兰大修订版中，有感染局部并发症（并且没有持续性器官衰竭）的患者也被定义为中重症急性胰腺炎。对此的解释是："没有持续性器官衰竭的感染性坏死患者的死亡率低于持续性器官衰竭合并感染性坏死患者的死亡率"。这些患者与重症急性胰腺炎患者的结果相似[12]。一项纳入14 个研究的荟萃分析也证实感染胰腺或胰周坏死和持续性器官衰竭是死亡的独立决定因素[13]。在此基础上，基于决定因素的分类标准把感染胰腺或胰周并发症定义为"重症"类别，存在持续性器官衰竭则定义为"危重"类别。由于研究中使用相对较少，危重类别受到质疑[4]，但是，其他研究证实危重类别急性胰腺炎确实具有更高的死亡率而得到认可[14-16]。

表 20-3　两个分类系统之间的主要差异

标　准	DBC 分类	RAC 分类
并发症的恶化	不包括在内	中度
感染胰腺或胰周坏死、没有持续性器官衰竭	重症	中度
感染性胰腺或胰周坏死和持续性器官衰竭	危重	重症

DBC. 基于决定因素的分类标准，RAC. 亚特兰大修订版

四、分类系统的验证和比较

许多研究比较了两种新分类系统的实用性（表 20-4）。然而，大多数是来自三级医疗机构的单中心研究，可能受到选择性偏倚的影响。此外，10 项比较研究中只有两项是前瞻性。综合上述研究的关键结果表明，两种分类系统之间几乎没有差异[3, 4]。但是，10 项研究都使用简单的方法来比较两种分类，并没有采用"金标准"即重分类改善指标法来确定两种或多种分类系统的有效性[17]。目前，决定使用哪种分类系统必须考虑多种因素，包括证据基础、构建的方法、应用环境、有效性和易用性。如果要构建一个统一的分类系统，则需要充分认识到这两个分类系统的局限性。

表 20-4　基于决定因素的分类和修订的亚特兰大标准系统在同一数据集的比较研究

作者（年）	参考文献	背　景	研究设计	关键结果
Nawaz（2013）	3	三级，匹兹堡	回顾性（前瞻性数据库）	在预测入住 ICU、ICU 入住时间和死亡率方面，DBC 和 RAC 具有可比性。RAC 更好地预测住院时间，DBC 更好地预测干预需求
Acevedo-Piedra（2014）	12	三级，西班牙	回顾性（前瞻性数据库）	两种分类系统在患者分布和结局方面没有明显差异，但该研究纳入重症和危重急性胰腺炎类别的发生率非常低
Chen（2015）	20	三级，南京	回顾性（前瞻性数据库）	在长期临床预后、主要并发症和临床干预方面，RAC 分类和 DBC 分类具有可比性。DBC 分类中的危重型急性胰腺炎风险非常高，和重症类别有明显差异

（续表）

作者（年）	参考文献	背景	研究设计	关键结果
Mircea（2015）	21	三级，布加勒斯特	回顾性	尽管 RAC 在住院时间方面、DBC 在 ICU 入住时间和住院时间方面各略有优势，但是二者在判断临床结果方面相似。DBC 更易于使用
Xu（2015）	22	三级，兰州	回顾性	相似的分布和结果。建议 RAC 和 DBC 结合使用
Guo（2015）	23	三级，成都	前瞻性	RAC 和 DBC 之间没有显著差异。病死率相似，严重程度分布略有不同
Kadiyala（2016）	4	三级，波士顿	回顾性（前瞻性数据库）	RAC 和 DBC 在预测死亡率、入住 ICU 的需要、ICU 时间和总的住院时间方面基本相当。缺乏危重类患者分类，研究存在局限性。这两种分类都没有将持续性多器官衰竭，即死亡率最强预测因素考虑在内
Bansal（2016）	24	三级，伯明翰	回顾性（前瞻性数据库）	RAC 和 DBC 表现同样出色。DBC 中的危重类别患者的死亡风险加倍、ICU 住院时间以及引流或手术需求大于 RAC，对预后有明确影响
Fernandes（2016）	25	三级，葡萄牙	回顾性	RAC 和 DBC 的结果相似
Zubia-Olaskaoaga（2016）	16	三级，西班牙等	前瞻性观察	提出仅针对 ICU 患者的改良 DBC。在死亡率方面，优于 DBC 和 RAC 分类。在患病率方面，类似于 DBC 但优于 RAC 分类。DBC 分类中的重度类别的再分为两类：感染局部并发症合并短暂器官衰竭；持续性器官衰竭但没有感染局部并发症

DBC. 基于决定因素的分类标准；RAC. 亚特兰大修订版；ICU. 重症监护室

五、分类系统的发展方向

　　急性胰腺炎分类系统的差异，说明今后仍有进一步改进的空间，而且最近发表的一些文献也提及将来优先研究的方向 [18, 19]。此外，分类系统应该与临床应用场景相一致，例如在地区或二级医疗机构，重症和危重症急性胰腺炎的发病率很低，主要临床决策是患者是否需要转入三级医疗机构。在这种情况下，二元分类系统可能就能满足使用需求了；也就是说，重症的患者需转诊到上一级医疗机构治疗。三级医疗机构则需要采用两种以上严重程度分类的系统，因为有多种干预和重症监护可供选择，需要准确地将患者分配到研究组、准确归类，为患者制定个体化治疗方案，进行下一步研究和治疗。例如，在器官衰竭新治疗方法的临床试验中纳入所有患者，包括迅速应答的器官衰竭患者（例如暂时性器官衰竭）、可能无应答的器官衰竭患者（例如持续性器官衰竭）以及没有器官衰竭的患者，就很可能产生混淆偏倚。此外，如果治疗的目的是逆转已确定的器官衰竭，则有必要排除有暂时性器官衰竭的患者。如果目的是防止持续性器官衰竭的发生，则有必要纳入有暂时性器官衰竭的患者。这些例子说明了一点，对于那些在初级和二级医疗环境中的患者来说，二元分类可能已经能够满足使用了，而在高级医疗环境中则需要更多的类别。调整急性胰腺炎的严重程度分类需要进行验证，特别是在高级的医疗卫生机构中。

将任何局部并发症从亚特兰大修订版标准的"重症"等级中剔除，仍有待商榷（见表 20-2）。临床医生都知道，一旦发生感染，患者的严重程度就会增加，并且迫切需要干预。已有研究表明，在没有持续性器官衰竭的情况下，胰腺感染坏死的患者也可能表现为重症[12, 14, 26]。根据病情恶化、C 反应蛋白（C-reactive protein，CRP）的升高以及进一步的横断面影像学检查，感染作为局部并发症在绝大多数患者可以做出诊断，有学者认为这样限制了基于决定因素的分类标准的实用性[27]。

改良版本的基于决定因素的分类标准已被推荐用于重症监护室的器官衰竭患者[16]。一项多中心前瞻性研究认可基于决定因素分类标准与危重类别分类，以及"重度"类别中包含的两个不同结果的亚组。排除了轻度患者，四组分类如表 20-5 所示。基于决定因素分类标准的"重度"类别并不区分第 2 组和第 3 组，但是该研究显示这些组的死亡率、干预需求和重症监护时间的长短是明显不同的。此外，研究还建议纳入影响结果的其他局部并发症如腹腔出血和肠穿孔。研究人员也已意识到了在基于决定因素分类标准的"严重程度"类别中区分亚组[23]。

表 20-5　因器官衰竭而入住重症监护的患者的基于决定因素的分类系统结果[16]

组　别	器官衰竭	感染性坏死	病死率（%）	ICU 住院时间	干　预
1	暂时性	否	2	短	否
2	暂时性	是	6.6	长	是
3	持续性	否	41	短	否
4	持续性	是	59	长	是

两个分类系统都没有定义在发病第一周内出现多器官功能衰竭的患者[4, 12, 26, 27]。然而这些患者几乎肯定存在持续的器官衰竭，病死率高，救治难度大[28-30]，这表明器官衰竭发生的时间也应该纳入在新的分类系统中[31]。此外，器官功能障碍各个参数的重要性也应明确[32]，包括持续时间、数量、组合和顺序。这些方面的数据可能对重症和危重急性胰腺炎更精确的分类。

六、结论

急性胰腺炎严重程度的分类对于患者的临床处理和研究是非常重要的。分类不是预测，其作用有限。尽管这两个新的急性胰腺炎分类系统获得了重要的进步，但是急性胰腺炎患者的管理需要进一步改进现有的分类方法。严重性分类的需求是多种多样的，而且在二级或三级医疗机构之间是有所不同。严重程度分类系统的改进，最终将发现能早期准确反映胰腺、胰周组织和远处器官主要改变的严重程度的生物学标志物。目前，我们的分类系统依赖于与器官衰竭和感染局部并发症相关的临床指标。急性胰腺炎严重程度的两个新分类系统都依赖于这些因素。但正如所讨论的那样，这两个新分类系统存在重要的差异，这也是构建严重性分类时需要进一步研究的领域。

☞ 参考文献

[1] Frey CF. Classification of pancreatitis: state-of-the-art 1986. Pancreas 1986;1:62–68.

[2] Bradley EL. Atlanta redux: revisiting the severity stratification system for acute pancreatitis. Editorial. Ann Surg 2012;256(6): 881–882.

[3] Nawaz H, Mounzer R, Yadav D et al. Revised Atlanta and determinant based classification: application in a prospective cohort of acute pancreatitis patients. Am J Gastroenterol 2013;108:1911–1917.

[4] Kadiyala V, Suleiman SL, McNabb-Baltar J, Wu BU, Banks PA, Singh VK. The Atlanta classification, revised Atlanta classification and Determinant-based classification of acute pancreatitis: which is best at stratifying outcomes? Pancreas 2016;45:510–515.

[5] Yang Z, Dong L, Zhang Y et al. Prediction of severe acute pancreatitis using a decision tree model based on the revised Atlanta classification of acute pancreatitis. PLoS ONE 2015;10(11):e0143486.

[6] Sarner M, Cotton PB. Definitions of acute and chronic pancreatitis. Clin Gastroenterol 1984;13:865–870.

[7] Bradley EL. A clinically based classification system for acute pancreatitis. Arch Surg 1993;128:586–590.

[8] Dellinger EP, Forsmark CE, Layer P et al. Determinant-based classification of acute pancreatitis severity: an international multidisciplinary consultation. Ann Surg 2012;256:875–880.

[9] Banks PA, Bollen TL, Dervenis C et al.; Acute Pancreatitis Classification Working Group. Classification of acute pancreatitis – 2012: revision of the Atlanta classification and defintions by international consensus. Gut 2013;62(1):102–111.

[10] Windsor JA, Petrov MS. Acute pancreatitis reclassified. Gut 2013;62(1):4–5.

[11] Yadav D. Acute pancreatitis: too many classifications—what is a clinician or researcher to do? Clin Gastroenterol Hepatol 2014;12(2):317–319.

[12] Talkukdar R, Bhattacharrya A, Rao B, Sharma M, Reddy DN. Clinical utility of the revised Atlanta Classification in a prospective cohort: have all the loose ends been tied? Pancreatology 2014;14:257–262.

[13] Petrov MS, Shanbhag S, Chakraborty M, Phillips AR, Windsor JA. Organ failure and infection of pancreatic necrosis as determinants of mortality in patients with acute pancreatitis. Gastroenterology 2010;139:813–820.

[14] Thandassery RB, Yada TD, Dutta U, Appasani S, Singh K, Kochar R. Prospective validation of 4-category classification of acute pancreatitis severity. Pancreas 2013;42:392–396.

[15] Jin T, Huang W, Yang X et al. Validation of the moderate severe category of acute pancreatitis defined by determinant-based classification. Hepatobiliary Pancreat Dis Int 2014;13:323–327.

[16] Zubia-Oaskaoaga F, Maravi-Poma E, Urreta-Barallobre I, Ramirez-Puera MR, Mourelo-Farina M, Marcos-Neira MP. Comparison between Revised Atlanta Classification and Determinant-Based Classification for acute pancreatitis in intensive care medicine. Why do not use a modified Determinant-Based Classification? Crit Care Med 2016. DOI:10.1097/CCM.0000000000001565

[17] Petrov MS, Windsor JA, Lévy P. New international classification of acute pancreatitis: more than just 4 categories of severity. Pancreas 2013;42:389–391.

[18] Windsor JA, Johnson CD, Petrov MS, Layer P, Garg PK, Papachristou GI. Classifying the severity of acute pancreatitis: towards a way forward. Pancreatology 2015;15(2):101–104.

[19] Petrov MS, Vege SS, Windsor JA. Global survey of controversies in classifying the severity of acute pancreatitis. Eur J Gastroenterol Hepatol 2012;24:715–721.

[20] Chen Y, Ke L, Tong Z, Li W, Li J. Association between severity and the determinant-based classification Atlanta 2–12 and Atlanta 1991, in acute pancreatitis: a clinical retrospective study. Medicine 2015;94(13):1–7.

[21] Mircea L, Ioneu N, Ion L et al. The Atlanta 2012 versus the determinant-based classification for acute pancreatitis: which one is better? Pancreatic Disord Ther 2015;5(3). DOI:10.4172/2165-7092.1000160

[22] Xu XD, Wang ZY, Zhang LY et al. Acute pancreatitis classifications: basis and key goals. Medicine 2015;94(48):e2182.

[23] Guo Q, Li M, Chen Y, Hu W. Determinant-based classification and revision of the Atlanta classification, which one should we choose to categorize acute pancreatitis? Pancreatology 2015;15:331–336.

[24] Bansal SS, Hodson J, Sutcliffe RS et al. Performance of the revised Atlanta and determinant-based classification for severity in acute pancreatitis. Br J Surg 2016. DOI:10.1002/bjs.10088

[25] Fernandes SR, Carvalho J. Santo P, Moura CM, Antunes T, Velosa J. Atlanta, revised Atlanta, and Determinant-based classification: application in a cohort of Portuguese patients with acute pancreatitis. Eur J Gastroenterol Hepatol 2016;28(1):20–24.

[26] Pintado MC, Trascasa M, Arenillas C et al. New Atlanta classification of acute pancreatitis in intensive care unit: complications and prognosis. Eur J Intern Med 2016;30:82–87.

[27] Van Baal MC, Bollen TL, Bakker OJ et al. The role of fine needle aspiration in the diagnosis of infected necrotizing pancreatitis. Surgery 2014;155(3):442–448.

[28] Sharma M, Banerjee D, Garg PK. Characterization of newer subgroups of fulminant and subfulminant pancreatitis associated with a very high mortality. Am J Gastroenterol 2007;102:2688–2695.

[29] McKay CJ, Imrie CW. The continuing challenge of early mortality in acute pancreatitis. Br J Surg 2004;91:1243–1244

[30] Thomson A. Fulminant acute pancreatitis. Ann Surg 2015;261:e22.

[31] Talukdar R, Vege SS. Early management of severe acute pancreatitis. Curr Gastroenterol Rep 2011;13(2):123–130.

[32] Das SL, Papachristou GI, De Campos T et al. Individual patient data meta-analysis of organ failure in acute pancreatitis: protocol of the PANCREA Ⅱ study. J Pancreas 2013;14(5):475–483.

21

Clinical Assessment and Biochemical Markers to Objectify Severity and Prognosis
客观评价病情严重程度与预后的临床与生化指标

Bettina M. Rau，Guido Alsfasser　著

施可庆　译

周蒙滔　校

一、概述

在炎症性消化系统疾病中，急性胰腺炎的临床进程和结果难以预测，给医生诊疗带来了挑战。自 1965 年在法国马赛建立急性胰腺炎的第一分类系统以来[1]，重症就与高并发症和高病死率联系在一起[2, 3]。因此，需要对每个患者进行严重程度分类：①针对不断演变的并发症进行干预或转诊到专科中心；②以研究为目的，比较患者或招募患者进入临床试验。引起重症急性胰腺炎的并发症的类型和临床意义一直是不断发展和变化的主题。在过去几十年中，随着对急性胰腺炎的病理机制和自然病程的不断了解，以及实验室检测技术、影像诊断技术和治疗新方法的不断出现，急性胰腺炎的定义和分类体系也不断变化。

二、严重程度评估方法的发展演变

急性胰腺炎严重程度和预后分层可追溯到 20 世纪下半叶，随着实验室检测和影像诊断新技术的出现而快速发展。1929 年，血清淀粉酶测定的出现有助于急性胰腺炎的无创诊断[4]，并且很快成为大多数轻症患者的常规检查。随着重症监护治疗的发展和外科手术适应证的严格限制，在 20 世纪 60 年代开展了大量的预后评估研究。20 世纪 70 年代，John Ranson 和 Clement Imrie 里分别在纽约[5]和格拉斯哥[6]构建了评估疾病严重程度和预后的客观标准，此后在胰腺领域也被广泛应用。

在 20 世纪 80 年代早期，术中发现揭示了局部的形态学特征，如坏死及其程度[7, 8]和坏死感染[9]，与全身严重性和预后存在明显相关性。随着增强 CT（contrast-enhanced CT，CE-CT）和经皮细针穿刺（fine-needle aspiration，FNA）的出现，这些并发症的非手术评估也成为可能，以形态学为基础的严重程度分层也体现了其优势。因此，影像已成为评估急性胰腺炎严重程度不可或缺的技术 [2, 3]，也是新的分类系统和判断疗效的重要手段 [10-12]。

在经历了近20年以形态学为主的严重程度分层之后，胰腺炎相关器官衰竭的发生、严重程度和持续时间等逐渐被认为是严重程度的关键决定因素 [13-21]。目前研究认为早期发生以及持续的 MODS 与死亡的相关性已经超过坏死、感染性坏死等形态学因素 [16]。

三、器官衰竭动态演变

20世纪70年代初才意识到早期胰腺炎相关器官衰竭可判断疾病预后。动脉氧分压或血清肌酐可以客观检测呼吸功能衰竭或肾功能衰竭，并且整合到 Ranson[5] 和 Imrie[6] 多参数的预后评分系统中。然而，30年后，胰腺病学家意识到暂时性单器官衰竭的发生并不一定意味着病情危重，器官衰竭的发生、严重程度和持续时间也是最近才得到关注。

（一）早期器官衰竭

Isenmann 等在2001年首先将早期器官衰竭定义为急性胰腺炎发作 / 住院后最初3d 内出现一个或多个器官衰竭 [13]。不论是否存在无菌性或感染性坏死，早期单器官或多器官衰竭导致病死率明显增加，可高达56% [13-15, 17, 18]。早期多器官衰竭是死亡最重要的危险因素，甚至超过坏死的程度或感染等局部形态并发症 [16]。

（二）持续器官衰竭

在重症监护治疗下无论表现为应答 / 解决或无应答 / 持续，器官衰竭动态演变已被确定为并发症和死亡的另一个主要决定因素。在一些关于重症急性胰腺炎患者的前瞻性和回顾性研究中，器官衰竭在疾病第一周内恢复，则病死率接近于0，而如果器官衰竭持续到第1周之后，病死率上升至55% [18-21]。此外，重症监护治疗无效的器官衰竭与胰腺感染和死亡密切相关 [22, 23]。

目前，器官衰竭是影响急性胰腺炎预后和病死率的重要因素之一，这一点毋庸置疑。在2012年亚特兰大标准修订版中，器官衰竭是决定急性胰腺炎三个严重程度的关键（表21-1）。

表21-1　2012 亚特兰大标准修订版的急性胰腺炎严重程度的定义 [3]

急性胰腺炎严重程度	定　义
轻症急性胰腺炎	无器官功能衰竭 无局部或全身性并发症
中重症急性胰腺炎	器官功能衰竭在48h 内恢复（短暂性器官功能衰竭） 和（或）局部或全身并发症，无持续性器官功能衰竭
重症急性胰腺炎	持续性器官功能衰竭（＞48h） 单器官功能衰竭 多器官功能衰竭

（三）腹腔间隔室综合征

腹腔间隔室综合征（abdominal compartment syndrome，ACS）是指腹腔内压 > 20 mmHg 与新发器官衰竭[24]，是影响预后的重要因素。重症急性胰腺炎中有高达 75% 患者出现腹内压升高（腹内压 > 15mmHg）[25, 26]，25% 患者发展为 ACS[27]。一些研究已证实腹内高压与多器官功能障碍显著相关[14, 25]。多器官功能衰竭具有非常高的病死率。循证医学依据表明，早期多器官衰竭可能是由于腹膜后广泛的炎症反应和过度液体复苏引起隐匿性 ACS 而导致的。除预后预警外，ACS 诊断可以指导治疗[28, 29]。

四、评分系统

John Ranson[5] 和 Clement Imrie[6] 通过分析并发症和死亡相关的临床和生化客观指标，构建了最早的多参数评分系统。两个评分系统目前仍在使用，而且准确度高，但缺点是仅限于初次入院治疗 48h 内使用。然而，研究人员和临床医生要求评分系统更加简单便捷。随着研究人员发现器官衰竭是预后的主要决定因素，新的评分系统如在危重症患者中构建和验证的 Marshall 评分[30] 和序贯器官衰竭评分（sequential organ failure assessment，SOFA）[31] 能够灵活应用于急性胰腺炎严重程度及预后的评估。

（一）APACHE Ⅱ 评分

由于 Ranson 和 Imrie 评分系统在使用时间上有局限性，所以需要建立更加灵活应用的评分系统。20 世纪 80 年代早期，急性生理与慢性健康（acute physiology and chronic health evaluation，APACHE）评分是首批应用于急性胰腺炎的多参数评分系统。美国华盛顿特区重症监护研究协会[32] 将 APACHE 评分中生理变量的数量从 35 个减少到 11 个，称为 APACHE Ⅱ 评分[33]。尽管后续做了一些修改，但是 APACHE Ⅱ 评分仍然是最常用的版本。来自英国利兹的 Larvin 等首次使用 APACHE Ⅱ 评分评估 290 例急性胰腺炎患者[34]。入院时 APACHE Ⅱ 评分在 10 分及以上则为重症，敏感性为 63%，特异性为 81%（阳性预测值 46%，阴性预测值 90%）；24h 后 APACHE Ⅱ 评分 > 10 时，敏感性为 71%，特异性为 91%（阳性预测值 67%，阴性预测值 93%），48h 后 APACHE Ⅱ 评分 > 9 时；敏感性为 75%，特异性为 92%（阳性预测值 71%，阴性预测值 93%）。

24 小时 APACHE Ⅱ 评分准确度优于 48h 的 Ranson 评分和 Imrie 评分。Leeds 的研究结果自出版后也已被彻底证实[35-38]。最初版亚特兰大标准联合 8 或以上的 APACHE Ⅱ 评分则意味着重症[2]。APACHE Ⅱ 评分具有快捷明了的优点，在疾病整个过程中可以随时计算而达到疾病监测的目的。另一方面，这个评分的计算是复杂耗时的，并且可能出现计算错误。

（二）器官衰竭相关评分系统

许多研究已经应用器官衰竭相关重症监护评分如 Marshall 评分[30] 和 SOFA 评分[31] 评估急性胰腺炎器官衰竭或预后[19, 22, 23, 38-44]。这两个评分属于新一代器官衰竭相关评分系统，能够评估随时间演变的单个和多器官功能障碍。两个评分系统都依赖于六个主要器官系统：肺、心脏循环、肾、肝和神经功能以及凝血功能。每个器官衰竭随着严重程度的增加评为 0 ~ 4 分。SOFA 评分由 Marshall 评分基础上发展而来，涵盖了呼吸机和血管活性药物等治疗措施，从而反映临床器官衰竭的严重程度[31]。

1. Marshall 评分

Halonen 等在芬兰第一次通过大样本验证 Marshall 评分预测重症急性胰腺炎患者入院 72h 的病死率，敏感度和特异度分别为 59% 和 91%，与 APACHE Ⅱ 评分系统相比无明显差异（敏感度 65%，特异度 91%）[42]。在另一个项回顾性研究中，用入院时以及病情最重时的 Marshall 评分预测 113 例重症监护病房（intensive care unit，ICU）重症急性胰腺炎患者住院死亡风险的准确度与 SOFA 评分相一致。然而，该研究没有提供最佳截断值以及敏感度和特异度 [41]。此前，有两项前瞻性研究和英国的一项回顾性研究分别应用改良 Marshall 评分（去除肝功能和神经功能）[19, 20] 和 Marshall 评分量化评估器官衰竭 [21]。Marshall 评分内容中关于心肺功能和肾功能的量化与亚特兰大分类是完美匹配的，然而肝功能（胆红素）、神经功能（格拉斯哥昏迷量化表）以及凝血功能（血小板功能）的评分则会提高总分，从而错估器官衰竭。因此，亚特兰大 2012 修订版采用了 Marshall 评分中的心肺功能和肾功能来定义和量化早期胰腺炎相关器官衰竭 [3]。

2. SOFA 评分

有两项研究用 SOFA 评分评估了急性胰腺炎。一项前瞻性国际多中心研究发现 SOFA 评分 > 4 可准确预测起病后 48h 的死亡，敏感度为 86%，特异性度为 79%（阳性预测值为 27%，阴性预测值为 98%）[43]。在芬兰，一项针对 ICU 人群的研究也证实了 SOFA 评分的准确性，入院时评分的截断值 > 8 [41]。对 SOFA 评分的六个内容分别进行分析，发现一个有趣的结果：各个"器官衰竭"对病死率的影响是不一致的：只有心功能衰竭、肾功能衰竭及肝功能衰竭能够影响住院死亡率 [40, 44]。在重症监护评分系统中，SOFA 评分不仅计算便捷，而且能够反映治疗（如机械通气和正性肌力药物）的疗效。

器官衰竭评分的优势在于其可以广泛应用脓毒症等重症患者。在亚特兰大标准修订版中引入了修订后 Marshall 评分，即通过剔除肝脏和神经评分而解决了评分过高的问题。在急性胰腺炎中，高胆红素和震颤性谵妄可能是胆源性或酒精性胰腺炎的常见特征，因此它们的异常并不一定代表着器官衰竭。

五、实验室指标

早在 20 世纪 60 年代中期，人们就已经发现血浆或血清中多项检验指标异常可以反映急性胰腺炎的严重程度 [45]。因此，大量的实验室指标被用来对有并发症的患者进行早期分层，如坏死、坏死感染、败血症并发症、器官衰竭和死亡等。除了可以预测病情严重程度之外，一些指标还是急性胰腺炎病理机制中决定病情进展和是否发生并发症的重要因素之一，如蛋白酶、细胞因子、趋化因子、黏附因子和急性期蛋白 [46]。

评估急性胰腺炎严重程度的理想实验室检测方法应该是简便、准确的，无论在常规和紧急情况下都易于获得，且具有高性价比。然而，尽管有大量的有效指标不断被发现，但常常因为耗时或者昂贵的步骤流程导致在临床上难以用于常规检查。因此，现在临床上仍只有少部分检测指标在常规应用。

（一）常规实验室指标

自从引入 Ranson 和 Imrie 评分系统以来，人们通过多种实验室常规指标 [如血细胞比容、肌酐、血尿素氮（blood urea nitrogen，BUN）、血糖] 的单独或联合检测来判断或预测疾病的严重程度与并发症。

1. 血细胞比容

患者入院时血细胞比容及其随后液体复苏期间的变化可以简便且有效地进行预后评估。当入院时血细胞比容＞44%，患者容易发生胰腺坏死，器官衰竭[47]或胰腺感染[48]等并发症。多位学者发现当入院时血细胞比容＜44%[47]和＜40%[49]时，排除重症急性胰腺炎的总体阴性预测值高达90%左右。然而，在其他大型研究中发现，入院时血细胞比容在41%～44%范围时，无法准确预测患者病情严重程度、是否会发生器官衰竭甚至死亡。在1612例急性胰腺炎患者的国际多中心研究中，入院血细胞比容≥44%和24h内BUN水平升高分别可以有效预测54%和60%患者是否存在持续性器官衰竭和胰腺坏死[50]。总的来说，血细胞比容可作为简易的指标来排除重症疾病，但不能作为可靠的指标来准确预测疾病的严重程度和特定并发症。

2. 血肌酐和 BUN

血肌酐和BUN可以有效判断和定义肾功能衰竭。根据亚特兰大分类标准，肾功能衰竭定义为血肌酐＞2mg/dl（177μmol/L），是急性胰腺炎最严重的器官并发症之一，且是死亡的独立危险因素[41, 42, 51]。然而，在入院当天患者血肌酐常常达不到＞2mg/dl，因此限制了该指标早期风险评估的作用。同样的，入院时BUN也不能有效反映局部或全身并发症等病情严重程度[52, 53]，其最大敏感性只有79%，最大特异性只有67%（阳性预测值43%，阴性预测值91%）[52]。一项大型队列研究发现，BUN入院24h内升高预测持续性器官衰竭或胰腺坏死的敏感度仅＜60%[50]，然而当超过48小时BUN仍持续升高则可以明显提高诊断准确率[54]。

（二）急性期蛋白

急性期蛋白属于炎症蛋白家族，主要由肝脏合成，在机体受到感染或非感染刺激下产生反应。其中CRP被人们广为所知。此外，血清淀粉样蛋白A（serum amyloid Aprotein，SAA）也被认为可用于判断急性胰腺炎病情严重度。这两项指标可以通过全自动免疫分析仪检测，因其稳定性而广泛应用。

1. CRP

长期以来，CRP一直用于急性胰腺炎严重程度分层，并且直到现在CRP还被认为是早期病情严重程度分层和监测病程变化的"金标准"[53, 55-59]。CRP是鉴别坏死性急性胰腺炎和间质水肿性急性胰腺炎的指标之一。然而，根据1993年亚特兰大标准最初版，CRP主要还是用来区分轻度和重度急性胰腺炎。在起病后48h内，以150mg/L为截断值。CRP诊断准确度在70%～80%之间[56, 60]。和其他急性期蛋白一样，CRP无法准确预测起病1周内的坏死感染、器官衰竭和死亡。CRP另一个缺点是诱导时间相对较长，其达到峰值时间为起病后的72～96h，因此无法进行疾病极早期的病情严重度评估。

2. SAA

和CRP相比，尽管SAA更早出现且具有更宽的检测范围，但在评估急性胰腺炎的严重程度和预后方面远没有CRP准确[55, 57]。因此，SAA并没有很好的临床应用价值。

（三）细胞因子和趋化因子

早在20世纪90年代，大量的实验已经证实在急性胰腺炎中，细胞因子和趋化因子能够促进局部组织损伤和介导参与远处器官并发症，从而在疾病的发生发展中起着关键作用[62, 63]。因此，检测细胞因子和趋化因子被认为是评估病情严重程度的有效方法。然而，尽管快速和全自动检测技术的发展，绝大多数的细胞因子和趋化因子在临床上还是无法作为急性胰腺炎的生化标志物。到目前为止，只有IL-6和IL-8在临床上应用。

1. IL-6

IL-6 浓度可以早期准确预测病情严重程度。大量临床研究表明，重症疾病时 IL-6 可显著增加[53, 59, 64-66]。IL-6 会比 CRP 提前 24 ～ 36h 升高，并且只要并发症持续存在，IL-6 仍然会持续升高。在对格拉斯哥的 24 名患者研究中发现，症状出现的 36h 内，IL-6 浓度 > 130 U/ml 可准确预测重症发生，灵敏度为 100%，特异度为 71%（阳性预测值为 71%，阴性预测值为 100%）[64]。除了区分病情的轻重程度外，IL-6 也与器官衰竭的发生密切相关[53, 59, 65]。在一些实验室中，IL-6 已作为一种常规的检测指标，可以简单快捷地筛选出易发展成重症的患者。然而，IL-6 的测定尚未在急性胰腺炎中大规模应用。

2. IL-8

IL-8 是评估疾病严重程度的早期标志物，它在症状出现的第一天内即可出现，并在 3 ～ 5d 后迅速下降[66, 67]。然而，除了可以简单地区分疾病的轻重程度之外，在坏死性胰腺炎发展为脓毒性多器官衰竭或在疾病晚期死亡患者中，IL-8 也已被证明是监测这些危及生命的并发症的极好标志物[61]。和 IL-6 类似，IL-8 目前已可以进行全自动化检测，并且在大医院中常规用于监控病情也已成为可能，但目前仍没有常规作为急性胰腺炎的标志物。

（四）降钙素原

自 1993 年[68] 被首次发现以来，降钙素原（procalcitonin，PCT）已逐渐成为重症监护病房预测细菌 / 真菌感染、脓毒症和败血症性休克的标志物[69, 70]。1997 年，一项 51 例急性胰腺炎的队列研究首次描述了降钙素原浓度升高与感染性坏死发展之间的密切联系。当 PCT > 1.8ng/ml 时，它能够在症状出现的第一天内准确预测该并发症，敏感度和特异度均超过 90%[61]。一项针对 104 例重症急性胰腺炎的国际多中心研究显示，当 PCT > 3.8ng/ml 时，它可在症状出现后的 48 ～ 96h 内准确预测胰腺感染甚至死亡等严重并发症，其敏感度为 79%，特异度为 93%（阳性预测值为 65%，阴性预测值为 97%）[71]。此外，后续大量的研究也纷纷证实了这一结果，同时也涌现了一大批的荟萃分析和系统性综述。在预测急性胰腺炎感染性坏死方面，PCT 累计敏感度达到了 80%，特异度达到了 90%[54, 72]。值得注意的是，根据 1993 年亚特兰大标准初版，PCT 无法用于区分轻度或重度的急性胰腺炎。目前，PCT 检测可进行全自动化的常规分析，也可以用半定量条带实验进行简单快速的定量检测。因此，PCT 可以早期有效评估并连续监测急性胰腺炎患者的病情变化。

六、结语

表 21-2 概述了急性胰腺炎严重程度分层的相关多参数评分系统和实验室标志物，并预测了具体并发症。

表 21-2　急性胰腺炎严重程度分级和预测并发症的评分系统和实验室指标

指　标	严重程度	胰腺感染	总体预后
Ranson/Imrie 评分	++（48h）	-	++（48h）
APACHE Ⅱ 评分	++	-	+++（> 7d）

（续表）

指　标	严重程度	胰腺感染	总体预后
SOFA/Marshall 评分	++	–	+++（＞7d）
血细胞比容	++（48h）	–	–
肌酐/BUN	+	–	+++（＞7d）
IL-6	+++（＜48h）	–	–
IL-8	++（＜48h）	MODS（监测）	+++（＞7d）
CRP	+++（72～96h）	–	–
PCT	–	+++（72～96h）	+++（72～96h，＞7d）

急性胰腺炎症状发作后的最佳精确度：＜48h，症状出现后的48h内；72～96h，症状出现后的72～96h内；＞7d，发病后1周以上

APACHE Ⅱ . 急性生理学与慢性健康评分Ⅱ；SOFA. 序贯性器官功能衰竭评分；IL-6. 白细胞介素 6；IL-8. 白细胞介素 8；CRP. C 反应蛋白；MODS. 多器官功能障碍综合征；PCT. 降钙素原

☞ 参考文献

[1]　Sarles H. Proposal adopted unanimously by the participants of the symposium on pancreatitis at Marseille, 1963. Bibl Gastroenterol 1965;7:Ⅶ–Ⅷ.

[2]　Bradley EL, Ⅲ. A clinically based classification system for acute pancreatitis. Summary of the International Symposium on Acute Pancreatitis, Atlanta, GA, September 11 through 13, 1992. Arch Surg 1993;128:586–590.

[3]　Banks PA, Bollen TL, Dervenis C et al. Classification of acute pancreatitis – 2012: revision of the Atlanta classification and definitions by international consensus. Gut 2013;62:102–111.

[4]　Elman R, Arneson N, Graham EA. Value of blood amylase estimations in the diagnosis of pancreatic disease: a clinical study. Arch Surg 1929;19:943–967.

[5]　Ranson JH, Rifkind KM, Roses DF, Fink SD, Eng K and Localio SA. Objective early identification of severe acute pancreatitis. Am J Gastroenterol 1974;61:443–451.

[6]　Imrie CW, Benjamin IS, Ferguson JC et al. A single-centre double-blind trial of Trasylol therapy in primary acute pancreatitis. Br J Surg 1978;65:337–341.

[7]　Leger L, Chiche B, Louvel A. Pancreatic necrosis and acute pancreatitis. World J Surg 1981;5:315–317.

[8]　Jimenez H, Aldrete JS. Clinical implications derived from the morphological classification of 89 patients with acute pancreatitis. J Clin Gastroenterol 1983;5:137–142.

[9]　Beger HG, Bittner R, Block S, Buchler M. Bacterial contamination of pancreatic necrosis. A prospective clinical study. Gastroenterology 1986;91:433–438.

[10]　Freeman ML, Werner J, van Santvoort HC et al.; International Multidisciplinary Panel of Speakers and Moderators. Interventions for necrotizing pancreatitis: summary of a multidisciplinary consensus conference. Pancreas 2012;41:1176–1194.

[11]　Tenner S, Baillie J, DeWitt J, Vege SS; American College of Gastroenterology. American College of Gastroenterology guideline: management of acute pancreatitis. Am J Gastroenterol 2013;108:1400–1415.

[12]　Working Group IAP/APA Acute Pancreatitis Guidelines: IAP/APA evidence-based guidelines for the management of acute

pancreatitis. Pancreatology 2013;13:e1–e15.

[13] Isenmann R, Rau B, Beger HG. Early severe acute pancreatitis: characteristics of a new subgroup. Pancreas 2001;22:274–278.

[14] Tao HQ, Zhang JX, Zou SC. Clinical characteristics and management of patients with early acute severe pancreatitis: experience from a medical center in China. World J Gastroenterol 2004;10:919–921.

[15] Poves Prim I, Fabregat Pous J, Garcia Borobia FJ, Jorba Marti R, Figueras Felip J, Jaurrieta Mas E. Early onset of organ failure is the best predictor of mortality in acute pancreatitis. Rev Esp Enferm Dig 2004;96:705–709;709–713.

[16] Rau BM, Bothe A, Kron M, Beger HG. Role of early multisystem organ failure as major risk factor for pancreatic infections and death in severe acute pancreatitis. Clin Gastroenterol Hepatol 2006;4:1053–1061.

[17] van Santvoort HC, Bakker OJ, Bollen TL et al.; Dutch Pancreatitis Study Group: A conservative and minimally invasive approach to necrotizing pancreatitis improves outcome. Gastroenterology 2011; 141:1254–1263.

[18] Guo Q, Li A, Xia Q et al. The role of organ failure and infection in necrotizing pancreatitis: a prospective study. Ann Surg 2014; 259:1201–1207.

[19] Buter A, Imrie CW, Carter CR, Evans S, McKay CJ Dynamic nature of early organ dysfunction determines outcome in acute pancreatitis. Br J Surg 2002;89:298–302.

[20] Johnson CD, Abu-Hilal M. Persistent organ failure during the first week as a marker of fatal outcome in acute pancreatitis. Gut 2004;53:1340–1344.

[21] Mofidi R, Duff MD, Wigmore SJ, Madhavan KK, Garden OJ, Parks RW. Association between early systemic inflammatory response, severity of multiorgan dysfunction and death in acute pancreatitis. Br J Surg 2006;93:738–744.

[22] Le Mee J, Paye F, Sauvanet A et al. Incidence and reversibility of organ failure in the course of sterile or infected necrotizing pancreatitis. Arch Surg 2001;136:1386–1390.

[23] Flint R, Windsor JA. Early physiological response to intensive care as a clinically relevant approach to predicting the outcome in severe acute pancreatitis. Arch Surg 2004;139:438–443.

[24] Malbrain ML, Cheatham ML, Kirkpatrick A et al. Results from the International Conference of Experts on Intra-abdominal Hypertension and Abdominal Compartment Syndrome. I. Definitions. Intensive Care Med 2006;32:1722–1732.

[25] De Waele JJ, Hoste E, Blot SI, Decruyenaere J, Colardyn F. Intra-abdominal hypertension in patients with severe acute pancreatitis. Crit Care 2005;9:R452–457.

[26] Chen H, Li F, Sun JB, Jia JG. Abdominal compartment syndrome in patients with severe acute pancreatitis in early stage. World J Gastroenterol 2008;14:3541–3548.

[27] Dambrauskas Z, Parseliunas A, Gulbinas A, Pundzius J, Barauskas G. Early recognition of abdominal compartment syndrome in patients with acute pancreatitis. World J Gastroenterol 2009;15:717–721.

[28] Mentula P, Hienonen P, Kemppainen E, Puolakkainen P, Leppaniemi A. Surgical decompression for abdominal compartment syndrome in severe acute pancreatitis. Arch Surg 2010;145:764–769.

[29] van Brunschot S, Schut AJ, Bouwense SA et al.; Dutch Pancreatitis Study Group. Abdominal compartment syndrome in acute pancreatitis: a systematic review. Pancreas 2014; 43:665–674.

[30] Marshall JC, Cook DJ, Christou NV, Bernard GR, Sprung CL, Sibbald WJ: Multiple organ dysfunction score: a reliable descriptor of a complex clinical outcome. Crit Care Med 1995;23:1638–1652.

[31] Vincent JL, de Mendonca A, Cantraine F et al. Use of the SOFA score to assess the incidence of organ dysfunction/failure in intensive care units: results of a multicenter, prospective study. Working group on "sepsis-related problems" of the European Society of Intensive Care Medicine. Crit Care Med 1998;26:1793–1800.

[32] Knaus WA, Zimmerman JE, Wagner DP, Draper EA, Lawrence DE. APACHE-acute physiology and chronic health evaluation: a physiologically based classification system. Crit Care Med 1981;9:591–597.

[33] Knaus WA, Draper EA, Wagner DP, Zimmerman JE: APACHE II: a severity of disease classification system. Crit Care Med 1985;13:818–829.

[34] Larvin M, McMahon MJ. APACHE-II score for assessment and monitoring of acute pancreatitis. Lancet 1989;2:201–205.

[35] Wilson C, Heath DI, Imrie CW: Prediction of outcome in acute pancreatitis: a comparative study of APACHE II, clinical assessment and multiple factor scoring systems. Br J Surg 1990;77:1260–1264.

[36] Dominguez-Munoz JE, Carballo F, Garcia MJ et al. Evaluation of the clinical usefulness of APACHE II and SAPS systems in the initial prognostic classification of acute pancreatitis: a multicenter study. Pancreas 1993;8:68268–6.

[37] Khan AA, Parekh D, Cho Y et al. Improved prediction of outcome in patients with severe acute pancreatitis by the APACHE II

score at 48 hours after hospital admission compared with the APACHE Ⅱ score at admission. Acute Physiology and Chronic Health Evaluation. Arch Surg 2002;137:1136–1140.

[38] Mason JM, Babu BI, Bagul A, Siriwardena AK. The performance of organ dysfunction scores for the early prediction and management of severity in acute pancreatitis: an exploratory phase diagnostic study. Pancreas 2010; 39:1104–1108.

[39] Singh RK, Poddar B, Baronia AK et al. Audit of patients with severe acute pancreatitis admitted to an intensive care unit. Indian J Gastroenterol 2012;31:243–252.

[40] De Campos T, Cerqueira C, Kuryura L et al. Morbimortality indicators in severe acute pancreatitis. JOP 2008;9:690–697.

[41] Halonen KI, Pettila V, Leppaniemi AK, Kemppainen EA, Puolakkainen PA, Haapiainen RK. Multiple organ dysfunction associated with severe acute pancreatitis. Crit Care Med 2002;30:1274–1279.

[42] Halonen KI, Leppaniemi AK, Lundin JE, Puolakkainen PA, Kemppainen EA, Haapiainen RK: Predicting fatal outcome in the early phase of severe acute pancreatitis by using novel prognostic models. Pancreatology 2003;3:309–315.

[43] Rau BM, Matt S, Kemppainen E et al. Defining early organ failure in acute pancreatitis: A prospective international multicenter evaluation of the SOFA-versus the Marshall-system. Pancreas 2007; 35: 424.

[44] Juneja D, Gopal PB, Ravula M. Scoring systems in acute pancreatitis: which one to use in intensive care units? J Crit Care 2010;25:358 e9–358;e15.

[45] Trapnell JE. The natural history and prognosis of acute pancreatitis. Ann R Coll Surg Engl 1966;38:265–287.

[46] Rau B, Schilling MK, Beger HG. Laboratory markers of severe acute pancreatitis. Dig Dis 2004;22:247–257.

[47] Brown A, Orav J, Banks PA. Hemoconcentration is an early marker for organ failure and necrotizing pancreatitis. Pancreas 2000;20:367–372.

[48] Sun B, Li HL, Gao Y, Xu J, Jiang HC. Factors predisposing to severe acute pancreatitis: evaluation and prevention. World J Gastroenterol 2003;9:1102–1105.

[49] Lankisch PG, Mahlke R, Blum T et al. Hemoconcentration: an early marker of severe and/or necrotizing pancreatitis? A critical appraisal. Am J Gastroenterol 2001;96:2081–2085.

[50] Koutroumpakis E, Wu BU, Bakker OJ et al. Admission hematocrit and rise in blood urea nitrogen at 24 h outperform other laboratory markers in predicting persistent organ failure and pancreatic necrosis in acute pancreatitis: a post hoc analysis of three large prospective databases. Am J Gastroenterol 2015;110:1707–1716.

[51] Kong L, Santiago N, Han TQ, Zhang SD. Clinical characteristics and prognostic factors of severe acute pancreatitis. World J Gastroenterol 2004;10:3336–3338.

[52] Fan ST, Lai EC, Mok FP, Lo CM, Zheng SS, Wong J: Prediction of the severity of acute pancreatitis. Am J Surg 1993;166:262–268; discussion 269.

[53] Mentula P, Kylanpaa ML, Kemppainen E et al. Early prediction of organ failure by combined markers in patients with acute pancreatitis. Br J Surg 2005;92:68–75.

[54] Yang CJ, Chen J, Phillips AR, Windsor JA, Petrov MS. Predictors of severe and critical acute pancreatitis: a systematic review. Dig Liver Dis 2014;46:446–451.

[55] Mayer JM, Raraty M, Slavin J et al. Serum amyloid A is a better early predictor of severity than C-reactive protein in acute pancreatitis. Br J Surg 2002;89:163–171.

[56] Neoptolemos JP, Kemppainen EA, Mayer JM et al. Early prediction of severity in acute pancreatitis by urinary trypsinogen activation peptide: a multicentre study. Lancet 2000;355:1955–1960.

[57] Rau B, Steinbach G, Baumgart K, Gansauge F, Grunert A, Beger HG. Serum amyloid A versus C-reactive protein in acute pancreatitis: clinical value of an alternative acute-phase reactant. Crit Care Med 2000;28:736–742.

[58] Gurleyik G, Emir S, Kilicoglu G, Arman A, Saglam A. Computed tomography severity index, APACHE Ⅱ score, and serum CRP concentration for predicting the severity of acute pancreatitis. JOP 2005;6:562–567.

[59] Nieminen A, Maksimow M, Mentula P et al. Circulating cytokines in predicting development of severe acute pancreatitis. Crit Care 2014;18:R104.

[60] Johnson CD, Lempinen M, Imrie CW et al. Urinary trypsinogen activation peptide as a marker of severe acute pancreatitis. Br J Surg 2004;91:1027–1033.

[61] Rau B, Steinbach G, Gansauge F, Mayer JM, Grunert A, Beger HG. The potential role of procalcitonin and interleukin 8 in the prediction of infected necrosis in acute pancreatitis. Gut 1997;41:832–840.

[62]　Norman J. The role of cytokines in the pathogenesis of acute pancreatitis. Am J Surg 1998;175:76–83.

[63]　Rau BM, Kruger CM, Schilling MK. Anti-cytokine strategies in acute pancreatitis: pathophysiological insights and clinical implications. Rocz Akad Med Bialymst 2005;50:106–115.

[64]　Heath DI, Cruickshank A, Gudgeon M, Jehanli A, Shenkin A, Imrie CW. Role of interleukin-6 in mediating the acute phase protein response and potential as an early means of severity assessment in acute pancreatitis. Gut 1993;34:41–45.

[65]　Mayer J, Rau B, Gansauge F, Beger HG. Inflammatory mediators in human acute pancreatitis: clinical and pathophysiological implications. Gut 2000;47:546–552.

[66]　Stimac D, Fisic E, Milic S, Bilic-Zulle L, Peric R. Prognostic values of IL-6, IL-8, and IL-10 in acute pancreatitis. J Clin Gastroenterol 2006;40:209–212.

[67]　Gross V, Andreesen R, Leser HG et al. Interleukin-8 and neutrophil activation in acute pancreatitis. Eur J Clin Invest 1992; 22:200–203.

[68]　Assicot M, Gendrel D, Carsin H, Raymond J, Guilbaud J, Bohuon C. High serum procalcitonin concentrations in patients with sepsis and infection. Lancet 1993;341:515–518.

[69]　Wacker C, Prkno A, Brunkhorst FM, Schlattmann P: Procalcitonin as a diagnostic marker for sepsis: a systematic review and meta-analysis. Lancet Infect Dis 2013;13:426–435.

[70]　Dellinger RP, Levy MM, Rhodes A et al. Surviving sepsis campaign: international guidelines for management of severe sepsis and septic shock: 2012. Crit Care Med 2013;41:580–637.

[71]　Rau BM, Kemppainen EA, Gumbs AA et al. Early assessment of pancreatic infections and overall prognosis in severe acute pancreatitis by procalcitonin (PCT): a prospective international multicenter study. Ann Surg 2007;245:745–754.

[72]　Mofidi R, Suttie SA, Patil PV, Ogston S, Parks RW. The value of procalcitonin at predicting the severity of acute pancreatitis and development of infected pancreatic necrosis: systematic review. Surgery 2009;146:72–81.

22

Acute Pancreatitis Associated With Congenital Anomalies
急性胰腺炎合并先天性畸形

Christopher R. Schlieve，Andrew L. Warshaw，Tracy C. Grikscheit　著

施可庆　译

周蒙滔　校

一、概述

先天性畸形继发的急性胰腺炎是儿童腹痛罕见的原因，然而造成胰腺炎症的先天性畸形类型比成人多见。虽然一些遗传综合征已证实与急性胰腺炎有关，但是最常见的先天性疾病是胆胰系统的发育异常，如胰腺分裂症、环状胰腺、异位胰腺、肠囊肿型重复畸形和胆总管囊肿[1]。在西方人群中，先天性胰腺结构变异发生率高达 10%[2]，但是大多数是无症状的，胰腺炎的发病率也明显降低[3]。当特发性急性胰腺炎合并胆胰管系统变异时，临床医生可能就难以明确诊断。

二、胰腺分裂症

胰腺分裂症患者引起胰腺炎的病因、发病率、临床表现和治疗一直备受争议。在完全性胰腺分裂症中，胰腺的腹侧和背侧导管不连通，并且通常胰腺的背侧导管大于腹侧导管（图 22-1A）[4]。急性胰腺炎可由小乳头（导管系统的连接处）梗阻或钩突的局部导管扩张引起[5]。胰腺炎总体人群发病率为 0.1%，而胰腺分裂症人群发现率为 4%～5%；因此尚不能确认胰腺分裂症能否作为发病因素[6-8]。这种差异可能是由于选择偏倚，因为一些患者是在怀疑特发性胰腺炎时进行 ERCP 失败而被诊断胰腺分裂症，从而导致特发性胰腺炎和胰腺分裂之间可能存在假关联。

无论是通过括约肌成形术治疗急性胰腺炎还是纵向胰空肠吻合术治疗远端慢性梗阻，都是为了缓解梗阻。副乳头括约肌成形术能改善狭窄症状，可以通过胰腺炎症状和超声阳性分泌试验来证实[9]。外科双括约肌成形术治疗胰腺分裂症中胰胆括约肌功能障碍可获得较好的疗效[10]。少数研究报告提示内镜括约肌切开术和纵向胰十二指肠切除术的手术成功率较高，并发症发生率为 15%～40%[5, 10]。保留十二指肠的胰头切除术对慢性胰腺炎和胰腺分裂症患者在症状方面有显著改善（31%）[11]。3/4 的成年人对手术反应良好[9, 12]。急性胰腺炎胰腺分裂症的治疗效果优于慢性胰腺炎或慢性疼痛综合征患者。慢性胰腺炎的术

后效果不佳在成人和儿童均有报道 [5, 9]。

三、胰胆管合流异常

胰胆管合流异常（anomalous pancreaticobiliary ductal union，APBDU）是胰胆管与胆总管在 Vater 壶腹附近汇合形成，导致胰液和胆道分泌物的混合物反流至胆道或胰腺 [13, 14]，与先天性胆总管扩张症的高发病率相关（图 22-1B）[14-17]。胰胆管合流异常已被定义为共同通道长度大于 15mm 或收缩段位于胆管和胰管联合的远端 [18, 19]。根据胰胆管汇入的顺序，胰胆管合流异常可分为 B-P 或 P-B 亚型 [19, 20]。在 B-P 中，胆管汇入主胰管，而在 P-B 中（或在某些系列中，P-C 为胆总管），胰管汇入胆总管 [19]。

胰胆管合流异常是胰腺炎、胆总管囊肿和肝胆癌的一个病因 [19]。ERCP 对胰胆管合流异常的检出率为 8.7%，其中胆源性胰腺炎的检出率为 13.2%，非胆源性胰腺炎的检出率为 2.2%。B-P 亚型与胆总管囊肿形成有关，而 P-B 亚型与胆源性胰腺炎、胆囊癌和胆囊腺肌症有关。Oddi 括约肌功能障碍是导致胰胆管合流异常患者胰腺炎发生率高和复发性胰腺炎的主要机制 [21]。

胰胆管合流异常的外科治疗主要是改变相邻解剖关系，包括 Roux-en-Y 肝空肠吻合术 [22]、胆囊切除术和胆道重建 [23] 或单独内镜括约肌切除术 [21]。伴有胆总管囊肿的胰胆管合流异常则通过囊肿切除治疗，有时需要联合进行胰十二指肠切除术 [24]。

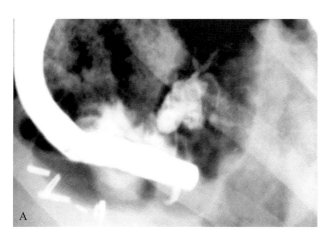
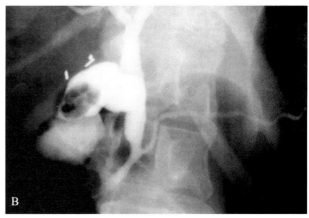

▲ 图 22-1　不同原因导致胰腺炎

A. 一位 15 岁女童出现复发性胰腺炎。ERCP 显示胰腺分裂，囊性扩张的胰管内含有结石。该患者接受了胰十二指肠切除术；B. 一位 12 岁男孩胆总管囊肿合并胰胆管合流异常的胰胆管造影，胰管在壶腹口近端超过 2cm 处汇入胆总管，这类患者易患急慢性胰腺炎

四、胆总管囊肿

国外报道行 ERCP 检查的成人中有 0.1% 患胆总管囊肿，在北美人群中，胆总管囊肿患病率为 1/15 万 [25, 26]。东亚地区和女性的发病率更高，男女之比为 1 ∶ 3 ～ 4，2—16 岁的年轻患者更易合并胰腺炎（36%）[27]。儿童患者出现腹痛、黄疸和右上腹肿块三联征的概率比成人高 6.7 倍 [28]，50% 成年人往往在囊肿发现前由于腹痛就被诊断为胰腺炎或胆道疾病 [29]。囊肿破裂通常表现为胰腺炎、胆管炎和胆汁性腹膜炎 [30]。在

90% 的患者中，超过 5cm 以上的囊肿常伴有胰腺炎，手术切除后胰腺炎的发生率明显低于外科旁路手术（50% vs 80%）。胰腺炎和癌症在胆总管囊肿和胰胆管合流异常患者中都比较常见[31]。上一节已讨论了胰胆管合流异常可能引起胆总管囊肿。

根据 1977 Todani 系统，胆总管囊肿第一次进行分类[32, 33]。除了 Ⅲ 型需要进行内镜手术或袋形缝合术，肝外胆总管囊肿则需进行肝外胆总管囊肿完全切除和肝空肠吻合术[34, 35]。保留胆总管囊肿术后发生恶性肿瘤率升高；因此，在进行内引流或旁路手术时应进行胆总管囊肿的完全切除术[27]。由于移植物功能障碍和胆管炎的发生率较高，所以不适合进行空肠或阑尾的插入吻合术[36, 37]。

五、环状胰腺

环状胰腺是一种胰腺组织环绕十二指肠，可能在胰腺发育过程中，腹侧胰始基未能完全随中肠向左旋转，以此形成的胰腺环绕十二指肠（图 22-2）[38]。继发于环状胰腺的梗阻或胰腺炎常在 30 岁以后发生，发病率大约为 25%[39, 40]。继发于环状胰腺的胰腺炎在新生儿中很少见，表现为十二指肠梗阻、胆汁淤积和腹部平片呈"双泡征"[39, 41]。环形胰腺需与十二指肠闭锁、无扭转的肠旋转不良等其他上消化道梗阻相鉴别；此外，环形胰腺一旦扭转必须马上紧急手术治疗。环形胰腺常伴有其他先天畸形，如十二指肠狭窄或闭锁（40%）、唐氏综合征（16%）、气管食管瘘（9%）或先天性心脏病（7%）[39]。

儿童环状胰腺的外科矫正通常采用十二指肠菱形吻合术，与十二指肠侧 - 侧吻合术或十二指肠空肠吻合术相比，术后进食和排便更早[42]。应避免胃空肠造口术，因为大多数解剖重建会影响生长发育[43]。成人则可以行胃肠吻合术的手术矫正。有研究报道环状胰腺保留或不保留幽门的胰十二指肠切除术与壶腹癌相关[44]。在十二指肠梗阻情况下，首先必须排除危及生命的肠扭转这一外科急症。

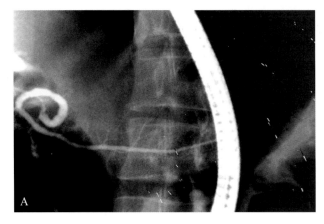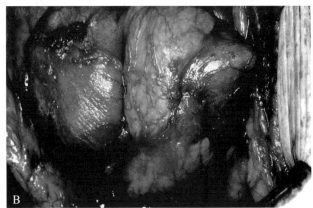

▲ 图 22-2　环状胰腺影像及解剖
A. 一名有环状胰腺小男孩的胰腺造影，近端胰管在环状节段内环绕十二指肠；B. 环状解剖结构

六、异位胰腺

异位胰腺是一种常见的先天畸形，发病率高达 13%[43, 45]。凡在胰腺本身以外生长、与正常胰腺组织既无解剖上的联系，又无血管联系的孤立的胰腺组织，均称为异位胰腺。绝大多数位于胃、十二指肠和空

肠的黏膜下层[38]，虽然不常见，但是可由于肠套叠、梗阻、炎症或变性而被发现[46, 47]。有文章报道，无假性囊肿的异位胰腺发生炎症时可同时出现血清淀粉酶和脂肪酶升高及异位胰腺组织炎症[45, 48]。在 32 例组织学证实的异位胰腺病例中，其中有一半是偶然发现的[49]。其余病例均有出血、梗阻或溃疡等典型临床表现。在 6 例胰十二指肠切除术标本中也证实了十二指肠壁异位胰腺炎与十二指肠狭窄可能存在内在联系[50]。

七、肠重复囊肿

胃肠重复囊肿是指具有任何类型的胃肠黏膜或胰腺组织的先天性前肠畸形，并以其解剖邻近性命名，而非黏膜成分。胰腺中的重复囊肿通常被称为十二指肠或胃重复囊肿，因为它们缺乏相邻结构（图 22-3）[46]。虽然大多数肠重复囊肿不发生胰腺炎，但也已发现数个病例[51]。在 10% 或更少的病例中，十二指肠重复囊肿出现于十二指肠壁和胆胰管之间的，并可能导致梗阻性胰腺炎[52, 53]。与胰管联通的胰旁重复囊肿可能使血液或黏液进入主胰管，导致梗阻[54-56]。胰腺炎可能发生在重复囊肿本身，如食管重复畸形包含胃黏膜和胰腺组织（43%）[57]。局部切除是首选的；然而，如果不能进行局部切除，则可以采用囊肿袋形缝合术并切除黏膜[58]。

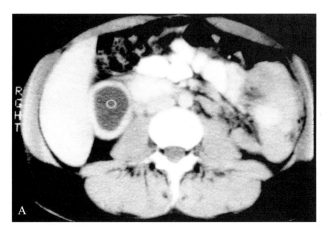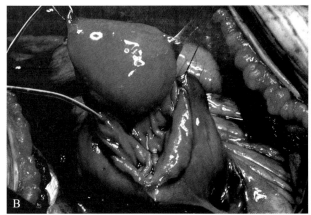

▲ 图 22-3　肠重复囊肿患者影像及术中

A. 一位 21 岁患有复发性急性胰腺炎女性患者的 CT 扫描，术前腹部 CT 可见该囊肿凸入十二指肠肠腔。白色圆圈标记的异常厚壁囊状结构与胰头相邻；B. 胰腺重复囊肿术中图，导管通过壶腹被插入胰管，囊肿的切除以及在其狭窄颈部的缝合结扎，治愈了患者的复发性胰腺炎

八、结论

先天性畸形可能是特发性急性胰腺炎的病因。无先天性解剖畸形必须进行仔细筛查。对于先天性解剖异常，则必须严格确定其解剖结构及相关异常表现，以指导治疗。由于先天性畸形常常是独特的，每个病例都有其特有的解剖结构异常。既往文献报道的病例可提供参考，避免不必要的弯路。

☞ 参考文献

[1] Goh SK, Chui CH, Jacobsen AS. Childhood acute pancreatitis in a children's hospital. Singapore Med J 2003;44(9):453–456.

[2] Dawson W, Langman J. An anatomical-radiological study on the pancreatic duct pattern in man. Anat Rec 1961;139:59–68.

[3] Bradley EL Ⅲ, Stephan RN. Accessory duct sphincteroplasty is preferred for long-term prevention of recurrent acute pancreatitis in patients with pancreas divisum. J Am Coll Surg 1996;183:65–70.

[4] Opie E. The anatomy of the pancreas. Johns Hopkins Hospital Bull 1903;14:229–232.

[5] Neblett WW, O'Neill JA. Surgical management of recurrent pancreatitis in children with pancreas divisum. Ann Surg 2000;231(6):899–908.

[6] Bernard JP, Sahel J, Giovanni M, Sarles H. Pancreas divisum is a probable cause of acute pancreatitis: a report of 137 cases. Pancreas 1990;5:248–254.

[7] Hayakawa T, Kondo T, Shibata T et al. Pancreas divisum. A predisposing factor to pancreatitis? Int J Pancreatol 1989;5(4):317–326.

[8] Varshney S, Johnson CD. Pancreas divisum. Int J Pancreatol 1999;25(2):135–141.

[9] Warshaw AL, Simeone JF, Schapiro RH, Flavin-Warshaw B. Evaluation and treatment of the dominant dorsal duct syndrome (pancreas divisum redefined). Am J Surg 1990;159:59–64.

[10] Madura JA, MaduraII JA, Sherman S, Lehman GA. Surgical sphincteroplasty in 446 patients. Arch Surg 2005;140: 504–512.

[11] Schlosser W, Rau BM, Poch B, Beger HG. Surgical treatment of pancreas divisum causing chronic pancreatitis: the outcome benefits of duodenum-preserving pancreatic head resection. J Gastrointest Surg 2005;9(5):710–715.

[12] Bradley El, Stephan RN. Accessory duct sphincteroplasty is preferred for long-term prevention of recurrent acute pancreatitis in patients with pancreas divisum. J Am Coll Surg 1996;183:65–70.

[13] Juda ZJ, Babbitt DP, Starshak RJ et al. Anatomic observations and etiologic and surgical considerations in choledochal cyst. J Pediatr Surg 1979;14:315–320.

[14] Babbitt DP, Starshak RJ, Clemett AR. Choledochal cysts: a concept of etiology. Am J Roentgenol 1973;119:57–62.

[15] Pushparani P, Redkar RG, Howard ER. Progressive biliary pathology associated with common pancreatobiliary channel. J Pediatr Surg 2000;35:649–651.

[16] Jona JZ, Babbitt DP, Starshak RJ et al. Anatomic observations and etiologic and surgical considerations in choldedochal cyst. J Pediatr Surg 1979;14:315–320.

[17] Shimotake T, Shigeyoshi A, Tomiyama H, Iwai N. DPC-4 (Smad-4) and K-ras gene mutations in biliary tract epithelium in children with anomalous pancreaticobiliary ductal union. J Pediatr Surg 2003;38(5):694–697.

[18] Hu B, Gong B, Zhou DY Association of anomalous pancreatiobiliary ductal junction with gallbladder carcinoma in Chinese patients: an ERCP study. Gastrointest Endosc 2003;57(4):541–545.

[19] Wang HP, Wu MS, Lin CC et al. Pancreaticobiliary diseases associated with anomalous pancreaticobiliary ductal union. Gastrointest Endosc 1998;48(2):184–189.

[20] Sandoh N, Shirai Y, Hatakeyama K. Incidence of anomalous union of the pancreaticobiliary ductal system in biliary cancer. Hepatogastroenterology 1997;44(18):1580–1583.

[21] Guelrud M, Morera C, Rodriguez M, Jaen D, Pierre R. Sphincter of Oddi dysfunction in children with recurrent pancreatitis and anomalous pancreaticobiliary union: an etiological concept. Gastrointest Endosc 1999; 50(2):194–199.

[22] Okada A, Hasegawa T, Oguchi Y, Nakamura T Recent advances in pathophysiology and surgical treatment of congenital dilatation of the bile duct. J Hepatobiliary Pancreat Surg 2002;9(3):342–351.

[23] Jung YS, Lee KJ, Kim H et al. Risk factor for extrahepatic bile duct cancer in patients with anomalous pancreaticobiliary ductal union. Hepatogastroenterology 2004;51(58):946–949.

[24] Jeong JB, Whang JH, Ryu JK, Yoon YB, Kim YT. Risk factors for pancreatitis in patients with anomalous union of pancreatobiliary duct. Hepatogastroenterology 2004;51(58):1187–1190.

[25] Schmidt HG, Bauer J, Wiessner V, Schonekas H. Endoscopic aspects of choledochoceles. Hepatogastroenterology 1996;43:143–146.

[26] Wiseman K, Buczkowski AK, Chung SW, Francoeur J, Schaeffer D, Scudamore CH. Epidemiology, presentation, diagnosis, and outcomes of choledochal cysts in adults in an urban environment. Am J Surg 2005;189(5):527–531.

[27] DeVries JS, de Vries S, Aronson DC et al. Choledochal cysts: age of presentation, symptoms, and late complications related to Todani's classification. J Pediatr Surg 2002;37(11):1568–1573.

[28] Shah OJ, Shera AH, Zargar SA et al. Choledochal cysts in children and adults with contrasting profiles: 11-year experience at a tertiary care center in Kashmir. World J Surg 2009;33(11):2403–2411.

[29] Lipsett PA, Pitt HA, Colombani PM, Boitnott JK, Cameron JL. Choledochal cyst disease: a changing pattern of presentation. Ann Surg 1994;220:644–652.

[30] Samuel M, Spitz L. Choledochal cyst: varied clinical presentations and long-term results of surgery. Eur J Pediatr Surg 1996;6: 78–81.

[31] Song HK, Kim MH, Myung SJ et al. Choledochal cyst associated with anomalous union of pancreaticobiliary duct has a more grave clinical course than choledochal cyst alone. Korean J Intern Med 1999;14(2):1–8.

[32] Todani T, Watanabe Y, Narusue M, Tabuchi K, Okajima K. Congenital bile duct cysts: classification, operative procedures, and review of thirty-seven cases including cancer arising from choledochal cyst. Am J Surg 1977;134(2):263–269.

[33] Todani T, Watanabe Y, Toki A, Morotomi Y. Classification of congenital biliary cystic disease: special reference to type I c and IVA cysts with primary ductal stricture. J Hepatobiliary Pancreat Surg 2003;10(5):340–344.

[34] Zheng LX, Jia HB, Wu DQ et al. Experience of congenital choledochal cyst in adults: treatment, surgical procedures and clinical outcomes in the Second Affiliated Hospital of Harbin Medical University. J Korean Med Sci 2004;19(6):842–847.

[35] Shimotakahara A, Yamataka A, Yanai T et al. Roux-en-Y hepaticojejunostomy or hepaticoduodenostomy for biliary reconstruction during the surgical treatment of choledochal cyst: which is better? Pediatr Surg Int 2005;21(1):5–7.

[36] Delarue A, Chappuis JP, Esposito C et al. Is the appendix graft suitable for routine biliary surgery in children? J Pediatr Surg 2000;35(9):1312–1316.

[37] Hara H, Morita S, Ishibashi T, Sako S, Otani M, Tanigawa N. Surgical treatment for congenital biliary dilatation, with or without intrahepatic bile duct dilatation. Hepatogastroenterology 2001;48(39):638–641.

[38] Shirkhoda A, Gore R. Anomalies and anatomic variants of the pancreas. In: Gore R, Levin M, eds. Textbook of Gastrointestinal Radiology. Philadelphia, PA: Saunders, 2000: 1754–1766.

[39] Skandalakis JE. The pancreas. In: Skandalakis J, Gray S, eds. Embryology for Surgeons. Baltimore, MD: Williams and Wilkins, 1994: 366–404.

[40] McNaught JB Annular pancreas: a compilation of 40 cases with a report of a new case. Am J Med Sci 1933;185:249–260.

[41] Nijs E, Callahan MJ, Taylor GA Disorders of the pediatric pancreas: imaging features. Pediatr Radiol 2005;35:358–373.

[42] Weber TR, Lewis JE, Mooney D, Connors R. Duodenal atresia: a comparison of techniques of repair. J Pediatr Surg 1986;21(12):1133–1136.

[43] Aubespry P, Derlon S, Seriat-Gautier B. Congenital duodenal obstruction: a review of 82 cases. Prog Pediatr Surg 1978;11: 109–124.

[44] Shan YS, Sy ED, Lin PW. Annular pancreas with obstructive jaundice: beware of underlying neoplasm. Pancreas 2002;25(3): 314–316.

[45] Barbosa J, Dockerty MB, Waugh JM. Pancreatic heterotopia: a review of the literature and report of 41 authenticated surgical cases of which 25 were clinically significant. Surg Gynecol Obstet 1946;82:527–542.

[46] Andronikou S, Sinclair-Smith C, Millar AJ. An enteric duplication cyst of the pancreas causing abdominal pain and pancreatitis in a child. Pediatr Surg Int 2002;18:190–192.

[47] Bethel CA, Luquette MH, Besner GE. Cystic degeneration of heterotopic pancreas. Pediatr Surg Int 1998;13:428–430.

[48] Lai EC, Tompkins RK. Heterotopic pancreas. Review of a 26 year experience. Am J Surg 1985;151:697–700.

[49] Pang LC Pancreatic heterotopia: a reappraisal and clinicopathologic analysis of 32 cases. South Med J 1988;81(10):1264–1275.

[50] Suda K, Takase M, Shiono S et al. Duodenal wall cysts may be derived from a ductal component of ectopic pancreatic tissue. Histopathology 2002;41(4):351–356.

[51] Okada A, Higaki J, Nakamura T et al. Pancreatitis associated with choledochal cyst and other anomalies in childhood. Br J Surg 1994;82:829–832.

[52] Mattioli G, Buffa P, Pesce F et al. Pancreatitis caused by duodenal duplication. J Pediatr Surg 1999;34(4):645–648.

[53] Rutledge PL, Warshaw AL. Persistent acute pancreatitis. A variant treated by pancreatoduodenectomy. Arch Surg 1988;123:597–600.

[54] Ng KY, Desmond PV, Collier N. Relapsing pancreatitis due to juxta-pancreatic duodenal duplication cyst with pancreatic ductal communication. Aust NZ J Surg 1993;63(3):224–229.

[55] Lavine JE, Harrison M, Heyman MB. Gastrointestinal duplications causing relapsing pancreatitis in children. Gastroenterology 1989;97(6):1556–1558.

[56] Webster J, Terry S, Humphrey D, Khan S. Anorexia and pancreatitis associated with a gastric duplication cyst of the pancreas. Surgery 2001;129(3):375–376.

[57] Macpherson RI Gastrointestinal tract duplications: clinical, pathologic, etiologic and radiologic considerations. Radiographics 1993;13(5):1063–1080.

[58] Siddiqui AM, Shamberger RC, Filler RM, Perez-Atayde AR, Lillehei C. Enteric duplications of the pancreatic head: definitive management by local resection. J Pediatr Surg 1998;33(7):1117–1120.

Acute Pancreatitis in Children
小儿急性胰腺炎

23

Mark E.Lowe, Véronique D. Morinville　**著**

马焕先　**译**

蔡守旺　**校**

一、概述

1984 年马赛第二届国际学术研讨会将急性胰腺炎定义为急性腹痛伴随血或尿淀粉酶升高 [1]。然而，由于胰腺位置较深体格检查较难触及以及绝大多数胰腺疾病症状的非特异性，急性胰腺炎的病理生理学依然难以描述。近些年来，尽管人们对成人胰腺炎的认识已有很大程度的提高，近些年取得了一些进展，然而人们对小儿急性胰腺炎的认识和理解依旧不足。

小儿急性胰腺炎对临床医生是严峻的挑战。由于小儿年龄和发育水平的特点，很难对其腹痛、恶心或呕吐等此类非特异性症状的严重程度进行评估。确定患儿疼痛的部位和性质，识别加重或减轻疼痛因素极具挑战性。很多医护人员在小儿腹部病理学的鉴别诊断中并不考虑胰腺炎，使得诊断更加棘手。因此，儿童因胰腺炎出现的症状可能被认为是病毒性胃肠炎所致。基于上述原因，阐明小儿急性胰腺炎的复杂性任重道远。

小儿急性胰腺炎的难点在于以下三大领域：①潜在的病因，其中大多数病因为小儿独有的；②诊断，包括血清生化和影像学技术；③评估和追踪疾病的严重程度和并发症。本章节主要阐述关于小儿急性胰腺炎的相关问题。

二、发病率

大多数儿科专家认为小儿急性胰腺炎的发病率在逐渐上升。许多大型的人群系列研究试图量化急性胰腺炎的发病率 [2-8]，提示过去数十年里小儿急性胰腺炎的发病率确实有所增加。自 Lopez 首次研究显示单中心急性胰腺炎年病例绝对数呈稳步增长以来，世界各地的其他中心也报道了类似的情况 [2]（表 23-1），研究报道儿童急性胰腺炎发病例数逐渐增多。对这一疾病的认识、新发病例的增加、三级转诊中心转诊患儿的增加以及患有其他系统性疾病患儿伴发急性胰腺炎发病率的增加 [2, 9, 10]，这些因素结合起来解释了发病率增加的原因。

表 23-1　急性胰腺炎的发病率的系列调查研究

研究地点	研究年限	作　者	最近一年的发病率	研究细节
美国达拉斯儿童医疗中心	1993—1998	Lopez[2]	未报道	1993—1998 病例总数分别为：5、19、20、38、79 例
美国匹兹堡儿童医院	1993—2004	Morinville[9]	0.013%（儿童）	年病例总数由 28 例增加到 141 例
澳大利亚墨尔本皇家儿童医院	1993—2002	Nydegger[3]	0.0035%（儿童）	研究期间急性胰腺炎年病例总数呈持续性进行性增加
美国威斯康星儿童医院	1996—2011	Werlin[5]	未报道	研究期间除 2001 年外年病例总数持续增加
墨西哥瓜达拉哈拉儿童医院	1990—2005	Sanchez-Ramirez[4]	0.53%（住院）	研究期间新发病例数非线性增加
美国耶鲁纽黑文医院	1994—2007	Park[10]	0.089%（急诊就诊）	研究期间急性胰腺炎住院患者总数增加，急诊就诊人数标准化后显示 AP 发病率相同
美国卫生保健费用及效用项目住院患儿数据率	2000—2009	Pant[6]	0.35%（住院）	应用 ICD9 标准确认 55 012 例 AP 患者
美国全国急诊科数据抽样调查	2006—2011	Pant[7]	0.016%（急诊就诊）	应用 ICD9 标准确认急诊 78 787 例 AP 患者
美国利物浦	1999—2009	Wilkinson[8]	0.003%（儿童）	从医院统计数据库中应用 ICD10 标准确认 AP 患者

AP. 急性胰腺炎

三、病因学

　　成人急性胰腺炎首次发病需要询问病史，并进一步检查以确定是否有胆道疾病和饮酒史，这是成人急性胰腺炎的两大主要病因，绝大多数成人病例为胆源性和酒精性胰腺炎。相比之下，小儿急性胰腺炎的病因更加广泛（表 23-2），临床医生在考虑急性胰腺炎的发作病因时应了解患者的现病史、既往史和家族史。表 23-3 和图 23-1 总结了新近发表的小儿急性胰腺炎系列研究和病因分类[2, 5, 11-17]。值得注意的是，Benifla 和 Weizman 进行的大型研究系列囊括了先前大多数研究结果。一般来说，主要的病因分为特发性（22%）、外伤性（17.3%）、系统性（15%）、结构性（13.5%）、药物性（10%）。由于 Tomomasa 等研究认为在日本儿童急性胰腺炎的病因主要是胆道解剖异常[11, 13]，因此 Benifla 和 Weizman 的综述没有将其囊括在内[11]。如图 23-1 所示，日本的研究发现向大型城市医院求诊的孩子可能来自全球的其他任何地方。先前认为的"特发性"病例可能与不明原因的感染、药物、毒素或创伤有关。最近遗传影响方面的研究表明，许多"特发性"小儿急性胰腺炎病例实际上可能具有遗传倾向[19]。这些因素单独或者共同作用导致了急性胰腺炎。

表 23-2 小儿急性胰腺炎的潜在病因 [2, 5, 10, 11, 14-16, 20-27]

病因种类	例 证
解剖畸形	环状胰腺；胆总管交界处异常；胆总管囊肿，胆总管扩张症；肠重复畸形或囊肿；胰腺分裂
生化异常	糖尿病酮症酸中毒；高钙血症（甲状旁腺功能亢进、家族性低钙尿高钙血症）；高三酰甘油血症；尿毒症
胆石病	胆泥沉积；胆总管结石；微结石症
遗传性	遗传性胰腺炎：PRSS1、SPIKN1、CFTR、CTRC
医源性	ERCP 术后；肝移植术后（解剖 + 药物）；非胃肠道手术后（Fontan 心脏手术，脊柱融合术）
特发性	未明确诊断与感染、毒素、药物或创伤相关
先天性代谢异常	急性间歇性卟啉症、支链酮酸尿症（枫糖尿病）、阳离子氨基酸尿症、胱氨酸尿症、糖原贮积病、高胱氨酸尿症、3 羟基 3 甲基戊二酰辅酶 A 缺乏症、丙酮酸激酶缺乏症
感染性病原体	细菌（胎儿弯曲杆菌，大肠埃希菌，军团菌，肺炎支原体，伤寒沙门菌，鼠疫耶尔森菌属）病毒（柯萨奇病毒、巨细胞病毒、肠道病毒、艾柯病毒、EB 病毒、甲型肝炎、甲型流感、乙型流感、麻疹、腮腺炎、风疹、红疹、水痘）；其他蛔虫(梗阻)、尼氏华支睾吸虫(梗阻)、钩端螺旋体病、疟疾等。免疫功能低下的患者（鸟型细胞内分枝杆菌、卡氏肺孢子虫、微小隐孢子虫）
药物	镇痛药(对乙酰氨基酚过量、氨基水杨酸、舒林酸、吲哚美辛、丙氧芬)；抗酸剂(西咪替丁、雷尼替丁)；抗惊厥药（磷苯妥英、苯妥英、丙戊酸）；抗菌剂（红霉素、磺胺类、甲氧苄啶磺胺甲噁唑、四环素、异烟肼、甲硝唑、呋喃妥因、潘他米丁）；化疗药物（L- 天冬酰胺酶、阿糖胞苷）；利尿剂（呋塞米、依他尼酸、血管紧张素转换酶抑制药、噻嗪类、氯噻酮）；违禁药品（苯丙胺、可卡因、海洛因）；免疫调节剂和抗炎药（柳氮磺吡啶，5 氨基水杨酸，6 巯基嘌呤，硫唑嘌呤）；性激素相关（雌激素、他莫昔芬、达那唑、皮质类固醇） 其他：考来烯胺、赛庚啶、二氮嗪、二苯氧基化物、组胺、白介素、甲基多巴、苯乙双胍、普鲁卡因胺
梗阻性（后天获得性）	肿瘤相关；壶腹部阻塞（腹腔疾病、克罗恩病、黏膜炎症）；Oddi 括约肌相关疾病（狭窄、功能障碍？）
全身性疾病	Crohn 病；溶血性尿毒症综合征；Henoch-Schönlein 紫癜；川崎综合征；结节性多动脉硬化；结节病；系统性红斑狼疮；镰状细胞病
毒素	硼酸；乙醇和甲醇；二氯甲烷；有机磷杀虫剂；蝎咬伤
创伤	意外（自行车手把伤害，机动车事故）；虐待儿童

表 23-3 1757 例小儿急性胰腺炎病因分析系列研究概要

	2002 Debanto[15]	2003 Choi[14]	2002 Lopez[2]	2002 Pezzelli[16]	2002 Tiao[17]	2003 Alvarez Calatayud[12]	2003 Werlin[5]	2003 Benifla （综述）[13]	2009 Park[10]
地区	美国	韩国	美国	意大利	中国台湾	西班牙	美国	综述	美国
人数（例）	301	56	274	50	61	31	180	589	215[c]
平均年龄或中位数（岁）	9.1	7.4[a]	<1	（10.5）	8.8	7.9	（12.5）	9.2	13.1

（续表）

	2002 Debanto[15]	2003 Choi[14]	2002 Lopez[2]	2002 Pezzelli[16]	2002 Tiao[17]	2003 Alvarez Calatayud[12]	2003 Werlin[5]	2003 Benifla（综述）[13]	2009 Park[10]
年龄范围（岁）	0.1—16	2—13[b]		2—17	2—18	2—15		0.1—21	
性别比例（男：女）	0.7	0.8*		1.0	NA	1.2	0.9	1.2	0.7
病因（%）									
全身系统性疾病	3.5	9	48		15.0	7	14	14	9
胆石症或胆管结石	10.5	14		20		16	12		22
结构异常或胰腺分裂	1.5	14	< 10	8	12		7.5	15	6
感染	3.0	9	< 5	12	2	19	8	10	7
药物 / 毒物	11	31	< 5		7	10	12	12	22
创伤	13.5	11	19	10	46	6.5	14	22	8
医源性 /ERCP 术后	3.5						5.5		4
家族性 / 遗传性	5.5			6			3	2	
囊性纤维化	3.0		0.4				0.5		1.5
高钙血症	2.0		0				0	1	0.3
高三酰甘油血症	1.5		0				1	1	1
DKA	0.5		0.7				4.5		2
其他	6.5		0.4	10		7	10		
特发性	34	13	12.5	34	20	35	8	23	17

① Benifla 和 Weizman[13] 发表的综述包括了 1965—1999 年间在加拿大、以色列、瑞士、中国香港及台湾、英国和美国进行的系列研究。②每项研究列出了根据病因分类得到的病例百分比数。由于四舍五舍入百分比相加不一定能准确到 100%。a. 研究对象为 39 个儿童；b. 研究对象为 16 个儿童；c. 在这项研究中，部分患者有多个病因。使用报道的病例数（253）计算每个病因的百分比（引自 Whitcomb and Lowe 2008[28]）

四、病理生理学

小儿急性胰腺炎的病理生理学与成人急性胰腺炎完全相同（见第 18 章）。

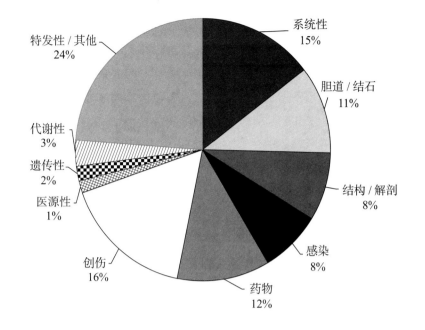

特发性 / 其他 24%

系统性 15%

胆道 / 结石 11%

代谢性 3%

遗传性 2%

医源性 1%

结构 / 解剖 8%

创伤 16%

感染 8%

药物 12%

◀ 图 23-1　1961 例儿童急性胰腺炎病因比例 [2, 5, 10-17]

2/3 以上的成人急性胰腺炎由胆道疾病和酒精引起，与之相比，儿童急性胰腺炎的病因分布更为广泛。每项研究的病因分类请参阅表 23-3。1994 年 Tomomasa 报道的 204 名日本儿童胰腺炎研究中，由于大多患儿存在胆道解剖学原因而未被纳入 Benifla 的综述中 [11, 13]。此图包括日本的研究经验

五、调查研究

急性胰腺炎病因的多样性如表 23-2 所示。临床上，需确定每位患儿急性胰腺炎首次发病的可能原因。不同于儿科其他疾病，急性胰腺炎的病因在不同年龄组别差异并不显著 [20, 21]。对可能和罕见的病因结合现病史、既往病史、家族史及体格检查逐步排查可以指导病历调查，减少小儿侵入性和痛苦的检查和操作，同样可以减少不必要的费用。家族中已确认有胰腺炎遗传倾向的儿童更易于并快速考虑罹患胰腺炎的可能性。尽管患儿有家族成员出现过与胰腺炎相符的症状或者有成年家族成员极少量饮酒后诱发胰腺炎的情况，医生也应当谨记患儿有可能是一个尚未明确诊断胰腺炎家族的初发者。大型欧洲家族性遗传性胰腺炎研究报告指出 10 岁儿童有症状的累积风险为 40.3%，20 岁累积风险为 72.6%[22]。虽然遗传性急性胰腺炎患病总数很少，然而这些家族中的绝大部分成员在儿童时期即出现急性胰腺炎症状往往基于这个原因，因此应当获取完整的家族史包括是否有明确诊断的胰腺炎、胰腺癌、胰腺功能不全 [包括胰岛素依赖型糖尿病和（或）症状与急性复发性胰腺炎相符的家族成员情况]。

六、诊断

2012 年，一个多中心的小儿胃肠病学组发表了诊断儿童急性胰腺炎的专家共识 [18]。急性胰腺炎的临床诊断至少需要以下三项标准中的两项标准：与胰腺来源相符的腹痛症状；淀粉酶和（或）脂肪酶升高且至少高于正常上限三倍水平；影像学检查结果与急性胰腺炎相符。

即使有这些标准，对于急性胰腺炎的诊断，临床医生依然面临挑战。病史和体格检查具有多样性：可能是上腹部至右上象限疼痛、左上象限疼痛、背痛、恶心、呕吐、黄疸、心动过速、肌紧张，甚至具有休克体征。3 岁以下儿童，疼痛可能更加明显，且与年龄较大的儿童相比腹胀和发热更为多见 [15]。此外，淀粉酶和脂肪酶水平没有绝对的分界点来确诊或排除急性胰腺炎。胰腺炎的影像学结果常常是正常的，

因此尤其对于尚不能进行有效沟通的年幼儿童，临床医生必须保持高度警惕和怀疑胰腺炎的可能。需要注意的是：新生儿胰腺淀粉酶同工酶水平很低且检测不到，只有到 8—16 月龄时总淀粉酶水平方可达到正常成人水平[29, 30]，胰腺淀粉酶同工酶活性可能直到 10—15 岁才达到成人值[31]。与淀粉酶相似，出生时脂肪酶显著低于成人水平，在出生后第一年内有大幅度增加[32, 33]。总之，患儿淀粉酶和脂肪酶水平并不总能反映胰腺炎症的严重程度，特别是以成人正常酶水平范围作为参考值。此外，成人淀粉酶和（或）脂肪酶的绝对升高并不与临床严重程度或影像学改变直接相关[34, 35]。即便如此，一项新近研究认为血清脂肪酶水平 ≤ 7 倍参考值上限提示是一个轻微的急性胰腺炎[36]。

临床评分量表用来区分成人轻度或重度胰腺炎[37-40]，目前尚没有可行的相似的量表广泛应用于儿童。中西部多中心胰腺研究组开发了确实可行的儿科评分系统，用以评估小儿急性胰腺炎的潜在严重程度[15]。该评分系统中，以下各项情况为 1 分：年龄 < 7 岁，体重 < 23kg，入院白细胞血计数 > 18.5×10^9/L，入院乳酸脱氢酶水平 > 2000 U/L，48h 体液隔离 > 75ml/kg，48h 尿素上升值 > 5mg/dl。研究发现量表得分与疾病预后相关：评分 > 3 分，预示病情严重（较高发病率和死亡率）[15]。后续的研究者对于此项评分系统持谨慎态度[41]。新近一项日本研究应用适用于儿童急性胰腺炎严重程度的评分系统阐明他们的经验，采用这一评分系统收集胰腺炎发病后 72h 的参数[42]：碱剩余（base excess，BE）≥ -3 或休克，PaO_2 ≤ 60mmHg，BUN ≥ 40mg/dl，乳酸脱氢酶 ≥ 2 倍正常上限，血小板计数 ≤ 1×10^5/mm³，Ca^{2+} ≤ 7.5 mg/dl，CRP ≥ 15mg/dl，小儿 SIRS ≥ 3，年龄 < 7 岁和（或）体重 < 23kg 为评分参数并设定 cut-off 值分三个层次来预判疾病的转归，将此评分系统与 Ranson、改良 Glascow 和 DeBanto 评分相比较后认为尽管他们的评分系统不够完美，但足以预测小儿急性胰腺炎的转归和严重程度。文章强调目前尚没有单一的儿科临床严重程度评分系统得到广泛的认可和应用，因此有待进一步的研究。

七、影像学

影像学检查有助于诊断、确定疾病严重程度和并发症以及发现诱发急性胰腺炎的解剖学异常。目前经腹超声（transabdominal ultrasonography，TUS）应用广泛，相对便宜，且无辐射和造影剂暴露。对于状态较好的疑似急性胰腺炎的患儿，应首选 TUS 检查。它可以随时重复检查以追踪病情变化且无须镇静[43]。超声检查可以显示胰腺肿大、回声改变、胰管直径异常、胰腺内外液体积聚[44] 以及胰胆管引流系统异常包括胆总管囊肿或胆总管结石。该检查的局限性主要是胃内的空气干扰胰腺体尾部的图像采集以及回声改变不能有效区分正常和胰腺炎病变。

CT 有助于重症胰腺炎的诊断及局部并发症的评估[45-48]。成人指南中建议早期 CT 检查仅应用于诊断不明确的情况或用来评估发病 72 ～ 96h 后胰腺炎的严重程度[49]。指南指出，CT 检查不适用于发病初期，而应当用于复杂病例的必要评估和并发症的长期随访[5]。

由于 MRCP（含或不含胰泌素）基本可以诊断胰腺分裂、胆总管囊肿、胆石症，胰胆管汇合部异常，梗阻性病变，因而减少了 ERCP 的诊断性检查[50-57]。有学者报道了 MRCP（无胰泌素增强剂）在诊断胰胆管汇合部异常方面存在局限性，因此提出 ERCP 可能在此类疾病的诊断中起一定作用。应用特定果汁作为肠道阴性造影剂可以提高 MRCP 的成像质量[58]。虽然 MRCP 检查没有辐射暴露，但仍有一些儿科问题需要考虑，如由于检查持续时间相对较长（15 ～ 45min），幼儿需要口服水合氯醛镇静，甚至需要气管插管和静脉全身麻醉。除此之外，MRCP 图像质量取决于图像采集的方法以及放射科医师的解读。

据报道，在必要的情况下，经验丰富的专家实施小儿 ERCP 检查与成人同样安全有效[59, 60]。ERCP 在评估胰腺导管解剖、导管异常和导管破裂方面非常有效[61]。目前公认的儿科治疗领域包括难以手术的胰腺假性囊肿的引流[62]、括约肌切开术[63, 64]、支架置入术[65, 66]、创伤相关性胰腺导管损伤[67]，以及小儿急性复发性胰腺炎[63, 68]和慢性胰腺炎[66, 69]的治疗。一项重要但少见的适应证是胆总管结石完全梗阻所致的胆管炎情况下行急诊 ERCP 胆总管结石取出术[23, 70]。新近技术的发展使 ERCP 在儿科领域应用更加广泛[24]。决定 ERCP 手术时机的原则与成人相似[60]。ERCP 常见的困难包括需要镇静（尤其是全麻），使用电离辐射 / 透视和相对较高的并发症发生率。

近年来，关于小儿超声内镜（endoscopic ultrasound，EUS）的使用经验的报道越来越多。EUS 在没有辐射暴露下提供了胰腺实质和导管的精确影像，但是需要镇静。它的优点不仅仅在于精确成像，更在于通过细针抽吸技术对组织和液体样本进行取样活检，以及对积液如假性囊肿的引流[71, 72]。

随着内镜医师在儿科领域操作 EUS 越来越熟练自如，EUS 在急性胰腺炎的诊断和治疗中的作用逐渐得到更好的肯定。所有放射学和内镜检查提供的有关小儿急性胰腺炎病因或并发症的信息都具有互补性，临床医生须根据每种影像学技术特点权衡利弊因人而异地选择检查方法。通常，患儿应首选 TUS 检查。随着急性胰腺炎病程的延长需要 MRCP 或 CT 以更好地显示局部解剖改变和潜在的并发症。在治疗方面，ERCP 和 EUS 在儿科领域越来越易于被患儿接受，且新近的报道显示它们是安全有效的。

八、治疗

儿童急性胰腺炎一般治疗措施与成人相似，大多数小儿急性胰腺炎在几天内病情好转，不到 1 周即可出院。近年来对急性胰腺炎患者的治疗策略有些改变。国际胰腺学会和美国胰腺协会最近发布了成人急性胰腺炎优化治疗指南[49]。对成人和儿童的研究显示病程早期积极的液体复苏改善了患者转归[70, 73-75]，虽然静脉治疗如液体量、输注速度、时间以及成分等细节没有明确定义。在一项儿科研究中，在发病初期 24h 之内维持液体输注速度 1.5～2 倍缩短了住院时间及病情严重程度[73]。另一个重大的治疗改进是认识到早期肠内营养无论是经口还是饲管都是安全的，并且可以改善患者转归[73]。到目前为止，所有有关肠内营养的研究数据都来自于成人患者。Abu-El-Haija 等研究者报道了急性胰腺炎患儿早期肠内营养的研究结果[76]。该研究中所有患儿均为轻度急性胰腺炎，在入院后 24h 内均经口摄入食物，认为早期肠内营养不会增加患者疼痛或延长住院时间且脂肪摄入较高的患儿疼痛评分明显偏低。

九、预后

总体而言，儿童通常病情较轻，仅有少数患儿有严重的并发症。胰腺假性囊肿是最常见的并发症，发生率为 10%～30%[4, 5, 13]，患者常常表现为腹部持续不适，腹部可触及包块，胰酶持续升高及影像学检查可见。小儿胰腺假性囊肿通常可自行消退，很少需要通过经皮导管引流（放射学留置导管或手术），经内镜逆行胰胆管造影支架置入术，开腹囊肿空肠吻合术等治疗，但有时需要抗生素治疗[77, 78]。对经验丰富的专家而言，假性囊肿可通过 EUS 干预处理[72]。

尽管小儿急性胰腺炎的整体预后比较乐观，但仍有少于 6% 的胰腺炎患儿发展成多器官衰竭或胰腺坏死[23]。一些研究发现特定急性胰腺炎诱发因素与严重并发症之间存在相关性。可以预见的是，有复杂疾病史如急性肝移植术后急性胰腺炎或系统性疾病的患儿病情发展更重，甚至死亡[23]。关于儿童死亡率的数据目前鲜有报道，现有数据可见表23-4。3899例患者总死亡率达6.2%，2000—2009年的数据库研究报道55 012例急性胰腺炎住院患儿死亡率约1%[6]。

表23-4　儿童急性胰腺炎系列研究报道的死亡率 [3, 5, 10, 12–17, 79]

作　者	研究对象总数	总死亡率（%）	研究注释
Alvarez Calatayud[12]	31	9.7	3例死于休克；7例需手术治疗
Benifla[13]	589	9.7	包含自1965年以来18项儿科研究的综述
Choi[14]	56	0	1994—1998年间的病例
DeBanto[15]	301	2.0	仅包含在标准医院内的死亡病例
Pezzilli[16]	50	2.0	9例为重症急性胰腺炎
Tiao[17]	61	1.6	15例需手术治疗
Werlin[5]	180	6.1	所有死亡病例均患者全身性疾病
Goday[79]	331	0.3	因主要诊断为急性胰腺炎收入PICU的患儿
Goday[79]	1695	6.8	因次要诊断为急性胰腺炎收入PICU的患儿
Park[10]	271	1.9	4例死亡病例中仅1例AP相关
Sanchez-Ramirez[4]	55	0.0	零死亡
Nydegger[3]	279	11.1	死亡患者伴有其他疾病

　　该表列出了小儿急性胰腺炎研究系列的死亡率和没有详细病因的其他研究系列的死亡率。总的来说，小儿急性胰腺炎的死亡率为6.2%（下面列出的11项研究中3899例急性胰腺炎患儿中共有240名死亡）。死亡主要发生在伴有全身性疾病（例如，溶血性尿毒症综合征或白血病）的儿童中。Tiao等研究报道1例急性坏死性胰腺炎患者在应用天冬酰胺酶治疗白血病后死亡[17]。Pezzelli等报道死亡患儿均进展为多器官衰竭[16]。Goday等报道在收入重症监护病房治疗的患儿中主要诊断不是急性胰腺炎但伴发急性胰腺炎患儿的死亡率显著高于那些主要诊断为急性胰腺炎的患儿[79]。PICU.儿科重症监护病房；AP.急性胰腺炎

十、急性复发性胰腺炎

　　急性复发性胰腺炎（acute recurrent pancreatitis，ARP）可定义为至少两次发病且两次发病期间各项指标恢复正常基线水平[18]。有10%～35%的儿童发生急性复发性胰腺炎[23]。患儿一旦首次发病，应当查找病因，且如果病因明确应给予正确的治疗（包括高钙血症、高三酰甘油血症、胆汁因素和结构异常），尽可能消除任何复发性的诱因（包括致病性药物），如伴随有其他损伤应进一步深入探索。MRCP（促胰泌素增强）可发现ARP的易感因素——解剖学变异。对于急性"特发性"复发性胰腺炎的患儿，临床医师应通过一次全面的基因测试寻找其是否具有遗传倾向[19, 24]。最近的一项综述发现，几乎半数罹患ARP的儿童基因检测结果显示在PRSS1、SPIK1或CFTR中至少有一种突变[25]。另一个大型多中心研究显示，几乎半数ARP患者在PRSS1、SPIK1、CFTR或CTRC中有突变[76]。由于这项研究中并非所有患者都进行过基因检测或进行的基因检测筛查少于四个基因，因此携带基因突变的患者概率可能更高。在这一研

究中，75% 的慢性胰腺炎患儿携带有突变基因。目前生物商业公司可对这些基因位点进行突变分析，可以预测大部分罹患 ARP 和慢性胰腺炎的患儿的基因遗传倾向。结合突变分析，研究者们开始了对急性胰腺炎罕见病因的全面探索。由于急性胰腺炎反复发作可能最终导致慢性胰腺炎的形态学改变，因此预防进一步的胰腺损伤是治疗关键，而更为重要的是明确病因。

☞ 参考文献

[1] Banks PA, Bradley EL, Ⅲ, Dreiling DA et al. Classification of pancreatitis – Cambridge and Marseille. Gastroenterology 1985;89:928–930.

[2] Lopez MJ. The changing incidence of acute pancreatitis in children: a single-institution perspective. J Pediatr 2002;140:622–624.

[3] Nydegger A, Heine RG, Ranuh R et al. Changing incidence of acute pancreatitis: 10-year experience at the Royal Children's Hospital, Melbourne. J Gastroenterol Hepatol 2007;22:1313–1316.

[4] Sanchez-Ramirez CA, Larrosa-Haro A, Flores-Martinez S et al. Acute and recurrent pancreatitis in children: etiological factors. Acta Paediatr 2007;96:534–537.

[5] Werlin SL, Kugathasan S, Frautschy BC. Pancreatitis in children. J Pediatr Gastroenterol Nutr 2003;37:591–595.

[6] Pant C, Deshpande A, Olyaee M et al. Epidemiology of acute pancreatitis in hospitalized children in the United States from 2000–2009. PLoS ONE 2014;9:e95552.

[7] Pant C, Deshpande A, Sferra TJ et al. Emergency department visits for acute pancreatitis in children: results from the Nationwide Emergency Department Sample 2006–2011. J Invest Med 2015;63:646–648.

[8] Wilkinson DJ, Mehta N, Hennessey I et al. Early cholecystectomy in children with gallstone pancreatitis reduces readmissions. J Pediatr Surg 2015;50:1293–1296.

[9] Morinville VD, Barmada MM, Lowe ME. Increasing incidence of acute pancreatitis at an American pediatric tertiary care center: is greater awareness among physicians responsible? Pancreas 2009;39:5–8.

[10] Park A, Latif SU, Shah AU et al. Changing referral trends of acute pancreatitis in children: a 12-year single-center analysis. J Pediatr Gastroenterol Nutr 2009;49:316–322.

[11] Tomomasa T, Tabata M, Miyashita M et al. Acute pancreatitis in Japanese and Western children: etiologic comparisons. J Pediatr Gastroenterol Nutr 1994;19:109–110.

[12] Alvarez Calatayud G, Bermejo F, Morales JL et al. Acute pancreatitis in childhood. Rev Esp Enferm Dig 2003;95:40–44, 5–8.

[13] Benifla M, Weizman Z. Acute pancreatitis in childhood: analysis of literature data. J Clin Gastroenterol 2003;37:169–172.

[14] Choi BH, Lim YJ, Yoon CH et al. Acute pancreatitis associated with biliary disease in children. J Gastroenterol Hepatol 2003;18:915–921.

[15] DeBanto JR, Goday PS, Pedroso MR et al. Acute pancreatitis in children. Am J Gastroenterol 2002;97:1726–1731.

[16] Pezzilli R, Morselli-Labate AM, Castellano E et al. Acute pancreatitis in children. An Italian multicentre study. Dig Liver Dis 2002;34:343–348.

[17] Tiao MM, Chuang JH, Ko SF et al. Pancreatitis in children: clinical analysis of 61 cases in southern Taiwan. Chang Gung Med J 2002;25:162–168.

[18] Morinville VD, Husain SZ, Bai H et al. Definitions of pediatric pancreatitis and survey of present clinical practices. J Pediatr Gastroenterol Nutr 2012;55:261–265.

[19] Poddar U, Yachha SK, Mathias A et al. Genetic predisposition and its impact on natural history of idiopathic acute and acute recurrent pancreatitis in children. Dig Liver Dis 2015;47:709–714.

[20] Park AJ, Latif SU, Ahmad MU et al. A comparison of presentation and management trends in acute pancreatitis between infants/toddlers and older children. J Pediatr Gastroenterol Nutr 2010;51:167–170.

[21] Kandula L, Lowe ME. Etiology and outcome of acute pancreatitis in infants and toddlers. J Pediatr 2008;152(1):106–110.

[22] Howes N, Lerch MM, Greenhalf W et al. Clinical and genetic characteristics of hereditary pancreatitis in Europe. Clin

Gastroenterol Hepatol 2004;2:252–261.

[23] Bai HX, Lowe ME, Husain SZ. What have we learned about acute pancreatitis in children? J Pediatr Gastroenterol Nutr 2011;52:262–270.

[24] Koziel D, Gluszek S, Kowalik A et al. Genetic mutations in SPINK1, CFTR, CTRC genes in acute pancreatitis. BMC Gastroenterol 2015;15:70.

[25] Vue PM, McFann K, Narkewicz MR. Genetic mutations in pediatric pancreatitis. Pancreas 2016;45(7):992–996.

[26] Schwarzenberg SJ, Bellin M, Husain SZ et al. Pediatric chronic pancreatitis is associated with genetic risk factors and substantial disease burden. J Pediatr 2015;166:890–896;e1.

[27] Husain SZ, Morinville V, Pohl J et al. Toxic-metabolic risk factors in pediatric pancreatitis: recommendations for diagnosis, management and future research. J Pediatr Gastroenterol Nutr 2016;62(4):609–617.

[28] Whitcomb D, Lowe ME. Pancreatitis: acute and chronic. In: Kleinman RE, Sanderson IR, Goulet O, Sherman PM, Mieli-Vergani G, Shneider BL, eds. Pediatric Gastrointestinal Disease, Vol.1, 5th edn. Hamilton, Ontario: BC Decker, 2008:1213–1220.

[29] Otsuki M, Yuu H, Saeki S et al. The characteristics of amylase activity and the isoamylase pattern in serum and urine of infants and children. Eur J Pediatr 1977;125:175–180.

[30] Tye JG, Karn RC, Merritt AD. Differential expression of salivary (Amy1) and pancreatic (Amy2) human amylase loci in prenatal and postnatal development. J Med Genet 1976;13:96–102.

[31] Skude G, Wehlin L, Ohashi K. Serum isoamylase pattern in obstructive pancreatic disease. Scand J Gastroenterol 1977;12:673–676.

[32] Carrere J, Estevenon JP, Guy-Crotte O et al. Physiologically elevated concentration of serum trypsin-like immunoreactivity in newborns. Comparison with lipase. Biol Neonate 1986;49:113–120.

[33] Cleghorn G, Durie P, Benjamin L et al. The ontogeny of serum immunoreactive pancreatic lipase and cationic trypsinogen in the premature human infant. Biol Neonate 1988;53:10–16.

[34] Lankisch PG, Otto J. Salivary isoamylase in duodenal aspirates. Dig Dis Sci 1986;31:1299–1302.

[35] Coffey MJ, Nightingale S, Ooi CY. Diagnosing acute pancreatitis in children: what is the diagnostic yield and concordance for serum pancreatic enzymes and imaging within 96 h of presentation? Pancreatology 2014;14:251–256.

[36] Coffey MJ, Nightingale S, Ooi CY. Serum lipase as an early predictor of severity in pediatric acute pancreatitis. J Pediatr Gastroenterol Nutr 2013;56:602–608.

[37] Blamey SL, Imrie CW, O'Neill J et al. Prognostic factors in acute pancreatitis. Gut 1984;25:1340–1346.

[38] Knaus WA, Draper EA, Wagner DP et al. APACHE Ⅱ: a severity of disease classification system. Crit Care Med 1985;13:818–829.

[39] Larvin M, McMahon MJ. APACHE-Ⅱ score for assessment and monitoring of acute pancreatitis. Lancet 1989;2:201–205.

[40] Ranson JH. Etiological and prognostic factors in human acute pancreatitis: a review. Am J Gastroenterol 1982;77:633–638.

[41] Lautz TB, Chin AC, Radhakrishnan J. Acute pancreatitis in children: spectrum of disease and predictors of severity. J Pediatr Surg 2011;46:1144–1149.

[42] Suzuki M, Saito N, Naritaka N et al. Scoring system for the prediction of severe acute pancreatitis in children. Pediatr Int 2015;57:113–118.

[43] Petersen C, Goetz A, Burger D et al. Surgical therapy and follow-up of pancreatitis in children. J Pediatr Gastroenterol Nutr 1997;25:204–209.

[44] Chao HC, Lin SJ, Kong MS et al. Sonographic evaluation of the pancreatic duct in normal children and children with pancreatitis. J Ultrasound Med 2000;19:757–763.

[45] Vaughn DD, Jabra AA, Fishman EK. Pancreatic disease in children and young adults: evaluation with CT. Radiographics 1998;18:1171–1187.

[46] King LR, Siegel MJ, Balfe DM. Acute pancreatitis in children: CT findings of intra-and extrapancreatic fluid collections. Radiology 1995;195:196–200.

[47] Balthazar EJ, Robinson DL, Megibow AJ et al. Acute pancreatitis: value of CT in establishing prognosis. Radiology 1990;174:331–336.

[48] Balthazar EJ. Acute pancreatitis: assessment of severity with clinical and CT evaluation. Radiology 2002;223:603–613.

[49] Working Group IAPAPAAPG. IAP/APA evidence-based guidelines for the management of acute pancreatitis. Pancreatology

2013;13:e1–15.

[50] Matos C, Metens T, Deviere J et al. Pancreatic duct: morphologic and functional evaluation with dynamic MR pancreatography after secretin stimulation. Radiology 1997;203:435–441.

[51] Matos C, Metens T, Deviere J et al. Pancreas divisum: evaluation with secretin-enhanced magnetic resonance cholangiopancreatography. Gastrointest Endosc 2001;53:728–733.

[52] Metreweli C, So NM, Chu WC et al. Magnetic resonance cholangiography in children. Br J Radiol 2004;77:1059–1064.

[53] Hirohashi S, Hirohashi R, Uchida H et al. Pancreatitis: evaluation with MR cholangiopancreatography in children. Radiology 1997;203:411–415.

[54] Shimizu T, Suzuki R, Yamashiro Y et al. Magnetic resonance cholangiopancreatography in assessing the cause of acute pancreatitis in children. Pancreas 2001;22:196–199.

[55] Kim MJ, Han SJ, Yoon CS et al. Using MR cholangiopancreatography to reveal anomalous pancreaticobiliary ductal union in infants and children with choledochal cysts. AJR Am J Roentgenol 2002;179:209–214.

[56] Arcement CM, Meza MP, Arumanla S et al. MRCP in the evaluation of pancreaticobiliary disease in children. Pediatr Radiol 2001;31:92–97.

[57] Hwang JY, Yoon HK, Kim KM. Characteristics of pediatric pancreatitis on magnetic resonance cholangiopancreatography. Pediatr Gastroenterol Hepatol Nutr 2015;18:73–84.

[58] Bittman ME, Callahan MJ. The effective use of acai juice, blueberry juice and pineapple juice as negative contrast agents for magnetic resonance cholangiopancreatography in children. Pediatr Radiol 2014;44:883–887.

[59] Varadarajulu S, Wilcox CM, Hawes RH et al. Technical outcomes and complications of ERCP in children. Gastrointest Endosc 2004;60:367–371.

[60] Halvorson L, Halsey K, Darwin P et al. The safety and efficacy of therapeutic ERCP in the pediatric population performed by adult gastroenterologists. Dig Dis Sci 2013;58:3611–3619.

[61] Lin TK, Barth BA. Endoscopic retrograde cholangiopancreatography in pediatrics. Techn Gastrointest Endosc 2013;15:41–46.

[62] Patty I, Kalaoui M, Al-Shamali M et al. Endoscopic drainage for pancreatic pseudocyst in children. J Pediatr Surg 2001;36:503–505.

[63] Graham KS, Ingram JD, Steinberg SE et al. ERCP in the management of pediatric pancreatitis. Gastrointest Endosc 1998;47:492–495.

[64] Zargar SA, Javid G, Khan BA et al. Endoscopic sphincterotomy in the management of bile duct stones in children. Am J Gastroenterol 2003;98:586–589.

[65] Bickerstaff KI, Britton BJ, Gough MH. Endoscopic palliation of malignant biliary obstruction in a child. Br J Surg 1989;76:1092–1093.

[66] Oracz G, Pertkiewicz J, Kierkus J et al. Efficiency of pancreatic duct stenting therapy in children with chronic pancreatitis. Gastrointest Endosc 2014;80:1022–1029.

[67] Rescorla FJ, Plumley DA, Sherman S et al. The efficacy of early ERCP in pediatric pancreatic trauma. J Pediatr Surg 1995;30:336–340.

[68] Hsu RK, Draganov P, Leung JW et al. Therapeutic ERCP in the management of pancreatitis in children. Gastrointest Endosc 2000;51:396–400.

[69] Kargl S, Kienbauer M, Duba HC et al. Therapeutic step-up strategy for management of hereditary pancreatitis in children. J Pediatr Surg 2015;50:511–514.

[70] Gardner TB, Vege SS, Chari ST et al. Faster rate of initial fluid resuscitation in severe acute pancreatitis diminishes in-hospital mortality. Pancreatology 2009;9:770–776.

[71] Ramesh J, Bang JY, Trevino J et al. Endoscopic ultrasound-guided drainage of pancreatic fluid collections in children. J Pediatr Gastroenterol Nutr 2013;56:30–35.

[72] Jazrawi SF, Barth BA, Sreenarasimhaiah J. Efficacy of endoscopic ultrasound-guided drainage of pancreatic pseudocysts in a pediatric population. Dig Dis Sci 2011;56:902–908.

[73] Szabo FK, Fei L, Cruz LA et al. Early enteral nutrition and aggressive fluid resuscitation are associated with improved clinical outcomes in acute pancreatitis. J Pediatr 2015;167:397–402;e1.

[74] Gardner TB, Vege SS, Pearson RK et al. Fluid resuscitation in acute pancreatitis. Clin Gastroenterol Hepatol 2008;6:1070–1076.

[75] Warndorf MG, Kurtzman JT, Bartel MJ et al. Early fluid resuscitation reduces morbidity among patients with acute pancreatitis. Clin Gastroenterol Hepatol 2011;9:705–709.

[76] Abu-El-Haija M, Wilhelm R, Heinzman C et al. Early enteral nutrition in children with acute pancreatitis. J Pediatr Gastroenterol Nutr 2016;62(3):453–456.

[77] Guenther L, Hardt PD, Collet P. Review of current therapy of pancreatic pseudocysts. Zeitschr Gastroenterol 2015;53:125–135.

[78] Ukai T, Shikata S, Inoue M et al. Early prophylactic antibiotics administration for acute necrotizing pancreatitis: a meta-analysis of randomized controlled trials. J Hepatobiliary Pancreat Sci 2015;22:316–321.

[79] Goday PS, Wakeham M, Kuhn EM et al. Acute pancreatitis in the pediatric intensive care unit. J Pediatr Gastroenterol Nutr 2015;61:108–112.

Acute Pancreatitis Associated With Metabolic Disorders, Infectious Diseases, or Drugs
代谢紊乱、感染或药物相关急性胰腺炎

24

Ali A. Aghdassi，Markus M. Lerch　著

马焕先　译

蔡守旺　校

一、概述

酗酒和胆结石是急性胰腺炎最常见的病因，占所有病例的 70%。剩余 30% 的急性胰腺炎患者没有明确的诱发因素（其中特发性胰腺炎占 15%），其他 15% 的急性胰腺炎病因罕见，包括解剖变异、代谢紊乱、药物、肿瘤、遗传异常和感染性疾病。在这一章中将回顾一些急性胰腺炎的罕见病因。

二、代谢性疾病

高脂血症和高钙血症是急性胰腺炎最常见的代谢病因。糖尿病酮症酸中毒（diabetic ketoacidosis，DKA）是糖尿病的严重并发症，在一定程度上可引起胰腺炎 [1, 2]。

（一）高钙血症

高钙血症通常由原发性甲状旁腺功能亢进症引起，甲状旁腺功能紊乱由 PTH 分泌不当引起 [2]。血钙水平升高会影响包括胃肠道等器官的功能。然而由于患者常常伴有诸如嗜酒、胆囊结石或高三酰甘油血症等疾病，因此明确诊断为甲状旁腺功能亢进相关性胰腺炎相当困难。在多数情况下患者有其他罹患急性胰腺炎的危险因素使确定胰腺炎病因成为不可能。例如，有研究报道 1.5% ~ 6.8% 的原发性甲状旁腺功能亢进症患者罹患胰腺炎，印度发病率最高，且易患（热带）钙化性胰腺炎 [3, 4]。原发性甲状旁腺功能亢进和伴发急性胰腺炎患者的平均血清钙水平（12.8 ~ 13.3mg/dl），高于未发生胰腺炎的甲状旁腺功能亢进患者（11.6 ~ 12.1g/dl）[3, 5, 6]。引起急性胰腺炎的高钙血症也可能与甲状旁腺无关，尽管这些病例极

其罕见。关于恶性肿瘤[7, 8]和医源性高钙血症（如心脏手术期间输注含钙液体[9]或给予肠外营养所致[10]）的报道表明，高钙水平是罹患胰腺炎的易感因素，高钙血症引起胰腺炎的分子机制逐渐明了。Ca^{2+} 在细胞内信号转导和维持稳态方面具有重要作用。细胞内钙水平的紊乱损害其信号传导功能，使外分泌腺泡细胞内高细胞质水平过早激活蛋白酶[11, 12]。阻断钙的胞内摄取或细胞内游离钙离子的螯合在很大程度上阻止了消化酶原的激活和胰腺的损伤[13, 14]。目前已有一些临床试验通过干扰离子钙的细胞内效应来研究降低胰腺炎的发病率和严重程度的可能性。

（二）高三酰甘油血症

众所周知，血脂水平升高与心血管疾病有关。然而，高脂血症也是一种罕见但明确的急性胰腺炎的病因，主要与高三酰甘油血症有关，因为高胆固醇血症本身不会引起急性胰腺炎。总体来说，高三酰甘油血症和高脂血症在工业化国家越来越普遍，据报道，超过 1.5% 的美国人群有严重的高三酰甘油血症（定义为三酰甘油血清浓度为 500 ～ 2000 mg/dl）[15]。成人三酰甘油水平应低于 150 mg/dl[16]。

继发于高三酰甘油血症的急性胰腺炎患者占 1.3% ～ 3.8%[17-19]。三酰甘油水平高于 1000 mg/dl（或 11.4 mmol/L）的患者易患胰腺炎，其风险约为 5%。三酰甘油水平超过 2000 mg/dl 以上，风险倍增到 10% ～ 20%。

血浆三酰甘油可以是外源性的或内源性的。正常情况下，膳食三酰甘油是主要来源，它们形成 VLDL 的主要脂质组分，在小肠中水解吸收，随后纳入到乳糜微粒中，通过淋巴管转运到外周组织进一步利用[19, 20]。所有实质组织的细胞都分泌脂蛋白脂酶，该脂蛋白脂酶水解三酰甘油、乳糜微粒的表面成分和 VLDL，释放游离脂肪酸供能。脂肪酸通过羧基化脂肪酶转化成脂肪酸乙酯，该酶在胰腺腺泡细胞中也有表达。脂肪酸乙酯本身直接对细胞产生毒性作用，并提高细胞内 Ca^{2+} 浓度，从而进一步促进细胞损伤[21]。

高三酰甘油血症患者通常伴有糖尿病（72%）、高脂血症（根据 Fredrickson 的分类，Ⅰ、Ⅳ和Ⅴ，77%）、酗酒（23%）或胆结石（7%）等病史。DKA 时三酰甘油水平也有升高[18, 22]。通常，脂质异常表现为继发性因素（肥胖、糖尿病），而孤立性高脂血症（通常是Ⅰ型或Ⅴ型）则非常少见[20]。此外，轻度到中度高三酰甘油血症在酒精性胰腺炎患者中并不罕见，因为嗜酒可导致三酰甘油水平升高，比原发性或遗传性高三酰甘油血症引起的胰腺炎更为常见。临床上如患者诊断为高三酰甘油血症，仍需排除嗜酒是否为急性胰腺炎的原因[20, 23]。

高三酰甘油血症引起的胰腺炎的诊断需在发病后尽早确定，因为血清三酰甘油水平通常在空腹和低热量静脉液体治疗后迅速下降[20]。

高三酰甘油血症引起的胰腺炎是否倾向于更严重的病程仍存在争议。一些数据表明，高三酰甘油血症引起的胰腺炎患者发生重症急性胰腺炎和器官并发症的情况更为常见[23]。

高三酰甘油血症引起的胰腺炎的初始治疗与其他病因所致的胰腺炎治疗策略相同，包括液体复苏、镇痛和控制经口饮食。在重症急性胰腺炎和三酰甘油水平持续过高的情况下，可考虑脱脂治疗，但目前尚没有显示统一且明确的获益[24]。患者应注重改变生活方式，使用一线贝特类降脂药物以防止胰腺炎的进一步发作[16]。

（三）糖尿病酮症酸中毒

急性胰腺炎是 DKA 的严重并发症，死亡风险很高。然而急性胰腺炎常常被忽略，由于酮症酸中毒也可引起腹痛或腹膜刺激征，其次高脂肪酶 / 淀粉酶血症可能会非特异性升高。至少 10% ～ 15% 的 DKA

患者发生急性胰腺炎[22]，也有报道非酮症酸中毒高渗性昏迷患者发生急性胰腺炎，但非常罕见。DKA 急性胰腺炎的发病机制通常是由于常常同时发生高三酰甘油血症。高三酰甘油血症通常是短暂的，一旦纠正 DKA 病情即得到缓解[22]。

三、感染性疾病

有关微生物对急性胰腺炎的影响及其发病率的研究数据比较少见，并且几乎完全基于病例报告，有时尚不完全清楚是否排除了其他原因。病原体感染所致的急性胰腺炎患者常合并免疫功能紊乱或糖尿病。所涉及的微生物包括细菌、病毒、真菌和寄生虫（表 24-1）[25]。

表 24-1 急性胰腺炎相关的感染病原体

细 菌	病 毒	真 菌	寄生虫
肺炎支原体	副黏病毒	曲霉菌	蛔虫
肺炎军团菌	肝炎病毒 A-C，E	白色念珠菌	弓形虫
肠炎沙门菌	人类免疫缺陷病毒（HIV）		微小隐孢子虫
空肠弯曲杆菌	水痘 - 带状疱疹病毒		恶性疟原虫
	柯萨奇病毒（非常严重）		
钩端螺旋体	单纯疱疹病毒		肠类圆线虫
羊布鲁杆菌	巨细胞病毒		肝片吸虫
结核分枝杆菌	流感病毒（H_1N_1）		华支睾吸虫

（一）细菌

许多细菌病原体被认为可引起急性胰腺炎，但仅在个案报道中描述。已有关于支原体、军团菌、钩端螺旋体、沙门菌、弯曲杆菌和布鲁菌以及结核分枝杆菌的报告。急性胰腺炎的发病机制可能与释放的细菌毒素有关。大多数情况下一旦诊断为细菌性急性胰腺炎的诊断应立即启动抗生素治疗。然而一些报告提出只需对症治疗。

（二）病毒

在所有的感染性病原体中，大多数研究报道了腮腺炎病毒与急性胰腺炎的相关关系。副黏病毒可引起腮腺炎，虽然腮腺炎往往发病较轻，但据报道大约有 4% 的腮腺炎患者发生胰腺炎[26, 27]。甲型肝炎、乙型肝炎病毒和丙型肝炎病毒与急性胰腺炎的关系也有研究报道。随着西方国家戊型肝炎日益增多，戊型肝炎相关性急性胰腺炎的研究已有报道[28]，且此类胰腺炎患者的转归通常较为乐观。

人类免疫缺陷病毒（human immunodeficiency virus，HIV）阳性的获得性免疫缺陷综合征（acquired immune deficiency syndrome，AIDS）患者也有罹患急性胰腺炎的风险。到目前为止，这些患者病情是否更为严重尚无定论。有研究报道 AIDS 患者重症急性胰腺炎的发病率为 10% ～ 50%[29]。现代 HIV/AIDS 治疗方案由于摒弃了早期使用高浓度的五胺和二呋哚醌，HIV/AIDS 相关性急性胰腺炎的发病率及严重程度较以往明显降低[30]。到目前为止，在非 HIV 病毒相关性胰腺炎中，柯萨奇 B 病毒感染引起的急性胰腺炎最为严重，为此也建立了实验动物模型。其他疑似病毒包括引起水痘的水痘 - 带状疱疹病毒[30]、流行性感冒[31]、单纯疱疹、E-B 病毒和巨细胞病毒[25]。

（三）真菌

真菌感染引起急性胰腺炎极为罕见。真菌感染往往出现在重症急性胰腺炎并发感染性坏死后期。念珠菌属是胰腺炎继发真菌感染的病原微生物[32]。有一篇综述提到了曲霉菌属是胰腺炎的潜在病原体[25]。

大多数胰腺的真菌感染是胰腺或胰腺外坏死的二重感染，属于继发感染。真菌感染一旦发生，对患者转归将产生不利影响。先前抗生素治疗（针对细菌）感染性坏死似乎并不会增加真菌感染的概率。

（四）寄生虫

目前已有关于弓形虫、隐孢子虫、蛔虫、恶性疟原虫或蠕虫（圆线虫）感染引起急性胰腺炎的病例报道[25, 33, 34]，免疫介导可能是其发病机制，但即使是免疫功能正常的患者也可能发生胰腺炎。蛔虫、肝片吸虫和华支睾吸虫等寄生虫性胰腺炎的发病机制与胆石性胰腺炎发病机制相同：寄生虫嵌入十二指肠乳头和胰管梗阻。在亚洲和中国的一些地区，它们占"胆源性"胰腺炎病例的 5%，内镜下经乳头取出寄生虫仍然是首选的治疗方法。

四、药物相关疾病

据世界卫生组织（World Health Organization，WHO）报道，超过 525 种以上的药物有诱发急性胰腺炎的不良反应，预计随着新药的批准和个案报告的积累，药物的数量将会逐渐增加[35]。然而，个案报道质量分级不同，从中推断出来的证据可信度也不同[36, 37]。个案报道得出的证据可信度在流行病学研究方面是最低的。此外，药物相关的急性胰腺炎常常不伴有其他不良药物反应的临床症状和检验结果，如皮疹、淋巴结病或嗜酸性粒细胞炎，因此难以确诊[38]。再次使用疑似药物诱发胰腺炎（初期停用后）的激发试验使研究人员可推断其潜在的因果关系，但这并不是确定性的证据。除此之外，伦理学方面也限制了使用可疑药物触发胰腺炎的激发试验。

药物性胰腺炎的发生率低，大约占所有病例的 0.1%～2%[39, 40]。幼儿或高龄、女性和患有免疫抑制性疾病（如 HIV）或炎症性肠病的患者罹患药物性胰腺炎的风险较高，可高达 4 倍，很可能与免疫反应和治疗这些疾病的药物种类有关[35, 37, 41]。

根据药物引起不良事件的风险，有多种方法对药物进行分类。关于引起急性胰腺炎的药物分类，目前最常用的 Badalov 及其同事在 2007 年建立的分类模型。它根据每种导致急性胰腺炎的药物报道证据的可信度将药物分为四组（Ⅰ～Ⅳ类）[42]。

Ⅰ类：具有最高证据水平的分组和药物的阳性激发试验。Ⅰ类药物可进一步细分为排除了急性胰腺炎的其他潜在病因（如酒精、胆结石、高三酰甘油）的药物（Ⅰa）和未排除其他病因的药物（Ⅰb）。

Ⅱ类：至少需要四份针对特定药物的个案报道。此外，≥75% 的病例必须显示一致的药物潜伏期，即胰腺炎发生在药物吸收后一个合理的时间范围内。药物初始使用和发生症状的间隔时间为 2～36 周，平均间隔时间为 5 周[43]。

Ⅲ类：至少存在两份个案报道，但个案之间既没有一致的潜伏期，且没有进行激发试验。

Ⅳ类：基于一份证据水平最薄弱的个案报道，且没有进行激发试验。

另外，药物相关的不良反应通过 BradFord Hill 标准进行分类。九个不同的标准评估因果关系，其中之一要求生物学合理性，即必须在实验研究中得出因果关系[44]。

三级分类系统是根据不良反应（确定的、很可能的或可能的）因果关系将药物分组，其主要特点包括：① 从使用药物到症状发作的适当的时间关系；② 已知的药理机制；③ 存在或不存在导致特定不良反应的其他原因；④ 激发试验后复发的疾病[45]。根据个案报道的质量，将药物分为确定风险药物和可疑风险药物两大类[37]。

药物损伤胰腺的机制可能是特异性反应所致，这种反应不可预测，与剂量无关且潜伏期各不相同。从病理生理学的角度来看，这种特异性反应常常由某种特定化学物质或其代谢产物的免疫或细胞毒介导发生。然而它们很难在实验动物模型中复制，而内在的毒性作用更容易被模仿，即剂量依赖性的器官损伤及常见的药物过量的毒性反应。目前仅有少数关于药物包括对乙酰氨基酚、红霉素、卡马西平所致胰腺损伤内在机制的报道[42]。

框 24-1 中列出了常见的与急性胰腺炎相关的药物。此外，本章还讨论了一些最常被引用的药物及其相应的病理生理机制。

框 24-1　与急性胰腺炎明确相关和可能相关的药物

明确相关的药物
天冬酰胺酶；硫唑嘌呤；卡马西平；阿糖胞苷；地丹诺新；依那普利；红霉素；雌激素；呋塞米；拉米夫定；巯基嘌呤；美沙拉明；阿片类药物；喷他脒；普伐他汀；类固醇；柳氮磺吡啶；甲氧苄啶 / 磺胺甲噁唑；四环素；丙戊酸
可能相关的药物
环戊噻嗪；奥沙利铂；美沙拉嗪；利福平；奥曲肽；二甲双胍；氢氯噻嗪；丙泊酚；他莫昔芬

引自 Nitsche 等，2012[37]；Hung and Abreu Lanfranco，2014[35].

非甾体抗炎药（nonsteroidal anti-inflammatory drug，NSAID）：已被公认可能通过抑制前列腺素的合成而诱导急性胰腺炎发作，如实验模型[35, 46]所示，前列腺素似乎对胰腺细胞有保护和膜稳定作用，报道指出双氯芬酸的风险最高（OR 5），萘普生最低（OR 1.1）。使用选择性 COX-2 抑制药可以降低发生急性胰腺炎的风险[37, 47]，已有研究显示，预防性给予非选择性 NSAID 凝胶至少可以在高风险人群中降低 ERCP 继发胰腺炎的发生率。

雌激素：常用作口服避孕药，可能通过降低脂蛋白脂酶活性，进而增加血清三酰甘油和脂肪酸而诱发急性胰腺炎，这些成分被认为是急性胰腺炎的诱发因素[48]。

血管紧张素转换酶（angiotensin-converting enzyme，ACE）抑制药：如卡托普利、依那普利、赖诺普利等，可减少急性胰腺炎时释放的缓激肽的降解。缓激肽引起局部血管水肿，造成组织水肿或胰管阻塞，进而发生器官损伤。还有证据表明 ACE 抑制药对胰腺有直接的毒性作用[49, 50]。

有关硫唑嘌呤和 6- 巯基嘌呤不良发育的研究中包括有关急性胰腺炎的报道。有趣的是，硫唑嘌呤诱导的胰腺炎几乎均同时伴发炎症性肠病，尤其是克罗恩病[37]，因此推测该药的毒性与已有的疾病相关，此类患者罹患急性胰腺炎风险增加高达 8 ～ 13 倍[51, 52]。关于 6- 巯基嘌呤，3.25% ～ 6% 的 IBD 患者接受该药物治疗后发生急性胰腺炎[53, 54]。值得注意的是，在最近的报道中[55]经常用于治疗炎症性肠病的 5- 氨基水杨酸（OR 0.7）和柳氮磺吡啶（OR 1.5）并没有显著增加胰腺炎的风险。

3- 羟基 -3- 甲基戊二酰辅酶 A（HMGCoA）还原酶抑制药（通常称为他汀类药物）：如辛伐他汀、普伐他汀和阿托伐他汀被认为具有直接毒性作用，并且在许多情况下涉及 CYP3A4 的药物相互作用似乎可导致胰腺炎发作 [50, 56]。然而，急性胰腺炎的总体风险相当低，OR 为 1.01 ～ 2.02，因此他汀类药物似乎对于药物诱导的胰腺炎并不重要 [56]。

核苷逆转录酶抑制药：如地丹辛、拉米夫定和司他夫定，对胰腺有毒性作用。此外，它们引起代谢紊乱 [50]。低 CD4 计数的 HIV 患者此类药物治疗后罹患胰腺炎的风险相对较高 [37]。

丙戊酸或其他抗癫痫药物与急性胰腺炎的高风险有关，其机制可能是直接毒性作用和增加的活性氧 [37, 50] 介导的毒性反应所致。与早期的报道相反，新近的研究显示选择性 5-HT 再摄取抑制药 SSRI 并不增加急性胰腺炎的风险 [57]。

在肠促胰岛素类似物 [胰高血糖素样肽 1 (GLP-1) 激动剂] 投入使用后不久，由于其诱发急性胰腺炎的不良反应，特别是艾塞那肽和西格列汀，人们就开始关注此类药物的安全性。也有研究报道二肽基肽酶 4（dipeptidyl-peptidase-4，DPP-4）抑制药也可诱发急性胰腺炎 [58, 59]。新近的分析没有得到此类药物可诱发胰腺炎的确切结论，而由糖尿病患者已为急性胰腺炎高风险人群这一事实来解释 [35, 60, 61]，胆石症或高三酰甘油血症的高发病率也见于该组患者人群 [62]。综上所述，肠促胰岛素类似物的作用尚无定论：糖尿病和心血管疾病等既存的危险因素解释了本组大多数胰腺炎病例，并且 DPP4 抑制药的大规模安全性试验已经取得了很大进展，平息了初期对该药与胰腺炎相关的安全性的担忧 [63]。

对于所有药物相关性胰腺炎的治疗，与其他类型的急性胰腺炎治疗相同，包括停药和支持治疗。必要时选择其他不同类别的药物进行进一步治疗。然而，毕竟药物性胰腺炎非常罕见，医生应该首先排除急性胰腺炎的其他病因包括隐匿性胆结石病 [64]、嗜酒 [65] 和潜在的基因突变 [66]。在确定药物是胰腺炎病因之前必须对患者的既往的用药概括做全面详尽的回顾。

☞ 参考文献

[1] Testoni PA. Acute recurrent pancreatitis: Etiopathogenesis, diagnosis and treatment. World J Gastroenterol 2014;20(45):16891–16901.

[2] Bai HX, Giefer M, Patel M, Orabi AI, Husain SZ. The association of primary hyperparathyroidism with pancreatitis. J Clin Gastroenterol 2012;46(8):656–661.

[3] Jacob JJ, John M, Thomas N et al. Does hyperparathyroidism cause pancreatitis? A South Indian experience and a review of published work. ANZ J Surg 2006;76(8):740–744.

[4] Bess MA, Edis AJ, van Heerden JA. Hyperparathyroidism and pancreatitis. Chance or a causal association? JAMA 1980;243(3): 246–247.

[5] Koppelberg T, Bartsch D, Printz H, Hasse C, Rothmund M. [Pancreatitis in primary hyperparathyroidism (pHPT) is a complication of advanced pHPT]. Dtsch Med Wochenschr 1994;119(20):719–724.

[6] Carnaille B, Oudar C, Pattou F, Combemale F, Rocha J, Proye C. Pancreatitis and primary hyperparathyroidism: forty cases. Aust N Z J Surg 1998;68(2):117–119.

[7] Nabi G, Dogra PN, Chowdhary A. Renal cell carcinoma presenting as acute pancreatitis. Urol Int 2002;68(3):202–203.

[8] Mantadakis E, Anagnostatou N, Smyrnaki P et al. Life-threatening hypercalcemia complicated by pancreatitis in a child with acute lymphoblastic leukemia. J Pediatr Hematol Oncol 2005;27(5):288–292.

[9] Fernandez-del Castillo C, Harringer W, Warshaw AL et al. Risk factors for pancreatic cellular injury after cardiopulmonary bypass. N Engl J Med 1991;325(6):382–387.

[10] Izsak EM, Shike M, Roulet M, Jeejeebhoy KN. Pancreatitis in association with hypercalcemia in patients receiving total

parenteral nutrition. Gastroenterology 1980;79(3):555–558.

[11] Krüger B, Albrecht E, Lerch MM. The role of intracellular calcium signaling in premature protease activation and the onset of pancreatitis. Am J Pathol 2000;157(1):43–50.

[12] Schick V., Scheiber JA, Mooren FC et al. Effect of magnesium supplementation and depletion on the onset and course of acute experimental pancreatitis. Gut 2014;63(9):1469–1480.

[13] Mooren F, Hlouschek V, Finkes T et al. Early changes in pancreatic acinar cell calcium signaling after pancreatic duct obstruction. J Biol Chem 2003;278(11):9361–9369.

[14] Wen L, Voronina S, Javed MA et al. Inhibitors of ORAI1 prevent cytosolic calcium-associated injury of human pancreatic acinar cells and acute pancreatitis in 3 mouse models. Gastroenterology 2015;149(2):481–492;e7.

[15] Christian JB, Bourgeois N, Snipes R, Lowe KA. Prevalence of severe (500 to 2,000 mg/dl) hypertriglyceridemia in United States adults. Am J Cardiol 2011;107(6):891–897.

[16] Berglund L, Brunzell JD, Goldberg AC et al. Evaluation and treatment of hypertriglyceridemia: an Endocrine Society clinical practice guideline. J Clin Endocrinol Metab 2012;97(9):2969–2989.

[17] Saligram S, Lo D, Saul M, Yadav D. Analyses of hospital administrative data that use diagnosis codes overestimate the cases of acute pancreatitis. Clin Gastroenterol Hepatol 2012;10(7):805–811;e1.

[18] Fortson MR, Freedman SN, Webster PD, Ⅲ. Clinical assessment of hyperlipidemic pancreatitis. Am J Gastroenterol 1995;90(12): 2134–2139.

[19] Scherer J, Singh VP, Pitchumoni CS, Yadav D. Issues in hypertriglyceridemic pancreatitis: an update. J Clin Gastroenterol 2014;48(3):195–203.

[20] Yadav D, Pitchumoni CS. Issues in hyperlipidemic pancreatitis. J Clin Gastroenterol 2003;36(1):54–62.

[21] Criddle DN. The role of fat and alcohol in acute pancreatitis: A dangerous liaison. Pancreatology 2015;15(4 suppl):S6–S12.

[22] Nair S, Yadav D, Pitchumoni CS. Association of diabetic ketoacidosis and acute pancreatitis: observations in 100 consecutive episodes of DKA. Am J Gastroenterol 2000;95(10):2795–2800.

[23] Deng LH, Xue P, Xia Q, Yang XN, Wan MH. Effect of admission hypertriglyceridemia on the episodes of severe acute pancreatitis. World J Gastroenterol 2008;14(28):4558–4561.

[24] Chen JH, Yeh JH, Lai HW, Liao CS. Therapeutic plasma exchange in patients with hyperlipidemic pancreatitis. World J Gastroenterol 2004;10(15):2272–2274.

[25] Parenti DM, Steinberg W, Kang P. Infectious causes of acute pancreatitis. Pancreas 1996;13(4):356–371.

[26] Falk WA, Buchan K, Dow M et al. The epidemiology of mumps in southern Alberta 1980–1982. Am J Epidemiol 1989;130(4):736–749.

[27] Galazka AM, Robertson SE, Kraigher A. Mumps and mumps vaccine: a global review. Bull World Health Organ 1999;77(1):3–14.

[28] Jaroszewicz J, Flisiak R, Kalinowska A, Wierzbicka I, Prokopowicz D. Acute hepatitis E complicated by acute pancreatitis: a case report and literature review. Pancreas 2005;30(4):382–384.

[29] Manocha AP, Sossenheimer M, Martin SP et al. Prevalence and predictors of severe acute pancreatitis in patients with acquired immune deficiency syndrome (AIDS). Am J Gastroenterol 1999;94(3):784–789.

[30] Kole AK, Roy R, Kole DC. An observational study of complications in chickenpox with special reference to unusual complications in an apex infectious disease hospital, Kolkata, India. J Postgrad Med 2013;59(2):93–97.

[31] Baran B, Karaca C, Soyer OM et al. Acute pancreatitis associated with H1N1 influenza during 2009 pandemic: a case report. Clin Res Hepatol Gastroenterol 2012;36(4):e69–70.

[32] Kochhar R, Noor MT, Wig J. Fungal infections in severe acute pancreatitis. J Gastroenterol Hepatol 2011;26(6):952–959.

[33] Makker J, Balar B, Niazi M, Daniel M. Strongyloidiasis: a case with acute pancreatitis and a literature review. World J Gastroenterol 2015;21(11):3367–3375.

[34] Sharma V, Sharma A, Aggarwal A, Bhardwaj G, Aggarwal S. Acute pancreatitis in a patient with vivax malaria. JOP 2012;13(2): 215–216.

[35] Hung WY, Abreu Lanfranco O. Contemporary review of drug-induced pancreatitis: a different perspective. World J Gastrointest Pathophysiol 2014;5(4):405–415.

[36] Tenner S. Drug induced acute pancreatitis: does it exist? World J Gastroenterol 2014;20(44):16529–16534.

[37] Nitsche C, Maertin S, Scheiber J, Ritter CA, Lerch MM, Mayerle J. Drug-induced pancreatitis. Curr Gastroenterol Rep 2012;14(2): 131–138.

[38] Tenner S. Drug-induced acute pancreatitis: underdiagnosis and overdiagnosis. Dig Dis Sci 2010;55(10):2706–2708.

[39] Andersen V, Sonne J, Andersen M. Spontaneous reports on drug-induced pancreatitis in Denmark from 1968 to 1999. Eur J Clin

Pharmacol 2001;57(6–7):517–521.

[40] Lankisch PG, Droge M, Gottesleben F. Drug induced acute pancreatitis: incidence and severity. Gut 1995;37(4):565–567.

[41] Balani AR, Grendell JH. Drug-induced pancreatitis: incidence, management and prevention. Drug Saf 2008;31(10):823–837.

[42] Badalov N, Baradarian R, Iswara K, Li J, Steinberg W, Tenner S. Drug-induced acute pancreatitis: an evidence-based review. Clin Gastroenterol Hepatol 2007;5(6):648–661; quiz 4.

[43] Perseghin G, Scifo P, Pagliato E et al. Gender factors affect fatty acids-induced insulin resistance in nonobese humans: effects of oral steroidal contraception. J Clin Endocrinol Metab 2001;86(7):3188–3196.

[44] Hill AB. The environment and disease: association or causation? Proc R Soc Med 1965;58:295–300.

[45] Karch FE, Lasagna L. Adverse drug reactions. A critical review. JAMA 1975;234(12):1236–12341.

[46] Chen HM, Chen JC, Ng CJ, Chiu DF, Chen MF. Melatonin reduces pancreatic prostaglandins production and protects against caerulein-induced pancreatitis in rats. J Pineal Res 2006;40(1):34–39.

[47] Sorensen HT, Jacobsen J, Norgaard M, Pedersen L, Johnsen SP, Baron JA. Newer cyclo-oxygenase-2 selective inhibitors, other non-steroidal anti-inflammatory drugs and the risk of acute pancreatitis. Aliment Pharmacol Ther 2006;24(1):111–116.

[48] Foster ME, Powell DE. Pancreatitis, multiple infarcts and oral contraception. Postgrad Med J 1975;51(599):667–669.

[49] Griesbacher T. Kallikrein-kinin system in acute pancreatitis: potential of B(2)-bradykinin antagonists and kallikrein inhibitors. Pharmacology 2000;60(3):113–120.

[50] Jones MR, Hall OM, Kaye AM, Kaye AD. Druginduced acute pancreatitis: a review. Ochsner J 2015;15(1):45–51.

[51] Lancashire RJ, Cheng K, Langman MJ. Discrepancies between population-based data and adverse reaction reports in assessing drugs as causes of acute pancreatitis. Aliment Pharmacol Ther 2003;17(7):887–893.

[52] Floyd A, Pedersen L, Nielsen GL, Thorlacius-Ussing O, Sorensen HT. Risk of acute pancreatitis in users of azathioprine: a population-based case-control study. Am J Gastroenterol 2003;98(6):1305–1308.

[53] Present DH, Korelitz BI, Wisch N, Glass JL, Sachar DB, Pasternack BS. Treatment of Crohn's disease with 6-mercaptopurine. A long-term, randomized, doubleblind study. N Engl J Med 1980;302(18):981–987.

[54] Haber CJ, Meltzer SJ, Present DH, Korelitz BI. Nature and course of pancreatitis caused by 6-mercaptopurine in the treatment of inflammatory bowel disease. Gastroenterology 1986;91(4):982–986.

[55] Munk EM, Pedersen L, Floyd A, Norgard B, Rasmussen HH, Sorensen HT. Inflammatory bowel diseases, 5-aminosalicylic acid and sulfasalazine treatment and risk of acute pancreatitis: a populationbased case-control study. Am J Gastroenterol 2004;99(5):884–888.

[56] Thisted H, Jacobsen J, Munk EM et al. Statins and the risk of acute pancreatitis: a population-based case-control study. Aliment Pharmacol Ther 2006;23(1):185–190.

[57] Norgaard M, Jacobsen J, Gasse C, Pedersen L, Mortensen PB, Sorensen HT. Selective serotonin reuptake inhibitors and risk of acute pancreatitis: a population-based case-control study. J Clin Psychopharmacol 2007;27(3):259–262.

[58] Gale EA. Smoke or fire? Acute pancreatitis and the liraglutide trials. Diabetes Care 2015;38(6):948–950.

[59] Parks M, Rosebraugh C. Weighing risks and benefits of liraglutide—the FDA's review of a new antidiabetic therapy. N Engl J Med 2010;362(9):774–777.

[60] Monami M, Dicembrini I, Martelli D, Mannucci E. Safety of dipeptidyl peptidase-4 inhibitors: Res Opin 2011;27(suppl 3):57–64.

[61] Engel SS, Williams-Herman DE, Golm GT et al. Sitagliptin: review of preclinical and clinical data regarding incidence of pancreatitis. Int J Clin Pract 2010;64(7):984–990.

[62] Girman CJ, Kou TD, Cai B et al. Patients with type 2 diabetes mellitus have higher risk for acute pancreatitis compared with those without diabetes. Diabetes Obes Metab 2010;12(9):766–771.

[63] Raz I, Bhat DL, Hirshberg B et al. Incidence of pancreatitis and pancreatic cancer in a randomized controlled multicenter trial (SAVOR-TIMI 53) of the dipeptidyl peptidase-4 inhibitor saxagliptin. Diabetes Care 2014;37(9):2435–2441.

[64] Hernández CA, Lerch MM. Sphincter stenosis and gallstone migration through the biliary tract. Lancet 1993;341(8857):1371–1373.

[65] Aghdassi AA, Weiss FU, Mayerle J, Lerch MM, Simon P. Genetic susceptibility factors for alcohol-induced chronic pancreatitis. Pancreatology 2015;15(4 suppl): S23–31.

[66] Keim V, Bauer N, Teich N, Simon P, Lerch MM, Mössner J. Clinical characterization of patients with hereditary pancreatitis and mutations in the cationic trypsinogen gene. Am J Med 2001;111(8):622–626.

Radiologic Diagnosis and Staging of Severe Acute Pancreatitis
重症急性胰腺炎的影像学诊断和分期

25

Yoshihisa Tsuji　著

冯　健　译

蔡守旺　校

一、概述

急性胰腺炎的诊断和严重程度评估中，影像学的作用很重要。常见影像学技术包括 US、CT 和 MRI，此外血管造影和正电子发射断层扫描（positron emission tomography，PET）-CT 有时也用于急性胰腺炎特殊并发症诊断中。本章主要介绍这些影像学技术在急性胰腺炎诊断中的应用。

二、急性胰腺炎的分类

急性胰腺炎是胰腺的炎症性疾病，临床表现从轻度到重度不等[1]。急性胰腺炎的诊断及严重程度的评估很大程度依赖影像学技术。自 20 世纪 70 年代以来，随着 CT 的逐步普及，腹部 CT 在急性胰腺炎诊断中的应用越来越广。1983 年，Kivisaari 等最早报道通过 CT 确诊急性胰腺炎胰腺坏死[2]。Bradley 和 Johnson 等[3, 4]分别于 1989 年和 1991 年报道 CT 在急性胰腺炎胰腺坏死诊断中的有效性。这些研究均将胰腺坏死作为急性胰腺炎预后预测的重要因素之一（表 25-1）。

Balthazar 等[5]于 1985 年基于炎症范围的大小建立了一个 CT 分级系统来定义急性胰腺炎的严重程度。这一分级系统被称为 Balthazar 分级，该系统在 2002 年进行了一次修订[6]，它是目前急性胰腺炎最常见的基于影像学的严重程度分级系统之一。Balthazar 分级将急性胰腺炎分为五个等级：A：正常；B：局灶性或胰腺弥漫性增大；C：胰周炎症伴胰腺异常；D：胰腺或胰周外液体积聚；E：两个或两个以上胰腺或腹膜后的大量积气。在 2002 版中，D 级和 E 级被修改：D：胰腺实质内或胰周单发液体积聚；E：广泛的胰腺内、外积液，包括胰腺和脂肪坏死，胰腺脓肿。胰腺局部损伤和炎症累及范围这两个概念后来被结合形成 CT 严重指数（CT severity index，CTSI）以预测预后（参见本章后面的 CTSI 部分）。

表 25-1 胰腺坏死的诊断标准及其准确性

研　究	病例数（例）	CT 检查的时间	CT 类型	诊断标准	诊断胰腺坏死的准确性 敏感性	诊断胰腺坏死的准确性 特异性
Kivisaari 1983 [2]	28	住院后 < 1d	NC + 增强 CT	< 15 HU[a]	100	-
Block 1986 [29]	77	-	增强 CT	-	85	50
Nuutinen 1988 [30]	28	住院后 < 2 天	NC + 增强 CT	< 30 HU[b]	-	-
Bradley 1989 [3]	37	住院后 < 2 天	增强 CT	< 40 HU[b]	-	-
Larvin 1990 [31]	60	住院后 < 7 天	增强 CT	< 30 HU[b]	-	-
Johnson 1991 [4]	13	住院后 < 3 天	增强 CT	未强化	100	100
Bradley 1993 [7]c	-	-	增强 CT	< 50 HU[b] 或与脾脏强化类似	-	-
Casas 2004 [11]	184	发病后 < 3 天	增强 CT	-	53	90
Takeda 2005 [27]	102	发病后 < 7 天	增强 CT	未强化	-	-
Tsuji 2007 [32]	30	发病后 < 3 天	CT 灌注成像	与肝脏灌注类似	100	95.3
Spanier 2010 [33]	166	-	-	-	0	-
Tsuji 2014 [34]	48	发病后 < 3 天	增强 CT	未强化	74.5（64 ~ 82）[d]	87.5（78 ~ 97）[d]
			NC + 增强 CT	-	77.5（64 ~ 91）[d]	88（81 ~ 97）[d]
			增强 + sub-CT	< 15 HU[a]	91（82 ~ 100）[d]	94.7（89 ~ 100）[d]
Yadav 2015 [35]	32	发病后 < 3 天	CT 灌注成像	胰腺血流 < 23 ml/（100 ml·min）	87.5	100
Pienkowska 2016 [36]	79	发病后 < 1 天	CT 灌注成像	渗透性 < 40 ml/（100 ml·min）	100	84.2

NC. 非对比；CE. 对比增强；sub-CT. 基于双能 CT 成像的数字减影彩色图；-. 未描述
a. 造影剂注射后 CT 值的差异；b. 造影剂注射后的 CT 值；c. 亚特兰大标准；d. 三个评论者的平均值（最小~最大）

　　1992 年，美国亚特兰大召开的国际急性胰腺炎讨论会提出了"以临床为基础的急性胰腺炎分类"，即"亚特兰大分类"，这一分类的提出很大程度上是基于 CT 技术在急性胰腺炎诊断和严重程度评估中的应用 [7]。在这一分类中，急性胰腺炎根据严重程度分为两个等级 [8-10]：轻度和重度。重症急性胰腺炎与器官衰竭及局部并发症相关，例如胰腺坏死、胰腺或胰周液体积聚、胰腺假性囊肿或胰腺脓肿。CT 可以准确地诊断这些局部并发症，因此"亚特兰大分类"中的对局部并发症的描述几乎都是影像学的诊断标准。这一分类以后，与急性胰腺炎相关的医学报告中均采用了这些标准。

　　自 1992 年亚特兰大分类被应用的 20 余年以来，有两个重要的理念更新了人们对急性胰腺炎的认识。首先是 Casas 等提出发病后 3d 内的早期 CT 无法准确判断胰腺坏死的程度及范围 [11]；另外是"包裹性坏死"概念的提出 [12, 13]。急性胰腺炎早期局部并发症（如胰腺和胰周坏死）可在发病 4 周后表现为包裹性坏死。包裹性坏死是完全有别于胰腺假性囊肿的另一局部并发症（后者是纯液性的包裹，不含有任何坏死物）（表25-2）。随着人们逐步对器官功能衰竭和坏死性胰腺炎病理生理学认识的加深以及影像学技术的进步，亚特兰大分类的修订成为必然。

表 25-2　局部并发症的 CT 诊断

CT 特点						术　语			
部　位	密　度	是否包裹	灌注与否	发病后时间	病理诊断	亚特兰大分类	亚特兰大分类标准修订版	基于临床重要影响因素的分类	迟发并发症
胰腺	不均匀非液性密度	否	无或很少	< 3d	缺血组织				自愈
胰腺周围			无	< 4 周	胰腺坏死	胰腺坏死	ANC	围胰腺坏死	WON
					脂肪坏死				
					炎性组织	胰腺液体积聚	APFC		好转
	液性密度	无			无菌性液体			未描述	PPC
					感染性液体	急性囊肿	PPC		
	不均匀液性或非液性密度	完整包裹		≥ 4 周	无菌性	胰腺脓肿	WON		WON
					感染性				

ANC. 急性坏死物积聚；APFC. 急性胰周液体积聚；PPC. 胰腺假性囊肿；WON. 包裹性坏死

　　2012 年，国际胰腺病学会（International Association of Pancreatology，IAP）发布了急性胰腺炎的《亚特兰大分类标准（修订版）》[14]。修订版将急性胰腺炎分为三类：轻度、中重度和重度。轻度急性胰腺炎不伴有器官功能衰竭及全身或局部并发症；中重度急性胰腺炎伴有一过性（≤ 48h）器官功能衰竭或局部并发症；重度急性胰腺炎伴有持续性（> 48h）器官功能衰竭（表 25-2）。

　　与此同时，急性胰腺炎另一新的分类标准——基于临床重要影响因素的分类也于 2012 年发表 [15]。与亚特兰大分类标准（修订版）一样，此分类的目的也是对 1992 年的亚特兰大分类进行修订。然而，与亚特兰大分类标准（修订版）不同，这一分类将围胰腺坏死（peri-pancreatic necrosis）（指胰腺或胰周脂肪组织的坏死或二者兼有）作为更重要的预后预测因素。该分类根据局部和全身情况不同将急性胰腺炎分成轻度、中度、重度、危重四级。患者既没有围胰腺坏死也没有器官功能衰竭为轻度；患者有无菌性围胰腺坏死或一过性器官功能衰竭为中度；患者有感染性坏死或持续器官功能衰竭（从治疗开始超过48h）二者之一的为重度；患者同时有感染性坏死和持续性器官衰竭的则为危重（表25-2）。

该分类中胰腺坏死的定义与亚特兰大分类标准（修订版）略有不同。该分类提出的围胰腺坏死仅仅指影像学上没有包裹的无活性组织，而对"包裹"这一概念并未描述。相比之下，亚特兰大2012修订版根据有无包裹将胰腺坏死分为两类：急性坏死物积聚和包裹性坏死（表25-2）。而对"包裹"这一概念，无论亚特兰大分类还是亚特兰大分类标准（修订版）均有涉及，前者局部并发症的定义中有急性假性囊肿、胰腺脓肿，后者局部并发症的定义中有胰腺假性囊肿和包裹性坏死。

亚特兰大分类标准（修订版）与基于临床重要影响因素的分类均以是否发生持续性器官衰竭（从治疗开始起48h或更长时间）判断重度或危重度。在急诊科见到的似乎多是轻度或中度的急性胰腺炎患者，然而后者却有进展为重度或危重的可能，因此准确判断胰腺是否坏死并根据最新的几个分类标准确定急性胰腺炎的严重程度，对于指导下一步治疗就显得极为重要了。

三、重症急性胰腺炎的影像学诊断

急性胰腺炎从病理学上主要分两种类型：急性水肿性胰腺炎和急性坏死性胰腺炎[14]。二者的预后及治疗不同，影像学特征也大不相同。

（一）急性水肿性胰腺炎

根据Klöppel[16]的研究，急性水肿性胰腺炎的病理学上主要表现为胰腺肿大，尽管有时也可以在微观区域出现坏死，但大体标本不存在出血或实质内的坏死[17]。急性水肿性胰腺炎中血管多无损伤[16]，因此，增强CT显示胰腺实质多为正常。亚特兰大分类标准（修订版）亦提到急性水肿性胰腺炎增强CT可见胰腺实质的肿胀并强化[14]（图25-1）。

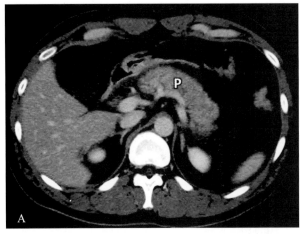
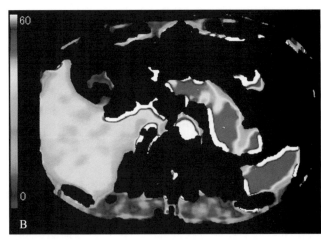

▲ 图25-1　急性水肿性胰腺炎

A. 增强CT显示胰腺肿大（P处）；B. 同时行CT灌注成像显示组织血流量。胰腺血流呈红黄色[约40 ml/（100g·min）]，表明胰腺血流量很高

在亚特兰大分类[7]中，轻度急性胰腺炎的宏观特征是间质性水肿，因此自1992年以来轻度急性胰腺炎几乎与急性水肿性胰腺炎相当。然而亚特兰大分类标准（修订版）[14]定义轻度急性胰腺炎为无器官衰竭和无局部或全身并发症的胰腺炎。局部并发症也被重新定义为急性液体积聚、胰腺假性囊肿、急性坏死物积聚和包裹性坏死。因此，从亚特兰大分类标准（修订版）来看，急性水肿性胰腺炎并伴急性液体积聚（局部并发症之一）则会被分类为中重度急性胰腺炎，而非轻度。

（二）急性坏死性胰腺炎

2%～10%的急性胰腺炎发生胰腺实质或胰周脂肪组织的坏死[14, 18]。在亚特兰大分类和亚特兰大分类标准（修订版）中，急性坏死性胰腺炎被定义为胰腺坏死的急性胰腺炎，坏死包括胰腺实质坏死或胰周脂肪组织的坏死。文献报道出现胰腺坏死的急性胰腺炎死亡率可高达30%[19]。

胰腺实质坏死的进展包括了三个步骤：腺泡损伤、血管损伤和组织损伤。急性胰腺炎发病的最初机制是胰腺腺泡细胞内胰蛋白酶原的激活及单核-巨噬细胞[20-23]和中性粒细胞的激活[24]。腺泡细胞内胰蛋白酶原的激活引起腺泡细胞破坏，进而胰蛋白酶和损伤相关分子模式被释放血管中引起血管内皮细胞的受损，继而出现凝血功能紊乱及纤维蛋白溶解系统的异常[25]。与内皮损伤结合，动脉周围的脂肪坏死、间质水肿及炎症出血同时压迫血管导致了组织灌注的减少。组织灌注持续减少或者缺血-再灌注损伤的最终结果是出现严重的组织坏死，形成急性坏死物积聚[26, 27]。4周或更长时间后，急性坏死物积聚可能进展为包裹性坏死。由于急性坏死物积聚和包裹性坏死是不可逆的，因此预防急性坏死物积聚或包裹性坏死应从确诊胰腺缺血开始[28]（参见急性坏死物积聚和包裹性坏死的部分）。

诊断胰腺坏死（胰腺缺血、急性坏死物积聚、包裹性坏死）的主要影像学技术包括增强CT、MRI及CE-US。根据亚特兰大分类标准（修订版），增强后未见胰腺实质的强化或胰腺周围脂肪组织坏死均可诊断为急性坏死性胰腺炎（表25-1）[2-4, 7, 11, 27, 29-36]。

四、急性胰腺炎局部并发症的诊断

（一）急性胰周液体积聚

根据亚特兰大分类[7]，AP早期发生的液体积聚主要位于胰腺内或胰周且无肉芽或纤维组织包裹。这种液体积聚的具体成分在病理学上是未知的。与"胰腺液体积聚"[7]不同，在亚特兰大分类标准（修订版）[14]中建议使用急性胰周液体积聚（acute peripancreatic fluid collection，APFC）这一表述。APFC是间质水肿性胰腺炎相关的胰周积液，而非坏死相关。增强CT可见胰周或胰腺远隔间隙液体积聚，缺乏完整包膜，可单发或多发（表25-2，图25-1）。

（二）急性坏死物积聚

急性坏死物积聚与急性胰周液体积聚的区别在于，液体积聚的同时含有大量坏死组织，坏死包括胰腺实质坏死及胰腺周围脂肪组织的坏死，增强CT可见胰腺实质或胰腺周围低密度区或无强化区（图25-2）[4, 5, 37]。然而在发病早期的增强CT诊断胰腺坏死并不敏感。一项研究显示，49例急性胰腺炎患者在发病72h内增强CT检查未发现胰腺坏死，敏感性为0[33]，另外三项研究[11, 34, 38]显示增强CT在急性

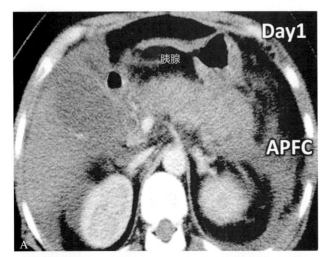

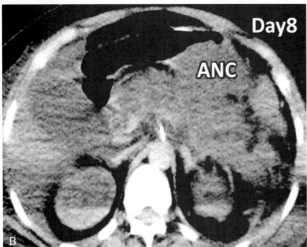

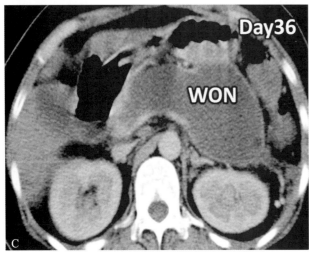

▲ 图 25-2　急性坏死性胰腺炎及其自然病程

A. 第 1 天 CT 扫描图；B. 第 8 天 CT 扫描图；C. 第 36 天 CT 扫描图。由于急性胰腺炎的严重并发症，该患者在疾病过程中进行了三次 CT 扫描。增强 CT 显示在第 1 天胰腺的均匀强化。在第 8 天，胰腺的强化明显减低，因此该病例被诊断为急性坏死性胰腺炎。在第 36 天，扫描显示急性坏死物积聚进展为包裹性坏死，可见明显的包裹带形成

胰腺炎早期（入院 1d 或发病 72h）的敏感性分别为 63%、72% 和 75%。

正如 Klöppel 先前所述[16]，急性胰腺炎本身可以导致局部循环障碍引起胰腺坏死。Takeda 也在血管造影后发现由于血管痉挛引起胰腺实质坏死的比例较高[27]。CT 灌注成像[39, 40] 可以准确地测量胰腺实质的血流量，目前看来可以作为急性胰腺炎早期检测胰腺坏死的方法，研究报道的灵敏度和特异度分别为 88% ～ 100%、84% ～ 100%。[32, 35, 36]（图 25-3）。CT 灌注成像可以区分可逆和不可逆的缺血组织，因此目前被广泛应用于诊断急性脑卒中（图 25-1）。根据 Yadav 等的观点[35]，血供不良的胰腺实质（血流量约 20ml/（100g·min）或更低 [胰腺正常血流量 100ml/（100g·min 或更高]）发生胰腺坏死的比例高。Pienkowska 等[36] 研究表明发病 24h 的 CT 灌注成像可以准确地预测胰腺坏死的发生（图 25-4 和图 25-5）。除 CT 灌注成像以外，动态对比增强 MRI[41] 可能是用于检测胰腺坏死另一手段。相比增强 CT，MRI 在检测缺血时有更高的灵敏度，而且 MRI 血管成像还可以评估血管的通畅情况。

（三）包裹性坏死

包裹性坏死的定义是成熟、包裹的胰腺或胰周坏死[12-14]。包裹性坏死一般继发于急性坏死物积聚，通常在急性胰腺炎发作 4 周以后出现。增强 CT 可见严密包裹的不同成分的液体和固体组织[14]。与增强 CT 相比，MRI 在诊断包裹性坏死方面更有优势，因为 MRI 更容易区分液体或固体成分。经皮超声或内镜超声有时诊断包裹性坏死也很容易，但易受空腔脏器的影响。

与急性坏死物积聚相比，包裹性坏死在坏死的边缘有明确的"壁"包裹，因此边界清晰。包裹性坏死由急性坏死物积聚逐步发展而来，因此可以累及不同区域、呈现不同形状。可以是一个大腔或彼此相连相通或不通的小腔[17]。因此，在有局部并发症的急性胰腺炎患者中，有可能在腹

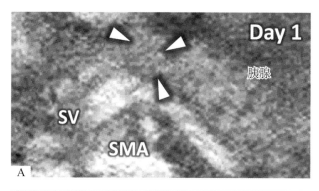
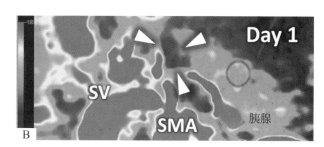
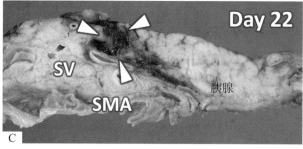

▲ 图 25-3 胰腺实质坏死常规 CT

A. 增强 CT（第 1 天）未发现胰头部区域坏死（箭头）；B. CT 灌注成像显示胰腺灌注显著减少；C. CT 灌注成像灌注不良区域（B）与尸检时胰腺坏死区域一致。SV. 脾静脉；SMA. 肠系膜上动脉

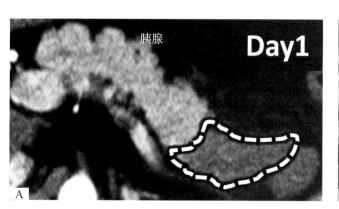
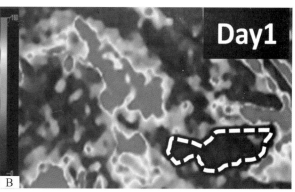
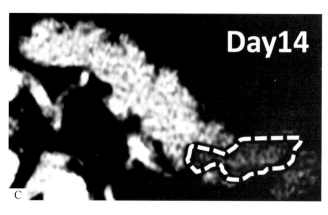
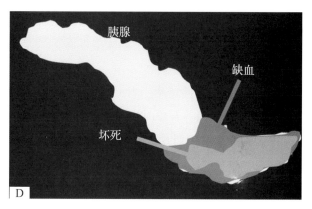

▲ 图 25-4 重症急性胰腺炎早期可逆性缺血和坏死

A. 增强 CT（第 1 天）显示胰尾（由虚线包围的区域）未见强化；B. CT 灌注成像显示胰尾的灌注较差，但比增强 CT 无强化区略小；C.CT 灌注成像灌注不良的区域发生胰腺坏死；D. 基于这些发现，该模式显示胰腺坏死的边缘区可能是可逆性缺血

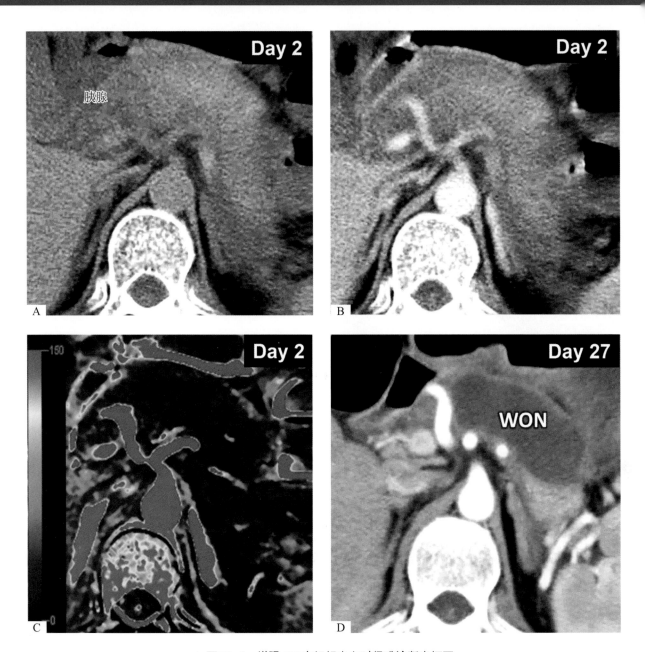

▲ 图 25-5　增强 CT 在组织出血时很难诊断出坏死

A. 普通 CT 显示胰体 CT 值升高；B. 单纯增强 CT 很难判断胰腺实质 CT 值的升高是由于出血还是造影剂的增强；C. CT 灌注成像显示整个胰体的胰腺血流量极低。这些发现表明，胰体在第 2 天已经发生坏死；D. 普通 CT 显示的 CT 值略升高的灌注不良区域与晚期坏死区域一致

腔内出现多处包裹性坏死。当出现坏死区域的急性扩张、邻近脂肪组织的炎症改变、坏死区域"气泡征"以及麻痹性肠梗阻等现象时应怀疑出现急性坏死物积聚或包裹性坏死感染（感染性胰腺坏死）（图 25-6）。有研究表明 PET-CT 可用于鉴别感染性包裹性坏死[42]，尽管费用很昂贵。

（四）胰腺假性囊肿

值得注意的是，胰腺假性囊肿一词的定义最近有所改变，以前胰腺假性囊肿包括了包裹性坏死和包裹性积液[7]。在亚特兰大分类标准（修订版）[14]中，胰腺假性囊肿被重新定义只是包裹性积液。胰腺假性囊肿与包裹性坏死一样，均一般在急性胰腺炎发病 4 周以上形成。任何存在固体性坏死的都不应当认

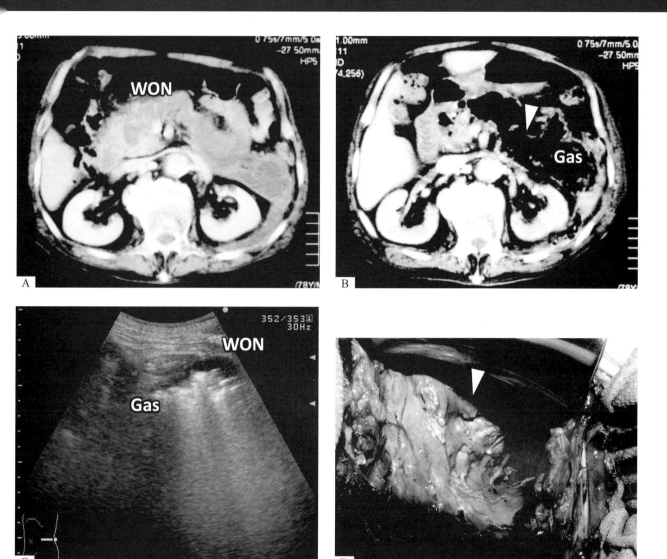

▲ 图 25-6　感染性包裹性坏死

A. 增强 CT 显示 WON 形成；B. 包裹性坏死内 "气泡征"。腔中检可见内部分隔（箭头）；C. 经皮超声显示 WON 高斑点区域（积气）；D. 术中见腔内的分隔（箭头）。该患者在发病 6 个月后康复

为是胰腺假性囊肿，内超声以及 MRI 可确诊（图 25-7）。

五、重症急性胰腺炎的影像学分级

急性胰腺炎严重程度的影像学分级的主要基于两点：炎症的范围和坏死（ANC/WON）。

（一）CT 严重指数

2002 年，CTSI 被提出，其结合了胰腺炎症的范围和局部胰腺损伤的情况进行评分。在 CTSI 中，Balthazar CT 评级为 A 级（正常胰腺）评分为 0，B 级（胰腺增大）评分为 1，C 级（胰腺和胰周脂肪的炎症变改变）评分为 2，D 级（单发积液）评分为 3，E 级（广泛的胰腺内、外积液）评分为 4。胰腺状

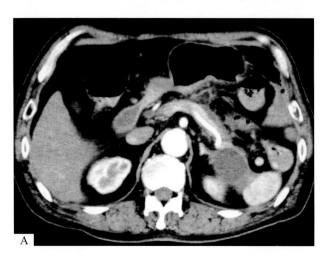 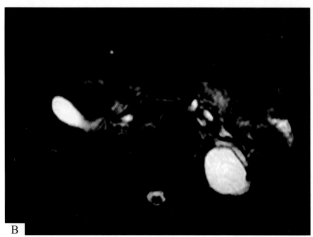

▲ 图 25-7　胰腺假性囊肿

A. 急性胰腺炎发病 4 周后，增强 CT 显示明确包裹的低密度区域；B. MRI（T₂ 加权）显示为纯液性的内容物。因此患者被诊断为患有胰腺假性囊肿

况单独评估：无胰腺坏死为 0，胰腺坏死 ≤ 30% 为 2，胰腺坏死 30% ～ 50% 为 4，坏死 > 50% 为 6。CT 评分为炎症反应及坏死评分之和。分级如下：轻度（0 ～ 3 分）、中度（4 ～ 6 分）、严重（7 ～ 10 分）[5, 6]。CTSI 于 2004 年由 Mortele 等进行了修订[43]。修订后的 CTSI（MD-CTSI）更便于临床操作（表 25-3）。

表 25-3　MD-CTSI

放射学发现	评　分
正常胰腺	0
胰腺异常伴或不伴胰周炎性改变	2
胰腺 / 胰周液体积聚或胰周脂肪坏死	4
胰腺坏死	
无	0
≤ 30% 腺体坏死	2
> 腺体坏死	4
胰腺外并发症，如胸腔积液、腹水、血管或胃肠道受累等	2
CTSI 评分和急性胰腺炎的疾病严重程度	
得分 0 ～ 3：轻度	
分数 4 ～ 6：中度	
得分 7 ～ 10：重度	

（二）日本 CT 严重指数

Hiroto 等在定义日本重症 AP[44] 时建立了 JPN-CT 严重程度评分。根据 JPN-CT，如果严重程度为"重症"（即 CT 评分 ≥ 2 分），患者的病死率可达 30.8%。

六、急性胰腺炎影像学诊断的局限与不足

（一）早期胰腺坏死的诊断

增强在发病后 3d 内诊断胰腺坏死的准确性不够[11, 37]。这种现象的可能原因是急性胰腺炎早期坏死组织的类似于正常组织仍有强化，随着坏死组织逐步液化强化才逐渐减弱[12, 31]，另外坏死出血以及胰腺实质脂肪浸润均影响 CT 成像。增强 CT 在早期阶段无法准确预测胰腺实质坏死的另一个可能原因对比剂的问题（是否有特殊造影剂可以改变这一现状不得而知）。因此，在急性胰腺炎早期是否适用增强 CT 值得深思[43, 45-48]。

尽管前面已经讨论过这些优点，但是 MRI 在评估重症急性胰腺炎患者中的应用还不够广泛。这种应用不广泛主要出于实际考虑，因为重症急性胰腺炎患者难以忍受冗长的 MRI 程序。此外，在进行手术前，必须移除严重急性胰腺炎患者短期内无法取出的所有磁性仪器（如血压计、饱和度监测器、各种输液泵等）。

（二）增强 CT 和增强 MRI 对增强剂的肾毒性

急性肾功能衰竭是急性胰腺炎的重要系统并发症之一。由于增强 CT 和增强 MRI 对比剂具有一定的肾毒性，所以选择此类检查时应考虑到肾脏的情况[41]。CT 灌注成像是通过推注比常规增强 CT 所用少得多的对比剂（30% ～ 40%）获得影像资料[49]，因此其肾毒性要低。

Rickes 等认为超声造影[50]对肾脏没有不良影响，也可用于诊断胰腺实质坏死。然而由于 AP 的常见并发症是麻痹性肠梗阻，超声行全胰腺扫描通常很困难[14]。

（三）增强 CT 和 CT 灌注成像的辐射损害

应重视增强 CT 和灌注 CT 的辐射对人体的损害。近年来随着图像去噪及后处理技术的发展使得低辐射量增强 CT 及 CT 灌注成像成为可能[49, 51]。应考虑此类技术的进步以尽可能减少放射损伤。

（四）早期诊断胰腺坏死的必要性

众所周知，APACHE Ⅱ 评分和增强 CT 并不能为早期的急性胰腺炎患者提供准确的疾病预测[52]。由于疾病早期缺乏理想和既定的严重程度评估的方法，治疗往往在产生严重损害后才能开始。严重的组织损伤（如坏死）可能是不可逆的，已进展到坏死后的治疗往往不能真正获益。准确地预测疾病的严重程度能够使强化治疗尽早开始，例如开始积极的液体治疗[53]、肠内营养支持[54]。目前尚无充分的证据表明早期精准的严重程度评估能够改善急性胰腺炎患者的预后，因此，有必要对这些预测方法开展前瞻性干预试验以证明其可以使患者真正获益。

☞ 参考文献

[1]　Go VLW, DiMagno EP, Gardner JD, Lebenthal E, Reber HA, Scheele GA. The Pancreas: Biology, Pathobiology, and Disease, 2nd edn. New York: Raven Press, 1993.

[2] Kivisaari L, Somer K, Standertskjold-Nordenstam CG, Schroder T, Kivilaakso E, Lempinen M. Early detection of acute fulminant pancreatitis by contrast-enhanced computed tomography. Scand J Gastroenterol 1983;18:39–41.

[3] Bradley EL,Ⅲ, Murphy F, Ferguson C. Prediction of pancreatic necrosis by dynamic pancreatography. Ann Surg 1989;210:495–503; discussion 503–494.

[4] Johnson CD, Stephens DH, Sarr MG. CT of acute pancreatitis: correlation between lack of contrast enhancement and pancreatic necrosis. AJR Am J Roentgenol 1991;156:93–95.

[5] Balthazar EJ, Ranson JH, Naidich DP, Megibow AJ, Caccavale R, Cooper MM. Acute pancreatitis: prognostic value of CT. Radiology 1985;156:767–772.

[6] Balthazar EJ. Acute pancreatitis: assessment of severity with clinical and CT evaluation. Radiology 2002;223:603–613.

[7] Bradley EL, Ⅲ. A clinically based classification system for acute pancreatitis. Summary of the International Symposium on Acute Pancreatitis, Atlanta, Ga, September 11 through 13, 1992. Arch Surg 1993;128:586–590.

[8] Sarles H. Pancreatitis Symposium, Marseilles, April 25 and 26, 1963. Basel: S. Karger, 1965.

[9] Sarner M, Cotton PB. Classification of pancreatitis. Gut 1984;25:756–759.

[10] Singer MV, Gyr K, Sarles H. [2d symposium on the classification of pancreatitis. Marseilles, 28–30 March 1984]. Acta Gastroenterol Belg 1985;48:579–582.

[11] Casas JD, Diaz R, Valderas G, Mariscal A, Cuadras P. Prognostic value of CT in the early assessment of patients with acute pancreatitis. AJR Am J Roentgenol 2004;182:569–574.

[12] Takahashi N, Papachristou GI, Schmit GD et al. CT findings of walled-off pancreatic necrosis (WOPN): differentiation from pseudocyst and prediction of outcome after endoscopic therapy. Eur Radiol 2008;18:2522–2529.

[13] Papachristou GI, Takahashi N, Chahal P, Sarr MG, Baron TH. Peroral endoscopic drainage/debridement of walled-off pancreatic necrosis. Ann Surg 2007;245:943–951.

[14] Banks PA, Bollen TL, Dervenis C et al. Classification of acute pancreatitis—2012: revision of the Atlanta classification and definitions by international consensus. Gut 2013;62:102–111.

[15] Dellinger EP, Forsmark CE, Layer P et al. Determinant-based classification of acute pancreatitis severity: an international multidisciplinary consultation. Ann Surg 2012;256:875–880.

[16] Klöppel G. Histopathology of acute pancreatitis. In: Beger HG, Warshaw AL, Büchler MW et al., eds. The Pancreas: An Integrated Textbook of Basic Science, Medicine, and Surgery, 2nd edn. Oxford: Blackwell, 2008.

[17] Lack EE. Pathology of the Pancreas, Gallbladder, Extrahepatic Biliary Tract and Ampullary Region. Oxford: Oxford University Press, 2003.

[18] Sekimoto M, Shikata S, Takada T et al. Changes in management of acute pancreatitis before and after the publication of evidence-based practice guidelines in 2003. J Hepatobiliarypancreatic Sci 2010;17:17–23.

[19] Petrov MS, Shanbhag S, Chakraborty M, Phillips AR, Windsor JA. Organ failure and infection of pancreatic necrosis as determinants of mortality in patients with acute pancreatitis. Gastroenterology 2010;139:813–820.

[20] Tsuji Y, Watanabe T, Kudo M, Arai H, Strober W, Chiba T. Sensing of commensal organisms by the intracellular sensor NOD1 mediates experimental pancreatitis. Immunity 2012;37:326–338.

[21] Hoque R, Sohail M, Malik A et al. TLR9 and the NLRP3 inflammasome link acinar cell death with inflammation in acute pancreatitis. Gastroenterology 2011;141:358–369.

[22] Dawra R, Sah RP, Dudeja V et al. Intra-acinar trypsinogen activation mediates early stages of pancreatic injury but not inflammation in mice with acute pancreatitis. Gastroenterology 2011;141:2210–2217;e2212.

[23] Sakai Y, Masamune A, Satoh A, Nishihira J, Yamagiwa T, Shimosegawa T. Macrophage migration inhibitory factor is a critical mediator of severe acute pancreatitis. Gastroenterology 2003;124:725–736.

[24] Leppkes M, Maueroder C, Hirth S et al. Externalized decondensed neutrophil chromatin occludes pancreatic ducts and drives pancreatitis. Nature Commun 2016;7:10973.

[25] Afghani E, Pandol SJ, Shimosegawa T et al. Acute pancreatitis—progress and challenges: a report on an international symposium. Pancreas 2015;44:1195–1210.

[26] Tsuji Y, Hamaguchi K, Watanabe Y et al. Perfusion CT is superior to angiography in predicting pancreatic necrosis in patients with severe acute pancreatitis. J Gastroenterol 2010;45:1155–1162.

[27] Takeda K, Mikami Y, Fukuyama S et al. Pancreatic ischemia associated with vasospasm in the early phase of human acute

necrotizing pancreatitis. Pancreas 2005;30:40–49.

[28] Tsuji Y, Chiba T. Are prophylactic antibiotics really ineffective in reducing the risk of pancreatic necrosis? Am J Gastroenterol 2008;103:2145–2146; author reply 2146–2147.

[29] Block S, Maier W, Bittner R, Buchler M, Malfertheiner P, Beger HG. Identification of pancreas necrosis in severe acute pancreatitis: imaging procedures versus clinical staging. Gut 1986;27:1035–1042.

[30] Nuutinen P, Kivisaari L, Schroder T. Contrastenhanced computed tomography and microangiography of the pancreas in acute human hemorrhagic/necrotizing pancreatitis. Pancreas 1988;3:53–60.

[31] Larvin M, Chalmers AG, McMahon MJ. Dynamic contrast enhanced computed tomography: a precise technique for identifying and localising pancreatic necrosis. BMJ 1990;300:1425–1428.

[32] Tsuji Y, Yamamoto H, Yazumi S et al. Perfusion computerized tomography can predict pancreatic necrosis in early stages of severe acute pancreatitis. Clin Gastroenterol Hepatol 2007;5:1484–1492.

[33] Spanier BW, Nio Y, van der Hulst RW, Tuynman HA, Dijkgraaf MG, Bruno MJ. Practice and yield of early CT scan in acute pancreatitis: a Dutch Observational Multicenter Study. Pancreatology 2010;10:222–228.

[34] Tsuji Y, Takahashi N, Fletcher JG et al. Subtraction color map of contrast-enhanced and unenhanced CT for the prediction of pancreatic necrosis in early stage of acute pancreatitis. AJR Am J Roentgenol 2014;202:W349–356.

[35] Yadav AK, Sharma R, Kandasamy D et al. Perfusion CT: can it predict the development of pancreatic necrosis in early stage of severe acute pancreatitis? Abdom Imag 2015;40:488–499.

[36] Pienkowska J, Gwozdziewicz K, Skrobisz-Balandowska K et al. Perfusion-CT—can we predict acute pancreatitis outcome within the first 24 hours from the onset of symptoms? PloS ONE 2016;11:e0146965.

[37] Bollen TL, van Santvoort HC, Besselink MG et al. The Atlanta Classification of acute pancreatitis revisited. Br J Surg 2008;95:6–21.

[38] Wijffels NA, van Walraven LA, Ophof PJ, Hop WC, van der Harst E, Lange JF. Late development of pancreas necrosis during acute pancreatitis: an underestimated phenomenon associated with high morbidity and mortality. Pancreas 2007;34:215–219.

[39] Miles KA, Griffiths MR. Perfusion CT: a worthwhile enhancement? Br J Radiol 2003;76:220–231.

[40] Bize PE, Platon A, Becker CD, Poletti PA. Perfusion measurement in acute pancreatitis using dynamic perfusion MDCT. AJR Am J Roentgenol 2006;186:114–118.

[41] Zhao K, Adam SZ, Keswani RN, Horowitz JM, Miller FH. Acute pancreatitis: revised Atlanta classification and the role of cross-sectional imaging. AJR Am J Roentgenol 2015;205:W32–41.

[42] Bhattacharya A, Kochhar R, Sharma S et al. PET/CT with 18F-FDG-labeled autologous leukocytes for the diagnosis of infected fluid collections in acute pancreatitis. J Nucl Med 2014;55:1267–1272.

[43] Mortele KJ, Wiesner W, Intriere L et al. A modified CT severity index for evaluating acute pancreatitis: improved correlation with patient outcome. AJR Am J Roentgenol 2004;183:1261–1265.

[44] Hirota M, Takada T, Kawarada Y et al. JPN Guidelines for the management of acute pancreatitis: severity assessment of acute pancreatitis. J Hepatobiliarypancreatic Surg 2006;13:33–41.

[45] Bollen TL, Singh VK, Maurer R et al. A comparative evaluation of radiologic and clinical scoring systems in the early prediction of severity in acute pancreatitis. Am J Gastroenterol 2012;107:612–619.

[46] Lecesne R, Taourel P, Bret PM, Atri M, Reinhold C. Acute pancreatitis: interobserver agreement and correlation of CT and MR cholangiopancreatography with outcome. Radiology 1999;211:727–735.

[47] Working Party of the British Society of Gastroenterology; Association of Surgeons of Great Britain and Ireland; Pancreatic Society of Great Britain and Ireland; Association of Upper GI Surgeons of Great Britain and Ireland. UK guidelines for the management of acute pancreatitis. Gut 2005;54(suppl 3):iii1–9.

[48] Thoeni RF. The revised Atlanta classification of acute pancreatitis: its importance for the radiologist and its effect on treatment. Radiology 2012;262:751–764.

[49] Tsuji Y, Takahashi N, Tsutomu C. Pancreatic perfusion CT in early stage of severe acute pancreatitis. Int J Inflam 2012;2012:497386.

[50] Rickes S, Uhle C, Kahl S et al. Echo enhanced ultrasound: a new valid initial imaging approach for severe acute pancreatitis. Gut 2006;55:74–78.

[51] Tsuji Y, Koizumi K, Isoda H et al. The radiological exposure of pancreatic perfusion computed tomography. Pancreas 2010;39:541; author reply 541–543.

[52] Neoptolemos JP, Kemppainen EA, Mayer JM et al. Early prediction of severity in acute pancreatitis by urinary trypsinogen activation peptide: a multicentre study. Lancet 2000;355:1955–1960.

[53] Warndorf MG, Kurtzman JT, Bartel MJ et al. Early fluid resuscitation reduces morbidity among patients with acute pancreatitis. Clin Gastroenterol Hepatol 2011;9:705–709.

[54] Spanier BW, Bruno MJ, Mathus-Vliegen EM. Enteral nutrition and acute pancreatitis: a review. Gastroenterol Res Pract 2011;2011.

急性胰腺炎病程及治疗篇

Clinical Course and Medical Treatment of Acute Pancreatitis

26

Conservative Therapy of Acute Pancreatitis: Volume Substitution and Enteral and Parenteral Nutrition
急性胰腺炎的保守治疗：液体治疗和肠内、肠外营养

Timothy B. Gardner 著

冯 健 译

蔡守旺 校

一、概述

急性胰腺炎是胰腺的急性炎症性疾病，可导致严重的并发症甚至死亡[1-4]。在美国，急性胰腺炎是消化系统疾病最常见的住院原因[5]。应对急性胰腺炎全球每年花费数十亿美元以及大量的人力资源，然而截至 2016 年，仍然没有专门针对急性胰腺炎的特效治疗药物。

人们在过去的 50 年里开发了多种针对急性胰腺炎的药物，但没有一种能够在 RCT 中显示有效。减少胰腺分泌的药物，包括组胺 H_2 受体阻滞药（如西咪替丁）、胰高血糖素、阿托品、生长抑素及其类似物奥曲肽，都不能有效地降低急性胰腺炎的发病率及死亡率[6-9]。使用抑肽酶和甲磺酸加贝酯的抗蛋白酶疗法与使用 lexipafant（一种血小板活化因子拮抗药）治疗同样无效[10, 11]。

最近，正如本教科书中其他地方所讨论的，直肠予以 NSAID 药物能够调节促炎因子，从而降低 ERCP 后胰腺炎的发生。直肠予以 NSAID 类药物主要通过抑制 PLA-2 活性起作用，包括花生四烯酸产物和血小板活化因子[12-14]。2012 年的一项 RCT 发现，单次直肠予以 100mg 吲哚美辛能够显著降低患者 ERCP 后胰腺炎的风险（对照组发病率 16.9%，治疗组发病率为 9.2%）。自该试验后，吲哚美辛被广泛使用[13]。然而，除直肠予以吲哚美辛外，目前仍没有专门的药物来治疗急性胰腺炎[15, 16]。治疗该疾病的主要方法仍然是液体复苏、营养支持以及重症监护治疗等。

本章主要讨论液体复苏和肠内、肠外营养支持治疗。第一部分关于液体复苏，主要回顾胰腺微循环的特征及其对急性胰腺炎发病机制的影响以及一系列关于补液的临床研究。第二部分讨论肠内和肠外营养在急性胰腺炎治疗中的重要作用。

二、液体复苏

（一）胰腺微循环与急性胰腺炎

在讨论液体复苏在急性胰腺炎治疗中的作用时，首先应该了解胰腺的微循环特点。胰腺的动脉血供主要来自于腹主动脉的两个大分支：腹腔干和肠系膜上动脉。脾动脉和肝总动脉（另外胃左动脉，不参与胰腺动脉血供）来自腹腔干。脾动脉发出分支（胰背动脉、胰下动脉、胰横动脉等）供应胰体和胰尾，肝总动脉的胃十二指肠动脉分支再发出胰十二指肠上前、上后动脉供应胰头。由肠系膜上动脉发出的胰十二指肠下前、下后动脉供应胰头部和颈部，并与胰十二指肠上动脉相互吻合（动脉弓）。这些血管侧支丰富，形成血管网，保证了胰腺充足的血液供应。

这些大动脉发出的小叶间动脉通常与各级胰管伴行走行于胰腺实质内。小叶间动脉及小叶间静脉形成的庞大血管丛构成了胰腺的微循环系统[17]，胰岛细胞得到了大部分的血液供应，大约是腺泡细胞的 20 倍。因此，当胰腺缺乏有效血供时，腺泡细胞极易发生缺血[18]。即使全身血流出现轻微变动，腺泡细胞也极容易受损。

急性胰腺炎时引起胰腺微循环紊乱的可能原因包括：血容量不足、毛细血管通透性增加、高凝引起的微血栓形成[19-22]。另外自由基产生及毛细血管内皮损伤也参与其中。微循环紊乱进一步加剧了胰腺缺血，引起 SIRS 甚至多系统器官衰竭。

一旦腺泡血供被明显干扰，腺泡细胞即发生损伤。腺泡细胞损伤导致多种促炎因子和血管活性介质的释放，包括 TNF-α、组胺、缓激肽、IL-1、IL-2、IL-6、血小板活化因子和内皮素 -1，胰腺微循环系统首先摄取这些因子并再次作用于腺泡细胞[23-25]。一旦这种炎症级联反应启动，则很难逆转，从而导致多器官功能衰竭等全身改变。

液体复苏对促炎介质的释放没有影响，但充分的组织灌注可能抑制部分炎症级联反应。因此，液体复苏的主要作用是改善胰腺微循环，恢复胰腺腺泡的灌注，预防胰腺坏死及其并发症的发生。

（二）动物实验进展

在急性胰腺炎病理生理学和治疗方面已进行了大量的动物实验研究，但主要集中在减轻炎症反应方面。尽管液体复苏在急性胰腺炎治疗中有重要的作用，但目前只有少数动物实验进行了这一方面的研究。动物实验的目的与临床研究类似，都是围绕以下几个问题的答案展开：应给予多少液体？什么类型的液体？晶体或胶体怎么选择？积极液体复苏有哪些并发症？

两项动物实验证实针对急性胰腺炎无论选择哪一种液体，积极地补液都至关重要。Juvonen 等在牛磺胆酸钠诱导的急性胰腺炎猪模型中的研究显示，液体复苏可有效预防内脏的低灌注[26]。研究人员发现急性胰腺炎时动物（猪）体内二氧化碳分压增加、门静脉血流量减少，但复苏后明显改善。Niederau 等在无胆碱乙硫氨酸饲料诱导动物模型中也显示，通过皮下注射补液可以提高大鼠的存活率并使血细胞比容趋于正常，而无任何不良反应发生[27]。

晶体或胶体怎么选择方面只有少数研究涉及晶体液。Knol 等评估了 14 只急性胰腺炎犬的乳酸林格液低输注率和高输注率的效果[28]，研究发现与高输注组相比，低输注组的胰腺血流量减少程度更重。另一研究表明，使用平衡盐溶液复苏可以充分恢复急性出血性胰腺炎犬的有效循环血量，保证组织灌注并防止过度血液稀释，而不会对肺动脉楔压以及氧合产生影响[29]。除上述部分研究，多数研究使用的都是胶体液。胶体液的代表是低分子右旋糖酐，胶体液的实验结果往往是乐观的。可能的原因是胶体不能通过毛细血管屏障，而是留在血管中能够提高血管内的胶体渗透压，从而更好地维持有效循环血量[30-34]。

总之，补液方面的动物研究相对较少，并且其中大多数使用胶体而非晶体液完成。这些研究都未能真正回答哪种液体最合适的、什么是最佳的液体复苏率以及积极液体复苏的后果是什么等一系列问题。令人惊讶的是，临床研究也没完全回答这些问题。

（三）临床研究进展

关于急性胰腺炎补液的临床研究也很少。复苏率、体液类型以及积极液体复苏的后果仍是未知数。在过去 10 年中，人们逐渐开始关注这一领域，并计划进行多项随机临床试验试图寻找这些问题的答案。

20 世纪 90 年代，Baillargeon 和 Banks 等其他同事最早进行了积极液体复苏的调查研究，他们强调了复苏在改善急性胰腺炎临床预后方面的重要性。在另一项回顾性队列研究中，研究者发现入院时血细胞比容＞ 47%（血液浓缩）或入院 24h 后血细胞比容未能降低是胰腺坏死的强烈危险因素[35]。多项后续研究证实了这一发现，其中包括 Banks 等的一项回顾性研究，该研究是关于入院时液体复苏是否可以预防血液浓缩患者胰腺坏死的发生[36-41]。

当前针对急性胰腺炎的液体治疗仍没有最佳液体类型、体积、速率或治疗持续时间的标准指南。美国胃肠病学会（American College of Gastroenterology，ACG）指南建议在最初的 12 ～ 24h 内使用 250 ～ 500ml/h 的等渗晶体溶液，每 6h 进行一次评估，目标是降低 BUN 水平[42]。有专家建议起始输液速度应在 250 ～ 300ml/h 之间或至少每小时有 0.5 ml/kg 的尿量[43]。在最初 24h 内的目标总输注量为 2.5 ～ 4L，但应根据患者的年龄、体重、体格检查和并发症进行调整[44]。

关于液体的选择，Wu 及其同事发现使用乳酸林格液代替生理盐水可以降低发病 48h 后 CRP 以及 SIRS 的发生[45]。然而，这一研究的缺点是病例数仅 40 例。另外研究表明使用乳酸林格液进行积极地液体复苏是防止 ERCP 后胰腺炎进展的有效手段[46, 47]。

关于过度补液及其不良反应（尤其是腹腔间隔室综合征）目前有两项研究。第一项是对瑞典 99 例重症急性胰腺炎患者的进行的回顾性分析，研究发现在最初的 24h 内接受 4000 ml 或更多液体的患者，比接受少于 4000ml 液体的患者出现更多的呼吸系统并发症（66% vs 53%，$P < 0.001$）[48]。Mao 及其同事的报道表明重症胰腺炎患者在最初 72h 内控制液体复苏量后存活率提高[49]。此外，另一项随机对照试验指出，重症急性胰腺炎在血细胞比容在入院后迅速降低的患者中发病率和死亡率更高[50]。

总之，积极地液体复苏在急性胰腺炎早期治疗中很重要，但如何更好地监测复苏率以及什么时候开始复苏等问题仍然没有明确的答案。选择乳酸林格液似乎是一个重大突破，但是仍需要对晶体液的类型进一步分层并开展 RCT 研究，以便取得更有说服力的临床证据。另外需要继续开展动物实验，进一步验证晶体和胶体对胰腺微循环的影响，开展临床研究验证不同液体类型及不同补液速度对患者安全性的影响（表 26-1）。

三、肠内和肠外营养

营养支持一直是急性胰腺炎保守治疗的重要组成部分。由于大多数急性胰腺炎患者早期需要禁食水，

表 26-1　急性胰腺炎液体复苏的重要临床研究

研究类型	病例数	分　组	结　论
回顾性分析 [35]	65	积极地液体复苏（Hct ＜ 47）vs 非积极复苏	Hct ＞ 47 可导致坏死发生
回顾性分析 [48]	99	积极地液体复苏（4L）vs 非积极地液体复苏	积极地液体复苏导致呼吸系统并发症以及 ICU 治疗的增加
回顾性分析 [40]	45	早期液体复苏 vs 非早期液体复苏	非早期增加死亡
回顾性分析 [41]	434	早期液体复苏 vs 非早期液体复苏	早期可带来低 SIRS 发生率、器官功能衰竭发生率、ICU 入住率、住院时间
RCT[45]	40	林格液 vs 普通生理盐水	林格液减轻 SIRS 和降低了发病 24 小时 CRP 水平
RCT[46]	62	ERCP 后使用林格液积极地液体复苏 [3ml/(kg·h)] vs 非积极液体复苏	积极组高淀粉酶血症及腹痛发生率低
RCT[50]	115	积极地液体复苏（发病24h内 Hct ＜ 35）vs 非积极地液体复苏	积极组的脓毒血症发生率及死亡率高

Hct. 血细胞比容（hematocrit）

因此营养支持在这几十年以来逐渐成为临床研究的热点。禁食、禁水，让胰腺"休息"似乎已成为治疗急性胰腺炎的标准方案，但最近的研究却发现早期肠内营养更有利于患者的恢复。

肠道长期缺乏食物的刺激可导致肠黏膜的萎缩和细菌易位，后者与急性胰腺炎感染并发症的发生有关 [51]。因此为了维护肠黏膜的屏障功能，肠内营养优于肠外喂养，这一点已经在多个 RCT 中得到证实。最早的 RCT 可追溯到 20 世纪 90 年代早期，除 RCT 以外还有很多荟萃分析也证明了这一点 [52-54]。因此应首先考虑肠内营养而非肠外营养，如果患者为不能耐受全肠内饮食，予以肠外营养的同时应予以一定程度的肠内营养以保护肠道的屏障功能。

轻度急性胰腺炎患者通常可以早期恢复经口进食，可先予以低脂饮食，早期经口进食不会导致疾病加重，其效果与鼻饲类似 [55]。甚至有研究指出，即使重症急性胰腺炎患者也可以在全身条件允许的情况下早期经口进食，其可以达到与鼻饲类似的效果 [56]。轻症急性胰腺炎患者建议在住院 3d 内如果恶心、呕吐、腹痛症状缓解，并且肠鸣音恢复后即可开始经口进食，可以直接予以低脂普通食物，而没必要从流食逐渐过渡 [57]。

经鼻空肠管营养与经鼻管胃营养之间的选择问题已经争论了多年，前者似乎可以使胰腺得到充分的"休息"。但最近的 RCT 研究发现，经鼻胃管喂养与经鼻空肠管营养一样有效而且耐受性良好 [58]。针对不同配方的营养制剂，一项荟萃分析对 20 项 RCT 进行了评估 [59]，作者发现使用非要素制剂（即大分子聚合物的肠内营养配方，如肠内营养粉剂）并不会增加无法耐受、感染及死亡的风险，而使用益生菌和免疫营养并不能改善患者的预后。Cochrane 系统评价也发现了关于制剂类型及其在急性胰腺炎中的获益类似的结论 [60]。另外最近一项研究表明，接受益生菌治疗的急性胰腺炎患者出现肠缺血以及死亡的增加。因此不建议益生菌用于急性胰腺炎患者 [61]。

总之，肠内营养优于肠外喂养，所有患者应在入院 72h 后考虑开始经口进食。如果患者不能耐受经口进食，则予以鼻饲营养。不能耐受全肠内营养的患者也应考虑予以少量的肠内营养，以预防肠道菌群易位从而避免坏死感染的发生。患者不应予以益生菌，因为这些制剂已被证明可以发生肠系膜缺血导致死亡风险的增加。

四、结论

积极地液体复苏和早期肠内营养已经彻底改变了急性胰腺炎患者的治疗，但仍需要对这些支持治疗进一步细化研究，以获取更加可靠的循证医学证据。

☞ 参考文献

[1] Neoptolemos JP, Raraty M, Finch M, Sutton R. Acute pancreatitis: the substantial human and financial costs. Gut 1998; 42:886–8891.

[2] Mann DV, Hershman MJ, Hittinger R, Glazer G. Multicentre audit of death from acute pancreatitis. Br J Surg 1994;81: 890–893.

[3] Russo MW, Wei JT, Thiny MT et al. Digestive and liver disease statistics, 2004. Gastroenterology 2004;126:1448–1453.

[4] Fagenholz PJ, Castillo CF, Harris NS, Pelletier AJ, Camargo CA Jr. Increasing United States hospital admissions for acute pancreatitis, 1988–2003. Ann Epidemiol 2007;17:491–497.

[5] DeFrances CJ, Hall MJ, Podgornik MN. 2003 National Hospital Discharge Survey: advance data from vital and health statistics. Hyattsville, MD: National Center for Health Statistics, 2005: 359.

[6] Morimoto T, Noguchi Y, Sakai T, Shimbo T, Fukui T. Acute pancreatitis and the role of histamine-2 receptor antagonists: a meta-analysis of randomized controlled trials of cimetidine. Eur J Gastroenterol Hepatol 2002;14:679–686.

[7] Cameron J, Mehigan D, Zuidema GD. Evaluation of atropine in acute pancreatitis. Surg Gynecol Obstet 1979;148:206–208.

[8] Testoni PA, Bagnolo F, Andriulli A et al. Octreotide 24-h prophylaxis in patients at high risk for post-ERCP pancreatitis: results of a multicenter, randomized, controlled trial. Aliment Pharmacol Ther 2001;15:965–972.

[9] Uhl W, Buchler MW, Malfertheiner P, Beger HG, Adler G, Gaus W. A randomised, double blind, multicentre trial of octreotide in moderate to severe acute pancreatitis. Gut 1999;45:97–104.

[10] Andriulli A, Leandro G, Clemente R et al. Meta-analysis of somatostatin, octreotide and gabexate mesilate in the therapy of acute pancreatitis. Aliment Pharmacol Ther 1998;12:237–245.

[11] Imrie CW, McKay CJ. The possible role of platelet-activating factor antagonist therapy in the management of severe acute pancreatitis. Baillieres Best Pract Res Clin Gastroenterol 1999;13:357–364.

[12] Sotoudehmanesh R, Khatibian M, Kolahdoozan S, Ainechi S, Malboosbaf R, Nouraie M. Indomethacin may reduce the incidence and severity of acute pancreatitis after ERCP. Am J Gastroenterol 2007;102:978–983.

[13] Elmunzer BJ, Scheiman JM, Lehman GA et al. A randomized trial of rectal indomethacin to prevent post-ERCP pancreatitis. N Engl J Med 2012;366;1414–1422.

[14] Baron TH, Abu Dayyeh BK, Zinsmeister AR. Rectal indomethacin to prevent post-ERCP pancreatitis. N Engl J Med 2012;367(3):277–278.

[15] Banks PA, Freeman ML. Practice guidelines in acute pancreatitis. Am J Gastroenterol 2006;101:2379–2400.

[16] Banks PA, Bollen TL, Dervenis C et al. Classification of acute pancreatitis 2012: revision of the Atlanta classification and definitions by international consensus. Gut 2013;62:102–111.

[17] Cuthbertson CM, Christophi C. Disturbances of the microcirculation in acute pancreatitis. Br J Surg 2006;93:518–530.

[18] Sweiry JH, Mann GE. Pancreatic microvascular permeability in caerulein-induced acute pancreatitis. Am J Physiol 1991;261: G685–G692.

[19] Knoefel WT, Kollias N, Warshaw A, Waldner H, Nishioka NS, Rattner DW. Pancreatic microcirculatory changes in experimental pancreatitis of graded severity in rat. Surgery 1994;116:904–913.

[20] Strate T, Mann O, Kleinhans H et al. Microcirculatory function and tissue damage is improved after therapeutic injection of bovine hemoglobin in severe acute rodent pancreatitis. Pancreas 2005;30:254–259.

[21] Bassi D, Kollias N, Fernandez-del Castillo C, Foitzik T, Warshaw AL, Rattner DW. Impairment of pancreatic microcirculation correlates with the severity of acute experimental pancreatitis. J Am Coll Surg 1994;179:257–263.

[22] Borodin YI, Vasilyeva MB, Larionov PM, Astashov VV, Yankaite EV. Hemolymphomicrocirculatory bed of the pancreas during acute experimental pancreatitis. Bull Exp Biol Med 2006;141:491–492.

[23] Pandol SJ, Saluja AK, Imrie CW, Banks PA. Acute pancreatitis: bench to the bedside. Gastroenterology 2007;132:1127–1151.

[24] Foitzik T, Hotz HG, Eibl G, Hotz B, Kirchengast M, Buhr HJ. Therapy for microcirculatory disorders in severe acute pancreatitis: effectiveness of platelet-activating factor receptor blockade vs. endothelin receptor blockade. J Gastrointest Surg 1999;3:244–251.

[25] Foitzik T, Eibl G, Buhr HJ. Therapy for microcirculatory disorders in severe acute pancreatitis: comparison of delayed therapy with ICAM-1 antibodies and a specific endothelin A receptor antagonist. J Gastrointest Surg 2000;4:240–246.

[26] Juvonen PO, Tenhunen JJ, Heino AA et al. Splanchnic tissue perfusion in acute experimental pancreatitis. Scand J Gastroenterol 1999;34:308–314.

[27] Niederau C, Crass RA, Silver G, Ferrell LD, Grendell JH. Therapeutic regimens in acute experimental hemorrhagic pancreatitis. Effects of hydration, oxygenation, peritoneal lavage, and a potent protease inhibitor. Gastroenterology 1988;95:1648–1657.

[28] Knol JA, Inman MG, Strodel WE, Eckhauser FE. Pancreatic response to crystalloid resuscitation in experimental pancreatitis. J Surg Res 1987;43:387–392.

[29] Martin DT, Steinberg SM, Kopolovic R, Carey LC, Cloutier CT. Crystalloid versus colloid resuscitation in experimental hemorrhagic pancreatitis. Surg Gynecol Obstet 1984;159:445–449.

[30] Schmidt J, Fernandez-del Castillo C, Rattner DW, Lewandrowski KB, Messmer K, Warshaw AL. Hyperoncotic ultrahigh molecular weight dextran solutions reduce trypsinogen activation, prevent acinar necrosis, and lower mortality in acute pancreatitis. Am J Surg 1993;165:40–44.

[31] Schmidt J, Huch K, Mithofer K et al. Benefits of various dextrans after delayed therapy in necrotizing pancreatitis of the rat. Intensive Care Med 1996;22:1207–1213.

[32] Donaldson LA, Schenk WJ. Experimental acute pancreatitis: the changes in pancreatic oxygen consumption and the effect of Dextran 40. Ann Surg 1979;190:728–731.

[33] Klar E, Foitzik T, Buhr H, Messmer K, Herfarth C. Isovolemic hemodilution with dextran 60 as treatment of pancreatic ischemia in acute pancreatitis. Clinical practicability of an experimental concept. Ann Surg 1993;217:369–374.

[34] Klar E, Herfarth C, Messmer K. Therapeutic effect of isovolemic hemodilution with dextran 60 on impairment of pancreatic microcirculation in acute biliary pancreatitis. Ann Surg 1990;211:346–353.

[35] Baillargeon JD, Orav J, Ramagopal V, Tenner SM, Banks PA. Hemoconcentration as an early risk factor for necrotizing pancreatitis. Am J Gastroenterol 1998;93:2130–2134.

[36] Gardner TB, Olenec CA, Chertoff JD, Mackenzie TA, Robertson DJ. Hemoconcentration and pancreatic necrosis: further defining the relationship. Pancreas 2006;33:169–173.

[37] Lankisch PG, Mahlke R, Blum T et al. Hemoconcentration: an early marker of severe and/or necrotizing pancreatitis? A critical appraisal. Am J Gastroenterol 2001;96:2081–2085.

[38] Gan SI, Romagnuolo J. Admission hematocrit: a simple, useful and early predictor of severe pancreatitis. Dig Dis Sci 2004;49:1946–1952.

[39] Brown A, Orav J, Banks PA. Hemoconcentration is an early marker for organ failure and necrotizing pancreatitis. Pancreas 2000;20:367–372.

[40] Gardner TB, Vege SS, Chari ST et al. Faster rate of initial fluid resuscitation in severe acute pancreatitis diminishes in-hospital mortality. Pancreatology 2009;9:770–776.

[41] Warndorf MG, Kurtzman JT, Bartel MJ et al. Early fluid resuscitation reduces morbidity among patients with acute pancreatitis. Clin Gastroenterol Hepatol 2011;9:705–709.

285

[42] Tenner S, Baillie J, DeWitt J, Vege SS; American College of Gastroenterology. American College of Gastroenterology guideline: management of acute pancreatitis. Am J Gastroenterol 2013;108:1400–1415.

[43] Talukdar R, Vege SS. Early management of severe acute pancreatitis. Curr Gastroenterol Rep 2011;13:123–130.

[44] Besselink M, van Santvoort H, Freeman M et al. IAP/APA evidence-based guidelines for the management of acute pancreatitis. Pancreatology 2013;13:e1–e15.

[45] Wu BU, Hwang JQ, Gardner TB et al. Lactated Ringer's solution reduces systemic inflammation compared with saline in patients with acute pancreatitis. Clin Gastroenterol Hepatol 2011;9(8):710–717.

[46] Buxbaum J, Yan A, Yeh K, Lane C, Nguyen N, Laine L. Aggressive hydration with lactated Ringer's solution reduced pancreatitis after endoscopic retrograde cholangiopancreatography. Clin Gastroenterol Hepatol 2014;12:303–307.

[47] Shaygan-Nejad A, Masjedizadeh AR, Ghavidel AJ, Ghojazadeh M, Khoshbaten M. Aggressive hydration with lactated Ringer's solution as the prophylactic intervention for postendoscopic retrograde cholangiopancreatography pancreatitis: A randomized controlled double-blind clinical trial. J Res Med Sci 2015;20:838–843.

[48] Eckerwall G, Olin H, Andersson B, Andersson R. Fluid resuscitation and nutritional support during severe acute pancreatitis in the past: what have we learned and how can we do better? Clin Nutr 2006;25:497–504.

[49] Mao EQ, Tang YQ, Li L et al. Strategy of controlling fluid resuscitation for severe acute pancreatitis in acute phase. Zhonghua Wai Ke Za Zhi 2007;45:1331–1334.

[50] Mao EQ, Fei J, Peng YB et al. Rapid hemodilution is associated with increased sepsis and mortality among patients with severe acute pancreatitis. Chin Med J 2010;123(13):1639–1644.

[51] Steinberg W, Tenner S. Medical progress: acute pancreatitis. N Engl J Med 1994;330:1198–1210.

[52] Petrov MS, Kukosh MV, Emelyanov NV. A randomized controlled trial of enteral versus parenteral feeding in patients with predicted severe acute pancreatitis shows a significant reduction in mortality and in infected pancreatic complications with total enteral nutrition. Dig Surg 2006;23:336–345.

[53] Gupta R, Patel K, Calder PC, Yaqoob P, Primrose JN, Johnson CD. A randomised clinical trial to assess the effect of total enteral and total parenteral nutritional support on metabolic, inflammatory and oxidative markers in patients with predicted severe acute pancreatitis II (APACHE 6). Pancreatology 2003;3:406–413.

[54] Yi F, Ge L, Zhao J et al. Meta-analysis: total parenteral nutrition versus total enteral nutrition in predicted severe acute pancreatitis. Intern Med 2012;51:523–530.

[55] Eckerwall GE, Tingstedt BB, Bergenzaun PE, Andersson RG. Immediate oral feeding in patients with acute pancreatitis is safe and may accelerate recovery—a randomized clinical study. Clin Nutr 2007;26:758–763.

[56] Bakker OJ, van Brunschot S, van Santvoort HC et al. Early versus on-demand nasoenteric tube feeding in acute pancreatitis. N Engl J Med 2014;371(21):1983–1993.

[57] Jacobson BC, Vander Vliet MB, Hughes MD, Maurer R, McManus K, Banks PA. A prospective, randomized trial of clear liquids versus low-fat solid diet as the initial meal in mild acute pancreatitis. Clin Gastroenterol Hepatol 2007;5:946–951.

[58] Eatock FC, Chong P, Menezes N et al. A randomized study of early nasogastric versus nasojejunal feeding in severe acute pancreatitis. Am J Gastroenterol 2005;100:432–439.

[59] Petrov MS, Loveday BP, Pylypchuk RD, McIlroy K, Phillips AR, Windsor JA. Systematic review and meta-analysis of enteral nutrition formulations in acute pancreatitis. Br J Surg 2009;96(11):1243–1252.

[60] Poropat G, Giljaca V, Hauser G, Štimac D. Enteral nutrition formulations for acute pancreatitis. Cochrane Database Syst Rev 2015;3:CD010605.

[61] Besselink MG, van Santvoort HC, Buskens E et al. Probiotic prophylaxis in predicted severe acute pancreatitis: a randomised, double-blind, placebocontrolled trial. Lancet 2008;371:651–659.

ICU Treatment of Severe Acute Pancreatitis
重症胰腺炎的重症监护治疗

27

Scott R. Gunn，David C. Whitcomb 著

隆 云 译

袁思依 校

一、概述

急性胰腺炎一直是一种复杂、进展性、变化多样的急性炎症性综合征。在某些情况下，炎症反应太过严重以至于引发 SIRS、血管渗漏综合征（vascular leak syndrome，VLS）、多脏器功能衰竭、休克，甚至死亡的发生。有危及生命的并发症的胰腺炎患者应该在 ICU 接受治疗。在 ICU 患者能得到及时有效的早期干预和支持治疗，将有助于改善预后。本章节将会重点介绍急性胰腺炎常见并发症的诊疗流程及其背后的循证医学证据。

二、入重症监护室前治疗

大多数胰腺炎治疗都起始于诊所或者急诊（图 27-1）。早期评估的目标包括：识别确认诊断，识别器官衰竭的早期表现，启动液体复苏。液体复苏（见第 26 章）可能是治疗重症急性胰腺炎患者早期最重要的干预措施。

最初的体格检查对于评估患者状态和鉴别诊断十分重要。患者病史可能是多样的，但是共性在于，胰腺炎患者通常都有突然出现的剧烈疼痛伴恶心呕吐。医生在常规查体时应该关注一些重症急性胰腺炎的早期表现，例如：严重的疼痛、焦躁不安、意识不清、巩膜黄染、出汗、口干、心率增快、脉细弱、手足发绀、呼吸急促、肺部啰音、腹部肌紧张（伴或不伴反跳痛）。体位变化（例如：由卧位变为立位）时出现眩晕或心率增快可能提示患者有明显的血管内血容量不足。[1]

最初的实验室检查应该包括：标准的诊断性检查和标准的实验室检查（框 27-1）。这些检验结果提供了诊疗的基线数据，并且能检测反映器官功能衰竭的相关生物标记物。X 线胸片检查能判断是否有肺水肿 [2, 3]。

早期发病率和死亡率与全身炎症反应综合征（systemic inflam-matory response syndrome, SIRS）相关，

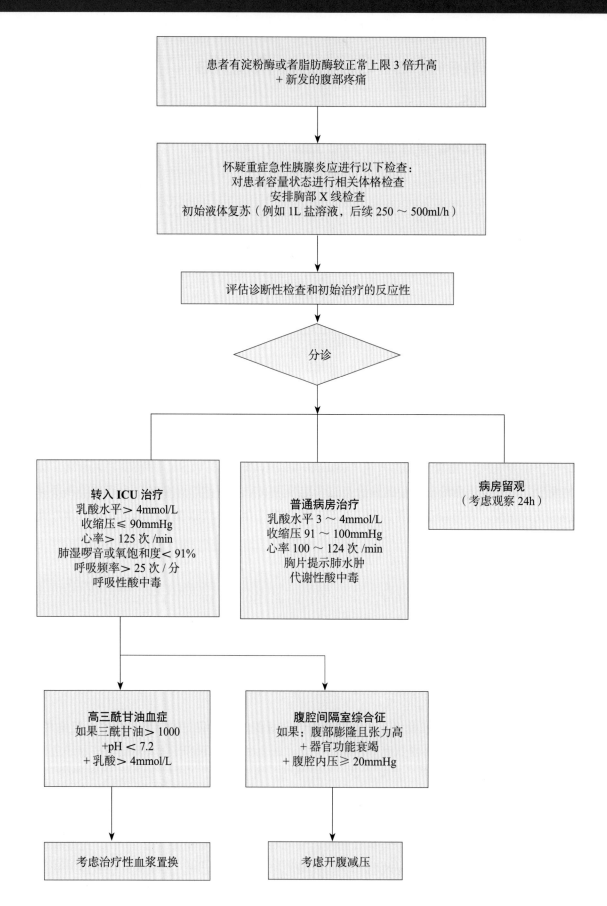

▲ 图 27-1　患者从初始评估到收入 ICU 的诊疗流程图

框 27-1 基线血液实验室检验

诊断性实验室检验	治疗性实验室检验
淀粉酶	电解质（钠、钾、氯、碳酸氢根）
脂肪酶	血尿素氮
三酰甘油	血肌酐
血钙	血糖
白蛋白	血常规（白细胞计数和血细胞比容）
	肝功能
	乳酸
	动脉血气（可选）

尤其是当 SIRS 引起了 VLS[4] 及多器官功能损伤，可累及肺、心血管系统、消化道及肾脏[5-8]。早期治疗的重点在于液体复苏和吸氧。对症治疗应关注止痛和治疗恶心呕吐等症状。

胰腺炎患者出现血管渗漏综合征 VLS 时，可能出现危及生命的低血容量。发生 VLS 的患者是难以预计的。急性胰腺炎患者出现严重低血容量的机制通常是叠加创伤和 VLS[4, 9]。患者失血量大于 30% ～ 40% 血容量时，才会出现血压明显下降[10]。因此，血压不能很好地反映血容量和心输出量。而且，严重的血容量减少可能由于内脏血管的收缩而被掩盖。此时内脏供血减少以维持循环和心肺血流灌注。

内脏器官的低灌注和缺血将导致两个问题。第一，内脏缺血的情况可能在全身循环容量改善后许久仍无法恢复，从而导致肠黏膜上皮细胞的持续性缺血坏死，这部分细胞本也最为脆弱、易受攻击[11, 12]。第二，肠黏膜上皮细胞的损伤将导致肠道屏障的破坏，使得肠道菌群易位，细菌和毒素通过肠系膜淋巴系统进入血液循环，引发 SIRS[13-15]。因此，在某些患者体内将形成一个恶性循环，严重的 SIRS 引起 VLS，导致血管内低血容量和内脏血管床缺血，使得致炎物质从肠腔进入淋巴系统，进一步加重全身炎症反应。要打断这一恶性循环应该从减少和预防血管内低血容量开始。

每个成人的血压绝对值具有较大差异，因此相比于血压的绝对值，血压的变化和心率将更有意义。收缩压＜ 90mmHg 通常是严重血容量不足的晚期表现[16]。血细胞比容的上升提示血液浓缩，反映血液正从血管内流失，是即将发生器官衰竭的预兆[17]。乳酸水平上升提示组织灌注不足和休克[18]。我们相信适当的治疗措施，包括低血压的干预和休克的复苏，不应该等到血液浓缩和休克进展时才进行。

对于血容量不足的干预和治疗应该在送入 ICU 之前就进行。我们建议当诊断急性胰腺炎时立即给予 1L 平衡盐溶液补液治疗。对于容量不足的患者，之后应该继续以 250 ～ 500ml/h 的速度输液[5, 19]，直到血流动力学稳定。尿量是评价容量情况的重要指标。

早期吸氧治疗以及通过指氧和动脉血气分析进行持续性的氧合监测都是很重要的。急性胰腺炎患者出现肺水肿通常是因为血管损伤和血浆外渗，而不是因为血容量过多。因此，治疗措施应该是补液，而不是利尿，除非患者的确有水容量过负荷。

镇痛治疗方面，推荐当呼吸频率＞ 10 次 / 分且收缩压＞ 90mmHg 时，可每 15min 静脉注射吗啡 0.5 ～ 2.0mg。临床研究荟萃分析显示各阿片类制剂之间没有明显差异[20, 21]。对于恶心，我们建议每 6h 给予昂丹司琼 4 ～ 8mg 静脉注射，按需用药。

三、特殊考虑

对于急性胰腺炎患者的早期治疗就像抢救外伤患者一样，分秒必争。早期治疗措施对后续疾病进展及预后产生重要影响。重症急性胰腺炎的抢救措施包括在 SIRS 状态下的液体复苏和组织氧合的改善。但是与外伤不同之处在于，外伤的创伤是迅速而局限的，而胰腺炎的 SIRS 是进展的，需要密切关注起病 24h 内的疾病进展情况。

我们强烈不建议在重症急性胰腺炎早期进行增强 CT 检查。因为胰腺炎的诊断通常依靠典型的疼痛症状和血浆淀粉酶的升高即可。尽管增强 CT 对于评价胰腺炎坏死和液体积聚十分有效，但是并非紧急检查，可以几天后再进行。早期进行增强 CT 有两个风险：第一，造影剂可能加重急性胰腺炎及肾脏损伤，特别是存在严重低血容量和内脏血流分流的患者。第二，进行 CT 检查可能耽误评估和治疗，以及送入 ICU 的时间。然而，当诊断不明时，CT 和其他腹部检查还是必要的。

胆源性胰腺炎通常由于胆结石堵塞于胆管内，导致胰腺内消化酶的激活，从而引起急性胰腺炎。在某些情况下，胆石持续性梗阻，而另一些情况下胆石可自行排出胆管。尽管一度热衷于紧急进行 ERCP+ES 取石，然后临床研究并没有证实这个操作能够改善预后[22, 23]。除非胆石同时引起了细菌性胆管炎[22]，这种情况下有急诊 ERCP 的指征，并且应该立即使用抗生素治疗。然而，ERCP 治疗应该次于液体复苏、气道管理。

四、收入重症监护室的指征

合适的早期治疗，能够使得胰腺炎患者的症状迅速得到改善。在这种情况下，患者在普通病房接受治疗和监护是合理的，除非有转入 ICU 的指征。

我们建议将持续性器官功能衰竭，需要高水平监护和频繁治疗调整的患者转入 ICU 治疗。指征包括：乳酸> 4mmol/L，任何时间点收缩压< 90mmHg，需要血管活性药物，心率> 125 次 / 分，肺部湿啰音或者不吸氧情况下氧饱和度< 91%，呼吸频率> 25 次 / 分，呼吸性酸中毒或者血酮体阳性。另外，SIRS 和 VLS 患者需要收入 ICU 进行有创性的血管内容量监测，以及心肺功能的监测。

五、重症胰腺炎的重症监护室治疗

重症胰腺炎起病第一天的监测和治疗策略尤为重要。起始阶段（起病 0 ～ 48h）反映了急性胰腺炎的严重程度，SIRS、血管渗出、早期器官功能衰竭（心血管系统、肺、肾脏）。第二阶段（起病 48 ～ 120h）关注于器官功能的恢复和预防二次损伤，例如免疫抑制患者的感染发生[24]。

六、早期重症监护室治疗（疼痛起病时间 0 ～ 48h）

治疗收入 ICU 病房的胰腺炎患者需要多学科团队合作，包括内科、外科的专家和护理团队。

（一）心血管系统功能损伤的治疗

低血压的原因是血管内容量不足使得心输出量下降和全身血管阻力下降。早期治疗应该关注于补足循环容量以保证足够的氧输送。在液体复苏后仍存在的低血压，需要使用血管活性药物治疗。通过反复的查体、反映灌注的生物标记物（乳酸和混合静脉氧饱和度）以及容量反应性试验，脉压变异率等动态监测指标来指导容量复苏和血管活性药物的使用 [25-27]。

如果患者在大量补液后，仍然处于低血压状态，可以使用血管活性药物维持灌注压。目标平均动脉压是 ≥ 65mmHg。然而，关于血管活性药物的选择方面循证医学研究较少。研究提示，去甲肾上腺素和肾上腺素都不能改善感染性休克患者的生存率 [18, 28]。然而，肾上腺素在提升足够灌注压力的同时会升高乳酸，因此优先使用去甲肾上腺素。我们并不常规使用血管加压素升压，除非患者出现了大剂量儿茶酚胺药物治疗并发症，例如快速性心律失常 [29]。

（二）肺功能损伤的治疗

急性呼吸窘迫综合征（acute respiratory distress syndrome，ARDS）是急性胰腺炎并发症之一。初始的吸氧治疗可能不足以提供足够的氧气，许多 ARDS 的患者将需要更多有创性性治疗。鼻导管高流量吸氧能够提供一定的连续气道正压，并且高流量吸氧可能比无创呼吸机更加舒适 [30]。

所有需要气管插管接呼吸机辅助呼吸的 ARDS 患者都应该给予潮气量 6ml/kg（理想体重）。呼吸频率调节使得 pH 在 7.30 ～ 7.45 之间。呼气末正压（positive end expiratory pressure，PEEP）和吸入氧浓度（fraction of inspiration O_2，FiO_2）应该进行滴定，使得动脉氧分压 PaO_2 在 55 ～ 80mmHg[31]。调整 PEEP 或 FiO_2 使得 PaO_2 > 80mmHg 可能改善动脉氧供，但是并未被证明能改善生存率 [32]。如果低氧持续存在，PEEP 达到 10、FiO_2 达到 60%，早期采取应用肌松药物 [33] 和俯卧位治疗 [34]。

（三）腹腔间隔室综合征的治疗

腹腔间隔室综合征是一种病理性过程，以腹膜和（或）腹膜后组织液增加为特征。与其他的筋膜室综合征一样，当腹腔容积不能继续扩张，继续增加的组织液将使得腹腔内压力急剧升高，从而导致腹腔内脏器的灌注减少和缺血。对于急性胰腺炎患者，胰腺坏死渗出、空肠充气扩张、液体积聚和过度输液治疗可能导致腹腔间隔室综合征。查体时可发现腹部膨隆，肌张力增高。

腹腔内压是腹腔内的压力，可以通过 Foley 导管输入 25ml 盐水测量呼气末压力，测量时患者应完全平卧，保证腹部肌肉未处于收缩状态，然后在腋中线进行调零 [35]。在 ICU 患者中正常的腹腔内压为 5 ～ 7mmHg。腹腔内压增高为持续压力高于 12mmHg。

腹腔间隔室综合征是持续的腹腔内压 > 20mmHg 伴有新出现的器官功能损伤或者衰竭。尽管有些患者可以通过镇静肌松（放松腹壁肌肉进而降低腹腔内压）和鼻胃管减压获得缓解，很多急性胰腺炎的腹间隔室综合征患者需要开腹手术减压。

七、代谢紊乱的治疗

（一）高三酰甘油血症

高三酰甘油血症所致急性胰腺炎常有遗传和代谢危险因素，例如糖尿病和肥胖。仅有三酰甘油是不致病的。然而，研究认为在脂肪酶存在时，可以将三酰甘油还原为游离脂肪酸，而游离脂肪酸是有害的，特别是不饱和脂肪酸[36]。高三酰甘油血症与重症胰腺炎的严重程度以及器官功能衰竭具有相关性[37]，应该得到特别关注。因此，尽管在过去医生重在降低三酰甘油水平，治疗重点应该在于清除游离脂肪酸[36]。血浆游离脂肪酸浓度与其产生和清除相关。三酰甘油通常存在于组织，例如肌肉、脂肪和腹腔内脏器中被脂蛋白脂肪酶分解。游离脂肪酸与白蛋白结合，被运输到肝脏，再从白蛋白中分离进入肝细胞中被清除。在急性胰腺炎患者体内，脂蛋白脂肪酶水解三酰甘油的过程被胰脂肪酶干扰。脂蛋白脂肪酶水解三酰甘油的过程是可控的，而胰脂肪酶水解三酰甘油的过程则是不可控的，从而产生了大量游离脂肪酸，超出了身体能承受的游离脂肪酸范围，从而导致了脂质中毒。在这种情况下，治疗游离脂肪酸相关的中毒应该抑制脂蛋白脂肪酶对于三酰甘油的水解（例如液体复苏和充分补液，避免使用肝素）以及抑制胰蛋白酶的水解作用[36]，或者通过注射胰岛素或者血浆置换来清除血浆中的游离脂肪酸[38]。除了引起 SIRS，游离脂肪酸还能够阻断线粒体功能，导致乳酸性酸中毒（$pH < 7.2$，乳酸$> 4mmol/L$），常伴有低血钙（例如:$Ca < 8.3mg/dl$）。这些都需要在 ICU 进行紧急干预治疗，特别是同时存在肝肾功能损害时。注意鉴别二甲双胍使用的乳酸性酸中毒并发症[39]。

（二）糖尿病酮症酸中毒与急性胰腺炎

急性胰腺炎常常发生于 DKA 患者。引发急性胰腺炎的病理机制可能与低 pH 值相关。在一个对100 名 DKA 患者的研究中发现，合并急性胰腺炎的患者代谢性酸中毒更严重（平均 pH 7.15 vs 7.31；$P=0.0001$）[40, 41]。这些患者可能同时患有高三酰甘油血症[42]。在这种情况下，治疗胰岛素缺乏、酸中毒常常能使得疾病得到迅速缓解。

营养支持见第 26 章。

八、晚期重症监护室治疗（疼痛起病时间 > 48h）

内脏器官分享同一个空间，从某种意义上来说，也一起受到血流量的调节。因此，一个脏器的损害可能同时影响到其他脏器。最容易监测的内脏是肾脏，可以通过监测肌酐水平和 BUN 来监测肾脏功能。在最初 24h 内出现血肌酐和 BUN 水平上升是胰腺坏死和脏器功能衰竭最佳的预测指标[43, 44]。我们可以假设急性胰腺炎中的急性肾损伤代表了一个多脏器损害（例如肾脏、胰腺和肠）的通用致病机制，即低灌注和缺血引起的器官功能损伤。肠梗阻也是类似的内脏器官缺血表现。早期识别胰腺坏死的高危因素决定了后续治疗方案的制定，并且需要启动进一步的评估。

在复苏和循环稳定后，腹部影像学检查对后续评估胰腺形态学、腹腔液体集聚和其他并发症具有重要作用。重症急性胰腺炎的影像学评估和分期见第 25 章。

酒精戒断综合征

酗酒是急性胰腺炎的常见发病原因之一，从而酒精戒断症状将是在晚期 ICU 治疗中可能遇到的问题。我们首先提高苯二氮䓬类药物剂量进行治疗 [45]。苯二氮䓬类药物的最大剂量取决于它的溶剂丙二醇，丙二醇具有潜在毒性作用。对于苯二氮䓬类药物抵抗的酒精戒断症状，可以采用苯巴比妥或者氯胺酮进行治疗。

九、感染的治疗

抗生素的使用见第 28 章。感染性胰腺坏死的治疗见第 29 ～ 31 章。

十、重症监护室转出计划

当患者的临床问题变得清晰，所需器官支持水平下降，应该考虑转出 ICU。我们认为应该当需要 ICU 治疗的器官衰竭问题改善后转出 ICU 病房。

☞ 参考文献

［1］ McGee S, Abernethy WB, Ⅲ, Simel DL. The rational clinical examination. Is this patient hypovolemic? JAMA 1999;281(11): 1022–1029.

［2］ Platz E, Jhund PS, Campbell RT, McMurray JJ. Assessment and prevalence of pulmonary oedema in contemporary acute heart failure trials: a systematic review. Eur J Heart Failure 2015;17(9):906–916.

［3］ Wang CS, FitzGerald JM, Schulzer M, Mak E, Ayas NT. Does this dyspneic patient in the emergency department have congestive heart failure? JAMA 2005;294(15):1944–1956.

［4］ Whitcomb DC, Muddana V, Langmead CJ et al. Angiopoietin-2, a regulator of vascular permeability in inflammation, is associated with persistent organ failure in patients with acute pancreatitis from the United States and Germany. Am J Gastroenterol 2010;105(10):2287–2292.

［5］ Whitcomb DC. Acute pancreatitis. N Engl J Med. 2006;354(20):2142–2150.

［6］ Banks PA, Bollen TL, Dervenis C et al. Classification of acute pancreatitis—2012: revision of the Atlanta classification and definitions by international consensus. Gut 2013;62(1):102–111.

［7］ Dellinger EP, Forsmark CE, Layer P et al. Determinant-based classification of acute pancreatitis severity: an international multidisciplinary consultation. Ann Surg 2012;256(6):875–880.

［8］ Working Group IAPAPAAPG. IAP/APA evidence-based guidelines for the management of acute pancreatitis. Pancreatology 2013;13(4 suppl 2):e1–15.

［9］ Ganter MT, Cohen MJ, Brohi K et al. Angiopoietin-2, marker and mediator of endothelial activation with prognostic significance early after trauma? Ann Surg 2008;247(2):320–326.

［10］ Taylor BS, Harbrecht BG. The physiologic response to injury. In: Peitzman AB, Rhodes MD, Schwab CW, Yearly DM, Favian TC, eds. The Trauma Manual, 2nd edn. Philadelphia, PA: Lippincott Williams & Wilkins, 2002: 21–22.

［11］ Vallet B, Lund N, Curtis SE, Kelly D, Cain SM. Gut and muscle tissue P02 in endotoxemic dogs during shock and resuscitation.

J Appl Physiol (1985). 1994;76(2):793–800.

[12] Oud L, Kruse JA. Progressive gastric intramucosal acidosis follows resuscitation from hemorrhagic shock. Shock 1996;6(1): 61–65.

[13] Kreimeier U. Pathophysiology of fluid imbalance. Crit Care 2000;4(suppl 2):S3–7.

[14] Mittal A, Middleditch M, Ruggiero K et al. Changes in the mesenteric lymph proteome induced by hemorrhagic shock. Shock 2010;34(2):140–149.

[15] Adams CA, Jr., Hauser CJ, Adams JM et al. Trauma-hemorrhage-induced neutrophil priming is prevented by mesenteric lymph duct ligation. Shock 2002;18(6):513–517.

[16] Eastridge BJ, Salinas J, McManus JG et al. Hypotension begins at 110 mm Hg: redefining "hypotension" with data. J Trauma 2007;63(2):291–297; discussion 7–9.

[17] Brown A, Orav J, Banks PA. Hemoconcentration is an early marker for organ failure and necrotizing pancreatitis. Pancreas 2000;20(4):367–372.

[18] Dellinger RP, Levy MM, Carlet JM et al. Surviving Sepsis Campaign: international guidelines for management of severe sepsis and septic shock: 2008. Crit Care Med 2008;36(1):296–327.

[19] Wu BU, Hwang JQ, Gardner TH et al. Lactated Ringer's solution reduces systemic inflammation compared with saline in patients with acute pancreatitis. Clin Gastroenterol Hepatol 2011;9(8):710–717.

[20] Basurto Ona X, Rigau Comas D, Urrutia G. Opioids for acute pancreatitis pain. Cochrane Database Syst Rev 2013;7:CD009179.

[21] Meng W, Yuan J, Zhang C et al. Parenteral analgesics for pain relief in acute pancreatitis: a systematic review. Pancreatology 2013;13(3):201–206.

[22] van Santvoort HC, Besselink MG, de Vries AC et al. Early endoscopic retrograde cholangiopancreatography in predicted severe acute biliary pancreatitis: a prospective multicenter study. Ann Surg 2009;250(1):68–75.

[23] Folsch UR, Nitsche R, Ludtke R, Hilgers RA, Creutzfeldt W. Early ERCP and papillotomy compared with conservative treatment for acute biliary pancreatitis. The German Study Group on Acute Biliary Pancreatitis. N Engl J Med 1997;336(4):237–242.

[24] Adib-Conquy M, Cavaillon JM. Compensatory anti-inflammatory response syndrome. Thromb Haemost 2009;101(1):36–47.

[25] Pinsky MR, Brophy P, Padilla J, Paganini E, Pannu N. Fluid and volume monitoring. Int J Artif Org 2008;31(2):111–126.

[26] Pinsky MR, Teboul JL. Assessment of indices of preload and volume responsiveness. Curr Opin Crit Care 2005;11(3):235–239.

[27] Gunn SR, Pinsky MR. Implications of arterial pressure variation in patients in the intensive care unit. Curr Opin Crit Care 2001;7(3):212–217.

[28] Zhou F, Mao Z, Zeng X et al. Vasopressors in septic shock: a systematic review and network meta-analysis. Ther Clin Risk Manag 2015;11:1047–1059.

[29] Stewart IJ, Sosnov JA, Chung KK. Vasopressin, sepsis, and renal perfusion—a VASST deficit in our understanding. Crit Care Med 2014;42(6):1583–1584.

[30] Frat JP, Thille AW, Mercat A et al. High-flow oxygen through nasal cannula in acute hypoxemic respiratory failure. N Engl J Med 2015;372(23):2185–2196.

[31] The_Acute_Respiratory_Distress_Syndrome_Network. Ventilation with lower tidal volumes as compared with traditional tidal volumes for acute lung injury and the acute respiratory distress syndrome. The Acute Respiratory Distress Syndrome Network. N Engl J Med 2000;342(18):1301–1308.

[32] Brower RG, Lanken PN, MacIntyre N et al. Higher versus lower positive end-expiratory pressures in patients with the acute respiratory distress syndrome. N Engl J Med 2004;351(4):327–336.

[33] Papazian L, Forel JM, Gacouin A et al. Neuromuscular blockers in early acute respiratory distress syndrome. N Engl J Med 2010;363(12):1107–1116.

[34] Guerin C, Reignier J, Richard JC et al. Prone positioning in severe acute respiratory distress syndrome. N Engl J Med 2013;368(23):2159–2168.

[35] Kirkpatrick AW, Roberts DJ, De Waele J et al. Intra-abdominal hypertension and the abdominal compartment syndrome: updated consensus definitions and clinical practice guidelines from the World Society of the Abdominal Compartment Syndrome. Intensive Care Med 2013;39(7):1190–1206.

[36] Navina S, ACharya C, Delany JP et al. Lipotoxicity causes multisystem organ failure and exacerbates acute pancreatitis in obesity. Sci Transl Med 2011;3(107):107ra10.

[37] Nawaz H, Koutroumpakis E, Easler J et al. Elevated serum triglycerides are independently associated with persistent organ failure in acute pancreatitis. Am J Gastroenterol 2015;110(10):1497–1450.

[38] Click B, Ketchum AM, Turner R, Whitcomb DC, Papachristou GI, Yadav D. The role of apheresis in hypertriglyceridemia-induced acute pancreatitis: A systematic review. Pancreatology 2015;15(4):313–320.

[39] Nyirenda MJ, Sandeep T, Grant I, Price G, McKnight JA. Severe acidosis in patients taking metformin—rapid reversal and survival despite high APACHE score. Diabetic Med 2006;23(4):432–435.

[40] Nair S, Yadav D, Pitchumoni CS. Association of diabetic ketoacidosis and acute pancreatitis: observations in 100 consecutive episodes of DKA. Am J Gastroenterol 2000;95(10):2795–2800.

[41] Yadav D, Nair S, Norkus EP, Pitchumoni CS. Nonspecific hyperamylasemia and hyperlipasemia in diabetic ketoacidosis: incidence and correlation with biochemical abnormalities. Am J Gastroenterol 2000;95(11):3123–3128.

[42] Scherer J, Singh VP, Pitchumoni CS, Yadav D. Issues in hypertriglyceridemic pancreatitis: an update. J Clin Gastroenterol 2014;48(3):195–203.

[43] Papachristou GI, Muddana V, Yadav D, Whitcomb DC. Increased serum creatinine is associated with pancreatic necrosis in acute pancreatitis. Am J Gastroenterol 2010;105(6):1451–1452.

[44] Koutroumpakis E, Wu BU, Bakker OJ et al. Admission hematocrit and rise in blood urea nitrogen at 24 h outperform other laboratory markers in predicting persistent organ failure and pancreatic necrosis in acute pancreatitis: a post hoc analysis of three large prospective databases. Am J Gastroenterol 2015;110(12):1707–1716.

[45] Dixit D, Endicott J, Burry L et al. Management of acute alcohol withdrawal syndrome in critically ill patients. Pharmacotherapy 2016;36(7):797–822.

Use of Antibiotics in Severe Acute Pancreatitis: Indications and Limitations
抗生素治疗重症急性胰腺炎：适应证和局限性

28

Rainer Isenmann，Mathias Wittau　著

李冠群　译

孙　备　校

一、概述

虽然 85% 的急性胰腺炎患者可平稳痊愈，但在恢复过程中仍有很高风险发生严重甚至威胁生命的并发症。发生心脏、肺脏及肾脏单一或联合器官衰竭是重症急性胰腺炎患者的最常见并发症。大多数患者经保守治疗可获得明显好转，包括必要时的机械通气、血液滤过、血液透析及心脏循环支持治疗。然而，重症急性胰腺炎患者的死亡率仍在 10% 左右。

并发局部细菌感染的坏死性胰腺炎患者预后最差。这些患者通常需要外科手术或介入治疗，且据报道其死亡率超过 30%[1, 2]。尽管对于胰源性脓毒症的病理学及重症监护治疗的认识不断深入，但近几十年来感染性胰腺坏死的死亡率仍无改善。近期通过尝试非手术或介入治疗取得了满意的疗效[1, 3]，但毋庸置疑的是，坏死性胰腺炎患者发生细菌感染仍会危及生命。

根据器官衰竭和（或）局部及全身性并发症的发生情况，最新修订的急性胰腺炎亚特兰大分类对轻度急性、中重度急性胰腺炎及重症胰腺炎进行了定义[4]。与之前的分类系统相比，"感染性胰腺坏死"一词原被用于所有的局部胰腺感染，经修订后的分类则在形态学上对不同局部感染性并发症进行了区分。

二、感染性并发症

在急性胰腺炎病程中可发生全身性或胰腺局部感染。这些并发症的发生率因定义和患者的选择呈现较大差异。

（一）局部胰腺感染

30% ～ 40% 坏死性胰腺炎患者会发生坏死区域的局部感染 [5]。胰腺坏死区域的细菌感染是决定结局的最重要因素 [6]。修订后的亚特兰大分类将不同形态学实体区分为 APFC、假性囊肿、急性坏死物积聚及包裹性坏死。这些形态学实体对于胰腺坏死患者有多变的细菌感染风险（表 28-1），且包裹性坏死发生细菌感染的可能性最高。因此，为了更好地理解感染性并发症的相关问题及抗生素在治疗过程中的作用，在形态学上进行区分十分必要。不考虑形态学差异的情况下，细菌感染通常发生于急性胰腺炎后期阶段，一般出现于疾病发生后的第 3 周或第 4 周，正因如此，预防性应用抗生素以降低感染发生率常会失败。感染的时间窗较宽，常难以明确预防性使用抗生素并发挥作用的准确时间。

表 28-1　根据新修订的亚特兰大分类 [4]，重症急性胰腺炎的并发症与细菌感染的潜在风险

	特　征	感染的潜在性
坏死性胰腺炎	与胰腺实质坏死相关的炎症和（或）胰周坏死	高度
包裹性坏死（WON）	被炎症壁包裹的坏死组织，通常在胰腺炎发作 4 周后	高度
急性坏死物积聚（ANC）	发生于急性胰腺炎前 4 周内的坏死组织和液体积聚	中度
胰腺假性囊肿	急性胰腺炎数周后出现炎性壁包裹的液体积聚，如果持续存在可能需要手术引流	低 - 中度
急性胰周液体积聚（APFC）	发生于急性胰腺炎早期，可自行消退	低度

（二）全身性细菌感染

腹腔外细菌感染是重症急性胰腺炎的常见表现，其发生率在不同研究中差异较大。欧洲多国的研究表明，超过 40% 的患者并发腹腔外感染，其中呼吸道感染最常见约占 28%，其次是血液循环感染为 14%，导管相关感染以及泌尿生殖道感染同为 4%[7]。依作者调查发现，对照组（未经抗生素治疗）的患者中有 25% 发生胰腺外感染，其中肺炎最常见 [8]。

胰腺外感染的临床相关性已得到明确证实：胰腺外感染会增加死亡率，且不利于急性胰腺炎患者的预后 [9]。其临床相关性是否相当于胰源性脓毒症仍值得商榷。

三、细菌谱

在 20 世纪 80 年代首次发现感染性胰腺坏死时，经检测的感染细菌谱主要是革兰阴性肠道菌 [5]。在过去 30 年间，细菌谱虽然在不断变化，但革兰阴性菌仍在其中占主导地位。然而，革兰阳性菌，尤其是葡萄球菌和肠球菌越来越成为关注的焦点。细菌谱往往是多种微生物的，其中也包括厌氧细菌（表 28-2）。

这些细菌的多药耐药问题在最近得到了解决。革兰阳性菌对甲氧西林耐药，产超广谱 β- 内酰胺酶（ESBL）革兰阴性菌亦是如此。最近的一项研究表明，63% 的感染性胰腺坏死患者会感染多重耐药菌 [12]。与其他感染性疾病类似，这些多重耐药菌是治疗和预后的重点。根据药敏试验结果选用敏感抗生素，细

菌分离能帮助指导用药。

此外，有相当一部分坏死性胰腺炎患者发展为真菌感染。在过去 10 年间，真菌感染对患者预后的影响被广泛探讨。真菌感染最常由念珠菌引起且预后较差。一般认为，抗生素治疗能够导致非敏感或顽固病原体的过度繁殖。因此，抗生素的应用是导致真菌感染及多重耐药菌感染的危险因素 [13, 14]。

四、抗生素治疗急性胰腺炎的理论依据

自 20 世纪 70 年代以来，抗菌药物治疗急性胰腺炎一直存在争议。起初，抗菌药物被认为是治疗方式的一部分，但它的应用指征并没有明确的定义。到了 20 世纪 80 年代及 90 年代，随着对感染的影响性和相关性的认识不断深入，抗生素的使用有了两种潜在的定义，即预防感染与治疗感染。

（一）预防感染

细菌感染与其预后不良具有临床相关性，这认同了预防细菌感染的治疗法则。衍生出以防止细菌双重感染为目的的预防性应用抗生素的治疗方式。近年来，有相当多的科研工作证实了这一观点，如本章后文所述。

表 28-2　感染性胰腺坏死细菌谱在近 30 年间的变化

	Beger 1986 [5]	Isenmann 2004 [6]	Dellinger 2007 [10]	Schmidt 2014 [11]
培养菌株数目	75	19	30	88
菌株百分率				
肠球菌	8%	11%	23%	28%
大肠埃希菌	32%	32%	7%	26%（肠杆菌科）
假单胞菌	7%	-	10%	7%
厌氧菌	7%	-	3%	无数据
真菌	4%	10%	10%	14%

该表中内容摘编于不同研究，其中肠球菌和真菌感染的发生率有所增加

（二）治疗感染

与外科清创术相结合，抗生素治疗是包括感染性胰腺坏死在内的腹腔感染的主要治疗方式。在治疗重症脓毒症时，不恰当地应用抗生素会使死亡率增加 5 倍 [15]。同时应该考虑到，在治疗急性胰腺炎过程中抗生素会选择性进入胰腺 [16]。所以，应用抗生素治疗胰腺感染不仅要考虑细菌谱及抗菌药物的活性，同时还应依据药物渗透至感染灶中心的能力 [16, 17]。

五、抗生素的临床研究

在过去的 20 年间，已有很多对照或非对照的、运用盲法或非运用盲法的研究探讨重症急性胰腺炎早期合理应用抗生素是否可以降低局部细菌感染发生率进而改善疾病的预后（表 28-3）。在这其中，4 项研究有充分科学依据支持早期应用抗生素[8, 10, 18, 19]。但它们没有对此给出明确证据，且根据最新的荟萃分析，暂无证据支持常规预防性应用抗生素治疗重症急性胰腺炎[20, 21]。

因此，目前 IAP/ 美国胰腺协会[33] 及美国胃肠病学会均未推荐预防性应用抗生素治疗重症急性胰腺炎[34]。

是何种原因导致我们无法证实预防性应用抗生素在治疗急性胰腺炎中可以降低感染的发生率？第一，急性胰腺炎是一种临床过程多样化的高度异质性疾病，可发生轻症至严重的脓毒性并发症。多数急性胰腺炎患者往往不会发生感染性并发症。迄今为止，仍没有能明确识别患者胰腺脓毒症发生的参数。第二，胰腺感染多发生于疾病后期。因此，预防性应用抗生素的最佳时机及最适宜应用时间段并不明确。过早或过晚地应用抗生素可能无效或增加细菌的耐药性。第三，一些治疗急性胰腺炎的新近观点可直接或间接影响脓毒性并发症的发生率，如早期应用肠内营养及器官功能障碍的治疗。

与其他证据相似，这些事实使得我们不能详尽阐明预防性应用抗生素治疗重症急性胰腺炎的可行性[35]。

六、抗生素治疗的适应证

急性胰腺炎患者开始使用抗生素的主要适应证包括，有明确证据或高度怀疑局部和（或）全身细菌感染。因此，目前所有的指南都强调及时发现感染坏死。推荐的标准包括对感染指标的密切监测、增强 CT 的影像学表现，以及在严重怀疑细菌感染的情况下通过细针穿刺对抽取物进行革兰染色和培养[34]。胰腺或胰腺外组织坏死伴有临床恶化或经 7～10d 以上积极治疗但未见好转的患者应考虑胰腺感染。

表 28-3　重症急性胰腺炎的抗生素预防研究

作　者			双　盲	患　者	对感染坏死的影响	对死亡率的影响
Pederzoli[22]	1993	亚胺培南组 vs 非用药组	否	41/33	亚胺培南组减少	无
Delcenserie[23]	1996	头孢他啶 + 阿米卡星 + 甲硝唑 vs 非用药组	否	11/12	抗生素组减少	无
Schwarz[24]	1997	氧氟沙星 + 甲硝唑 vs 非用药组	否	13/13	无	无
Nordback[25]	2001	早期应用亚胺培南 vs 晚期应用亚胺培南	否	25/33	早期治疗组减少	无
Spicak[26]	2002	环丙沙星 + 甲硝唑 vs 按需使用环丙沙星 + 甲硝唑	否	33/30	无	无
Spicak[27]	2003	美罗培南 vs 按需使用美罗培南	否	20/21	无	无

（续表）

作　者			双　盲	患　者	对感染坏死的影响	对死亡率的影响
Rokke[28]	2007	亚胺培南组 vs 非用药组	否	36/37	无	无
Barreda[29]	2009	亚胺培南组 vs 非用药组	否	24/34	无	无
Xue[30]	2009	亚胺培南组 vs 非用药组	否	29/27	无	无
Yang[31]	2009	亚胺培南组 vs 非用药组	否	28/26	无	无
最科学的随机 / 安慰剂对照						
Sainio[18]	1995	头孢呋辛 vs 非用药组	否	30/30	无	头孢呋辛组减少
Bassi[19]	1998	培氟沙星 vs 亚胺培南	否	30/30	亚胺培南组减少	无
Isenmann[13]	2004	环丙沙星 + 甲硝唑 vs 安慰剂	是	58/56	无	无
Dellinger[10]	2007	美罗培南 vs 安慰剂	是	50/50	无	无
Garcia-Barrasa[32]	2009	环丙沙星 vs 安慰剂	是	22/19	无	无

表中内容只有少数有足够科学意义的结论

（一）按需应用抗生素治疗

重症急性胰腺炎研究学组[8]发现抗生素治疗多应用于患者出现临床恶化的情况下，所谓的"按需应用抗生素治疗"的用药标准如下。

1. 新出现的脓毒症 /SIRS。

2. 新出现的器官衰竭（肺、肾、心脏）。

3. 血清 CRP 的升高及高度怀疑或证实了胰腺外感染。

4. 血清 CRP 的升高及高度怀疑或证实了胰腺感染。

在本研究中 37% 的患者的双盲药物治疗被终止并转换至开放的抗生素治疗。感染性胰腺坏死的发生率低（10.5%）及预后良好（在整个研究中的死亡率为 6%）可作为在这些适应证下应用抗生素治疗的理论依据。

（二）抗生素的选择

坏死性胰腺炎的抗生素选择主要考虑以下几点。

1. 细菌谱。

2. 感染部位的抗生素浓度。

3. 临床研究结果。

基于以上标准，碳青霉烯类、喹诺酮类和广谱头孢类抗生素是治疗胰腺感染的第一阶段首选药物，其中后两种药物因其对厌氧菌缺乏足够的抗菌活性而需与甲硝唑联用。根据药物代谢动力学特点，乙酰氨基青霉素类与 β- 内酰胺酶抑制药组合也是有效的，尽管暂无这些药物的临床研究。

经验性抗生素用药后，一旦细菌敏感试验结果回报就应采取进一步治疗。

到目前为止，没有理由直接进行抗真菌治疗。抗真菌药物需在细菌涂片发现真菌感染时应用。

七、抗生素治疗的局限性

抗生素是治疗感染性胰腺坏死的重要方式之一，但对于一些重症患者，其疗效并不会十分理想。治疗成功的关键是控制感染源，同时外科清创术处理坏死组织是治疗方案中的重要一步。

目前，开放或腹腔镜手术清创术及介入引流的治疗方式仍待考究。有证据表明，"创伤递进式"是治疗胰腺感染的理想方式，且能为患者带来有利预后[1]。遵循这样的治疗方式，患者先尽可能地接受保守治疗。在高度怀疑或已证实胰腺感染的患者中，经皮引流可作为首选治疗方式以控制感染源。若穿刺效果不佳，则升级为外科手术坏死组织清除术（微创或开放）[36]。

胰腺感染是否可仅用抗生素而不行胰腺坏死组织清创术而获得治愈仍在考证。采用此种治疗方式的早期研究备受争议[37]，但最近的荟萃分析显示在样本中仅应用抗生素治疗可在低死亡率的情况下安全治愈患者[3]。此外，有必要明确能够符合这种保守治疗方法的指征。最近，一项关于抗生素使用指征的全球综述被广泛讨论，包括是否预防性和治疗性应用抗生素[38]。无论关于胰腺炎的各国治疗指南如何，医生频繁使用抗生素却没有明确指征，甚至在轻症胰腺炎或临床出现发热时即应用。这种过度使用不仅会造成不必要的浪费医保费用问题，而且给患者带来风险，其中包括抗生素相关不良反应和多重耐药细菌风险。

☞ 参考文献

[1]　van Santvoort HC, Besselink MG, Bakker OJ et al.; Dutch Pancreatitis Study Group. A step-up approach or open necrosectomy for necrotizing pancreatitis. N Engl J Med 2010;362:1491–1502.

[2]　Petrov MS, Shanbhag S, Chakraborty M, Phillips AR, Windsor JA. Organ failure and infection of pancreatic necrosis as determinants of mortality in patients with acute pancreatitis. Gastroenterology 2010;139:813–820.

[3]　Mouli VP, Sreenivas V, Garg PK. Efficacy of conservative treatment, without necrosectomy, for infected pancreatic necrosis: a systematic review and meta-analysis. Gastroenterology 2013;144:333–340.

[4]　Banks PA, Bollen TL, Dervenis C et al.; Acute Pancreatitis Classification Working Group. Classification of acute pancreatitis—2012: revision of the Atlanta classification and definitions by international consensus. Gut 2013;62:102–111.

[5]　Beger HG, Bittner R, Block S, Büchler M. Bacterial contamination of pancreatic necrosis. A prospective clinical study. Gastroenterology 1986;91:433–438.

[6]　Isenmann R, Rau B, Beger HG. Bacterial infection and extent of necrosis are determinants of organ failure in patients with acute necrotizing pancreatitis. Br J Surg 1999;86:1020–1024.

[7]　de Waele JJ, Rello J, Anzueto A et al. Infections and use of antibiotics in patients admitted for severe acute pancreatitis: data from the EPIC II study. Surg Infect (Larchml) 2014;15:394–398.

[8]　Isenmann R, Rünzi M, Kron M et al.; German Antibiotics in Severe Acute Pancreatitis Study Group. Prophylactic antibiotic treatment in patients with predicted severe acute pancreatitis: a placebo-controlled, double-blind trial. Gastroenterology 2004; 126:997–1004.

[9]　Uomo G. Extra-pancreatic infections in acute pancreatitis: supporting or main actor into the disease's outcome? JOP 2013;14: 469–470.

[10] Dellinger EP, Tellado JM, Soto NE et al. Early antibiotic treatment for severe acute necrotizing pancreatitis: a randomized, double-blind, placebo-controlled study Ann Surg 2007;245:674–683.

[11] Schmidt PN, Roug S, Hansen EF, Knudsen JD, Novovic S. Spectrum of microorganisms in infected walled-off pancreatic necrosis impact on organ failure and mortality. Pancreatology 2014;14:444–449.

[12] Lee HS, Lee SK, Park do H et al. Emergence of multidrug resistant infection in patients with severe acute pancreatitis. Pancreatology 2014;14:450–453.

[13] Isenmann R, Schwarz M, Rau B, Trautmann M, Schober W, Beger HG. Characteristics of infection with Candida species in patients with necrotizing pancreatitis. World J Surg 2002;26:372–376.

[14] Trikudanathan G1, Navaneethan U, Vege SS. Intra-abdominal fungal infections complicating acute pancreatitis: a review. Am J Gastroenterol 2011;106:1188–1192.

[15] Kumar A, Ellis P, Arabi Y et al.; Cooperative Antimicrobial Therapy of Septic Shock Database Research Group. Initiation of inappropriate antimicrobial therapy results in a fivefold reduction of survival in human septic shock. Chest 2009;136: 1237–1248.

[16] Büchler M, Malfertheiner P, Friess H et al. Human pancreatic tissue concentration of bactericidal antibiotics. Gastroenterology 1992;103:1902–1908.

[17] Bassi C, Pederzoli P, Vesentini S et al. Behavior of antibiotics during human necrotizing pancreatitis. Antimicrob Agents Chemother 1994;38:830–836.

[18] Sainio V, Kemppainen E, Puolakkainen P et al. Early antibiotic treatment in acute necrotising pancreatitis. Lancet 1995;346: 663–667.

[19] Bassi C, Falconi M, Talamini G et al. Controlled clinical trial of pefloxacin versus imipenem in severe acute pancreatitis. Gastroenterology 1998;115:1513–1517.

[20] Villatoro E, Mulla M, Larvin M. Antibiotic therapy for prophylaxis against infection of pancreatic necrosis in acute pancreatitis. Cochrane Database Syst Rev 2010;CD002941.

[21] Wittau M, Mayer B, Scheele J, Henne-Bruns D, Dellinger EP, Isenmann R. Systematic review and meta-analysis of antibiotic prophylaxis in severe acute pancreatitis. Scand J Gastroenterol 2011;46:261–270.

[22] Pederzoli P, Bassi C, Vesentini S, Campedelli A. A randomized multicenter clinical trial of antibiotic prophylaxis of septic complications in acute necrotizing pancreatitis with imipenem. Surg Gynecol Obstet 1993;176(5):480–483.

[23] Delcenserie R, Yzet T, Ducroix JP. Prophylactic antibiotics in treatment of severe acute alcoholic pancreatitis. Pancreas 1996;13(2):198–201.

[24] Schwarz M, Isenmann R, Meyer H, Beger HG. Antibiotika bei nekrotisierender Pankreatitis—Ergebnisse einer kontrollierten Studie. Dtsch Med Wochenschr 1997;122(12):356–361.

[25] Nordback I, Sand J, Saaristo R, Paajanen H. Early treatment with antibiotics reduces the need for surgery in acute necrotizing pancreatitis-a single-center randomized study. J Gastrointest Surg 2001;5(2):113–118.

[26] Spicak J, Hubaczova M, Antos F et al. Antibiotics in the treatment of acute pancreatitis-findings from a randomized multi-center prospective study. Ces Slov Gastroent Hepatol 2002;56:183–189.

[27] Spicak J, Hejtmankova S, Hubaczova M et al. Antibiotic prophylaxis of infectious complications of acute pancreatitis—the results of a randomised study by meropenem. Ces Slov Gastroent Hepatol 2003;57:222–227.

[28] Røkke O, Harbitz TB, Liljedal J et al. Early treatment of severe pancreatitis with imipenem: a prospective randomized clinical trial. Scand J Gastroenterol 2007;42:771–776

[29] Barreda L, Targarona J, Milian W et al. Is the prophylactic antibiotic therapy with Imipenem effective for patients with pancreatic necrosis? Acta Gastroenterol Latinoam 2009;39(1):24–29.

[30] Xue P, Deng LH, Zhang ZD et al. Effect of antibiotic prophylaxis on acute necrotizing pancreatitis: results of a randomized controlled trial. J Gastroenterol Hepatol 2009;24(5):736–742.

[31] Yang X, Deng LH, Xue P, Zhao L, Jin T, Wan M. Non-preventive use of antibiotics in patients with severe acute pancreatitis treated with integrated traditional Chinese and Western therapy: a randomized controlled trial. J Chion Interg Med 2009;7: 330–333.

[32] García-Barrasa A, Borobia FG, Pallares R et al. A double-blind, placebo-controlled trial of ciprofloxacin prophylaxis in patients with acute necrotizing pancreatitis. J Gastrointest Surg 2009;13(4):768–774.

[33] Working Group IAP/APA Acute Pancreatitis Guidelines. IAP/APA evidence-based guidelines for the management of acute

pancreatitis. Pancreatology 2013;13(4 suppl 2):e1–e15.

[34] Tenner S, Baillie J, DeWitt J, Vege SS; American College of Gastroenterology. American College of Gastroenterology guideline: management of acute pancreatitis. Am J Gastroenterol 2013;108:1400–1415.

[35] De Waele JJ. A role for prophylactic antibiotics in necrotizing pancreatitis? Why we may never know the answer … Crit Care 2008;12:195.

[36] da Costa DW, Boerma D, van Santvoort HC et al. Staged multidisciplinary step-up management for necrotizing pancreatitis. Br J Surg 2014:101:e65–e79.

[37] Ruenzi M, Niebel W, Goebell H, Gerken G, Layer P. Severe acute pancreatitis: nonsurgical treatment of infected necroses. Pancreas 2005;30:195–199.

[38] Baltatzis M, Jegatheeswaran S, O'Reilly DA, Siriwardena AK. Antibiotic use in acute pancreatitis: global overview of compliance with international guidelines. Pancreatology 2016;16(2):189–193.

急性胰腺炎介入及手术治疗篇

Interventional and Surgical Management of Acute Pancreatitis

Indications for Interventional and Surgical Treatment of Necrotizing Pancreatitis

坏死性胰腺炎介入及手术治疗适应证

29

Thomas E. Clancy 著

王凤丹 译

潘 杰 校

一、概述

虽然典型的急性间质性胰腺炎是一种自限性病程，支持治疗通常有效，但是有大约 20% 的患者可以发展为更为严重的坏死性胰腺炎。坏死性胰腺炎的特征是胰腺实质或胰周组织坏死，出现 SIRS 的表现，并有感染及多器官功能衰竭的风险[1]。坏死性胰腺炎不仅发病率高，死亡率高达 15%，而在感染性胰腺坏死的患者中，死亡率高达 30%[2, 3]。各种手术及介入方法已经被用于坏死性胰腺炎，试图减轻其高发病率和死亡率。

在过去的几十年中，干预坏死性胰腺炎的适应证，干预时机以及手术方式，微创手术、介入及内镜治疗的方式发生了显著的变化。在对坏死性胰腺炎越来越少采取介入及有创性治疗的发展趋势下，最近修订的 1992 年亚特兰大急性胰腺炎分类[4]更为准确地描述了急性胰腺炎的临床表现及影像学特征[5]。虽然没有被普遍接受的治疗原则来指导治疗，但基于证据的共识仍在持续完善[6]。

二、介入治疗坏死性胰腺炎：发展历史

几十年前，因为胰腺坏死与全身性炎症及继发感染的相关性，制定了无论感染是否存在都手术切除所有坏死胰腺组织的目标[7-9]。1991 年，Bradley 和 Allen 发表了一个有 11 例患者的小规模研究，这些无菌性胰腺坏死的患者使用非手术治疗均取得了成功[10]。发表的大宗病例研究证明，非手术治疗的总死亡率和并发症均降低[11, 12]，此结果促使无菌性胰腺坏死的非手术治疗被广泛接收。在这个新的范例中，干预仅限于对 CT 引导下胰腺细针穿刺证实的感染性胰腺坏死进行外科清创术。Banks 等的研究表明，检测

到感染性坏死的敏感性和特异性分别为 96.2% 和 99.4%，阳性预测值为 99.5%，阴性预测值为 95.3%[13]。尽管如此，CT 引导下胰腺抽吸液存在感染或革兰染色阳性被认为是清创术的绝对适应证，因为坏死性实质的超级感染若不进行手术，死亡率几乎是 100%[14]。

随后，非手术治疗在一些感染性坏死患者取得了成功，由此开始质疑外科清创术治疗感染性坏死的绝对必要性。Runzi 等 [15] 在一项对有 80 多例明确诊断为感染性胰腺坏死患者的研究中，表明最初的保守治疗包括抗生素治疗及最大程度的支持治疗是可行的。手术治疗患者的死亡率与非手术治疗患者的死亡率相当。如果需要手术治疗，则手术治疗经常被推迟到疾病的后期，此时 SIRS 已经稳定，而且坏死的胰腺已经显示清晰。同时在其他患者中，也尽量避免手术治疗。后来的研究也证实了这一策略：Garg 等进行了一项为期 10 年的有 80 例感染性胰腺坏死患者的队列研究，其中 47 例仅接受了抗生素治疗[16]。因此，紧急外科清创术不再被认为对所有的感染性胰腺坏死患者有效。

三、干预的指征及时机

与之前将胰腺坏死分为感染性和无菌性不同，修订后的亚特兰大分类标准 [5] 根据疾病的发作时间对坏死性胰腺炎引起的积液进行了分类。早期出现且没有完整壁的积液被称为急性坏死物积聚，而 4 周后仍持续存在的积聚被称为包裹性坏死。两种形式都既可以是无菌性的，也可以是感染性的。虽然感染的存在与否对预后至关重要，而且影响治疗决策，但干预的重中之重是临床症状是否存在，而非是否怀疑感染。

四、胰腺坏死伴感染

尽管非手术治疗感染性坏死已经取得了成功，但许多（如果不是大多数）感染性胰腺坏死的患者需要某种形式的干预。一系列研究表明临床稳定且相对无症状的感染性坏死患者可以只用抗生素治疗[15-17]。尽管如此，伴感染的患者临床症状容易加重，如果药物治疗的情况下临床症状没有改善，则需要手术、内镜或介入干预。在手术治疗感染性胰腺坏死的年代，延迟干预比早期手术更可取。一项随机试验表明，与延期 12d 进行手术比较，早期手术干预与高发病率及死亡率相关[18]。其他综述也证实了延期手术有较低的死亡率[19, 20]，其他数据表明早期手术实际上是坏死性胰腺炎预后不良的独立预测因子[21]。

对进行性全身性败血症或血流动力学不稳定的患者，可能需要尽快干预。在没有这些系统性体征的情况下，临床稳定的患者通常暂时可以仅用抗生素治疗，以利于炎症反应机化。如果临床症状没有得到改善，则可能采取延期手术、内镜或介入治疗[6]。

经皮穿刺导管引流管置入已被证明有助于感染性胰腺坏死的延期手术。Freeney 等进行了一项有 1998 例病例的研究[22]，表明如果使用 CT 引导下经皮穿刺置入大口径导管，一些感染性胰腺坏死的患者可能会延迟甚至完全避免外科手术。该策略在一项多中心试验中得到证实，这项研究将患者随机分配到标准胰腺清创术组或"进级"方案组，即仅在必要时使用清创术[23]。使用"进级"方案，并发症显著降低，且约 1/3 的患者仅用导管引流治疗。

如果之前稳定的急性胰腺炎或胰腺坏死的患者病情加重，则要怀疑感染性坏死的可能性。一些患者可能在腹部影像上表现为坏死物中出现气体，这些气体可能来源于产气微生物，或是与结肠、小肠或胃形成的瘘管。另外一种证明感染的方法是对影像学引导下胰腺细针穿刺取得的标本进行培养或革兰染色[24]。虽然以前认为有革兰染色阳性的微生物，则必须早期进行外科手术[11]，但越来越多疑似感染的患者仅用抗生素和支持治疗，以利于包裹性胰腺坏死者行创伤性较小的手术或延期手术[3]。因此，在疑似感染的诊治中，诊断性胰腺细针穿刺用得较少。

五、症状性胰腺坏死 / 包裹性坏死

介入引流、内镜或外科清创术在无菌性胰腺坏死中的确切作用尚不清楚。对大多数无菌性胰腺坏死的患者，即使并发明显的感染，支持治疗也有效，不需要手术，但另一些患者的病情会加重，甚至出现器官功能衰竭。因此，历史上曾有一些作者建议无论感染的情况如何，都要对病情进展或病情未能改善者行手术清创[25, 26]。不幸的是，哪些无菌性胰腺坏死的患者可能会从清创术中获益，并没有统一的标准。在手术清创作为坏死性胰腺炎主要治疗方法的时代，一些作者提出的手术标准有超过 50% 的胰腺实质坏死[25]，多器官功能衰竭导致病情快速加重[27]，存在或持续存在器官功能衰竭[28, 29]。然而，尚缺乏支持使用这些标准作为清创术或引流绝对指征的证据。一项研究仔细分析了 89 例患有重症无菌性坏死的患者，仅 2 例死亡；虽然没有临床指标能够将这些患者与其他重症无菌性坏死的患者轻易地区别开来，但是这项研究可能从理论上证明了能从早期清创术中获益[12]。

如上所述，在临床没有通过影像学引导下胰腺细针穿刺或典型影像表现确诊感染的情况下，手术干预通常基于临床过程和病情变化。因此，患者不仅是因为有胰腺细针穿刺阳性确诊的感染而接受手术，对有持续性败血症或临床进行性恶化而高度怀疑感染的患者，也要进行手术[30]。由于开放手术相关的发病率和死亡率增加，因此在术前可以先行介入或内镜引流[31]。

修订后亚特兰大分类标准中的包裹性胰腺坏死以前被 Baron 描述为"胰腺坏死机化"[32]。这种情况发生时，急性坏死性胰腺炎出现胰腺内或胰腺外的不均质的半固体积聚，并形成包裹性的壁[5]。部分包裹性坏死的患者可能经历较长时间的以持续性疼痛、不适及无法进食为特征的病程。这种症状综合征被 Warshaw 描述为"持续不适"[33]。对于这部分患者，没有精确定义干预的准确指征和时机。

无论积聚的大小如何，无症状的包裹性坏死都不需要干预，通过保守治疗可以自行缓解（图29-1）。与之相对的是，症状性包裹性坏死有明显的疼痛、肠道或胆道梗阻以及迟发性感染。在一个研究队列中，大约 10% 的无菌性胰腺坏死患者因为持续性疼痛和坏死物机化，平均在症状出现后 29d 内进行了手术[12]。

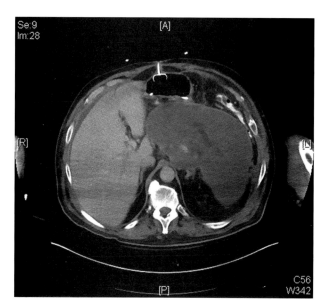

▲ 图 29-1　包裹性坏死影像

患者，男，55 岁，重症急性胰腺炎及急性坏死物积聚。保守治疗，症状出现后 6 周的图像显示较大的包裹性坏死，累及胰腺的整个体尾部。患者仍然没有症状，未进行任何手术干预

六、手术及介入治疗

各种介入、手术及内镜治疗坏死性胰腺炎的方法因医院不同而异[6]。以前认为开放性外科坏死组织清除术是首选方式，后来一系列微创技术被开发出来。如上所述，如果可能的话，所有患者都可以选择延期干预，特别是在选择开放手术时[34]。然而，介入手术可以在疑似感染的早期进行[19]。即使在疑似或已知感染的情况下，除非有脓毒血症的征象，有越来越明显的趋势仅用支持治疗和抗生素治疗，直到胰腺积聚被包裹[3]。

七、外科清创术

开放式外科清创术多年来被认为是胰腺坏死手术干预的金标准，该手术清除坏死的胰腺和周围组织，建立术后的引流同时保留存活的胰腺实质。具体的手术方式有清创后缝合引流术、开放胰床的清创术以及清创后引流灌洗术[9, 35-37]。尽管因缺乏疾病严重程度及手术适应证的统一标准，对不同研究进行比较有很多干扰因素，但在已发表的使用这些技术的文章中，死亡率和并发症发生率差异很大。

开放性外科坏死物清除术的一个优点是，在一次手术中，可以完全清除所有的坏死组织，并同时治疗其他相关并发症。但由于其创伤性及相关的围术期并发症，开放手术通常仅用于创伤小的方法治疗失败的患者。

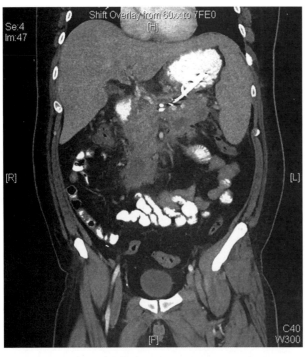

▲ 图 29-2　内镜下清创术后未引流的肠系膜脓肿
患者，男，50 岁，因症状性包裹性胰腺坏死物行单纯内镜下清创术。该患者表现为发热、疼痛、白细胞增多，以及一直延伸至小肠系膜的蜂窝织炎。内镜下清创术和 CT 引导下引流术均无法进行，需要进行手术清创

虽然有微创治疗，如下文所介绍的影像学引导下导管引流术及内镜直视下坏死物清除术，外科手术仍有一些重要的适应证。在一些病例中，可能无法通过影像学引导下穿刺到达积聚物，积聚物可能是多灶性的，或在微创坏死物清除术后积聚物持续存在（图 29-2）。在另外一些情况下，患者的临床情况可能不稳定，无法进行微创治疗。由于早期外科手术干预将增加风险，故而在这些情况下，手术治疗也应该尽可能延迟。外科清创术的其他的手术适应证包括肠穿孔、肠梗阻、与空腔脏器如结肠相通的瘘管、腹腔间隔室综合征[38]（图 29-3）。

值得注意的是，除了传统的"开放"坏死物清创术外，还有一些创伤较小的清创术。腹腔镜下清创术逐步完善，与其他的微创方法相比，腹腔镜下清创术可以更成功地完全清除所有坏死物[39]。视频辅助腹膜后清创术是一种经皮导管置入腹膜后积聚物的手术方式[40]。这种术式避免了腹腔镜手术可能导致的气腹及腹膜种植，但是要

达到完全引流可能需要多次手术[6]。虽然许多患者可以避免开放性坏死物清除术，但是少有研究比较不同术式的结果[41]。

八、经皮穿刺置管引流

一旦包裹性坏死开始形成，那么经皮穿刺置管引流（percutaneous catheter drainage，PCD）可以作为升级到内镜下或外科坏死物清创术前的一种治疗方法，在一些病例中甚至可以作为根治性疗法。PCD 的一大优点是在包裹性坏死形成之前为治疗症状性或感染性坏死物积聚提供可能性。PCD 对不适合外科手术的患者或者在清创术后清除残余积聚物尤其有效[6]。CT 或超声引导下可以经腹或腹膜后入路穿刺放置导管。通常情况下需要放置多个导管，并且通常需要采取后续方法来放置更多的或更大的导管[40]。

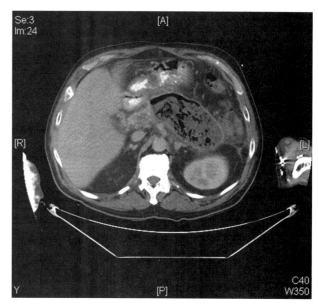

▲ 图 29-3　包裹性坏死 - 结肠瘘形成，并发感染

图 29-1 中的患者在胰腺炎发作 12 个月后，因出现发热及菌血症就诊。图像显示包裹性坏死物中出现气体，符合感染改变。尽管内镜下注射到坏死腔内的对比剂与横结肠相通形成瘘管，但尝试行内镜下清创术失败。因此进行了外科清创术

如上所述，在没有行坏死物清除术时，仅行导管置管引流常常是有效的。在 PANTER 试验中，与外科坏死物清除术相比，导管引流的发病率显著降低，而死亡率相当[23]。其他研究已经表明，无论是无菌性还是感染性坏死性胰腺炎，导管引流治疗坏死性胰腺炎的成功率约为 50%[42]。如果有胆管破裂者，PCD 不太可能成功作为根治性疗法，最终可能需要手术或内镜治疗[43]。

九、内镜下坏死物清除术

内镜下坏死物清除术被公认为外科清创术的替代方案，但其使用仅限于专门的诊疗中心。对来自 6 个中心的 104 例患者的研究显示内镜下坏死物清除术能清除 91% 的包裹性坏死，只有 4% 的患者需要手术清创[44]。此外，数据还表明内镜下坏死物清除术有较少的并发症，较少的器官衰竭和较少的围术期炎症[30]。

与 PCD 类似，内镜直视下坏死物清除术可能需要多个步骤，并非所有患者都适合内镜治疗。理想情况下，适合内镜治疗的积聚物不仅要被包裹，而且还要与胃或十二指肠腔相邻。一些急性坏死物积聚由于不与胃或十二指肠邻近，内镜无法够及。由于感染性积聚有腹腔内播散的风险，早期积聚不适合内镜治疗，多灶性积聚也无法通过内镜进行治疗。

☞ 参考文献

[1] Rau B, Uhl W, Buchler MW, Beger HG. Surgical treatment of infected necrosis. World J Surg 1997;21(2):155–161.

[2] Petrov MS, Shanbhag S, Chakraborty M, Phillips AR, Windsor JA. Organ failure and infection of pancreatic necrosis as determinants of mortality in patients with acute pancreatitis. Gastroenterology 2010;139(3):813–820.

[3] Banks PA, Freeman ML; Practice Parameters Committee of the American College of Gastroenterology. Practice guidelines in acute pancreatitis. Am J Gastroenterol 2006;101(10):2379–2400.

[4] Bradley EL, Ⅲ. A clinically based classification system for acute pancreatitis. Ann Chir 1993;47(6):537–541.

[5] Banks PA, Bollen TL, Dervenis C et al. Classification of acute pancreatitis—2012: revision of the Atlanta classification and definitions by international consensus. Gut 2013;62(1):102–111.

[6] Freeman ML, Werner J, van Santvoort HC et al. Interventions for necrotizing pancreatitis: summary of a multidisciplinary consensus conference. Pancreas 2012;41(8):1176–1194.

[7] Beger HG, Krautzberger W, Bittner R, Block S, Buchler. Results of surgical treatment of necrotizing pancreatitis. World J Surg 1985;9(6):972–979.

[8] Rattner DW, Warshaw AL. Surgical intervention in acute pancreatitis. Crit Care Med 1988;16(1):89–95.

[9] Beger HG. Operative management of necrotizing pancreatitis—necrosectomy and continuous closed postoperative lavage of the lesser sac. Hepatogastroenterology 1991;38(2):129–133.

[10] Bradley EL, Ⅲ, Allen K. A prospective longitudinal study of observation versus surgical intervention in the management of necrotizing pancreatitis. Am J Surg 1991;161(1):19–24; discussion 5.

[11] Buchler MW, Gloor B, Muller CA, Friess H, Seiler CA, Uhl W. Acute necrotizing pancreatitis: treatment strategy according to the status of infection. Ann Surg 2000;232(5):619–626.

[12] Ashley SW, Perez A, Pierce EA et al. Necrotizing pancreatitis: contemporary analysis of 99 consecutive cases. Ann Surg 2001;234(4):572–579; discussion 9–80.

[13] Banks PA, Gerzof SG, Langevin RE, Silverman SG, Sica GT, Hughes MD. CT-guided aspiration of suspected pancreatic infection: bacteriology and clinical outcome. Int J Pancreatol 1995;18(3):265–270.

[14] Widdison AL, Karanjia ND. Pancreatic infection complicating acute pancreatitis. Br J Surg 1993;80(2):148–154.

[15] Runzi M, Niebel W, Goebell H, Gerken G, Layer P. Severe acute pancreatitis: nonsurgical treatment of infected necroses. Pancreas 2005;30(3):195–199.

[16] Garg PK, Sharma M, Madan K, Sahni P, Banerjee D, Goyal R. Primary conservative treatment results in mortality comparable to surgery in patients with infected pancreatic necrosis. Clin Gastroenterol Hepatol 2010;8(12):1089–1094;e2.

[17] Sivasankar A, Kannan DG, Ravichandran P, Jeswanth S, Balachandar TG, Surendran R. Outcome of severe acute pancreatitis: is there a role for conservative management of infected pancreatic necrosis? Hepatobiliary Pancreat Dis Int 2006;5(4):599–604.

[18] Mier J, Leon EL, Castillo A, Robledo F, Blanco R. Early versus late necrosectomy in severe necrotizing pancreatitis. Am J Surg 1997;173(2):71–75.

[19] Besselink MG, Verwer TJ, Schoenmaeckers EJ et al. Timing of surgical intervention in necrotizing pancreatitis. Arch Surg 2007;142(12):1194–1201.

[20] Hartwig W, Maksan SM, Foitzik T, Schmidt J, Herfarth C, Klar E. Reduction in mortality with delayed surgical therapy of severe pancreatitis. J Gastrointest Surg 2002;6(3):481–487.

[21] van Santvoort HC, Bakker OJ, Bollen TL et al. A conservative and minimally invasive approach to necrotizing pancreatitis improves outcome. Gastroenterology. 2011;141(4):1254–1263.

[22] Freeny PC, Hauptmann E, Althaus SJ, Traverso LW, Sinanan M. Percutaneous CT-guided catheter drainage of infected acute necrotizing pancreatitis: techniques and results. AJR Am J Roentgenol 1998;170(4):969–975.

[23] van Santvoort HC, Besselink MG, Bakker OJ et al. A step-up approach or open necrosectomy for necrotizing pancreatitis. N Engl J Med 2010;362(16):1491–1502.

[24] Steinberg W, Tenner S. Acute pancreatitis. N Engl J Med 1994;330(17):1198–1210.

[25] Rau B, Pralle U, Uhl W, Schoenberg MH, Beger HG. Management of sterile necrosis in instances of severe acute pancreatitis. J Am Coll Surg 1995;181(4):279–288.

[26] McFadden DW, Reber HA. Indications for surgery in severe acute pancreatitis. Int J pancreatol 1994;15(2):83–90.

[27] Reber HA. Surgical intervention in necrotizing pancreatitis. Gastroenterology 1986;91(2):479–481.

[28] Perez A, Whang EE, Brooks DC et al. Is severity of necrotizing pancreatitis increased in extended necrosis and infected necrosis? Pancreas 2002;25(3):229–233.

[29] Zhu AJ, Shi JS, Sun XJ. Organ failure associated with severe acute pancreatitis. World J Gastroenterol 2003;9(11):2570–2573.

[30] Bakker OJ, van Santvoort HC, van Brunschot S et al. Endoscopic transgastric vs surgical necrosectomy for infected necrotizing pancreatitis: a randomized trial. JAMA 2012;307(10):1053–1061.

[31] Besselink MG, van Santvoort HC, Schaapherder AF et al. Feasibility of minimally invasive approaches in patients with infected necrotizing pancreatitis. Br J Surg 2007;94(5):604–608.

[32] Baron TH, Morgan DE. Acute necrotizing pancreatitis. N Engl J Med 1999;340(18):1412–1417.

[33] Warshaw AL. Pancreatic necrosis: to debride or not to debride—that is the question. Ann Surg 2000;232(5):627–629.

[34] Werner J, Hartwig W, Hackert T, Buchler MW. Surgery in the treatment of acute pancreatitis – open pancreatic necrosectomy. Scand J Surg 2005;94(2):130–134.

[35] Fernandez-del Castillo C, Rattner DW et al. Debridement and closed packing for the treatment of necrotizing pancreatitis. Ann Surg 1998;228(5):676–684.

[36] Branum G, Galloway J, Hirchowitz W, Fendley M, Hunter J. Pancreatic necrosis: results of necrosectomy, packing, and ultimate closure over drains. Ann Surg 1998;227(6):870–877.

[37] Sarr MG, Nagorney DM, Mucha P, Jr., Farnell MB, Johnson CD. Acute necrotizing pancreatitis: management by planned, staged pancreatic necrosectomy/debridement and delayed primary wound closure over drains. Br J Surg 1991;78(5):576–581.

[38] Dugernier T, Dewaele J, Laterre PF. Current surgical management of acute pancreatitis. Acta Chirurg Belg 2006;106(2): 165–171.

[39] Navaneethan U, Vege SS, Chari ST, Baron TH. Minimally invasive techniques in pancreatic necrosis. Pancreas 2009;38(8):867–875.

[40] Loveday BP, Petrov MS, Connor S et al. A comprehensive classification of invasive procedures for treating the local complications of acute pancreatitis based on visualization, route, and purpose. Pancreatology 2011;11(4):406–413.

[41] Raraty MG, Halloran CM, Dodd S et al. Minimal access retroperitoneal pancreatic necrosectomy: improvement in morbidity and mortality with a less invasive approach. Ann Surg 2010;251(5):787–793.

[42] Mortele KJ, Girshman J, Szejnfeld D et al. CT-guided percutaneous catheter drainage of acute necrotizing pancreatitis: clinical experience and observations in patients with sterile and infected necrosis. AJR Am J Roentgenol 2009;192(1):110–116.

[43] Shrode CW, Macdonough P, Gaidhane M et al. Multimodality endoscopic treatment of pancreatic duct disruption with stenting and pseudocyst drainage: how efficacious is it? Dig Liver Dis 2013;45(2):129–133.

[44] Gardner TB, Coelho-Prabhu N, Gordon SR et al. Direct endoscopic necrosectomy for the treatment of walledoff pancreatic necrosis: results from a multicenter U.S. series. Gastrointest Endosc 2011;73(4):718–726.

30

Management of Infected Pancreatic Necroses: An Endoscopic Approach
感染性胰腺坏死的处理：内镜治疗

Eduardo Rodrigues-Pinto，Todd H. Baron　著

李冠群　译

孙　备　校

一、胰腺坏死

胰周液体积聚是急性胰腺损伤（急性胰腺炎、胰腺创伤、手术切除或腹部手术过程中的医源性胰腺损伤）或慢性胰腺损伤（慢性胰腺炎、自身免疫性胰腺炎）后的常见并发症。胰腺损伤的基础是主胰管和（或）分支胰管的破裂。急性坏死性胰腺炎是胰腺炎的严重终末期炎症阶段，常导致细胞死亡。胰腺坏死是指失活的胰腺实质，常伴胰周脂肪坏死。据报道，有 15% ~ 20% 的胰腺炎发展为胰腺坏死[1]。由此产生的坏死组织将成为潜在的感染源，约有 30% 的胰腺坏死患者最终发生感染[2, 3]。坏死组织的数量是预测坏死性胰腺炎患者死亡率的最重要预测因素。令人欣慰的是，随着早期对疾病的即时发现以及重症监护治疗的不断提升，多数患者得以度过全身炎症反应综合征期及多器官衰竭期。

在急性期阶段，胰腺坏死属急性坏死性积聚，积聚内有或多或少的坏死组织及液体[4]。胰腺坏死可通过影像学检查增强 CT 的方法检测到非增强胰腺实质的存在。在发病后的 4 周左右，积聚继续进展并可使初始的坏死组织区域扩大。该积聚包含液体和固态碎屑，被称为包裹性坏死或包裹性胰腺坏死，其中积聚依据纤维化和炎性壁定义。"感染性坏死"一词指细菌入侵至坏死胰腺组织，常导致临床感染、脓毒症及死亡。感染性坏死极少发生在发病后 1 周内[5, 6]。大部分证据表明，胰腺坏死程度及感染的风险与临床症状的持续时间没有明确相关性[2, 5]。如果对感染坏死不进行干预和引流，其死亡率接近 100%。即使通过早期大量液体复苏、营养支持治疗及对胰腺坏死的早期干预，发生胰腺坏死仍与死亡率的增加相关。无菌性胰腺坏死的死亡率为 10%，当发生感染时死亡率升至 30%[7]。

二、手术干预

手术干预胰腺坏死常通过外科手术、经皮引流及内镜方式的清创术。开放性外科手术治疗不再是最佳方式[8]且逐步被软质内镜、硬质内镜[11]、经皮引流及腹腔镜等微创方式取代[9, 10]，彼此既可单独应用又可互为补充。自首次进行内镜下胰腺坏死组织引流术已将近 20 年[12]。坏死性胰腺炎的合理治疗需依托于多学科团队，包括胰腺外科医生、影像介入科医生及消化内镜医生。在发病时多学科团队应共同参与制定诊疗计划，包括是否对疾病进行干预、干预时机以及干预方式。

近期指南指出，对于无临床症状的无菌性坏死常无须干预，不论其大小、部位及范围[13, 14]。在绝大多数患者中，坏死会自然消除。无菌性胰腺液体积聚的干预仅适用于症状出现后至少 4 ～ 8 周，由于包裹性胰腺坏死而导致的持续胃出口梗阻、肠梗阻或胆道梗阻。在出现如疼痛等持续性症状及"治疗失败"的情况下，是否干预尚存在争议，目前指南建议，在这种情况下可考虑在发病 8 周后进行干预[14]。发生感染但坏死症状轻微的情况下，建议将外科治疗、影像学治疗或内镜治疗延迟至 4 周以上，以利于促进包裹性胰腺坏死的形成，同时使内容物液化。感染性坏死伴临床状态不稳定的患者需要立即引流，以避免发生致命性并发症。在这种情况下，微创胰腺坏死组织清除术应优于传统开放手术。区分无菌性坏死和感染性坏死的难度很大，但区分是否感染对于疾病的预后和处理有重要意义。经皮细针穿刺抽吸胰腺及胰周积聚以检测是否感染非必须常规。经皮细针穿刺抽吸可能会延误干预、提供假阴性结果或造成继发感染[6]。积极药物支持治疗下临床状态仍恶化、高热伴炎症标志物升高和（或）血培养阳性时，应高度可疑感染。影像学检查中出现气泡征高度提示感染，也可能因存在瘘而出现，但这仅见于少数患者[15, 16]。感染可通过细针穿刺抽吸或经引流获得的培养物以确认，同时可指导抗生素治疗[13, 14]。

内镜治疗感染性包裹性胰腺坏死的目标是：①通过透壁性方式（经胃或经十二指肠）通畅引流积液并清除固体成分；②在相应患者中使用经乳头方式治疗胰管渗漏和（或）断裂。理论上讲，找到胰腺断裂的位置会获得更好的远期预后[17]。经乳头内镜引流是包裹性胰腺坏死的主要治疗方法，但并不是清除固体碎屑的最适宜方式。清除固体坏死组织对于透壁引流术的任何一种干预方式都至关重要，其可以经"手术操作"，通过灌洗或多种方式组合。

当囊壁成熟时内镜治疗效果最佳，通常在胰腺炎发病后 4 周或更久。从发病至进行干预的这段时间内通常死亡率较低，若临床情况允许，应延迟干预[2]。随着坏死性积液聚集在一起形成包裹性胰腺坏死，更易于进行干预。在确诊或可疑感染坏死性胰腺炎的患者，应尽可能延迟干预直至发病后至少 4 周[2, 14]。在急性胰腺炎发病 2 ～ 3 周后出现脓毒症和急性坏死性积聚，若通过 CT 或磁共振可检测其聚集，应尽早建立内镜经胃清创方式。

三、透壁引流术

包裹性胰腺坏死内镜治疗的发展始于使用小直径管（8mm）引流假性囊肿、放置 10Fr 支架以及使用鼻囊灌洗管[12]。早期行内镜治疗的许多患者需额外经皮穿刺引流，尤其对于结肠旁沟的积聚[18]。对于不能耐受鼻囊灌洗管和（或）预期需要灌洗数周的患者，鼻囊灌洗的另一种方式是置入经皮内镜胃造口（percutaneous endoscopic gastrostomy，PEG）瘘管，并将空肠牵引管置入积聚内[19]。然后可进行更大直径的窦道扩张引流。鼻囊灌洗管用无菌性液体持续冲洗 24h 或每 3～4h 进行灌洗几天至几周不等，主要根据坏死组织的数量及患者的耐受程度，以利于避免后续的坏死组织清除术[20]。然而，鼻囊管会使患者感觉不适，随着大孔径金属支架的问世，鼻囊管不再是必须使用。鼻囊灌洗管也并不推荐常规使用[21]。

内镜下坏死组织清除术由 Siefert 等首先发现[22]，随后 Seewald 等[23] 相继将其作为一种清除坏死组织的方式，通过向前或向侧方观察进入积聚；网篮、抓钳和圈套器均可用于清除固体坏死组织[20, 24]。透壁放置大孔径覆膜（食管）自膨式金属支架（SEMS）[25, 26] 或放置 15mm 腔内自膨式金属支架有助于坏死组织清除术，以避免反复球囊扩张胃壁或十二指肠壁（图 30-1 至图 30-3）[24]。过氧化氢有助于进行 DEN 时清除坏死碎屑，并降低后续坏死组织清除术的可能性[27]。

与介入放射学相结合，几种多样的组合治疗方式也被应用[28]。对于一些积聚位置靠外的患者，若经透壁引流方式未能见效，则应行经皮穿刺引流。随后，可通过经皮引流通道放置大口径的自膨式金属支架，并可通过软质内镜进行内镜下坏死组织清除术。

美国华盛顿州西雅图弗吉尼亚梅森医学中心 Gluck 医生及其小组成员应用了一种双模式引流技术。CT 引导下经皮穿刺置管引流术可在内镜下透壁引流术后进行。经皮穿刺导管用于灌洗，内有出水管口，以避免后续进行内镜下坏死组织清除术。他们研究发现，相较于单模式，双模式引流技术可缩短住院时间，并减少放射学及内镜手术的次数[29]。据报道这种治疗方法优于完全经皮穿刺，不仅加快了坏死组织的清除，同时还防止发生外瘘和出血[26]。

对于复杂的组织坏死，Varadarajulu 与研究小组成员应用一种 EUS 引导下的多通道治疗方式[30]，它利用双通道或多通道进行透壁灌洗，旨在提升

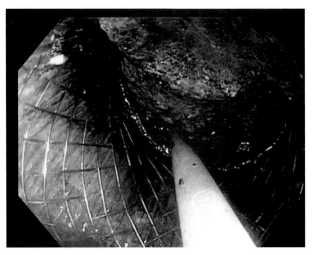

▲ 图 30-1　内镜下观察胰腺坏死组织

内镜定位于刚放置的全覆膜 15mm 腔内自膨式金属支架前方。用圈套器清除固体坏死组织

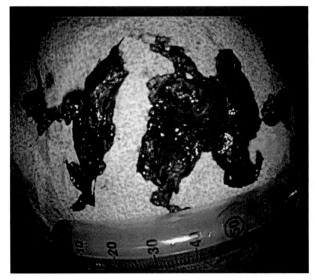

▲ 图 30-2　从 30-1 患者体内清除的坏死组织

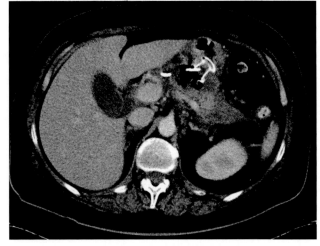

▲ 图 30-3　患者 CT 扫描图

图 30-1 和图 30-2 所示患者的 CT 扫描显示自膨式支架在位并邻近于坏死腔

对于多分隔坏死性积聚的引流效果，鼻囊灌洗管从一侧进水并从另一侧流出。术后每 4h 通过鼻囊管灌洗 200ml 生理盐水，在冲洗时变换患者的体位。

（一）透壁手术设备

用于包裹性胰腺坏死的透壁穿刺设备可分为电灼型和非电灼型。电灼型设备包括标准透热电线（针刀）、专用瘘管切除设备（截囊刀，CST-10，库克内镜检查，温斯顿 - 塞勒姆，北卡罗来纳州，美国）及带有电灼的专用支架传送系统（AXIOS EC，波士顿科技公司，马尔堡，马萨诸塞州，美国）。非电灼设备包括 19 号规格的 EUS 穿刺活检针和其他多样的穿刺针（Marco-Haber 静脉曲张注射针 MHI-21，库克公司）。

多数情况下可在内镜超声引导下透壁穿刺引流积聚，抽吸见液体以确认进入积聚间隙并取样做细菌染色及培养。在透视下观察造影剂进入积聚间隙有助于进针过程中找到正确位置。

（二）支架置入

塑料支架并不是引流包裹性胰腺坏死的理想方式，近年来已被自膨式金属支架替代 [31]。经特殊设计的双腔短支架（Axios，波士顿科技公司）无论有无高频电凝传送系统、技术及临床治疗成功率均很高。由于易于使用，这种方式简化了 EUS 引导下胰周液体积聚的治疗，特别是包裹性胰腺坏死的内镜下坏死组织清除术。作为外科手术的替代方式，这些设备促进了透壁穿刺引流术的广泛使用 [32, 33]。

若使用非电灼引流积聚，透壁通路则应被贯通（超过 0.025 ～ 0.035" 的导丝），通过胆道扩张气囊（直径 4mm，允许通过传送系统）或用 10F 截囊刀；随后放置金属支架。使用最近商用的电灼自膨式金属支架传送系统时，整个手术仅需一步执行（穿刺和放置支架）。对于设备的适度调试尤为重要，特别在最后阶段，近段凸缘的放置十分关键。根据制造商的说明，内镜应适当撤镜以便于在放置近段凸缘前观察到 2 ～ 3mm 的黑色导管标记。另一种可选择的方式是不牺牲稳定的视野范围或冒风险进行过度牵拉，在自膨式金属支架上包括邻近凸缘的放置，并使内镜的前端保持靠近穿刺部位。此时，推进传送系统，同时缓慢地撤出内镜，在支架离开内镜时使近端光源弹簧打开。然而，即使应用电灼的自膨式金属支架传送系统，安全确保有足够长度的导丝进入积聚间隙也至关重要，同时导丝的长度至少 1 圈。在金属支架腔内或并排放置双猪尾支架可有助于防止因坏死物质的冲击而导致的支架移位和闭塞 [34, 35]。

抗凝药物或抗血小板药物宜在透壁引流前停用，在坏死组织清除术前应完全停用。如在操作过程中发生出血且通过内镜不能得到有效控制时，则应立即请影像介入科医生会诊治疗。内镜引流及坏死组织清除术应在深镇静或全麻状态下实施。内镜下坏死组织清除术在第一次内镜手术时应常规使用前窥镜进行操作；计划性清创术的时间间隔从几天至几周不等，具体情况应根据患者的住院或门诊情况、预期残余坏死组织量，以及随访 CT 的影像学检查结果。内引流管应在完全清除积聚和移除外引流管（如果放置）数周后通过内镜方式移除。无论是经验性用药还是根据引流和（或）清创术时获取的培养结果，并发感染坏死的患者应继续抗感染治疗。因可能发生致死性空气栓塞，所有操作均应注入 CO_2。

四、内镜治疗胰腺坏死的效果

越来越多的研究表明，在大多数患者中内镜治疗包裹性胰腺坏死可以达到非手术治疗的清除效果[34]。回顾性研究表明，内镜引流的治疗成功率为 45% ~ 63%[17, 20]。回顾分析 10 项关于内镜下坏死组织清除术的临床资料显示，总治疗成功率为 76%，死亡率为 5%，手术相关并发症发生率为 27%[36]。对微创手术进行评估的随机试验表明[2, 6]，经微创治疗的患者死亡率更低、恢复速度更快及住院时间更短。内镜治疗的优势同样得到其他研究的认可[34]。最近的系统回顾认为内镜下坏死组织清除术在治疗感染性坏死中是一项安全（死亡率为 6%，并发症发生率为 36%）和有效（治疗成功率为 80%）的微创治疗方式[37]。然而，大多数研究并没有报告疾病的严重程度及疗效评估的相关因素。目前指南建议，如果感染性坏死的患者需干预治疗，初始的治疗方案应包括影像学引导下的经皮穿刺置管引流或内镜下透壁引流[14]。

五、内镜治疗胰腺坏死的不良事件

内镜下胰腺坏死组织引流术后可能会出现危及生命的不良事件。建议内镜引流术在外科和影像介入的支持下进行。出血和穿孔是透壁引流术的最严重不良事件。透壁引流术后发生出血可对症支持治疗、内镜治疗、外科手术治疗或血管造影栓塞术治疗。如果在经胃引流时发生穿孔，且局限于胃壁（不涉及积聚），同时支架没有穿过穿孔放置及放置于胃壁外则非手术治疗方式也许有效。经保守治疗包括胃肠减压、应用抗生素以防止胃内容物流出可使胃壁迅速闭合。大孔径（食管）自膨式金属支架可用于封闭穿孔部位[38]，在一些情况下可填塞止血。感染性相关不良事件通常因液体和（或）固体碎屑的引流不畅而发生。支架经胃或十二指肠壁移位可能在内镜支架置入期间或之后发生。若积聚未塌陷及经腔壁通道仍存在，内镜下补救仍具有可能性。内镜下坏死组织清除术后发生致命性空气栓塞已有报道[39]，故在引流时应注入 CO_2 而非空气。

内镜治疗可能发生不良事件和（或）治疗失败，且需要外科手术干预。与首次治疗即外科干预的患者相比，不良事件发生后再进行外科干预的患者可能会发生不利的预后。

显而易见的是，若进行内镜治疗，则内镜医师、临床护理团队以及最重要的患者本人均应竭力配合、共同努力。内镜下坏死组织清创术是一个既耗时、操作量又大的过程，禁用于未服药或心脏功能差的患者，因其不良事件比其他任何胰胆管干预治疗更易发生，并存在潜在致死危险[40]。因此，更重要的是需要重症监护医生、内镜医生、外科医生和介入科医生共同参与治疗这些病情复杂的患者。

☞ 参考文献

[1] da Costa DW, Boerma D, van Santvoort HC et al. Staged multidisciplinary step-up management for necrotizing pancreatitis. Br J Surg 2014;101:e65–e79.

[2] Van Santvoort HC, Bakker OJ, Bollen TL et al. A conservative and minimally invasive approach to necrotizing pancreatitis improves outcome. Gastroenterology 2011;141:1254–1263.

[3] Van Brunschot S, Bakker OJ, Besselink MG et al. Treatment of necrotizing pancreatitis. Clin Gastroenterol Hepatol 2012;10:1190–1201.

[4] Banks PA, Bollen TL, Dervenis C et al. Classification of acute pancreatitis—2012: revision of the Atlanta classification and

definitions by international consensus. Gut 2013;62(1):102–111.

[5] Besselink MG, van Santvoort HC, Boermeester MA et al. Timing and impact of infections in acute pancreatitis. Br J Surg 2009;96:267–273.

[6] van Santvoort HC, Besselink MG, Bakker OJ et al. A step-up approach or open necrosectomy for necrotizing pancreatitis (PANTER trial). N Engl J Med 2010;362:1491–1502.

[7] Dugernier T, Dewaele J, Laterre PF. Current surgical management of acute pancreatitis. Acta Chir Belg 2006;106(2):165–171.

[8] Bakker OJ, van Santvoort HC, van Brunschot S et al. Endoscopic transgastric vs surgical necrosectomy for infected necrotizing pancreatitis: a randomized trial. JAMA 2012; 307:1053–1061.

[9] Raraty MG, Halloran CM, Dodd S et al. Minimal access retroperitoneal pancreatic necrosectomy: improvement in morbidity and mortality with a less invasive approach. Ann Surg 2010; 251:787–793.

[10] Loveday BP, Mittal A, Phillips A, Windsor JA. Minimally invasive management of pancreatic abscess, pseudocyst, and necrosis: a systematic review of current guidelines. World J Surg 2008; 32:2383–2394.

[11] Horvath K, Freeny P, Escallon J et al. Safety and efficacy of video-assisted retroperitoneal debridement for infected pancreatic collections: a multicenter, prospective, single-arm phase 2 study. Arch Surg 2010;145:817–825.

[12] Baron TH, Thaggard WG, Morgan DE, Stanley RJ. Endoscopic therapy for organized pancreatic necrosis. Gastroenterology 1996;111:755–764.

[13] Tenner S, Baillie J, DeWitt J, Vege SS. American College of Gastroenterology guideline: management of acute pancreatitis. Am J Gastroenterol 2013;108:1400–1415.

[14] Group W, Apa IAP, Pancreatitis A. IAP/APA evidence-basedguidelines for the management of acute pancreatitis.Pancreatology 2013;13(4 suppl 2):e1–15.

[15] Garg PK, Madan K, Pande GK, Khanna S et al. Association of extent and infection of pancreatic necrosis with organ failure and death in acute necrotizing pancreatitis. Clin Gastroenterol Hepatol 2005; 3:159–166.

[16] van Baal MC, Bollen TL, Bakker OJ et al. The role of routine fine-needle aspiration in the diagnosis of infected necrotizing pancreatitis. Surgery 2014;155:442–448.

[17] Varadarajulu S, Bang JY, Phadnis MA, Christein JD, Wilcox CM. Endoscopic transmural drainage of peripancreatic fluid collections: outcomes and predictors of treatment success in 211 consecutive patients. J Gastrointest Surg 2011;15:2080–2088.

[18] Papachristou GI, Takahashi N, Chahal P, Sarr MG, Baron TH. Peroral endoscopic drainage/debridement of walled-off pancreatic necrosis. Ann Surg 2007;245:943–951.

[19] Baron TH, Morgan DE. Endoscopic transgastric irrigation tube placement via PEG for debridement of organized pancreatic necrosis. Gastrointest Endosc 1999;50:574–577.

[20] Samuelson AL, Shah RJ. Endoscopic management of pancreatic pseudocysts. Gastroenterol Clin North Am 2012;41:47–62.

[21] Gardner TB, Chahal P, Papachristou GI et al. A comparison of direct endoscopic necrosectomy with transmural endoscopic drainage for the treatment of walled-off pancreatic necrosis. Gastrointest Endosc 2009;69:1085–1094.

[22] Seifert H, Wehrmann T, Schmitt T, Zeuzem S, Caspary WF. Retroperitoneal endoscopic debridement for infected peripancreatic necrosis. Lancet 2000;356(9230):653–655.

[23] Seewald S, Groth S, Omar S et al. Aggressive endoscopic therapy for pancreatic necrosis and pancreatic abscess: a new safe and effective treatment algorithm (videos). Gastrointest Endosc 2005;62:92–100.

[24] Gardner TB, Coelho-Prabhu N, Gordon SR et al. Direct endoscopic necrosectomy for the treatment of walled-off pancreatic necrosis: results from a multicenter U.S. series. Gastrointest Endosc 2011;73:718–726.

[25] Antillon MR, Bechtold ML, Bartalos CR, Marshall JB. Transgastric endoscopic necrosectomy with temporary metallic esophageal stent placement for the treatment of infected pancreatic necrosis (with video). Gastrointest Endosc 2009;69:178–180.

[26] Belle S, Collet P, Post S, Kaehler G. Temporary cystogastrostomy with self-expanding metallic stents for pancreatic necrosis. Endoscopy 2010;42:493–495.

[27] Siddiqui A, Easler J, Strongin A et al. Hydrogen peroxide-assisted endoscopicnecrosectomy for walled-off pancreatic necrosis: a dual centerpilot experience. Dig Dis Sci. 2014;59:687–690.

[28] Baron TH, Kozarek RA. Endotherapy for organized pancreatic necrosis: perspectives after 20 years. Clin Gastroenterol Hepatol 2012;10:1202–1207.

[29] Gluck M, Ross A, Irani S et al. Endoscopic and percutaneous drainage of symptomatic walled-off pancreatic necrosis reduces hospital stay and radiographic resources. Clin Gastroenterol Hepatol 2010;8:1083–1088.

[30] Varadarajulu S, Phadnis MA, Christein JD, Wilcox CM. Multiple transluminal gateway technique for EUS-guided drainage of symptomatic walled-off pancreatic necrosis. Gastrointest Endosc 2011;74:74–80.

[31] Fabbri C, Luigiano C, Cennamo V et al. Endoscopic ultrasound-guided transmural drainage of infected pancreatic fluid collections with placement of covered self-expanding metal stents: a case series. Endoscopy. 2012; 44:429–433.

[32] Siddiqui AA, Adler DG, Nieto J et al. EUS-guided drainage of peripancreatic fluid collections and necrosis using a novel lumen-apposing stent: a large retrospective multicenter U.S. experience (with videos). Gastrointest Endosc 2016;83(4):699–707.

[33] Rodrigues-Pinto E, Baron TH. Evaluation of the AXIOS stent for the treatment of pancreatic fluid collections. Expert Rev Med Devices 2016;13(9):793–805.

[34] Tarantino I, Di Pisa M, Barresi L et al. Covered self-expandable metallic stent with flared plastic one inside for pancreatic pseudocyst avoiding stent dislodgement. World J Gastrointest Endosc 2012;4:148–150.

[35] Talreja JP, Shami VM, Ku J et al. Transenteric drainage of pancreatic-fluid collections with fully covered self-expanding metallic stents (with video). Gastrointest Endosc 2008;68:1199–1203.

[36] Haghshenasskashani A, Laurence JM, Kwan V et al. Endoscopic necrosectomy of pancreatic necrosis: a systematic review. Surg Endosc 2011;25:3724–3730.

[37] Van Brunschot S, Fockens P, Bakker OJ et al. Endoscopic transluminalnecrosectomy in necrotising pancreatitis: a systematic review. Surg Endosc 2014;28:1425–1438.

[38] Iwashita T, Lee JG, Nakai Y et al. Successful management of perforation during cystogastrostomy with an esophageal fully covered metallic stent placement. Gastrointest Endosc 2012;76(1):214–215.

[39] Seifert H, Biermer M, Schmitt W et al. Transluminal endoscopic necrosectomy after acute pancreatitis: a multicentre study with long-term follow-up (the GEPARD Study). Gut 2009;58:1260–1266.

[40] Kozarek RA. Endoscopic management of pancreatic necrosis: not for the uncommitted. Gastrointest Endosc 2005;62:101–104.

Minimally Invasive Debridement and Lavage of Necrotizing Pancreatitis

微创清创术及坏死性胰腺炎灌洗治疗

31

Rebecca Saunders, Michael G.T. Raraty, Chris Halloran, John P. Neoptolemos 著

李冠群 译

孙 备 校

一、概述

约 20% 的急性胰腺炎患者可发生胰腺坏死[1]，其中感染的发生率约为 30%[2, 3]。感染性胰腺坏死有相当高的并发症发生率，同时死亡率高达 32%[3]。目前 IAP/ 美国胰腺协会（American Pancreatic Association，APA）的指南推荐，当发生坏死性胰腺炎或高度可疑感染性胰腺坏死伴临床恶化时应主动干预[2]。此外，对于持续性无菌坏死伴器官衰竭且未见好转的患者也需要临床干预。进行干预的理想时机应延迟至坏死形成局限性包裹，通常在发病后 4 ～ 6 周[4]。

近年来，多项研究和试验推荐微创入路胰腺坏死组织清除术[5-9]，现已成为大多数中心的标准治疗方式。研究表明，相较于开放性坏死组织清除术，患者行微创治疗术后器官衰竭的发生率及并发症发生率显著降低。许多研究显示死亡率并未显著降低，但这些研究在统计学上没有显著差异[5, 8, 10]。

二、技术

已有多种不同技术的微创入路坏死组织清除术被报道。本章将回顾经腹膜后及腹腔镜治疗方式；内镜坏死组织清除术将在其他章节进行论述。

腹腔镜经腹坏死组织清除术首次报道于 1996 年[11]，其他几个小规模中心也相应报道[12-14]，但该技术的普及程度正在下降且目前尚无大中心实施。积聚物经腹腔镜进行可视化处理，并可用手辅助或腹腔镜切口行清创术治疗。坏死腔可直接或通过横结肠系膜、胃结肠韧带或经胃途径进行处理。约 20% 的患者需要通过开放或腹腔镜再次手术[11, 14]。与其他微创方式相比，腹腔镜清创治疗的潜在优点在于能够同时

进行胆囊切除[4, 15]，并缩短住院时间[13, 14]。几家中心报道，腹腔镜胰腺囊肿胃吻合术是一种安全有效替代开放手术的治疗方式，但仅在坏死组织囊壁形成后具有可行性[16]。但是，腹腔镜途径的主要缺点在于感染性坏死组织可直接播散至无菌腹腔，造成第二间隔的感染。

大多数中心更推崇经皮穿刺腹膜后入路，进而限制感染灶扩散至腹腔内。具体的方式应根据各中心的特点而制定，使用腹腔镜、硬质肾镜和软质内镜的治疗方式均有报道[8, 17, 18]，无论采用何种方式，总体的治疗原则应一致。

腹膜后小切口入路坏死组织清除术（minimal access retroperitoneal pancreatic necrosectomy，MARPN）通过 CT 引导下，进入坏死腔的初始通路可通过经皮穿刺引流置管引流坏死性积聚获得。引流管通常于脾、左肾和结肠之间的间隙由左侧放置（图31-1 和图31-2）[8]，但可以选择其他通路，并应根据坏死组织的分布状况进行个体化准确放置。一项随机对照研究发现，35% 的患者单独经皮穿刺引流治疗即可，无须进一步的手术治疗[5]。若临床症状在引流术后没有改善，则进一步行坏死组织清创术。

在手术室，镇静或全麻状态下，患者的体位为仰卧位，但略倾斜，以便于引流通道接近水平。在入口点下直接放置沙袋并将患者接近手术台左手侧，以便使用肾镜进入通道[7, 15]。

在透视引导下，将引流导管更换为导丝，并使用肾扩张器或球囊扩张器将导管扩张至30F[8, 20]。做 2cm 的皮肤小切口允许扩张器通过，一旦它们穿过腹膜后筋膜层和肌层将无明显阻力。在 X 线透视引导下及结合先前的 CT 图像，应注意不要将扩张器推进超过坏死腔的范围。一旦通道被扩张，Amplatz 鞘应置于扩张器上以保持整个通道通畅及位置准确[20]。正确的定位常通过 Amplatz 鞘发现脓液和液体残渣。

宽口径手术肾镜的引入可对坏死腔进行可视化，与此同时可进行冲洗及活体组织检查。通过使用标准腹腔镜抓钳，持续温盐水冲洗，逐步清除坏死组织（图31-3）。清除的坏死组织标本应进行微生物培养并指导抗生素用药。初期坏死清除术常因未成熟组织与腔壁粘连致密而受到限制；试图清除这些黏附组

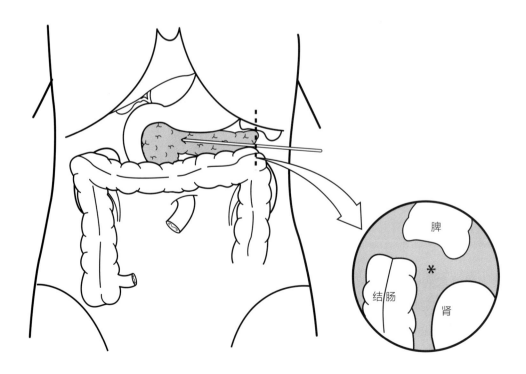

▲ 图31-1　首选腹膜后入路处理感染性胰腺坏死，避开脾、左肾和结肠
引自 Raraty 等，2006[19]

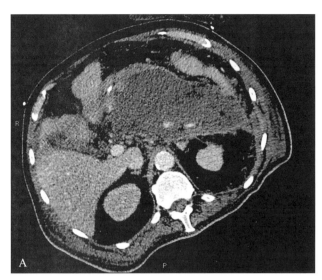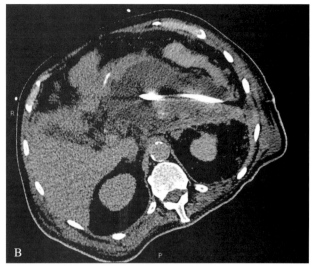

▲ 图 32-2　CT 引导下经左侧腹进入至坏死腔，使患者左倾，以便进入坏死腔

织会造成显著出血，且应仅分离无明显粘连的坏死组织 [15, 21]。因此，在坏死腔完全干净前常需要反复多次手术。

　　在手术结束时进行灌洗引流，将 10F 或 12F 鼻胃管与 28F 的胸腔引流管缝合，并置入坏死腔中（图 31-4）。用 0.9% 生理盐水持续冲洗脓腔，流量为 125ml/h[8, 15]。该过程在 7 ～ 10d 内重复进行直到坏死组织清除术完成 [7, 8]。应将患者的病情、炎症指标、影像学检查结果，以及在术中对残余坏死组织的观察结果一并考虑后，冲洗流量最终减至 60 ml/h，然后至 30 ml/h，直至停止。CT 检查结果证实脓腔已塌陷，并没有复杂的窦道存在。冲洗引流管逐渐缩小至更小口径并单一通道引流，患者通常可带管出院 [8]，引流管可在出院后拔除。

　　视频辅助下腹膜后坏死组织清除术（video-assisted retroperitoneal debridement，VARD）作为另一种腹膜后入路的清创方式由 Horvath 于 2001 年首先提出 [5, 17]，在美国和荷兰较常被应用。VARD 最初使用两个腹腔镜切口，随后的几年间这项技术在逐步改进 [9]。至于 MARPN，最初是通过影像学引导下的经皮穿刺引流管进入坏死腔。

　　VARD 患者的体位与上述 MARPN 相似，通常在左肋缘下近腋中线靠近经皮引流管处做 4 ～ 5cm 小切口可容纳 1 ～ 2 指，逐层分离腹壁肌肉层，外科医生在手指引导下放置

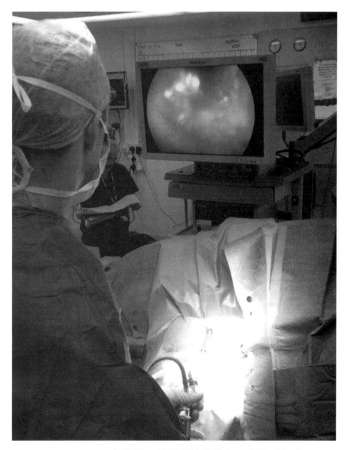

▲ 图 31-3　在直视下使用肾镜清除坏死的胰腺组织

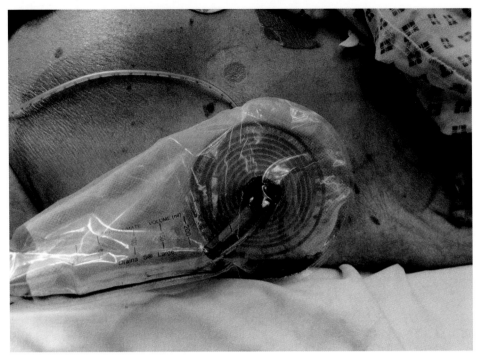

▲ 图 31-4　手术结束时，将 12F 鼻胃管和 28F 胸腔引流管置入坏死腔内进行灌洗引流，0.9% 盐水以 125ml/h 的流量持续冲洗坏死腔

引流管。引流管随后置入积聚间隙内并用手指分离积聚。坏死组织主要通过吸除、手指的钝性分离和手术钳去除。零度角腹腔镜随手术钳沿切口置入，与视野平行在直视下进行坏死组织清除术。腹腔镜夹子可在发生出血时使用。两个大口径的引流管置于积聚间隙中，一个位置较深，另一个相对表浅并可进行持续灌洗引流。将引流管上方的筋膜闭合，以便于术后冲洗。皮肤可以直接闭合，也可以暂时开放以便再次手术 [9, 17, 20]。

　　这两个手术的目的是清除游离的及易去除坏死的组织，而非一次性完全清除坏死组织 [8, 9]。

三、复杂性坏死积聚的治疗方式

　　随着许多中心的手术经验不断积累，引流和坏死组织清除术处理复杂性坏死积聚的疗效有所提升。因腹部脏器周围的毗邻关系，经腹膜后入路处理右侧或中央性积聚较为棘手，但经熟练的介入治疗仍可妥善处理。处理胰头部的积聚可经胃结肠韧带前入路。坏死积聚向左或向右沿腹膜后通路引流并可作为 MARPN 或 VARD 坏死组织清除术额外的引流通路 [8]。经皮引流与内镜技术的联合应用可用于病情复杂或初始干预存在引流不畅的患者 [20]。

四、早期并发症

　　坏死性胰腺炎是一种并发症发生率较高的疾病，且感染性胰腺坏死患者经坏死组织清除术后机体常经历较大创伤。一些并发症的发生与疾病本身相关或直接与手术相关[20,22]。

最近在 274 例患者中研究发现，从微创治疗转化至开放手术的比率为 13.1%（36/274）[8]。中转率从早年的 17.3%（1997—2008）降至近些年来的 12.1%（2009—2013），中转率的降低反映经皮穿刺引流及手术技术的学习曲线[7,8]。最常见的中转原因是无法放置引流，难以扩张引流通道，无法引流坏死积聚或发生出血[7,8]。鉴于这些并发症的风险，约有 30% 的患者不能进行微创坏死组织清除术[8]。同时，约有 25% 的患者在微创入路坏死组织清除术后需附加经皮引流术[5,8]。

术后出血已被证实是独立的预后不良因素，并会导致高死亡率[22,23]。据研究报道坏死组织清除术后显著出血的发生率是 11%～18%[5,8,22,23]。原发性出血是因扩张窦道时部分血管的撕脱或在手术清除黏附物及肉芽组织所致[15,20]。如果发生出血则应压迫填塞。若上述治疗无效可疑动脉出血，应行血管造影或进行动脉栓塞。若血管造影未见明显出血点，则静脉出血最常见。静脉出血通常在局部压迫、封闭引流和纠正凝血障碍后好转[20]。若血管栓塞术不能进行或无法控制出血，则应行剖腹探查术，尽管其很少见效。继发性出血也可能发生，最常见的原因是坏死组织腐蚀血管或假性动脉瘤的破裂。继发性出血前通常会发生"先兆"出血，应尽快完善肠系膜血管造影检查[15]。

据报道，在行开放性坏死组织清除术的患者中结肠坏死的发生率高达 17%[22]，但在行微创手术患者中的发生率远低于开放手术，仅为 1.5%[8,15]。造成差异如此大的原因并不完全清楚，可能因两组患者间存在一些差异。荷兰胰腺炎研究小组的 RCT 没有将缺血性肠病作为一种特殊的并发症，因其发病率很低[5,6]。尽管结肠坏死的发生率较低，但其死亡率高，并有报道为 53%[24]。在微创治疗方式后发生缺血性肠病并不常见且常会延误诊断，这往往会造成不良预后。因此，应时刻警惕缺血性肠病的发生[22]。结肠坏死的局部病灶可导致肠瘘形成，肠瘘常需造口以控制病情或临床条件允许的情况下适当切除。肠瘘是由坏死性积聚自发流出至毗邻的胃肠道而引起[20]。胃瘘和十二指肠瘘通常可保守治疗，若不能满足营养需求则给予全肠外营养[15]。在涉及胰头的广泛坏死 MARPN 术后发生经壶腹的生理性十二指肠瘘并不少见。

胰瘘是较常见的后期并发症，常发生于胰腺坏死的外科治疗后。胰瘘发生率为 5%～28%[5,8]，并与残留胰管相通有关。在无胰管远端梗阻的情况下，胰瘘应采取保守治疗[25]。ERCP 和经乳头胰管支架置入可能有助于治疗持续性胰瘘[20]。

五、术后恢复

术后多脏器衰竭常发生，尽管发生率小于开放性坏死组织清除术，但发生率高达 20%～50%，并在坏死性胰腺炎进行干预后可能危及生命[5,6,8]。术后 16%～50% 的患者需重症监护治疗，中位重症监护治疗时间为 9～12.5d[5,6,8]。

治疗通常需多次手术；中位数为 3 次的手术需要使用窦道扩张技术 [四分位距（interquartile range，IQR）2～4]，因此患者经常延长住院时间[8,15]。鉴于在第一次手术前需 29d 的中位住院时间，总体中位住院时间为 98d（IQR 75～128）[8]。对于进行 VARD 的胰腺中心，患者需要较少的手术次数，中位数为 1（范围 1～2）。这反映总体住院时间较短，为 78d[9]。

据报道延迟性并发症的发生率高达 62%[22]，鉴于由此带来的风险，长期随访至关重要。消化道瘘、假性囊肿的形成、新发糖尿病以及胰腺功能不全较常见，如发生则应对症治疗[5,6,22]。

六、预后

微创坏死组织清除术的术后死亡率不足 15%，但超过 60% 的患者会发生并发症[5, 6, 8]。据报道开放性手术的死亡率为 11%～39%[7, 26]，但最近研究结果表明开放和微创坏死组织清除术的死亡率已分别降至 12.5% 及 11.2%[8]。术后死亡率的降低归因于胰腺中心的多学科综合治疗模式，以及从护理到围术期管理各个环节的不断改进。患者的选择也可能是另一因素。

微创手术治疗中，手术相关（35.4% vs 51.7%）及非手术相关性（16.8% vs 26.7%）并发症率均低于开放性坏死组织清除术[8]。术后多脏器衰竭的发生率也显著减少，经微创入路或创伤递进式治疗的发生率为 12%～20%，经开腹手术的发生率为 35%～40%。利物浦数据显示开放手术清创后入重症监护治疗的可能性更大，尽管这并没有被荷兰研究小组证实[5, 8]。

相较于微创手术，包括胰瘘、新发糖尿病在内的远期并发症及胰酶制剂的应用更易发生于开放性清创术后。然而，术后深静脉血栓形成的发生率（6.6% vs 1.7%）在微创手术后更高，可能与本组患者的住院时间较长有关（中位数：98 天 vs 71 天）。

☞ 参考文献

［ 1 ］　Whitcomb DC. Clinical practice. Acute pancreatitis. N Engl J Med, 2006;354(20):2142–2150.

［ 2 ］　Working Group IAP/APA Acute Pancreatitis Guidelines. IAP/APA evidence-based guidelines for the management of acute pancreatitis. Pancreatology 2013;13(4 suppl 2):e1–15.

［ 3 ］　Petrov MS, Shanbhag S, Chakraborty M, Phillips AR, Windsor JA. Organ failure and infection of pancreatic necrosis as determinants of mortality in patients with acute pancreatitis. Gastroenterology 2010;139(3):813–820.

［ 4 ］　Freeman ML, Werner J, van Santvoort HC et al. Interventions for necrotizing pancreatitis: summary of a multidisciplinary consensus conference. Pancreas 2012;41(8):1176–1194.

［ 5 ］　van Santvoort HC, Besselink MG, Bakker OJ, et al.; Dutch Pancreatitis Study Group. A step-up approach or open necrosectomy for necrotizing pancreatitis. N Engl J Med 2010;362(16):1491–1502.

［ 6 ］　Bakker OJ, van Santvoort HC, van Brunschot S et al.; Dutch Pancreatitis Study Group. Endoscopic transgastric vs surgical necrosectomy for infected necrotizing pancreatitis: a randomized trial. JAMA 2012;307(10):1053–1061.

［ 7 ］　Raraty MG, Halloran CM, Dodd S et al. Minimal access retroperitoneal pancreatic necrosectomy: improvement in morbidity and mortality with a less invasive approach. Ann Surg, 2010;251(5):787–793.

［ 8 ］　Gomatos IP, Halloran CM, Ghaneh P, et al. Outcomes from minimal access retroperitoneal and open pancreatic necrosectomy in 394 patients with necrotizing pancreatitis. Ann Surg 2016;263(5):992–1001.

［ 9 ］　van Brunschot S, Besselink MG, Bakker OJ et al. Video-assisted retroperitoneal debridement (VARD) of infected necrotizing pancreatitis: an update. Curr Surg Rep 2013;1:121–130.

［10］　van Santvoort HC, Besselink MG, Bollen TL, Buskens E, van Ramshorst B, Gooszen HG; Dutch Acute Pancreatitis Study Group. Case-matched comparison of the retroperitoneal approach with laparotomy for necrotizing pancreatitis. World J Surg 2007;31(8):1635–1642.

［11］　Gagner M. Laparoscopic treatment of acute necrotizing pancreatitis. Semin Laparosc Surg 1996;3(1):21–28.

［12］　Mathew MJ, Parmar AK, Sahu D, Reddy PK. Laparoscopic necrosectomy in acute necrotizing pancreatitis: Our experience. J Minim Access Surg 2014;10(3):126–131.

［13］　Zhou ZG, Zheng YC, Shu Y et al. Laparoscopic management of severe acute pancreatitis. Pancreas 2003;27(3):e46–50.

[14] Parekh D. Laparoscopic-assisted pancreatic necrosectomy: a new surgical option for treatment of severe necrotizing pancreatitis. Arch Surg 2006;141(9):895–902; discussion 902–903.

[15] Carter R. Percutaneous management of necrotizing pancreatitis. HPB (Oxford) 2007;9(3):235–239.

[16] Gibson SC, Robertson BF, Dickson EJ, McKay CJ, Carter CR. 'Step-port' laparoscopic cystgastrostomy for the management of organized solid predominant post-acute fluid collections after severe acute pancreatitis. HPB (Oxford) 2014;16(2):170–176.

[17] Horvath KD, Kao LS, Wherry KL, Pellegrini CA, Sinanan MN. A technique for laparoscopic-assisted percutaneous drainage of infected pancreatic necrosis and pancreatic abscess. Surg Endosc 2001;15(10):1221–1225.

[18] Gambiez LP, Denimal FA, Porte HL, Saudemont A, Chambon JP, Quandalle PA. Retroperitoneal approach and endoscopic management of peripancreatic necrosis collections. Arch Surg 1998;133(1):66–72.

[19] Raraty MGT, Connor S, Evans J, Ghaneh P, Sutton R, Neoptolemo JP. Trattamento miniinvasivo della pancreatite acuta necrotizzante. In: Pedrazzoli S, ed. Neuro Trattato di Tecnica Chirurgica Pancreas: Peritoneo, Retroperitoneo, Surrene, Milza. Milan: UTET, 2006:183–187.

[20] Logue JA, Carter CR. Minimally invasive necrosectomy techniques in severe acute pancreatitis: role of percutaneous necrosectomy and video-assisted retroperitoneal debridement. Gastroenterol Res Pract 2015;2015:693040.

[21] Connor S, Ghaneh P, Raraty M et al. Minimally invasive retroperitoneal pancreatic necrosectomy. Dig Surg 2003;20(4):270–277.

[22] Connor S, Alexakis N, Raraty MG et al. Early and late complications after pancreatic necrosectomy. Surgery 2005;137(5):499–505.

[23] Tsiotos GG, Luque-de León E, Söreide JA et al. Management of necrotizing pancreatitis by repeated operative necrosectomy using a zipper technique. Am J Surg 1998;175(2):91–98.

[24] Kriwanek S, Gschwantler M, Beckerhinn P, Armbruster C, Roka R. Complications after surgery for necrotising pancreatitis: risk factors and prognosis. Eur J Surg 1999;165(10):952–957.

[25] Tsiotos GG, Smith CD, Sarr MG. Incidence and management of pancreatic and enteric fistulas after surgical management of severe necrotizing pancreatitis. Arch Surg 1995;130(1):48–52.

[26] Rodriguez JR, Razo AO, Targarona J et al. Debridement and closed packing for sterile or infected necrotizing pancreatitis: insights into indications and outcomes in 167 patients. Ann Surg 2008;247(2):294–299.

32

Open Surgical Debridement in Necrotizing Pancreatitis
开放性外科清创术治疗坏死性胰腺炎

Lutz Schneider, Markus W. Büchler 著

李冠群 译

孙 备 校

一、概述

坏死性胰腺炎的治疗方式在过去几十年间不断改变，目前更强调以多学科团队为依托的保守治疗方式[1]。通过外科手术清创治疗坏死性胰腺炎的患者不足20%[2]。与开放性清创相比，微创手术或许可以降低并发症的发生率及死亡率[3]。如果微创手术不能充分清除坏死组织或不可用，或因出血等并发症而禁用微创方式时，则行开放性坏死组织清除术。

开放性外科清创术的目的：①清除所有（感染）坏死胰腺及周围组织，以控制局部病灶并最小化炎性介质介导的脓毒性全身炎症反应。②保存所有未失活的胰腺组织以免造成长期的胰腺外分泌和（或）胰腺内分泌功能障碍。

坏死性胰腺组织的外科清创术不应在发病后2周内进行，在理想情况下至少应推迟4周以更好地界定失活的胰腺组织并保留存活的胰腺组织[4-7]。一项关于研究坏死组织清除术适宜时机的前瞻性对照研究被迫叫停，因在该试验中延迟手术干预组（至少12d）相较于早期干预组具有明显优势[5]。出现症状4周后进行坏死组织清除术在治疗效果及住院费用方面并无更多优势[8]。

对比增强CT是术前检查方式的金标准，并为外科手术入路的选择提供指引。但需要注意的是，只有进行外科手术时才能准确判断坏死胰腺组织量。术前影像学检查常过度预估胰腺坏死的严重程度。即使术前影像学检查判断完全性胰腺坏死，也常进行保留器官功能的坏死组织清除术。这对于降低并发症发生率、死亡率，以及改善患者胰腺内外分泌功能相关的长期生活质量来讲也至关重要[9-13]。

二、开放性外科清创术的常规技术

坏死组织清除术的概念包括外科手术清除失活的胰腺周围和胰腺内组织，以及液体积聚的引流。经

小网膜囊行胰腺坏死组织清除可通过多种方式。最常用的途径是通过分离胃结肠韧带或通过横结肠肠系膜。如果通过横结肠系膜进入小网膜囊，推荐结肠正中血管左侧入路（图 32-1）。其他进入胰腺坏死组织的途径是通过屈氏韧带左侧（胰尾）或中结肠血管的右侧（胰体和胰头的一部分），这取决于可疑坏死组织的位置。如果坏死组织主要位于胰头部区域，游离胰头部（Kocher 手法）可提供恰当的途径进行坏死组织清除。

应利用手指钝性分离胰腺坏死组织进行清创，将医生的手指用海绵覆盖以便于完全清除坏死组织。如液体积聚或坏死组织位于腹膜后、肾旁或结肠周围，则应分离结肠脾曲或结肠肝曲。所有坏死组织应一并清除，但不要破坏脆性组织以便于减少不必要的出血。术中应留取标本行细菌培养并进行微生物学分析以确定引起感染的微生物，以便后续应用抗菌药物治疗。

可使用 6～12L 等渗盐水溶液进行充分灌洗，以消除感染性腹水和残余感染并减少这些坏死物质中的炎性介质释放。

如果可能的话，应在清创后关闭小网膜囊并放置适当的引流管，以将感染区域与腹腔的其余部分分隔。

如需要则可将胆囊一并切除。

因开始进行的坏死组织清除术及简单的胰床引流常常无效，持续或复发的腹腔内脓毒症十分严重，为了达到上述治疗目的，不同的治疗策略已经发展成一期手术治疗[1, 14]。这意味着术后需要进行持续的病灶控制。

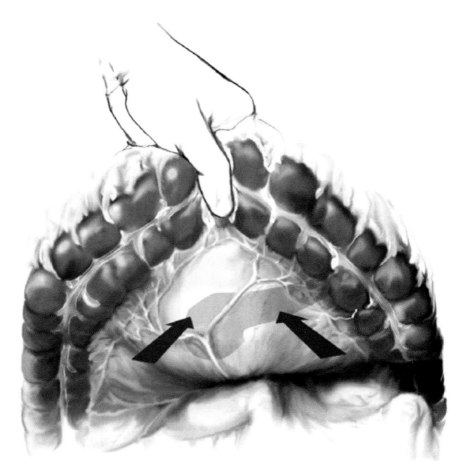

▲ 图 32-1　进入小网膜囊可直接通过中结肠血管两侧的横结肠系膜

三、持续闭式灌洗引流

术后小网膜囊持续闭式灌洗的概念建立于 20 世纪 80 年代初 [15, 16]。根据几项更大的队列研究，与其他开放性手术技术相比 [13, 17, 18]，尽管暂无前瞻性研究分析，持续闭式灌洗引流或许可降低术后近期和远期并发症的发生率。对于术后持续闭式灌洗引流，可在开放性坏死清除术及冲洗后将大管径双腔冲洗引流管（20～24F）置于胰床，并通过腹壁两侧引出。如上所述，进入小网膜囊的通路应该尽可能创造一个封闭的间隔区域进行冲洗。而后，若再无探查腹腔计划时将腹壁确切关闭。

术后首次灌洗至少应用 6L/24h 的等张盐水溶液。灌洗的液体量应根据引流物的肉眼观、酶学计数（淀粉酶 / 脂肪酶）以及患者的临床状况做调整。当引流液变得清澈透亮时或胰腺酶学计数正常或显著降低时，可减少灌洗的次数或停止灌洗。若在灌洗停止后，上述观察指标转佳时则可将引流管依次拔除（图 32-2）。若患者临床状态尚佳，则不需要在重症监护室进行持续灌洗引流。尽管持续闭式灌洗引流后常无须再次手术，但对于一些患者也属必要。再次剖腹手术的原因包括肠瘘、出血或未经引流的液体积聚继续进展且无法行经皮穿刺引流。表 32-1 归纳了关于死亡率和并发症发生率的临床数据，包括术前疾病的严重程度、术后胰瘘发生率及术后出血。

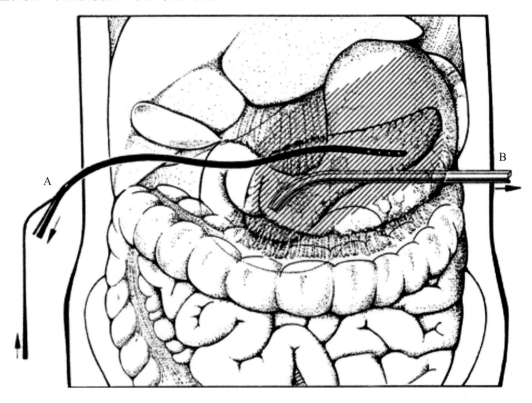

▲ 图 32-2　坏死组织清除后，导管置于小网膜囊区
A. 双腔灌洗导管；B. 单腔灌洗导管

四、清创术与开放充填引流 / 分阶段开腹手术

当对结肠后间隙和（或）肠系膜间隙中的广泛坏死组织进行一期手术不能实现完全坏死组织清除

表 32-1　持续闭式灌洗

文　献	病例数（例）	术前严重程度 [a]	死亡病例[n(%)]	胰瘘病例n(%)]	出血病例[n(%)]
Lavin 等 [26]	14	Ranson 评分：5（3～8）	3（21）	0	1（7）
Pederzoli 等 [27]	263	–	47（18）	22（8）	21（8）
Büchler 等 [28]	28	Ranson 评分：4（0～7）	6（21）	8（29）	2（7）
		APACHE Ⅱ评分：13（6～22）			
De Waele 等 [29]	17	Ranson 评分：7±1.4	9（53）	3（18）	0
		APACHE Ⅱ评分：26±9.3			
Wig 等 [30]	58	APACHE Ⅱ评分：8（3～17）	17（29）	9（16）	8（14）
Besselink 等 [18]	53	–	13（25）		17（32）
Farkas 等 [31]	220	APACHE Ⅱ评分：16（11～32）	17（8）	24（11）	6（3）
Rau 等 [31]	285	Ranson 评分：5（0～10）	72（25）	77（27）	44（15）
		APACHE Ⅱ评分：11（0～28）			
Gomatos 等 [33]	120	APACHE Ⅱ评分：8（4～11）	28（23.3）	14（11.7）	18（15）
van Santvoort 等 [34]	45	APACHE Ⅱ评分：15±5.3	7（16）	17（38）	10（22）
总数	1103		219（20）	174（17）	127（12）

a. 分数以平均值或中位数表示，括号内为范围；-. 未公开报道

时，进展为脓毒症的可能性很高。在这种情况下，开放充填引流 / 分阶段开腹手术（open packing/staged laparotomy，OP/SL）是一种损伤控制的方式。这种方法在 1981 年被首次提出，其目的是降低术后持续感染的发生率[19]。在有指征行 OP/SL 的患者中超过 50% 存在胰腺坏死，且该疾病播散性强，这使得经腹膜后行微创坏死组织清除术变得极为困难。进行 OP/SL 的另一个原因是坏死性胰腺炎患者并发腹腔间隔室综合征。腹腔间隔室综合征的特点是腹部压力超过 25mmHg。诊断腹腔间隔室综合征可通过腹部临床评定和膀胱外测压。因常有致命性的腹腔间隔室综合征未被发现，因此应在坏死性胰腺炎患者中进行膀胱内测压；剖腹手术导致腹腔压力立即释放，并避免后续并发症，如肠灌注衰竭或呼吸衰竭，呼吸衰竭可能是因机械通气时极高的压力所致。

在 OP/SL 中，每隔 48～72h 再手术，以进一步去除界限清晰的坏死组织，直至肉芽组织开始形成。在仔细清创后（参见前），避开大血管及纱布填塞的空腔位置放置引流管。用非黏附性的金属膜置于肠间并暂时性将腹部关闭，或在置于肠间的箔膜及外层箔膜放置纱布后用非黏附性补片或黏附箔膜覆盖。在每次手术修补后应进一步评估再手术的必要性。如果实现了完全坏死组织清除，开放治疗的概念应转换至持续闭式灌洗引流，并确切闭合腹壁（参见前）。

鉴于该术式的适应证，此治疗方式在文献中报道的并发症发生率很高。据报道死亡率为 24%，最常见的并发症是瘘管形成（36%），出血率为 18%。完成治疗所需的平均探查次数约为每名患者 6～7 次（表 32-2）。

表 32-2　开放充填引流分阶段开腹手术

文　献	病例数（例）	术前严重程度 [a]	死亡病例 [n(%)]	胰瘘病例 [n(%)]	出血病例 [n(%)]	探查次数（次）
Orlando 等 [35]	15	4.5（0～11）	3（15）	5（33）	4（27）	19.8
Vauthery 等 [36]	6	APACHE Ⅱ 评分：16～30	0	3（50）	-	6.5
Bradley 等 [37]	71	-	10（15）	42（59）	5（71）	7.9
Harris 等 [38]	11	-	2（18）	6（55）	0	10
Fugger 等 [39]	125	APACHE Ⅱ 评分：15（4～30）	40（32）	31（25）	24（19）	-
Hwang 等 [40]	40	-	6（15）	4（10）	2（5）	-
Nordback 等 [41]	22	-	5（23）	14（64）	2（14）	3
van Goor 等 [42]	10	-	3（30）	4（40）	5（50）	14.3
Dominioni 等 [43]	16	-	3（19）	4（25）	3（19）	8
Gentile 等 [44]	40	-	12（30）	10（25）	-	2.5
Tsiotos 等 [13]	72	APACHE Ⅱ 评分：10（0～23）	18（25）	25（35）	13（18）	2.2
Branum 等 [45]	50	-	6（12）	50（100）	-	-
Kriwanek 等 [46]	77	-	19（25）	10（13）	12（16）	-
Nieuwenhuijs 等 [17]	38	Ranson 评分：5	10（26）	7（18）	18（47）	-
Tzovaras 等 [47]	28	-	5（18）	5（18）	-	3.5
Radenkovic 等 [48]	35	APACHE Ⅱ 评分：10（3～23）	12（34）	16（46）	5（14）	-
Lee 等 [49]	6	APACHE Ⅱ 评分：15（6～20）	4（67）	2（33）	3（50）	3.5
总数	662		158（24）	238（36）	96/538（18）	6.5（2.2～19.8）

a. 分数以平均值或中位数表示，括号内为范围；-. 未公开报道

　　由于疾病的潜在严重性，表中结果不能与其他坏死清除术相比较，这导致决定行 OP/SL 治疗的必要。只要可能，应优选持续闭式灌洗引流的坏死组织清除术。然而，如果一次手术不能实现坏死组织清除或腹腔间隔室综合征需要此手术，OP/SP 是损伤控制的适宜方法。

五、清创术和封闭式填塞

　　如前所述，清创术和封闭式填塞是一种开放性坏死组织清除术。在坏死组织清除术后及灌洗后，将烟卷式引流管放置于清创腔隙内并经腹壁引出。此外，吸水引流管置于清创腔中，填充的烟卷式引流管逐步退管，直至最终完全拔出，这一过程通常需要几天。留置引流管以引流潜在发生的胰瘘，相较于开放充填引流分阶段开腹手术，这将有效避免再手术（图 32-3）。

在波士顿研究小组介绍此手术的最初研究中，胰瘘和肠瘘的发生率分别为 42% 和 15%。此外，12.6% 的患者需要再手术，30% 的患者需要经皮穿刺置管引流。总体死亡率为 11.4%，这与病程中器官衰竭的数目相关[20]。在 68 例接受开放性坏死组织清除和封闭式填塞的患者中，波士顿研究小组发现院内死亡率为 8.6%[21]。本研究中，74% 的患者术后发生胰瘘，9% 的患者发生肠外瘘，此手术的所有可用数据汇总于表 32-3 中。

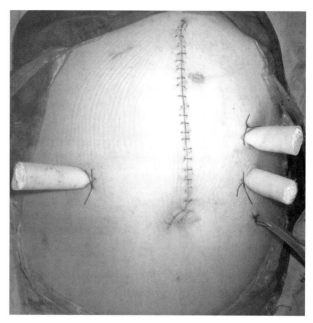

▲ 图 32-3 填充烟卷式引流管和闭式吸引引流管分别穿出于皮肤表面并固定

表 32-3 清创术与闭式填塞

文 献	病例数	术前严重程度 [a]	死亡病例 [n(%)]	胰瘘病例 [n(%)]	出血病例 [n(%)]
Fernandez-del Castillo 等 [8]	64	APACHE Ⅱ 评分：9（0 ~ 23）	4（6）	44（68）	3（5）
Rodriguez 等 [20]	167	APACHE Ⅱ 评分：9.5（0 ~ 31）	19（11）	93（56）	6（4）
Madenci 等 [21]	68	APACHE Ⅱ 评分：10.9±0.8	6（8.8）	49（74.2）	12（17.7）
总数	299		29（10）	186（62）	21（7）

a. 分数以平均值或中位数表示，括号内为范围

六、开放性胰腺囊肿胃吻合术治疗包裹性胰腺坏死

如果胰腺坏死的主要受累部位邻近于胃后壁，经胃开放性胰腺囊肿胃吻合术是开放性坏死组织清除术前的进一步选择。这种方法的前提是存在包裹性胰腺坏死，其通常发生于坏死性胰腺炎的晚期阶段。Boland 等于 2010 年报道这一术式，研究中 6 名患者通过一次剖腹手术治愈没有再行外科手术[22]。从技术角度讲，手术后可行前胃造口术并通过术中超声经胃后壁识别包裹性胰腺坏死。打开与包裹性胰腺坏死相连的部分胃后壁，并通过该通路进行开放性清创。包裹性胰腺坏死与胃后之间的吻合可使用单针线缝合或吻合器吻合。该手术的基本原理是直接引流坏死腔至肠道内，以避免腹腔内瘘或胰腺周围组织形成瘘管。根据目前已有经验，该手术应在症状出现后 2 ~ 3 个月进行[21-23]。报道的并发症发生率从 0% ~ 30% 不等，死亡率从 0% ~ 7% 不等，包括 6 ~ 46 名患者[22, 24, 25]。因所有报道的患者仅 1 次手术清创便得到充分治疗，所以此种手术方式在适宜的患者中效果良好。但必须考虑的是，受坏死组织的位

置和范围影响，坏死性胰腺炎患者中只有一个亚组可说明经胃清创术的可靠性。此外，手术干预需推迟 2 或 3 个月，这对于临床情况复杂且需要早期行坏死组织清除术的患者可能不利。尽管如此，仍有更多的队列研究在重新评估这种外科手术方式。

七、结论

尽管微创方式下的坏死组织清除术已成为近年来的主要治疗方式，但开放性坏死组织清除术在治疗重症坏死性胰腺炎患者中仍发挥着重要作用。当微创手术不适用或不能充分控制局部病灶或发生如出血、肠穿孔或肠瘘等并发症时，则应考虑开放性坏死组织清除术。开放性坏死组织清除术的标准术式包括计划性再手术（开放充填引流、分阶段手术）以及单次手术干预（闭式灌洗引流、封闭式填塞）。除这些熟知的术式外，经胃清创术近期也迅速发展，为一些有手术先决条件的患者提供额外的可能性。

☞ 参考文献

[1] Beger HG, Rau B, Isenmann R. [Necrosectomy or anatomically guided resection in acute pancreatitis]. Chirurg 2000;71(3): 274–280.

[2] Rau BM, Kemppainen EA, Gumbs AA et al. Early assessment of pancreatic infections and overall prognosis in severe acute pancreatitis by procalcitonin (PCT): a prospective international multicenter study. Ann Surg 2007;245(5):745–754.

[3] Gomatos IP, Halloran CM, Ghaneh P et al. Outcomes from minimal access retroperitoneal and open pancreatic necrosectomy in 394 patients with necrotizing pancreatitis. Ann Surg 2016;263(5):992–1001.

[4] Nathens AB, Curtis JR, Beale RJ et al. Management of the critically ill patient with severe acute pancreatitis. Crit Care Med 2004;32(12):2524–2536.

[5] Mier J, Leon EL, Castillo A, Robledo F, Blanco R. Early versus late necrosectomy in severe necrotizing pancreatitis. Am J Surg 1997;173(2):71–75.

[6] Hartwig W, Maksan SM, Foitzik T, Schmidt J, Herfarth C, Klar E. Reduction in mortality with delayed surgical therapy of severe pancreatitis. J Gastrointest Surg 2002;6(3):481–487.

[7] Werner J, Hartwig W, Hackert T, Buchler MW. Surgery in the treatment of acute pancreatitis—open pancreatic necrosectomy. Scand J Surg 2005;94(2):130–134.

[8] Fernandez-del Castillo C, Rattner DW, Makary MA, Mostafavi A, McGrath D, Warshaw AL. Debridement and closed packing for the treatment of necrotizing pancreatitis. Ann Surg 1998;228(5):676–684.

[9] Alexandre JH, Guerrieri MT. Role of total pancreatectomy in the treatment of necrotizing pancreatitis. World J Surg 1981;5(3):369–377.

[10] Leger L, Chiche B, Louvel A. Pancreatic necrosis and acute pancreatitis. World J Surg 1981;5(3):315–317.

[11] Nordback IH, Auvinen OA. Long-term results after pancreas resection for acute necrotizing pancreatitis. Br J Surg 1985;72(9): 687–689.

[12] Doepel M, Eriksson J, Halme L, Kumpulainen T, Hockerstedt K. Good long-term results in patients surviving severe acute pancreatitis. Br J Surg 1993;80(12):1583–1586.

[13] Tsiotos GG, Luque-de Leon E, Sarr MG. Long-term outcome of necrotizing pancreatitis treated by necrosectomy. Br J Surg 1998;85(12):1650–1653.

[14] Widdison AL, Karanjia ND. Pancreatic infection complicating acute pancreatitis. Br J Surg 1993;80(2):148–154.

[15] Beger HG, Krautzberger W, Bittner R, Block S, Buchler. Results of surgical treatment of necrotizing pancreatitis. World J Surg 1985;9(6):972–979.

[16] Buchler M, Block S, Krautzberger W, Bittner R, Beger HG. [Necrotizing pancreatitis: peritoneal lavage or bursa lavage? Results of a prospective consecutive controlled study]. Chirurg 1985;56(4):247–250.

[17] Nieuwenhuijs VB, Besselink MG, van Minnen LP, Gooszen HG. Surgical management of acute necrotizing pancreatitis: a 13-year experience and a systematic review. Scand J Gastroenterol Suppl 2003(239):111–116.

[18] Besselink MG, de Bruijn MT, Rutten JP et al. Surgical intervention in patients with necrotizing pancreatitis. Br J Surg 2006;93(5):593–599.

[19] Davidson ED, Bradley EL, Ⅲ. "Marsupialization" in the treatment of pancreatic abscess. Surgery 1981;89(2):252–256.

[20] Rodriguez JR, Razo AO, Targarona J et al. Debridement and closed packing for sterile or infected necrotizing pancreatitis: insights into indications and outcomes in 167 patients. Ann Surg 2008;247(2):294–299.

[21] Madenci AL, Michailidou M, Chiou G, Thabet A, Fernandez-del Castillo C, Fagenholz PJ. A contemporary series of patients undergoing open debridement for necrotizing pancreatitis. Am J Surg 2014;208(3):324–331.

[22] Boland B, Colquhoun S, Menon V, Kim A, Lo S, Nissen NN. Current surgical management of infected pancreatic necrosis. Am Surg 2010;76(10):1096–1099.

[23] Kulkarni S, Bogart A, Buxbaum J, Matsuoka L, Selby R, Parekh D. Surgical transgastric debridement of walled off pancreatic necrosis: an option for patients with necrotizing pancreatitis. Surg Endosc 2015;29(3):575–582.

[24] Munene G, Dixon E, Sutherland F. Open transgastric debridement and internal drainage of symptomatic non-infected walled-off pancreatic necrosis. HPB 2011;13(4):234–239.

[25] Harrison S, Kakade M, Varadarajula S, Parden J, Morgan D, Christein J. Characteristics and outcomes of patients undergoing debridement of pancreatic necrosis. J Gastrointest Surg 2010;14(2):245–251.

[26] Larvin M, Chalmers AG, Robinson PJ, McMahon MJ. Debridement and closed cavity irrigation for the treatment of pancreatic necrosis. Br J Surg 1989;76(5):465–471.

[27] Pederzoli P, Bassi C, Vesentini S et al. Necrosectomy by lavage in the surgical treatment of severe necrotizing pancreatitis. Results in 263 patients. Acta Chir Scand 1990;156(11–12):775–780.

[28] Buchler MW, Gloor B, Muller CA, Friess H, Seiler CA, Uhl W. Acute necrotizing pancreatitis: treatment strategy according to the status of infection. Ann Surg 2000;232(5):619–626.

[29] De Waele JJ, Hesse UJ, Pattyn P, Decruyenaere J, de Hemptinne B. Postoperative lavage and on demand surgical intervention in the treatment of acute necrotizing pancreatitis. Acta Chir Belg 2000;100(1):16–20.

[30] Wig JD, Mettu SR, Jindal R, Gupta R, Yadav TD. Closed lesser sac lavage in the management of pancreatic necrosis. J Gastroenterol Hepatol 2004;19(9):1010–1015.

[31] Farkas G, Marton J, Mandi Y, Leindler L. Surgical management and complex treatment of infected pancreatic necrosis: 18-year experience at a single center. J Gastrointest Surg 2006;10(2):278–285.

[32] Rau B, Bothe A, Beger HG. Surgical treatment of necrotizing pancreatitis by necrosectomy and closed lavage: changing patient characteristics and outcome in a 19-year, single-center series. Surgery 2005;138(1):28–39.

[33] Gomatos IP, Halloran CM, Ghaneh P et al. Outcomes from minimal access retroperitoneal and open pancreatic necrosectomy in 394 patients with necrotizing pancreatitis. Ann Surg 2016;263(5):992–1001.

[34] van Santvoort HC, Besselink MG, Bakker OJ et al. A step-up approach or open necrosectomy for necrotizing pancreatitis. N Engl J Med 2010;362(16):1491–1502.

[35] Orlando R, Ⅲ, Welch JP, Akbari CM, Bloom GP, Macaulay WP. Techniques and complications of open packing of infected pancreatic necrosis. Surg Gynecol Obstet 1993;177(1):65–71.

[36] Vauthey JN, Lerut J. An "open-closed" technique for the treatment of necrotizing pancreatitis. Am J Surg 1993;165(2):277–281.

[37] Bradley EL, Ⅲ. A fifteen year experience with open drainage for infected pancreatic necrosis. Surg Gynecol Obstet 1993;177(3):215–222.

[38] Harris JA, Jury RP, Catto J, Glover JL. Closed drainage versus open packing of infected pancreatic necrosis. Am Surg 1995;61(7):612–617; discussion 7–8.

[39] Fugger R, Gotzinger P, Sautner T et al. Necrosectomy and laparostomy—a combined therapeutic concept in acute necrotising pancreatitis. Eur J Surg 1995;161(2):103–107.

[40] Hwang TL, Chiu CT, Chen HM et al. Surgical results for severe acute pancreatitis – comparison of the different surgical procedures. Hepato-gastroenterology 1995;42(6):1026–1029.

[41] Nordback I, Paajanen H, Sand J. Prospective evaluation of a treatment protocol in patients with severe acute necrotising pancreatitis. Eur J Surg 1997;163(5):357–364.

[42] van Goor H, Sluiter WJ, Bleichrodt RP. Early and long term results of necrosectomy and planned re-exploration for infected pancreatic necrosis. Eur J Surg 1997;163(8):611–618.

[43] Dominioni L, Chiappa A, Bianchi V et al. Infected pancreatic necrosis complicated by multiple organ failure. Hepato-gastroenterology 1997;44(16):968–974.

[44] Gentile AT, Feliciano PD, Mullins RJ, Crass RA, Eidemiller LR, Sheppard BC. The utility of polyglycolic acid mesh for abdominal access in patients with necrotizing pancreatitis. J Am Coll Surg 1998;186(3):313–318.

[45] Branum G, Galloway J, Hirchowitz W, Fendley M, Hunter J. Pancreatic necrosis: results of necrosectomy, packing, and ultimate closure over drains. Ann Surgery. 1998;227(6):870–877.

[46] Kriwanek S, Gschwantler M, Beckerhinn P, Armbruster C, Roka R. Complications after surgery for necrotising pancreatitis: risk factors and prognosis. Eur J Surg 1999;165(10):952–957.

[47] Tzovaras G, Parks RW, Diamond T, Rowlands BJ. Early and long-term results of surgery for severe necrotising pancreatitis. Dig Surg 2004;21(1):41–46;discussion 6–7.

[48] Radenkovic DV, Bajec DD, Tsiotos GG et al. Planned staged reoperative necrosectomy using an abdominal zipper in the treatment of necrotizing pancreatitis. Surg Today 2005;35(10):833–840.

[49] Lee VT, Chung AY, Chow PK et al. Infected pancreatic necrosis—an evaluation of the timing and technique of necrosectomy in a Southeast Asian population. Ann Acad Med Singapore 2006;35(8):523–530.

Endoscopic Treatment of Biliary Acute Pancreatitis
急性胆源性胰腺炎的内镜治疗

33

Ichiro Yasuda，Shinpei Doi，Masatoshi Mabuchi **著**

李冠群 **译**

孙 备 **校**

一、急性胆源性胰腺炎的发病机制

急性胆源性胰腺炎（acute biliary pancreatitis，ABP）是由胆总管结石导致胰管梗阻所引起的胰腺炎。一旦胆总管结石嵌顿于胆管远端或胆胰管共同通道，胰管流出道将直接受阻或因胰胆管隔膜的压迫而受阻。据先前报道，26%～72% 的 ABP 患者在发病早期进行手术时便发现了胆管结石嵌顿[1]。在 ABP 患者中，高达50%的患者会发生胆管结石自发性进入十二指肠[2,3]。Oddi括约肌痉挛可能是ABP的另一病因。因此，在诊断急性胰腺炎时，确定胆源性胰腺炎的原因并不容易。

胆源性胰腺炎和酒精性胰腺炎是急性胰腺炎的主要病因。ABP 占急性胰腺炎患者的 20%～71.4%，但在不同地区的发病率各有差异。在希腊、意大利、英国、瑞典和美国，胆源性胰腺炎比酒精性胰腺炎更为常见，而在匈牙利、法国、韩国、日本等国家，以及中国台湾地区，酒精性胰腺炎则是最主要的病因[4-9]。

二、诊断

除血清胰酶（如淀粉酶和脂肪酶）外，肝胆酶及胆红素水平升高也可提示 ABP。在这种情况下，强烈推荐依据影像学检查结果做出诊断。尽管腹部超声是最便捷的检查方式，但由于胃肠道内气体滞留，肝外胆管常难以显示清晰，尤其是在急性胰腺炎患者中。腹部 CT 在检测钙化结石时相对方便且具有高灵敏度（图 33-1），但其检测无钙化的小结石时灵敏度有限。ERCP 可应用于高度可疑胆管扩张和（或）胆管炎的患者。MRI 或 EUS 具有安全、方便的特点，使得它们可在 ERCP 前进行。此外，MRCP 可提供类似于 ERCP 的影像学结果，MRCP 在检测胆总管结石中具有较高的灵敏度和特异性（90% 以上）[10]，但在胆管扩张及小结石中其灵敏度降低[11]。EUS 是诊断胆管结石最可靠的影像学检查方法[12]，与 ERCP 相比，EUS 的并发症更少，同时对小结石的诊断敏感性更高[13]。

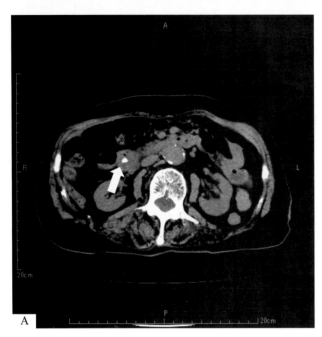
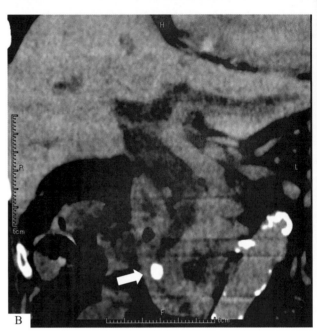

▲ 图 33-1　CT 图像显示十二指肠乳头处嵌顿结石

A. 轴向 CT；B. 多层螺旋 CT。白色箭示一处嵌顿结石

三、内镜治疗的适应证

对于有影像学证据，以及根据临床症状或实验室检验结果高度可疑胆管结石的患者，可采用内镜治疗。此外，即使尚不能确定胆管结石的存在，但患者持续或反复的胆胰酶学水平升高也属内镜治疗的适应证。在这种情况下，Oddi 括约肌功能障碍可能是胆源性胰腺炎的病因之一。

内镜治疗的时机将在后文讨论，但当合并严重胆管炎和（或）持续性胆道梗阻时，应考虑急诊 ERCP。对于临床症状较轻及实验室检验结果轻度异常的患者，可先尝试保守治疗，包括禁食、补液及应用抗生素。

先前的研究表明，EUS 有助于改善患者病情。研究显示，由于 EUS 的应用使 71.2% ～ 75.4% 的患者避免了不必要的 ERCP，且未增加相关不良事件的风险 [13-16]。

四、技术

胆源性胰腺炎的最佳治疗方法是取出胆管结石。内镜括约肌切开术通常可取出结石。ERCP 最初的目的是诊断胆管结石，然后通过胆管造影发现结石后使用括约肌切开器行内镜乳头括约肌切开术。而后，使用取石篮或气囊进行内镜下取石。如果结石嵌顿于乳头处，使用针刀进行乳头预切开术更优于传统的内镜括约肌切开术，因在此种情况下，胆道内置管常难度较大（图 33-2）。

内镜乳头括约肌切开取石术是目前公认的高成功率（约 90%）的术式 [17]。然而，其可能会诱发包括胰腺炎、出血、穿孔和胆管炎在内的手术相关不良事件，发生率约为 10% [18]。

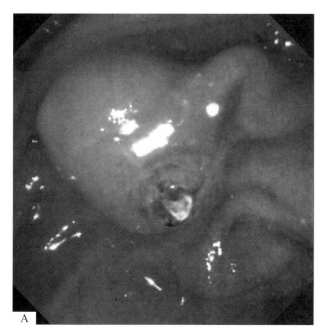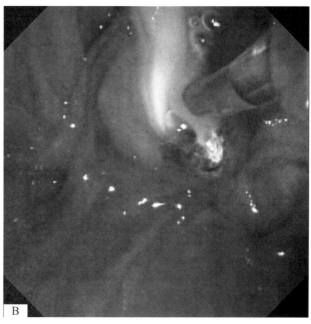

▲ 图 33-2　内镜下见结石嵌顿于十二指肠乳头处

A. 胆道嵌顿结石，在这种情况下针刀乳头切开术宜为优选；B. 经胆道针刀切开十二指肠乳头后见白色脓汁流出

　　胰腺炎患者最担忧的问题是病情加重。因此，胰管内插管和注射造影剂应尽可能避免；尽管无证据表明偶然的胰管内插管会恶化患者的临床治疗过程。近年来，内镜乳头括约肌切开术后行胰管支架置入术治疗 ABP 的疗效得到广泛认可。在一项非随机研究发现，胰管支架组患者的术后并发症发生率低于无胰管支架组患者（9.86% vs 31.43%，$P < 0.002$）[19]。然而，到目前为止，在 ABP 患者治疗中无明确证据推荐内镜治疗后行胰管支架置入术。

五、内镜干预的时机和疗效

　　内镜治疗 ABP 首次报道于 1981 年[20, 21]。此后，许多前瞻性 RCT 将早期内镜治疗与保守治疗 ABP 进行对比。然而，内镜干预 ABP 的作用和时机尚存争议，诸多临床试验和荟萃分析提供的证据相矛盾。

　　两个早期 RCT 发现，与保守治疗组的患者相比，急诊 ERCP 组患者的并发症发生率较低，住院时间较短，死亡率更低[22, 23]。但另一项 RCT 显示两组患者的总体并发症发生率相近，且早期 ERCP 的患者更有可能发生严重并发症[24]。1999 年发表的第一项荟萃分析显示 ERCP 具有很高的成功率（92%），同时认为在治疗 ABP 患者中早期行 ERCP 可显著降低并发症发生率（25.0% vs 38.2%，$P < 0.001$）及死亡率（5.2% vs 9.1%，$P < 0.05$）[25]。然而，随后的研究认为早期内镜干预有助于进一步控制患者病情。

　　一些研究得出结论，急诊内镜干预应仅考虑在严重胆源性胰腺炎的患者中进行[26-28]。Ayub 等的荟萃分析显示[27]，早期内镜干预可显著降低重症胆源性胰腺炎的并发症发生率（OR 0.27，95% CI 0.14 ～ 0.53），但并没有明显降低轻症或重症胰腺炎患者的死亡率。随后，Moretti 等[28]进行的荟萃分析同样发现，急诊内镜干预对于并发症发生率有重要意义，且仅针对诊断为重症胰腺炎的患者。

　　与此同时，其他一些研究表明，急诊内镜干预仅可使胆管炎患者或胆汁淤积症患者获益[29-34]。Petrov

等[29]回顾总结了关于无急性胆管炎的 ABP 患者早期内镜介入与保守治疗疗效的 RCT。结果发现，对于诊断为轻症和重症胆源性胰腺炎的患者行早期内镜干预没有显著降低总体并发症发生率及死亡率。随后，van Santvoort 等[35]对诊断为无胆管炎的重症 ABP 患者进行前瞻性多中心临床研究，他们分别对有无胆汁淤积的患者进行了临床分析。结果发现，在胆汁淤积的患者中，内镜干预治疗相较于保守治疗的并发症较少（25% vs 54%，P = 0.020），但对于无胆汁淤积的患者，并发症并无减少（45% vs 41%，P = 0.814）。Tse 和 Yuan 的 Cochrane 系统评价显示[32]，没有证据发现早期常规行 ERCP 可对胰腺炎患者的死亡率或局部 / 系统性并发症造成影响，而不论预测的严重程度如何。然而，在对胆管炎患者的试验中发现，早期常规行 ERCP 治疗显著降低了死亡率、局部及全身并发症的发生率。此外，在对胆道梗阻患者的研究中也发现，早期常规 ERCP 治疗可降低局部和全身并发症的发生率。最终，他们得出结论对于合并胆管炎或胆道梗阻的患者应考虑早期行 ERCP 治疗。在对最新的 8 项荟萃分析和 12 项指南系统回顾分析中发现[36]，合并胆管炎和（或）持续性胆汁淤积症的患者进行早期内镜介入治疗是可行的，且已达成共识。除第一个荟萃分析外，目前无研究证实对轻型 ABP 患者早期行 ERCP 治疗的可行性。对疑为重型 ABP 患者，早期是否常规内镜干预缺乏共识。

六、内镜治疗后的胆囊切除术

当未提供明确治疗时，ABP 的复发率高达 61%[37, 38]。因此，尽管 25% ～ 50% 的患者由于各种原因没有接受胆囊切除术[41, 43]，但仍建议在内镜治疗胆管结石后应行胆囊切除术以防止 ABP 复发[39, 40]。而目前对于重型 ABP 患者的共识是将胆囊切除术推迟至局部或全身并发症的好转后再进行[38-40, 44]。

☞ 参考文献

[1] Kuo VC, Tarnasky PR. Endoscopic management of acute biliary pancreatitis. Gastrointest Endosc Clin N Am 2013;23(4): 749–768.

[2] Frossard JL, Hadengue A, Amouyal G et al. Choledocholithiasis: a prospective study of spontaneous common bile duct stone migration. Gastrointest Endosc. 2000;51(2):175–9.

[3] Cavdar F, Yildar M, Tellioglu G, Kara M, Tilki M, Titiz MI. Controversial issues in biliary pancreatitis: when should we perform MRCP and ERCP? Pancreatology 2014;14(5):411–414.

[4] Lankisch PG, Assmus C, Maisonneuve P, Lowenfels AB. Epidemiology of pancreatic diseases in Luneburg County. A study in a defined German population. Pancreatology 2002;2(5):469–477.

[5] Gullo L, Migliori M, Olah A et al. Acute pancreatitis in five European countries: etiology and mortality. Pancreas 2002;24(3): 223–227.

[6] Cavallini G, Frulloni L, Bassi C et al. Prospective multicentre survey on acute pancreatitis in Italy (ProInf-AISP): results on 1005 patients. Dig Liver Dis 2004;36(3):205–211.

[7] Andersson R, Andersson B, Haraldsen P, Drewsen G, Eckerwall G. Incidence, management and recurrence rate of acute pancreatitis. Scand J Gastroenterol 2004;39(9):891–894.

[8] Chen CH, Dai CY, Hou NJ, Chen SC, Chuang WL, Yu ML. Etiology, severity and recurrence of acute pancreatitis in southern taiwan. J Formos Med Assoc 2006;105(7):550–555.

[9] Frey CF, Zhou H, Harvey DJ, White RH. The incidence and case-fatality rates of acute biliary, alcoholic, and idiopathic pancreatitis in California, 1994–2001. Pancreas 2006;33(4):336–344.

[10] Romagnuolo J, Bardou M, Rahme E, Joseph L, Reinhold C, Barkun AN. Magnetic resonance cholangiopancreatography: a meta-analysis of test performance in suspected biliary disease. Ann Intern Med 2003;139(7):547–557.

[11] Moon JH, Cho YD, Cha SW et al. The detection of bile duct stones in suspected biliary pancreatitis: comparison of MRCP, ERCP, and intraductal US. Am J Gastroenterol 2005;100(5):1051–1057.

[12] Verma D, Kapadia A, Eisen GM, Adler DG. EUS vs MRCP for detection of choledocholithiasis. Gastrointest Endosc 2006;64(2):248–254.

[13] Liu CL, Fan ST, Lo CM et al. Comparison of early endoscopic ultrasonography and endoscopic retrograde cholangiopancreato-graphy in the management of acute biliary pancreatitis: a prospective randomized study. Clin Gastroenterol Hepatol 2005;3(12):1238–1244.

[14] Polkowski M, Regula J, Tilszer A, Butruk E. Endoscopic ultrasound versus endoscopic retrograde cholangiography for patients with intermediate probability of bile duct stones: a randomized trial comparing two management strategies. Endoscopy 2007;39(4):296–303.

[15] Lee YT, Chan FK, Leung WK et al. Comparison of EUS and ERCP in the investigation with suspected biliary obstruction caused by choledocholithiasis: a randomized study. Gastrointest Endosc 2008;67(4):660–668.

[16] De Lisi S, Leandro G, Buscarini E. Endoscopic ultrasonography versus endoscopic retrograde cholangiopancreatography in acute biliary pancreatitis: a systematic review. Eur J Gastroenterol Hepatol 2011;23(5):367–374.

[17] Yasuda I, Itoi T. Recent advances in endoscopic management of difficult bile duct stones. Dig Endosc 2013;25(4):376–385.

[18] Freeman ML, Nelson DB, Sherman S et al. Complications of endoscopic biliary sphincterotomy. N Engl J Med 1996;335(13):909–918.

[19] Dubravcsik Z, Hritz I, Fejes R et al. Early ERCP and biliary sphincterotomy with or without small-caliber pancreatic stent insertion in patients with acute biliary pancreatitis: better overall outcome with adequate pancreatic drainage. Scand J Gastroenterol 2012;47(6):729–736.

[20] van der Spuy S. Endoscopic sphincterotomy in the management of gallstone pancreatitis. Endoscopy 1981;13(1):25–26.

[21] Safrany L, Cotton PB. A preliminary report: urgent duodenoscopic sphincterotomy for acute gallstone pancreatitis. Surgery 1981;89(4):424–428.

[22] Neoptolemos JP, Carr-Locke DL, London NJ, Bailey IA, James D, Fossard DP. Controlled trial of urgent endoscopic retrograde cholangiopancreatography and endoscopic sphincterotomy versus conservative treatment for acute pancreatitis due to gallstones. Lancet 1988;2(8618):979–983.

[23] Fan ST, Lai EC, Mok FP, Lo CM, Zheng SS, Wong J. Early treatment of acute biliary pancreatitis by endoscopic papillotomy. N Engl J Med 1993;328(4):228–232.

[24] Folsch UR, Nitsche R, Ludtke R, Hilgers RA, Creutzfeldt W. Early ERCP and papillotomy compared with conservative treatment for acute biliary pancreatitis. The German Study Group on Acute Biliary Pancreatitis. N Engl J Med 1997;336(4):237–242.

[25] Sharma VK, Howden CW. Metaanalysis of randomized controlled trials of endoscopic retrograde cholangiography and endoscopic sphincterotomy for the treatment of acute biliary pancreatitis. Am J Gastroenterol 1999;94(11):3211–3214.

[26] Heinrich S, Schafer M, Rousson V, Clavien PA. Evidence-based treatment of acute pancreatitis: a look at established paradigms. Ann Surg 2006;243(2):154–168.

[27] Ayub K, Imada R, Slavin J. Endoscopic retrograde cholangiopancreatography in gallstone-associated acute pancreatitis. Cochrane Database Syst Rev 2004(4):CD003630.

[28] Moretti A, Papi C, Aratari A et al. Is early endoscopic retrograde cholangiopancreatography useful in the management of acute biliary pancreatitis? A metaanalysis of randomized controlled trials. Dig Liver Dis 2008;40(5):379–385.

[29] Petrov MS, van Santvoort HC, Besselink MG, van der Heijden GJ, van Erpecum KJ, Gooszen HG. Early endoscopic retrograde cholangiopancreatography versus conservative management in acute biliary pancreatitis without cholangitis: a meta-analysis of randomized trials. Ann Surg 2008;247(2):250–257.

[30] Uy MC, Daez ML, Sy PP, Banez VP, Espinosa WZ, Talingdan-Te MC. Early ERCP in acute gallstone pancreatitis without cholangitis: a meta-analysis. JOP 2009;10(3):299–305.

[31] Yang P, Feng KX, Luo H, Wang D, Hu ZH. Acute biliary pancreatitis treated by early endoscopic intervention. Panminerva Med

2012;54(2):65–69.

[32] Tse F, Yuan Y. Early routine endoscopic retrograde cholangiopancreatography strategy versus early conservative management strategy in acute gallstone pancreatitis. Cochrane Database Syst Rev 2012;5:CD009779.

[33] Acosta JM, Katkhouda N, Debian KA, Groshen SG, Tsao-Wei DD, Berne TV. Early ductal decompression versus conservative management for gallstone pancreatitis with ampullary obstruction: a prospective randomized clinical trial. Ann Surg 2006;243(1):33–40.

[34] Oria A, Cimmino D, Ocampo C et al. Early endoscopic intervention versus early conservative management in patients with acute gallstone pancreatitis and biliopancreatic obstruction: a randomized clinical trial. Ann Surg 2007;245(1):10–17.

[35] van Santvoort HC, Besselink MG, de Vries AC et al. Early endoscopic retrograde cholangiopancreatography in predicted severe acute biliary pancreatitis: a prospective multicenter study. Ann Surg 2009;250(1):68–75.

[36] van Geenen EJ, van Santvoort HC, Besselink MG et al. Lack of consensus on the role of endoscopic retrograde cholangiography in acute biliary pancreatitis in published meta-analyses and guidelines: a systematic review. Pancreas 2013;42(5):774–780.

[37] Alimoglu O, Ozkan OV, Sahin M, Akcakaya A, Eryilmaz R, Bas G. Timing of cholecystectomy for acute biliary pancreatitis: outcomes of cholecystectomy on first admission and after recurrent biliary pancreatitis. World J Surg 2003;27(3):256–259.

[38] da Costa DW, Schepers NJ, Romkens TE et al. Endoscopic sphincterotomy and cholecystectomy in acute biliary pancreatitis. Surgeon 2016;14(2):99–108.

[39] Tenner S, Baillie J, DeWitt J, Vege SS; American College of Gastroenterology. American College of Gastroenterology guideline: management of acute pancreatitis. Am J Gastroenterol 2013;108(9):1400–15;16.

[40] Working Group IAPAPAAPG. IAP/APA evidence-based guidelines for the management of acute pancreatitis. Pancreatology 2013;13(4 suppl 2):e1–15.

[41] Hwang SS, Li BH, Haigh PI. Gallstone pancreatitis without cholecystectomy. JAMA Surg 2013;148(9):867–872.

[42] El-Dhuwaib Y, Deakin M, David GG, Durkin D, Corless DJ, Slavin JP. Definitive management of gallstone pancreatitis in England. Ann R Coll Surg Engl 2012;94(6):402–406.

[43] Nguyen GC, Tuskey A, Jagannath SB. Racial disparities in cholecystectomy rates during hospitalizations for acute gallstone pancreatitis: a national survey. Am J Gastroenterol 2008;103(9):2301–2307.

[44] Working Party of the British Society of Gastroenterology, Association of Surgeons of Great Britain and Ireland, Pancreatic Society of Great Britain and Ireland, Association of Upper GI Surgeons of Great Britain and Ireland. UK guidelines for the management of acute pancreatitis. Gut 2005;54(suppl 3):iii1–9.

Strategies for the Treatment of Pancreatic Pseudocysts and Walled-Off Necrosis After Acute Pancreatitis: Interventional Endoscopic Approaches

急性胰腺炎后胰腺假性囊肿和包裹性坏死的治疗策略：内镜治疗

34

Georg Beyer，Julia Mayerle，Markus M. Lerch　著

丁乙轩　译

曹锋　李非　校

一、概述

随着重症医学及内镜技术的发展，急性胰腺炎后胰周液体积聚的治疗理念有所改变：无创治疗首先被考虑，逐步升级治疗方式，介入治疗应尽可能地拖后，即所谓的"进阶"式治疗[1-4]。起病 4 周后，胰腺和（或）胰周组织具有界限清晰的包裹后，内镜下介入治疗被认为是一种安全的治疗方式[5]。荷兰一项多中心试验正在研究在纤维壁形成之前引流（感染）液体是否有益。胰腺假性囊肿被认为是一种少见的急性胰腺炎局部并发症，是由于主胰管或主胰管分支的破坏而引起的，没有明显的坏死，含有丰富的胰酶。相比之下，包裹性坏死是指胰腺和（或）胰周坏死组织且具有界限清晰炎性包膜的囊实性结构，其中包含数量不等的固体碎片，可能会进入远离胰腺的区域[6]。

二、内镜治疗适应证

一般来说，只有引起症状或有严重并发症风险的情况才需要内镜下干预。适应证包括：影像学可见的胰腺或胰周的感染，高度怀疑的脓毒血症且经抗生素治疗后未见好转。其他适应证包括：腹痛、持续

性腹部不适、胰周液体压迫胆总管造成的梗阻性黄疸、出血、胰管断裂综合征、胃出口梗阻以及胰瘘。

三、内镜引流与坏死组织清除术：选择正确的患者

目前，国际上对液体积聚的治疗理念尚未统一，何时需要单独引流，何时需要灌洗，何时需要内镜下坏死组织清除仍无定论[5]。在许多情况下，患者在经过引流、灌洗以及放置支架后有所改善。一项系统研究和荟萃分析比较了 324 名经非手术治疗的感染性胰腺坏死的患者和 157 名经坏死组织清除术的患者，得出结论：非手术治疗的成功率约 64%，且死亡率低于手术组，尽管此项研究在患者的选择上存在争议[7]。多个早期病例报道了包括胰腺坏死和胰腺脓肿在内的超过 80% 的病例未行进一步行坏死清除术[8-11]。不幸的是，不统一的命名方式影响了这些观察研究的可比性。来自瑞典的一项试验比较胰腺假性囊肿和胰腺脓肿的引流结果表明，胰腺脓肿的成功引流率较低（94% vs 80%，$P = 0.04$），且发生并发症的风险高出 5 倍（$P = 0.02$）。并且应注意到，所有的胰腺脓肿都后续进行了坏死组织清除和灌洗[12]。这表明，在伴有坏死物积聚和（或）感染的胰周液体积聚的患者中，有创方法是值得推荐的。对于内镜可及的坏死物积聚，经消化道内镜下坏死组织清除已被证明是一种安全、有效的方法。然而，即使是在有经验的医生治疗后，仍然有严重的并发症发生[13-17]。Gardner 等的一项回顾性研究对经增强 CT 证明的包裹性坏死患者进行了比较，接受传统的经消化道壁引流与坏死组织清除术的效果，发现在治疗成功率、后续需手术治疗或额外的经皮引流和复发率等方面，坏死组织清除更具优势[18]。另一项注册匹配的队列研究显示，在 12 名患者中直接坏死组织清除与所谓的"进阶"治疗中的经皮引流相比，直接内镜坏死组织清除更有效[19]。

综上所述，目前的数据表明，在胰周液体积聚仅伴有少量的固体坏死物的患者，单独内镜引流是合理的，而在包裹性坏死或存在较多的坏死物的患者，更为激进的内镜下坏死组织清除甚至是重复的坏死组织清除更具优势[20]。在因包裹性坏死继发感染导致的需要呼吸机支持和血管活性药物的病情不稳定的脓毒症患者，通过最初的内镜或经皮引流对控制脓毒症，延迟内镜坏死组织清除可能更加合适。在伴有感染性液体积聚的患者，内镜下引流通常优于经皮引流，不仅因为它更有效，且后者常导致持续的胰瘘[21]。然而，如果在纤维壁形成之前（一般是 4 周）需要引流，经皮引流仍然是有效且常用的替代方法。

四、通过治疗胰管断裂综合征预防复发

胰管断裂、胰液漏出至与之相连的胰腺周围液体积聚是急性胰腺炎主要的并发症，也是胰腺周围液体积聚持续存在或复发的一个众所周知的危险因素。即使是在最初内镜治疗成功后，也会出现胰腺假性囊肿和包裹性坏死[22-24]。因此，当胰腺坏死需要干预之前，最好先通过非侵入性的方法，如 MRCP 证实胰管的完整性。即使在 50% 的急性坏死性胰腺炎患者中都可发现胰管断裂，少有研究提出与胰管断裂有关的胰腺周围液体积聚的最佳治疗策略。一项包含 28 名伴有或不伴有胰管断裂综合征患者的小型 RCT 表明，不移除胰管支架可显著降低液体积聚的复发率（0 vs 5，$P = 0.013$）[25]。在两项分别包含了 26 例和 33 例患者的回顾性研究中，对于包裹性坏死伴有胰管断裂综合征的患者长期留置塑料支架治疗可获得满意的积液吸收率[26-27]。另一种在经消化道壁引流后放置胰管支架和脓腔支架的方法已经建立。这项

技术可经十二指肠乳头引流与胰腺相连的积液，更重要的是，远离胰腺的远端胰管断裂处的胰液[28]。在这些患者中，ERCP 应该谨慎操作，因为它可引起一定的并发症[29]。一项来自印度孟买、对 42 名症状性的胰腺假性囊肿患者的研究提出了一种有效治疗策略。在最初成功应用自膨式合金支架 3 周后，患者行 MRCP 检查。3 例患者发现胰瘘，通过在胰管内植入连续的经消化道壁支架成功治愈[30]。虽然只是初步研究，但这些数据表明，连续的经消化道壁和经乳头的支架相结合的方法可替代长期的经消化道壁支架。

☞ 参考文献

[1] van Santvoort HC, Besselink MG, Bakker OJ et al. A step-up approach or open necrosectomy for necrotizing pancreatitis. N Engl J Med 2010;362(16):1491–1502.

[2] van Santvoort HC, Bakker OJ, Bollen TL et al. A conservative and minimally invasive approach to necrotizing pancreatitis improves outcome. Gastroenterology 2011;141(4):1254–1263.

[3] Bakker OJ, van Santvoort HC, van Brunschot S et al. Endoscopic transgastric vs surgical necrosectomy for infected necrotizing pancreatitis: a randomized trial. JAMA 2012;307(10):1053–1061.

[4] Working Group IAP/APA Acute Pancreatitis Guidelines. IAP/APA evidence-based guidelines for the management of acute pancreatitis. Pancreatology 2013;13(4 suppl 2):e1–15.

[5] van Grinsven J, van Brunschot S, Bakker OJ et al. Diagnostic strategy and timing of intervention in infected necrotizing pancreatitis: an international expert survey and case vignette study. HPB 2016;18(1):49–56.

[6] Banks PA, Bollen TL, Dervenis C et al. Classification of acute pancreatitis—2012: revision of the Atlanta classification and definitions by international consensus. Gut 2013;62(1):102–111.

[7] Mouli VP, Sreenivas V, Garg PK. Efficacy of conservative treatment, without necrosectomy, for infected pancreatic necrosis: a systematic review and meta-analysis. Gastroenterology 2013;144(2):333–340.e2.

[8] Baron TH, Thaggard WG, Morgan DE, Stanley RJ. Endoscopic therapy for organized pancreatic necrosis. Gastroenterology 1996;111(3):755–764.

[9] Giovannini M, Pesenti C, Rolland AL, Moutardier V, Delpero JR. Endoscopic ultrasound-guided drainage of pancreatic pseudocysts or pancreatic abscesses using a therapeutic echo endoscope. Endoscopy 2001;33(6):473–477.

[10] Park JJ, Kim SS, Koo YS et al. Definitive treatment of pancreatic abscess by endoscopic transmural drainage. Gastrointest Endosc 2002;55(2):256–262.

[11] Kato S, Katanuma A, Maguchi H et al. Efficacy, safety, and long-term follow-up results of EUS-guided transmural drainage for pancreatic pseudocyst. Diagn Ther Endosc 2013;2013:924291.

[12] Sadik R, Kalaitzakis E, Thune A, Hansen J, Jönson C. EUS-guided drainage is more successful in pancreatic pseudocysts compared with abscesses. World J Gastroenterol 2011;17(4):499–505.

[13] Seifert H, Biermer M, Schmitt W et al. Transluminal endoscopic necrosectomy after acute pancreatitis: a multicentre study with long-term follow-up (the GEPARD Study). Gut 2009;58(9):1260–1266.

[14] Haghshenasskashani A, Laurence JM, Kwan V et al. Endoscopic necrosectomy of pancreatic necrosis: a systematic review. Surg Endosc 2011;25(12):3724–3730.

[15] Freeman ML, Werner J, van Santvoort HC et al. Interventions for necrotizing pancreatitis: summary of a multidisciplinary consensus conference. Pancreas 2012;41(8):1176–1194.

[16] Yasuda I, Nakashima M, Iwai T et al. Japanese multicenter experience of endoscopic necrosectomy for infected walled-off pancreatic necrosis: The JENIPaN study. Endoscopy 2013;45(8):627–634.

[17] Puli SR, Graumlich JF, Pamulaparthy SR, Kalva N. Endoscopic transmural necrosectomy for walled-off pancreatic necrosis: a systematic review and meta-analysis. Can J Gastroenterol Hepatol 2014;28(1):50–53.

[18] Gardner TB, Chahal P, Papachristou GI et al. A comparison of direct endoscopic necrosectomy with transmural endoscopic drainage for the treatment of walled-off pancreatic necrosis. Gastrointest Endosc 2009;69(6):1085–1094.

[19] Kumar N, Conwell DL, Thompson CC. Direct endoscopic necrosectomy versus step-up approach for walled-off pancreatic necrosis: comparison of clinical outcome and health care utilization. Pancreas 2014;43(8):1334–1339.

[20] Thompson CC, Kumar N, Slattery J et al. A standardized method for endoscopic necrosectomy improves complication and mortality rates. Pancreatology 2016;16(1):66–72.

[21] van Brunschot, S. Endoscopic or surgical step-up approach for necrotizing pancreatitis, a multi-center randomized controlled trial. Gastrointest Endosc 2017;85(5)(suppl):AB89. DOI: 10.1016/j.gie.2017.03.127

[22] Lawrence C, Howell DA, Stefan AM et al. Disconnected pancreatic tail syndrome: potential for endoscopic therapy and results of long-term follow-up. Gastrointest Endosc 2008;67(4):673–679.

[23] Nealon WH, Bhutani M, Riall TS, Raju G, Ozkan O, Neilan R. A unifying concept: pancreatic ductal anatomy both predicts and determines the major complications resulting from pancreatitis. J Am Coll Surg 2009;208(5):790–799.

[24] Beyer G, Simon P, Carter RC et al. Long-term outcome of EUS-guided drainage of pancreatic fluid collections: a 10 year single center experience. Pancreatology 2014;14(3):S93.

[25] Arvanitakis M, Delhaye M, Bali MA et al. Pancreatic-fluid collections: a randomized controlled trial regarding stent removal after endoscopic transmural drainage. Gastrointest Endosc 2007;65(4):609–619.

[26] Rana SS, Bhasin DK, Rao C, Sharma R, Gupta R. Consequences of long term indwelling transmural stents in patients with walled off pancreatic necrosis & disconnected pancreatic duct syndrome. Pancreatology 2013;13(5):486–490.

[27] Varadarajulu S, Wilcox CM. Endoscopic placement of permanent indwelling transmural stents in disconnected pancreatic duct syndrome: does benefit outweigh the risks? Gastrointest Endosc 2011;74(6): 1408–1412.

[28] Trevino JM, Tevino JM, Tamhane A, Varadarajulu S. Successful stenting in ductal disruption favorably impacts treatment outcomes in patients undergoing transmural drainage of peripancreatic fluid collections. J Gastroenterol Hepatol 2010;25(3): 526–531.

[29] Isayama H, Nakai Y, Rerknimitr R et al. The Asian consensus statements on endoscopic management of walled-off necrosis Part2: Endoscopic management. J Gastroenterol Hepatol 2016;31(9):1555–1565.

[30] Dhir V, Teoh AYB, Bapat M, Bhandari S, Joshi N, Maydeo A. EUS-guided pseudocyst drainage: prospective evaluation of early removal of fully covered self-expandable metal stents with pancreatic ductal stenting in selected patients. Gastrointest Endosc 2015;82(4):650–657.

Strategies for the Treatment of Pancreatic Pseudocysts and Walled-Off Necrosis After Acute Pancreatitis: Surgical Treatment

急性胰腺炎后胰腺假性囊肿及包裹性胰腺坏死的治理策略：手术治疗

Naohiro Sata，Masaru Koizumi，Alan K. Lefor　著

高崇崇　译

曹锋　李非　校

一、概述

近几十年来，胰腺假性囊肿和包裹性胰腺坏死患者的手术干预策略发生了巨大变化，最优的手术方式仍有争议。20 世纪 80 年代初，开放式引流和封闭式灌洗是治疗"胰周脓肿"最常用的手术方式。一个更积极的手术方法即早期外科干预——更广泛的引流和坏死组织清创曾被推荐 [1]。然而，早期干预包括开腹坏死组织清创术等与预后不良有关，最新指南建议，手术干预应尽可能推迟，至少应推迟到发病 4 周后 [2, 3]。

急性胰腺炎诊疗过程中，胰周液体积聚较为常见。急性胰腺炎可分为间质性水肿性胰腺炎和坏死性胰腺炎 [4]。在间质性水肿性胰腺炎中，积液通常会自行吸收，1 周后临床症状改善。然而，对于坏死性胰腺炎患者，残留的局部积液有时需要干预。这些残余局部积液的术语在 2012 年修订的亚特兰大分类中已被全新修订 [4]。本章将重点介绍急性胰腺炎发作后 PPC 和 WON 患者的手术治疗策略。

二、胰腺假性囊肿和包裹性胰腺坏死的定义

1992 年，在亚特兰大举行的国际急性胰腺炎研讨会上提倡的亚特兰大分类中，将急性胰周液体聚集和胰腺坏死 / 感染性坏死定义为急性胰腺炎的早期局部并发症 [5]。此外，胰腺假性囊肿和胰腺脓肿被定

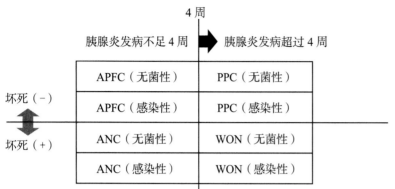

4 周

胰腺炎发病不足 4 周 ➡ 胰腺炎发病超过 4 周

	APFC（无菌性）	PPC（无菌性）
坏死（−）	APFC（感染性）	PPC（感染性）
坏死（+）	ANC（无菌性）	WON（无菌性）
	ANC（感染性）	WON（感染性）

◀图 35-1　2012 年亚特兰大分类中定义的 8 种急性胰腺炎局部并发症
APFC. 急性胰周液体积聚；ANC. 急性坏死物积聚；PPC. 胰腺假性囊肿；WON. 包裹性胰腺坏死

义为晚期局部并发症。术语"胰腺假性囊肿"已被用于描述来自坏死性胰腺炎、间质性水肿性胰腺炎和慢性胰腺炎急性加重产生的液体聚集。在坏死性胰腺炎后包裹坏死组织的液体积聚不同于纯胰液的液体积聚，即包裹性坏死与胰腺假性囊肿不同。如果将两者进行相同的治疗，结果会有所不同 [6, 7]。事实上，在西方国家或东亚地区很少发生胰腺脓肿。基于这一背景，"包裹性胰腺坏死"的概念被提出，主要指坏死性胰腺炎患者的具有边界的液体积聚 [8]。2012 年修订的亚特兰大分类中将此术语更改为"包裹性坏死（WON）" [4]（图 35-1）。包裹性坏死是胰腺和（或）胰周坏死的成熟包裹性集合，已形成明确的炎性囊壁，通常在坏死性胰腺炎发病后 4 周以上形成 [4]。坏死性胰腺炎发病后 4 周内的坏死引起的液体聚集被称为急性坏死物聚集。胰腺假性囊肿是指间质性水肿性胰腺炎发病 4 周以上形成的位于胰腺外部几乎无或极少发生坏死，同时具有明确炎症壁的囊状液体积聚 [4, 9]。2012 年后，随着胰腺假性囊肿概念的改变以及包裹性坏死的新概念制定，必须注意避免混淆 PPC 和 WON 这两个术语，特别是在审查 2012 年之前报告的临床研究时。

IAP/APA 指南根据 2012 年修订的亚特兰大分类进行了修订，2013 年出版了基于 IAP/APA 证据的急性胰腺炎管理指南 [2]。与此同时，2015 年修订出版了第 4 版日本急性胰腺炎管理指南 [3]。急性胰腺炎的诊断和治疗应参考这些指南。

三、手术干预的适应证

既往，急性胰腺炎感染相关并发症的外科治疗金标准是引流和坏死组织清创术。在 21 世纪初期，微创外科技术逐步发展并取代了创伤较大的开腹手术等。微创干预措施包括内镜和腹腔镜引流术及坏死组织清创术等。2013 年 IAP/APA 指南和 2015 年日本指南均建议对合并感染或有其他持续症状，如持续的胃出口梗阻、肠道或胆道梗阻、疼痛或其他并发症的包裹性坏死或胰腺假性囊肿患者进行干预。多数无法通过广谱抗生素控制的感染性局部积液的患者需进行治疗干预。

我们应适当地使用"引流"和"坏死清创术"的术语。引流是通过经皮、经胃、肠道或经乳头途径或通过开放手术引出液体的方法。坏死组织清除术是一种使用经皮、经胃或肠内途径或通过开放手术积极清除坏死组织的方法。在审查 2012 年之前的临床研究时，必须考虑将"引流术"和"坏死清创术"相混淆的可能。

四、包裹性坏死的干预时机和最佳干预策略

既往的临床研究表明，早期进行外科手术的预后非常差[10-12]。在一项对 629 名患者进行的前瞻性研究中，延迟手术显著降低了死亡率和发病率[13]。2013 年 IAP/APA 指南和 2015 年日本指南均反驳了早期干预的有益治疗效果，并建议尽可能延迟干预，直至胰腺炎发病至少 4 周后[2, 3]。干预时机应当为液性渗出被包裹并且囊肿壁变厚时最好。

最佳干预策略仍然是有争议的。开放手术是 2000 年之前手术干预的唯一选择。在 20 世纪 90 年代末和 21 世纪初微创技术，包括内镜引流术和坏死清除术，以及腹腔镜下坏死切除术等被引入治疗。虽然这些新颖的干预措施使用得越来越多，但它们需要先进的技术技能及丰富的操作经验，而且只能在较大胰腺中心进行。一些中心报道了较好的结果，但各中心间存在很大差异。因此这些干预措施必须进一步评估才能成为标准方法。

荷兰胰腺炎研究小组提出了一种用于治疗疑似或确诊感染性胰腺坏死的"进阶"治疗策略[14]。这种进阶方法由两部分组成，包括初始影像引导下经皮（腹膜后）穿刺置管引流或内镜下经腔引流，然后进行内镜或外科坏死清创术。据报道，单独经皮穿刺置管引流术可减少 23% ～ 50% 感染坏死性胰腺的患者进行坏死清创术的必要性[2, 14-19]。此外，与常规手术坏死清创术相比，该方法可减少主要的短期和长期并发症并降低总体治疗成本[14]。目前，"进阶"方法被认为是最有效的方法，2013 年 IAP/APA 指南和 2015 年日本指南明确建议将其作为首选干预策略[2, 3]。2013 年 IAP/APA 指南还指出，目前不能确定不同亚组患者所需的不同治疗策略，如果导管引流失败，采取哪种最佳的坏死清创术（手术或内镜下坏死切除术）尚不明确[2]。

对于感染性胰腺坏死患者，导管引流往往是干预的第一步。创伤更小的操作如经超声或计算机断层扫描引导的经皮穿刺置管引流，以及内镜下经消化道引流是首选推荐方案[13-16]（图 35-2）。对于不适合做穿刺或内镜引流以及引流失败的患者，可应用小切口进行外科引流。对于多发的、多囊的、伴有较多坏死组织、胰尾囊肿以及不可控制出血的患者也需要进行外科引流。如导管引流未能有效控制感染，则应进行微创或开腹或内镜清创。

腹腔镜和 VARD 已成为第二步临床干预的新选择[14]。最近 13 项应用经皮穿刺引流治疗感染性胰腺坏死的研究结果表明，约 26.4% 的患者进行经皮穿刺置管引流后仍需外科手术引流，总体死亡率为 15.2%[14, 20-31]。新近 17 项应用外科手术进行胰腺坏死组织清创的患者中再次清创率约为 16.5%，再次引流率为 13.8%，并且总体死亡率为 25.8%[32-48]。然而，"进阶"治疗获得了更好的结果。近期 9 项最新研究结果表明需转为外科手术率为 17.4%，总体死亡率为 14.9%[14, 33, 49-54]。出血、胰瘘和胃肠瘘是这些干预措施的最常见并发症。

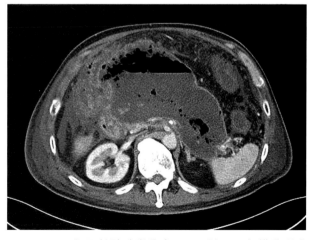

▲ 图 35-2　坏死性胰腺炎发病 170d 后经 CT 扫描发现感染性包裹性坏死

在小网膜囊内可见气泡影，高度提示存在感染

五、PPC 的外科手术治疗

由于慢性胰腺炎的急性发作是胰腺假性囊肿的主要原因，因此其治疗策略不同于包裹性坏死。大多数体积较小的胰腺假性囊肿不需特定干预可自行吸收。若出现感染或持续压迫等症状时，需对胰腺假性囊肿患者进行干预（图 35-3）。外引流或内引流是胰腺假性囊肿发生感染的首选治疗方案，其他新的干预措施已在临床上得到逐步应用和评估。最近 5 个回顾性研究中，最常应用的手术方式为开腹的囊肿 - 肠道吻合引流术（包括囊肿 - 胃吻合引流术或囊肿 - 空肠吻合引流术），总体并发症率为 25.4%，死亡率为 0.2%[55-59]。腹腔镜囊肿 - 肠吻合引流术作为一种微创方法应用越来越广泛，包括 Roux-en-Y 吻合术和囊肿 - 胃吻合引流术[60-65]。腹腔镜手术效果良好，最近 7 项研究中并发症率为 9.5%，复发率为 3.6%，死亡率为 0%[60-66]。经皮穿刺囊肿胃引流，即在胃镜下通过穿刺和胃腔途径进行引流胰腺假性囊肿也是可行的，其并发症率约 11.3%，需再次外科手术干预的比例为 9.4%[14, 67-69]。出血、包括囊肿感染在内的腹腔脓肿、胰瘘和手术部位感染是胰腺假性囊肿外科手术的常见并发症。胰腺切除术、远端胰腺切除术、胰十二指肠切除术或保留十二指肠的胰头切除术等适用于伴有持续性慢性疼痛的胰腺假性囊肿患者[59]。

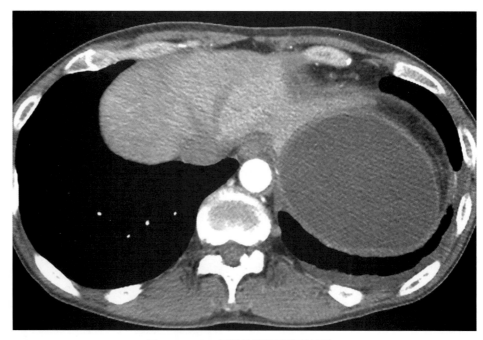

▲ 图 35-3　CT 扫描发现胰腺假性囊肿
该囊肿因慢性胰腺炎急性发作引起，位于左侧膈下间隙

☞ 参考文献

[1]　Warshaw AL, Jin GL. Improved survival in 45 patients with pancreatic abscess. Ann Surg 1985;202:408–417.

[2]　Working Group IAP/APA Acute Pancreatitis Guidelines. IAP/APA evidence-based guidelines for the management of acute pancreatitis. Pancreatology 2013;13(4 suppl 2):e1–15.

[3]　Yokoe M, Takada T, Mayumi T et al. Japanese guidelines for the management of acute pancreatitis: Japanese guidelines 2015.

J Hepatobiliary Pancreat Sci 2015;22:405–432.

[4] Banks PA, Bollen TL, Dervenis C et al. Acute Pancreatitis Classification Working Group. Classification of acute pancreatitis—2012: revision of the Atlanta classification and definitions by international consensus. Gut 2013;62:102–111.

[5] Bradley EL Ⅲ. A clinically based classification system for acute pancreatitis. Summary of the International Symposium on Acute Pancreatitis, Atlanta, GA, September 11 through 13, 1992. Arch Surg 1993;128:586–590.

[6] Baron TH, Thaggard WG, Morgan DE et al. Endoscopic therapy for organized pancreatic necrosis. Gastroenterology 1996;111:755–764.

[7] Baron TH, Morgan DE. Acute necrotizing pancreatitis. N Engl J Med. 1999;340:1412–1417.

[8] Papachristou GI, Takahashi N, Chahal P et al. Peroral endoscopic drainage/debridement of walled-off pancreatic necrosis. Ann Surg 2007;245:943–951.

[9] Sarr MG, Banks PA, Bollen TL et al. The new revised classification of acute pancreatitis 2012. Surg Clin North Am 2013;93: 549–562.

[10] Mier J, León EL, Castillo A et al. Early versus late necrosectomy in severe necrotizing pancreatitis. Am J Surg 1997;173: 71–75.

[11] Besselink MG, Verwer TJ, Schoenmaeckers EJ et al. Timing of surgical intervention in necrotizing pancreatitis. Arch Surg 2007;142:1194–1201.

[12] De Rai P, Zerbi A, Castoldi L et al. ProInf-AISP (Progetto Informatizzato Pancreatite Acuta, Associazione Italiana per lo Studio del Pancreas [Computerized Project on Acute Pancreatitis, Italian Association for the Study of the Pancreas]) Study Group. Surgical management of acute pancreatitis in Italy: lessons from a prospective multicentre study. HPB (Oxford) 2010;12: 597–604.

[13] van Santvoort HC, Bakker OJ, Bollen TL et al. Dutch Pancreatitis Study Group. A conservative and minimally invasive approach to necrotizing pancreatitis improves outcome. Gastroenterology 2011;141:1254–1263.

[14] van Santvoort HC, Besselink MG, Bakker OJ et al. Dutch Pancreatitis Study Group. A step-up approach or open necrosectomy for necrotizing pancreatitis. N Engl J Med 2010;362:1491–1502.

[15] Horvath K, Freeny P, Escallon J et al. Safety and efficacy of video-assisted retroperitoneal debridement for infected pancreatic collections: a multicenter, prospective, single-arm phase 2 study. Arch Surg 2010;145:817–825.

[16] Bello B, Matthews JB. Minimally invasive treatment of pancreatic necrosis. World J Gastroenterol 2012;18:6829–6835.

[17] Babu RY, Gupta R, Kang M et al. Predictors of surgery in patients with severe acute pancreatitis managed by the step-up approach. Ann Surg 2013;257:737e50.

[18] Van Baal MC, Van Santvoort HC, Bollen TL et al. Systematic review of percutaneous catheter drainage as primary treatment for necrotizing pancreatitis. Br J Surg 2011;98:18e27.

[19] Mouli VP, Sreenivas V, Garg PK. Efficacy of conservative treatment, without necrosectomy, for infected pancreatic necrosis: a systematic review and metaanalysis. Gastroenterology 2013;144:333–340.

[20] Baril NB, Ralls PW, Wren SM et al. Does an infected peripancreatic fluid collection or abscess mandate operation? Ann Surg 2000;231:361–367.

[21] Zerem E, Imamovic G, Omerović S et al. Randomized controlled trial on sterile fluid collections management in acute pancreatitis: should they be removed? Surg Endosc 2009;23:2770–2777.

[22] Zerem E, Imamović G, Sušić A et al. Step-up approach to infected necrotising pancreatitis: a 20-year experience of percutaneous drainage in a single centre. Dig Liver Dis 2011;43:478–483.

[23] Tong Z, Li W, Yu W et al. Percutaneous catheter drainage for infective pancreatic necrosis: is it always the first choice for all patients? Pancreas 2012;41:302–305.

[24] Navalho M, Pires F, Duarte A et al. Percutaneous drainage of infected pancreatic fluid collections in critically ill patients: correlation with C-reactive protein values. Clin Imaging 2006;30:114–119.

[25] Mortelé KJ, Girshman J, Szejnfeld D et al. CT-guided percutaneous catheter drainage of acute necrotizing pancreatitis: clinical experience and observations in patients with sterile and infected necrosis. AJR Am J Roentgenol 2009;192:110–116.

[26] Wig JD, Gupta V, Kochhar R et al. The role of non-operative strategies in the management of severe acute pancreatitis. JOP 2010;11:553–559.

[27] Gluck M, Ross A, Irani S et al. Endoscopic and percutaneous drainage of symptomatic walled-off pancreatic necrosis reduces hospital stay and radiographic resources. Clin Gastroenterol Hepatol 2010;8:1083–1088.

[28] Sleeman D, Levi DM, Cheung MC et al. Percutaneous lavage as primary treatment for infected pancreatic necrosis. J Am Coll Surg 2011;212:748–752.

[29] Baudin G, Chassang M, Gelsi E et al. CT-guided percutaneous catheter drainage of acute infectious necrotizing pancreatitis: assessment of effectiveness and safety. AJR Am J Roentgenol 2012;199:192–199.

[30] Gluck M, Ross A, Irani S et al. Dual modality drainage for symptomatic walled-off pancreatic necrosis reduces length of hospitalization, radiological procedures, and number of endoscopies compared to standard percutaneous drainage. J Gastrointest Surg 2012;16:248–256; discussion 256–257.

[31] Bruennler T, Langgartner J, Lang S et al. Outcome of patients with acute, necrotizing pancreatitis requiring drainage-does drainage size matter? World J Gastroenterol 2008;7; 14(5):725–730.

[32] Tan J, Tan H, Hu B et al. Short-term outcomes from a multicenter retrospective study in China comparing laparoscopic and open surgery for the treatment of infected pancreatic necrosis. J Laparoendosc Adv Surg Tech A 2012;22:27–33.

[33] Besselink MG, de Bruijn MT, Rutten JP et al.; Dutch Acute Pancreatitis Study Group. Surgical intervention in patients with necrotizing pancreatitis. Br J Surg 2006;93:593–599.

[34] Raraty MG, Halloran CM, Dodd S et al. Minimal access retroperitoneal pancreatic necrosectomy: improvement in morbidity and mortality with a less invasive approach. Ann Surg 2010;251:787–793.

[35] Beattie GC, Mason J, Swan D et al. Outcome of necrosectomy in acute pancreatitis: the case for continued vigilance. Scand J Gastroenterol 2002;37:1449–1453.

[36] Bhansali SK, Shah SC, Desai SB et al. Infected necrosis complicating acute pancreatitis: experience with 131 cases. Indian J Gastroenterol 2003;22:7–10.

[37] Nieuwenhuijs VB, Besselink MG, van Minnen LP et al. Surgical management of acute necrotizing pancreatitis: a 13-year experience and a systematic review. Scand J Gastroenterol Suppl 2003;239:111–116.

[38] Wig JD, Mettu SR, Jindal R et al. Closed lesser sac lavage in the management of pancreatic necrosis. J Gastroenterol Hepatol 2004;19:1010–1015.

[39] Rau B, Bothe A, Beger HG. Surgical treatment of necrotizing pancreatitis by necrosectomy and closed lavage: changing patient characteristics and outcome in a 19-year, single-center series. Surgery 2005;138:28–39.

[40] Farkas G, Márton J, Mándi Y et al. Surgical management and complex treatment of infected pancreatic necrosis: 18-year experience at a single center. J Gastrointest Surg 2006;10:278–285.

[41] Funariu G, Binţinţan V, Seicean R et al. Surgical treatment of severe acute pancreatitis. Chirurgia (Bucur) 2006;101:599–607.

[42] Oláh A, Belágyi T, Bartek P et al. Alternative treatment modalities of infected pancreatic necrosis. Hepatogastroenterology 2006;53:603–607.

[43] Reddy M, Jindal R, Gupta R et al. Outcome after pancreatic necrosectomy: trends over 12 years at an Indian centre. ANZ J Surg 2006;76:704–709.

[44] Besselink MG, Verwer TJ, Schoenmaeckers EJ et al. Timing of surgical intervention in necrotizing pancreatitis. Arch Surg 2007;142:1194–1201.

[45] Olejnik J, Vokurka J, Vician M. Acute necrotizing pancreatitis: intra-abdominal vacuum sealing after necrosectomy. Hepatogastroenterology 2008;55:315–318.

[46] Rodriguez JR, Razo AO, Targarona J et al. Debridement and closed packing for sterile or infected necrotizing pancreatitis: insights into indications and outcomes in 167 patients. Ann Surg 2008;247:294–299.

[47] Parikh PY, Pitt HA, Kilbane M et al. Pancreatic necrosectomy: North American mortality is much lower than expected. J Am Coll Surg 2009; 209:712–719.

[48] Wittau M, Scheele J, Gölz I et al. Changing role of surgery in necrotizing pancreatitis: a single-center experience. Hepatogastroenterology 2010;57:1300–1304.

[49] Horvath KD, Kao LS, Ali A et al. Laparoscopic assisted percutaneous drainage of infected pancreatic necrosis. Surg Endosc 2001;15:677–682.

[50] Risse O, Auguste T, Delannoy P et al. Percutaneous video-assisted necrosectomy for infected pancreatic necrosis. Gastroenterol Clin Biol 2004;28:868–871.

[51] van Santvoort HC, Besselink MG, Bollen TL et al.; Dutch Acute Pancreatitis Study Group. Case-matched comparison of the retroperitoneal approach with laparotomy for necrotizing pancreatitis. World J Surg 2007;31:1635–1642.

[52] Connor S, Alexakis N, Raraty MG et al. Early and late complications after pancreatic necrosectomy. Surgery 2005;137:499–505.

[53]　Bausch D, Wellner U, Kahl S et al. Minimally invasive operations for acute necrotizing pancreatitis: comparison of minimally invasive retroperitoneal necrosectomy with endoscopic transgastric necrosectomy. Surgery 2012;152 (3 suppl 1):S128–134.

[54]　Tang LJ, Wang T, Cui JF et al. Percutaneous catheter drainage in combination with choledochoscope-guided debridement in treatment of peripancreatic infection. World J Gastroenterol 2010;16:513–517.

[55]　Usatoff V, Brancatisano R, Williamson RC. Operative treatment of pseudocysts in patients with chronic pancreatitis. Br J Surg 2000;87:1494–1499.

[56]　Nealon WH, Walser E. Main pancreatic ductal anatomy can direct choice of modality for treating pancreatic pseudocysts (surgery versus percutaneous drainage). Ann Surg 2002;235:751–758.

[57]　Boutros C, Somasundar P, Espat NJ. Open cystogastrostomy, retroperitoneal drainage, and G-J enteral tube for complex pancreatitis-associated pseudocyst: 19 patients with no recurrence. J Gastrointest Surg 2010;14:1298–1303.

[58]　Schlosser W, Siech M, Beger HG. Pseudocyst treatment in chronic pancreatitis—surgical treatment of the underlying disease increases the long-term success. Dig Surg 2005;22:340–345.

[59]　Grzebieniak Z, Woytoń M, Kielan W. Surgical and endoscopic treatment of pancreatic pseudocysts. Przegl Lek 2000;57(suppl 5):50–52.

[60]　Chowbey PK, Soni V, Sharma A et al. Laparoscopic intragastric stapled cystogastrostomy for pancreatic pseudocyst. J Laparoendosc Adv Surg Tech A 2001;11:201–205.

[61]　Teixeira J, Gibbs KE, Vaimakis S et al. Laparoscopic Roux-en-Y pancreatic cyst-jejunostomy. Surg Endosc 2003;17: 1910–1913.

[62]　Obermeyer RJ, Fisher WE, Salameh JR et al. Laparoscopic pancreatic cystogastrostomy. Surg Laparosc Endosc Percutan Tech 2003;13:250–253.

[63]　Hauters P, Weerts J, Navez B et al. Laparoscopic treatment of pancreatic pseudocysts. Surg Endosc 2004;18:1645–1648.

[64]　Dávila-Cervantes A, Gómez F, Chan C et al. Laparoscopic drainage of pancreatic pseudocysts Surg Endosc 2004;18:1420–1426.

[65]　Barragan B, Love L, Wachtel M et al. A comparison of anterior and posterior approaches for the surgical treatment of pancreatic pseudocyst using laparoscopic cystogastrostomy. J Laparoendosc Adv Surg Tech A 2005;15:596–600.

[66]　Hamza N, Ammori BJ. Laparoscopic drainage of pancreatic pseudocysts: a methodological approach. J Gastrointest Surg 2010;14:148–155.

[67]　White SA, Sutton CD, Berry DP et al. Experience of combined endoscopic percutaneous stenting with ultrasound guidance for drainage of pancreatic pseudocysts. Ann R Coll Surg Engl 2000;82:11–15.

[68]　Andersson R, Cwikiel W. Percutaneous cystogastrostomy in patients with pancreatic pseudocysts. Eur J Surg 2002;168: 345–348.

[69]　Thomasset SC, Berry DP, Garcea G et al. A simple, safe technique for the drainage of pancreatic pseudocysts.ANZ J Surg 2010;80:609–614.

36 Management of Fluid Collection in Acute Pancreatitis
急性胰腺炎液体积聚的处理

Felix Lämmerhirt, Frank Ulrich Weiss, Markus M. Lerch 著

王 喆 译

曹 锋 李 非 校

一、概述

急性胰腺炎是最常见的需要住院治疗的胃肠疾病，其发病率因地域不同，为 13 ～ 45/100 000[1]。酒精和胆石是最主要的诱发因素（30% ～ 50%），前者在男性患者中更常见[2, 3]。

急性胰腺炎临床过程多变，轻型患者可仅表现为轻微的腹痛，而重型患者可导致死亡，因此在病程的早期预测疾病的严重程度非常重要。

根据 2013 年[5]修订版亚特兰大分类，急性胰腺炎的最新定义、严重程度分级（轻度、中重度、重度）[4]，以及全身和局部并发症在第 20 章讨论。

二、定义

急性液体积聚的分类方式主要依据发病时间及影像学特点。APFC 是间质水肿型胰腺炎的典型并发症，常出现于急性胰腺炎发病 7d 内。影像学上它没有明确包裹，且内部结构均匀。急性液体积聚可沿着胰腺周围筋膜的解剖走行而发展。有时也可发生于胰周的各个方位，且有自行吸收的趋势。如果 APFC 持续存在 4 周以上，那么发展为假性囊肿的可能性很高。

假性囊肿被定义为一个由纤维囊壁包裹着充满液体的空间，类似于真性囊肿。不同于真性囊肿的是，假性囊肿的囊壁内壁缺少上皮细胞。假性囊肿是慢性胰腺炎的常见并发症，也可见于急性胰腺炎。后者来源的假性囊肿常源于 APFC，大多发生于发病 4 周以上。假性囊肿的治疗策略将于第 34 章讨论。

被外溢的胰液或免疫细胞所破坏的失活组织可定义为坏死，它代表一种导致不成熟的非凋亡性细胞死亡的组织损伤形式。由急性胰腺炎导致的坏死的形态学特征各不相同。尽管 CT、MRI 和 EUS 下评判固体成分的敏感性各不相同，坏死组织在影像学上表现为存在于液体结构中的固体成分。

急性坏死物积聚常出现于发病的前 4 周，可发生于胰腺实质及胰周组织，含有不同量的液体或固体

成分，其中固体成分是急性坏死物积聚区别于 APFC 及假性囊肿的关键。

影像学上如坏死区域被包膜所包裹，则称之为包裹性坏死。包裹性坏死和假性囊肿的区别在于前者腔内含有较多的固体成分。包裹性坏死多发生于发病 4 周以上，由急性坏死物积聚所演变而来。

随着病程的进展坏死组织可保持无菌状态或继发感染。依据患者的临床症状或影像检查中坏死组织内有气体成分出现，可诊断感染性坏死。如坏死组织与消化道之间形成瘘管时，坏死组织内同样可出现气体成分而无明确的感染症状。细针穿刺行微生物学检测可明确感染是否存在，但具有一定的假阴性率，且部分患者无须此项检查。此外，临床及影像学表现支持感染性坏死患者的血培养结果较无效腔内物质培养结果，对选择抗生素治疗更有价值。目前尚缺少可预测坏死是持续存在还是逐渐消退的检查方式。

三、急性液体积聚的影像学

（一）经腹超声

在急腹症患者中，经腹超声是一种廉价、即时可用的初始影像学检查。胰腺超声常因腹痛存在或肠管的阻挡质量不佳。胰腺水肿的表现为不均质的低回声且边界不清[6]。主胰管通常不可见。坏死及出血组织较之炎症组织回声更低。通过回声增益或超声造影可更好地区别有灌注和无灌注的组织。对于检测腹腔或胸膜腔内的少量游离液体，超声仍然是无可争议的金标准。腹水或左侧胸腔积液的存在是急性胰腺炎较严重的预测因素。超声的另一个重要作用在于对胆囊的检查，可快速地诊断是否存在胆囊结石，从而肯定或排除胆源性胰腺炎的诊断。

（二）CT、内镜超声与 MRI

强化 CT 检查是急腹症鉴别诊断最快捷、最准确的方式。对于临床考虑诊断为急性胰腺炎的患者于入院初并不建议行 CT 检查，CT 检查只用来鉴别其他疾病[7]。因在疾病发病 72h 内组织坏死的范围仍会进展，故在发病初同样不建议通过 CT 检查来评估急性胰腺炎的严重程度。因此，如需 CT 检查，检查时间应延迟至发病 4d 后[8]。

强化 CT 检查可以评估液体积聚或组织坏死的范围、形态及体积等，并且对于发现一些胰外并发症如出血或假性动脉瘤等有很好的帮助作用。

另外两个可供选择的检查为 EUS 及 MRI。尽管存在对费用昂贵及技术要求较高的缺点，但这两种检查方法在发现急性液体积聚内固体成分方面均更加敏感，因而对于鉴别单纯液体积聚、假性囊肿与坏死物积聚、包裹性坏死更具价值。了解更多内容请查阅第 25 章及第 34 章。

四、急性胰腺炎及胰腺液体积聚的保守治疗

（一）基础支持治疗

所有的急性胰腺炎患者在入院的前 48h 内均应常规密切监护。重要的监测如下。
- 心率、V3（或 V6）导联心电图、血压、血氧（以监测循环呼吸衰竭以及休克）。
- 血气分析（如果血氧低于 90%）（以监测呼吸衰竭）。

- 每小时尿量以指导液体复苏（以监测肾功能衰竭及指导液体管理）。
- 经尿管监测腹压（以监测是否存在腹腔间隔室综合征）。
- 血电解质。
- 血糖（以监测是否存在内分泌功能衰竭）。

（二）液体及电解质管理

由于腹膜后组织的水肿及血管通透性的增加，大量的液体渗出是导致急性胰腺炎出现急性液体积聚的主要原因。液体复苏治疗是目前降低患者死亡率最主要的治疗方式。如在发病第 1 日内输液量低于 3.5L，死亡率可达约 61%[9, 10]。发病 48h 内 BUN 值上升大于 5mg/dl 提示肾前性肾功能衰竭，死亡率可升高 2.2 倍[11]。推荐给予液体量为 5 ～ 10ml/（kg·h）。液体量过多同样也会导致死亡率的上升，其主要原因为腹腔间隔室综合征（腹腔内压＞ 20mmHg）、脓毒症、ICU 住院时间延长等[12]。关于液体复苏的监测方面推荐使用热稀释法，如难以采用此有创监测则可用以下标准代替。

- 心率＜ 120 次 /min。
- 平均动脉压维持于 65 ～ 85mmHg。
- 每小时尿量＞ 0.5 ～ 1.0ml/kg。
- 红细胞比容维持于 35% ～ 45%。

另一个重要问题即复苏液体的选择。晶体液优于胶体液。胶体液的应用被认为可能会带来较高的肾功能不全发生率，故应尽量避免。林格液的优点在于其成分与血液相似，并且乳酸盐及醋酸盐可在不影响电中性的情况下有效地补充阴离子间隙[13]。而且使用林格液较生理盐水相比，可在发病前 24h 内降低 SIRS 的发生率[4]。但林格液不适用于有高钙血症的患者。

（三）营养

完全禁食对急性胰腺炎的预后及疾病进程无积极作用[4]。实际上，完全禁食可导致肠绒毛的萎缩，从而加快肠腔内细菌的易位促进坏死区域的感染。因而建议尽早地开始肠内营养[14]。如存在肠麻痹则不建议应用肠内营养，需要肠外营养的支持直至可应用肠内营养。如患者无法经口进食，则选择管饲喂养是最有效的方式。鼻胃管和鼻空肠管同样安全有效，而应用鼻空肠管时可能存在较多的移位风险。最优的营养方式仍旧是最自然的经口进食方式[15]。如患者疼痛缓解（如需止疼药物也可）能耐受食物则应尝试进食食物，如无法耐受食物，可选用相比于肠外营养更经济、更生理的肠内营养。入院后立即开始肠内营养较禁食 72h 并不会带来更好的预后[16]。现今的营养方法与过去较长时间禁食相比更加有益。

（四）抗生素

对于急性胰腺炎，不管预测的严重程度如何，预防性应用抗生素不是必需的，且可能会增加多重耐药菌的出现概率。无论是死亡率还是出现感染性坏死的概率都不会因预防性应用抗生素而改变[17]。如怀疑有感染性坏死的可能性，则需立即应用抗生素。在胰腺组织内有较高浓度的抗生素有碳青霉烯类、螺旋酶抑制药及甲硝唑。如给予抗生素后效果欠佳，则应行细针穿刺进行微生物学检测，而后根据药物敏感性更换抗生素。脓毒症患者需除外其他部位的感染，如腹膜炎、胆管炎及肺炎等。通常来说，急性胰腺炎患者血标本的培养结果往往比坏死物培养结果更有价值，因后者具有较高的假阴性率。

（五）水肿性积液的处理

APFC 有自愈趋向。如果保守治疗下 APFC 持续存在超过 4 周，则可能发展为假性囊肿或包裹性坏死（详见第 34 章）。本章所关注的单纯胰腺或胰周液体积聚，如不引起表现为液体过负荷或膀胱内压增高的腹腔间隔室综合征的话，并不需要外科治疗。腹腔间隔室综合征定义为腹内压增高（＞ 20mmHg）超过12h 同时合并器官功能衰竭。

（六）急性胰腺炎急性液体积聚的微创处理

当保守治疗效果不佳时，推荐微创治疗。以下段落总结了几种常见的治疗方式。

1. 影像引导下穿刺引流

影像引导下穿刺引流是一种较易开展、技术较成熟的治疗假性囊肿或液体积聚的方式。影像引导方式可选择超声、CT 或 MRI。单次的穿刺抽吸有较高的复发率，因而推荐置管持续引流，持续引流具有较高的治愈率（70% ～ 100%）和更低的复发率[18, 19]。应注意，穿刺引流存在一定发生瘘的风险。

2. 内镜下引流

内镜下引流是一种处理假性囊肿的微创治疗方式。可采用经十二指肠乳头或经胃、十二指肠肠壁引流的方法。此种方式旨在人为创建囊肿与消化道的内引流通道。对于与主胰管或分支胰管有交通的假性囊肿内镜下，首选经十二指肠乳头的引流[20]。部分研究表明，经十二指肠乳头的内镜下引流成功率可达85%，而并发症率仅有 6%。作者的经验则并非如此乐观。对于与胰管不相通的假性囊肿，内镜下可选择经消化道的引流。因可更好地显示血管，EUS 较普通内镜并发症更少[21-23]，故而应尽量避免使用普通内镜。

对于距离胃腔较远或囊壁较厚的假性囊肿，腹腔镜下的手术是首选。我们将在第 34 章中对胰腺假性囊肿、感染性坏死及包裹性坏死的外科治疗及内镜下治疗进行概述及详细介绍。

五、总结

多数急性胰腺炎后的液体积聚通常保守治疗可缓解，并不需要外科治疗。当液体积聚达到感染性坏死（或包裹性坏死）的形态学标准，出现可引起并发症或潜在可引起并发症的假性囊肿，再或者可引起腹腔间隔室综合征时，需要内镜下或外科手术治疗。目前，一个多中心的 POINTER 研究正在进行中，旨在探讨引流治疗的时机。

☞ 参考文献

[1]　Yadav D, Lowenfels AB. The epidemiology of pancreatitis and pancreatic cancer. Gastroenterology 2013;144:1252;e61.

[2]　Spanier BWM, Dijkgraaf MGW. Epidemiology, aetiology and outcome of acute and chronic pancreatitis: an update. Best Pract Res Clin Gastroenterol 2008;22(1):45–63.

[3]　Lankisch PG, Lowenfels AB, Maisonneuve P. What is the risk of alcoholic pancreatitis in heavy drinkers? Pancreas 2002;25:

411–412.

[4] Working Group IAP/APA Acute Pancreatitis Guidelines. IAP/APA evidence-based guidelines for the management of acute pancreatitis. Pancreatology 2013(4 suppl 2):e1–e15.

[5] Banks PA, Bollen TL, Dervenis C et al. Classification of acute pancreatitis – 2012: revision of the Atlanta classification and definitions by international consensus. Gut 2013;62(1):102–111.

[6] Bollen TL, van Santvoort HC, Besselink MG et al. Update on acute pancreatitis: ultrasound, computed tomography, and magnetic resonance imaging features. Semin Ultrasound CT MR 2007;28:371–383.

[7] Bollen TL, Singh VK, Maurer R et al. A comparative evaluation of radiologic and clinical scoring systems in the early prediction of severity in acute pancreatitis. Am J Gastroenterol 2012;107: 612–619.

[8] Spanier BW, Nio Y, van der Hulst RW, Tuynman HA, Dijkgraaf MG, Bruno MJ. Practice and yield of early CT scan in acute pancreatitis: a Dutch observational multicenter study. Pancreatology 2010;10:222–228.

[9] Gardner TB, Vege SS, Chari ST et al. Faster rate of initial fluid resuscitation in severe acute pancreatitis diminishes in-hospital mortality. Pancreatology 2009;9:770–776.

[10] Hirota M, Takada T, Kitamura N et al. Fundamental and intensive care of acute pancreatitis. J Hepatobiliary Pancreat Sci 2010;17:45–52.

[11] Wu BU, Johannes RS, Sun X et al. Early changes in blood urea nitrogen predict mortality in acute pancreatitis. Gastroenterology 2009;137:129–135.

[12] Mao EQ, Tang YQ, Fei J et al. Fluid therapy for severe acute pancreatitis in acute response stage. Chin Med J (Engl) 2009;122: 169–173.

[13] Wu BU, Hwang JQ, Gardner TH et al. Lactated Ringer's solution reduces systemic inflammation compared with saline in patients with acute pancreatitis. Clin Gastroenterol Hepatol 2011;9:710–717.

[14] Teich N, Aghdassi A, Fischer J et al. Optimal timing of oral refeeding in mild acute pancreatitis: results of an open randomized multicenter trial. Pancreas 2010;39:1088–1092.

[15] Imrie CW, Carter CR, McKay CJ et al. Enteral and parenteral nutrition in acute pancreatitis. Best Pract Res Clin Gastroenterol 2002;16:391–397.

[16] Thompson DR. Narcotic analgesic effects on the sphincter of Oddi: a review of the data and therapeutic implications in treating pancreatitis. Am J Gastroenterol 2001;96:1266–1272.

[17] Dellinger EP, Tellado JM, Soto NE et al. Early antibiotic treatment for severe acute necrotizing pancreatitis: a randomized, double-blind, placebo-controlled study. Ann Surg 2007;245:674–683.

[18] Adams DB, Anderson MC. Percutaneous catheter drainage compared with internal drainage in the management of pancreatic pseudocyst. Ann Surg 1992;215:571–576.

[19] Neff R. Pancreatic pseudocysts and fluid collections: percutaneous approaches. Surg Clin North Am 2001;81:399–403.

[20] Catalano MF, Geenen JE, Schmalz MJ, Johnson GK, Dean RS, Hogan WJ. Treatment of pancreatic pseudocysts with ductal communication by transpapillary pancreatic duct endoprosthesis. Gastrointest Endosc 1995;42:214–218.

[21] Varadarajulu S, Christein JD, Tamhane A, Drelichman ER, Wilcox CM. Prospective randomized trial comparing EUS and EGD for transmural drainage of pancreatic pseudocysts (with videos). Gastrointest Endosc 2008;68:1102–1111.

[22] Park DH, Lee SS, Moon SH et al. Endoscopic ultrasound-guided versus conventional transmural drainage for pancreatic pseudocysts: a prospective randomized trial. Endoscopy 2009;41:842–848.

[23] Aghdassi A, Mayerle J, Kraft M, Sielenkämper AW, Heidecke CD, Lerch MM. Diagnosis and treatment of pancreatic pseudocysts in chronic pancreatitis. Pancreas 2008;36:105–112.

Management of Pancreatic Fistula in Acute Pancreatitis
急性胰腺炎并发胰瘘的处理

37

Jörg Kaiser，Thilo Hackert，Markus W. Büchler **著**

张 超 **译**

曹 锋 李 非 **校**

一、概述

胰瘘是由于胰腺导管或实质破坏导致的胰液外漏。在重症急性坏死性胰腺炎中，除了 SIRS 和脓毒症（sepsis），局部并发症的处理在患者管理中具有重要作用。局部并发症包括胰腺感染性坏死和脓肿，胰腺实质遭破坏，导致胰液从或小或大的胰导外漏。这既可以导致假性囊肿的形成，又可因周围组织被侵袭而形成瘘管。多数病例中，胰腺实质或导管的胰瘘多为自限性，可被周围组织包裹，被浆膜重新吸收，或者被纤维组织包裹而形成假性囊肿 [1, 2]。

对于急性胰瘘相关的并发症，包括侵蚀性出血或肠穿孔，均需要立即行手术干预或治疗，手段包括血管造影以定位及处理出血点（支架覆盖受侵蚀血管）或急诊手术 [3]。然而，如果胰瘘没有引起急性并发症，则可能发生持续胰液外漏，这就需要从瘘的位置及临床症状考虑治疗。此时，与胃肠道、支气管、胸膜、纵隔、心包等器官相通的内瘘必须和与外部皮肤相通的外瘘区分 [4, 5]。内瘘通常没有症状，不能被及时发现而难以确诊。相比之下，外漏容易被发现，并且能通过相应液体中胰酶含量的测定而确诊 [6, 7]。

二、发病机制与分类

（一）发病机制

胰瘘的发病机制众多，具体机制根据瘘管的起源部位和胰瘘出现的时间而有所差异。瘘是在胰腺坏死的基础上，在胰腺周围脂肪和软组织，以及腹膜后间隙的组织间，由胰腺外分泌液及全身炎症反应介质的复杂作用而产生 [8]。胰腺实质坏死被认为是氧化应激和潜在的钙超载的结果，它们会导致细胞坏死、凋亡和自噬，其中损伤相关分子模式分子（damage-associated molecular pattern molecules，DAMP）发挥了中心作用 [9]。此外，由于局部血栓和微血管结构炎性改变导致的微循环灌注不足会导致坏死形成。在胰腺实质坏死后，蛋白酶和所有其他被激活的胰酶都被释放到腹膜后，并启动自身消化过程。局部白细胞募集和炎症级联的进一步激活，有助于将坏死过程扩展到胰周和腹膜后向结肠系膜、小肠系膜和结肠旁沟扩展。自体消化过程还可能延伸到皮肤、小肠或任何其他器官而形成瘘管。

此外，急性胰腺炎期间结肠瘘的发生也可能是由于肠系膜血栓继发的肠壁缺血坏死导致，此种情况在横肠系膜上更常见，因为横结肠系膜靠近胰腺。所有缺血性并发症都可能是严重的全身炎症反应过程，导致全身血流动力学不稳定，出现脓毒血性休克。除自发性瘘管形成外，内镜、介入或手术治疗是瘘形成的重要因素。术中操作，尤其是在腹部探查或实施胰腺坏死清除术过程中，可能会发生意外的人为损伤。因此，对于急性胰腺炎的开放性手术不再被视为标准首选术式，其逐渐成为其他治疗方案失败患者的替代手术方案[10]。

坏死清除术后瘘形成及其他局部术后损伤的发生率因手术技术的不同而有显著差异[3]。目前已经建立了四种原则性手术方式：坏死清除联合开放填塞[11]、计划性分期剖腹联合反复灌洗[12]、小网膜囊和腹膜后间隙封闭持续灌洗[13, 14]以及封闭填塞[15]。经验丰富的外科医生实施以上四种手术的死亡率均低于15%[11, 16-18]，为了尽可能达到充分的清创效果，钝性坏死清除术在所有的手段中或多或少都有实施，但初次坏死组织清除术后的处理有所区别[12-21]。前两种方式：开放填塞[11, 16, 17]和计划性分期剖腹术[12, 19]，在最后关腹之前需多次冲洗。因为重复手术干预与胃肠道并发症的发病率呈正相关，包括胃肠道瘘、幽门梗阻、切口疝、局部出血，所以这两种手术应在非常早期的清创时才被考虑，单次手术似乎不能保证术后残留坏死组织和感染液体的充分引流。

另外两项手术：坏死清除联合小网膜囊封闭持续灌洗[20, 21]和封闭填塞[15]，仅仅是术后继续清除残余坏死的方法。因此，通常没有必要进行重新再次坏死清除。目前最常用的方法是封闭灌洗，该法首先由Begar在1982年提出[14]，此法能减低包括胰腺及胃肠道瘘、出血及切口疝在内的术后并发症率。从并发症率、再手术率和死亡率来看，后两种手术策略的结果类似，如何选择因此取决于外科医生的偏好。

（二）分类

术后胰瘘（术后3d淀粉酶水平大于正常血清值上限的三倍）作为胰腺切除术最常见的并发症，国际胰瘘研究小组在2016年已经将其分级（严重等级：B-C），而急性胰腺炎中并没有类似的分级系统[22]。胰腺炎相关瘘大体上可以分为内瘘和外瘘，如果瘘口位于体内，无论受影响的组织器官如何，都被归于内瘘。但如果与皮肤相连，则被定义为外瘘。此外，低流量或高流量瘘是有区别的，但这仅适用于外瘘。流量大于为200ml/d，则可定义为高流量瘘[23]。

瘘可进一步分为简单瘘（从胰腺到皮肤或另一器官的直接通道）及复杂瘘（涉及多个通道和多个不同组织器官）。另外，漏出的液体可分为单纯清亮的胰液（由于外引流与胰管连通的假性囊肿导致），也可以为混合液（即由胰液与胃肠分泌物或胆汁组合而成）。在后一种情况下，胰液可能被肠激酶激活，导致组织蛋白作用而造成更严重的损伤。胰瘘液体流出的量和持续时间与涉及的胰管（主胰管或其第一、第二或第三级的分支）的大小、导管破裂的位置（胰头、胰体、胰尾）以及Oddi括约肌的功能密切相关。在疾病的急性期，乳头括约肌水肿或痉挛会导致壶腹开口流出障碍，导致胰胆管内压力增加，进而导致胰管破裂或者通过瘘管以排出胰管内液体。一旦水肿或脓肿得到解决，经十二指肠乳头的流出道恢复，多数的瘘管能够自愈。这也与慢性胰腺炎中自发愈合病例较少的结果吻合，因为后者中的病因即纤维化和钙化均没有得到解决，胰液流出受阻。主胰管破裂伴发胰瘘是手术或非手术治疗坏死性胰腺炎的并发症。如果主胰管完全丧失了连续性，即发生了胰管断裂综合征（disconnected pancreatic duct syndrome，

DPDS），其特征是高流量瘘与假性囊肿的形成，这可在最初的急性胰腺炎发作数月后表现出来[24]。

三、诊断

（一）外瘘

绝大多数外瘘沿着用于治疗胰腺脓肿、假性囊肿和感染性坏死的介入或手术引流的走行形成。这种胰瘘很容易通过引流液中升高的淀粉酶及脂肪酶诊断。如前文所述，在胰腺炎相关瘘的诊断标准中，淀粉酶含量、瘘量及持续时间没有明确的界值。要区分简单或复杂瘘，可进行影像学检查。常规瘘管造影、CT、MRCP、ERCP[25-27] 可达此目的。与其他方法相比，CT 是诊断急性胰腺炎的金标准，并能显示胰腺坏死程度及胰腺脓肿、感染性坏死和假性囊肿等并发症，但相较于 MRI 或 MRCP，CT 对于瘘管的诊断率较低[28]。常规瘘管造影有助于确定外瘘与其他器官之间的连接（如结肠），而 ERCP 因其能够在胰管损伤部位放置支架有助于瘘管的愈合，从而具有额外的治疗价值[24, 29]。

（二）内瘘

腹水是重症胰腺炎中的常见情况，它既可能为单纯的炎性渗出，也可能是额外的胰瘘的结果。临床上，内瘘常无症状，难以识别诊断，特别是重症胰腺炎在没有瘘管的情况下，胰周液体的淀粉酶也可能有较高水平。在持续有腹水或胸水的情况下应考虑存在内瘘，在极少情况下也可能观察到由于胰腺纵隔瘘引起的急性纵隔炎[30]。除了这种相当罕见并发症，未被识别的内瘘也可导致其他危及生命的情况，包括侵蚀性出血和由于肠道被侵蚀而至的脓毒症。因此，如果出现腹水相关的出血和脓毒症应怀疑内瘘的存在[31]。

一旦怀疑内瘘，需迅速进行进一步检查，包括超声和 CT，并可以选择介入手术放置引流管。排出的胸腔积液或腹水，若存在显著的淀粉酶和脂肪酶水平增高，以及在放置引流管后看到对比剂流出可确诊有内瘘[32, 33]。其他可用于发现缺损程度的手段包括经口服造影剂评估上消化道以及 MRCP 和 ERCP 评估胆管[34]（图 37-1 和图 37-2）。

四、外瘘的治疗

胰瘘的处理取决于症状、影像学液体积聚的特征及部位及与之相关的并发症。外瘘通常在开始时采用支持性及个体化的保守治疗方案[7, 35-37]。一般来说，瘘管往往在两三个月内自行闭合。不能愈合的原因主要是胰管缺损大，致大量胰液外溢，瘘管形成并导致胰腺坏死，特别是感染性坏死。虽然周边的缺损会较快愈合，而中心的缺损却不会，特别是在胰管与十二指肠见没有形成内引流。如果胰瘘无法愈合，则需要通过 ERCP、CT 及瘘管造影明确其内部解剖。

多数情况下推荐使用支架置入术或经皮引流术[38-40]。然而，如果所有的保守治疗及介入治疗方案均失败，对于经久不愈的瘘管就需要手术治疗。支持性管理包括充分引流、在感染发生时使用抗生素、维持电解质平衡及补充营养。首要的也是最重要的方案就是充分引流，因为这可以避免胰液的腐蚀及产生

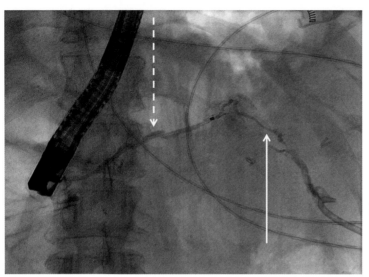

▲ 图 37-1　重症坏死性胰腺炎腹腔内胰瘘至腹膜后间隙
ERCP 显示胰管破裂（白虚箭）和造影剂渗出（白实箭）

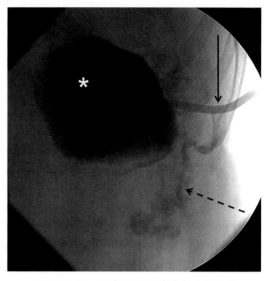

▲ 图 37-2　重症坏死性胰腺炎并发胰瘘
X 线下经皮导管引流（黑实箭）后的大量造影剂积聚（白星）。降结肠造影剂显影（黑虚箭）

感染性的腔隙[7, 41]。此外，应建立一个瘘道以保证长期引流。

胰液应该送检化验微生物学指标以排除感染，或者在必要时给予针对性的抗感染治疗。当胰腺炎病情得到控制，特别是瘘管通畅、引流良好时，无须给予预防性抗生素，然而多数情况下，诊断胰瘘时已经存在感染，此时应使用抗生素。

支持性早期肠内营养和维持电解质平衡应遵循急性胰腺炎的治疗标准[42]。但是，当肠内营养不足以供给急性胰腺炎的蛋白、热量及电解质的消耗时，应考虑给予肠外营养。

在肠内营养联合肠外营养的方案中，已经有多种药物被用于抑制胰腺的分泌功能。生长抑素及其类似物已被广泛研究。生长抑素可有效减少瘘量，但不影响瘘管的闭合及闭合时间[43]。基于这些研究结果，生长抑素被限用于高流量的瘘[44]。无论是否放入支架，内镜下括约肌切开均有助于胰液进入十二指肠，减轻瘘口附近的压力。这将加速瘘口的闭合，有些部分损伤的胰管闭合的中位时间仅需 10d[45-47]。此种方法特别有效，尤其是在胰瘘部位能够有支架作为桥接的患者中。

在胰管受到完全破坏的情况下，如胰管断裂，胰管支架在技术上就会遇到困难，甚至胰管远端的部分在插入导丝后支架也无法到达[44, 48]。对于低流量的胰瘘，经过成功的介入和内镜治疗，逐步退出引流管，减小引流管的口径可以使持续性瘘管愈合[7]。

尽管进行了所有的非手术干预，但对于瘘管存在时间较长的患者，手术仍然是备选方案，特别是在主胰管存在较大缺陷而不具有解剖学上的连续性时，以及内镜无法治愈的胰管阻塞而导致的瘘管持续存在和胰腺感染。外瘘手术的目的是重新将胰液引流回肠道[37]，手术方式包括瘘管空肠吻合术、远端胰腺切除术或胰管空肠侧 - 侧吻合术[40]。手术方式选择依据胰瘘的部位（远端或近端），瘘管的厚度和性质以及胰腺组织的质地。如果瘘管位于胰体右侧甚至是胰头，应避免实施瘘管切除，而选择内引流至 Roux-en-Y 空肠襻的方案[7, 49]。对于胰尾部的持久瘘管，行胰腺远端切除是合适的方案[24]。如果胰瘘与胰管相通，内引流更加有效；反之则经皮引流更好[49-52]。

手术时机的选择对于胰瘘的外科治疗至关重要，因为在胰瘘发生早期不可能进行常规胰腺切除。需要评估疾病进一步发展出现并发症的风险以及瘘管自发闭合的可能。重症胰腺炎的胰瘘即使在发病 6 个月后也可能自行愈合，这是因为原发病特别是感染病灶需先治愈。除却患者的病情，胰瘘的类型也是术前需要考虑的重要问题。简单瘘不会导致严重并发症，因而可以比复杂瘘保守治疗更长的时间，因为后者往往可能存在危险的并发症。这是由于胰液中胰酶的活化、污染性的肠道分泌物能够向周围渗透，消化周围组织，引发穿孔、出血及脓毒症。

五、内瘘的治疗

内瘘的初始治疗通常为支持性的保守治疗。有案例报道，有 50% ～ 65% 患者的内瘘在经过 4 ～ 6 周的支持性治疗后自行闭合 [53]。伴有胰源性腹水、胸腔积液或纵隔积液的内瘘，对于内镜治疗或介入治疗往往有较好的反映。虽然没有可靠的方法保证引流管置于瘘管附近以建立有效的引流通道，此法仍可以引流胸腔或腹水。一旦括约肌压力和胰管阻塞通过乳头切开和（或）支架置入术得到缓解，瘘管将自发闭合 [54]。然而，如果所有的保守治疗和介入治疗都失败，那么复杂的内瘘就需要手术治疗。这不仅是因为瘘管本身的存在，而且还因为同时存在坏死性胰腺炎并发症，尤其是感染坏死和脓肿。因此，内瘘的手术方法主要集中在治疗原发疾病。一旦感染坏死得到充分治疗，内瘘将迅速闭合 [55, 56]。在缺血相关的肠坏死合并瘘管存在的情况下，可能需要考虑肠切除术，穿孔导致脓毒性并发症主要发生在结肠。此时，结肠切除术可能需要改为结肠造口术，因为腹腔内的活化胰酶和感染的液体的将导致较高的吻合口瘘风险。

六、结论

胰外瘘是感染性胰腺坏死的常见后遗症，因此需要针对后者进行干预。大多数低流量瘘能自发闭合，这支持了最初保守治疗的方法。如果保守治疗不成功，还可有后续一系列治疗方案，包括经皮引流、内镜治疗和外科手术治疗。而如果瘘持续超过 12 周，或出现了局部并发症，应考虑进行内镜治疗或者手术治疗。内镜治疗目的在于通过 Oddi 括约肌改善胰管引流，或在可能的情况下，通过放置桥接支架直接闭合瘘管。手术通常需要切除带有瘘管的胰腺（胰腺远端切除术），时间上应尽可能地延迟手术。对于难以被诊断的内瘘，最开始通常是进行保守治疗。如果所有的保守治疗和介入治疗都失败了，则需要对原发病进行干预。当把原发病如感染性胰腺坏死控制住，内瘘则会自行迅速闭合。胃肠道瘘通常发生于坏死清除术后，大多数情况下能够进行保守治疗。在缺血引起肠坏死或脓毒症的情况下，需要进行肠切除。如果存在结肠瘘，通常需要进行造瘘手术。

☞ 参考文献

[1]　Bradley EL. A clinically based classification system for acute pancreatitis. Arch Surg 1993;128:586–590.
[2]　Banks PA, Bollen TL, Dervenis C et al. Classification of acute pancreatitis—2012: revision of the Atlanta classification and

definitions by international consensus. Gut 2013;62:102–111.

[3] Werner J, Feuerbach S, Uhl W, Büchler M. Management of acute pancreatitis: from surgery to interventional intensive care. Gut 2005;54:426–436.

[4] Falconi M, Pederzoli P. The relevance of gastrointestinal fistulae in clinical practice: a review. Gut 2001;49:2–10.

[5] Chebli JM, Gaburri PD, De Souza AF et al. Internal pancreatic fistulas: proposal of a management algorithm based on a case series analysis. J Clin Gastroenterol 2004;38:795–800.

[6] Sunderland GT, Imrie CW. Pancreatic fistulas in acute pancreatitis. In: Pederzoli P, Bassi C, Vesentini S, eds. Pancreatic Fistulas. Heidelberg: Springer-Verlag, 1992:61–69.

[7] Sikora SS, Khare R, Srikanth G et al. External pancreatic fistula as a sequel to management of acute severe necrotizing pancreatitis. Dig Surg 2005;22:446–452.

[8] Klar E, Werner J. New pathophysiological findings in acute pancreatitis. Chirurg 2000;71:253–264.

[9] Kang R, Lotze MT, Zeh HJ, Billiar TR, Tang D. Cell death and DAMPs in acute pancreatitis. Mol Med 2014;20:466–477.

[10] Bakker OJ, Issa Y, van Santvoort HC et al. Treatment options for acute pancreatitis. Nat Rev Gastroenterol Hepatol 2014;11: 462–469.

[11] Bradley EL Ⅲ. Management of infected pancreatic necrosis by open drainage. Ann Surg 1987;206:542–550.

[12] Sarr MG, Nagorney DM, Mucha P Jr et al. Acute necrotizing pancreatitis: management by planned, staged pancreatic necrosectomy/débridement and delayed primary wound closure over drains. Br J Surg 1991;78:576–581.

[13] Beger HG, Buchler M, Bittner R et al. Necrosectomy and postoperative local lavage in necrotizing pancreatitis. Br J Surg 1988;75:207–212.

[14] Beger H, Krautzberger W, Bittner R, Block S. Necrotizing pancreatitis. Indications for operation and results in 118 patients. Chirurg 1982;53:870–877.

[15] Fernandez-del Castillo C, Rattner DW, Makary MA et al. Débridement and closed packing for the treatment of necrotizing pancreatitis. Ann Surg 1998;228:676–684.

[16] Branum G, Galloway J, Hirchowitz W et al. Pancreatic necrosis: results of necrosectomy, packing, and ultimate closure over drains. Ann Surg 1998;227:870–877.

[17] Bosscha K, Hulstaert P, Hennipman A et al. Fulminant acute pancreatitis and infected necrosis: results of open management of the abdomen and "planned" reoperations. J Am Coll Surg 1998;187:255–262.

[18] Nieuwenhuijs V, Besselink M, van Minnen L, Gooszen H. Surgical management of acute necrotizing pancreatitis: a 13-year experience and a systematic review. Scand J Gastroenterol 2003;239:111–116.

[19] Tsiotos GG, Luque-de Leon E, Sarr MG. Long-term outcome of necrotizing pancreatitis treated by necrosectomy. Br J Surg 1998;85:1650–1653.

[20] Büchler MW, Gloor B, Müller CA et al. Acute necrotizing pancreatitis: treatment strategy according to the status of infection. Ann Surg 2000;232:619–626.

[21] Farkas G, Marton J, Mandi Y, Szenderkenyi E. Surgical treatment and management of infected pancreatic necrosis. Br J Surg 1996;83:930–933.

[22] Bassi C, Marchegiani G, Dervenis C et al. The 2016 update of the International Study Group (ISGPS) definition and grading of postoperative pancreatic fistula: 11 years after. Surgery 2017;61:584–591.

[23] Saadia R. Fistulas of the pancreas. In: Holzheimer RG, Mannick JA, eds. Surgical Treatment: Evidence-Based and Problem-Oriented. Munich: Zuckschwerdt, 2001.

[24] Fischer TD, Gutman DS, Hughes SJ, Trevino JG, Behrns KE. Disconnected pancreatic duct syndrome: disease classification and management strategies. J Am Coll Surg. 2014;219:704–712.

[25] Ball CG, Correa-Gallego C, Howard TJ et al. Radiation dose from computed tomography in patients with necrotizing pancreatitis: how much is too much? J Gastrointest Surg 2010;14:1529–1535.

[26] Pelaez-Luna M, Vege SS, Petersen BT et al. Disconnected pancreatic duct syndrome in severe acute pancreatitis: clinical and imaging characteristics and outcomes in a cohort of 31 cases. Gastrointest Endosc 2008;68:91–97.

[27] Cruz-Santamaría DM, Taxonera C, Giner M. Update on pathogenesis and clinical management of acute pancreatitis. World J Gastrointest Pathophysiol 2012;3:60–70.

[28] Manikkavasakar S, AlObaidy M, Busireddy KK et al. Magnetic resonance imaging of pancreatitis: an update. World J Gastroenterol 2014;20:14760–14777.

[29]　Halttunen J, Kylänpää L. Treatment of pancreatic fistulas. Eur J Trauma Emerg Surg 2007;33:227–230.

[30]　Choe IS, Kim YS, Lee TH et al. Acute mediastinitis arising from pancreatic mediastinal fistula in recurrent pancreatitis. World J Gastroenterol 2014;20:14997–15000.

[31]　Bradley EL Ⅲ. Enteropathies. Complications of Pancreatitis. Philadelphia: WB Saunders, 1982:268–270.

[32]　Cameron JL, Kieffer RS, Anderson WJ, Zuidema GD. Internal pancreatic fistulas: pancreatic ascites and pleural effusions. Ann Surg 1976;184:587–593.

[33]　Lipsett PA, Cameron JL. Internal pancreatic fistula. Am J Surg 1992;163:216–220.

[34]　Pistolesi GF, Procacci C, Residori E et al. Radiologic imaging of pancreatic fistulas. In: Pederzoli P, Bassi C, Vesentini S, eds. Pancreatic Fistulas. Heidelberg: Springer-Verlag, 1992: 10–38.

[35]　Fielding GA, McLatchie GR, Wilson C et al. Acute pancreatitis and pancreatic fistula formation. Br J Surg 1989;76:1126–1128.

[36]　Tsiotos GG, Smith CD, Sarr MG. Incidence and management of pancreatic and enteric fistulas after surgical management of severe necrotizing pancreatitis. Arch Surg 1995;130:48–52.

[37]　Schmidt J, Rattner DW, Warshaw AL. Surgical treatment of pancreatic fistulas: rationale, timing and techniques. In: Pederzoli P, Bassi C, Vesentini S, eds. Pancreatic Fistulas. Heidelberg: Springer-Verlag, 1992:176–194.

[38]　VanSonnenberg E, Wittich G, Casola G. Percutaneous drainage of infected and noninfected pancreatic pseudocysts: experience in 101 cases. Radiology 1989;170:757–761.

[39]　Naoum E, Zavos A, Goudis K et al. Pancreatic pseudocysts: 10 years of experience. J Hepatobiliary Pancreat Surg 2003;10: 373–376.

[40]　Ridgeway MG, Stabile BE. Surgical management and treatment of pancreatic fistulas. Surg Clin North Am 1996;76:1159–1173.

[41]　Prinz RA, Pickleman J, Hoffmann MD. Treatment of pancreatic cutaneous fistulas with a somatostatin analog. Am J Surg 1987;155:36–42.

[42]　Oláh A, Romics L Jr. Enteral nutrition in acute pancreatitis: a review of the current evidence. World J Gastroenterol 2014;20: 16123–16131.

[43]　Gans SL, van Westreenen HL, Kiewiet JJ, Rauws EA, Gouma DJ, Boermeester MA. Systematic review and meta-analysis of somatostatin analogues for the treatment of pancreatic fistula. Br J Surg 2012;99:754–760.

[44]　Larsen M, Kozarek R. Management of pancreatic ductal leaks and fistulae. J Gastroenterol Hepatol 2014;29:1360–1370.

[45]　Sherman S, Lehman GA. Endoscopic pancreatic sphincterotomy: techniques and complications. Gastrointest Endosc Clin North Am 1998;8:115–124.

[46]　Ashby K, Lo SK. The role of pancreatic stenting in obstructive ductal disorders other than pancreas divisum. Gastrointest Endosc 1995;42:306–311.

[47]　Boerma D, Rauws EAJ, Gulik TM et al. Endocopic stent placement for pancreaticocutaneous fistula after surgical drainage of the pancreas. Br J Surg 2000;87:1506–1509.

[48]　Gomez-Cerezo J, Barbado Cano A, Suarez I et al. Pancreatic ascites: study of therapeutic options by analysis of case reports and case series between the years 1975 and 2000. Am J Gastroenterol 2003;98:568–577.

[49]　Nealon W, Walser E. Main pancreatic duct anatomy can direct choice of modality for treating pancreatic pseudocysts. Ann Surg 2002;235:751–758.

[50]　Werner J, Warshaw A. Cystic disease of the pancreas: pseudocysts, postinflammatory cystic fluid collections, and other non-neoplastic cysts. In: Trede M, Carter D, eds. Surgery of the Pancreas. New York, London: Churchill Livingstone, 1997: 405–415.

[51]　Tsiotos C, Sarr M. Management of fluid collections and necrosis in acute pancreatitis. Curr Gastroenterol Rep 1999;1:139–144.

[52]　Zein C, Baron T, Morgan D. Endoscopic pancreaticoduodenostomy for treatment of pancreatic duct disconnection because of severe acute pancreatitis. Gastrointest Endosc 2003;58:130–134.

[53]　Alexakis N, Sutton R, Neoptolemos JP. Surgical treatment of pancreatic fistula. Dig Surg 2004;21:262–274.

[54]　Halttunen J, Weckman L, Kemppainen E, Kylänpää ML. The endoscopic management of pancreatic fistulas. Surg Endosc 2005;19:559–562.

[55]　Beger HG. Surgery in acute pancreatitis. Hepatogastroenterology 1991;38:92–96.

[56]　Connor S, Alexakis N, Raraty MG et al. Early and late complications after pancreatic necrosectomy. Surgery 2005;137:499–505.

急性胰腺炎治疗后远期结局篇

Long-Term Outcome After Treatment of Acute Pancreatitis

Long-Term Outcome After Acute Pancreatitis
急性胰腺炎远期结局

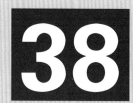

Christin Tjaden，Thilo Hackert 著

曹　锋 译

李　非 校

一、概述

多数急性胰腺炎患者将于出院数天或数周内彻底恢复，不遗留任何症状或胰腺的形态学改变。在1963年马赛会议所确定的最早急性胰腺炎定义中，这一现象就有描述[1]。然而，近期有关急性胰腺炎后长期随访的结果发现，越来越多的证据表明，即使是轻型胰腺炎仍存在一定胰腺炎相关后期并发症的风险[2-5]。

功能损害可在急性胰腺炎后即刻或数年后发生[2, 4-6]，特别是内分泌功能丧失导致的3型糖尿病，以及需要持续胰酶替代治疗的外分泌功能不全已在众多文献中描述[2, 7-9]。急性胰腺炎的病因及严重程度与胰腺功能损害风险没有明确的关系。另外，严重影响生活质量的腹痛可在急性胰腺炎初始发作后任何时间发生。这种反复疼痛有很高的慢性化风险，并可能与复发性胰腺炎有关，且与慢性胰腺炎的临床过程有一定重叠[2, 4, 10, 11]。后一种关联已在近期发表的众多研究中获得检验[2-4, 12-17]。有时区分由慢性胰腺炎导致的首次急性胰腺炎发作和由于长期胰腺炎进展而来的慢性胰腺炎十分困难，形态学特征（如那些在胰腺炎最初发作时的断层扫描）对这一鉴别十分有用，因为亚临床的慢性胰腺炎可能表现为胰腺纤维化及钙化，可明显与新发的急性胰腺炎相区分。

与慢性胰腺炎不同，对复发性急性胰腺炎的组织形态学改变所知甚少。一个假说是所谓的"坏死 - 纤维化"序贯事件[18]。该假说认为，在初始、急性的胰腺损害后发生的急性炎症将导致间质细胞激活，并由此引发胰腺纤维化过程及胰管梗阻。另一假说基于"前哨急性胰腺炎"事件。该假说认为，在某次发作中，胰腺内炎症因子及星状细胞将被持续激活，这一改变将导致胰腺对潜在刺激的高敏性，导致急性胰腺炎的反复发作及慢性胰腺炎的最终形成[19]。尽管存在这些假说，急性胰腺炎与慢性胰腺炎间可能的病理生理学关联仍存争议，并未完全得到阐明[20]。

由于缺乏急性胰腺炎后临床及影像学检查的随访指南，并且这部分患者少有接受手术者，相应地获取组织者甚少，对复发性急性胰腺炎组织病理学研究少见；发生这些改变的频率也不明确。在可获得断层影像上，胰腺导管、实质及相邻区域的改变（如假性囊肿形成或液体积聚）在短期或长期病程中均可发现。这些形态学的改变可能与首次发作时的严重程度及治疗方式有关，特别是与接入操作及外科清创有关。初始的急性胰腺炎的病变范围及潜在的病因决定了临床结局的类型。酒精性急性胰腺炎患者出现复发并最终进展为慢性胰腺炎者，较胆石性胰腺炎更为常见[11, 13, 16, 17]。这一现象意味着避免进一步暴露于酒精、尼古丁等初始胰腺炎发作的危险因素的重要性[12, 21]。另外，患者教育可作为降低终身复发风险及医疗费用的简单措施[17, 21]。因此，随访检查应关注上述提到的内容，并且应该包括临床及实验室检查以及必要时的影像学检查。本章概述了急性胰腺炎的长期结局以及与之相关的危险因素、诊断及治疗。

二、危险因素

近年来，一些队列研究讨论了急性胰腺炎远期并发症的危险因素[3, 4, 6, 12]。有关急性胰腺炎的复发率，最近的一项纳入了8500例患者的荟萃分析显示，其总体复发率为22%，酒精性胰腺炎患者复发率约为总体复发率的2倍（38%），而胆源性胰腺炎复发风险较低（17%）[3]。胆源性胰腺炎患者在发作后切除胆囊可降低复发风险[4, 12]。在非胆源性患者中，已经确认持续吸烟及摄入酒精是胰腺炎急性发作及远期进展为慢性胰腺炎的危险因素[4, 6, 12]。尽管如此，部分作者报道了戒烟酒后仍然进展为慢性胰腺炎的病例[12, 13]。另外，即使去除与生活习惯相关的危险因素，男性患者似乎也更容易进展为慢性胰腺炎[3]。急性胰腺炎后胰腺功能障碍的危险包括坏死组织清除术，由于手术清除了部分胰腺组织以及炎症本身对胰腺造成的破坏，坏死组织清除术后可发生胰腺内分泌及外分泌功能不全[4, 22]。同样的，男性依然是出现进行性胰腺功能损害和糖尿病或外分泌功能不全的危险因素[3, 5]。另外，部分患者可能具有部分尚未认识的遗传学改变导致胰酶原的持续激活，从而增加胰腺功能不全或慢性胰腺炎的风险[23]。表38-1和表38-2总结了急性胰腺炎远期结局的类型及危险因素。

三、胰腺内分泌功能不全

急性胰腺炎后高血糖、糖耐量受损及糖尿病常见，因此在众多大型研究中常将它们作为长期随访的主要或次要终点。最近，对发表于1968—2009年的24项前瞻性研究的荟萃分析显示，近40%的患者表现出糖尿病前期的代谢状态或完全糖尿病的临床表现[2]。在急性胰腺炎发病后的12个月内，高血糖及糖尿病的发生率分别为19%、15%。观察5年后，与12个月时相比，糖尿病发生率增高了2倍。来自荷兰的669例患者的队列研究显示，中位随访57个月后，新发糖尿病的发生率约为20%[6]。这些数据与中国台湾的研究一致，在对近3000例急性胰腺炎随访10年发现，不管初始疾病的严重程度如何，糖尿病的发生率升高了2倍[5]。

在伴有胰腺实质坏死需要清创的重症病例，坏死组织清除量与胰腺功能丧失程度之间的关系似乎可为这些发现提供解释，特别是在胰体尾受累的病例。大量的胰岛坏死预示着胰腺功能恶化，15%～30%接受大范围坏死组织清除术的患者在恢复后短时间内即出现胰岛素依赖[4]。这与其他原因接受胰体尾切除患者的结局类似，术后糖尿病的发生率约10%[25-27]，这突出了由于胰岛细胞在胰腺的这些节段的明显分布，胰腺体尾部与胰腺的内分泌功能的相关性。相反，轻度急性胰腺炎发作导致的胰腺内分泌功能不全和糖尿病风险增加的机制仍不清楚。

表 38-1　急性胰腺炎远期结局的类型

作者，年，国家，观察时间	病例数 (n)，病因	糖尿病 [n(%)]	外分泌功能障碍 [n(%)]	复发性胰腺炎 [n(%)]	慢性胰腺炎 [n(%)]	中位随访时间
Pelli[13]，2000，芬兰，1972—1991	562，酒精性	–	–	260（46）	–	38 个月
Lund[16]，2006，瑞典，1995—1998	138，酒精性：61 胆源性：48	–	–	41% 非胆源性 vs 10% 胆源性	–	6 年
Yasuda[24]，2008，日本，1990—2006	45，酒精性：23 胆源性：10	16（36）	18（40）	8（18）	8（18）	56 个月
Nφjgaard[15]，2011，丹麦，1977—1982	352，酒精性：129 胆源性：44	–	–	–	85（24）酒精性：41（48）	–
Castoldi[14]，2013，意大利，2001—2003	631，酒精性：36 胆源性：439	22	16	13	–	52 个月
Yadav[17]，2014，美国，1996—2005	6010，酒精性：1223 胆源性：1647	–	–	1950（32）至少有 1 次因胰腺炎再入院		39 个月
Ahmed Ali[6]，2016，荷兰，12/2003—03/2007	669，酒精性：153 胆源性：384	136（20）	34（5）	117（17）	51（8）	57 个月

-. 未提及

表 38-2　急性胰腺炎远期并发症的危险因素

作者，发表年，国家或地区，病例数	Lankisch[12]，2009，德国，532 例	Ahmed Ali[6]，2016，荷兰，669 例	Yasuda[24]，2008，日本，45 例	Lund[16]，2006，丹麦，155 例	Nφgaard[15]，2011，丹麦，352 例	Sankaran[3]，2015，荟萃分析，8492 例	Shen[5]，2015，中国台湾，2966 例
复发性急性胰腺炎	年龄＞40 岁，男性，胆源性胰腺炎未接受胆囊切除	年轻人，非胆源性，吸烟，胰腺坏死	初次发作严重程度	酗酒（OR 3.293）	吸烟	–	–

（续表）

进展为慢性胰腺炎	酗酒，严重吸烟，复发性急性胰腺炎	非胆源性，吸烟，胰腺坏死	初次发作严重程度	-	-	饮酒，吸烟，男性＞女性	-
急性胰腺炎相关死亡	-	-	-	年龄＞70岁（OR 3.778）	-	-	-
糖尿病	-	-	-	-	-	-	男性＞女性（HR 3.21 vs 1.58）

OR. 比值比；HR. 风险比；-. 未提及

四、外分泌功能障碍

在急性胰腺炎早期，胰腺外分泌功能常受抑制，并且通过腹泻、脂肪泻及营养营养不良症状容易诊断。长期而言，目前文献报道的外分泌功能不全发生率差异巨大 [4, 6, 22, 28]。Sand 和 Nordback 报道在坏死组织清除 2 ~ 5 年内 25% 的患者将发生外分泌功能不全 [4]，但另有研究报道，在类似的随访时间内轻型胰腺炎发生外分泌功能不全达 55%，而重症患者高达 83%，且与胰腺炎病因无关 [28-30]。

多数患者胰腺外分泌功能不全的症状可通过口服胰酶替代治疗得到控制，以防止出现消化、吸收及营养不良。随访期间，应考虑在饮食中补充脂溶性维生素 [31]。有文献报道，在急性胰腺炎发病 12 ~ 24 个月后胰腺的外分泌功能可恢复，因此停止补充胰酶是可能的 [4, 29]，这与其他原因行胰腺切除术后胰腺功能恢复类似。

五、复发性胰腺炎及慢性胰腺炎

约有 20% 的急性胰腺炎及 50% 的酒精性胰腺炎患者在 10 ~ 20 年内出现复发，但绝大部分复发出现在初始发病后 1 年内 [3, 4, 6]。总体而言，10 个急性胰腺炎病例中有 1 个会进展为慢性胰腺炎 [3]，在很长一段时间内，患者少有临床症状，但最终会出现慢性胰腺炎终末期的表现，尽管这种表现可能是亚临床的（图 38-1）。在复发性胰腺胰腺炎病例，酒精性胰腺炎患者最终进展为慢性胰腺炎的风险升高 3 ~ 4 倍 [6]。

六、生活质量与疼痛

有研究报道急性胰腺炎后疼痛发生率与生活质量情况 [4, 6, 10, 11]。来自芬兰的 145 例患者的观察性研究认为，与总体人群相比，不管病因如何，急性胰腺炎对生活质量无影响 [10]。一些更小样本观察性研究报道，即使了接受了坏死组织清除术，结果亦相似 [4]。相反，一项来自波兰对重症酒精性急性胰腺炎的研究

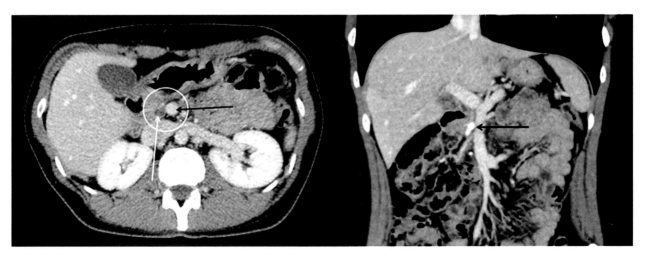

▲ 图 38-1　一例 39 岁女性患者腹部 CT 图

患者，女，39 岁。剖宫产后子宫收缩乏力致失血性休克和急性呼吸窘迫综合征继发重症急性胰腺炎 9 年后。患者住院 5 周后完全康复出院，6 个月时残余假性囊肿完全缓解。随后，患者在复发性背部放射性腹痛发作前，有 8 年时间无临床症状。CT 显示胰腺实质几乎完全萎缩（左图白圈，黑箭为门静脉，白箭为胆管），并可见胰头部钙化（右图黑箭）。因为没有炎症、肿瘤及内分泌功能不全表现，对症治疗成功（口服胰酶替代及镇痛药）

显示，与胆源性胰腺炎相比，前者有关社交、家庭及感情生活的生活质量显著下降[11]。急性胰腺炎发作后持续多长时间的酒精摄入会导致这些变化仍然未知。至于慢性疼痛，一项来自荷兰包含 669 例患者的研究显示，13% 的患者会出现与急性胰腺炎相关的反复疼痛[6]。

七、切口疝

随着急性胰腺炎初次发病时微创手术的开展，开腹手术比例显著下降，在现代治疗理念中，开腹手术仅作为最后的选择[32, 33]。需要开腹手术的急性胰腺炎病例小于 5%（微创手术无法控制的感染、出血或脏器穿孔）。这些病例切口部位感染（80%）[34] 及切口疝（40%）[35] 的发生率较高；在有症状或基于功能或美容的考虑，这些疝（通常较大）常需再次手术干预。

八、胰腺癌及胰腺相关死亡

总体而言，除了急性胰腺炎早期严重坏死过程导致的死亡外，与急性胰腺炎相关的死亡似乎很少见，且与进展为慢性胰腺炎或胰腺癌无关。德国的一项研究表明，在平均 7.8 年的随访时间内 532 例急性胰腺炎患者有 4 例发生胰腺癌（0.8%）死亡，发生时间在急性胰腺炎后 9～56 个月，没有 1 例患者诊断为慢性胰腺炎[12]。在一项源于意大利纳入 631 例急性胰腺炎患者的研究中，3 例（0.5%）患者死于胰腺癌，分别发生于急性胰腺炎后 5、6、19.9 个月，第 1 例患者病因不明，而后 2 例均为胆源性胰腺炎[14]。这些研究的结果表明，急性胰腺炎可能是已经存在的肿瘤（而非胰腺癌）的临床表现，相关死亡是急性胰腺炎的长期结果。

九、影像学表现

多数轻型胰腺炎不会导致任何形态学改变，炎症吸收后，超声、CT 或 MR 检查通常显示胰腺形态正常而没有任何腺体或导管系统的破坏。即使出现了功能受损，仍然不一定存在病理影像学的发现。这在大多数其他原因的糖尿病病例中以及在许多没有潜在的慢性胰腺炎的内分泌功能障碍患者中也观察到。相比之下，急性胰腺炎的严重发作，不论是否需要介入或外科治疗，往往导致不同程度的胰腺形态学改变。

CT 或 MRI 上常见的可逆或不可逆的表现如下。

- 胰腺实质密度不均。
- 胰腺实质萎缩。
- 导管改变（狭窄 / 扩张）。
- 胰周残余液体积聚。
- 假性囊肿。

除非伴有临床症状，上述改变并不需要任何处理。应进一步随访这些改变，动态评估其变化并早期识别需要干预或外科手术的病例，以防止复发性胰腺炎发作导致胰腺实质的持续破坏，或发展为慢性胰腺炎或慢性疼痛。假性囊肿及胰腺炎后持续胰瘘的处理在第 34、35 章描述。

另一重要的方面是识别由胰腺囊性病变导致的急性胰腺炎，并将它们与假性囊肿相鉴别。报道称 13% ～ 67% 导管内乳头状瘤病例以急性胰腺炎为首发表现[36-38]。然而，这经常被误诊，在过去的报道中，对作为急性胰腺炎诱因的囊性肿瘤的诊断延迟了数年甚至 20 多年[36-38]。近年来，随着对囊性肿瘤认识的增加，未来可能避免这种情况，因为导管内乳头状黏液性肿瘤（intraductal papillary mucinous neoplasm，IPMN）具有恶性的潜力，区分胰腺炎后导管扩张和假性囊肿与 IPMN 非常重要。

十、胰腺炎后处理及随访

急性胰腺炎出院 6 ～ 8 周后，可推荐临床检查以评估患者状态，包括与胰腺功能相关的症状与营养状态、血液学检查及重症患者的影像学检查。在胆源性胰腺炎患者，如果初次住院期间未行胆囊切除必须安排实施（最好是通过腹腔镜手术）。有关胆囊切除术的指征与时机的高质量证据表明，延迟进行胆囊切除术可增加胆源性胰腺炎复发风险[3, 4, 39]。对轻型胰腺炎患者，胆囊切除应在首次住院期间进行。与之相反，重症患者可在症状控制后（4 ～ 6 周）安全进行。对那些进行括约肌切开的胆源性胰腺炎患者应选择相似的时间表[39]。芬兰的一项研究表明，除了胆源性胰腺炎，对特发性复发性急性胰腺炎患者进行个体化评估后行腹腔镜胆囊切除可有效防止胰腺炎复发[40]。

迄今为止，没有对急性胰腺炎长期随访的一般指导原则或共识建议。从临床角度看，起初两年以每 6 个月 1 次的间隔随访似乎是合理的，此后每年进行一次检查[41]。随访方案可包括以下内容。

- 记录腹部或非特异性症状。
- 临床检查。
- 常规血液学指标（包括 HbA1c、电解质、肌酐、尿素氮、肝酶、淀粉酶、脂肪酶、红细胞及白细胞计数和 CRP 等）及肿瘤标记物 CEA 和 CA19-9。

- 不明原因急性胰腺炎的基因分析（PRSS1、SPINK1、CFTR）[3, 23]。
- 腹部 CT 或 MR 断层影像。

十一、结论

总体而言，多数急性胰腺炎患者长期预后较好。但是，约有 1/4 的患者会出现各种长期并发症，包括内分泌或外分泌功能不全、复发性急性胰腺炎或在初次发病多年以后进展为慢性胰腺炎。目前，临床症状恶化的危险因素仍未完全阐明。生活方式，如持续摄入酒精及尼古丁会增加远期并发症的风险，特别是初次发作为酒精性急性胰腺炎患者。胆源性胰腺炎后，胆囊切除是预防未来复发的重要措施，轻型胰腺炎最好在同次住院期间进行，而重症患者可在恢复后 6 ～ 8 周内进行。为了在不可逆阶段前发现长期功能丧失，即使患者无症状，推荐进行规律随访，内容包括每隔 6 ～ 12 个月进行临床检查和血液检查，以发现新发糖尿病以及胰腺外分泌功能障碍引起的消化不良。有腹部症状的患者，应考虑断层影像学检查。单独的病理学改变（如胰腺实质萎缩）无须立刻干预，但应在规律随访过程中进一步监测。在转变为慢性胰腺炎并伴有胰腺纤维化和钙化或胰管扩张并伴有疼痛发作的病例，应考虑包括及时手术在内的个体化治疗方案，以防止功能和症状的持续恶化。

急性胰腺炎后随访方案尚未被国际指南标准化。最近的大量研究表明，不同的方案正在临床实践中使用，这意味着需要更好、基于循证医学证据的建议来评估急性胰腺炎患者的长期预后，因为急性胰腺炎是最常见的需要住院治疗的胃肠疾病之一。临床对这一领域的兴趣不断增强以及结果本身也强调了需要定期随访。这便于系统评估糖尿病、胰腺炎复发及发展为慢性胰腺炎的风险，所有这些对医疗费用影响巨大。通过风险分层早期识别并预防这些并发症益处巨大。

☞ 参考文献

[1] Sarles H. Pancreatitis Symposium, Marseille, 1963. New York: Karger, 1965.

[2] Das SL, Singh PP, Phillips AR et al. Newly diagnosed diabetes mellitus after acute pancreatitis: a systematic review and meta - analysis. Gut 2014;63(5):818–831.

[3] Sankaran SJ, Xiao AY, Wu LM et al. Frequency of progression from acute to chronic pancreatitis and risk factors: a meta - analysis. Gastroenterology 2015;149(6):1490–1500.

[4] Sand J, Nordback I. Acute pancreatitis: risk of recurrence and late consequences of the disease. Nat Rev Gastroenterol Hepatol 2009;6(8):470–477.

[5] Shen HN, Yang CC, Chang YH et al. Risk of diabetes mellitus after first - attack acute pancreatitis: a national population - based study. Am J Gastroenterol 2015;110(12):1698–1706.

[6] Ahmed Ali U, Issa Y, Hagenaars JC et al.; Dutch Pancreatitis Study Group. Risk of recurrent pancreatitis and progression to chronic pancreatitis after a first episode of acute pancreatitis. Clin Gastroenterol Hepatol 2016;14(5):738–746.

[7] Doepel M, Eriksson J, Halme L et al. Good long - term results in patients surviving severe acute pancreatitis. Br J Surg 1993;80(12):1583–1586.

[8] Büchler MW, Hauke A Malfertheimer P. Follow - up after acute pancreatitis: morphology and function. In: Beger HG, Büchler

MW, eds. Acute Pancreatitis: Research and Clinical Management. Berlin: Springer Verlag, 1987: 367–374.

[9] Nordback IH, Auvrinen GA. Long - term results after pancreas resection for acute necrotizing pancreatitis. BrJ Surg 1985;72:687–689.

[10] Halonen KI, Pettilä V, Leppäniemi AK et al. Long - term health - related quality of life in survivors of severe acute pancreatitis. Intensive Care Med 2003;29(5):782–786.

[11] Reszetow J, Hać S, Dobrowolski S et al. Biliary versus alcohol - related infected pancreatic necrosis: similarities and differences in the follow - up. Pancreas 2007;35(3):267–272.

[12] Lankisch PG, Breuer N, Bruns A et al. Natural history of acute pancreatitis: a long - term population - based study. Am J Gastroenterol 2009;104:2797–2805.

[13] Pelli H, Lappalainen - Lehto R, Piironen A et al. Pancreatic damage after the first episode of acute alcoholic pancreatitis and its association with the later recurrence rate. Pancreatology 2009;9(3):245–251.

[14] Castoldi L, De Rai P, Zerbi A et al. ProInf - AISP (Progetto Informatizzato Pancreatite Acuta, Associazione Italiana per lo Studio del Pancreas) Study Group. Long term outcome of acute pancreatitis in Italy: results of a multicentre study. Dig Liver Dis 2013;45(10):827–832.

[15] Nøjgaard C, Becker U, Matzen P et al. Progression from acute to chronic pancreatitis: prognostic factors, mortality, and natural course. Pancreas 2011;40(8):1195–1200.

[16] Lund H, Tønnesen H, Tønnesen MH et al. Long - term recurrence and death rates after acute pancreatitis. Scand J Gastroenterol 2006;41(2):234–238.

[17] Yadav D, Lee E, Papachristou GI et al. A population-based evaluation of readmissions after first hospitalization for acute pancreatitis. Pancreas 2014;43(4):630–637.

[18] Klöppel G, Maillet B. The morphological basis for the evolution of acute pancreatitis into chronic pancreatitis. Virchows Arch A Pathol Anat Histopathol 1992;420(1):1–4.

[19] Whitcomb DC. Early trypsinogen activation in acute pancreatitis. Gastroenterology 1999;116(3):770–772.

[20] Aoun E, Slivka A, Papachristou DJ et al. Rapid evolution from the first episode of acute pancreatitis to chronic pancreatitis in human subjects. JOP 2007;8(5):573–578.

[21] Nordback I, Pelli H, Lappalainen - Lehto R et al. The recurrence of acute alcohol - associated pancreatitis can be reduced: a randomized controlled trial. Gastroenterology 2009;136(3):848–855.

[22] Sabater L, Pareja E, Aparisi L et al. Pancreatic function after severe acute biliary pancreatitis: the role of necrosectomy. Pancreas 2004;28(1):65–68.

[23] Whitcomb DC. Mechanisms of disease: advances in understanding the mechanisms leading to chronic pancreatitis. Nat Clin Pract Gastroenterol Hepatol 2004;1(1):46–52.

[24] Yasuda T, Ueda T, Takeyama Y et al. Long - term outcome of severe acute pancreatitis. J Hepatobiliary Pancreat Surg 2008; 15(4):397–402.

[25] Hackert T, Hinz U, Fritz S et al. Enucleation in pancreatic surgery: indications, technique, and outcome compared to standard pancreatic resections. Langenbecks Arch Surg 2011;396(8):11971–1203.

[26] Kang JS, Jang JY, Kang MJ et al. Endocrine function impairment after distal pancreatectomy: incidence and related factors. World J Surg 2016;40(2):440–446.

[27] De Bruijn KM, van Eijck CH. New - onset diabetes after distal pancreatectomy: a systematic review. Ann Surg 2015;261(5):854–861.

[28] Symersky T, van Hoorn B, Masclee AA. The outcome of a long - term follow - up of pancreatic function after recovery from acute pancreatitis. JOP 2006;7(5):447–453.

[29] Xu Y, Wu D, Zeng et al. Pancreatic exocrine function and morphology following an episode of acute pancreatitis. Pancreas 2012;41(6):922–927.

[30] Iacono C, Verlato G, Ruzzenente A et al. Systematic review of central pancreatectomy and meta - analysis of central versus distal pancreatectomy. Br J Surg 2013;100(7):873–885.

[31] Klapdor S, Richter E, Klapdor R. Vitamin D status and per - oral vitamin D supplementation in patients suffering from chronic pancreatitis and pancreatic cancer disease. Anticancer Res 2012;32(5):1991–1998.

[32] van Grinsven J, van Brunschot S, Bakker OJ et al. Diagnostic strategy and timing of intervention in infected necrotizing pancreatitis: an international expert survey and case vignette study. HPB (Oxford) 2016;18(1):49–56.

[33] Wormer BA, Swan RZ, Williams KB III et al. Outcomes of pancreatic debridement in acute pancreatitis: analysis of the nationwide inpatient sample from 1998 to 2010. Am J Surg 2014;208:350–356.

[34] Gomatos IP, Halloran CM, Ghaneh P et al. Outcomes from minimal access retroperitoneal and open pancreatic necrosectomy in 394 patients with necrotizing pancreatitis. Ann Surg 2016;263(5):992–1001.

[35] Al - Azzawi HH, Kuhlenschmidt H, Howard TJ et al. The burden of incisional hernia in necrotizing pancreatitis: how can we improve? Am J Surg 2010;199(3):310–314.

[36] Hata T, Sakata N, Okada T et al. Dilated papilla with mucin extrusion is a potential predictor of acute pancreatitis associated with intraductal papillary mucinous neoplasms of pancreas. Pancreatology 2013;13(6):615–620.

[37] Jang JW, Kim MH, Jeong SU et al.Clinical characteristics of intraductal papillary mucinous neoplasm manifesting as acute pancreatitis or acute recurrent pancreatitis. J Gastroenterol Hepatol 2013;28(4):731–738.

[38] Morales - Oyarvide V, Mino - Kenudson M, Ferrone CR et al. Acute pancreatitis in intraductal papillary mucinous neoplasms: A common predictor of malignant intestinal subtype. Surgery 2015;158(5):1219–1225.

[39] Working Group IAP/APA Acute Pancreatitis Guidelines. IAP/APA evidence - based guidelines for the management of acute pancreatitis. Pancreatology 2013;13(4 suppl 2):e1–15.

[40] Räty S, Pulkkinen J, Nordback I et al. Can laparoscopic cholecystectomy prevent recurrent idiopathic acute pancreatitis? a prospective randomized multicenter trial. Ann Surg 2015;262(5):736–741.

[41] Tjaden C, Michalski CW, Strobel O et al. Clinical impact of structured follow - up after pancreatic surgery. Pancreas 2016;45(6): 895–899.

第四部分

慢性胰腺炎
Chronic Pancreatitis

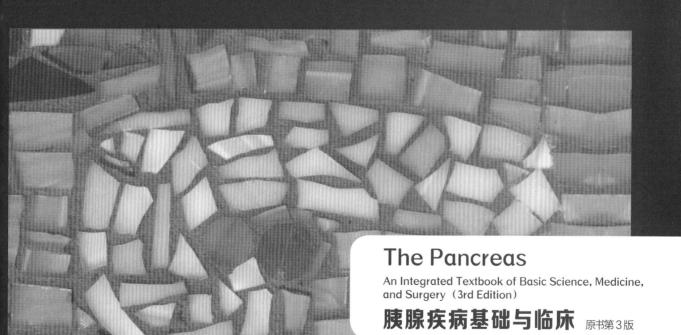

The Pancreas
An Integrated Textbook of Basic Science, Medicine, and Surgery（3rd Edition）
胰腺疾病基础与临床 原书第 3 版

Molecular Understanding of Chronic Pancreatitis
慢性胰腺炎的分子认识

39

John F. Eisses，Sohail Z. Husain　著

谭春路　译

刘续宝　校

一、概述

慢性胰腺炎是对导致胰腺内分泌和外分泌功能破坏和替换损伤所产生的纤维化和免疫反应的病理过程。它是以持续的细胞应激或反复发作的胰腺伤所致的胰腺萎缩、纤维化、胰管扭曲和慢性疼痛综合症状（提示神经损害和反应），并最终丧失内、外分泌功能为特征的临床综合征。取决于疾病不同的相关病因，也可以有其他的继发性特征，包括钙化、淋巴细胞或中性粒细胞为主的导管中心炎症，或者以胰管阻塞为主的表现形式。关注产生损伤的病因和后续的病理反应，对于指导我们理解慢性胰腺炎的分子机制非常重要。需要注意的是，目前我们用疾病末期所见的特征来描述慢性胰腺炎；但是走向这些特征可能有不同的分子路径。因此，尽管或许有多种不同的分子机制启动病理过程，但是器官对恢复的反应却趋于几乎一致的或类似的免疫和纤维化反应，形成组织学上相似的结果。这种由胰腺做出的相同反应对于了解存在于胰腺内的恢复和再生机制都是同等重要的。

二、慢性胰腺炎的危险因素

了解慢性胰腺炎分子机制的挑战是确定病因危险因素。目前认为几个公认的病因因素会带来风险和导致进展为慢性胰腺炎（图 39-1）。这些危险因素已经在 TIGAR-O 分类中描述（毒物代谢性、炎性、遗传性、自身免疫性，反复和严重阻塞如阻塞性胰腺炎）[1]，其中包括遗传和环境因素，如解剖或创伤为特征的阻塞性病因，以及免疫介导的病因。损伤的经典性器官反应和细胞应激促使损伤后的胰腺进行恢复和再生。然而，伴随反复的损伤或持续的细胞应激，器官的反应可能会成为病理性的，并使细胞丢失以及外分泌和内分泌细胞被纤维化代替。对导致慢性胰腺炎的分子机制的准确了解，要求我们既要关注特异性的病因及其与病因相关的遗传和表观遗传修饰，同样也要关注免疫和星状细胞介导的器官病理性反应。因此，慢性胰腺炎呈现的是一种复杂的紊乱。尽管最终的胰腺病理表现可能差不多，但是每个患者

有不同的一些危险因素，临床病程的进展也不一样，或将忍受的并发症也是不同的[2]。

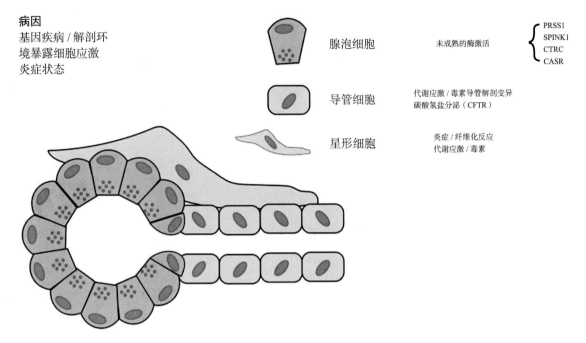

病因
基因疾病 / 解剖环
境暴露细胞应激
炎症状态

腺泡细胞　　　　　　　　　　　　　未成熟的酶激活 { PRSS1 SPINK1 CTRC CASR }

导管细胞　　　　　　　　　　　　　代谢应激 / 毒素导管解剖变异
　　　　　　　　　　　　　　　　　碳酸氢盐分泌（CFTR）

星形细胞　　　　　　　　　　　　　炎症 / 纤维化反应
　　　　　　　　　　　　　　　　　代谢应激 / 毒素

▲ 图 39-1　慢性胰腺炎存在的几种病因
特定的病因影响胰腺实质内某一种细胞类型，导致重复损伤

　　目前对慢性胰腺炎的定义主要集中在对疾病末期胰腺组织学表现的临床描述，这种改变是免疫介导的对应激或损伤的反应，并同时伴有纤维性损伤反应的结果。对这个过程进行定义一直面临一些困难。慢性胰腺炎定义所描述的综合征已经是病理发展到疾病末期的结果。症状所描述的特点并不是对病因所驱动的发病分子机制的定义。这种定义慢性胰腺炎的方式并非没有价值，它能够确定导致疾病末期的两大主要病理反应，即免疫和纤维化反应。

　　胰腺炎是一种免疫性的失调，涉及导致病理改变的一系列复杂的免疫级联反应。环境因素可以影响免疫系统的启动和发展，并能加速和限制免疫反应。这种免疫反应受到影响疾病进展的表观遗传和遗传因素的调节。炎症反应是由受损的腺泡细胞产生的细胞因子和趋化因子调控的，这些细胞因子和趋化因子扮演着招募分子和信号分子的角色。起始阶段和随后的胰腺损伤或应激的病因会通过与特定病因相关的驱动分子来驱动或改变免疫反应。每个患者的临床进程可能受多种修饰因素和介入步骤的影响，但在某些节点进程会变得相似，因为这个进程的最终结果有着相似的组织学形式。

　　本章我们将重点放在目前所了解的疾病发展的两个不同阶段：特定的病因和免疫激活的纤维化反应。与特定的病因有关第一阶段尤其具有挑战性，因为疾病危险因素可能只有在永久性损害发生后才能被认识。慢性胰腺炎发展的第二阶段即纤维化反应，是器官对损害的反应，并且无论哪种特定病因造成的反复损害，这个阶段的发展似乎都是相似的。

三、前哨急性胰腺炎事件模型

　　最近提出了一个疾病模型假说，用所提供的一个框架来帮助理解不同的危险因素是如何影响和促使发展成为慢性胰腺炎的，这些危险因素包括环境、遗传、毒素介导的损伤等。这个被称作前哨急性胰腺炎事件假说（sentinel acute pancreatic event，SAPE 假说）的模型，使用了 TIGAR-O 危险因素分类系统，将多个可能的危险因素组织在一起来促使慢性胰腺炎的发生。在这个模型中，用一个存在的应激源（环境暴露或毒素）或危险因子（遗传性易感因子），通过改变实质细胞（腺泡和导管细胞）的应激反应来影响胰腺。一旦应激达到特定的阈值，并超越胰腺内的适应机制，损伤就会摧垮保护性再生机制，临床胰腺炎便会随之发生。接着会激发胰腺的创伤愈合反应，包括炎症（中性粒细胞和淋巴细胞）和基质重塑系统（巨噬细胞和星状细胞）的激活，来阻止损伤并帮助再生重建启动。如果移除了损伤因素，愈合便能完成。然而，如果损伤因素仅被减少或移除随后又重现，就会发生重复性损伤，并发展成为损伤 - 伤害反应循环，随着时间的推移，会导致实质损失、腺泡细胞被纤维化基质替代。

在胰腺炎一次性发作后，器官在组织学上表现正常。如果没有其他暴露因素出现，便不会发展为慢性胰腺炎。然而，如果损伤 - 伤害循环持续存在，器官会失去正常的胰腺细胞，并被巨噬细胞和星状细胞引起的纤维组织取而代之，这预示着将发展为慢性胰腺炎（图 39-2）。除了这个 SAPE 假说模型中提出的观点外，表观遗传机制也可能随着刺激反应导致器官改变后，被环境暴露或损伤因素激活。

四、表观遗传为慢性胰腺炎的一种修饰因子

表观遗传控制着不涉及主要 DNA 序列改变的基因的表达。换句话说，表观遗传与通过甲基化修饰 DNA 或者通过组蛋白的翻译后修饰重塑染色质有关。组蛋白的翻译后修饰可以改变染色质结构或改变转录因子对启动子区域的亲和力。表观基因组对人类健康和疾病易感性有显著影响，表观遗传的改变可因环境中和产前暴露于毒素或应激源而引起。表观遗传变化可以是稳定的，也可以允许以往对应激的"记忆"影响未来的暴露。表观遗传改变可能是作用于胰腺的"亚临床"应激的结果，并且不停地在对其他刺激的应激反应中进行分子重塑。这些"亚临床"应激可能在改变基因的表观遗传模式时，对基因表达几乎没有或者说没有直接影响；然而，当暴露于一个新的特定环境诱因时基因的表达可能会发生变化，这可能会激活纤维化反应并导致慢性胰腺炎。

在胰腺炎的实验模型中，与没有慢性应激的动物相比，慢性应激动物（例如通过乙醇暴露[4]、高脂肪饮食[5]或基因突变[6]）对急性损伤的反应已经改变。乙醇已被证明能够影响几种表观遗传蛋白的功能，包括组蛋白乙酰酶 CREB 和 CBP[7]，以及组蛋白去乙酰酶[8, 9]。最近证实的一种表观遗传乙酰化机制参与了对急性胰腺炎的控制[10]。用抗癫痫药和组蛋白去乙酰化酶抑制药丙戊酸作用的小鼠显示出恢复延迟，认为丙戊酸是胰腺炎的确切原因，尤其是儿科患者[11-13]，但丙戊酸诱发胰腺炎的机制尚不清楚。事实上，用丙戊酸慢性作用于实验动物并不会引起胰腺炎，但会随着时间的推移引起胰腺萎缩[14]。然而，接受丙戊酸作用的动物在受到新的诱发损伤的刺激后会发展成重症胰腺炎，并且恢复过程会延迟。丙戊酸不会引起胰腺炎，但可以通过改变表观遗传结构来抑制再生发生的恢复机制，使患者易患重症胰腺炎。

五、各种环境暴露为慢性胰腺炎的修饰因子

通常认为慢性胰腺炎是由几种不同但又相互作用的机制引起的。一种机制是暴露于环境中的物质使

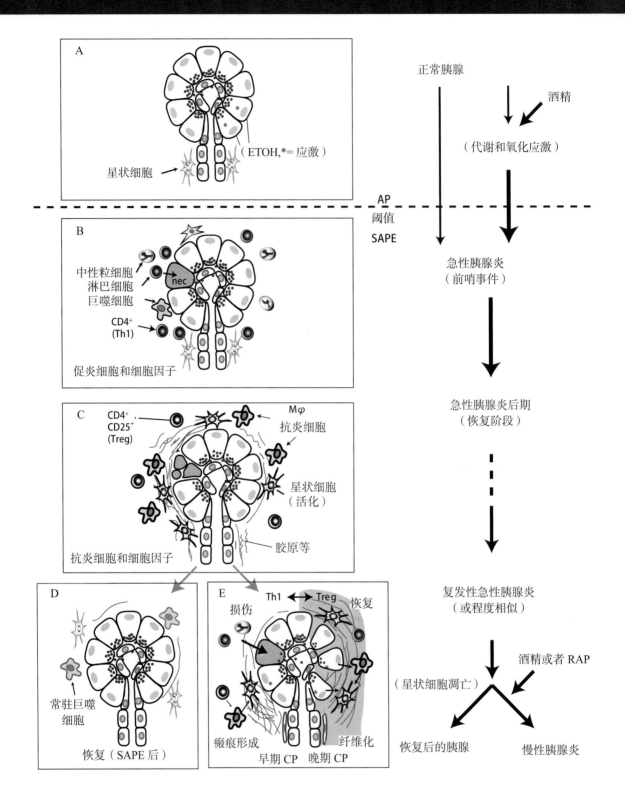

▲ 图 39-2　前哨急性胰腺炎事件假说模型

A. 正常胰腺。如果受试者是重度酒精使用者，腺泡细胞处于代谢和氧化应激状态（星号），但组织学保持相对正常。酒精增加了跨越急性胰腺炎（AP）阈值的风险（图加粗虚线表示阈值）。B. 急性胰腺炎合并胰腺损伤；促炎细胞浸润。C. 后期急性胰腺炎以抗炎性细胞为主，通过促炎细胞和产物，促进愈合限制了进一步的损伤。其中包括激活产生胶原等的星状细胞。D. 复发性急性胰腺炎：腺泡细胞损伤或其他因子激活急性炎症反应（Th1），除此之外，随后立即被抗炎症反应（Treg）来对抗，引起纤维化。这种恶性循环导致持续的损伤（顶部）和进一步的纤维化（底部），导致慢性胰腺炎。E. 慢性胰腺炎的特征：广泛的腺泡细胞丢失和硬化（右）。遗传因素和环境因素是通过增加急性胰腺炎的易感性，改变急性胰腺炎（CP）的严重程度和持续时间，以及改变导致纤维化的愈合过程而在这个过程中发挥作用（引自 Whitcomb, 2004 [3]）

胰腺实质细胞敏感或使其产生应激而引发胰腺损伤。这些物质包括酒精、吸烟的副产物，以及其他药物或毒素[15]。这些物质本身不会引起胰腺炎，但会改变腺泡细胞对其他应激源的反应，即导致了胰腺对暴露因素发生适应性改变。实质细胞的这种适应性改变使体内平衡得以维持，然而，如果出现二次损伤或暴露，细胞更容易受到损伤，并出现临床病理反应。这种临床病理反应可以因损伤加大而出现，或者也可以因胰腺再生延迟而发生。

作为疾病修饰剂的酒精是这个概念的一个很好例子。乙醇是慢性胰腺炎疾病发展的主要因素早已经被大家接受[16, 17]。然而只有少部分人因大量饮酒导致急性或慢性胰腺炎。这让很多人认为同时有打破平衡并朝胰腺炎发展所必需的其他危险因素。已经证明乙醇可以通过直接作用于特定细胞或促使药物产生有毒代谢物而影响胰腺多种类型的细胞。乙醇对胰腺腺泡细胞有多种作用，包括出现异常的腺泡细胞钙离子信号通路[18]、线粒体功能障碍[19, 20]、破坏自噬或溶酶体反应[21]，以及促内质网功能的关键调节器 X-box 结合蛋白 1（X-box binding protein 1，XBP1）增加表达而诱导 UPR[22, 23]。乙醇似乎可以增加内质网应激，表现为内质网肿胀和出现 UPR，同时也会影响蛋白质转运，改变酶原颗粒的结构成分[24]。同时有研究证明它可以产生腺泡内激活消化酶的病理性改变[25, 26]。这种影响可能是由于如胰蛋白酶原、胰凝乳蛋白酶原或溶酶体 CTSB 这类消化酶表达增加所致[27]。推测蛋白质表达的增加可能使这些消化酶早期激活，或者可能造成细胞器脆性，使消化酶通过溶酶体和消化酶之间不正常的相互作用而早期激活。

六、基因在慢性胰腺炎中的影响

另一种引起胰腺病理反应发生的机制是特定的损伤因素对有遗传型风险的人反复造成的损伤。遗传或表观遗传改变可能会使亚临床或临床的反复损伤发生，随着时间的推移，通过反复激活免疫和纤维化反应导致胰腺实质的破坏并被纤维化取而代之。胰腺实质被纤维化取代造成外分泌和内分泌胰腺功能丧失。遗传性胰腺炎就是这种发病机制的一个例子。这种情况是由 PRSS1 的突变引起的，PRSS1 是一种主要的蛋白水解酶，负责激活胰腺消化酶或酶原，此功能获得性突变导致胰蛋白酶原过早激活。已经发现了几种突变，但最常见的是 R122H 和 N29 I。有趣的是，尽管这些突变使一个人罹患慢性胰腺炎的风险增高，但疾病的病程和最终结果却取决于其他因素，包括环境和代谢应激原。这些额外的修饰因素被认为介导了具有相同突变的患者之间的差异。

遗传性胰腺炎的外显率仅为 80%。环境暴露或其他基因修饰物被认为可以改变疾病的病程，尽管具有相同基因突变的个体具有相似的组织病理学，但其病程可能有显著差异[28]。一个极端的例子是，同卵双胞胎有相同的基因缺陷，但是疾病进展却不同，其中一个人甚至没有胰腺疾病[29]。这表明一个单一的突变或缺陷并不会导致慢性胰腺炎，而是需要一系列的因素允许一个孤立的事件发展为慢性疾病。

除了 PRSS1 突变，还有其他增加慢性胰腺炎发病风险的相关基因突变，包括 CFTR 和 SPINK1 基因在内的突变。与 PRSS1 突变一样，这些基因的相同突变并不能预示受影响个体患有相似的病程。总的来说，这些观察结果表明这是一个复杂的疾病过程，需要仔细分析影响疾病发展的多种因素。

七、慢性胰腺炎的炎症反应

慢性胰腺炎进展的第二阶段涉及对慢性应激或反复损伤的炎症反应和纤维化反应（图 39-3）。近年来对慢性胰腺炎的认识取得了一些进展。胰腺内的损伤会导致腺泡细胞受损，这些受损的细胞或者进行修复或者通过坏死或凋亡死亡。受损细胞会促进无菌性炎症反应来介导恢复和再生的过程[30]。炎症反应以受损的腺泡细胞释放的细胞因子为信号，通过中性粒细胞、单核细胞、淋巴细胞和巨噬细胞介导受损细胞的分解和促进胰腺的再生[31]。在慢性胰腺炎的进展过程中，所采用的实验模型不同，炎症也似乎由不同的免疫细胞介导[32-34]。这些细胞产生其他的炎症介质如 TNF-α、IL-1β、IL-6、IL-10 和 MCP 1。最初，这些信号是由受损的腺泡细胞释放的，但随着胰腺的反复损伤以及其胰腺内固有的细胞（如巨噬细胞和星状细胞）激活，促进和介导向慢性胰腺炎发展的细胞因子似乎转变为由激活的免疫细胞和星状细胞释放。在急性胰腺炎中，中性粒细胞被认为可以激活胰蛋白酶原并导致严重损伤，但在慢性胰腺炎中，T 细胞和巨噬细胞是主要的浸润的免疫细胞[35-37]。

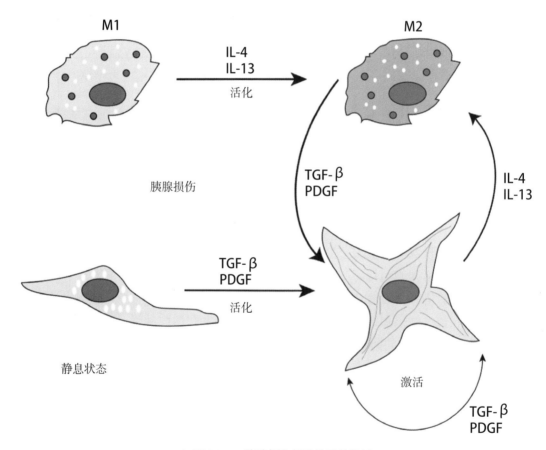

▲ 图 39-3　胰腺损伤导致的酶化激活

胰腺损伤会激活常驻免疫细胞和胰腺星状细胞以促进胰腺恢复。然而，持续的损伤或巨噬细胞与星状细胞之间的病理信号，会导致持续的激活和胰腺实质被纤维化替代

中性粒细胞和巨噬细胞在炎症过程中发挥着双重作用，要么释放细胞因子如 IFN-γ 引起抑制再生的促炎表现，要么修复再生发生所必需的信号[38]。T 细胞被认为可以通过分泌 IL-10 来帮助控制慢性胰腺炎中免疫介导的毁损[34]。巨噬细胞可以促进愈合和再生，这取决于巨噬细胞的极性[39]。活化的 M2 巨噬细胞

在啮齿类动物和人的慢性胰腺炎中均有致病作用[40]。这些研究强调了免疫反应和存在于慢性胰腺炎中的特定微环境的重要性。为了促进愈合而不是发生永久的损伤，了解产生慢性病理反应的损伤过程是非常重要的。

八、慢性胰腺炎的纤维化

免疫系统的调节由胰腺内的细胞来调控，其中包括被称作 PSC 的间充质细胞。PSC 已成为影响胰腺损伤后恢复的关键因素[41-43]。PSC 存在于腺泡周围区域，特点是胞质内（例如在静态下）有丰富的维生素 A 脂滴[44]。在对损伤的反应中，PSC 经历了短暂的激活，并扮演了成纤维细胞样的角色，分泌细胞外基质，特别是胶原蛋白[45, 46]，这些是适当再生和恢复所必需的基质支架。胰腺损伤和恢复的标志是被称为腺泡导管化生的再生结构[47, 48]。腺泡导管化生周围的基质由活化的 PSC 组成，它的功能是重塑细胞外基质，并被认为可以诱导腺泡导管化生重新分化为新的腺泡细胞。

PSC 异常调控参与了慢性胰腺炎和胰腺癌的发病机制[45, 49-52]。PSC 不仅能因腺泡细胞损伤激活，还能被细胞应激和乙醇相关产物激活。TGF-β 似乎是 PSC 拥有纤维化属性的主要成就者，这是通过增加胶原蛋白和纤连蛋白的表达并抑制金属蛋白酶（MMPs）来实现的。一旦激活，PSC 通过 MMP 去除基质蛋白开始帮助重塑实质。有趣的是，PSC 不仅能产生 MMP，还能产生 MMP 的抑制物，即 TIMP。这两个因素的平衡可能会影响纤维化的进展。基质因损伤释放出生长因子和细胞因子，这些因子通过免疫细胞、外分泌细胞和内分泌胰腺细胞之间的相互作用，向邻近细胞发出信号，并刺激实质愈合。PSC 不仅协调了基质的破坏，还帮助协调了框架的再生，使再生的腺泡和导管细胞增殖并重新填充实质。然而，如果 PSC 因胰腺的反复损伤或邻近细胞（如巨噬细胞）异常的细胞信号传导而持续激活，就可能导致一种病理性反应使细胞外基质的重塑持续存在，并以纤维化取代腺泡组织，这将导致胰腺外分泌功能的丧失。

最近在慢性胰腺炎模型中证实 PSC 会对释放高水平 TGF-β 和血小板衍生生长因子 β 的巨噬细胞产生回应，这表明巨噬细胞 -PSC 间的相互作用对调节胰腺再生起关键作用，以及当病理性状态存在时，PSC 可能是一个治疗的靶标。

九、结论

通常认为慢性胰腺炎的发生是通过两种综合的机制。其中包括在易感的人中发生前哨胰腺事件，这种事件会导致持续性和渐进性的低级别损伤，最终导致纤维化和生理功能的丧失。另外，一些急性胰腺炎的反复损伤也可能导致慢性损伤和实质组织被纤维化替代。根据这两种假设的慢性胰腺炎的发生机制，一些动物模型已经被开发出来，以帮助针对特定方面的损伤和疾病进展进行慢性胰腺炎的研究。在使用动物模型模拟人类疾病状态时必须谨慎。需要密切关注到实验模型的各种局限性，才有可能开始正确认识对这种复杂、多层面的疾病。在组织病理学上，慢性胰腺炎可能涉及多种危险因素和进展阶段。最常用的动物模型系统是啮齿动物模型，因为成本低且容易操控基因。然而，对于某些病因，如 CFTR 疾病，啮齿动物模型不能模拟人类的情况，必须使用其他模型（如猪或雪貂 CFTR 模型）。

用物理性损伤制造的模型已用于慢性胰腺炎的研究。这些模型通过部分或完全地结扎胰管来诱导和促使疾病的进展。这种模型有一定的物种特异性，因为大鼠的胰管梗阻只会导致轻度胰腺炎损伤模式。如果继续给予损伤刺激或致敏因子，可诱导出进行性、严重的损伤并导致出现类似于慢性胰腺炎患者的胰腺病理学改变。这些模型已被用于研究纤维化反应。已经在慢性胰管梗阻的大鼠中观察到伴随着胶原蛋白和纤维连接蛋白增加的慢性炎症和纤维化[53]。

☞ 参考文献

[1] Etemad B, Whitcomb DC. Chronic pancreatitis: Diagnosis, classification, and new genetic developments. Gastroenterology 2001;120(3):682–707.

[2] Shrikhande SV, Martignoni ME, Shrikhande M et al., Comparison of histological features and inflammatory cell reaction in alcoholic, idiopathic and tropical chronic pancreatitis. Br J Surg 2003;90(12):1565–1572.

[3] Whitcomb DC. Value of genetic testing in management of pancreatitis. Gut 2004;53:1710–1717.

[4] Kubisch CH, Gukovsky I, Lugea A et al. Long-term ethanol consumption alters pancreatic gene expression in rats: a possible connection to pancreatic injury. Pancreas 2006;33(1):68–76.

[5] Zeng Y, Wang X, Zhang W, Wu K, Ma J. Hypertriglyceridemia aggravates ER stress and pathogenesis of acute pancreatitis. Hepatogastroenterology 2012;59(119):2318–2326.

[6] Alahari S, Mehmood R, Johnson CL, Pin CL. The absence of MIST1 leads to increased ethanol sensitivity and decreased activity of the unfolded protein response in mouse pancreatic acinar cells. PLoS ONE 2011;6(12):e28863.

[7] Crews FT, Nixon K. Mechanisms of neurodegeneration and regeneration in alcoholism. Alcohol Alcohol 2009;44(2):115–127.

[8] Pandey SC,Ugale R, Zhang H, Tang L, Prakash A. Brain chromatin remodeling: a novel mechanism of alcoholism. J Neurosci 2008;28(14):3729–3737.

[9] Sakharkar AJ, Zhang H, Tang L, Shi G, Pandey SC. Histone deacetylases (HDAC)-induced histone modifications in the amygdala: a role in rapid tolerance to the anxiolytic effects of ethanol. Alcohol Clin Exp Res 2012;36(1):61–71.

[10] Eisses JF, Criscimanna A, Dionise ZR et al. Valproic acid limits pancreatic recovery after pancreatitis by inhibiting histone deacetylases and preventing acinar redifferentiation programs. Am J Pathol 2015;185(12):3304–3315.

[11] Forsmark CE, Baillie J. AGA Institute Technical Review on Acute Pancreatitis. Gastroenterology 2007;132(5):2022–2044.

[12] Gerstner T, Büsing D, Bell N et al. Valproic acidinduced pancreatitis: 16 new cases and a review of the literature. J Gastroenterol 2007;42(1):39–48.

[13] Bai HX, Ma MH, Orabi AI et al. Novel characterization of drug-associated pancreatitis in children. J Pediatr Gastroenterol Nutr 2011;53(4):423–428.

[14] Walker RM, Smith GS, Barsoum NJ, Macallum GE. Preclinical toxicology of the anticonvulsant calcium valproate. Toxicology 1990;63(2):137–155.

[15] Yadav D, Whitcomb DC. The role of alcohol and smoking in pancreatitis. Nat Rev Gastroenterol Hepatol 2010;7(3):131–145.

[16] Papachristou GI, Papachristou DJ, Morinville VD, Slivka A, Whitcomb DC. Chronic alcohol consumption is a major risk factor for pancreatic necrosis in acute pancreatitis. Am J Gastroenterol 2006;101(11):2605–2610.

[17] Coté GA, Yadav D, Slivka A et al. Alcohol and smoking as risk factors in an epidemiology study of patients with chronic pancreatitis. Clin Gastroenterol Hepatol 2011;9(3):266–273; quiz e27.

[18] Orabi AI, Shah AU, Muili K et al. Ethanol enhances carbachol-induced protease activation and accelerates Ca^{2+} waves in isolated rat pancreatic acini. J Biol Chem 2011;286(16):14090–14097.

[19] Mukherjee R, Criddle DN, Gukovskaya A, Pandol S, Petersen OH, Sutton R. Mitochondrial injury in pancreatitis. Cell Calcium 2008;44(1):14–23.

[20] Odinokova IV, Sung KF, Mareninova OA, et al. Mechanisms regulating cytochrome c release in pancreatic mitochondria. Gut 2009;58(3):431–442.

[21] Gukovsky I, Gukovskaya AS. Impaired autophagy underlies key pathological responses of acute pancreatitis. Autophagy

2010;6(3):428–429.

[22] Lee AH, Chu GC, Iwakoshi NN, Glimcher LH. XBP-1 is required for biogenesis of cellular secretory machinery of exocrine glands. EMBO J 2005;24(24):4368–4380.

[23] Kubisch CH, Logsdon CD. Endoplasmic reticulum stress and the pancreatic acinar cell. Expert Rev Gastroenterol Hepatol 2008;2(2):249–260.

[24] Gukovskaya AS, Mouria M, Gukovsky I et al. Ethanol metabolism and transcription factor activation in pancreatic acinar cells in rats. Gastroenterology 2002;122(1):106–118.

[25] Gorelick FS. Alcohol and zymogen activation in the pancreatic acinar cell. Pancreas 2003;27(4):305–310.

[26] Lu Z, Karne S, Kolodecik T, Gorelick FS. Alcohols enhance caerulein-induced zymogen activation in pancreatic acinar cells. Am J Physiol Gastrointest Liver Physiol 2002;282(3):G501–507.

[27] Apte MV, Wilson JS, McCaughan GW et al. Ethanolinduced alterations in messenger RNA levels correlate with glandular content of pancreatic enzymes. J Lab Clin Med 1995;125(5):634–640.

[28] Singhi AD, Pai RK, Kant JA et al. The histopathology of PRSS1 hereditary pancreatitis. Am J Surg Pathol 2014;38(3):346–353.

[29] Amann ST, Gates LK, Aston CE, Pandya A, Whitcomb DC. Expression and penetrance of the hereditary pancreatitis phenotype in monozygotic twins. Gut 2001;48(4):542–547.

[30] Hoque R, Malik AF, Gorelick F, Mehal WZ. Sterile inflammatory response in acute pancreatitis. Pancreas 2012;41(3):353–357.

[31] Bhatia M, Brady M, Shokuhi S, Christmas S, Neoptolemos JP, Slavin J. Inflammatory mediators in acute pancreatitis. J Pathol 2000;190(2):117–125.

[32] Sparmann G, Behrend S, Merkord J et al. Cytokine mRNA levels and lymphocyte infiltration in pancreatic tissue during experimental chronic pancreatitis induced by dibutyltin dichloride. Dig Dis Sci 2001;46(8):1647–1656.

[33] Sakaguchi Y, Inaba M, Tsuda M et al. The Wistar Bonn Kobori rat, a unique animal model for autoimmune pancreatitis with extrapancreatic exocrinopathy. Clin Exp Immunol 2008;152(1):1–12.

[34] Schmitz-Winnenthal H, Pietsch DH, Schimmack S et al. Chronic pancreatitis is associated with diseasespecific regulatory T-cell responses. Gastroenterology 2010;138(3):1178–1188.

[35] Emmrich J, Weber I, Nausch M et al. Immunohistochemical characterization of the pancreatic cellular infiltrate in normal pancreas, chronic pancreatitis and pancreatic carcinoma. Digestion 1998;59(3):192–198.

[36] Goecke H, Forssmann U, Uguccioni M et al. Macrophages infiltrating the tissue in chronic pancreatitis express the chemokine receptor CCR5. Surgery 2000;128(5):806–814.

[37] Deng X, Wang L, Elm MS et al. Chronic alcohol consumption accelerates fibrosis in response to cerulein-induced pancreatitis in rats. Am J Pathol 2005;166(1):93–106.

[38] Folias AE, Penaranda C, Su AL, Bluestone JA, Hebrok M. Aberrant innate immune activation following tissue injury impairs pancreatic regeneration. PLoS ONE 2014;9(7):e102125.

[39] Criscimanna A, Coudriet GM, Gittes GK, Piganelli JD, Esni F. Activated macrophages create lineage-specific microenvironments for pancreatic acinar-and beta-cell regeneration in mice. Gastroenterology 2014;147(5):1106–1118;e11.

[40] Xue J, Sharma V, Hsieh MH et al. Alternatively activated macrophages promote pancreatic fibrosis in chronic pancreatitis. Nat Commun 2015;6:7158.

[41] Apte MV, Pirola RC, Wilson JS. Pancreatic stellate cells: a starring role in normal and diseased pancreas. Front Physiol 2012;3:344.

[42] Apte MV, Wilson JS. Dangerous liaisons: pancreatic stellate cells and pancreatic cancer cells. J Gastroenterol Hepatol 2012;27(suppl 2):69–74.

[43] Apte MV, Wilson JS, Lugea A, Pandol SJ. A starring role for stellate cells in the pancreatic cancer microenvironment. Gastroenterology 2013;144(6):1210–1219.

[44] Vonlaufen A, Phillips PA, Yang L et al. Isolation of quiescent human pancreatic stellate cells: a promising in vitro tool for studies of human pancreatic stellate cell biology. Pancreatology 2010;10(4):434–443.

[45] Erkan M, Adler G, Apte MV et al. StellaTUM: current consensus and discussion on pancreatic stellate cell research. Gut 2012;61(2):172–178.

[46] Masamune A, Shimosegawa T. Pancreatic stellate cells—multi-functional cells in the pancreas. Pancreatology 2013;13(2):102–105.

[47] Pin CL, Ryan JF, Mehmood R. Acinar cell reprogramming: a clinically important target in pancreatic disease. Epigenomics

2015;7(2):267–281.

[48] Reichert M, Rustgi AK. Pancreatic ductal cells in development, regeneration, and neoplasia. J Clin Invest 2011;121(12): 4572–4578.

[49] Omary MB, Lugea A, Lowe AW, Pandol SJ. The pancreatic stellate cell: a star on the rise in pancreatic diseases. J Clin Invest 2007;117(1):50–59.

[50] Vonlaufen A, Joshi S, Qu C et al. Pancreatic stellate cells: partners in crime with pancreatic cancer cells. Cancer Res 2008;68(7): 2085–2093.

[51] Apte M, Pirola R, Wilson J. The fibrosis of chronic pancreatitis: new insights into the role of pancreatic stellate cells. Antioxid Redox Signal 2011;15(10):2711–2722.

[52] Algül H, Treiber M, Lesina M, Schmid RM. Mechanisms of disease: chronic inflammation and cancer in the pancreas—a potential role for pancreatic stellate cells? Nat Clin Pract Gastroenterol Hepatol 2007;4(8):454–462.

[53] Yamamoto M, Otani M, Otsuki M. A new model of chronic pancreatitis in rats. Am J Physiol Gastrointest Liver Physiol 2006;291(4):G700–708.

Epidemiology and Pathophysiology of Alcoholic Chronic Pancreatitis

酒精性慢性胰腺炎的流行病学和病理生理学

40

Atsushi Masamune，Tooru Shimosegawa 著

谭春路 译

刘续宝 校

一、概述

长期以来，人们一直认为酒精滥用与慢性胰腺炎之间存在联系。早在 1878 年，Friedrich[1] 就把"醉汉的胰腺"描述为胰腺的慢性间质炎症，指出这可能是由于滥用酒精造成的。1946 年，Comfort 等 [2] 描述了酒精滥用患者的慢性复发性胰腺炎的临床表现。此后的许多研究证实滥用酒精是发展为慢性胰腺炎的一种危险因素 [3-7]。然而，与酒精诱发的肝脏损伤不同，慢性胰腺炎只在一小部分酗酒者中发生，同时仅用乙醇喂养并不会对动物造成明显的胰腺损伤 [8]。很明显，临床慢性胰腺炎的发生还需要有遗传和（或）环境因素 [9, 10]。在本章我们回顾一下酒精性慢性胰腺炎的流行病学和病理生理学。

二、酒精性慢性胰腺炎的流行病学

从历史上看，酒精滥用被认为是慢性胰腺炎的主要病因，在世界范围内的工业化国家中，酒精滥用致病比例占 60%～90%[11]。2006 年法国的一项流行病学研究表明，84% 的慢性胰腺炎病例可以归因于酒精滥用 [12]。然而，根据近年来的报道，由酒精滥用引起的病例比例可能比预期的要小。北美胰腺炎研究项目 NAPS2 显示，在美国三级转诊中心酒精性慢性胰腺炎占慢性胰腺炎的构成比率为 44.5%[11]。来自意大利的一份报告显示慢性胰腺炎的病因发生了变化 [13]。酒精性慢性胰腺炎是 1971—1995 年慢性胰腺炎的主要病因（74%），但在 2000—2006 年期间评估的患者中，这一比例下降到 43%[13]。这些发现表明，酒精滥用对慢性胰腺炎发病机制的影响可能被高估了 [11]。转诊偏倚可能存在于三级转诊中心，同时准确评估酒精暴露与慢性胰腺炎的关系具有挑战性，因为自我报告的酒精摄入量通常是不可靠的 [14]。另外在亚洲日本，2011 年酒精滥用致慢性胰腺炎的病例占 69.7%[15]。特发性胰腺炎是印度最常见的类型（热带胰腺炎），约占慢性胰腺炎病例的 70%[16]。在中国，35% 的慢性胰腺炎患者为酒精性 [17]。值得注意的是，在北

美和欧洲的许多国家以及日本，酒精的消费量一直稳定或下降，而在印度和中国则在上升[16, 17]。酒精消费的趋势是否会影响印度和中国未来酒精性慢性胰腺炎的疾病负担是值得观察的。

许多研究试图阐明酒精摄入与胰腺炎之间的剂量 - 效应关系[4-6, 18]。1978 年 Durbec 和 Sarles 发表了首个关于这个主题的研究[4]。他们报告说患慢性胰腺炎的相对危险的对数随着酒精和蛋白质摄入量的增加而呈线性增加。NAPS2 对 540 例患者人群和 695 例对照人群做了评估，研究了酒精摄入量与胰腺炎之间的关系[6]。Logistic 回归分析揭示，仅在严重酗酒者中才能看到酒精和慢性胰腺炎之间存在明显的关系（OR 3.1），严重酗酒者指每天酒精摄入量≥ 5 倍酒精摄入指数。另一项病例对照研究提示[19]，在 35 岁以后才出现慢性胰腺炎的发作患者中，即使每天酒精摄入量不到 50g，疾病早期便出现了更频繁的剧烈疼痛、钙化和诸如假性囊肿等并发症的特征。日本的一项病例对照研究揭示[18]，与不饮酒者相比，酒精摄入≤ 20 ～< 40g/ 天，≤ 40 ～< 60g/ 天，≤ 60 ～< 80g/ 天，≤ 80 ～< 100g/ 天，≥ 100g/ 天的患病 OR（ 95% CI ）分别为 2.6（ 95% CI : 1.2 ～ 5.5 ）、3.2（ 95% CI : 1.5 ～ 7.1 ）、9.2（ 95% CI : 4.1 ～ 20.3 ）、13.0（ 95% CI : 5.3 ～ 31.6 ）和 19.6（ 95% CI : 8.2 ～ 46.8 ）。

2015 年，Samokhvalov 等[20] 报道了一篇包括 NAPS2[6] 和日本病例对照研究[18] 等四项研究（三项病例对照研究和一项队列研究）的系统回顾和荟萃分析研究，用以评估酒精摄入和胰腺炎的患病风险关系。他们的研究提示，慢性胰腺炎的男性患病风险只是随着男性平均饮酒量的增加而增加，并没有明确的患病临界值，每天酒精摄入 25g 的相对患病风险为 1.58（ 95% CI：1.32 ～ 1.90 ）；每天 50g 为 2.51（ 95% CI：1.74 ～ 3.61 ）；每天 75g 为 3.97（ 95% CI：2.30 ～ 6.85 ）；每天 100 g 为 6.29（ 95% CI：3.04 ～ 13.02 ）（图 40-1）。荟萃分析中所计算出的风险比日本研究中的相对低一些[18]。一种解释可能与遗传差异有关：很大一部分日本人相对缺乏 ADH 和（或）乙醛脱氢酶，导致血液中酒精和（或）乙醛水平相对更高[21]。另一种解释可能归因于日本人和西方人在体型上的差异。

众所周知，酒精性慢性胰腺炎发病以男性为主，诊断为酒精性慢性胰腺炎的患者中有 90% ～ 95% 为男性[22]。然而，滥用酒精也是女性的一个重要健康问题。据荷兰报告，由于近年来女性饮酒者增加，一些国家女性的酒精性慢性胰腺炎的发病率一直在升高[23]。研究表明，相较于男性，易患酒精性慢性胰腺炎的女性发展为慢性胰腺炎可能所需的饮酒时间更短，累计酒精摄入量也更低[24]。

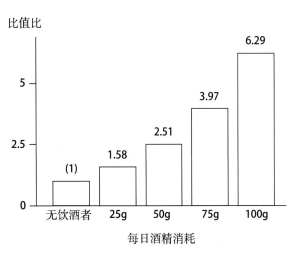

▲ 图 40-1　每日饮酒量和慢性胰腺炎的风险
（引自参考文献 [20]）

三、病理生理学

到目前为止，已经提出了几个有关酒精摄入和胰腺损伤之间关系的病理生理学机制。在下面的章节中将介绍这些内容[25-28]。

（一）胰腺的乙醇代谢

胰腺乙醇代谢主要由腺泡细胞负责。胰腺腺泡细胞中有两种乙醇代谢途径：氧化途径和非氧化途径[29, 30]。乙醇氧化包括乙醇转化为乙醛和醋酸盐，这是由 ADH 和 CYP2E1 催化的反应。乙醇代谢的非氧化途径包括乙醇与脂肪酸的酯化反应，形成脂肪酸乙酯，如棕榈酸乙酯。这个反应是由脂肪酸乙酯合成酶催化的。胰腺的脂肪酸乙酯合成酶活性远高于肝脏，而胰腺的 ADH 和 CYP2E1 活性较低[29]。因此胰腺乙醇代谢的特征为非氧化代谢占主导。研究表明，摄入乙醇会导致脂肪酸乙酯在血液和多个器官中累积，其中最高浓度的是在胰腺[31]。胰腺中的脂肪酸乙酯合成酶尚未被完全鉴定，但可能的候选酶包括胰三酰甘油脂肪酶和羧基酯脂肪酶[32]。胰腺疾病患者在血浆中释放脂肪酸乙酯合成酶的量与淀粉酶和脂肪酶成正比[33]。

（二）乙醇及其代谢产物对胰腺的影响

胰腺中乙醇主要作用的目标包括 Oddi 括约肌、胰腺导管细胞、胰腺腺泡细胞和 PSC[25-28]。动物实验，显示乙醇对 Oddi 括约肌产生痉挛作用，导致主胰管（大胰管）闭合，人体中乙醇诱导 Oddi 功能降低和增加均有报道[25]。20 世纪 70 年代，提出了蛋白栓塞理论，认为酒精性胰腺炎是由分泌的胰腺蛋白沉积形成的蛋白栓子堵塞胰腺小导管引起的[34]。此后，研究的焦点转移到胰腺腺泡细胞的体外和体内研究。

（三）体内和体外研究

乙醇可能在几个方面影响胰腺腺泡细胞的稳定状态。它可以诱导细胞内钙水平持续升高[35]，增加消化酶的合成[36]（表 40-1）。它还增加了酶原颗粒[37] 和溶酶体[38] 的脆弱性，后者将溶酶体酶，如 CTSB，隔离在细胞内。线粒体功能障碍可能参与乙醇诱导的胰腺腺泡细胞的坏死[39]。其中一些影响是由乙醇的代谢产物如乙醛和脂肪酸乙酯介导的，而不是乙醇本身。Gukovskaya 等研究表明，乙醇可能调节 NFκB 和 AP-1，它们是调节炎症反应和细胞生存相关基因表达的关键转录因子[29]。脂肪酸乙酯激活 NFκB 和 AP-1，而乙醇和乙醛抑制 NFκB 活化。因此，乙醇可以正向或负向调节 NFκB 和 AP-1 的激活，而这取决于哪种代谢途径占主导地位。这些作用可能在乙醇诱导的胰腺毒性中起作用。有趣的是，乙醇及其代谢产物改变了 CCK8 诱导的这些转录因子的激活[40]。这可能是乙醇使胰腺腺泡细胞容易发生胰腺炎的一种机制，我们将稍后进行描述。

近年来，自噬的病理生理作用引起了研究者的关注。自噬包括多条溶酶体介导的细胞器、长寿蛋白和脂质的降解和循环的细胞内通路[41]。来自动物模型的证据表明自噬在胰腺炎中受损，而溶酶体功能障碍可能与之有关[42]。Fortunato 等报道，乙醇暴露和内毒素血症的联合会导致几种溶酶体蛋白的消耗，其中包括自噬体与溶酶体适当融合所需的溶酶体相关膜蛋白 -2（lysosomal - associated membrane protein-2，LAMP-2）[43]。LAMP-2 的消耗与细胞凋亡向坏死性细胞死亡转变有关。重要的是，人类酒精性胰腺炎患者也会出现局部的 LAMP-2 消耗，这提示 LAMP-2 和自噬在人类腺泡细胞死亡中起重要作用。

这一研究领域的一个重大突破是在 1998 年确定和明确了 PSC 的特性，这是胰腺纤维化中的一类主要效应细胞[44]。PSC 的体外培养为研究酒精诱导胰腺纤维化的分子机制提供了一个有用而独特的平台。乙醇及其代谢产物诱导了 PSC 的活化、细胞外基质的产生和趋化因子的表达，从而导致 PSC 的持续活化和胰腺纤维化[45, 46]。

表 40-1　乙醇及其代谢产物对胰腺细胞的影响

胰腺腺泡细胞	胰腺导管细胞
• 细胞内钙水平持续升高 [35]	• 蛋白质栓塞形成 [34]
• 消化酶合成增加 [36]	• CFTR 功能障碍 [56]
• 酶原颗粒和溶酶体的脆性增加 [37, 38]	PSC
• 线粒体功能障碍 [39]	• 激活（通过增加的平滑肌肌动蛋白的表达来评估）[46]
• 转录因子 NFκB 和 AP-1 的激活 [29]	• 细胞外基质合成（Ⅰ型胶原）[45]
• 通过消耗 LAMP - 2 使自噬受损 [43]	• IL-8 的产生 [46]
• 再生障碍 [55]	

LAMP-2. 溶酶体相关膜蛋白 -2

（四）体内相关研究

尽管许多体内和体外研究已经证明乙醇及其代谢产物对胰腺细胞的影响，但是体内研究表明，长期给大鼠和小鼠喂食乙醇，无论是液体饮食还是连续灌胃输入，都不会对胰腺造成明显损伤 [8, 47, 48]。利用 Lieber–DeCarli 模型 [47] 进行长久持续乙醇喂养会诱导腺泡细胞的一系列代谢变化，包括消化酶和溶酶体酶含量增加，酶原颗粒和溶酶体脆性增加。然而，类似慢性胰腺炎的慢性病理改变并未发生。另一方面，长期乙醇暴露会使胰腺对其他损伤变得敏感。给予接受含有乙醇饮食的大鼠低剂量的 CCK8 或类似物蛙皮素就会导致胰腺炎，但是单独给予低剂量的胆囊收缩素八肽或类似物蛙皮素并不会导致胰腺炎 [40]。敏化伴随着胰腺内 NFκB 激活的增加和促炎细胞因子和趋化因子的上调 [40]。短期注射蛙皮素结合长期腹腔内注射乙醇会导致胰腺的 PSC 激活和纤维化炎症反应 [49]。长期乙醇摄入会加速蛙皮素诱导的大鼠胰腺炎的胰腺纤维化 [50]。

从动物研究中的发现支持这样一种观点，即人类单独滥用乙醇并不会导致慢性胰腺炎，还需要如吸烟和遗传因素等其他的因素才会在易感人群发生 [9, 10]。动物研究表明，微生物体内的内毒素可能也是这种辅助因素。嗜酒者的肠道通透性增加，易于革兰阴性细菌通过黏膜屏障移位，有助于细菌内毒素进入循环。富含乙醇的 Lieber–DeCarli 饮食加上反复注射脂多糖会导致急性腺泡细胞损伤，激活 PSC 和纤维化 [51]。反复注射脂多糖会导致乙醇喂养的大鼠胰腺纤维化，但在对照组的大鼠中不会发生。继续给予乙醇，PSC 的激活和纤维化会一直持续，但在乙醇停止使用后不久就可缓解 [52]。相反，持续的酒精摄入会通过抑制细胞凋亡和促进 PSC 的激活使胰腺损伤持续存在。这些发现表明戒酒对于预防急性胰腺炎发展为慢性胰腺炎的重要性 [53]。

Gukovsky 等 [8] 报道，乙醇加重环孢素 A 和蛙皮素联合作用所产生的病理反应。在含乙醇饮食饲养的动物中，环孢素和蛙皮素的联合使用导致了严重的胰腺损伤，这提示人类酒精性慢性胰腺炎的三个关键反应：实质组织缺失、持续炎症和纤维化，而这些不会在对照组动物中发生。另一方面，在胰腺外分泌的修复中腺泡细胞可以作为祖细胞；成熟的腺泡细胞经历去分化，并再分化回到分化表型 [54]。Clemens 和 Jerrells[55] 报道了持续给予乙醇延迟了小鼠胰腺结构和功能的再生。延迟再生与包括 PDX1 在内的胰腺发育因子表达减少有关。这些发现提示乙醇可能削弱了急性胰腺损伤的恢复力，从而易于从急性胰腺损伤向慢性胰腺炎进展。

最近的研究再次强调了胰管在酒精诱导的胰腺炎发病机制中的作用。Maleth 等 [56] 研究表明，酒精干扰了胰腺导管细胞内的内质网的表达、折叠以及 CFTR 的功能。给予乙醇或脂肪酸的 CFTR 敲除小鼠比未给予乙醇或脂肪酸的小鼠发生了更严重的胰腺炎。

四、发生酒精性慢性胰腺炎的协同诱发因素

事实上只有 1% ～ 5% 的严重酗酒者发生胰腺炎 [57]，这表明酒精性胰腺炎不是由单一持续酒精滥用引起的 [9, 10]。有些人可能每天低至 20g 的酒精摄入量都会发展为酒精性胰腺炎，而大多数人无论他们饮多少酒或饮酒持续多长时间都不会发展为胰腺炎。因此发展为临床慢性胰腺炎需要有遗传和（或）环境因素，如吸烟、高脂饮食和肠道菌群 [9, 10, 51]。

酒精性慢性胰腺炎患者多为吸烟者，而吸烟已经被确定为慢性胰腺炎发展的独立危险因素 [9, 10, 58]。人们一直在关注如何识别胰腺炎高风险的个体，而遗传研究可能有助于识别这些个体。一些研究表明酒精性慢性胰腺炎与 PRSS1、SPINK1、CTRC 等易感基因之间存在联系，但是这种联系主要存在于非酒精性慢性胰腺炎 [59]。已经在慢性酒精性胰腺炎患者中开展了酒精代谢酶的多态性研究 [60, 61]。与其他饮酒者相比，酒精性慢性胰腺炎病人 ADH1B*2 等位基因的出现率明显要高。酒精性慢性胰腺炎患者和饮酒者的 ALDH2*2 等位基因出现频率明显低于健康对照组 [60, 61]。但是，大多数研究都来自东亚，白种人的数据非常有限。

全基因组或全外显子组的方法克服了候选基因方法的局限性，使发现新的和未知的胰腺炎易感性基因成为可能。一项来自北美的全基因组研究表明，胰蛋白酶位点（PRSS1 rs10273639）和 claudin 2 位点（CLDN2-RIPPLY1-MORC4 位点 rs7057398 和 rs12688220）的多态性增加了酒精性慢性胰腺炎的风险，但与酒精相关的肝硬化或酒精依赖无关 [62]。酒精性慢性胰腺炎与这些位点的多态性关系在欧洲、日本和印度均被验证 [63-65]，表明在世界范围内这些多态性易患酒精性慢性胰腺炎。对于这些有风险的个体，少量饮酒可能都不安全。不久前，另一项全基因组相关研究表明酒精性慢性胰腺炎与编码甲酰基转移酶 2 非分泌状态（FUT2 位点 rs632111 和 rs601338）和血型 B（ABO 基因位点 rs8176693）的基因多态性之间存在新的联系 [66]。显然，需要进一步的研究来阐明存在这些易感的多态性的细胞潜在的效应。

☞ 参考文献

[1] Friedrich N. Diseases of the pancreas. In: Ziemssen H, ed. Cyclopedia of the Practice of Medicine. New York: William Wood, 1878.

[2] Comfort MW, Gambill EE, Baggenstoss AH. Chronic relapsing pancreatitis; a study of twenty-nine cases without associated disease of the biliary or gastrointestinal tract. Gastroenterology 1946;6:239–285.

[3] Ammann RW, Heitz PU, Klöppel G. Course of alcoholic chronic pancreatitis: a prospective clinicomorphological long-term study. Gastroenterology 1996;111:224–231.

[4] Durbec JP, Sarles H. Multicenter survey of the etiology of pancreatic diseases. Relationship between the relative risk of developing

chronic pancreatitis and alcohol, protein and lipid consumption. Digestion 1978;18:337–350.

[5] Kristiansen L, Grønbaek M, Becker U et al. Risk of pancreatitis according to alcohol drinking habits: a population-based cohort study. Am J Epidemiol 2008;168:932–937.

[6] Yadav D, Hawes RH, Brand RE et al. Alcohol consumption, cigarette smoking, and the risk of recurrent acute and chronic pancreatitis. Arch Intern Med 2009;169:1035–1045.

[7] Yadav D, Lowenfels AB. The epidemiology of pancreatitis and pancreatic cancer. Gastroenterology 2013;144:1252–1261.

[8] Gukovsky I, Lugea A, Shahsahebi M et al. A rat model reproducing key pathological responses of alcoholic chronic pancreatitis. Am J Physiol Gastrointest Liver Physiol 2008;294:G68–79.

[9] Whitcomb DC. Gene–environment factors that contribute to alcoholic pancreatitis in humans. J Gastroenterol Hepatol 2006;21; S52–S55.

[10] Whitcomb DC, Frulloni L, Garg P et al. Chronic pancreatitis: An international draft consensus proposal for a new mechanistic definition. Pancreatology 2016;16:218–224.

[11] Coté GA, Yadav D, Slivka A et al. Alcohol and smoking as risk factors in an epidemiology study of patients with chronic pancreatitis. Clin Gastroenterol Hepatol 2011;9:266–273.

[12] Lévy P, Domínguez-Muñoz E, Imrie C et al. Epidemiology of chronic pancreatitis: burden of the disease and consequences. United European Gastroenterol J 2014;2:345–354.

[13] Frulloni L, Gabbrielli A, Pezzilli R et al. Chronic pancreatitis: report from a multicenter Italian survey (PanCroInfAISP) on 893 patients. Dig Liver Dis 2009;41:311–317.

[14] Stockwell T, Donath S, Cooper-Stanbury M et al. Under-reporting of alcohol consumption in household surveys: a comparison of quantity-frequency, graduated-frequency and recent recall. Addiction 2004;99:1024–1033.

[15] Hirota M, Shimosegawa T, Masamune A et al. The seventh nationwide epidemiological survey for chronic pancreatitis in Japan: clinical significance of smoking habit in Japanese patients. Pancreatology 2014;14:490–496.

[16] Garg PK. Chronic pancreatitis in India and Asia. Curr Gastroenterol Rep 2012;14:118–124.

[17] Wang LW, Li ZS, Li SD et al. Prevalence and clinical features of chronic pancreatitis in China: a retrospective multicenter analysis over 10 years. Pancreas 2009;38:248–254.

[18] Kume K, Masamune A, Ariga H et al. Alcohol consumption and the risk for developing pancreatitis: a case-control study in Japan. Pancreas 2015;44:53–58.

[19] Lankisch MR, Imoto M, Layer P et al. The effect of small amounts of alcohol on the clinical course of chronic pancreatitis. Mayo Clin Proc 2001;76:242–251.

[20] Samokhvalov AV, Rehm J, Roerecke M. Alcohol consumption as a risk factor for acute and chronic pancreatitis: a systematic review and a series of metaanalyses. EBioMedicine 2015;2:1996–2002.

[21] Higuchi S, Matsushita S, Murayama M et al. Alcohol and aldehyde dehydrogenase polymorphisms and the risk for alcoholism. Am J Psychiatry 1995;152:1219–1221.

[22] Jupp J, Fine D, Johnson CD. The epidemiology and socioeconomic impact of chronic pancreatitis. Best Pract Res Clin Gastroenterol 2010;24:219–231.

[23] Spanier BW, Dijkgraaf MG, Bruno MJ. Trends and forecasts of hospital admissions for acute and chronic pancreatitis in the Netherlands. Eur J Gastroenterol Hepatol 2008;20:653–658.

[24] Masamune A, Kume K, Shimosegawa T. Sex and age differences in alcoholic pancreatitis in Japan: a multicenter nationwide survey. Pancreas 2013;42:578–583.

[25] Apte MV, Wilson JS. Alcohol-induced pancreatic injury. Best Pract Res Clin Gastroenterol 2003;17:593–612.

[26] Apte MV, Pirola RC, Wilson JS. Mechanisms of alcoholic pancreatitis. J Gastroenterol Hepatol 2010;25:1816–1826.

[27] Pandol SJ, Lugea A, Mareninova OA et al. Investigating the pathobiology of alcoholic pancreatitis. Alcohol Clin Exp Res 2011;35:830–837.

[28] Clemens DL, Schneider KJ, Arkfeld CK et al. Alcoholic pancreatitis: New insights into the pathogenesis and treatment. World J Gastrointest Pathophysiol 2016;7:48–58.

[29] Gukovskaya AS, Mouria M, Gukovsky I et al. Ethanol metabolism and transcription factor activation in pancreatic acinar cells in rats. Gastroenterology 2002;122:106–118.

[30] Wilson JS, Apte MV. Role of alcohol metabolism in alcoholic pancreatitis. Pancreas 2003;27:311–315.

[31]　Laposata EA, Lange LG. Presence of nonoxidative ethanol metabolism in human organs commonly damaged by ethanol abuse. Science 1986;231:497–499.

[32]　Haber PS, Apte MV, Moran C et al. Non-oxidative metabolism of ethanol by rat pancreatic acini. Pancreatology 2003;4: 82–89.

[33]　Aleryani S, Kabakibi A, Cluette-Brown J et al. Fatty acid ethyl ester synthase, an enzyme for nonoxidative ethanol metabolism, is present in serum after liver and pancreatic injury. Clin Chem 1996;42:24–27.

[34]　Sarles H. Chronic calcifying pancreatitis—chronic alcoholic pancreatitis. Gastroenterology 1974;66:604–616.

[35]　Criddle DN, Murphy J, Fistetto G et al. Fatty acid ethyl esters cause pancreatic calcium toxicity via inositol trisphosphate receptors and loss of ATP synthesis. Gastroenterology 2006;130:781–793.

[36]　Apte MV, Wilson JS, McCaughan GW et al. Ethanolinduced alterations in messenger RNA levels correlate with glandular content of pancreatic enzymes. J Lab Clin Med 1995;125:634–640.

[37]　Haber PS, Wilson JS, Apte MV et al. Chronic ethanol consumption increases the fragility of rat pancreatic zymogen granules. Gut 1994;35:1474–1478.

[38]　Wilson JS, Apte MV, Thomas MC et al. Effects of ethanol, acetaldehyde and cholesteryl esters on pancreatic lysosomes. Gut 1992;33:1099–1104.

[39]　Shalbueva N, Mareninova OA, Gerloff A et al. Effects of oxidative alcohol metabolism on the mitochondrial permeability transition pore and necrosis in a mouse model of alcoholic pancreatitis. Gastroenterology 2013;144:437–446.

[40]　Pandol SJ, Periskic S, Gukovsky I et al. Ethanol diet increases the sensitivity of rats to pancreatitis induced by cholecystokinin octapeptide. Gastroenterology 1999;117:706–716.

[41]　Mizushima N. Autophagy: process and function. Genes Dev 2007;21:2861–2873.

[42]　Gukovskaya AS, Gukovsky I. Autophagy and pancreatitis. Am J Physiol Gastrointest Liver Physiol 2012;303:G993–G1003.

[43]　Fortunato F, Bürgers H, Bergmann F et al. Impaired autolysosome formation correlates with Lamp-2 depletion: role of apoptosis, autophagy, and necrosis in pancreatitis. Gastroenterology 2009;137:350–360.

[44]　Erkan M, Adler G, Apte MV et al. StellaTUM: current consensus and discussion on pancreatic stellate cell research. Gut 2012;61: 172–178.

[45]　Apte MV, Phillips PA, Fahmy RG et al. Does alcohol directly stimulate pancreatic fibrogenesis? Studies with rat pancreatic stellate cells. Gastroenterology 2000;118:780–794.

[46]　Masamune A, Satoh A, Watanabe T et al. Effects of ethanol and its metabolites on human pancreatic stellate cells. Dig Dis Sci 2010;55:204–211.

[47]　Lieber CS, DeCarli LM. The feeding of ethanol in liquid diets. Alcohol Clin Exp Res 1986;10:550–553.

[48]　Wilson JS, Apte MV. Role of alcohol metabolism in alcoholic pancreatitis. Pancreas 2003;27:311–315.

[49]　Charrier AL, Brigstock DR. Connective tissue growth factor production by activated pancreatic stellate cells in mouse alcoholic chronic pancreatitis. Lab Invest 2010;90:1179–1188.

[50]　Deng X, Wang L, Elm MS et al. Chronic alcohol consumption accelerates fibrosis in response to cerulein-induced pancreatitis in rats. Am J Pathol 2005;166:93–106.

[51]　Vonlaufen A, Xu Z, Daniel B et al. Bacterial endotoxin: a trigger factor for alcoholic pancreatitis? Evidence from a novel, physiologically relevant animal model. Gastroenterology 2007;133:1293–1303.

[52]　Vonlaufen A, Phillips PA, Xu Z et al. Withdrawal of alcohol promotes regression while continued alcohol intake promotes persistence of LPS-induced pancreatic injury in alcohol-fed rats. Gut 2011;60:238–246.

[53]　Sankaran SJ, Xiao AY, Wu LM et al. Frequency of progression from acute to chronic pancreatitis and risk factors: a meta-analysis. Gastroenterology 2015;149:1490–1500.

[54]　Jensen JN, Cameron E, Garay MV et al. Recapitulation of elements of embryonic development in adult mouse pancreatic regeneration. Gastroenterology 2005;128:728–741.

[55]　Clemens DL, Jerrells TR. Ethanol consumption potentiates viral pancreatitis and may inhibit pancreas regeneration: preliminary findings. Alcohol 2004;33:183–189.

[56]　Maléth J, Balázs A, Pallagi P et al. Alcohol disrupts levels and function of the cystic fibrosis transmembrane conductance regulator to promote development of pancreatitis. Gastroenterology 2015;148:427–439;e16.

[57]　Lankisch PG, Lowenfels AB, Maisonneuve P. What is the risk of alcoholic pancreatitis in heavy drinkers? Pancreas 2002;25: 411–412.

[58] Andriulli A, Botteri E, Almasio PL et al. Smoking as a cofactor for causation of chronic pancreatitis: a meta-analysis. Pancreas 2010;39:1205–1210.

[59] Aghdassi AA, Weiss FU, Mayerle J et al. Genetic susceptibility factors for alcohol-induced chronic pancreatitis. Pancreatology 2015;15:S23–31.

[60] Yokoyama A, Mizukami T, Matsui T et al. Genetic polymorphisms of alcohol dehydrogenase-1B and aldehyde dehydrogenase-2 and liver cirrhosis, chronic calcific pancreatitis, diabetes mellitus, and hypertension among Japanese alcoholic men. Alcohol Clin Exp Res 2013;37:1391–1401.

[61] Shimosegawa T, Kume K, Masamune A. SPINK1 gene mutations and pancreatitis in Japan. J Gastroenterol Hepatol 2006;21: S47–51.

[62] Whitcomb DC, LaRusch J, Krasinskas AM et al. Common genetic variants in the CLDN2 and PRSS1- PRSS2 loci alter risk for alcohol-related and sporadic pancreatitis. Nat Genet 2012;44:1349–1354.

[63] Derikx MH, Kovacs P, Scholz M et al. Polymorphisms at PRSS1-PRSS2 and CLDN2-MORC4 loci associate with alcoholic and non-alcoholic chronic pancreatitis in a European replication study. Gut 2015;64:1426–1433.

[64] Masamune A, Nakano E, Hamada S et al. Common variants at PRSS1-PRSS2 and CLDN2-MORC4 loci associate with chronic pancreatitis in Japan. Gut 2015;64:1345–1346.

[65] Giri AK, Midha S, Banerjee P et al. Common variants in CLDN2 and MORC4 genes confer disease susceptibility in patients with chronicpancreatitis. PLoS ONE 2016;11:e0147345.

[66] Weiss FU, Schurmann C, Teumer A et al. ABO blood type B and fucosyltransferase 2 non-secretor status as genetic risk factors for chronic pancreatitis. Gut 2016;65:353–354.

Pain Mechanisms in Chronic Pancreatitis
慢性胰腺炎的疼痛机制

41

Pierluigi di Sebastiano, Tommaso Grottola,Francesco F. di Mola　著

谭春路　译

刘续宝　校

一、概述

一般习惯性将慢性胰腺炎定义为胰腺持续炎症性疾病，特征为不可逆的形态学改变，特点是引起疼痛和（或）永久性功能丧失。然而，近期从发病机制角度提出一个新的定义："慢性胰腺炎是具有遗传、环境和（或）其他危险因素的人之胰腺对实质损伤或应激因素所发生的持续性病理反应所导致的胰腺病理性纤维炎症综合征"[1]。这一定义确认了慢性胰腺炎的复杂性，将危险因素与疾病活动标记物和疾病终点分离开来，并为早期诊断、分类和预后提供了一种合理的方法。65%～70%的慢性胰腺炎病例归因于酒精滥用。其余病例均归类为特发性慢性胰腺炎（20%～25%），其中包括热带胰腺炎，这是热带地区儿童慢性胰腺炎的主要病因，也包括遗传性胰腺炎、囊性纤维化、慢性胰腺炎相关的代谢和先天性因素或自身免疫性疾病等不常见的病因[2, 3]。慢性胰腺炎的特点是进展性的重塑过程并导致外分泌实质的广泛纤维化。然而，与临床最相关的特点是反复性的上腹疼痛。如此强烈和持久的疼痛，以至于对后续护理非常困难和令人沮丧[3]，并且许多患者最后对麻醉药物成瘾。

在慢性胰腺炎的演变过程中，有三种不同的典型疼痛描述：①早期阶段与急性胰腺炎反复发作（腺泡的坏死）相关的急性剧烈的疼痛；②自发的持久的疼痛，在无并发症的慢性胰腺炎晚期随严重的胰腺功能障碍发生后缓解；③通常与局部多种并发症相关的持续性剧烈疼痛（或反复发作的疼痛），如假性囊肿、胰管高压，或者胰腺外并发症如胆总管部分梗阻、消化性溃疡、阿片类成瘾[4]。已经提出一系列假说来解释慢性胰腺炎的疼痛发生机制，包括胰腺和胰腺外的原因。目前有证据表明慢性胰腺炎期间，周围和中枢神经系统参与疼痛的发生。一般认为，中枢神经系统中与疼痛（伤害性信息）传递和调节有关的部分会发生快速和长期的变化。脊髓中的一个称为"紧张（wind-up）"的中枢机制可能出现，"紧张（wind-up）"也称为超敏或超兴奋性。当反复、持久、有害的刺激导致背角神经传输越来越多的疼痛冲动时，"紧张（wind-up）"就会发生。在慢性胰腺炎中，周围神经系统和中枢神经系统对疼痛的异常传递可能不再依靠最初的疼痛刺激[5]。

二、胰腺外的疼痛

广泛的胰腺纤维化和炎症引起的胆管狭窄和十二指肠狭窄被认为是胰腺外疼痛的原因[6]。Becker 和 Mischke 描述了被称为"沟槽胰腺炎"的病理状态，在 600 例慢性胰腺炎患者中占 19.5%[7]，特征是在胰腺头部和十二指肠之间形成一种瘢痕板。据称沟槽的瘢痕会导致解剖位置相关的并发症：十二指肠运动障碍、十二指肠狭窄和胆总管管状狭窄，偶尔会导致梗阻性黄疸。由于这些改变导致位于胰腺头部和十二指肠之间的神经和神经节受到压迫，因而认为这是慢性胰腺炎表现的几种症状和餐后疼痛的原因[8]。

三、胰腺的疼痛

许多研究者将疼痛的起源与胰腺导管和组织压力的增加联系起来[9-12]。用"胰管高压假说"解释慢性胰腺炎的疼痛得到了临床观察的支持，因为对扩张的胰管或假性囊肿进行减压往往会缓解疼痛[13]。根据这一假设，使用胰酶减少慢性胰腺炎患者的胰液的分泌量，使胰管内压力降低，从而减轻了疼痛。有趣的是，在疾病晚期出现胰腺功能不全时可能伴有疼痛的减轻或完全缓解，这表明该疾病可以"自我燃尽"[8]。然而，慢性胰腺炎的"燃尽理论"受到流行病学数据的质疑，这些数据表明，尽管许多慢性胰腺炎患者发生了胰腺功能不全、出现钙化、戒断酒精或胰腺手术的情况下，疼痛仍然存在。事实上，估计 30% 左右的患者减压手术治疗后有复发性疼痛[14]。

奥曲肽，一种生长抑素类似物，能够强烈抑制胰腺分泌，理论上应该可以中断上述推测的疼痛循环，然而实际上许多慢性胰腺炎患者的疼痛综合征却未能获得明显减轻[15]。此外，Manes 等发现，尽管胰腺内压力与胰管的改变成正比，然而疼痛评分与胰腺压力无关，他们的结论是慢性胰腺炎患者胰腺实质压力与疼痛无密切关系[12]。另一种假说认为，当胰腺导管和实质压力升高时，会产生一种引起缺血的腔室综合征，这样就会引起疼痛[16]。这一假设得到了实验研究的支持，该研究表明，在猫的慢性胰腺炎模型中，血流量的减少与组织间质压力的增加有关[17]。这些异常可以通过手术切割腺体和引流胰管来逆转，但在胰管内放入支撑管则起不到什么作用。这提示对于缓解疼痛，切割胰腺可能比导管引流更为重要。此外，不同的研究[18, 19]都发现胰腺纤维化程度对疼痛发生无明显影响，因为不能证明纤维化程度与疼痛强度具有相关性。胰腺假性囊肿可引起慢性胰腺炎患者剧烈疼痛。奥曲肽治疗的大多数病例（60%）中，假性囊肿体积会缩小，最终甚至消失，同时疼痛减轻[20]。假性囊肿的长大导致邻近结构受压，可能是产生疼痛的一个机制。

一些作者认为慢性胰腺炎与自身免疫性疾病相关。Sarles 等[21]描述了一种可能由自身免疫机制引起的慢性胰腺炎，称之为"胰腺原发性炎症性硬化"。吉田和他的同事[22]报道了一个相似的病例，并提出具有这些特征的胰腺炎应被认定为自身免疫性胰腺炎。目前公认的术语是淋巴浆细胞硬化性胰腺炎或自身免疫性胰腺炎[22, 23]。疼痛通常与这种类型的炎症有关，但是这种临床症状的成因尚未被研究。

四、神经重塑

近来认为作为胰腺炎症结果的神经源性炎症和神经重塑与胰腺的急慢性病理状态均有关。神经源性炎症包括了一系列脉管和非脉管炎症反应，由初级感觉神经元（C 或者 Aδ 型神经纤维）的活动所激活，并随后释放炎症神经肽，包括 SP 和 CGRP，这在人类和动物模型的急性和慢性胰腺损伤中得到了验证 [24, 25]。胰腺和中枢的变化是可以被区分的。

（一）胰腺的变化

Keith 等首先提出，在慢性胰腺炎的疼痛发病机制中，神经和神经周围改变可能非常重要 [26]。他们的结论是，疼痛的严重程度与饮酒持续时间、胰腺钙化以及周围浸润的炎性细胞中嗜酸性粒细胞百分比有关，但与胰管扩张无关。

随后的一项研究证明，在慢性胰腺炎过程中，胰腺神经纤维的数量和直径都有所增加 [27]。在慢性胰腺炎患者的组织标本中，慢性炎症细胞聚集的病灶常位于胰腺神经周围（称为胰腺神经炎），电镜分析显示神经束膜受到损伤并有淋巴细胞侵袭。慢性胰腺炎的胰腺内部和外部神经分布形式的改变提示，那些肥大的神经中可能存在神经肽的上调。事实上，进一步的 [28] 研究表明慢性胰腺炎的肽能神经发生了显著变化。这些变化包括大量神经纤维中 CGRP 和 SP 的免疫染色增强。由于这两种肽都被认为是疼痛神经递质，这些发现为胰腺神经直接参与慢性胰腺炎的长期疼痛综合征提供了证据。

此后连续多个报道 [23, 29] 都证明存在的生长相关蛋白 -43（growth - associated protein-43，GAP-43）（一个已确认的神经再塑的标志物）与慢性胰腺炎患者的疼痛评分直接相关。GAP-43 是已知参与轴突生长锥和突触前末端发育的神经蛋白，神经元损伤后 GAP-43 的 mRNA 和蛋白水平会增加。酶和双荧光免疫组化显示人类慢性炎症的胰腺中的大部分胰腺神经纤维有显著的 GAP-43 表达。这些免疫组化的发现与慢性胰腺炎患者的临床和病理相关，包括实质纤维化比率和周围免疫细胞浸润程度。而且与个人疼痛评分之间存在着很强的关系。免疫细胞的胰腺神经被浸润程度与疼痛强度显著相关，而疼痛评分与胰腺纤维化程度或疾病持续时间无关。

临床疼痛综合征与周围神经炎症程度有着直接关系的证实，有力地支持了"神经免疫相互作用"的假设，如果它不是慢性胰腺炎患者疼痛产生的主导因素，也是一个重要因素。

胰腺神经增粗的机制是一个非常有趣的问题。最近的一项研究分析了神经生长因子及其一种受体（TrkA）在慢性胰腺炎患者中的表达 [25]。神经生长因子属于神经营养因子家族，在神经母细胞增殖和神经元成熟中发挥作用，影响神经元的表型和维持神经元存活。神经生长因子信号是通过结合高、低亲和力受体介导的。TrkA 存在于初级感觉神经的背根和周围神经节细胞中，参与有害刺激和组织损伤的信号传导。炎症导致不同疾病的神经生长因子水平升高。有趣的是，神经生长因子本身可能具有类似细胞因子的功能；它具有修饰肥大细胞、巨噬细胞和 B 细胞功能，也可以激活分布在炎症部位的感觉和交感神经纤维上的 TrkA，从而调节神经免疫相互作用。在慢性胰腺炎组织样本中，神经生长因子和 TrkA mRNA 在胰腺神经和神经节中表达明显增加和增强。将分子表现与临床参数进行比较，发现神经生长因子 mRNA 水平与胰腺纤维化、腺泡细胞损伤之间及 TrkA mRNA 水平与疼痛强度之间存在明显关系。这些发现表明慢性胰腺炎的神经生长因子 /TrkA 通路被激活，这种激活可能影响神经生长和疼痛综合征，最有可能是通过增加通道和受体的表达来调节 NGF 独立的初级感觉神经元的敏感性 [25]。

类似的结果显示，慢性胰腺炎患者的疼痛强度和频率与一种神经营养素家族成员即脑源性神经营养因子基因表达呈正相关[30]。此外，上调的神经生长因子可能通过调节 SP 和 CGRP 的转录和合成，以及通过释放组胺影响慢性胰腺炎患者的疼痛综合征。神经肽 SP 是主要的速激肽，参与感觉信息的神经传递、平滑肌收缩、感受损伤、性行为以及可能的伤口愈合和组织再生[31, 32]。SP 具有广泛的功能作用，包括通过其特定受体神经激肽 1 受体（neurokinin 1 receptor，NK-1R）在神经系统和免疫系统之间进行交流。Shrikande 等新近发表的报道证实[33]，NK-1R 与慢性胰腺炎患者的临床病理结果有显著相关性。在慢性胰腺炎标本中发现 NK-1R mRNA 的表达和蛋白主要定位于神经、神经节、血管、炎症细胞，偶尔也分布于成纤维细胞中。据报道，NK-1R mRNA 水平与慢性胰腺炎患者的疼痛强度、频率和持续时间之间存在显著关系。NK-1R 在炎症细胞和血管中的表达也表明免疫反应性 SP 神经与炎症细胞和血管之间有信息交流，进一步支持可能影响慢性胰腺炎的疼痛综合征和慢性炎症变化的神经免疫相互作用的存在。

此外，近期的一项研究证明 SP mRNA 在慢性胰腺炎组织中的表达水平高于对照组，而脑啡肽酶 mRNA 的表达水平在慢性胰腺炎患者和健康受试者之间没有显著差异。慢性胰腺炎患者 SP 血清水平与组织内水平相关。在手术切除后，SP 血清水平较术前降低。在慢性胰腺炎组织中脑啡肽酶过表达缺失与 miR-128a 过表达显著相关，这表明在 SP/脑啡肽酶介导的通路中脑啡肽酶不能对 SP 水平提供足够的监测，而脑啡肽酶的这种失败可能与 microRNA 相关[34]。

炎症细胞与神经和神经节之间的神经免疫相互作用的确切机制尚不完全清楚。不同的细胞因子在各种各样的疼痛和炎症反应中与 SP 相互作用。SP 直接刺激巨噬细胞释放 IL-8。释放的 IL-8 通过刺激神经节后交感神经元产生痛觉过敏。有报道称慢性胰腺炎组织标本中 IL-8 mRNA 显著增加[35]。IL-8 主要存在于增粗的胰腺神经周围的巨噬细胞、残余的腺泡细胞和胰管细胞中。IL-8 mRNA 的表达与慢性胰腺炎组织标本的炎症评分和导管化生存在呈正相关。有关慢性胰腺炎中 SP 和 IL-8 相互作用的文献报道提示，慢性胰腺炎 IL-8 的 mRNA 表达的增加可能部分是由胰腺感觉神经释放的 SP 介导的。另外，残存的胰腺外分泌实质释放 IL-8 则提示了一种大胆的假设，即在最初胰腺损伤后炎症反应会在胰腺内持续，从而维持疾病的进展和演化。此外，在大鼠模型中发现，反复蛙皮素刺激导致的实验性胰腺炎，部分是通过刺激初级感觉神经元上的辣椒素受体 1（vanilloid receptor type 1，VR1）介导的，致内源性 SP 释放[36]。这些结果在人类胰腺中得到证实[37]。实际上已经明确胰腺癌和慢性胰腺炎患者的胰腺组织中存在激活的 VR1。VR1 的增加与这些患者的疼痛评分相关。现在认为，初级传入神经末梢对各种刺激所作出的释放 P 物质（SP）和神经激肽（NKA）的反应是由 VR1 的激活引起的。

（二）中枢的参与

考虑到上述的这些来自胰腺变化的有害性神经传入，在慢性胰腺炎患者中发现中枢敏化的证据就不足为奇了。事实上，慢性胰腺炎患者在腹部深部触诊时的疼痛阈值低于健康人（反映了肌肉组织的继发性痛觉过敏）[38]。此外，对慢性胰腺炎患者进行内脏电刺激实验，诱发出大脑内电位发生变化，而且反射疼痛区域也扩大[39-41]；这些数据也已通过 MRI 得到证实。相反，这些患者对皮肤刺激的敏感性降低，这可能是由于中枢对脊髓伤害性感受神经元[42]下行抑制作用的改变所致。慢性胰腺炎患者也被证明对直肠乙状结肠刺激有痛觉过敏，同时伴有弥漫性伤害抑制性控制功能的障碍，这是一种反映中枢抑制疼痛功能下降的现象，且被认为是一种对抗伤害性刺激的机制[43]。

虽然人类慢性胰腺炎存在腹部持续向中枢神经系统异常传入，但很难确定中枢敏化在慢性胰腺炎患者疼痛发病机制中的重要性[44]。中枢敏化反应可能仅仅反映对来自外围、持续不断的刺激的预期反应[45, 46]。

如果是这样，那么抑制或中断胰腺的传入信号也应该可以减弱中枢敏感化，如像对痛觉过敏的慢性胰腺炎患者实施胸腹去神经手术的研究结果所提示的那样 [47, 48]，以及对外周激活的 κ 阿片拮抗药所作出的反应那样。

五、结论

证明慢性胰腺炎疼痛产生的病理生理机制仍然是一个主要的临床难题。肠道和传入神经细胞释放的神经肽及其与炎症细胞的功能性相互作用是一新的概念，可能在疼痛产生的机制中起关键性作用。最近一个有趣的发现是，慢性胰腺炎患者的肽能神经元和炎症细胞之间存在千丝万缕的关系。而且，神经肽、免疫细胞、细胞因子和神经生长因子之间可能存在功能性相互作用。这些分子与疼痛的关系已经被证实，目前的信息为慢性胰腺炎疼痛和炎症的发病机制中存在神经免疫相互作用提供了证据。

☞ 参考文献

[1]　Di Sebastiano P, di Mola FF, Friess H, Büchler MW. Chronic pancreatitis: the perspective of pain generation by neuroimmune interaction. Gut 2003;6:906–910.

[2]　Whitcomb DC, Frulloni L, Garg P et al. Chronic pancreatitis: An international draft consensus proposal for a new mechanistic definition. Pancreatology 2016;16(2):218–224.

[3]　Di Sebastiano P, di Mola FF, Büchler MW, Friess H. Pathogenesis of pain in chronic pancreatitis. Dig Dis 2004;22(3):267–272.

[4]　Mullady DK, Yadav D, Amann ST et al. Type of pain, pain-associated complications, quality of life, disability and resource utilisation in chronic pancreatitis: a prospective cohort study. Gut 2011;60(1):77–84.

[5]　Demir IE, Friess H, Ceyhan GO. Neural plasticity in pancreatitis and pancreatic cancer. Nat Rev Gastroenterol Hepatol 2015;12(11): 649–659.

[6]　Levy P, Lesur G, Belghiti J, Fekete F, Bernades P. Symptomatic duodenal stenosis in chronic pancreatitis: a study of 17 cases in a medical surgical series of 306 patients. Pancreas 1993;8:563–567.

[7]　Becker V, Mischke U. Groove pancreatitis, Int J Pancreatol 1991;10:173–182.

[8]　Amman RW, Muellhaupt B; Zürich Pancreatitis Study Group. The natural history of pain in alcoholic chronic pancreatitis. Gastroenterology 1999;116:1132–1140.

[9]　Majumder S, Chari ST. Chronic pancreatitis. Lancet 2016;387(10031):1957–1966.

[10]　Ebbehoj N. Pancreatic tissue fluid pressure and pain in chronic pancreatitis. Dan Med Bull 1992;39:128–133.

[11]　Ebbehoj N, Borly L, Bulow J et al. Pancreatic tissue fluid pressure in chronic pancreatitis. Relation to pain, morphology, and function. Scand J Gastroenterol 1990;25:1046–1051.

[12]　Manes G, Buchler M, Pieramico O, Di Sebastiano P, Malfertheiner P. Is increased pancreatic pressure related to pain in chronic pancreatitis? Int J Pancreatol 1994;15:113–117.

[13]　Yin X. The role of surgery in pancreatic pseudocyst. Hepatogastroenterology 2005;52:1266–1273.

[14]　Beger HG, Schlosser W, Friess HM, Buchler MW. Duodenum-preserving head resection in chronic pancreatitis changes the natural course of the disease: a single-center 26-year experience. Ann Surg 1999;230:512–519.

[15]　Bhardwaj P, Garg PK, Maulik SK, Saraya A, Tandon RK, ACharya SK. A randomized controlled trial of antioxidant supplementation for pain relief in patients with chronic pancreatitis. Gastroenterology 2009;136(1):149–159.

[16]　Reber HA, Karanjia ND, Alvarez C et al. Pancreatic blood flow in cats with chronic pancreatitis. Gastroente-rology 1992;103: 652–659.

[17] Karanjia ND, Widdison AL, Leung F, Alvarez C, Lutrin FJ, Reber HA. Compartment syndrome in experimental chronic obstructive pancreatitis: effect of decompressing the main pancreatic duct. Br J Surg 1994;81:259–264.

[18] Tringali A, Boskoski I, Costamagna G. The role of endoscopy in the therapy of chronic pancreatitis. Best Pract Res Clin Gastroenterol 2008;22(1):145–165.

[19] Di Sebastiano P, Fink T, Weihe E et al. Immune cell infiltration and growth-associated protein 43 expression correlate with pain in chronic pancreatitis. Gastroenterology 1997;112:1648–1655.

[20] Gullo L, Barbara L. Treatment of pancreatic pseudocysts with octreotide. Lancet 1991;338:540–541.

[21] Sarles H, Sarles JC, Muratore R et al. Chronic inflammatory sclerosis of the pancreas: an autonomous pancreatic disease? Am J Dig Dis 1961;6:688–698.

[22] Yoshida K, Toki F, Takeuchi T et al. Chronic pancreatitis caused by an autoimmune abnormality. Proposal of the concept of autoimmune pancreatitis. Dig Dis Sci 1995;40:1561–1568.

[23] Takuma K, Kamisawa T, Gopalakrishna R et al. Strategy to differentiate autoimmune pancreatitis from pancreas cancer. World J Gastroenterol 2012;18(10):1015–1020.

[24] Toma H, Winston J, Micci MA, Shenoy M, Pasricha PJ. Nerve growth factor expression is up-regulated in the rat model of L-arginine-induced acute pancreatitis. Gastroenterology 2000;119:1373–1381.

[25] Friess H, Zhu ZW, di Mola FF et al. Nerve growth factor and its high affinity receptor in chronic pancreatitis. Ann Surg 1999;230:615–624.

[26] Keith RG, Keshavjee SH, Kerenyi NR. Neuropathology of chronic pancreatitis in humans. Can J Surg 1985;28:207–211.

[27] Bockman DE, Buchler M, Malfertheiner P, Beger HG. Analysis of nerves in chronic pancreatitis. Gastroent-erology 1988;94:1459–1469.

[28] Buchler M, Weihe E, Friess H et al. Changes in peptidergic innervation in chronic pancreatitis. Pancreas 1992;7:183–192.

[29] Fink T, Di Sebastiano P, Büchler M, Beger HG, Weihe E. Growth associated protein-43 and protein gene product 9.5 innervation in human pancreas: changes in chronic pancreatitis. Neuroscience 1994;63:249–266.

[30] Zhu ZW, Friess H, Wang L, Zimmermann A, Buchler MW. Brain-derived neurotrophic factor (BDNF) is upregulated and associated with pain in chronic pancreatitis. Dig Dis Sci 2001;46:1633–1639.

[31] Di Sebastiano P, Weihe E, di Mola FF et al. Neuroimmune appendicitis. Lancet 1999;7(354):461–466.

[32] Demir IE, Tieftrunk E, Maak M, Friess H, Ceyhan GO. Pain mechanisms in chronic pancreatitis: of a master and his fire. Langenbecks Arch Surg 2011;396(2):151–160.

[33] Shrikande S, Friess H, di Mola FF et al. NK-1 receptor gene expression is related to pain in chronic pancreatitis. Pain 2001;91:209–217.

[34] Mascetta G, di Mola FF, Tavano F et al. Substance p and neprilysin in chronic pancreatitis. Eur Surg Res 2012;48(3):131–138.

[35] Di Sebastiano P, di Mola FF, Di Febbo C et al. Expression of interleukin-8 (IL-8) and substance P in human chronic pancreatitis. Gut 2000;47:423–428.

[36] Nathan JD, Patel AA, McVey DC et al. Capsaicin vanilloid receptor-1 mediates substance P release in experimental pancreatitis. Am J Physiol Gastrointest Liver Physiol 2001;281:G1322–G1328.

[37] Hartel M, di Mola FF, Salvaggi F et al. Vanilloids in pancreas cancer: potential for chemotherapy and pain management. Gut 2006;55(4):519–528.

[38] Buscher HC, Wilder-Smith OH, van Goor H. Chronic pancreatitis patients show hyperalgesia of central origin: a pilot study. Eur J Pain 2006;10:363–370.

[39] Dimcevski G, Sami SA, Funch-Jensen P et al. Pain in chronic pancreatitis: the role of reorganization in the central nervous system. Gastroenterology 2007;132:1546–1556.

[40] Olesen SS, Frokjaer, J B, Lelic D, Valeriani M, Drewes AM. Pain-associated adaptive cortical reorganisation in chronic pancreatitis. Pancreatology 2011;10:742–751.

[41] Olesen SS, Hansen TM, Graversen C, Steimle K, Wilder-Smith OH, Drewes AM. Slowed EEG rhythmicity in patients with chronic pancreatitis: evidence of abnormal cerebral pain processing? Eur J Gastroenterol Hepatol 2011;23:418–424.

[42] Frokjaer JB, Olesen SS, Gram M et al. Altered brain microstructure assessed by diffusion tensor imaging in patients with chronic pancreatitis. Gut 2011;60:1554–1562.

[43] Dimcevski G, Schipper KP, Tage-Jensen U et al. Hypoalgesia to experimental visceral and somatic stimulation in painful chronic pancreatitis. Eur J Gastroenterol Hepatol 2006;18:755–764.

[44] Pasricha PJ. Unraveling the mystery of pain in chronic pancreatitis. Gastroenterol Hepatol 2012;9:140–151.

[45] Olesen, SS, Brock C, Krarup AL et al. Descending inhibitory pain modulation is impaired in patients with chronic pancreatitis. Clin Gastroenterol Hepatol 2010;8:724–730.

[46] Gebhart GF. It's chickens and eggs all over again: is central reorganization the result or cause of persistent visceral pain? Gastroenterology 2007;132:1618–1620.

[47] Bouwense, SA, Buscher, HC, van Goor H, Wilder- Smith OH. Has central sensitization become independent of nociceptive input in chronic pancreatitis patients who fail thoracoscopic splanchnicectomy? Reg Anesth Pain Med 2011;36:531–536.

[48] Buscher HC, van Goor H, Wilder-Smith OH. Effect of thoracoscopic splanchnic denervation on pain processing in chronic pancreatitis patients. Eur J Pain 2007;11:437–443.

42

Natural History of Recurrent Acute and Chronic Pancreatitis
复发性急性胰腺炎和慢性胰腺炎的自然进程

Rohit Das，Dhiraj Yadav　著

仵　正　武帅　译

仵　正　周灿灿　校

一、概述

　　胰腺炎尤其是慢性胰腺炎的患病率较低，流行病学调查往往停留于患者个体水平。近20年来，慢性胰腺炎的危险因素及疾病分布特点被重新认识，这有助于从大样本人群中去分析急性胰腺炎和慢性胰腺炎的相关性。这种研究能够有助于寻找从急性胰腺炎进展为急性复发性胰腺炎的人群和进展为慢性胰腺炎的人群，并为疾病连续发展的不同阶段提供了经验性的证据。了解疾病进展相关的危险因素，将帮助我们进行危险分层和预测，并有助于制定相应措施改变其自然进程。

　　本章重点讨论急性、急性复发性和慢性胰腺炎的现状及其自然进程和预后情况。对于急性胰腺炎，重点将不在于分析首次发作的严重程度和结果，而是研究再住院、复发和进展为慢性胰腺炎的风险。关于慢性胰腺炎，重点关注疾病的流行病学和临床特征（比如疼痛、内外分泌功能不全等）以及胰腺癌的罹患风险。最后，我们将对有关生活质量的现有数据进行总结。

二、急性胰腺炎首次发作后的自然进程

（一）疾病分布、病因学、分度

　　在美国，急性胰腺炎是引起患者住院最常见的消化系统疾病之一[1]。最近的研究显示，估计其发病率为30～50/10万人。急性胰腺炎可发生在各年龄段，以中年及老年人群居多[2]。由胆石症和过量饮酒引起的病例占其总数的60%～70%，过量饮酒导致的急性胰腺炎更常见于男性。其他的病因包括代谢因素（高三酰甘油血症、高钙血症），ERCP、药物、基因突变（*PRSS1*、*SPINK1*、*CFTR*、*CTRC*）、梗阻因素（如胰管狭窄等）和外伤等。另外，在10%～25%的病例中没有发现明确的病因[2]。

引起急性胰腺炎死亡的两个最主要的决定因素是发生器官衰竭和感染性坏死 [3]，其死亡风险随着年龄和并发症的增加而升高 [4]。此外，合并局部并发症而不伴器官衰竭的急性胰腺炎的发病率正在逐步增加 [5]。

（二）再住院

在急性胰腺炎首次发作后，有 20% ～ 30% 的患者再次住院（表 42-1）。再住院的原因根据上次出院时间的不同而有差异。Vipperla 等 [6] 根据再住院时间分为早期（急性胰腺炎后 < 30d）和晚期（急性胰腺炎后 > 30d）再住院，他们发现早期再住院主要是由于急性胰腺炎未消失的症状或局部并发症，而晚期再住院则更多的是由于急性胰腺炎的再次发作。Whitlock 等 [7] 确定了出院时预测早期再住院（出院后 < 30d）风险的 5 个独立因素：固体饮食耐受性差、胃肠道症状 (恶心、呕吐、腹泻)、疼痛、胰腺坏死，使用抗生素和（或）阿片类药物。应用这些参数（每项各 1 分）制定了一个评分系统，以预测早期再住院的风险（低风险 0 ～ 1 分；中度风险 2 ～ 3 分；高风险 4 ～ 5 分）并在一项队列研究中对这一评分系统进行了验证。结果显示在低、中和高风险组的再住院风险分别为 5%、15%、65% 以上 [8]。另外，年轻患者、饮酒和（或）与酒精相关的病因也提示再住院风险高 [6, 7, 9, 10]。

这些数据表明，有针对性的出院计划可能降低早期再住院的风险（例如确保患者的症状得到有效控制，接受改善行为习惯的心理咨询）。在重症急性胰腺炎患者中，相关专科医生的密切随访（如营养师、胃肠医生、外科医生）有助于确定影像学复查的必要性和时机、肠内营养的持续时间及是否需要进行阶梯化治疗。许多重症急性胰腺炎患者在安全回家前需要在过渡性护理机构或康复中心进行短期住院进行过渡。

表 42-1　急性胰腺炎首次发作后再住院率及危险因素的近期研究摘要

			再住院率（%）					
作者，年份	病例数（例）	随访时间（年）	总　体	酒精因素	胆源性	特发性	再住院时间（个月）	再住院危险因素
Whitlock 等，2010[7] 回顾性	248	30.0	19	29	13	3	0.3	饮酒 首次发作病情严重 出院时阳性症状 出院时不耐受固体食物
Yadav 等，2014[10] 回顾性	5239	39.0	22	40	15	32	未知	酒精性病因的年轻患者 后续诊断为慢性胰腺炎
Vipperla 等，2014[6] 回顾性	127	36.0	34	60	29	59	1.3	年轻 男性 酒精或特发性病因 首次发作病情严重
Suchsland 等，2015[9] 回顾性	373	未知	29	未说明			7.8	年龄增长 物质滥用（酒精、烟草） 合并肝病 酒精性病因

（三）首次复发

几项基于人群和非基于人群的回顾性研究对首次急性胰腺炎发作后复发性胰腺炎的风险进行了评估（表 42-2）。在中位时间 4～8 年的随访中，急性胰腺炎再次发生的总体风险约 20%。与首次急性胰腺炎病因类似，第二次发作的患者中，酒精、胆结石和特发性因素是最常见的病因 [11-14]。与首次发作相比，急性胰腺炎复发的症状一般较轻，总体死亡率较低 [15]。

表 42-2　关于急性胰腺炎首次发作后复发性急性胰腺炎的发生率和危险因素的近期研究摘要

| 作者，年份 | 病例数（例） | 随访时间（年） | 复发性急性胰腺炎比例（%） | | | | 复发时间（个月） | 复发性急性胰腺炎危险因素 |
			总　体	酒精因素	胆源性	特发性		
Lankisch 等，2009 [13] 前瞻性	532	8.0	17	33	12	14	未知	年轻 酒精性病因 男性
Yadav 等，2012 [14] 回顾性	7456	3.3	29	52	18	26	7.2	年轻 酒精性病因 吸烟
Bertilsson 等，2015 [11] 回顾性	1457	4.2	23	37	17	24	5.1	酒精性病因 首次发作病情严重 吸烟
Cavestro 等，2015 [12] 前瞻性	196	4.4	20	31	9	38	未知	胰腺分裂 特发性病因 酒精或吸烟
Ahmed Ali 等，2016 [16] 前瞻性	669	4.8	17	未说明			5.0	年轻 特发性因素 吸烟 首次发作病情严重

急性胰腺炎复发的风险，以酒精性胰腺炎患者最高（35%～40%），其次是特发性急性胰腺炎和胆源性急性胰腺炎（均为 10%～20%）[11-14]。Takeyama 等注意到复发风险与持续饮酒直接相关，在仍然保持原来饮酒程度的患者中风险最高，在戒酒的患者中风险最低 [17]。与许多内科医生的观点不同，建议戒酒的心理咨询能够对患者行为有很大的影响。一项随机对照试验发现，反复劝导患者戒酒能够使腹痛、急性胰腺炎发作和住院的风险显著降低 [18]。

一系列随机对照临床实验和一项荟萃分析证实，胆源性胰腺炎发作后，早期胆囊切除术可显著降低胰腺炎复发风险 [19, 20]。在轻症胆源性胰腺炎患者中，应在胰腺炎发作后尽快行胆囊切除术，且最好是在同次住院期间切除胆囊。对于重症胆源性急性胰腺炎患者，胆囊切除术应推迟至胰腺 / 胰周炎症消失。对于伴有胰腺 / 胰周积液需引流的患者，应考虑在进行外科治疗（推荐腹腔镜或微创）的同时进行胆囊切除术 [21]。在其他已知病因的患者中（如药物、高三酰甘油血症、高钙血症等），针对病因治疗将降低复发的风险 [22, 23]。

由于烟草滥用与急性胰腺炎的复发风险有关（OR 1.5～2）[11, 12, 14, 16]，在急性胰腺炎首次发作后，应告知患者这一风险，并建议其戒烟。特别是对于酒精、高三酰甘油血症、遗传因素、特发性因素引起的或中重度的急性胰腺炎患者来说，这一点密切相关。个别研究还表明，年龄和胰腺炎的严重程度可能也与复发有关 [11, 13, 14, 16]。

　　人群中复发性急性胰腺炎的疾病负担尚未得到较好评估。利用美国急性胰腺炎住院总人数和加州急性胰腺炎的发病率，可以估计出复发性胰腺炎的大致数量 [1, 24]。在每年 27.5 万名急性胰腺炎患者中，有 15 万～ 16 万人是单次胰腺炎发作，有 11.5 万～ 12.5 万为复发性急性胰腺炎（再次复发或反复发作）、急性胰腺炎症状持续存在或并发症引起的再住院或者慢性胰腺炎的急性发作而再次住院。

（四）急性胰腺炎患病后的生活质量

　　无论是否伴有胰腺坏死，重症急性胰腺炎后患者的生活质量比普通人群差 [25-27]。近期一项荟萃分析纳入了四项前瞻性队列研究，共 267 例急性胰腺炎患者。结果显示，与对照人群相比，胰腺炎患者的一般健康状况（衡量患者的日常生活能力）和活动能力（衡量患者的体能水平）明显受损 [28]。依据严重程度或干预类型进行亚组分析在统计学上未能分析出阳性结果，仍需要进一步的研究，以便更准确地阐明急性胰腺炎后生活质量低下的决定因素。

（五）后续复发

　　就如初次复发，后续复发的最常见病因是酒精因素，其次是特发性胰腺炎、遗传因素、高三酰甘油血症和潜在的慢性胰腺炎等。另外，胰腺分裂和 Oddi 括约肌功能障碍在引起初次或复发性急性胰腺炎中的作用有争议 [29, 30]。

　　大约 1/3 的患者在首次复发性急性胰腺炎发作后会出现一次或多次复发。两项研究进一步量化了复发性急性胰腺炎的疾病负担。在一项 562 例酒精性急性胰腺炎首次发作入院的患者情况分析中，Pelli 等发现其中 260 例（46%）患者有至少一次复发。在这些复发的患者中，133 例（51%）患者仅有 1 次复发，49 例（19%）为两次复发，39 例（15%）为 3 次复发，39 例（15%）为 4 次及以上复发 [31]。Trna 等报道在因推测为胆源性胰腺炎而行胆囊切除术的患者中，复发风险与肝功能异常及有胆囊结石或胆泥记录有关。在没有这两种情况的患者中，26% 的患者有第 2 次胰腺炎复发，9% 的患者有第 3 次复发 [32]。虽然仅有有限的经验性数据，某些特定基因突变（如 *PRSS1*、*CFTR*）的患者多次急性胰腺炎发作的风险较高 [33]。另外，由一些少见的病因引起的急性胰腺炎患者复发的风险也可能较高，如高三酰甘油血症、高钙血症等，尤其是在潜在病因未得到纠正时。但是，目前尚缺乏关于这些患者疾病分布的确切数据。

（六）进展至慢性胰腺炎

　　诸多近期的评估急性胰腺炎首次发作后的自然进程的研究确定了进展为慢性胰腺炎的危险因素（表 42-3）[11-14, 16, 34]。总的来说，在 4 ～ 8 年的随访期内，进展为慢性胰腺炎的风险为 5%～ 25% 不等。急性胰腺炎发展为慢性胰腺炎有三个独立影响因素，即酒精、吸烟和复发性急性胰腺炎。一些研究发现，急性胰腺炎的严重程度与其进展为慢性胰腺炎间有一定相关性。

　　Lankisch 等注意到，发展为慢性胰腺炎的患者几乎都是酒精性病因 [13]。然而，其他研究也发现了非酒精性或特发性慢性胰腺炎患者，虽然比例较低。烟草，特别是合并酒精因素后，在慢性胰腺炎进展中有重要作用。Ahmed Ali 等发现，急性胰腺炎进展为慢性胰腺炎的总体累积风险为 7.6%，在吸烟患者中该风险为 18%，在同时合并酒精因素的吸烟者中风险高达 30%[16]。因此，应该重视戒酒的同时建议戒烟。遗传因素在进展为慢性胰腺炎的过程中也发挥着一定的作用，但除遗传性胰腺炎外，仅有很少的经验性数据[33]。

慢性胰腺炎进展的最大危险因素可能是复发性急性胰腺炎，这些患者进展为慢性胰腺炎的风险接近 30% ～ 40%。Bertilsson 等注意到，在进展为慢性胰腺炎的患者中，74% 的患者至少有两次急性胰腺炎发作，54% 的患者有两次以上的急性胰腺炎发作。与烟酒因素（HR 2 ～ 3）相比，复发性急性胰腺炎发展为慢性胰腺炎的风险要高很多（HR 接近 6）[11]。

由于演变为慢性胰腺炎可能需要数年时间，因此随访时限也是一个决定研究能否准确地描述进展为慢性胰腺炎的风险的重要因素。事实上，随访时间最长的研究观察到了进展为慢性胰腺炎的最高发生率[34]。

在最近的一项囊括了 14 项研究总共纳入 8492 名患者的荟萃分析中，Sankaran 等总结了急性胰腺炎向慢性胰腺炎进展的自然进程[35]。其中复发性急性胰腺炎总患病率为 22%（酒精性因素为 38%，胆源性因素为 17%），慢性胰腺炎为 10%。如前所述，慢性胰腺炎进展的主要危险因素是复发性急性胰腺炎、饮酒和吸烟。

表 42-3　急性胰腺炎发作后慢性胰腺炎的发生率和危险因素近期研究摘要

			慢性胰腺炎发生率（%）					
作者，年份	病例数（例）	随访时间（年）	总体	酒精因素	特发性	复发性急性胰腺炎	发展为慢性胰腺炎时间（个月）	复发性急性胰腺炎危险因素
Lankisch 等，2009[13] 前瞻性	532	8.0	4	13	0	22	未知	酒精性病因 复发性急性胰腺炎 吸烟
Nojgaard 等，2011[34] 前瞻性	352	30.0	24	未说明			42.0	男性 吸烟
Yadav 等，2012[14] 回顾性	7456	3.3	13	28	10	32	10.4	酒精性病因 复发性急性胰腺炎 吸烟
Bertilsson 等，2015[11] 回顾性	1457	4.2	5	17	6	未说明	5.1	酒精性病因 复发性急性胰腺炎 首次发作病情严重 吸烟
Cavestro 等，2015[12] 前瞻性	196	4.4	8	21	9	未说明	12.0	男性 首次发作病情严重 吸烟
Ahmed Ali 等，2016[16] 前瞻性	669	4.8	8	未说明			21.0	年轻 特发性病因 吸烟 首次发作病情严重

三、慢性胰腺炎的自然进程

（一）疾病负担、人群特征和病因学

近些年，慢性胰腺炎的人群分布逐渐明确。许多研究报道慢性胰腺炎的年发病率为 4 ～ 14/10 万人，患病率大约为 50/10 万人 [2]。酒精仍是世界范围内慢性胰腺炎的最主要病因，其次是特发性慢性胰腺炎。另外，遗传因素的作用也逐渐被重视，对于不明原因的慢性胰腺炎患者，目前临床上常规开展 4 个易感基因（*PRSS1*、*SPINK1*、*CFTR* 和 *CTRC*）的突变筛查 [33]。酒精性慢性胰腺炎在男性中更常见，而其他病因引起的慢性胰腺炎没有明显的性别差异。目前，诊断慢性胰腺炎的中位时间通常为急性胰腺炎后的 5 ～ 10 年 [36]。

（二）临床症状

1. 腹痛

腹痛是促使慢性胰腺炎患者就医的最常见症状。85% ～ 90% 的酒精性慢性胰腺炎患者会在其疾病过程中出现疼痛的症状 [37-40]。根据疾病病因不同，其疼痛体验有不同之处：酒精性慢性胰腺炎和早发型特发性慢性胰腺炎患者与迟发型特发性慢性胰腺炎患者相比，更有可能出现疼痛甚至是重度疼痛 [39-42]。疼痛可能与多种因素有关，包括机械性（胰管或胆管阻塞）、炎症（急性胰腺炎发作、胰周积液）、神经源性疼痛和内脏痛觉过敏等。

Ammann 等在一项对 206 例酒精性慢性胰腺炎患者的研究中发现，56% 的患者至少需要一次外科治疗。他们总结了两种主要的疼痛模式：A 型疼痛：间歇性疼痛发作，严重时需要住院治疗，每次可持续数天，药物可以控制；B 型疼痛：持续疼痛伴急性加重，常与局部并发症有关，需要频繁住院和外科治疗才能缓解疼痛（最常见于假性囊肿，少见于有症状的胰管疾病或胆汁淤积症）[42]。近期一项囊括了美国 518 例各种病因导致的慢性胰腺炎患者的多中心横断面研究，采用类似 Ammann 疼痛分类的问卷调查评估了患者登记前一年的疼痛程度。总体而言，85% 的患者报告有疼痛，其中 32% 描述为间歇性疼痛，53% 为持续性疼痛；轻中度疼痛占 18%，重度疼痛占 67%[43]。鉴于横断面研究设计的局限性，这项研究无法判断干预措施（药物、内镜、外科）与疼痛缓解之间的关系。

在许多慢性胰腺炎的大型病例报道中，有 40% ～ 50% 的患者接受过干预性治疗（内镜、手术等）以缓解疼痛 [38-40, 42]。对于是否所有慢性胰腺炎患者的疼痛都能够减轻或彻底消除仍存在争议。Ammann 等研究提示，超过 80% 的患者在首发症状后 5 ～ 10 年疼痛消失，常与外分泌和内分泌功能不全的发展相伴行 [37]。然而，其他研究发现，并不是所有患者的疼痛都能够缓解，很大一部分患者在出现胰腺内外分泌功能不全后仍会持续疼痛 [44]。

由于持续和严重的疼痛，患者存在着麻醉药品依赖的风险。因此，治疗与慢性胰腺炎相关的疼痛需要多学科参与 [45]。近年来，越来越多的患者接受全胰切除联合胰岛自体移植术（total pancreatectomy with islet，TPIAT）。目前，指南已就 TPIAT 患者的选择、手术时机、术前和术后的随访提出了指导性建议 [46]。

2. 内分泌和外分泌功能不全

慢性胰腺炎导致胰腺组织功能逐渐丧失，从而导致"胰源性或 3C 型"糖尿病和脂肪吸收障碍。慢性胰腺炎引起的糖尿病与 1 型和 2 型糖尿病有明显的区别，这可能对临床和预后有影响 [47]。这些并发症均需要终身治疗。

在慢性胰腺炎中糖尿病和外分泌功能不全的发生率在 40%～80% 之间 [37-40]。Malka 等的前瞻性研究（431 例患者，51% 接受外科手术）发现，慢性胰腺炎诊断后 10 年糖尿病和外分泌功能不全的累计风险为 50%，诊断后 25 年为 83%，中位诊断时间为 4.5 年 [48]。独立危险因素为胰腺钙化、胰体尾切除术和酒精因素。

亚临床的外分泌功能不全在慢性胰腺炎中更为常见，这是因为脂肪泻的临床症状在胰腺外分泌腺体显著破坏后才会出现 [49]。外分泌功能不全的患者会出现脂溶性维生素缺乏症和骨质减少症 / 骨质疏松症，并伴有相关并发症，如骨折 [50]。幸运的是，外分泌不足能够通过补充胰酶来解决，可以明显改善症状、营养状态和生活质量 [51, 52]。

3. 胰腺癌

慢性胰腺炎是胰腺癌公认的危险因素。无论酒精性和非酒精性慢性胰腺炎，癌变风险随着病程的延长而增加。在一项纳入了 22 项已发表的研究的荟萃分析中，胰腺癌的相对风险在所有胰腺炎中增加了 5.1 倍，在慢性胰腺炎中增加了 13.3 倍，在遗传性胰腺炎中增加了 69 倍 [53]。慢性胰腺炎患者患胰腺癌的绝对风险较低（5%），但是热带性胰腺炎和遗传性胰腺炎进展为胰腺癌的风险分别高达 25% 和 40%～50%[53]。

（三）生活质量和预后

慢性胰腺炎对生活质量有负面影响，并不受人口因素、危险因素和当时医疗水平的影响 [54]。在慢性胰腺炎患者中，疼痛是导致生活质量低下的主要因素之一 [55]，患者频繁就医相应的医疗保健费用高 [56, 57]。慢性胰腺炎患者标准化死亡比率高出普通人群 2～4 倍 [34, 58]，大多数慢性胰腺炎死亡并非因为胰腺疾病引起。

四、总结

过去 20 年的研究对不同阶段胰腺炎的人群分布和自然进程有了新的认识。罹患急性胰腺炎后再次住院是很常见的。首发急性胰腺炎后，大约 1/5 的患者复发，1/10 的患者进展为慢性胰腺炎。酒精和烟草滥用是急性胰腺炎复发的主要预测因素，且二者与复发性急性胰腺炎共同构成进展为慢性胰腺炎的主要预测因素。腹痛是慢性胰腺炎的主要症状，相当一部分患者在病程中出现外分泌和（或）内分泌功能不全。尽管慢性胰腺炎进展为胰腺癌的绝对风险较低，慢性胰腺炎仍是胰腺癌公认的危险因素。

☞ 参考文献

[1] Peery AF, Crockett SD, Barritt AS et al. Burden of gastrointestinal, liver, and pancreatic diseases in the United States. Gastroenterology 2015;149(7):1731–1741;e3.
[2] Yadav D, Lowenfels AB. The epidemiology of pancreatitis and pancreatic cancer. Gastroenterology 2013;144(6):1252–1261.

[3] Petrov MS, Shanbhag S, Chakraborty M, Phillips AR, Windsor JA. Organ failure and infection of pancreatic necrosis as determinants of mortality in patients with acute pancreatitis. Gastroenterology 2010;139(3):813–820.

[4] Frey C, Zhou H, Harvey D, White RH. Co-morbidity is a strong predictor of early death and multi-organ system failure among patients with acute pancreatitis. J Gastrointest Surg 2007;11(6):733–742.

[5] Koutroumpakis E, Dasyam AK, Furlan A et al. Isolated peripancreatic necrosis in acute pancreatitis is infrequent and leads to severe clinical course only when extensive: a prospective study from a US tertiary center. J Clin Gastroenterol 2016;50(7):589–595.

[6] Vipperla K, Papachristou GI, Easler J et al. Risk of and factors associated with readmission after a sentinel attack of acute pancreatitis. Clin Gastroenterol Hepatol 2014;12(11):1911–1919.

[7] Whitlock TL, Repas K, Tignor A et al. Early readmission in acute pancreatitis: incidence and risk factors. Am J Gastroenterol 2010;105(11):2492–2497.

[8] Whitlock TL, Tignor A, Webster EM et al. A scoring system to predict readmission of patients with acute pancreatitis to the hospital within thirty days of discharge. Clin Gastroenterol Hepatol 2011;9(2): 175–180; quiz e18.

[9] Suchsland T, Aghdassi A, Kuhn K et al. Predictive factors for and incidence of hospital readmissions of patients with acute and chronic pancreatitis. Pancreatology 2015;15(3):265–270.

[10] Yadav D, Lee E, Papachristou GI, O'Connell M. A population-based evaluation of readmissions after first hospitalization for acute pancreatitis. Pancreas 2014;43(4):630–637.

[11] Bertilsson S, Sward P, Kalaitzakis E. Factors that affect disease progression after first attack of acute pancreatitis. Clin Gastroenterol Hepatol 2015;13(9):1662–1669;e3.

[12] Cavestro GM, Leandro G, Di Leo M et al. A singlecentre prospective, cohort study of the natural history of acute pancreatitis. Dig Liver Dis 2015;47(3):205–210.

[13] Lankisch PG, Breuer N, Bruns A, Weber-Dany B, Lowenfels AB, Maisonneuve P. Natural history of acute pancreatitis: a long-term population-based study. Am J Gastroenterol 2009;104(11):2797–2805; quiz 806.

[14] Yadav D, O'Connell M, Papachristou GI. Natural history following the first attack of acute pancreatitis. Am J Gastroenterol 2012;107(7):1096–1103.

[15] Yadav D, Lowenfels AB. Trends in the epidemiology of the first attack of acute pancreatitis: a systematic review. Pancreas 2006;33(4):323–330.

[16] Ahmed Ali U, Issa Y, Hagenaars JC et al.; Dutch Pancreatic Study Group. Risk of recurrent pancreatitis and progression to chronic pancreatitis after a first episode of acute pancreatitis. Clin Gastroenterol Hepatol 2016;14(5):738–746.

[17] Takeyama Y. Long-term prognosis of acute pancreatitis in Japan. Clin Gastroenterol Hepatol 2009;7(11 suppl):S15–17.

[18] Nordback I, Pelli H, Lappalainen-Lehto R, Jarvinen S, Raty S, Sand J. The recurrence of acute alcoholassociated pancreatitis can be reduced: a randomized controlled trial. Gastroenterology 2009;136(3):848–855.

[19] Aboulian A, Chan T, Yaghoubian A et al. Early cholecystectomy safely decreases hospital stay in patients with mild gallstone pancreatitis: a randomized prospective study. Ann Surg 2010;251(4):615–619.

[20] Gurusamy KS, Nagendran M, Davidson BR. Early versus delayed laparoscopic cholecystectomy for acute gallstone pancreatitis. Cochrane Database Syst Rev 2013;9:CD010326.

[21] Fong ZV, Peev M, Warshaw AL et al. Single-stage cholecystectomy at the time of pancreatic necrosectomy is safe and prevents future biliary complications: a 20-year single institutional experience with 217 consecutive patients. J Gastrointest Surg 2015;19(1):32–37; discussion 7–8.

[22] Badalov N, Baradarian R, Iswara K, Li J, Steinberg W, Tenner S. Drug-induced acute pancreatitis: an evidence-based review. Clin Gastroenterol Hepatol 2007;5(6):648–661; quiz 4.

[23] Scherer J, Singh VP, Pitchumoni CS et al. Issues in hypertriglyceridemic pancreatitis: an update. J Clin Gastroenterol 2014;48(3): 195–203.

[24] Frey CF, Zhou H, Harvey DJ, White RH. The incidence and case-fatality rates of acute biliary, alcoholic, and idiopathic pancreatitis in California, 1994–2001. Pancreas 2006;33(4):336–344.

[25] Andersson B, Pendse ML, Andersson R. Pancreatic function, quality of life and costs at long-term followup after acute pancreatitis. World J Gastroenterol 2010;16(39):4944–4951.

[26] Hochman D, Louie B, Bailey R. Determination of patient quality of life following severe acute pancreatitis. Can J Surg 2006; 49(2):101–106.

[27] Wright SE, Lochan R, Imrie K et al. Quality of life and functional outcome at 3, 6 and 12 months after acute necrotising pancreatitis. Intensive Care Med 2009;35(11):1974–1978.

[28] Pendharkar SA, Salt K, Plank LD, Windsor JA, Petrov MS. Quality of life after acute pancreatitis: a systematic review and meta-analysis. Pancreas 2014;43(8):1194–1200.

[29] Bertin C, Pelletier AL, Vullierme MP et al. Pancreas divisum is not a cause of pancreatitis by itself but acts as a partner of genetic mutations. Am J Gastroenterol 2012;107(2):311–317.

[30] Cote GA, Imperiale TF, Schmidt SE et al. Similar efficacies of biliary, with or without pancreatic, sphincterotomy in treatment of idiopathic recurrent acute pancreatitis. Gastroenterology 2012;143(6):1502–1509;e1.

[31] Pelli H, Sand J, Laippala P, Nordback I. Long-term follow-up after the first episode of acute alcoholic pancreatitis: time course and risk factors for recurrence. Scand J Gastroenterol 2000;35(5):552–555.

[32] Trna J, Vege SS, Pribramska V et al. Lack of significant liver enzyme elevation and gallstones and/or sludge on ultrasound on day 1 of acute pancreatitis is associated with recurrence after cholecystectomy: a populationbased study. Surgery 2012;151(2): 199–205.

[33] Whitcomb DC. Genetic risk factors for pancreatic disorders. Gastroenterology 2013;144(6):1292–1302.

[34] Nojgaard C, Becker U, Matzen P, Andersen JR, Holst C, Bendtsen F. Progression from acute to chronic pancreatitis: prognostic factors, mortality, and natural course. Pancreas 2011;40(8):1195–1200.

[35] Sankaran SJ, Xiao AY, Wu LM, Windsor JA, Forsmark CE, Petrov MS. Frequency of progression from acute to chronic pancreatitis and risk factors: a meta-analysis. Gastroenterology 2015;149(6):1490–1500;e1.

[36] Lankisch PG, Assmus C, Maisonneuve P, Lowenfels AB. Epidemiology of pancreatic diseases in Luneburg County. A study in a defined German population. Pancreatology 2002;2(5):469–477.

[37] Ammann RW, Akovbiantz A, Largiader F, Schueler G. Course and outcome of chronic pancreatitis. Longitudinal study of a mixed medical-surgical series of 245 patients. Gastroenterology 1984;86(5 pt 1):820–828.

[38] Cavallini G, Frulloni L, Pederzoli P et al. Long-term follow-up of patients with chronic pancreatitis in Italy. Scand J Gastroenterol 1998;33(8):880–889.

[39] Lankisch PG, Lohr-Happe A, Otto J, Creutzfeldt W. Natural course in chronic pancreatitis. Pain, exocrine and endocrine pancreatic insufficiency and prognosis of the disease. Digestion 1993;54(3):148–155.

[40] Layer P, Yamamoto H, Kalthoff L, Clain JE, Bakken LJ, DiMagno EP. The different courses of early-and late-onset idiopathic and alcoholic chronic pancreatitis. Gastroenterology 1994;107(5):1481–1487.

[41] Ammann RW, Buehler H, Muench R, Freiburghaus AW, Siegenthaler W. Differences in the natural history of idiopathic (nonalcoholic) and alcoholic chronic pancreatitis. A comparative long-term study of 287 patients. Pancreas 1987;2(4):368–377.

[42] Ammann RW, Muellhaupt B. The natural history of pain in alcoholic chronic pancreatitis. Gastroenterology 1999;116(5): 1132–1140.

[43] Wilcox CM, Yadav D, Ye T et al. Chronic pancreatitis pain pattern and severity are independent of abdominal imaging findings. Clin Gastroenterol Hepatol 2015;13(3):552–560; quiz e28–9.

[44] Lankisch PG. Natural course of chronic pancreatitis. Pancreatology 2001;1(1):3–14.

[45] Anderson MA, Akshintala V, Albers KM et al. Mechanism, assessment and management of pain in chronic pancreatitis: recommendations of a multidisciplinary study group. Pancreatology 2016;16(1):83–94.

[46] Bellin MD, Gelrud A, Arreaza-Rubin G et al. Total pancreatectomy with islet autotransplantation: summary of an NIDDK workshop. Ann Surg 2015;261(1):21–29.

[47] Andersen DK. The practical importance of recognizing pancreatogenic or type 3c diabetes. Diabetes Metab Res Rev 2012;28(4):326–328.

[48] Malka D, Hammel P, Sauvanet A et al. Risk factors for diabetes mellitus in chronic pancreatitis. Gastroenterology 2000;119(5): 1324–1332.

[49] Dumasy V, Delhaye M, Cotton F, Deviere J. Fat malabsorption screening in chronic pancreatitis. Am J Gastroenterol 2004;99(7): 1350–1354.

[50] Duggan SN, Smyth ND, Murphy A, Macnaughton D, O'Keefe SJ, Conlon KC. High prevalence of osteoporosis in patients with chronic pancreatitis: a systematic review and meta-analysis. Clin Gastroenterol Hepatol 2014;12(2):219–228.

[51] D'Haese JG, Ceyhan GO, Demir IE et al. Pancreatic enzyme replacement therapy in patients with exocrine pancreatic insufficiency due to chronic pancreatitis: a 1-year disease management study on symptom control and quality of life. Pancreas

2014;43(6):834–841.

[52] Layer P, Keller J, Lankisch PG. Pancreatic enzyme replacement therapy. Curr Gastroenterol Rep 2001;3(2): 101–108.

[53] Raimondi S, Lowenfels AB, Morselli-Labate AM, Maisonneuve P, Pezzilli R. Pancreatic cancer in chronic pancreatitis; aetiology, incidence, and early detection. Best Pract Res Clin Gastroenterol 2010;24(3): 349–358.

[54] Amann ST, Yadav D, Barmada MM et al. Physical and mental quality of life in chronic pancreatitis: a casecontrol study from the North American Pancreatitis Study 2 cohort. Pancreas 2013;42(2):293–300.

[55] Olesen SS, Juel J, Nielsen AK, Frokjaer JB, Wilder-Smith OH, Drewes AM. Pain severity reduces life quality in chronic pancreatitis: Implications for design of future outcome trials. Pancreatology 2014;14(6):497–502.

[56] Mullady DK, Yadav D, Amann ST et al. Type of pain, pain-associated complications, quality of life, disability and resource utilisation in chronic pancreatitis: a prospective cohort study. Gut 2011;60(1):77–84.

[57] Hall TC, Garcea G, Webb MA, Al-Leswas D, Metcalfe MS, Dennison AR. The socio-economic impact of chronic pancreatitis: a systematic review. J Eval Clin Pract 2014;20(3):203–207.

[58] Yadav D, Timmons L, Benson JT, Dierkhising RA, Chari ST. Incidence, prevalence, and survival of chronic pancreatitis: a population-based study. Am J Gastroenterol 2011;106(12):2192–2199.

411

Chronic Pancreatitis with Inflammatory Mass of the Pancreatic Head
伴胰头炎性肿块的慢性胰腺炎

43

Ulrich F. Wellner, Tobias Keck　著
仵　正　尚佩强　译
仵　正　周灿灿　校

一、概述

慢性胰腺炎可表现为胰头增大和肿块形成，症状类似胰头部恶性肿瘤，给临床医生的诊断与治疗带来重大挑战。这种现象曾被称为"炎性（假）瘤"[1] "成瘤性慢性胰腺炎"[2] 等。本章我们将统一使用炎性胰头肿块（inflammatory pancreatic head mass，IPHM）这一术语。

从病理生理学角度来看，IPHM 被认为是由胰腺实质反复发作的急性和慢性炎症所致。与此同时，它作为一个驱动因素，通过引起主胰管梗阻，引起慢性胰管高压[3]，推动疾病持续进展。目前尚无公认的 IPHM 定义，但可以应用以下标准：胰头部异常增大，通常伴有胰腺钙化、主胰管扩张和形态不规整、胰腺体尾部实质萎缩[4-6]（图 43-1 和图 43-2）。

二、发病率

IPHM 作为慢性胰腺炎驱动因素的概念最早由 Beger 等提出，随后得到欧洲外科医生的认可。在外科患者中 IPHM 的发病率在 85% 左右，但是确切的数字罕有详细报道[5, 7]。在这方面，在一项对比慢性胰腺炎[5] 手术的德国患者和北美患者的研究资料显示，德国患者胰头平均尺寸（中位 4.5cm）明显大于北美患者（中位 2.6cm）。这一发现的意义在于它解释了用于治疗慢性胰腺炎的术式的区域差异，尽管其根本原因尚不清楚。

三、症状、病理生理和临床问题

IPHM 可引起多种临床症状和并发症，大体上构成了慢性胰腺炎的典型并发症。由于这些症状都可能

由胰头癌引起，这使得 IPHM 的鉴别诊断和决策变得更为复杂。

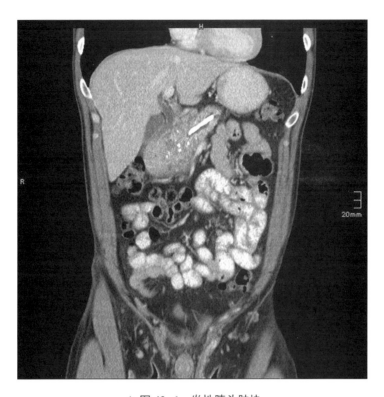

▲ 图 43-1　炎性胰头肿块
CT 显示慢性胰腺炎患者巨大炎性胰头部肿块，伴典型的弥漫性胰腺钙化。手术中取出了移位的主胰管支架

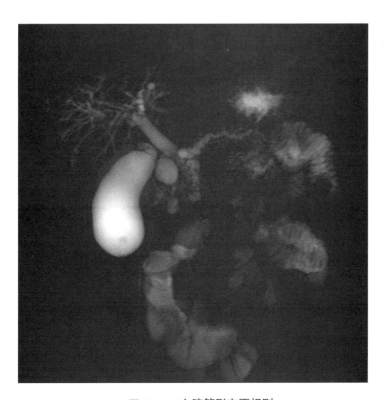

▲ 图 43-2　主胰管形态不规则
一例炎性胰头肿块的患者，磁共振胰胆管成像显示明显的胰管不规则和胆总管狭窄

疼痛是 IPHM 最常见的临床症状之一 [4, 8, 9]。通常，疼痛区域主要位于上腹部，并可向两侧和背部放射。有时候背痛可能是首发症状。疼痛可为发作性或持续性疼痛阵发加重，疼痛加重常因饮酒或进食引起，频率可数月一次，或每天一次。通常，剧烈的急性腹痛发作时常伴随急性胰腺炎的改变，如血清淀粉酶、脂肪酶升高及胰头水肿。然而也有例外，特别是病程较长的患者。组织病理学和实验研究中也证实，胰腺疼痛不仅可由急性炎症引起，亦可因胰腺内脏神经的慢性神经病变引起 [8, 9]。重要的是，50% ～ 90% 的患者在发病 10 年后疼痛仍然没有缓解。

急性胰腺炎发作可导致胰腺假性囊肿形成或包裹性坏死（图 43-3）[11]，可继发双重感染、出血、十二指肠或胆管受压、胰腺内瘘和胰源性腹水等并发症。据报道，多达 35% 的患者存在胆道狭窄 [6]，引起黄疸和反复发作的胆管炎。值得注意的是，在急性胰腺炎发作期间，由于胰头部水肿，无临床症状的胆总管狭窄可因此加重而出现胆管梗阻症状。持续的胆汁淤积导致消化不良和吸收障碍，伴有脂肪泻、凝血障碍和营养不良。约 10% 的患者出现十二指肠狭窄 [6]，导致胃扩张、餐后腹胀、呕吐、厌食和营养不良。胰腺外分泌不足可能会加重营养不良。大约 80% 的患者会出现胰腺内分泌功能的丧失，常发生在疾病晚期阶段 [10]。肠系膜 - 门静脉系统血管狭窄和最终血栓性闭塞通常是晚期并发症。脾静脉阻塞引起左侧门脉高压，导致胃底静脉曲张和脾大。由于门静脉的完全闭塞通常是逐渐发展的，胰头周围广泛的侧支循环形成，这种现象称为门静脉海绵样变 [6]。慢性胰腺炎患者发生胰腺癌的风险增加了 10 倍（约 3%）[10]。

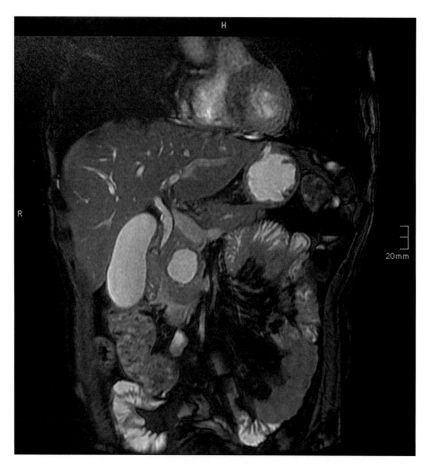

▲ 图 43-3　包裹性坏死
磁共振成像显示一例慢性胰腺炎患者炎性胰头包块合并在急性胰腺炎发作后出现的包裹性坏死

四、临床检查和鉴别诊断

最重要的鉴别诊断是与胰头癌及自身免疫性胰腺炎相鉴别。仔细的病史采集可以提供重要线索。数年内长期存在的主诉和反复发作而不是数月内，同时伴有慢性营养不良迹象，多提示良性的 IPHM。然而，患者在短短数周或数月内迅速出现临床症状恶化同时伴有体重下降或新发糖尿病等情况，常常提示胰腺恶性肿瘤。虽然 IPHM 患者可以出现黄疸，但需及时尽力排除恶性肿瘤的可能。合并自身免疫性疾病时提示自身免疫性胰腺炎的可能 [12]。实验室检查包括血清淀粉酶、脂肪酶活性及血清 CA199 等。通常，升高的血清酶活性提示急性胰腺炎的发作，而在无急性胰腺炎的情况下，肿瘤标记物血清 CA199 的显著升高提示胰腺恶性病变。据文献报道，CA199 对鉴别慢性胰腺炎和胰腺导管腺癌的敏感性和特异性分别为 84% 和 75%[13]。自身免疫性胰腺炎患者可伴有 IgG_4 水平的升高 [14]。鉴于存在肿瘤播散的可能及缺乏有效的治疗，对于疑诊为可切除的恶性肿瘤者，不推荐组织活检 [15]。

CE-CT 或 MRI 的断层扫描成像检查是必需的。IPHM 有胰头增大伴有胰腺实质小叶结构丧失、钙化及胰管狭窄等影像学特征（图 43-1）。可能有几乎无法与胰腺癌相区别的胰头部肿块性病灶。自身免疫性胰腺炎常常无受累胰腺远端胰管扩张 [12]。在鉴别 IPHM 和胰腺癌上，现代的断层扫描诊断的准确性约为 90%[16]。磁共振胰胆管成像可作为评估胆管树和主胰管结构的侵入性检查 ERCP 的有效替代（图 43-2），而且可以更好地区分肝转移等病变 [17]。鉴于最终外科干预的可能，详细评估肠系膜 - 门静脉状态及门静脉高压情况十分重要。

五、治疗

尽管 IPHM 的无症状期可以持续数周至数月之久，但是无症状的 IPHM 几乎不存在。侵入性治疗的适应证包括持续性疼痛或对镇痛药依赖、复发性急性胰腺炎、梗阻性胆汁淤积、胃出口梗阻、持续性增大或有临床症状的胰腺假性囊肿或包裹性坏死以及不能排除恶性肿瘤。保守治疗适用于无法耐受手术或策略性地避免手术的情况下，如急性胰腺炎发作恢复期或手术前桥接治疗的间期。

药物治疗包括疼痛控制和最终的胰酶和胰岛素的替代治疗。必须强调的是，戒酒可使酒精性慢性胰腺炎患者的临床症状得到缓解。此外，近年来，吸烟作为的致病因素的主要作用已被认识 [18, 19]。至少在初期，推荐每 3 ～ 6 个月对胰头肿块进行一次断层扫描随访排除恶性肿瘤。

内镜下主胰管支架的置入可通过降低主胰管压力，有效地缓解胰腺囊肿、胰瘘和疼痛。然而，两个随机对照研究以及近期系统回顾结果显示，与内镜或保守治疗相比，外科手术能够更为有效和持久地控制患者的疼痛 [20-23]。内镜治疗的另一个缺点是需要每 3 ～ 6 个月更换支架，以防止胆管炎和组织增生。此外，当胰管支架结垢或移位而无法取出时，则需要外科手术干预（图 43-1）。胆总管支架处理梗阻性黄疸仅能作为一种短期的治疗选择，有望缓解 IPHM 伴有急性胰腺炎发作时急性水肿肿胀造成的胆总管梗阻。

IPHM 的手术治疗分为引流及切除。引流的目的主要是通过胰管空肠吻合术以降低主胰管压力，而切除的目的是切除炎性胰头肿块，并可与引流术联合。在外科探查中，IPHM 肿块一般较为质硬，炎性纤维化改变常波及胰周组织，导致与邻近组织器官的严重粘连，如胰腺后方血管、十二指肠和肝十二指肠韧带。上述改变使得涉及胰头区的手术操作非常棘手，甚至个别病例技术上很难完成，尤其是当出现肠系膜 - 门静脉高压引发术野弥漫性出血时。

保留或不保留幽门的根治性胰十二指肠切除术是怀疑恶性病变时的治疗选择，对慢性胰腺炎也有较好的长期疼痛控制效果[24-26]。Beger 和同事[3] 首先创建了保留十二指肠的胰头切除术（duodenum-preserving pancreatic head resection,DPPHR）应用于 IPHM 患者。在随后报道的 Frey 手术中[27]，无须横断胰腺颈部剥除炎性胰头包块而保留了胰腺实质，并通过胰管空肠侧 - 侧吻合保证主胰管得到充分减压。Berne Farkas 对 Beger 术式进行了改良[28]，略去了离断胰腺颈部及胰空肠侧 - 侧吻合等步骤；而 Hamburg 的改良方法[6] 则是通过沿着主胰管 V 形切开以充分引流。

关于这些术式之间的选择，五项 RCT 结果显示，与胰十二指肠切除术相比，DPPHR 的围术期缩短，短期发病率降低，而疼痛缓解率和长期的预后二者似乎相同[29]。近期的一篇对已报道 RCT 进行的系统回顾，也提示上述两种手术方法并没有显著性差异[30]。已发表的 RCT 研究的一个缺点是方法学质量相对较低[30]，并且没有足够效能用于分析长期结果[29]。4 项有关 Beger 和 Frey 术式比较的 RCT 研究报道了相同的结果[29]，另一项[31]RCT 研究结果报道，Berne 改良术式与 Beger 手术相比可以改善围术期结局。

单纯的主胰管引流术，包括 Puestow-Gillesby 术[32]（胰体尾切除联合脾切除和胰管空肠吻合术）、Partington-Rochelle 术[33]（胰管空肠侧 - 侧吻合术）或 Izbicki 术[34]（纵向 V 形切开和胰管空肠侧 - 侧吻合术），这些术式没有切除 IPHM。未经选择接受主胰管引流的患者，疼痛长期控制率仅为 50% ~ 65%[6]，低于胰头切除术的 75% ~ 95% 的疼痛控制率[35-47]。尽管尚无比较引流术与切除术的随机研究，引流术仍适用于无 IPHM 的患者。然而，在肠系膜 - 门静脉闭塞合并门静脉高压症和门静脉海绵样变性的患者，不能行胰头切除，治疗仅限于行手术或内镜下主胰管引流。对于存在门静脉节段闭塞的患者，术前行门静脉再通术是可行的[48]。胃肠吻合术和胆肠吻合术是解决胆道或十二指肠梗阻的最后选择。

正确的手术时机是 IPHM 患者治疗的一个重要方面。近期的系统回顾证实，早期手术治疗[49] 可以获得最佳效果。试验性的 IPHM 非手术治疗的最长时间不应超过 6 个月，因为到了疾病进展期最佳的手术治疗通常无法实施。对于那些存在肠系膜 - 门静脉狭窄或局部血栓形成的病例，择期手术应该尽早实施，并提倡术前进行预防性抗凝治疗。

有一些禁忌证影响早期手术。恶病质患者应给予高热量营养，同时补充足够的胰酶和维生素，存在胃出口梗阻的患者应经鼻肠管管饲，达到耐受手术的营养状态。末次急性胰腺炎发病后至少 3 个月再进行择期手术。血清胰酶活性可用于监测急性胰腺炎活动状态。

IPHM 的组织病理学特征是胰腺外分泌腺泡上皮发生纤维化萎缩，纤维结缔组织中残留的导管和胰岛上皮"骨架化"，而明显的炎性粒细胞或淋巴细胞浸润不常见。相比之下，自身免疫性胰腺炎通常表现为以导管为中心的炎症，伴有 IgG_4 阳性的浆细胞或粒细胞上皮损害[12]。由于整体组织结构严重紊乱以及慢性胰腺炎可能出现胰腺上皮内瘤变，即便是经验丰富的病理学家将其与胰腺导管腺癌进行区分时也可能困难。对于 IPHM，术中冰冻切片检查必不可少，至少应对手术切缘送检，如果有任何疑诊，应考虑行根治性的肿瘤切除手术。

六、结论

慢性胰腺炎合并 IPHM 属于外科手术治疗领域。主要需与胰头癌和自身免疫性胰腺炎鉴别。在疾病早期阶段，切除胰头肿块并充分引流胰管可以获得最佳的疗效，然而在疾病发展晚期阶段胰头切除手术可能无法完成。完善的流程、保守治疗与外科治疗的时机选择可保障治疗成功。

☞ 参考文献

[1] Zech CJ, Bruns C, Reiser MF, Herrmann KA. [Tumorlike lesion of the pancreas in chronic pancreatitis : imaging characteristics of computed tomography]. Radiologe 2008;48(8):777–784.

[2] Suda K, Takase M, Fukumura Y, Kashiwagi S. Pathology of autoimmune pancreatitis and tumor-forming pancreatitis. J Gastroenterol 2007;42(suppl 18):22–27.

[3] Beger HG, Krautzberger W, Bittner R, Buchler M, Limmer J. Duodenum-preserving resection of the head of the pancreas in patients with severe chronic pancreatitis. Surgery 1985;97(4):467–473.

[4] Buchler MW, Martignoni ME, Friess H, Malfertheiner P. A proposal for a new clinical classification of chronic pancreatitis. BMC Gastroenterology 2009;9:93.

[5] Keck T, Marjanovic G, Fernandez-del Castillo C et al. The inflammatory pancreatic head mass: significant differences in the anatomic pathology of German and American patients with chronic pancreatitis determine very different surgical strategies. Ann Surg 2009;249(1):105–110.

[6] Bachmann K, Izbicki JR, Yekebas EF. Chronic pancreatitis: modern surgical management. Langenbecks Arch Surg 2011;396(2): 139–149.

[7] van der Gaag NA, Boermeester MA, Gouma DJ. The inflammatory pancreatic head mass. Ann Surg 2009;250(2):352–353; author reply 353.

[8] Demir IE, Tieftrunk E, Maak M, Friess H, Ceyhan GO. Pain mechanisms in chronic pancreatitis: of a master and his fire. Langenbeck's Arch Surg 2011;396(2):151–160.

[9] Ceyhan GO, Bergmann F, Kadihasanoglu M et al. Pancreatic neuropathy and neuropathic pain—a comprehensive pathomorphological study of 546 cases. Gastroenterology 2009;136(1):177–186;e1.

[10] Lankisch PG, Lohr-Happe A, Otto J, Creutzfeldt W. Natural course in chronic pancreatitis. Pain, exocrine and endocrine pancreatic insufficiency and prognosis of the disease. Digestion 1993;54(3):148–155.

[11] Banks PA, Bollen TL, Dervenis C et al. Classification of acute pancreatitis—2012: revision of the Atlanta classification and definitions by international consensus. Gut 2013;62(1):102–111.

[12] Frulloni L. A practical approach to the diagnosis of autoimmune pancreatitis. World J Gastroenterol 2011;17(16): 2076.

[13] Talar-Wojnarowska R, Gasiorowska A, Olakowski M, Lekstan A, Lampe P, Malecka-Panas E. Clinical value of serum neopterin, tissue polypeptide-specific antigen and CA19–9 levels in differential diagnosis between pancreatic cancer and chronic pancreatitis. Pancreatology 2010;10(6):689–694.

[14] Morselli-Labate AM, Pezzilli R. Usefulness of serum IgG_4 in the diagnosis and follow up of autoimmune pancreatitis: a systematic literature review and metaanalysis. J Gastroenterol Hepatol 2009;24(1):15–36.

[15] Asbun HJ, Conlon K, Fernandez-Cruz L et al. When to perform a pancreatoduodenectomy in the absence of positive histology? A consensus statement by the International Study Group of Pancreatic Surgery (ISGPS). Surgery [Internet]. http://www. surgjournal. com/article/S0039–6060(13)00677-6/abstract. Accessed January 27, 2014.

[16] Mori H. New insight of pancreatic imaging: from "unexplored" to "explored." Abdom Imaging 2010;35(2): 130–133.

[17] Conrad C, Fernández-Del Castillo C. Preoperative evaluation and management of the pancreatic head mass. J Surg Oncol 2013;107(1):23–32.

[18] Maisonneuve P, Lowenfels AB, Mullhaupt B et al. Cigarette smoking accelerates progression of alcoholic chronic pancreatitis. Gut 2005;54(4):510–514.

[19] Ye X, Lu G, Huai J, Ding J. Impact of smoking on the risk of pancreatitis: a systematic review and metaanalysis. PLoS ONE 2015;10(4):e0124075.

[20] Cahen DL, Gouma DJ, Nio Y et al. Endoscopic versus surgical drainage of the pancreatic duct in chronic pancreatitis. N Engl

J Med 2007;356(7):676–684.

[21] Dite P, Ruzicka M, Zboril V, Novotný I. A prospective, randomized trial comparing endoscopic and surgical therapy for chronic pancreatitis. Endoscopy 2003;35(7):553–558.

[22] Cahen DL, Gouma DJ, Laramée P et al. Long-term outcomes of endoscopic vs surgical drainage of the pancreatic duct in patients with chronic pancreatitis. Gastroenterology 2011;141(5):1690–1695.

[23] Ahmed Ali U, Pahlplatz JM, Nealon WH, van Goor H, Gooszen HG, Boermeester MA. Endoscopic or surgical intervention for painful obstructive chronic pancreatitis. Cochrane Database Syst Rev 2012;1:CD007884.

[24] Traverso LW, Longmire WP. Preservation of the pylorus in pancreaticoduodenectomy. Surg Gynecol Obstet 1978;146(6): 959–962.

[25] Kausch. Das Carcinom der Papilla Duodeni und seine radikale Entfernung. Beitr Z Clin Chir 1912;78: 439–486.

[26] Whipple A. A reminiscene: pancreaticoduodenectomy. Rev Surg 1963;20:221–225.

[27] Frey CF, Smith GJ. Description and rationale of a new operation for chronic pancreatitis. Pancreas 1987;2(6): 701–707.

[28] Müller MW, Friess H, Leitzbach S et al. Perioperative and follow-up results after central pancreatic head resection (Berne technique) in a consecutive series of patients with chronic pancreatitis. Am J Surg 2008;196(3): 364–372.

[29] Hartmann D, Friess H. Surgical approaches to chronic pancreatitis. Gastroenterol Res Pract 2015;2015:503109.

[30] Gurusamy KS, Lusuku C, Halkias C, Davidson BR. Duodenum-preserving pancreatic resection versus pancreaticoduodenectomy for chronic pancreatitis. Cochrane Database Syst Rev 2016;2:CD011521.

[31] Köninger J, Seiler CM, Sauerland S et al. Duodenumpreserving pancreatic head resection—a randomized controlled trial comparing the original Beger procedure with the Berne modification (ISRCTN No. 50638764). Surgery 2008;143(4): 490–498.

[32] Puestow CB, Gillesby WJ. Retrograde surgical drainage of pancreas for chronic relapsing pancreatitis. AMA Arch Surg 1958;76(6):898–907.

[33] Partington PF, Rochelle REL. Modified Puestow procedure for retrograde drainage of the pancreatic duct. Ann Surg 1960;152(6): 1037–1043.

[34] Izbicki JR, Bloechle C, Broering DC, Kuechler T, Broelsch CE. Longitudinal V-shaped excision of the ventral pancreas for small duct disease in severe chronic pancreatitis: prospective evaluation of a new surgical procedure. Ann Surg 1998;227(2): 213–219.

[35] Adams DB, Ford MC, Anderson MC. Outcome after lateral pancreaticojejunostomy for chronic pancreatitis. Ann Surg 1994; 219(5):481–487; discussion 487–489.

[36] AGA. American Gastroenterological Association Medical Position Statement: treatment of pain in chronic pancreatitis. Gastroenterology 1998;115(3):763–764.

[37] Beger HG, Schlosser W, Friess HM, Buchler MW. Duodenum-preserving head resection in chronic pancreatitis changes the natural course of the disease: a single-center 26-year experience. Ann Surg 1999;230(4):512–519; discussion 519–523.

[38] Buchler MW, Friess H, Muller MW, Wheatley AM, Beger HG. Randomized trial of duodenum-preserving pancreatic head resection versus pylorus-preserving Whipple in chronic pancreatitis. Am J Surg 1995;169(1):65–69; discussion 69–70.

[39] Delcore R, Rodriguez FJ, Thomas JH, Forster J, Hermreck AS. The role of pancreatojejunostomy in patients without dilated pancreatic ducts. Am J Surg 1994;168(6):598–601; discussion 601–602.

[40] Greenlee HB, Prinz RA, Aranha GV. Long-term results of side-to-side pancreaticojejunostomy. World J Surg 1990;14(1): 70–76.

[41] Izbicki JR, Bloechle C, Knoefel WT et al. Complications of adjacent organs in chronic pancreatitis managed by duodenum-preserving resection of the head of the pancreas. Br J Surg 1994;81(9):1351–1355.

[42] Jimenez RE, Fernandez-Del Castillo C, Rattner DW, Warshaw AL. Pylorus-preserving pancreaticoduodenectomy in the treatment of chronic pancreatitis. World J Surg 2003;27(11):1211–1216.

[43] Riediger H, Adam U, Fischer E et al. Long-term outcome after resection for chronic pancreatitis in 224 patients. J Gastrointest Surg 2007;11(8):949–959; discussion 959–60.

[44] Saeger HD, Schwall G, Trede M. [The Whipple partial duodenopancreatectomy—its value in the treatment of chronic pancreatitis]. Zentralbl Chir 1995;120(4):287–291.

[45] Schnelldorfer T, Lewin DN, Adams DB. Operative management of chronic pancreatitis: longterm results in 372 patients. J Am Coll Surg 2007;204(5):1039–1045; discussion 1045–1047.

[46] Strate T, Taherpour Z, Bloechle C et al. Long-term follow-up of a randomized trial comparing the beger and frey procedures for

patients suffering from chronic pancreatitis. Ann Surg 2005;241(4):591–598.

[47] Wilson TG, Hollands MJ, Little JM. Pancreaticojejunostomy for chronic pancreatitis. Aust N Z J Surg 1992; 62(2):111–115.

[48] Adam U, Makowiec F, Riediger H et al. Pancreatic head resection for chronic pancreatitis in patients with extrahepatic generalized portal hypertension. Surgery 2004;135(4):411–418.

[49] Yang CJ, Bliss LA, Schapira EF et al. Systematic review of early surgery for chronic pancreatitis: impact on pain, pancreatic function, and reintervention. J Gastrointest Surg 2014;18(10):1863–1869.

44

Early Chronic Pancreatitis
早期慢性胰腺炎

Tetsuhide Ito, Masayuki Hijioka, Tooru Shimosegawa **著**

仵 正 张 琳 **译**

仵 正 周灿灿 **校**

一、概述

    慢性胰腺炎的概念是 1946 年梅奥医学中心 Comfort 等建立的。他们认为当反复的急性炎症刺激加重了胰腺组织纤维化时就发生了慢性胰腺炎，其特征是胰腺组织的进行性破坏[1]。之后马赛分类[2]、1984年的马赛修正分类[3]、1984 年的剑桥分类[4] 以及 1988 年的马赛 - 罗马分类[5] 分别对慢性胰腺炎的概念进行了描述。这些分类系统均认为慢性胰腺炎引起的不可逆的胰腺改变，导致胰腺内分泌和外分泌功能的损伤或缺失。由于研究表明慢性胰腺炎病人的平均预期寿命较短且患胰腺癌的比例较高[6, 7]，慢性胰腺炎的早期诊断与干预是值得的。此外，鉴定主导遗传性胰腺炎的基因[8-11]、阐明特发性胰腺炎的基因背景[12-14]、研究胰腺星形细胞这几方面研究均有报道。另外，在慢性胰腺炎的动物模型中显示早期治疗干预可完全恢复慢性胰腺炎的疾病状态[15, 16]，表明了慢性胰腺炎早期诊断与干预的重要性。上述发现使得2009 年日本慢性胰腺炎临床诊断标准修订版中包括了早期慢性胰腺炎的类别。

二、早期慢性胰腺炎的诊断

    日本临床诊断标准在 2009 年修订并出版为"日本慢性胰腺炎临床诊断标准（2009）"[17]，新的标准定义了早期慢性胰腺炎并作为了一种疾病概念（图 44-1）。

    早期慢性胰腺炎是一种不满足 2009 年慢性胰腺炎临床诊断标准，但满足以下至少两条条件的疾病：①反复发作的上腹痛；②血 / 尿胰酶水平异常；③胰腺外分泌功能障碍；④持续饮酒＞ 80g/d 的病史。此外，应具有框 44-1 所示早期慢性胰腺炎影像学改变。关于早期慢性胰腺炎的影像学诊断，无论剑桥标准[4]作为诊断参考的内镜下逆行胰管造影（endoscopic retrograde pancreatography，ERP），还是罗斯蒙特标准[18]作为诊断参考的 EUS 检查所见的影像学表现均可使用。然而，易于在门诊患者中获得的 EUS 影像比 ERP更有价值。此外，指南指出，包括 EUS 在内的 3 个月内的影像诊断检查对于慢性胰腺炎疑诊患者是可取的[19]，EUS 对诊断早期慢性胰腺炎十分重要。现在，慢性胰腺炎的国际共识指南已经形成。早期慢性胰腺炎的诊断标准也将在不久的将来提上议事日程。

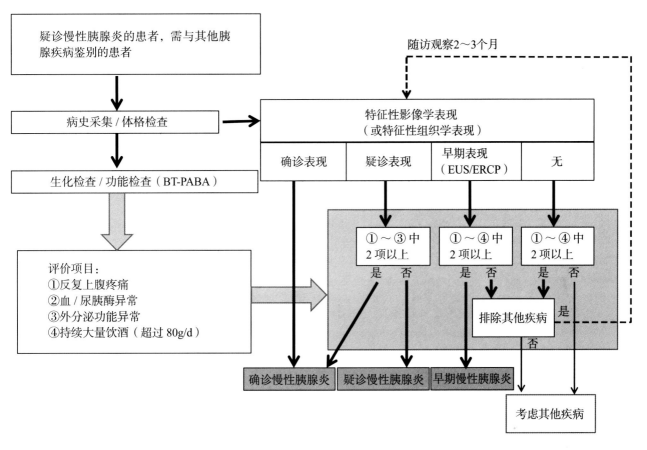

▲ 图 44-1　慢性胰腺炎诊断路径

该图是慢性胰腺炎的诊断流程图解。EUS. 超声内镜；ERCP. 内镜下逆行胰胆管造影术（引自 Ito 等，2015[19]）

框 44-1　诊断早期慢性胰腺炎要求的影像学表现

Ⅰ. 下列 7 项 EUS 表现中至少包含 2 项特征性表现，其中①～④项中至少包括 1 项

　① 小叶化，伴蜂窝样

　② 小叶化，不伴蜂窝样

　③ 无声影的高回声灶

　④ 条带

　⑤ 囊肿

　⑥ 侧支扩张

　⑦ 主胰管边缘高回声

Ⅱ. ERCP 表现为 3 个以上导管分支不规则扩张

确定诊断应满足 Ⅰ 或 Ⅱ

ERCP. 内镜下逆行胰胆管造影术；EUS. 超声内镜（引自 Shimosegawa 等，2010[17]）

☞ 参考文献

[1] Comfort MW, Gambill EE, Baggenstoss AH. Chronic relapsing pancreatitis. A study of twenty-nine cases without associated disease of the biliary or gastrointestinal tract. Gastroenterology 1946;4:376–408.

[2] Sarles H. Pancreatitis. Symposium of Marseille 1963. Basel: Karger, 1965.

[3] Singer MV, Gyr K, Sarles H. Revised classification of pancreatitis. Report of the Second International Symposium on the Classification of Pancreatitis in Marseille, France, March 28–30,1984. Gastroenterology 1985;89:683–685.

[4] Sarner M, Cotton PB. Classification of pancreatitis. Gut 1984;25:756–759.

[5] Sarles H, Adler G, Dani R et al. The pancreatitis classification of Marseilles-Rome 1988. Scand J Gastroenterol 1989;24:641–642.

[6] Lowenfels AB, Maisonneuve P, Cavallini G et al. Pancreatitis and the risk of pancreatic cancer. International Pancreatitis Study Group. N Engl J Med 1993;328;1433–1437.

[7] Ueda J, Tanaka M, Ohtsuka T et al. Surgery for chronic pancreatitis decreases the risk for pancreatic cancer: a multicenter retrospective analysis. Surgery 2013;153:357–364.

[8] Comfort MW, Steinberg AG: Pedigree of a family with hereditary chronic relapsing pancreatitis. Gastroenterology 1952;21: 54–63.

[9] Whitcomb DC, Gorry MC, Preston RA et al. Hereditary pancreatitis is caused by a mutation in the cationic trypsinogen gene. Nat Genet 1996;14:141–145.

[10] Witt H, Luck W, Hennies HC et al. Mutations in the gene encoding the serine protease inhibitor, Kazal type 1 are associated with chronic pancreatitis. Nat Genet 2000;25:213–216.

[11] Witt H, Beer S, Rosendahl J et al. Variants in CPA1 are strongly associated with early onset chronic pancreatitis. Nat Genet 2013;45;1216–1220.

[12] Bchem MG, Schneider E, Gross H et al. Identification, culture, and characterization of pancreatic stellate cells in rats and humans. Gastroenterology 1998;115;421–432.

[13] Apte MV, Haber PS, Applegate TL et al. Periacinar stellate shaped cells in rat pancreas:identification, isolation, and culture. Gut 1998;43:128–133.

[14] Masamune A, Shimosegawa T. Pancreatic stellate cells multi-functional cells in the pallcreas. Pancreatology 2013;13:102–105.

[15] Gibo J, Ito T, Kawabe K et al. Camostat mesilate attenuates pancreatic fibrosis via inhibition of monocytes and pancreatic stellate cells activity. Lab Invest 2005;85:75–89.

[16] Zhao HF, Ito T, Gibo J et al. Anti-monocyte chemoattractant protein-1 gene therapy attenuates experimental chronic pancreatitis induced by dibutyltin dichloride in rats. Gut 2005;54:1759–1767.

[17] Shimosegawa T, Kataoka K, Kamisawa T et al. The revised Japanese clinical diagnostic criteria for chronic pancreatitis. J Gastroenterol 2010;45:584–591.

[18] Catalano MF, Sahai A, Levy M et al. EUS-based criteria for the diagnosis of chronic pancreatitis: the Rosemont classification. Gastrointestinal Endosc 2009;69:1251–1261.

[19] Ito T, Ishiguro H, Ohara H et al. Evidence-based clinical practice guidelines for chronic pancreatitis 2015. J Gastroenterol 2016;51:85–92.

Hereditary Chronic Pancreatitis: Molecular Pattern, Clinical Consequences,and Management Principles

遗传性慢性胰腺炎：分子机制、临床转归和治疗原则

Celeste Shelton, David C. Whitcomb　著

赵　磊　译

葛春林　校

一、临床及遗传学定义

遗传性胰腺炎是一种包括急性胰腺炎、复发性急性胰腺炎和慢性胰腺炎在内的综合征。重新定义慢性胰腺炎有助于描述遗传性胰腺炎从无症状危险期到终末期的全过程。根据慢性胰腺炎的本质和特点可将其定义为"在遗传、环境和（或）其他危险因素影响下，胰腺发生持续病理反应导致实质损伤或应激所形成的病理性纤维炎症反应综合征"[1]。此外，陈旧性和进展期慢性胰腺炎的共同特点包括：胰腺萎缩、纤维化、钙化，胰管畸变和狭窄，腹痛综合征，胰腺内、外分泌功能障碍以及胰腺结构异常[1]。此定义旨在为慢性胰腺炎的早期诊断、预后评估和潜在的治疗手段及时机提供帮助。

患者的家族史或基因检测结果可以作为遗传性胰腺炎的诊断依据。遗传性胰腺炎定义为患者有至少2个一级亲属或至少3个二级亲属患有复发性慢性胰腺炎或慢性胰腺炎且累及两代或两代以上，遗传方式为常染色体显性遗传[2, 3]。少数家族可能会出现交替遗传方式（如常染色体隐性和复杂性遗传）。此外，在没有家族史证据支持的情况下，胰腺炎患者已知的致病基因突变也可以帮助做出遗传性胰腺炎的诊断。但值得注意的是，对于遗传性胰腺炎 PRSS1 是不完全显性基因，因此在无症状个体中发现 PRSS1 基因突变并不足以做出诊断，但提示患病概率增加。一些遗传性胰腺炎家族的致病基因突变包括 SPINK1、CFTR，SPINK1 和 CFTR 复合物，CTRC 或更复杂的基因型[4]。因此，没有 PRSS1 基因突变的家族也不能排除遗传性慢性胰腺炎的诊断。对于自发性胰腺炎、早发性胰腺炎和家族中多人患病的胰腺炎患者，需要始终考虑其患遗传性胰腺炎的可能。

家族性胰腺炎是指家族成员患有由任何原因引起的胰腺炎的概率大于正常人群。家族性胰腺炎不符合单基因遗传方式，他们可能有共同的遗传因素和（或）环境因素（如酒精、吸烟、压力），这些危险因素使其家族成员发病率大于一般人群。

二、流行病学

遗传性胰腺炎是一种罕见的遗传性疾病。1952 年 Comfort 和 Steinburg 最初报道了一个遗传性胰腺炎家族[5]。此后，数百个遗传性胰腺炎家族在美国[5-7]和欧洲[8-10]的多个地区被发现。在日本[11, 12]、韩国[13]、中国[14, 15]、马来西亚[16]、南美[17, 18]和泰国[19]也有少量报道。绝大多数在美国被发现的遗传性胰腺炎家族都有可追溯的欧洲祖先（> 500 人），这一现象被认为是始祖效应（来自 David C Whitcomb 未发表的数据资料）。然而在对德国北部地区 PRSS1 和 R122H 基因突变的人群进行单倍型分析时发现了基因热点突变的存在，并排除了单一的始祖效应[20]。亚非地区遗传性胰腺炎较为罕见，原因尚不清楚。

遗传性胰腺炎的流行受地域因素影响，多见于美国和欧洲地区。遗传性胰腺炎在法国人口中的发病率不少于 0.3/100 000[21]。在丹麦，研究发现 1% 原因不明的胰腺炎患者存在 PRSS1 基因突变[22]。由于人群种族来源的不同，遗传性慢性胰腺炎的发病率在不同地区和国家之间存在较大差异。

三、临床表现

遗传性胰腺炎通常表现为青春期早期急性胰腺炎，并具有在成年早期发展为慢性胰腺炎的风险（图 45-1）。遗传性胰腺炎的疾病特点主要局限于胰腺本身，而 CFTR 功能障碍可以导致多器官囊性纤维化。在慢性胰腺炎患者中，主要并发症包括胰腺外分泌功能下降、糖尿病和慢性疼痛综合征。和其他病因引起的慢性胰腺炎相对比，遗传性胰腺炎的起病时间更早，胰腺内、外分泌功能不全以及患胰腺癌的风险更高。

遗传性胰腺炎 PRSS1 基因突变的外显率约为 80%[9, 10, 23, 24]。然而在法国的一项全国性研究中，PRSS1 基因外显率高达 93%[21]。需要注意的是，外显率的估值可能由于研究的偏倚导致结果偏大。一个外显率较低的 R122H PRSS1 基因突变胰腺炎家族的发现证明了这一观点[18]。基因外显率可能还与基因突变类型和其他危险因素相关。一项对西班牙北部地区 6 个家族的研究发现 R122C PRSS1 基因突变的外显率为 40.9%[25]。除去进展为胰腺癌的患者，遗传性胰腺炎患者的寿命与正常人群相比并无减少[26]。

（一）急性胰腺炎

患者发生急性胰腺炎的中位年龄为 10—12 岁[10, 21]。一些研究表明，R122H PRSS1 突变患者与 N29I 突变及基因突变阴性患者相比发病年龄更早[10, 23, 27]。一项来自 112 个家族包含 418 名受试者的欧洲多中心研究（EUPROPAC）发现，R122H PRSS1 基因突变患者的发病年龄为 10 岁，N29I 基因突变患者的发病年龄为 14 岁，而无基因突变患者的发病年龄为 14.5 岁[10]。发病严重程度、病程长短和发病次数在不同家族之间存在较大差异。在一个大家族中，58% 的 R122H PRSS1 突变受试者发病年龄小于 5 岁[23]。家族中基因变异和环境因素影响了发病年龄和严重程度。例如 4 对双胞胎中，发病时间平均相差 1 年（0 ~ 2.4 年），而在突变基因、年龄和性别相匹配的非同胞对照组中，发病时间平均相差 7 年（2 ~ 15 年）[24]。

至少 83% 的急性胰腺炎患者会出现上腹部疼痛[21]。急性胰腺炎患者的住院次数因家族和基因突变情况而异，近 90% 的患者住院超过 5 次[10, 23, 27, 28]。EUROPAC 研究发现，PRSS1 N29I 突变患者年均住院率明显低于 PRSS1 R122H 突变患者（0.19 vs 0.33）[10]。然而，N29I 突变患者和 R122H 突变患者在每年发病次数上没有明显差异（1.4 vs 2），这表明 N29I 突变所导致的病情较轻[10]。该研究同时发现，大多数患者的病程≤ 7d[10]，但遗传性胰腺炎患者中迁延不愈的胰腺炎和（或）疼痛症状可持续数周或数月。[2]

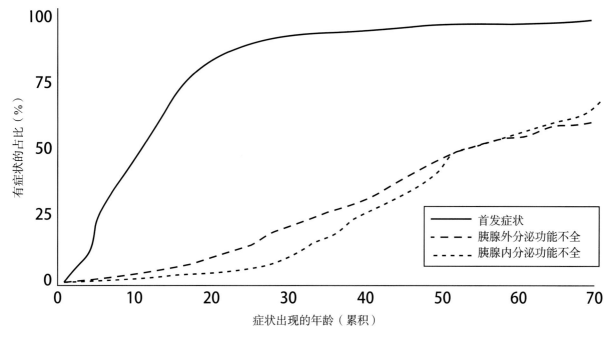

纵坐标：有症状的占比（%）　横坐标：症状出现的年龄（累积）

图例：
—— 首发症状
---- 胰腺外分泌功能不全
‥‥ 胰腺内分泌功能不全

▲ 图 45-1　首发症状发病年龄，胰腺外分泌功能不全和胰腺内分泌功能不全
（引自参考文献 [10]）

（二）慢性胰腺炎

大多数复发性急性胰腺炎患者在 20—30 岁间发展为慢性胰腺炎。胰腺间质纤维化及实质损害在患者一生中出现的概率约为 50%，其发生率及严重程度具有高度差异化（图 45-1）。发病次数和胰腺纤维化程度之间存在着相关性，并且该过程受到修饰基因的高度影响。一项包含 10 例 *PRSS1* 型遗传性胰腺炎患者胰腺组织病理学的研究发现了进行性脂肪性萎缩和周围实质的脂肪替代[29]。

（三）胰腺外分泌功能不全

炎症和纤维化的进展最终会导致相当一部分患者的胰腺外分泌功能不全。当胰腺不能向肠道提供足量的消化酶时会导致消化不良，这被认为在胰腺外分泌功能丧失约 90% 的情况下发生[30]。EUROPAC 研究发现，胰腺外分泌功能不全的累积风险在 20 岁时为 8.4%，50 岁时为 37.2%，70 岁时为 60.2%，吸收不良的中位年龄为 53 岁[10]。男性和女性之间在吸收不良的发生时间上没有显著差异[10]。

（四）糖尿病

与其他形式的慢性胰腺炎一样，慢性炎症和进行性纤维化也会导致胰岛细胞损伤。分泌胰岛素的 B 细胞不足会导致葡萄糖不耐受进而发展为胰腺内分泌功能不全。然而，这些患者同时存在 A 细胞丢失并处于低血糖症的高风险中。继发于胰腺外分泌疾病和胰岛功能丧失的糖尿病被归类为 3c 型[31]。未经治疗的胰腺外分泌功能不全会增加低血糖症的风险，这是由于营养摄取与消化吸收功能不协调所致。胰腺内分泌功能不全的累积风险在 20 岁时为 4.4%，在 50 岁时为 47.6%，在 80 岁时为 79.1%[10]。发展为糖尿病的中位年龄约为 53 岁，且不受性别和基因突变的显著影响 [10]。

（五）胰腺癌

遗传性胰腺炎会使患胰腺癌的风险增加 50 倍以上 [10, 26, 32-36]。患者 70 岁时胰腺癌的累积风险高达 40%～54% [10, 21, 34]。吸烟者和糖尿病患者患胰腺癌的风险最高。有遗传性胰腺炎的吸烟者患胰腺癌的风险增加了两倍，发生癌症比非吸烟者早 20 年 [35]。患胰腺癌风险的增加似乎来自慢性炎症而非 PRSS1 突变本身，因为所有慢性胰腺炎都与胰腺癌有关 [37-40]。早发性胰腺炎是已知胰腺癌的高危因素之一。

胰腺癌的发病率在遗传性胰腺炎家族中差异较大，在缺乏明确的环境因素下，一些家族具有较高的胰腺癌发病率，表明了不确定的危险因素和保护因素的存在。对于有遗传性胰腺炎相关突变的患者，推荐进行胰腺癌筛查 [41]，但遗传性胰腺炎使胰腺实体发生显著形态学变化的原因尚未明确，给影像学检查带来不小的困难。

四、治疗

与非遗传性的胰腺炎相同，治疗上以预防为主，减少胰腺纤维化、胰腺内、外分泌功能不全和疼痛等症状。治疗方法应基于针对潜在遗传因素，将环境影响因素最小化，并考虑新的治疗干预措施。酒精、情绪压力和高脂饮食会加重胰腺炎，应进行预防性干预 [9, 21]。此外应劝患者戒烟，因为吸烟会使患胰腺癌的风险加倍 [35]。抗氧化剂可以减轻一部分患者的疼痛 [42, 43]。一般性建议包括低脂饮食、少食多餐和适当饮水，以减少发病的风险，但并无有力证据证明这些建议有效。

胰腺外分泌功能不全应早期行胰酶替代治疗进行预防和控制。目前胰腺外分泌功能不全的诊断仍依赖于临床，如腹胀、腹泻、脂肪泻、脂溶性维生素或维生素 B_{12} 缺乏及不明原因的体重减轻。最常见的诊断性检测包括粪弹性蛋白酶和血清胰蛋白酶原水平，或对胰酶替代治疗产生的临床反应。

糖尿病在胰腺炎患者和一般人群中普遍存在。在遗传性胰腺炎中，3c 型糖尿病通常在慢性胰腺炎发病数年后发生 [44]。该病诊断具有挑战性，标准化方案尚未被广泛接受。因此，进展期慢性胰腺炎，特别是伴有胰腺外分泌功能不全的患者，应该采取包括内分泌医师和胰腺医师在内的多学科治疗 [44]。由于胰岛结构的破坏可能限制了一些抗糖尿病药物的使用，且胰岛素的使用必须与膳食的摄取和消化平衡，此时患者可能需要胰酶替代疗法。

在没有胰腺癌的情况下，手术的主要指征是疼痛 [45, 46]。患有顽固性麻醉依赖性胰腺疼痛的年轻患者可以考虑 TPIAT [47, 48]。对于患有慢性胰腺炎 20 年以上的老年患者，可行不伴胰岛自体移植的全胰切除术，以期减轻疼痛并作为降低患胰腺癌风险的最后手段 [45, 49]。是否选择这种根治性手术以及手术时机的把握，不仅需要对手术本身充分了解，还需明确 TPIAT 治疗带来的后果。

五、分子遗传学

1996 年，在一个较大遗传性胰腺炎家系中发现了 PRSS1 的一个错义突变 [50]。PRSS1 基因突变已经在 65%～100% 的遗传性胰腺炎家族中被鉴定出来，外显率约为 80%。自该发现以来，与复发性急性胰腺炎和慢性胰腺炎相关的其他基因已被明确识别，特别是 SPINK1、CFTR 和 CTRC[51-54]（表 45-1 和表 45-2）。与慢性胰腺炎相关的其他重要基因包括 CLDN2[55-57]、CASR[3, 58]、CTSB[59]、CPA1[51, 55-57, 60] 和 GGT1[61]。许多与胰腺炎相关基因的发病机制是复杂的，基因之间与基因与环境的相互作用尚未完全确定[4, 51]。

（一）PRSS1

阳离子胰蛋白酶原是胰蛋白酶原最常见的类型（约 65%），其次是阴离子胰蛋白酶原（PRSS2，约 30%）和中性胰蛋白酶原（PRSS3，约 5%）[62]。

表 45-1　与胰腺炎相关的基因

基　因	染色体	突变类型	机　制
CTRC	1	功能缺失	胰腺中胰蛋白酶降解减少
CASR	3	功能缺失；错误定位	胰腺细胞钙离子水平升高；胰蛋白酶过早活化
SPINK1	5	功能缺失	胰腺中胰蛋白酶降解减少
PRSS1	7	功能获得 功能缺失	胰腺中胰蛋白酶原的过早激活；错误折叠引起的内质网应激假说；与非酒精性早发性 CP 相关
CFTR	7	功能缺失	碳酸氢盐电导缺失或减少导致的胰蛋白酶原在胰腺内潴留
CPA1	7	功能缺失	错误折叠引起的内质网应激假说；与非酒精性早发性 CP 相关
CTSB	8	功能获得（未知 - 假设）	诱导胰蛋白酶原的过早激活
CLDN2	X	调节元件改变	未知；与酒精性 CP 有关

CP. 慢性胰腺炎

表 45-2　基因型 - 表型相关性及多脏器并发症

基因型（变异型）	表型（症状）	备注
PRSS1	遗传性胰腺炎	推荐遗传咨询
CFTR[sev]/CFTR[sev]	CF	以囊性纤维化治疗为主
CFTR[sev]/CFTR[m-v]	非典型囊性纤维化	以囊性纤维化治疗为主
SPINK1/SPINK1	家族性胰腺炎	通常会进展为严重的慢性胰腺炎
CFTR[bicarb]/CFTR[any]	胰腺 / 窦道 /CBAVD	新发临床表现
CFTR[any]/SPINK1	RAP/CP	仅胰腺
CTRC/SPINK1	RAP/CP	仅胰腺——无深入研究
CASR/SPINK1	RAP/CP	仅胰腺——无深入研究

CFTR: sev. 严重突变（通常为功能性 I ～ III 级）；m-v. 轻型可变突变（通常为 CFTR 功能类 IV 级）；bicarb. 碳酸氢盐电导破坏变异型（例如 R75Q）；any. 任何严重、轻型可变或碳酸氢盐破坏变异型；CF. 囊性纤维化；CP. 慢性胰腺炎；RAP. 复发性急性胰腺炎；CBAVD. 先天性双侧输精管缺如

胰蛋白酶原是胰蛋白酶的无活性酶原，胰蛋白酶是除了淀粉酶和脂肪酶之外所有胰腺酶原的活化剂。胰蛋白酶原保持无活性状态直至其被肠激酶或另一种胰蛋白酶分解，该过程通常发生在十二指肠中。

R122 突变可引起连接胰蛋白酶两个球状结构域的单链自溶[63, 64]。这两个钙结合区域作为感应钙离子浓度变化的开关，可诱导特有的构象变化。钙离子浓度增加可促进胰蛋白酶的活化，而钙离子浓度降低则会引发自溶[65]。

PRSS1 功能获得性突变分为两类：胰腺中胰蛋白酶的过早激活或抗降解[27, 66, 67]。Archer 等证实了 PRSS1 R122H 突变在转基因小鼠中的致病性，该小鼠表现为早发性腺泡细胞损伤和去分化，炎性细胞浸润和进行性胰腺纤维化[68]。在人类中，胰腺胰蛋白酶水平升高可导致胰腺实质发生进行性脂肪萎缩和脂肪替代[29]。与酒精性和梗阻性慢性胰腺炎相比，胰腺纤维化薄且松散[29]。在胰腺炎患者中不太常见的 PRSS1 变异大多不是功能获得性突变。相反，它们可能作为编码区变异型引起蛋白质错误折叠，并触发未折叠蛋白质的应激反应，从而以一种不明确的方式驱动纤维化[69]。

最常见的 PRSS1 突变是 R122H 和 N29I（90%），此前被胰凝乳蛋白酶编号系统称为 R117H 和 N21I[10, 21, 70]。较不常见的突变包括 A16V、R122C、N29T、D22G 和 K23R。突变主要发生在外显子 2 和 3，但在 5′UTR，内含子 1 ～ 4 和外显子 4 和 5 中也检测到了一些少见的变异型（详见 www.pancreasgenetics.org）。PRSS1-PRSS2 基因组拷贝数变异也与慢性胰腺炎有关[71]。

（二）SPINK1

SPINK1 PST1 是由胰腺腺泡细胞分泌的胰蛋白酶抑制剂。SPINK1 的功能丧失性突变降低了其保护功能，从而可促使胰腺炎的发生[72]。约 2% 的人口中该基因发生突变，并使胰腺炎的风险增加 12 倍[72, 73]，但只有不到 1% 的 SPINK1 携带者患有胰腺炎。SPINK1 中双等位基因突变缺失可能导致常染色体隐性遗传胰腺炎。然而，大多数携带 SPINK1 基因突变的患者都是杂合子，提示存在复杂的基因 - 基因和基因 - 环境的相互作用[74]。例如 SPINK1 可作为疾病修饰基因，而多种已见报道的复合杂合子例如 SPINK1/PRSS1，以及更为常见的 SPINK1/CFTR 均可引起疾病的发生。[53, 75]

在 16% ～ 23% 的特发性慢性胰腺炎患者中检测到 SPINK1 突变[72, 76, 77]。在美国和欧洲最常见的高风险基因型是 SPINK1 N34S[72]。SPINK1 IVS3 +2 T> C 剪接变体在日本、中国和韩国较常见[78-80]。

（三）CFTR

CFTR 的突变在特发性慢性胰腺炎患者中更为常见[81-83]。CFTR 突变可能损害氯离子和碳酸氢根电导率（例如严重突变）或仅影响碳酸氢根电导[84]。两个 CFTR 严重突变基因的纯合子或复合杂合子通常可引起囊性纤维化[85]，而"轻度变异"或其他突变与复发性急性胰腺炎、慢性胰腺炎和（或）其他 CFTR 相关疾病有关[86]。发生胰腺炎的 CFTR 携带者也可能具有额外的突变基因（例如 SPINK1，CTRC）或其他（例如胰腺分裂）危险因素[53, 75, 87, 88]。CFTR 相关胰腺炎在第 47 章详述。

（四）CTRC

CTRC 是一种消化酶，是胰蛋白酶的主要活化剂。CTRC 的作用是双重的并且取决于钙浓度。在富含钙的十二指肠中，CTRC 促进胰蛋白酶原激活，但在钙浓度较低的体液中，将介导胰蛋白酶降解[89]。与 SPINK1 一样，CTRC 被认为可以保护胰腺避免过早地被胰蛋白酶活化，遗传缺陷会增加胰蛋白酶介导的胰腺炎的风险[90, 91]。R254W 和 K247_R254del 被发现在特发性或遗传性慢性胰腺炎患者中过表达[90, 92]。在北美洲约 10.8% 的拥有欧洲血统患者中发现了 c.180 T> G 变异体，增加了从复发性急性胰腺炎进展为慢性胰腺炎的风险，有酒精、烟草或 PRSS1/SPINK1 突变等因素存在时更明显[93]。致病性 CTRC 变异的独立影响因素似乎较低，当其他危险因素如致病性 *CFTR* 变异同时存在时明显增加了慢性胰腺炎的风险 [53]，并且导致了家族性聚集的慢性胰腺炎。

六、基因检测与遗传咨询

当患者或其家人怀疑患有遗传性胰腺炎应至少收集三代家族病史，具体包括胰腺炎家族史、发病年龄、其他胰腺疾病发生的确诊年龄和胰腺癌等信息 [94]。其他有助于风险评估的信息包括吸烟、酗酒、糖尿病、胰腺功能不全、男性不育、慢性囊性纤维化鼻窦炎和鼻息肉 [94]。评估一个家庭的患病风险取决于基因型、家庭遗传方式和环境暴露因素（例如烟草、酒精）。

对有症状的患者提供基因检测的适应证包括原因不明的复发性急性胰腺炎和（或）慢性胰腺炎，一级或二级亲属患有胰腺炎和（或）原因不明需要住院治疗的儿童胰腺炎 [95]。目前可通过商业途径对 *PRSS1*、*SPINK1*、*CFTR* 和 *CTRC* 进行基因检测，包括完整的基因测序。如果测序或靶基因突变分析无法鉴定突变类型，可考虑对先证者进行缺失 / 重复分析。

在接受基因检测前应进行适当的遗传咨询 [96, 97]。其结果可能对医患关系、家庭成员间关系及家庭生育计划产生影响。[96, 98]。特别是在美国的这类患者群体，基因检测的另一个问题是保险歧视 [98]。2008 年"遗传信息反歧视法"（GINA，Pub.L，110 ~ 233）保证美国公民在健康保险和就业中免受遗传歧视，但不包括人寿、伤残和长期护理保险。在进行基因检测之前，患者和家属应了解其益处、局限性和费用等问题 [97]。因此，临床医生必须了解基因检测的后果，并应该向患者直接提供咨询服务或通过遗传咨询师使其知情同意。

对有症状的患者进行基因检测可以明确病因并预测出现相关并发症（如胰腺癌）的风险。确定突变可以明确其他家庭成员的患病风险并提供与家庭生育计划相关的信息。与 *PRSS1* 相关的遗传性胰腺炎遵循常染色体遗传模式，父母的一方携带 *PRSS1* 突变基因，其子女都有 50% 的机会遗传到该致病基因。约 80% 遗传 *PRSS1* 突变的个体患有胰腺炎。因此，*PRSS1* 突变父母的每个孩子都有 40% 的机会发生遗传性胰腺炎。然而，遗传性胰腺炎家族之间的发病率和严重程度存在差异，并且家族史应始终占据结果分析和风险评估的主导地位。鉴别家庭中基因突变也可以加快对家庭成员的诊断，并防止对其他病因进行不必要的评估。

当无症状个体的直系亲属发现突变基因时，可以对其进行预测性基因检测。对这种突变的检测可以明确发生胰腺炎的风险和后代患病的风险。基因检测还可以让那些家庭成员从生活方式干预中受益，以降低风险和严重程度，例如避免饮酒、吸烟和摄取脂肪食物。

已知家族突变基因检测结果阴性的患者提示患遗传性胰腺炎的风险较低，但不能排除风险。家庭成员之间可能共享额外导致胰腺疾病的危险因素。此外，并非所有遗传性胰腺炎家族都会出现 *PRSS1*、*SPINK1*、*CFTR* 或 *CTRC* 等可识别的突变基因。在没有可识别突变基因的家庭中，对无症状成员的基因检测将缺乏信息，评估风险时必须根据家族成员疾病的表现来调整。

儿童基因检测

对儿童进行基因检测是父母或法定监护人的责任。当孩子 7 岁或以上时，应该进行基因检测。对有症状的儿童进行检测可以解释或确认胰腺炎的诊断，以避免不必要的评估。

对于小于 16 岁的患者，一般不推荐遗传性胰腺炎的预测性基因检测 [95]。在年幼时检测无症状携带者不能给患者带来明显的益处，而成年后的检测会给其更多的知情选择权 [96, 99]。目前提倡进行预测性检验，以确定哪些儿童将受益于饮食、生活方式、药物或监测干预措施。[99] 此外，不论基因突变状态如何，所有儿童都应避免诱发胰腺炎的危险因素，特别是脂肪类食物、酒精、烟草和压力 [96]。

参考文献

[1] Whitcomb DC, Frulloni L, Garg P et al. Chronic pancreatitis: An international draft consensus proposal for a new mechanistic definition. Pancreatology 2016;16(2):218–224.

[2] Bellin MD, Freeman ML, Schwarzenberg SJ et al. Quality of life improves for pediatric patients after total pancreatectomy and islet autotransplant for chronic pancreatitis. Clin Gastroenterol Hepatol 2011;9(9): 793–799.

[3] Felderbauer P, Klein W, Bulut K et al. Mutations in the calcium-sensing receptor: a new genetic risk factor for chronic pancreatitis? Scand J Gastroenterol 2006;41(3):343–348.

[4] LaRusch J, Barmada MM, Solomon S, Whitcomb DC. Whole exome sequencing identifies multiple, complex etiologies in an idiopathic hereditary pancreatitis kindred. JOP 2012;13(3):258–262.

[5] Comfort MW, Steinberg AG. Pedigree of a family with hereditary chronic relapsing pancreatitis. Gastroent-erology 1952;21(1): 54–63.

[6] Kattwinkel J, Lapey A, Di Sant'Agnese PA, Edwards WA. Hereditary pancreatitis: three new kindreds and a critical review of the literature. Pediatrics 1973;51(1):55–69.

[7] Applebaum-Shapiro SE, Finch R, Pfutzer RH et al. Hereditary pancreatitis in North America: the Pittsburgh-Midwest Multi-Center Pancreatic Study Group Study. Pancreatology 2001;1(5):439–443.

[8] Le Bodic L, Schnee M, Georgelin T et al. An exceptional genealogy for hereditary chronic pancreatitis. Dig Dis Sci 1996;41(7): 1504–1510.

[9] Sibert JR. Hereditary pancreatitis in England and Wales. J Med Genet 1978;15(3):189–201.

[10] Howes N, Lerch MM, Greenhalf W et al. Clinical and genetic characteristics of hereditary pancreatitis in Europe. Clin Gastroenterol Hepatol 2004;2(3):252–261.

[11] Otsuki M, Nishimori I, Hayakawa T et al. Hereditary pancreatitis: clinical characteristics and diagnostic criteria in Japan. Pancreas 2004;28(2):200–206.

[12] Nishimori I, Kamakura M, Fujikawa-Adachi K et al. Mutations in exons 2 and 3 of the cationic trypsinogen gene in Japanese families with hereditary pancreatitis. Gut 1999;44(2):259–263.

[13] Lee YJ, Kim KM, Choi JH, Lee BH, Kim GH, Yoo HW. High incidence of PRSS1 and SPINK1 mutations in Korean children with acute recurrent and chronic pancreatitis. J Pediatr Gastroenterol Nutr 2011;52(4): 478–481.

[14] Chang YT, Wei SC, L PC et al. Association and differential role of PRSS1 and SPINK1 mutation in early-onset and late-onset idiopathic chronic pancreatitis in Chinese subjects. Gut 2009;58(6):885.

[15] Liu QC, Gao F, Ou QS et al. Novel mutation and polymorphism of PRSS1 gene in the Chinese patients with hereditary pancreatitis and chronic pancreatitis. Chin Med J 2008;121(2):108–111.

[16] Chua KH, Puah SM, Chew CH, Wong CH, Goh KL. Interaction between a novel intronic IVS3 + 172 variant and N29I mutation in PRSS1 gene is associated with pancreatitis in a Malaysian Chinese family. Pancreatology 2011;11(4):441–444.

[17] Dytz MG, Mendes de Melo J, de Castro Santos O et al. Hereditary pancreatitis associated with the N29T mutation of the PRSS1 gene in a Brazilian family: a case-control study. Medicine 2015;94(37):e1508.

[18] Solomon S, Gelrud A, Whitcomb DC. Low penetrance pancreatitis phenotype in a Venezuelan kindred with a PRSS1 R122H mutation. JOP 2013;14(2):187–189.

[19] Pho-Iam T, Thongnoppakhun W, Yenchitsomanus PT, Limwongse C. A Thai family with hereditary pancreatitis and increased cancer risk due to a mutation in PRSS1 gene. World J Gastroenterol 2005;11(11):1634–1638.

[20] Weiss FU, Zenker M, Ekici AB, Simon P, Mayerle J, Lerch MM. Local clustering of PRSS1 R122H mutations in hereditary pancreatitis patients from Northern Germany. Am J Gastroenterol 2008;103(10):2585–2588.

[21] Rebours V, Boutron-Ruault MC, Schnee M et al. The natural history of hereditary pancreatitis: a national series. Gut 2009;58(1):97–103.

[22] Joergensen MT, Brusgaard K, Cruger DG, Gerdes AM, Schaffalitzky de Muckadell OB. Genetic, epidemi-ological, and clinical aspects of hereditary pancreatitis: a population-based cohort study in Denmark. Am J Gastroenterol 2010;105(8):1876–1883.

[23] Sossenheimer MJ, Aston CE, Preston RA et al. Clinical characteristics of hereditary pancreatitis in a large family, based on high-risk haplotype. The Midwest Multicenter Pancreatic Study Group (MMPSG). Am J Gastroenterol 1997;92(7):1113–1116.

[24] Amann ST, Gates LK, Aston CE, Pandya A, Whitcomb DC. Expression and penetrance of the hereditary pancreatitis phenotype in monozygotic twins. Gut 2001;48(4):542–547.

[25] de las Heras-Castano G, Castro-Senosiain B, Fontalba A, Lopez-Hoyos M, Sanchez-Juan P. Hereditary pancreatitis: clinical features and inheritance characteristics of the R122C mutation in the cationic trypsinogen gene (PRSS1) in six Spanish families. JOP 2009;10(3):249–255.

[26] Rebours V, Boutron-Ruault MC, Jooste V et al. Mortality rate and risk factors in patients with hereditary pancreatitis: uni-and multidimensional analyses. Am J Gastroenterol 2009;104(9):2312–2317.

[27] Gorry MC, Gabbaizedeh D, Furey W et al. Mutations in the cationic trypsinogen gene are associated with recurrent acute and chronic pancreatitis. Gastroenterology 1997;113(4):1063–1068.

[28] Anglian Breast Cancer Study Group. Prevalence and penetrance of BRCA1 and BRCA2 mutations in a population-based series of breast cancer cases. Br J Cancer 2000;83(10):1301–1308.

[29] Singhi AD, Pai RK, Kant JA et al. The histopathology of PRSS1 hereditary pancreatitis. Am J Surg Pathol 2014;38(3):346–353.

[30] DiMagno EP, Go VL, Summerskill WH. Relations between pancreatic enzyme ouputs and malabsorption in severe pancreatic insufficiency. N Engl J Med 1973;288(16):813–815.

[31] American Diabetes Association. Diagnosis and classification of diabetes mellitus. Diabetes Care 2014;37(suppl 1):S81–90.

[32] Whitcomb DC, Applebaum S, Martin SP. Hereditary pancreatitis and pancreatic carcinoma. Ann NY Acad Sci 1999;880: 201–209.

[33] Rebours V, Boutron-Ruault MC, Schnee M et al. Risk of pancreatic adenocarcinoma in patients with hereditary pancreatitis: a national exhaustive series. Am J Gastroenterol 2008;103(1):111–119.

[34] Lowenfels AB, Maisonneuve P, DiMagno EP et al.; International Hereditary Pancreatitis Study Group. Hereditary pancreatitis and the risk of pancreatic cancer. J Natl Cancer Inst 1997;89(6):442–446.

[35] Lowenfels AB, Maisonneuve P, Whitcomb DC, Lerch MM, DiMagno EP. Cigarette smoking as a risk factor for pancreatic cancer in patients with hereditary pancreatitis. JAMA 2001;286(2):169–170.

[36] Whitcomb DC, Shelton CA, Brand RE. Genetics and genetic testing in pancreatic cancer. Gastroenterology 2015;149(5): 1252–1264;e4.

[37] Hengstler JG, Bauer A, Wolf HK et al. Mutation analysis of the cationic trypsinogen gene in patients with pancreatic cancer. Anticancer Res 2000;20(5A):2967–2974.

[38] Weiss FU. Pancreatic cancer risk in hereditary pancreatitis. Front Physiol 2014;5:70.

[39] Whitcomb DC. Inflammation and cancer V. Chronic pancreatitis and pancreatic cancer. Am J Physiol Gastrointest Liver Physiol 2004;287(2):G315–319.

[40] Whitcomb DC, Pogue-Geile K. Pancreatitis as a risk for pancreatic cancer. Gastroenterol Clin North Am 2002;31:663–678.

[41] Syngal S, Brand RE, Church JM et al. ACG clinical guideline: Genetic testing and management of hereditary gastrointestinal cancer syndromes. Am J Gastroenterol 2015;110(2):223–262; quiz 63.

[42] Uomo G, Talamini G, Rabitti PG. Antioxidant treatment in hereditary pancreatitis. A pilot study on three young patients. Dig Liver Dis 2001;33(1):58–62.

[43] Burton F, Alkaade S, Collins D et al. Use and perceived effectiveness of non-analgesic medical therapies for chronic pancreatitis in the United States. Aliment Pharmacol Ther 2011;33(1):149–159.

[44] Rickels MR, Bellin M, Toledo FG et al. Detection, evaluation and treatment of diabetes mellitus in chronic pancreatitis: recommendations from PancreasFest 2012. Pancreatology 2013;13(4):336–342.

[45] Bellin MD, Freeman ML, Gelrud A et al. Total pancreatectomy and islet autotransplantation in chronic pancreatitis: recommendations from PancreasFest. Pancreatology 2014;14(1):27–35.

[46] Anderson MA, Akshintala V, Albers KM et al. Mechanism, assessment and management of pain in chronic pancreatitis:

recommendations of a multidisciplinary study group. Pancreatology 2016;16(1):83–94.

[47] Chinnakotla S, Radosevich DM, Dunn TB et al. Long-term outcomes of total pancreatectomy and islet auto transplantation for hereditary/genetic pancreatitis. J Am Coll Surg 2014;218(4):530–543.

[48] Chinnakotla S, Beilman GJ, Dunn TB et al. Factors predicting outcomes after a total pancreatectomy and islet autotransplantation lessons learned from over 500 cases. Ann Surg 2015;262(4):610–622.

[49] Ulrich CD, Consensus Committees of the European Registry of Hereditary Pancreatic Diseases MMCPSGIAoP. Pancreatic cancer in hereditary pancreatitis: consensus guidelines for prevention, screening and treatment. Pancreatology 2001;1(5):416–422.

[50] Whitcomb DC, Gorry MC, Preston RA et al. Hereditary pancreatitis is caused by a mutation in the cationic trypsinogen gene. Nat Genet 1996;14(2):141–145.

[51] Whitcomb DC. Genetic risk factors for pancreatic disorders. Gastroenterology. 2013;144(6):1292–1302.

[52] Shelton CA, Whitcomb DC. Genetics and treatment options for recurrent acute and chronic pancreatitis. Curr Treat Options Gastroenterol 2014;12(3):359–371.

[53] Rosendahl J, Landt O, Bernadova J et al. CFTR, SPINK1, CTRC and PRSS1 variants in chronic pancreatitis: is the role of mutated CFTR overestimated? Gut 2013;62(4):582–592.

[54] Chen JM, Ferec C. Genetics and pathogenesis of chronic pancreatitis: the 2012 update. Clin Res Hepatol Gastroenterol 2012;36(4):334–340.

[55] Whitcomb DC, LaRusch J, Krasinskas AM et al. Common genetic variants in the CLDN2 and PRSS1-PRSS2 loci alter risk for alcohol-related and sporadic pancreatitis. Nat Genet 2012;44(12):1349–1354.

[56] Masamune A, Nakano E, Hamada S, Kakuta Y, Kume K, Shimosegawa T. Common variants at PRSS1-PRSS2 and CLDN2-MORC4 loci associate with chronic pancreatitis in Japan. Gut 2015;64(8):1345–1346.

[57] Derikx MH, Kovacs P, Scholz M et al. Polymorphisms at PRSS1-PRSS2 and CLDN2-MORC4 loci associate with alcoholic and non-alcoholic chronic pancreatitis in a European replication study. Gut 2015;64(9): 1426–1433.

[58] Felderbauer P, Hoffmann P, Einwachter H et al. A novel mutation of the calcium sensing receptor gene is associated with chronic pancreatitis in a family with heterozygous SPINK1 mutations. BMC Gastroenterol 2003;3:34.

[59] Mahurkar S, Idris MM, Reddy DN et al. Association of cathepsin B gene polymorphisms with tropical calcific pancreatitis. Gut 2006;55(9):1270–1275.

[60] Witt H, Beer S, Rosendahl J et al. Variants in CPA1 are strongly associated with early onset chronic pancreatitis. Nat Genet 2013;45(10):1216–1220.

[61] Brand H, Diergaarde B, O'Connell MR, Whitcomb DC, Brand RE. Variation in the gamma-glutamyltransferase 1 gene and risk of chronic pancreatitis. Pancreas 2013;42(5):836–840.

[62] Guy O, Lombardo D, Bartelt DC, Amic J, Figarella C. Two human trypsinogens. Purification, molecular properties, and N-terminal sequences. Biochemistry 1978;17(9):1669–1675.

[63] Varallyay E, Pal G, Patthy A, Szilagyi L, Graf L. Two mutations in rat trypsin confer resistance against autolysis. Biochem Biophys Res Commun 1998;243(1):56–60.

[64] Rovery M. Limited proteolysis in pancreatic chymotrypsinogens and trypsinogens. Biochimie 1988;70: 1131–115.

[65] Colomb E, Guy O, Deprez P, Michel R, Figarella C. The two human trypsinogens: catalytic properties of the corresponding trypsins. Biochim Biophys Acta 1978;525(1):186–193.

[66] Szabo A, Sahin-Toth M. Increased activation of hereditary pancreatitis-associated human cationic trypsinogen mutants in presence of chymotrypsin C. J Biol Chem 2012;287(24):20701–20710.

[67] Nemeth BC, Sahin-Toth M. Human cationic trypsinogen (PRSS1) variants and chronic pancreatitis. Am J Physiol Gastrointest Liver Physiol 2014;306(6):G466–473.

[68] Archer H, Jura N, Keller J, Jacobson M, Bar-Sagi D. A mouse model of hereditary pancreatitis generated by transgenic expression of R122H trypsinogen. Gastroenterology 2006;131(6):1844–1855.

[69] Schnur A, Beer S, Witt H, Hegyi P, Sahin-Toth M. Functional effects of 13 rare PRSS1 variants presumed to cause chronic pancreatitis. Gut 2014;63(2):337–343.

[70] Whitcomb DC. Genetic predispositions to acute and chronic pancreatitis. Med Clin North Am 2000;84(3):531–547, vii.

[71] Chen JM, Masson E, Le Marechal C, Ferec C. Copy number variations in chronic pancreatitis. Cytogenet Genome Res 2008;123 (1–4):102–107.

[72] Witt H, Luck W, Hennies HC et al. Mutations in the gene encoding the serine protease inhibitor, Kazal type 1 are associated with chronic pancreatitis. Nat Genet 2000;25(2):213–216.

[73] Pfutzer RH, Barmada MM, Brunskill AP et al. SPINK1/PSTI polymorphisms act as disease modifiers in familial and idiopathic chronic pancreatitis. Gastroenterology 2000;119(3):615–623.

[74] Aoun E, Chang CC, Greer JB, Papachristou GI, Barmada MM, Whitcomb DC. Pathways to injury in chronic pancreatitis: decoding the role of the high-risk SPINK1 N34S haplotype using meta-analysis. PloS ONE 2008;3(4):e2003.

[75] Schneider A, Larusch J, Sun X et al. Combined bicarbonate conductance-impairing variants in CFTR and SPINK1 variants are associated with chronic pancreatitis in patients without cystic fibrosis. Gastroenterology 2011;140(1):162–171.

[76] Schneider A, Barmada MM, Slivka A, Martin JA, Whitcomb DC. Clinical characterization of patients with idiopathic chronic pancreatitis and SPINK1 Mutations. Scand J Gastroenterol 2004;39(9):903–904.

[77] Teich N, Bauer N, Mossner J, Keim V. Mutational screening of patients with nonalcoholic chronic pancreatitis: identification of further trypsinogen variants. Am J Gastroenterol 2002;97(2):341–346.

[78] Shimosegawa T, Kume K, Masamune A. SPINK1, ADH2, and ALDH2 gene variants and alcoholic chronic pancreatitis in Japan. J Gastroenterol Hepatol 2008;23(suppl 1):S82–86.

[79] Kume K, Masamune A, Mizutamari H et al. Mutations in the serine protease inhibitor Kazal Type 1 (SPINK1) gene in Japanese patients with pancreatitis. Pancreatology 2005;5(4–5):354–360.

[80] Kaneko K, Nagasaki Y, Furukawa T et al. Analysis of the human pancreatic secretory trypsin inhibitor (PSTI) gene mutations in Japanese patients with chronic pancreatitis. J Hum Genet 2001;46(5):293–297.

[81] Sharer N, Schwarz M, Malone G et al. Mutations of the cystic fibrosis gene in patients with chronic pancreatitis. N Engl J Med 1998;339(10):645–652.

[82] Weiss FU, Simon P, Bogdanova N et al. Complete cystic fibrosis transmembrane conductance regulator gene sequencing in patients with idiopathic chronic pancreatitis and controls. Gut 2005;54(10):1456–1460.

[83] Cohn JA, Mitchell RM, Jowell PS. The impact of cystic fibrosis and PSTI/SPINK1 gene mutations on susceptibility to chronic pancreatitis. Clin Lab Med 2005;25(1):79–100.

[84] LaRusch J, Jung J, General IJ et al. Mechanisms of CFTR functional variants that impair regulated bicarbonate permeation and increase risk for pancreatitis but not for cystic fibrosis. PLoS Genet 2014;10(7):e1004376.

[85] Rowntree RK, Harris A. The phenotypic consequences of CFTR mutations. Ann Hum Genet 2003;67(Pt 5):471–485.

[86] Bombieri C, Claustres M, De Boeck K et al. Recommendations for the classification of diseases as CFTR-related disorders. J Cystic Fibrosis2011;10(suppl 2):S86–102.

[87] Gelrud A, Sheth S, Banerjee S et al. Analysis of cystic fibrosis gener product (CFTR) function in patients with pancreas divisum and recurrent acute pancreatitis. Am J Gastroenterol 2004;99(8):1557–1562.

[88] Bertin C, Pelletier AL, Vullierme MP et al. Pancreas divisum is not a cause of pancreatitis by itself but acts as a partner of genetic mutations. Am J Gastroenterol 2012;107(2):311–317.

[89] Szmola R, Sahin-Toth M. Chymotrypsin C (caldecrin) promotes degradation of human cationic trypsin: identity with Rinderknecht's enzyme Y. Proc Natl Acad Sci USA 2007;104(27):11227–11232.

[90] Rosendahl J, Witt H, Szmola R et al. Chymotrypsin C (CTRC) variants that diminish activity or secretion are associated with chronic pancreatitis. Nat Genet 2008;40(1):78–82.

[91] Beer S, Zhou J, Szabo A et al. Comprehensive functional analysis of chymotrypsin C (CTRC) variants reveals distinct loss-of-function mechanisms associated with pancreatitis risk. Gut 2013;62(11):1616–1624.

[92] Masson E, Chen JM, Scotet V, Le Marechal C, Ferec C. Association of rare chymotrypsinogen C (CTRC) gene variations in patients with idiopathic chronic pancreatitis. Hum Genet 2008;123(1):83–91.

[93] LaRusch J, Lozano-Leon A, Stello K et al. The common chymotrypsinogen C (CTRC) variant G60G (C.180 T) increases risk of chronic pancreatitis but not recurrent acute pancreatitis in a North American population. Clin Transl Gastroenterol 2015;6:e68.

[94] Solomon S, Whitcomb DC. Genetics of pancreatitis: an update for clinicians and genetic counselors. Curr Gastroenterol Rep 2012;14(2):112–117.

[95] Ellis I, Lerch MM, Whitcomb DC; Consensus Committees of the European Registry of Hereditary Pancreatic Diseases MM-CPSGIAoP. Genetic testing for hereditary pancreatitis: guidelines for indications, counselling, consent and privacy issues. Pancreatology 2001;1(5):405–415.

[96] Applebaum SE, Kant JA, Whitcomb DC, Ellis IH. Genetic testing. Counseling, laboratory, and regulatory issues and the EUROPAC protocol for ethical research in multicenter studies of inherited pancreatic diseases. Med Clin North Am 2000;84(3):575–588, viii.

[97] Fink EN, Kant JA, Whitcomb DC. Genetic counseling for nonsyndromic pancreatitis. Gastroenterol Clin North Am 2007;36(2): 325–333, ix.

[98] Applebaum-Shapiro SE, Peters JA, O'Connell JA, Aston CE, Whitcomb DC. Motivations and concerns of patients with access to genetic testing for hereditary pancreatitis. Am J Gastroenterol 2001;96(5):1610–1617.

[99] Ross LF, Saal HM, David KL, Anderson RR; American Academy of Pediatrics, American College of Medical Genetics et al. Technical report: ethical and policy issues in genetic testing and screening of children. Genet Med 2013;15(3):234–245.

Epidemiology and Pathophysiology of Tropical Chronic Pancreatitis
热带慢性胰腺炎的流行病学和病理生理学

46

Shailesh V. Shrikhande，Savio George Barreto　著

魏若征　译

吴河水　校

一、概述

1937 年，Kini[1] 报道了一例来自印度的慢性钙化性胰腺炎的病例，随后，1954 年印度南部的一份尸检也报道了类似发现 [2]，尽管这两篇论文描述的疾病与几十年后 Zuidema 发表的一篇关于印度尼西亚 45 例营养不良患者的报道极为相似，但人们还是认为是 Zuidema 首次将该疾病描述为热带慢性胰腺炎 (tropical chronic pancreatitis, TCP) [3, 4]。Zuidema 发现这些患者多来自于贫困家庭，并罹患蛋白质及热量缺乏的营养不良。

后来 Gee Varghese[5, 6] 通过观察印度南部 Kerala 邦的病人，详细描述了 TCP 的特征，这使得我们对 TCP 的特性有了初步的了解。

TCP 是慢性胰腺炎的一类特殊亚型，多发于青少年，表现为胰腺钙化及非酒精性慢性胰腺炎，多见于亚洲 [7-11]、非洲 [12-15]、南美洲 [16, 17] 等热带地区营养不良人群，男性发病率高于女性 [18-20]。发达国家偶有本病散发，且患者多为来自于发展中国家的移民 [21]。TCP 历史上曾有多种不同命名，如 "热带钙化性胰腺炎、热带胰源性糖尿病、营养性不良性胰腺炎、幼年型胰腺炎综合征、亚非胰腺炎、热带结石性胰腺炎、纤维结石性胰腺病或胰腺纤维钙化性糖尿病"，现今多统称为热带慢性胰腺炎 [22, 23]。

Gee Varghese 描述 TCP 的自然病程为 "儿童期反复腹痛，青春期发生糖尿病，青壮年期死亡"[5]。Barman 及其同事提出了构成 TCP 的三联征为腹痛、消化不良和脂肪泻及糖尿病 [24]。

迄今为止，鲜有关于TCP的大规模流行病学研究。在制定明确诊断标准后，通过对印度南部Kerala邦的共28 567名居民的实地调查显示TCP在该邦的发病率为1∶793[8]，该研究结果与既往的院内报道不同，本研究显示女性病人居多（男女比为1∶1.8），发病年龄相对较晚（平均23.9岁），病情相对较轻。早期人们试图通过对医院病例研究和参考Gee Varghese通过观察超过1500名患者后发表的几本专著[5, 22]来弄清该病的本质。Balaji等指出，以前研究的结论可能受到医疗保健需求（患者仅出现症状时才会就诊）以及男性享有医疗保健优先的影响[8]。

一项来自印度的包含 1086 名慢性胰腺炎患者的全国性大规模研究表明特发性慢性胰腺炎为当今慢性胰腺炎的最常见亚型（约占 60%）[25]。该发现与一项在亚太地区调查的结论并无太大的差异。印度和中国约 70% 的慢性胰腺炎患者属于特发性慢性胰腺炎[9]。有趣的是，由 Balakrishnan 等开展的研究发现，当严格遵循 TCP 的诊断标准时，仅 3.8% 的慢性胰腺炎患者为 TCP[25]，导致如此大的偏差可能由于人们混淆使用"热带慢性胰腺炎"和"特发性慢性胰腺炎"两个术语所致，TCP 的实际发病率可能介于为 3.8%～60% 之间（占所有慢性胰腺炎病例中的比例）。

来自印度其他地区的研究表明 TCP 的发病率呈下降趋势[26, 27]，其原因究竟是社会经济的发展导致营养不良减少[25, 28]，或青少年人群中消费烟酒增多[26]，抑或单纯是因为"特发性慢性胰腺炎"定义的完善导致更多病人更易被归为 ICP 而非 TCP[29]，尚不得而知。

二、热带慢性胰腺炎的病理生理学

由于营养不良所致的热带慢性胰腺炎患者的最初报道多来源于热带地区的贫困人口[1, 4]，这就本能地促使研究者们将营养成分视为此病的病因[30]。然而近年来，人们报道了越来越多正常营养状态（基于患者体重指数）的 TCP 患者[31, 32]，使得微量营养素的缺乏在本病发生中的作用得到更深入的调查。人们通过充分研究病理变化[33] 和基因突变，并比较慢性胰腺炎的不同亚型的变化，有可能找到一种更客观的方法来了解该疾病的本质[34, 35]。

（一）病理学

TCP 患者胰腺的外观取决于疾病的持续时间、纤维化程度、是否存在囊肿和结石的位置及大小等因素[36]。随着病程的进展，腺体会发生不规则的纤维化和萎缩，通常导致胰腺导管扭曲，这时胰腺通常表现为表面不规则呈结节状且主胰管偏心移位[37]。

TCP 的病理特征之一是整个胰管系统内存在巨大结石，结石成分中 95.5% 的碳酸钙（主要以方解石形式存在[38]），还有少量如磷酸盐钙、微量的镁、尿酸和草酸盐，从而使结石呈现出不同的颜色、形状和大小[23]，其结石具有无定形结节和隐晶外形[39]。另外 TCP 钙化的生化和结构特征与其他亚型的慢性胰腺炎相同[23]。大块结石倾向于胰头部，越向胰尾结石体积逐渐变小。

TPC 镜下最显著的特征是小叶内纤维化程度在整个胰腺实质是一致的[33, 40]。Nair 发现 TCP 以缺乏炎症为特征，因此他建议将 TCP 命名为"热带钙化性胰腺病"更合适，但他的发现并未被其他人证实。Shrikhande 及同事比较了 TCP 与酒精性慢性胰腺炎及特发性慢性胰腺炎在组织学表现上的区别，尽管不同类型的病理学改变的程度不同，但三种亚型均表现出了相同的组织学特性和明显的炎性细胞反应[33]，且 TCP 患者静脉内膜炎和浆细胞密度更高[33]，Nagalotimath 等也发现 TCP 患者浆细胞浸润这个病理特点，同时发现淋巴细胞浸润主要围绕在胰管周围[37]。Cyriac 及其同事近来的研究证实，TCP 患者星状细胞活化方式同其他亚型的慢性胰腺炎相似[41]。TCP 患者的显著特征病理改变是胰腺实质被脂肪替代，并且只见于胰岛普遍萎缩的糖尿病患者[40]。在 TCP 继发胰腺纤维钙化性糖尿病患者中，病理学和免疫组化检查均显示了不同程度的腺泡萎缩和胰腺实质破坏[23]，同时伴有 A 细胞、B 细胞的缺乏和胰高血糖素活性降低和网状细胞增生区减少[37, 42]。

一个有趣的病理学观察发现：与酒精性或特发性慢性胰腺炎相比，TCP 患者胰腺神经组织增多，随病程进展这些神经组织的变化会出现慢性胰腺炎特征性的疼痛并需要外科治疗[43, 44]。TCP 患者不仅神经的改变是相同的，其他的组织学变化包括静脉内膜炎的严重程度、浆细胞的密度和炎性细胞的反应也是相同的，这提示 TCP 有独立潜在的病因。伴随 TCP 患者的病理变化最终达到共同的免疫学阶段，超过这个阶段后 TCP 似乎作为一个单一的独立实体发展[33]。

（二）营养（包括木薯）

关于 TCP 的最初报道病例多为来自发展中国家的年轻瘦弱患者，这使得临床医生更多地关注于营养缺乏，尤其是热卡及蛋白质缺乏对该病发病的影响[4, 12, 45]。然而通过多年对 TCP 更客观的研究发现，营养不良本身并非 TCP 发病的主要原因[46]，而是本病伴随的消化吸收障碍引起的继发改变[47, 48]。恶性营养不良的患者并未表现 TCP 的特征[23, 49]。此外，尽管世界许多国家的人存在营养不良，但其中的一些国家从未发现过任何 TCP/ 胰腺纤维钙化性糖尿病病例[50]，反而在部分营养丰富的家庭内有所报道[23]。尽管营养不良是因是果尚无定论，但其仍然是 TCP 病程中的一个重要过程，对其的治疗构成了 TCP 患者治疗中的一个重要环节[51]。

虽然营养不良可能不是 TCP 的唯一病因，但研究表明微量营养素、不同程度普通营养素的缺乏及氧化应激的共同作用极有可能导致了 TCP 的发生。

木薯的毒性作用

基于以下三个因素，木薯被认为与 TCP 的发生密切相关：① Kerala 以木薯作为主食的低收入阶层聚居区内 TCP 发病率较高[52]；②木薯内的氰苷成分进入体内后（93% 亚麻苦苷和 7% 叶黄素）需要含硫氨基酸（如半胱氨酸和蛋氨酸）提供硫基水解以消除其毒性，而营养不良患者几乎均缺乏此类氨基酸[53]。实验已证实通过喂食氰化物可建立大鼠高血糖模型[30]，喂食木薯可使狗的胰腺内分泌和外分泌部分坏死、出血及纤维化，并发生低胰岛素血症[54]。

尽管有研究证实 TCP 患者体内解氰酶（如硫氰酸酶）的活性随着含硫氨基酸和抗氧化剂（如谷胱甘肽）的减少而减少[55]，但无论是该研究[55]还是其他病例对照或临床队列研究[49, 56, 57]都没有对木薯的致病作用给出令人信服的结果。即便一项长期喂食大鼠木薯的实验也未成功建立糖尿病或慢性胰腺炎模型[58]。

（三）抗氧化剂（包括微量营养素）

目前推测，微量营养素的缺乏导致谷胱甘肽的减少，细胞色素 p450 超家族的诱导下，胰腺腺泡细胞内的氧化应激活动增加和接触生物活性化学品[59, 60]，在慢性胰腺炎的发生发展过程中发挥重要作用。

研究发现 TCP 患者细胞色素 p450 活性的替代标记物，即茶碱清除率明显高于对照组[61]，说明 TCP 患者细胞色素 p450 活性增高。此外有研究发现，相比英国曼彻斯特 TCP 患者，来自印度南部金奈的 TCP 患者体内抗坏血酸和 β- 胡萝卜素（具有降低胰腺内氧化活性的作用）的生物活性明显降低[35]。Girish 及其同事[62]观察到 TCP 患者相比正常人脂质过氧化活动增强，同时抗氧化能力降低；而且他们指出锌元素的缺乏似乎会影响 TCP 患者的氧化状态；他们也指出 TCP 患者胰腺内外分泌功能不足与锌缺乏具有相关性[63]。Girish 及其同事还观察到相对于酒精性慢性胰腺炎患者，TCP 患者体内锌含量的水平对糖尿病有显著影响。锌缺乏导致慢性胰腺炎其他假设机制包括氧自由基清除减少、胶原蛋白沉积增加以及可能出现的免疫功能改变等[64]。

（四）热带慢性胰腺炎的遗传与家族聚集性

研究发现 TCP 的发病具有家族聚集性[65]，部分家族可有多达 8% 成员发病[66]，提示遗传在 TCP 发生发展中可能具有潜在作用。尽管没有进一步的证据支持这一假设，但 TCP 患者基因突变在调节胰腺分泌中所起的作用以及对抗酶原过早激活的先天保护机制已得到了广泛的研究。表 46-1 全面列举了已被证实与 TCP 发病相关的突变[34, 67-74]。Mahurkar 和同事[75] 提出了一个有趣的"二次打击"模式来推测 TCP 的发病机制。他们提出，首次打击是由于上述一个或多个基因突变导致胰蛋白酶的活化和降解失衡，使得腺泡细胞内持续存在"超胰蛋白酶"，后者使胰腺发生炎性改变；后续有或无内环境因素引起的其他基因突变构成第二次打击，从而导致 TCP 临床发病。

表 46-1　与热带慢性胰腺炎发病相关的基因突变

基因突变	参考文献
*SPINK*1	
pN34S 突变	67, 69, 70
c.-142T > C 突变	68
CTSB	
p.L26V 多态性	71
CTRC	
c.217G > A（p.A73T）突变	34
c.703G > A（p.V235I）突变	34
*CPA*1	
p.D32H, p.R169H, p.Y308H 突变	72
糖蛋白 2	
c.1275A > G 突变	73
钙敏感受体	
p.P163R, p.I427S, p.D433H, p.V477A 突变	74

*SPINK*1. 丝氨酸蛋白酶抑制药；Kazal 1 基因；*CTSB*. 组织蛋白酶 B 基因；*CTRC*. 糜蛋白酶 C 基因

三、热带慢性胰腺炎的自然病程

最初认为 TCP 好发于 10—30 岁的青少年人群，患者多具有蛋白质及热卡的缺乏、双侧腮腺肿大、偶有口唇发绀[5, 76]，反复发作的严重上腹部疼痛并放射至腰背部，可通过前屈体位缓解。随时间延长，部分患者具有消化不良、脂肪泻等胰腺外分泌不全的特征，而低脂饮食者无此表现。这些患者首发症状多为疼痛，10～20 年内出现糖尿病[31]。Mohan 及同事发现 TCP 患者从初诊至出现糖尿病的中位时间为 9.6 年，且高龄、高 BMI 指数、粪便低糜蛋白酶水平患者中位时间较短[77]。TCP 患者出现糖尿病目前推测与两种因素相关：胰腺慢性炎症纤维化及选择性 B 细胞损伤 [78]。TCP 患者具有更高发展为胰腺癌的风险 [79]，来自印度金奈的研究表明 TCP 患者发生胰腺癌的相对危险度高达 100（95%*CI*：37～218）[80]。

相对于早期报道的 TCP 患者多于成年后不久死亡的极差的预后结果 [22]，20 世纪 90 年代中期的一项包含 370 名患者的研究表明 TCP 患者生存期明显延长，80% 的患者出现腹痛后的 35 年仍然存活，首诊至出现糖尿病的平均时间为 25 年 [81]。TCP 患者的死因多为糖尿病相关并发症、胰腺癌 [82] 和严重感染 [24]。

四、总结

总之，即使在发展中国家，TCP 的发病率也正在下降。对此疾病在许多方面的认识正逐渐改变，包括弱化了对普通营养素、蛋白质热卡缺乏和木薯摄食等因素的关注，更重视微量营养素（如锌）的缺乏、氧化应激和基因突变对发病的影响。最终可能通过较好治疗疾病和其并发症而显著延长患者生存期。

☞ 参考文献

[1]　Kini M. Multiple pancreatic calculi with chronic pancreatitis. Br J Surg 1937;25:705.

[2]　Elizabeth T, Stephen P. Pancreatic calculi. J Indian Med Assoc 1954;24:126.

[3]　Zuidema PJ. Calcification and cirrhosis of the pancreas in patients with deficient nutrition. Doc Med Geogr Trop 1955;7: 229–251.

[4]　Zuidema PJ. Cirrhosis and disseminated calcification of the pancreas in patients with malnutrition. Trop Geogr Med 1959;11: 70–74.

[5]　GeeVarghese P. Calcific Pancreatitis. Causes and Mechanisms in the Tropics Compared with Those in the Subtropics. Bombay: Varghese Publishing House, 1986.

[6]　GeeVarghese P, Pitchumoni C. Pancreatic diabetes in kerala. In: Patel J, Talwalkar N, eds. Diabetes in the Tropics. Bombay: Diabetes Association of India, 1966: 233–239.

[7]　Ralapanawa DM, Jayawickreme KP, Ekanayake EM. Fibrocalculous pancreatic diabetes: a case report. BMC Res Notes 2015;8:175.

[8]　Balaji L, Tandon R, Tandon B, Banks P. Prevalence and clinical features of chronic pancreatitis in southern India. Int J Pancreatol 1994;15:29–34.

[9]　Garg P, Tandon R. Survey on chronic pancreatitis in the Asia-Pacific region. J Gastroenterol Hepatol 2004;19:998–1004.

[10]　Rerknimitr R. Asian chronic pancreatitis: the common and the unique. J Gastroenterol Hepatol 2011;26(suppl 2):6–11.

[11]　Lin Y, Tamakoshi A, Matsuno S et al. Nationwide epidemiological survey of chronic pancreatitis in japan. J Gastroenterol 2000; 35:136–141.

[12]　Shaper AG. Chronic pancreatic disease and protein malnutrition. Lancet 1960;1:1223–1224.

[13]　Kinnear T. Patterns of diabetes in a Nigerian teaching hospital. West Afr Med J 1963;40:228–233.

[14]　Mongola E. Diabetes mellitus in the african environment: the dilemma. In Mongola E, ed. Diabetes 1982 Proceedings of the II Congress of the IDF. Amsterdam: Excerpta Medica, 1983: 309–313.

[15]　Osier FH, Newton CR. Fibrocalculous pancreatic diabetes in a child: case report. East Afr Med J 1999;76:703–705.

[16]　Dani R, Nogueira CE. [Chronic calcifying pancreatitis in Brazil: analysis of 92 cases (authors transl)]. Leber Magen Darm 1976;6:272–275.

[17]　Dani R, Penna FJ, Nogueira CE. Etiology of chronic calcifying pancreatitis in brazil: a report of 329 consecutive cases. Int J

Pancreatol 1986;1:399–406.

[18]   Chari ST, Mohan V, Jayanthi V et al. Comparative study of the clinical profiles of alcoholic chronic pancreatitis and tropical chronic pancreatitis in Tamil Nadu, South India. Pancreas 1992;7:52–58.

[19]   Thomas PG, Augustine P, Ramesh H, Rangabashyam N. Observations and surgical management of tropical pancreatitis in Kerala and southern India. World J Surg 1990;14:32–42.

[20]   Khan AA, Ali L. Tropical calcific pancreatitis and fibrocalculus pancreatic diabetes in bangladesh. J Gastr-oenterol Hepatol 1997;12:S48–52.

[21]   Jean Louis CC, Beaumont Caminos CC, Fernandez Esain BB, Gimena Ramos I. Tropical pancreatitis: an unusual case of chronic pancreatitis in juveniles. Am J Emerg Med 2008;26:731 e735–736.

[22]   Geevarghese P (ed.) Pancreatic Diabetes. Bombay: Popular Prakashan, 1968: 110–115.

[23]   Mohan V, Premalatha G, Pitchumoni CS. Tropical chronic pancreatitis: an update. J Clin Gastroenterol 2003;36:337–346.

[24]   Barman KK, Premalatha G, Mohan V. Tropical chronic pancreatitis. Postgrad Med J 2003;79:606–615.

[25]   Balakrishnan V, Unnikrishnan AG, Thomas V et al. Chronic pancreatitis. A prospective nationwide study of 1,086 subjects from india. JOP 2008;9:593–600.

[26]   Rajesh G, Girish BN, Panicker S, Balakrishnan V.Time trends in the etiology of chronic pancreatitis in south india. Trop Gastroenterol 2014;35:164–167.

[27]   Midha S, Khajuria R, Shastri S, Kabra M, Garg PK. Idiopathic chronic pancreatitis in india: Phenotypic characterisation and strong genetic susceptibility due to spink1 and cftr gene mutations. Gut 2010;59: 800–807.

[28]   Balakrishnan V, Nair P, Radhakrishnan L, Narayanan VA. Tropical pancreatitis—a distinct entity, or merely a type of chronic pancreatitis? Indian J Gastroenterol 2006;25:74–81.

[29]   Garg PK. Chronic pancreatitis in India and Asia. Curr Gastroenterol Rep 2012;14:118–124.

[30]   McMillan D, Geevarghese P. Dietary cyanide and tropical malnutrition diabetes. Diabetes Care 1979;2: 202–208.

[31]   Mohan V, Nagalotimath SJ, Yajnik CS, Tripathy BB. Fibrocalculous pancreatic diabetes. Diabetes Metab Rev 1998;14:153–170.

[32]   Mohan V, Chari S, Ramachandran A et al. Fibrocalculous pancreatic diabetes and obesity. Diabetes Res Clin Pract 1990;8: 161–166.

[33]   Shrikhande SV, Martignoni ME, Shrikhande M et al. Comparison of histological features and inflammatory cell reaction in alcoholic, idiopathic and tropical chronic pancreatitis. Br J Surg 2003;90:1565–1572.

[34]   Paliwal S, Bhaskar S, Mani KR et al. Comprehensive screening of chymotrypsin C (CTRC) gene in tropical calcific pancreatitis identifies novel variants. Gut 2013;62(11):1602–1606.

[35]   Braganza JM, Schofield D, Snehalatha C, Mohan V. Micronutrient antioxidant status in tropical compared with temperate-zone chronic pancreatitis. Scand J Gastroenterol 1993;28:1098–1104.

[36]   Nair B. Pathology of tropical calcific pancreatitis. In: Kumar N, ACharya S, eds. Tropical Calcific Pancreatitis. Kerala, India: Roussel Scientific Institute, 1994: 83–90.

[37]   Nagalotimath S. Pancreatic pathology in pancreatic calcification with diabetes. In: Podolsky S, Viswanathan M, eds. Secondary Diabetes: The Spectrum of Diabetic Syndromes. New York: Raven Press, 1980: 117–145.

[38]   Schultz A, Moore P, Geevarghese P. X-ray diffraction studies of pancreatic calculi associated with nutritional pancreatitis. Dig Dis Sci 1986;31:476–480.

[39]   Pitchumoni CS, Viswanathan KV, Gee Varghese PJ, Banks PA. Ultrastructure and elemental composition of human pancreatic calculi. Pancreas 1987;2:152–158.

[40]   Sindhu R, Subhash R, Gireesan P et al. Scanning electron microscopic analysis of pancreatic tissue in alcoholic and tropical chronic pancreatitis. Pancreatology 2015;15:226–232.

[41]   Cyriac J, Mahadevan P, Augustine P, Ramesh H, Koshy A. Stellate cell activation in tropical calcific pancreatitis compared to alcoholic pancreatitis, adenocarcinoma of pancreas and normal pancreas. JOP 2012;13:376–386.

[42]   Govindarajan M, Mohan V, Deepa R, Ashok S, Pitchumoni CS. Histopathology and immunohistochemistry of pancreatic islets in fibrocalculous pancreatic diabetes. Diabetes Res Clin Pract 2001;51:29–38.

[43]   Friess H, Shrikhande S, Shrikhande M et al. Neural alterations in surgical stage chronic pancreatitis are independent of the underlying aetiology. Gut 2002;50:682–686.

[44]   Barreto S, Saccone G. Pancreatic nociception: revisiting the physiology and pathophysiology. Pancreatology 2012;12:104–112.

[45] Pitchumoni C. Special problems of tropical pancreatitis. J Clin Gastroenterol 1985;13:941–959.

[46] Sathiaraj E, Gupta S, Chutke M et al. Malnutrition is not an etiological factor in the development of tropical pancreatitis—a case-control study of southern Indian patients. Trop Gastroenterol 2010;31:169–174.

[47] Regunath H, Shivakumar BM, Kurien A, Satyamoorthy K, Pai CG. Anthropometric measurements of nutritional status in chronic pancreatitis in India: comparison of tropical and alcoholic pancreatitis. Indian J Gastroenterol 2011;30:78–83.

[48] Midha S, Singh N, Sachdev V, Tandon R, Joshi Y, Garg P. Cause and effect relationship of malnutrition with idiopathic chronic pancreatitis: prospective casecontrol study. J Gastroenterol Hepatol 2008;23:1378–1383.

[49] Balakrishnan V, Sauniere JF, Hariharan M, Sarles H. Diet, pancreatic function, and chronic pancreatitis in south india and france. Pancreas 1988;3:30–35.

[50] Lester F. A search for malnutrition related diabetes mellitus in an Ethiopian diabetes clinic. Bull Int Diabetes Fed 1984;29:14.

[51] Tinju J, Reshmi S, Rajesh G, Balakrishnan V. Anthropometric, biochemical, clinical and dietary assessment for malnutrition in south Indian patients with chronic pancreatitis. Trop Gastroenterol 2010;31:285–290.

[52] McMillan D, Geevarghese P. Dietary cyanide and tropical malnutrition diabetes. In: Podolsky S, Viswanathan M, eds. Secondary Diabetes: The Spectrum of the Diabetic Syndrome. New York: Raven Press, 1980: 239–253.

[53] Pitchumoni C, Jain N, Lowenfels A, DiMagno E. Chronic cyanide poisoning: unifying concept for alcoholic and tropical pancreatitis. Pancreas 1988;3:220–222.

[54] Kamalu B. The effect of a nutritionally-balanced cassava (Manihot esculenta crantz) diet on endocrine function using the dog as a model. 1. Pancreas. Br J Nutr 1991;65:365–372.

[55] Girish BN, Rajesh G, Vaidyanathan K, Balakrishnan V. Assessment of cassava toxicity in patients with tropical chronic pancreatitis. Trop Gastroenterol 2011;32:112–116.

[56] Narendranathan M, Cheriyan A. Lack of association between cassava consumption and tropical pancreatitis syndrome. J Gastroenterol Hepatol 1994;9:282–285.

[57] Teuscher T, Baillod P, Rosman JB, Teuscher A. Absence of diabetes in a rural West African population with a high carbohydrate/cassava diet. Lancet 1987;1:765–768.

[58] Mathangi D, Deepa R, Mohan V, Govindarajan M, Namasivayam A. Long-term ingestion of cassava (tapioca) does not produce diabetes or pancreatitis in the rat model. Int J Pancreatol 2000;27:203–208.

[59] Braganza JM. A framework for the aetiogenesis of chronic pancreatitis. Digestion 1998;59(suppl 4):1–12.

[60] Grigsby B, Rodriguez-Rilo H, Khan K. Antioxidants and chronic pancreatitis: Theory of oxidative stress and trials of antioxidant therapy. Dig Dis Sci 2012;57:835–841.

[61] Chaloner C, Sandle LN, Mohan V, Snehalatha C, Viswanathan M, Braganza JM. Evidence for induction of cytochrome p-450i in patients with tropical chronic pancreatitis. Int J Clin Pharmacol Ther Toxicol 1990;28: 235–240.

[62] Girish B, Rajesh G, Vaidyanathan K, Balakrishnan V. Assessment of oxidative status in chronic pancreatitis and its relation with zinc status. Indian J Gastroenterol 2011;30:84–88.

[63] Girish B, Rajesh G, Vaidyanathan K, Balakrishnan V. Zinc status in chronic pancreatitis and its relationship with exocrine and endocrine insufficiency. JOP 2009;10:651–656.

[64] Rajesh G, Girish B, Vaidyanathan K, Balakrishnan V. Diet, nutrient deficiency and chronic pancreatitis. Trop Gastroenterol 2013;34:68–73.

[65] Pitchumoni C. Familial pancreatitis. In Pai K, Soman C, Varghese R, eds. Pancreatic Diabetes. Trivandrum, India: Geo Printers, 1970: 46–48.

[66] Mohan V, Chari ST, Hitman GA et al. Familial aggregation in tropical fibrocalculous pancreatic diabetes. Pancreas 1989;4: 690–693.

[67] Aoun E, Chang CC, Greer JB, Papachristou GI, Barmada MM, Whitcomb DC. Pathways to injury in chronic pancreatitis: decoding the role of the high-risk SPINK1 n34s haplotype using meta-analysis. PLoS ONE 2008;3:e2003.

[68] Boulling A, Witt H, Chandak GR et al. Assessing the pathological relevance of spink1 promoter variants. Eur J Hum Genet 2011;19:1066–1073.

[69] Chandak GR, Idris MM, Reddy DN, Bhaskar S, Sriram PV, Singh L. Mutations in the pancreatic secretory trypsin inhibitor gene (PSTI/SPINK1) rather than the cationic trypsinogen gene (PRSS1) are significantly associated with tropical calcific pancreatitis. J Med Genet 2002;39:347–351.

441

[70] Chandak GR, Idris MM, Reddy DN et al. Absence of prss1 mutations and association of spink1 trypsin inhibitor mutations in hereditary and non-hereditary chronic pancreatitis. Gut 2004;53:723–728.

[71] Mahurkar S, Idris MM, Reddy DN et al. Association of cathepsin b gene polymorphisms with tropical calcific pancreatitis. Gut 2006;55:1270–1275.

[72] Witt H, Beer S, Rosendahl J et al. Variants in CPA1 are strongly associated with early onset chronic pancreatitis. Nat Genet 2013;45:1216–1220.

[73] Masson E, Paliwal S, Bhaskar S et al. Genetic analysis of the glycoprotein 2 gene in patients with chronic pancreatitis. Pancreas 2010;39:353–358.

[74] Murugaian EE, Premkumar RM, Radhakrishnan L, Vallath B. Novel mutations in the calcium sensing receptor gene in tropical chronic pancreatitis in india. Scand J Gastroenterol 2008;43:117–121.

[75] Mahurkar S, Reddy DN, Rao GV, Chandak GR. Genetic mechanisms underlying the pathogenesis of tropical calcific pancreatitis. World J Gastroenterol 2009;15:264–269.

[76] Pitchumoni CS. Special problems of tropical pancreatitis. Clin Gastroenterol 1984;13:941–959.

[77] Mohan V, Barman KK, Rajan VS, Chari ST, Deepa R. Natural history of endocrine failure in tropical chronic pancreatitis: a longitudinal follow-up study. J Gastroenterol Hepatol 2005;20:1927–1934.

[78] Rossi L, Parvin S, Hassan Z et al. Diabetes mellitus in tropical chronic pancreatitis is not just a secondary type of diabetes. Pancreatology 2004;4:461–467.

[79] Augustine P, Ramesh H. Is tropical pancreatitis premalignant? Am J Gastroenterol 1992;87:1005–1008.

[80] Chari S, Mohan V, Pitchumoni C et al. Risk of pancreatic carcinoma in tropical calcific pancreatitis. Pancreas 1993;9:62–66.

[81] Mohan V, Premalatha G, Padma A, Chari ST, Pitchumoni CS. Fibrocalculous pancreatic diabetes. Long-term survival analysis. Diabetes Care 1996;19:1274–1278.

[82] Shrikhande SV, Barreto G, Koliopanos A. Pancreatic carcinogenesis: the impact of chronic pancreatitis and its clinical relevance. Indian J Cancer 2009;46:288–296.

Cystic Fibrosis (CFTR) - Associated Pancreatic Disease
囊性纤维化相关性胰腺病

47

Chee Y. Ooi，Aliye UC　著

魏若征　译

吴河水　校

一、概述

囊性纤维化相关性胰腺病是 *CFTR* 基因 [1, 2] 突变导致的胰腺疾病，包括典型囊性纤维化和 CFTR 相关性胰腺炎。胰腺的病理改变及损伤的程度取决于有功能的 CFTR 量，CFTR 功能越低，则发病越早，病情越严重。*CFTR* 突变可能导致囊性纤维化患者胰腺炎的急性发作和慢性胰腺炎。

二、病理生理学：基因型与表型的相关性

虽然现已鉴定出约 2000 种 CFTR 突变，但其中仅少量突变被发现具有临床意义。*CFTR* 基因突变可分为以下 6 类（Ⅰ～Ⅵ类突变）[3]：Ⅰ类表现为蛋白质合成障碍；Ⅱ类表现为蛋白质错误折叠和过早降解；Ⅲ类表现为调控异常；Ⅳ类表现为氯离子的转运异常；Ⅴ类表现为 RNA 剪接异常，CFTR 蛋白大量减少；Ⅵ类表现为 CFTR 稳定性降低，在细胞表面加速翻转（图 47-1）[4-6]。发生Ⅰ～Ⅲ类和Ⅵ类突变的患者 CFTR 功能几乎完全缺失，而Ⅳ类和Ⅴ类突变患者会残存部分功能 [7]。CFTR 的突变位点与胰腺功能密切相关，胰腺外分泌功能障碍仅发生于Ⅰ～Ⅲ类和Ⅵ类突变 [5]。在北欧和北美人群中，CFTR 第 508 位苯丙氨酸的缺失（F508del，Ⅱ类突变）是最为常见的突变类型，约占 CFTR 突变的 2/3。无其他单一突变的囊性纤维化患者占全球 CFTR 突变的 5% 以上 [4]；具有至少一种Ⅳ类或Ⅴ类突变的患者通常在童年末期或成年期症状轻微，且胰腺功能正常。

CFTR 表达于各类器官（包括胰腺导管）的上皮细胞中，是一种依赖 cAMP-ATP 的门控性氯离子通道。它具有顶膜阴离子通道的作用，主要参与阴离子的分泌 [4, 8-11]。普遍认为 CFTR 的缺乏会导致胰腺分泌酸性且富含蛋白质的黏液 [11-15]，堵塞腺泡腔与胰腺导管腔 [16-24]，损伤囊性纤维化的胰腺。尽管胰腺疾病在囊性纤维化患者中十分常见，但其发病时间以及分泌物导致的胰腺导管腔的阻塞和胰腺损伤之间的关系尚不明确。人们通过对囊性纤维化猪模型的研究发现，囊性纤维化进行性胰腺损伤可能由于炎症、凋亡、

纤维化和补体级联途径的激活和进展所致[25]。

在受囊性纤维化影响的胃肠道各器官中，胰腺外分泌部受囊性纤维化的影响的程度在基因型和表型间具有最强的相关性。CFTR 功能较低的患者在胚胎期、出生时或婴儿早期就已发生明显的胰腺损伤[26]，并发展为外分泌功能丧失。其余胰腺外分泌功能充足的囊性纤维化病人易反复发作急性胰腺炎，随病程进展逐渐出现胰腺功能不足[27, 28]。

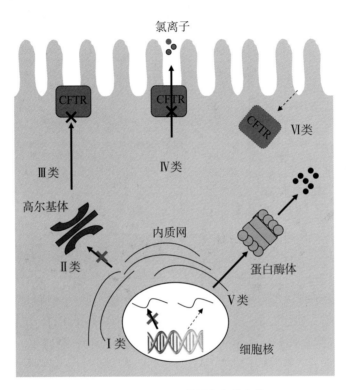

▲ 图 47-1 *CFTR* 基因突变的分类

表 47-1 *CFTR* 基因突变对慢性胰腺炎发病风险的影响

CFTR 等位基因	慢性胰腺炎发病风险	典型突变类型
重度突变 / 重度突变（复合杂合子）	无风险，患 CF 和 EPI	F508del/F508del, F508del/G551D
重度突变 / 轻度突变（复合杂合子）	胰腺功能正常的 CF，15%～20% 可能发生胰腺炎	F508del/R117H, F508del/R334W
轻度突变 / 轻度突变（复合杂合子）	胰腺功能正常的 CF，15%～20% 可能发生胰腺炎	R117H/R117H, R117H/G85E
重度突变 /-（CF 携带者）	低风险，较正常人群上升 2 倍	F508del/-
轻度突变 /-	低风险，较正常人群上升 4 倍	R117H/-
非 CF 致病突变	较低风险，较正常人群上升小于 1.5 倍	p.R75Q, p.L997F
T5	无增加	
TG12	无增加	
T5-TG12	未知	

CF. 囊性纤维化；EPI. 胰腺外分泌功能不全；*CFTR*. 囊性纤维化跨膜电导调节因子

早期研究表明，CFTR 突变单独或联合其他危险因素促进慢性胰腺炎的发展[29-33]，但这类实验设计多受到患者数量相对较少、对照组缺乏以及 CFTR 基因测序不完全的限制[18]。最近对德国、法国和北美的大样本人群的研究证实了 CFTR 突变体在特发性慢性胰腺炎的发病中发挥作用[34-36]。研究也发现携带常见多态性等位基因 T5 和 TG12 的人群慢性胰腺炎风险并没有增加，其作用尚待确定[35]。CFTR 突变对发生慢性胰腺炎风险的影响详见表 47-1[37]。目前尚不清楚慢性胰腺炎的其他危险因素能否通过调节 CFTR 水平和功能进而引发疾病，但最新的动物研究提示酒精可能通过此机制诱发慢性胰腺炎[38]。

三、临床表现

CFTR 相关胰腺疾病患者的临床表现与其胰腺损伤程度有关。严重的胰腺损伤表现为胰腺外分泌功能不全，60%～75% 的婴儿在确诊该病时已存在明显的胰腺外分泌功能不全[39, 40]。CFTR 相关胰腺病始发于胚胎期，持续到儿童早期，此时胰腺腺泡功能多已完全丧失[18, 39]。往往当胰脂肪酶分泌低于正常值的1%～2% 时，才会发生由于脂肪消化不良所致的脂肪泻[41]，伴营养不良和脂溶性维生素缺乏的风险。观察发现患有囊性纤维化或 CFTR 相关疾病但胰腺功能正常的患者有发生有症状的急性或复发性胰腺炎的风险，复发性胰腺炎是进一步导致残余胰腺功能丧失并最终进展至胰腺外分泌功能不全的危险因素[42]。早期囊性纤维化相关胰腺病与囊性纤维化相关糖尿病的因果关系也已有报道[43]。

随着囊性纤维化患者存活率的增加，其罹患胃肠道和胆胰恶性肿瘤的风险随之增加[44]。亚组分析表明囊性纤维化患者罹患胰腺恶性肿瘤的总体风险大于其罹患消化道癌症，OR（95%CI）分别为 31.5（4.8～205）、6.4（2.9～14）。

尽管胰酶替代可防治严重营养不良，但胰腺外分泌功能受损会进一步发展并加速肺部疾病的进展[45-48]，而后者是囊性纤维化患者的主要死因[49]。囊性纤维化患者发生糖尿病的年龄为：10 岁时约 10%患者患有囊性纤维化相关糖尿病（cystic fibrosis-related diabetes mellitus，CFRD），而 30 岁时 50% 以上的囊性纤维化病人有 CFRD[50, 51]。CFRD 与肺功能的急剧下降、高发病率和死亡率相关[26, 52]。这些患者在诊断 CFRD 前就有体重和肺功能的下降，同时伴胰岛素缺乏[51, 53]。

复发性急性和慢性胰腺炎是囊性纤维化的已知并发症，在无明显胰腺功能不全的患者中发生率为15%～20%[4, 54]。目前尚不清楚 CF 患者亚群发生胰腺炎的原因，但腺泡细胞功能正常可能是发生胰腺炎的先决条件。

四、诊断

多项研究表明大部分反复发作的特发性急性胰腺炎和慢性胰腺炎的儿童和成年患者携带 CFTR 突变基因。一项对儿童期胰腺炎患者的研究发现，89 例急性复发性胰腺炎病人中有 30 例（34%）患者，104例慢性胰腺炎患者中有 24 例（23%）患者分别发生了 CFTR 突变[55]。在另一项独立的对 42 名特发性复发性急性胰腺炎和慢性胰腺炎的儿童和成年患者的研究发现，50%的患者存在 1 或 2 个 CFTR 基因突变体[56]。

目前，囊性纤维化的诊断标准为有特异性症状或阳性家族史，伴汗液氯化物值异常升高（≥ 60mmol/L）和（或）两种囊性纤维化致病突变[57]。共识和指南[57, 58]均推荐使用以下诊断术语：①“囊性纤维化疾病”

是指满足当前公认诊断标准的患者；② "CFTR 相关疾病"是指个体具有囊性纤维化表型（如胰腺炎），且有证据证明 CFTR 功能障碍但尚不满足诊断标准 [如汗液试验临界值和（或）1 ～ 2 非 CF 致病突变]。

由于近 2000 个 CFTR 突变中大多数临床意义不明，故相比汗液试验和鼻黏膜电位差等诊断实验，基因分型敏感度最低 [31, 56]。为剔除掉囊性纤维化的非诊断性基因突变，基因分型结果需由相关领域内遗传学专家进行解读 [59]。一项对不同囊性纤维化诊断试验结果比较的研究发现，在 42 例急性复发性胰腺炎或慢性胰腺炎病人中，21 例（50%）存在 CFTR 突变，但基因分析无法确诊或排除任何一位病人。而相反，汗液氯化物和经上皮 NPD 能分别诊断 5% 和 29% 的慢性胰腺炎患者 [56]。尽管 NPD 是一种确定 CFTR 功能的敏感而又可重复的试验 [60]，但有多种局限性，表现为操作复杂、费时费力和受检查者水平影响，且尚未被标准化或已被验证在临床有效，并缺乏一致的参考值 [61]，因此鼻黏膜电位差试验仅限于在部分有经验的专业中心实施。在鼻上皮有轻微病变、过敏、呼吸道感染和吸烟时，鼻黏膜电位差可能出现假阳性。

汗液试验仍然是囊性纤维化的主要诊断试验 [57, 59]，当患者汗液氯离子浓度处于临界值（40 ～ 59mmol/L）或异常升高（≥ 60mmol/L）时就应转到囊性纤维化诊所作进一步诊断评估，包括 CFTR 基因分型和替代离子通道测量（如鼻黏膜电位差或肠道离子通道测量）、各种器官功能测试（如肺功能），另外，也要重点考虑进行疾病特异性咨询（如生育和戒烟）以及遗传咨询。

五、治疗

目前唯一可用于治疗进展期胰腺损伤和胰腺外分泌功能不全患者的方法是胰腺酶替代疗法 [10]。婴儿每喂养 120ml 婴儿配方奶或母乳需 2000 ～ 4000U 脂肪酶，4 岁以下的儿童每餐需脂肪酶为 1000U/kg，4 岁以上的儿童每餐需脂肪酶为 500U/kg，成年人每餐需 25 000 ～ 40 000U 脂肪酶 [62, 63]。为预防纤维性结肠病，大多数患者需使用脂肪酶的量为不小于 10 000U/（kg·d），或每餐 6000U/kg 的脂肪酶 [62]。胰腺外分泌功能不全患者必须积极进行营养管理和补充脂溶性维生素。同时，治疗 CFRD 的首选方法是给予胰岛素 [64]。

目前尚无有效治疗方法来保护胰腺功能正常囊性纤维化患者的胰腺功能或预防胰腺炎的反复发作。理想的治疗策略应是修复 CFTR 突变，目前已有相关药物用于治疗 I ～ III 类 CFTR 突变 [65-67]，亦有部分有望改善囊性纤维化患者的肺功能。尽管这些药物颠覆了囊性纤维化的传统治疗方法，尤其是呼吸道方面，但尚无证据表明其在治疗胰腺疾病方面有效。目前，英国正使用一种基于阳离子脂质的载体以肺为靶器官进行囊性纤维化的基因治疗试验 [68]。通过微创方法和基因治疗载体，Grffin 等成功地在猪胰腺中进行了靶向 CFTR 的研究 [69]，但目前尚未应用于人体。

☞ 参考文献

[1]　Riordan JR, Rommens JM, Kerem B et al. Identification of the cystic fibrosis gene: cloning and characterization of complementary DNA. Science 1989;245:1066–1073.

[2]　Rommens JM, Iannuzzi MC, Kerem B et al. Identification of the cystic fibrosis gene: chromosome walking and jumping. Science 1989;245:1059–1065.

[3]　O'Sullivan BP, Freedman SD. Cystic fibrosis. Lancet 2009;373:1891–1904.

[4]　Wilschanski M, Durie PR. Patterns of GI disease in adulthood associated with mutations in the CFTR gene. Gut 2007;56: 1153–1163.

[5]　Welsh MJ, Smith AE. Molecular mechanisms of CFTR chloride channel dysfunction in cystic fibrosis. Cell 1993;73: 1251–1254.

[6]　Rowe SM, Miller S, Sorscher EJ. Cystic fibrosis. N Engl J Med 2005;352:1992–2001.

[7]　Wolfenden LL, Schechter MS. Genetic and non-genetic determinants of outcomes in cystic fibrosis. Paediatr Respir Rev 2009; 10:32–36.

[8]　Welsh MJ, Ramsey BW, Accurso FJ, Cutting GR. Cystic fibrosis. In: Scriver CR, Sly WS, Valle D, eds. The Metabolic and Molecular Basis of Inherited Disease. New York: McGraw-Hill, 2001: 5121.

[9]　Quinton PM. Cystic fibrosis: lessons from the sweat gland. Physiology (Bethesda) 2007;22:212–225.

[10]　Borowitz D, Durie PR, Clarke LL et al. Gastrointestinal outcomes and confounders in cystic fibrosis. J Pediatr Gastroenterol Nutr 2005;41:273–285.

[11]　Kopelman H, Durie P, Gaskin K et al. Pancreatic fluid secretion and protein hyperconcentration in cystic fibrosis. N Engl J Med 1985;312:329–334.

[12]　Kopelman H, Forstner G, Durie P et al. Origins of chloride and bicarbonate secretory defects in the cystic fibrosis pancreas, as suggested by pancreatic function studies on control and CF subjects with preserved pancreatic function. Clin Invest Med 1989;12:207–211.

[13]　Gaskin KJ, Durie PR, Corey M et al. Evidence for a primary defect of pancreatic HCO_3-secretion in cystic fibrosis. Pediatr Res 1982;16:554–557.

[14]　Hadorn B, Zoppi G, Shmerling DH et al. Quantitative assessment of exocrine pancreatic function in infants and children. J Pediatr 1968;73:39–50.

[15]　Johansen PG, Anderson CM, Hadorn B. Cystic fibrosis of the pancreas. A generalised disturbance of water and electrolyte movement in exocrine tissues. Lancet 1968;1:455–460.

[16]　Andersen DH. Cystic fibrosis of the pancreas and its relation to celiac disease: Clinical and pathological study. Am J Dis Child 1938;56 344–399.

[17]　Boue A, Muller F, Nezelof C et al. Prenatal diagnosis in 200 pregnancies with a 1-in-4 risk of cystic fibrosis. Hum Genet 1986;74:288–297.

[18]　Imrie JR, Fagan DG, Sturgess JM. Quantitative evaluation of the development of the exocrine pancreas in cystic fibrosis and control infants. Am J Pathol 1979;95:697–707.

[19]　Oppenheimer EH, Esterly JR. Cystic fibrosis of the pancreas. Morphologic findings in infants with and without diagnostic pancreatic lesions. Arch Pathol 1973;96:149–154.

[20]　Oppenheimer EH, Esterly JR. Pathology of cystic fibrosis review of the literature and comparison with 146 autopsied cases. Perspect Pediatr Pathol 1975;2:241–278.

[21]　Porta EA, Stein AA, Patterson P. Ultrastructural changes of the pancreas and liver in cystic fibrosis. Am J Clin Pathol 1964;42:451–465.

[22]　Sturgess JM. Structural and developmental abnormalities of the exocrine pancreas in cystic fibrosis. J Pediatr Gastroenterol Nutr 1984;3(suppl 1):S55–S66.

[23]　Tucker JA, Spock A, Spicer SS et al. Inspissation of pancreatic zymogen material in cystic fibrosis. Ultrastruct Pathol 2003;27:323–335.

[24]　Ornoy A, Arnon J, Katznelson D et al. Pathological confirmation of cystic fibrosis in the fetus following prenatal diagnosis. Am J Med Genet 1987;28:935–947.

[25]　Abu-El-Haija M, Ramachandran S, Meyerholz DK et al. Pancreatic damage in fetal and newborn cystic fibrosis pigs involves the activation of inflammatory and remodeling pathways. Am J Pathol 2012;181:499–507.

[26]　Chamnan P, Shine BS, Haworth CS et al. Diabetes as a determinant of mortality in cystic fibrosis. Diabetes Care 2010;33: 311–316.

[27] Shwachman H, Lebenthal E, Khaw KT. Recurrent acute pancreatitis in patients with cystic fibrosis with normal pancreatic enzymes. Pediatrics 1975;55:86–95.

[28] Durno C, Corey M, Zielenski J et al. Genotype and phenotype correlations in patients with cystic fibrosis and pancreatitis. Gastroenterology 2002;123:1857–1864.

[29] Sharer N, Schwarz M, Malone G et al. Mutations of the cystic fibrosis gene in patients with chronic pancreatitis. N Engl J Med 1998;339:645–652.

[30] Weiss FU, Simon P, Bogdanova N et al. Complete cystic fibrosis transmembrane conductance regulator gene sequencing in patients with idiopathic chronic pancreatitis and controls. Gut 2005;54:1456–1460.

[31] Cohn JA, Neoptolemos JP, Feng J et al. Increased risk of idiopathic chronic pancreatitis in cystic fibrosis carriers. Hum Mutat 2005;26:303–307.

[32] Bishop MD, Freedman SD, Zielenski J et al. The cystic fibrosis transmembrane conductance regulator gene and ion channel function in patients with idiopathic pancreatitis. Hum Genet 2005;118:372–381.

[33] Noone PG, Zhou Z, Silverman LM et al. Cystic fibrosis gene mutations and pancreatitis risk: relation to epithelial ion transport and trypsin inhibitor gene mutations. Gastroenterology 2001;121:1310–1319.

[34] Rosendahl J, Landt O, Bernadova J et al. CFTR, SPINK1, CTRC and PRSS1 variants in chronic pancreatitis: is the role of mutated CFTR overestimated? Gut 2013;62:582–592.

[35] LaRusch J, Jung J, General IJ et al. Mechanisms of CFTR functional variants that impair regulated bicarbonate permeation and increase risk for pancreatitis but not for cystic fibrosis. PLoS Genet 2014;10:e1004376.

[36] Masson E, Chen JM, Audrezet MP et al. A conservative assessment of the major genetic causes of idiopathic chronic pancreatitis: data from a comprehensive analysis of PRSS1, SPINK1, CTRC and CFTR genes in 253 young French patients. PLoS ONE 2013;8:e73522.

[37] Hegyi P, Wilschanski M, Muallem S et al. CFTR: a new horizon in the pathomechanism and treatment of pancreatitis. Rev Physiol Biochem Pharmacol 2016;170:37–66.

[38] Maleth J, Balazs A, Pallagi P et al. Alcohol disrupts levels and function of the cystic fibrosis transmembrane conductance regulator to promote development of pancreatitis. Gastroenterology 2015;148:427–39;e16.

[39] Waters DL, Dorney SF, Gaskin KJ et al. Pancreatic function in infants identified as having cystic fibrosis in a neonatal screening program. N Engl J Med 1990;322:303–308.

[40] Ooi CY, Castellani C, Keenan K et al. Inconclusive diagnosis of cystic fibrosis after newborn screening. Pediatrics 2015;135:e1377–1385.

[41] Gaskin KJ, Durie PR, Lee L et al. Colipase and lipase secretion in childhood-onset pancreatic insufficiency. Delineation of patients with steatorrhea secondary to relative colipase deficiency. Gastroenterology 1984;86:1–7.

[42] Soave D, Miller MR, Keenan K et al. Evidence for a causal relationship between early exocrine pancreatic disease and cystic fibrosis-related diabetes: a Mendelian randomization study. Diabetes 2014;63:2114–2119.

[43] Ooi CY, Dorfman R, Cipolli M et al. Type of CFTR mutation determines risk of pancreatitis in patients with cystic fibrosis. Gastroenterology 2011;140:153–161.

[44] Neglia JP, FitzSimmons SC, Maisonneuve P et al. The risk of cancer among patients with cystic fibrosis. Cystic Fibrosis and Cancer Study Group. N Engl J Med 1995;332:494–499.

[45] Corey M, Edwards L, Levison H et al. Longitudinal analysis of pulmonary function decline in patients with cystic fibrosis. J Pediatr 1997;131:809–814.

[46] Konstan MW, Butler SM, Wohl ME et al. Growth and nutritional indexes in early life predict pulmonary function in cystic fibrosis. J Pediatr 2003;142:624–630.

[47] Gaskin K, Gurwitz D, Durie P et al. Improved respiratory prognosis in patients with cystic fibrosis with normal fat absorption. J Pediatr 1982;100:857–862.

[48] Kraemer R, Rudeberg A, Hadorn B et al. Relative underweight in cystic fibrosis and its prognostic value. Acta Paediatr Scand 1978;67:33–37.

[49] Dodge JA, Lewis PA, Stanton M et al. Cystic fibrosis mortality and survival in the UK: 1947–2003. Eur Respir J 2007;29:522–526.

[50] Moran A, Dunitz J, Nathan B et al. Cystic fibrosisrelated diabetes: current trends in prevalence, incidence, and mortality. Diabetes Care 2009;32:1626–1631.

[51] Stecenko AA, Moran A. Update on cystic fibrosisrelated diabetes. Curr Opin Pulm Med 2010;16:611–615.

[52] Milla CE, Warwick WJ, Moran A. Trends in pulmonary function in patients with cystic fibrosis correlate with the degree of glucose intolerance at baseline. Am J Respir Crit Care Med 2000;162:891–895.

[53] Nathan BM, Laguna T, Moran A. Recent trends in cystic fibrosis-related diabetes. Curr Opin Endocrinol Diabetes Obes 2010;17:335–341.

[54] Walkowiak J, Lisowska A, Blaszczynski M. The changing face of the exocrine pancreas in cystic fibrosis: pancreatic sufficiency, pancreatitis and genotype. Eur J Gastroenterol Hepatol 2008;20:157–160.

[55] Kumar S, Ooi CY, Werlin S et al. Risk factors associated with pediatric acute recurrent and chronic pancreatitis: lessons from INSPPIRE. JAMA Pediatr 2016;170(6):562–569.

[56] Ooi CY, Dupuis A, Ellis L et al. Does extensive genotyping and nasal potential difference testing clarify the diagnosis of cystic fibrosis among patients with single-organ manifestations of cystic fibrosis? Thorax 2014;69:254–260.

[57] Farrell PM, Rosenstein BJ, White TB et al. Guidelines for diagnosis of cystic fibrosis in newborns through older adults: Cystic Fibrosis Foundation consensus report. J Pediatr 2008;153:S4–S14.

[58] Bombieri C, Claustres M, De Boeck K et al. Recommendations for the classification of diseases as CFTR-related disorders. J Cyst Fibros 2011;10(suppl 2):S86–102.

[59] Ooi CY, Gonska T, Durie PR et al. Genetic testing in pancreatitis. Gastroenterology 2010;138:2202–2206, 2206.

[60] Yaakov Y, Kerem E, Yahav Y et al. Reproducibility of nasal potential difference measurements in cystic fibrosis. Chest 2007;132:1219–1226.

[61] Naehrlich L, Ballmann M, Davies J et al. Nasal potential difference measurements in diagnosis of cystic fibrosis: an international survey. J Cyst Fibros 2014;13:24–28.

[62] Baker SS. Delayed release pancrelipase for the treatment of pancreatic exocrine insufficiency associated with cystic fibrosis. Ther Clin Risk Manag 2008;4:1079–1084.

[63] Smith RC, Smith SF, Wilson J et al. Summary and recommendations from the Australasian guidelines for the management of pancreatic exocrine insufficiency. Pancreatology 2016;16:164–180.

[64] Kelly A, Moran A. Update on cystic fibrosis-related diabetes. J Cyst Fibros 2013;12:318–331.

[65] Kerem E, Konstan MW, De Boeck K et al. Ataluren for the treatment of nonsense-mutation cystic fibrosis: a randomised, double-blind, placebocontrolled phase 3 trial. Lancet Respir Med 2014;2:539–547.

[66] Wainwright CE, Elborn JS, Ramsey BW et al. Lumacaftor-Ivacaftor in Patients with Cystic Fibrosis Homozygous for Phe508del CFTR. N Engl J Med 2015;373:220–231.

[67] Ramsey BW, Davies J, McElvaney NG et al. A CFTR potentiator in patients with cystic fibrosis and the G551D mutation. N Engl J Med 2011;365:1663–1672.

[68] Alton EW, Armstrong DK, Ashby D et al. Repeated nebulisation of non-viral CFTR gene therapy in patients with cystic fibrosis: a randomised, doubleblind, placebo-controlled, phase 2b trial. Lancet Respir Med 2015;3:684–691.

[69] Griffin MA, Restrepo MS, Abu-El-Haija M et al. A novel gene delivery method transduces porcine pancreatic duct epithelial cells. Gene Ther 2014;21:123–130.

48 Clinical and Laboratory Diagnosis of Chronic Pancreatitis
慢性胰腺炎的临床和实验室诊断

Julia Mayerle, Peter Simon, Markus M. Lerch　著

魏若征　译

吴河水　校

一、概述

几个世纪以来，胰腺一直是隐藏在胃后方的"隐士"，其病理和生理作用始终模糊不清。直到 1761 年，Jean-Baptista Morgagni 在他的著作 *De sedibus et causis morborum* 中首次描述了慢性胰腺炎，60 多年后 Kuntzmann 才将脂肪泻与胰腺疾病联系起来。即使在 21 世纪，慢性胰腺炎从首发症状到诊断之间的时间间隔也长到令人难以接受，其主要原因是缺乏特异性的症状，且常规的血生化检查对诊断慢性胰腺炎的帮助不大。1929 年由于发现了血清淀粉酶测定法才开启了胰腺疾病生化检查的现代临床理念[1]。此后，Comfort 和同事[2] 结合临床观察、手术和尸检结果总结了慢性胰腺炎的特征并首次报道了一例反复发作胰腺炎的患者。他们还阐明了慢性胰腺炎与长期饮酒之间的密切联系，发现慢性胰腺炎多始发于 30—40 岁，典型的并发症为胰腺的内外分泌功能障碍。

二、临床表现

慢性胰腺炎是胃肠道系统一种相对常见的疾病，发病率约 27.4/100 000，尸检报道中发生率为 0.04% ～ 5% 不等[3, 4]。慢性胰腺炎的高发病率同时也占用了大量医疗资源，据报道，全世界范围内慢性胰腺炎的发病率为 1.6 ～ 23/100 000 且呈上升趋势；尽管大多数慢性胰腺炎患者在门诊治疗，但 2015 年仅在德国就有 18 612 名患者因慢性胰腺炎入院治疗，此数据还未统计以急性胰腺炎名义收治的慢性胰腺炎急性发作患者（55 221 例）。美国、英国、荷兰和芬兰的数据也表明近 6 年内因慢性胰腺炎住院病人增加了 30%[5]，这些数据均表明慢性胰腺炎具有重要的社会经济学意义。据报道在平均 6.3 ～ 9.8 年观察期内，慢性胰腺炎患者总死亡率为 28.8% ～ 35%，疾病相关死亡率为 12.8% ～ 19.8%[6-8]。继续饮酒会导致慢性胰腺炎患者的生存率进一步下降，由于疾病进展或继续饮酒而丧失劳动力并且放弃高薪工作或因

丧失劳动能力被迫提前退休的慢性胰腺炎患者数目达 40%。调整年龄因素后，上述患者的十年生存率为 7%，20 年生存率为 4%，而无疾病进展或戒酒者其 10 年生存率 93%，20 年生存率 65%[9]。

酗酒者从出现症状到最终诊断的时间间隔为 30 ～ 55 个月 [3, 10]，非酗酒者则相对更久，时间间隔为 81 个月，这些患者常常因假性囊肿、消化道梗阻等并发症才最终得到诊断。本病延迟诊断的主要原因是在于慢性胰腺炎的自然病程的特殊性，慢性胰腺炎患者的临床症状与疾病所处的分期高度相关，即不同阶段症状不同，既可表现为严重急腹症，也可能表现为缓慢进展的恶病质。通常促使患者就诊的首要症状为向背部放射的束带样腹部疼痛、体重减轻（80%）和脂肪泻（不到 50%）[11]。

人们已经多次尝试建立早期明确诊断慢性胰腺炎的组织学和形态学标准，但不幸的是，尚未发现本病临床症状、形态学特征和组织学标准之间确切的关联[12, 13]。

（一）病因

在西方国家，饮酒被认为是慢性胰腺炎的主要原因（70% ～ 90%）[14]，特定人群慢性胰腺炎的发病率与饮酒量密切相关[15]。

据报道，24.1% 的急性胰腺炎患者最终会发展为慢性胰腺炎[16]，其中 48.2% 为酒精性胰腺炎。最新研究表明除饮酒外，吸烟也会增加患病风险，且被确定为唯一的独立的呈剂量依赖性的危险致病因子[17]，可独立引发慢性胰腺炎[18]。第二种最常见的是所谓的特发性胰腺炎，约占 25%。无明确危险因素的慢性胰腺炎被定义为特发性胰腺炎[19, 20]。自 1952 年 Comfort 和 Steinberg 报道了慢性胰腺炎的常染色体显性遗传模式以来，遗传性慢性胰腺炎发病率已逐渐下降[2]。关于慢性胰腺炎遗传易感性的研究已有部分进展，其发病被认为是 *PRSS1* 突变所致，此类患者是恶变的高发人群，突变外显率约 80%[21]。另外 Witt 等发现 *SPIK1* 突变是慢性胰腺炎重要的发病原因[22]，SPIK1 具有编码胰腺分泌胰蛋白酶抑制药的功能，他们在无家族史且无经典危险因素的慢性胰腺炎患者检测到 *SPIK1* 突变；他们还发现 *SPIK1* 突变与儿童特发性胰腺炎密切相关[23, 24]。

囊性纤维化是 *CFTR* 基因突变引起的一种常染色体隐性遗传疾病，估计发病率为慢性胰腺炎的 1/2500，以胰腺外分泌功能不全和慢性肺部疾病为主要表现。不同囊性纤维化患者胰腺功能不全的程度不同，可以表现为胰腺功能正常，也可能表现完全丧失内外分泌功能。1% ～ 2% 具有正常胰腺外分泌功能的囊性纤维化患者会反复发作急性胰腺炎，而外分泌功能不全者则很少发生。携带 *CFTR* 突变基因的个体尽管还未出现胰腺的囊性纤维化，但其发生胰腺炎的风险仍较正常人高两倍。

血三酰甘油大于 1000mg/dl 引起的代谢紊乱可能导致胰腺炎反复发作[25]；除进行血液透析以分离脂质和葡萄糖或胰岛素治疗降低三酰甘油水平外，基因治疗方法最近也被逐渐应用于临床，其中在欧洲已特别批准以 Alipogene tiparvovec（Glybera®）（一种基因治疗方法）治疗脂蛋白脂酶缺乏症，该病是一种罕见的遗传性疾病，可导致脂质代谢异常，其引起的高脂血症增加了罹患急性和复发性胰腺炎的风险，并有潜在的致命风险。一项回顾性研究结果表明，19 例脂蛋白脂酶缺乏症患者经此基因疗法单次治疗后，6 年内胰腺炎发病率下降了 50%[26]。另有少数慢性钙化型胰腺炎发生于未经治疗的甲状旁腺功能亢进症患者，其导致胰腺炎机制可能与钙促使胰蛋白酶在细胞内过早激活有关[27-29]。

（二）腹痛

腹痛是慢性胰腺炎最常见的临床症状（约占慢性胰腺炎患者的 80% ～ 95%）[24]。超过 50% 的慢性酒精性胰腺炎患者有长期慢性腹痛史，其余患者无疼痛或疼痛呈间歇性发作[19, 30, 31]。大多数患者诉腹部有超过 24h 的持续疼痛伴麻木，且疼痛多位于上腹部（68%），部分患者疼痛可向背部放射（39%），少数患者诉肩部疼痛（6%）。患者多取前屈位（折刀位）以放松腹部肌肉，减轻由腹膜炎引起的急性腹痛。部分腹痛剧烈的急性患者可见皮肤网状红斑（图 48-1）。慢性酒精性胰腺炎患者的疼痛与摄入酒精有关，疼痛常发生于饮酒后 12 ～ 48h。

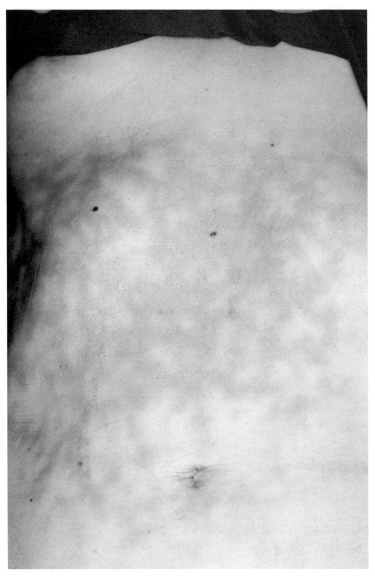

▲ 图 48-1　一名 45 岁女性酒精性慢性胰腺炎患者的皮肤出现网状红斑

（三）营养不良与体重减轻

脂肪泻也是慢性胰腺炎的常见症状，是胰腺外分泌功能不足的具体表现，约 30% 慢性钙化型胰腺炎患者发生脂肪泄。有外分泌功能不足的慢性胰腺炎患者常伴体重减轻，而低蛋白血症及脂溶性维生素缺乏则较少发生。有两项研究表明慢性胰腺炎患者骨密度降低，但在研究中研究人员均未设计与年龄匹配的对照组[32, 33]。

少见的情况下，即只有当胰腺分泌的脂肪酶和蛋白酶的量均减少超过 90% 时，才会出现脂肪溢出性固氮腹泻（粪便或尿液中氮质排出过多）[34, 35]（图 48-2）。

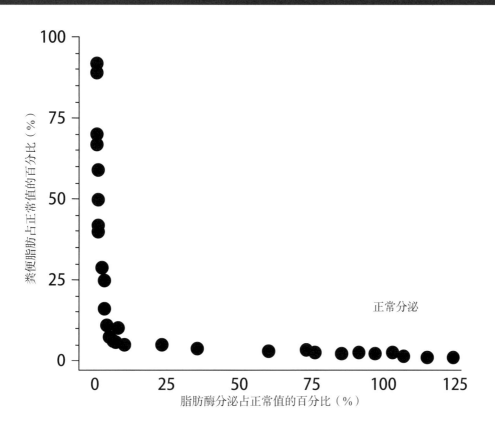

▲ 图 48-2　脂肪酶与粪便脂肪相关图
脂肪酶分泌的减少与粪便脂肪的增加是同步的。少见的情况下，即只有当胰腺分泌的脂肪酶和蛋白酶的量均减少超过 90% 时，才会出现脂肪溢出性固氮腹泻（粪便或尿液中氮质排出过多）

慢性酒精性胰腺炎病人常常经过长达 10 ～ 20 年的发展才会出现严重的外分泌功能不全症状。DiMagno 及其同事发现，相比蛋白酶，慢性胰腺炎患者脂肪酶分泌下降的速度更快[34]。胰腺外分泌功能剩余少于正常 5% 的失代偿型慢性胰腺炎患者，即使进食易消化的低卡路里食物也会出现吸收不良，40% 的营养素会进入结肠而被排泄出体外。

（四）内分泌功能不足

少数情况下，慢性胰腺炎患者可能因胰腺内分泌功能不足引发的糖尿病或恶病质作为初始症状就诊。新发糖尿病伴腹泻者应考虑到慢性胰腺炎可能为其潜在的病因。根据世界卫生组织 2003 年发布的分类系统，因胰腺疾病引起的糖尿病归为"其他特殊类型糖尿病"，其症状与其他病因引发的糖尿病相似。总体而言，45% 的慢性胰腺炎患者患有糖尿病。导致慢性胰腺炎的病因与是否慢性胰腺炎会发展成糖尿病无关，但它确实影响慢性胰腺炎发展成糖尿病的时间；另外酒精性慢性胰腺炎出现内分泌功能不足的症状早于非酒精性慢性胰腺炎 [7, 36]。糖尿病同时也是慢性胰腺炎患者死亡率的独立预测因子。慢性胰腺炎发生糖尿病潜在病理生理学机制是分泌胰岛素细胞数量的减少和伴不同程度外周血和肝胰岛素抵抗，因此，口服降糖药物特别是二甲双胍可能对治疗这种类型的糖尿病有作用，但控制血糖水平还需依靠补充外源性的胰岛素 [37, 38]。

（五）黄疸

10% ～ 40% 的慢性胰腺炎患者由于胰头部的慢性炎症、假性囊肿或急性炎症等原因导致胆总管狭窄（主要是良性的），这种狭窄需内镜或手术治疗。无任何不适的血碱性磷酸酶升高是继发于慢性胰腺炎的胆总管狭窄患者最常见的实验室检查发现，随病情进展这些病人会出现黄疸。然而，单纯碱性磷酸酶或胆红素升高并非胆道梗阻的特异性临床表现，也可能由肝炎、脂肪肝甚至肝硬化造成的肝脏实质受损引起。为预防继发性胆汁淤积性肝硬化，慢性胰腺炎患者内镜治疗的指征为患者出现黄疸或反复发作胆管炎。

三、实验室诊断

尽管对慢性胰腺炎的研究已经经历了两个多世纪，但人们至今尚未找到一种可用于诊断本病的特异性血清标记物。慢性胰腺炎的诊断多需结合超声、超声内镜、CT、MRI 或 MRCP 等影像学检查和胰腺内外分泌功能实验检查而确定。

（一）慢性胰腺炎及其病因学的血清学检验

针对胰腺疾病的最简单的非侵入性检查手段是测定空腹状态下外分泌胰酶和血清激素水平。自 1929 年以来，临床上已开始常规检测血清淀粉酶而非胰腺或唾液异淀粉酶，但其对诊断慢性胰腺炎的作用微小。由于在慢性胰腺炎时胰腺分泌入肠道的淀粉酶减少，故有学者推测低血清淀粉酶可用于诊断此病。然而，临床上许多轻中度慢性胰腺炎病人血清异淀粉酶完全正常；有报道表明血清淀粉酶诊断慢性胰腺炎的敏感度平均仅 60%，随病程不同介于 12% ～ 100% 之间。脂肪酶和蛋白酶检测也面临着相同的问题，因此，胰酶的血清学检测缺乏诊断慢性胰腺炎的准确性和特异性。

胰酶激发试验是通过给予促胰腺分泌药物或拟副交感神经作用药物后测量血清胰酶水平，现已被证实其对于慢性胰腺炎的诊断敏感度和特异度均很低，且具有极大的个体差异，故也被判定为非可靠的诊断慢性胰腺炎的检查。研究表明最多仅 25% 患者的胰酶激发试验结果出现异常，而至少相同比例的健康志愿者也显示出异常检测结果[39-42]。

目前唯一对诊断慢性胰腺炎有些帮助的实验室检查是血清胰多肽的测定。胰多肽是一种含 36 个氨基酸的多肽，存在于胰腺的内外分泌部中，已知胰多肽可抑制胰酶外分泌，但其具体作用尚不清楚。血清胰多肽在餐后或胰腺受到外源性刺激后立刻升高，在消化间期则随着胰酶的基础分泌水平上下波动。DiMagno 及其同事发现空腹状态下胰多肽低于 125pg/ml 时诊断慢性胰腺炎的敏感度为 70%，且甄别胰腺癌的特异度为 65%。尽管 35% 的健康志愿者血清胰多肽水平低于 125pg/ml，但若其水平正常则可基本排除慢性胰腺炎，并且其准确度为 90%[43, 44]。

（二）胰腺外分泌功能试验

胰腺内外分泌功能试验是诊断慢性胰腺炎的二线方法。胰腺外分泌功能下降可在出现明显的形态学变化前，因此，诊断早期慢性胰腺炎时，胰腺外分泌功能检验相对影像学检查有更高的敏感度。由于慢性胰腺炎患者存在外分泌功能障碍，使胰酶与食糜不能充分混合，相应地会导致患者的脂肪消化功能受损。

对疑似慢性胰腺炎患者，现已建立起数个检测胰腺外分泌功能方法。根据用于确定胰酶分泌量手段（经或不经十二指肠导管）的不同可将测定胰酶分泌的方法分为直接法和间接法。直接法指激发胰腺分泌后通过鼻十二指肠管直接收集并检测胰腺分泌到小肠内胰酶和碳酸氢盐的量；间接法通过测定粪便或血清中胰酶的减少量，或通过评估胰酶对底物的消化程度来间接反映胰腺外分泌功能（框 48-1）。间接法的缺点是不能很好地区分器质性或功能性的异常，胃切除术后是一个典型的例子，由于胰腺分泌和胃肠道食物信号传递的同步性受损，尽管胰腺无任何器质性病变，但胰腺功能检测却显示胰腺分泌功能不全[45]。

（三）直接法胰腺功能试验

胰泌素 – 胆囊收缩素试验（secretin–cholecystokinin test）

胰泌素 - 胆囊收缩素试验是给予外源性胰泌素（静脉注射，1U/kg）和 CCK（25 ～ 100ng/kg）刺激胰腺分泌后直接测定十二指肠液中胰酶活性及碳酸氢盐的浓度的方法，曾作为胰腺功能检测的金标准，其总体敏感性和特异性为 90%。然而，由于在大多数国家可用于人体的 CCK 制剂已不再销售，胰泌素 - 胆囊收缩素试验也随之不再进行。一些学者使用标准试餐代替胰泌素和 CCK 来刺激胰腺分泌（Lund 试验），Lund 试验采用更"生理"的方式刺激胰腺分泌，但此法诊断早期慢性胰腺炎的敏感度有所下降，且收集的食糜无法检验碳酸氢盐浓度。

早在 1982 年，Gregg 就提出了在对患者进行 ERP 检查时，静脉注射胰泌素后收集胰液来分析胰腺外分泌功能的新方法[46]。2003 年，DiMagno 及其同事进一步改良了此方法，并进行了一项含包括 412 例患者的临床试验，其结果显示内镜胰泌素试验总准确率为 79%，阳性和阴性预测值分别为 73% 和 85%[47]。

还有一种克服了侵袭性胰腺功能试验缺陷的直接检查胰腺分泌功能的方法是胰泌素 - 磁共振试验，静脉应用胰泌素后，胰腺外分泌部可快速分泌出富含碳酸氢盐的胰液，MRI 检查可半定量地测定胰液的量，而在胰腺外分泌功能受损的患者中其分泌显著减少[48-51]。胰泌素 -MRI 试验的敏感性为 69%，特异性为 90%[52, 53]。随着 MRI 正逐渐代替 CT 成为诊断慢性胰腺炎的方法，胰泌素 -MRCP 可能成为一种检测胰腺分泌功能的十分有价值的检查方法[54]。

（四）无创性胰腺功能检查方法

粪弹性蛋白酶 –1 测定法

胰弹性蛋白酶占胰液蛋白的 6%，与其他丝氨酸蛋白酶相比，该酶通过肠道中保持高度稳定性，这使得其在粪便中的浓度为其他酶的 5 ～ 6 倍（中位浓度为 1200μg/g）。粪弹性蛋白酶采用 ELISA 法测定，而且由于使用人特异性多克隆和单克隆抗体与其他物种无交叉反应试剂盒进行检测，因此患者在受试期间无须暂停含微量猪弹性蛋白酶的胰酶替代治疗。相比金标准试验（胰泌素 - 胆囊收缩素试验）来说[55, 56]，粪弹性蛋白酶试验对轻度胰腺外分泌功能不全诊断的总敏感性为 63%，而对重度胰腺外分泌功能不全诊断的总敏感性达到 100%。由于人类胰腺表达弹性蛋白酶是 2 和 3 亚型，而弹性蛋白酶 -1 亚型仅在猪表达，故从生物化学定义上来讲，弹性蛋白酶 -1 测定法是沿用下来的一个错误的名称。

众所周知，胰腺分泌到十二指肠的糜蛋白酶中有 5% 可在粪便中通过酶活化回收，并采用底物 N- 戊

二酰 -L- 基苯丙氨酸对硝基苯胺（N-glutaryl-l-phenylalanine-p-nitroanilide，GNPNA）的比色酶反应定量测定。相比粪弹性蛋白酶 -1 测定法，糜蛋白酶测定法的敏感性和特异性稍低或相等，但假阴性结果出现在 4% 的严重胰腺外分泌功能不全患者、15%～18% 的中度胰腺外分泌功能患者和 25%～40% 的轻度胰腺外分泌功能不全的患者 [56, 57]。

另一个用于评估胰腺外分泌功能不全的非侵入性方法是 ^{13}C 试验，该试验的原理为十二指肠内的胰脂肪酶可水解 ^{13}C 标记的合成底物如混合三酰甘油、三油酸脂和硫蛋白，这些被酶解 $^{13}CO_2$ 成分很快被吸收后过一定时间能在呼出被检测出来 [53, 58-61]。在严重胰腺外分泌功能不全的患者中，^{13}C 混合三酰甘油呼吸试验的敏感性为 92%～100%，但在轻度胰腺外分泌功能损害的患者中，敏感性降至 46% [62]。除了用于检测胰腺功能不全外，这些试验还可用于检验胰源性慢性腹泻或监测胰酶替代疗法的疗效 [63, 64]。

采用经典的 vandeKamer（酒精萃取）技术定量分析粪便中脂肪含量的粪脂测定法，是诊断胰腺外分泌功能不全导致的脂肪泻的标准检验方法。丧失 90% 胰腺外分泌功能的患者，通过该法会检测到粪便中的脂肪含量显著增加，这可作为脂肪消化不良的证据。但临床上由于轻中度胰腺外分泌功能不全一般可代偿，其测定结果可能表现为正常。另外由于本检验需处理大量有令人不快气味的粪便，现已被患者、护士和技术人员冷落。

（五）胰腺内分泌功能评估

因为约 20% 的酒精性慢性胰腺炎患者在发病 6 年后会发生明显的糖尿病，约 50% 在发病 10 年后会出现糖代谢障碍和胰岛素分泌减少的现象 [65]，因此，应根据世界卫生组织糖尿病诊断指南的要求，通过测量这些病人血清 HbA1c 含量来评估胰腺内分泌功能。

（六）基因检测

除评估胰腺内外分泌功能外，现在人们开始重视慢性胰腺炎的病因学（框 48-2）。分子生物学和遗传学的最新研究结果表明，相当比例的慢性胰腺炎是由基因突变或遗传导致的。在以前诊断为特发性胰腺炎、25 岁前发病或有慢性胰腺炎或胰腺癌家族史的患者中，基因或遗传因素在发病中的作用确实存在。存在 PRSS1 的慢性胰腺炎患者进展为胰腺癌的风险增加 70～140 倍，尤其是在同时吸烟的情况下更为危险 [66]。携带 *SPIK1* 或 *CFTR* 基因突变的患者也需要格外引起关注和重视。目前使用最普遍且最有临床价值的基因检测方法是胰蛋白酶原基因检测（*N29I*、*R122H* 或 *R122C*），建议对直系亲属有胰腺炎或胰腺癌家族史的慢性胰腺炎患者、无明确致病因素且年龄小于 25 周岁的慢性胰腺炎患者或反复发作急性胰腺炎患者进行检测 [67]。而对在临床上未受累及的家族其他人员无基因测试的指征，必要时只能遵照伦理委员会批准的研究方案进行。

框 48-2　特发性或遗传性胰腺炎的基因检测指征

反复发作（2 次及以上）的无明确病因或诱因的急性胰腺炎 特发性慢性胰腺炎——尤其是儿童或者小于 25 岁的成人 有胰腺炎家族史（1 个或以上一级或二级亲属）的胰腺炎患者

本书的其他章节将会详细讲述胰腺炎的更多遗传危险因素。

四、总结

即使在 21 世纪，慢性胰腺炎仍需综合临床症状、影像学检查（如超声、EUS、CT、MRCP 等）和胰腺内外分泌功能检测进行诊断。由于缺乏对因治疗方法，当前治疗仅限于控制症状。过去 15 年内，慢性胰腺炎从发病到诊断的时间并未明显缩短。尽管研发高特异性的单标记物或检查方法来诊断慢性胰腺炎迫在眉睫，但遗憾的是，至今尚无类似方法应用于临床。

☞ 参考文献

[1] Elman R, Arneson N, Graham FA. Value of blood amylase estimation in diagnosis of pancreatic disease. Arch Surg 1929;19:9431.

[2] Comfort MW, Gambill EE, Baggenstoss A. Chronic relapsing pancreatitis: a study of 29 cases without associated disease of the biliary or gastrointestinal tract. Gastroenterology 1946;6:239–285.

[3] Andersen BN, Pedersen NT, Scheel J et al. Incidence of alcoholic chronic pancreatitis in Copenhagen. Scand J Gastroenterol 1982;17:247–252.

[4] Olsen TS. Lipomatosis of the pancreas in autopsy material and its relation to age and overweight. Acta Pathol Microbiol Scand A 1978;86A:367–373.

[5] Spanier BW, Dijkgraaf MG, Bruno MJ. Trends and forecasts of hospital admissions for acute and chronic pancreatitis in the Netherlands. Eur J Gastroenterol Hepatol 2008;20:653–658.

[6] Lankisch PG, Lohr-Happe A, Otto J et al. Natural course in chronic pancreatitis. Pain, exocrine and endocrine pancreatic insufficiency and prognosis of the disease. Digestion 1993;54:148–155.

[7] Ammann RW, Akovbiantz A, Largiader F et al. Course and outcome of chronic pancreatitis. Longitudinal study of a mixed medical-surgical series of 245 patients. Gastroenterology 1984;86:820–828.

[8] Suchsland T, Aghdassi A, Kuhn K et al. Predictive factors for and incidence of hospital readmissions of patients with acute and chronic pancreatitis. Pancreatology 2015;15:265–270.

[9] Chronic Pancreatitis German Society of Digestive and Metabolic Diseases (DGVS), Hoffmeister A, Mayerle J, Beglinger C et al. [S3-Consensus guidelines on definition, etiology, diagnosis and medical, endoscopic and surgical management of chronic pancreatitis German Society of Digestive and Metabolic Diseases (DGVS)]. Z Gastroenterol 2012;50(11):1176–1224.

[10] Lankisch PG PM, Löhr-Happe A, Otto J, Seidesticker F, Stöckmann F. Delay in diagnosing chronic pancreatitis. Eur J Gastroenterol Hepatol 1993;5:713–714.

[11] Jensen AR, Matzen P, Malchow-Moller A et al. Pattern of pain, duct morphology, and pancreatic function in chronic pancreatitis. A comparative study. Scand J Gastroenterol 1984;19:334–338.

[12] Sarner M, Cotton PB. Classification of pancreatitis. Gut 1984;25:756–759.

[13] Chari ST, Singer MV. The problem of classification and staging of chronic pancreatitis. Proposals based on current knowledge of its natural history. Scand J Gastroenterol 1994;29:949–960.

[14] Ammann RW, Muellhaupt B. The natural history of pain in alcoholic chronic pancreatitis. Gastroenterology 1999;116:1132–1140.

[15] Ammann RW, Muellhaupt B. Progression of alcoholic acute to chronic pancreatitis. Gut 1994;35:552–556.

[16] Nojgaard C, Becker U, Matzen P et al. Progression from acute to chronic pancreatitis: prognostic factors, mortality, and natural course. Pancreas 2011;40:1195–1200.

[17] Lankisch PG, Breuer N, Bruns A et al. Natural history of acute pancreatitis: a long-term population-based study. Am J Gastroenterol 2009;104:2797–805; quiz 2806.

[18] Munigala S, Conwell DL, Gelrud A et al. Heavy smoking is associated with lower age at first episode of acute pancreatitis and

a higher risk of recurrence. Pancreas 2015;44:876–881.

[19] Somogyi L, Martin SP, Venkatesan T et al. Recurrent acute pancreatitis: an algorithmic approach to identification and elimination of inciting factors. Gastroenterology 2001;120:708–717.

[20] Layer P, Yamamoto H, Kalthoff L et al. The different courses of early-and late-onset idiopathic and alcoholic chronic pancreatitis. Gastroenterology 1994;107:1481–1487.

[21] Whitcomb DC, Gorry MC, Preston RA et al. Hereditary pancreatitis is caused by a mutation in the cationic trypsinogen gene. Nat Genet 1996;14:141–145.

[22] Witt H, Luck W, Hennies HC et al. Mutations in the gene encoding the serine protease inhibitor, Kazal type 1 are associated with chronic pancreatitis. Nat Genet 2000;25:213–216.

[23] Weiss FU, Simon P, Witt H et al. SPINK1 mutations and phenotypic expression in patients with pancreatitis associated with trypsinogen mutations. J Med Genet 2003;40:e40.

[24] Witt H, Simon P, Lerch MM. [Genetic aspects of chronic pancreatitis]. Dtsch Med Wochenschr 2001;126: 988–993.

[25] Toskes PP. Hyperlipidemic pancreatitis. Gastroenterol Clin North Am 1990;19:783–791.

[26] Gaudet D, Stroes ES, Methot J et al. Long-term retrospective analysis of gene therapy with alipogene tiparvovec and its effect on lipoprotein lipase deficiency-induced pancreatitis. Hum Gene Ther 2016;27:916–925.

[27] Mooren F, Hlouschek V, Finkes T et al. Early changes in pancreatic acinar cell calcium signaling after pancreatic duct obstruction. J Biol Chem 2003;278:9361–9369.

[28] Mooren FC, Lechtermann A, Fromme A et al. Alterations in intracellular calcium signaling of lymphocytes after exhaustive exercise. Med Sci Sports Exerc 2001;33:242–248.

[29] Mooren FC, Turi S, Gunzel D et al. Calciummagnesium interactions in pancreatic acinar cells. FASEB J 2001; 15:659–672.

[30] Ebbehoj N, Borly L, Bulow J et al. Evaluation of pancreatic tissue fluid pressure and pain in chronic pancreatitis. A longitudinal study. Scand J Gastroenterol 1990;25:462–466.

[31] Layer PH, DiMagno EP. Natural histories of alcoholic and idiopathic chronic pancreatitis. Pancreas 1996;12: 318–320.

[32] Moran CE, Sosa EG, Martinez SM et al. Bone mineral density in patients with pancreatic insufficiency and steatorrhea. Am J Gastroenterol 1997;92:867–871.

[33] Haaber AB, Rosenfalck AM, Hansen B et al. Bone mineral metabolism, bone mineral density, and body composition in patients with chronic pancreatitis and pancreatic exocrine insufficiency. Int J Pancreatol 2000;27:21–27.

[34] DiMagno EP, Go VL, Summerskill WH. Relations between pancreatic enzyme ouputs and malabsorption in severe pancreatic insufficiency. N Engl J Med 1973;288:813–815.

[35] DiMagno EP, Go VL, Summerskill HJ. Intraluminal and postabsorptive effects of amino acids on pancreatic enzyme secretion. J Lab Clin Med 1973;82:241–248.

[36] Kalthoff LLP, Clain JE, DiMagno EP. The course of alcoholic and nonalcoholic chronic pancreatitis. Dig Dis Sci 1984;29:953.

[37] Donowitz M, Hendler R, Spiro HM et al. Glucagon secretion in acute and chronic pancreatitis. Ann Intern Med 1975;83:778–781.

[38] Linde J, Nilsson LH, Barany FR. Diabetes and hypoglycemia in chronic pancreatitis. Scand J Gastroenterol 1977;12:369–373.

[39] Elias E, Redshaw M, Wood T. Diagnostic importance of changes in circulating concentrations of immunoreactive trypsin. Lancet 1977;2:66–68.

[40] Jacobson DG, Curington C, Connery K et al. Trypsinlike immunoreactivity as a test for pancreatic insufficiency. N Engl J Med 1984;310:1307–1309.

[41] Ammann RW, Buhler H, Pei P. Comparative diagnostic accuracy of four tubeless pancreatic function tests in chronic pancreatitis. Scand J Gastroenterol 1982;17:997–1002.

[42] Otte M, Thurmayr R, Thurmayr et al. [Computerassisted pancreas diagnosis by means of analysis of the duodenal secretions]. Verh Dtsch Ges Inn Med 1976;82(pt 1):960–962.

[43] Adrian TE, Besterman HS, Mallinson CN et al. Inhibition of secretin stimulated pancreatic secretion by pancreatic polypeptide. Gut 1979;20:37–40.

[44] Koch MB, Go VL, DiMagno EP. Can plasma human pancreatic polypeptide be used to detect diseases of the exocrine pancreas? Mayo Clin Proc 1985;60:259–265.

[45] Chowdhury RS, Forsmark CE. Review article: Pancreatic function testing. Aliment Pharmacol Ther 2003;17: 733–750.

[46] Gregg JA. The intraductal secretin test: an adjunct to ERCP. Gastrointest Endosc 1982;28:199–203.

[47] Raimondo M, Imoto M, DiMagno EP. Rapid endoscopic secretin stimulation test and discrimination of chronic pancreatitis and pancreatic cancer from disease controls. Clin Gastroenterol Hepatol 2003;1:397–403.

[48] Cappeliez O, Delhaye M, Deviere J et al. Chronic pancreatitis: evaluation of pancreatic exocrine function with MR pancreatography after secretin stimulation. Radiology 2000;215:358–364.

[49] Matos C, Cappeliez O, Winant C et al. MR imaging of the pancreas: a pictorial tour. Radiographics 2002;22:e2.

[50] Matos C, Metens T, Deviere J et al. Pancreatic duct: morphologic and functional evaluation with dynamic MR pancreatography after secretin stimulation. Radiology 1997;203:435–441.

[51] Matos C, Nicaise N, Metens T et al. Secretin-enhanced MR pancreatography. Semin Ultrasound CT MR 1999;20:340–351.

[52] Merkle EM, Baillie J. Exocrine pancreatic function: evaluation with MR imaging before and after secretin stimulation. Am J Gastroenterol 2006;101:137–138.

[53] Schneider AR, Hammerstingl R, Heller M et al. Does secretin-stimulated MRCP predict exocrine pancreatic insufficiency? A comparison with noninvasive exocrine pancreatic function tests. J Clin Gastroenterol 2006;40: 851–855.

[54] Mensel B, Messner P, Mayerle J et al. Secretinstimulated MRCP in volunteers: assessment of safety, duct visualization, and pancreatic exocrine function. AJR Am J Roentgenol 2014;202:102–108.

[55] Stein J, Jung M, Sziegoleit A et al. Immunoreactive elastase I: clinical evaluation of a new noninvasive test of pancreatic function. Clin Chem 1996;42:222–226.

[56] Loser C, Mollgaard A, Folsch UR. Faecal elastase 1: a novel, highly sensitive, and specific tubeless pancreatic function test. Gut 1996;39:580–586.

[57] Lankisch PG, Schmidt I, Konig H et al. Faecal elastase 1: not helpful in diagnosing chronic pancreatitis associated with mild to moderate exocrine pancreatic insufficiency. Gut 1998;42:551–554.

[58] Ghoos YF, Vantrappen GR, Rutgeerts PJ et al. A mixed-triglyceride breath test for intraluminal fat digestive activity. Digestion 1981;22:239–247.

[59] Vantrappen GR, Rutgeerts PJ, Ghoos YF et al. Mixed triglyceride breath test: a noninvasive test of pancreatic lipase activity in the duodenum. Gastroenterology 1989;96:1126–1134.

[60] Newcomer AD, Hofmann AF, DiMagno EP et al. Triolein breath test: a sensitive and specific test for fat malabsorption. Gastroenterology 1979;76:6–13.

[61] Lembcke B, Braden B, Caspary WF. Exocrine pancreatic insufficiency: accuracy and clinical value of the uniformly labelled 13C-Hiolein breath test. Gut 1996;39:668–674.

[62] Siegmund E, Lohr JM, Schuff-Werner P. [The diagnostic validity of non-invasive pancreatic function tests – a meta-analysis]. Z Gastroenterol 2004;42:1117–1128.

[63] Adler G, Mundlos S, Kuhnelt P et al. New methods for assessment of enzyme activity: do they help to optimize enzyme treatment? Digestion 1993;54(suppl 2):3–9.

[64] Dominguez-Munoz JE, Nieto L, Vilarino M et al. Development and diagnostic accuracy of a breath test for pancreatic exocrine insufficiency in chronic pancreatitis. Pancreas 2016;45:241–247.

[65] Ammann RW, Heitz PU, Kloppel G. Course of alcoholic chronic pancreatitis: a prospective clinicomorphological long-term study. Gastroenterology 1996;111:224–231.

[66] Lowenfels AB, Maisonneuve P, Whitcomb DC et al. Cigarette smoking as a risk factor for pancreatic cancer in patients with hereditary pancreatitis. JAMA 2001;286:169–170.

[67] Ellis I, Lerch MM, Whitcomb DC. Genetic testing for hereditary pancreatitis: guidelines for indications, counselling, consent and privacy issues. Pancreatology 2001;1:405–415.

49

Evidence of Contrast - Enhanced CT and MRI/MRCP
慢性胰腺炎增强CT及MRI/MRCP影像学表现

J. Enrique Domínguez - Muñoz, Roberto García - Figueiras, Julio Iglesias - García　著

薛华丹　译

薛华丹　校

一、概述

慢性胰腺炎是各种原因引起胰腺进行性纤维化及胰腺实质内、外分泌功能丧失的慢性炎症性疾病。目前慢性胰腺炎的诊断主要依据疾病发展过程中胰腺形态及分泌功能变化。不同于晚期慢性胰腺炎具有典型的影像学表现（胰腺实质萎缩伴主胰管及侧支不规则扩张及钙化），早期慢性胰腺炎只有炎性细胞浸润和星状细胞活化引起的轻度纤维化等组织学改变。因此，如何在早期通过影像学方法诊断慢性胰腺炎是临床上亟待解决的问题。

影像学检查是慢性胰腺炎诊断的主要方法，其影像学上的表现是基于胰腺实质萎缩、纤维化等病理学改变结果。慢性胰腺炎通常表现为胰腺弥漫性病变，但是在疾病的早期也可表现为胰管阻塞引起的局部性改变。

目前，诊断慢性胰腺炎最敏感的方法为EUS。但由于临床医生内镜下诊断水平的差异，使其结果无法客观公正，限制了EUS在临床的广泛应用。EUS弹力成像和动态EUS超声造影对诊断胰腺纤维化程度可提供客观依据[1]。腹部超声诊断慢性胰腺炎主要依据胰腺严重的形态学变化，多数情况下只适用于晚期阶段。

CT具有临床应用范围广、图像质量高、可对全腹进行影像学评估等优势，是初步诊断慢性胰腺炎的最佳方法。与CT相比，MRI及MRCP对慢性胰腺炎的诊断更为敏感，可诊断该疾病的早期阶段，是目前放射学上最准确的非侵袭性检查方法。表49-1列举了慢性胰腺炎的CT及MRI/MRCP的影像学表现。CT及MRI在诊断肿块性胰腺炎、胰腺癌和胰脏假性囊肿、胆道梗阻等局部并发症上具有重要作用。此外，CT及MRI上一些影像学特异性表现，有助于诊断自身免疫性胰腺炎及沟槽性胰腺炎。

表 49-1　慢性胰腺炎的 CT 和 MRI/MRCP 表现

	CT 表现	MRI/MRCP 表现
轻度慢性胰腺炎		T_1 加权压脂信号减低 增强后强化轻度减低或延迟强化 弥漫加权图像上弥散系数减低 胰泌素刺激后 MPD 的顺应性减低
中度慢性胰腺炎	MPD 扩张（2 ～ 4mm） MPD 形态不规则 MPD 壁强化增加 胰腺轻度强化 实质密度不均 腺体边缘欠规则 小的假性囊肿（< 1cm）	MPD 扩张（2 ～ 4mm） MPD 形态不规则 分支胰管扩张（> 3） 注射胰泌素后十二指肠填充减少 中度强化减低和（或）延迟强化 腺体稍增大 腺体边缘欠规则 小的假性囊肿（< 1cm）
重度慢性胰腺炎	MPD 扩张（> 4mm） 钙化 管腔狭窄 大体腺体增大 实质萎缩 假性囊肿（> 1cm） 邻近器官累及	MPD 扩张（> 4mm） 钙化 管腔狭窄 注射胰泌素后十二指肠充盈明显减少 明显强化减低和（或）延迟强化 大体腺体增大 假性囊肿（> 1cm） 邻近器官累及

MPD. 主胰管

二、慢性胰腺炎的诊断

（一）CT 对慢性胰腺炎的诊断价值

　　CT 扫描可准确诊断慢性胰腺炎引起的胰腺钙化、实质萎缩和炎性肿块[2]（图 49-1）。钙化是慢性胰腺炎晚期最特异性表现；而实质萎缩缺乏诊断的敏感性（只在进展期可见）和特异性（随着年龄增加而进展）。CT 上最常见的胰管改变包括主胰管及其分支扩张，表现为光滑、串珠状或形态不规则，与 ERCP 的结果具有相关性。30% ～ 70% 慢性胰腺炎病例中，CT 表现不同，其主要取决于疾病的严重程度。CT 检查对于慢性胰腺炎细微的实质或导管改变的检出的准确性较低，而且通常无法诊断早期慢性胰腺炎[3]。然而，目前缺乏对慢性胰腺炎的近期诊断研究，最近开发的多层螺旋 CT（multidetector computed tomography，MDCT）对慢性胰腺炎的准确性尚不清楚。

（二）MRI/MRCP 对慢性胰腺炎的诊断价值

　　与 CT 相比，MRI/MRCP 对诊断慢性胰腺炎的早期改变更为敏感[4]。慢性胰腺炎患者胰腺 T_1 加权序列正常高信号丢失；静脉注射钆对比剂后胰腺强化减低，延迟至静脉期，且腺体信号欠均匀[4]

（图 49-2）。由于实质纤维化，慢性胰腺炎患者在弥散加权 MRI 成像时，弥散系数值也低于正常胰腺，而在静脉促胰液素刺激后，弥散系数值增强[5]。这些动态实质异常通常先于胰管异常，MRI 可准确定量，但定量动态 MRI 在慢性胰腺炎早期变化检测中的准确性有待进一步研究（图 49-3）。

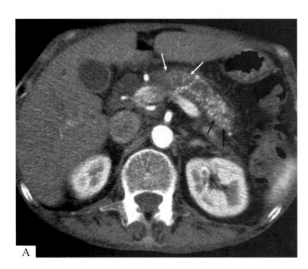
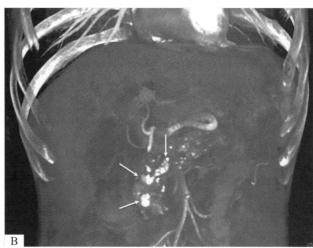

▲ 图 49-1　CT 检查显示慢性胰腺炎钙化

A. 轴位增强动脉期 CT 图像显示胰腺实质不均匀强化区（白箭）伴多发钙化灶（黑箭）；B. 同一患者的 CT 容积最大密度投影显示多发钙化灶（白箭）

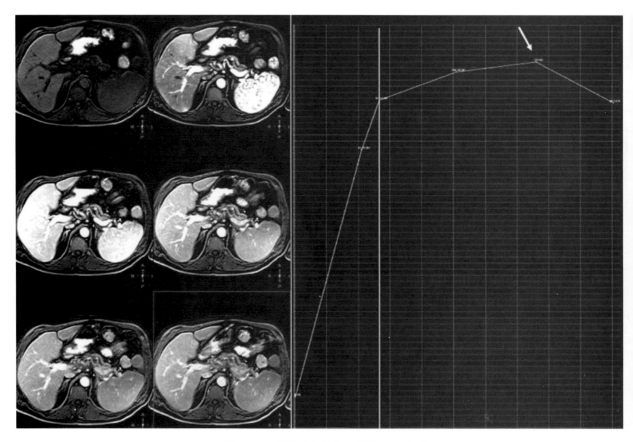

▲ 图 49-2　慢性胰腺炎动态增强 MRI 图像

动态增强轴位 T_1 加权压脂 MR 图像（左图）和时间强度曲线（右图）显示胰腺实质增强延迟（箭）

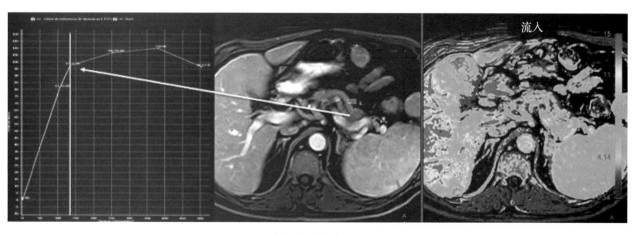

▲ 图 49-3　慢性胰腺炎胰腺 MRI 灌注研究

时间 - 强度曲线（左图）；横断位动态增强的 T_1 加权压脂的 MR 图像（中图）；流入参数图（右图）

　　MRCP 能够检测到 ERCP 中描述的慢性胰腺炎的典型导管改变[6]。胰管异常包括不规则扩张和主胰管串珠状外观，可伴有导管内结石和分支胰管扩张（图 49-4）。在 MRCP（sMRCP）过程中，静脉注射促胰液素可显著提高主胰管及分支胰管的显示（图 49-5）；此外，它还可以对胆管进行动态评估。促胰液素分泌后胆管的正常动力行为表现为胆管扩张至少 1mm 或者扩张程度约为基底直径 50%，且促胰液素刺激 10min 后胆管直径恢复到基线水平（图 49-6）。由于胰腺纤维化[7]，这种动态的胆管顺应性早期就发生改变。sMRCP 也可以评估外分泌胰腺的分泌情况；胰腺分泌情况往往是根据促胰液素刺激后十二指肠和空肠充盈的简单分级进行半定量评估（见图 49-6），但也可以使用多层快速 T_2 加权序列和简单的数学模型进行定量测量。综上所述，钆增强 MRI 成像，弥散加权 MRI 成像和 sMRCP 中的胰腺静态和动态特征使得即使在早期也可以获得诊断慢性胰腺炎的准确信息（见表 49-1）。

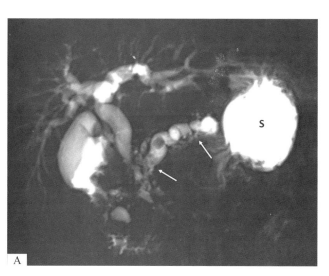

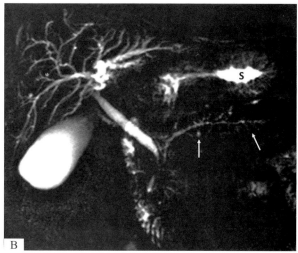

▲ 图 49-4　慢性胰腺炎 MRI 胆管造影术中导管改变

A. 重度导管改变，弥漫性胰管扩张（箭）伴胰腺结石所致的充盈缺损，由于胰头水平胆管狭窄导致上游胆管扩张；B. 中度导管改变，另一名患者的分支胰管（箭）的弥漫性扩张

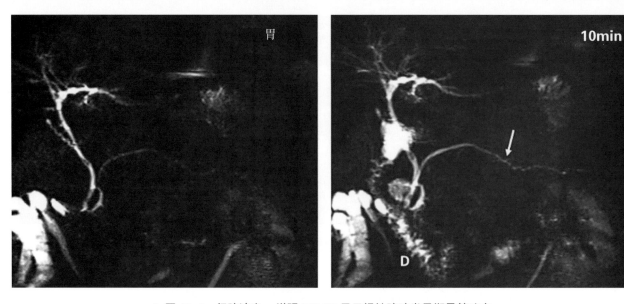

▲ 图 49-5　促胰液素 – 增强 MRCP 显示慢性胰腺炎早期导管改变

在基线（左图）和静脉注射促胰液素 10min 后（右图）的 MRI 造影结果。促胰液素的使用可以显示分支胰管的扩张（箭），该征象是早期慢性胰腺炎的标志

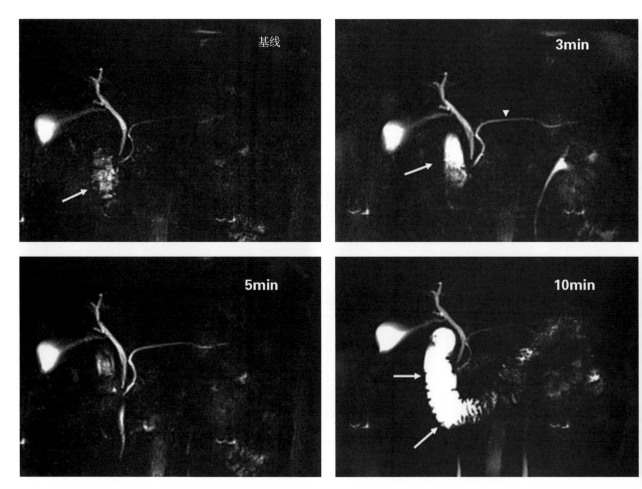

▲ 图 49-6　基线及静脉注射促胰液素后 3、5、10min 后正常 MRI 胰腺造影结果

注射促胰液素后胰管的正常动态变化表现为早期扩张（箭头）和 10min 后恢复到正常大小。促胰液素刺激后十二指肠填充增加与胰腺外分泌功能有关（10min，箭所指）

三、肿块型慢性胰腺炎与胰腺癌的鉴别诊断

肿块型慢性胰腺炎与胰腺癌的鉴别诊断始终是个临床挑战。此外，慢性胰腺炎会增加患癌风险，因此两种疾病可能共存。至于慢性胰腺炎的诊断，CT 扫描和 MRI 是必不可少的诊断工具。

（一）CT 扫描

CT 扫描泛用于评估胰腺实体肿块及其鉴别诊断、预测胰腺恶性肿瘤分期的影像学方法。然而，CT 无法很好地鉴别慢性肿块型胰腺炎与胰腺导管腺癌。局部胰腺癌通常是乏血供的，因此在增强 CT 上表现为低密度。在三期 CT 扫描中，正常胰腺组织中的对比增强峰出现在第一阶段，而慢性胰腺炎延迟到第二阶段，在胰腺癌中逐渐增加[8]。次要征象如胰管突然切断、近端扩张明显，提示胰腺癌的双管征，而主胰管的不规则扩张伴有逐渐变窄和导管内钙化是肿块型慢性胰腺炎的特异性发现。MDCT 扫描可以更好地识别晚期恶性肿瘤的一些典型症状，如血管包裹、淋巴结肿大或远处转移。该技术用于诊断胰腺导管腺癌的敏感度、特异度和总体准确度分别为 94.1%、83.0% 和 90.4%[8]。双源 CT 可用于提高 MDCT 在鉴别诊断肿块型慢性胰腺炎和胰腺癌的敏感度和特异度[9]。通过使用此种技术，两个双期的标准化碘浓度在慢性胰腺炎中明显低于胰腺癌。

（二）MRI/sMRCP

对于胰腺实性肿块的鉴别诊断，使用 MRI 的常规序列不如其他成像方式敏感。事实上，MRI 诊断胰腺癌的敏感度在 Meta 分析中为 84%，而 CT 扫描的敏感度为 91%[10]。但是，在观察胰腺炎症区域内的肿瘤时，MRI 似乎优于其他成像方式。T_1 加权图像有相同的特征但 T_2 加权图像显示在慢性胰腺炎和胰腺癌中具有不同的信号强度[11]（图 49-7 和图 49-8）。MRCP 可以提供与主胰管和胆管受累的相关信息。MRCP 可以显示由肿瘤引起的侧支扩张闭塞和移位，以及慢性胰腺炎中肿块内的扭曲管道（图 49-7 和图 49-8）。注射促胰液素后，主胰管由于肿瘤新生过程仍然呈不可逆的狭窄和闭塞。然而，尽管在慢性胰腺炎中主胰管是狭窄的，但其仍然可见。穿过狭窄区域的导管意味着平滑的狭窄或正常的胰管穿过肿块，这在炎性胰腺肿块中常见（图 49-7）。这些发现在区分良性和恶性胰腺肿块方面具有 86% 的敏感度和 95% 的特异度[12]。最后，诸如扩散加权 MRI、钆增强 3D 梯度回波、增强 MRI 期间的时间信号强度曲线和磁共振波谱的新技术可以提高 MRI 的准确度。

四、自身免疫性胰腺炎的 CT 和 MRI 表现

自身免疫性胰腺炎对于区分其他形式的慢性胰腺炎和胰腺癌很重要。影像学在自身免疫性胰腺炎的诊断中起着重要作用，但它本身并不能确诊。在成像中可以识别三种不同的自身免疫性胰腺炎形式：弥漫性或香肠状胰腺增大，局灶性或多灶边界清晰的肿块。因此，胰腺的弥漫性或局部性扩大伴有胰管不规则壁的弥漫性或节段性狭窄，是 CT 和 MRI 上自身免疫性胰腺炎的典型表现[2]。

在增强 CT 上，动脉期实质组织增强减弱，晚期实质组织延迟增强。在 MRI 上，胰腺显示 T_1 脂肪抑制信号强度降低，T_2 信号强度增加和延迟增强。囊状边缘的 T_1 脂肪抑制信号强度降低，T_2 信号强度增加，

相关的延迟增强提示纤维化^[13]。MRCP 可显示主胰管的弥漫性或节段性不规则变窄，通常在类固醇治疗后消退。

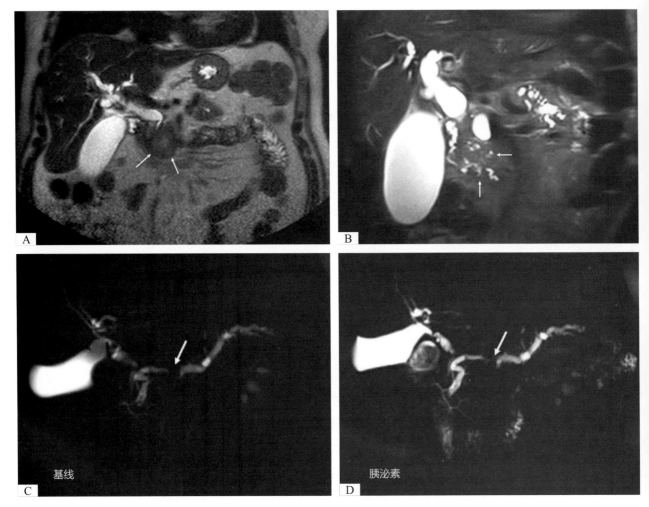

▲ 图 49-7　慢性胰腺炎背景下的胰腺炎性肿块 MRI

A. 冠状 T_2 加权快速自旋回波序列（turbo spin echo，TSE）MRI 图像显示胰腺头部的不均匀肿块（箭）与胆管和胆囊扩张有关；B. MRI 胆管造影显示胆管扩张和狭窄在该患者的胰腺内节段水平。导管穿透征也很明显；C、D. 动态 MRI 胰腺摄影术在静脉内胰泌素给药后没有显示导管尺寸的变化，但描绘了导管穿过狭窄区域（箭）

　　在局灶性肿块、多样性、形状、延迟增强、囊状边缘增强、低表观弥散系数值和胆总管或主胰管的节段性狭窄的情况下，提示局灶性自身免疫性胰腺炎而不是胰腺癌^[13]。

五、沟槽性胰腺炎的 CT 与 MRI 表现

　　沟槽胰腺炎是一种罕见的局灶性慢性胰腺炎，影响胰十二指肠沟。经典的 MDCT 特征是胰十二指肠沟内边界不清的软组织影，伴有或不伴有因纤维化引起的延迟增强。沿着十二指肠的内侧壁或胰腺沟中可以看到小囊肿。影响胰头的纤维化改变也可以观察到，表现为实质的低强化肿物影。

　　在 MRI 图像上，沟槽胰腺炎的特征是片状肿块，T_1 加权图像呈低信号，T_2 加权图像相对于胰腺呈等

信号或略高信号（图 49-8）。与在 CT 扫描中一样，该肿物可能在 MRI 上显示延迟和异质性的钆增强。如果胰头受到影响，胰腺实质在 T₁ 加权图像上呈低信号，常伴有萎缩、导管狭窄、狭窄段以远扩张。在 T₂ 加权像上可以找到十二指肠增厚和囊肿，并更清晰地显示[2]（图 49-9）。

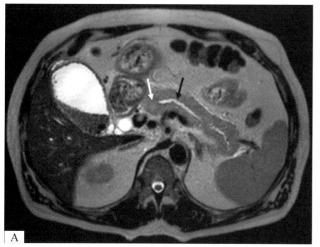
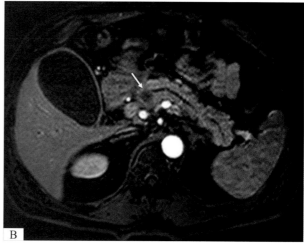
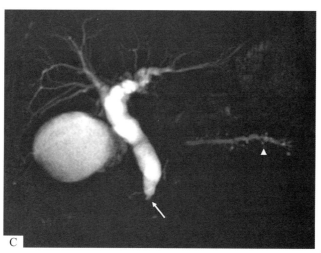

▲ 图 49-8　一例小胰癌患者的 MRI 图像
A. 胰头水平轴位 T₂ 加权涡轮自旋回波（TSE）成像示，胰头孤立结节（白箭），远端主胰管不规则增宽（黑箭）；B. 动态增强门静脉期轴位 T₁ 加权压脂相显示病变为富血供；C.MRCP 显示胆管胰内段狭窄（箭）及以上胆管扩张，胰尾呈慢性胰腺炎改变，主胰管及分支胰管扩张（箭）

　　十二指肠降部的局灶性增厚和异常增强，副胰管区域的囊性变化，这些征象在鉴别沟槽胰腺炎与胰腺癌的诊断上，准确率为 87.2%，恶性肿瘤的阴性预测值为 92.2%[14]。

六、慢性胰腺炎并发症

　　慢性胰腺炎最常见的并发症包括假性囊肿、门静脉和脾静脉血栓形成、胆管梗阻、十二指肠梗阻、假性动脉瘤以及胰腺癌。以上讨论了在慢性胰腺炎的情况下诊断胰腺癌。慢性胰腺炎的非肿瘤性并发症得到很好的检测，并用 CT 和 MRI 进行评估（图 49-7、图 49-10）。MRI 和 MRCP 在检测特定并发症如假性囊肿、瘘管形成、远端胆总管扩张以及血管并发症方面可能优于CT[3]。然而，CT尤其有用，因为除了慢性胰腺炎外，它可以更好地排除腹痛或体重减轻的其他原因。

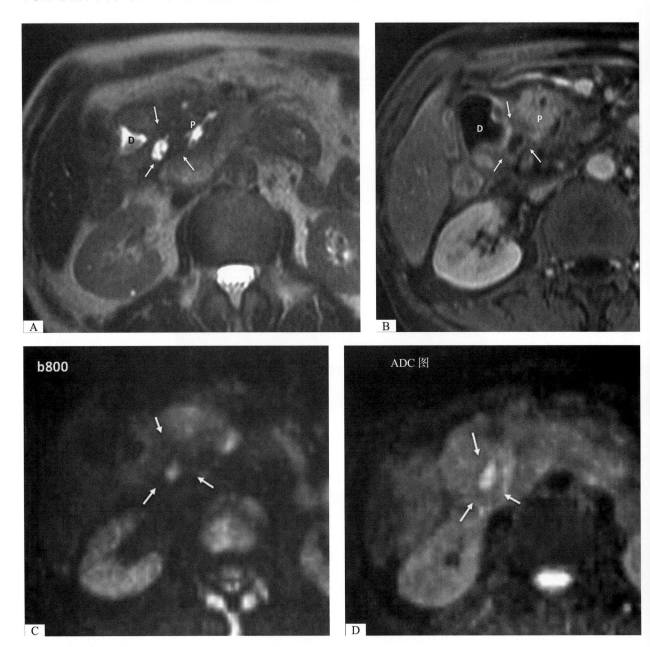

▲ 图 49-9　沟槽性胰腺炎的 MRI 图像

A. 胰头水平轴位 T$_2$ 加权涡轮 TSE 成像示胰头（P）与十二指肠（D）之间的沟槽区域稍低信号肿块（白箭）；B. 增强扫描门静脉期轴位 T$_1$ 加权压脂相示低强化肿块及十二指肠壁内囊性区（白箭）；C. b=800DWI 图像；D. ADC 图像，显示肿块没有弥散受限（箭），高 b 值 DWI 及 ADC 图低信号提示纤维化

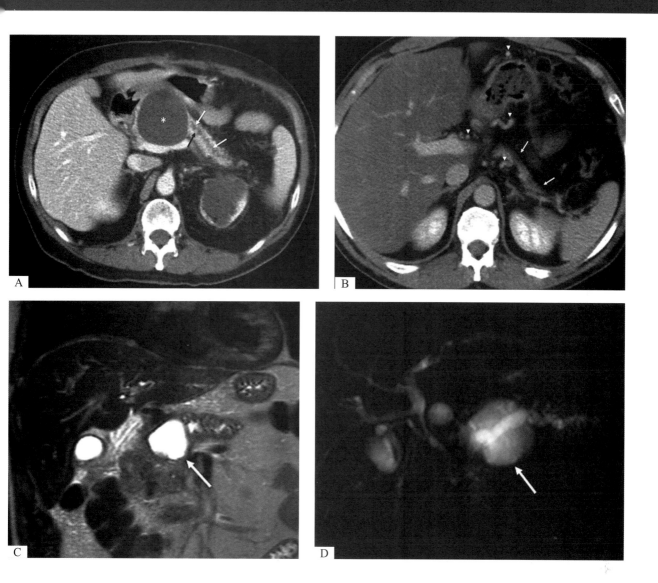

▲ 图 49-10 慢性胰腺炎并发症

A. 轴位增强扫描门脉期图像示假性囊肿（星号），主胰管及分支胰管扩张（白箭），胰管内结石（黑箭）；B. 轴位门静脉期图像显示胰腺实质明显萎缩（白箭）及继发于门静脉血栓的侧支循环形成（箭头）；C、D. 分别为冠状位 T₂ 加权涡轮 TSE 成像及 MRCP 示囊性肿块对应假性囊肿（白箭）及慢性胰腺炎的影像学表现（主胰管及分支胰管扩张）

☞ 参考文献

[1] Iglesias-Garcia J, Domínguez-Muñoz JE, Castiñeira-Alvariño M, Luaces-Regueira M, Lariño-Noia J. Quantitative elastography associated with endoscopic ultrasound for the diagnosis of chronic pancreatitis. Endoscopy 2013;45:781–788.

[2] Perez-Johnston R, Sainani NI, Sahani DV. Imaging of chronic pancreatitis (including Groove and autoimmune pancreatitis). Radiol Clin N Am 2012;50:447–466.

[3] Choueiri NE, Balci NC, Alkaade S, Burton FR. Advanced imaging on chronic pancreatitis. Curr Gastroenterol Rep 2010;12: 114–120.

[4] Balci NC, Perman WH, Saglam S et al. Diffusionweighted magnetic resonance imaging of the pancreas. Top Magn Reson

Imaging 2009;20:43–47.

[5] Akisik MF, Sandrasegaran K, Jennings SG et al. Diagnosis of chronic pancreatitis by using apparent diffusion coefficient measurements at 3.0-T MR following secretin stimulation. Radiology 2009;252:418–425.

[6] Schlaudraff E, Wagner H-J, Klose KJ et al. Prospective evaluation of the diagnostic accuracy of secretinenhanced magnetic resonance cholangiopancreatography in suspected chronic pancreatitis. Magn Reson Imaging 2008;26:1367–1373.

[7] Balci NC, Smith A, Momtahen AJ et al. MRI and S-MRCP findings in patients with suspected chronic pancreatitis: correlation with endoscopic pancreatic function testing (ePFT). J Magn Reson Imaging 2010;31:601–606.

[8] Yamada Y, Mori H, Matsumoto S, Kiyosue H, Hori Y, Hongo N. Pancreatic adenocarcinoma vs chronic pancreatitis: differentiation with triple phase helical CT. Abdom Imaging 2010;35:163–171.

[9] Yin Q, Zou X, Zai X et al. Pancreatic ductal adenocarcinoma and chronic mass-forming pancreatitis: differentiation with dual-energy MDCT in spectral imaging mode. Eur J Radiol 2015;84:2470–2476.

[10] Bipat S, Phoa SS, van Delden OM et al. Ultrasonography, computed tomography and magnetic resonance imaging for diagnosis and determining resectability of pancreatic adenocarcinoma: a meta-analysis. J Comput Assist Tomogr 2005;29:438–445.

[11] Sandrasegaran K, Lin C, Akisik FM, Tann M. State-ofthe-art pancreatic MRI. AJR Am J Roentgenol 2010;195:42–53.

[12] Ichikawa T, Sou H, Araki T et al. Duct-penetrating sign at MRCP: usefulness for differentiating inflammatory pancreatic mass from pancreatic carcinomas. Radiology 2001;221:107–116.

[13] O'Neill E, Hammond N, Miller FH. MR imaging of the pancreas. Radiol Clin N Am 2014;52:757–777.

[14] Kalb B, Martin DR, Sarmiento JM et al. Paraduodenal pancreatitis: clinical performance of MR imaging in distinguishing from carcinoma. Radiology 2013;269:475–481.

Chronic Pancreatitis: Risk Factors in Cancer
慢性胰腺炎：癌症的危险因素

Albert B. Lowenfels , Patrick Maisonneuve　著

赵　磊　译

葛春林　校

一、概述

19 世纪末，显微镜技术使细胞学研究成为可能，德国病理学家 Rudolf Virchow 提出炎症和肿瘤之间存在密切的联系。此后的研究发现，如食管炎、胃炎和结肠炎这类炎症性疾病预示着这些脏器有癌变的可能。在整个 20 世纪中已有证据表明胰腺炎是胰腺癌的癌前病变。这些个案报道提示慢性胰腺炎与胰腺癌之间可能存在联系，最终在 20 世纪末期对此开展了一项大型回顾性队列研究。在本章中，我们回顾并总结了慢性胰腺炎与胰腺癌存在关联的证据。

二、描述性研究

急性胰腺炎、慢性胰腺炎和胰腺癌是三种最常见的胰腺疾病。三者在发病率上的比较情况又如何呢？急性胰腺炎是最常见的胃肠道疾病之一，每年发病率为 13 ～ 45/100 000[1]。慢性胰腺炎和胰腺癌的发病率相似，年龄标化患病率约为每年 10/100 000。

图 50-1 说明了这三种疾病之间的关系，从急性胰腺炎到慢性胰腺炎及在某些患者中发生胰腺癌的潜在途径。胆源性胰腺炎患者及时采取胆囊切除术可去除结石的主要来源，避免再次复发。但急性胰腺炎也可由多种原因引起，如果病因是酗酒、吸烟或遗传性疾病，则可能发生急性胰腺炎的反复发作（复发性胰腺炎），并且随着疾病的进展将发展为慢性胰腺炎。在患有慢性胰腺炎的患者中，一小部分人会发展为胰腺癌。酒精相关性慢性胰腺炎患者的平均诊断年龄为 45—55 岁，比胰腺癌的平均发病年龄早大约 10 年。这个时间进程印证了从良性病变到肿瘤发生的因果关系。

除了年龄因素以外，慢性胰腺炎和胰腺癌还有哪些相似及区别之处？吸烟和肥胖都是公认的危险因素，而大量饮酒与慢性胰腺炎密切相关，但仅轻度增加患胰腺癌风险[2]。这两种疾病在黑色人种中比在白色人种中更常见，并均伴随极高的糖尿病发病率。

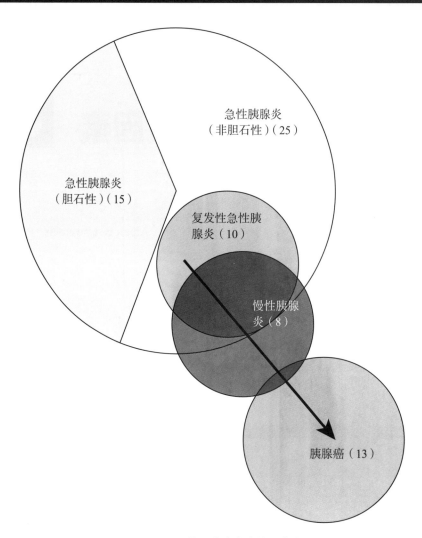

▲ 图 50-1　美国胰腺疾病的发病率

图中括号内的数字代表每 100 000 人中的发病率。箭表示从良性疾病到恶性疾病的进展。请注意图中慢性胰腺炎与胰腺癌之间的重叠区域（引自 Yadav 等，2013[1]。经 Elsevier 许可转载）

三、评估胰腺炎与胰腺癌的关系

　　一项多中心队列研究发现，在确诊为慢性胰腺炎且至少完整随访 5 年的 2015 名患者中，胰腺癌的发病风险是正常人群的 14.4 倍（95%CI：8.5 ～ 22.8）。该发病风险与其他六个国家内的研究结果相似，并且在酒精性或非酒精性胰腺炎患者中也是类似的 [3]。在长达 20 年的随访中发现，胰腺癌的累计发病率为4%。这意味着慢性胰腺炎虽然是一个高危险因素，但相对胰腺癌总的发病过程来说，只能算是其中一小部分。此外，与因胰腺癌死亡的 29 名患者相比，137 名患者因其他类型癌症死亡。由于吸烟、酗酒等生活方式因素，致使大多数因癌症死亡的慢性胰腺炎患者其肿瘤来源并非胰腺。

　　自该研究报道发表以来，又有数项研究关注于慢性胰腺炎与胰腺癌之间的关系 [4-6]。Raimondi 和他的同事于 2010 年发表了一篇包括 18 项研究的 Meta 分析报告 [4]。其中有 11 项未分型的胰腺炎研究，4 项慢性胰腺炎的最新研究，以及 3 项遗传性胰腺炎研究。总体风险评价如下：胰腺炎（未分型）相对危险度

（relative risk，RR）为 5.1（95%CI：3.5～7.3），慢性胰腺炎 RR 为 13.3（95%CI：6.1～29），遗传性胰腺炎 RR 为 69（95%CI：56～84）。该 Meta 分析报告中还包含一项关于慢性非酒精钙化性胰腺炎的风险评价，其 RR 为 100（95%CI：37～218）（图 50-2）。

2014 年，Tong 和他的同事发表了一篇关于胰腺炎与胰腺癌相关性的流行病学系统回顾性研究[5]。该研究包括 14 项病例对照研究和 3 项队列研究，结果发现总体比值比为 7.1（95%CI：6.4～7.8）。与之前的 Meta 分析报告结果一样，队列研究的结果高于病例对照研究。在另一项对 10 例病例对照研究的汇总分析中，Duell 和他的同事发现患胰腺癌风险近 3 倍的患者从胰腺炎到胰腺癌的诊断相隔最快 2 年[6]。

来自丹麦的一份全国性研究报告为胰腺炎与胰腺癌的相关性提供了进一步的证据[7]。在对近 12 000 例慢性胰腺炎患者与近 120 000 例对照者进行随访研究中发现，胰腺炎患者死于胰腺癌的风险与对照人群相比增加了 6.9 倍。这再一次说明胰腺癌的发病风险在酒精性或非酒精性胰腺炎患者中都是相似的。

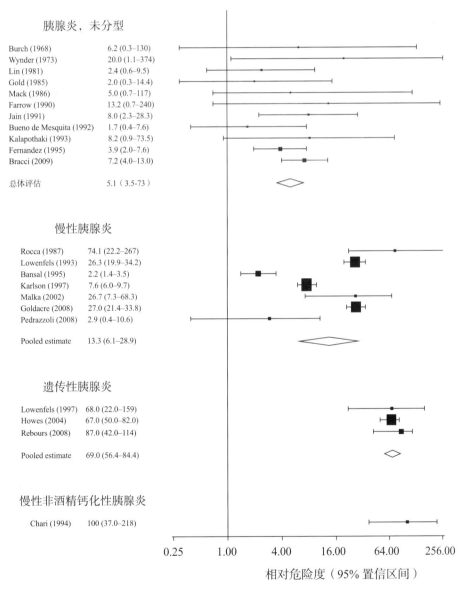

▲ 图 50-2　胰腺炎和胰腺癌之间的 Meta 分析

Meta 分析显示针对不同类型的胰腺炎和胰腺癌之间的研究特异性和 95% 置信区间的总体风险评估（引自 Raimondi 等，2010[4]。经 Elsevier 许可转载）

四、讨论

回顾几十年来积累的证据，可以发现慢性胰腺炎和胰腺癌之间有密切的联系。临床医生还需意识到反向因果关系，因为在无已知危险因素的情况下，胰腺癌其中一个症状就是能够突发为胰腺炎表现。若干排除早发性胰腺癌的长期随访研究证实了胰腺炎与胰腺癌之间的联系。胰腺中这种关联性的发现与其他脏器中研究结果一致，证实了 19 世纪德国病理学家 Rudolf Virchow 提出的肿瘤起源于慢性炎症这一假说。到目前为止，我们仍未能完全清楚良性疾病转化为癌症具体机制。

所有的研究报道都表明病程较长的慢性胰腺炎患者其患胰腺癌的累积风险较低（大概低于 5%）。这意味着对慢性胰腺炎患者不能进行有效的筛查，直到我们研究出比目前更敏感、更具特异性的非侵入性筛查手段。

遗传性胰腺炎是一种罕见的常染色体显性遗传病，患者较早的发生胰腺炎，其特点是反复发作并最终导致慢性胰腺炎。该病与吸烟、长期暴露等其他危险因素一样会增加患癌症的风险。由于此类型胰腺炎患者一生中患胰腺癌的风险约为 70%，因此针对具有遗传性胰腺炎表型的患者建议从 40 岁开始建议采用 EUS、CT 或 MRI/MRCP 对患者进行微创影像学筛查 [8]。

那么哪些已有研究成果的领域可以让潜在的胰腺炎患者受益？如今胰腺囊性病变的检出率大幅提高，我们需要识别哪部分患者具有较高的患胰腺癌风险。胰腺癌可以与一些非恶性疾病相似，如自身免疫性胰腺炎，导致一部分患者接受了不必要的胰腺手术 [9, 10]。我们需要研发能够可靠区分慢性胰腺炎和胰腺癌的生物检测方法或者生物标记物。最后，收集和保存资料完整的慢性胰腺炎患者生物样本将帮助我们提高对胰腺炎逐渐转化为胰腺癌的认识。

慢性胰腺炎不可逆转的病理改变使其难以治疗，腺体及导管组织进行性细胞破坏导致一部分患者最终发展为胰腺癌。减少复发性急性胰腺炎患者吸烟及饮酒等生活习惯，能够在一定程度上减少胰腺组织损伤并降低胰腺癌发生的概率 [2]。

☞ 参考文献

[1] Yadav D, Lowenfels AB. The epidemiology of pancreatitis and pancreatic cancer. Gastroenterology 2013; 144(6):1252–1261.

[2] Alsamarrai A, Das SL, Windsor JA, Petrov MS. Factors that affect risk for pancreatic disease in the general population: a systematic review and meta-analysis of prospective cohort studies. Clin Gastroenterol Hepatol 2014;12(10):1635–1644.

[3] Lowenfels AB, Maisonneuve P, Cavallini G et al. Pancreatitis and the risk of pancreatic cancer. International Pancreatitis Study Group. N Engl J Med 1993;328(20):1433–1437.

[4] Raimondi S, Lowenfels AB, Morselli-Labate AM, Maisonneuve P, Pezzilli R. Pancreatic cancer in chronic pancreatitis; aetiology, incidence, and early detection. Best Pract Res Clin Gastroenterol 2010;24(3):349–358.

[5] Tong GX, Geng QQ, Chai J et al. Association between pancreatitis and subsequent risk of pancreatic cancer: a systematic review of epidemiological studies. Asian Pac J Cancer Prev 2014;15(12):5029–5034.

[6] Duell EJ, Lucenteforte E, Olson SH et al. Pancreatitis and pancreatic cancer risk: a pooled analysis in the International Pancreatic Cancer Case-Control Consortium (PanC4). Ann Oncol 2012;23(11):2964–2970.

[7] Bang UC, Benfield T, Hyldstrup L, Bendtsen F, Beck Jensen JE. Mortality, cancer, and comorbidities associated with chronic

pancreatitis: a Danish nationwide matched-cohort study. Gastroenterology 2014;146(4): 989–994.

[8] Ulrich CD; Consensus Committees of the European Registry of Hereditary Pancreatic Diseases, Midwest Multi-Center Pancreatic Study Group, International Association of Pancreatology. Pancreatic cancer in hereditary pancreatitis: consensus guidelines for prevention, screening and treatment. Pancreatology 2001;1(5):416–422.

[9] Asbun HJ, Conlon K, Fernandez-Cruz L et al. When to perform a pancreatoduodenectomy in the absence of positive histology? A consensus statement by the International Study Group of Pancreatic Surgery. Surgery 2014;155(5):887–892.

[10] Hart PA, Zen Y, Chari ST. Recent advances in autoimmune pancreatitis. Gastroenterology 2015;149(1): 39–51.

慢性胰腺炎保守治疗篇
Conservative Treatment of Chronic Pancreatitis

Pain Management in Chronic Pancreatitis
慢性胰腺炎的疼痛管理

51

Kai Bachmann, Stephanie Plagemann, Yogesh Kumar Vashist, Jakob R. Izbicki　**著**

余佳文　**译**

黄会真　李　旭　黄宇光　**校**

一、概述

疼痛是慢性胰腺炎患者的主要症状。慢性胰腺炎的治疗目标是控制症状，改善生活质量，预防胰腺发生进行性损害。慢性胰腺炎是无法治愈的。

慢性胰腺炎患者住院的主要原因是中上腹部持续剧烈钝痛，这种疼痛可放射至背部，油腻饮食后可加剧。由于疼痛本身是多因素导致的，相应的治疗也需要多种方式。虽然对疼痛的产生有多种理论假设，但迄今为止，人们尚不能完全理解疼痛的发生机制。有关疼痛机制的多种不同理论详见本书第 41 章。

二、神经病理理论

胰腺由迷走神经及内脏神经支配。与其他内脏器官不同，胰腺内存在仅对疼痛刺激有反应的初级传入伤害感受器。这些神经纤维中包含"静止伤害感受器"这一亚群，这些神经纤维仅在炎症发生时被激活。胰腺伤害感受器可被多种伤害性刺激激活。位于供血血管上的感受器可被局部牵拉、缺血及坏死等刺激激活，其他的感受器则会受到炎症介质化学效应的影响[1]。

这些炎症主要由伤害性刺激（最常见的是酒精及尼古丁）产生。这可导致胰腺实质的损害，而受损组织会通过释放促炎性介质促发炎症，从而使神经末梢对后续刺激变得敏感。静止伤害感受器可被外周炎症激活，使脊髓传入神经活性升高。这些刺激被传递到中枢神经系统，且反复刺激可导致外周敏化的发生。释放的神经递质也会被转运到胰腺内的神经末梢，作为促炎症介质发挥作用，引起神经源性炎症介导的水肿及炎性介质浸润。

综上所述，三种因素导致了神经源性疼痛：伤害感受器通路的慢性刺激、胰腺内炎症导致的外周敏化、神经损伤[2]。目前这些神经生理学机制是慢性胰腺炎疼痛研究的主要焦点。

三、胰管理论

根据胰管理论，慢性胰腺炎患者的疼痛源自于胰管系统，疼痛由胰管内结石或胰管狭窄引起，这些情况均可导致腺体内压力升高。这一理论是介入性疗法的基础。与近期研究发现的神经病理因素相比，胰导管高压导致疼痛的理论相对较陈旧。这一理论最初在 20 世纪 70 年代被提出，由此介入性下胰管引流为了疼痛治疗的选择之一。

目前鲜少有研究关注于胰管内及胰腺实质内压力的测量。此外，现有研究尚无证据支持慢性胰腺炎发生与慢性疼痛进展的影响。

根据胰管理论，胰腺内压力的升高被描述为"间隔室样综合征"。慢性炎症可导致胰腺实质及包膜的纤维化，引起张力增加[3]。然而，不同的研究未能证实这些理论。神经生理理论似乎与实际情况更接近。

如果慢性胰腺炎疼痛是由于神经病理性通路及胰管理论共同导致的，就能够解释为什么针对伤害感受器的治疗（如阿片类镇痛药物），以及内镜或介入手术有时无法减轻疼痛。脑电图及（功能性）MRI 可用于显示可能存在的中枢敏化[4]。

四、疼痛管理

在评估慢性胰腺炎患者治疗方案时，需要由客观参数反映患者的日常生活在多大程度上受到慢性胰腺炎症状的影响。欧洲癌症研究与治疗组织（European Organization for Research and Treatment of Cancer, EORTC）问卷是评估患者生活质量的一种可靠选择。Izbicki 疼痛评分表通过衡量疼痛频率、疼痛程度（VAS 评分）、镇痛药疗效、疾病引起的工作失能或社交失能等方面对疼痛进行评估[5]（表 51-1）。这一表格是专为慢性胰腺炎患者设计的，关注于这些患者的特殊负担，是一项可靠而定量化的工具。评分总分为 0～100 分[5]。疼痛评分≥ 50 分评定为剧烈疼痛。

表 51-1　Izbicki 疼痛评分

		得　分
疼痛频率		
每天		100
每周数次		75
每周数次		50
每周数次		25
无		0
视觉模拟评分（VAS）		

0	1	2	3	4	5	6	7	8	9	10
不痛 0 分		轻度		中度		严重		非常严重		最可怕的疼痛 100 分

（续表）

镇痛药物		
吗啡		100
丁丙诺啡		80
哌替啶		20
曲马多（μ受体激动药，最大剂量600mg/d）		15
安乃近		3
乙酰酸		1
疾病导致无法工作的时间		
永久		100
1年		75
1个月		50
1周		25
过去一年工作无阻碍		0

表51-2中列举了一些镇痛药物。

表51-2　慢性胰腺炎患者镇痛药物

药　物	剂　量
吗啡	
丁丙诺啡	阿片受体部分激动药，μ受体完全激动 急性疼痛非首选药物 每日剂量与剂型相关
哌替啶	阿片受体激动药，μ受体高亲和性 最大剂量为500mg/d 经肝脏代谢为有活性的去甲哌替啶并通过肾脏排泄 可能会引起5-HT综合征
曲马多	HT、去甲肾上腺素再摄取抑制药及μ受体激动药（与恶心、呕吐强烈相关，可能会引起5-HT综合征） 最大剂量为400mg/d 通过肝脏代谢
安乃近	前体药物，水解后活化，口服生物利用度较肠道外给药稍高 非选择性COX抑制药 镇痛、退热、解痉 最大剂量4g/d 绝大部分通过肾脏清除
乙酰水杨酸（NSAIDs代表药物）	非选择性不可逆COX抑制药，镇痛、退热、抗炎，高首过效应 最大剂量3g/d 经肝脏灭活，经肾脏排出

以上非完整清单，在开始任何日常药物治疗之前都应当评估个体危险因素及不良反应

五、慢性胰腺炎患者的治疗选择

由于并不完全清楚慢性胰腺炎患者发生疼痛的机制，制定出理想治疗方案最有用的前提条件可能是了解疼痛发生机制中存在多种因素。

生活方式、饮食模式的改变及药物治疗是初始治疗的基础。小部分患者可能通过这些改变在症状控制上取得满意的治疗效果。然而在绝大多数情况下对于慢性胰腺炎患者来说，营养及药物治疗仅仅是在考虑接受内镜或手术治疗之前的第一步。

即使患者坚持戒烟戒酒，疼痛常常还是会持续存在。推荐患者戒烟戒酒以减少有害刺激，减缓性炎症反应的进展。镇痛药物可用于缓解疼痛症状，从使用 NSAID 药物开始，最终可能需要强阿片类药物的联合使用（按照世界卫生组织的推荐方式）。阿片类药物可能存在潜在的胃肠道不良反应，包括便秘、反酸、恶心及腹痛等，这一现象被称为阿片类物质引起的肠道功能障碍。

近期研究表明，普瑞巴林在疼痛管理中能起到积极的效果，包括在持续术后疼痛患者中的使用。普瑞巴林仅会引起中度的不良反应。患者可能会有微醺感的主诉，与强阿片类药物及相关胃肠道不良反应相比，这种不良反应几乎可以忽略 [6, 7]。

由于疼痛的存在，患者常常会滥用镇痛药物。在一小部分患者中，药物及饮食疗法或许能够改善症状。尽管如此，戒酒既不能中断组织破坏的进展，也不能减轻疼痛 [8, 9]。对于保守治疗已无法改善症状的患者来说，他们具有介入性治疗的指征。

在慢性胰腺炎管理中的主要挑战似乎是对于每一名患者适合的介入性治疗进行个体化评估。不仅是评估何种治疗能够让患者获益，还包括何时给予相应的治疗才能获得最佳效果。

绝大多数慢性胰腺炎患者存在胰管的扩张或胰头增大。因此，体外冲击波碎石术、支架置入等介入操作及外科引流或切除手术等均可作为治疗方法。胸腔镜内脏神经切除术也可作为有效缓解疼痛的替代治疗 [10] 多种介入治疗方案可用于恢复胰腺引流。内镜下胰管引流是手术干预的替代方法 [11]。另一种方式是联合内镜清除及 ESWL 治疗 [12, 13]。内镜介入必须经常反复进行，这种方法被认为更像是一种控制症状的手段，而不是根治的疗法。导管支架必须在短期内取出并替换，并且可能存在严重并发症的风险。

现有研究表明，手术治疗在缓解疼痛和引流效果方面优于内镜 [14, 15]。研究还表明，在初始治疗中接受手术的患者在后续疗程中接受连续介入治疗的次数更少，住院时间更短，生活质量更高 [16]。尽管如此，必须结合患者个体的患病及死亡风险，进行详尽的手术评估，根据患者主要的症状 / 主诉采取不同的方式。治疗方式可选择胰腺或肠道狭窄处的引流，炎症中心部位的切除或其神经支配的切除 [17]。

除 Whipple 手术之外，DPPHR 已经成为治疗慢性胰腺炎的标准手术操作之一 [18]。整体而言，DPPHR 能够实现短期结局的显著改善，以及远期结果可重复，已经成为良好的术式选择。

六、治疗时机

最大的挑战似乎在于对患者进行个体化的评估，决定何时采用何种方式进行治疗。传统上，手术被认为是适用于疾病进展期的治疗方式，因为与保守治疗相比，手术的死亡率及患病风险更高。

近期研究显示，早期进行手术治疗或许对于缓解疼痛有益，并且应当在腺体发生功能及形态学不可

逆损伤之前进行 [19, 20]。在出现症状后 3 年内接受手术的患者疼痛缓解率更高，发生内分泌功能不全的概率也更低，且这种情况与手术技巧无关 [21]。因此，应当在发病 1～3 年内评估手术的获益及风险。

七、总结

慢性胰腺炎患者的疼痛管理是跨学科的。慢性胰腺炎的基线治疗包括减少引起慢性炎症反应的有害刺激，同时应用药物治疗。内镜治疗在疾病初期处理并发症等方面有效，并且优于手术，降低手术风险。考虑到个体生活质量及患病情况，应当在疾病早期进行手术干预的评估。

☞ 参考文献

[1] Atsawarungruangkit A, Pongprasobchai S. Current understanding of the neuropathophysiology of pain in chronic pancreatitis. World J Gastrointest Pathophysiol 2015;6(4): p. 193–202.

[2] Di Sebastiano P. The quality of life in chronic pancreatitis: the role of surgery. JOP 2006;7(1):120–121.

[3] Poulsen JL, Olesen SS, Malver LP, Frøkjær JB, Drewes AM. Pain and chronic pancreatitis: a complex interplay of multiple mechanisms. World J Gastroenterol 2013;19(42):7282–7291.

[4] Bouwense SA, de Vries M, Schreuder LT et al. Systematic mechanism - orientated approach to chronic pancreatitis pain. World J Gastroenterol 2015;21(1):47–59.

[5] Bloechle C, Izbicki JR, Knoefel WT, Kuechler T, Broelsch CE. Quality of life in chronic pancreatitis—results after duodenum - preserving resection of the head of the pancreas. Pancreas 1995;11(1):77–85.

[6] Bouwense SA, Ahmed Ali U, ten Broek RP et al. Altered central pain processing after pancreatic surgery for chronic pancreatitis. Br J Surg 2013;100(13):1797–1804.

[7] Bouwense SA, Olesen SS, Drewes AM, van Goor H, Wilder - Smith OH. Pregabalin and placebo responders show different effects on central pain processing in chronic pancreatitis patients. J Pain Res 2015;8:375–386.

[8] Knoefel W, Eisenberger CF, Strate T, Izbicki JR. Optimizing surgical therapy for chronic pancreatitis. Pancreatology 2002;2(4):379–385.

[9] Strate T, Yekebas E, Knoefel WT, Bloechle C, Izbicki JR. Pathogenesis and the natural course of chronic pancreatitis. Eur J Gastroenterol Hepatol 2002;14(9):929–934.

[10] Buscher HC, van Goor H, Wilder - Smith OH. Effect of thoracoscopic splanchnic denervation on pain processing in chronic pancreatitis patients. Eur J Pain 2007;11(4):437–443.

[11] Cahen DL, Gouma DJ, Laramée P et al. Long-term outcomes of endoscopic vs surgical drainage of the pancreatic duct in patients with chronic pancreatitis. Gastroenterology 2011;141(5):1690–1695.

[12] Lapp RT, Wolf JS Jr, Faerber GJ et al. Duct diameter and size of stones predict successful extracorporeal shock wave lithotripsy and endoscopic clearance in patients with chronic pancreatitis and pancreaticolithiasis. Pancreas 2016;45(8):1208–1211.

[13] Ahmed Ali U, Pahlplatz JM, Nealon WH, van Goor H, Gooszen HG, Boermeester MA. Endoscopic or surgical intervention for painful obstructive chronic pancreatitis. Cochrane Database Syst Rev 2015;(3):CD007884.

[14] Cahen DL, Gouma DJ, Nio Y et al. Endoscopic versus surgical drainage of the pancreatic duct in chronic pancreatitis. N Engl J Med 2007;356(7):676–684.

[15] Dite P, Ruzicka M, Zboril V, Novotný I. A prospective, randomized trial comparing endoscopic and surgical therapy for chronic pancreatitis. Endoscopy 2003;35(7):553–558.

[16] Rutter K, Ferlitsch A, Sautner T et al. Hospitalization, frequency of interventions, and quality of life after endoscopic, surgical,

or conservative treatment in patients with chronic pancreatitis. World J Surg 2010;34(11): 2642–2647.

[17] Strobel O, Büchler MW, Werner J. Surgical therapy of chronic pancreatitis: Indications, techniques and results. Int J Surg 2009;7(4):305–312.

[18] Büchler MW, Baer HU, Seiler C, Reber PU, Sadowski C, Friess H. [Duodenum preserving resection of the head of the pancreas: a standard procedure in chronic pancreatitis]. Chirurg 1997;68(4):364–368.

[19] Nealon WH, Thompson JC. Progressive loss of pancreatic function in chronic pancreatitis is delayed by main pancreatic duct decompression. A longitudinal prospective analysis of the modified puestow procedure. Ann Surg 1993;217(5):458–466; discussion 466–468.

[20] Knoefel WT, Bloechle C, Izbicki JR. [Decompression of the main pancreatic duct can delay progressive loss of pancreatic function in chronic pancreatitis]. Z Gastroenterol 1997;35(4):301–303.

[21] Yang CJ, Bliss LA, Freedman SD et al. Surgery for chronic pancreatitis: the role of early surgery in pain management. Pancreas 2015;44(5):819–823.

Medical Treatment of Chronic Pancreatitis: Pancreatic Digestive Enzymes: Lipases, Proteases

慢性胰腺炎的药物治疗：胰腺消化酶（脂肪酶、蛋白酶）

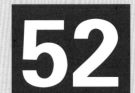

Mark E. Lowe 著

郭若寒 译

杨爱明 蒋青伟 校

一、概述

人类饮食中主要的宏量营养素为蛋白质、脂肪和碳水化合物。在西方饮食中，蛋白质占总热量摄入的 15% 左右，单糖或淀粉等碳水化合物提供约 50% 的热量，而其余热量由脂肪提供[1]。膳食宏量营养素需要先消化成为较小的分子，再进入血液。蛋白酶将蛋白质切割成短肽和氨基酸，再转运到肠道细胞内（表 52-1）。一系列糖苷酶将淀粉分解为葡萄糖。肠上皮细胞的转运蛋白吸收葡萄糖和其他单糖。脂肪的吸收需要脂肪酶分解酰基链，再通过肠道细胞摄取脂肪酸（表 52-2）。如果宏量营养素的消化不够充分，就会发生吸收不良，常量营养素随粪便排出。能量损失以及蛋白质、细胞膜和信号分子的合成障碍会造成慢性胰腺炎和胰腺功能不全患者的健康受损。有效消化宏量营养素需要胰腺外分泌部产生的消化酶。胰腺腺泡细胞是巨大的蛋白质工厂，每 24h 分泌 6～20g 蛋白质。大约 20 种消化酶组成主要的分泌蛋白[2]。大量的消化酶及其各种特性使人类能够适应各种饮食并消化多种食物。30%～50% 的慢性胰腺炎患者、85%～90% 的囊性纤维化患者、50%～100% 部分或完全切除胰腺后的患者会出现胰腺外分泌部功能不全，即胰腺外分泌部不能产生足够的消化酶[3-5]。

胰腺外分泌部功能不全患者存在与膳食宏量营养素消化不良相关的多种症状及营养缺乏。淀粉消化不良会引起腹泻；蛋白质消化不良会导致必需氨基酸缺乏；脂肪消化不良会导致排大量恶臭便、腹痛、腹胀、体重减轻，并引起儿童的生长发育不良。胰腺功能不全还会导致微量营养素缺乏，包括脂溶性维生素、镁、钙、必需脂肪酸、胆碱锌和叶酸[6]。由于胰腺功能不全的大多数临床症状和体征是由膳食脂肪的消化不充分造成的，因此治疗主要基于脂肪消化和吸收恢复的程度来指导。

二、胰腺外分泌功能不全的处理

一个多世纪以来，使用猪胰腺提取物的胰酶替代疗法（pancreatic enzyme replacement therapy，PERT）已成为胰腺外分泌部功能不全处理的基石。尽管如此，胰腺外分泌部功能不全的治疗仍存在挑战[7]。首先，胰腺外分泌部功能不全的诊断可能存在问题[8, 9]。其次，有些患者无法通过 PERT 缓解症状。缺乏简单准确的检查方法阻碍了胰腺外分泌部功能不全的诊断和治疗[10]。现有的胰腺外分泌部功能不全测试不能充分发挥作用。在很长一段时间里，诊断标准仍是 72h 定量粪便脂肪测试，但粪便收集和分析十分困难。粪弹性蛋白酶 -1 试验仅适合作为筛选试验[11]。有人倡导内镜功能测试和混合三酰甘油呼气测试，但两种测试都有缺点，限制了其在识别和治疗胰腺外分泌部功能不全患者方面的应用。

表 52-1　主要的人胰腺蛋白酶

酶	丰　度	作用位点	作用产物
胰蛋白酶 阳离子胰蛋白酶原（PRSS1） 阴离子胰蛋白酶原（PRSS2） 中胰蛋白酶原（PRSS3）	20%	内肽酶；在赖氨酸或精氨酸位点后切割	寡肽
胰凝乳蛋白酶原 胰凝乳蛋白酶原 B、B2 胰凝乳蛋白酶原 C	10%	内肽酶；在脂肪族氨基酸位点后切割	寡肽
胰凝乳蛋白酶原样弹性蛋白酶 弹性蛋白酶 2A、2B 弹性蛋白酶 3A、3B	10%	内肽酶；在丙氨酸、甘氨酸、丝氨酸位点后切割	寡肽
羧肽酶 A1、A2	10%	外肽酶；从 C 末端切割芳香类氨基酸	芳香类氨基酸和肽链
羧肽酶 B1	10%	外肽酶；从 C 末端切割精氨酸或赖氨酸	精氨酸、赖氨酸和肽链

表 52-2　主要的人胰腺脂肪酶

酶	丰　度	作用位点	作用产物
胰脂肪酶（PNLIP）- 需要辅脂肪酶（CLPS）	10%	甘油酯的 sn-1 和 sn-3 位点	脂肪酸单丙烯酸
胰脂肪酶相关蛋白 2（PNLIPRP2）	4%	甘油酯的 sn-1 和 sn-3 位点 半乳糖脂的 sn-1 和 sn-2 位点 磷脂的 sn-1 位点	脂肪酸溶血卵磷脂
羧基酯脂肪酶（CEL）	4%	甘油酯的所有位点 半乳糖脂的 sn-1 和 sn-2 位点 磷脂的 sn-1 和 sn-2 位点	脂肪酸溶血卵磷脂
磷脂酶 A2（PLA2）	2%	磷脂的 sn - 2 酰基链	脂肪酸溶血卵磷脂

如表 52-3 所示，PERT 的使用剂量随年龄而变化[12]。关于用药的时机已有很多讨论。一项研究表明，PERT 在用餐时和餐后给药最有效[13]。对于服用配方奶粉的婴儿和使用饲管的患者，PERT 存在特殊的问

题。在将药物微粒与酸性食物（如苹果酱）混合后，可以以口服方式给予婴儿 PERT。可以将药物微粒与软食或浓稠液体混合通过饲管给药，而不会造成管路堵塞[14, 15]。

如果患者在服用 PERT 时仍有症状持续、体重减轻或营养不足，则在提高用药剂量之前应考虑其他原因。在没有其他疾病的体征和症状的情况下，应当对饮食、给药时间和依从性进行评估。如果没有发现原因，PERT 的剂量可以增加到相应年龄的最大值。随后，可以尝试给予质子泵抑制药。如果症状持续存在，则要评估其他疾病，如肝病、乳糜泻、肠道感染、细菌过度生长、胃排空延迟、克罗恩病、乳糖不耐受、功能性腹部疾病和饮食失调。不建议积极限制膳食脂肪，特别是对于成长中的儿童。

表 52-3　推荐胰酶剂量

年　龄	剂　量
婴儿	每 120ml 配方牛奶或每次母乳喂养服用 2000 ～ 5000U 脂肪酶
4 岁以下	每餐服用 1000 ～ 2500 U/kg 脂肪酶 每次进食点心时服用 500U/kg 脂肪酶
4 岁以上	每餐服用 500 ～ 2500 U/kg 脂肪酶 每次进食点心时服用 250 U/kg 脂肪酶
青少年和成人	每餐服用 25 000 ～ 75 000 U 脂肪酶 每次进食点心时服用 10 000 ～ 25 000 U 脂肪酶

三、新兴疗法

虽然 PERT 是胰腺外分泌部功能不全的主要治疗方法，但仍有一些问题促使寻找其他替代疗法。PERT 通常不能消除脂肪泻，需要每餐服用多颗胶囊，可触发过敏反应，并具有向人类传播新感染的理论风险，且可能被不吃猪肉的患者拒绝接受。因此，开发用于替代猪提取物的重组消化酶引起了相当大关注。作为单一用药或与蛋白酶和淀粉酶相组合的细菌和真菌脂肪酶目前都在开发之中[16, 17]。

☞ **参考文献**

[1] Cordain L, Eaton SB, Sebastian A et al. Origins and evolution of the Western diet: health implications for the 21st century. Am J Clin Nutr 2005;81(2):341–354.

[2] Whitcomb DC, Lowe ME. Human pancreatic digestive enzymes. Dig Dis Sci 2007;52(1):1–17.

[3] Kalivianakis M, Verkade HJ. The mechanisms of fat malabsorption in cystic fibrosis patients. Nutrition 1999;15(2):167–169.

[4] Sikkens EC, Cahen DL, de Wit J, Looman CW, van Eijck C, Bruno MJ. Prospective assessment of the influence of pancreatic cancer resection on exocrine pancreatic function. Br J Surg 2014;101(2):109–113.

[5] Levy P, Dominguez-Munoz E, Imrie C, Lohr M, Maisonneuve P. Epidemiology of chronic pancreatitis: burden of the disease and consequences. United European Gastroenterol J 2014;2(5):345–354.

[6] Sikkens EC, Cahen DL, Kuipers EJ, Bruno MJ. Pancreatic enzyme replacement therapy in chronic pancreatitis. Best Pract Res Clin Gastroenterol 2010;24(3):337–347.

[7] Hart PA, Conwell DL. Challenges and updates in the management of exocrine pancreatic insufficiency. Pancreas 2016;45(1):1–4.

[8] Pezzilli R, Andriulli A, Bassi C et al. Exocrine pancreatic insufficiency in adults: a shared position statement of the Italian Association for the Study of the Pancreas. World J Gastroenterol 2013;19(44):7930–7946.

[9] Working Party of the Australasian Pancreatic Club, Smith RC, Smith SF, Wilson J et al. Summary and recommendations from the Australasian guidelines for the management of pancreatic exocrine insufficiency. Pancreatology 2016;16(2):164–180.

[10] Taylor CJ, Chen K, Horvath K et al. ESPGHAN and NASPGHAN report on the assessment of exocrine pancreatic function and pancreatitis in children. J Pediatr Gastroenterol Nutr 2015;61(1):144–153.

[11] Benini L, Amodio A, Campagnola P et al. Fecal elastase-1 is useful in the detection of steatorrhea in patients with pancreatic diseases but not after pancreatic resection. Pancreatology 2013;13(1):38–42.

[12] Ferrone M, Raimondo M, Scolapio JS. Pancreatic enzyme pharmacotherapy. Pharmacotherapy 2007;27(6): 910–920.

[13] Dominguez-Munoz JE, Iglesias-Garcia J, Iglesias-Rey M, Figueiras A, Vilarino-Insua M. Effect of the administration schedule on the therapeutic efficacy of oral pancreatic enzyme supplements in patients with exocrine pancreatic insufficiency: a randomized, three-way crossover study. Aliment Pharmacol Ther 2005;21(8):993–1000.

[14] Shlieout G, Koerner A, Maffert M, Forssmann K, Caras S. Administration of CREON(R) pancrelipase pellets via gastrostomy tube is feasible with no loss of gastric resistance or lipase activity: an in vitro study. Clin Drug Investig 2011;31(7):e1–7.

[15] Ferrie S, Graham C, Hoyle M. Pancreatic enzyme supplementation for patients receiving enteral feeds. Nutr Clin Pract 2011;26(3):349–351.

[16] Aloulou A, Schue M, Puccinelli D et al. Yarrowia lipolytica lipase 2 is stable and highly active in test meals and increases fat absorption in an animal model of pancreatic exocrine insufficiency. Gastroenterology 2015;149(7):1910–1919;e5.

[17] Borowitz D, Stevens C, Brettman LR et al. Liprotamase long-term safety and support of nutritional status in pancreatic-insufficient cystic fibrosis. J Pediatr Gastroenterol Nutr 2012;54(2):248–257.

Nutritional Support of Chronic Pancreatitis

慢性胰腺炎的营养支持

53

Sinead N. Duggan，Stephen J. O'Keefe　著

于　康，陈　伟　译

李齐菲　校

一、概述

慢性胰腺炎疾病中的营养问题一直尚未解决[1]。多方面的因素导致患者患有营养不良的风险很大。胰腺外分泌部功能不全可导致常量营养素和微量营养素的吸收不良。此外，由于 PERT 常常使用不足或处方不足[2]，并且患者的消化功能尚未完全恢复都会导致吸收不良[3]。患者常由于腹部症状、疼痛、嗜烟、酗酒而造成饮食摄入较差。然而，并不是所有的慢性胰腺炎患者都会发生显著性低体重，许多患者仍有超重，甚至是肥胖。

二、营养不良

不同国家的慢性胰腺炎患者的平均 BMI 相差很大，这也反映出了该国人群的一般营养状况。已报道过的慢性胰腺炎患者的 BMI 平均数值包括：印度 $19.3kg/m^2$，意大利 $21.9kg/m^2$，波兰 $22.1kg/m^2$，丹麦 $23kg/m^2$，荷兰 $24kg/m^2$，在爱尔兰男性和女性则各为 $25.9kg/m^2$ 和 $25.5kg/m^2$。慢性胰腺炎患者通常会同时存在与匹配的对照组相比更低的 BMI 值、肌肉质量和握力。超重和肥胖对慢性胰腺炎患者的影响还未知，但肥胖可能会掩盖患者存在的微量营养素缺乏和肌肉减少症问题。酗酒也会增加营养不足的风险。大量饮酒者由于酒精对食欲的影响或是酒精替代食物摄入的原因，会导致营养素摄入较差[4]。酒精大量摄入还是增加骨质疏松发生的独立危险因素，并且可能和腹泻与吸收不良相关[5]。

胰腺疾病基础与临床
The Pancreas: An Integrated Textbook of Basic Science, Medicine, and Surgery

三、营养素缺乏

慢性胰腺炎患者可能会出现某些特定营养素的缺乏，原因包括脂肪泻（脂溶性维生素丢失）、酒精中毒（增加水溶性维生素的需求或丢失）、膳食摄入不均衡。在不同的研究和国家中，特定营养素缺乏的患病情况并不相同。以维生素 D 为例，不同研究中对缺乏或不足的定义差异造成了报道患病率的不同。如果使用血清 25- 羟维生素 D[25（OH）D] 少于 50nmol/L 来定义缺乏，则患病率为 41%（捷克共和国[6]）～ 86%（印度[7]）不等。维生素 E（应按照血清脂质比来校正测量）缺乏的患病率为 24%（爱尔兰[8]）～ 75%（南非[9]）不等。维生素 A 缺乏的患病率为 3%（荷兰[10]）～ 40%（日本[11]）不等。一项研究报道 63% 的慢性胰腺炎患者血清维生素 K 水平偏低[10]，但是维生素 K 缺乏并不是根据血清维生素 K 水平或凝血酶原时间等可能不准确的检测方法来评价，而是由更准确的低血清羧化骨钙素水平或者维生素 K 依赖蛋白质的量来界定的[12]。虽然很少有关于其他微量营养素的研究，然而也有几篇研究表示慢性胰腺炎患者的镁[13] 和锌[14] 水平较低，不过关于维生素 B_{12} 缺乏[15] 的报道则少见。

尽管慢性胰腺炎患者常常发生维生素缺乏现象，但除了维生素 D 之外，很少有研究报道过相关方面的临床表现。维生素 D 缺乏（在其他因素共同作用下）与已确诊的骨质疏松高患病率相关。已经有一些案例报道表明显著性维生素 D 缺乏可以造成骨软化症（成人佝偻病）[16, 17]。也有少数研究报道过与维生素 E 缺乏相关的神经异常现象。大约 1/13 的维生素 E 缺乏患者存在典型的神经系统表现，同时还常伴有糖尿病控制不佳[18]。在患慢性胰腺炎，乳糜泻和结肠癌的存在维生素缺乏的患者中，有报道表明可能发生褐肠综合征（与维生素 E 缺乏有关）的疾病[19]。

维生素 A 缺乏的临床表现一般为视力缺陷。一项报道[20] 曾描述过一位患有慢性胰腺炎，同时有长期酗酒史，糖尿病史和胆囊切除术史的 45 岁男性的案例。这位患者表现为脂肪泻、恶病质、低 BMI、体重明显下降，伴有眼痛、畏光和视觉敏锐度下降。另一项报道[21] 则描述了一位慢性胰腺炎患者，伴有营养不良和维生素 A 缺乏，并且一侧眼睛患有溃疡性角膜炎，另一侧眼睛患有房基质坏死性溃疡伴前房积血。一般而言，临床上维生素 A 缺乏的形成需要数年，并且在当存在并发症如乳糜泻或糖尿病，或者是处于术后时期时才会发生。

四、微量营养素补充

除了维生素 D 之外，在慢性胰腺炎患者营养素缺乏的管理方面一直存在显著的研究差距。在一项比较慢性胰腺炎患者口服补充维生素 D 和中波紫外线照射补充维生素 D 效果的研究中，口服补充（1520 U/d）方式在升高患者血清 25（OH）D 方面效果更显著，在 10 周的时间内平均升高了 32.3nmol/L（95%CI 15 ～ 50nmol/L）[22]。高剂量，单剂量补充方式在升高血清 25（OH）D 方面也似乎是安全有效的。在一项以肌内注射生理盐水为对照的研究中，600 000U 和 300 000U 单次肌内注射维生素 D 相比较而言，高剂量者在升高血清 25（OH）D 方面更有效，也不会造成维生素过量或血钙过高[23]。

很少有研究在慢性胰腺炎及生化营养素缺乏的患者中了解补充维生素 A、维生素 E 或维生素 K 的有效性和安全性。曾有一项研究表明在未行补充维生素的慢性胰腺炎患者中发现无法解释的维生素 A 过多的现象[8]。因此不应建议患者补充大量维生素或者是补充推荐剂量的维生素，也不提倡向患者建议相关补充方法，或是说明哪一类型患者需要补充。应通过测量血清维生素水平并注重优化膳食摄入和 PERT，确保精确医学方法的实现。

五、骨质疏松症和骨健康

慢性胰腺炎患者较正常人骨密度低的风险更大。在对 513 例接受双能 X 线吸收测定（dual X-ray absorptiometry，DXA）的患者进行系统评价[24]时，65% 的患者存在骨质疏松症或骨质减少[10, 25-27]。更为重要的是，与健康对照者相比，这种高骨质疏松风险可转变为创伤性骨折的高患病率[28, 29]。多种因素导致慢性胰腺炎患者早期骨质脱钙，包括低血清 25（OH）D 水平、饮食摄入不足、嗜烟、低体力活动、慢性炎症[30]和吸收不良[24]。对于所有慢性胰腺炎患者，应建议采取基本的预防措施，包括充足的钙和维生素 D 的摄入，定期的负重锻炼和避免吸烟饮酒[31]。一旦确诊骨质减少，应该每两年重复进行一次 DXA 检测，而对于证实为骨质疏松（或者发生过脊椎骨折）的患者来说，应当开具适当的药物（如双磷酸盐）。也可能需要将患者转诊到骨科专家，同时也要实施基本的预防措施（足够的钙和维生素 D 摄入，定期的负重锻炼和避免吸烟饮酒）[31]，也鼓励患者晒太阳来改善血清 25（OH）D 水平。

六、饮食干预

当胰腺功能不全时，通过使用 PERT，同时经过胰腺专科营养学家给予个体化饮食干预和咨询，可以提高慢性胰腺炎患者的营养状况[32]。营养需求最高为每天的能量摄入为 35kcal/kg[5, 35]，每天的蛋白质摄入为 1.2 ～ 1.5g/kg[5, 33, 34]。不推荐低脂饮食（或无脂饮食），因为这会减少能量摄入，也会影响食物口味[5, 35]。相反，应该优化利用 PERT 使患者能够摄取适量的脂肪。一旦 PERT 与抑酸药物一起优化利用并且排除了吸收不良的其他原因（例如小肠细菌过度生长），限制脂肪摄入可以作为难治性吸收不良患者治疗的最后手段。目前没有证据证明植物脂肪比动物脂肪的耐受性更好[5]。

当充分使用 PERT 的同时仍伴有吸收不良时，膳食纤维的限制也许可能通过降低消化酶的可利用度帮助改善症状[5, 33]。但是，应该避免长期限制纤维摄入，最终仍应建议富含水果和蔬菜的日常饮食。建议少食多餐的膳食模式。一些患者需要口服营养补充，并且在选用短肽或富含中链三酰甘油的营养制剂前可以先尝试选择整蛋白质类型。针对缓解慢性胰腺炎患者疼痛症状的一些抗氧化补充剂也被认为是一项有前景的治疗方法[36]，只是近期的许多研究也对其有效性提出了质疑[37]。

七、肠内和肠外营养

绝大多数的慢性胰腺炎患者都会保持经口进食状态，也可以选择同时合并其他方式补充营养。肠内营养适用于经口进食无法满足营养需求的营养不良患者[34, 38, 39]。在胃排空延迟、胰腺囊肿引起的慢性亚急性上消化道梗阻[40]以及持续性恶心或呕吐或疼痛[34]的情况下，应通过空肠途径进行肠内喂养。鼻空肠喂养可减少疼痛、胰腺假性囊肿和炎症，并改善营养状态[41, 42]。当需要长期空肠喂养时，可以考虑行

外科空肠造口术 [34, 43]。考虑到肠内喂养物的组成，当标准整蛋白配方制剂不能耐受时，可以尝试以短肽或中链三酰甘油为基础的配方模式 [40, 42]。

有些患者在肠内营养的同时可能需要补充 PERT。由于慢性胰腺炎患者存在胰腺内分泌功能不足（高血糖症）和免疫功能缺陷（导管相关性脓毒症），因而并发症发生风险较高，所以患者应该尽可能避免应用肠外营养。在慢性胰腺炎患者中，经鼻内镜定位法植入远端空肠喂养管常常可以避免使用肠外营养，包括继发于十二指肠狭窄的胃出口梗阻，复杂性瘘和胰腺手术前的严重营养不良等情况 [38, 40, 44]。

八、胰腺内分泌和外分泌功能复合型缺陷

对于终末期钙化性慢性胰腺炎，胰腺内分泌缺乏会加剧营养不良，使营养管理更具挑战性。3c 类型糖尿病被称为"脆性糖尿病"，并且由于胰岛素治疗，糖原缺乏，外周胰岛素敏感性增加、吸收不良，饮食摄入不足，以及一些患者持续过量饮酒而导致发生低血糖和神经性低血糖症的高风险大大增加。血糖水平在低血糖症与高血糖症之间快速波动的现象很常见，前者是由于胰腺分泌胰高血糖素功能和胰岛素样多肽反应受损，后者可因未抑制的肝葡萄糖生成而加重 [45]。由于通过增加膳食摄入量和同时实施 PERT 的方法来管理胰腺内分泌功能缺陷患者可能导致高血糖症加重，所以应考虑全面增加胰岛素用药。实施患者管理必须同时有内分泌专家的参与，同时严密的饮食监督也是基本要素 [35, 45]。

九、结构化营养评估

一旦被诊断为慢性胰腺炎，患者应该在营养师和多学科团队的指导下进行定期而全面的营养评估。图 53-1 总结了慢性胰腺炎患者的营养评估，其中包括六个关键点：

(1) 应该进行人体测量评估（包括 BMI、臂中围、肱三头肌皮褶厚度）和对目前与日常膳食习惯的详细评估 [5]。

(2) 临床评估应该包括以下表现：恶心 / 呕吐、腹泻、吸收不良、厌食、早饱、疼痛。

(3) 应该进行胰腺外分泌功能评估，包括临床症状和吸收不良的表现，以及胰腺外分泌部功能不全的客观测量。

(4) 对营养状况的生化评估应该包括脂溶性维生素水平的测量，空腹血糖和糖化血红蛋白的测量，当可疑时需进行 75g 口服葡萄糖耐量试验。

(5) 应该通过血清 25-（OH）-D 水平测量和基线骨密度扫描来评估骨健康状况。

(6) 应对患者进行有关吸烟和酗酒状况、身体活动、相关社会信息以及生活质量评估的访谈。

常规营养评估能够更好地反映营养管理状况，后者包括优化膳食摄入量，适当和充足的 PERT，对于一些患者来说还包括口服营养补充和微量营养素补充剂。常规营养评估对于最大限度提高营养状况来说至关重要。

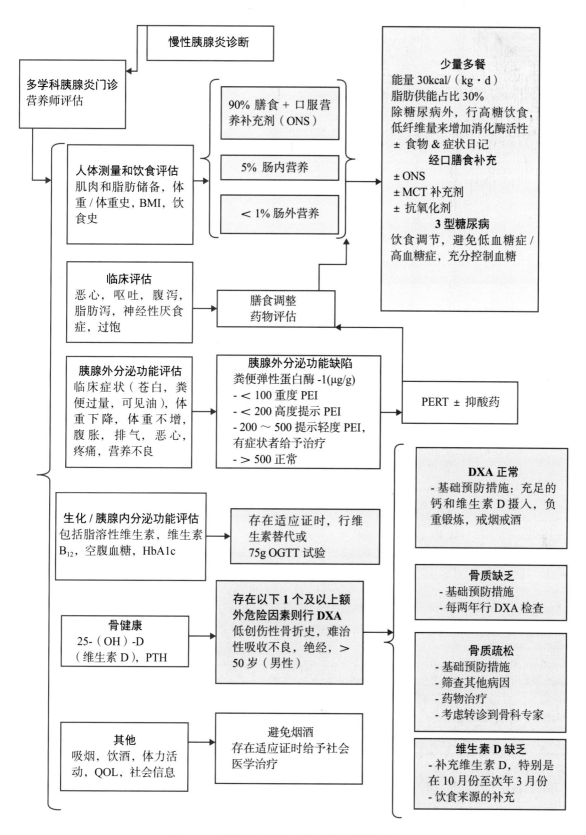

▲ 图 53-1　慢性胰腺炎患者的结构性营养评估和干预

ONS. 口服营养补充剂；MCT. 中链三酰甘油；PEI. 胰腺外分泌功能不全；OGTT. 口服葡萄糖耐量试验；DXA. 双 X 射线吸收测定法；PTH. 甲状旁腺激素；QOL. 生活质量；PERT. 胰酶替代疗法（资料来源：Duggan 等，2010[5]）

☞ 参考文献

[1] Lankisch PG. Chronic pancreatitis. Curr Opin Gastroenterol 2007;23(5):502–507.

[2] Sikkens EC, Cahen DL, van Eijck C, Kuipers EJ, Bruno MJ. Patients with exocrine insufficiency due to chronic pancreatitis are undertreated: a Dutch national survey. Pancreatology 2012;12(1):71–73.

[3] Marotta F, O'Keefe SJ, Marks IN, Girdwood A, Young G. Pancreatic enzyme replacement therapy. Importance of gastric acid secretion, H$_2$-antagonists, and enteric coating. Dig Dis Sci 1989;34(3):456–461.

[4] Manari AP, Preedy VR, Peters TJ. Nutritional intake of hazardous drinkers and dependent alcoholics in the UK. Addict Biol 2003;8(2):201–210.

[5] Duggan S, O'Sullivan M, Feehan S, Ridgway P, Conlon K. Nutrition treatment of deficiency and malnutrition in chronic pancreatitis: a review. Nutr Clin Pract 2010;25(4):362–370.

[6] Dujsikova H, Dite P, Tomandl J, Sevcikova A, Precechtelova M. Occurrence of metabolic osteopathy in patients with chronic pancreatitis. Pancreatology 2008;8(6):583–586.

[7] Joshi A, Reddy SV, Bhatia V et al. High prevalence of low bone mineral density in patients with tropical calcific pancreatitis. Pancreas 2011;40(5):762–767.

[8] Duggan SN, Smyth ND, O'Sullivan M, Feehan S, Ridgway PF, Conlon KC. The prevalence of malnutrition and fat-soluble vitamin deficiencies in chronic pancreatitis. Nutr Clin Pract 2014;29(3):348–354.

[9] Marotta F, Labadarios D, Frazer L, Girdwood A, Marks IN. Fat-soluble vitamin concentration in chronic alcohol-induced pancreatitis. Relationship with steatorrhea. Dig Dis Sci 1994;39(5):993–998.

[10] Sikkens EC, Cahen DL, Koch AD et al. The prevalence of fat-soluble vitamin deficiencies and a decreased bone mass in patients with chronic pancreatitis. Pancreatology 2013;13(3):238–242.

[11] Nakamura T, Takebe K, Imamura K et al. Fat-soluble vitamins in patients with chronic pancreatitis (pancreatic insufficiency). Acta Gastroenterol Belg 1996;59(1):10–14.

[12] Jagannath VA, Fedorowicz Z, Thaker V, Chang AB. Vitamin K supplementation for cystic fibrosis. Cochrane Database Syst Rev 2015;1:CD008482.

[13] Papazachariou IM, Martinez-Isla A, Efthimiou E, Williamson RC, Girgis SI. Magnesium deficiency in patients with chronic pancreatitis identified by an intravenous loading test. Clin Chim Acta 2000;302(1–2):145–154.

[14] Girish BN, Rajesh G, Vaidyanathan K, Balakrishnan V. Zinc status in chronic pancreatitis and its relationship with exocrine and endocrine insufficiency. JOP 2009;10(6):651–656.

[15] Glasbrenner B, Malfertheiner P, Buchler M, Kuhn K, Ditschuneit H. Vitamin B12 and folic acid deficiency in chronic pancreatitis: a relevant disorder? Klin Wochenschr 1991;69(4):168–172.

[16] Kaur N, Gupta S, Minocha VR. Chronic calcific pancreatitis associated with osteomalacia and secondary hyperparathyroidism. Indian J Gastroenterol 1996;15(4):147–148.

[17] Kurtulmus N, Yarman S, Tanakol R, Alagol F. Severe osteomalacia in a patient with idiopathic chronic pancreatitis. Scott Med J 2005;50(4):172–173.

[18] Yokota T, Tsuchiya K, Furukawa T, Tsukagoshi H, Miyakawa H, Hasumura Y. Vitamin E deficiency in acquired fat malabsorption. J Neurol 1990;237(2):103–106.

[19] Reynaert H, Debeuckelaere S, De Waele B, Meysman M, Goossens A, Devis G. The brown bowel syndrome and gastrointestinal adenocarcinoma. Two complications of vitamin E deficiency in celiac sprue and chronic pancreatitis? J Clin Gastroenterol 1993;16(1):48–51.

[20] Benitez Cruz S, Gomez Candela C, Ruiz Martin M, Cos Blanco AI. [Bilateral corneal ulceration as a result of caloric-protein malnutrition and vitamin A deficit in a patient with chronic alcoholism, chronic pancreatitis and cholecystostomy]. Nutr Hosp 2005;20(4):308–310.

[21] Ruiz-Martin MM, Boto-de-los-Bueis A, Romero-Martin R. [Severe bilateral ocular affection caused by vitamin A deficiency]. Arch Soc Esp Oftalmol 2005;80(11):663–666.

[22] Bang UC, Matzen P, Benfield T, Beck Jensen JE. Oral cholecalciferol versus ultraviolet radiation B: effect on vitamin D metabolites in patients with chronic pancreatitis and fat malabsorption—a randomized clinical trial. Pancreatology 2011;11(4):

376–382.

[23]　Reddy SV, Ramesh V, Bhatia E. Double blind randomized control study of intramuscular vitamin D3 supplementation in tropical calcific pancreatitis. Calcif Tissue Int 2013;93(1):48–54.

[24]　Duggan SN, Smyth ND, Murphy A, Macnaughton D, O'Keefe SJ, Conlon KC. High prevalence of osteoporosis in patients with chronic pancreatitis: a systematic review and meta-analysis. Clin Gastroenterol Hepatol 2014;12(2):219–228.

[25]　Duggan SN, O'Sullivan M, Hamilton S, Feehan SM, Ridgway PF, Conlon KC. Patients with chronic pancreatitis are at increased risk for osteoporosis. Pancreas 2012;41(7):1119–1124.

[26]　Mann ST, Stracke H, Lange U, Klor HU, Teichmann J. Alterations of bone mineral density and bone metabolism in patients with various grades of chronic pancreatitis. Metabolism 2003;52(5):579–585.

[27]　Sudeep K, Chacko A, Thomas N et al. Predictors of osteodystrophy in patients with chronic nonalcoholic pancreatitis with or without diabetes. Endocrine Pract 2011;17(6):897–905.

[28]　Bang UC, Benfield T, Bendtsen F, Hyldstrup L, Beck Jensen JE. The risk of fractures among patients with cirrhosis or chronic pancreatitis. Clin Gastroenterol Hepatol 2014;12(2):320–326.

[29]　Tignor AS, Wu BU, Whitlock TL et al. High prevalence of low-trauma fracture in chronic pancreatitis. Am J Gastroenterol 2010;105(12):2680–2686.

[30]　Duggan SN, Purcell C, Kilbane M et al. An association between abnormal bone turnover, systemic inflammation, and osteoporosis in patients with chronic pancreatitis: a case-matched study. Am J Gastroenterol 2015;110(2): 336–345.

[31]　Duggan SN, Conlon KC. Bone health guidelines for patients with chronic pancreatitis. Gastroenterology 2013;145(4):911.

[32]　Singh S, Midha S, Singh N, Joshi YK, Garg PK. Dietary counseling versus dietary supplements for malnutrition in chronic pancreatitis: a randomized controlled trial. Clin Gastroenterol Hepatol 2008;6(3):353–359.

[33]　Giger U, Stanga Z, DeLegge MH. Management of chronic pancreatitis. Nutr Clin Pract 2004;19(1):37–49.

[34]　Meier R, Ockenga J, Pertkiewicz M et al. ESPEN guidelines on enteral nutrition: pancreas. Clin Nutr 2006; 25(2):275–284.

[35]　Duggan SN. A practical guide to the nutritional management of chronic pancreatitis. Practical Gastroenterol 2013;118:24–32.

[36]　Kirk GR, White JS, McKie L et al. Combined antioxidant therapy reduces pain and improves quality of life in chronic pancreatitis. J Gastrointest Surg 2006;10(4):499–503.

[37]　Siriwardena AK, Mason JM, Sheen AJ, Makin AJ, Shah NS. Antioxidant therapy does not reduce pain in patients with chronic pancreatitis: the ANTICIPATE study. Gastroenterology 2012;143(3):655–663;e1.

[38]　O'Keefe SJ. A guide to enteral access procedures and enteral nutrition. Nat Rev Gastroenterol Hepatol 2009; 6(4):207–215.

[39]　O'Keefe SJD. The Principles and Practice of Nutritional Support. New York: Springer, 2015.

[40]　O'Keefe S, Rolniak S, Raina A, Graham T, Hegazi R, Centa-Wagner P. Enteral feeding patients with gastric outlet obstruction. Nutr Clin Pract 2012;27(1):76–81.

[41]　Lordan JT, Phillips M, Chun JY et al. A safe, effective, and cheap method of achieving pancreatic rest in patients with chronic pancreatitis with refractory symptoms and malnutrition. Pancreas 2009;38(6):689–692.

[42]　Skipworth JR, Raptis DA, Wijesuriya S et al. The use of nasojejunal nutrition in patients with chronic pancreatitis. JOP 2011; 12(6):574–580.

[43]　Mirtallo JM, Forbes A, McClave SA et al. International consensus guidelines for nutrition therapy in pancreatitis. JPEN J Parenter Enteral Nutr 2012;36(3):284–291.

[44]　O'Keefe SJD. Acute and chronic pancreatitis. In: O'Keefe SJD, ed. Principles and Practice of Nutritional Support. New York: Springer-Verlag, 2015: 169–188.

[45]　O'Keefe SJ, Cariem AK, Levy M. The exacerbation of pancreatic endocrine dysfunction by potent pancreatic exocrine supplements in patients with chronic pancreatitis. J Clin Gastroenterol 2001;32(4):319–323.

493

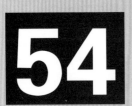

Medical Therapy for Chronic Pancreatitis: Antioxidants
慢性胰腺炎的药物治疗：抗氧化剂

Chris E. Forsmark　著

郑泽慧　译

杨爱明　蒋青伟　校

一、概述

慢性胰腺炎的内科治疗包括营养评估与有目的性的补充，避免潜在的环境毒素（酒精和烟草），补充胰酶，治疗合并糖尿病，监测并发症以及控制腹痛。对于多数患者，疼痛是最主要的也是最难治疗的临床症状。药物治疗对于减轻疼痛的效果有限。对于疼痛有效的治疗包括戒酒和戒烟（如果适用）、口服止痛药、辅助药物 [例如三环类抗抑郁药、选择性 5- 羟色胺再摄取抑制药（selective serotonin reuptake inhibitor，SSRI）、5- 羟色胺 - 去甲肾上腺素再摄取抑制药（serotonin–norepinephrine reuptake inhibitors，SNRI）、普瑞巴林（gabapentoids）] 和抗氧化剂。氧化应激和活性氧可能导致腺泡细胞损伤、胰腺纤维化与疼痛，并且发现一些慢性胰腺炎患者缺乏抗氧化剂，如维生素 C、维生素 E、甲硫氨酸或硒，考虑以上因素，认为抗氧化剂能够作为治疗疼痛的潜在方法。

二、疼痛与氧化应激

慢性胰腺炎疼痛的机制多种多样，包括缺血、毒性物质的直接刺激（酒精及其代谢产物、烟草）、腺体或导管内压力增加、相关并发症（假性囊肿、继发性恶性肿瘤）以及涉及炎症细胞的神经毒性机制，涉及伤害性感受的神经递质、神经细胞损伤和神经重构。任何类型的慢性疼痛能够导致中枢神经信号传导和处理发生变化，产生具有痛觉过敏（对正常刺激反应过度疼痛）和痛觉异常（对正常生理过程反应疼痛）特征的神经病理性疼痛。尽管基础病已经得到治疗（例如，全胰腺切除术后持续疼痛），这种中央致敏的神经病理性疼痛持续存在，严重影响了慢性疼痛综合征的治疗效果。

氧化应激是慢性胰腺炎疼痛的潜在机制，已在一些慢性胰腺炎患者中得到证实。基线抗氧化剂水平低 [1, 2]，抗氧化催化酶增多 [2, 3]，以及氧化驱动脂质过氧化标志物水平升高这些现象已引起研究者们的注

意 [2-5]。相关研究大多纳入由于酒精或烟草造成的晚期慢性胰腺炎以及热带性胰腺炎的患者。这些患者，尤其是营养不良的患者，更有可能出现抗氧化能力方面的缺陷。此外，各研究中吸烟患者的比例各异，而吸烟是氧化应激的有力诱因。因此，在评估抗氧化剂对一般慢性胰腺炎，特别是对疼痛的病理影响时，吸烟或营养不良的存在是重要的混杂因素。这些研究并未直接关联抗氧化剂的水平与腹痛的严重程度（甚至是否存在腹痛）。抗氧化剂替代或补充可改善抗氧化剂水平低下患者的微量营养素和抗氧化环境，从而降低氧化应激水平。这可能可以减少疼痛，或者在保护剩余胰腺免受额外损伤方面具有其他益处。氧化应激的变化能够减轻疼痛的具体机制尚不明确。除了治疗慢性胰腺炎疼痛外，使用抗氧化剂治疗急性胰腺炎、预防急性胰腺炎复发以及预防 ERCP 后胰腺炎 [6] 也引起了研究者们的兴趣，但是这些话题在本章中未进行描述。

三、抗氧化剂用于疼痛治疗的临床研究

目前已有许多随机试验评估了各种抗氧化剂在减轻慢性胰腺炎疼痛方面的效果，但是在总体效果和疼痛缓解程度上结论不同。部分研究仅使用一种抗氧化剂（例如别嘌醇或姜黄素），部分研究使用抗氧化剂混合物（通常是维生素 E 和维生素 C、蛋氨酸、硒和 β- 胡萝卜素）。这些随机研究分别被收入数篇荟萃分析中 [6-10] 和一篇 Cochrane 系统评价中 [11]。各个研究使用了多种类型的抗氧化剂或混合物，以及多种评估疼痛的方法，使得对结果的解释更加困难。此外，这些研究纳入的患者病因各不相同，样本量通常较小，只能用抽象的方式进行描述，并且纳入的患者混杂有慢性胰腺炎和急性复发性胰腺炎。本章将重点关注使用抗氧化剂混合物的研究。

Uden 等 [12] 在早期进行了一个被广泛引用的双盲交叉研究。在研究中研究者招募了 23 例急性复发和慢性胰腺炎患者。为患者提供 10 周硒、β- 胡萝卜素、维生素 C、维生素 E 和蛋氨酸的混合物（或匹配安慰剂）。只有 20 名患者遵守用药流程，其中包括 15 名慢性胰腺炎患者。接受积极治疗的患者报告的背景疼痛较少，疼痛加重较少。Kirk 等 [13] 招募 36 例慢性胰腺炎疼痛患者，进行了类似抗氧化剂混合物的安慰剂对照交叉试验。这个试验报告了 19 名完成两个疗程的患者，并提出这些患者的生活质量得到提高。然而，疼痛有所改善的结论仅基于生活质量（quality of life，QOL）量表中的一个问题，由于用于评估疼痛的疼痛日志完成质量不佳，其中的数据没有得到分析。这两项研究都有大量患者脱落，并且在两个治疗阶段之间没有洗脱期。洗脱期对于研究十分重要，因为接受了抗氧化剂的患者可能在随后的安慰剂期间显示出抗氧化剂水平的提高。

许多交叉试验 [14, 15] 和非盲法随机试验 [16, 17] 表明了使用抗氧化剂的益处，尽管每个试验都相对较小，脱落率也很高。近来有更大、设计更完善的试验为抗氧化剂提供潜在有效性的评估。Bhardwaj 等 [4] 进行一项大规模随机、盲法、安慰剂对照研究，招募 147 名疼痛性慢性胰腺炎患者进行为期 6 个月的抗氧化剂试验（每天 600μg 硒、0.54g 抗坏血酸、9000Uβ- 胡萝卜素、270Uα- 生育酚、2g 蛋氨酸）。主要试验结果为，接受积极治疗的患者每月疼痛天数的减少多于安慰剂组 [抗氧化剂组每月减少（10.5 ± 11.8）天，而安慰剂组每月减少（4.4 ± 5.8）天]，结果也反映在镇痛剂使用剂量减少。抗氧化剂组中 1/3 的患者在治疗期间没有报告疼痛，而在安慰剂组中这一比例为 12.5%。该研究还评估了基础营养状况、氧化应激标志物以及抗氧化状态，并证明在接受积极治疗患者中这些指标得到显著改善。本试验中的患者相对较年轻（平均 30 岁），2/3 患有特发性胰腺炎，36% 在试验开始时营养不良。在试验过程中，有较多的患者失

访（在 6 个月试验期间，147 例患者中有 40 例失访）。在大多数慢性胰腺炎的试验中，都有大量患者失访，这种情况确实会造成两组不平衡，这可能会导致结果的偏倚。

Siriwardena 等[18] 进行的另一项大规模随机、盲法、安慰剂对照研究，招募 92 名疼痛性慢性胰腺炎患者进行为期 6 个月的抗氧化剂试验 [每天 300μg 硒、740.4mg（496 U）α- 生育酚、758mg 抗坏血酸、2.88g 左旋蛋氨酸、25.2mgβ- 胡萝卜素）]。用药剂量高于 Bhardwaj 等[4] 的研究。该研究的主要试验结果是，使用视觉疼痛评分方法测量的疼痛程度变化。根据疼痛日志以及生活质量量表中的疼痛问题计算其他各种疼痛评分。研究最初计划招募 57 名患者，指导委员会举行的计划中期分析建议增加样本数量。与 Bhardwaj 等的研究相比，该研究中患者年龄更大（平均 50 岁），病因以饮酒和吸烟为主，而不是营养不良，长期阿片类药物治疗的患者为多，有内镜或外科治疗史的患者为多。6 个月后，两组患者的视觉评分法测量的总体疼痛均下降了 2 分左右，但在通过疼痛日志、疼痛问卷、住院需求、阿片类药物使用或生活质量等获得的其他测量值上，两组之间没有差别。积极治疗患者中抗氧化剂水平显著升高。随访中 22 名患者失访。

这两项大型随机试验与其他几项小型试验被收入若干系统综述和荟萃分析中。一篇 Cochrane 综述分析了 12 项随机对照试验，其中 6 项是双盲对照、安慰剂对照[11]。他们指出，大多数试验样本量小，且脱落率高。结合这些研究，随机服用抗氧化剂的患者在治疗 1 ～ 6 个月后疼痛减轻 [在 0 ～ 10 的视觉模拟评分中，平均差异为 0.33 分（95%CI：−0.64 ～ −0.02）]。无痛患者的数量在各组之间没有差别，并且不良反应在抗氧化剂组中更为常见（导致 16% 受试者中止试验）。这些数据不足以得出关于抗氧化剂对镇痛剂使用、胰腺炎恶化或生活质量的影响的结论。应当注意的是，尽管多数被纳入的研究使用抗氧化剂混合物，但剂量不同，一些研究使用别嘌醇或姜黄素。这篇 Cochrane 综述的结论是，抗氧化剂能够轻微减轻慢性胰腺炎患者的疼痛，但是这种轻微减轻的临床相关性尚不明确。

鉴于对现有数据的分析，可以尝试进一步明确最有可能受益于抗氧化剂的患者亚群。一些专家意见和其他荟萃分析表明，患者对于抗氧化剂治疗的反应可能与慢性胰腺炎的病因[19, 20]、抗氧化剂储备的基线水平[21]、基础营养状况、抗氧化剂的类型[9]、持续使用阿片类镇痛药的时间[21]、疾病分期[19] 或其他有关。尽管以上许多相关因素看似合理，但尚未得到证实。

抗氧化剂并非没有风险。抗氧化剂的随机试验表明，抗氧化剂组出现不良反应（主要是头痛和胃肠道不良反应）的相对风险大约是对照组的 5 倍（每 6 名患者中 1 名患者出现不良反应）[11]。此外，部分大型初级和二级预防试验中使用抗氧化剂（特别是维生素 E 和 β- 胡萝卜素）患者的死亡率略有增加[22]，危险比为 1.03 ～ 1.05。

四、结论

氧化应激和活性氧在慢性胰腺炎的发病机制中有重要作用。尽管两个最好的研究得出相反的结论，但是所有随机对照试验的综合分析显示抗氧化剂对疼痛治疗具有可量度的有益作用。尽管对总体而言这种影响非常小，且不太可能具有临床意义，但有可能存在一组患者亚群，抗氧化剂治疗对其有效。疼痛的多样性和异质性机制以及伤害性信号传导的复杂性[19, 23, 24]，意味着没有一种单一疗法能够对所有患者有效，而目前抗氧化剂治疗有效的患者亚群尚未明确，需要更多的研究来明确该亚群。

☞ 参考文献

[1]　Van Gossum A, Closset P, Noel E et al. Deficiency in antioxidant factors in patients with alcohol-related chronic pancreatitis. Dig Dis Sci 1996;41:1225–1231.

[2]　Tandon RK, Garg PK. Oxidative stress in chronic pancreatitis: pathophysiological relevance and management. Antioxid Redox Signal 2011;15:2757–2766.

[3]　Braganza JM, Dormandy TL. Micronutrient therapy for chronic pancreatitis: rationale and impact. JOP 2010;11:99–112.

[4]　Bhardwaj P, Garg PK, Maulik SK et al. A randomized controlled trial of antioxidant supplementation for pain relief in patients with chronic pancreatitis. Gastroenterology 2009;136:149–159.

[5]　Kodydkova J, Vavrova L, Stankova B et al. Antioxidant status and oxidative stress markers in pancreatic cancer and chronic pancreatitis. Pancreas 2013;42:614–621.

[6]　Gooshe M, Abdolghaffari AH, Nikfar S et al. Antioxidant therapy in acute, chronic, and post-endoscopic retrograde cholangiopancreatography pancreatitis: an updated systematic review and meta-analysis. World J Gastroenterol 2015;14: 9189–9208.

[7]　Zhou D, Wang W, Cheng X et al. Antioxidant therapy for patients with chronic pancreatitis: A systematic review and meta-analysis. Clin Nutr 2015;34:627–634.

[8]　Rustagi T, Njei B. Antioxidant therapy for pain reduction in patients with chronic pancreatitis: a systematic review and meta-analysis. Pancreas 2015;44:812–818.

[9]　Talkudat R, Murthy HV, Reddy DN. Role of methionine containing antioxidant combination in the management of pain in chronic pancreatitis: a systematic review and meta-analysis. Pancreatology 2015;15:136–144.

[10]　Cai GH, Huang J, Zhao Y et al. Antioxidant therapy for pain relief in patients with chronic pancreatitis: systematic review and meta-analysis. Pain Physician 2013;16:521–532.

[11]　Ahmed Ali U, Jens S, Busch OR et al. Antioxidants for pain in chronic pancreatitis. Cochrane Database Syst Rev 2014;(8):CD008945.

[12]　Uden S, Bilton D, Nathan L et al. Antioxidant therapy for recurrent pancreatitis: placebo-controlled trial. Aliment Pharmacol Ther 1990;4:357–371.

[13]　Kirk GR, White JS, McKie L et al. Combined antioxidant therapy reduces pain and improves quality of life in chronic pancreatitis. J Gastrointest Surg 2006;10:499–503.

[14]　Bilton D, Schofield D, Mei G et al. Placebo-controlled trials of antioxidant therapy including Sadenosylmethionine in patients with recurrent nongallstone pancreatitis. Clin Drug Investig 1994;8:10–20.

[15]　Deprez PH, Delazzer E, Galanti L et al. Clinical and nutritional effects of antioxidant supplementation: a prospective randomized study in patients with chronic pancreatitis. Gastroenterology 2003;124:A90 (abstract).

[16]　Jarosz M, Orzesko M, Rychlik E, Kozuch M. Antioxidants in the treatment of chronic pancreatitis. Gastroenterol Pol 2012;17:41–46.

[17]　Nandi B, Garg PK, Bhardwah P et al. Efficacy of antioxidants for pain relief in patients with chronic pancreat-itis: a randomized controlled trial. Indian J Gastroenterol 2002;21(suppl 1):A43.

[18]　Siriwardena AK, Mason JM, Sheen AJ et al. Antioxidant therapy does not reduce pain in patients with chronic pancreatitis: the ANTICIPATE study. Gastroenterology 2012;143:655–663.

[19]　Forsmark CE, Liddle RA. The challenging task of treating painful chronic pancreatitis. Gastroenterology 2012;143:533–535.

[20]　Garg PK. Antioxidants for chronic pancreatitis: reasons for disappointing results despite sound principles. Gastroenterology 2013;144:e19–20.

[21]　Braganza JM. Limitations of patient selection and other issues in chronic pancreatitis antioxidant trial. Gastroenterology 2013;144:e17–18.

[22]　Bjelakovic G, Nikolova D, Gluud LL et al. Antioxidant supplements for prevention of mortality in healthy participants and patients with various diseases. Cochrane Database Syst Rev 2012;(3):CD007176.

[23]　Moran RA, James T, Pashricha PJ. Pancreatic pain. Curr Opin Gastroenterol 2015;31:407–415.

[24]　Bouwense SA, de Vries M, Schreuder LT et al. Systematic mechanism-oriented approach to chronic pancreatitis pain. World J Gastroenterol 2015;21:47–59.

慢性胰腺炎内镜和手术治疗策略篇

Strategies for Endoscopic and Surgical Treatment of Chronic Pancreatitis

Evidence of Endoscopic and Interventional Treatment of Chronic Pancreatitis and Pseudocysts
慢性胰腺炎和胰腺假性囊肿的内镜和介入治疗证据

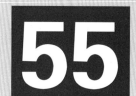

Jörg Schirra，Markus M. Lerch，Julia Mayerle　著

王洛琳　朱　诚　译

杨爱明　蒋青伟　校

一、内镜介入或手术治疗指征

上腹部束带样疼痛被认为是慢性胰腺炎的主要临床表现，同时伴有体重减轻、脂肪泻和糖尿病。在没有针对病因治疗的情况下，主要的对症治疗措施包括胰酶替代、镇痛和对内分泌功能不足的尽量控制。有 30% ～ 60% 的患者会出现临床并发症，如胆总管狭窄、胰腺炎性包块、胰腺假性囊肿、胰管狭窄或胰管结石，这些都需要介入或手术治疗。

伴有严重疼痛并需要持续药物镇痛的慢性胰腺炎患者，根据引起疼痛的不同病理特征，需要内镜介入或手术治疗[1]。炎性包块的存在更加适合手术切除。在胰管狭窄和（或）胰管结石所致的胰管扩张的情况下，内镜介入和手术引流都是非常有效的。在随机对照试验中，内镜引流的适应证尚未完全阐明。内镜治疗主胰管处的明显狭窄通常可以在短期内缓解疼痛[2, 3]。回顾性研究报道 32% ～ 68% 患者可维持长期的疼痛缓解[3]。两项随机对照研究直接比较了内镜介入与外科切除或手术引流的效果[4-6]。这些研究证明，手术在长期结果方面优于内镜介入。然而，内镜引流可以在至少 1/3 的患者中实现长期的疼痛完全缓解或部分缓解，并且与较低的死亡率相关，且不会妨碍再次选择手术作为二线治疗[6]。

当存在怀疑是由胰腺癌引起的可切除的胰腺肿块的情况下，应进行手术切除。若不进行手术，胰腺癌患者的预期寿命不到 1 年；而成功切除肿瘤的患者中，20% ～ 25% 可存活超过 5 年[7-9]。

慢性胰腺炎继发的持续性胃出口梗阻症状需要手术或内镜治疗。通过非介入治疗结合内镜下扩张可以保证至少 30% 的患者获得良好的生活质量。根据慢性胰腺炎的自然病程，30% ～ 60% 的患者需要进一步的治疗。由于没有研究直接比较胰头切除，旁路手术和内镜下置入完全覆盖的自膨式金属支架（full covered self-expanding metal stents，fcSEMS）的疗效差异[10]，术式的选择可能需要综合考虑患者的并发症情况。

10% ～ 40% 的病例会出现胆总管狭窄症状，需要内镜下扩张及支架置入。无急性胰腺炎症的患者在接受内镜新技术治疗后，临床效果较前改善，但仍不十分理想。支架置入很少能持续缓解狭窄症状超过 1

年 [11]，尤其在已经出现了胰头钙化的情况下 [12]。fcSEMS 的使用可以显著提高持久通畅率。如果狭窄症状或胆汁淤积在内镜治疗后不到一年再次出现，则应进行手术切除。

自 1989 年引入以来，通过 ESWL 将胰管内的石头碎裂排出，已经在一定程度上取代了手术。一些回顾性研究表明，对那些合并主胰管结石大于 5mm 的慢性钙化性胰腺炎患者来说，ESWL 是有效而安全缓解慢性疼痛的选择 [13]，ESWL 结合随后进行的 ERCP 可能是标准治疗方法。内镜直视下导管内碎石术是一项正在发展中、极有前景的技术。

慢性胰腺炎的内镜治疗选择将在下面更详细地讨论。

二、胰腺假性囊肿的治疗

根据修订后的亚特兰大分类，胰腺假性囊肿是一种有明确边界的炎性囊壁包裹的液体积聚，通常在胰腺外部，不含或含有极少的坏死组织。这类病变通常与慢性胰腺炎有关 [14]。包裹性坏死被定义为由胰腺和（或）胰周坏死组成的成熟的包裹性积聚，其已经形成明确的炎性壁。包裹性坏死通常在坏死性胰腺炎发生 4 周后出现 [14]。慢性胰腺炎患者中胰腺假性囊肿的发生率在 20% ～ 40% 之间 [15]。它们在酒精性慢性胰腺炎患者中的发生率最高（70% ～ 78%），其次是特发性慢性胰腺炎（6% ～ 16%）和胆源性胰腺炎（6% ～ 8%）[15, 16]。大约 40% 的液体积聚在胰腺炎急性发作后的前 6 周内自发消退。相反，假性囊肿在 12 周内自发缓解的情况十分罕见。多达 2/3 的病例可以出现各种并发症，包括疼痛、感染、出血、囊肿破裂或邻近器官受到压迫引起梗阻，如胆汁淤积、胃出口梗阻或血管狭窄。一项多因素分析显示，假性囊肿或包裹性坏死大小＜ 4 cm 是自发缓解的唯一有利因素 [17]。假性囊肿或包裹性坏死直径超过 5 cm 与显著增加的并发症风险有关 [18]。无法在 6 周内消退的直径大于 5cm 的无症状性假性囊肿，也具备治疗指征。然而，症状性假性囊肿无论其大小如何都应该接受治疗。

关于利用介入方法治疗胰腺假性囊肿导致的疼痛，现有的证据比较匮乏。目前可获得的大部分数据都是基于回顾性的病例分析 [19-22]，但有三个系统综述可供参考 [23-25]。大部分（约 80%）患者可以获得疼痛缓解。尽管内科治疗也可以缓解患者疼痛，但无论采用哪种引流方法，介入引流或外科引流仍然是更为有效的疼痛缓解方式。

在疑似感染或疑似癌症的病例中，可以进行诊断性囊肿细针穿刺。如果穿刺结果确认为感染，则应进行引流术。如果怀疑有恶性肿瘤，则应进行手术治疗。在基于人群的队列研究中，约 28% 的腹部 MRI 中偶然发现了胰腺的囊性病变 [26]，尽管这些囊肿大多数直径都小于 1cm。超过 2/3 的病变为发育不良性囊肿或胰腺假性囊肿。在非胰腺假性囊肿的真正囊性肿瘤性病变中，30% 是良性浆液性囊腺瘤。切除下的病灶中，45% 是黏液性囊性肿瘤（mucinous cystic neoplasm，MCN），25% 为 IPMN。实性假乳头状肿瘤或囊性腺泡细胞癌十分罕见。在无症状患者的囊性肿瘤鉴别诊断中，与胰管的关系（IPMN 和胰腺假性囊肿）以及囊性病变的大小（IPMN 的切除指征或假性囊肿的治疗指征）非常重要。借助 EUS 进行诊断性穿刺有助于区分癌前囊性肿瘤、恶性囊性肿瘤和假性囊肿。如果体液分析显示癌胚抗原（carcinoembryonic antigen, CEA）大于 400ng/ml，囊肿内含有不同程度增加或减低的淀粉酶（脂肪酶）、高黏滞性、黏蛋白或上皮细胞，那么应当怀疑黏液性肿瘤 [26-28]。如果进一步排除与胰管相连，则可以最终诊断为 MCN。30% 的囊性病变最终诊断为浆液性囊腺瘤，并且几乎从未转为恶性病变。在这种情况下，囊肿的穿刺结果通常黏蛋白、CEA 和淀粉酶均为阴性，细胞学提示为富含糖原的上皮细胞。

在治疗假性囊肿方面，手术经皮引流或内镜下引流在操作成功率、疗效及复发率方面结果相当 [24, 29]。经皮引流与更高的外瘘的风险有关，可能会影响患者的生活质量。与外科手术相比，内镜下引流并发症发生率更低。一项系统综述回顾性分析了系列内镜引流和外科引流的病例，发现二者并发症发生率（分别为 13.3% 和 16%）和长期假性囊肿复发率（分别为 10.7% 和 9.8%）相似，但内镜下治疗死亡率更低（分别为 0.2% 和 2.5%）[30]。因此，内镜下治疗因其侵入性小而且方便应当作为首选治疗手段。在最近的一项随机对照试验中，研究者比较了利用内镜或外科手术行囊肿胃造瘘以引流假囊囊液，内镜治疗与更短的住院时间、更好的身心健康状况以及降低的住院花费有关 [29]。然而，选择内镜或外科引流时应考虑囊肿位置和其他病理生理特征。手术引流可能是出血性假性囊肿的首选治疗方法，因为内镜引流与更高的出血风险有关。大约 10% 的假性囊肿在内镜引流后的长期随访中出现复发（表 55-1）。尽管非出血性假性囊肿患者推荐的初始治疗是内镜引流，但在复发的情况下可能需要手术治疗。

表 55-1　内镜下透壁引流治疗假性囊肿 / 胰腺围壁坏死的研究总结

文　献	患者数量（例）	成功率（%）	复发率（%）	并发症率（%）
Kozarek 等 , 1985 [40]	4	50	0	25（1 例死亡）
Cremer 等 , 1989 [41]	33	85	12	9
Sahel, 1991 [42]	37	86	5	14
Bejanin 等 , 1993 [43]	26	73	15	15
Funnell 等 , 1994 [31]	5	100	0	0
Binmoeller 等 , 1995 [44]	20	80	23	30
Smits 等 , 1995 [45]	25	88	13	20
Vitale 等 , 1999 [46]	27	82	18	4
Libera 等 , 2000 [47]	17	88	6	24
White 等 , 2000 [48]	20	100	0	10
Giovannini 等 , 2001 [32]	15	100	0	7
Norton 等 , 2001 [49]	17	82	7	18
Baron 等 , 2002 [34]	64	81	12	17
Sharma 等 , 2002 [50]	33	97	15	15
Cahen 等 , 2005 [51]	64	70	5	39
Antillon 等 , 2006 [35]	33	94	3	6
Hookey 等 , 2006 [36]	101	95	16	11 1（1 例死亡）
Kahaleh 等 , 2006 [52]	99	94	–	19
Kruger 等 , 2006 [33]	35	94	12	0
Weckman 等 , 2006 [53]	68	90	5	10
Varadarajulu 等 , 2008 [38]	29	100	–	3 3（1 例死亡）

（续表）

文 献	患者数量（例）	成功率（%）	复发率（%）	并发症率（%）
Park 等，2009 [39]	60	83	15	8
Varadarajulu 等，2011 [37]	154	100	1.5	5
Will 等，2012 [88]	32	97	15	10
总体	1018	87	9	13

注：表格中的研究包括：创伤性胰腺假性囊肿 [31]、胰腺脓肿 [32, 33]、"急性假性囊肿" [34]、"感染性假性囊肿" [35]、"症状性胰周液体积聚" [36, 37]，两项前瞻性随机试验比较了超声内镜引导下与传统透壁引流的结果 [38, 39]

　　假性囊肿的引流可以经胃、经十二指肠或经十二指肠乳头途径进行。透壁引流应在 EUS 引导下进行，以更好地评估假性囊肿的位置、大小、囊壁、内容物和邻近血管。两项随机对照试验比较了有无 EUS 引导的经胃壁引流效果 [38, 39]。在并发症发生率和临床结果方面没有明显差异，但 EUS 的操作成功率更高。在已发表的 1018 例接受透壁引流的假性囊肿患者中，总体成功率为 87%（表 55-1），而最近开展的研究报道的成功率多在 90% 以上。一项较大的病例分析研究中纳入了 30 多名患者，报告的死亡率为 0.2%，而复发率和并发症发生率分别为 9% 和 13% 左右。若没有预防性使用抗生素，假性囊肿患者发生操作相关性感染及胰腺脓肿的风险增加 [54, 55]。最近的指南建议接受透壁或经十二指肠乳头引流术的假性囊肿患者预防性使用抗生素 [3, 56]。

　　在一项回顾性研究中，使用直支架引流胰腺假性囊肿与更频繁和更严重的并发症相关，故胰腺假性囊肿的透壁引流应用双猪尾支架 [51]。在一项前瞻性随机试验中，在囊肿消退后 2 周内早期取出支架与较高的复发率相关，这意味着超过 2 个月的长期支架置入可预防囊肿复发，并且不增加严重不良事件 [57]。欧洲胃肠内镜学会（European Society of Gastrointestinal Endoscopy，ESGE）在其临床指南中建议通过插入至少 2 个双猪尾塑料支架进行胰腺假性囊肿透壁引流，这些支架在支架术后至少 2 个月内不应取出 [3]。最近，双头贴腔全覆膜自膨式金属短支架开始用于 EUS 引导下胰周液体积聚引流术。双头贴腔自膨式金属短支架由于使用方便、直径大，使胰周液体积聚的引流更有效，尤其是包裹性坏死的内镜清创术 [58, 59]。但出于对使用成本和潜在严重不良事件的担忧，我们需要进一步和前瞻性研究来评价双头贴腔全覆膜自膨式金属短支架在假性囊肿和包裹性坏死处理中的安全性、有效性和确切作用 [60, 61]。

　　是否应该先尝试在 ERCP 操作中通过乳头引流假性囊肿而不是直接经胃或十二指肠引流，这仍然是一个有争议的问题。根据回顾性研究，通过乳头引流似乎与更低的并发症发病率（主要是胰腺炎）相关，而且长期临床有效率相当，但经乳头引流组的胰腺囊肿小于透壁引流组 [3, 36, 44, 62]。22% ～ 57% 的胰腺假性囊肿可能与胰管系统相通 [63]。因此，可以在内镜下透壁引流术之前进行 ERP，以检测囊肿与导管的联通性或排除胰管破裂（8% 急性坏死性胰腺炎后可出现）。对于胰管破裂或主胰管阻塞引起的胰腺假性囊肿而检查未发现的病例，透壁引流的长期结果不甚理想 [64, 65]。在这些病例中，建议治疗胰管阻塞，若条件允许应桥接破裂的胰管。

三、胰管狭窄和导管结石的治疗

　　胰管和间质性高压、胰管狭窄或胰管结石引起的流出道梗阻，伴随可能存在的胰腺缺血等原因可能在疼痛的发病机制中起重要作用。对慢性胰腺炎患者和临床发作的急性胰腺炎疼痛患者而言，内镜和外科减压治疗的目的是解除阻塞，使胰液流入十二指肠。用于胆道的技术如括约肌切开术、扩张术、ESWL和支架置入术等，可以适当调整用于胰管。内镜减压术是外科手术的替代方案，有低并发症发生率和低死亡率的优势。内镜干预不会干扰疾病发展后期可能必要的后续手术。并且临床上一些成功的例子中，内镜操作导管减压可为之后的外科引流或切除手术提供手术条件。

胰腺导管结石是慢性胰腺炎的结果而不是原因。然而，它们可导致持续的流出阻塞，从而导致假性囊肿或发生胰瘘，引发疼痛或者反复加重疼痛。在上述情况下，治疗胰管结石似乎是合适的。内镜治疗尤其适用于治疗单发的结石和梗阻部位靠近乳头或胰体的结石。胰腺括约肌切开术后，可以无须碎石直接取出 < 5mm 的胰管结石。对于 ≥ 5mm 的不透射线阻塞性结石，应先行 ESWL 碎石后再通过 ERCP 取石[3]。一项前瞻性随机试验的证据表明，随后内镜取出碎石并不是手术有效性的先决条件[66]。一项大规模单中心回顾性研究对 ESWL 和 ERCP > 60 个月后的 272 例患者进行随访，结果显示 60% 患者无疼痛，36% 患者出现轻度至中度疼痛，4% 出现剧烈疼痛[67]。23% 的患者出现胰管内结石复发。最近，一项对 27 项研究（共 3189 名患者）进行的荟萃分析显示，ESWL 可用于清除大于 5mm 的胰管结石并减轻疼痛[13]。随访时（中位随访时间 2 年）无疼痛的患者比例为 53%（95%CI：50.8 ~ 54.6），轻度至中度疼痛为 33%（95%CI：31.4 ~ 35.5）。88% 的患者生活质量提高，完全胰管结石清除率达到 71%。然而，没有研究比较胰管结石清除与自然病程或安慰干预的治疗方法。在两项内镜治疗与手术（即引流手术）的比较研究中，长期疼痛减轻方面手术组表现明显更好[4, 5]。通过 ESWL 治疗弥漫性钙化患者的疼痛尚未在任何研究中得到证实。

主胰管狭窄伴狭窄上游胰管扩张直径 ≥ 6mm，可能是疼痛、反复加重、持续性假性囊肿、胰瘘或其他并发症的病因，可通过内镜扩张和塑料支架置入治疗[3]（图 55-1）。解除胰管阻塞对于短期至中期的疼痛控制有效。据报道，成功率在 65% ~ 95% 之间[3]。目前最大的队列研究 1021 例患者中，解除胰管梗阻可长期（平均 4.5 年）减少 85% 的病例的胰腺相关疼痛[68]。但其中 24% 的患者在随访期间接受了手术治疗，在意向性治疗的基础上，使得治疗成功率降低至 65%。以控制疼痛为目标的支架置入术在 79% 的患者中 1 年内需要再次接受支架置入，高达 97% 的患者中 2 年内需要重复此项操作。目前唯一的一项随机研究连续纳入 41 例存在主胰管狭窄的慢性胰腺炎患者，其中部分接受胰管支架置入术，其余病例作为对照。在随访的（62.5 ± 20.9）个月期间，15%（3/20）的胰管支架置入术和 50.0%（11/22）的对照组患者再次出现疼痛（P < 0.05）。支架组外分泌功能不全的疾病进展明显慢于对照组（P < 0.05），而内分泌功能没有组间差异[69]。初步研究表明，将 fcSEMS 支架短期置入胰管用于缓解疼痛可能是安全有效的短期治疗[70-72]。与塑料支架相比，它们的潜在优势是维持通畅的时间更长。但是，到目前为止还无法获得长期结果。由于金属网移植物可刺激导管上皮快速增殖，不建议使用无覆膜的自膨胀金属支架。

插入胰管的塑料支架可引起继发性改变，导致纤维化和狭窄[73, 74]。目前没有关于支架治疗必要持续时间的可靠数据。一些研究者建议至少每 3 个月置换一次支架、治疗 1 年以上[3]。其他中心建议在反复出现症状的情况下更换支架。这是一个应该在随机试验中解决的问题。然而，在两项随机对照研究中，胰空肠吻合术实现了疼痛改善[4-6]，内镜治疗导致疼痛减轻或完全缓解疼痛的比例分别为 32%[5] 和 61%[4]，而胰腺空肠吻合术分别为 75%[5] 和 86%[4]。然而，内镜引流可以在相当大比例的患者中实现持久的完全或部分疼痛缓解，并且不会妨碍作为二线治疗的外科手术。

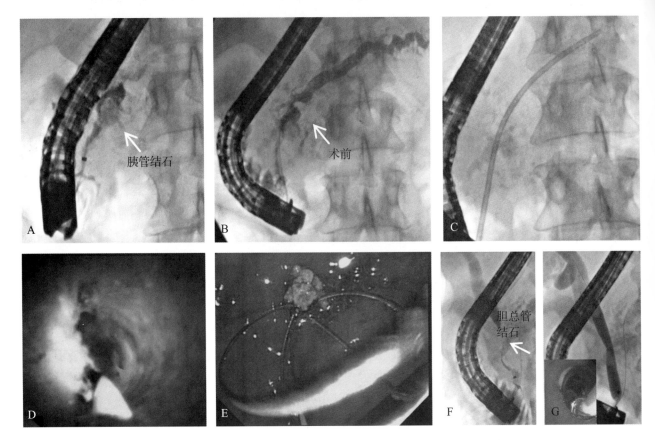

▲ 图 55-1　一名 48 岁患有症状性钙化性慢性胰腺炎的患者置入支架

A. 胰管与近乳头狭窄和狭窄上游 8mm×10mm 大小的石头；B. 狭窄的扩张和支架置入（7F 12cm）；C. 用于体外震波碎石术的支架；D. 直视下胰管内可见导丝旁嵌顿的结石；E. 使用 dormia 网篮进行取石；F. 胆总管狭窄和置入支架前对狭窄处行球囊扩张（G）

四、胆道梗阻的内镜治疗

慢性胰腺炎患者中有 3% ～ 46% 会发生胆总管阻塞 [75]。内镜介入的适应证包括显著的胆汁淤积、胆管炎、预防继发性胆汁性肝硬化，以疼痛原因的鉴别（如胆总管梗阻和慢性胰腺炎）。长期临床成功率为 1/3 ～ 2/3，主要取决于内镜引流方式 [3]。因此，内镜下治疗可以作为手术前的临时干预或姑息性措施（例如，作为脓毒症患者的急诊处理，或不适合手术或不愿接受手术的患者）。并发症包括支架堵塞和胆管炎。目前预防性抗生素联合熊去氧胆酸治疗的有效性尚未得到证实 [76-78]。因此，内镜引流应当是有时间限制的。

在梗阻性胆管炎的情况下应立即进行内镜引流。虽然没有研究将内镜治疗与未引流的保守观察结果进行比较，但作为胆管炎治疗的一部分，治疗机械性胆汁淤积很重要，并且临床经验证实了这一点。如果慢性胰腺炎引起了胆管远端梗阻伴胆汁淤积或梗阻性黄疸，则可进行手术治疗或内镜下支架治疗。一项研究对平均观察期为 45 个月的患者进行了回顾性分析，结果显示，出现胆总管梗阻的慢性胰腺炎患者接受支架治疗，疗程超过 1 年以上并无额外收益 [11]。因此，在支架治疗 1 年后出现胆总管梗阻复发的患者，应寻求手术治疗。一项前瞻性研究显示，对于钙化性胰腺炎患者，远端胆管阻塞支架治疗的长期效果更差（长期效果为 9%）[12]。在这些情况下，手术治疗显然更有优势。

将多根塑料支架置入慢性胰腺炎患者狭窄的胆管中优于插入单根塑料支架。在前瞻性、非随机和回顾性研究中，将多根塑料支架（最多 5 根）插入胆总管后的成功率高于单根支架的成功率，且前者长期成功率（支架移除后 12 ~ 48 个月）高达 92%[79-81]。病例系列研究中，置入覆膜金属支架已经展示了令人印象深刻的结果[82, 83]。一项覆盖 11 个国家 13 个中心的前瞻性非随机性研究采用 fcSEMS 治疗了 187 例良性胆管狭窄患者[84]，并按计划于 10 ~ 12 个月内取出支架。在意向治疗的基础上，狭窄缓解率为 76%，随访 20 个月，狭窄复发率为 14.8%（95%CI：8.2 ~ 20.9）。因此，62.7% 的患者达到了长期缓解的效果。

最近一项随机对照研究比较了 112 例良性胆管狭窄患者在 1 年内采用多根塑料支架与单根 fcSEMS 的治疗效果[85]。塑料支架胆道狭窄的缓解率为 85.4%，fcSEMS 的缓解率为 92.6%（P < 0.001）。为达到缓解，fcSEMS 组进行 ERCP 操作的平均次数明显低于塑料支架组。随访 1 年内的复发率在 2 组之间没有显著差异（fcSEMS 为 14%，塑料支架为 5%）。因此，放置 fcSEMS 似乎是优于塑料支架治疗良性胆管狭窄的替代方案。单根塑料支架的更换应至少每 3 个月进行一次，因为支架可能堵塞引起胆管炎。插入多根支架时，置换间隔时间不太重要，如果使用全覆膜的金属支架则不需要更换。金属支架的有效通畅时间接近 9 个月[86]。目前，大约 30% 的病例[84, 85] 中 fcSEMS 出现自发移位，需要提前置换支架。

慢性胆管阻塞内镜治疗失败则应行手术治疗。如果有明确手术治疗胆汁淤积的指征，手术前内镜下置入胆管支架只有在下述情况下进行：不能及时进行手术或存在胆管炎。在一项多中心前瞻性随机研究中，对胰头癌继发机械性胆汁淤积患者进行胰腺切除术前内镜下置入胆管支架，以观察引流效果。术前引流显著增加了并发症的发生率[87]。故个体预期寿命短、合并疾病发生率高以及可预期的高难度手术（例如门脉高压继发的明显侧支循环）应优先考虑内镜治疗胆管梗阻。

☞ 参考文献

[1] Chauhan S, Forsmark CE. Pain management in chronic pancreatitis: a treatment algorithm. Best Pract Res Clin Gastroenterol 2010;24(3):323–335.

[2] Nguyen-Tang T, Dumonceau JM. Endoscopic treatment in chronic pancreatitis, timing, duration and type of intervention. Best Pract Res Clin Gastroenterol 2010;24(3):281–298.

[3] Dumonceau JM, Delhaye M, Tringali A et al. Endoscopic treatment of chronic pancreatitis: European Society of Gastrointestinal Endoscopy (ESGE) Clinical Guideline. Endoscopy 2012;44(8):784–800.

[4] Dite P, Ruzicka M, Zboril V et al. A prospective, randomized trial comparing endoscopic and surgical therapy for chronic pancreatitis. Endoscopy 2003;35(7):553–558.

[5] Cahen DL, Gouma DJ, Nio Y et al. Endoscopic versus surgical drainage of the pancreatic duct in chronic pancreatitis. N Engl J Med 2007;356(7):676–684.

[6] Cahen DL, Gouma DJ, Laramee P et al. Long-term outcomes of endoscopic vs surgical drainage of the pancreatic duct in patients with chronic pancreatitis. Gastroenterology 2011;141(5):1690–1695.

[7] Burris HA, III, Moore MJ, Andersen J et al. Improvements in survival and clinical benefit with gemcitabine as first-line therapy for patients with advanced pancreas cancer: a randomized trial. J Clin Oncol 1997;15(6): 2403–2413.

[8] Neoptolemos JP, Dunn JA, Stocken DD et al. Adjuvant chemoradiotherapy and chemotherapy in resectable pancreatic cancer: a randomised controlled trial. Lancet 2001;358(9293):1576–1585.

[9] Neoptolemos JP, Stocken DD, Bassi C et al. Adjuvant chemotherapy with fluorouracil plus folinic acid vs gemcitabine following pancreatic cancer resection: a randomized controlled trial. JAMA 2010;304(10): 1073–1081.

[10] Vijungco JD, Prinz RA. Management of biliary and duodenal complications of chronic pancreatitis. World J Surg

2003;27(11):1258–1270.

[11] Cahen DL, van Berkel AM, Oskam D et al. Long-term results of endoscopic drainage of common bile duct strictures in chronic pancreatitis. Eur J Gastroenterol Hepatol 2005;17(1):103–108.

[12] Kahl S, Zimmermann S, Genz I et al. Risk factors for failure of endoscopic stenting of biliary strictures in chronic pancreatitis: a prospective follow-up study. Am J Gastroenterol 2003;98(11):2448–2453.

[13] Moole H, Jaeger A, Bechtold ML et al. Success of extracorporeal shock wave lithotripsy in chronic calcific pancreatitis management: a meta-analysis and systematic review. Pancreas 2016;45(5):651–658.

[14] Banks PA, Bollen TL, Dervenis C et al. Classification of acute pancreatitis—2012: revision of the Atlanta classification and definitions by international consensus. Gut 2013;62(1):102–111.

[15] Barthet M, Bugallo M, Moreira LS et al. Management of cysts and pseudocysts complicating chronic pancreatitis. A retrospective study of 143 patients. Gastroenterol Clin Biol 1993;17(4):270–276.

[16] Ammann RW, Akovbiantz A, Largiader F et al. Course and outcome of chronic pancreatitis. Longitudinal study of a mixed medical-surgical series of 245 patients. Gastroenterology 1984;86(5 part 1):820–828.

[17] Gouyon B, Levy P, Ruszniewski P et al. Predictive factors in the outcome of pseudocysts complicating alcoholic chronic pancreatitis. Gut 1997;41(6):821–825.

[18] Bradley EL, Clements JL, Jr., Gonzalez AC. The natural history of pancreatic pseudocysts: a unified concept of management. Am J Surg 1979;137(1):135–141.

[19] Traverso LW, Tompkins RK, Urrea PT et al. Surgical treatment of chronic pancreatitis. Twenty-two years' experience. Ann Surg 1979;190(3):312–319.

[20] Usatoff V, Brancatisano R, Williamson RC. Operative treatment of pseudocysts in patients with chronic pancreatitis. Br J Surg 2000;87(11):1494–499.

[21] Cheruvu CV, Clarke MG, Prentice M et al. Conservative treatment as an option in the management of pancreatic pseudocyst. Ann R Coll Surg Engl 2003;85(5):313–316.

[22] Bartoli E, Delcenserie R, Yzet T et al. Endoscopic treatment of chronic pancreatitis. Gastroenterol Clin Biol 2005;29(5): 515–521.

[23] Balthazar EJ, Freeny PC, vanSonnenberg E. Imaging and intervention in acute pancreatitis. Radiology 1994;193(2):297–306.

[24] Johnson MD, Walsh RM, Henderson JM et al. Surgical versus nonsurgical management of pancreatic pseudocysts. J Clin Gastroenterol 2009;43(6):586–590.

[25] Aghdassi A, Mayerle J, Kraft M et al. Diagnosis and treatment of pancreatic pseudocysts in chronic pancreatitis. Pancreas 2008;36(2):105–112.

[26] Bülow R, Simon P, Thiel R. et al. Anatomic variants of the pancreatic duct and their clinical relevance: an MR-guided study in the general population. Eur Radiol 2014;24:3142–3149.

[27] Tanaka M, Fernandez-del CC, Adsay V et al. International consensus guidelines 2012 for the management of IPMN and MCN of the pancreas. Pancreatology 2012;12(3):183–197.

[28] Brugge WR, Lewandrowski K, Lee-Lewandrowski E et al. Diagnosis of pancreatic cystic neoplasms: a report of the cooperative pancreatic cyst study. Gastroenterology 2004;126(5):1330–1336.

[29] Varadarajulu S, Bang JY, Sutton BS et al. Equal efficacy of endoscopic and surgical cystogastrostomy for pancreatic pseudocyst drainage in a randomized trial. Gastroenterology 2013;145(3):583–590.

[30] Rosso E, Alexakis N, Ghaneh P et al. Pancreatic pseudocyst in chronic pancreatitis: endoscopic and surgical treatment. Dig Surg 2003;20(5):397–406.

[31] Funnell IC, Bornman PC, Krige JE et al. Endoscopic drainage of traumatic pancreatic pseudocyst. Br J Surg 1994;81(6): 879–881.

[32] Giovannini M, Pesenti C, Rolland AL et al. Endoscopic ultrasound-guided drainage of pancreatic pseudocysts or pancreatic abscesses using a therapeutic echo endoscope. Endoscopy 2001;33(6):473–477.

[33] Kruger M, Schneider AS, Manns MP et al. Endoscopic management of pancreatic pseudocysts or abscesses after an EUS-guided 1-step procedure for initial access. Gastrointest Endosc 2006;63(3):409–416.

[34] Baron TH, Harewood GC, Morgan DE et al. Outcome differences after endoscopic drainage of pancreatic necrosis, acute pancreatic pseudocysts, and chronic pancreatic pseudocysts. Gastrointest Endosc 2002;56(1): 7–17.

[35]　Antillon MR, Shah RJ, Stiegmann G et al. Single-step EUS-guided transmural drainage of simple and complicated pancreatic pseudocysts. Gastrointest Endosc 2006;63(6):797–803.

[36]　Hookey LC, Debroux S, Delhaye M et al. Endoscopic drainage of pancreatic-fluid collections in 116 patients: a comparison of etiologies, drainage techniques, and outcomes. Gastrointest Endosc 2006;63(4):635–643.

[37]　Varadarajulu S, Bang JY, Phadnis MA et al. Endoscopic transmural drainage of peripancreatic fluid collections: outcomes and predictors of treatment success in 211 consecutive patients. J Gastrointest Surg 2011;15(11): 2080–2088.

[38]　Varadarajulu S, Christein JD, Tamhane A et al. Prospective randomized trial comparing EUS and EGD for transmural drainage of pancreatic pseudocysts (with videos). Gastrointest Endosc 2008;68(6):1102–1111.

[39]　Park DH, Lee SS, Moon SH et al. Endoscopic ultrasound-guided versus conventional transmural drainage for pancreatic pseudocysts: a prospective randomized trial. Endoscopy 2009;41(10):842–848.

[40]　Kozarek RA, Brayko CM, Harlan J et al. Endoscopic drainage of pancreatic pseudocysts. Gastrointest Endosc 1985;31(5): 322–327.

[41]　Cremer M, Deviere J, Engelholm L. Endoscopic management of cysts and pseudocysts in chronic pancreatitis: long-term follow-up after 7 years of experience. Gastrointest Endosc 1989;35(1):1–9.

[42]　Sahel J. Endoscopic drainage of pancreatic cysts. Endoscopy 1991;23(3):181–184.

[43]　Bejanin H, Liguory C, Ink O et al. [Endoscopic drainage of pseudocysts of the pancreas. Study of 26 cases]. Gastroenterol Clin Biol 1993;17(11):804–810.

[44]　Binmoeller KF, Seifert H, Walter A et al. Transpapillary and transmural drainage of pancreatic pseudocysts. Gastrointest Endosc 1995;42(3):219–224.

[45]　Smits ME, Rauws EA, Tytgat GN et al. The efficacy of endoscopic treatment of pancreatic pseudocysts. Gastrointest Endosc 1995;42(3):202–207.

[46]　Vitale GC, Lawhon JC, Larson GM et al. Endoscopic drainage of the pancreatic pseudocyst. Surgery 1999; 126(4):616–621.

[47]　Libera ED, Siqueira ES, Morais M et al. Pancreatic pseudocysts transpapillary and transmural drainage. HPB Surg 2000;11(5): 333–338.

[48]　White SA, Sutton CD, Berry DP et al. Experience of combined endoscopic percutaneous stenting with ultrasound guidance for drainage of pancreatic pseudocysts. Ann R Coll Surg Engl 2000;82(1):11–15.

[49]　Norton ID, Clain JE, Wiersema MJ et al. Utility of endoscopic ultrasonography in endoscopic drainage of pancreatic pseudocysts in selected patients. Mayo Clin Proc 2001;76(8):794–798.

[50]　Sharma SS, Bhargawa N, Govil A. Endoscopic management of pancreatic pseudocyst: a long-term follow-up. Endoscopy 2002;34(3):203–207.

[51]　Cahen D, Rauws E, Fockens P et al. Endoscopic drainage of pancreatic pseudocysts: long-term outcome and procedural factors associated with safe and successful treatment. Endoscopy 2005;37(10):977–983.

[52]　Kahaleh M, Shami VM, Conaway MR et al. Endoscopic ultrasound drainage of pancreatic pseudocyst: a prospective comparison with conventional endoscopic drainage. Endoscopy 2006;38(4):355–359.

[53]　Weckman L, Kylanpaa ML, Puolakkainen P et al. Endoscopic treatment of pancreatic pseudocysts. Surg Endosc 2006;20(4): 603–607.

[54]　Barthet M, Sahel J, Bodiou-Bertei C et al. Endoscopic transpapillary drainage of pancreatic pseudocysts. Gastrointest Endosc 1995;42(3):208–213.

[55]　Wiersema MJ, Vilmann P, Giovannini M et al. Endosonography-guided fine-needle aspiration biopsy: diagnostic accuracy and complication assessment. Gastroenterology 1997;112(4):1087–1095.

[56]　Banerjee S, Shen B, Baron TH et al. Antibiotic prophylaxis for GI endoscopy. Gastrointest Endosc 2008; 67(6):791–798.

[57]　Arvanitakis M, Delhaye M, Bali MA et al. Pancreaticfluid collections: a randomized controlled trial regarding stent removal after endoscopic transmural drainage. Gastrointest Endosc 2007;65(4):609–619.

[58]　Siddiqui AA, Adler DG, Nieto J et al. EUS-guided drainage of peripancreatic fluid collections and necrosis by using a novel lumen-apposing stent: a large retrospective, multicenter U.S. experience (with videos). Gastrointest Endosc 2016;83(4):699–707.

[59]　Ang TL, Kongkam P, Kwek AB et al. A two-center comparative study of plastic and lumen-apposing large diameter self-expandable metallic stents in endoscopic ultrasound-guided drainage of pancreatic fluid collections. Endosc Ultrasound 2016;5(5):320–327.

[60] Bang JY, Hasan M, Navaneethan U et al. Lumenapposing metal stents (LAMS) for pancreatic fluid collection (PFC) drainage: may not be business as usual. Gut 2016. DOI:10.1136/gutjnl-2016-312812

[61] Ryan BM, Venkatachalapathy SV, Huggett MT. Safety of lumen-apposing metal stents (LAMS) for pancreatic fluid collection drainage. Gut 2016. DOI:10.1136/ gutjnl-2016-313388

[62] Barthet M, Lamblin G, Gasmi M et al. Clinical usefulness of a treatment algorithm for pancreatic pseudocysts. Gastrointest Endosc 2008;67(2):245–252.

[63] Nealon WH, Walser E. Duct drainage alone is sufficient in the operative management of pancreatic pseudocyst in patients with chronic pancreatitis. Ann Surg 2003;237(5):614–620.

[64] Lawrence C, Howell DA, Stefan AM et al. Disconnected pancreatic tail syndrome: potential for endoscopic therapy and results of long-term follow-up. Gastrointest Endosc 2008;67(4):673–679.

[65] Varadarajulu S, Noone TC, Tutuian R et al. Predictors of outcome in pancreatic duct disruption managed by endoscopic transpapillary stent placement. Gastrointest Endosc 2005;61(4):568–575.

[66] Dumonceau JM, Costamagna G, Tringali A et al. Treatment for painful calcified chronic pancreatitis: extracorporeal shock wave lithotripsy versus endoscopic treatment: a randomised controlled trial. Gut 2007;56(4):545–552.

[67] Tandan M, Reddy DN, Talukdar R et al. Long-term clinical outcomes of extracorporeal shockwave lithotripsy in painful chronic calcific pancreatitis. Gastrointest Endosc 2013;78(5):726–733.

[68] Rosch T, Daniel S, Scholz M et al. Endoscopic treatment of chronic pancreatitis: a multicenter study of 1000 patients with long-term follow-up. Endoscopy 2002;34(10):765–771.

[69] Seza K, Yamaguchi T, Ishihara T et al. A long-term controlled trial of endoscopic pancreatic stenting for treatment of main pancreatic duct stricture in chronic pancreatitis. Hepatogastroenterology 2011;58(112): 2128–2131.

[70] Park DH, Kim MH, Moon SH et al. Feasibility and safety of placement of a newly designed, fully covered self-expandable metal stent for refractory benign pancreatic ductal strictures: a pilot study (with video). Gastrointest Endosc 2008;68(6):1182–1189.

[71] Sauer B, Talreja J, Ellen K et al. Temporary placement of a fully covered self-expandable metal stent in the pancreatic duct for management of symptomatic refractory chronic pancreatitis: preliminary data (with videos). Gastrointest Endosc 2008;68(6): 1173–1178.

[72] Moon SH, Kim MH, Park DH et al. Modified fully covered self-expandable metal stents with antimigration features for benign pancreatic-duct strictures in advanced chronic pancreatitis, with a focus on the safety profile and reducing migration. Gastrointest Endosc 2010;72(1):86–91.

[73] Kozarek RA. Pancreatic stents can induce ductal changes consistent with chronic pancreatitis. Gastrointest Endosc 1990;36(2):93–95.

[74] Smith MT, Sherman S, Ikenberry SO et al. Alterations in pancreatic ductal morphology following polyethylene pancreatic stent therapy. Gastrointest Endosc 1996;44(3):268–275.

[75] Abdallah AA, Krige JE, Bornman PC. Biliary tract obstruction in chronic pancreatitis. HPB (Oxford) 2007; 9(6):421–428.

[76] Ghosh S, Palmer KR. Prevention of biliary stent occlusion using cyclical antibiotics and ursodeoxycholic acid. Gut 1994;35(12):1757–1759.

[77] Barrioz T, Ingrand P, Besson I et al. Randomised trial of prevention of biliary stent occlusion by ursodeoxycholic acid plus norfloxacin. Lancet 1994;344(8922):581–582.

[78] Halm U, Schiefke, Fleig WE et al. Ofloxacin and ursodeoxycholic acid versus ursodeoxycholic acid alone to prevent occlusion of biliary stents: a prospective, randomized trial. Endoscopy 2001;33(6):491–494.

[79] Draganov P, Hoffman B, Marsh W et al. Long-term outcome in patients with benign biliary strictures treated endoscopically with multiple stents. Gastrointest Endosc 2002;55(6):680–686.

[80] Catalano MF, Linder JD, George S et al. Treatment of symptomatic distal common bile duct stenosis secondary to chronic pancreatitis: comparison of single vs. multiple simultaneous stents. Gastrointest Endosc 2004; 60(6):945–952.

[81] Pozsar J, Sahin P, Laszlo F et al. Medium-term results of endoscopic treatment of common bile duct strictures in chronic calcifying pancreatitis with increasing numbers of stents. J Clin Gastroenterol 2004;38(2): 118–123.

[82] Perri V, Boskoski I, Tringali A et al. Fully covered self-expandable metal stents in biliary strictures caused by chronic pancreatitis not responding to plastic stenting: a prospective study with 2 years of follow-up. Gastrointest Endosc 2012;75(6):1271–1277.

[83] Poley JW, Cahen DL, Metselaar HJ et al. A prospective group sequential study evaluating a new type of fully covered self-expandable metal stent for the treatment of benign biliary strictures (with video). Gastrointest Endosc 2012;75(4):783–789.

[84] Deviere J, Nageshwar RD, Puspok A et al. Successful management of benign biliary strictures with fully covered self-expanding

metal stents. Gastroenterology 2014;147(2):385–395.

[85]　Cote GA, Slivka A, Tarnasky P et al. Effect of covered metallic stents compared with plastic stents on benign biliary stricture resolution: a randomized clinical trial. JAMA 2016;315(12):1250–1257.

[86]　Lawrence C, Romagnuolo J, Payne KM et al. Low symptomatic premature stent occlusion of multiple plastic stents for benign biliary strictures: comparing standard and prolonged stent change intervals. Gastrointest Endosc 2010;72(3):558–563.

[87]　van der Gaag NA, Rauws EA, van Eijck CH et al. Preoperative biliary drainage for cancer of the head of the pancreas. N Engl J Med 2010;362(2):129–137.

[88]　Will U, Wanzar I, Meyer F. Endoscopic necrosectomy–a feasible and safe alternative treatment option for infected pancreatic necroses in severe acute pancreatitis: preliminary results of 18 patients in an ongoing singlecenter prospective observational study. Pancreas 2012;41(4):652–655.

56 Indications and Goals of Surgical Treatment
外科治疗的指征及目的

Ryan T. Groeschl,Michael B. Farnell　著

赵　磊　译

葛春林　校

一、概述

　　慢性胰腺炎需要多学科联合制定治疗策略，应由胃肠病学家、经验丰富的内镜医师、放射科医师和胰腺外科医师共同合作来制订治疗计划。进行诊断的第一步应是依次采用 CT、MRI、MRCP、EUS 和 ERCP 来精准地识别每位患者的胰腺解剖结构。一项十多年前的随机研究 [1, 2] 指出，对于长期疼痛的慢性胰腺炎患者来说，手术治疗效果优于内镜治疗。然而随着内镜治疗技术的日渐成熟，如今大多数患者无须手术干预即可达到满意的治疗效果 [3]。除了疑似恶性的病例，慢性胰腺炎只有在内镜治疗不可行或者失败时才会选择手术治疗。

　　手术指征通常包括以下各项（符合一项或多项）：内镜支架置入术后顽固性疼痛、疑似恶性肿瘤或伴有局部并发症（如胆管或肠道梗阻、门静脉受压、脾静脉血栓形成、胰瘘或假性囊肿）。

　　胰腺手术适应证：

　　① 疑似或确诊恶性肿瘤时，应行肿瘤根治性切除术。

　　② 炎性肿块发生在胰腺头部时，应切除胰头部。

　　③ 任何扩张的胰管（≥ 7mm）如不能予以切除，应行胰管引流术。

　　④ 脾静脉血栓形成时，应行脾切除术。

　　表 56-1 中基于胰腺形态学变化因素，对常见手术方式的选择做出了总结。而大量少见的需要采取其他手术方式治疗的病例，都将在本文中重点展示，并在随后的章节中进行详细讲解。

表 56-1　基于胰腺形态学改变对慢性胰腺炎手术方式的选择

胰腺形态学和临床适应证	发生率	手术术式
主胰管扩张不伴胰头部肿块	不常见	胰空肠侧 - 侧吻合术（Frey 术式）
主胰管扩张伴胰头部肿块	常见	
+ 考虑恶性		胰十二指肠切除术

（续表）

胰腺形态学和临床适应证	发生率	手术术式
– 不考虑恶性		胰空肠侧 - 侧吻合术（Frey 术式）
胰头部结石性梗阻伴主胰管扩张	不常见	胰十二指肠切除术和胰空肠侧 - 侧吻合术
胰腺炎伴胰体尾部主胰管断裂（胰管离断综合征）	常见	胰体尾切除术
十二指肠梗阻	不常见	胰十二指肠切除术
胆总管梗阻	常见	胰十二指肠切除术
胰源性消化道出血	罕见	胰十二指肠切除术或胰体尾切除术[a]

a. 急性出血期首选血管造影栓塞术，如栓塞部位确实，则不需要手术治疗

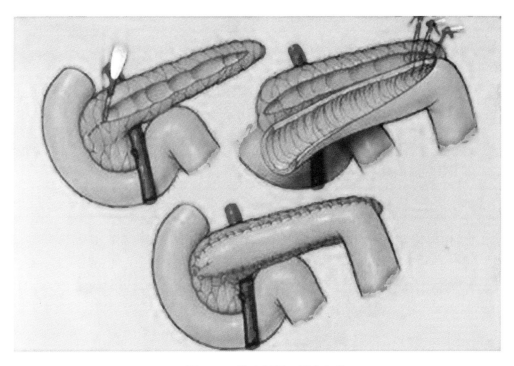

▲ 图 56-1 胰空肠侧 - 侧吻合术

如 Partington 和 Rochelle 所描述，切开胰腺实质显露胰管，将胰管结石尽量清除。用一段 Roux-en-Y 空肠襻与胰腺实质连续缝合（经 Mayo Foundation 许可用于医学教育与研究）

二、胰管引流术

单纯引流手术适应于胰管有明显扩张（≥ 7mm）且胰头部没有并发炎性肿块的患者。主胰管结石应在行胰空肠侧 - 侧吻合时尽量清除。当胰管内结石广泛存在于胰头部侧支时，应考虑行胰头部肿物局部核除或胰头部切除。

虽然"Puestow 术式"通常用于胰空肠侧 - 侧吻合术，但现今的胰腺外科医生一般使用其改良术式"Partington"和"Rochelle"术式（表 56-1）[4]。在改良术式中 Puestow 所倡导的胰尾切除被弃用，而保

留更多的胰腺实质能够降低对胰腺功能的影响和死亡率。虽然手术安全性得到了改善，但患者常会出现不可控制的疼痛或几年后再次复发，这通常是由于炎性肿块位于胰头部而引起[5]。导致目前普遍认为胰头部是慢性胰腺炎患者疼痛的"起搏器"，所以现在很少进行单纯胰管引流术。如今经验丰富的专家对那些伴有顽固性疼痛且胰管扩张明显（≥ 7mm）的慢性胰腺炎患者进行左半胰腺切除术和胰空肠侧 - 侧吻合术（left pancreatectomy lateral pancreaticojejunostomy，LR-LPJ）（图 56-2）。

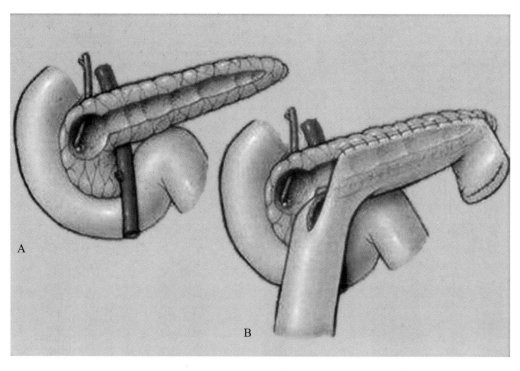

▲ 图 56-2　Frey 术式示意图

A. 在胰腺的前面进行胰头部局部核除；B. 将胰管结石尽量清除，用一段空肠襻与切开的胰管 Roux-en-Y 吻合（经 Mayo Foundation 许可用于医学教育与研究）

三、胰腺手术治疗

当肿块发生在胰头部且考虑手术治疗时，应切除胰头部。这种情况下可以仅行胰头部切除术（Beger 或 Bern 术式），或是胰头部切除术联合胰空肠侧 - 侧吻合术（Frey 或 LR-LPJ 术式）以及胰十二指肠切除术。Beger、Bern 及 Frey 术式详见第 58 章。虽然在随机试验研究中，保留十二指肠的胰头切除术在围术期安全性上稍好于胰十二指肠切除术，但长期随访研究显示，两者均能有效地控制疼痛[6-11]。在梅奥医学中心由于疼痛接受胰十二指肠切除术的慢性胰腺炎患者（n=166，平均随访时间 15 年），术后平均疼痛评分（1 ～ 10 分）与术前相比较低（1.6 vs 7.9，P < 0.001）[12]。在世界范围内，慢性胰腺炎似乎在形态学上存在地域性差异，这也许能够解释不同国家在选择手术方式上存在的明显差异。在一项队列研究中，德国慢性胰腺炎患者的胰头炎性肿块的平均大小几乎是美国的两倍（4.5 cm vs 2.6 cm）[13]。

慢性胰腺炎增加了发生胰腺导管腺癌的风险，且单凭影像手段难以将肿瘤与良性炎性肿块区分开来。肿块远端胰管扩张及胰腺萎缩可能提示恶性表现。在 CT 或 MRI 上随着动脉期逐渐强化的软组织密度影可以成为提示恶性的依据。在不能确诊的情况下，CA19-9 的升高被高度怀疑为恶性肿瘤。EUS 可用于肿块识别和活检，但在慢性胰腺炎中这种方法存在观察者结果一致性较差问题 [14]。当临床上高度怀疑恶性时需行肿瘤根治性切除术，不能行肿块局部核除或仅行引流手术。

胰体尾切除术适用于胰腺末端孤立的局灶性病变。同时行脾切除术的适应证包括：脾周假性囊肿、脾静脉血栓形成、脾血管纤维化包裹和疑似恶性肿瘤。因胰周假性动脉瘤造成的胰源性消化道出血是一种非常罕见的胰腺炎并发症 [15]。此类患者血管造影栓塞在急性出血的情况下应作为首选方案，在需要手术干预时，建议行胰十二指肠切除术。胰源性腹水是一种少见的并发症，通常可以使用内镜技术进行治疗。

全胰腺切除术（同时自体胰岛细胞移植）极少被使用，通常用于治疗严重的全胰腺病变。这一手术方案使得 73% 的患者在 5 年内不再使用麻醉类药物，当自体胰岛细胞移植后，40% 的患者可以不再依赖胰岛素 [16]。遗传性胰腺炎综合征（*PRSS1*、*SPINK1*、*CTFR* 等基因突变）患者不应进行预防性切除。然而那些患有顽固性疼痛并伴有严重全胰腺病变的年轻患者则是全胰腺切除联合自体胰岛细胞移植的最佳人选。

胆道梗阻的外科治疗

慢性胰腺炎出现胆管狭窄伴或不伴梗阻的情况较少见，除非胰头部发生明显变化。因此，大多数需手术治疗的患者应考虑行胰头部核除或胰十二指肠切除术。在进行手术干预之前，大部分患者应接受内镜治疗以缓解胆道梗阻，且可留置支架治疗。在内镜干预治疗之前需仔细进行胆管造影检查。

胆道系统在影像上表现的狭窄程度是制定手术方案重要的参考因素。壶腹部狭窄伴有胆管扩张的患者应行胰十二指肠切除术或胰头核除术，胰头核除术需同时行胰内胆管切开术，以确保胆汁引流至 Roux-en-Y 肠襻。胰外胆管狭窄的患者不应采取胰头部核除术，应行胰十二指肠切除术。一项在法国进行的多中心随机临床试验（PASTEC），正在对手术干预与内镜下支架置入治疗慢性胰腺炎相关胆道梗阻的效果进行比较。该试验预计将持续到 2019 年。

☞ 参考文献

[1] Dite P, Ruzicka M, Zboril V, Novotný I. A prospective, randomized trial comparing endoscopic and surgical therapy for chronic pancreatitis. Endoscopy 2003;35(7):553–558.

[2] Cahen DL, Gouma DJ, Laramée P et al. Long-term outcomes of endoscopic vs surgical drainage of the pancreatic duct in patients with chronic pancreatitis. Gastroenterology 2011;141(5):1690–1695.

[3] Das R, Papachristou GI, Slivka A et al. Endotherapy is effective for pancreatic ductal disruption: a dual center experience. Pancreatology 2016;16(2):278–283.

[4] Partington PF, Rochelle RE. Modified Puestow procedure for retrograde drainage of the pancreatic duct. Ann Surg 1960;152: 1037–1043.

[5] Markowitz JS, Rattner DW, Warshaw AL. Failure of symptomatic relief after pancreaticojejunal decompression for chronic pancreatitis. Strategies for salvage. Arch Surg 1994;129(4):374–379; discussion 379–380.

[6] Klempa I, Spatny M, Menzel J et al. [Pancreatic function and quality of life after resection of the head of the pancreas in chronic pancreatitis. A prospective, randomized comparative study after duodenum preserving resection of the head of the pancreas versus Whipple's operation]. Chirurg 1995;66(4):350–359.

[7] Büchler MW, Friess H, Müller MW, Wheatley AM, Beger HG. Randomized trial of duodenum-preserving pancreatic head resection versus pylorus-preserving Whipple in chronic pancreatitis. Am J Surg 1995;169(1):65–69; discussion 69–70.

[8] Müller MW, Friess H, Martin DJ, Hinz U, Dahmen R, Büchler MW. Long-term follow-up of a randomized clinical trial

comparing Beger with pylorus-preserving Whipple procedure for chronic pancreatitis. Br J Surg 2008;95(3):350–356.

[9] Izbicki JR, Bloechle C, Broering DC, Knoefel WT, Kuechler T, Broelsch CE. Extended drainage versus resection in surgery for chronic pancreatitis: a prospective randomized trial comparing the longitudinal pancreaticojejunostomy combined with local pancreatic head excision with the pylorus-preserving pancreatoduodenectomy. Ann Surg 1998;228(6):771–779.

[10] Strate T, Taherpour Z, Bloechle C et al. Long-term follow-up of a randomized trial comparing the beger and frey procedures for patients suffering from chronic pancreatitis. Ann Surg 2005;241(4):591–598.

[11] Strate T, Bachmann K, Busch P et al. Resection vs drainage in treatment of chronic pancreatitis: longterm results of a randomized trial. Gastroenterology 2008;134(5):1406–1411.

[12] Croome KP, Tee M, Nagorney DM et al. Pancreatoduodenectomy for chronic pancreatitisresults of a pain relief and quality of life survey 15 years following operation. J Gastrointest Surg 2015;19(12):2146–2153.

[13] Keck T, Marjanovic G, Fernandez-del Castillo C, et al. The inflammatory pancreatic head mass: significant differences in the anatomic pathology of German and American patients with chronic pancreatitis determine very different surgical strategies. Ann Surg 2009;249(1):105–110.

[14] Topazian M, Enders F, Kimmey M et al. Interobserver agreement for EUS findings in familial pancreaticcancer kindreds. Gastrointest Endosc 2007;66(1):62–67.

[15] Han B, Song ZF, Sun B. Hemosuccus pancreaticus: a rare cause of gastrointestinal bleeding. Hepatobiliary Pancreat Dis Int 2012;11(5):479–488.

[16] Tanhehco YC, Weisberg S, Schwartz J. Pancreatic islet autotransplantation for nonmalignant and malignant indications. Transfusion 2016;56(3):761–770.

Pancreatic Duct Drainage Procedure
胰腺导管引流规范

Dirk Bausch, Tobias Keck　著

蔡　磊　译

王槐志　校

一、概述

慢性胰腺炎患者死亡率为普通正常人群的 4 倍 [1]，患胰腺恶性疾病的概率增加 10 倍 [2]。慢性胰腺炎对胰腺实质渐进性破坏，通常伴有难治性疼痛以及胰腺外分泌与内分泌功能的缺失，临床上主要表现为吸收不良和胰腺源性糖尿病。

慢性胰腺炎疼痛的发病机制是多因素的。一种机制可能是源于胰腺导管内压力增高和胰腺导管系统的梗阻。炎症本身伴随胰腺神经纤维的改变，包括神经纤维增多和神经源性炎症，也可能导致与慢性胰腺炎有关的典型的疼痛症状。中枢神经系统的改变和中枢疼痛过程的调整可能是导致疼痛的诱因。这种腹痛特征将导致患者频繁就医，对其社交、工作和生活造成影响 [3]。

目前内镜或介入治疗被认为是慢性胰腺炎患者治疗的首选方法。内镜治疗对解除胰腺导管系统梗阻（内镜下置管，取石，体外微波碎石，或胰腺导管扩张术）可缓解疼痛达 1 年之久 [4]。多次内镜干预可改善约 65% 患者的腹痛症状，并减少需要手术干预的患者人数 [5]。

但是，胰腺导管支架的置换通常需要每 3 个月进行一次，患者需多次入院治疗 [6, 7]。若内镜治疗失败，约 49% 的患者在未来 1 年内仍需进行开腹手术治疗 [8]（图 57-1）。虽然内镜置管引流能够对因胰腺头部炎性包块所致胰腺导管单纯性近端狭窄及钙化提供长期成功的引流手段，但是手术治疗对后者的处理更优于内镜治疗 [9]，也可能更具性价比 [10]。此外，早期手术干预也可能预防疾病进展，保护胰腺功能，并改善和控制长期疼痛 [9, 11-13]。

二、手术指征

慢性胰腺炎最常见的手术指征是经内镜治疗后仍无法缓解的难治性疼痛。其他的手术适应证包括局部并发症，如十二指肠或胆管狭窄、有症状假性囊肿、胰十二指肠瘘、胰腺导管离断、胰源性腹水或疑似肿瘤。所有手术程序都以减轻疼痛、缓解并发症，同时保留胰腺外分泌和内分泌功能为目的。手术的长期疗效通常通过生活质量的恢复和患者康复状况进行评估。慢性胰腺炎的手术治疗可以采用三组不同的策略：单纯胰腺导管引流，胰腺导管引流与病灶切除相结合及单纯病灶切除术。手术策略的选择取决于胰腺炎的形态特征。引流与胰头切除相结合的术式（Beger 术式[14]、Frey 术式[15]）被广泛应用于存在胰头炎性包块的病变；如果怀疑病变为恶性，则应考虑采用（保留幽门的胰十二指肠切除术或 Whipple 手术）病灶切除术。大多数慢性胰腺炎患者（85%）具有胰头炎性肿块，因此需要行胰腺导管引流合并胰头切除或胰头切除术[16]（图 57-2A）。但是，对单纯性胰腺导管扩张（≥ 5mm）不合并炎症性包块的患者应选用单纯胰腺导管引流术[17]（图 57-2B）。另一个手术引流适应证是恶性肿瘤侵犯门静脉，导致门静脉侧支循环系统长节段狭窄。然而，胰头切除术也可能使短节段门静脉或肠系膜 - 门静脉狭窄造成的门静脉高压症得到缓解[18]。胰头切除术甚至可以在门静脉非固定血栓再通术后进行。在此情况下并不需要强制性进行引流术[19]。

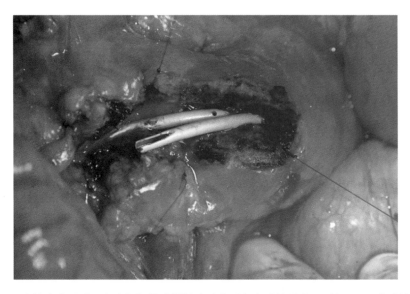

▲ 图 57-1　内镜治疗后"丢失支架"导致慢性胰腺炎引起炎症性狭窄，采取 Frey 术式的术中情况

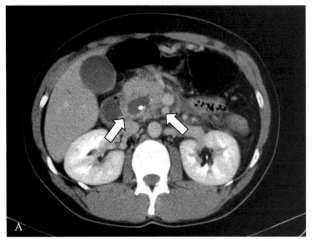
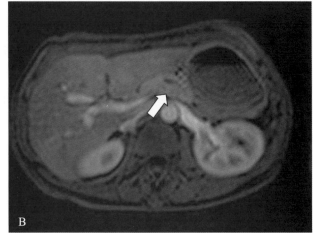

▲ 图 57-2　慢性胰腺炎 CT 影像图

A. 大多数慢性胰腺炎患者病变伴有胰头炎性肿块（箭所示），因此需要引流和（或）胰头切除术；B. 单纯引流术适用于胰管扩张（≥ 5mm）无炎性肿块的患者（箭所示）

三、引流规范

1911 年，通过经皮导管穿刺的方法在人体内第一次成功放置了胰腺导管外引流管[20]。该手术缓解了患者的疼痛症状并存活 30 年。50 多年后，该手术方式被改良为远端胰腺切除、脾切除和胰空肠吻合术[21]。该术式后来被进一步细化为远端胰腺切除术和胰空肠侧 - 侧吻合术[22]。1960 年第一次被应用的胰空肠端 - 侧吻合术至今仍被使用[23]。Partington-Rochelle 术式包括从胰腺表面切开胰头至胰尾的胰腺导管，从而取出胰管内结石并解除节段性狭窄。该术式最终进行 Roux-en-Y 胰管空肠侧 - 侧吻合的消化道重建[23]。

单纯胰腺导管引流术式具有低发病率和死亡率（约 1%）。但该术式在对疼痛缓解及相关并发症处理方面不如切除术有效[24-36]（图 57-3）。

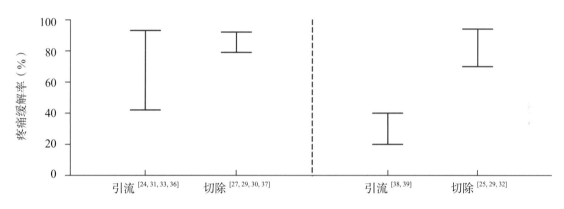

▲ 图 57-3 胰腺导管单纯引流术式对疼痛缓解的疗效不如切除术好
该图显示了慢性胰腺炎患者短期（左）和长期（右）疼痛缓解的情况[24, 25, 27, 29, 30-33, 36-39]

由于需要进行胰头部分切除，Frey 术式通常也被认为是一种胰腺导管引流术式。它包括胰头切除并切开至胰尾的胰腺导管，再进行 Roux-en-Y 胰管空肠侧 - 侧吻合的重建[15]。与 Partington-Rochelle 术式相比，Frey 手术改善了远期疗效。与其他切除术式相比，接受 Frey 术式的患者可以获得相同的疼痛改善，生活质量的提高，以及外分泌和内分泌器官功能保护[32, 40-43]。

还有一种罕见的慢性胰腺炎，被称为"小导管疾病"，可以影响整个胰腺器官。它与胰腺导管系统扩张无相关性，很容易被误诊为自身免疫性胰腺炎。治疗这种小管疾病的方式是纵向 V 形切除腹侧胰腺。该术式结合了广泛的胰腺导管引流和有限胰腺组织切除[44]，为大多数患者提供长期缓解疼痛，提高其生活质量[45]。在治疗小导管疾病方面，传统胰腺切除术不如 V 形切除术有效[46]。

四、小结

综上所述，由于胰腺炎患者经常伴有胰头部炎性包块，Partington-Rochelle 等单纯引流术式通常无法对疼痛缓解和并发症控制提供有效治疗手段，但是这些术式能明显降低发病率和死亡率。在病变存在炎性包块的情况下，可以进行混合性手术，因为 Frey 术式或胰腺 V 形切除与常规胰腺切除术式一样有效。

☞ 参考文献

[1] Nojgaard C, Becker U, Matzen P, Andersen JR, Holst C, Bendtsen F. Progression from acute to chronic pancreatitis: prognostic factors, mortality, and natural course. Pancreas 2011;40(8):1195–1200.

[2] Lankisch PG, Löhr-Happe A, Otto J, Creutzfeldt W. Natural course in chronic pancreatitis. Pain, exocrine and endocrine pancreatic insufficiency and prognosis of the disease. Digestion 1993;54(3):148–155.

[3] Anderson MA, Akshintala V, Albers KM et al., Mechanism, assessment and management of pain in chronic pancreatitis: recommendations of a multidisciplinary study group. Pancreatology 2016;16(1):83–94.

[4] Ponchon T, Bory RM, Hedelius F et al. Endoscopic stenting for pain relief in chronic pancreatitis: results of a standardized protocol. Gastrointest Endosc 1995;42(5):452–456.

[5] Rosch T, Daniel S, Scholz M et al. Endoscopic treatment of chronic pancreatitis: a multicenter study of 1000 patients with long-term follow-up. Endoscopy 2002;34(10):765–771.

[6] Bartoli E, Delcenserie R, Yzet T et al. Endoscopic treatment of chronic pancreatitis. Gastroenterol Clin Biol 2005;29(5):515–521.

[7] Kahl S, Zimmermann S, Genz I et al. Risk factors for failure of endoscopic stenting of biliary strictures in chronic pancreatitis: a prospective follow-up study. Am J Gastroenterol 2003;98(11):2448–2453.

[8] Cahen DL, Gouma DJ, Laramée P et al., Long-term outcomes of endoscopic vs surgical drainage of the pancreatic duct in patients with chronic pancreatitis. Gastroenterology 2011;141(5):1690–1695.

[9] Cahen DL, Gouma DJ, Nio Y et al. Endoscopic versus surgical drainage of the pancreatic duct in chronic pancreatitis. N Engl J Med 2007;356(7):676–684.

[10] Laramee P, Wonderling D, Cahen DL et al. Trial-based cost-effectiveness analysis comparing surgical and endoscopic drainage in patients with obstructive chronic pancreatitis. BMJ Open 2013;3(9):e003676.

[11] Nealon WH, Thompson JC. Progressive loss of pancreatic function in chronic pancreatitis is delayed by main pancreatic duct decompression. A longitudinal prospective analysis of the modified puestow procedure. Ann Surg 1993;217(5):458–466; discussion 466–468.

[12] Dite P, Ruzicka M, Zboril V, Novotný I. A prospective, randomized trial comparing endoscopic and surgical therapy for chronic pancreatitis. Endoscopy 2003;35(7):553–558.

[13] Binmoeller KF, Jue P, Seifert H, Nam WC, Izbicki J, Soehendra N. Endoscopic pancreatic stent drainage in chronic pancreatitis and a dominant stricture: longterm results. Endoscopy 1995;27(9):638–644.

[14] Beger HG, Witte C, Krautzberger W, Bittner R. （Experiences with duodenum-sparing pancreas head resection in chronic pancreatitis）. Chirurg 1980;51(5):303–307.

[15] Frey CF, Smith GF. Description and rationale of a new operation for chronic pancreatitis. Pancreas 1987;2(6): 701–707.

[16] Keck T, Marjanovic G, Fernandez-del Castillo C et al. The inflammatory pancreatic head mass: significant differences in the anatomic pathology of German and American patients with chronic pancreatitis determine very different surgical strategies. Ann Surg 2009;249(1):105–110.

[17] Buchler MW, Warshaw AL. Resection versus drainage in treatment of chronic pancreatitis. Gastroenterology 2008;134(5):1605–1607.

[18] Bloechle C, Busch C, Tesch C et al. Prospective randomized study of drainage and resection on non-occlusive segmental portal hypertension in chronic pancreatitis. Br J Surg 1997;84(4):477–482.

[19] Adam U, Makowiec F, Riediger H et al. Pancreatic head resection for chronic pancreatitis in patients with extrahepatic generalized portal hypertension. Surgery 2004;135(4):411–418.

[20] Link G. V. The treatment of chronic pancreatitis by pancreatostomy: a new operation. Ann Surg 1911;53(6): 768–782.

[21] Duval MK, Jr. Caudal pancreatico-jejunostomy for chronic relapsing pancreatitis. Ann Surg 1954;140(6): 775–785.

[22] Puestow CB, Gillesby WJ. Retrograde surgical drainage of pancreas for chronic relapsing pancreatitis. AMA Arch Surg 1958;76(6):898–907.

[23] Partington PF, Rochelle RE. Modified Puestow procedure for retrograde drainage of the pancreatic duct. Ann Surg 1960;152:1037–1043.

[24] Adams DB, Ford MC, Anderson MA. Outcome after lateral pancreaticojejunostomy for chronic pancreatitis. Ann Surg

1994;219(5):481–487; discussion 487–489.

[25] Beger HG, Schlosser W, Siech M, Poch B. The surgical management of chronic pancreatitis: duodenumpreserving pancreatectomy. Adv Surg 1999;32:87–104.

[26] Büchler MW, Friess H, Müller MW, Wheatley AM, Beger HG. Randomized trial of duodenum-preserving pancreatic head resection versus pylorus-preserving Whipple in chronic pancreatitis. Am J Surg 1995;169(1):65–69; discussion 69–70.

[27] Izbicki JR, Bloechle C, Knoefel WT et al. Complications of adjacent organs in chronic pancreatitis managed by duodenum-preserving resection of the head of the pancreas. Br J Surg 1994;81(9):1351–1355.

[28] Jimenez RE, Fernandez-Del Castillo C, Rattner DW, Warshaw AL. Pylorus-preserving pancreaticoduodenectomy in the treatment of chronic pancreatitis. World J Surg, 2003;27(11):1211–1216.

[29] Riediger H, Adam U, Fischer E et al. Long-term outcome after resection for chronic pancreatitis in 224 patients. J Gastrointest Surg 2007;11(8):949–959; discussion 959–960.

[30] Saeger HD, Schwall G, Trede M. （The Whipple partial duodenopancreatectomy – its value in the treatment of chronic pancreatitis）. Zentralbl Chir 1995;120(4):287–291.

[31] Schnelldorfer T, Lewin DN, Adams DB. Operative management of chronic pancreatitis: longterm results in 372 patients. J Am Coll Surg 2007;204(5):1039–1045; discussion 1045–1047.

[32] Strate T, Taherpour Z, Bloechle C et al. Long-term follow-up of a randomized trial comparing the Beger and Frey procedures for patients suffering from chronic pancreatitis. Ann Surg 2005;241(4):591–598.

[33] Wilson TG, Hollands MJ, Little JM. Pancreaticojejunostomy for chronic pancreatitis. Aust N Z J Surg 1992;62(2):111–115.

[34] Greenlee HB, Prinz RA, Aranha GV. Long-term results of side-to-side pancreaticojejunostomy. World J Surg 1990;14(1):70–76.

[35] Kato T, Morita T, Fujita M et al. Ischemic stricture of the small intestine associated with acute pancreatitis. Int J Pancreatol 1998;24(3):237–242.

[36] Delcore R, Rodriguez FJ, Thomas JH, Forster J, Hermreck AS. The role of pancreatojejunostomy in patients without dilated pancreatic ducts. Am J Surg 1994;168(6):598–601; discussion 601–602.

[37] Büchler MW, Baer HU, Seiler C, Reber PU, Sadowski C, Friess H.(Duodenum preserving resection of the head of the pancreas: a standard procedure in chronic pancreatitis). Chirurg 1997;68(4):364–368.

[38] Markowitz JS, Rattner DW, Warshaw AL. Failure of symptomatic relief after pancreaticojejunal decompression for chronic pancreatitis. Strategies for salvage. Arch Surg 1994;129(4):374–379; discussion 379–380.

[39] Prinz RA, Greenlee HB. Pancreatic duct drainage in 100 patients with chronic pancreatitis. Ann Surg 1981;194(3):313–320.

[40] Izbicki JR, Bloechle C, Knoefel WT et al. (Drainage versus resection in surgical therapy of chronic pancreatitis of the head of the pancreas: a randomized study). Chirurg 1997;68(4):369–377.

[41] Izbicki JR, Bloechle C, Knoefel WT, Kuechler T, Binmoeller KF, Broelsch CE. Duodenum-preserving resection of the head of the pancreas in chronic pancreatitis. A prospective, randomized trial. Ann Surg 1995;221(4):350–358.

[42] Keck T, Adam U, Makowiec F et al. Short-and long-term results of duodenum preservation versus resection for the management of chronic pancreatitis: a prospective, randomized study. Surgery 2012;152(3 suppl 1):S95–S102.

[43] Keck T, Wellner UF, Riediger H et al. Long-term outcome after 92 duodenum-preserving pancreatic head resections for chronic pancreatitis: comparison of Beger and Frey procedures. J Gastrointest Surg 2010;14(3):549–556.

[44] Izbicki JR, Bloechle C, Broering DC, Kuechler T, Broelsch CE. Longitudinal V-shaped excision of the ventral pancreas for small duct disease in severe chronic pancreatitis: prospective evaluation of a new surgical procedure. Ann Surg 1998;227(2):213–219.

[45] Yekebas EF, Bogoevski D, Honarpisheh H et al. Long-term follow-up in small duct chronic pancreatitis: A plea for extended drainage by "Vshaped excision" of the anterior aspect of the pancreas. Ann Surg 2006;244(6):940–946; discussion 946–948.

[46] Rossi R, de Arextzabala X, Watkins G et al. (Chronic pancreatitis. A recent national experience with its surgical management). Rev Med Chil 1997;125(8):911–916.

58 Duodenum - Preserving Pancreatic Head Resection 保留十二指肠的胰头切除术

Hans G. Beger, Bertram Poch, Yang Yinmo, Waldemar Uhl　著

张　翔　译

廖　泉　校

一、概述

慢性胰腺炎是胰腺的病理性纤维化炎性综合征，在基因、环境和（或）其他危险因素的影响下，胰腺实质出现了损伤和应激的持久病理反应[1]。慢性胰腺炎的共同特征包括胰腺萎缩、组织纤维化、上腹痛、胰管扭曲和狭窄，病程晚期出现胰头炎性占位、钙化、胰管结石、十二指肠营养不良、外分泌功能不全、糖尿病以及细胞结构异常。

近期，一项国际会议提出了慢性胰腺炎的机制定义，反映了本病的复杂本质。酗酒和吸烟是慢性胰腺炎最常见的病因。在长达 12 年的临床潜伏期后，多数患者出现了腹部不适和上腹痛的首发症状。晚期阶段，炎症进展为局部并发症，酗酒和吸烟使病情进一步加重。

严重腹痛的患者可通过外科手术治疗；30% ～ 50% 患者为酒精性慢性胰腺炎，表现为胰头炎性肿块、反复引起胆总管梗阻[2, 3]。重度十二指肠梗阻、门静脉压迫或血栓形成、脾静脉闭塞在临床中较少见。在病理形态上，可见伴胰管扩张的主胰管狭窄和分支胰管狭窄（表 58-1）。本书第 42 章探讨慢性胰腺炎的自然病程；第 44 章探讨慢性胰腺炎的早期阶段；第 40 章探讨酒精性慢性胰腺炎的流行病学和病理生理学；第 56 章探讨外科手术策略。

二、胰管支架置入和内镜治疗是否能代替外科手术

近期研究表明，胰管支架置入术、内镜下主胰管狭窄扩张术以及针对阻塞性慢性胰腺炎的内镜下结石取出术都取得了良好的疗效。然而，括约肌切开术及主胰管支架是暂时性治疗措施。内镜下介入治疗模式的局限性在于支架堵塞和移位的风险以及缓解上腹痛的远期效果。比较内镜和手术治疗的前瞻、随机、单中心的临床试验数据已有发表[9, 10]。两种治疗方式的短期疼痛缓解率相仿。1 ～ 3 年的长期随访结果表明，手术治疗主要在疼痛控制效果和再住院率方面较内镜有优势。

表 58-1　慢性胰腺炎——局部并发症的发生率

局部并发症	文献数据		Ulm 医院数据[a] 发生率（%）
胆总管狭窄	23%	Gregg 1982[4]	43
胰头炎性肿物	–	Beger 1980[2, 47]	74
假性囊肿	30%	Ahmad 2006[5]	32
坏死	49%	Amman 1996[6]	9
十二指肠梗阻	0.8%	Aranka 1984[7]	23
PV+SMV、SV 梗阻性血栓形成	10%～20%	Warshaw 1997[8]	16

a. 1972—1998 年 12 月德国 Ulm 大学医院普外科数据
PV. 门静脉；SMV. 肠系膜上静脉；SV. 脾静脉

三、哪些患者能从外科手术中获益

外科手术治疗慢性胰腺炎实质上是一种姑息治疗方法。手术治疗的主要目标是：长期控制疼痛，控制慢性胰腺炎及胰周脏器相关并发症。药物难治性上腹痛合并局部并发症是最常见的手术适应证（框 58-1）。其次，保留胰腺内、外分泌功能也同样重要。多数慢性胰腺炎患者年龄未超过 55 岁且仍在工作岗位上。恢复社会生活和职业工作、改善生活质量是远期的主要目标。

框 58-1　保留十二指肠的胰头切除术治疗慢性胰腺炎的手术适应证

药物难治性上腹痛
胰头炎性肿物
胆道狭窄
主胰管单 / 多发狭窄
门静脉 / 肠系膜上静脉受压
大乳头周围十二指肠重度狭窄
有临床症状的假性囊肿 / 持续存在
内镜治疗失败的假性囊肿
内镜治疗失败的胰腺分裂

四、Kausch–Whipple 术或半胰切除术——仍是慢性胰腺炎的标准术式

目前，胰十二指肠切除术、左侧或远端胰腺切除术以及全胰腺切除术仍应用于治疗慢性胰腺炎。这些常用术式的缺点在于：①胰腺及胰周胆、胃、十二指肠组织的不必要切除；②手术本身导致的十二指肠和胰腺组织丢失，导致长期内、外分泌功能损害。胰十二指肠切除术和半胰切除术后新发糖尿病和外分泌功能不全已有广泛报道[11-24]。长期观察结果表明，胰十二指肠切除术治疗慢性胰腺炎的术后生存期不及保留脏器的切除术[25]。

五、保留十二指肠的胰十二指肠切除术的适应证和基本原理

目前，慢性胰腺炎的外科治疗以保留脏器的术式为主。Partington 和 Rochelle[26] 提出的应用小肠引流主胰管并作保留十二指肠的胰头次全切除术式，该术式及其改良术式的优点在于保留胰腺组织和功能[27]。从增强 CT、MRI 和 MRCP 的表现来看，慢性胰腺炎的多数病理形态学改变位于胰头，常与胰头肿物和胆总管梗阻相关。胰头炎性肿物引起的门静脉和肠系膜上静脉受压以及十二指肠梗阻较少见。推荐在处理这些并发症时切除胰头。胰管引流术仅适用于主胰管狭窄合并胰体尾部胰管扩张的患者。

在疼痛缓解的远期效果上，约 1/3 行保留胰头的胰管引流术的患者在超过 5 年的随访中出现疼痛复发（HG Beger，未发表数据）。在切除胰头后，没有必要对伴有胰体尾部胰管扩张而无梗阻的患者行胰管引流术。胰十二指肠切除术和 DPPHR 仅切除胰头而不额外引流胰管。长期随访观察中，这两种术式都有持久的缓解疼痛的效果[28, 29]。随机对照研究已经证实了 DPPHR 的疗效。在 5 ～ 10 年的长期观察中，80% ～ 90% 的患者获得了疼痛完全缓解。伴有胰头炎性肿物的患者行引流术而不作胰腺次全切除，则存在远期胆道狭窄的风险，需要植入胆道支架和（或）再次手术。

六、DPPHR 治疗慢性胰腺炎的手术技巧

DPPHR 包括以下三个手术步骤。

(1) 显露胰头，辨识门静脉、肠系膜下静脉各分支和十二指肠上段胆总管；在门静脉前方胰颈后方打通隧道。

(2) 次全切除胰头，保留胰内段胆总管。

(3) 游离空肠襻重建，完成两侧胰肠吻合。

步骤 (1) 和 (3) 与 Kausch-Whipple 术的手术步骤基本相同。

为保护胰头背侧血管，应避免扩大 Kocher 手法。辨识胃十二指肠上动脉，并在近肝总动脉处结扎。应仔细保护胰十二指肠上后动脉和前下动脉。沿胰内段胆总管自肝十二指肠韧带水平次全切除胰头及钩突（图 58-1 至图 58-3）。断面出血血管予立即缝扎（图 58-4）。为保持十二指肠壁和乳头的充分血供，建议保留胰头后背膜和胃十二指肠、胰十二指肠血管的背侧支。将一段游离空肠襻进行胃肠道重建（图 58-5）。

目前使用的是 DPPHR 的两种改良术式。应用胰头次全切除术治疗因胆总管壁炎症引起胆总管持续狭窄的患者时，需切开胆总管再作胆肠吻合术[30]（图 58-6）。胰管多发狭窄合并胰体尾部主胰管扩张的患者，需在腹侧面沿长轴纵行切开主胰管，并延长至胰尾。在切除胰头后行侧 - 侧吻合[31]。

七、术后早期病程

早期术后严重并发症并不常见（表 58-2）。参照 Clavien-Dindo Ⅲ级的标准，严重手术相关并发症的发生率＜ 10%。残留的壳状胰头组织动脉性渗出可引起局部出血，表现为肠管血供缺失。吻合口漏则表

现为肠内容物出现在引流袋中。这两者发生率＜2%。重症肠道出血、胰肠吻合口漏和胰头周围术区感染则需再次干预[25]。术后第 2 天至第 5 天常规给予经口营养（表 58-3）。糖代谢可维持在术前水平至术后 5 年（表 58-4）。我们在术后 3 ～ 36 个月期间通过静脉或口服葡萄糖进行监测，发现 C- 肽和胰岛素反应可到术前水平，而胰高血糖素和胰多肽水平则显著下降[32-34]。进入血液的胰高血糖素和胰多肽缺失，可解释有高达 10% ～ 12% 的患者术后糖代谢紊乱获得改善，原因正是这两种激素都主要是由胰头内分泌组织产生的。

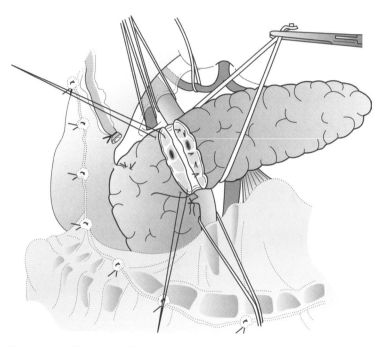

▲ 图 58-1　在胰腺后方门静脉前方打通隧道后行保留十二指肠的胰头切除术
切除线靠门静脉十二指肠侧缘

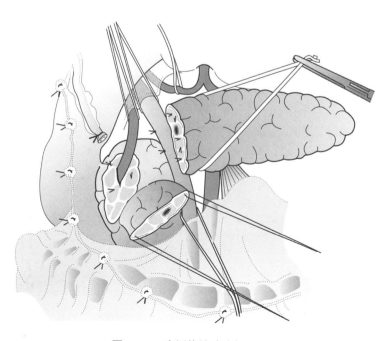

▲ 图 58-2　腹侧旋转胰头行次全切除
在肝十二指肠韧带水平辨认胆总管，切除胆总管周围胰腺组织以松解胆总管。保留胆总管和十二指肠壁间的一小圈胰腺组织

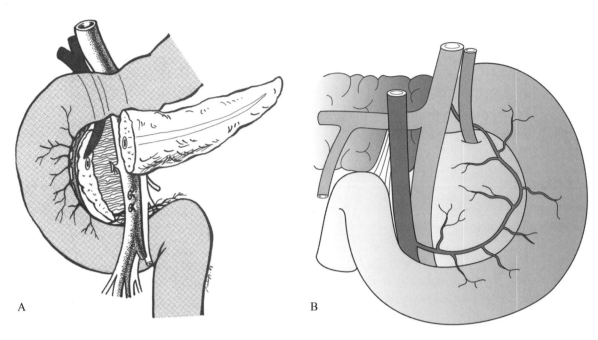

▲ 图 58-3　次全切除胰头后术野

A. 次全切除胰头后，沿十二指肠壁残留有呈壳状的胰腺组织。常用 5-0 单丝缝扎出血血管；B. 保护胰头后背膜和进出十二指肠壁的血供。保留胰十二指肠背侧血管弓和胰十二指肠下动脉

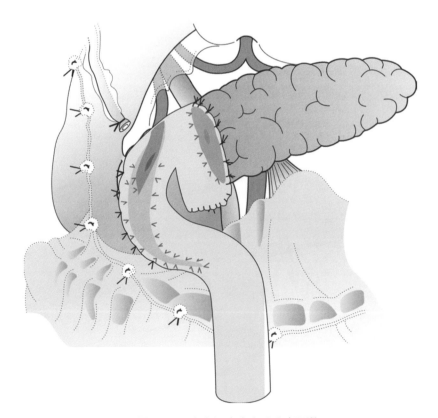

▲ 图 58-4　次全切除胰头后重建肠襻

重建上空肠襻需游离第一组空肠襻，行导管对黏膜胰颈空肠端 - 侧吻合（双层）。壳状的残余胰头组织和游离的空肠襻行端 - 侧吻合。游离空肠襻和第一组空肠襻行 Roux-en-Y 端 - 侧吻合

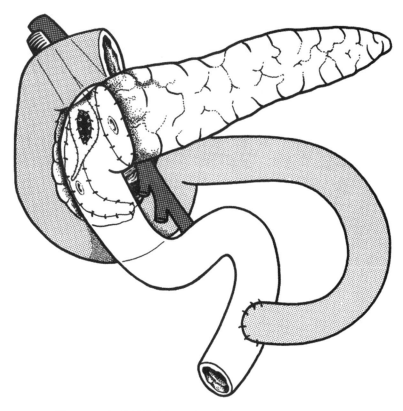

▲ **图 58-5**　胆总管壁炎性反应所致胰内段胆总管狭窄术中处理

对于由胆总管壁炎性反应所致胰内段胆总管狭窄的病例，还需切开乳头上方的胆总管 10 ～ 12mm，再作胆道内吻合

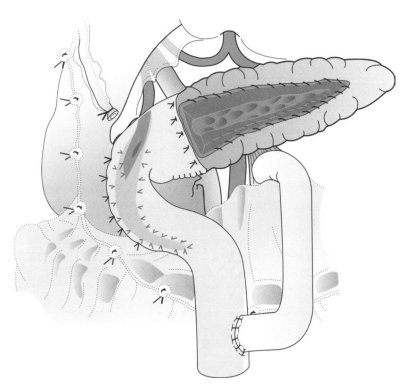

▲ **图 58-6**　主胰管多发狭窄和扩张术中处理

主胰管多发狭窄和扩张，还需在游离空肠襻上作胰管空肠侧 - 侧吻合以全程引流主胰管

表 58-2　603 例保留十二指肠的胰头次全切除术患者术后早期并发症发生率

并发症	例数	发生率（%）
胰瘘	20	3.3
胰肠吻合口漏	9	1.5
胆漏	3	0.5
腹腔内脓肿	17	2.8
腹腔内出血	17	2.8
胃肠吻合口功能不全	2	0.3
胃排空延迟	9	1.5
再手术率	34	5.6
住院死亡率	5	0.81

数据引自文献 [2]

表 58-3　DPPHR 治疗慢性胰腺炎术后远期胰腺内、外分泌功能的情况

内、外分泌功能	治疗	Bittner 1992[32]（15 例，3 个月）	Ikenaga1995[33]（42 例，36 个月）	Eddes 1997[34]（19 例，3～6 个月）
内分泌 I/OGTT		术前 = 术后	29% 新发 DM	术前 = 术后
	K 值	术后（$P < 0.01$）	术前 = 术后	
	胰岛素	术前 = 术后	术前 = 术后	
	C- 肽	术前 / 术后不显著		术后减低（$P < 0.05$）
	胰高血糖素	术前 / 术后($P < 0.001$)		术后减低（$P < 0.05$）
	PP（AUC）			术后减低（$P < 0.05$）
外分泌	BT-PABA		术后减低($P < 0.01$)	术后减低（$P < 0.05$）

I/OGTT. 静脉 / 口服糖耐量试验；DM. 糖尿病；PP（AUC）. 胰多肽（曲线下面积）；BT-PABA. 二月桂酸荧光素试验

表 58-4　DPPHR 治疗慢性胰腺炎术后内分泌功能与疼痛的长期随访结果

随访内容	术前		术后远期	
	1972—1998 504 例患者 [n（%）]	1984[35] 中位随访 2.0 年 56 例患者（%）	1988[36] 中位随访 3.6 年 109 例患者（%）	1997[37] 中位随访 5.7 年 303 例患者（%）
OGTT 正常	246（49）	66	48	39
OGTT 减低	134（26）	–	26	17
IDDM	124（25）	–	26	44
无疼痛 [a]	–	92.8	89	91.3
持续性腹痛	–	7.2	11	8.7

（续表）

随访内容	术前		术后远期	
	1972—1998 504 例患者 [n（%）]	1984[35] 中位随访 2.0 年 56 例患者（%）	1988[36] 中位随访 3.6 年 109 例患者（%）	1997[37] 中位随访 5.7 年 303 例患者（%）
腹部不适	–	–	12	12
再住院，术前急性胰腺炎发作（100%； 2.7 次再住院 / 例）	–	14（8/57）	11（11/109）	

a. 无或罕见疼痛；OGTT. 口服糖耐量试验；IDDM. 胰岛素依赖型糖尿病

八、DPPHR 的长期疗效

在一项中位观察期为 5.7 年、随访率为 94% 研究中，约 90% 的患者长期的疼痛完全缓解（表 58-4）。从疼痛和胰腺炎发病来看，DPPHR 改变了自然病程，使之成为一种静默疾病。依笔者经验，每位患者术前平均住院 2.7 次，然而在中位随访 5.7 年后，仅 9% 的患者再住院。由于慢性胰腺炎对胰腺实质功能的持续性破坏，糖尿病和外分泌功能不全的发生率均随之增加[35-37]。保留十二指肠胰头次全切除术的主要优点在于保留十二指肠和胆总管，以及暂时性保护了胰腺外分泌功能。数个已发表的随机对照研究比较了 DPPHR 和 Kausch-Whipple 胰十二指肠切除术，DPPHR 在术后并发症、维持血糖代谢、胃排空延迟、再住院率方面占优[38-42]（表 58-5）。Frey 术适用于大多数病例，其在维持糖代谢、术后并发症、长期生活质量方面与 DPPHR 几乎相同[44]。

表 58-5　DPPHR 与胰十二指肠切除术治疗慢性胰腺炎术式比较——2008 年的一项 Meta 分析结果[44]

内容	DPPHR（93 例）	胰十二指肠切除术（91 例）
疼痛完全缓解	等同	
输血	P < 0.01	
胰瘘	等同	
胃排空延迟	P < 0.01	
总体术后并发症	等同	
住院天数	P < 0.01	
外分泌功能不全	P < 0.01	
内分泌功能不全	P < 0.08	
术后体重增加	P < 0.01	
社会职业康复	P < 0.01	
生活质量	P < 0.01	

九、Frey 术是否适用于所有慢性胰腺炎患者

1987 年，Frey 等发文提出了一种术式用于治疗 6 例慢性胰腺炎患者；作者推荐对腹侧胰头组织采用去核技术并沿长轴作胰腺空肠吻合 [45]。1994 年，Frey 提出了 LR-LPJ，将去核切除的范围扩大至胰头背部，即作了胰头部分切除但保留了胰腺组织中的胰内段胆总管。Frey 术从腹侧切除胰头部分组织，是 Partington–Rochelle 胰管引流术的改良术式。

应用 Frey 术次全切除胰头治疗慢性胰腺炎的远期效果和 DPPHR 相似 [44]。但在诸多医疗单位，采用保留组织的术式治疗慢性胰腺炎的过程中，胰头去核其实是按腹侧胰头部分切除术去完成。疼痛缓解的远期疗效上，1/3 接受腹侧胰头去核术的患者出现了上腹痛复发（HG Beger 未发表数据）。Frey 术另外一个风险是腹侧胰头去核所致的胆总管不完全减压，可引起术后胆汁淤积、胰腺肿块持续存在或再次压迫胆管引发胆管炎。有证据表明，长期胆管狭窄是 Frey 术后再手术的适应证 [46, 47]。

十、小结

保留十二指肠的胰头切除术治疗慢性胰腺炎手术风险小，尤其适用于合并胰头炎性肿块的患者。胰头次全切除术对胰腺内、外分泌功能无显著影响。该术式创伤小，住院期间并发症和远期并发症都较低。超过 80% 的慢性胰腺炎患者接受保留十二指肠的胰头切除术后可获得长期的疼痛缓解。对合并胰内段胆总管狭窄的患者，胆道内吻合术可长期维持胆汁正常流动。对合并左侧胰管多发狭窄、胰管结石、钙化以及胰管扩张的患者，胰头次全切除后行胰管空肠吻合可缓解胰腺炎的复发，恢复无疼痛生存和生活质量。

☞ 参考文献

[1] Whitcomb DC, Frulloni L, Garg P et al. Chronic pancreatitis: An international draft consensus proposal for a new mechanistic definition. Pancreatology 2016;16:218–224.

[2] Beger HG, Schlosser W, Poch B, Gansauge F. Inflammatory mass in the head of the pancreas. In: Beger HG, Warshaw AL, Büchler MW et al., eds. The Pancreas. Oxford: Blackwell Science, 1998: 757–760.

[3] Keck T, Marjanovic G, Fernandez-del Castillo C et al. The inflammatory pancreatic head mass: significant differences in the anatomic pathology of German and American patients with chronic pancreatitis determine very different surgical strategies. Ann Surg 2009;249:105–110.

[4] Gregg JA, Carr-Locke DL, Gallagher MM. Importance of common bile duct stricture associated with chronic pancreatitis: diagnosis by endoscopic retrograde cholangiopancreatography. Am J Surg 1981;141:199–203.

[5] Ahmad SA, Wray CJ, Rilo HR et al. Chronic pancreatitis: recent advances and ongoing challenges. Curr Prob Surg 2006;43: 135–238.

[6] Amman RW, Heitz PU, Klöppel G. Course of alcoholic chronic pancreatitis: a prospective clinicomorphological long-term study. Gastroenterology 1996;111:224–231.

[7] Aranha G, Prinz RA, Greenlee HB, Freeark RJ. Gastric outlet and duodenal obstruction from inflammatory pancreatic disease.

Arch Surg 1984;119: 833–835.

[8] Warshaw AL, Jin G, Ottinger LW. Recognition and clinical implications of mesenteric and portal vein obstruction in chronic pancreatitis. Arch Surg 1987;122:410–415.

[9] Cahen DL, Gouma, DJ, Nio Y et al. Endoscopic versus surgical drainage of the pancreatic duct in chronic pancreatitis. N Engl J Med 2007;356:676–684.

[10] Dite P, Ružicka M, Zboril V, Novotný I. A prospective, randomized trial comparing endoscopic and surgical therapy for chronic pancreatitis. Endoscopy 2003;35:553–558.

[11] Burkhart RA, Gerber SM, Tholey RM et al. Incidence and severity of pancreatogenic diabetes after pancreatic resection. J Gastrointest Surg 2015;19:217–225.

[12] Beger HG, Nakao A, Mayer B, Poch B. Duodenumpreserving total and partial pancreatic head resection for benign tumors—systematic review and metaanalysis. Pancreatology 2015;15:167–178.

[13] Lim PW, Dinh KH, Sullivan M et al. Thirty-day outcomes underestimate endocrine and exocrine insufficiency after pancreatic resection. HPB 2016;18:360–366.

[14] Park JW, Jang JY, Kim EJ et al. Effects of pancreatectomy on nutritional state, pancreatic function and quality of life. Br J Surg 2013:100;1064–1070.

[15] Orfanidis NT, Loren DE, Santos C et al. Extended follow-up and outcomes of patients undergoing pancreatic-oduodenectomy for nonmalignant disease. J Gastrointest Surg 2012;16:80–88.

[16] Falconi M, Mantovani W, Crippa S et al. Pancreatic insufficiency after different resections for benign tumours. Br J Surg 2008; 95:85–91.

[17] Newhook TE, LaPar DJ, Lindberg JM et al. Morbidity and mortality of pancreaticoduodenectomy for benign and premalignant pancreatic neoplasms. J Gastrointest Surg 2015;19:1072–1077.

[18] Yasuda H, Takada T, Toyota N et al. Limited pancreatectomy: significance of postoperative maintenance of pancreatic exocrine function. J Hepatobiliary Pancreat Surg 2000;7:466–472.

[19] Naritomi G, Tanaka M, Matsunaga H et al. Pancreatic head resection with and without preservation of the duodenum: different postoperative gastric motility. Surgery 1996;120:831–837.

[20] Ito K, Takada T. Duodenum preservation in pancreatic head resection to maintain pancreatic exocrine function (determined by pancreatic function diagnostant test and cholecystokinin secretion). J Hepatobiliary Pancreat Surg 2005;12:123–128.

[21] Harada N. Digestive functions and secretion of gastrointestinal hormones after duodenum-preserving pancreas head resection. Jpn J Gastroenterol Surg 1994;27:781–788.

[22] Malgras B, Duron S, Gaujoux S et al. Early biliary complications following pancreaticoduodenectomy: prevalence and risk factors. HPB 2016;18:367–374.

[23] Iacono C, Verlato G, Ruzzenente A et al. Systematic review of central pancreatectomy and meta-analysis of central versus distal pancreatectomy. Br J Surg 2013;100:873–885.

[24] Malka D, Hammel P, Sauvanet A et al. Risk factors for diabetes mellitus in chronic pancreatitis. Gastroenterology 2000;119: 1324–1332.

[25] Bachmann K, Tomkoetter L, Kutup A et al. Is the Whipple procedure harmful for long-term outcome in treatment of chronic pancreatitis? 15-years follow-up comparing the outcome after pylorus-preserving pancreatoduodenectomy and Frey procedure in chronic pancreatitis. Ann Surg 2013;258:815–821.

[26] Partington PF, Rochelle RE. Modified Puestow procedure for retrograde drainage of the pancreatic duct. Ann Surg 1960;152:1037–1043.

[27] Beger HG, Witte CH, Kraas E, Bittner R. Erfahrung mit einer das Duodenum erhaltenden Pankreaskopfresektion bei chronischer Pankreatitis. Chirurg 1980;51:303–307.

[28] Croome KP, Tee M, Nagorney DM et al. Pancreatoduodenectomy for chronic pancreatitis—results of a pain relief and quality of life survey 15 years following operation. J Gastrointest Surgery 2015;19:2146–2153.

[29] Beger HG, Schlosser W, Friess HM, Büchler MW Duodenum-preserving head resection in chronic pancreatitis changes the natural course of the disease. Ann Surg 1999;230:512–519; discussion 519–523.

[30] Beger HG, Krautzberger W, Gögler H. Résection de la tête du pancréas (pancréatectomie céphalique) avec conservation du duodénum dans les pancréatites chroniques, les tumeurs de la tête du pancréas et la compression du canal cholédoque. Chirurgie 1981;107:597–604.

[31] Beger HG, Bittner R. Die duodenumerhaltende Pankreaskopfresektion. Chirurg 1987;58:7–13.

[32] Bittner R, Butters M, Büchler M et al. Glucose homeostasis and endocrine pancreatic function in patients with chronic pancreatitis before and after surgical therapy. Pancreas 1994;9:47–53.

[33] Ikenaga H, Katoh H, Motohara T et al. Duodenumpreserving resection of the head of the pancreas—modified procedures and long-term results. Hepatogastroenterology 1995;42:706–710.

[34] Eddes EH, Masclee AA, Gooszen HG, Frölich M, Lamers CB. Effect of duodenum-preserving resection of the head of the pancreas on endocrine and exocrine pancreatic function in patients with chronic pancreatitis. Am J Surg 1997;174:387–392.

[35] Beger HG, Krautzberger W, Bittner R, Büchler M, Limmer J. Duodenum-preserving resection of the head of the pancreas in patients with severe chronic pancreatitis. Surgery 1985;97:467–473.

[36] Beger HG, Büchler MW, Bittner RR, Oettinger W, Roscher R. Duodenum-preserving resection of the head of the pancreas in severe chronic pancreatitis. Early and late results. Ann Surg 1989;209:273–278.

[37] Beger HG, Schlosser W, Friess HM, Büchler MW. Duodenum-preserving head resection in chronic pancreatitis changes the natural course of the disease: a single-center 26-year experience. Ann Surg 1999;230:512–523.

[38] Büchler MW, Friess H, Müller MW, Wheatley AM, Beger HG. Randomized trial of duodenum-preserving pancreatic head resection versus pylorus-preserving Whipple in chronic pancreatitis. Am J Surg 1995;169: 65–70.

[39] Klempa I, Spatny M, Menzel J et al. (Pancreatic function and quality of life after resection of the head of the pancreas in chronic pancreatitis. A prospective, randomized comparative study after duodenum preserving resection of the head of the pancreas versus Whipple's operation). Chirurg 1995;66:350–359.

[40] Izbicki JR, Bloechle C, Knoefel WT et al. Duodenumpreserving resection of the head of the pancreas in chronic pancreatitis. A prospective, randomized trial. Ann Surg 1995;221:350–358.

[41] Izbicki JR, Bloechle C, Broering DC et al. Extended drainage versus resection in surgery for chronic pancreatitis: a prospective randomized trial comparing the longitudinal pancreaticojejunostomy combined with local pancreatic head excision with the pyloruspreserving pancreatoduodenectomy. Ann Surg 1998;228: 771–779.

[42] Witzigmann H, Max D, Uhlmann D et al. Outcome after duodenum-preserving pancreatic head resection is improved compared with classic Whipple procedure in the treatment of chronic pancreatitis. Surgery 2003;134:53–62.

[43] Diener MK, Rahbari NN, Fischer L et al. Duodenumpreserving pancreatic head resection versus pancreat-oduodenectomy for surgical treatment of chronic pancreatitis: a systematic review and metaanalysis. Ann Surg 2008;247:950–961.

[44] Bachmann K, Tomkoetter L, Erbes J et al. Beger and Frey procedures for treatment of chronic pancreatitis: comparison of outcomes at 16-year follow-up. J Am Coll Surg 2014;219:208–216.

[45] Frey CF, Smith GJ.Description and rationale of a new operation for chronic pancreatitis. Pancreas 1978;2: 701–707.

[46] Schnelldorfer,T, Lewin DN, Adams DB. Reoperative surgery for chronic pancreatitis: is it safe?. World J Surg 2006;30:1321–1328.

[47] Beger HG, Kunz R, Schoenberg M. Duodenumpreserving resection of the pancreatic head—a standard procedure for chronic pancreatitis. In: Beger HG, Warshaw AL, Büchler MW et al., eds. The Pancreas. Oxford: Blackwell Science, 1998: 870–876.

Major Pancreatic Resection
常用胰腺切除手术

59

May C. Tee，Michael B. Farnell　**著**

张　翔　**译**

廖　泉　**校**

一、概述

慢性胰腺炎是一种消耗性疾病，以疼痛、胆道或十二指肠梗阻等局部机械性并发症以及胰腺内、外分泌功能不全为特点，严重影响患者生活质量[1]。近几十年来，在断层显像、内镜技术和外科创新技术的推动下，慢性胰腺炎的治疗取得了重大进展[2]。外科手术方法大致可分为引流术、切除术和联合术，后者可保留十二指肠和胆道系统[3]。本章聚焦常用胰腺切除手术，包括胰十二指肠切除术、远端胰腺切除术、全胰切除术联合/不联合自体胰岛移植。本章旨在：①明确胰腺切除术治疗慢性胰腺炎的手术适应证；②介绍常用术式手术步骤；③总结这类术式的近期和远期疗效。

二、常用胰腺切除手术

（一）适应证与禁忌证

尽管慢性胰腺炎的外科治疗方法已经取得进步，除了胰管出血和胰源性腹水现在可分别采用放射介入和内镜技术治疗外，常用胰腺切除手术的适应证仍相对固定（表 59-1）。间歇或持续发作的慢性顽固性疼痛是最常见的外科手术适应证。假性囊肿、胰管病变（慢性胰瘘/漏、不连接、狭窄/梗阻）、梗阻性黄疸、肠梗阻（十二指肠或结肠）、出血、门静脉阻塞等机械性并发症是明确的慢性胰腺炎后遗症，亦是外科、内镜和（或）放射介入治疗的适应证。断层影像有时无法区分炎性肿块和肿瘤，就需要外科手术来除外或治疗可疑的恶性肿瘤，特别是在胰腺恶性肿瘤高危人群中[4]。

切除术的禁忌证包括不能耐受手术创伤、解剖条件限制以及重度胰周炎症难以安全切除（表 59-1）。解剖异常与先天性或获得性血管异常相关，如肠系膜动脉血管病或门静脉高压广泛侧支形成，术前处理这些问题极为重要。慢性胰腺炎患者可出现胰腺炎急性发作，因此也应评估胰周炎症反应程度。虽然在笔者单位不将麻醉药成瘾列为手术禁忌证，我们仍坚持患者应戒除促慢性胰腺炎毒物的接触，如持续吸烟和酗酒[2, 4]。

表 59-1　慢性胰腺炎的手术适应证与禁忌证

	适应证	相对禁忌证
所有术式	难治性腹痛	患者身体条件
	不能除外恶性/胰腺肿物	胰腺切除围术期并发症高风险
	出血（囊内/胰管内出血）[a]	
	胰源性腹水[b]	
近端胰腺切除术	小导管病变	解剖条件
	胆道梗阻	腹腔干狭窄需作血管重建（术前或术中）
	胃肠道梗阻	形成侧支的门静脉栓塞/狭窄
	胰管梗阻	
	有症状的假性囊肿	
远端胰腺切除术	胰管中断	胰周炎症程度
	有症状的假性囊肿	包绕/毗邻主要血管
全胰切除术	弥漫型小导管病变	持续接触有害物质
	有症状的遗传性胰腺炎	吸烟/尼古丁依赖
		酗酒

a. 放射介入干预；b. 若内镜治疗失败

在所有近端切除术的病例中，当动脉粥样硬化或正中弓状韧带综合征继发腹腔干狭窄时，由于干扰了从肠系膜上动脉流至肝脏的逆行血流，在离断胃十二指肠动脉后可能引起肝缺血和坏死[5, 6]。可通过餐后腹痛、体重减轻和侧支形成引起的腹部听诊杂音这组典型的三联征诊断腹腔干狭窄，但这种情况下大多数患者并无症状[5, 7]。动脉期断层扫描能可靠地显示腹腔动脉的狭窄情况，尤其是矢状面成像，表现为近端腹腔动脉局灶性狭窄，伴狭窄后扩张和胰头周围动脉侧支形成[5]。对于处理腹腔干狭窄，可在术前通过球囊血管成形或支架置入术进行腔内血管再通，亦可在术中松解正中弓状韧带、主动脉腹腔分流或修补成形术进行减压[5, 6, 8]。

当门静脉肠系膜静脉存在机械压迫、阻塞或血栓形成时，肝外门静脉高压可能与慢性胰腺炎相关[9, 10]。合并此种并发症的患者往往没有肝硬化的征象，也没有临床表现[10]。然而术前影像学表现提示门静脉/肠系膜上静脉狭窄（外源性受压）或慢性血栓形成（周围组织纤维化继发静脉内膜改变），并常在胰腺和其他发育自前肠结构的周围形成多发静脉侧支[9]。这种情况下行胰腺切除术可能会出现术中大出血（意外损伤相对高血压下的滋养侧支静脉）、术后肝门静脉缺血（回流肝脏的系膜静脉血供丧失）或门静脉阻塞（侧支血供流出道减少）[9-11]。对合并肝外门静脉高压的慢性胰腺炎患者行手术治疗，同门脉压正常的患者相比，手术时间、术中出血量、输血量和其他并发症方面都有增加[9, 10]。

胰周慢性炎症和纤维化使解剖平面不清、层次混乱。刻意在胰腺和周围血管结构之间寻找安全的解剖层次可引起术中大出血。在评估胰腺肿瘤时，由于炎症浸润周围内脏动脉，应仔细评估胰头和肠系膜上静脉 / 肠系膜上动脉之间的层面以降低手术风险。Frey 术或 Beger 术等联合式切除胰腺实质后保留了胰周血管组织，在处理此类情况时可能更优（见第 58 章）[4]。虽然这类式式的围术期并发症发生率与死亡率尚可接受，且对胰腺功能无显著破坏，但笔者单位倾向于尽量作胰十二指肠切除术，而非保留十二指肠的胰头切除术。根据我们的经验，胰十二指肠切除术持续缓解疼痛的疗效更为确切 [1, 12-14]。

由于慢性胰腺炎患者的神经痛常常是剧烈并呈进行性发展的，我们并不将麻醉药依赖作为常用胰腺切除术的禁忌证 [15]。但我们坚持慢性胰腺炎患者应戒烟戒酒，避免慢性胰腺炎的促发因素 [2]。慢性胰腺炎患者在尝试过多模式镇痛、补充胰酶、营养支持或腹腔神经丛阻滞等所有非手术镇痛措施后可选择手术治疗。因此，术后疼痛管理应包括术后慢性疼痛急性加重期的治疗、戒除麻醉药依赖的长期策略，并辅以专业的疼痛咨询服务。

（二）术前评估

高质量横断面成像对制定慢性胰腺炎的胰腺切除手术方案极为重要。笔者倾向三期成像（平扫、动脉期、静脉期）胰腺薄扫（2mm 层厚）螺旋腹部 CT。可据此评估动、静脉的解剖关系、血管毗邻以及胰周炎症范围。就胰头切除术的其他适应证而言，为避免二次损伤，应重点关注血管变异如存在副肝右动脉的情况，这在解剖门脉和钩突时显得极为重要。此外，腹部 CT 可观察评估胰腺形态，包括胰腺轮廓不规则、有无胰管结石、腺体萎缩或肿大、实质钙化情况以及囊性或实性病变。也可以明确胆道或胃肠道梗阻等机械性并发症，以尽早通过胆道引流（内镜或经皮）和（或）营养支持（如术前放置鼻空肠营养管）优化术前条件 [4]。

ERCP、MRCP 和 EUS 都是 CT 扫描的重要补充手段。ERCP 是慢性胰腺炎诊断和分期的金标准，其报道的敏感性达 90%、特异性为 100%。缺点在于费用高和侵入性操作，ERCP 术后有 3% ～ 7% 的风险发生胰腺炎。MRCP 将胰腺解剖关系和慢性胰腺炎相关实质改变可视化，已成为 ERCP 的一种非侵入性替代方案。MRCP 的缺点在于不能像 ERCP 那样进行治疗操作，显示分支胰管的准确性和检测早期慢性胰腺炎的敏感性也不如 ERCP。在不除外恶性变的慢性胰腺炎患者中 EUS 极为实用，可进行细针抽吸或芯针穿刺活检。自身免疫性胰腺炎较为少见，应采用药物治疗。若慢性胰腺炎并存胰腺肿物，即使活检结果为阴性，也不能除外恶性可能，仍应积极考虑手术治疗 [2, 16]。

（三）胰腺切除术的分类

胰腺切除术分为近端、远端或者全胰切除，慢性胰腺炎患者的手术方式应根据病变部位和进展程度以及胰腺实质（如钙化）和胰管的形态学特征（如扩张、结石、狭窄 / 不连接）进行选择。近端切除术包括胰十二指肠切除术和保留幽门的胰十二指肠切除术。由于慢性胰腺炎患者胰尾周围存在慢性炎症，行远端切除（胰腺远端和次全切除术）时常一并做脾切除术，很难保留脾脏。其次，胃静脉曲张所致上消化道出血可能与门静脉高压有关，它继发于胰腺炎脾静脉血栓形成，应行脾切除术。全胰切除术在技术层面上结合了近端和远端胰腺切除术，可联合胰岛细胞移植，避免术后再处理脆性糖尿病。表 59-2 总结了上述各式式的围术期疗效 [3, 4]。

表 59-2　胰十二指肠切除术治疗慢性胰腺炎的疗效

参考文献	病例数（例）	手术死亡率（%）	手术并发症率（%）	疼痛缓解率（%）	随访（年）
Stapleton 和 Williamson，1996[17]	52	0	46	80	4.5
Martin 等，1996[18]	54	1.8	30	92	5.2
Rumstadt 等，1997[19]	134	0.7	18	88	8.3
Traverso 和 Kozarek，1997[20]	47	0	NA	100	3.5
Sakorafas 等，2000[21]	105	3.0	32	89	6.6
Jimenez 等，2000[22]	72	1.4	45	70	3.6
Schnelldorfer 等，2007[23]	97	1.0	51	34	4.9
Croome 等，2016[1]	166	1.8	30	a 术前 7.9 ± 3.5　术后 1.6 ± 2.6	15

a. 接受胰十二指肠切除术的慢性胰腺炎患者随访 15 年，术前及术后平均（±SD）疼痛评分（1～10 分），81 位生存患者中 54 位对此调查做出应答（$P < 0.001$）。NA. 暂无

三、胰十二指肠切除术

（一）患者筛选

胰十二指肠切除术治疗慢性胰腺炎的手术适应证包括难治性腹痛、小导管（＜ 7mm）、血管周围组织平面尚存而不伴门脉高压的胰头区病变。胰十二指肠切除术通过切除胰头治疗难治性疼痛、胆道及肠道梗阻等机械性并发症以及可疑恶性的病变。断层扫描的进步增强了鉴别诊断的能力，但在 6%～ 8% 的患者中，良恶性的鉴别仍是困境 [24]。以胰腺 - 空肠侧 - 侧吻合代替标准的端 - 侧吻合进行重建，是胰十二指肠切除术的改良术式之一。对于胰头区大导管病变合并胰头内胰管结石，无法在保留十二指肠的胰头切除术中通过"去核"方式有效切除实质，可考虑行胰腺 - 空肠侧 - 侧吻合术 [4]。

（二）术式技巧

除肥胖或肋弓宽阔的患者外，应采用正中切口。对于后者，笔者倾向做双侧肋下切口。固定腹部牵开器，向头侧安全牵拉双侧肋缘，显露最佳视野。首先全面探查腹腔，从横结肠与大网膜间的无血管区打开大网膜，推开结肠肝区，Kocher 手法显露和游离胰腺。分离粘连后推开胃后壁，完全打开小网膜囊。在十二指肠水平部和胰腺下缘水平辨认位于钩突和结肠系膜之间的肠系膜上静脉。辨认并离断胃结肠静脉干。钝性分离胰颈下方组织至肠系膜上静脉 - 门静脉交汇水平，在胰腺后方形成一隧道。构建该层面时可能遇到困难，若继续分离有可能导致静脉壁撕裂或分层时则应停止（图 59-1）。

在肝左叶上方离断肝胃韧带避免出血，注意保护支配幽门的神经。在其远端寻找肝总动脉。离断胃十二指肠动脉和胃右动脉。在处理胃十二指肠动脉前，可用无损伤夹先临时夹闭，确保有足够动脉血流向肝脏后再离断，否则若出现腹腔干狭窄还需要再重建腹腔干血供。结扎并离断胃十二指肠动脉后，在胰腺上缘和肝总动脉之间形成的层面中辨识门静脉。在胰颈下方进行钝性解剖，从门静脉 - 肠系膜静脉上

游离胰颈，并用橡胶带悬吊（图 59-2 ）。

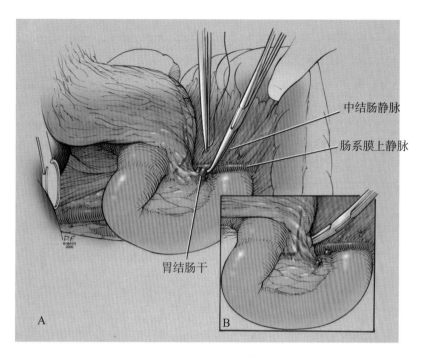

▲ 图 59-1　术式过程一

A. 在胰颈下方辨认肠系膜上静脉，离断胃结肠静脉干；B. 在胰颈后方和肠系膜上静脉／门静脉间轻柔地钝性分离，形成一个解剖平面
（经梅奥医学教育与研究基金会许可使用，版权所有）

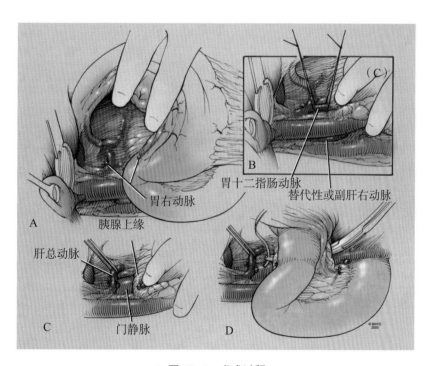

▲ 图 59-2　术式过程二

A. 离断胃右动脉；B. 辨认肝总动脉，离断胃十二指肠动脉；胆总管后方有动脉搏动则提示有替代性或副肝右动脉；C. 在胰腺上缘、肝总动脉下方找到门静脉；D. 在胰颈后方自肠系膜上静脉至门静脉建立隧道，穿过橡胶带悬吊（经梅奥医学教育与研究基金会许可使用，版权所有）

切除胆囊，保留与胆管相连的部分胆囊管。探查胆总管后外侧确认是否存在替代性或副肝右动脉。从肝十二指肠韧带中分离胆管，并用橡胶带悬吊。在距幽门 3 ～ 4cm 的十二指肠处分离胃网膜右血管和十二指肠后血管（图 59-3）。术区转向结肠系膜下方。牵拉 Treitz 韧带，切开肠系膜下静脉右侧组织，即连通了肠系膜下方与 Kocher 手法打开的术区。在 Treitz 韧带上方 20cm 处将肠管对光透照，并在系膜上开窗。切割闭合近端空肠。切断近端空肠至十二指肠升部和钩突间的肠系膜分支血管。游离的近端空肠从肠系膜上动脉下方穿过拉至结肠上区（图 59-4）。

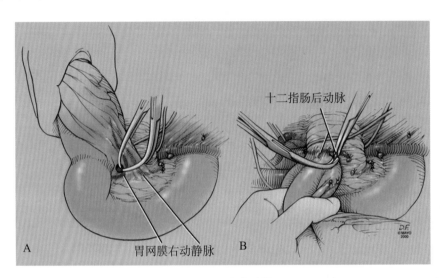

▲ 图 59-3　术式过程三

A. 离断胃网膜右动静脉。B. 距幽门约 3cm 处牵拉十二指肠，离断十二指肠后动脉（经梅奥医学教育与研究基金会许可使用，版权所有）

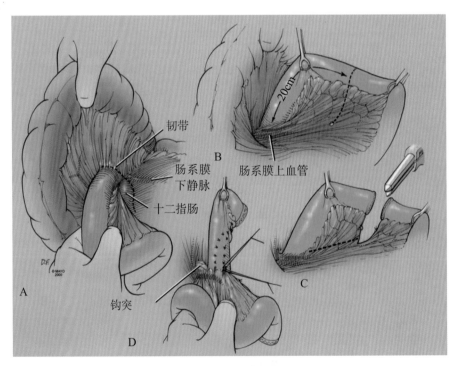

▲ 图 59-4　术式过程四

A. 在结肠下区小心牵拉 Treitz 韧带，避免损伤肠系膜下静脉；B. 距 Treitz 韧带约 20cm 处离断空肠；C. 用 GIA 线形切割吻合器离断肠管；D. 用丝线结扎或能量设备切断肠系膜血管，直至显露钩突（经梅奥医学教育与研究基金会许可使用，版权所有）

在距幽门上方约 3cm 处离断十二指肠。对胰腺上下缘进行止血缝合，为切断胰腺做准备。靠门静脉肠系膜静脉左缘用手术刀切断胰腺；近端胰管位于偏后方，这样操作便于使胰管处于中心位置。用哈巴狗钳夹闭肝总管，尽量减少胆汁溢出，锐行离断胆管。在环周肠系膜血管中解剖钩突。用静脉拉钩将门静脉肠系膜静脉汇合处向患者左侧牵拉。离断在肠系膜上动脉前方走行的静脉分支。有时空肠静脉第一分支在肠系膜上动脉右侧走行，则需结扎切断，以便于解剖钩突系膜周围组织。解剖肠系膜上动脉右后方区域，控制胰十二指肠分支血管并离断。需结扎离断从肠系膜上动脉后侧方发出的胰十二指肠下动脉。将标本从术野取出（图 59-5）。

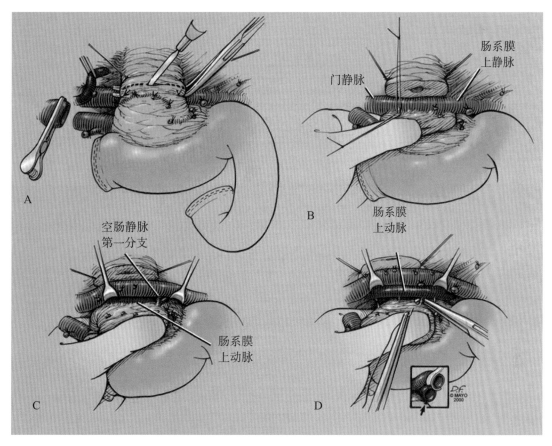

▲ 图 59-5 取出标本

A. 锐性离断肝总管，哈巴狗钳夹闭断端尽量减少胆汁溢出。用电刀锐性切断胰颈；B. 离断门静脉属支后使其游离；C. 离断空肠静脉第一分支；D. 解剖肠系膜上动脉鞘膜周围组织。可用能量器械；但胰十二指肠下动脉应用丝线结扎离断（经梅奥医学教育与研究基金会许可使用，版权所有）

下面进行重建步骤（图 59-6）。在中结肠血管右侧的系膜上开口，提出空肠。置入硅胶软管作为临时支架，做间断的导管对黏膜胰腺空肠端侧双层吻合。笔者倾向采用 4-0 丝线缝合外层，6-0 薇乔线缝合内层。在胰肠吻合口以远 8～10cm，依照管径做肝管空肠端 - 侧吻合。笔者倾向应用 2 根 5-0 聚二氧六环酮（PDS）缝线做单层胆肠吻合，前后各 1 根，可以预防吻合口形成荷包。胆管小、管壁薄的患者可用 6-0 PDS 缝线间断缝合。用 3-0 丝线将穿出的空肠固定在结肠系膜上。在胆肠吻合口以远（20～30cm）完成结肠前双层十二指肠空肠端 - 侧吻合。外层 3-0 丝线间断缝合，内层 3-0 薇乔线连续缝合。修补系膜缺损并完成止血。封闭引流管置于腹膜腔 Morison 陷凹中，管尖恰好位于胰肠吻合口上方。最后常规逐层关腹。

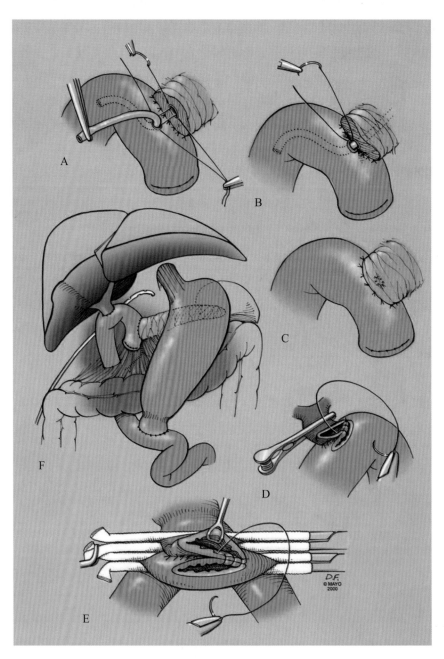

▲ 图 59-6　重建步骤

A. 做导管对黏膜胰腺空肠吻合；B. 硅胶软管作为临时支架，完成内层缝合；C. 完成双层胰肠吻合术；D. 分前后层完成肝总管空肠端 - 侧吻合；E. 完成十二指肠 - 空肠双层端 - 侧吻合；F. 引流管尖端置于胰肠吻合后上方（经梅奥医学教育与研究基金会许可使用，版权所有）

（三）围术期疗效

　　笔者所在的梅奥诊所近期回顾性分析了 1976—2013 年间采用胰十二指肠切除术治疗的 166 名慢性胰腺炎患者（表 59-3、表 59-4）。这是一项关于胰十二指肠切除术长期疗效及慢性胰腺炎治疗措施比较的纵向随访研究 [1]。该研究发现酒精是最常见的潜在病因（51%），而腹痛是最常见的临床表现（88%）。48% 的患者术前不除外恶性变。手术死亡率低（1.8%），1997 年以后无手术死亡病例报道。胃排空延迟（11%）、术后胰瘘（8%）和胰腺切除术后出血（5%）的发生率低。中位住院日为 12 天。研究亦评估了慢性胰腺炎治疗的发展趋势，内镜下支架置入、腹腔神经丛阻滞等非手术治疗的选择也越来越多（$P < 0.001$），也

导致了慢性胰腺炎患者从发病到接受手术治疗时间由 1 年延长至 2 年（ *P*=0.007 ）。

表 59-3　1976—1997 年与 1998—2013 年胰十二指肠切除术前治疗措施变化趋势

干预措施	病人总数 *n*=166[*n*（%）]	1976—1997 年 *n*=105[*n*（%）]	1998—2013 年 *n*=61[*n*（%）]	*P*
既往胰腺手术	4（2）	2（2）	2（3）	0.58
既往支架置入	51（31）	10（10）	41（67）	＜ 0.001
既往胆道手术	43（26）	37（35）	6（10）	＜ 0.001
既往胃手术	21（13）	9（9）	12（20）	0.038
既往腹腔神经丛阻滞	14（8）	5（5）	9（15）	0.026
从临床表现至手术时间间隔（年）	1.56	1.13	2.09	0.017

表 59-4　1976—1997 年与 1998—2013 年术后并发症变化趋势

并发症	病人总数 *n*=166[*n*（%）]	1976—1997 年 *n*=105[*n*（%）]	1998—2013 年 *n*=61[*n*（%）]	*P*
死亡率（30 天）	3（2）	3（3）	0（0）	0.18
胃排空延迟	19（11）	11（10）	8（13）	0.61
术后胰瘘	13（8）	5（5）	8（13）	0.051
胰腺切除术后出血	8（5）	1（1）	7（11）	0.002
再手术（30 天）	10（6）	6（6）	4（7）	0.83
住院日（中位，范围）	12（4～82）	14（6～82）	11（4～70）	＜ 0.001
重症监护住院日（中位，范围）	0（0～15）	1（0～15）	0（0～11）	＜ 0.001

（四）远期疗效

我们采用简表问卷（SF-12）来评估胰十二指肠切除术治疗慢性胰腺炎的术后远期疗效，考察所有存活的患者。SF-12 调查结果表明平均生理健康评分（physical component score，PCS）为 43.8±11.8，平均心理成分评分（mental component score，MCS）54.4±7.9。患者在 PCS 评分低于美国一般人群（ *P* ＜ 0.001 ），但 MCS 评分显著占优（ *P*=0.001 ）。术后 10 分制疼痛评分为 1.6±2.6，较术前的 7.9±3.5 显著降低（ *P* ＜ 0.001 ）。在长期随访中，队列中 66% 的患者无须服用止疼药物。远期胰腺功能方面，28% 的患者术后新发糖尿病，43% 的患者需补充胰酶，15% 患者有频繁腹泻（表 59-5）。

研究也报道了远期生存率（图 59-7）。与经年龄匹配的美国人群相比，接受胰十二指肠切除术的慢性胰腺炎患者生活质量偏低。这与其他研究结果一致，我们推测这种现象是由于慢性胰腺炎和患病人群共有的相关心理所致 [21, 25]。需要强调的是，其中有很大一部分酒精性胰腺炎患者被纳入观察，在随访期间就出现了肝硬化等原因的死亡。既往流行病学研究显示慢性胰腺炎患者存在频繁酗酒和吸烟行为，以及因肝硬化、心血管疾病、口腔、食管和肺部恶性肿瘤等的相关死亡 [25]。应注意到在 10 年以上随访期中，慢性胰腺炎患者和匹配的一般人群，其生存曲线保持平行。因此，10 年以上生存期的慢性胰腺炎患者已接近于年龄匹配的一般对照人群。

表 59-5　胰十二指肠切除术治疗慢性胰腺炎的术后长期结局（15 年）

结　局	结果（*n*=54）	*P*
SF-12 评分		
物理评分（PCS）	43.8 ± 11.8	< 0.001[*]
心理评分（MCS）	54.3 ± 7.9	< 0.001[*]
疼痛（1 ～ 10 分）[a]		
术前	7.9 ± 3.5	< 0.001[**]
术后	1.6 ± 2.6	
镇痛药		
无	35（65%）	
无 – 镇痛药	9（17%）	
偶尔应用镇痛药	3（6%）	
规律应用镇痛药	7（13%）	
内分泌功能不全		
胰岛素	17（31%）	
口服降糖药	2（4%）	
饮食控制	2（4%）	
新发糖尿病	15（28%）	
外分泌功能不全		
胰酶	23（43%）	
频繁腹泻	8（15%）	
体重		
增加	21（39%）	
减少	13（24%）	
持平	20（37%）	
酗酒		
从不	34（63%）	
偶尔	16（30%）	
时常	4（7%）	
返回工作岗位		
否	10（19%）	
是	31（57%）	
不适用	13（24%）	
切除术式		
腹腔镜	5（9%）	
开腹标准术式	17（31%）	
开腹保留幽门	32（60%）	
胰十二指肠切除术相关再手术	3（6%）	
再住院	16（24%）	

　　a. 平均疼痛评分 ± 标准差，1 ～ 10 分；SF-12. 健康调查 12 项简表；PCS. SF-12 平均物理成分评分；MCS. SF-12 平均心理成分评分；
*. 与一般人群相比有显著差异；**. 术前术后相比有显著差异

四、远端胰腺切除术

远端胰腺切除术较少适用于慢性胰腺炎。远端胰腺切除术可能适用于急性坏死性胰腺炎发作后伴发难治性腹痛的患者，常继发于胰管严重狭窄或完全闭合相关的"胰管不连接综合征"。在这些患者中，狭窄导管右侧的胰腺可能未受累，切除远端胰腺或许能完全缓解症状。同近端胰腺切除术一样，慢性炎症和纤维化可能使这些治疗慢性胰腺炎的手术变得复杂。术中可能损伤胃后壁、左侧横结肠、十二指肠升部、左肾和肾上腺等周围器官。同近端胰腺切除术类似按照先开腹后显露的前序步骤，先于结肠脾曲解剖大网膜，进入小网膜囊。离断横结肠大网膜。于胃食管交界离断胃短血管，将胃翻起。切断脾结肠韧带和脾肾韧带。脾和胰尾在前、左肾和肾上腺在后形成一个平面。随后解剖并离断脾动静脉。在不连接处断开胰腺。若术前 ERCP 提示胰管不完全断开，应缝合胰腺残端。

五、全胰切除术

全胰切除术联合自体胰岛细胞移植适用于因遗传性或特发性胰腺炎引起的难治性腹痛患者[26-28]。但我们不推荐对不伴有难治性腹痛的遗传性胰腺炎患者作预防性全胰切除术。显露胰腺的手术过程亦与胰十二指肠切除术类似。可尝试保留脾脏，但可能因胰周炎症和纤维化而遇到像远端胰腺切除术那样的困难。该术式包含了近端和远端胰腺切除术的关键步骤，我们将强调其中一些技术要点。在全胰切除术联合自体胰岛细胞移植术中，我们建议先游离整个胰腺再切断血管，将胰腺血供保留至手术最后阶段。需特别注意胃的静脉引流，尤其联合脾脏切除的全胰切除术，术中切断脾静脉、胃短静脉、胃右静脉和胃网膜右静脉后，胃的静脉引流将依靠胃左（冠状）静脉。保留胃左静脉对于防止胃静脉淤血是很重要的。在这种情况下，如仍发生胃静脉淤血，则应考虑行远端胃切除术。

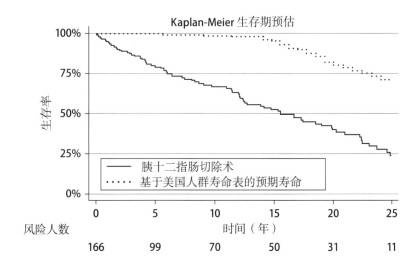

▲ 图 59-7　接受胰十二指肠切除术的慢性胰腺炎患者的生存期与预期寿命表比较

☞ 参考文献

［1］ Croome KP, Tee M, Nagorney DM et al. Pancreatoduodenectomy for chronic pancreatitis—results of a pain relief and quality of life survey 15 years following operation. J Gastrointest Surg 2015;19(12):2146–2153.

［2］ Conwell DL, Lee LS, Yadav D et al. American Pancreatic Association practice guidelines in chronic pancreatitis: evidence-based report on diagnostic guidelines. Pancreas 2014;43(8):1143–1162.

［3］ Issa Y, Bruno MJ, Bakker OJ et al. Treatment options for chronic pancreatitis. Nat Rev Gastroenterol Hepatol 2014;11(9): 556–564.

［4］ Mantke R, Lippert H, Buchler MW, Sarr M, eds. International Practices in Pancreatic Surgery. Berlin, Heidelberg: Springer-Verlag, 2013.

［5］ Farma JM, Hoffman JP. Nonneoplastic celiac axis occlusion in patients undergoing pancreaticoduodenectomy. Am J Surg 2007;193(3):341–344; discussion 4.

［6］ Kurosaki I, Hatakeyama K, Nihei KE, Oyamatsu M. Celiac axis stenosis in pancreaticoduodenectomy. J Hepatobiliary Pancreat Surg 2004;11(2):119–124.

［7］ Brody F, Richards NG. Median arcuate ligament release. J Am Coll Surg 2014;219(4):e45–50.

［8］ Columbo JA, Trus T, Nolan B et al. Contemporary management of median arcuate ligament syndrome provides early symptom improvement. J Vasc Surg 2015;62(1):151–156.

［9］ Adam U, Makowiec F, Riediger H et al. Pancreatic head resection for chronic pancreatitis in patients with extrahepatic generalized portal hypertension. Surgery 2004;135(4):411–418.

［10］ Izbicki JR, Yekebas EF, Strate T et al. Extrahepatic portal hypertension in chronic pancreatitis: an old problem revisited. Ann Surg 2002;236(1):82–89.

［11］ Ramesh H, Jacob G, Venugopal A, Lekha V, Jacob M. Surgical management of chronic pancreatitis with portal hypertension—a 19-year experience. Surgery 2008;143(2):252–258.

［12］ Beger HG, Schlosser W, Siech M, Poch B. The surgical management of chronic pancreatitis: duodenumpreserving pancreatectomy. Adv Surg 1999;32:87–104.

［13］ Lambert MA, Linehan IP, Russell RC. Duodenumpreserving total pancreatectomy for end stage chronic pancreatitis. Br J Surg 1987;74(1):35–39.

［14］ Zheng Z, Xiang G, Tan C, et al. Pancreaticoduodenectomy versus duodenumpreserving pancreatic head resection for the treatment of chronic pancreatitis. Pancreas 2012;41(1):147–152.

［15］ Ceyhan GO, Bergmann F, Kadihasanoglu M et al. Pancreatic neuropathy and neuropathic pain—a comprehensive pathomorphological study of 546 cases. Gastroenterology 2009;136(1):177–86;e1.

［16］ Blumgart L, Jarnagin W, Belghiti J et al., eds. Blumgart's Surgery of the Liver, Biliary Tract, and Pancreas, 5th edn. Philadelphia, PA: Elsevier Saunders, 2012.

［17］ Stapleton GN, Williamson RC. Proximal pancreatoduodenectomy for chronic pancreatitis. Br J Surg 1996;83(10):1433–1440.

［18］ Martin RF, Rossi RL, Leslie KA. Long-term results of pylorus-preserving pancreatoduodenectomy for chronic pancreatitis. Arch Surg 1996;131(3):247–252.

［19］ Rumstadt B, Forssmann K, Singer MV, Trede M. The Whipple partial duodenopancreatectomy for the treatment of chronic pancreatitis. Hepatogastroenterology 1997;44(18):1554–1559.

［20］ Traverso LW, Kozarek RA. Pancreatoduodenectomy for chronic pancreatitis: anatomic selection criteria and subsequent long-term outcome analysis. Ann Surg 1997;226(4):429–435; discussion 35–38.

［21］ Sakorafas GH, Farnell MB, Nagorney DM, Sarr MG, Rowland CM. Pancreatoduodenectomy for chronic pancreatitis: long-term results in 105 patients. Arch Surg 2000;135(5):517–523; discussion 23–24.

［22］ Jimenez RE, Fernandez-del Castillo C, Rattner DW, Chang Y, Warshaw AL. Outcome of pancreaticoduodenectomy with pylorus preservation or with antrectomy in the treatment of chronic pancreatitis. Ann Surg 2000;231(3): 293–300.

［23］ Schnelldorfer T, Lewin DN, Adams DB. Operative management of chronic pancreatitis: longterm results in 372 patients. J Am Coll Surg 2007;204(5):1039–1045; discussion 45–47.

[24] Buchler MW, Warshaw AL. Resection versus drainage in treatment of chronic pancreatitis. Gastroenterology 2008;134(5):1605–1607.

[25] Cavallini G, Frulloni L, Pederzoli P et al. Long-term follow-up of patients with chronic pancreatitis in Italy. Scand J Gastroenterol 1998;33(8):880–889.

[26] Bellin MD, Gelrud A, Arreaza-Rubin G et al. Total pancreatectomy with islet autotransplantation: summary of an NIDDK workshop. Ann Surg 2015;261(1):21–29.

[27] Blondet JJ, Carlson AM, Kobayashi T et al. The role of total pancreatectomy and islet autotransplantation for chronic pancreatitis. Surg Clin North Am 2007;87(6):1477–1501, x.

[28] Bramis K, Gordon-Weeks AN, Friend PJ et al. Systematic review of total pancreatectomy and islet autotransplantation for chronic pancreatitis. Br J Surg 2012;99(6):761–766.

Vernissia Tam, Melissa E. Hogg, Amer Zureikat　著

蔡　磊　译

王槐志　校

一、概述

将腹腔镜技术引入腹部外科是对复杂外科手术方法的革新。Gagner 和 Pomp 于 1994 年报道了第一例腹腔镜治疗慢性胰腺炎手术，成功对一名 30 岁女性患者进行了保留幽门胰十二指肠切除术[1]。1996 年，Cuschieri 等进行系列报道，包括 5 例腹腔镜远端胰腺切除术（laparoscopicdistal pancreatectomies，LDP）联合脾切除术治疗慢性胰腺炎，围术期疗效良好[2]。由于担心较高的并发症发病率，腹腔镜胰腺手术最初发展曾遇到一些阻力。然而，在过去 10 年中，这种方法已慢慢融入大型医疗中心，术后并发症发病率和死亡率与开放性手术相近[3]。此外，随着腹腔镜机器人手术方式的出现，通过控制台 - 外科医生交互界面，术者目前可以从三维视觉、物理测量及稳定的力反馈中充分受益，通过改善人体工程力学，从而缓解术者的操作疲劳。

由于大多数慢性胰腺炎患者通常需要接受开放式手术，因此微创手术临床数据很少。尽管有不少关于腹腔镜与开腹胰腺手术的报道，但这些数据往往综合了良性与恶性胰腺疾病。虽然仅有少数研究仅关注良性胰腺病适应证，但是可以通过这些研究，合理地预测腹腔镜和（或）机器人手术用于解微创方法治疗慢性胰腺炎的可能性。本章拟通过有限的数据，同时借鉴现有针对其他适应证的胰腺微创手术报告，总结有关腹腔镜手术治疗慢性胰腺炎的安全性、可行性和有效性。

从广义上讲，慢性胰腺炎的手术策略可分为切除型手术、引流型手术和涉及切除和引流的组合型手术（表 60-1）。此外，腹腔镜手术可以宽泛地定义为单纯腹腔镜手术或机器人辅助的腹腔镜手术。

二、切除型手术

（一）全胰腺切除术与自体胰岛移植术

全胰腺切除术与自体胰岛移植术（total pancreatectomy with islet autotransplantation，TPIAT）是一种

表 60-1　腹腔镜治疗慢性胰腺炎的临床效果

作　者	研究设计	病例数	方　法	手术时间(min)	中转开腹	失血量(ml)	并发症发生率	死亡率	住院时间(天)	随访时间	疗　效
全胰腺切除 + 自体胰岛移植											
Galvani 等, 2014[4]	回顾性研究（慢性胰腺炎）	6	机器人（一例自体胰岛细胞移植）	712	0	630	2（33%）	0	12.6	1个月	5例患者解除麻醉镇痛药物依赖；2例需要接受脾切除术
Zureikat 等, 2015[5]	回顾性研究（3/10 慢性胰腺炎）	10	机器人	560	1（10%）	650	2（20%）[a]	0	10	无记录	1例（10%）再次手术
胰十二指肠切除											
Zureikat 等, 2013[6]	回顾性研究（8% 良性肿瘤）	132	机器人	527	11（8%）	约250	28（22%）[a]	1.5%	10	无记录	3%再次手术；28%再次入院
Boggi 等, 2015[7]	系统性综述（17% 良性）	746	52% 常规腹腔镜；16% 腹腔镜辅助；31% 机器人；1% 手工操作	464	64（9.1%）	321	41%	1.9%	13.6	无记录	无记录
远端胰腺切除											
Cuschieri 等, 1996[2]	回顾性研究（慢性胰腺炎）	5	常规腹腔镜	240~360	0	400	1（20%）	0	6	3~22个月	全部患者有疼痛缓解，其中2例完全缓解
Fernandez - Cruz 等, 2002[8]	回顾性研究（慢性胰腺炎）	5	常规腹腔镜	240	无记录	450	1（20%）	0	4.5	13个月	100%缓解
		41	开腹				20（48%）		12	5年	80%缓解
Venkat 等, 2012[9]	Meta 分析（良性 + 恶性）	780	常规腹腔镜	中位时间10.2	无记录	中位失血量355*	OR值0.73*	OR值0.63	中位时间4.1*	无记录	2.1%患者接受再次腹腔镜治疗，12.6%再次入院
		1034	开腹								

（续表）

胰腺空肠侧-侧吻合术

引流术

作 者	研究设计	病例数	方 法	手术时间（min）	中转开腹	失血量（ml）	并发症发生率	死亡率	住院时间（天）	随访时间	疗 效
Khaled 等, 2011[10]	系统性综述（慢性胰腺炎）	37	常规腹腔镜	218	5（13.5%）	无记录	5（13.5%）	0%	5.5	5～84个月	89%患者疼痛完全缓解；2.7%患者再次手术
Meehan 等, 2011[11]	个案报道（慢性胰腺炎）	1	机器人	390	0	无记录	无记录	0	8	2年	疼痛缓解
Khaled 等, 2014[12]	回顾性研究（慢性胰腺炎）	5	常规腹腔镜	278	0	150	1（25%）	0	5	14个月	4/5（80%）患者疼痛完全缓解

胰腺囊肿胃造瘘术

作 者	研究设计	病例数	方 法	手术时间（min）	中转开腹	失血量（ml）	并发症发生率	死亡率	住院时间（天）	随访时间	疗 效
Khaled 等, 2014[13]	回顾性研究（无菌性假性囊肿）	30	常规腹腔镜	62	0	无记录	3（10%）*	0	6.2*	13个月	97%缓解
		10	开腹	95	—		6（60%）	1（10%）	11	18月	100%缓解
Worhunsky 等, 2014[14]	回顾性研究（2/3 无菌性假性囊肿）	21	常规腹腔镜	170	0	50	12（57%）	1（5%）	5	11个月	10%再次接受治疗；6%长期并发症
Khreiss 等, 2015[15]	回顾性研究（无菌性坏死）	20	14例机器人 6例常规腹腔镜	167	0	30	4（20%）	0（0%）	7	无记录	15%再次接受治疗 0.42个月缓解

视频辅助腹膜后清创术

作 者	研究设计	病例数	方 法	手术时间（min）	中转开腹	失血量（ml）	并发症发生率	死亡率	住院时间（天）	随访时间	疗 效
Horvath 等, 2010[16]	前瞻性研究	9	经皮穿刺	135	10（40%）	无记录	0	1（11%）	48	6个月	11%腹瘘
		25	视频辅助腹膜后清创术				9（36%）	0	64	6个月	20%腹瘘
		6	开腹				3（50%）	0	54	6个月	33%腹瘘

（续表）

作　者	研究设计	病例数	方　法	手术时间（min）	中转开腹	失血量（ml）	并发症发生率	死亡率	住院时间（天）	随访时间	疗　效
Garcia-Ureña 等，2013[17]	回顾性研究（坏死性胰腺炎，含1例慢性胰腺炎）	7	常规腹腔镜	63	0	无记录	4（57%）	0（%）	50	无记录	2（29%）需要再次VARD
多种术式联合											
Frey 术式											
Cooper 等，2014[18]	个案报道（慢性胰腺炎）	1	常规腹腔镜	无记录	0	无记录	0	0	6	无记录	无坏死物排出
Tan 等，2015[19]	个案系列报道（慢性胰腺炎）	9	常规腹腔镜	323	2（22%）	57	1（14%）	0	7	3个月	100% 患者 VAS 疼痛评分降低
		37	开腹	无记录	–	293	4（11%）	0	无记录	无记录	
Beger 术式											
Khaled 等，2014[12]	个案报道（慢性胰腺炎）	1	常规腹腔镜	285	0	无记录	0	0	5	16	轻度疼痛；1/3 正常剂量的阿片类药物

a. Clavien-Dingo 分级 3 或 4；*. $P < 0.05$

较为罕见的手术，仅在美国少数的几个专科中心进行，发病率和死亡率分别高达 70% 和 16%[5]。正如预期的那样，此类手术大多通过开放式方法完成的，很少有腹腔镜或机器人辅助方法的相关报道（图 60-1）。一项单中心回顾性分析报道，6 名慢性胰腺炎患者完全接受机器人辅助 TPIAT 手术的平均手术时间为 712min，平均失血量为 630ml，无患者死亡[4]。在术后 1 个月的随访中，所有初期出现顽固性慢性疼痛综合征的 5 名患者都处于麻醉镇痛药物停用阶段。

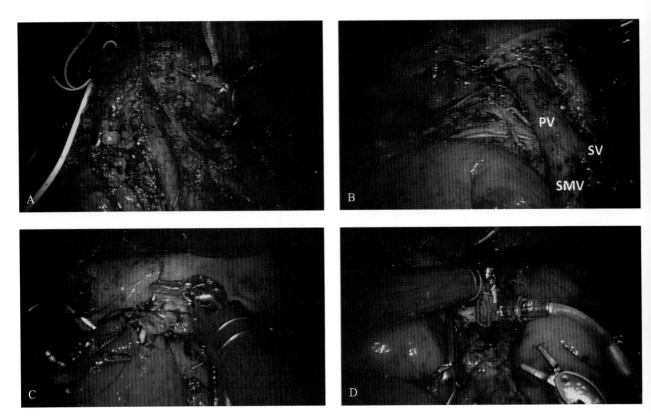

▲ 图 60-1　机器人辅助下腹腔镜全胰切除 + 自体胰岛移植术

A. 游离胰腺颈部，使之与肠系膜上静脉、脾静脉和门静脉分离；B. 将胰腺整体从后腹膜切除；C. 胆道空肠吻合并放入支架支持；D. 由脾静脉残端置入导管进行胰岛细胞灌注

目前关于机器人辅助腹腔镜全胰腺切除术系列的最大病例数报道包括 10 例良性和恶性病变患者[5]。其中 3 例慢性胰腺炎患者中的 1 例接受自体胰岛移植术（auto-islet transplantation，AIT）；7 例患者同时行脾切除术，2 例脾脏保留。中位手术时间 560min，中位失血量 650 ml。术后 90 天无患者死亡，两名患者出现 Clavien-Dingo Ⅲ 级并发症，包括胸腔积液和切口开裂。中位住院时间 10 天。这些结果与最近公布的 12 例患者通过开放式 TPIAT 手术获得的结果相近[20]。

（二）胰十二指肠切除术

过去 10 年中，关于胰十二指肠微创切除术的单中心报告数量逐渐增加，但单纯使用腹腔镜，还是机器人辅助下的胰十二指肠切除术治疗慢性胰腺炎的疗效评估，仍需要扩大样本量进行统计。从这些研究可以推断，无论是良性还是恶性胰腺肿瘤适应证，在大型医疗中心实施胰十二指肠微创切除术是安全有效的方法。例如，最近的一项系统评价表明：腹腔镜微创与开腹胰十二指肠切除术（良性疾病 17.5%）相比较，术后并发症发生率相近[7]。该研究包括 25 篇文献，共统计了 746 例腹腔镜胰十二指肠切除术：386

例（52%）为传统腹腔镜手术，121 例（16%）为腹腔镜辅助手术，231 例（31%）为机器人辅助手术，5 例（1%）为手助式腹腔镜手术。总体而言，9.1% 的病例需要进行术中中转开腹。平均手术时间 464min，平均失血量 321ml。并发症发生率为 41%，其中 22% 患者发生胰漏，死亡率 1.9%。平均住院时间 13.6d。传统腹腔镜手术与手术时间、失血量、胰瘘发生率相关。腹腔镜辅助手术时间短于机器人辅助手术，但失血量和胰漏率较高。目前最大的单中心回顾性研究表明，132 例针对各种适应证进行的机器人胰十二指肠切除术的结果与开放式手术相近 [6]。

（三）远端胰腺切除术

与胰头切除术类似，大多数比较腹腔镜下与开放式远端胰腺切除术的研究，并未在良、恶性适应证之间进行区分。具体而言，关于慢性胰腺炎的微创远端胰腺切除术数据较少，仅限于小样本研究。例如 Fernandez-Cruz 等报道的一小样本研究，5 例慢性胰腺炎患者接受了具有保留脾脏的 LDP，与 41 例接受开放性胰十二指肠切除术伴或不伴脾切除术的患者进行了比较 [8]。这项早期研究表明，慢性胰腺炎的 LDP 术是可行的，并且具有一定疗效。

LDP 治疗左侧胰腺病变是安全可行的方法。Venkat 等对 18 项研究做了系统评价。在 1814 例患者中比较有具备适应证的传统腹腔镜（43%）和开放性（57%）远端胰腺切除术，发现腹腔镜组中出血量减少 355 ml，手术部位感染率下降（3% vs 8%），术后相关并发症减少（34% vs 44%），住院时间缩短 4d [9]；而手术时间、术后胰瘘发生率或死亡率无显著性差异。此外，两项单中心回顾性系列研究还表明，与传统腹腔镜相比，机器人远端胰腺切除术可能具有较低的中转开腹概率和较高的保脾概率 [21, 22]；然而，腹腔镜手术可能不适合用于粘连性慢性胰腺炎的治疗。

三、引流型手术

（一）胰管空肠侧 – 侧吻合术

传统的开放式胰管空肠侧 - 侧吻合术（lateral pancreaticojejunostomy，LPJ），并发症发生率可高达 25%，致死率 < 5% [10]。有限的腹腔镜 LPJ 病例报告显示其可行，且安全有效 [10, 12]。Khaled 等于 2014 年报道了 5 例腹腔镜 LPJ 手术治疗慢性胰腺炎，中位手术时间 27min，平均失血量 150ml，平均住院时间 5 天，无患者死亡。在 14 个月的随访中，5 例患者中有 4 例未出现疼痛 [12]。这些结果与近期一篇文献综述结果类似，该综述包括 37 例腹腔镜 LPJ 手术，平均手术时间 218min，死亡率 0%，平均住院时间为 5.5 天，术中中转开腹率 13.5%，并发症发生率 13.5%。重要的是，在 5 ~ 84 个月的不同随访期间，89% 的患者未出现疼痛症状 [10]。最近报道的一例通过机器人辅助 LPJ 手术治疗 14 岁儿童特发性慢性胰腺炎的病例，手术时间 390min，平均住院时间为 8 天，患者术后 2 年无疼痛症状 [11]。

（二）胰腺囊肿胃造瘘术

对于胰腺炎的相关并发症如假性囊肿，囊壁坏死和感染性囊壁坏死，已经越来越多地通过微创技术进行处理。尽管对于囊壁坏死传统上采用开放性囊肿胃造瘘术或囊肿空肠造瘘术（适用于囊壁坏死不是位于胃底部位的病例）和坏死组织清除术，但这种方法导致的相关手术并发症高发生率已经催生了内镜和微创手术替代方案的应用（图 60-2）[13, 15]。

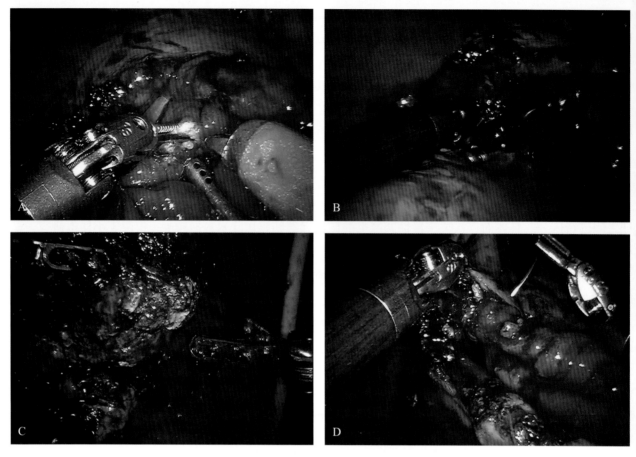

▲ 图 60-2　机器人辅助下腹腔镜胰腺囊肿胃造瘘术
A. 囊肿前造瘘术；B. 囊肿后造瘘术；C. 胰腺坏死组织清除术；D. 关闭胃造瘘术

　　决定使用内镜还是微创方法行囊肿胃造瘘术和坏死组织清除应考虑以下几个因素。有报道显示内镜和腹腔镜囊肿胃造瘘术有相近的死亡率和发病率，但使用内镜方法以后再次手术率更高[15]。Khreiss 等将40 例无菌囊壁坏死患者分为 2 组，每组 20 例，分别予以微创手术引流和内镜引流。结果显示，在腹腔镜组中，手术中位时间 167min，失血量 30 ml。两组均无中转开腹病例，无再次手术或围术期死亡病例，并且有相同的并发症发生率（20%）。然而，45% 的内镜组患者需要对残余囊壁坏死灶进行再次手术治疗，而微创手术组则为 15%。虽然内镜组的平均住院时间较短（2d vs 7d），但手术患者恢复的时间更短（0.42 个月 vs 3.6 个月）。作者认为，微创囊肿胃造瘘术和囊壁坏死清创术是有价值的，尤其是在囊壁坏死引流时需要伴随胆囊切除术的情况下。Worhunsky 等对 21 例胰腺坏死（14/21 为无菌性坏死）患者进行了类似的回顾性分析，结果显示，21 例患者中有 19 例（90%）在一次手术中成功清创，无须额外干预[14]。

（三）视频辅助腹膜后清创术

　　VARD 是一种微创技术，可通过腹膜后途径对胰腺囊壁坏死组织进行清创。腹膜后留置引流管于患者身体左侧，是 VARD 手术的要求，因为它提供了直接无阻碍的通道，从而避免了相关的腹膜炎症和组织粘连。简而言之，该过程需要在经皮穿刺引导下将腹腔镜端口放入腹膜后腔。在直接视野下进行灌洗，抽吸和直接清创。在操作结束时，在腔中留置一根引流管。术后使用生理盐水或过氧化氢进行反复冲洗，直至引流物澄清。

Horvath 等收集了来自六个三级医疗中心的 40 例胰腺坏死患者资料，分析显示，其中 9 例仅接受引流治疗，25 人接受 VARD 治疗，6 人接受了计划性的开放手术治疗[16]。已经接受经皮引流治疗的患者，给予另外的腹膜后引流（入组后 48h 内），每 3～4 天扩大导管型号，直至达到 20 F 导管。患者在术后第 10～14 天接受 CT 扫描；引流量减少＞75% 的患者仅用留置引流管冲洗处理。在需要 VARD 的 25 名患者中，10 名（40%）需要开腹手术，19% 需要第二次 VARD。开腹手术的最常见原因是坏死组织延伸到肠系膜根部，穿刺无法从侧面进行。4 例（16%）出现 VARD 相关并发症，包括出血和肠瘘。有 9 例出现继发性并发症（肺炎、深静脉血栓形成、呼吸衰竭、菌血症、假性囊肿、胰瘘）。平均手术时间 135min，中位住院时间 64d，30d 内无患者死亡，但出院后 3～6 个月内有 1 位患者死亡（4%）。

总体而言，VARD 的并发症发生率和死亡率较低，与开放性坏死清除术相比有一定的优势。如 Horvath 研究中的 40 名患者中有 23% 仅通过经皮引流治疗成功，并且根据"升级方案"[23]，起初予以经皮引流或内镜引流较为合理。值得注意的是，在 Horvath 研究中，10～14d 内 CT 扫描显示坏死面积减少超过 75% 患者提示单独经皮穿刺引流的成功率为 100%。如果患者治疗无进展，可能需要追加引流或 VARD。

四、组合手术（切除和引流）

（一）Frey 术式

Frey 术式有着较严格的手术模式，如图 60-3 所示。然而，来自欧洲和美国的关于慢性胰腺炎腹腔镜 Frey 术式结果仅见于个案报告[18]。中国某中心报道了 9 例腹腔镜和 37 例开放性 Frey 手术治疗慢性胰

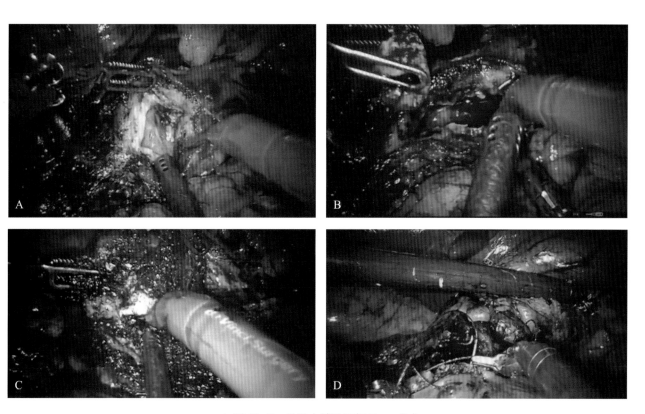

▲ 图 60-3 机器人辅助下行 Frey 术式
A. 开放胰腺导管；B. 取出胰腺结石；C. 切除胰头；D. 胰管空肠侧 - 侧吻合

腺炎[19]。在 2 例（22%）腹腔镜病例中，由于无法定位胰管，需要中转开腹手术。在 7 例腹腔镜完成的手术中，平均手术时间为 323min，失血量 57ml。胰腺切除术后出血 1 例，无死亡病例，平均住院时间为 7 天。在 3 个月的随访中，所有 7 名患者的疼痛模拟评分均显著下降，结果与开腹手术组相近。作者建议，胰管直径＞ 8 mm 为该腹腔镜手术的适应证之一。

（二）Beger 手术

有关腹腔镜 Beger 手术的报道极少，目前仅有一例腹腔镜 Beger 手术的病例报道：对一例胰头肿瘤及感染导致胆总管狭窄的患者进行了"Bern 改良"，手术时间 285min。患者在 5 天后出院，没有并发症，并且在 16 个月的随访中报告轻度疼痛，用术前口服阿片类药物剂量的 1/3 量可控制。

五、患者的选择

腹腔镜行胰腺切除术，引流术或组合手术为具备适应证的患者提供了微创手术的机会。例如，患有遗传性胰腺炎的年轻患者可受益于较少的疼痛和心理创伤，通常这些与开腹手术形成瘢痕等相关。手术类型选择取决于患者以及解剖学因素，例如胰头肿瘤、胰周液体渗出、胰管扩张等。患者相关因素包括年龄、并发症、身体状态、耐受气腹的能力、既往的胰腺治疗和腹部手术史。较为重要的是，鉴于慢性胰腺炎手术数量较少，慢性胰腺炎的微创胰腺手术建议最好在大型医疗中心进行，由具备丰富经验的胰腺外科医生在多学科综合评估后进行。手术方法（开放式、腹腔镜或机器人辅助）必须由外科医生的经验决定。

六、小结

虽然受到小型回顾性研究和病例报告分析的限制，但是在大型医疗中心，腹腔镜治疗慢性胰腺炎的方法是安全可行的。类似于开放式手术，可以进行多种切除术式、引流和组合型手术。需要进一步研究的是不同微创方法的具体疗效及其对患者的生活质量的影响。

☞ 参考文献

[1] Gagner M, Pomp A. Laparoscopic pylorus-preserving pancreatoduodenectomy. Surg Endosc 1994;8(5):408–410.

[2] Cuschieri A, Jakimowicz JJ, van Spreeuwel J. Laparoscopic distal 70% pancreatectomy and splenectomy for chronic pancreatitis. Ann Surg 1996;223(3):280–285.

[3] Sharpe SM, Talamonti MS, Wang CE et al. Early national experience with laparoscopic pancreaticoduodenectomy for ductal adenocarcinoma: a comparison of laparoscopic pancreaticoduodenectomy and open pancreaticoduo-denectomy from the National Cancer Data Base. J Am Coll Surg 2015;221(1):175–184.

[4] Galvani CA, Rodriguez Rilo H, Samame J, Porubsky M, Rana A, Gruessner RW. Fully robotic-assisted technique for total

pancreatectomy with an autologous islet transplant in chronic pancreatitis patients: results of a first series. J Am Coll Surg 2014;218(3):e73–78.

[5]　Zureikat AH, Nguyen T, Boone BA et al. Robotic total pancreatectomy with or without autologous islet cell transplantation: replication of an open technique through a minimal access approach. Surg Endosc 2015;29(1): 176–183.

[6]　Zureikat AH, Moser AJ, Boone BA, Bartlett DL, Zenati M, Zeh HJ, III. 250 robotic pancreatic resections: safety and feasibility. Ann Surg 2013;258(4):554–559; discussion 9–62.

[7]　Boggi U, Amorese G, Vistoli F et al. Laparoscopic pancreaticoduodenectomy: a systematic literature review. Surg Endosc 2015;29(1):9–23.

[8]　Fernandez-Cruz L, Saenz A, Astudillo E, Pantoja JP, Uzcategui E, Navarro S. Laparoscopic pancreatic surgery in patients with chronic pancreatitis. Surg Endosc 2002;16(6):996–1003.

[9]　Venkat R, Edil BH, Schulick RD, Lidor AO, Makary MA, Wolfgang CL. Laparoscopic distal pancreatectomy is associated with significantly less overall morbidity compared to the open technique: a systematic review and meta-analysis. Ann Surg 2012;255(6):1048–1059.

[10]　Khaled YS, Ammori MB, Ammori BJ. Laparoscopic lateral pancreaticojejunostomy for chronic pancreatitis: a case report and review of the literature. Surg Laparosc Endosc Percutan Tech 2011;21(1):e36–40.

[11]　Meehan JJ, Sawin R. Robotic lateral pancreaticojejunostomy (Puestow). J Pediatr Surg 2011;46(6):e5–8.

[12]　Khaled YS, Ammori BJ. Laparoscopic lateral pancreaticojejunostomy and laparoscopic Berne modification of Beger procedure for the treatment of chronic pancreatitis: the first UK experience. Surg Laparosc Endosc Percutan Tech 2014;24(5):e178–182.

[13]　Khaled YS, Malde DJ, Packer J et al. Laparoscopic versus open cystgastrostomy for pancreatic pseudocysts: a case-matched comparative study. J Hepatobiliary Pancreat Sci 2014;21(11):818–823.

[14]　Worhunsky DJ, Qadan M, Dua MM et al. Laparoscopic transgastric necrosectomy for the management of pancreatic necrosis. J Am Coll Surg 2014;219(4):735–743.

[15]　Khreiss M, Zenati M, Clifford A et al. Cyst gastrostomy and necrosectomy for the management of sterile walled-off pancreatic necrosis: a comparison of minimally invasive surgical and endoscopic outcomes at a high-volume pancreatic center. J Gastrointest Surg 2015;19(8):1441–1448.

[16]　Horvath K, Freeny P, Escallon J et al. Safety and efficacy of video-assisted retroperitoneal debridement for infected pancreatic collections: a multicenter, prospective, single-arm phase 2 study. Arch Surg 2010;145(9): 817–825.

[17]　García-Ureña MÁ, López-Monclús J, Melero-Montes D et al. Video-assisted laparoscopic débridement for retroperitoneal pancreatic collections: a reliable step-up approach. Am Surg 2013;79(4):429–433.

[18]　Cooper MA, Datta TS, Makary MA. Laparoscopic frey procedure for chronic pancreatitis. Surg Laparosc Endosc Percutan Tech 2014;24(1):e16–20.

[19]　Tan CL, Zhang H, Li KZ. Single center experience in selecting the laparoscopic Frey procedure for chronic pancreatitis. World J Gastroenterol 2015;21(44):12644–12652.

[20]　Desai CS, Stephenson DA, Khan KM et al. Novel technique of total pancreatectomy before autologous islet transplants in chronic pancreatitis patients. J Am Coll Surg 2011;213(6):e29–34.

[21]　Chen S, Zhan Q, Chen JZ et al. Robotic approach improves spleen-preserving rate and shortens postoperative hospital stay of laparoscopic distal pancreatectomy: a matched cohort study. Surg Endosc 2015;29(12): 3507–3518.

[22]　Kang CM, Kim DH, Lee WJ, Chi HS. Conventional laparoscopic and robot-assisted spleen-preserving pancreatectomy: does da Vinci have clinical advantages? Surg Endosc 2011;25(6):2004–2009.

[23]　van Santvoort HC, Besselink MG, Bakker OJ et al. A step-up approach or open necrosectomy for necrotizing pancreatitis. N Engl J Med 2010;362(16):1491–1502.

慢性胰腺炎糖尿病管理及长期疗效篇

Management of Diabetes and Long-Term Outcome of Chronic Pancreatitis

Chronic Pancreatitis: Long-Term Outcome After Medical and Surgical Treatment

慢性胰腺炎：内外科治疗后的长期疗效

61

Volker Aßfalg, Norbert Hüser, Helmut Friess　**著**

邢小平　童安莉　**译**

邢小平　童安莉　**校**

一、概述

慢性胰腺炎引起的胰管、胆管梗阻及假性囊肿，可采用介入和手术治疗，治疗策略的选择需同时考虑缓解患者的临床症状及改善远期预后。慢性胰腺炎治疗首要目标是缓解疼痛。第 55～60 章重点介绍了假性囊肿、慢性胰腺炎导致的疼痛及胰胆管梗阻的介入及外科手术治疗。本章将介绍慢性胰腺炎综合治疗的疗效。

二、胰腺假性囊肿介入及手术治疗的疗效

（一）胰腺假性囊肿介入治疗的疗效

假性囊肿的治疗需结合病因。内引流已逐渐取代 CT 或超声引导下的经皮穿刺引流。多达 70% 的患者在经皮穿刺引流后出现复发，20% 的患者出现了胰瘘。经皮穿刺引流仅限于在紧急情况下解决感染性或坏死性囊肿。由于以往研究对假性囊肿的命名不一致，对经皮穿刺引流的疗效分析十分困难，此外，也没有长期的监测随访资料供参考。

胰腺假性囊肿的介入治疗是通过内镜经胃、十二指肠或十二指肠乳头通过引流管连通假性囊肿腔，将囊液引流至消化道，实现跨壁引流。目前，尚没有前瞻性研究探究引流管的更换时机及保留时间。在跨壁引流的情况下，囊腔与中空器官壁的距离应尽可能小，以减少引流管脱位的风险。超声内镜引导下囊肿穿刺引流在技术上优于非超声引导下穿刺引流（成功率 94% vs 72%），但两者并发症的发生率和短期预后并无差异 [1]。由于各研究中胰腺假性囊肿的命名及病因（急性或慢性）不同，导致对内镜下置管的远

期预后分析困难，近期一项研究表明，内镜置管的症状缓解、治疗有效率达91%，死亡率不足1%，长期随访（中位时间6～43个月）复发率不足18%[2-4]。

（二）胰腺假性囊肿手术治疗的疗效

手术目的是根除囊肿。临床中慢性胰腺炎导致的复杂假性囊肿越来越多见，包括巨大的假性囊肿、多发假性囊肿同时伴发胰管结石、狭窄及截断的囊肿[5]。这种情况下，除了内引流或外引流术外，还可选择胰腺部分切除。

外引流术因长期缓解率低而在慢性胰腺炎的治疗中无优势，一般用于急性胰腺炎感染性囊肿等急症。目前尚无相关研究观察外引流在治疗慢性胰腺炎假性囊肿中的长期疗效。

内引流术包括假性囊肿－胃吻合术、假性囊肿－十二指肠吻合术及假性囊肿-空肠吻合术。术中，吻合口应尽可能选取囊肿的最低部分，以确保囊液持续有效的排空。由于假性囊肿的位置及并发症不同，内引流成功率不一，为90%～100%。经长期随访观察，平均复发率12%，手术相关死亡率为2.5%，手术并发症约为16%。尚无随机对照试验比较三种内引流术的优劣，但有研究提出，与假性囊肿－胃吻合术相比，假性囊肿－空肠吻合术是更优的选择。

虽然手术引流假性囊肿的成功率稍高，但其操作相关并发症的发生率高于内镜下内引流。手术切除主要应用于慢性胰腺炎出现胰管或胆管梗阻的情况。

目前尚无随机对照试验比较手术及内镜介入对慢性胰腺炎假性囊肿的疗效。因为研究对象存在较大的异质性，很难进行两者的比较。

腹腔镜已经应用于假性囊肿的治疗，包括腹腔镜下假性囊肿-空肠吻合术、腹腔镜联合胃镜假性囊肿-胃吻合术及经前入路的假性囊肿胃吻合术。迄今为止，尚没有前瞻性随机对照试验探究三种术式的优劣。几项研究经长期随访（超过6年）观察到围术期并发症发生率低于10%[6]。其有效性和安全性与开腹手术相当，术后复发率在0%～13%之间[7]。患者的并发症和假性囊肿的性质、部位等所有这些影响短期疗效的因素也会影响介入、内镜及手术治疗的长期疗效。毋庸置疑，内镜医师、介入放射医师及外科医生的经验和技术对长期预后也有重要的影响。为了获取更多可靠有效的治疗及随访信息，需要明确定义假性囊肿并综合考虑胰腺炎的病因[8]。

三、慢性胰腺炎疼痛管理的疗效

慢性胰腺炎反复疼痛的病理表现为胰腺实质和神经鞘的炎性细胞浸润，常伴有胰头炎性肿大及主胰管结石。疼痛治疗首先要避免诱发因素，如戒烟及戒酒，其次为药物镇痛，若内科治疗无效，则需进一步行介入或手术治疗[9]。本节重点介绍疼痛治疗的疗效，具体操作可参考第51～54章。

（一）慢性疼痛的药物疗效

根据世界卫生组织推荐的疼痛治疗方案，正如第41章和第51章所述，外周镇痛药物联合三环类抗抑郁药、抗惊厥药或阿片类药物，在治疗慢性胰腺炎所致慢性疼痛方面取得了肯定的疗效[10]。更强的阿片类药物可作为二线治疗，但须严格依据说明书，在严密监测患者症状的情况下谨慎使用。

尚无随机对照试验探究哪一种阿片类药物在缓解疼痛及不良反应方面优于其他药物[11]。由于慢性胰腺炎产生神经性疼痛，而普瑞巴林具有很强的缓解疼痛的作用，因此适用于慢性胰腺炎疼痛的治疗[10]。目前尚无研究观察药物治疗的长期疗效及后续相关的药物不良反应。

（二）介入治疗对慢性疼痛的疗效

内镜或 CT 引导下进行腹腔神经丛阻滞，目的是通过注射类固醇激素和麻醉药（神经阻滞）或高浓度酒精（50% ～ 90%）或苯酚（神经松解）来阻断腹腔神经节区域的感觉神经纤维。患者的疼痛评分短时间内显著改善。与透视或 CT 引导技术相比，超声引导下神经阻滞更安全、有效和持久[12-14]。在两项荟萃分析中，超声引导下神经阻滞有效率在 50% ～ 60%[12, 13]。但长期监测数据少，多数患者神经阻滞后的疼痛缓解是短暂的，随访 24 周，仅 10% 的患者的疼痛持续缓解[15]。

疼痛治疗还包括处理胰管狭窄和嵌顿的结石，治疗包括碎石术、胰管括约肌切开术、胰管扩张术或支架置入。理论上胰管引流可降低胰管压力，达到疼痛缓解甚至消失的目的。ESGE 的临床指南推荐对于无并发症、疼痛性慢性胰腺炎、阻塞主胰管的位于胰头的大于 5mm 的结石，ESWL 可作为一线治疗，然后在内镜下取出碎石[16]。一项研究随访 ESWL 术后患者 77 个月，观察到疼痛完全或部分缓解的患者比例是 91%，其中完全缓解率是 48%[17]。仅有一项随机对照研究比较了 ESWL 及 ESWL 联合内镜治疗的疗效，随访 2 年，两者在疼痛复发的程度及次数方面无明显差异[18]。

目前内镜治疗胰管狭窄没有足够的循证医学证据。总体而言，各研究观察到的缓解率（14 ～ 69 个月）在 52% ～ 90% 之间[19]。超过 80% 的患者通过多次置入支架后疼痛得到完全缓解[20]。迄今尚无前瞻性研究比较单次与多次支架置入术的疗效，有必要开展这方面的研究。

（三）外科手术治疗慢性疼痛的疗效

一项前瞻性随机对照研究比较了手术治疗（80% 切除，20% 引流）及内镜治疗（包括支架置入），研究结果表明外科手术对缓解疼痛及增加患者体重方面更具优势。随访 1 年，两组中疼痛缓解率（包括部分缓解及完全缓解）相当，均超过 90%。然而，长期随访显示，外科手术在慢性梗阻性胰腺炎疼痛治疗方面更具优势，手术组与内镜治疗组疼痛缓解率在随访 3 年及 5 年时分别为：41% vs 11%，37% vs 14%。此外，内镜治疗的失败率明显高于手术。监测两组患者的体重水平，手术组在长期随访中更有优势，随访 1 年及 5 年时，体重增加的患者在两组中分别为：60% vs 66%，50% vs 27%[21]。

另一项前瞻性随机对照试验比较了内镜下支架置入术及胰肠吻合术对难治性疼痛的疗效[22]。外科手术使 75% 的患者疼痛完全或部分缓解，而内镜治疗的疼痛完全或部分缓解率仅有 32%，内镜治疗后有近 50% 的患者需要进行手术或再次介入治疗。由于外科手术的优势显而易见，因此该试验被提前终止，在后续 79 个月的长期随访中观察到，无论是手术还是内镜治疗，及时接受治疗的患者疼痛缓解率高，且额外治疗的需求少[23]。因此，对于难治性疼痛，诊断后 3 年内进行外科治疗对缓解疼痛疗效最佳[24]。

目前由荷兰胰腺炎研究小组发起的多中心随机对照试验正在探究诊断后手术治疗的最佳时间。该试验的目的是探究早期外科手术干预在疼痛控制及保护器官功能方面是否优于传统阶梯治疗模式：内科 - 内镜 - 外科手术[25]。

有研究显示内镜治疗胰腺疾病失败后施行挽救手术，手术相关并发症增加[26]。

综上所述，两个随机对照临床试验的结果显示了手术与内镜介入相比在治疗慢性胰腺炎方面的优势。除手术外，双侧胸腔镜离断内脏神经在慢性胰腺炎疼痛控制和生活质量改善方面具有长期甚至永久的疗效[27-29]。

四、胆管和胰管狭窄治疗方案的疗效

炎症反应和腺体重塑可引起胰管和胰管内胆管狭窄。除内镜治疗外，还需要评估手术切除及手术引流的指征。临床医生需警惕胰腺组织恶变的可能性，因为与健康对照相比，慢性胰腺炎患者的胰腺癌累计风险显著增加，5 年发病率为 4.6%，25 年发病率为 14%[30]。

（一）内镜治疗胆管和胰管狭窄的疗效

内镜治疗胰管狭窄的疗效受多种因素影响，如结石和狭窄的数量、狭窄段长度以及远端胰管扩张的程度等。内镜治疗已被证实在胰管狭窄和扩张的治疗方面有一定的疗效。对 1500 名患者随访 8～72 个月，疼痛缓解率为 31%～100%[31]。一项纳入 1000 余人的多中心研究观察了胰管狭窄、结石或两者均有的慢性疼痛性胰腺炎患者进行胰管减压术后的长期疗效，随访 12 年，疼痛缓解率为 86%。长期随访（2～12年，平均 4.9 年）中，1/4 的患者需要接受手术治疗[32]。先前置入的支架对手术操作无影响。

慢性胰腺炎患者中，胆管狭窄的发生率从小于 5% 到 50% 不等[33]，可行内镜下置入塑料或金属支架治疗。支架置入后随访 5 年，仅有 10%～38% 的患者狭窄消失[34]，多次支架置入后长期缓解率达44%[35]。由于内镜治疗效果并不理想，对慢性胰腺炎并发狭窄或疼痛的患者，可选择外科手术。

（二）手术切除与引流手术的疗效比较

慢性胰腺炎的外科手术治疗方案的选择（包括引流和切除）需考虑病理生理和形态学改变。各种外科手术详细内容可参考第 56～60 章。

简言之，如果胰头未增大但胰管有梗阻，则可选择外科引流。临床上最常见的手术方式是 LPJ。据报道，随访 15～110 个月，LPJ 治疗后 80% 的患者疼痛得到持续缓解。LPJ 相关并发症少（21%），死亡率不足 1%[24, 36]。

仅通过引流手术不能完全缓解胰头部胰管压力导致疼痛持续存在时，需要选择胰头切除术。很长一段时间内，经典的胰十二指肠切除术（Kausch-Whipple 术）是慢性胰腺炎胰头病变的外科治疗的首选。该手术死亡率较低（低于 5%），但超过一半的患者术后出现长期的消化系统并发症，如倾倒综合征、腹泻、消化性溃疡、胃排空延迟及糖尿病等。保留幽门的改良手术，与经典 Kausch-Whipple 手术相比，在并发症、死亡率及不良反应方面并无优势。

对胰头炎性增大并胰管扩张的患者可考虑进行保留十二指肠的胰头切除术（Hans Beger 在 20 世纪 70年代首创）。有研究随访观察了 504 例接受该手术的患者，长期疗效令人满意，91% 的患者疼痛完全缓解，72% 的患者身体功能状况 Karnofsky 评分为 90%～100%，而只有 9% 的患者在长达 14 年的随访期间出现胰腺炎复发[37]。

Beger 开创的保留十二指肠的胰头切除术随后被 Frey、Büchler/Bern 及 Farkas 等改良。近期一项随机对照试验比较了 Beger 手术及 Bern 改良术，观察到在 129 个月的随访中两者的长期疗效无差异[38]。

随机对照研究显示，与经典的 Kausch-Whipple 手术相比，保留十二指肠的胰头切除术在控制疼痛、体重增加和住院时间方面均有优势[39]。一项荟萃分析的结果显示，保留十二指肠手术（Beger、Frey、Büchler/Bern 手术）不仅在并发症、疼痛控制及保留内分泌功能方面，并且在住院时间、外分泌功能及生活质量方面具有优势[40]。然而，关于能否长期有效地控制疼痛、提高生活质量，另一项荟萃分析未发现这方面的优势[41]。2008 年，一项临床随机对照试验比较了幽门保留术和 Beger 手术的长期疗效，随访 14 年，后者未体现出优势[42]。一项多中心临床随机对照试验（ChroPac）正致力于比较保留十二指肠的胰头切除术与保留幽门的胰十二指肠切除术，该研究观察术后两年患者的生活质量，相关结果将在未来的几年内揭晓。2013 年发表的一项随机对照试验比较了保留幽门的胰十二指肠切除术及 Frey 术，随访 15 年，两者在疼痛控制方面无明显差异，Frey 术能提供更好的生活质量，保留幽门的十二指肠胰头切除术后死亡率增加[43]，这项研究明确提出对于慢性胰腺炎患者尽可能选择保留十二指肠的胰头切除术。

另一项研究比较了 Beger 手术和 Frey 手术，在并发症发生率、生活质量、疼痛缓解及内外分泌功能方面，两者差异无统计学意义[44]。另一项研究同样对比了 Beger 及 Frey 手术，随访 16 年，得出了一致的结论[45]。对比 Beger 手术及 büchler/Bern 这两个保留十二指肠的胰头切除术的治疗疗效，随访 10 年，发现后者的手术时间和患者住院时间更短[38, 46]，但在生活质量、疼痛控制、工作能力的丧失、内外分泌功能、内镜干预及二次手术等方面，二者并无差别[38]。

五、总结

目前，对于介入及外科手术治疗梗阻性慢性胰腺炎的时机，消化内镜医生及外科医生意见不完全统一。即使在外科领域，不同专家对于手术方式也有不同的看法。治疗策略的实施受个人经验、当地诊疗水平等多方面影响。由于既往相关研究的规模小，证据不够充分，因此需要开展新的全面的随机对照临床试验来提供充分的循证医学证据。复杂病例需要多学科讨论共同制定治疗策略。事实上，就现有的证据，我们应该在治疗策略上稍作调整，即外科手术的干预的时机应该被提前。研究证实，保留十二指肠手术后，疼痛控制更满意且持久，器官功能得到了极大的保留。早期手术还可以预防胰腺实质损伤，从而使剩余胰腺组织更好地发挥功能，同时降低恶变的风险。

☞ 参考文献

[1] Park DH, Lee SS, Moon SH et al. Endoscopic ultrasound-guided versus conventional transmural drainage for pancreatic pseudocysts: a prospective randomized trial. Endoscopy 2009;41:842–848.

[2] Arvanitakis M, Delhaye M, Bali MA et al. Pancreaticfluid collections: a randomized controlled trial regarding stent removal after endoscopic transmural drainage. Gastrointest Endosc 2007;65:609–619.

[3] Kahaleh M, Shami VM, Conaway MR et al. Endoscopic ultrasound drainage of pancreatic pseudocyst: a prospective comparison with conventional endoscopic drainage. Endoscopy 2006;38:355–359.

[4] Cahen D, Rauws E, Fockens P, Weverling G, Huibregtse K, Bruno M. Endoscopic drainage of pancreatic pseudocysts: long-term outcome and procedural factors associated with safe and successful treatment. Endoscopy 2005;37:977–983.

[5] Rosso E, Alexakis N, Ghaneh P et al. Pancreatic pseudocyst in chronic pancreatitis: endoscopic and surgical treatment. Dig Surg 2003;20:397–406.

[6] Oida T, Mimatsu K, Kano H et al. Laparoscopic cystogastrostomy via the posterior approach for pancreatic pseudocyst drainage. Hepatogastroenterology 2011;58:1771–1775.

[7] Hindmarsh A, Lewis MP, Rhodes M. Stapled laparoscopic cystgastrostomy: a series with 15 cases. Surg Endosc 2005;19:143–147.

[8] Behrns KE, Ben-David K. Surgical therapy of pancreatic pseudocysts. J Gastrointest Surg 2008;12:2231–2239.

[9] Majumder S, Chari ST. Chronic pancreatitis. Lancet 2016;387:1957–1966.

[10] Olesen SS, Bouwense SA, Wilder-Smith OH, van Goor H, Drewes AM. Pregabalin reduces pain in patients with chronic pancreatitis in a randomized, controlled trial. Gastroenterology 2011;141:536–543.

[11] Olesen SS, Juel J, Graversen C, Kolesnikov Y, Wilder-Smith OH, Drewes AM. Pharmacological pain management in chronic pancreatitis. World J Gastroenterol 2013;19:7292–7301.

[12] Kaufman M, Singh G, Das S et al. Efficacy of endoscopic ultrasound-guided celiac plexus block and celiac plexus neurolysis for managing abdominal pain associated with chronic pancreatitis and pancreatic cancer. J Clin Gastroenterol 2010;44:127–134.

[13] Puli SR, Reddy JB, Bechtold ML, Antillon MR, Brugge WR. EUS-guided celiac plexus neurolysis for pain due to chronic pancreatitis or pancreatic cancer pain: a meta-analysis and systematic review. Dig Dis Sci 2009;54:2330–2337.

[14] Santosh D, Lakhtakia S, Gupta R et al. Clinical trial: a randomized trial comparing fluoroscopy guided percutaneous technique vs. endoscopic ultrasound guided technique of coeliac plexus block for treatment of pain in chronic pancreatitis. Aliment Pharmacol Ther 2009;29:979–984.

[15] Gress F, Schmitt C, Sherman S, Ciaccia D, Ikenberry S, Lehman G. Endoscopic ultrasound-guided celiac plexus block for managing abdominal pain associated with chronic pancreatitis: a prospective single center experience. Am J Gastroenterol 2001; 96:409–416.

[16] Dumonceau JM, Delhaye M, Tringali A et al. Endoscopic treatment of chronic pancreatitis: European Society of Gastrointestinal Endoscopy (ESGE) clinical guideline. Endoscopy 2012;44:784–800.

[17] Guda NM, Partington S, Freeman ML. Extracorporeal shock wave lithotripsy in the management of chronic calcific pancreatitis: a meta-analysis. JOP 2005;6:6–12.

[18] Dumonceau JM, Costamagna G, Tringali A et al. Treatment for painful calcified chronic pancreatitis: extracorporeal shock wave lithotripsy versus endoscopic treatment: a randomised controlled trial. Gut 2007;56:545–552.

[19] Weber A, Schneider J, Neu B et al. Endoscopic stent therapy for patients with chronic pancreatitis: results from a prospective follow-up study. Pancreas 2007;34:287–294.

[20] Costamagna G, Bulajic M, Tringali A et al. Multiple stenting of refractory pancreatic duct strictures in severe chronic pancreatitis: long-term results. Endoscopy 2006;38:254–259.

[21] Dite P, Ruzicka M, Zboril V, Novotny I. A prospective, randomized trial comparing endoscopic and surgical therapy for chronic pancreatitis. Endoscopy 2003;35:553–558.

[22] Cahen DL, Gouma DJ, Nio Y et al. Endoscopic versus surgical drainage of the pancreatic duct in chronic pancreatitis. N Engl J Med 2007;356:676–684.

[23] Cahen DL, Gouma DJ, Laramee P et al. Long-term outcomes of endoscopic vs surgical drainage of the pancreatic duct in patients with chronic pancreatitis. Gastroenterology 2011;141:1690–1695.

[24] van der Gaag NA, van Gulik TM, Busch OR et al. Functional and medical outcomes after tailored surgery for pain due to chronic pancreatitis. Ann Surg 2012;255:763–770.

[25] Ahmed Ali U, Issa Y, Bruno MJ et al.; Dutch Pancreatitis Study Group. Early surgery versus optimal current step-up practice for chronic pancreatitis (ESCAPE): design and rationale of a randomized trial. BMC Gastroenterol 2013;13:49.

[26] Evans KA, Clark CW, Vogel SB, Behrns KE. Surgical management of failed endoscopic treatment of pancreatic disease. J Gastrointest Surg 2008;12:1924–1929.

[27] Malec-Milewska MB, Tarnowski W, Ciesielski AE, Michalik E, Guc MR, Jastrzebski JA. Prospective evaluation of pain control and quality of life in patients with chronic pancreatitis following bilateral thoracoscopic splanchnicectomy. Surg Endosc 2013;27:3639–3645.

[28] Davis BR, Vitale M, Lecompte M, Vitale D, Vitale GC. An objective study of pain relief in chronic pancreatitis from bilateral thoracoscopic splanchnicectomy. Am Surg 2008;74:510–514; discussion 4–5.

[29] Buscher HC, Schipper EE, Wilder-Smith OH, Jansen JB, van Goor H. Limited effect of thoracoscopic splanchnicectomy in the treatment of severe chronic pancreatitis pain: a prospective long-term analysis of 75 cases. Surgery 2008;143:715–722.

[30] Ueda J, Tanaka M, Ohtsuka T, Tokunaga S, Shimosegawa T; Research Committee of Intractable Diseases of the Pancreas. Surgery for chronic pancreatitis decreases the risk for pancreatic cancer: a multicenter retrospective analysis. Surgery 2013;153:357–364.

[31] Wilcox CM. Endoscopic therapy for pain in chronic pancreatitis: is it time for the naysayers to throw in the towel? Gastrointest

Endosc 2005;61:582–586.

[32] Rosch T, Daniel S, Scholz M et al.; European Society of Gastrointestinal Endoscopy Research Group. Endoscopic treatment of chronic pancreatitis: a multicenter study of 1000 patients with long-term follow-up. Endoscopy 2002;34:765–771.

[33] Abdallah AA, Krige JE, Bornman PC. Biliary tract obstruction in chronic pancreatitis. HPB (Oxford). 2007;9:421–428.

[34] Nguyen-Tang T, Dumonceau JM. Endoscopic treatment in chronic pancreatitis, timing, duration and type of intervention. Best Pract Res Clin Gastroenterol 2010;24:281–298.

[35] Draganov P, Hoffman B, Marsh W, Cotton P, Cunningham J. Long-term outcome in patients with benign biliary strictures treated endoscopically with multiple stents. Gastrointest Endosc 2002;55:680–686.

[36] van der Gaag NA, Gouma DJ, van Gulik TM, Busch OR, Boermeester MA. Review article: surgical management of chronic pancreatitis. Aliment Pharmacol Ther 2007;26(suppl 2):221–232.

[37] Beger HG, Schlosser W, Friess HM, Buchler MW. Duodenum-preserving head resection in chronic pancreatitis changes the natural course of the disease: a single-center 26-year experience. Ann Surg 1999;230:512–519; discussion 9–23.

[38] Klaiber U, Alldinger I, Probst P et al. Duodenumpreserving pancreatic head resection: 10-year follow-up of a randomized controlled trial comparing the Beger procedure with the Berne modification. Surgery 2016;160:127–135. 10.1016/j.surg.2016.02.028.

[39] Klempa I, Spatny M, Menzel J et al. (Pancreatic function and quality of life after resection of the head of the pancreas in chronic pancreatitis. A prospective, randomized comparative study after duodenum preserving resection of the head of the pancreas versus Whipple's operation). Chirurg 1995;66:350–359.

[40] Diener MK, Rahbari NN, Fischer L, Antes G, Buchler MW, Seiler CM. Duodenum-preserving pancreatic head resection versus pancreatoduodenectomy for surgical treatment of chronic pancreatitis: a systematic review and meta-analysis. Ann Surg 2008;247:950–961.

[41] Yin Z, Sun J, Yin D, Wang J. Surgical treatment strategies in chronic pancreatitis: a meta-analysis. Arch Surg 2012;147:961–968. 10.1001/ archsurg.2012.2005.

[42] Muller MW, Friess H, Martin DJ, Hinz U, Dahmen R, Buchler MW. Long-term follow-up of a randomized clinical trial comparing Beger with pylorus-preserving Whipple procedure for chronic pancreatitis. Br J Surg 2008;95:350–356. 10.1002/bjs.5960.

[43] Bachmann K, Tomkoetter L, Kutup A et al. Is the Whipple procedure harmful for long-term outcome in treatment of chronic pancreatitis? 15-years follow-up comparing the outcome after pylorus-preserving pancreatoduodenectomy and Frey procedure in chronic pancreatitis. Ann Surg 2013;258:815–820; discussion 20–21.

[44] Strate T, Taherpour Z, Bloechle C et al. Long-term follow-up of a randomized trial comparing the beger and frey procedures for patients suffering from chronic pancreatitis. Ann Surg 2005;241:591–598.

[45] Bachmann K, Tomkoetter L, Erbes J et al. Beger and Frey procedures for treatment of chronic pancreatitis: comparison of outcomes at 16-year follow-up. J Am Coll Surg 2014;219:208–216.

[46] Koninger J, Seiler CM, Sauerland S et al. Duodenumpreserving pancreatic head resection – a randomized controlled trial comparing the original Beger procedure with the Berne modification (ISRCTN No. 50638764). Surgery 2008;143:490–498.

62 Management of Pancreatic Diabetes Secondary to Chronic Pancreatitis
慢性胰腺炎继发胰源性糖尿病的管理

Keiko Shiratori　著

邢小平　童安莉　译

邢小平　童安莉　校

一、概述

胰腺外分泌和内分泌在解剖和功能上关系密切，受损后会相互影响。慢性胰腺炎以炎症和纤维化为特征，导致胰腺结构紊乱、外分泌和内分泌功能受损，最终引起糖耐量异常、糖尿病等并发症[1-5]。在目前的糖尿病分类中，继发于胰腺疾病的糖尿病被归类为胰源性糖尿病，又称 3c 型糖尿病[6]。胰源性糖尿病通常发生在慢性胰腺炎晚期，在代谢和临床表现方面均不同于其他类型的糖尿病。主要机制是胰腺慢性炎症导致 B 细胞受损，患者进食后，胰岛素分泌不足，同时，胰高糖素和胰多肽等调节激素分泌受损。用降糖药物控制血糖及营养治疗十分必要。

二、胰源性糖尿病的定义及流行病学

胰源性糖尿病并发于胰腺疾病，包括胰腺炎、胰腺创伤、胰腺切除术、胰腺肿瘤、胰腺囊性纤维化、血色素沉着病及胰腺纤维化和钙化等[6, 7]。在西方国家，胰源性糖尿病占所有糖尿病患者的 5% ～ 10%[4]，但大多数胰源性糖尿病被误诊为 2 型糖尿病[8, 9]。基于 1922 年住院糖尿病患者的调查结果，胰源性糖尿病的病因包括慢性胰腺炎（76%）、胰腺占位（9%）、血色素沉着病（8%）、囊性纤维化（4%）和胰腺切除术后（3%）[8]。Ewald 的研究表明，胰源性糖尿病占所有糖尿病患者的 9.2%，有 78.5% 的慢性胰腺炎患者并发糖尿病[10, 11]。

三、胰源性糖尿病在慢性胰腺炎中的发病率

慢性胰腺炎中糖尿病的发病率为 40% ～ 60%[1]。几个国家对慢性胰腺炎患者进行了大样本的研究[1, 3, 12-15]。日本最近的一项全国性调查结果显示，46.3% 的慢性胰腺炎患者患糖尿病[16]，意大利的一项调查显示 31% 的慢性胰腺炎患者有胰岛素分泌不足[17]。

慢性胰腺炎的持续时间与胰源性糖尿病的发病率呈正相关。在意大利，41.5% 的慢性胰腺炎患者在 15 年随访过程中出现糖尿病[13]。其中，23.6% 接受胰岛素治疗，17.9% 应用口服降糖尿病药物控制血糖[13]。Ammann 等对 207 例酒精性慢性胰腺炎患者进行了长期随访，随访 6 年，20% 的慢性胰腺炎患者出现了需要药物干预的显性糖尿病，而随访 10 年，这个比例接近 50%[14]。一项对 500 名慢性胰腺炎患者的前瞻性队列研究显示，在慢性胰腺炎临床发病 25 年后，糖尿病累计发病率为 83%，其中 54% 的患者需要胰岛素治疗[1]。Wang 等对慢性胰腺炎患者进行了 20 余年的随访，观察到慢性胰腺炎发生即刻、1 年、10 年及 20 年糖尿病累计发生率分别为 3.6%、7.5%、24.2% 和 51.5%[3]。

自身免疫性胰腺炎是一种特殊类型的胰腺炎[18, 19]，83.3% 的患者出现糖尿病[20]。据报道糖皮质激素治疗可改善自身免疫性胰腺炎合并糖尿病患者的糖尿病和外分泌功能障碍[21, 22]。

四、慢性胰腺炎中发生胰源性糖尿病的危险因素

（一）酒精滥用

酒精滥用可促进慢性胰腺炎的发生、发展。酒精性慢性胰腺炎的内分泌功能受损比非酒精性慢性胰腺炎严重。Koizum 的研究显示，非酒精性和酒精性慢性胰腺炎的糖尿病发病率分别为 36.1% 和 53.7%[12]。近期日本的一项全国性研究显示慢性胰腺炎合并胰源性糖尿病的最重要的因素是酒精滥用（77.3%）[16]。

（二）胰腺钙化

胰腺钙化提示慢性胰腺炎病程较长，与胰腺组织损伤密切相关。据报道，在存在钙化的慢性胰腺炎中，胰岛素和胰高糖素的分泌受损程度均比非钙化的慢性胰腺炎严重[23]。胰腺钙化与胰腺内分泌功能下降的发生密切相关[1, 13]。Malka 的前瞻性研究显示，胰腺钙化是慢性胰腺炎致胰源性糖尿病的危险因素，胰腺钙化者较无钙化者的糖尿病的发生风险及胰岛素需求增加了 3 倍以上[1]。Ito 等的研究发现，钙化后糖尿病的风险增加了 1.32 倍[24]。中国的研究也证实了胰腺钙化是糖尿病发生的危险因素（HR 2.326）[3]。此外，Kawabe 研究发现，慢性胰腺炎有钙化组的糖尿病患者比例比非钙化组高（74.4% vs 21.3%）[25]。

（三）吸烟

吸烟会增加慢性胰腺炎患者患胰源性糖尿病的风险。Maisonneuve 研究发现酒精性慢性胰腺炎患者大量吸烟（＞ 20 支 / 天）与糖尿病的发生有关（HR 2.3）[26, 27]。Wang 等指出吸烟是中国胰源性糖尿病的独立危险因素（HR 2.859）[3]。

五、胰源性糖尿病的发病机制

（一）胰腺组织学和 B 细胞功能障碍

组织学上，在慢性胰腺炎晚期，胰腺外分泌实质几乎完全被纤维化取代，但在慢性胰腺炎早期甚至到晚期，胰岛内分泌改变却较轻微。虽然在晚期患者的胰腺中可见胰岛嵌在纤维组织中，但与腺泡细胞的破坏程度相比，胰岛保存较好。许多研究观察到慢性胰腺炎患者的胰岛数量减少，但残存胰岛常因胰岛细胞增生而增大 [28-30]。

有研究观察慢性胰腺炎患者的胰岛 B 细胞面积与胰源性糖尿病的关系 [31, 32]。Meier 等对 82 例接受胰腺手术的患者的研究显示，B 细胞相对缺乏导致糖尿病及糖耐量异常的比例分别为 64% 和 21%，B 细胞面积减少 65% 可致胰源性糖尿病出现 [32]。炎症和细胞因子改变胰岛的形态和生理，引起胰岛功能障碍，随后的纤维化和硬化导致毛细血管循环障碍，胰岛灌注减少，最终导致胰岛破坏 [33, 34]。环氧化酶在胰岛炎症和糖尿病的形成过程中起主要作用 [35]。

（二）其他激素功能障碍

1. 胰高糖素

慢性胰腺炎患者的 B 细胞功能首先受损，随后是 A 细胞。据报道，慢性胰腺炎患者的基础胰高糖素水平保持不变，但对刺激的反应减弱 [36]。另一项研究显示，钙化型慢性胰腺炎患者的基础胰高糖素水平低于原发性糖尿病患者或健康对照组 [23]。

2. 胰多肽

慢性胰腺炎的胰多肽细胞数量也减少。慢性胰腺炎患者的空腹胰多肽水平以及餐后胰多肽增加均明显减少 [7, 30, 36]，因此胰多肽反应性下降可作为内分泌功能受损的早期标志 [37]。近期的一项共识也提出，胰多肽对进餐反应微弱或缺失，可作为胰源性糖尿病的标志 [38]。由于胰多肽影响肝脏对胰岛素的敏感性，因此，慢性胰腺炎患者的肝脏胰岛素受体表达受损可能是由胰多肽缺乏引起的 [4, 7, 36, 39]。Andersen 的研究表明用胰多肽治疗后，慢性胰腺炎患者减少的肝脏胰岛素受体有所恢复 [39]。一项随机对照研究观察到胰多肽治疗能提高胰岛素敏感性，可降低 1 型和 3c 型糖尿病患者的胰岛素用量 [40]。

3. 肠促胰素

葡萄糖依赖性的促胰岛素多肽和 GLP-1 是促胰岛素的肠肽激素，也被称为"肠促胰素"。在摄入葡萄糖后，70% 的胰岛素分泌是归功于肠促胰素。肠内营养物质的消化、吸收可刺激肠促胰素分泌，而慢性胰腺炎患者的胰腺外分泌不足导致肠促胰素释放减少 [41]。有几项研究表明，胰腺外分泌不全的患者在给予胰酶补充餐后肠促胰素分泌增加 [42-44]。

六、胰源性糖尿病的诊断

慢性胰腺炎患者糖尿病的初步诊断依据空腹血糖及 HbA1c 水平。根据普遍应用的糖尿病诊断标准，空腹血糖 > 126mg/dl 或 HbA1c 值 > 6.5% 提示存在糖尿病 [6, 38]。胰源性糖尿病较我们认识的更为普

遍 [10, 11]，早期诊断和及时治疗非常必要 [8, 45]。Ewald 等近期提出了诊断胰源性糖尿病的新标准（框 62-1）[11, 45]，需要注意的是，胰源性糖尿病与其他类型糖尿病之间存在一定程度的重叠，长期存在的 1 型和 2 型糖尿病常常伴发胰腺外分泌功能障碍。混合营养餐后胰多肽反应缺失似乎是胰源性糖尿病最可靠、最特异的指标（表 62-1）[7, 38]。

框 62-1　胰源性糖尿病的诊断标准（推荐）

主要标准（必要条件）	次要标准
胰腺外分泌功能受损（单克隆类弹性蛋白酶 -1 试验或直接功能试验） 影像学提示胰腺损伤（EUS、MRI、CT） 1 型糖尿病相关的自身免疫指标阴性	胰多肽分泌不足 肠促胰素分泌受损（如 GLP-1） 没有过度的胰岛素抵抗（如胰岛素抵抗指数 HOMA-IR） B 细胞功能受损（例如胰岛素分泌指数 HOMA-B、C- 肽与葡萄糖的比率） 脂溶性维生素水平低（A、D、E 和 K）

引自 Ewald，Hardt 2013[11]

七、胰源性糖尿病的临床特征

胰源性糖尿病临床表现与任何其他类型的糖尿病一样。糖代谢异常轻重不一，严重者可有频繁的低血糖发作，特别是注射胰岛素后，常被称为"脆性糖尿病"。由于低血糖后胰高糖素的反应性增加减少、碳水化合物吸收不良和（或）由于疼痛、恶心、酒精滥用而导致的进食不规律，胰源性糖尿病患者的血糖波动较大 [11]。但是，糖尿病昏迷和糖尿病酮症酸中毒在胰源性糖尿病中相对少见。

表 62-1　混合营养膳食试验对胰岛细胞激素的影响

	1 型糖尿病	2 型糖尿病	胰源性糖尿病
C- 肽	正常 a、低水平或缺失	升高 b 或正常 a	正常 a、低水平或缺失
胰岛素	正常 a、低水平或缺失	升高 b 或正常 a	正常 a、低水平或缺失
胰高糖素	正常 a 或升高	正常 a 或升高	正常 a、低水平或缺失
胰多肽	正常或低水平	正常或升高	低水平或缺失

a. 存在高血糖水平的情况下仍处于正常范围是不合适的，表明 B 细胞数量或功能受到损害；b. 与正常对照组 OGTT 后血清 C 肽和胰岛素的曲线下面积相比较（引自 Rickels 等，2013 [38]）

八、胰源性糖尿病并发症

长期高血糖会增加糖尿病患者发生微血管和大血管并发症的风险。胰源性糖尿病早期微血管并发症的发生发展与其他类型的糖尿病相似。Nakamura 等报道了钙化性慢性胰腺炎患者视网膜病变的发病率高达 40%[46]。因为长期酗酒、营养不良和胰腺外分泌不足引起维生素吸收不良，慢性酒精性胰腺炎患者容易出现周围神经病变。据报道，胰源性糖尿病患者的周围神经病变发生率为 30%，与原发性糖尿病的发病率相当[46]。酒精性慢性胰腺炎患者周围神经病变的发生率达 44%。接受胰岛素治疗的胰源性糖尿病患者外周神经病变的患病率更高，达 79%[12]。

九、胰源性糖尿病的治疗

糖尿病治疗最重要的是将患者血糖控制在理想范围并使其保持良好的营养状态，以预防糖尿病长期并发症。所有胰源性糖尿病患者的初始治疗应该从改变生活方式开始，包括控制体重、戒酒和戒烟等。治疗目标是使糖化血红蛋白水平尽可能接近正常水平，同时避免危及生命的低血糖。初始治疗是否需要选择胰岛素取决于患者的临床表现[4]。

（一）胰岛素治疗

空腹血糖＞ 10 mmol/L（180 mg/dl），糖化血红蛋白＞ 8.5% 的晚期胰源性糖尿病患者，胰岛素替代是唯一有效的治疗方案。对于严重营养不良和体重减轻的患者，由于胰岛素能增加合成，通常是首选的治疗药物。胰源性糖尿病患者胰岛素剂量和疗程的选择可依据 1 型和 2 型糖尿病指南[47, 48]，事实上，胰源性糖尿病将血糖控制在理想水平所需要的胰岛素剂量明显低于其他胰岛素依赖型糖尿病。

胰源性糖尿病患者的胰岛素的初始治疗可于睡前给予 10 U 或 0.2 U/kg 剂量的中效或长效胰岛素，随后根据空腹和餐后血糖水平调整胰岛素剂量[4, 47]。强化胰岛素治疗方案是在三餐前予短效或超短效胰岛素控制餐后高血糖，并在睡前使用长效胰岛素提供基础胰岛素（图 62-1）[25]。由于长效胰岛素类似物的特点是没有明显的峰值且 24h 持久起效，因此可以避免夜间低血糖。

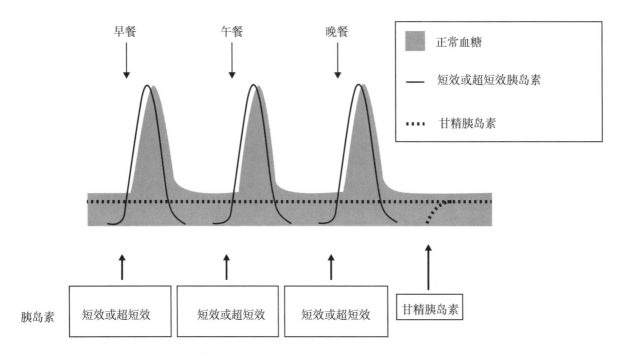

▲ 图 62-1　强化胰岛素治疗：餐前短效或超短效胰岛素结合长效甘精胰岛素
引自 Kawabe 等，2009[25]

胰源性糖尿病患者缺乏升糖激素，如胰高糖素和胰多肽，因此易出现低血糖和其他代谢紊乱。由于缺乏胰酶和消化明显延迟，因此进食、外源性胰岛素起效和营养吸收之间可能会出现不同步。

（二）其他降糖药治疗

胰源性糖尿病可选择的降糖药与 2 型糖尿病的降糖药相同 [30, 47, 48]。对于血糖轻度升高及早期发病的胰源性糖尿病患者，降糖药物是一种有效的治疗方法 [38]。

当胰源性糖尿病血糖水平轻度升高（HbA1c ＜ 8.0%）且怀疑伴随胰岛素抵抗时，二甲双胍因能改善胰岛素抵抗、降低癌症风险可作为口服降糖药物的首选 [38]。胰岛素和促胰岛素分泌剂可增加慢性胰腺炎患者患胰腺癌的风险 [49]，而二甲双胍可将胰腺癌的风险降低 70% [50]。如患者必须依靠胰岛素控制血糖时，建议继续合用二甲双胍 [4, 7, 11]。

促胰岛素分泌剂（磺酰脲类和格列奈类）也可用于治疗早期胰源性糖尿病患者（HbA1c ＜ 8.0%）[38]。需要注意的是，胰源性糖尿病患者胰高糖素分泌受损，促分泌剂可增加这类患者的低血糖风险，因此饮食不规律时，推荐应用短效促分泌剂。长效磺酰脲类促分泌剂可增加严重或持续低血糖的风险。

肠促胰素 GLP-1 类似物和 DPP-4 抑制药类药物应用后可能诱发急性胰腺炎和增加胰腺癌风险的问题已经被广泛讨论 [51]。尽管最近的一项研究表明，这些药物不会增加急性胰腺炎风险，但在安全性得到证实之前 [52]，最好避免在胰源性糖尿病患者中使用它们。

格列酮类能降低外周组织胰岛素抵抗，但该药物增加体液潴留、充血性心力衰竭和骨折风险。骨折风险尤其值得关注，因为慢性胰腺炎本身就会增加患者骨质疏松症的发病风险。α- 葡萄糖苷酶抑制药（alpha-glucosidase inhibitors，α-GI）可控制餐后血糖，此外，它可能加重腹泻、腹胀和肠内营养不良。这些不良反应进一步加剧了胰腺外分泌功能障碍患者的肠道消化和吸收功能。钠 - 葡萄糖协同转运蛋白 2（sodium-glucose cotransporter-2，SGLT-2）抑制药的作用与胰岛素无关，但我们需要顾忌该药物降低体重的作用，尤其是在营养不良的患者中。因此，在格列酮类、α-GI 和 SGLT-2 抑制药对胰源性糖尿病患者的疗效尚未证实之前，应该避免使用 [38]。

（三）胰酶替代疗法

尽管没有症状，许多慢性胰腺炎患者存在不同程度的脂肪吸收不良。胰腺外分泌功能损失 90% 以上时，才会有明显的蛋白和脂肪吸收不良等相关临床表现，因此早期胰腺外分泌不足和消化吸收功能受损是不易被发现的。即使脂肪吸收功能轻度受损的患者也需要关注脂溶性维生素（A、D、E、K）的吸收障碍。一项研究表明 90% 的胰源性糖尿病患者血清中 25- 羟维生素 D 的水平有下降 [53]。口服胰酶替代可以防止脂溶性维生素的吸收障碍，并预防代谢性骨疾病 [39]。

一些研究表明，胰腺外分泌功能不全，如慢性胰腺炎 [44, 45] 和囊性纤维化 [46] 的患者在接受胰腺酶替代治疗后，进食后肠促胰腺素的分泌有所改善。因此，在血糖控制治疗中应进行口服胰酶替代治疗，以改善脂肪泻等临床症状，预防营养不良和代谢并发症。此外，糖尿病和吸收不良可能影响微量元素的代谢，降低血浆锌和硒的浓度。

（四）全胰切除联合胰岛自体移植术

对于有严重疼痛和反复发作急性胰腺炎的患者，全胰切除联合胰岛自体移植术（TPIAT）是一种可选择的方案。Bellin 等在 27 例接受 TPIAT 治疗的胰源性糖尿病患者中成功地分离出胰岛组织并进行了移植 [54]。

胰腺工作组近期发表了一篇关于慢性胰腺炎患者 TPIAT 的建议 [55]。关于 TPIAT 的许多潜在问题仍需要进一步研究。

十、胰源性糖尿病的预后

对慢性胰腺炎患者的长期随访研究发现，5.6% 的患者死于糖尿病，其中一半死于低血糖，另一半死于高血糖。另一项研究发现，糖尿病发病 5.5 年后死亡的主要原因是糖尿病并发症（约 48%），包括心脑血管疾病 [12]。Ammann 等研究发现，持续酗酒的慢性胰腺炎患者的死亡率是非酗酒者（减少或停止饮酒）的 3 倍 [14]。在日本进行的一项流行病学调查显示，慢性胰腺炎并发胰源性糖尿病的死亡率为 2.3%，低血糖是最常见的死亡原因，这些患者中，多数是应用胰岛素治疗但仍长期饮酒 [16]，因此戒酒和戒烟可降低胰源性糖尿病患者的死亡率。

慢性胰腺炎、长期糖尿病及胰岛素治疗是胰腺癌的已知危险因素 [5, 7, 49]，因此慢性胰腺炎患者继发胰源性糖尿病接受胰岛素治疗的患者发生胰腺癌的风险非常高 [4]。

☞ 参考文献

[1] Malka D, Hammel P, Sauvanet A et al. Risk factors for diabetes mellitus in chronic pancreatitis. Gastroenterology 2000;119: 1324–1332.

[2] Angelopoulos N, Dervenis C, Goula A et al. Endocrine pancreatic insufficiency in chronic pancreatitis. Pancreatology 2005;5: 122–131.

[3] Wang W, Guo Y, Liao Z et al. Occurrence of and risk factors for diabetes mellitus in Chinese patients with chronic pancreatitis. Pancreas 2011;40:206–212.

[4] Cui Y, Andersen DK. Pancreatogenic diabetes: Special considerations for management. Pancreatology 2011;11:279–294.

[5] Bang UC, Benfield T, Hyldstrup L et al. Mortality, cancer, and comorbidities associated with chronic pancreatitis: a Danish nationwide matched-cohort study. Gastroenterology 2014;146:989–994.

[6] American Diabetes Association. Diagnosis and classification of diabetes mellitus. Diabetes Care 2012;35(suppl 1): S64–71.

[7] Andersen DK, Andersen-Sandberg A, Duell EJ et al. Pancreatitis –diabetes-pancreatic cancer: Summary of an NIDDK-NCI workshop. Pancreas 2013;42:1227–1237.

[8] Hardt PD, Kloer HU, Brendel MD et al. Is pancreatic diabetes (type 3c diabetes) underdiagnosed and misdiagnosed? Diabetes Care 2008;31(suppl 2):S165–169.

[9] Andersen DK. The practical importance of recognizing pancreatogenic or type 3c diabetes. Diabetes Metab Res Rev 2012;28:326–328.

[10] Ewald N, Kaufmann C, Raspe A et al. Prevalence of diabetes mellitus secondary to pancreatic diseases (type 3c). Diabetes Metab Res Rev 2012;28:338–342.

[11] Ewald N, Hardt PD. Diagnosis and treatment of diabetes mellitus in chronic pancreatitis. World J Gastroenterol 2013;19: 7276–7281.

[12] Koizumi M, Yoshida Y, Abe N et al. Pancreatic diabetes in Japan. Pancreas 1998;16:385–391.

[13] Cavallini G, Frulloni L, Pederzoli P et al. Long-term follow-up of patients with chronic pancreatitis in Italy. Scand J Gastroenterol 1998;33:880–889.

[14] Ammann RW, Muellhaupt B, Zurich Pancreatitis Study Group. The natural history of pain in alcoholic chronic pancreatitis.

Gastroenterology 1999;116:1132–1140.

[15] Balakrishnan V, Unnikrishnan AG, Thomas V et al. Chronic pancreatitis. A prospective nationwide study of 1,086 subjects from India. JOP 2008;9:593–600.

[16] Ito T, Otsuki M, Igarashi H et al. Epidemiological study of pancreatic diabetes in Japan in 2005: A nationwide study. Pancreas 2010;39:829–835.

[17] Frulloni L, Gabbrielli A, Pezzilli R et al. Chronic pancreatitis: Report from a multicenter Italian survey (PanChroInfAISP) on 893 patients. Dig Liver Dis 2009;41:311–317.

[18] Yoshida K, Toki F, Takeuchi T et al. Chronic pancreatitis caused by an autoimmune abnormality. Proposal of the concept of autoimmune pancreatitis. Dig Dis Sci 1995;40:1561–1568.

[19] Okazaki K, Uchida K. Autoimmune pancreatitis. The past, present, and future. Pancreas 2015:44;1006–1016.

[20] Ito T, Kawabe K, Arita Y et al. Evaluation of pancreatic endocrine and exocrine function in patients with autoimmune pancreatitis. Pancreas 2007;34:254–259.

[21] Frulloni L, Scattolini C, Katsotourchi AM et al. Exocrine and endocrine pancreatic function in 21 patients suffering from autoimmune pancreatitis before and after steroid treatment. Pancreatology 2010;10:129–133.

[22] Miyamoto Y, Kamisawa T, Tabata T et al. Short and long-term outcomes of diabetes mellitus in patients with autoimmune pancreatitis after steroid therapy. Gut Liver 2012;6:501–504.

[23] Nakamura T, Imamura K, Takebe K et al. Correlation between pancreatic endocrine and exocrine function and characteristics of pancreatic endocrine function in patients with diabetes mellitus owing to chronic pancreatitis. Int J Pancreatol 1996;20:169–175.

[24] Ito T, Otsuki M, Itoi T et al. Pancreatic diabetes in a follow-up survey of chronic pancreatitis in Japan. J Gastroenterol 2007;42: 291–297.

[25] Kawabe K, Ito T, Igarashi H et al. The current managements of pancreatic diabetes in Japan. Clin J Gastroenterol 2009;2:1–8.

[26] Maisonneuve P, Lowenfels AB, Mullhaupt B et al. Cigarette smoking accelerates progression of alcoholic chronic pancreatitis. Gut 2005;54:510–514.

[27] Maisonneuve P, Frulloni L, Mullhaupt B et al. Impact of smoking on patients with idiopathic chronic pancreatitis. Pancreas 2006;33:163–168.

[28] Govindaranjan M, Mohan V, Deepa R et al. Histopathology and immunohistochemistry of pancreatic islets in fibrocalculous pancreatic diabetes. Diabetes Res Clin Pract 2001;51:29–38.

[29] Schrader H, Menge BA, Schneider S et al. Reduced pancreatic volume and β-cell area in patients with chronic pancreatitis. Gastroenterology 2009;136:513–522.

[30] Meier JJ, Giese A. Diabetes associated with pancreatic diseases. Curr Opin Gastroenterol 2015;31:400–406.

[31] Schrader H, Menge BA, Zeidler C et al. Determinants of glucose control in patients with chronic pancreatitis. Diabetologia 2010;53:1062–1069.

[32] Meier JJ, Breuer TGK, Bonadonna RC et al. Pancreatic diabetes manifests when beta cell area declines by approximately 65% in humans. Diabetologia 2012;55:1346–1354.

[33] Sasikala M, Talukdar R, Pavan kumar P et al. β-cell dysfunction in chronic pancreatitis. Dig Dis Sci 2012;57: 1764–1772.

[34] Pavan Kumar P, Radhika G, Rao GV et al. Interferonγ and glycemic status in diabetes associated with chronic pancreatitis. Pancreatology 2012;12:65–70.

[35] Koliopanos A, Friess H, Kleeff J et al. Cyclooxygenase 2 expression in chronic pancreatitis: Correlation with stage of the disease and diabetes mellitus. Digestion 2001;64:240–247.

[36] Chen N, Unnikrishnan I R, Anjana RM et al. The complex exocrine-endocrine relationship and secondary diabetes in exocrine pancreatic disorders. J Clin Gastroenterol 2011;45:850–861.

[37] Hennig R, Kekis PB, Friess H et al. Pancreatic polypeptide in pancreatitis. Peptides 2002;23:331–338.

[38] Rickels MR, Bellin M, Toledo FGS et al. Detection, evaluation and treatment of diabetes mellitus in chronic pancreatitis: Recommendations from PancreasFest 2012. Pancreatology 2013;13:336–342.

[39] Andersen DK. Mechanisms and emerging treatments of the metabolic complications of chronic pancreatitis. Pancreas 2007;35:1–15.

[40] Rabiee A, Galiatsatos P, Salas-Carrillo R et al. Pancreatic polypeptide administration enhances insulin sensitivity and reduces

the insulin requirement of patients on insulin pump therapy. J Diabetes Sci Technol 2011;5:1521–1528.

[41] Knop FK, Vilsboll T, Hojberg P et al. The insulinotropic effect of GIP is impaired in patients with chronic pancreatitis and secondary diabetes mellitus as compared to patients with chronic pancreatitis and normal glucose tolerance. Regul Pept 2007;144:123–130.

[42] Knop FK. Incretin hormones and beta cell function in chronic pancreatitis. Dan Med Bull 2010:57:B4163.

[43] Knop FK, Vilsboll T, Larsen S et al. Increased postprandial responses of GLP-1 and GIP in patients with chronic pancreatitis and steatorrhea following pancreatic enzyme substitution. Am J Physiol Endocrinol Metab 2007;292:E324–330.

[44] Perano SJ, Couper JJ, Horowitz M et al. Pancreatic enzyme supplementation improves the incretin hormone response and attenuates postprandial glycemia in adolescents with cystic fibrosis: a randomized crossover trial. J Clin Endocrinol Metab 2014;99:2486–2493.

[45] Ewald N, Bretzel RG. Diabetes mellitus secondary to pancreatic diseases (Type 3c) – Are we neglecting an important disease? Eur J Intern Med 2013;24:203–206.

[46] Nakamura T, Imamura K, Takebe K et al. Diabetic retinopathy in Japanese patients with long-standing diabetes due to calcifying pancreatitis. Tohoku J Exp Med 1994;174:49–58.

[47] Nathan DM, Buse JB, Davidson MB et al. Medical management of hyperglycemia in Type 2 diabetes: a consensus algorithm for the initiation and adjustment of therapy. Diabetes Care 2009;32:193–203.

[48] Inzucchi SE, Bergenstal RM, Buse JB et al. Management of hyperglycemia in type 2 diabetes: a patient-centered approach. Diabetes Care 2012;35:1364–1379.

[49] Singh S, Singh PP, Singh AG et al. Anti-diabetic medications and risk of pancreatic cancer in patients with diabetes mellitus: a systematic review and meta-analysis. Am J Gastroentreol 2013;108:510–519.

[50] Sadeghi N, Abbruzzese JL, Yeung SJ et al. Metformin use is associated with better survival of diabetic patients with pancreatic cancer. Clin Cancer Res 2012;18:2905–2912.

[51] Meier JJ, Nauck MA. Risk of pancreatitis in patients treated with incretin-based therapies. Diabetologia 2014;57:1320–1324.

[52] Li L, Shen J, Bala MM et al. Incretin treatment and risk of pancreatitis in patients with type 2 diabetes mellitus: systematic review and meta-analysis of randomized and non-randomized studies. BMJ 2014;348:g2366.

[53] Klapdor S, Richter E, Klapdor R. Vitamin D status and per-oral vitamin D supplementation in patients suffering from chronic pancreatitis and pancreatic cancer disease. Anticancer Res 2012;32:1991–1998.

[54] Bellin MD, Beilman GJ, Dunn T et al. Islet autotransplantation to preserve beta cell mass in selected patients with chronic pancreatitis and diabetes mellitus undergoing total pancreatectomy. Pancreas 2013;42:317–321.

[55] Bellin MD, Freeman ML, Gelrud A et al. Total pancreatectomy and islet autotransplantation in chronic pancreatitis: Recommendations from PancreasFest. Pancreatology 2014;14:27–35.

第五部分

自身免疫性胰腺炎
Autoimmune Pancreatitis

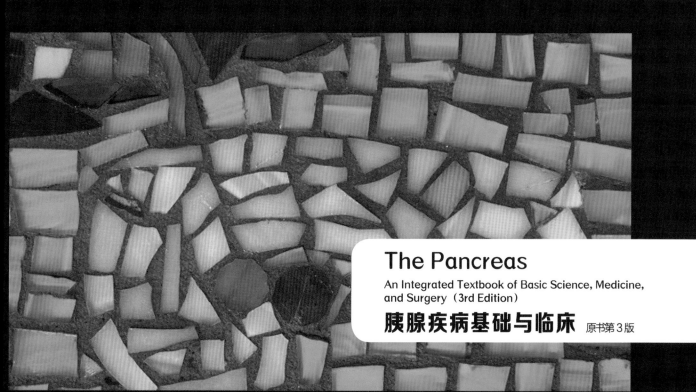

The Pancreas
An Integrated Textbook of Basic Science, Medicine, and Surgery (3rd Edition)
胰腺疾病基础与临床 原书第3版

Epidemiology of Autoimmune Pancreatitis
自身免疫性胰腺炎流行病学

63

Terumi Kamisawa, TooruShimosegawa　著

赵旭东　译

杨尹默　校

一、概述

自身免疫性胰腺炎（autoimmune pancreatitis，AIP）存在两种组织学类型：①浆细胞性硬化性胰腺炎（lymphoplasmacytic sclerosing pancreatitis，LPSP），即 1 型 AIP；②特发性导管中心性胰腺炎（idiopathic ductcentric pancreatitis，IDCP），即 2 型 AIP。1 型 AIP 已逐渐被认为是 IgG$_4$ 相关性疾病累及胰腺的表现[1]。自 2002 年起，世界范围内已建立若干 AIP 诊断标准，同时也针对不同标准制定有相应诊断策略的国际性共识[2]。

日本有三项全国性的 AIP 流行病学调查[3-5]，另有三项国际多中心调查[6-8]。在本章中，将以上述调查报告为基础，阐述 AIP 流行病学。

二、日本全国性自身免疫性胰腺炎调查

2002 年日本实施第一次全国性 AIP 调查，估测存在 900 例 AIP 患者[3]。在 2007 年的第二次日本全国性调查中，数目增长 3.1 倍，达到 2790 例[4]。AIP 患者数量快速增长的原因可能如下：日本 2002 年的诊断标准对 AIP 病灶类型的诊断效能不足，且日本 AIP 发病率有所增加。

2011 年[5]，采用日本 2011 版诊断标准[9]实施了第三次全国性调查。在本次调查中，估测存在 5745 例 AIP 患者，总患病率为 4.6/10 万人。新获诊断的 AIP 患者数量估测为 1808 例，年发病率为 1.4/10 万人。男女之比为 3.2，平均年龄为 66.3 岁。在 936 例患者中，86.4% 伴有 IgG$_4$ 水平升高（≥ 135 mg/dl），同时将近 50% 的患者合并局限性胰腺肿胀。45.4% 的患者有胰腺组织学诊断，其中 63.8% 经由 EUS-FNA 取得标本。共计 532 例患者（57.9%）存在胰外病灶：其中 153 例存在涎腺炎 / 泪腺炎，95 例存在肝门硬化性胆管炎，76 例存在后腹膜纤维化等。761 例（82.3%）接受类固醇激素治疗，其中 96.3% 的患者有效。84.6% 的患者接受类固醇激素维持治疗，复发率为 22.2%。所有患者中，109 例（11.8%）诊断恶性肿瘤，包括 7 例胰腺癌患者。

三、第一次自身免疫性胰腺炎国际性调查

2009 年实施第一次 AIP 国际多中心调查，涉及 4 个亚洲国家共 10 个医疗中心 [6]（日本、韩国、中国、印度）。根据亚洲诊断标准 [10]，共纳入 327 例 AIP 患者（其中 258 例男性，69 例女性；平均年龄 60.0 岁）。

最常见的首发症状为梗阻性黄疸，其次为体重减低及腹痛。胰腺弥漫性肿胀在日本（64%）及韩国（81%）常见，而胰腺节段性肿胀在中国台湾地区（70%）及大陆地区（72%）更为常见（$P < 0.01$）。在日本、韩国及中国台湾地区，58% ~ 100% 的患者伴有 IgG_4 水平升高。从病理学而言，几乎所有的亚洲 AIP 患者均诊断为 LPSP。类固醇激素为主要治疗措施，且证实有效，尽管在中国台湾地区及大陆地区行切除或短路手术的比例更高（$P < 0.01$）。

由于地理位置接近，日本、韩国及中国人口似乎遗传背景相同。三国 AIP 患者从根本上具有类似的特征：多为 1 型 AIP。疾病检出率的不同体现出各国 AIP 临床及病理生理特征的差异。

四、第二次自身免疫性胰腺炎国际性调查

2010 年实施第二次 AIP 国际多中心调查，包括 8 个国家和地区的 15 个医疗机构（日本、韩国、印度、美国、德国、意大利、英国及中国台湾地区）[7]，共纳入 731 例 AIP 患者，其中 204 例患者组织学诊断为 LPSP，64 例患者确诊为 IDCP。诊断标准各不相同。

LPSP 较 IDCP 患者年长 16 岁（61.6 岁 vs 44.8 岁），两组性别无差异。就首发症状而言，LPSP 较 IDCP 患者梗阻性黄疸更为常见（75% vs 47%，$P < 0.01$），而腹痛（41% vs 68%，$P < 0.01$）及急性胰腺炎（5% vs 34%，$P < 0.01$）更多见于 IDCP 患者。LPSP 较 IDCP 患者更可能合并胰腺弥漫性肿胀（40% vs 25%，$P < 0.05$），血清 IgG_4 水平升高（63% vs 23%，$P < 0.01$），后腹膜纤维化（7% vs. 0%，$P < 0.05$）以及涎腺肿胀（12% vs 0%，$P < 0.01$），但患溃疡性结肠炎的可能性较低（1% vs 16%，$P < 0.01$）。行手术治疗的患者多为 IDCP（60% vs 78%，$P = 0.01$）。两组对于类固醇激素治疗的反应性均较好，但 IDCP 患者的复发率明显更低（36% vs 5%，$P < 0.01$）。

对于无组织学确诊的 AIP 患者，在其中 6 个国家和地区以梗阻性黄疸为最常见的首发症状，而意大利（44%）及德国（13%）却并非如此。在印度（86%）及德国（63%），腹痛为最常见的首发症状。急性胰腺炎在德国（66%）及意大利（32%）也较为常见。总体而言，在日本、中国台湾地区、印度及美国，85% ~ 100% 的患者伴有血清 IgG_4 水平升高，但在其他国家和地区血清 IgG_4 水平升高者仅为 50% ~ 61%。意大利 AIP 患者经常伴有溃疡性结肠炎（30%）。69% ~ 100% 的 AIP 患者接受类固醇激素治疗，3 个国家和地区的泼尼松龙的起始剂量为 1 mg/（kg·d），2 个国家和地区为 0.6 mg/（kg·d），其他 3 个国家和地区为 30 ~ 40mg/d。随后每 1 ~ 2 周减量 5mg。从开始类固醇激素治疗至结束的时长范围为 3 个月至 2 年，所有患者反应良好，在接受激素治疗的患者中复发率为 15% ~ 64%（表 63-1）。

6 个国家和地区患者的临床表现以 LPSP 患者为主。但意大利和德国 AIP 患者的临床表现存在差异，可能因两国将 LPSP 及 IDCP 患者一并纳入了统计所致。

表 63-1　第二次国际性调查中，无组织学确诊的 AIP 患者临床、影像学及血清学资料

国家及地区	日本	韩国	中国台湾地区	印度	美国	德国	意大利	英国
病例数（例）	127	86	33	36	28	38	87	28
平均年龄（岁）	64.7	59.0	66.4	NA	64.1	45.5	43.4	57.6
性别（女性 %）	106（83）	61（71）	29（90）	25（69）	22（79）	17（45）	54（62）	23（82）
首发症状 [n（%）]								
黄疸	77（61）	43（50）	23（70）	20（56）	22（79）	5（13）	38（44）	18（64）
腹痛	16（13）	20（23）	6（18）	31（86）	14（50）	24（63）	17（20）	5（18）
急性胰腺炎	3（2）	11（13）	6（18）	8（22）	7（25）	25（66）	28（32）	0
弥漫性胰腺肿胀	74（58）	73（85）	13（39）	15（41）	16（57）	18（47）	32（37）	5（18）
血清 IgG$_4$ 水平升高	102/112（91）	32/62（52）	28/28（100）	36/36（100）	22/26（85）	19/31（61）	28/56（50）	15/28（54）
累及其他器官 [n（%）]								
累及总数	80（63）	35（41）	（33）	11（31）	21（75）	17（44）	13（15）	23（82）
近端胆管	13（10）	9（10）	（25）	7（19）	13（46）	10（26）	少见	22（79）
肾脏病变	11（9）	9（10）	（4）	0	7（25）	0	2（2）	5（18）
后腹膜纤维化	5（4）	14（16）	（4）	2（6）	4（14）	0	2（2）	2（7）
涎腺 / 泪腺	27（21）	7（8）	（17）	1（3）	2（7）	1（3）	4（5）	3（11）
广泛淋巴结转移	27（21）	6（7）	（17）	1（3）	2（7）	0	–	5（8）
溃疡性结肠炎	4（3）	3（3）	0	2（6）	3（11）	0	26（30）	4（14）
初始治疗								
类固醇激素（%）	84	85	100	100	89	71	69	93
反应率（%）	100	100	100	100	100	100	100	100
复发率（%）	15	26	18	25	64	15	37	54

依据 Kamisawa 等，2011[7] 改编，经 Wolters Kluwer Health 许可后引用

五、第三次自身免疫性胰腺炎国际性调查

2012 年实施第三次国际性多中心调查，包含 10 个国家和地区的 23 个医疗机构（日本、韩国、美国、德国、意大利、英国、匈牙利、瑞典、法国及中国台湾地区）[8]。诊断标准依据 ICDC[2]，此次调查着重于远期结局，包括器官受累、治疗、复发频率及远期后遗症状等。

此次调查纳入符合 ICDC[2] 的 1064 例 1 型（n=978）或 2 型（n=86）患者，二者平均年龄分别为 61.4 岁（1 型）和 39.9 岁（2 型），其中 77% 的 1 型患者及 55% 的 2 型患者（P < 0.01）为女性。相比欧洲（12.9%，

$P < 0.01$）及北美（13.7%，$P < 0.01$），亚洲确诊为 2 型 AIP 的患者比例较少（3.7%）（图 63-1）。

在 1 型患者中，黄疸为最常见的症状，可见于 63% 的患者，其次为腹痛；腹痛及炎症性肠病为 2 型 AIP 最常见的症状。大多数 1 型患者（74%）均以激素为初始治疗，但只有 62% 的 2 型患者接受激素治疗（P=0.01）。

几乎所有的 1 型及 2 型 AIP 患者均获得缓解，同时 302 例（31%）1 型患者至少复发 1 次，相较而言，只有 8 例（9%，$P < 0.01$）2 型患者复发。1 型复发患者以胆道系统或胰腺受累居多，但所有的 2 型复发患者只累及胰腺。部分 1 型 AIP 患者可多次复发，但 2 型 AIP 患者均只复发一次（表 63-2）。无论有无硫唑嘌呤的替代治疗，类固醇激素治疗对于诱导缓解仍然有效。

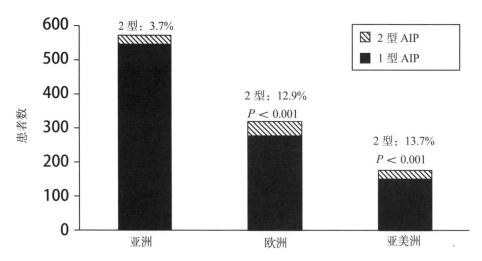

▲ 图 63-1　1 型和 2 型 AIP 患者的区域分布（依据各国诊断资料）
（引自 Hart 等，2012[8]，经 BMJ 出版社许可重绘后引用）

表 63-2　第三次国际性调查中，1 型和 2 型 AIP 患者的初始治疗策略及复发情况

初始治疗	1 型 AIP（n=901）		2 型 AIP（n=85）	
	成功缓解 [n（%）]	复发率（%）	成功缓解 [n（%）]	复发率（%）
类固醇激素	681/684（99.6）	35.8	48/52（92.3）	15.3
外科切除	125/127（98.4）	30.2	17/25（68.0）	0
姑息性旁路手术	22/23（95.7）	–	1/2（50.0）	–
保守治疗	37/67（55.2）	–	4/6（66.7）	–

治疗及复发情况	1 型 AIP（n=724）	2 型 AIP（n=53）	P
激素治疗指征 [n（%）]			
黄疸	458（63）	13（25）	< 0.01
胰腺炎 / 腹痛	198（27）	34（64）	< 0.01
炎症性肠病	1（0.1）	23（48）	< 0.01

（续表）

治疗及复发情况	1 型 AIP（*n*=724）	2 型 AIP（*n*=53）	*P*
激素治疗后复发部位 [*n*（%）]	*n*=245 例	*n*=8 例	
胆道系统	124（50.6）	–	–
胰腺	107（42.9）	8	–
涎腺	18（7.3）	–	–
患者复发频率 [*n*（%）]			
复发 1 次	189（77.1）	8	–
复发 2 次	39（15.9）	–	–
复发 3 次	13（5.3）	–	–
复发 ≥ 4 次	4（1.6）	–	–

改编自 Hart 等，2012[8]，经 BMJ 出版社许可后引用

六、结论

随着对 AIP 认知的不断深入，以及诊断标准的演进，日本 AIP 患者的数量迅速增加。日本最新的全国性调查估测存在 5745 例 AIP 患者，总患病率为 4.6 /10 万人。

国际性调查凸显 AIP 病理及临床特征中的地域及种族性差异，也反映出 1 型和 2 型 AIP 患者的特征明显不同。需进一步的国际性合作以改善对该病的认知。由于目前缺乏有效的血液检测手段，2 型 AIP 的发病率正在被低估。而 AIP 是否为胰腺癌的危险因素，或仅作为一种一般性疾病，仍需翔实的流行病学数据。

☞ 参考文献

[1] Kamisawa T, Zen Y, Pillai S et al. IgG$_4$-related disease. Lancet 2015;385(9976):1460–1471.

[2] Shimosegawa T, Chari ST, Frulloni L et al. International consensus diagnostic criteria for autoimmune pancreatitis: guidelines of the International Association of Pancreatology. Pancreas 2011;40:352–358.

[3] Nishimori I, Tamakoshi A, Otsuki M, the Research Committee on Intractable Diseases of the Pancreas, Ministry of Health, Labour and Welfare of Japan. Prevalence of autoimmune pancreatitis in Japan from a nationwide survey in 2002. J Gastroenterol 2007;42 (suppl XVⅢ):6–8.

[4] Kanno A, Nishimori I, Masamune A et al. Nationwide epidemiological survey of autoimmune pancreatitis in Japan. Pancreas 2012;41:835–839.

[5] Kanno A, Masamune A, Okazaki K et al. Nationwide epidemiological survey of autoimmune pancreatitis in Japan in 2011. Pancreas 2015;44:535–539.

[6] Kamisawa T, Kim MH, Liao WC et al. Clinical characteristics of 327 Asian patients with autoimmune pancreatitis based on

Asian diagnostic criteria. Pancreas 2011;40:200–205.

[7] Kamisawa T, Chari ST, Giday SA et al. Clinical profile of autoimmune pancreatitis and its histological subtypes: an international multicenter survey. Pancreas 2011;40:809–814.

[8] Hart PA, Kamisawa T, Brugge WR et al. Longterm outcomes of autoimmune pancreatitis: a multicentre, international analysis. Gut 2012;62:1771–1776.

[9] Shimosegawa T; Working Group Members of the Japan Pancreas Society; Research Committee on Intractable Pancreatic Diseases by the Ministry of Health, Labour and Welfare of Japan. The amendment of the Clinical Diagnostic Criteria in Japan (JPS2011) in response to the proposal of the International Consensus of Diagnostic Criteria (ICDC) for autoimmune pancreatitis. Pancreas 2012;41:1341–1342.

[10] Otsuki M, Chung JB, Okazaki K et al. Asian diagnostic criteria for autoimmune pancreatitis: consensus of the Japan-Korea symposium on autoimmune pancreatitis. J Gastroenterol 2008;43:403–408.

Pathogenesis of Autoimmune Pancreatitis
自身免疫性胰腺炎病因学

64

Yoh Zen　著

赵旭东　译

杨尹默　校

一、概述

类似于其他多种免疫性疾病，AIP 的可能发病机制为遗传易感个体暴露于外在或内在因素，产生特定的免疫反应所致。在 AIP 的两种不同亚型中，1 型已成为病因研究的主要目标[1]。因此，本章侧重于对该经典类型免疫性胰腺炎的探讨。尽管 2 型 AIP 的分子特征尚不清楚，在最后一部分将简要介绍这一少见亚型的认知进展。

二、1 型自身免疫性胰腺炎

（一）遗传倾向性

遗传危险因素主要与人类白细胞抗原（human leukocyte antigens，HLA）相关，已明确其亚型 DRB1*0405 及 DQB1*0401 可增加日本人群对于 1 型 AIP 的易感性[2]。HLA DQβ1 链第 57 位非天冬氨酸在韩国同样被证实和疾病复发相关[3]。其他潜在的疾病易感基因包括可编码细胞毒性 T 淋巴细胞相关蛋白 4（cytotoxic T lymphocyteassociated protein 4，CTLA4）、TNF-α、FC 受体样蛋白 3（Fc receptor - like protein，FCRL3）及 PRSS1 等[4-7]。需要更多包括全基因组关联研究在内的综合性分析，以深入认知此病的遗传危险因素。在亚洲患者中确认的 HLA 亚型是否与白种人 1 型 AIP 患者具有相关性，尚不明确。

（二）自身免疫性

临床研究发现高达 40% 的 1 型 AIP 患者存在抗核抗体，表明在发病或进展阶段涉及自身免疫[8,9]。患者亦常检出抗碳酸酐酶（autoantibodies against carbonic anhydrase Ⅱ，CA-Ⅱ）、乳铁传递蛋白、胰分泌性胰蛋白酶抑制药和（或）胰蛋白酶原等自身抗体[8,10]。上述自身抗体的存在或可解释 1 型 AIP 患者中显著的胰腺小叶损伤以及其他器官的受累（其他脏器亦可表达上述酶类），但部分患者可能仅由广泛的腺泡破坏所致。已证实 1 型 AIP 患者中的这些自身抗体均非 IgG$_4$ 亚型。

在最近的一项研究中，将从 1 型 AIP 患者中所分离的循环 IgG$_1$ 及 IgG$_4$ 注射于新生小鼠皮下，以此探究人源免疫球蛋白的组织反应性 [11]。IgG$_1$ 及 IgG$_4$ 均可引起胰腺损伤，其证据包括胰腺间质水肿，腺泡坏死，出血以及多形核白细胞浸润等，IgG$_1$ 导致的组织改变更为广泛。有趣的是，IgG$_1$ 介导的组织破坏可被同期注射的患者 IgG$_4$ 所抑制，表明 IgG$_1$ 可能为导致胰腺损伤的主要自身抗体，而患者 IgG$_4$ 则可能在其中发挥抑制作用 [11]。在此前使用脱敏疗法治疗过敏个体的研究中已报道 IgG$_4$ 有类似的抗炎诱导作用 [12]。但 1 型 AIP 的潜在抗原尚不清楚。

（三）T 细胞、细胞因子及趋化因子

在所有 T 细胞亚型中，Th2 细胞及调节 T 细胞（regulatory T cells，Treg 细胞）在 1 型 AIP 中均被激活，从 Th1/Th2 平衡状态转为 Th2 细胞占优势 [13, 14]。但是，Th1 细胞反应并非完全抑制 [15]。1 型 AIP 患者类似于原发性硬化性胆管炎及原发性胆汁性肝硬化，组织中可见 IFN-γ 的表达，但 Th2 细胞因子（如 IL-4、IL-5、IL-13 及 IL-21）的表达在 1 型 AIP 患者中显著增加，伴有大量 IL-4 阳性淋巴细胞浸润（图 64-1）[13]。Treg 细胞在受累组织淋巴细胞及外周血单核细胞中的比例均有增加 [13, 16]。

1 型 AIP 患者组织或血清中可见嗜酸性粒细胞增多及血清 IgE 水平升高，可能与 Th2 细胞因子如 IL-4、IL-5 及 IL-13 等有关 [17, 18]。Treg 细胞分泌的细胞因子 IL-10，同样可在 1 型 AIP 患者中高表达 [13, 14]（图 64-1）。IL-4 与 IL-10 的协同作用可能和 IgG$_4$ 相关，因 IL-4 诱导 B 细胞及浆细胞分泌 IgE 和 IgG$_4$，IL-10 同 IL-4 不同，可抑制 IgE 产生，但可选择性促进 IgG$_4$ 分泌 [19]。另一调节性细胞因子 TGF-β，在 1 型 AIP 的纤维化方面可能起核心作用。

CCL1-CCR8 的相互作用对 Th2 细胞及 Treg 细胞的聚集非常关键，因 50% 的 Th2 淋巴细胞及 60% 的 FOXP3+Treg 细胞表达 CCR8 [20]。1 型 AIP 患者的导管上皮及内皮细胞，包括受累的闭塞性静脉炎血管内皮细胞，均可表达 CCL1 [21]。CCL1 阳性部位均被 CCR8+ 淋巴细胞浸润（图 64-2）。CCL1–CCR8 的相关作用组成微环境，其中有大量 Th2 细胞及 Treg 细胞存在，导致 IgG$_4$ 可通过 IL-4 及 IL-10 实现类别转换。这一免疫反应同样可致 1 型 AIP 患者出现特征性的组织学改变，如胰腺组织内导管周围炎及闭塞性静脉炎。

（四）B 细胞及浆母细胞的扩增

采用抗 CD-20 抗体以祛除 B 细胞的治疗对于 1 型 AIP 患者有效，从而印证了 B 细胞在 1 型 AIP 发病中的关键作用 [22]。循环浆母细胞在 1 型 AIP 患者中的比例增加，治疗后迅速减少。增多的浆母细胞主要为 IgG$_4$ 类型，具有单克隆属性，但何种克隆占优具有个体差异 [23]。1 型 AIP 患者组织及循环中由 IgG$_4$ 启动的 B 细胞同样为单克隆 [24]。由 IgG$_4$ 启动的 B 细胞 / 浆母细胞的单克隆属性及不同患者之间优势克隆的差异性支持如下假说：IgG$_4$ 可能并非 1 型 AIP 的特异性自身抗体。

（五）浆细胞的作用

因 IgG$_4$ 与补体结合能力有限，与 FC 受体的结合较差，故一般 IgG$_4$ 被视为非炎性抗体 [25]。作为 IgG 的小分子亚型，IgG$_4$ 具有交换其重链和轻链（Fab 臂交换）的特性 [26]。此免疫性过程可致 IgG$_4$ 分子抗原交叉连接能力丧失，行为上类似于单价抗体，并且失去形成大型免疫复合物的能力。基于这些抗炎特性，

在 1 型 AIP 患者中，IgG_4 可能为继发性产生以抑制炎性反应，同本文前述将患者来源 IgG_1 及 IgG_4 注射入小鼠体内的研究 [11] 一致。

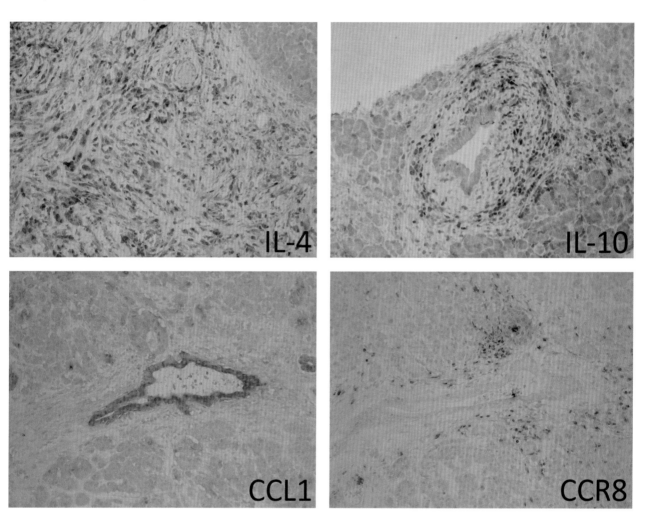

▲ 图 64-1　1 型 AIP 表达的免疫因子（原位杂交）

图中可观察到淋巴细胞表达 IL-4 或 IL-10。胰腺导管 CCL1 阳性表达，且被 CCR8+ 淋巴细胞包绕（上图引自 Zen 等，2007[13]，经 John Wiley & Sons 公司许可后引用；下图引自 Zen 等，2013[21]，经 Elsevier 公司许可后引用）

在最近的一项全球蛋白质组学研究中，采用一种稳定的蛋白组学并磷酸肽富集方法鉴定出 4870 种蛋白质，包含来自 1 型 AIP 患者冰冻胆管组织中的 1121 种磷酸蛋白 [27]。在基于高表达或高度磷酸化蛋白的通路分析中，1 型 AIP 患者与原发性硬化性胆管炎患者比较，Fc-γ 受体介导的吞噬是最为显著的免疫通路的活化途径 [27]。发生在巨噬细胞内的信号级联反应，是由 IgG 分子和细胞膜上的 Fc-γ 受体的相互作用而启动。但鉴于 IgG_4 结合 Fc 受体的能力较差 [25]，该信号通路可能由其他 IgG 亚型而非 IgG_4 激活。

近 40% 的低补体血症患者存在类似机制，尤其是合并肾脏受累的患者 [28]。在三条补体激活系统中，经典途径在 1 型 AIP 患者中显著激活。既然 IgG_4 并不能有效激活经典途径，可能由其他 IgG 亚型发挥补体结合作用，尤其是 IgG_1，其补体结合作用更加有效。

综上，1 型 AIP 中已确认存在淋巴细胞特定亚群的激活及增殖，T 细胞 -B 细胞的相互作用同样与其发病相关（图 64-2）。IgG_4 在 1 型 AIP 中的作用尚不明确。目前推测，在这一显著的炎性疾病中，IgG 其他亚型特别是 IgG_1 可能介导该症，IgG_4 可能为继发性诱导以抑制免疫反应过度。

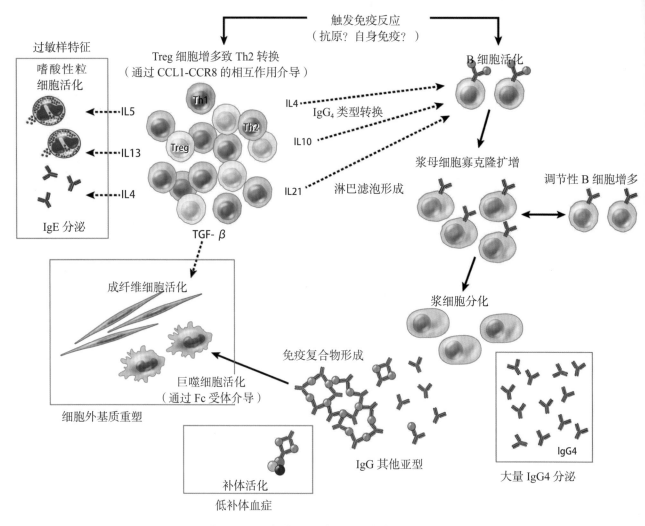

▲ 图 64-2　所提出的 1 型 AIP 免疫学相互作用过程

引自 Hart 等，2015[1]，经 Elsevier 许可后引用。Copyright © 2015 AGA Institute。由 Elsevier Inc 出版，版权所有

三、2 型自身免疫性胰腺炎

　　2 型 AIP 较为少见，同时因血清或免疫学标志的缺乏，限制了对于 2 型 AIP 的病因学探究。唯一可能的线索是 1/3 的患者存在炎性肠病，尤其是溃疡性结肠炎[29]。我们近期已对 2 型 AIP 的免疫病理学特征同 1 型 AIP 及溃疡性结肠炎进行了比较研究[30]。

　　利用从胰腺组织中提取的 mRNA 做定量 PCR，结果显示 IL-8 在 2 型 AIP 中的表达显著高于 1 型 AIP。其他细胞因子（如 IFN-γ、IL-4、IL-10 及 TNF-α），或两者表达类似，或在 2 型中表达低于 1 型。免疫组化显示 IL-8 主要表达于损伤的导管上皮细胞、浸润的中性粒细胞及淋巴细胞中，特别是在损伤导管周围有显著高表达（图 64-3）。在其他类型胰腺炎中并未发现上述 IL-8 的表达模式。由于 IL-8 是中性粒细胞的趋化因子，其在胰腺导管的异常表达可能反映出以导管为中心的富含嗜中性粒细胞的特征性炎性病变，即为 2 型 AIP 中的粒细胞上皮病变（granulocytic epithelial lesions，GELs）[31, 32]。

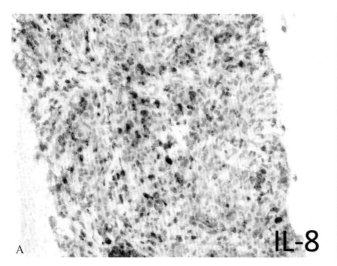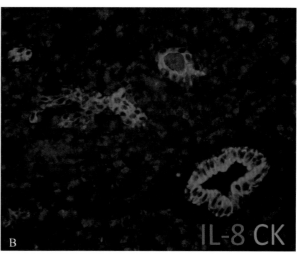

▲ 图 64-3　2 型 AIP 患者 IL-8 的表达情况

A. 单标免疫染色显示胰腺组织中 IL-8 广泛表达；B. 在双标免疫染色中，IL-8（红色）在炎性浸润细胞和胰腺导管中均表达，而胰腺导管同样表达细胞角蛋白（cytokeratin，CK，绿色）

在活动期溃疡性结肠炎结肠活检标本中可见类似的 IL-8 表达模式。在隐窝上皮，特别是隐窝炎和隐窝脓肿的位置存在异常表达[30]。在感染性结肠炎中，结肠上皮多缺乏此免疫标志，表现为另一类型的富含嗜中性粒细胞的结肠炎症。这些发现表明，IL-8 可能是 2 型 AIP 发病的关键分子之一，同样也表明 2 型 AIP 和溃疡性结肠炎的发病机制存在某种相关性。

☞ 参考文献

[1] Hart PA, Zen Y, Chari ST. Recent advances in autoimmune pancreatitis. Gastroenterology 2015;149: 39–51.

[2] Kawa S, Ota M, Yoshizawa K et al. HLA DRB10405-DQB10401 haplotype is associated with autoimmune pancreatitis in the Japanese population. Gastroenterology 2002;122:1264–1269.

[3] Park DH, Kim MH, Oh HB et al. Substitution of aspartic acid at position 57 of the DQbeta1 affects relapse of autoimmune pancreatitis. Gastroenterology 2008;134:440–446.

[4] Chang MC, Chang YT, Tien YW et al. T-cell regulatory gene CTLA-4 polymorphism/haplotype association with autoimmune pancreatitis. Clin Chem 2007;53:1700–1705.

[5] Umemura T, Ota M, Hamano H et al. Association of autoimmune pancreatitis with cytotoxic T-lymphocyte antigen 4 gene polymorphisms in Japanese patients. Am J Gastroenterol 2008;103:588–594.

[6] Umemura T, Ota M, Hamano H et al. Genetic association of Fc receptor-like 3 polymorphisms with autoimmune pancreatitis in Japanese patients. Gut 2006;55:1367–1368.

[7] Chang MC, Jan IS, Liang PC et al. PRSS1 but not SPINK1 variants increase the risk of type 1 autoimmune pancreatitis. J Gastroenterol Hepatol 2014;29:2038–2042.

[8] Okazaki K, Uchida K, Fukui T. Recent advances in autoimmune pancreatitis: concept, diagnosis, and pathogenesis. J Gastroenterol 2008;43:409–418.

[9] Aparisi L, Farre A, Gomez-Cambronero L et al. Antibodies to carbonic anhydrase and IgG$_4$ levels in idiopathic chronic pancreatitis: relevance for diagnosis of autoimmune pancreatitis. Gut 2005;54:703–709.

[10] Löhr JM, Faissner R, Koczan D et al. Autoantibodies against the exocrine pancreas in autoimmune pancreatitis: gene and protein expression profiling and immunoassays identify pancreatic enzymes as a major target of the inflammatory process. Am J

Gastroenterol 2010;105:2060–2071.

[11] Shiokawa M, Kodama Y, Kuriyama K. Pathogenicity of IgG in patients with IgG$_4$-related disease. Gut 2016; 65:1322–1332.

[12] Aalberse RC, van der Gaag R, van Leeuwen J. Serologic aspects of IgG$_4$ antibodies. I. Prolonged immunization results in an IgG$_4$-restricted response. J Immunol 1983;130:722–726.

[13] Zen Y, Fujii T, Harada K et al. Th2 and regulatory immune reactions are increased in immunoglobin G4-related sclerosing pancreatitis and cholangitis. Hepatology 2007;45:1538–1546.

[14] Stone JH, Zen Y, Deshpande V. IgG$_4$-related disease. N Engl J Med 2012;366:539–551.

[15] Okazaki K, Uchida K, Ohana M et al. Autoimmunerelated pancreatitis is associated with autoantibodies and a Th1/Th2-type cellular immune response. Gastroenterology 2000;118:573–581.

[16] Miyoshi H, Uchida K, Taniguchi T et al. Circulating naïve and CD4 + CD25 high regulatory T cells in patients with autoimmune pancreatitis. Pancreas 2008;36:133–140.

[17] Kamisawa T, Anjiki H, Egawa N et al. Allergic manifestations in autoimmune pancreatitis. Eur J Gastroenterol Hepatol 2009;21:1136–1139.

[18] Sah RP, Pannala R, Zhang L et al. Eosinophilia and allergic disorders in autoimmune pancreatitis. Am J Gastroenterol 2010;105:2485–2491.

[19] Jeannin P, Lecoanet S, Delneste Y et al. IgE versus IgG$_4$ production can be differentially regulated by IL-10. J Immunol 1998;160:3555–3561.

[20] Soler D, Chapman TR, Poisson LR et al. CCR8 expression identifies CD4 memory T cells enriched for FOXP3+ regulatory and Th2 effector lymphocytes. J Immunol 2006;177:6940–6951.

[21] Zen Y, Liberal R, Nakanuma Y et al. Possible involvement of CCL1-CCR8 interaction in lymphocytic recruitment in IgG$_4$-related sclerosing cholangitis. J Hepatol 2013;59:1059–1064.

[22] Hart PA, Topazian MD, Witzig TE et al. Treatment of relapsing autoimmune pancreatitis with immunomodulators and rituximab: the Mayo Clinic experience. Gut 2013;62:1607–1615.

[23] Mattoo H, Mahajan VS, Della-Torre E et al. De novo oligoclonal expansions of circulating plasmablasts in active and relapsing IgG$_4$-related disease. J Allergy Clin Immunol 2014;134:679–687.

[24] Maillette de Buy Wenniger LJ, Doorenspleet ME, Klarenbeek PL et al. Immunoglobulin G4+ clones identified by next-generation sequencing dominate the B cell receptor repertoire in immunoglobulin G4 associated cholangitis. Hepatology 2013;57: 2390–2398.

[25] Aalberse RC, Stapel SO, Schuurman J et al. Immunoglobulin G4: an odd antibody. Clin Exp Allergy 2009;39: 469–477.

[26] van der Neut Kolfschoten M, Schuurman J, Losen M et al. Anti-inflammatory activity of human IgG$_4$ antibodies by dynamic Fab arm exchange. Science 2007;317:1554–1557.

[27] Zen Y, Britton D, Mitra V et al. A global proteomic study identifies distinct pathological features of IgG$_4$-related and primary sclerosing cholangitis. Histopathology 2016;68:796–809.

[28] Muraki T, Hamano H, Ochi Y et al. Autoimmune pancreatitis and complement activation system. Pancreas 2006;32:16–21.

[29] Hart PA, Levy MJ, Smyrk TC et al. Clinical profiles and outcomes in idiopathic duct-centric chronic pancreatitis (type 2 autoimmune pancreatitis): the Mayo Clinic experience. Gut 2016;65:1702–1709.

[30] Ku Y, Hong SM, Fujikura K et al. IL-8 expression in granulocytic epithelial lesions of idiopathic duct-centric pancreatitis (type 2 autoimmune pancreatitis). Am J Surg Pathol 2017;41:1129–1138.

[31] Notohara K, Burgart LJ, Yadav D et al. Idiopathic chronic pancreatitis with periductal lymphoplasmacytic infiltration: clinicopathologic features of 35 cases. Am J Surg Pathol 2003;27: 1119–1127.

[32] Zamboni G, Lüttges J, Capelli P et al. Histopathological features of diagnostic and clinical relevance in autoimmune pancreatitis: a study on 53 resection specimens and 9 biopsy specimens. Virchows Arch 2004;445: 552–563.

Rajib Gupta，Vikram Deshpande　著

常晓燕　译

陈　杰　校

一、概述

AIP 是一种独特的慢性胰腺炎，常表现为胰腺肿块，具有一组独特的组织学特点，伴有血清学和组织中 IgG4 的升高，并对激素治疗敏感。尽管未发现特异性抗体，自身免疫性胰腺炎仍被认为发现 B 细胞和 T 细胞的克隆性改变 [1, 2]。目前 AIP 有两种组织学亚型：1 型和 2 型。1 型 AIP 是 IgG4 相关性疾病，而 2 型缺乏 IgG4 相关病变的组织学特点 [3-5]。

二、1 型自身免疫性胰腺炎

1 型自身免疫性胰腺炎（又名淋巴浆细胞性硬化性胰腺炎、IgG4 相关性胰腺炎、小叶中心性自身免疫性胰腺炎）常表现为独立的胰腺肿胀，少见情况下可出现同期或不同时期发现其他部位肿块，如淋巴结病、硬化性胆管炎及肺部疾病。大体上，切除的胰腺未发现明确肿块，而是胰腺弥漫性增大、程度不等的纤维化导致胰腺质地坚硬。胰腺导管多处节段性狭窄，胰管扩张不明显。

1 型 AIP 有三个组织学特点：①明显淋巴浆细胞浸润；②席纹样纤维化（图 65-1）；③阻塞性静脉炎（图 65-2）。很显然，这些组织学特点也同时是 IgG4 相关疾病的特点 [6, 7]。胰腺切除标本上这三个特点都可以观察到，而细针穿刺标本上极少看到阻塞性静脉炎。席纹样纤维化，作为 1 型 AIP 的典型特点，表现为短梭形纤维细胞束（成纤维细胞或肌纤维母细胞）呈旋涡样排列，穿插着胶原纤维及较多以淋巴细胞及浆细胞为主的炎细胞浸润。这些梭形细胞通常表达 SMA，不表达 Desmin。这些纤维组织增生，炎细胞浸润最常出现在胰腺小叶之间，也可累及小叶内及胰腺周围脂肪组织。病程长的患者经常难以发现这些病变特点，而是在疾病晚期发现胰腺结石。

尽管炎细胞浸润围绕胰管聚集，胰腺导管损伤却很少见到，这一点完全不同于 2 型 AIP，2 型 AIP 的

典型特点，就是在胰腺导管壁及导管腔内可见较多中性粒细胞聚集，因此又称为粒细胞上皮病变。还可发现其他组织学特点，如非阻塞性静脉炎，阻塞性动脉炎，胰腺间质内明显的嗜酸性粒细胞浸润及淋巴滤泡形成，生发中心可有可无。

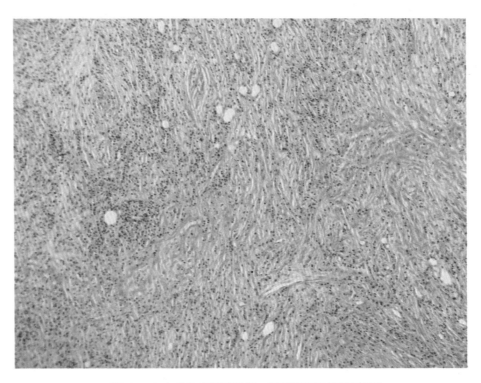

▲ 图 65-1　自身免疫性胰腺炎 1 型纤维组织旋涡样增生

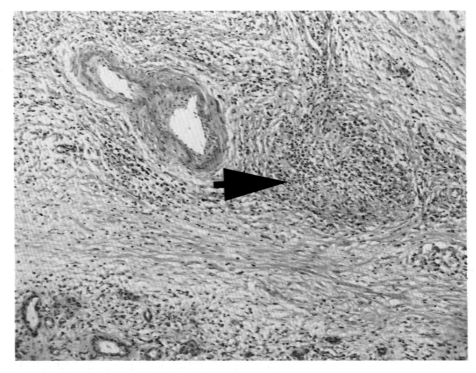

▲ 图 65-2　自身免疫性胰腺炎 1 型，阻塞性静脉炎
短箭示阻塞的静脉

免疫组化显示大部分 1 型 AIP 可见较多 IgG$_4$ 表达阳性的浆细胞（在穿刺标本＞ 10/HPF，胰腺切除标本 50/HPF）[8, 9]。IgG$_4$ 阳性的浆细胞弥漫浸润是病变常态，其他胰腺的炎性病变和非肿瘤性病变也可发现局灶 IgG$_4$ 阳性细胞。强调组织学特点的重要性毋庸置疑，但无论是组织中还是血清 IgG$_4$ 都不是 IgG$_4$ 相关病变的特异性指标，胰腺炎性病变及肿瘤性病变包括胰腺腺癌的免疫球蛋白分类跨度很大[10]。另外，罕见病例报道 1 型 AIP 也可出现组织和（或）血清 IgG$_4$ 阴性[11, 12]。IgG$_4$/IgG 比值超过 40% 是诊断 1 型 AIP 的更为特异的指标[8, 13]。

最多见的淋巴细胞是 CD4 阳性的 T 淋巴细胞[9]，但也总能发现 B 细胞聚集，CD68 和 CD163 染色可发现明显的吞噬细胞。B 细胞、T 细胞和浆细胞都是多克隆性。浆细胞可分泌多种免疫球蛋白 -IgE、IgG$_1$、IgG$_2$、IgG$_3$- 在浸润的炎细胞中均可发现，但 IgG$_4$ 阳性的浆细胞数量最多。

鉴别诊断

胰腺切除标本 AIP 组织学特点明确，不易被误诊为其他胰腺炎性病变或者胰腺肿瘤。当然，穿刺活检却很有挑战性[14]。最类似的病变是高分化胰腺导管腺癌，也可导致血清学或组织学 IgG$_4$ 水平增高。因此，诊断 AIP 前，需要从临床、影像学及组织学等方面除外恶性。细针穿刺有可能难以取到典型病变，这种情况并不少见。细针穿刺活检的主要目的是排除恶性肿瘤，当然在某些情况下纤维炎性病变也可能被忽视[15]。其他慢性胰腺炎，如沟突胰腺炎，2 型 AIP 也可以类似 1 型 AIP，但没有或很少 IgG$_4$ 阳性的浆细胞[16]。

近来提出的新的慢性胰腺炎亚型，滤泡性胰腺炎也需要引起注意[17, 18]。自身免疫性胰腺炎和滤泡性胰腺炎尽管都可以出现较大淋巴细胞及浆细胞浸润，但后者可见淋巴滤泡形成，伴有生发中心，并主要位于导管周围区域，环绕主胰管。最重要的是主胰管常扩张，这一点与 AIP 不同。滤泡性胰腺炎不会伴发 IgG$_4$ 相关性疾病，组织学上也不同于 1 型 AIP，缺乏或仅见极少 IgG$_4$ 阳性细胞。这样的证据提示滤泡性胰腺炎可能和 1 型 AIP 一样，用免疫抑制药治疗有效。

三、胰腺癌和自身免疫性胰腺炎

近些年报道许多 AIP 患者发生胰腺导管腺癌[19-24]。一项研究甚至观察到胰腺上皮内瘤变和 AIP 的关联性，发现 AIP 患者发生胰腺上皮内瘤变的比例高于慢性胰腺炎[25]，而 AIP 是否是发生胰腺导管腺癌的高危因素尚不确定。

四、2 型自身免疫性胰腺炎

大体检查发现 2 型 AIP（又名特发性导管中心性胰腺炎、AIP 伴有粒细胞性上皮损害、AIP- 导管型）类似 1 型 AIP，也可出现孤立结节。尽管病变位于胰腺，但 2 型 AIP 与炎性肠病关系极其密切。

2 型 AIP 是以胰腺为主的疾病，组织学特点：①导管周较多淋巴细胞及浆细胞浸润；②小导管及中等大小的叶间导管的导管周和（或）管腔内中性粒细胞聚集，导致管腔程度不等的狭窄（图 65-3）[4, 7, 26]。腺泡内有中性粒细胞为常见特点，也可能是活检标本的唯一诊断线索。2 型 AIP 内缺乏明显的纤维组织旋涡状增生、阻塞性静脉炎、弥漫性 IgG$_4$ 阳性浆细胞浸润等特点，偶尔可见小簇 IgG$_4$ 阳性细胞。还有其他一些很重要但不常见的特点，包括非阻塞性静脉炎，嗜酸性粒细胞浸润，淋巴细胞聚集，导管周肉芽肿等。

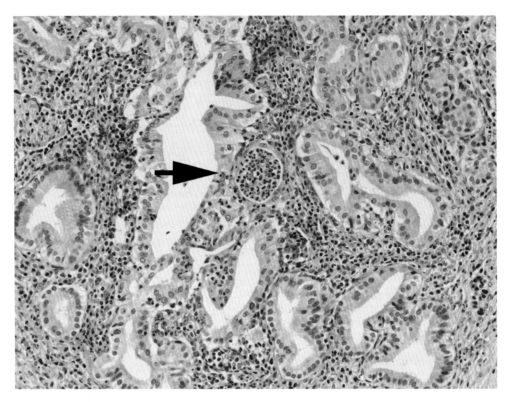

▲ 图 65-3 2 型自身免疫性胰腺炎

图示胰管周围有淋巴浆细胞炎症浸润，可见导管内中性粒细胞（箭），粒细胞上皮病变

鉴别诊断

组织学特点显示酗酒有关的慢性胰腺炎可类似 2 型 AIP；导管周明显的炎症反应和粒细胞性上皮损害这两个特点同时出现的概率在酗酒有关的胰腺炎时要低一些。另外，酗酒有关的胰腺炎具有独特的组织学特点，扩张的导管内含浓缩蛋白样物质和结石，这一点极少发生在 AIP 早期。另一个鉴别诊断包括沟突性胰腺炎，但该胰腺炎很少出现粒细胞性上皮损害。

五、难以分类的自身免疫性胰腺炎

尽管 1 型和 2 型自身免疫性胰腺炎具有公认的组织病理学特点，但还是存在很少的病例难以分类，例如 1 型 AIP 出现粒细胞上皮病变，这类病变被称为"难以分类的自身免疫性胰腺炎"。

六、结论

自身免疫性胰腺炎有两个类型，从临床特点、组织学及免疫表型等方面具有不同特点（表 65-1）。活检标本诊断 AIP，需依赖临床特点、实验室检查、影像学发现等结合组织学特点共同诊断。组织学特点不典型，仅有 IgG_4 阳性的浆细胞数量增多是非特异性表现，胰腺导管腺癌周围也可能会出现类似病变。

表 65-1　1 型和 2 型自身免疫性胰腺炎组织病理学差异

特　点	1 型 AIP	2 型 AIP
小叶间间质旋涡状纤维组织增生	有	无
导管周淋巴浆细胞浸润	通常中 - 重度	通常轻度
导管内明显的中性粒细胞（GEL）	通常无	有
中性粒细胞浸润胰腺小叶	通常无	常见
间质可见嗜酸性粒细胞	常见	极少
间质内见淋巴滤泡	可出现	极少
静脉炎	有，通常是阻塞性静脉炎	少见；如果有，非阻塞性
组织内 IgG_4 数量	增多，活检时 > 10/HPF，手术切除 > 50/HPF	通常不增多
IgG_4/IgG 比值	> 40%	< 40%

🖝 参考文献

[1] Doorenspleet ME, Hubers LM, Culver EL et al. IgG_4+ B-Cell receptor clones distinguish IgG_4-related disease from primary sclerosing cholangitis and biliary/pancreatic malignancies. Hepatology 2016;64(2):501–507.

[2] Mattoo H, Mahajan VS, Maehara T et al. Clonal expansion of CD4 cytotoxic T lymphocytes in patients with IgG-related disease. J Allergy Clin Immunol 2016;138(3):825–838.

[3] Deshpande V, Chicano S, Finkelberg D et al. Autoimmune pancreatitis: a systemic immune complex mediated disease. Am J Surg Pathol 2006;30(12): 1537–1545.

[4] Deshpande V, Gupta R, Sainani N et al. Subclassification of autoimmune pancreatitis: a histologic classification with clinical significance. Am J Surg Pathol 2011;35(1):26–35.

[5] Notohara K, Burgart LJ, Yadav D, Chari S, Smyrk TC. Idiopathic chronic pancreatitis with periductal lympho-plasmacytic infiltration: clinicopathologic features of 35 cases. Am J Surg Pathol 2003;27(8):1119–1127.

[6] Shinagare S, Shinagare AB, Deshpande V. Autoimmune pancreatitis: a guide for the histopathologist. Semin Diagn Pathol 2012;29(4):197–204.

[7] Zhang L, Chari S, Smyrk TC et al. Autoimmune pancreatitis (AIP) type 1 and type 2: an international consensus study on histopathologic diagnostic criteria. Pancreas 2011;40(8):1172–1179.

[8] Deshpande V, Zen Y, Chan JK et al. Consensus statement on the pathology of IgG_4-related disease. Mod Pathol 2012;25(9): 1181–1192.

[9] Mahajan VS, Mattoo H, Deshpande V, Pillai SS, Stone JH. IgG_4-related disease. Annu Rev Pathol 2014;9: 315–347.

[10] Dhall D, Suriawinata AA, Tang LH, Shia J, Klimstra DS. Use of immunohistochemistry for IgG_4 in the distinction of autoimmune pancreatitis from peritumoral pancreatitis. Hum Pathol 2010;41(5):643–652.

[11] Balasubramanian G, Sugumar A, Smyrk TC et al. Demystifying seronegative autoimmune pancreatitis. Pancreatology 2012;12(4): 289–294.

[12] Hart PA, Smyrk TC, Chari ST. Lymphoplasmacytic sclerosing pancreatitis without IgG_4 tissue infiltration or serum IgG_4 elevation: IgG_4-related disease without IgG_4. Mod Pathol 2015;28(2):238–247.

[13] Deshpande V. The pathology of IgG$_4$-related disease: critical issues and challenges. Semin Diagn Pathol 2012;29(4):191–196.

[14] Detlefsen S, Mortensen MB, Pless TK, Cribe AS, de Muckadell OB. Laparoscopic and percutaneous core needle biopsy plays a central role for the diagnosis of autoimmune pancreatitis in a single-center study from Denmark. Pancreas 2015;44(6): 845–858.

[15] Deshpande V, Mino-Kenudson M, Brugge WR et al. Endoscopic ultrasound guided fine needle aspiration biopsy of autoimmune pancreatitis: diagnostic criteria and pitfalls. Am J Surg Pathol 2005;29(11):1464–1471.

[16] Levenick JM, Gordon SR, Sutton JE, Suriawinata A, Gardner TB. A comprehensive, case-based review of groove pancreatitis. Pancreas 2009;38(6):e169–175.

[17] Gupta RK, Xie BH, Patton KT et al. Follicular pancreatitis: a distinct form of chronic pancreatitis—an additional mimic of pancreatic neoplasms. Hum Pathol 2016;48:154–162.

[18] Zen Y, Ishikawa A, Ogiso S, Heaton N, Portmann B. Follicular cholangitis and pancreatitis: clinicopathological features and differential diagnosis of an under-recognized entity. Histopathology 2012;60(2):261–269.

[19] Ghazale A, Chari S. Is autoimmune pancreatitis a risk factor for pancreatic cancer? Pancreas 2007;35(4):376.

[20] Ikeura T, Miyoshi H, Uchida K et al. Relationship between autoimmune pancreatitis and pancreatic cancer: a single-center experience. Pancreatology 2014;14(5):373–379.

[21] Motosugi U, Ichikawa T, Yamaguchi H et al. Small invasive ductal adenocarcinoma of the pancreas associated with lymphoplasmacytic sclerosing pancreatitis. Pathol Int 2009;59(10):744–747.

[22] Witkiewicz AK, Kennedy EP, Kennyon L, Yeo CJ, Hruban RH. Synchronous autoimmune pancreatitis and infiltrating pancreatic ductal adenocarcinoma: case report and review of the literature. Hum Pathol 2008; 39(10):1548–1551.

[23] Zhang X, Liu X, Joseph L, Zhao L, Hart J, Xiao SY. Pancreatic ductal adenocarcinoma with autoimmune pancreatitis-like histologic and immunohistochemical features. Hum Pathol 2014;45(3):621–627.

[24] Kamisawa T, Tsuruta K, Okamoto A et al. Frequent and significant K-ras mutation in the pancreas, the bile duct, and the gallbladder in autoimmune pancreatitis. Pancreas 2009;38(8):890–895.

[25] Gupta R, Khosroshahi A, Shinagare S et al. Does autoimmune pancreatitis increase the risk of pancreatic carcinoma?: a retrospective analysis of pancreatic resections. Pancreas 2013;42(3):506–510.

[26] Notohara K, Nishimori I, Mizuno N et al. Clinicopathological features of type 2 autoimmune pancreatitis in Japan: results of a multicenter survey. Pancreas 2015;44(7):1072–1077.

Clinical Manifestation of Type 1 Autoimmune Pancreatitis
1型自身免疫性胰腺炎的临床表现

66

Tooru Shimosegawa, Morihisa Hirota, Atsushi Kanno　著

董良博　译

王维斌　校

一、1型与2型自身免疫性胰腺炎

来自 Marseilles 的 Henri Sarles 教授首次提出在一些病例中，自身免疫因素可能与慢性胰腺炎的发病有关[1]。1961 年，他研究了 10 例无钙化的慢性胰腺炎的病理结果，这些病例的预后较差，伴有独特的临床特征，比如发热、黄疸、腹痛和消瘦。病理特点包括，主要为炎性细胞浸润和严重的胰腺纤维化，血清 γ 球蛋白升高，抗生素治疗无效等。这些都提示发病机制中存在可能的"自身免疫化"。

AIP 的概念由 Yoshida 等在 1995 年提出[2]。该病例报道了一例 68 岁无痛性黄疸的女性患者。在仔细检查该患者，并与文献报道的相似病例报道相对比后，Yoshida 等提出了一个新的疾病概念，即自身免疫性胰腺炎。以下为其特征：频发的无痛性黄疸，形态学上表现为胰腺弥漫增大伴有胰管狭窄，血清学血浆 γ 球蛋白升高并出现自身抗体，组织学表现为大量淋巴细胞浸润和严重的纤维化，并伴有其他并发症，如其他自身免疫性疾病，且激素治疗有效。这些临床特征与后来分类为 1 型 AIP 相一致。1991 年，Kawaguchi 等已报道一种特殊的胰腺炎，该病特有的称为 LPSP 的组织学特征，以大量淋巴细胞浸润伴纤维化，胰管周围浆细胞浸润，并伴有闭塞性静脉炎[3]。LPSP 被认为是如今组织病理学定义上的 AIP。2001 年，Hamano 等首次报道了 AIP 特异性血清学特点，即血浆 IgG$_4$ 升高[4]，随后确诊在相关组织和器官中有明显的 IgG$_4$ 阳性浆细胞浸润[5]。这些发现自 Yoshida 等提出 AIP 疾病概念以来，也支持日本报道的 AIP 主要临床特征，并与后来定义的 1 型 AIP 相一致[6]。

相反的，西方国家对因可疑胰腺癌切除的胰腺组织进行病理学重新评估时，学者们提出了另一种涉及免疫机制的胰腺炎类型。在 2003 年，Notohara 等报道了炎性变化的存在，其特征为大量粒细胞的浸润，以胰管内和胰管周为著，偶有导管上皮破坏和胰管内粒细胞浸润。这些发现后被称为"特发性导管中心性胰腺炎"（indiopathic duct-centric pancreatitis，IDCP）[7]。IDCP 被认为是相当于病理学上的"非酒精性导管破坏性慢性胰腺炎"（nonalcoholic duct-destructive chronic pancreatitis，NADCP），该概念过去被 Ectors 等报道过[8]。Zamboni 等也发现在可形成肿瘤的慢性胰腺炎的组织学检查中，导管周围的粒细胞浸

润、偶见导管上皮破坏，这在病理学上被称为"粒细胞浸润性导管上皮病变"[9]。以粒细胞浸润性导管上皮病变为特征的胰腺炎被认为是一种 AIP，因为其组织学特征涉及炎症细胞的大量浸润和导管周围的纤维化，以及偶见与炎症性肠病相关。然而，这倾向于发生在患有胰腺炎急性发作的年轻患者中，无性别差异，并且没有特异性的血清标志物[9]。

如前所述，虽然日本提出的 AIP 显示各种临床特征并具有"LPSP"的组织学定义，而西方国家提出的 AIP 在病理学上被定义为"IDCP/粒细胞浸润性导管上皮病变"并且显示出明显不同的临床特征[10]。梅奥诊所将"1 型 AIP"命名为前者，将"2 型"命名为后者[11]。2009 年在檀香山举行的日本胰腺协会和美国胰腺协会联合会议的卫星研讨会上讨论了 AIP 的分类，并达成了一项被称为"檀香山共识"的国际共识。"檀香山共识"批准将 AIP 分为两种亚型，即 1 型和 2 型，病理学定义为 LPSP 和 IDCP/粒细胞上皮病变，并建议对这些亚型的临床和病理特征进行进一步的研究以弄清其特性[12]。

二、自身免疫性胰腺炎的国际共识诊断标准

关于 AIP 的诊断，许多国家提出了不同的标准，第一个是 2002 年的日本标准[13]。这些标准分别是：日本临床诊断标准（2002[13]、2006[14]）、韩国诊断标准（2006[15]、2007[16]）、梅奥诊所的 HISORt 标准（2006[17]、2009[18]）、亚洲标准（2008[19]）、意大利标准（2006[10]、2009[20]）和西班牙标准（2005[21]）。由于所有这些都是在檀香山共识之前制定的，因此在使用这些标准诊断的病例中混合了不同类型的 AIP。

2011 年提出的 AIP（ICDC）的国际共识诊断标准目前是将 AIP 分类为 1 型和 2 型[12]的唯一标准，并且可以单独诊断这两种类型[22]。ICDC 是世界专家 2010 年在日本福冈举行的国际胰腺病学会第 14 次会议期间讨论后编制的全球通用标准。

使用 ICDC，AIP 可以通过以下五个基本特征进行联合诊断：①实质影像（P）；②胰管影像（D）；③血清学（S）；④其他器官受累（OOI）；⑤胰腺的组织学（H），对激素的反应（Rt）作为可选标准。为了在诊断过程中提供一定程度的灵活性，根据其诊断可靠性将各个诊断依据分为 1 级和 2 级（表 66-1）[22]。此外，通过采用基于组合的框架，ICDC 可以在任何情况和任何国家诊断 AIP，即使诊断方式的实际方法和优先级不同。

表 66-1　1 型 AIP 诊断标准

特征	诊断依据	1 级	2 级
P	实质影像	典型表现：弥漫性增大及延迟强化（有时合并包囊样边缘影）	可疑表现（包括不典型表现†）：节段性或局灶性增大及延迟强化
D	胰管影像	弥漫性（> 1/3 主胰管长度）或多发性狭窄不伴有远端胰管显著扩张	节段性或局灶性狭窄无显著远端胰管扩张（胰管宽度 < 5 mm）
S	血清学	IgG₄，大于正常值上限 2 倍	IgG₄，正常值上限 1～2 倍
OOI	其他器官受累	（1）或（2） （1）胰腺外器官组织学表现（下列 4 项中任意 3 项） ①显著淋巴浆细胞浸润伴纤维化不伴粒细胞浸润 ②席纹状纤维化 ③闭塞性静脉炎 ④大量（> 10 细胞/HPF）IgG₄ 阳性细胞 （2）典型影像学证据（下列 2 项中至少 1 项）	（1）或（2） （1）胰腺外器官组织学表现包括经内镜胆管穿刺活检‡（满足下列 2 项） ①显著淋巴浆细胞浸润伴纤维化不伴粒细胞浸润

（续表）

特征	诊断依据	1 级	2 级
OOI	其他器官受累	①节段性 / 多发性近端（肝门 / 肝内）胆管狭窄或近远端胆管狭窄 ②腹膜后纤维化	②大量（ > 10 细胞 /HPF）IgG₄ 阳性细胞 （2）体格检查或影像学证据（至少下列 1 项） ①对称性泪腺 / 涎腺增大 ②影像学提示 AIP 相关的肾脏受累
H	胰腺组织学	LPSP（穿刺活检 / 切除） 以下 4 项中至少 1 项： ①胰管周围淋巴浆细胞不伴粒细胞浸润 ②闭塞性静脉炎 ③席纹状纤维化 ④大量（ > 10 细胞 /HPF）IgG₄ 阳性细胞	LPSP（穿刺活检） 下列 4 项中至少 2 项： ①胰管周围淋巴浆细胞不伴粒细胞浸润 ②闭塞性静脉炎 ③席纹状纤维化 ④大量（ > 10 细胞 /HPF）IgG₄ 阳性细胞
Rt	激素治疗反应 *	2 周内影像学明显改善或恢复正常	

*. 胰腺病医生应当仅在如超声引导下细针穿刺活检等检查排除了癌症诊断后，谨慎地进行诊断性激素治疗实验

†. 不典型病例：部分 AIP 患者可表现为低密度肿块，胰管扩张或者远端胰腺萎缩。这些不典型的影像学表现在伴有梗阻性黄疸或胰腺肿块的患者中高度提示胰腺癌。这样的患者除了在有与 AIP 强相关证据和全面检查后胰腺癌阴性的情况下，均应当按照胰腺癌来对待

‡. 经内镜下组织活检也是一个有效的辅助检查手段，因为 AIP 患者常常在病理学上有壶腹部受累

（引自 Shimosegawa 等，2011 [22]，已获得转载授权）

　　ICDC 的诊断策略是对于胰腺弥漫性扩大的典型病例减少诊断所需主要诊断依据的数目，而对于局灶增大的非典型病例，则需要联合更多的临床特征以与胰腺癌进行鉴别诊断。除胰腺影像学检查外，以下亦可用于诊断 1 型 AIP：①血清学检测 IgG₄ 升高；②胰腺外器官的组织学检查结果、胆管成像、腹膜后纤维化（RF）、体格检查有涎腺炎表现，以及其他器官如肾脏受累的影像学表现；③胰腺组织学表现为 LPSP。在 2 型 AIP 的诊断中，炎症性肠病被归入其他器官受累，胰腺组织学表现为 IDCP/ 粒细胞上皮病变（表 66-2）。对于 1 型及 2 型 AIP 的确定诊断及可能诊断是根据符合的诊断依据的数目及级别做出的。未分类的 AIP 的诊断则指满足影像学检查但缺乏其他主要诊断依据且激素治疗有效的病例（表 66-3）。尽管 ICDC 稍显复杂，但据报道，与过去的 AIP 诊断标准相比，它显示出更高的灵敏度、特异度和准确度 [23]。

表 66-2　2 型 AIP 诊断标准

特征	诊断依据	1 级	2 级
P	实质影像	典型表现：弥漫性增大及延迟强化	可疑表现（包括不典型表现†）：节段性或局灶性增大及延迟强化
D	胰管影像	弥漫性（ > 1/3 主胰管长度）或多发性狭窄不伴有远端胰管扩张	节段性或局灶性狭窄无显著远端胰管扩张（胰管宽度 < 5mm）
OOI	其他器官受累		临床诊断炎症性肠病
H	胰腺组织学（穿刺活检 / 切除）	IDCP：同时满足下列 2 项： ①胰管管壁中性粒细胞浸润（GEL）伴或不伴有腺泡中性粒细胞浸润 ②极少或没有 IgG₄ 阳性细胞（0 ～ 10 细胞 / 高倍镜视野）	同时满足下列 2 项： ①胰腺腺泡中性粒细胞浸润 ②极少或没有 IgG₄ 阳性细胞（0 ～ 10 细胞 /HPF）

（续表）

特征	诊断依据	1 级	2 级
Rt	激素治疗反应*	激素诊断性治疗 2 周内影像学明显改善或恢复正常	

*.胰腺病医生应当仅在如超声引导下细针穿刺活检等检查排除了癌症诊断后，谨慎地进行诊断性激素治疗实验

†.不典型病例：部分 AIP 患者可表现为低密度肿块、胰管扩张或者远端胰腺萎缩。这些不典型的影像学表现在伴有梗阻性黄疸或胰腺肿块的患者中高度提示胰腺癌。这样的患者除了在有与 AIP 强相关证据和全面检查后胰腺癌阴性的情况下，均应当按照胰腺癌来对待

（引自 Shimosegawa 等，2011[22]，已获得转载授权）

表 66-3　1/2 型 AIP 的可能及确定性诊断和未分类的 AIP 的诊断

诊　断	诊断依据	影像学证据	间接证据
确诊 1 型 AIP	组织学	典型 / 不典型	组织学确认的 LPSP（1H 级）影像
	影像学	典型 / 不典型	任何无 1/2D 级 2 项或更多 1 级（+2D*）
	激素治疗反应	不确定的	1S 级 /OOI+Rt 或 1D+2S 级 /OOI/H+Rt
可疑 1 型 AIP	组织学	不典型	2S 级 /OOI/H+Rt
确诊 2 型 AIP		典型 / 不典型	病理证实的 IDCP（1H 级）或临床诊断的 IBD+2H 级 +Rt
可疑 2 型 AIP		典型 / 不典型	2H 级 / 临床诊断 IBD+Rt
未分类 AIP		典型 / 不确定的	D1/2+Rt（仅仅 D1/2）

*.2 级胰管表现在此表中被算作 1 级诊断依据（引自 Shimosegawa 等，2011[22]，经许可使用）

三、1 型自身免疫性胰腺炎的临床特征

为严格区分出 1 型 AIP 病例并明确其临床特征，需要选出组织学证实的 LPSP 病例或 ICDC[22] 或基于 ICDC 的诊断标准 [24] 诊断为 1 型 AIP 的病例。在此，我们总结了最近 8 项研究中满足上述条件的 1 型 AIP 的临床特征（表 66-4）[25-32]。

（一）患者基本资料和症状

1 型 AIP 多为患有无痛性黄疸的老年男性 [25-32]。平均发病年龄为 60.5—66.3 岁，明显高于 2 型 AIP（34—52.5 岁）。1 型 AIP 病例中大约 70% 以上（66.7% ～ 91.9%）为男性，略高于 2 型 AIP 病例（54.9% ～ 73.7%），但是，这种差异并不显著。

1 型 AIP 最常见的初始症状是无痛性黄疸，1 型（60% ～ 90%）发生率高于 2 型（13% ～ 68.4%）AIP 患者 [25-32]。同时，腹痛在 2 型（31.6% ～ 76.7%）中比 1 型 AIP 患者（10% ～ 58.3%）更易发生。急性胰腺炎（AP）是 1 型 AIP 患者罕见的初始症状，而 2 型 AIP 患者中 34% ～ 40% 患有 AP。糖尿病，主要是 2 型糖尿病，是 1 型 AIP 患者中超过一半(59.5% ～ 68%)的并发症，与 2 型 AIP 患者相比(14% ～ 26.7%)更高 [28-31]。在合并糖尿病的患者中，34.3% 的患者在 AIP 发病前即患有糖尿病，56.9% 的患者 AIP 与糖

尿病同时发生，仅仅 8.8% 的患者糖尿病出现在激素治疗后[33]。12% ～ 50% 的 1 型 AIP 患者可有体重下降[34, 35]，且常常可观察到内分泌功能失调，我们需要警惕这类情况[27, 28, 31]。

表 66-4　在近期 8 个报道中 1 型 AIP 和 2 型 AIP 的临床特点比较

诊　断		1 型 AIP (LPSP)	1 型 AIP (IDCP/GEL)
平均年龄（岁）		60.5—66.3	34—52.5
男性比例 (%)		66.7 ～ 91.9	54.9 ～ 73.3
初始症状	黄疸 (%)	60 ～ 90	13 ～ 68.4
	腹痛 (%)	10 ～ 58.3	31.6 ～ 76.7
	急性胰腺炎 (%)	2.7 ～ 5	34 ～ 40
影像学表现	弥漫性肿大 (%)	15 ～ 75	16 ～ 73.3
	局限性肿大 (%)	17.7 ～ 70	26.7 ～ 85
血清学表现	血清 IgG_4 水平升高 (%)	63 ～ 86.4	0 ～ 23
	血清 IgG 水平升高 (%)	54.1 ～ 56.4	0
	抗核抗体 (%)	18.2 ～ 33.5	0
	类风湿因子 (%)	17.2 ～ 35	0
其他器官受累	硬化性胆管炎 (%)	10.3 ～ 42.9	0 ～ 23
	涎腺炎 (%)	8.1 ～ 22.2	0
	腹膜后纤维化 (%)	1.6 ～ 11	0
	肾受累 (%)	3.2 ～ 13.5	0 ～ 3
	肺受累 (%)	1.6 ～ 4.1	0
	淋巴结病 (%)	8 ～ 26	0
	溃疡性结肠炎 (%)	1 ～ 3.2	15.7 ～ 33.3
	克罗恩病 (%)	0.2 ～ 1.6	2 ～ 3.9
激素治疗反应	激素治疗有效 (%)	92 ～ 100	100
	激素难治性 (%)	22.2 ～ 41.2	0 ～ 5

该数据取自 8 项研究的最低及最高值[24-31]

（二）影像学检查

AIP 的特征性影像发现是胰腺的弥散性或局部性扩大和主胰管变窄。很难仅仅通过影像学检查来区分 1 型和 2 型 AIP[25-32]。超声上，弥漫型的典型病例表现为显著肿胀的低回声胰腺，具有 "香肠样外观"[36, 37]（图 66-1A）。胰腺延迟增强是 AIP 在动态 CT（图 66-1B、C）和 MRI 中的特征表现。此外，一些患者表现为低密度的边缘样结构，称为 "囊状边缘"，可能反映了胰腺周围的纤维炎症变化[38]（图 66-1D、E）。

据报道，"囊状边缘" 的发生率为 25% ～ 48.6%[27, 28]。由于这种表现对 AIP 具有特异性，因此它在鉴别胰腺癌和 AIP 中具有重要作用[39]。一项韩国研究显示，与 2 型 AIP 相比，1 型 AIP 中 "囊状边缘" 的发生率明显更高[28]，而北美报告中没有发现差异[27]（图 66-2A）。

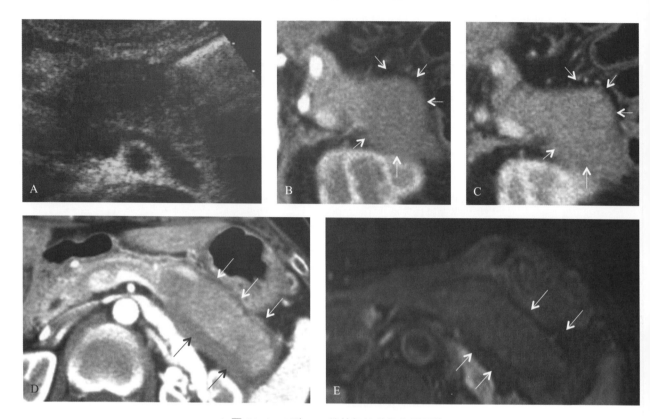

▲ 图 66-1　1 型 AIP 的特征性薄扫断层图像

A. 在美国，胰管弥漫性肿大被称为"香肠状外观"；B、C. 动态 CT 上胰腺病变的延迟增强（箭）。胰尾（B）中的低密度区域在晚期（C）中增强；D. 在对比度增强的 CT 上，在肿胀的胰腺（箭）的体尾区域中显示"囊状边缘"；E.MRI T₂WI 成像显示"囊状边缘"（箭）

　　主胰管狭窄是 AIP 的另一个重要特点，需要经 ERCP 评估。胰管狭窄伴管壁不规则改变是 AIP 的典型特征，而即使在主胰管狭窄患者中，分支胰管通常也是可见的[39]。在狭窄上游的轻度至中度导管扩张是与胰腺癌相鉴别的重要区分点，因为胰腺癌通常在导管的上游部分显示明显的扩张[39]（图 66-2B、C）。由于分辨率不足，人们认为 MRCP 不足以精确评估 AIP 所致的胰管狭窄[40]。^{18}FDG-PET 可用于判断患者对激素治疗的反应。FDG 在 AIP 中受累的胰腺和胰腺外病变中浓聚，但激素治疗后可迅速改善[41]（图 66-2D、E）。

　　胰腺增大和主胰管狭窄几乎可见于所有 AIP 病例，它们常常为疑似 AIP 提供线索。虽然在 1 型和 2 型 AIP 之间没有观察到弥漫性和局限性类型比例的特定趋势（表 66-4），但应特别注意局灶性 AIP 与胰腺癌的鉴别。根据日本的一项研究[32]，在 92.9% 的 AIP 病例中可以观察到胰腺扩大，并且弥散型（＞ 2/3）、节段型（1/3 ~ 2/3）和局灶型（＜ 1/3）的比例的发生率分别为 52.6%、27.6% 和 17.7%，而非典型影像如肿瘤样外观仅见于 0.5% 的病例。类似地，在 89.6% 的 AIP 患者中观察到主胰管变窄，并且弥漫型狭窄的比例（超过主胰管整个长度的 2/3）、节段型狭窄（1/3 ~ 2/3）和局灶型狭窄（＜ 1/3）分别为 44.5%、31.4% 和 17.3%，其中多处狭窄率为 3.7%。

（三）血液检查

　　血清 IgG₄ 是对 1 型 AIP 具有高度特异性的生物标志物，并且在 63% ~ 86.4% 1 型 AIP 患者中升高[25-32]。

就敏感性和特异性而言，它远远优于 IgG 和 γ 球蛋白，正因如此，ICDC 采用 IgG_4 作为 1 型 AIP 的单独血清标志物[22]。

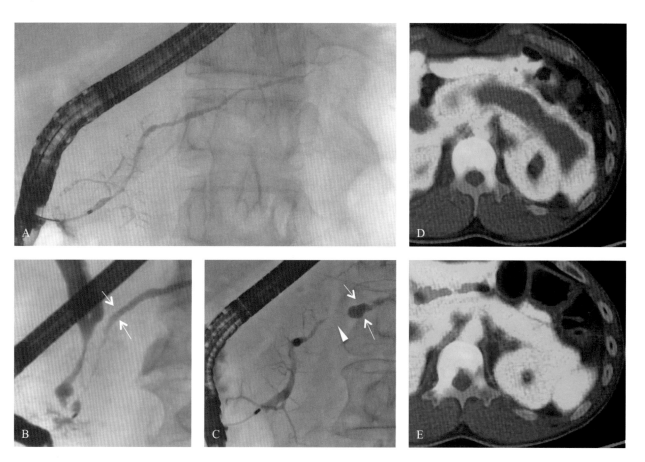

▲ 图 66-2　1 型 AIP 的特征性影像图

A.ERCP 上 1 型 AIP 的特征性导管图像。主胰管显示弥漫性狭窄，管壁不规则和分支胰管可见；B. 胰头中主胰管的局灶性狭窄，与 1 型 AIP 中明显的上游扩张（箭）不同。胰腺内胆管亦严重的狭窄；C. 胰腺癌严重狭窄（箭）上游标记的 MPD 扩张（箭头）；D、E. [18]FDG-PET 成像。胰腺在胰体部和尾部区域显示出 FDG 的弥散性放射性摄取增高，其在激素治疗时消失

其血液中水平升高是由多克隆 IgG_4 的过表达引起的，通常以 135mg/dl 作为临界值。然而，据报道，高达 10% 的胰腺癌患者也可能显示高于正常值上限[42]，ICDC 中 1 级血清学诊断标准临界值是正常水平的 2 倍以上。血清 IgG_4 水平被认为能够反映疾病活动性，但其平均值不同。例如，日本[32] 和韩国[28] 报道的平均 IgG_4 水平分别为 533mg/dl 和 241 mg/dl。54.1% ～ 56.4%1 型 AIP 患者中血清 IgG 水平增加[25-32]，抗核抗体和类风湿因子的升高率分别为 18.2% ～ 33.5% 和 17.2% ～ 35%[25-32]。此外，还有一些报道提到了部分病例中嗜酸粒细胞增多[43] 和血清补体水平降低，以及 IgG_1 免疫复合物形成[44]。

其他可能出现在 AIP 患者中的自身抗体包括抗碳酸酐酶 Ⅱ 抗体[45]、抗乳铁蛋白抗体[45]、抗胰腺分泌胰蛋白酶抑制药抗体[46]、抗淀粉酶 α-2A 抗体[47]，以及疑似与幽门螺杆菌纤溶酶原结合蛋白和泛素 - 蛋白连接酶 E3 组分 n- 识别蛋白 2 有免疫交叉活性的自身抗体[48]，尽管它们对 AIP 亚型的实际意义、用途和特异性尚未阐明。

（四）胰腺的病理学特点

LPSP 是 1 型 AIP 的组织病理学定义[11, 12]。它由以下四项组成：①淋巴细胞和浆细胞的显著浸润，实

质和胰管周围无粒细胞；②席纹状，即旋涡状纤维化；③闭塞性静脉炎；④每个高倍视野超过 10 个 IgG₄ 阳性浆细胞 [22]（图 66-3A ~ D）。与 IDCP/ 粒细胞浸润性导管上皮病变相比，IDCP/ 粒细胞浸润性导管上皮病变的特征是导管上皮断裂（图 66-3E、F），导管内壁的存在是 LPSP 的独特组织学特征。ICDC 中 1 型 AIP 的组织学诊断在四种特征中的三种或更多时被分为 1 级，当仅观察到四种中的两种时将其分为 2 级。也有一些罕见的病例报道显示 LPSP 含有丰富的嗜酸性粒细胞 [49]。胰腺切除或活检标本是病理诊断的主要方法，因为准确诊断 1 型和 2 型 AIP 需要足够量的胰腺组织 [22]。

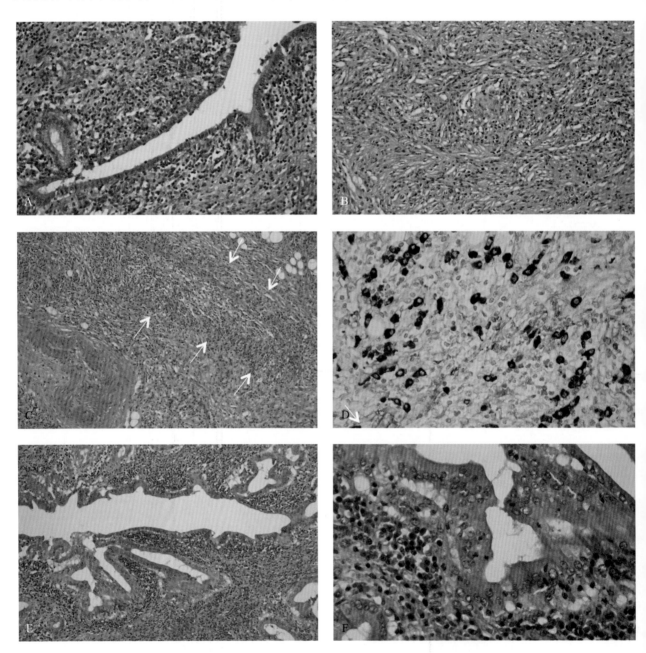

▲ 图 66-3　LPSP（A ~ D）和 IDCP / GEL（E，F）病理切片

A. 在导管周围可见多量淋巴细胞和浆细胞，伴有厚纤维化，导管上皮几乎完好无损；B. 席纹状纤维化；C. 闭塞性静脉炎（箭）；D. IgG₄ 的免疫染色在 1 型 AIP 的胰腺中显示出丰富的 IgG₄ 阳性浆细胞；E. 在 2 型 AIP 胰腺中胰腺导管周围的粒细胞大量浸润；F. 粒细胞浸润到导管上皮细胞并破坏上皮结构 [图片由 Kenji Notohara（Kurashiki 中心医院病理科）提供]

（五）胰腺外病变

在 45% ～ 80% 的 1 型 AIP 患者中，各种胰腺外病变同时或先后出现 [25-32]。除胆管狭窄外，这些病变对 1 型 AIP 具有特异性，但在 2 型中很少见。另一方面，炎症性肠病，如溃疡性结肠炎和克罗恩病，是 AIP 常见的并发症，在 2 型 AIP 中发生率为 15.7% ～ 33.3%，但在 1 型 AIP 中极低（表 66-4）[25-32]。

胰腺外病变的病理结果与胰腺非常相似，这就是为什么 1 型 AIP 被认为是全身性 IgG$_4$ 相关疾病的胰腺表现 [50]。硬化性胆管炎是 1 型 AIP 患者中最常见的胰腺外病变（10.3% ～ 42.9%）[25-32]。它表现为胆管在肝门处变窄和（或）肝内或胰内胆管狭窄（图 66-4A、B）。然而，近端胆管受累被认为是 1 型 AIP 中硬化性胆管炎更特异性的表现 [22, 51-53]。由于其对激素的快速反应和影像学表现的差异，1 型 AIP 中发生的硬化性胆管炎与原发性硬化性胆管炎有着不同的病理表现 [51-53]。第二最常见的胰腺外病变是唾液腺炎，在 8.1% ～ 22.2% 的患者中出现 [25-32]。

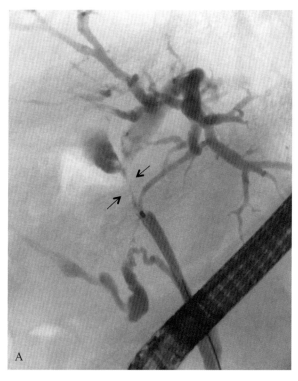
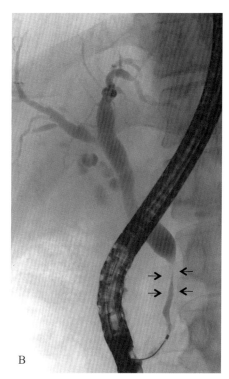

▲ 图 66-4　1 型 AIP 中的硬化性胆管炎
A. 肝门处胆管严重狭窄（箭）；B. 胰腺内胆管狭窄（箭）

第二最常见的胰腺外病变是唾液腺炎，在 8.1% ～ 22.2% 的患者中出现 [25-32]。在典型病例中，上眼睑的双侧泪腺（图 66-5A、B）和（或）双侧下颌下腺（图 66-5C、D）对称膨胀，变成可触及、有韧性、表面光滑、没有压痛的结节，可能相当于 Mikulicz 病 [54] 或 Küttner 肿瘤 [55]，与 Sjögren 综合征有不同的临床和病理表现，因为前者主要涉及下颌下腺，呈现较轻的口干症状，表现为阴性 SSA/ SSB 抗体和许多 IgG$_4$ 阳性浆细胞的浸润，并显示出对激素的良好反应。

腹膜后纤维化发生在约 10%（1.6% ～ 11%）的 1 型 AIP 患者中，并且在腹主动脉前方或周围有软组织带或肿块 [5]（图 66-6A）。肾脏受累体现在增强 CT 的各种影像学表现，如肿瘤或结节样外观和肾皮质多发性灌注缺损 [56, 57]（图 66-6B、C）。这些出现在 3.2% ～ 13.5% 的 AIP 患者 [25-32]。

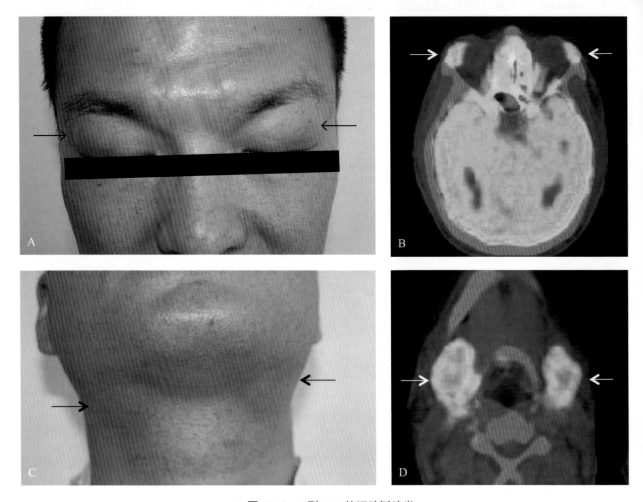

▲ 图 66-5　1 型 AIP 的泪腺涎腺炎

A. 双侧泪腺对称膨胀（箭）；B.FDG 在肿胀的泪腺中的浓聚（箭）；C. 双侧下颌下腺对称膨胀（箭）；D.FDG 在肿胀的下颌下腺中的积聚（箭）

　　疑似 1 型 AIP 的胰腺外病变的其他病理状况包括：炎性主动脉瘤[58]、肾小管间质性肾炎[59-61]、Vater 乳头肿胀[62-66]（图 66-6D）、肺门淋巴结肿大[67]、慢性甲状腺炎[68]、炎性假瘤[69, 70]、前列腺炎[71, 72]、间质性肺病[73]（图 66-6E）、垂体炎[70]（图 66-6F、G）、自身免疫性血小板减少[74]、肝病[75]、自身免疫性神经感觉性听力损失[76]、葡萄膜炎[77] 和 Schönlein-Henoch 紫癜[76]。

（六）激素反应性及复发情况

　　1 型 AIP 的标准疗法是口服泼尼松龙，对超过 92% 的患者有效，并且显示出近 100% 的反应率[25-32]（表 66-4）。通常在激素治疗开始后 2 周内可见反应，并且胰腺肿胀情况和胰腺外病变都可得到改善，同时常常也伴随着血清 IgG 和 IgG_4 的降低。1 型 AIP 的另一个重要临床特征是其高复发率，高达 22% ～ 41.2%[25-32]（表 66-4）。据报道，1 型 AIP 患者复发率在不同器官中分别为：在胰腺中为 55.4%，胆管中为 28%，泪腺和唾液腺中为 8.3%，腹膜后纤维化为 5.7%[32]。而 2 型 AIP 显示出比 1 型 AIP 更低的复发率（0% ～ 9%）[25-32]。

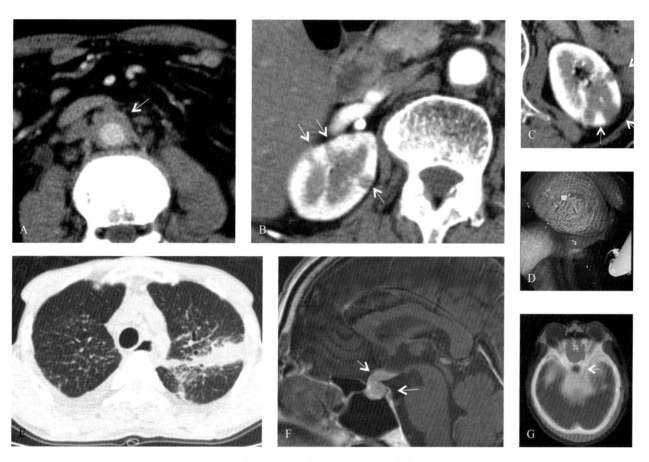

▲ 图 66-6　1 型 AIP 的胰腺外病变

A. 腹膜后纤维化可表现为腹主动脉周围的软组织包饶（箭）；B、C. 动态 CT 上肾皮质的低密度灌注减低区（箭）；D. 十二指肠乳头肿大；E. 1 型 AIP 中间质性肺炎的 CT 表现；F、G. 与 1 型 AIP 相关的垂体炎。MRI 成像显示脑垂体肿胀明显（图 F 箭）。FDG-PET 成像显示脑垂体中 FDG 的显著浓聚（图 G 箭）。

四、IgG₄ 相关疾病

因为 1 型 AIP 被认为是全身纤维组织疾病，其特征是 IgG_4 阳性浆细胞数量增加以及 IgG_4 增多[50]，2003 年，Kamisawa 等提出了 "IgG_4 相关硬化性疾病" 的新概念[78-80]，以及各种其他名称，包括系统性 IgG_4 相关性浆细胞综合征（systemic IgG_4 - related plasmacytic syndrome，SHIPS）[81]，Mikulicz 病作为其中一个代表，以及 IgG_4 相关的多器官淋巴细胞增生综合征（IgG_4-related multiorgan lymphoproliferative syndrome，IgG_4-MOLPS）[82]，这些都是从 IgG_4 阳性浆细胞增多的角度出发的分类方法。随后将命名法统一为 IgG_4 相关疾病（IgG_4-RD）[83]。

IgG_4 相关疾病包括硬化性胆管炎、Mikulicz 病、肾小管间质性肾炎、腹膜后纤维化、炎性假瘤、炎性主动脉瘤、主动脉周围炎和动脉周围炎等[50, 83]。关于 IgG_4 相关疾病的诊断，2011 年编制了 IgG_4 相关疾病的综合诊断标准[84]，并已用于筛查该疾病。然而，由于该标准严重依赖于组织学研究结果，因此，当组织活检困难和（或）需要更准确诊断时，则应采用 AIP[22]、硬化性胆管炎[85]、Mikulicz 病[86] 和 IgG_4 相关肾病[87] 这些更加具体的诊断。

☞ 参考文献

[1] Sarles H, Sarles J-C, Muratore R, Guien C. Chronic inflammatory sclerosis of the pancreas: an autonomous pancreatic disease? Am J Dig Dis 1961;6:688–698.

[2] Yoshida K, Toki F, Takeuchi T, Watanabe S-I, Shiratori K, Hayashi N. Chronic pancreatitis caused by an autoimmune abnormality. Proposal of the concept of autoimmune pancreatitis. Dig Dis Sci 1995;40:1561–1568.

[3] Kawaguchi K, Koike M, Tsuruta K, Okamoto A, Tabata I, Fujita N. Lympho-plasmacytic sclerosing pancreatitis with cholangitis: a variant of primary sclerosing cholangitis extensively involving pancreas. Hum Pathol 1991;22:387–395.

[4] Hamano H, Kawa S, Horiuchi A et al. High serum IgG$_4$ concentrations in patients with sclerosing pancreatitis. N Engl J Med 2002;344:732–738.

[5] Hamano H, Kawa S, Ochi Y et al. Hydronephrosis associated with retroperitoneal fibrosis and sclerosing pancreatitis. Lancet 2002;359:1403–1404.

[6] Okazaki K, Uchida K, Matsushita M, Takaoka M. Autoimmune pancreatitis. Intern Med 2005;44:1215–1223.

[7] Notohara K, Burgart LJ, Yadav D, Chari S, Smyrk TC. Idiopathic chronic pancreatitis with periductal lymphoplasmacytic infiltration. Clinico-pathologic features of 35 cases. Am J Surg Pathol 2003;27:1119–1127.

[8] Ectors N, Maillet B, Aerts R et al. Non-alcoholic duct destructive chronic pancreatitis. Gut 1997;41:263–268.

[9] Zamboni G, Lüttges J, Capelli P et al. Histopathological features of diagnostic and clinical relevance in autoimmune pancreatitis: a study on 53 resection specimens and 9 biopsy specimens. Virchows Arch 2004;445:552–563.

[10] Pearson RK, Longnecker DS, Chari ST et al. Autoimmune pancreatitis: does it exist? Pancreas 2003;27:1–13.

[11] Sugumar A, Smyrk TC, Takahashi N, Levy MJ, Chari ST. Lymphoplasmacytic sclerosing pancreatitis (LPSP) and idiopathic duct centric pancreatis (IDCP) are distinct clinical forms of autoimmune pancreatitis (AIP). Pancreas 2008;37:497.

[12] Chari ST, Kloeppel G, Zhang L, Notohara K, Lerch MM, Shimosegawa T, The Autoimmune Pancreatitis International Cooperative Study Group (APICS). Histopathologic and clinical subtypes of autoimmune pancreatitis. The Honolulu consensus document. Pancreas 2010;39:549–554.

[13] Members of the Criteria Committee for Autoimmune Pancreatitis of the Japan Pancreas Society. Diagnostic criteria for autoimmune pancreatitis by the Japan Pancreas Society (2002). Suizou 2002;17:587.

[14] Okazaki K, Kawa S, Kamisawa T et al. Clinical diagnostic criteria of autoimmune pancreatitis: revised proposal. J Gastroenterol 2006;41:626–631.

[15] Kim K-P, Kim M-H, Kim JC, Lee SS, Seo DW, Lee SK. Diagnostic criteria for autoimmune chronic pancreatitis revisited. World J Gastroenterol 2006;12:2487–2496.

[16] Choi EK, Kim M-H, Kim JC et al. The Japanese diagnostic criteria for autoimmune chronic pancreatitis: is it completely satisfactory? Pancreas 2006;33:13–19.

[17] Chari ST, Smyrk TC, Levy MJ et al. Diagnosis of autoimmune pancreatitis: the Mayo Clinic experience. Clin Gastroenterol Hepatol 2006;4:1010–1016.

[18] Chari ST, Takahashi N, Levy MJ et al. A diagnostic strategy to distinguish autoimmune pancreatitis from pancreatic cancer. Clin Gastroenteol Hepatol 2009;7:1097–1103.

[19] Otsuki M, Chung JB, Okazaki K et al., The Research Committee on Intractable Diseases of the Pancreas provided by the Ministry of Health, Labour and Welfare of Japan, Korean Society of Pancreatobiliary Diseases. Asian diagnostic criteria for autoimmune pancreatitis: consensus of the Japan–Korea Symposium on Autoimmune Pancreatitis. J Gastroenterol 2008;43: 403–408.

[20] Frulloni L, Scattolini C, Falconi M et al. Autoimmune pancreatitis: difference between the focal and diffuse forms in 87 patients. Am J Gastroenterol 2009;104:2288–2294.

[21] Aparisi L, Farre A, Gomez-Cambronero L et al. Antibodies to carbonic anhydrase and IgG$_4$ levels in idiopathic chronic pancreatitis: relevance for diagnosis of autoimmune pancreatitis. Gut 2005;54:703–709.

[22] Shimosegawa T, Chari ST, Frulloni L et al. International consensus diagnostic criteria for autoimmune pancreatitis. Guidelines of the International Association of Pancreatology. Pancreas 2011;40:352–358.

[23] Sumimoto K, Uchida K, Mitsuyama T et al. A proposal of a diagnostic algorithm with validation of International Consensus

Diagnostic Criteria for autoimmune pancreatitis in a Japanese cohort. Pancreatology 2013;13: 230–237.

[24] Okazaki K, Shimosegawa T., The Working Group Members of the Japan Pancreas Society and the Research Committee on Intractable Diseases of the Pancreas supported by the Ministry of Health, Labour and Welfare of Japan. The amendment of the clinical diagnostic criteria in Japan (JPS2011) in response to the proposal of the international consensus of diagnostic criteria (ICDC) for autoimmune pancreatitis. Pancreas 2012;41: 1341–1342.

[25] Sah RP, Chari ST, Pannala R et al. Differences in clinical profile and relapse rate of type 1 versus type 2 autoimmune pancreatitis. Gastroenterology 2010;139:140–148.

[26] Kamisawa T, Chari ST, Giday SA et al. Clinical profile of autoimmune pancreatitis and its histological subtypes. An international multicenter survey. Pancreas 2011;40:809–814.

[27] Deshpande V, Gupta R, Sainani N et al. Subclassification of autoimmune pancreatitis: a histologic classification with clinical significance. Am J Surg Pathol 2011;35:26–35.

[28] Song TJ, Kim JH, Kim M-H et al. Comparison of clinical findings between histologically confirmed type 1 and type 2 autoimmune pancreatitis. J Gastroenterol Hepatol 2012;27:700–708.

[29] Detlefsen S, Zamboni G, Frulloni L et al. Clinical features and relapse rates after surgery in type 1 autoimmune pancreatitis differ from type 2: a study of 114 surgically treated European patients. Pancreatology 2012;12: 276–283.

[30] Hart PA, Kamisawa T, Brugge WR et al. Long-term outcomes of autoimmune pancreatitis: a multicenter, international analysis. Gut 2013;62:1771–1776.

[31] Notohara K, Nishimori I, Mizuno N et al. Clinicopathological features of type 2 autoimmune pancreatitis in Japan. Results of a multicenter survey. Pancreas 2015;44:1072–1077.

[32] Kanno A, Masamune A, Okazaki K et al., The Research Committee on Intractable Diseases of the Pancreas. Nationwide epidemiological survey of autoimmune pancreatitis in Japan in 2011. Pancreas 2015;44: 535–539.

[33] Ito T, Nakamura T, Fujimori N et al. Characteristics of pancreatic diabetes in patients with autoimmune pancreatitis. J Dig Dis 2011;12:210–216.

[34] Kamisawa T, Egawa N, Inokuma S et al. Pancreatic endocrine and exocrine function and salivary gland function in autoimmune pancreatitis before and after steroid therapy. Pancreas 2003;27:235–238.

[35] Ito T, Kawabe K, Arita Y et al. Evaluation of pancreatic endocrine and exocrine function in patients with autoimmune pancreatitis. Pancreas 2007;34:254–259.

[36] Okazaki K, Kawa S, Kamisawa T et al., The Working Committee of the Japan Pancreas Society and the Research Committee on Intractable Diseases of the Pancreas supported by the Ministry of Health, Labour and Welfare of Japan. Amendment of the Japanese Consensus Guidelines for Autoimmune Pancreatitis, 2013. I. Concept and diagnosis of autoimmune pancreatitis. J Gastroenterol 2014;49:567–588.

[37] Irie H, Ito T. US, CT and MRI findings of autoimmune pancreatitis based on "Clinical diagnostic criteria of autoimmune pancreatitis 2006." Suizou 2007;22:629–633.

[38] Irie H, Honda H, Baba S et al. Autoimmune pancreatitis: CT and MR characteristics. Am J Radiol 1998;170: 1323–1327.

[39] Kamisawa T, Imai M, Chen PY et al. Strategy for differentiating autoimmune pancreatitis from pancreatic cancer. Pancreas 2008; 37:e62–67.

[40] Kamisawa T, Tu Y, Egawa N et al. Can MRCP replace ERCP for the diagnosis of autoimmune pancreatitis? Abdom Imaging 2009;34:381–384.

[41] Nakajo M, Jinnouchi S, Fukukura Y, Tanabe H, Tateno R, Nakajo M. The efficacy of whole-body FDG-PET or PET/CT for autoimmune pancreatitis and associated extrapancreatic autoimmune lesions. Eur J Nucl Med Mol Imaging 2007;34: 2088–2095.

[42] Ghazale A, Chari ST, Smyrk TC et al. Values of serum IgG$_4$ in the diagnosis of autoimmune pancreatitis and in distinguishing it from pancreatic cancer. Am J Gastroenterol 2007;102:1646–1653.

[43] Kamisawa T, Anjiki H, Egawa N, Kubota N. Allergic manifestations in autoimmune pancreatitis. Eur J Gastroenterol Hepatol 2009;21:1136–1139.

[44] Muraki T, Hamano H, Ochi Y et al. Autoimmune pancreatitis and complement activation system. Pancreas 2006;32:16–21.

[45] Okazaki K, Uchida K, Ohana M et al. Autoimmunerelated pancreatitis is associated with autoantibodies and Th1/Th2-type cellular immune response. Gastroenterology 2000;118:573–581.

[46] Asada M, Nishio A, Uchida K et al. Identification of a novel autoantibody against pancreatic secretory trypsin inhibitor in

patients with autoimmune pancreatitis. Pancreas 2006;33:20–26.

[47] Endo T, Takizawa S, Tanaka S et al. Amylase alpha-2A autoantibodies: novel marker of autoimmune pancreatitis and fulminant type 1 diabetes. Diabetes 2009;58:732–737.

[48] Frulloni L, Lunardi C, Simone R et al. Identification of a novel antibody associated with autoimmune pancreatitis. N Engl J Med 2009;361:2135–2142.

[49] Abraham SC, Leach S, Yeo CJ et al. Eosinophilic pancreatitis and increased eosinophils in the pancreas. Am J Surg Pathol 2003;27:334–342.

[50] Kamisawa T, Takuma K, Egawa N, Tsuruta K, Sasaki T. Autoimmune pancreatitis and IgG$_4$-related sclerosing disease. Nat Rev Gastroenterol Hepatol 2010;7:1–9.

[51] Nakazawa T, Ohara H, Yamada T et al. Atypical primary sclerosing cholangitis cases associated with unusual pancreatitis. Hepatogastroenterology 2001;48:625–630.

[52] Nakazawa T, Ohara H, Sano H et al. Clinical differences between primary sclerosing cholangitis and sclerosing cholangitis with autoimmune pancreatitis. Pancreas 2005;30:20–25.

[53] Nakazawa T, Ohara H, Sano H, Ando T, Joh T. Schematic classification of sclerosing cholangitis with autoimmune pancreatitis by cholangiography. Pancreas 2006;32:229.

[54] Yamamoto M, Harada S, Ohara M et al. Clinical and pathological differences between Mikulicz's disease and Sjögren's syndrome. Rheumatology 2005;44:227–234.

[55] Kitagawa S, Zen Y, Harada K et al. Abundant IgG$_4$-positive plasma cell infiltration characterizes chronic sclerosing sialadenitis (Küttner's tumor). Am J Surg Pathol 2005;29:783–791.

[56] Takahashi N, Kawashima A, Fletcher JG, Chari ST. Renal involvement in patients with autoimmune pancreatitis: CT and MR imaging findings. Radiology 2007;242:791–801.

[57] Takeda S, Haratake J, Kasai T, Takaeda C, Takazakura E. IgG$_4$-associated idiopathic tubulointerstitial nephritis complicating autoimmune pancreatitis. Nephrol Dial Transplant 2004;19:474–476.

[58] Kasashima S, Zen Y, Kawashima A et al. Inflammatory abdominal aortic aneurysm: close relationship to IgG$_4$-related periaortitis. Am J Surg Pathol 2008;32:197–204.

[59] Uchiyama-Tanaka Y, Mori Y, Kimura T et al. Acute tubulointerstitial nephritis associated with autoimmune-related pancreatitis. Am J Kidney Dis 2004;43:e18–e25.

[60] Morimoto J, Hasegawa Y, Fukushima H et al. Membranoproliferative glomerulonephritis-like glomerular disease and concurrent tubulointerstitial nephritis complicating IgG$_4$-related autoimmune pancreatitis. Inter Med 2009;48:157–162.

[61] Nishi H, Shibagaki Y, Hirano K et al. Laboratory and imaging features of kidney involvement in autoimmune pancreatitis: incidence, correlation, and steroid therapy response. Clin Nephrol 2010;73:253–259.

[62] Unno H, Saegusa H, Fukushima M, Hamano H. Usefulness of endoscopic observation of the main duodenal papilla in the diagnosis of sclerosing pancreatitis. Gastrointest Endosc 2002;56:880–884.

[63] Sahin P, Pozsár J, Simon K, Íllyés G, László F, Topa L. Autoimmune pancreatitis associated with immunem-ediated inflammation of the papilla of Vater. Report on two cases. Pancreas 2004;29:162–166.

[64] Kamisawa T, Tu Y, Nakajima H, Egawa N, Tsuruta K, Okamoto A. Usefulness of biopsying the major duodenal papilla to diagnose autoimmune pancreatitis: a prospective study using IgG$_4$-immunostaining. World J Gastroenterol 2006;12:2031–2033.

[65] Kubota K, Iida H, Fujisawa T et al. Clinical significance of swollen duodenal papilla in autoimmune pancrea-titis. Pancreas 2007;35:e51–e60.

[66] Jung JG, Lee JK, Lee KH et al. Comparison of endoscopic retrograde cholangiopancreatography with papillary biopsy and endoscopic ultrasound-guided pancreatic biopsy in the diagnosis of autoimmune pancrea-titis. Pancreatology 2015;15:259–264.

[67] Saegusa H, Momose M, Kawa S et al. Hilar and pancreatic gallium-67 accumulation is characteristic feature of autoimmune pancreatitis. Pancreas 2003;27:20–25.

[68] Komatsu K, Hamano H, Ochi Y et al. High prevalence of hypothyroidism in patients with autoimmune pancreatitis. Dig Dis Sci 2005;50:1052–1057.

[69] Kanno A, Satoh K, Kimura K et al. Autoimmune pancreatitis with hepatic inflammatory pseudotumor. Pancreas 2005;31:420–423.

[70] Van der Vliet HJJ, Perenboom RM. Multiple pseudotumors in IgG$_4$-associated multifocal systemic fibrosis. Ann Intern Med 2004;141:896–897.

[71] Yoshimura Y, Takeda S, Ieki Y, Takazakura E, Koizumi H, Takagawa K. IgG$_4$-associated prostatitis complicating autoimmune pancreatitis. Intern Med 2006;45:897–901.

[72] Uehara T, Hamano H, Kawakami M et al. Autoimmune pancreatitis-associated prostatitis: distinct clinicopathological entity. Pathol Intern 2008;58:118–125.

[73] Hirano K, Kawabe T, Komatsu Y et al. High-rate pulmonary involvement in autoimmune pancreatitis. Intern Med J 2006; 36:58–61.

[74] Nakamura A, Funatomi H, Katagiri A et al. A case of autoimmune pancreatitis complicated with immune thrombocytopenia during maintenance therapy with prednisolone. Dig Dis Sci 2003;48:1968–1971.

[75] Umemura T, Zen Y, Hamano H, Kawa S, Nakanuma Y, Kiyosawa K. Immunoglobin G4-hepatopathy: association of immunoglobin G4-bearing plasma cells in liver with autoimmune pancreatitis. Hepatology 2007;46:463–471.

[76] Ohara H, Nakazawa T, Sano H, et al. Systemic extrapancreatic lesions associated with autoimmune pancreatitis. Pancreas 2005;31:232–237.

[77] Sugimoto T, Tanaka Y, Morita Y, Kume S, Uzu T, Kashiwagi A. Is tubulointerstitial nephritis and uveitis syndrome associated with IgG$_4$-related systemic disease? Nephrology 2008;13:89.

[78] Kamisawa T, Funata N, Hayashi Y et al. Close relationship between autoimmune pancreatitis and multifocal fibrosclerosis. Gut 2003;52:683–687.

[79] Kamisawa T, Funata N, Hayashi Y et al. A new clinicopathological entity of IgG$_4$-related autoimmune disease. J Gastroenterol 2003;38:982–984.

[80] Kamisawa T, Okamoto A. Autoimmune pancreatitis: proposal of IgG$_4$-related sclerosing disease. J Gastroenterol 2006;41:613–625.

[81] Yamamoto M, Takahashi H, Ohara M et al. A new conceptualization for Mikulicz's disease as an IgG$_4$-related plasmacytic disease. Mod Rheumatol 2006;16:335–340.

[82] Masaki Y, Dong L, Kurose N et al. Proposal for a new clinical entity, IgG$_4$-positive multi-organ lymphoproliferative syndrome: analysis of 64 cases for IgG$_4$-related disorders. Ann Rheum Dis 2009;68: 1310–1315.

[83] Stone JH, Zen Y, Deshpande V. IgG$_4$-related disease. N Engl J Med 2012;366:539–551.

[84] Umehara H, Okazaki K, Masaki Y et al. Comprehensive diagnostic criteria for IgG$_4$-related disease (IgG$_4$-RD), 2011. Mod Rheumatol 2012;22:21–30.

[85] Ohara H, Okazaki K, Tsubouchi H et al. Clinical diagnostic criteria of IgG$_4$-related sclerosing cholangitis 2012. J Hepatobiliary Pancreat Sci 2012;19:536–542.

[86] Masaki Y, Sugai S, Umehara H. IgG$_4$-related diseases including Mikulicz's disease and sclerosing pancreatitis: diagnostic insights. J Rheumatol 2010;37:1380–1385.

[87] Kawano M, Saeki T, Nakashima H et al. Proposal for diagnostic criteria for IgG$_4$-related kidney disease. Clin Exp Nephrol 2011;15:615–626.

67 Clinical Manifestations of Type 2 Autoimmune Pancreatitis
2型自身免疫性胰腺炎的临床表现

Emma L. Culver，George Webster　著

王维斌　曹洪滔　译

王维斌　校

一、概述

近 10 年来，自身免疫性胰腺炎（AIP）的概念和定义在临床和科研中引起了极大的关注，其作为一种激素敏感型胰腺炎具有两种不同的组织学和临床特征。2 型自身免疫性胰腺炎可分为特发性导管中心性胰腺炎（IDCP）和粒细胞上皮损伤型自身免疫性胰腺炎（GEL），本章将以临床表现为重点，从历史角度介绍自身免疫性胰腺炎的发现历程和过去曾用于描述病情的相关术语、全球流行病学研究、人口统计学和临床现状，以及疾病的诊断、治疗、复发和临床转归情况。

二、检索标准

我们检索了包括 Pubmed、Medline 和 EMBASE 在内的在线文献数据库中从 1961 年 1 月 1 日到 2016 年 3 月 1 日的相关文献。检索术语包括 "2 型自身免疫性胰腺炎" "特发性导管中心性胰腺炎" "粒细胞上皮损伤" 和 "导管破坏性胰腺炎"。出版文献主要来自过去 10 年中经过审查的高质量原创性评论文章。

三、历史视角

1961 年，胰腺慢性炎性硬化症被首次描述。随后在 1992 年，伴有全胰管弥漫性不规则狭窄的慢性胰腺炎被报道[1]。1995 年首次提出了 "自身免疫胰腺炎" 的概念，描述了一种与自身免疫相关的皮质醇反应性疾病[2]。随后在 1997 年，又提出了非酒精性导管坏死性胰腺炎的概念[3]。Hamano 等报道了血清 IgG4 水平升高及胰腺中富含 IgG4 的浆细胞浸润的组织学证据等临床发现[4, 5]，分别成为诊断 AIP 的重要

血清和病理标志物。这种胰腺病变目前被称为 1 型 AIP 或 IgG₄ 相关性胰腺炎。美国和欧洲病理学家在 2003 年基于对患有肿物形成性慢性胰腺炎[6]患者的切除标本的回顾性组织学评估，提出了胰腺两种截然不同的组织病理学模式，即淋巴浆细胞性硬化性胰腺炎（LPSP）和特发性导管中心性慢性胰腺炎（IDCP）。IDCP 的改变类似于伴有中性粒细胞浸润胰管上皮的导管破坏性胰腺炎[7]，亦被称为粒细胞上皮病变性AIP[8]。这些改变被证明具有不同的临床特征，1 型（LPSP）和 2 型（IDCP）AIP 的两种 AIP 亚型得以正式确认[8, 9]。这一点随后在 2011 年 AIP 国际共识性诊断标准中得以强调[10]。

四、术语

文献中通篇使用了关于 2 型 AIP 的几个描述性术语，并在表 67-1 中列出。2 型 AIP 又被称为"非酒精性导管破坏性胰腺炎""GEL 阳性胰腺炎"以及"IDCP"[3, 9, 11]，三者都强调了该疾病以胰腺导管为中心的本质。本文中我们统一使用 2 型 AIP 用于表述。

表 67-1　用于描述 2 型 AIP 的术语

相关术语	文献来源
2 型自身免疫性胰腺炎	［32］
非酒精性导管坏死性胰腺炎	［3］
特发性导管中心型慢性胰腺炎（IDCP）	［6］
特发性导管中心性胰腺炎（IDCP）	［33］
粒细胞上皮损伤型自身免疫性胰腺炎	［8］
粒细胞上皮损伤阳性胰腺炎	［7］

五、流行病学

2 型 AIP 尚未有完全流行病学定义。尤其组织学评估十分必要，这使得诊断变得困难，并几乎肯定会导致对疾病的认识不足。2011 年对日本所有 AIP 患者进行全国范围内调查统计，人群年发病率为每 100 000 人中有 1.4 人发病，患病率为每 100 000 人中有 4.6 人患病[12]。在对 10 个国家的 1064 名 AIP 患者进行的国际多中心调查中，只有 8% 被定义为 2 型 AIP[13]。亚洲人群 2 型 AIP 患者的比例（3.7%）低于欧洲（12.9%，$P < 0.0001$）和北美（13.7%，$P < 0.001$）[13]。这一点通过对涉及 706 名中国 AIP 患者的 26 篇原始文献的回顾性分析中得到证实。这表明 2 型 AIP 的预计比例为 4.7%[14]。然而，当对韩国所有组织学证实的 AIP 患者进行评估时发现，2 型 AIP 的比例为 28.8%（15/52），这表明这种疾病可能不像最初认为的那样罕见[15]。

六、人口学

2 型 AIP 的发病年龄为青年至中年（30—40 岁），且没有性别偏倚，与此相反，1 型 AIP 则以老年男性为主[16]。

七、疾病相关因素

据报道，多达 20% 的 AIP 患者同时患有其他自身免疫性疾病[17]。2 型 AIP 与炎症性肠病相关最为常见，研究表明，并发炎症性肠病的发生率为 25% ～ 44 %（1 型 AIP 为 3% ～ 5%）[18-20]。在梅奥小组的一项研究中，炎症性肠病的诊断往往早于 AIP 或与之同时诊断[20]。溃疡性结肠炎（UC）比克罗恩病或 IBD 型结肠炎类型更为常见，分布更为广泛，严重程度更轻微[20]。是否合并炎症性肠病对 2 型 AIP 患者的临床特征未造成差异。

相反，炎症性肠病患者 AIP 的总体患病率较低。韩国一项针对 1106 名溃疡性结肠炎患者的研究估计 AIP（任何亚型）的粗患病率为 0.54%[19]。此外，日本的一项研究报道称，961 名溃疡性结肠炎患者中仅有 5 名（0.5%）合并 2 型 AIP，790 名克罗恩病患者中仅有 2 名（0.3 %）合并 2 型 AIP[21]。然而，在对日本的 138 例胰腺炎并发 IBD 的研究中，10.8%（15/138 名患者）有 2 型 AIP 的组织学证据。这一比例增高可能是由于患者招募自 AIP 专业中心。一般来说，使炎症性肠病复杂化的胰腺疾病主要包括胆结石引起的急性胰腺炎，饮酒、美沙拉嗪和硫唑嘌呤等药物以及克罗恩病引起的十二指肠损伤[22]。此外，在对急性胰腺炎进行连续评估的患者中，不管是否存在炎症性肠病，能以 AIP（任何亚型）来解释的病例不到 5%[23]。

八、临床症状及体征

据报道，2 型 AIP 的临床特征与 1 型 AIP 不同[13, 15, 24]。患者常表现为腹痛合并急性胰腺炎[16]。在一项研究中，几乎一半的 2 型 AIP 患者（n=25）在确诊前不止一次出现急性胰腺炎发作，而确诊后首发急性胰腺的患者，其发作频率更低，且临床症状轻微[20]。2 型 AIP 梗阻性黄疸发生率低于 1 型，这可能是由于胰头肿胀和胆管狭窄的发生率更低[16]。根据这些观察，与 1 型相比，2 型 AIP 患者血清淀粉酶浓度更高，但血清总胆红素、胆汁酶和转氨酶水平更低。患者可能会出现腹泻，尤其是患有炎症性肠病的患者，这是由于胰腺外分泌不足所致[25]。

没有特定的症状能将 AIP 与导致胰腺肿物的其他因素可靠鉴别。尽管腹部症状可能并不特异，但当淀粉酶水平升高时，AIP 的诊断亦可成立。患者可能并未出现临床症状，而是由于其他原因，在进行断层成像时偶然发现 AIP。其他病例还报道了一名患者出现了炎症性肠病相关症状。

九、诊断

精准诊断 2 型 AIP 面临两大挑战，即错误分类以及对组织学（核心组织活检或切除标本）明确诊断的需求。AIP 定性诊断标准的目标最初集中在 1 型 AIP（LPCP 变体），2 型 AIP 关注有限[23, 26]。近期，随着有关 AIP 的国际共识诊断标准（ICDC）的发展，人们试图在存在小样本量、采样误差或组织不可用等没有明确组织学特征的情况下，寻找诊断 2 型 AIP 的替代方法[10]。ICDC 纳入了 5 个主要特征：胰腺实质和胰管的影像学特征、血清学、器官受累、胰腺组织学以及针对类固醇治疗反应的选择标准。根据诊断的可靠性，将每项特征的证据进行分级（即 1 级或 2 级）。根据支持证据的强度，可对 2 型 AIP 的确诊或疑诊，尽管有时两种类型可能无法区分（AIP- 未另行说明）[10]。

诊断 2 型 AIP 需要满足组织学上存在缺失或缺少 IgG₄ 阳性细胞（确定诊断）的粒细胞浸润，或者存在具有支持性组织学证据（确定诊断）或类固醇治疗反应性（可能诊断）的现患炎症性肠病的临床表现。有限的临床经验表明这些诊断类别是合适的。一项研究通过将炎症性肠病作为可能患病的有效支持标准，比较了确诊和疑诊 2 型 AIP 的患者特征和疾病相关特征，得出了两组都代表了同一种疾病的结论[20]。此外，一项对照研究将 ICDC 与日本人队列中诊断 AIP 的其他四项标准进行了比较，发现 ICDC 敏感性最高（ICDC 91%；韩国人 90.2%；日本人 86.9%；亚洲人 83.6%）[27]。

十、鉴别诊断

2 型 AIP 应与其他良恶性疾病相鉴别。特别是导致急性胰腺炎、慢性胰腺炎和胰腺肿瘤的其他原因[28]。一项韩国的研究主张在恶性肿瘤的调查结论为阴性时，对那些高度怀疑 AIP 但不符合诊断标准的患者进行为期两周的类固醇试验，以将其与胰腺癌相鉴别[29]。然而，这项研究主要涉及 1 型 AIP 患者，并且经验表明，恶性肿瘤周围的炎性改变与 AIP 相似，对大剂量皮质醇治疗同样有反应。因此，仅在有此类疾病管理经验的医疗中心的密切观察下，才可以采用这种方法。

十一、治疗

AIP 治疗的目的是减轻症状，预防疾病相关并发症以及不可逆纤维化。2 型 AIP 患者可能会出现显著的自发性症状缓解，但远期急性胰腺炎复发依然存在[20, 24]。2 型 AIP 是一种皮质醇反应性疾病，其症状和炎性改变对激素治反应迅速[13]。激素疗法在诱导症状缓解方面比保守治疗更快、更持久，且复发率更低[30]。超过 3/4 的 2 型 AIP 黄疸患者需要放置胆道支架[13]。

目前尚无有关治疗 AIP 的随机安慰剂对照试验。关于以口服激素作为初始治疗方案的国际共识已经达成[31]，共识建议泼尼松龙起始治疗剂量为每天 30～40mg，持续服用 4 周，然后根据反应每两周减少 5mg。在治疗期间，患者需定期检查，以便发现有无出现激素相关不良反应、胆道梗阻、胆管炎或败血症。在开始治疗后 4～6 周内可出现临床表现、生化和影像学改善，并应通过复查影像学检查进行确认。在一项多中心研究中，92% 的 2 型 AIP 患者因接受激素治疗而出现被定义为胰腺肿物完全消退和（或）生化检验恢复正常的症状缓解[13]。对激素无反应可能代表炎症程度较低的自愈性疾病、纤维化程度较高的表型，更为重要的是可能存在其他诊断。

十二、疾病复发

2 型 AIP 的复发不常见（＜ 10%）[13, 24]，而且似乎比 1 型 AIP 低得多。在一项研究中，2 型 AIP 6 个月累积复发率为 7.9 %，1 年累积复发率为 10.6%，3 年累积复发率为 10.6%（中位随访 2.9 年）[20]。复发时，病灶仍局限在胰腺中，并对皮质醇再次治疗依然有反应。因此，激素疗法预防复发性急性胰腺炎的疗效仍不确定。激素治疗可以用于在急性腹痛缓解后胰腺实质持续存在炎症表现的影像学特征的患者。2 型 AIP 通常不需要使用免疫抑制维持治疗；然而，可用于并发炎症性肠病的患者[25]。最初表现为急性胰腺炎或采用激素治疗（与外科手术相比）的患者的无复发生存率降低[20]。

十三、临床过程与结局

关于 2 型 AIP 的长期转归结局数据尚缺乏。如果能够早期诊断并治疗，类固醇反应型 2 型 AIP 可能预后良好[13, 20, 24]，然而皮质醇治疗的不良反应和不耐受最令人困扰。包括胰腺功能不全、胰管结石和恶性肿瘤在内的长期并发症在 2 型 AIP 中似乎并不常见。在对纳入 1064 名符合 ICDC 标准的 AIP 患者的国际多中心研究中，在包含 86 名 2 型 AIP 患者的研究组中没有发现胰管结石或胰腺癌[13]。

十四、总结

2 型 AIP 是一种罕见的难以诊断的胰腺特异性疾病，有多种不同的临床表现，包括腹痛伴急性胰腺炎、炎症性肠病伴腹泻和（或）胰腺外分泌不足表现，以及相对少见的梗阻性黄疸或偶然发现的胰腺肿物。诊断基于 AIP 的 ICDC，包括胰腺成像、组织学发现、炎症性肠病的临床表现以及对类固醇治疗的反应。尽管急性胰腺炎在诊断 2 型 AIP 的患者中很常见，但 AIP 本身仍是急性胰腺炎的罕见病因。并发炎症性肠病，尤其对于年轻患者，可作为诊断的一个线索。组织学取样往往不足以明确诊断，并会增加确诊的复杂性。目前遵循专家共识采用皮质醇的治疗方案，但尚缺乏随机对照试验来证实，这需要国际合作来解决。疾病复发和并发症似乎并不多见。随着对 2 型 AIP 认识的提高以及更精确的无创生物学标志物的发现，此类疾病的诊断和治疗的方法将得以进一步完善。

☞ 参考文献

[1] Toki F, Kozu T, Oi I. An unusual type of chronic pancreatitis showing diffuse irregular narrowing of the entire main pancreatic duct on ERCP. A report of four cases. Endoscopy 1992;24:640.

[2] Yoshida K et al. Chronic pancreatitis caused by an autoimmune abnormality. Proposal of the concept of autoimmune pancreatitis. Dig Dis Sci 1995;40:1561–1568.

[3] Ectors N et al. Non-alcoholic duct destructive chronic pancreatitis. Gut 1997;41:263–268.

[4] Hamano H et al. High serum IgG_4 concentrations in patients with sclerosing pancreatitis. N Engl J Med 2001;344:732–738.

[5] Hamano H et al. Hydronephrosis associated with retroperitoneal fibrosis and sclerosing pancreatitis. Lancet 2002;359:1403–1404.

[6] Notohara K, Burgart LJ, Yadav D, Chari S, Smyrk TC. Idiopathic chronic pancreatitis with periductal lymphoplasmacytic infiltration: clinicopathologic features of 35 cases. Am J Surg Pathol 2003;27:1119–1127.

[7] Zamboni G et al. Histopathological features of diagnostic and clinical relevance in autoimmune pancreatitis: a study on 53

resection specimens and 9 biopsy specimens. Virchows Arch 2004;445:552–563.

[8]　Sugumar A, Klöppel G, Chari ST. Autoimmune pancreatitis: pathologic subtypes and their implications for its diagnosis. Am J Gastroenterol 2009;104:2308–2310; quiz 2311.

[9]　Chari ST et al. Histopathologic and clinical subtypes of autoimmune pancreatitis: the Honolulu consensus document. Pancreatology 2010;10:664–672.

[10]　Shimosegawa T et al. International consensus diagnostic criteria for autoimmune pancreatitis: guidelines of the International Association of Pancreatology. Pancreas 2011;40:352–358.

[11]　Klöppel G, Detlefsen S, Chari ST, Longnecker DS, Zamboni G. Autoimmune pancreatitis: the clinicopathological characteristics of the subtype with granulocytic epithelial lesions. J Gastroenterol 2010;45:787–793.

[12]　Kanno A et al. Nationwide epidemiological survey of autoimmune pancreatitis in Japan in 2011. Pancreas 2015;44:535–539.

[13]　Hart PA et al. Long-term outcomes of autoimmune pancreatitis: a multicentre, international analysis. Gut 2013;62:1771–1776.

[14]　Meng Q et al. Diagnosis and treatment of autoimmune pancreatitis in China: a systematic review. PLoS One 2015;10:e0130466.

[15]　Song TJ et al. Comparison of clinical findings between histologically confirmed type 1 and type 2 autoimmune pancreatitis. J Gastroenterol Hepatol 2012;27:700–708.

[16]　Kawa S, Okazaki K, Notohara K, Watanabe M, Shimosegawa T. Autoimmune pancreatitis complicated with inflammatory bowel disease and comparative study of type 1 and type 2 autoimmune pancreatitis. J Gastroenterol 2015;50:805–815.

[17]　Huggett MT et al. Type 1 autoimmune pancreatitis and IgG$_4$-related sclerosing cholangitis is associated with extrapancreatic organ failure, malignancy, and mortality in a prospective UK cohort. Am J Gastroenterol 2014;109:1675–1683.

[18]　Maire F et al. Outcome of patients with type 1 or 2 autoimmune pancreatitis. Am J Gastroenterol 2011;106: 151–156.

[19]　Park SH et al. The characteristics of ulcerative colitis associated with autoimmune pancreatitis. J Clin Gastroenterol 2013;47: 520–525.

[20]　Hart PA, Levy MJ, Smyrk TC et al. Clinical profiles and outcomes in idiopathic duct-centric chronic pancreatitis (type 2 autoimmune pancreatitis): the Mayo Clinic experience. Gut 2016; 65(10):1702–1709.

[21]　Ueki T et al. Prevalence and clinicopathological features of autoimmune pancreatitis in Japanese patients with inflammatory bowel disease. Pancreas 2015;44:434–440.

[22]　Pitchumoni CS, Rubin A, Das K. Pancreatitis in inflammatory bowel diseases. J Clin Gastroenterol 2010;44: 246–253.

[23]　Sah RP et al. Prevalence, diagnosis, and profile of autoimmune pancreatitis presenting with features of acute or chronic pancreatitis. Clin Gastroenterol Hepatol 2010;8:91–96.

[24]　Sah RP et al. Differences in clinical profile and relapse rate of type 1 versus type 2 autoimmune pancreatitis. Gastroenterology 2010;139:140–148; quiz e12–13.

[25]　Ravi K et al. Inflammatory bowel disease in the setting of autoimmune pancreatitis. Inflamm Bowel Dis 2009; 15:1326–1330.

[26]　Chari ST. Diagnosis of autoimmune pancreatitis using its five cardinal features: introducing the Mayo Clinic's HISORt criteria. J Gastroenterol 2007;42(suppl 1): 39–41.

[27]　Sumimoto K, Uchida K, Mitsuyama T et al. A proposal of a diagnostic algorithm with validation of International Consensus Diagnostic Criteria for autoimmune pancreatitis in a Japanese cohort. Pancreatology 2013;13: 230–237.

[28]　Law R, Bronner M, Vogt D, Stevens T. Autoimmune pancreatitis: a mimic of pancreatic cancer. Cleve Clin J Med 2009;76: 607–615.

[29]　Moon S-H et al. Is a 2-week steroid trial after initial negative investigation for malignancy useful in differen-tiating autoimmune pancreatitis from pancreatic cancer? A prospective outcome study. Gut 2008;57:1704–1712.

[30]　Kamisawa T et al. Standard steroid treatment for autoimmune pancreatitis. Gut 2009;58:1504–1507.

[31]　Khosroshahi A et al. International consensus guidance statement on the management and treatment of IgG$_4$-related disease. Arthritis Rheumatol 2015;67:1688–1699.

[32]　Chari ST et al. Histopathologic and clinical subtypes of autoimmune pancreatitis: the Honolulu consensus document. Pancreas 2010;39:549–554.

[33]　Kamisawa T, Takuma K. Idiopathic duct-centric pancreatitis (IDCP). Intern Med 2010;49:2533–2534.

68 Laboratory Diagnosis of Autoimmune Pancreatitis
自身免疫性胰腺炎的实验室诊断

J. – Matthias Löhr, Pia Maier, Stephan L. Haas　著

吴　栋　徐建威　译

王　磊　校

一、概述

AIP 的临床诊疗相对复杂，在胰腺病学和胃肠病学领域都拥有较高的关注度。20 世纪 90 年代，一种与自身免疫相关的胰腺炎引起了医学界的关注，当时一度称其为"硬化性"胰腺炎。随后有研究指出，患有该种胰腺炎的患者，其 IgG 和 IgG_4 指标均有升高。从组织学的角度（详见第 65 章），可将 AIP 划分为两种类型，分别称为 1 型 AIP 与 2 型 AIP，而只有 1 型 AIP 患者表现为血清和组织中的 IgG_4 指标升高。随着对 AIP 认识的加深，目前认为 1 型 AIP 其实是 IgG 相关疾病综合征的一种胰腺表现。尽管两种分型的 AIP 在影像学上的表现较为相似（详见第 70 章），但治疗方案及相关并发症完全不同，因此亟须基于血液检测的指标用于辅助诊断。

二、血清标志物

（一）传统标志物

传统的炎症标志物，例如 ESR 和白细胞计数，对 AIP 的诊断价值有限。在不同类型的 AIP，以及疾病进展的不同阶段，这些指标有时表现为升高，有时也可在正常范围内。

（二）胰酶相关指标

早在 1929 年便有学者提出"淀粉酶升高是胰腺炎诊断的基础"[1]。虽然血清淀粉酶和脂肪酶对慢性胰腺炎诊断的特异性尚可（范围在 90% ～ 95%），但这两项指标的敏感性极低，约为 10%。因此，单纯通过胰酶相关指标既不能用于诊断慢性胰腺炎，也不能用于诊断 AIP。血清淀粉酶和脂肪酶水平升高的原

因有很多，因此，即便腹痛患者伴有淀粉酶 / 脂肪酶水平的升高，该患者的慢性胰腺炎诊断也不一定能够成立[2]。血清弹性酶 -1 是急性胰腺炎诊断的良好标志物[3]，但其在慢性胰腺炎或 AIP 的诊断价值也只是与淀粉酶 / 脂肪酶相当[4]。

曾有研究指出，血浆胰蛋白酶样活性是轻度慢性胰腺炎的一种较为敏感和特异性的标志物。然而，该研究只涵盖了 16 位患者的病历资料，并且研究方法描述不清晰[5]。另外有学者指出，胰蛋白酶原浓度也是监测慢性胰腺炎的良好指标[6]。

然而，在实际发生慢性胰腺炎的患者中，仅有约 1/4 表现为血浆胰蛋白酶样活性或是胰蛋白酶原浓度的升高，且在慢性胰腺炎早期，该两项指标往往是正常的。我们的研究发现，虽然 PRSS1 或者 PRSS2 的绝对测量值在 AIP 组、CP 组及健康对照组并无显著差异，但是 PRSS1 与 PRSS2 的比值却表现出了很有意义的趋势。在健康对照组以及 AIP 组，PRSS2 的表达占优，PRSS1：PRSS2 为 1：3（健康对照组）和 1：2（AIP 组）。而在非 AIP 的慢性胰腺炎患者中，PRSS1：PRSS2 发生了变化，升至 2：1。

急性胰腺炎患者的血清淀粉酶显著升高，其原理主要是由于胰腺外分泌组织大量损伤，死亡细胞中的酶类释放入血所引起的[8]。因此血清淀粉酶（包括释放原理类似的其他酶类），在诊断慢性胰腺炎和 AIP 中具有较低的特异性和敏感性。曾一度被寄予厚望的胰石蛋白[9]和前羧肽酶 B[10]等标志物，也被证实具有较低的敏感性，无法用于 AIP 的诊断。

总而言之，无论是传统标志物还是胰酶相关指标，目前仍然缺乏理想的血清标志物用于 AIP 的诊断。

三、自身免疫标志物

自身免疫性疾病的一般标志物包括免疫球蛋白类，以及其他类型的标记物。IgG，特别是 IgG_4 表达升高，是应用于 AIP 诊断的第一种标志物[11]，后来的研究进一步发现，IgG 和 IgG_4 的升高出现在 1 型 AIP（LPSP）中，而 1 型 AIP 目前被认为是 IgG 相关疾病综合征的一部分[12]。经众多研究论证，AIP 国际诊断标准共识（ICDC）[13]已将 IgG 和（或）IgG_4 水平的升高列为 1 型 AIP 诊断的特征表现。

大约有 2/3 的 AIP 患者血清 IgG_4 水平升高[14]。然而，在 10%～15% 的胰腺癌、胆管癌和原发性硬化性胆管炎（primary sclerosing cholangitis，PSC）的患者中也可以观察到血清 IgG_4 水平的轻度升高（高于正常上限的 1～2 倍）[15]。尽管 IgG_4 水平明显升高有助于对 AIP 的特异性诊断，但由于 AIP/IgG 相关疾病本身极低的疾病流行率，导致血清 IgG_4 水平升高对 AIP/IgG 相关疾病诊断的阳性预测值并不理想（10%～15%）[15]。因此，虽然血清 IgG_4 水平升高是 1 型 AIP 的特征表现之一，但必须结合其他临床表现，才能完成对 AIP 的诊断[16]。

其他的自身免疫指标（即非特异性标记物）还包括抗核抗体（54%～69%）、腹膜后纤维化（23%～33%）和抗平滑肌抗体（15%）[16, 17]。诸如胰岛细胞抗体（3.8%）、抗 ds-DNA 抗体（4.5%）和抗线粒体抗体（0%～2%）的诊断意义可以忽略不计[16, 17]。虽然目前已经实现了对胰腺癌血清标志物谱的成功测定[19]，但在 AIP 的诊断中，仍然无法确定其血清标志物的特异性集合[18]。综上所述，单靠自身免疫性标记物不能完成对 AIP 的诊断。

针对特定靶组织相关抗原的自身抗体是自身免疫疾病的标志性表现。自身抗体可分为两类：非器官特异性自身抗体和器官特异性自身抗体。IgG_4 发现后不久，在 AIP 的研究中便报道了第一种抗胰腺抗原的自身抗体：抗乳铁蛋白抗体和 CA-Ⅱ，该酶是胰管上皮细胞产生碳酸氢盐的主导酶[20]。然而，似乎只有一小部分患者表现为 CA-Ⅱ阳性[21]（表 68-1）。SPINK1 功能缺失突变与特发性胰腺炎密切相关[22]，抗 SPINK1 的自身抗体是第三种被报道的抗胰腺抗原的自身抗体[17]。在后续研究中，也有其他研究者针对 SPINK1 的自身抗体做了相关探讨[7]。

表 68-1　自身免疫性胰腺炎中的疾病特异性自身抗体和免疫球蛋白

抗　　原	AIP 中比例	AIP 1	AIP 2	灵敏度	特异性	PDAC 中比例	文献来源
CA-Ⅱ	53.8					–	[17, 20]
乳铁蛋白	73			73		0	[17, 20]
SPINK1	42			79*		–	[17, 7]
胰蛋白酶原	79					0	[7]
UBR2	95					10	[23]
淀粉酶 α-2A	79	67	75			0	[28]
IgG, IgG₄	40	80	< 5	41	99	10	[11]

CA-Ⅱ. 碳酸酐酶Ⅱ；*. SPINK1 和 ALF 一起；PDAC. 胰腺导管腺癌

还有一类自身抗体值得注意，即泛素蛋白连接酶 E3 组分 N- 识别蛋白 2（UBR2），该蛋白在胰腺腺泡细胞中高度表达[23]，它在病因学的研究中具有一定意义。先前关于分子拟态的研究证实幽门螺杆菌与 AIP 的发生相关[24-26]，目前有证据提示幽门螺旋杆菌的纤溶酶原结合蛋白（PBP）与 UBR2 有一定程度的同源性，然而还需要进一步的研究加以证实。现阶段我们还未能对 AIP 患者胰腺组织样本中的幽门螺杆菌 DNA 进行检测[27]。

近来还有报道指出，一种针对腺泡间隔的抗体——淀粉酶 α-2A，在 AIP 的诊断中具有较为理想的敏感性和特异性[28]（表 68-1）。

这些自身抗体并不属于 IgG₄ 类，而且它们与 IgG 或 IgG₄ 的表达水平并无相关关系[16]。上述这些抗体均不具有足够的疾病诊断特异性，这是 AIP 与其他胃肠道和肝脏自身免疫性疾病相比较的一个显著特征，例如抗线粒体抗体在原发性胆汁性肝硬化以及抗 LKM1 在自身免疫性肝炎的诊断中是具有较高的疾病特异性的[16]。

综上所述，目前已经发现的自身抗体包括抗导管的抗体（抗 CA-Ⅱ抗体），但主要还是抗腺泡抗原（SPINK1、乳铁蛋白、胰蛋白酶原、淀粉酶 α-2A）的抗体。迄今还没有与 AIP 亚型的相关研究。需要大家注意的是，只有抗 SPINK1 的自身抗体以及抗乳铁蛋白抗体和抗 CA-Ⅱ抗体通过了不同研究团队的独立验证。

基于 RNA 表达谱和血液标本的蛋白质组学数据，我们针对上述抗体（特别是抗腺泡抗原抗体）的发生提出了一种可能的病理机制（图 68-1）。该机制的提出同样得益于先前对 IgG 相关疾病的深入研究[12]。

四、其他标志物

对于慢性胰腺炎的诊断，尤其是 AIP，其他的体液检测指标同样也可能发挥作用。一种方法便是在 ERCP 操作中收集胰液，当然也可以通过注射促胰液素后在十二指肠收集胰液。我们曾通过高分辨率的

2D-PAGE 检测对收集的胰液样品进行相关研究，然而未能从胰液标本中筛选出合适的标记物[29]。胰液的细胞学分析同样没有发现任何可用于 AIP 诊断的相关指标。

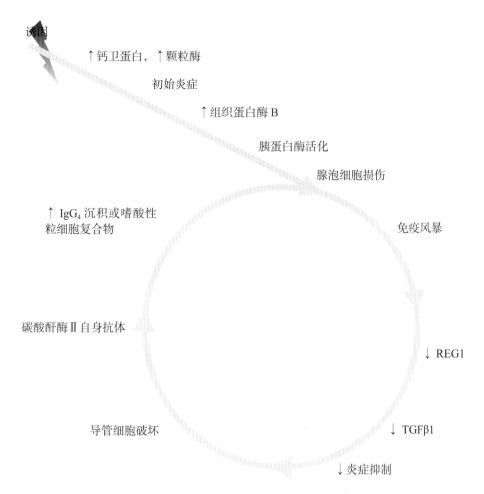

▲ 图 68-1　AIP 中自身抗体发生的可能的病理机制
引自 Löhr 等的表达谱分析数据，2010[7]

粪弹性蛋白酶 1（fecal elastase-1，FE-1）是胰腺外分泌功能不全的标志物。但该标志物仅有助于病情的大体判断，如果 FE-1 检测结果阳性（即低于 200μg/g），便能够诊断胰腺外分泌功能不全，但胰腺外分泌功能不全可以发生在任何类型的慢性胰腺炎。仅靠 FE-1 本身，其对慢性或自身免疫性胰腺炎的诊断并不具有特异性。

五、结论

在现阶段的临床实践中，唯一有助于 AIP 诊断的血液学检测指标是血清 IgG 和 IgG₄，同时还需要结合患者的其他临床表现。对于自身抗体的商品化检测，目前也仅有针对乳铁蛋白、CA- Ⅱ型和 SPINK1 的这三种自身抗体的试剂盒可供选用，并且 SPINK1 试剂盒仅在日本生产。该三种自身抗体已被多个研究证实与 AIP 具有一定的相关性。其他较新的自身免疫抗体例如抗 URB2 和抗胰蛋白酶原的自身抗体还没有商品化的 ELISA 试剂盒出现。到目前为止，寻找新的 AIP 标记物的尝试并不成功。

☞ 参考文献

[1] Elman R, Arneson N, Graham EA. Value of blood amylase estimations in the diagnosis of pancreatic disease. Arch Surg 1929;19:943–967.

[2] Frulloni L, Patrizi F, Bernardoni L et al. Pancreatic hyperenzymemia: clinical significance and diagnostic approach. Journal of the Pancreas 2005;6:536–551.

[3] Wilson RB, Warusavitarne J, Crameri DM et al. Serum elastase in the diagnosis of acute pancreatitis: a prospective study. ANZ J Surg 2005;75:152–156.

[4] Gunkel U, Bitterlich N, Keim V. Value of combinations of pancreatic function tests to predict mild or moderate chronic pancreatitis. Z Gastroenterol 2001;39:207–211.

[5] Hernandez CA, Nicolas JC, Fernandez J et al. Determination of plasma trypsin-like activity in healthy subjects, patients with mild to moderate alcoholic chronic pancreatitis, and patients with nonjaundice pancreatic cancer. Dig Dis Sci 2005;50:2165–2169.

[6] Rinderknecht H, Stace NH, Renner IG. Effects of chronic alcohol abuse on exocrine pancreatic secretion in man. Dig Dis Sci 1985;30:65–71.

[7] Löhr JM, Faissner R, Koczan D et al. Autoantibodies against the exocrine pancreas in autoimmune pancreatitis: gene and protein expression profiling and immunoassays identify pancreatic enzymes as a major target of the inflammatory process. Am J Gastroenterol 2010;105:2060–2071.

[8] Rohr G. Entry of pancreatic enzymes into the circulation. In: Ditschuneit H, ed. Diagnostic Procedures in Pancreatic Disease. Berlin: Springer, 1986: 63–66.

[9] Schmiegel W, Burchert M, Kalthoff H et al. Immunochemical characterization and quantitative distribution of pancreatic stone protein in sera and pancreatic secretions in pancreatic disorders. Gastroenterology 1990;99: 1421–1430.

[10] Printz H, Siegmund H, Wojte C et al. "Human pancreas-specific protein" (procarboxypeptidase B): a valuable marker in pancreatitis? Pancreas 1995;10:222–230.

[11] Hamano H, Kawa S, Horiuchi A et al. High serum IgG$_4$ concentrations in patients with sclerosing pancreatitis. N Engl J Med 2001;344:732–738.

[12] Stone JH, Zen Y, Deshpande V. IgG$_4$-related disease. N Engl J Med 2012;366:539–551.

[13] Shimosegawa T, Chari ST, Frulloni L et al. International consensus diagnostic criteria for autoimmune pancreatitis: guidelines of the International Association of Pancreatology. Pancreas 2011;40:352–358.

[14] Hart PA, Kamisawa T, Brugge WR et al. Long-term outcomes of autoimmune pancreatitis: a multicentre, international analysis. Gut 2013;62:1771–1776.

[15] Hart PA, Zen Y, Chari ST. Recent advances in autoimmune pancreatitis. Gastroenterology 2015;149:39–51.

[16] Smyk DS, Rigopoulou EI, Koutsoumpas AL et al. Autoantibodies in autoimmune pancreatitis. Int J Rheumatol 2012;2012:940831.

[17] Asada M, Nishio A, Uchida K et al. Identification of a novel autoantibody against pancreatic secretory trypsin inhibitor in patients with autoimmune pancreatitis. Pancreas 2006;33:20–26.

[18] Sandstrom A, Andersson R, Segersvard R et al. Serum proteome profiling of pancreatitis using recombinant antibody microarrays reveals disease-associated biomarker signatures. Proteomics Clin Appl 2012;6:486–496.

[19] Wingren C, Sandstrom A, Segersvard R et al. Identification of serum biomarker signatures associated with pancreatic cancer. Cancer Research 2012;72:2481–2490.

[20] Taniguchi T, Okazaki K, Okamoto M et al. High prevalence of autoantibodies against carbonic anhydrase II and lactoferrin in type 1 diabetes: concept of autoimmune exocrinopathy and endocrinopathy of the pancreas. Pancreas 2003;27:26–30.

[21] Kleeff J, Welsch T, Esposito I et al. （Autoimmune pancreatitis—a surgical disease?） Chirurg 2006;77:154–165. （in German）

[22] Witt H, Luck W, Hennies HC et al. Mutations in the gene encoding the serine protease inhibitor, Kazal type 1 are associated with chronic pancreatitis. Nat Genet 2000;25:213–216.

[23] Frulloni L, Lunardi C, Simone R et al. Identification of a novel antibody associated with autoimmune pancreatitis. N Engl J Med

2009;361:2135–2142.

[24] Guarneri F, Guarneri C, Benvenga S. Helicobacter pylori and autoimmune pancreatitis: role of carbonic anhydrase via molecular mimicry? J Cell Mol Med 2005;9:741–744.

[25] Kountouras J, Zavos C, Chatzopoulos D. Autoimmune pancreatitis, Helicobacter pylori infection, and apoptosis: a proposed relationship. Pancreas 2005;30:192–193.

[26] Kountouras J, Zavos C, Gavalas E et al. Challenge in the pathogenesis of autoimmune pancreatitis: potential role of Helicobacter pylori infection via molecular mimicry. Gastroenterology 2007;133:368–369.

[27] Jesnowski R, Isaksson B, Möhrcke C et al. Helicobacter pylori in autoimmune pancreatitis and pancreatic carcinoma. Pancreatology 2010;10:462–466.

[28] Sanchez Castanon M, Zuliani V, Amodio A et al. Role of amylase-alpha2A autoantibodies in the diagnosis of autoimmune pancreatitis. Pancreas 2015;44:1078–1082.

[29] Wandschneider S, Fehring V, Jacobs-Emeis S et al. Autoimmune pancreatic disease: preparation of pancreatic juice for proteome analysis. Electrophoresis 2001;22:4383–4390.

69

What is the Evidence Measuring Immune Markers
免疫标志物在AIP中的证据学研究

Shigeyuki Kawa 著

吴 栋 徐建威 译

王 磊 校

一、概述

AIP 是一种由自身免疫机制引起的慢性胰腺炎。虽然已有多种免疫标志物被报道可用于 AIP 诊断，AIP 与胰腺癌的鉴别诊断，以及复发预测 [1]，但只有 IgG₄ 证实较为可靠 [2]。本章将讨论 AIP 免疫标志物检测的证据学研究，特别是它们在诊断、鉴别诊断和复发预测中的用途。因为 2 型 AIP 的具体临床特征尚不十分清楚，所以本章的讨论内容仅限于 1 型 AIP。

二、免疫标志物用于诊断的证据学研究

在早期应用电泳法的研究中，大多数 AIP 患者可在快速迁移部分观察到明显的多克隆带，这是典型的 β-γ 球蛋白桥联现象（图 69-1）。免疫沉淀试验显示，该现象是由于血清中高浓度的 IgG₄ 造成的 [2]。IgG₄ 仅占总 IgG 的 4% ～ 7%，是 IgG 四类亚类中含量较少的一种成分。血清 IgG₄ 升高仅在特定疾病中发生，如各种形式的特异性反应、寄生虫感染和天疱疮等。而在 AIP 患者中，血清 IgG₄ 浓度升高幅度往往在正常值的 10 倍以上。此外，绝大多数 AIP（约 90%）患者均有血清 IgG₄ 值的升高，而在其他疾病患者中，包括胰腺癌、慢性胰腺炎、原发性胆管炎、原发性硬化性胆管炎和干燥综合征等，极少有类似表现（图 69-2）[2]。相比之下，AIP 患者中能检测到总 IgG 和 IgE 指标升高的比例分别为 70% 和 33%，并且该两项指标在其他多种疾病情况也往往呈阳性表现。抗核抗体和类风湿因子免疫标记物的敏感性更低，分别为 40% 和 30%。抗 SSA/Ro 抗体、抗 SSB/La 抗体、抗线粒体抗体等在诊断干燥综合征和原发性胆管炎中有极大意义的自身抗体，在 AIP 诊断中的价值也非常有限 [1,3]。

上述结果明确证实，IgG₄ 是 AIP 诊断的一个非常敏感和特异的生物标志物。有 7 项代表性研究 [2,4-10] 对 IgG₄ 的总体敏感性（82%）、特异性（95%）、诊断比值比（DOR，63.9）和受试者工作特征曲线下面积

（area under the receiver operating characteristic curve，AUROC；0.920±0.073）做了较为详细的描述，自此 IgG4 在 AIP 诊断中的作用得到了世界范围内的充分认可。最近又有一项 15 个研究[2, 7-9, 11-19] 的系统综述对 IgG4 的敏感性（74%）、特异性（94%）、DOR（62.91）和 AUROC（0.953）[20] 得到了相似的结果。因此，在 AIP 的许多诊断标准体系中[21-24]，血清 IgG4 测定被列为关键项目，而 IgG4 阳性浆细胞浸润胰腺组织也被确定为 AIP 病理诊断的组织学标志之一[25]。最近，有研究发现 IgG4 阳性浆细胞浸润也可以发生在胰腺外的组织器官，这使得对 IgG4 相关疾病的概念有了更进一步的了解。IgG4 相关疾病是一种全身性疾病，如今 AIP 已经被证实是该疾病的胰腺表现，其中 IgG 在发病机制中起主要作用[3]。

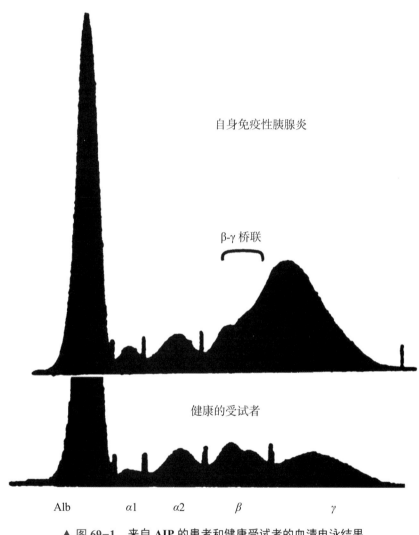

▲ 图 69-1　来自 AIP 的患者和健康受试者的血清电泳结果
在 AIP 患者样本中可见明显的 β-γ 球蛋白桥联

　　除 IgG4 以外，也有研究者对其他免疫球蛋白的血清水平进行了相关检测，以期可以作为 AIP 新的诊断标志物。Taguchi 等分别测定了 AIP 患者和其他肝脏胰腺疾病患者血清中 IgG、IgA、IgM 和 IgG4 的水平，发现未经治疗的 AIP 患者血清中 IgM 和 IgA 显著降低，提示 IgM 或 IgA 与 IgG 呈负相关。随后，他们发现 AIP 患者中 IgG 与 IgM 以及 IgG 与 IgA 的比值显著高于其他疾病，这一发现为 AIP 与其他肝脏胰腺疾病提供了具有较高敏感性和特异性的鉴别诊断依据[26]，而且免疫球蛋白指标检验相对简便经济，在临床实践中有很强的实用性。

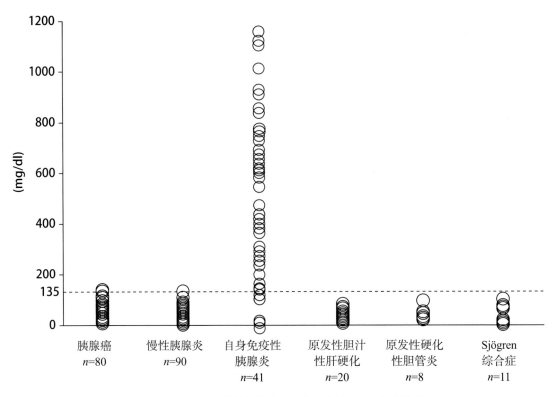

▲ 图 69-2　AIP 和其他各种疾病条件下血清 IgG₄ 值的散点图

引自 Hamano 等，2001 [2]。版权所有 ©2001 马萨诸塞州医学会。经许可重绘

三、免疫标志物用于鉴别诊断的证据学研究

　　AIP 多发于老年男性，起病表现多为梗阻性黄疸，各种影像学检查常显示胰腺明显肿胀，主胰管不规则狭窄，胆管受阻 [1, 3]。由于这些特征与胰腺癌相似，因此需要完善多项检查仔细加以鉴别。事实上，有 2%～3% 术前诊断为胰腺癌的患者，术后经病理检查才发现实际为 AIP[27, 28]。在截断值为 135mg/dl 时，IgG₄ 在 AIP 与胰腺癌的鉴别诊断中显示出 90% 的敏感性、98% 的特异性和 95% 的准确性 [2]。根据 4 项重复研究 [2, 7-9] 的数据，IgG₄ 在 AIP 与胰腺癌的鉴别诊断中，其总体敏感性、特异性和 DOR 分别 82%、95% 和 144.6，AUROC 值为 0.914 ± 0.191[10]。近期又有对 13 项研究的系统回顾 [2, 7-9, 11-13, 15-17] 报道 IgG₄ 作为 AIP 鉴别诊断标志物具有 73% 的敏感性、93% 的特异性、60.61 的 DOR 和 0.926 的 AUCOC[20]。但血清 IgG₄ 的轻度升高（＜2 倍截断值）也可见于胰腺癌 [8, 19]。因此，需要注意的是，仅 IgG₄ 升高并不一定排除恶性肿瘤的存在，临床实际中也可见到 AIP 合并胰腺癌的病例 [29, 30]。

　　AIP 在组织学上被定义为 LPSP，具有丰富的淋巴浆细胞浸润、间质纤维化和阻塞性静脉炎 [31]。然而，在欧美人群中，还可见到另一种类型的 AIP，其组织学特征是在导管上皮中有粒细胞浸润，该类型 AIP 被称为 IDCP[32] 或伴有粒细胞上皮病变的 AIP [33]。虽然这两种类型的 AIP 影像学特点较为相似，但伴有粒细胞上皮病变的 AIP 与 IgG₄ 不相关 [32, 34]。根据以上组织病理学特点的不同，AIP 可以分为两个亚类，分别是 1 型（LPSP）和 2 型（IDCP）[35]。国际流行病学调查显示，2 型 AIP 约占总全部 AIP 比例的 8%，2 型 AIP 在亚洲国家地区分布较少（3.7%），主要集中在欧洲（12.9%）和北美（13.7%）的人口 [36]。

四、免疫标志物用于复发预测的证据学研究

AIP 患者通常对皮质类固醇治疗反应良好，但根据几项长期随访研究结果提示，有 30% ~ 50% 的患者会出现 AIP 复发[37-40]。AIP 复发率较高的一个原因可能是由于炎症造成胰腺钙化，致使胰腺的外分泌和内分泌功能受损，因而容易再次发生 AIP[41,42]。因此，AIP 复发预测生物标志物的开发，对临床治疗中制定有效的预防措施意义重大。

一项随访长达 3 年的研究发现，IgG₄ 血清指标阳性是 AIP 患者在维持性类固醇治疗期间复发预测的重要独立因素[43]。其他也有报道证实，血清 IgG₄ 水平升高组 AIP 复发率较 IgG₄ 值正常组升高了约 6 倍[44,45]。

研究者对一位 69 岁老年女性患者进行了长期的病情追踪，该患者经历了两次 AIP 复发，通过图表可以清晰地看到，患者血清 IgG₄ 和免疫复合物（immune complex，IC）指标在每次临床复发之前数月便有明显升高（图 69-3），提示 IgG₄ 和免疫复合物可以灵敏地预测疾病复发活动[46]。日本的一项研究也证实，持续升高的血清 IgG₄ 值与激素治疗失败或者 AIP 复发密切相关[47]，Matsubayashi 等在文章里提到，高血清 IgG₄ 水平可发生在多种临床疾病状态下，其中就包括黄疸、胰腺病变、胰腺外的某些疾病以及 AIP 复发[48]。

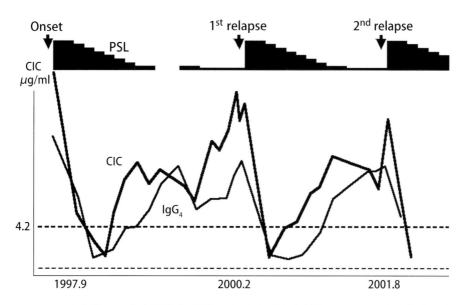

▲ 图 69-3　69 岁女性 AIP 患者的临床过程证明两次复发与之前的 IgG₄ 和 IC 值之间存在相关性
CIC. 循环免疫复合物；PSL. 泼尼松龙（引自 Kawa 和 Hamano, 2007[46]，图 4 和图 5. 经 Springer 许可转载）

虽然激素对 AIP 的治疗效果理想，但是 3 年内复发率仍相对较高[49]。因此，良好的复发预测指标对指导类固醇的用量和停药时机至关重要。Shimizu 等发现，治愈后未复发的患者在用药伊始其血清 IgG₄ 下降率显著高于复发组，提示对初始类固醇治疗反应良好、血清 IgG₄ 下降迅速的患者不易复发，IgG₄ 下降率可以作为预测 AIP 复发的指标[50]。

针对其他免疫标志物对 AIP 复发的预测作用也有相关研究。有学者报道 AIP 复发组在治疗开始时的血清 IC 水平显著高于非复发组，在截断值为 10mg/dl 时 IC 指标显示出良好的敏感性（62%）、特异性（70%）

和准确性（67%）[51]。与 AIP 相关的其他免疫标志物例如总 IgG、补体 C3 和 C4、可溶性白细胞介素 2 受体和 β_2 微球蛋白等，它们均对 AIP 复发的预测有一定的意义 [1, 3]。特别是 IgG、补体 C3 和 C4 是成本较低的常规检测项目，但是在指导临床实践之前，仍需进一步研究加以论证。

☞ 致谢

感谢 Trevor Ralph 在文字编辑方面的帮助。这项工作部分得到日本卫生、劳动和福利部提供的"疑难病研究方案"的支持，部分得到日本教育、科学、体育和文化部的"科学研究补助金"（15K09045）的支持。

☞ 参考文献

[1] Kawa S. Current concepts and diagnosis of IgG$_4$-related pancreatitis (type 1 AIP). Semin Liver Dis 2016;36(3): 257–273.

[2] Hamano H, Kawa S, Horiuchi A et al. High serum IgG$_4$ concentrations in patients with sclerosing pancreatitis. N Engl J Med 2001;344(10):732–738.

[3] Kawa S, Hamano H, Kiyosawa K. Autoimmune pancreatitis and IgG$_4$-related disease. In: Rose N, MacKay I, eds. The Autoimmune Diseases, 5th edn. St. Louis: Academic Press, 2013: 935–949.

[4] Aparisi L, Farre A, Gomez-Cambronero L et al. Antibodies to carbonic anhydrase and IgG$_4$ levels in idiopathic chronic pancreatitis: relevance for diagnosis of autoimmune pancreatitis. Gut 2005;54(5):703–709.

[5] Uehara T, Hamano H, Kawa S et al. Distinct clinicopathological entity "autoimmune pancreatitisassociated sclerosing cholangitis." Pathol Int 2005;55(7):405–411.

[6] Kamisawa T, Nakajima H, Egawa N et al. IgG$_4$-related sclerosing disease incorporating sclerosing pancreatitis, cholangitis, sialadenitis and retroperitoneal fibrosis with lymphadenopathy. Pancreatology 2006;6(1–2):132–137.

[7] Hirano K, Kawabe T, Yamamoto N et al. Serum IgG$_4$ concentrations in pancreatic and biliary diseases. Clin Chim Acta 2006;367(1–2):181–184.

[8] Ghazale A, Chari ST, Smyrk TC et al. Value of serum IgG$_4$ in the diagnosis of autoimmune pancreatitis and in distinguishing it from pancreatic cancer. Am J Gastroenterol 2007;102(8):1646–1653.

[9] Choi EK, Kim MH, Lee TY et al. The sensitivity and specificity of serum immunoglobulin G and immuno-globulin G4 levels in the diagnosis of autoimmune chronic pancreatitis: Korean experience. Pancreas 2007; 35(2):156–161.

[10] Morselli-Labate AM, Pezzilli R. Usefulness of serum IgG$_4$ in the diagnosis and follow up of autoimmune pancreatitis: a systematic literature review and metaanalysis. J Gastroenterol Hepatol 2009;24(1):15–36.

[11] Tabata T, Kamisawa T, Takuma K et al. Serum IgG$_4$ concentrations and IgG$_4$-related sclerosing disease. Clin Chim Acta 2009;408(1–2):25–28.

[12] Song TJ, Kim MH, Moon SH et al. The combined measurement of total serum IgG and IgG$_4$ may increase diagnostic sensitivity for autoimmune pancreatitis without sacrificing specificity, compared with IgG$_4$ alone. Am J Gastroenterol 2010;105(7): 1655–1660.

[13] van Toorenenbergen AW, van Heerde MJ, van Buuren HR. Potential value of serum total IgE for differentiation between autoimmune pancreatitis and pancreatic cancer. Scand J Immunol 2010;72(5):444–448.

[14] Sadler R, Chapman RW, Simpson D et al. The diagnostic significance of serum IgG$_4$ levels in patients with autoimmune pancreatitis: a UK study. Eur J Gastroenterol Hepatol 2011;23(2):139–145.

[15] Kaji R, Takedatsu H, Okabe Y et al. Serum immunoglobulin G4 associated with number and distribution of extrapancreatic

lesions in type 1 autoimmune pancreatitis patients. J Gastroenterol Hepatol 2012;27(2): 268–272.

[16] Naitoh I, Nakazawa T, Hayashi K et al. Clinical differences between mass-forming autoimmune pancreatitis and pancreatic cancer. Scand J Gastroenterol 2012;47(5):607–613.

[17] Chang MC, Liang PC, Jan S et al. Increase diagnostic accuracy in differentiating focal type autoimmune pancreatitis from pancreatic cancer with combined serum IgG$_4$ and CA19-9 levels. Pancreatology 2014;14(5): 366–372.

[18] Talar-Wojnarowska R, Gasiorowska A, Olakowski M et al. Utility of serum IgG, IgG$_4$ and carbonic anhydrase II antibodies in distinguishing autoimmune pancreatitis from pancreatic cancer and chronic pancreatitis. Adv Med Sci 2014;59(2):288–292.

[19] van Heerde MJ, Buijs J, Hansen BE et al. Serum level of Ca 19-9 increases ability of IgG$_4$ test to distinguish patients with autoimmune pancreatitis from those with pancreatic carcinoma. Dig Dis Sci 2014;59(6): 1322–1329.

[20] Lian MJ, Liu S, Wu GY et al. Serum IgG$_4$ and IgG for the diagnosis of autoimmune pancreatitis: a systematic review with meta-analysis. Clin Res Hepatol Gastroenterol 2016;40(1):99–109.

[21] Kim KP, Kim MH, Kim JC et al. Diagnostic criteria for autoimmune chronic pancreatitis revisited. World J Gastroenterol 2006;12(16):2487–2496.

[22] Okazaki K, Kawa S, Kamisawa T et al. Clinical diagnostic criteria of autoimmune pancreatitis: revised proposal. J Gastroenterol 2006;41(7):626–631.

[23] Chari ST, Smyrk TC, Levy MJ et al. Diagnosis of autoimmune pancreatitis: the Mayo Clinic experience. Clin Gastroenterol Hepatol 2006;4(8):1010–1016.

[24] Shimosegawa T, Chari ST, Frulloni L et al. International consensus diagnostic criteria for autoimmune pancreatitis: guidelines of the International Association of Pancreatology. Pancreas 2011;40(3):352–358.

[25] Hamano H, Kawa S, Ochi Y et al. Hydronephrosis associated with retroperitoneal fibrosis and sclerosing pancreatitis. Lancet 2002;359(9315):1403–1404.

[26] Taguchi M, Kihara Y, Nagashio Y et al. Decreased production of immunoglobulin M and A in autoimmune pancreatitis. J Gastroenterol 2009;44(11):1133–1139.

[27] Abraham SC, Wilentz RE, Yeo CJ et al. Pancreaticoduodenectomy (Whipple resections) in patients without malignancy: are they all "chronic pancreatitis"? Am J Surg Pathol 2003;27(1):110–120.

[28] Weber SM, Cubukcu-Dimopulo O, Palesty JA et al. Lymphoplasmacytic sclerosing pancreatitis: inflammatory mimic of pancreatic carcinoma. J Gastrointest Surg 2003;7(1):129–137.

[29] Fukui T, Mitsuyama T, Takaoka M et al. Pancreatic cancer associated with autoimmune pancreatitis in remission. Intern Med 2008;47(3):151–155.

[30] Inoue H, Miyatani H, Sawada Y et al. A case of pancreas cancer with autoimmune pancreatitis. Pancreas 2006;33(2):208–209.

[31] Kawaguchi K, Koike M, Tsuruta K et al. Lymphoplasmacytic sclerosing pancreatitis with cholangitis: a variant of primary sclerosing cholangitis extensively involving pancreas. Hum Pathol 1991;22(4):387–395.

[32] Notohara K, Burgart LJ, Yadav D et al. Idiopathic chronic pancreatitis with periductal lymphoplasmacytic infiltration: clinicopathologic features of 35 cases. Am J Surg Pathol 2003;27(8):1119–1127.

[33] Zamboni G, Luttges J, Capelli P et al. Histopathological features of diagnostic and clinical relevance in autoimmune pancreatitis: a study on 53 resection specimens and 9 biopsy specimens. Virchows Arch 2004;445(6):552–563.

[34] Park DH, Kim MHD, Chari ST. Recent advances in autoimmune pancreatitis. Gut 2009;58(12):1680–1689.

[35] Sugumar A, Kloppel G, Chari ST. Autoimmune pancreatitis: pathologic subtypes and their implications for its diagnosis. Am J Gastroenterol 2009;104(9):2308–2310.

[36] Hart PA, Kamisawa T, Brugge WR et al. Long-term outcomes of autoimmune pancreatitis: a multicentre, international analysis. Gut 2013;62(12):1771–1776.

[37] Wakabayashi T, Kawaura Y, Satomura Y et al. Long-term prognosis of duct-narrowing chronic pancreatitis: strategy for steroid treatment. Pancreas 2005;30(1):31–39.

[38] Hirano K, Tada M, Isayama H et al. Long-term prognosis of autoimmune pancreatitis with and without corticosteroid treatment. Gut 2007;56(12):1719–1724.

[39] Kubota K, Iida H, Fujisawa T et al. Clinical factors predictive of spontaneous remission or relapse in cases of autoimmune pancreatitis. Gastrointest Endosc 2007;66(6):1142–1151.

[40] Kamisawa T, Shimosegawa T, Okazaki K et al. Standard steroid therapy for autoimmune pancreatitis. Gut 2009;58(11):1504–1507.

[41] Maruyama M, Watanabe T, Kanai K et al. Autoimmune pancreatitis can develop into chronic pancreatitis. Orphanet J Rare Dis 2014;9(1):77.

[42] Kanai K, Maruyama M, Kameko F et al. Autoimmune pancreatitis can transform into chronic features similar to advanced chronic pancreatitis with functional insufficiency following severe calcification. Pancreas 2016; 45(8):1189–1195.

[43] Kubota K, Watanabe S, Uchiyama T et al. Factors predictive of relapse and spontaneous remission of autoimmune pancreatitis patients treated/not treated with corticosteroids. J Gastroenterol 2011;46(6):834–842.

[44] Frulloni L, Scattolini C, Falconi M et al. Autoimmune pancreatitis: differences between the focal and diffuse forms in 87 patients. Am J Gastroenterol 2009; 104(9):2288–2294.

[45] Maire F, Le Baleur Y, Rebours V et al. Outcome of patients with type 1 or 2 autoimmune pancreatitis. Am J Gastroenterol 2011;106(1):151–156.

[46] Kawa S, Hamano H. Clinical features of autoimmune pancreatitis. J Gastroenterol 2007;42(suppl 18):9–14.

[47] Nishino T, Toki F, Oyama H et al. Long-term outcome of autoimmune pancreatitis after oral prednisolone therapy. Intern Med 2006;45(8):497–501.

[48] Matsubayashi H, Sawai H, Kimura H et al. Characteristics of autoimmune pancreatitis based on serum IgG_4 level. Dig Liver Disease 2011;43(9):731–735.

[49] Kamisawa T, Okazaki K, Kawa S et al. Japanese consensus guidelines for management of autoimmune pancreatitis: III. Treatment and prognosis of AIP. J Gastroenterol 2010;45:471–477.

[50] Shimizu K, Tahara J, Takayama Y et al. Assessment of the rate of decrease in serum IgG_4 level of autoimmune pancreatitis patients in response to initial steroid therapy as a predictor of subsequent relapse. Pancreas 2016;45(9):1341–1346.

[51] Kawa S, Hamano H, Ozaki Y et al. Long-term follow-up of autoimmune pancreatitis: characteristics of chronic disease and recurrence. Clin Gastroenterol Hepatol 2009;7(11 suppl):S18–22.

Imaging Diagnosis of Autoimmune Pancreatitis
自身免疫性胰腺炎的影像学诊断

70

Kazuichi Okazaki, Tsukasa Ikeura, Kazushige Uchida, Makoto Takaoka　著

吴　栋　徐建威　译

王　磊　校

一、概述

AIP 的概念最早是由 Yoshida 等在 1995 年提出的[1]，随后便被归为 IgG$_4$ 相关疾病的胰腺表现[2]。随着研究的深入，AIP 的疾病概念几经修改，目前 ICDC 将 AIP 分为两种类型，分别是 1 型 AIP（IgG$_4$ 相关）和 2 型 AIP（伴有粒细胞上皮病变）[3, 4]。两种类型的 AIP 均表现为胰腺肿胀或肿块形成，常导致梗阻性黄疸。如果仅根据临床症状和影像学诊断，这些特征与胰腺癌非常相似。

1 型 AIP（IgG$_4$ 相关）的组织病理学表现为淋巴浆细胞硬化性胰腺炎，其特征是淋巴细胞和 IgG$_4$ 阳性的浆细胞大量浸润，闭塞性静脉炎和纤维化发生[3, 5, 6]。2 型 AIP 的特征是粒细胞上皮病变[5, 7]，在病理组织学中又被称为 IDCP[8]。在世界范围内，1 型 AIP 的发病率要明显高于 2 型 AIP，其中 2 型 AIP 患者又主要集中在西方国家[9, 10, 11]。

本章对胰腺的影像学描述均基于现行的诊断标准共识。其中腹部超声、CT 和 MR 对胰腺实质的形态学诊断很有帮助。MRCP 和 ERP 对胰管的形态学诊断有重要价值。此外，PET 检查在评估类固醇治疗效果以及是否合并胰腺外疾病等方面具有一定价值。在日本医学界，对于以胰腺局部肿胀为特征的疑似 AIP 病例，ERP 长久以来都是明确诊断的必要手段[1]。然而，2011 年的 ICDC 和日本诊断标准中指出，如果内镜超声下的细针穿刺活检除外恶性肿瘤，并且患者对类固醇治疗有反应，则可在没有 ERP 的情况下对 AIP 做出可能的诊断。

二、胰腺实质成像

胰腺弥漫性肿胀，呈腊肠样外观是 AIP 的典型影像学表现。这一特征在超声、CT 或 MRI 检查中均可观察到。然而，AIP 局部（节段性或局灶性）肿块需要与胰腺癌相鉴别。关于胰腺肿胀的定义，许多研

究者使用 Haaga 标准（将胰头前后径≥ 1 椎体横径，或者胰体尾≥ 2/3 椎体横径定义为胰腺肿胀，也就是大约胰头前后径≥ 3cm 或者胰体尾前后径≥ 2cm）[12]。由于老年人的胰腺本身可能存在萎缩，有时不能死板地套用定义，但即便在类固醇治疗后出现胰腺萎缩的情况下，该识别胰腺肿胀的标准依然具有较好的参考意义。虽然"弥漫性"和"局限性"并没有特别严格的定义，但对慢性胰腺炎患者行 ERP 检查描述时，大部分情况下还是依据剑桥分型（2/3 为弥漫性，1/3 为节段性 2/3 ＋局灶性 1/3）一致[13]。

（一）腹部超声检查 [5, 11]

在 AIP 患者的典型腹部超声表现中，胰腺呈现出类似腊肠样的弥漫性肿胀。肿胀部分是低回声的，具有分散的高回声斑点。胰腺癌和肿块性胰腺炎之间的鉴别诊断往往比较困难，此时"胰管穿透征"有助于区分 AIP 和胰腺癌[14]。然而，若胰腺实质内仅仅表现为轻度导管扩张或多个低回声肿块，此时单凭超声检查将难以进行 AIP 与转移性胰腺肿瘤或淋巴瘤的鉴别诊断。

（二）腹部 CT 成像 [5, 11]

AIP 的 CT 特征包括胰腺肿胀，动态 CT 下的延迟性强化，以及胰腺周围的囊状边缘（图 70-1）[15, 16]。大多数 AIP 患者为老年人，本身已有胰腺萎缩，此时常掩盖疾病早期胰腺肿胀的存在。也有一些病例，可以根据类固醇治疗后胰腺体积是否缩小，来判断是否存在胰腺肿胀。还有部分 AIP 患者的 CT 影像可表现为胰腺轻度弥漫性肿胀的非典型表现，和（或）主胰管部分扩张、囊性病变等，少数情况下也可存在胰腺实质钙化。

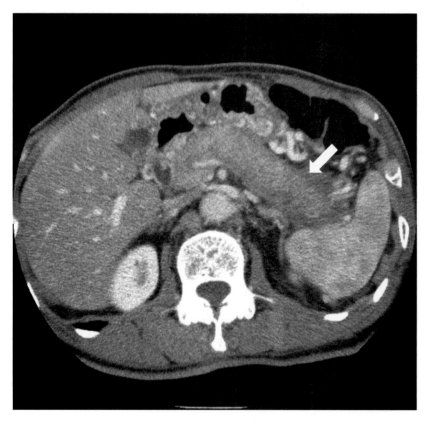

▲ 图 70-1　自身免疫性胰腺炎（弥漫性肿胀）的腹部 CT 图像
图示胰腺肿胀伴有延迟性强化（腊肠样）和低密度囊状边缘（箭）

1. 胰腺肿胀和延迟性强化

病灶的延迟期强化出现在门脉期，其具体表现因疾病分期和活动性而异。强化程度也往往随纤维化的程度而改变，若纤维化的程度较轻，则增强的程度可能难以与正常胰腺区分开。因此，即便病例没有延迟性强化的表现，也不能排除 AIP 的诊断，因为在 AIP 病情的早期阶段，广泛的纤维化还未形成。

2. 低密度的囊状边缘

胰腺周围的低密度囊状边缘影并非能在每个 AIP 病人中见到，但其对 AIP 的诊断具有高度特异性[15]。囊状边缘反映了病变边缘的纤维化程度，在 AIP 与胰腺癌的鉴别诊断中具有重要意义。当然，即便没有囊状边缘的表现，也不能排除 AIP 的诊断。另外，由于其形态外观的相似性，单独的胰腺成像不能区分 1 型和 2 型 AIP。

（三）腹部磁共振成像 [5, 11]

胰腺肿胀和 T_1/T_2 表现

（1）胰腺实质表现：除了弥漫性肿胀外，T_1 加权 MR 图像的低信号和动态 MRI 门静脉期的延迟性强化也是 AIP 的特征表现。在 T_1 加权像上，正常胰腺相对于肝脏是高信号的，因此胰腺上的任何的低信号都要谨慎对待。然而，胰腺癌和其他类型的慢性胰腺炎也可表现为 MR 的低信号，因此单靠该特征并不能区分 AIP 与其他疾病。与 CT 类似，正常胰腺与轻度纤维化 AIP 的病例在 MR 检查中也难以鉴别。严重纤维化病例其炎症反应反而有限，此时在 T_2 加权像上的表现为轻微的低信号。

（2）囊状边缘：囊状边缘和延迟的增强图像都可以通过 MRI 检查进行观察，这些表现都反映了胰腺的纤维化，是 AIP 的典型特征。囊状边缘在 T_2 加权图像上常表现为低信号区域。动态 MRI 是观察延迟增强最有效的手段。

（四）核医学检查

柠檬酸镓显像（^{67}Ga）和 ^{18}FDG-PET [5, 11]。^{67}Ga 和 FDG 可在胰腺病变中积聚，此时往往难以与淋巴瘤进行鉴别诊断。^{67}Ga 和 FDG 的积累不仅限于胰腺病变，还可见于胰外受累部位，特别是胸部肺门淋巴结、泪腺和唾液腺。糖皮质激素给药后，病变常常迅速消失 [16-18]。然而，昂贵的费用限制了它们的临床应用，核医学检查难以作为常规的检测手段。

三、胰腺导管成像

（一）ERCP 检查中的表现 [5, 11]

主胰管的特征性不规则狭窄是 AIP 诊断的有力证据（图 70-2A）[19]。主胰管的不规则狭窄是指胰管直径缩小，管壁形状不规则。与其他闭塞性或狭窄性病变相比，AIP 病例中受到影响的导管长度更长。在典型的 AIP 病例中，不规则变窄的胰管可占总胰管长度的约 1/3（5cm），且狭窄部位上游的主胰管往往并不扩张。若不规则变窄的胰管较短（大约 < 3cm），则难以同胰腺癌鉴别。从主胰管狭窄区域发出侧支，以及病变呈跳跃性是 AIP 与胰腺癌鉴别诊断的有用标志 [20]。在日本早期提出的 AIP 诊断标准中，主胰管特征性不规则狭窄被认为是 AIP 诊断证据的重要组成部分 [5, 11]。在局灶性不规则狭窄的情况下，要特别留

意 AIP 与胰腺癌的鉴别诊断。在 AIP 中，约 80% 的病例发现胆管狭窄。胆管狭窄最常见于胆管下段（图 70-2B、C），但也可能发生在肝外胆管和肝内胆管中。

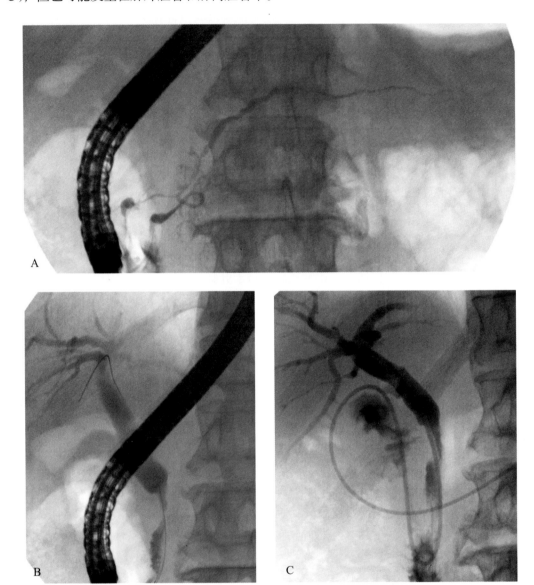

▲ 图 70-2　自身免疫性胰腺炎的 ERCP 图像

A. ERP 显示胰头和尾部的不规则变窄。可以观察到由胰腺头部的主胰管的狭窄部分发出的侧支；B. 在类固醇治疗前，ERC 显示末端胆总管狭窄；C. ERC 显示类固醇治疗后狭窄的改善

（二）MRCP 检查中的表现 [5, 11]

在进行 AIP 与其他疾病的鉴别诊断评估时，通过 ERP 或其他直观方法描绘主胰管的形态特征具有重要意义。目前，MRCP 无法足够准确地呈现胰管的细节形态，往往不能很好地观察到主胰管的不规则狭窄。但 MRCP 对导管受累的跳跃性节段显示较为明显，有助于 AIP 的诊断（图 70-3），尽管这一表现的特异性并不完美。三维 MRCP 可以实现对主胰管的精细显像，若主胰管图像缺失，则提示可能存在不规则狭窄。最近推出的 3.0 Tesla MR 成像仪，可以进一步提高 MRCP 的图像质量，使得 MRCP 在评估 AIP 对治疗的反应以及随访观察等方面发挥更大的作用。

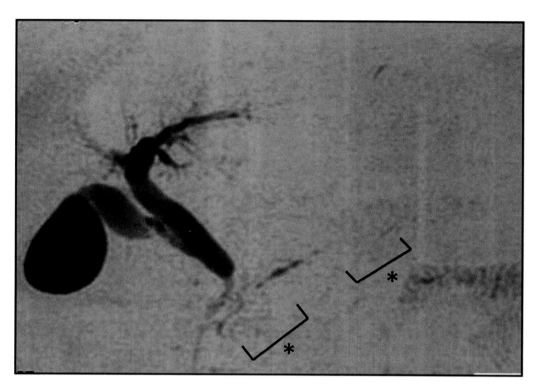

▲ 图 70-3 自身免疫性胰腺炎的 MRCP 表现

MRCP 通常无法显示主胰管的不规则狭窄。在这种情况下，MRCP 显示主胰管呈分段显影（病变的跳跃性特征），星号提示自身免疫性胰腺炎的可能性

☞ 致谢

本文得到了日本科学促进会（JSPS）的基金支持（217906890,26461038 和 17K09468）以及日本卫生、劳动和福利部用于研究难治性疾病的科学研究基金（KO）的支持。

☞ 参考文献

[1] Yoshida K, Toki F, Takeuchi T et al. Chronic pancreatitis caused by an autoimmune abnormality. Proposal of the concept of autoimmune pancreatitis. Dig Dis Sci 1995;40;1561–1568.

[2] Stone JH, Khosroshahi A, Deshpande V et al. Recommendations for the nomenclature of IgG$_4$-related disease and its individual organ system manifestations. Arthritis Rheum 2012;64(10):3061–3067.

[3] Shimosegawa T, Chari ST, Frulloni L et al. International consensus diagnostic criteria for autoimmune pancreatitis: guidelines of the International Association of Pancreatology. Pancreas 2011;40:352–358.

[4] Sugumar A, Klöppel G, Chari ST. Autoimmune pancreatitis: pathologic subtypes and their implications for its diagnosis. Am J Gastroenterol 2009;104:2308–2310.

[5] Okazaki K, Kawa S, Kamisawa T et al. Japanese clinical guidelines for autoimmune pancreatitis. Pancreas 2009;38(8):849–866.

[6] Kawaguchi K, Koike M, Tsuruta K et al. Lymphoplasmacytic sclerosing pancreatitis with cholangitis: a variant of primary

sclerosing cholangitis extensively involving pancreas. Hum Pathol 1991;22(4):387–395.

[7] Zamboni G, Lüttges J, Capelli P et al. Histopathological features of diagnostic and clinical relevance in autoimmune pancreatitis: a study on 53 resection specimens and 9 biopsy specimens. Virchows Arch 2004; 445(6):552–563.

[8] Notohara K, Burgart LJ, Yadav D et al. Idiopathic chronic pancreatitis with periductal lymphoplasmacytic infiltration: clinicopathologic features of 35 cases. Am J Surg Pathol 2003;27(8):1119–1127.

[9] The Japanese Pancreas Society, the Ministry of Health and Welfare Investigation Research Team for Intractable Pancreatic Disease. Clinical diagnostic criteria for autoimmune pancreatitis 2011 (Proposal). J Jpn Pancreas (Suizo) 2012;27:17–25. （in Japanese with English abstract）

[10] Okazaki K, Kawa S, Kamisawa T et al. Clinical diagnostic criteria of autoimmune pancreatitis: revised proposal. J Gastroenterol 2006;41(7):626–631.

[11] The Research Committee of Intractable Diseases of the Pancreas supported by the Japanese Ministry of Health, Labour and Welfare. *Atlas of Autoimmune Pancreatitis*. Tokyo: Arc Media, 2007: 1–54. (in Japanese)

[12] Haaga JR, Alfidi RJ, Zelch MG et al. Computed tomography of the pancreas. Radiology 1976;120(3):589–595.

[13] Sarner M, Cotton PB. Classification of pancreatitis. Gut 1984;25(7):756–759.

[14] Yoshizaki H, Takeuchi K, Okuda K et al. Abdominal ultrasonogram of autoimmune pancreatitis: five cases of pancreatic lesions accompanied by Sjögren syndrome. J Med Ultrason 1999;26:1125–1136.

[15] Irie H, Honda H, Baba S et al. Autoimmune pancreatitis: CT and MR characteristics. Am J Roentgenol 1998; 170(5):1323–1327.

[16] Sahani DV, Kalva SP, Farrell J et al. Autoimmune pancreatitis: imaging features. Radiology 2004;233(2): 345–352.

[17] Nakamoto Y, Sakahara H, Higashi T et al. Autoimmune pancreatitis with F-18 fluoro-2-deoxy-D-glucose PET findings. Clin Nucl Med 1999;24(10):778–780.

[18] Saegusa H, Momose M, Kawa S et al. Hilar and pancreatic gallium-67 accumulation is characteristic feature of autoimmune pancreatitis. Pancreas 2003;27(1):20–25.

[19] Toki F, Kozu T, Oi I. An unusual type of chronic pancreatitis showing diffuse narrowing of the entire main pancreatic duct on ERCP. A report of four cases. Endoscopy 1992;24:640. (Abstract)

[20] Wakabayashi T, Kawaura Y, Satomura Y et al. Clinical and imaging features of autoimmune pancreatitis with focal pancreatic swelling or mass formation: comparison with so-called tumor-forming pancreatitis and pancreatic carcinoma. Am J Gastroenterol 2003;98:2679–2687.

Medical Management of Autoimmune Pancreatitis
自身免疫性胰腺炎的医疗管理

71

Shounak Majumder，Suresh T. Chari　著

谭　广　译

谭　广　校

一、概述

1995 年，Yoshida 等首次提出自身免疫性胰腺炎一词，用以描述一种类似于自身免疫性肝炎的胰腺疾病，特点是激素治疗敏感并伴有自身抗体和 γ- 球蛋白升高[1]。早些时候，Kawaguchi 曾描述过该疾病的组织病理学特点，称其为 LPSP[2]。随后，AIP 又被归为 IgG$_4$ 相关性疾病的一种。

有研究发现另一种与 LPSP 共有组织病理学和临床特征的疾病，以组织病理学特点将其称为 IDCP[3]。目前 AIP 主要分为上述两种类型，1 型 LPSP 和 2 型 IDCP。后文将使用 AIP 与 IDCP 简称两者。

二、自身免疫性胰腺炎临床管理总述

被误诊为胰腺癌的患者常通过胰腺切除或胆道引流的方式治疗，但类似于其他自身免疫性疾病，AIP 的治疗基础是使用类固醇控制靶器官的炎症反应，治疗过程包括诱导缓解、复发治疗、维持缓解几个阶段。激素治疗能够显著改善临床症状，且在某些情况下有助于 AIP 的确定诊断。尽管早期使用皮质类固醇可能延缓胰腺实质的纤维化进程，但疾病初期的纤维萎缩性改变通常是永久性的。类固醇减量制剂主要用于需长期维持缓解或类固醇治疗耐受的患者。

三、定义

准确地定义治疗目标是 AIP 诊疗流程的重要部分。作为一种纤维炎性疾病，治疗靶点是炎症介质；伴随的纤维化可能永久改变器官的结构及功能，但目前没有方法能够预防或阻止上述变化的发生。

缓解：是组织器官在有或没有恢复正常结构及功能的情况下出现炎性成分的完全消退。应用皮质类

固醇后黄疸或腹痛等症状的快速及完全缓解有助于 AIP 的诊断；高剂量类固醇治疗后症状仍不缓解，应考虑其他疾病。已经治疗缓解的器官因纤维化损伤可能难以恢复正常的形态和功能，但肝脏功能及胰酶的血清学异常却能完全复原。治疗后确认患者是否出现组织学缓解较为困难，且没有实际意义。血清 IgG_4 正常化并不是可靠的治疗目标，另外与疾病缓解无关。

复燃：疾病尚未缓解却已复发，一般在皮质类固醇减量阶段或过早停药时发生。

复发：是指疾病在确认完全缓解后的再次发作。通常与疾病初始阶段的临床表现、影像或者血清学特征相似。AIP 作为一种多器官疾病，复发可能发生在已经治愈或先前未受影响的器官当中。腹痛作为一种独立症状并不能预示 AIP 的复发，与此类似，孤立的"血清学复发"，即没有生化或影像学改变的血清 IgG_4 的升高，不能作为 AIP 复发的证据，不应过早治疗。

四、初期治疗

（一）诱导缓解

皮质类固醇是 AIP 初期治疗的首选药物。通常给予 30 ～ 40mg/d 的泼尼松或等效的皮质类固醇进行 4 周的高剂量诱导治疗，4 周的高剂量治疗结束时评估患者的临床及影像学反应，当靶器官炎症反应出现缓解或显著改善时，可每周减少 5mg 的皮质类固醇用量，随后的治疗需求则由治疗反应决定。无 AIP 既往史的患者，因疾病负荷小且炎症消退快，初期治疗阶段的类固醇通常可减量至停药。

尽管类固醇的耐药率很低，但高剂量诱导治疗后无法戒断类固醇的患者的治疗选择却相当有限。利妥昔单抗（rituximab，RTX），作为一种抗 B 细胞 CD20 抗原的嵌合型单克隆抗体，是目前除皮质类固醇以外唯一能够诱导缓解 AIP 的药物，通常用于 AIP 的复发治疗。当患者在维持缓解阶段仍需使用高剂量的类固醇、存在应用禁忌或难以耐受时，可考虑使用 RTX。RTX 常用的诱导方案是每 2 周 1 次，每次 1g。目前而言，将 RTX 作为 AIP 治疗首选的证据较少且未达成共识。梅奥诊所研究显示，3 名未接受类固醇治疗而将 RTX 作为首选用药的患者均达到完全缓解[4]。此外，从其他中心 IgG_4 相关疾病的诊治经验以及我们中心尚未发表的研究中发现，RTX 在必要时可以作为 AIP 诱导及维持缓解的首选且唯一用药[5]。

（二）维持缓解

诱导治疗后完全缓解的患者是否继续使用低剂量的皮质类固醇进行维持缓解，目前仍存在较多争论。亚洲的一些研究中心支持几年甚至无限期使用低剂量的皮质类固醇，而欧洲和北美的大多数中心则建议在高剂量的 4 周治疗结束后停药 8 ～ 10 周。一项来自日本涵盖 459 名 AIP 受试者的研究发现，持续使用皮质类固醇的 AIP 患者的复发率近 1/4（23%，63/273），虽然低于完全缓解后直接停药的患者（34%，35/104，$P=0.048$），但该研究并没有为复发人群提供解决方案[6]。

被称为类固醇减量制剂的免疫调节剂可以在 AIP 的维持治疗中替代类固醇发挥作用，6- 巯基嘌呤、霉酚酸酯和硫唑嘌呤的治疗功效相近，任意一种耐药，其他两种即可替代，但最佳的使用剂量和用药时长尚未明确。然而在炎症性肠病的治疗中，与小剂量（1mg/kg）相比，大剂量的硫唑嘌呤（2.0 ～ 2.5mg/kg）可以降低复发率[4]。

伴有以下高危因素的 AIP 患者，维持治疗能显著降低复发风险。主要包括：近端胆道疾病，胰腺弥漫性增大，血清 IgG$_4$、IgE、外周嗜酸粒细胞基础水平高，诱导治疗结束期间 IgG$_4$ 升高 [7]。为避免长期大剂量的使用类固醇，部分缓解或类固醇难以减至维持剂量者，应尽早考虑使用免疫调节剂或 RTX。一般来说，免疫调节剂不会产生诱导缓解作用；因此，如果 AIP 在撤除类固醇时仍旧表现活跃，则即便已使用免疫抑制药，也应警惕复发风险。

五、复发治疗

尽管大多数 AIP 患者经类固醇治疗后效果显著，但激素减量或停用后仍有 60% 出现复发 [6, 8, 9]，现有四种方案用于复发性 AIP 的治疗：①高剂量的皮质类固醇应用 4～6 周后，逐渐减至维持剂量（2.5～10mg/d）或停药；②高剂量的皮质类固醇联合免疫调节剂应用 4～6 周后，类固醇逐渐减量至停药；③单独使用 RTX 进行诱导治疗，每周 4 次（每次 375mg/m²）或每 2 周 1 次（每次 1000mg）；④经上述 RTX 诱导治疗后，每 2～3 个月维持使用 1 次（每次 375mg/m²），持续 2 年。

目前尚无数据显示上述方案间的疗效差异，我们研究发现，在首次复发的 51 例 AIP 患者中，24 例类固醇单药组有 9 例再次复发（38%），27 例类固醇联合免疫调节剂组有 8 例再次复发（30%），两组间无复发生存率未见显著差异。

该研究中，12 例对类固醇和免疫调节剂耐药或不耐受的患者在 RTX 诱导及维持治疗后，10 例（83%）完全缓解，且在 10.6 个月的中位随访时间内未出现复发 [4]。一项涵盖 60 例 IgG$_4$-RD 患者的队列研究（12 例胰腺受累）发现，RTX 单药诱导治疗的临床有效率为 95% [7]，复发率为 37%，复发的中位时间为 244 天 [7]。根据我们的经验，RTX 维持治疗的患者极少复发。然而，RTX 单药诱导与维持治疗的预后对比需要在以后的临床研究中加以探讨。

六、并发症的随访和管理

（一）外分泌功能不足

AIP 患者较少出现脂肪泻。一项研究将 FE-1 < 200μg/g 作为胰腺外分泌功能不全的诊断标准，发现超过 80% 的 AIP 患者伴有外分泌功能异常 [10]。上述结论与我们的临床观察相悖，且该标准难以反映外分泌功能不全的发生率。类固醇治疗后，25% 的患者伴有胰腺实质的萎缩，进而导致其外分泌功能障碍 [11]。PERT 仅限应用于脂肪吸收不佳的 AIP 人群。

（二）内分泌功能不足

AIP 患者新发糖尿病的高危因素包括：胰腺实质广泛萎缩，病程长，高龄，吸烟及饮酒。AIP 患者应定期监测血糖情况，以便及早发现、及时干预，特别是伴有上述因素者。

七、恶变风险

目前关于 AIP 能否恶变为胰腺癌的研究矛盾较多。一些数据显示其风险较高，但绝大多数表明两者无关。AIP 确诊后第一年的癌变风险似乎最高[12]。在最近发表的 107 例 AIP 患者的研究中，没有 1 例研究对象在 74 个月的随访时间内发展为胰腺癌[13]。有趣的是，8 例发展为非胰腺恶性肿瘤，而该队列研究人群的患癌风险与相同年龄及性别的参考人群相当。有些病例报道表明 AIP 患者可同时伴有胰腺癌[14]，虽然这种情况非常罕见，但强调在 AIP 治疗前应仔细检查，排除伴发胰胆管恶性肿瘤的可能。此外，皮质类固醇诱导治疗无效的 AIP 患者应怀疑恶变。

八、药物不良反应管理

（一）皮质类固醇

高血糖和情绪改变是高剂量皮质类固醇治疗过程中最常见的并发症。对于已经存在情绪障碍的患者，治疗前应仔细评估心理健康状况，必要时调整药物剂量。获取患者的基础空腹血糖值，密切监测治疗前已诊断为糖尿病的 AIP 患者的血糖情况，调整类固醇和胰岛素用量。少见但是严重的不良反应包括缺血性坏死、骨质疏松症、高血压和心力衰竭恶化。

（二）免疫调节剂

不幸的是，大多数的报道中，应用免疫调节剂的 AIP 患者 25% 出现需中途停药的治疗不良反应[4]，主要包括：恶心、肝酶升高、药疹、骨髓抑制以及菌血症，而且约 50% 的上述人群在转用其他免疫调节剂后出现耐药。

（三）利妥昔单抗

RTX 具有良好的药物耐受性。所有患者在开始治疗前应常规筛查乙型肝炎病毒，因为乙肝病毒的再激活可能导致暴发性的肝功能衰竭[15]。常见的输液相关不良反应包括流感样症状、瘙痒、短暂性低血压和支气管痉挛。严重情况较为少见，但有报道称出现过近乎致命的输液反应[16]。其他严重且需停药的罕见并发症包括中毒性表皮坏死松解症和进行性多灶性白质脑病。

九、特发型导管中心性慢性胰腺炎的治疗

IDCP 具有极好的类固醇敏感性，诱导治疗剂量和持续时间与 AIP 相似。临床反应显著，且很少复发。梅奥诊所对 31 名 IDCP 受试者进行 12 个月的随访，发现其复发率为 10.6%[17]。发病初期伴有急性胰腺炎则预示较低的无复发生存率。复发后仍对皮质类固醇治疗敏感。鉴于 IDCP 的复发率相对较低，因此不建议使用类固醇或免疫调节剂进行维持治疗。远期并发症如胰管结石、胰胆管恶性肿瘤均少见于 1 型 AIP。

十、总结

AIP 的初期治疗方案已十分明确。对于复发及高剂量皮质类固醇不敏感或部分敏感者，应尽早使用免疫调节剂和 B 细胞耗竭疗法（图 71-1）。基于目前的诊疗经验，RTX 是难治性 AIP 的首选药物，但最佳的给药方案和持续时间仍需探讨。将来需要探索新的生物标志物，用以监测 AIP 的活动度并预测复发，制定更加准确的治疗方案。

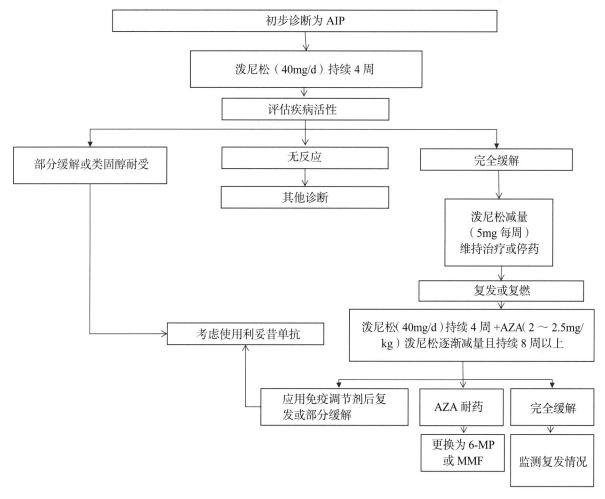

▲ 图 71-1　梅奥诊所针对早期及复发性 AIP 的诊疗流程图 [4]
AZA. 硫唑嘌呤；6-MP. 巯嘌呤；MMF. 霉酚酸酯

☞ 参考文献

[1]　Yoshida K et al. Chronic pancreatitis caused by an autoimmune abnormality. Proposal of the concept of autoimmune pancreatitis. Dig Dis Sci 1995;40(7):1561–1568.

[2]　Kawaguchi K et al. Lymphoplasmacytic sclerosing pancreatitis with cholangitis: a variant of primary sclerosing cholangitis

extensively involving pancreas. Hum Pathol 1991;22(4):387–395.

[3]　Notohara K et al. Idiopathic chronic pancreatitis with periductal lymphoplasmacytic infiltration: clinicop-athologic features of 35 cases. Am J Surg Pathol 2003;27(8):1119–1127.

[4]　Hart PA et al. Treatment of relapsing autoimmune pancreatitis with immunomodulators and rituximab: the Mayo Clinic experience. Gut 2013;62(11):1607–1615.

[5]　Carruthers MN et al. Rituximab for IgG$_4$-related disease: a prospective, open-label trial. Ann Rheum Dis 2015;74(6): 1171–1177.

[6]　Kamisawa T et al. Standard steroid treatment for autoimmune pancreatitis. Gut 2009;58(11):1504–1507.

[7]　Wallace ZS et al. Predictors of disease relapse in IgG$_4$-related disease following rituximab. Rheumatology (Oxford), 2016;55(6):1000–1008.

[8]　Sah RP et al. Differences in clinical profile and relapse rate of type 1 versus type 2 autoimmune pancreatitis. Gastroenterology 2010;139(1):140–148; quiz e12–13.

[9]　Sandanayake NS et al. Presentation and management of post-treatment relapse in autoimmune pancreatitis/immunoglobulin G4-associated cholangitis. Clin Gastroenterol Hepatol 2009;7(10):1089–1096.

[10]　Frulloni L et al. Exocrine and endocrine pancreatic function in 21 patients suffering from autoimmune pancreatitis before and after steroid treatment. Pancreatology 2010;10(2–3): 129–133.

[11]　Hart PA et al. Long-term outcomes of autoimmune pancreatitis: a multicentre, international analysis. Gut 2013;62(12):1771–1776.

[12]　Shiokawa M et al. Risk of cancer in patients with autoimmune pancreatitis. Am J Gastroenterol 2013;108(4): 610–617.

[13]　Buijs J et al. The long-term impact of autoimmune pancreatitis on pancreatic function, quality of life, and life expectancy. Pancreas 2015;44(7):1065–1071.

[14]　Witkiewicz AK et al. Synchronous autoimmune pancreatitis and infiltrating pancreatic ductal adenocarcinoma: case report and review of the literature. Hum Pathol 2008;39(10):1548–1551.

[15]　Weinbaum CM et al. Recommendations for identification and public health management of persons with chronic hepatitis B virus infection. MMWR Recomm Rep 2008;57(RR-8):1–20.

[16]　Hastings D et al. Plasmapheresis therapy for rare but potentially fatal reaction to rituximab. J Clin Apher 2009; 24(1):28–31.

[17]　Hart PA et al. Clinical profiles and outcomes in idiopathic duct-centric chronic pancreatitis (type 2 autoimmune pancreatitis): the Mayo Clinic experience. Gut 2016;65(10):1702–1709.

自身免疫性胰腺炎
远期管理篇

Long–Term Outcome of Management of Autoimmune Pancreatitis

72

Long - Term Outcome After Treatment of Autoimmune Pancreatitis
自身免疫性胰腺炎治疗后的远期疗效

Luca Frulloni，Nicolò de Pretis　著

谭　广　译

谭　广　校

一、概述

AIP 在发病初期即伴随独特的临床和影像学表现[1]。早期对类固醇治疗敏感，该特点已纳入 AIP 的诊断标准。然而，AIP 患者的远期疗效仍然不得而知，许多方面尚未阐明，特别是如何预防 AIP 复发，如何阻止胰腺因功能丧失（内外分泌功能不全）而进展为慢性胰腺炎，应用非甾体类免疫抑制药（硫唑嘌呤）或生物制剂（RTX）的必要性及疗效评估，胰腺钙化的发生率及 AIP 的恶变率。术语"自身免疫性胰腺炎"于 1995 年引入[2]，现已认证为一种疾病实体。早期治疗已经常规化，远期疗效也因使用类固醇、非甾体类免疫抑制药和（或）生物制剂（RTX）而有所改善。AIP 的自然病程虽然模糊，但治疗后的远期疗效是可监测的。

1995 年之前患病且接受适当免疫抑制药治疗的 AIP 患者的预后情况目前不得而知，部分人群因怀疑为胰腺癌而采取手术治疗，上述信息可能有助于理解 AIP 的自然病程。

二、疾病复发及治疗

AIP 的复发可能是有症状的，伴有影像学、血清学和（或）组织学改变[3]，也可能无症状且仅伴有影像学变化[4]。复发的部位主要是胰腺，也可涉及胰腺外器官（肾脏、唾液腺、胆管和后腹膜）[4-7]。文献报道将上述情况均纳入到复发率的统计当中。

有报道称，第一疗程类固醇治疗后 AIP 的复发率为 13% ～ 64%（表 72-1）[6, 8-16]。手术治疗的疾病复发率与保守治疗相比没有差异（表 72-2）[6, 9-13, 15, 17]。此外，与 2 型相比，1 型 AIP 的复发率更高且频繁[6, 18, 19]。Ikeura 等[18] 报道称 AIP 的总体复发率为 20%，低于 1 型（34%）而高于 2 型 AIP（6%）。高

水平的血清 IgG$_4$[6, 7, 9, 12, 19-22]，肝内胆管受累 [6, 20, 23] 以及其他器官受累 [7] 均已认定为 AIP 复发的危险因素。
上述因素均与 1 型 AIP 密切相关，由此可推断 1 型 AIP 更具侵袭性。

表 72-1 AIP 复发率

作 者	年 份	地 区	患者例数	复发率
Ryu 等 [8]	2008	韩国	67	15%
Frulloni 等 [9]	2009	意大利	87	25%
Raina 等 [10]	2009	美国	26	57%
Maire 等 [11]	2010	法国	44	27%
Kubota 等 [12]	2011	日本	70	34.3%
Kamisawa 等 [13]	2011	亚洲	327	13.1%
Kamisawa 等 [14]	2011	亚洲、欧洲、美国	731	15% ～ 64%
Song 等 [15]	2012	韩国	52	24%
Hart 等 [6]	2013	亚洲、欧洲、美国	1064	29.1%
van Heerde 等 [16]	2014	荷兰	111	37%

表 72-2 AIP 患者接受类固醇治疗和接受手术治疗的复发率

作 者	年 份	地 区	类固醇治疗例数	复发率	手术治疗例数	复发率
Frulloni 等 [9]	2009	意大利	67	34%	20	30%
Raina 等 [10]	2009	美国	15	60%	4	0%
Maire 等 [11]	2010	法国	26	31%	12	33%
Kubota 等 [12]	2011	日本	42	9%	20	17%
Kamisawa 等 [13]	2011	亚洲	231	21%	42	12.5%
Song 等 [15]	2012	韩国	27	40%	11	10%
Hart 等 [6]	2013	亚洲、欧洲、美国	736	33%	141	25%
Yurci 等 [17]	2013	美国	11	27%	21	19%
小计	-	-	1155	30%	271	37%

复发性 AIP 首选类固醇进行新疗程的诱导缓解 [25]。该方案虽仅依靠队列研究作为理论基础，但已广泛接受并应用于临床。所用剂量与 AIP 的初期治疗相同 [泼尼松，30 ～ 40mg/d 或 0.5 ～ 1mg/（kg·d）]，可根据疾病活动度做出调整。复发性 AIP 在诱导缓解后应继续维持治疗，亚洲国家建议长期使用低剂量的类固醇（泼尼松，5 ～ 10mg/d），而其他地区仍在讨论该方案的可行性。类固醇减量制剂，特别是硫唑嘌呤，即使缺乏对照实验作为理论基础却仍建议应用于复发性 AIP 的长期治疗中 [20][2 ～ 2.5 mg/（kg·d）]，该方案同样处于讨论阶段。专家建议在 IgG$_4$ 相关疾病中应用类固醇减量制剂进行附加治疗 [26]，其中包括

1 型 AIP。

RTX 作为诱导 B 细胞耗竭的抗 CD20 抗体，似乎能够通过诱导特异性血清 IgG$_4$ 的减少而控制 IgG$_4$ 相关疾病，并且在类固醇难治性患者中同样有效[27]。RTX 可能在 IgG$_4$ 相关疾病的免疫过程中发挥干扰作用，但机制不明。1 型 AIP 属于 IgG$_4$ 相关疾病，因此建议应用 RTX[26, 28]。一些早期的队列研究似乎已证实 RTX 在 1 型 AIP 中的疗效[29]，但使用剂量和用药时长未达成共识。建议采用治疗风湿类疾病的用药方案（静脉输入，375mg/m^2，0 及 15d，每 6 个月重复一次），而不是血液类疾病的用药方案（静脉注射，375mg/m^2，每周 4 次，每 2 ～ 3 个月至 24 个月重复一次），不过仍需要更多的临床随机实验探索最佳方案。

三、胰腺功能丧失与慢性胰腺炎的演变

仅有少数研究描述 AIP 的远期疗效，且限于临床确诊后的前 10 年。AIP 病程进展的关键是胰腺内外分泌功能的恶化、胰腺钙化的发生，以及更常见的向"普通"慢性胰腺炎的演变。

AIP 在发病后即伴随胰腺外分泌功能减退（表 72-3）[5, 9, 11, 30-32]，但大多数经类固醇治疗后有所改善[32, 33]。发病初期，绝大多数患者的胰泌素试验均证实其外分泌功能减退，尤其是胰酶的产量多于碳酸氢盐的分泌量[34]。PABA[32] 或粪弹性蛋白酶 -1 试验[33] 均发现 AIP 患者经激素治疗后外分泌功能有所改善，但 33% ～ 50% 仍存在严重的胰腺功能不全。类固醇治疗后长期随访的患者 80% 伴有外分泌功能不全[30]。因此，为确定 AIP 人群能否受益于胰酶替代疗法，应定期评估其胰腺功能。

相似的结论也体现在胰腺内分泌功能的研究中（表 72-3）[5, 9, 11, 30-32]。治疗初期，类固醇诱发的糖尿病较为常见，特别是老年人群[33, 35]。长期随访结果表明，部分 AIP 患者在多次复发后容易发展为胰腺钙化[21, 22, 36]。

表 72-3　AIP 内外分泌功能不全发生率

作　者	年　份	患者例数	随访时间（月）	PEI	糖尿病
Kamisawa 等[32]	2003	12	41	67%	83%
Frulloni 等[9]	2009	87	89	28%	26%
Uchida 等[31]	2009	21	41	48%	46%
Maire 等[11]	2010	44	41	34%	37%
Bujis 等[30]	2015	68	74	82%	57%
Lopez-Serrano 等[5]	2016	47	50	36%	36%

PEI. pancreatic exocrine insufficiency，胰腺外分泌功能不全

胰腺内外分泌功能的丧失、钙化的发生和胰腺萎缩表明 AIP 可能转化为"普通"的慢性胰腺炎。这一假设即便不能完全得到临床及影像学的支持，却能够解释为什么过去没能发现该病，而且晚期的 AIP 可能与慢性钙化性胰腺炎相混淆。该假设暗示影像学特征仅在早期 AIP 较为典型并具有诊断意义，而在晚期 AIP 中作用不大，且极有可能误诊为其他疾病。图 72-1 为 AIP 自然病程假设。

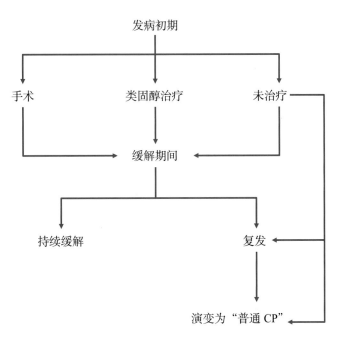

▲ 图 72-1　**AIP 自然病程假设**
CP. chronic pancreatitis，慢性胰腺炎

四、胰腺和胰腺外器官癌变风险

据报道，AIP 患者罹患胰腺癌的风险 [21, 31, 37-44] 与其他慢性炎症性胃肠病一样，但该结论仅限于病例报告或小样本研究。AIP 在发病早期恶变为胰腺癌的风险最高，这可能与两者的影像学特征部分相同有关，晚期则较低。因此，在疾病初始阶段应排除 AIP 癌变的可能，并且在随访期间通过影像学方法监测患者的病情变化，这样不仅有助于判断复发，还可用于癌症的早期诊断。

AIP 在确诊后的 5 年内，胰腺外器官癌变的发生率高达 6.6% ～ 13.9% [6, 45-47]。有报道称，1 型 AIP 的胰腺外器官恶变风险较高，而 2 型 AIP 则较低，这可能与患者的年龄相关，而不是 AIP 亚型。该发病率是否高于一般人群目前仍有争议。无论如何，10% 的患者在诊断为 AIP 后可能发展为癌症，因此，使用免疫抑制和生物制剂前应进行仔细的评估。

☞ 参考文献

[1] Finkelberg DL, Sahani D, Deshpande V et al. Autoimmune pancreatitis. N Engl J Med 2006;355:2670–2676.

[2] Yoshida K, Toki F, Takeuchi T et al. Chronic pancreatitis caused by an autoimmune abnormality. Proposal of the concept of autoimmune pancreatitis. Dig Dis Sci 1995;40:1561–1568.

[3] Chari ST, Murray JA. Autoimmune pancreatitis, Part II: the relapse. Gastroenterology 2008;134:625–628.

[4] Manfredi R, Frulloni L, Mantovani W et al. Autoimmune pancreatitis: pancreatic and extrapancreatic MR imaging-MR cholangiopancreatography findings at diagnosis, after steroid therapy, and at recurrence. Radiology 2011;260:428–436.

[5] Lopez-Serrano A, Crespo J, Pascual I et al. Diagnosis, treatment and long-term outcomes of autoimmune pancreatitis in Spain

based on the international consensus diagnostic criteria: a multi-centre study. Pancreatology 2016;16:382–390.

[6] Hart PA, Kamisawa T, Brugge WR et al. Long-term outcomes of autoimmune pancreatitis: a multicentre, international analysis. Gut 2013;62:1771–1776.

[7] Kamisawa T, Shimosegawa T, Okazaki K et al. Standard steroid treatment for autoimmune pancreatitis. Gut 2009;58: 1504–1507.

[8] Ryu JK, Chung JB, Park SW et al. Review of 67 patients with autoimmune pancreatitis in Korea: a multicenter nationwide study. Pancreas 2008;37:377–385.

[9] Frulloni L, Scattolini C, Falconi M et al. Autoimmune pancreatitis: differences between the focal and diffuse forms in 87 patients. Am J Gastroenterol 2009;104:2288–2294.

[10] Raina A, Yadav D, Krasinskas AM et al. Evaluation and management of autoimmune pancreatitis: experience at a large US center. Am J Gastroenterol 2009;104:2295–2306.

[11] Maire F, Le Baleur Y, Rebours V et al. Outcome of patients with type 1 or 2 autoimmune pancreatitis. Am J Gastroenterol 2011;106:151–156.

[12] Kubota K, Watanabe S, Uchiyama T et al. Factors predictive of relapse and spontaneous remission of autoimmune pancreatitis patients treated/not treated with corticosteroids. J Gastroenterol 2011;46(6): 834–842.

[13] Kamisawa T, Kim MH, Liao WC et al. Clinical characteristics of 327 Asian patients with autoimmune pancreatitis based on Asian diagnostic criteria. Pancreas 2011;40:200–205.

[14] Kamisawa T, Chari ST, Giday SA et al. Clinical profile of autoimmune pancreatitis and its histological subtypes: an international multicenter survey. Pancreas 2011;40:809–814.

[15] Song TJ, Kim JH, Kim MH et al. Comparison of clinical findings between histologically confirmed type 1 and type 2 autoimmune pancreatitis. J Gastroenterol Hepatol 2012;27:700–708.

[16] van Heerde MJ, Buijs J, Rauws EA et al. A comparative study of diagnostic scoring systems for autoimmune pancreatitis. Pancreas 2014;43:559–564.

[17] Yurci A, Stevens T, Shah SN et al. Evolution in the diagnosis and treatment of autoimmune pancreatitis: experience from a single tertiary care center. Int J Clin Exp Pathol 2013;6:1317–1326.

[18] Ikeura T, Manfredi R, Zamboni G et al. Application of international consensus diagnostic criteria to an Italian series of autoimmune pancreatitis. United European Gastroenterol J 2013;1:276–284.

[19] Sah RP, Chari ST, Pannala R et al. Differences in clinical profile and relapse rate of type 1 versus type 2 autoimmune pancreatitis. Gastroenterology 2010;139:140–148; quiz e12–13.

[20] Huggett MT, Culver EL, Kumar M et al. Type 1 autoimmune pancreatitis and IgG$_4$-related sclerosing cholangitis is associated with extrapancreatic organ failure, malignancy, and mortality in a prospective UK cohort. Am J Gastroenterol 2014;109(10): 1675–1683.

[21] Kawa S, Hamano H, Ozaki Y et al. Long-term follow-up of autoimmune pancreatitis: characteristics of chronic disease and recurrence. Clin Gastroenterol Hepatol 2009;7:S18–22.

[22] Takuma K, Kamisawa T, Tabata T et al. Short-term and long-term outcomes of autoimmune pancreatitis. Eur J Gastroenterol Hepatol 2011;23:146–152.

[23] Ghazale A, Chari ST, Zhang L et al. Immunoglobulin G$_4$-associated cholangitis: clinical profile and response to therapy. Gastroenterology 2008;134:706–715.

[24] Maire F, Le Baleur Y, Rebours V et al. Outcome of patients with type 1 or 2 autoimmune pancreatitis. Am J Gastroenterol 2011;106(1):151–156.

[25] Hart PA, Zen Y, Chari ST. Recent advances in autoimmune pancreatitis. Gastroenterology 2015;149:39–51.

[26] Khosroshahi A, Wallace ZS, Crowe JL et al. International consensus guidance statement on the management and treatment of IgG$_4$-related disease. Arthritis Rheumatol 2015;67:1688–1699.

[27] Lang D, Zwerina J, Pieringer H. IgG$_4$-related disease: current challenges and future prospects. Ther Clin Risk Manag 2016;12:189–199.

[28] Beyer G, Schwaiger T, Lerch MM et al. IgG$_4$-related disease: a new kid on the block or an old aquaintance? United European Gastroenterol J 2014;2:165–172.

[29] Hart PA, Topazian MD, Witzig TE et al. Treatment of relapsing autoimmune pancreatitis with immunomodulators and rituximab:

the Mayo Clinic experience. Gut 2013;62:1607–1615.

[30] Buijs J, Cahen DL, van Heerde MJ et al. The long-term impact of autoimmune pancreatitis on pancreatic function, quality of life, and life expectancy. Pancreas 2015;44:1065–1071.

[31] Uchida K, Yazumi S, Nishio A et al. Long-term outcome of autoimmune pancreatitis. J Gastroenterol 2009;44: 726–732.

[32] Kamisawa T, Egawa N, Inokuma S et al. Pancreatic endocrine and exocrine function and salivary gland function in autoimmune pancreatitis before and after steroid therapy. Pancreas 2003;27:235–238.

[33] Frulloni L, Scattolini C, Katsotourchi AM et al. Exocrine and endocrine pancreatic function in 21 patients suffering from autoimmune pancreatitis before and after steroid treatment. Pancreatology 2010;10:129–133.

[34] Ito T, Kawabe K, Arita Y et al. Evaluation of pancreatic endocrine and exocrine function in patients with autoimmune pancreatitis. Pancreas 2007;34:254–259.

[35] Miyamoto Y, Kamisawa T, Tabata T et al. Short and long-term outcomes of diabetes mellitus in patients with autoimmune pancreatitis after steroid therapy. Gut Liver 2012;6:501–504.

[36] Maruyama M, Arakura N, Ozaki Y et al. Risk factors for pancreatic stone formation in autoimmune pancreatitis over a long-term course. J Gastroenterol 2012;47:553–560.

[37] Ikeura T, Miyoshi H, Uchida K et al. Relationship between autoimmune pancreatitis and pancreatic cancer: a single-center experience. Pancreatology 2014;14:373–379.

[38] Gupta R, Khosroshahi A, Shinagare S et al. Does autoimmune pancreatitis increase the risk of pancreatic carcinoma?: a retrospective analysis of pancreatic resections. Pancreas 2013;42:506–510.

[39] Witkiewicz AK, Kennedy EP, Kennyon L et al. Synchronous autoimmune pancreatitis and infiltrating pancreatic ductal adenocarcinoma: case report and review of the literature. Hum Pathol 2008;39:1548–1551.

[40] Fukui T, Mitsuyama T, Takaoka M et al. Pancreatic cancer associated with autoimmune pancreatitis in remission. Intern Med 2008;47:151–155.

[41] Pezzilli R, Vecchiarelli S, Di Marco MC et al. Pancreatic ductal adenocarcinoma associated with autoimmune pancreatitis. Case Rep Gastroenterol 2011;5:378–385.

[42] Hirano K, Tada M, Isayama H et al. Long-term prognosis of autoimmune pancreatitis with and without corticosteroid treatment. Gut 2007;56:1719–1724.

[43] Inoue H, Miyatani H, Sawada Y et al. A case of pancreas cancer with autoimmune pancreatitis. Pancreas 2006;33:208–209.

[44] Motosugi U, Ichikawa T, Yamaguchi H et al. Small invasive ductal adenocarcinoma of the pancreas associated with lymphoplasmacytic sclerosing pancreatitis. Pathol Int 2009;59:744–747.

[45] Shiokawa M, Kodama Y, Yoshimura K et al. Risk of cancer in patients with autoimmune pancreatitis. Am J Gastroenterol 2013;108:610–617.

[46] Hart PA, Law RJ, Dierkhising RA et al. Risk of cancer in autoimmune pancreatitis: a case-control study and review of the literature. Pancreas 2014;43:417–421.

[47] Hirano K, Isayama H, Tada M et al. Association between autoimmune pancreatitis and malignancy. Clin J Gastroenterol 2014;7:200–204.

第六部分

外分泌组织肿瘤；胰腺良性囊性肿瘤
Neoplastic Tumors of the Exocrine Tissue: Benign Cystic Neoplasms of the Pancreas

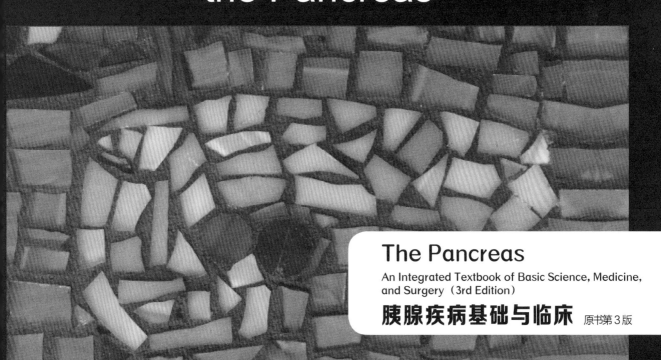

The Pancreas

An Integrated Textbook of Basic Science, Medicine, and Surgery（3rd Edition）

胰腺疾病基础与临床 原书第 3 版

Epidemiology of Cystic Neoplasms of the Pancreas
胰腺囊性肿瘤的流行病学

73

Saurabh Mukewar，Suresh T. Chari　著

梁廷波　白雪莉　译

梁廷波　白雪莉　校

一、概述

胰腺囊性病变（pancreatic cystic lesions, PCL），在组织病理学上分为非肿瘤性囊肿或肿瘤性囊肿。非肿瘤性囊肿无任何恶性潜能，包括胰腺假性囊肿、淋巴上皮囊肿、潴留囊肿、包虫囊肿、肠重复囊肿和黏液性非肿瘤性囊肿。肿瘤性囊肿或称胰腺囊性肿瘤（pancreatic cystic neoplasm, PCN），具有发展为恶性肿瘤的潜力，一部分在诊断时即为恶性。PCN 进一步分为浆液性囊性肿瘤（serous cystic neoplasm, SCN）、黏液性囊性肿瘤（mucinous cystic neoplasm, MCN）、导管内乳头状黏液性肿瘤（intraductal papillary mucinous neoplasm, IPMN）（包括分支胰管型 IPMN 和主胰管型 IPMN）、实性假乳头状瘤（solid-pseudopapillary neoplasm, SPN）及其他实体肿瘤如导管腺癌或囊性神经内分泌肿瘤（cystic pancreatic neuroendocrine tumor, CPNT）的囊性变。这些囊肿发生恶变的风险从 SCN 的不到 1% 到主胰管型 IPMN 的超过 60% 不等 [1-3]。

通过常规的影像学检查，越来越多的无症状患者被发现患有 PCL[4]。对直径小于 5mm 的 PCL，其性质往往不确定，但大多数手术切除的较大囊肿均是肿瘤性囊肿 [5]。然而，绝大多数 PCL 未被手术切除 [6]，直径大于 10mm 的 PCL 应被认为是 PCN 并接受相应的处理。单纯基于影像学诊断的胰腺囊肿研究，可以提供一般人群 PCL 发病率和患病率的相关信息 [7, 8]。然而，这些研究缺乏确诊性的组织病理学诊断。相比之下，手术病例虽然不能用于确定一般人群的发病率和患病率，但它们可以提供胰腺囊肿的组织病理学频谱 [5, 6]。术语 PCL 是根据影像学检查的结果制定的，而 PCN 则源自手术病例的病理结果。尽管一些关于 PCL 的研究是根据影像学（条件允许的情况下同时结合囊液特征）去推断组织病理学诊断，但当和手术组织病理关联时，依然有近 1/3 PCL 的术前诊断是错误的 [9]。

二、胰腺囊性病变

（一）发病率

一般人群中 PCL 发病率的信息非常有限。一项明尼苏达州奥姆斯特德县的研究显示，2005 年疑似 IPMN 的 PCL 患病率为 4.35/10 万[8]（图 73-1）。与 1985 年相比，年龄和性别调整发病率增加了 14 倍，当时为 0.31/10 万（图 73-1）。这种不断增长的发病率被认为是诊断性检查不断普及的结果，而不是真的随着时间的推移发病率逐年增加。该研究中排除了 SCN 等其他非 IPMN 的胰腺囊肿。

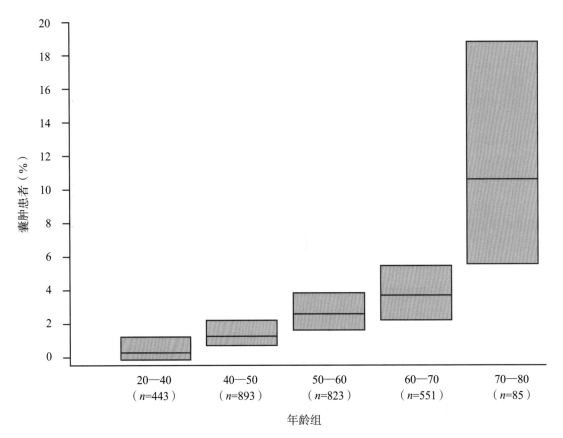

▲ 图 73-1　每个年龄组的胰腺囊肿患病率

黑线表示患病率，灰色框表示置信区间。对于年龄超过 80 岁的患者，详情请参阅正文（引自 de Jong 等，2010[14]。图片经 Elsevier 许可转载）

（二）患病率

基于医院一些研究表明，PCL 的患病率介于 0.2% ～ 41.6% 之间[4, 10-17]。各种危险因素会影响到 PCL 患病率，包括研究相关因素和患者相关因素。研究相关因素包括研究设计、成像模式以及研究年份。最近的一项研究显示，只有 31% 的影像学报告记录了意外发现的 PCL[11]。因此，基于影像学报告而非原始图像的回顾性研究低估了 PCL 的患病率。医学成像模式的类型也会影响患病率的计算，分别以超声、CT、MRI 或 EUS 作为影像评估手段，相应的研究报道的患病率依次上升[17, 18]。相比之下，较早的研究报道的患病率较低。例如，1980 年的一项研究中，仅有 1.4% 的腹部扫描中发现 PCL[19]，而在 2015 年的研究中，这个数字提高到了 9.3%[7]。新研究的较高患病率可能是由于更高质量的横截面成像硬件和软件的应用。Moris 等的研究表明，较新版本的 MRI 软硬件与较高的 PCL 检出率相关[4]。

（三）危险因素

1. 年龄

高龄是 PCL 的危险因素（图 73-2）。一般而言，当研究人群由年龄较大的个体组成时，患病率会比较高。例如，尸检报告平均年龄为 79.3 岁的人群 PCL 患病率为 24.3%[16]。一项基于 MRI 对平均年龄为 51.1 岁的无症状个体的研究表明，PCL 的患病率为 2.4%[14]。PCL 在 40 岁以下人群中并不常见，根据用于诊断 PCL 的成像模式的不同，该年龄组的患病率介于 0 ～ 1.2% 之间[12, 13]。然而，在使用单次激发快速自旋回波 MRI 序列的研究中，该年龄组的 PCL 总体患病率为 9.1%[20]。40 岁以后患病风险逐渐增加。一项大型研究提示，40 岁以后每年长一岁 PCL 的患病率增长 1.06 倍[12]。在 70 岁以上的个体中，高达 40% 的患者患有 PCL[11]。在老年患者中，不仅 PCL 的患病率上升，囊肿的大小和数量也在增加[11, 20]。此外，与年轻患者相比，老年患者更有可能发现恶性病变，亦更有可能因 PCL 接受胰腺手术[21]。

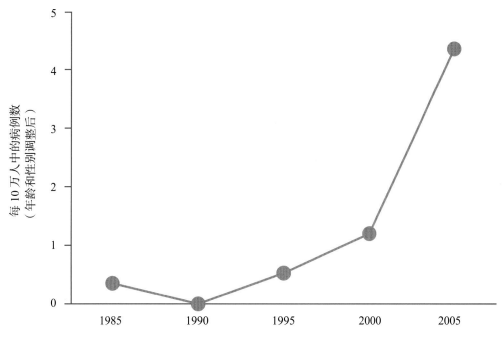

▲ 图 73-2　罗切斯特流行病学项目反映的每 10 万人的 IPMN 发病率
（引自 Klibansky 等，2012[8]。图片经 Elsevier 许可转载）

2. 性别

尽管有一项研究显示女性的 PCL 患病率较高[22]，但大多数研究未发现两性间 PCL 患病率存在差异[11, 12, 14, 15]。与此同时，绝大多数研究均未显示男性和女性在 PCL 大小方面的差异[11, 14, 21]，仅一项研究提示男性的囊肿较女性大[12]。两性之间的恶变率和囊肿数量亦无差异[11, 21]。

3. 种族与地理

基于种族背景的 PCL 患病率数据有限。只有一项研究表明，在控制年龄这一危险因素后，亚洲人的囊肿患病率比非亚洲人高 3.5 倍[12]。虽然亚洲人的患病率较高，但与非亚洲人相比，囊肿的大小、位置或数量并没有差异。

在日本的尸检研究中，PCL 患病率为 24.3%[16]。相比之下，日本基于超声的研究中，PCL 患病率为 0.21%。荷兰的一项研究对无症状个体行 MRI 检查，发现 2.4% 的个体检出患有 PCL[14]。圣马力诺州一项基于 CT 扫描的研究则发现，无症状个体 PCL 的患病率为 5.4%[7]。圣马力诺州的人口标准化患病率估计值为 2.2%[7]。来自巴西的基于 MRI 的研究显示，PCL 患病率为 9.3%[13]。美国的多项研究表明，PCL 患病率为 1.2% ～ 19.6%[11, 12, 20]。由于其他可能影响患病率的各种因素（如年龄和成像方式）并未得到调整，所以目前尚不清楚这种患病率的差异是否是由于地理因素造成的。

4. 胰腺癌家族史

根据一项病例对照研究的结果，一级亲属中有胰腺癌患者的个体，其患 PCL 的概率是其他人的 3 倍[15]。美国一项多中心筛查研究显示，胰腺癌高危人群的 PCL 患病率高达 42%，这类人群包括家族性胰腺癌家族、遗传性胰腺炎、家族性非典型多发性黑色素瘤、遗传性乳腺癌 - 卵巢癌综合征、遗传性非息肉病性结直肠癌及 Peutz-Jeghers 综合征，该研究应用了 CT、MRI 及 EUS 等多种影像学检查[18]。随着年龄的增长，这类高危人群 PCL 的患病率也逐渐上升，70 岁以上的高危人群中有近 65% 的个体患有 PCL。瑞典的也有一项类似的研究，在接受 MRI 筛查的胰腺癌高风险人群中，PCL 的患病率为 40%[23]。

根据笔者的经验，5% ～ 10% 的 PCL 患者有一级亲属的胰腺癌家族史。该亚组的胰腺癌风险是否较高尚不清楚。

5. 胰腺炎病史

IPMN 等 PCN 可引起急性胰腺炎。据报道，慢性钙化性胰腺炎患者可合并 IPMN[24]。此外，具有胰腺炎病史的患者可以继发胰腺假性囊肿，这些假性囊肿与 PCN 经常难以鉴别[25-27]。鉴于此，对 PCL 患病率的研究通常排除了有胰腺炎病史的患者。纳入有胰腺炎病史患者的研究报道的 PCL 患病率为 16.6% ～ 42%[20, 21]。然而，这些囊肿究竟是假性囊肿还是 PCN 并不明确。

6. 其他因素

最近的研究表明，糖尿病和胰岛素的使用是 PCL 的独立危险因素[15]。胰腺外的囊肿也与 PCL 密切相关[4, 14, 20]。70% 的 PCL 患者有胰腺外囊肿[4]。最常见的累及器官是肾脏（50%）和肝脏（50%）。肝囊肿的存在与 PCL 独立相关[14]。11% 的实体器官移植受体患有 PCL[28]。幸运的是，这组患者中很少见到胰腺癌的发生。诸如吸烟、饮酒等生活方式因素与 PCL 的发生发展无关[11-14, 20, 21]。

PCL 与常染色体显性遗传性多囊肾病（autosomal dominant polycystic kidney disease, ADPKD）相关。根据超声检查结果，5% ～ 10% 的 ADPKD 患者患有 PCL[29]。然而，ADPKD 在胰腺囊肿患者中却很少见（小于 1%）[20]。相比之下，希佩尔 - 林道综合征（Von Hippel–Lindau disease, VHL 综合征）患者常见胰腺受累。法国的一项大型多中心研究发现，77.2% 的 VHL 综合征患者有胰腺受累，且多为 PCL[30]。在这些患者中，有 7.6% 的患者胰腺是唯一受累的器官。此外，对 VHL 综合征患者而言，同时患有 PCL 的患者其嗜铬细胞瘤的发生较未患 PCL 者少。

7. 囊肿大小及形态

大多数意外发现的 PCL 均小于 1cm，平均囊肿大小 8 ～ 10mm[11-14, 20]。然而，囊肿大小会随着年龄的增长而逐渐增加。例如，Lee 等的研究表明，90 岁以上患者的中位囊肿大小为 14mm，而 39 岁以下患者仅为 3mm[11]。大囊肿（囊肿直径＞ 3 cm）很少见，其病例数不到 5%。

在所有意外发现 PCL 的患者中，几乎一半患者仅有一个囊肿[13, 20]。10% ～ 40% 的病例为多灶性囊肿（囊肿数量＞ 5 个）[13, 14, 20]。胰腺各个部位 PCL 的发生率基本相同，约一半患者囊肿位于腺体的近端部分（胰头、胰颈及钩突），另一半囊肿位于腺体的远端部分（胰体或胰尾）[11, 14]。

在形态学上，大多数意外发现的 PCL（80%～90%）结构简单，不存在囊壁增厚、分隔或壁结节[11, 14]。在 8%～35% 的病例中，可见囊肿与主胰管相通[11, 20]。

三、胰腺囊性肿瘤

如前一节所述，PCL 较为常见，尤其是在老年患者中，且其中大多数被怀疑是 PCN。由于这些患者的绝大多数没有接受手术治疗，因此最终的病理诊断无从得知。在剩余少数接受手术的患者中，可以根据组织病理学特征对 PCN 进行分类。美国马萨诸塞州综合医院开展的一项涉及 851 名接受手术的 PCL 患者的研究显示，IPMN 是最常见的 PCN，占所有病例的 38%[5]（图 73-3）。其次是 MCN（23%），再次是 SCN（16%）、CPNT（7%）和 SPN（3%）。近年来，针对 PCN 的外科手术数量有增加的趋势，从 1978—1989 年的 67 例增加到 2005—2011 年间的 376 例。

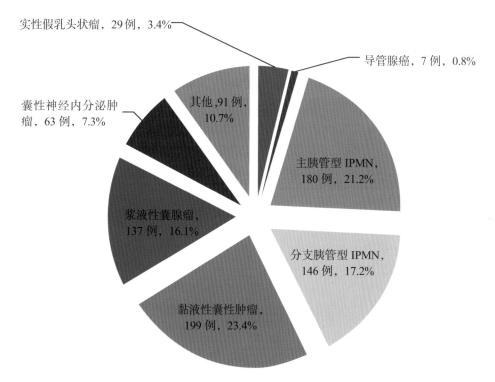

▲ 图 73-3　851 例切除的胰腺囊性肿瘤的病理诊断分布

"其他"类病变包括 25 例假性囊肿，11 例良性上皮囊肿，3 例腺泡细胞囊腺瘤和囊腺癌，5 例淋巴上皮囊肿，4 例胆总管囊肿，4 例淋巴管瘤，2 例血管瘤和其他未分类的上皮囊肿（引自 Valsangkar 等，2012[5]，图 1。经 Elsevier 许可转载）

IPMN 是来源胰管的黏液性肿瘤。来源于胰管侧支的称为分支胰管型 IPMN（branch-duct IPMN, BD-IPMN），累及主胰管则称为主胰管型 IPMN（main-duct IPMN, MD-IPMN）。混合型 IPMN 是同时累及主胰管及分支胰管的囊性病变，但在临床实践中，其通常与 MD-IPMN 同等对待。

BD-IPMN 患者接受手术的中位年龄约为 65 岁，性别构成方面男性和女性的数量几乎相同[31]。但是来自亚洲的研究却报道了男性性别倾向，性别比率为 3∶1[32]。手术切除的 BD-IPMN 大小的中位数介于 2～3cm 之间[31, 33]。BD-IPMN 可表现为孤立性囊肿、多灶性囊肿或成簇囊肿。BD-IPMN 起源于分支胰管。大约 60% 的 BD-IPMN 位于胰腺头部，约 40% 位于胰腺体尾部，其中 15%～40% 的 BD-IPMN 呈多灶性[31, 33]。20%左右的病例合并有恶变[31, 33]。所有 BD-IPMN 患者中，约12%的个体有胰腺炎病史，35%的患者有吸烟史[31, 33]。

与 BD-IPMN 类似，MD-IPMN 的中位发病年龄为65—70岁[5]。MD-IPMN 通常表现为主胰管的扩张，但不存在任何梗阻性肿块或狭窄。大多数病灶（64%）局限于腺体的某个部位，最常见于胰头[3, 5]。约36%的病例病变可涉及胰腺多个部位，且其中一半病例为整个胰管弥漫性受累[3]。MD-IPMN 合并恶变的比例可高达60%，恶变的发生与高龄、黄疸和新发糖尿病等因素有关。混合型 IPMN 与 MD-IPMN 的恶变风险相似。1/4 的 MD-IPMN 患者有胰腺炎病史。大多数（50%～60%）MD-IPMN 患者有吸烟史；将近12%的患者有糖尿病病史[3]。

MCN 几乎只见于女性，95%以上为女性患者[34-37]。MCN 的中位发病年龄为40—50岁，绝大多数患者年龄小于60岁[34-37]。MCN 囊肿的中位大小为5～10cm[34, 37]。合并浸润性癌的 MCN 通常大于良性的 MCN，小于4cm 的 MCN 中浸润性癌非常少见[34, 37]。MCN 通常是孤立性病灶，常伴有分隔或囊壁增厚。大约25%的病例中可以看到囊壁钙化[35, 36]。MCN 病灶的部位几乎都位于胰腺体尾部（＞90%）[34-37]。不到5%的患者囊肿与主胰管相通[36]。手术切除时即发现为浸润性癌的病例占10%～20%[35-37]。与 MCN 恶变有关的因素包括：高龄、囊肿较大、壁结节以及 CA19-9 升高[34-37]。5%～10%的 MCN 患者有胰腺炎病史[35, 36]，30%～40%的 MCN 患者有吸烟史[34, 37]，7%的患者有糖尿病病史[34]。

SCN 好发于女性（75%SCN 患者为女性），中位发病年龄为58岁[1]，囊肿的中位大小为3cm[38]。SCN 为孤立病灶，通常表现为较薄纤维分隔而成的成簇囊肿，30%的病例可见特征性的中央瘢痕[39]。囊肿形式方面，45%的 SCN 呈微囊型，32%为巨囊型，18%为微囊型和巨囊型并存，5%为实性[1]。大约15%的病例可见囊肿钙化[1]。SCN 可发生于胰腺的各个部位，其中胰头占40%，胰体占34%，胰尾部占26%[1]。SCN 恶变极为罕见（0.1%）[1]。SCN 与胰腺炎关系不大，约5%的病例有糖尿病病史[1]。

SPN 同样好发于女性（＞85%）[40, 41]，中位发病年龄为35岁[41]。SPN 患者在确诊时病灶通常非常巨大，平均大小为8.5cm[40]。SPN 为有完整包膜的单发囊肿，呈圆形或椭圆形，具有不同程度的实性或囊性成分，可伴出血和坏死[41, 42]。将近一半的病例可见囊肿钙化[42]。SPN 在胰头、胰体及胰尾部均可发生[41]。15%～20%的 SPN 患者术中即发现肿瘤转移[41, 42]。

CPNT 在男女之间发病无差异，中位发病年龄为55—60岁[43, 44]。病灶的平均大小为2～5cm[43, 44]。CPNT 是孤立的囊性病变，具有不同程度的实性或囊性成分。大多数 CPNT 具有与胰腺其他神经内分泌肿瘤相同的动脉期高度强化的实性成分[43, 44]。近一半病灶可见特征性的富血管轮廓[43]。CPNT 的钙化很少见，3%的病例有胰腺炎病史[44]。在6%的病例中，CPNT 与多发性内分泌肿瘤综合征的发生有关[43, 44]。

☞ 参考文献

[1] Jais B, Rebours V, Malleo G et al. Serous cystic neoplasm of the pancreas: a multinational study of 2622 patients under the auspices of the International Association of Pancreatology and European Pancreatic Club (European Study Group on Cystic Tumors of the Pancreas). Gut 2016;65(2):305–312.

[2] Ohno E, Hirooka Y, Itoh A et al. Intraductal papillary mucinous neoplasms of the pancreas: differentiation of malignant and benign tumors by endoscopic ultrasound findings of mural nodules. Ann Surg 2009;249(4): 628–634.

[3] Salvia R, Fernández-del Castillo C, Bassi C et al. Main-duct intraductal papillary mucinous neoplasms of the pancreas: clinical

predictors of malignancy and long-term survival following resection. Ann Surg 2004;239(5): 678–685; discussion 85–87.

[4] Moris M, Bridges MD, Pooley RA et al. Association between advances in high-resolution cross-section imaging technologies and increase in prevalence of pancreatic cysts from 2005 to 2014. Clin Gastroenterol Hepatol 2016;14(4):585–593.e3.

[5] Valsangkar NP, Morales-Oyarvide V, Thayer SP et al. 851 resected cystic tumors of the pancreas: a 33-year experience at the Massachusetts General Hospital. Surgery 2012;152(3 suppl 1):S4–12.

[6] Walsh RM, Vogt DP, Henderson JM et al. Management of suspected pancreatic cystic neoplasms based on cyst size. Surgery 2008;144(4):677–684; discussion 84–85.

[7] Zanini N, Giordano M, Smerieri E et al. Estimation of the prevalence of asymptomatic pancreatic cysts in the population of San Marino. Pancreatology 2015;15(4):417–422.

[8] Klibansky DA, Reid-Lombardo KM, Gordon SR et al. The clinical relevance of the increasing incidence of intraductal papillary mucinous neoplasm. Clin Gastroenterol Hepatol 2012;10(5):555–558.

[9] Salvia R, Malleo G, Marchegiani G et al. Pancreatic resections for cystic neoplasms: from the surgeon's presumption to the pathologist's reality. Surgery 2012;152(3 suppl 1):S135–142.

[10] Wu BU, Sampath K, Berberian CE et al. Prediction of malignancy in cystic neoplasms of the pancreas: a population-based cohort study. Am J Gastroenterol 2014;109(1):121–129; quiz 30.

[11] Lee KS, Sekhar A, Rofsky NM et al. Prevalence of incidental pancreatic cysts in the adult population on MR imaging. Am J Gastroenterol 2010;105(9):2079–2084.

[12] Laffan TA, Horton KM, Klein AP et al. Prevalence of unsuspected pancreatic cysts on MDCT. AJR Am J Roentgenol 2008;191(3):802–807.

[13] de Oliveira PB, Puchnick A, Szejnfeld J et al. Prevalence of incidental pancreatic cysts on 3 Tesla magnetic resonance. PLoS One 2015;10(3):e0121317.

[14] de Jong K, Nio CY, Hermans JJ et al. High prevalence of pancreatic cysts detected by screening magnetic resonance imaging examinations. Clin Gastroenterol Hepatol 2010;8(9):806–811.

[15] Capurso G, Boccia S, Salvia R et al. Risk factors for intraductal papillary mucinous neoplasm (IPMN) of the pancreas: a multicentre case-control study. Am J Gastroenterol 2013;108(6):1003–1009.

[16] Kimura W, Nagai H, Kuroda A et al. Analysis of small cystic lesions of the pancreas. Int J Pancreatol 1995;18(3):197–206.

[17] Ikeda M, Sato T, Morozumi A et al. Morphologic changes in the pancreas detected by screening ultrasonography in a mass survey, with special reference to main duct dilatation, cyst formation, and calcification. Pancreas 1994;9(4):508–512.

[18] Canto MI, Hruban RH, Fishman EK et al. Frequent detection of pancreatic lesions in asymptomatic high-risk individuals. Gastroenterology 2012;142(4):796–804; quiz e14–15.

[19] Parienty RA, Ducellier R, Lubrano JM et al. Cystadenomas of the pancreas: diagnosis by computed tomography. J Comput Assist Tomogr 1980;4(3):364–367.

[20] Zhang XM, Mitchell DG, Dohke M et al. Pancreatic cysts: depiction on single-shot fast spin-echo MR images. Radiology 2002;223(2):547–553.

[21] Spinelli KS, Fromwiller TE, Daniel RA et al. Cystic pancreatic neoplasms: observe or operate. Ann Surg 2004;239(5):651–657; discussion 57–59.

[22] Sey MS, Teagarden S, Settles D et al. Prospective cross-sectional study of the prevalence of incidental pancreatic cysts during routine outpatient endoscopic ultrasound. Pancreas 2015;44(7):1130–1133.

[23] Del Chiaro M, Verbeke CS, Kartalis N et al. Short-term results of a magnetic resonance imaging-based Swedish screening program for individuals at risk for pancreatic cancer. JAMA Surg 2015;150(6):512–518.

[24] Zapiach M, Yadav D, Smyrk TC et al. Calcifying obstructive pancreatitis: a study of intraductal papillary mucinous neoplasm associated with pancreatic calcification. Clin Gastroenterol Hepatol 2004;2(1):57–63.

[25] Petrou A, Papalambros A, Brennan N et al. Intraductal papillary mucinous neoplasm (IPMN) and chronic pancreatitis: overlapping pathological entities? Two case reports. JOP 2011;12(1):50–54.

[26] Russell RT, Sharp KW. Mucinous cystadenoma of the pancreas associated with acute pancreatitis and concurrent pancreatic pseudocyst. Am Surg 2005;71(4):292–297.

[27] Kalaitzakis E, Braden B, Trivedi P et al. Intraductal papillary mucinous neoplasm in chronic calcifying pancreatitis: egg or hen? World J Gastroenterol 2009;15(10):1273–1275.

[28] Ngamruengphong S, Seeger KM, McCrone LM et al. Prevalence and outcomes of cystic lesion of the pancreas in immunosuppressed patients with solid organ transplantation. Dig Liver Dis 2015;47(5):417–422.

[29] Torra R, Nicolau C, Badenas C et al. Ultrasonographic study of pancreatic cysts in autosomal dominant polycystic kidney disease. Clin Nephrol 1997;47(1):19–22.

[30] Hammel PR, Vilgrain V, Terris B et al. Pancreatic involvement in von Hippel-Lindau disease. The Groupe Francophone d'Etude de la Maladie de von Hippel-Lindau. Gastroenterology 2000;119(4):1087–1095.

[31] Rodriguez JR, Salvia R, Crippa S et al. Branch-duct intraductal papillary mucinous neoplasms: observations in 145 patients who underwent resection. Gastroenterology 2007;133(1):72–79; quiz 309–310.

[32] Jang JY, Park T, Lee S et al. Validation of international consensus guidelines for the resection of branch ducttype intraductal papillary mucinous neoplasms. Br J Surg 2014;101(6):686–692.

[33] Schmidt CM, White PB, Waters JA et al. Intraductal papillary mucinous neoplasms: predictors of malignant and invasive pathology. Ann Surg 2007;246(4):644–51; discussion 51–54.

[34] Crippa S, Salvia R, Warshaw AL et al. Mucinous cystic neoplasm of the pancreas is not an aggressive entity: lessons from 163 resected patients. Ann Surg 2008;247(4):571–579.

[35] Le Baleur Y, Couvelard A, Vullierme MP et al. Mucinous cystic neoplasms of the pancreas: definition of preoperative imaging criteria for high-risk lesions. Pancreatology 2011;11(5):495–499.

[36] Park JW, Jang JY, Kang MJ et al. Mucinous cystic neoplasm of the pancreas: is surgical resection recommended for all surgically fit patients? Pancreatology 2014;14(2):131–136.

[37] Reddy RP, Smyrk TC, Zapiach M et al. Pancreatic mucinous cystic neoplasm defined by ovarian stroma: demographics, clinical features, and prevalence of cancer. Clin Gastroenterol Hepatol 2004;2(11):1026–1031.

[38] Malleo G, Bassi C, Rossini R et al. Growth pattern of serous cystic neoplasms of the pancreas: observational study with long-term magnetic resonance surveillance and recommendations for treatment. Gut 2012;61(5): 746–751.

[39] Sahani DV, Kadavigere R, Saokar A et al. Cystic pancreatic lesions: a simple imaging-based classification system for guiding management. Radiographics 2005;25(6):1471–1484.

[40] Law JK, Ahmed A, Singh VK et al. A systematic review of solid-pseudopapillary neoplasms: are these rare lesions? Pancreas 2014;43(3):331–337.

[41] Kim MJ, Choi DW, Choi SH et al. Surgical treatment of solid pseudopapillary neoplasms of the pancreas and risk factors for malignancy. Br J Surg 2014;101(10):1266–1271.

[42] Raman SP, Kawamoto S, Law JK et al. Institutional experience with solid pseudopapillary neoplasms: focus on computed tomography, magnetic resonance imaging, conventional ultrasound, endoscopic ultrasound, and predictors of aggressive histology. J Comput Assist Tomogr 2013;37(5):824–833.

[43] Gaujoux S, Tang L, Klimstra D et al. The outcome of resected cystic pancreatic endocrine neoplasms: a case-matched analysis. Surgery 2012;151(4):518–525.

[44] Bordeianou L, Vagefi PA, Sahani D et al. Cystic pancreatic endocrine neoplasms: a distinct tumor type? J Am Coll Surg 2008;206(6):1154–1158.

Histologic Classification and Staging of Cystic Neoplasms
胰腺囊性肿瘤的组织学分类与分期

74

Noriyoshi Fukushima，Giuseppe Zamboni 著

陈静慈 译

陈 杰 校

一、概述

随着横断面成像在各种以腹部不适为主诉的患者中应用愈加广泛，越来越多的胰腺囊性病变得以诊断。在成人中，偶然发现的胰腺囊性病变发生率高，为 2.6% ～ 19.6%[1]。一系列尸检结果显示，胰腺囊性肿瘤的发生率随年龄增长而增加：在低于 70 岁的患者中发生率为 8%，而高于 90 岁的患者中高达 35%[2]。临床实践中，仅有 5% ～ 15% 的胰腺囊性病变被认为是肿瘤性的（表 74-1）[3]。近年来，大部分胰腺囊性病变被认为是小的 IPMN 或滞留性囊肿。胰腺囊性肿瘤包括 SCN、MCN、IPMN、SPN 及某些腺泡细胞肿瘤，根据恶性潜能可被分为良性病变、癌前病变及恶性病变[4]。在浸润性癌发生发展之前发现这些肿瘤至关重要，尤其是 MCN、IPMN。MCN、IPMN 的肿瘤上皮细胞表现为导管分化，但 SCN、SPN 的上皮细胞分化情况尚不清楚。本章将讨论主要胰腺囊性肿瘤的组织病理学分类及分期。

表 74-1　胰腺囊性病变的分类

囊性肿瘤——上皮性
浆液性囊性肿瘤
黏液性囊性肿瘤
导管内乳头状黏液肿瘤
实性假乳头瘤
腺泡细胞囊腺瘤
腺泡细胞癌（导管内乳头状变异型）
成熟囊性畸胎瘤
囊性肿瘤——非上皮性

（续表）

淋巴管瘤
非上皮性肿瘤的囊性变
非肿瘤性囊性病变
假囊肿
滞留性囊肿
淋巴上皮性囊肿
黏液性非瘤性囊肿
先天性囊肿
肠源性囊肿
子宫内膜囊肿

二、浆液性囊性肿瘤

胰腺SCN是由大量小囊泡构成的惰性肿瘤，几乎总是良性的，囊泡由胞质透明、胞核圆形均一的上皮细胞围成。患者多数为女性（女性：男性为7：3），平均诊断年龄60岁[5-7]。约40%的SCN是在常规体检或因其他疾病进行影像学检查时偶然发现的。其余患者的主诉包括局部包块产生的影响，如腹痛、可触及包块、恶心、呕吐等。VHL综合征患者发生SCN的风险更高，在15%的此类患者中可发现SCN[8]。50%的散发SCN也被发现具有*VHL*基因的体细胞突变[8]。

大体上，SCN是呈多分叶状、较大的囊性肿瘤，切面典型表现为边界清楚、海绵状（称为"微囊型"）、中心有瘢痕（图74-1A）。囊泡大小多样，下文中将提及它们的几种分型。囊泡内含水样物，通常不与胰腺较大的导管系统相通。

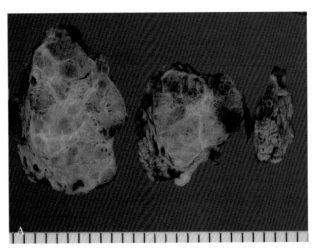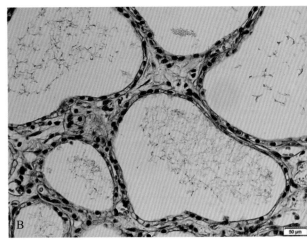

▲ 图 74-1　SCN 大体图及组织学表现

A. SCN 的大体特征（微囊型）。切面显示了中央瘢痕、边界清楚的海绵样结构；B. 浆液性囊腺瘤的组织学特征（微囊型）。囊壁内面衬以单层上皮。被覆细胞胞质透明，胞核小且圆

组织学上，囊泡之间由纤细的纤维分隔分开，内壁覆单层上皮（图 74-1B）。被覆的上皮细胞胞质清亮，胞核圆形、均一、居中。尽管中度多形性的细胞核并不少见，但尚未发现存在坏死或核分裂象。

由于细胞内含大量糖原，其过碘酸 - 希夫反应（periodic acid-Schiff, PAS）呈强阳性，但仅仅是在不联用淀粉酶的情况下。免疫组化方面，围成囊壁的上皮细胞表达细胞角蛋白，如 CK7 和 CK19，以及上皮细胞膜抗原（epithelial membrane antigen, EMA）、MUC6、α 干扰素和 GLUT-1，但不表达 CEA、trypsin 及 CgA[3, 4]。

根据目前世界卫生组织分类，浆液性肿瘤亚型被分为巨囊型浆液性腺瘤、实性浆液性腺瘤、VHL 相关性浆液性囊性肿瘤及混合性浆液性 - 神经内分泌肿瘤[4]。这些 SCN 亚型与其常见亚型（微囊型）的被覆上皮相同。

SCN 最重要的鉴别诊断是两种黏液性肿瘤，即 MCN 与 IPMN。恶性（浆液性囊腺癌）是指存在远处转移的 SCN，因为具有局部侵袭特征如直接侵及邻近组织的 SCN 在罕见情况下可复发甚或转移[5, 6]。

三、黏液性囊性肿瘤

胰腺 MCN 几乎只发生于女性（男：女为 1 : 20 ～ 1 : 10），超过 90% 的病例来源于胰体尾部，极少与胰腺导管系统相通[9, 10]。平均诊断年龄约为 45 岁。正如其他胰腺囊性肿瘤，越来越多的无症状性 MCN 患者通过影像学检查得以诊断。

大体上，MCN 表现为囊内壁光滑的圆形肿物，具有不同厚度的纤维假包膜，钙化常见。肿瘤最大径 2 ～ 35cm。肿瘤切面呈单房或多房囊性（即"囊中囊"外观），囊腔内含黏液、水样物或出血坏死物（图 74-2A）。内壁可光滑，也可能含乳头状突起和（或）实性结节。较大的乳头状突起和（或）囊壁结节与恶性显著相关。

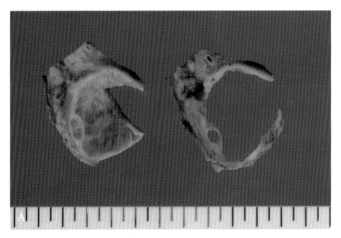
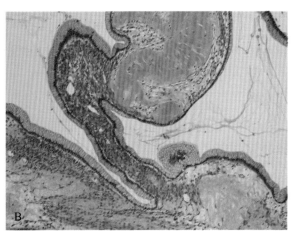

▲ 图 74-2　MCN 大体图及组织学表现

A. 黏液性囊性肿瘤的大体特征。切面显示了"囊中囊外观"；B. 黏液性囊性肿瘤的组织学表现。MCN 由一层黏液性肿瘤上皮及上皮下细胞丰富的致密的卵巢样基质构成

组织学上，MCN 由以下两种不同成分构成：一种为黏液性上皮，另一种为 MCN 特征性的细胞排列紧密的卵巢样间质（ovrian-type stroma, OTS）（图 74-2B）。上皮常向假幽门腺、胃小凹、小肠和结肠化生。

根据最新的国际共识，基于不典型性增生的最高级别，非浸润性 MCN 可被分为低级别和高级别[11]。低级别 MCN 表现为轻微不典型增生的上皮，而高级别 MCN（即原位癌）不规则分枝的乳头、出芽、明显的核异型性以及常见的核分裂象。上皮细胞常对胃小凹型的黏液标记物 MUC5AC 呈阳性，而 MUC2 仅存在于杯状细胞，MUC1 通常表达于高级别 MCN 及浸润性癌。

OTS 是位于黏液性上皮下的细胞排列紧密的基质。OTS 由梭形细胞构成，免疫组化波形蛋白、平滑肌肌动蛋白、孕激素受体、雌激素受体呈阳性。偶尔会出现圆形嗜酸性细胞，类似于黄体化细胞并表达 α 干扰素。目前 MCN 的诊断需要 OTS 存在，但在某些病例中很难找到 OTS，因为 OTS 可被继发于较长病史、压迫性萎缩的透明样变的基质所代替。

高达 1/3 的 MCN 与浸润性癌相关，这种浸润性癌通常类似于常见的导管腺癌，胶样癌极少见[12]。

MCN 伴浸润性癌的分期应根据 Tanaka 等近期提出的体系[13]。由于不同学者对"微浸润"一词的定义不同，应摒弃该词并按照公认的分期系统包括美国癌症协会（American Joint Committee on Cancer, AJCC）TNM 进行分期。应记录浸润性癌的总大小并分为早期（≤ 2cm, pT_1）及进展期（> 2cm, pT_2 及以上）。pT_1 肿瘤可被进一步分为 pT_{1a}（< 0.5cm）、pT_{1b}（0.5 ～ 1cm）及 pT_{1c}（> 1cm）[13]。

多数 MCN 临床进展过程表现为惰性。然而，浸润性 MCN 的五年生存率可能很好[14]，也可能仅有53%、63%[9, 15]。近年来，根据 UJCC/TNM 分期，Jang 等[10] 报道 pT_2 期浸润性癌较 pT_1 期浸润性癌的预后更差，临床表现更凶险，其 3 年及 5 年生存率分别为 44%、26%。但是，3 位 pT1a 期患者亦死于此疾病。

四、导管内乳头状黏液肿瘤

胰腺导管内肿瘤是一组具有异质性、可通过影像学及大体发现的病变，其定义是具有导管分化、原发于导管系统、可进展为浸润性癌的囊性或实性上皮性肿瘤[4]。

近年来，导管内肿瘤被分为 IPMN 及导管内管状乳头状肿瘤（intraductal tubulopapillary neoplasm, IPTN）[4, 16]。IPTN 是一种胰腺导管内增生的上皮性肿瘤。肿瘤上皮呈非黏液性及高级别形态学表现。IPTN 需与 IPMN 重点鉴别诊断，但 IPTN 通常非囊性病变[16]。

IPMN 在男性中更常见。平均年龄 65 岁。多数 IPMN 为实性，尽管 20% ～ 40% 为多发性，多数仍位于胰头。

IPMN 可从不同角度进行分类，如按照部位（主胰管型或分支导管型）、组织学级别（从低级别到高级别）、组织学分化（胃型、肠型、嗜酸细胞型、胰胆管型），以及是否过度分泌黏液进行分类。

大体上，IPMN 是一种导管内肿瘤，常表现为扩张胰管内（> 1cm）从平坦到乳头状的上皮增生，伴大量黏液分泌（图 74-3A）。根据肿瘤累及的导管部位，IPMN 可分为 MD-IPMN、BD-IPMN 及混合型 IPMN[4, 13]。MD-IPMN 典型表现为弥漫性主胰管扩张，伴大量黏液及绒毛状肿瘤成分。BD-IPMN 表现为胰管多发性囊性扩张，即"葡萄串状"改变。BD-IPMN 更常见于胰头及胰颈，常累及钩突。

组织学上，不同 IPMN 的肿瘤上皮分化方向不尽相同，包括胃型、肠型、嗜酸细胞型和胰胆管型。IPMN 的细胞学及结构异型性程度不一，非浸润性 IPMN 可根据与 MCN 相同的分级系统分为低级别及高级别。同一肿瘤中不同分化和不同级别的肿瘤成分常常同时存在。许多肠型 IPMN 起源于较大的胰管如 MD-IPMN，肿瘤上皮常表现为绒毛状或高乳头状突起，伴大量细胞外黏液分泌（图 74-3B）。如果肿瘤侵出主胰管，浸润性成分常形成胶样（黏液性）癌。肠型 IPMN 免疫组化 MUC2、MUC5AC、CDX2 阳性。

胃型 IPMN 常发生于 BD-IPMN，肿瘤内面被覆低乳头状或平坦上皮，伴低级别不典型增生。许多胃型 IPMN 临床表现惰性。一些病例中，胃型 IPMN 免疫组化 MUC5AC 及 MUC6 阳性。胰胆管型及嗜酸细胞型 IPMN 典型表现为树枝状生长方式，部分病例中免疫组化 MUC1、MUC5AC、MUC6 阳性。不同亚型可在同一肿瘤中出现，肿瘤则根据主要类型进行分型。

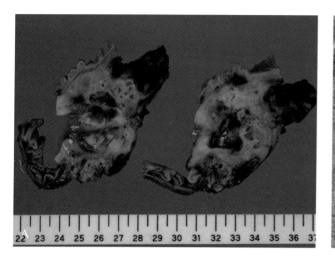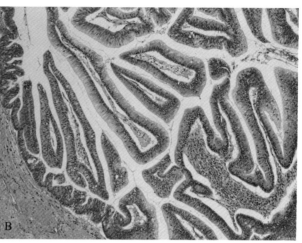

▲ 图 74-3　IPMN 大体图及组织学表现

A. 导管内乳头状黏液肿瘤（主导管型）的大体特征。切面显示了扩张的主胰管内的导管内乳头状病变；B. 导管内乳头状黏液肿瘤（肠型）的组织学表现。肠型 IPMN 表现为肿瘤上皮绒毛状突起

手术切除非浸润性 IPMN 的患者 5 年生存率为 90% ～ 95%。MD-IPMN 与 BD-IPMN 中浸润性癌的发生率具有显著差异。MD-IPMN 或混合型 IPMN 中，癌性转化的发生率据报道为 30% ～ 50%，而 BD-IPMN 的发生率较低，24% 的手术切除的混合型 BD-IPMN 具有高级别不典型增生或浸润性腺癌[13]。大多数来源于 MD-IPMN 的浸润性癌为胶样癌，而以类似于经典胰腺导管腺癌的恶性腺体为特征的管状腺癌与胰胆管型 IPMN 相关，也有小部分管状腺癌与胃型 BD-IPMN 相关。浸润性癌的类型具有重要的预后提示意义：胶样癌较管状腺癌预后较好，后者更接近于经典 PDAC。

反之，约 10% 的 IPMN 伴有经典的 PDAC（组织学上与 IPMN 分开）[17]。尽管发现伴发的癌具有生物学（GNAS 突变）及预后（预后较差）意义，但有时很难准确发现伴发的癌。IPMN 最常见的分子异常为 GNAS 或 KRAS 突变，超过一半的 IPMN 兼具此两种突变。在 PDAC 中常见的突变靶基因，包括 KRAS2、p16/CDKN2A、SMAD4、TP53，在 IPMN 中较少突变[18, 19]。

浸润性癌的分期类似于浸润性 MCN，是最重要的预后因子之一，应基于 Tanaka 等提出的标准[13] 及近期维罗纳会议 IPMN 共识的提议[20] 进行分期。建议使用 UICC/AJCC 分期方法，将 pT_1 进一步分为 pT_{1a}（< 0.5cm）、pT_{1b}（0.5 ～ 1cm）、pT_{1c}（> 1cm）。

五、实性假乳头瘤

胰腺 SPN 是一种好发于女孩及年轻女性（20—40 岁）的低级别上皮性肿瘤，大体表现为实性及囊性区域，组织学表现为假乳头及低黏附性特点。

大体上，SPN 常为边界清晰的大的圆形肿块，囊性区及实性区比例多样，囊内充满出血及坏死物（图

74-4A）。在 SPN 大体变化谱的两个极端，某些病例可全部为实性（通常病变较小）或全为囊性（通常病变较大）。

组织学上，肿瘤由囊性及实性区混合构成，通常有纤维包膜。肿瘤细胞聚集于实性区或围成假乳头，胞核一致、圆形至椭圆形、嗜酸性，细胞质颗粒样（图 74-4B）。SPN 与众不同的特征为 PAS 染色阳性的小滴、间质黏液变、泡沫细胞坏死样改变及出血。通常不出现核分裂象。

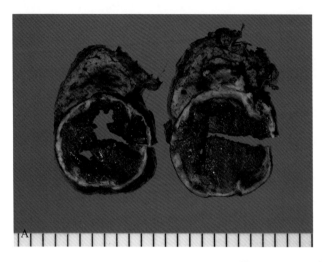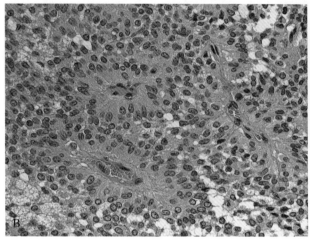

▲ 图 74-4　SPN 大体图及组织学表现

A. 实性假乳头瘤的大体特征。切面显示了伴出血及退变物的圆形、边界清楚的肿物；B. 实性假乳头瘤的组织学表现。肿瘤的实性区域表现为由均一细胞构成的假乳头结构，胞核圆形至椭圆形，胞质呈嗜酸性、颗粒状

SPN 的组织发生来源尚不明确。肿瘤细胞对内分泌标志物 CD56、NSE 染色阳性，突触素偶见阳性，但嗜铬素几乎总是阴性。类似地，腺泡及导管标志物染色也总是阴性。波形蛋白、CD10、CD117 及 PR 总是阳性。CD99 核周点状阳性是其特点[21]。最稳定且具有诊断价值的是免疫组化提示细胞核异常表达 β-catenin，这意味着 β-catenin 基因 3 号外显子体细胞突变[22]。

SPN 被认为具有潜在恶性，但多数病例在手术完全切除肿瘤后不会复发。仅有 10%～15% 的病例呈侵袭性进展，绝大多数累及肝脏或腹膜。即便在这些病例中，患者也可存活多年。仅有少数患者因肿瘤转移而死亡[23, 24]。

六、腺泡细胞囊腺瘤

腺泡细胞囊腺瘤是一种近期发现的囊性病变，囊壁衬以腺泡分化的细胞，被认为具有良性行为。许多此类病变尤其是弥漫性累及腺体的病变被认为是非肿瘤性的[25]。囊壁内衬的细胞缺乏异型性，且常见囊泡与腺泡前结构相互转化。腺泡细胞癌于罕见情况下可能形成导管内乳头状肿瘤。

七、成熟囊性畸胎瘤

成熟囊性畸胎瘤亦称为皮样囊肿，是由来源于三种胚层（外胚层、中胚层、内胚层）的多种细胞构

成的少见的良性囊性肿瘤。囊内富含黏稠的黄色油脂样物。组织学上，囊壁由单层纤毛上皮或复层扁平上皮构成，另可见皮肤附属器及其他组织如软骨、骨及脑组织。

☞ 参考文献

［1］ Buscarini E et al. Italian consensus guidelines for the diagnostic work-up and follow-up of cystic pancreatic neoplasms. Dig Liver Dis 2014;46:479–493.

［2］ Kimura W, Nagai H, Kuroda A et al. Analysis of small cystic lesions of the pancreas. Int J Pancreatol 1995;18:197–206.

［3］ Hruban RH, Pitman MB, Klimstra D. Tumors of the pancreas. In: AFIP Atlas of Tumor Pathology, Series 4, Fascicle 6. Washington, DC: ARP, 2007.

［4］ Bosman FT, Carneiro F, Hruban RH, Theise ND, eds. WHO Classification of Tumours of the Digestive System, 4th edn. Lyon: IARC, 2010.

［5］ Jais B, Rebours V, Malleo G et al. Serous cystic neoplasm of the pancreas: a multinational study of 2622 patients under the auspices of the International Association of Pancreatology and European Pancreatic Club (European Study Group on Cystic Tumors of the Pancreas). Gut 2016;65:305–312.

［6］ Reid MD, Choi HJ, Memis B et al. Serous neoplasms of the pancreas: a clinicopathologic analysis of 193 cases and literature review with new insights on macrocystic and solid variants and critical reappraisal of so-called "serous cystadenocarcinoma." Am J Surg Pathol 2015;39:1597–1610.

［7］ Kimura W, Moriya T, Hanada K et al. Multicenter study of serous cystic neoplasm of the Japan Pancreas Society. Pancreas 2012; 41:380–387.

［8］ Neumann HP, Dinkel E, Brambs H et al. Pancreatic lesions in the von Hippel–Lindau syndrome. Gastroen-terology 1991;101: 465–471.

［9］ Yamao K, Yanagisawa A, Takahashi K et al. Clinicopathological features and prognosis of mucinous cystic neoplasm with ovarian-type stroma: a multiinstitutional study of the Japan Pancreas Society. Pancreas 2011; 40:67–71.

［10］ Jang KT, Park SM, Basturk O et al. Clinicopathologic characteristics of 29 invasive carcinomas arising in 178 pancreatic mucinous cystic neoplasms with ovariantype stroma: implications for management and prognosis. Am J Surg Pathol 2015;39:179–187.

［11］ Basturk O, Hong SM, Wood LD et al. A revised classification system and recommendations from the Baltimore consensus meeting for neoplastic precursor lesions in the pancreas. Am J Surg Pathol 2015;39:1730–1741.

［12］ Baker ML, Seeley ES, Pai R et al. Invasive mucinous cystic neoplasms of the pancreas. Exp Mol Pathol 2012;93:345–349.

［13］ Tanaka M, Fernández-del Castillo C, Adsay V et al. International consensus guidelines 2012 for the management of IPMN and MCN of the pancreas. Pancreatology 2012;12:183–197.

［14］ Lewis GH, Wang H, Bellizzi AM et al. Prognosis of minimally invasive carcinoma arising in mucinous cystic neoplasms of the pancreas. Am J Surg Pathol 2013;37:601–605.

［15］ Crippa S, Salvia R, Warshaw AL et al. Mucinous cystic neoplasm of the pancreas is not an aggressive entity: lessons from 163 resected patients. Ann Surg 2008;247:571–579.

［16］ Yamaguchi H, Shimizu M, Ban S et al. Intraductal tubulopapillary neoplasms of the pancreas distinct from pancreatic intraepithelial neoplasia and intraductal papillary mucinous neoplasms. Am J Surg Pathol 2009, 33:1164–1172.

［17］ Yamaguchi K, Kanemitsu S, Hatori T et al. Pancreatic ductal adenocarcinoma derived from IPMN and pancreatic ductal adenocarcinoma concomitant with IPMN. Pancreas 2011;40:571–580.

［18］ Furukawa T, Kuboki Y, Tanji E et al. Whole-exome sequencing uncovers frequent GNAS mutations in intraductal papillary mucinous neoplasms of the pancreas. Sci Rep 2011;1:161.

［19］ Wu J, Jiao Y, Dal Molin M et al. Whole-exome sequencing of neoplastic cysts of the pancreas reveals recurrent mutations in components of ubiquitindependent pathways. Proc Natl Acad Sci U S A 2011;108:21188–21193.

[20] Adsay V, Mino-Kenudson M, Furukawa T et al. Pathologic evaluation and reporting of intraductal papillary mucinous neoplasms of the pancreas and other tumoral intraepithelial neoplasms of pancreatobiliary tract: recommendations of Verona consensus meeting. Ann Surg 2016;263:162–177.

[21] Guo Y, Yuan F, Deng H, Wang HF, Jin XL, Xiao JC. Paranuclear dot-like immunostaining for CD99: a unique staining pattern for diagnosing solidpseudopapillary neoplasm of the pancreas. Am J Surg Pathol 2011; 35:799–806.

[22] Tanaka Y, Kato K, Notohara K et al. Frequent betacatenin mutation and cytoplasmic/nuclear accumulation in pancreatic solid-pseudopapillary neoplasm. Cancer Res 2001;61:8401–8404.

[23] Matsunou H, Konishi F, Yamamichi N et al. Solid, infiltrating variety of papillary cystic neoplasm of the pancreas. Cancer 1990;65:2747–2757.

[24] Tang LH, Aydin H, Brennan MF, Klimstra DS. Clinically aggressive solid pseudopapillary tumors of the pancreas: a report of two cases with components of undifferentiated carcinoma and a comparative clinicopa-thologic analysis of 34 conventional cases. Am J Surg Pathol 2005;29:512–519.

[25] Singhi AD, Norwood S, Liu TC et al. Acinar cell cystadenoma of the pancreas: a benign neoplasm or non-neoplastic ballooning of acinar and ductal epithelium? Am J Surg Pathol 2013;37:1329–1335.

Molecular Mechanisms of Cystic Neoplasia
胰腺囊性肿瘤的分子机制

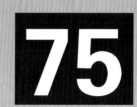

Nickolas Papadopoulos，Ralph H. Hruban **著**

梁廷波　白雪莉　**译**

梁廷波　白雪莉　**校**

一、概述

胰腺囊性肿瘤临床处理的挑战很大。某些囊性肿瘤是侵袭性胰腺癌的癌前病变，因此早期发现和早期治疗这些肿瘤可提供挽救生命的机会[1]。然而，其他有些胰腺囊性肿瘤完全是良性的，永远不会发展为浸润性癌。由于临床上很难将这些无害的囊性肿瘤与高风险的囊性病变完全区分开来，患者存在过度治疗的风险[2-4]。

尽管影像增强扫描的应用和临床经验积累提高了术前对胰腺囊性肿瘤进行分类的能力，但目前可用的成像技术在诊断囊性肿瘤类型方面的敏感性和特异性仍相对较差，仍有很大的改进空间[5,6]。简而言之，太多的胰腺囊肿在临床上被错误分类，这对患者不利[2,3]。术前对胰腺囊肿的错误分类是由于缺乏准确的分类手段，同时有时一种类型的囊肿可以在影像学上表现出另一种类型囊肿的特征（表75-1）。囊肿分类错误的常见后果是外科手术。一些良性胰腺囊性病变由于在临床上表现出潜在恶性肿瘤的特征而行手术切除是一个重大的临床问题，因为即使在高容量中心，胰腺手术也与显著的并发症发生率相关，手术死亡率高达1%～2%[2]。

表 75-1　囊肿类型鉴别时的棘手之处

囊肿类型	临床特征	临床管理目标	分类错误的原因
SCN	良性	观察随访	囊性 SCN 可模拟 MCN；实性 SCN 可模拟 PanNET
IPMN	部分可发展为恶性	重度异型增生者手术；低度异型增生者观察随访	异型增生的级别难以界定
MCN	部分可发展为恶性	恶性者手术；其余可观察随访	影像学表现有时与 SCN 类似；良恶性难鉴别
SPN	恶性	根治性手术	囊肿在影像学表现上可模拟其他胰腺囊性病变

SCN. 浆液性囊性肿瘤；MCN. 黏液性囊性肿瘤；PanNET. 胰腺神经内分泌肿瘤；IPMN. 导管内乳头状黏液瘤；SPN. 实性假乳头状瘤

因此，为确定不同类型胰腺囊肿发生发展背后的分子机制，科学家们做出了大量的努力，寄希望于这些分子机制方面的知识可以转化为临床检测，以确定囊肿的类型及是否需要手术。

近来，胰腺主要囊性肿瘤在分子水平上的特点都得到了很好的研究，这有助于我们理解这些肿瘤驱动的基本过程，并提供可用于术前更好地对其进行分类的工具（表75-2）[7-9]。重要的是，获取同一囊性肿瘤的囊液和组织的研究显示，囊液和组织中存在的遗传改变之间具有极好的一致性，表明术前可以使用囊液来鉴定囊性肿瘤内的基因变化。

表 75-2　囊肿类型和主要的基因改变

	基因内突变平均数	*CTNNB1*	*GNAS*	*KRAS*	*PIK3CA*	*RNF43*	*SMAD4*	*TP53*	*VHL*
IPMN	27		×	×	×	×	×（HGD）	×（HGD）	
MCN	16			×	×	×	×（HGD）	×（HGD）	
SCN	10								×
SPN	3	×							

HGD. 重度不典型增生；IPMN. 导管内乳头状黏液瘤；MCN. 黏液性囊性肿瘤；SCN. 浆液性囊性肿瘤；SPN. 实性假乳头状瘤

在本章中，我们将回顾驱动主要类型的胰腺囊性肿瘤的分子机制，重点放在将这些新知识进行临床转化。

二、浆液性囊性肿瘤

SCN 是由富含糖原的均一立方样肿瘤细胞组成的囊性肿瘤[10]。尽管 SCN 是良性的并且大多数可以仅进行临床随访观察，但是仍有许多 SCN 被手术切除，因为它们在临床上无法与潜在恶性的囊性肿瘤鉴别。例如，寡囊型 SCN 可形成大囊肿，这些大囊肿可以在临床上模仿胰腺的其他囊性肿瘤，尤其是黏液性囊性肿瘤[2, 10]。类似地，SCN 的实性变可以模拟胰腺神经内分泌肿瘤。

一系列特征良好的 SCN 的外显子组已经完成测序[7, 11]。每个 SCN 平均含有 10 个基因内的体细胞突变，约 50% 的 SCN 存在 3 号染色体短臂上 *VHL* 基因的突变[7]。这些突变通常是失活突变。此外，SCN 的肿瘤细胞也经常发生 3 号染色体短臂 *VHL* 基因座的杂合缺失，提供使基因功能失活的"二次打击"[7]。*VHL* 基因中的种系突变可导致浆液性囊腺瘤的发生，因为患有 VHL 综合征的患者经常发生胰腺浆液性囊腺瘤[12]。正如稍后将在临床应用部分中讨论的那样，*VHL* 基因突变和 3 号染色体短臂上的 LOH 可以在囊肿囊液中检测到，因此这些标志物的囊液分析可用于确定囊肿为 SCN[11]。

VHL 基因编码的 VHL 蛋白在低氧诱导因子（hypoxia-induced factor, HIF）信号通路中起作用[13]。VHL 蛋白与其他蛋白形成复合物，该复合物具有 E3 泛素连接酶活性，可在缺氧诱导因子 α（HIFα）的泛素化和随后的降解中起重要作用[13]。HIFα 是一种转录因子，其功能是对细胞氧气水平做出应答从而控制基因表达。*VHL* 基因失活突变所致的 HIFα 稳定化可促进血管内皮生长因子（vascular endothelial growth factor, VEGF）在内的许多基因的表达，反过来促进血管生成并最终促进肿瘤发生[13]。

鉴于 VHL 在 HIF1 信号通路中的作用，Yip-Schneider 及其同事提出了 VEGF-A 水平可能在 SCN 中升高的假设[14]。因此，他们获取了手术切除的胰腺囊肿的囊液样本并检测其中的 VEGF-A 水平[14]。

VEGF-A 的水平通过简单的 ELISA 测定。尽管检测的病例数相对较少，但他们发现，与所有其他类型胰腺囊肿的囊液相比，SCN 囊液中的 VEGF-A 水平显著升高（$P < 0.0001$）。他们的报道显示，VEGF-A 作为 SCN 的生物标志物具有 100% 的敏感性和 97% 的特异性[14]。Yip-Schneider 及其同事还发现，SCN 肿瘤细胞的 *VHL* 突变与囊液 VEGF 水平升高有关。这些研究很好地说明了基因和蛋白标记物在临床上都具有作用，也阐明了如何将基因改变应用于蛋白质表达的研究。

SCN 中 MicroRNA 的表达尚未得到深入的研究。

三、导管内乳头状黏液瘤

IPMN 是独特的可产生黏蛋白的肿瘤，通常为乳头状，根据其名称和定义可知，病变累及胰管系统[10]。IPMN 在一般人群中很常见，特别是在老年人中[15, 16]。影像学研究表明，约 3% 的人群患有 IPMN[15, 16]。一小部分 IPMN 可进展为浸润性癌，临床上很难确定哪些 IPMN 需要手术切除而哪些 IPMN 可以安全地随访。

据报道，IPMN 中的许多基因都存在基因内的体细胞突变。这些基因包括 *KRAS*、*GNAS RNF43*、*PIK3CA*、*p16/CDKN2A*、*SMAD4* 以及 *TP53*[7, 9]。

约 80% 的 IPMN 中存在 *KRAS*（v-Ki-ras2 Kirsten rat sarcoma viral oncogene homolog, 大鼠肉瘤病毒癌基因同源物）基因突变[7, 9]。这些位于 *KRAS* 基因 12、13 或 61 位密码子的点突变几乎都是激活突变。*KRAS* 基因突变会激活众多非常复杂的下游信号通路，包括迅速加速性纤维肉瘤蛋白（rapidly accelerated fibrosarcoma, RAF）/ MAPK 和磷酸肌醇 3′- 激酶（phosphoinositide 3′- kinase，PI3′K）信号通路[17-19]。活化的 KRAS 信号还可上调 GLUT-1 葡萄糖转运蛋白并改变参与葡萄糖利用的酶的表达，从而在肿瘤细胞内产生所谓的"Warburg 效应"[17-20]。此外，KRAS 信号通路的激活可导致既定的高水平的自噬[18]。所有这些变化都有助于促进肿瘤的发生。

约 75% 的 IPMN 中存在 *GNAS*[Guanine nucleotide binding protein（G protein），alpha stimulating activity polypeptide 1, 鸟嘌呤核苷酸结合蛋白（G 蛋白），α 刺激素活性多肽 1] 基因的激活点突变，突变通常位于 201 位密码子（R201C 和 R201H）[7-9]。与"胰胆管"或"胃小凹"分化型 IPMN 相比，*GNAS* 基因突变似乎在"肠"分化型 IPMN 中更为常见[9, 21]。超过 90% 的 IPMN 中可见 *GNAS* 或 *KRAS* 基因突变[8, 9]。*GNAS* 基因编码的蛋白质可组成蛋白复合物，激活腺苷酸环化酶。

一些研究通过将 *GNAS* 和 *KRAS* 基因的突变分析与组织病理学相结合，使得我们对 IPMN 的生物学和临床表现有了更深入的理解。例如，以往 IPMN 在病理学上的定义为 > 1cm 的病变，而较小的前驱病变（< 0.5cm）在病理学上被归为 PanIN[22]。这使得 0.5 ~ 1.0cm 之间的病变成了无法归类的灰色区域。尚未证实 PanIN 存在 *GNAS* 突变，但 IPMN 具有 *GNAS* 突变。鉴于此，Matthaei 及其同事检测了 21 个大小位于灰色区域（0.5 ~ 1.0 cm）的病灶中 *KRAS* 和 *GNAS* 的突变情况[23]。其中 7 个病灶（33%）中鉴定出 *GNAS* 突变，这有助于将这些病灶定义为小的（亦称"初期"）IPMN 而非大的 PanIN[23]。由此，胰腺前驱病变的全新病理分类系统纳入了新的术语"初期 IPMN（incipient IPMN）"，用于 ≤ 1.0cm 的具有较大 IPMN 的组织学或遗传特征的病变的描述[24]。Matthaei 等还在一些病例中使用 *KRAS* 基因突变和 LOH 分析来确立多灶性 IPMN 在遗传学的多克隆性[25]。

磷脂酰肌醇 -4, 5- 二磷酸 3′- 激酶催化亚基 α（phosphatidylinositol-4,5-bisphosphate 3-kinase catalytic subunit alpha, PIK3CA）基因编码的蛋白形成 PI3K 的催化亚基。该酶可激活众多的下游功能，这些功能

依次促进细胞增殖和迁移，并最终促进细胞存活和肿瘤发生。据报道，有 10% 的 IPMN 存在 *PIK3CA* 基因突变 [9]。和 *GNAS* 突变一样，这些突变在肠分化型的 IPMN 中更常见。

30% ～ 70% 的 IPMN 中存在 *RNF43* 基因的失活突变 [7, 9]。*RNF43* 基因编码在 Wnt/β-catenin 信号通路中起作用的泛素连接酶蛋白 [26, 27]。正如本章稍后将探讨的，*RNF43* 基因在一些 IPMN 中发生遗传改变表明对于由存在 *RNF43* 突变的 IPMNs 引起的浸润性癌，Wnt/β-catenin 信号传导通路是潜在治疗靶标 [26, 28]。

据报道，*SMAD4*、*p16/CDKN2A* 和 *TP53* 都是在 IPMN 中失活的肿瘤抑制基因 [7, 9]。*p16/CDKN2A* 基因可编码 CDKN2A 蛋白，后者是细胞周期重要的调节因子，*p16/CDKN2A* 基因在 10% ～ 30% 的 IPMN 存在基因内失活突变，突变方式通常为与第二等位基因 LOH 耦联的一个等位基因的缺失或插入缺失突变，在其他情况下还可发生基因启动子的超甲基化 [7, 9, 29]。轻度和重度异型增生的 IPMN 中均存在 *p16/CDKN2A* 基因的突变。与之相比，*SMAD4* 和 *TP53* 的失活似乎是较晚期的遗传事件，只见于重度异型增生的 IPMN 和与 IPMN 相关的浸润性癌中 [7, 9]。

对 IPMN 的非侵袭性和侵袭性成分中的遗传改变的研究表明，两种成分实际上存在的突变总是相同的 [7, 9]。这一发现有助于确定 IPMN 可能引起浸润性癌这一理论（这两种病变的存在并不是机缘巧合）。

许多微小 RNA（microRNAs）在 IPMN 中表达失调。这些 microRNAs 可能在肿瘤中发挥重要的生物学功能，有些也可能是临床上有用的生物标志物 [30-34]。例如，Matthaei 及其同事比较了一系列显微切割的 IPMN 标本与正常导管上皮中 750 个 microRNAs 的表达情况，鉴定出了一组可能可用于鉴别轻度异型增生的 IPMN 与重度异型增生的 IPMN 的 microRNAs[30]。类似地，Caponi 等发现，与未发生浸润性癌的 IPMN 相比，miR-21 和 miR-155 在伴有浸润性癌的 IPMN 明显上调；与之相反，与含侵袭性成分的 IPMN 相比，miR-101 的水平在无侵袭性成分的 IPMN 中更高 [34]。Matthaei 及其同事更是进一步发现了一组可以帮助区分 IPMN 与其他类型胰腺囊肿的 microRNAs[30]。值得注意的是，microRNAs 可以通过囊液样品进行鉴定，这意味着在内镜检查时抽吸囊液对微小 RNA 水平进行定量分析有望提高胰腺囊肿临床分类的准确性 [30, 32]。

也有报道提示 IPMNs 中许多蛋白质和糖蛋白表达的变化 [35-40]。与 microRNAs 一样，一些蛋白质和糖蛋白在轻度异型增生和重度异型增生的 IPMN 中存在差异表达，且大多数蛋白可在囊液中检测到 [35-37]。Pandey 及其同事构建了一个有价值的在线资源，总结了许多在侵袭性胰腺癌中表达发生改变的蛋白质，而且这些蛋白中的许多蛋白在 IPMN 中的表达也有所变化 [38]。

四、黏液性囊性肿瘤

MCN 是产黏蛋白、形成囊肿的肿瘤，其包含特征性的卵巢样基质 [10]。与 IPMN 相比，MCN 的囊肿几乎都不与胰腺的主胰管相通 [10]。与 IPMN 一样，只有一小部分的 MCN 会进展为浸润性癌。

IPMN 中的许多靶向基因也是 MCN 中的靶点 [7]。这些基因包括 *KRAS*、*RNF43*、*PIK3CA*、*p16/CDKN2A*、*SMAD4* 以及 *TP53*[7, 41]。与 IPMN 相比主要的区别在于，*GNAS* 基因在 MCN 中很少发生突变。这些基因的功能之前在 IPMN 部分中已经详细描述过。

正如 IPMN 中发现的遗传改变已被证明非常有价值一样，许多研究团队也试图在临床上利用 MCN 中发生的遗传变化。如前所述，寡囊型浆液性囊腺瘤可以模拟 MCN，故一些良性的浆液性囊性肿瘤被手术切除 [10]。因此，临床上迫切需要鉴别这两种肿瘤。借助分子手段区分浆液性囊性肿瘤和 MCN 的初步临床结果并不像在 IPMN 中那样有前途[42]。例如，Singhi 及其同事检测了在 EUS 下通过细针抽吸获得的 546 个胰腺囊肿囊液样本的 *KRAS* 基因突变，发现虽然 *KRAS* 突变对于黏液性分化肿瘤（IPMN 和 MCN）的特异性为 100%，敏感性为 54%，但对于 MCN 而言，检测的敏感性仅为 14%[42]。然而，随着方法的改进、更多基因和新算法的引入，MCN 检测的敏感性显著增加[7, 11]。

MCN 中的 microRNAs 表达模式也有报道，与基因突变一样，MCN 的 microRNA 表达谱与 IPMN 也有一些重叠[32]。例如，mir-21 在 MCN 中上调[32]。

五、实性假乳头状瘤

SPN 是由黏附性差、相对均一的肿瘤细胞组成的上皮样肿瘤[10]。虽然 SPN 现在被归类为恶性肿瘤，但绝大多数（约 90%）SPN 患者可通过手术切除治愈[10]。

一系列特征良好的 SPN 的外显子组已完成测序，引人注目的是，几乎所有的 SPN 都存在 *CTTNB1*（β-catenin）基因突变而没有其他遗传改变[7, 43, 44]。*CTTNB1* 突变可阻止 -β-catenin 蛋白的降解，后者随后从细胞质转移到细胞核内。在细胞核中，β-catenin 起到激活 Wnt（int/Wingless）信号通路的作用，后者又通过淋巴增强子结合因子 1（lymphoid enhancer-binding factor 1, LEF1）/T 细胞因子转录复合物介导基因表达[45]。事实上，Singhi 及其同事已经证明，*CTTNB1* 基因突变与 SPN 中 LEF1 的核内过表达显著相关[45]。

有趣的是，SPN 的另一个特征是 e- 钙黏蛋白（e-cadherin）表达的改变，包括 e- 钙黏蛋白细胞外结构域的表达缺失[46, 47]。最近，Huels 及其同事提出，e-cadherin 的低表达与 β-*catenin* 激活突变在促进肿瘤发生中具有协同作用[48]。

SPN 中微小 RNA 和蛋白质表达的变化鲜为人知[49-51]。很大程度上是因为无法很好地定义与 SPN 肿瘤细胞相对应的正常细胞类型。因此，表达研究因缺乏良好的对照组织或正常细胞类型而备受挑战。一些免疫组织化学标记研究通过使用候选标记物发现，CD99 和 CD10 在 SPN 中过度表达、β-catenin 蛋白在细胞核内异常积聚，同时 e- 钙黏蛋白表达缺失（使用针对胞外结构域的抗体）或异常定位于细胞核（使用胞内结构域抗体）[52, 53]。

六、其他类型的胰腺囊性肿瘤

考虑到内容的完整性，我们应该提及一些典型的可以表现为囊性肿块的胰腺实体肿瘤。例如，PanNET 可以是囊性的，一部分导管腺癌也可以是囊性的[10]。这些囊性变的肿瘤似乎具有与其同类型实性肿瘤相同的分子改变。

七、临床应用

我们对驱动胰腺囊性肿瘤形成的分子事件的相关知识逐渐增多，前文中已经提到了这些日益增长的知识的一些临床应用，而本节关注的焦点是我们认为最有前景的临床应用。

首先，IPMN 中突变的基因可用于临床鉴别 IPMN 与其他肿瘤，从而避免不必要的外科手术 [7, 8]。例如，如前所述，浆液性囊性肿瘤几乎都不含 *KRAS* 或 *GNAS* 基因突变，而在 90% ～ 95% 的 IPMN 中可见其中一种或两种基因突变 [11]。由于肿瘤细胞中的突变 DNA 会脱落至囊液中，EUS 下行囊液抽吸结合囊液 *KRAS* 或 *GNAS* 突变测序可用于区分浆液性囊腺瘤和 IPMN [11, 42]。此外，IPMN 的囊肿与胰管系统相通，这意味着也可以在内镜检查时对十二指肠中获得的经促胰液素刺激产生的胰腺分泌物（即胰液）进行测序 [54, 55]。其他的生物标志物，如 *SMAD*4 和 *TP*53 基因突变以及 LOH 模式，有望用于鉴别轻度异型增生的 IPMN 与重度异型增生的 IPMN [11]。

其次，进展为浸润性癌的囊性肿瘤中存在的一些分子改变，可能是潜在的治疗靶点。如前所述，相当一部分 IPMN 和 MCN 中存在 *RNF43* 基因突变，根据推测可激活 Wnt 信号通路 [7, 26, 56]。包括 Wnt 通路中 porcupine 蛋白的选择性抑制药在内的许多新型药物被陆续研发出来，其可以有效治疗具有 *RNF43* 突变的侵袭性胰腺癌，原因是后者的前驱病变为含 *RNF43* 基因突变的 IPMN [26]。

PIK3CA 基因在 mTOR 通路中发挥作用，其在约 10% 的 IPMN 中存在突变 [9]。目前已研发出许多靶向 *PIK3CA* 蛋白的药物，这些药物可以有效治疗起源于含 *PIK3CA* 基因突变 IPMN 的侵袭性胰腺癌。

八、对家庭的影响

一些家族性癌症综合征与胰腺囊性肿瘤发生的高风险有关。也许风险最大的就是 Peutz-Jeghers 综合征（Peutz–Jeghers syndrome, PJS）的患者 [57]。Peutz-Jeghers 综合征患者发生侵袭性胰腺癌的风险可增加 130 倍，Su 及其同事已证明其中一些侵袭性癌起源于非侵袭性 IPMN 的前驱病变 [58]。这表明 Peutz-Jeghers 综合征患者可以从早期可治愈的胰腺肿瘤（非侵袭性 IPMN）的筛查中获益 [59-61]。

尽管 McCune-Albright 综合征不是严格意义上的"家族遗传性综合征（familial genetic syndrome）"，但其病变是由胚胎发育早期获得的 *GNAS* 突变引起的 [62, 63]。受影响的个体具有 *GNAS* 基因的嵌合突变，除了特征性的皮肤和骨骼改变之外，有约 15% 的 McCune-Albright 综合征患者可发生 IPMN，其中一部分甚至可进展为浸润性癌 [62, 63]。值得注意的是，Parvanescu 及其同事对 272 名明显为散发性 IPMN 的患者进行了筛查，发现其中一名患者患有多发性骨纤维性发育不良和牛奶咖啡斑患者，提示该患者患有 McCune-Albright 综合征 [62]。

最后，如前所述，*VHL* 基因的种系突变可导致 VHL 综合征，而 VHL 患者经常发生胰腺浆液性囊腺瘤 [12]。幸运的是，这些肿瘤几乎都是良性的。

九、结论

很明显，临床上迫切需要在术前更好地对囊肿进行分类。目前已有的指南似乎仍然不够充分 [64]。胰腺囊性肿瘤的分子分析有助于确认这些囊肿现有的组织学分类，并为优化胰腺囊性肿瘤患者的临床管理提供了新的机遇。

☞ 参考文献

[1]　Lennon AM, Wolfgang CL, Canto MI et al. The early detection of pancreatic cancer: what will it take to diagnose and treat curable pancreatic neoplasia? Cancer Res 2014;74(13):3381–3389.

[2]　Jais B, Rebours V, Malleo G et al. Serous cystic neoplasm of the pancreas: a multinational study of 2622 patients under the auspices of the International Association of Pancreatology and European Pancreatic Club (European Study Group on Cystic Tumors of the Pancreas). Gut 2015;65(2):305–312.

[3]　Khullar D, Jha AK, Jena AB. Reducing diagnostic errors—why now? N Engl J Med 2015;373(26):2491–2493.

[4]　Crippa S, Pergolini I, Rubini C et al. Risk of misdiagnosis and overtreatment in patients with main pancreatic duct dilatation and suspected combined/main-duct intraductal papillary mucinous neoplasms. Surgery 2016; 159(4):1041–1049.

[5]　Lennon AM, Manos LL, Hruban RH et al. Role of a multidisciplinary clinic in the management of patients with pancreatic cysts: a single-center cohort study. Ann Surg Oncol 2014;21(11):3668–3674.

[6]　Gaujoux S, Brennan MF, Gonen M et al. Cystic lesions of the pancreas: changes in the presentation and management of 1,424 patients at a single institution over a 15-year time period. J Am Coll Surg 2011;212(4): 590–600.

[7]　Wu J, Jiao Y, Dal Molin M et al. Whole-exome sequencing of neoplastic cysts of the pancreas reveals recurrent mutations in components of ubiquitindependent pathways. Proc Natl Acad Sci USA 2011;108(52):21188–21193.

[8]　Wu J, Matthaei H, Maitra A et al. Recurrent GNAS mutations define an unexpected pathway for pancreatic cyst development. Sci Transl Med 2011;3(92):92ra66.

[9]　Amato E, Molin MD, Mafficini A et al. Targeted next-generation sequencing of cancer genes dissects the molecular profiles of intraductal papillary neoplasms of the pancreas. J Pathol 2014;233(3):217–227.

[10]　Hruban RH, Pitman MB, Klimstra DS. Tumors of the pancreas. In: Atlas of Tumor Pathology. Washington, DC: American Registry of Pathology and Armed Forces Institute of Pathology, 2007.

[11]　Springer S, Wang Y, Molin MD et al. A combination of molecular markers and clinical features improve the classification of pancreatic cysts. Gastroenterology 2015;149(6):1501–1510.

[12]　Charlesworth M, Verbeke CS, Falk GA, Walsh M, Smith AM, Morris-Stiff G. Pancreatic lesions in von Hippel-Lindau disease? A systematic review and meta-synthesis of the literature. J Gastrointest Surg 2012; 16(7):1422–1428.

[13]　Robinson CM, Ohh M. The multifaceted von Hippel-Lindau tumour suppressor protein. FEBS Lett 2014; 588(16):2704–2711.

[14]　Yip-Schneider MT, Wu H, Dumas RP et al. Vascular endothelial growth factor, a novel and highly accurate pancreatic fluid biomarker for serous pancreatic cysts. J Am Coll Surg 2014;218(4):608–617.

[15]　Sey MS, Teagarden S, Settles D et al. Prospective cross-sectional study of the prevalence of incidental pancreatic cysts during routine outpatient endoscopic ultrasound. Pancreas 2015;44(7):1130–1133.

[16]　Laffan TA, Horton KM, Klein AP, Fishman EK, Johnson PT, Hruban RH. Prevalence of unsuspected pancreatic cysts on MDCT. Am J Roentgenol 2008;191:802–807.

[17]　Collisson EA, Trejo CL, Silva JM et al. A central role for RAF-->MEK-->ERK signaling in the genesis of pancreatic ductal adenocarcinoma. Cancer Discov 2012;2(8):685–693.

[18]　Ryan DP, Hong TS, Bardeesy N. Pancreatic adenocarcinoma. N Engl J Med 2014;371(11):1039–1049.

[19]　McCormick F. KRAS as a Therapeutic Target. Clin Cancer Res 2015;21(8):1797–1801.

[20]　Yun J, Rago C, Cheong I et al. Glucose deprivation contributes to the development of KRAS pathway mutations in tumor cells. Science 2009;325(5947):1555–1559.

[21]　Dal Molin M, Matthaei H, Wu J et al. Clinicopathological correlates of activating GNAS mutations in intraductal papillary mucinous neoplasm (IPMN) of the pancreas. Ann Surg Oncol 2013;20(12):3802–3808.

[22]　Hruban RH, Takaori K, Klimstra DS et al. An illustrated consensus on the classification of pancreatic intraepithelial neoplasia and intraductal papillary mucinous neoplasms. Am J Surg Pathol 2004;28(8):977–987.

[23]　Matthaei H, Wu J, Dal Molin M et al. GNAS sequencing identifies IPMN-specific mutations in a subgroup of diminutive pancreatic cysts referred to as "incipient IPMNs." Am J Surg Pathol 2014;38(3):360–363.

[24]　Basturk O, Hong SM, Wood LD et al. A revised classification system and recommendations from the Batlimore consensus meeting for neoplastic precursor lesions in the pancreas. Am J Surg Path 2015;39(12):1730–1741.

[25] Matthaei H, Norris AL, Tsiatis AC et al. Clinicopathological characteristics and molecular analyses of multifocal intraductal papillary mucinous neoplasms of the pancreas. Ann Surg 2012;255(2):326–333.

[26] Jiang X, Hao HX, Growney JD et al. Inactivating mutations of RNF43 confer Wnt dependency in pancreatic ductal adenocarcinoma. Proc Natl Acad Sci U S A 2013;110(31): 12649–12654.

[27] Jiang X, Charlat O, Zamponi R, Yang Y, Cong F. Dishevelled promotes Wnt receptor degradation through recruitment of ZNRF3/RNF43 E3 ubiquitin ligases. Mol Cell 2015;58(3):522–533.

[28] Tsukiyama T, Fukui A, Terai S et al. Molecular role of RNF43 in canonical and noncanonical Wnt signaling. Mol Cell Biol 2015;35(11):2007–2023.

[29] Sato N, Ueki T, Fukushima N et al. Aberrant methylation of CpG islands in intraductal papillary mucinous neoplasms of the pancreas. Gastroenterology 2002;123(1):365–372.

[30] Matthaei H, Wylie D, Lloyd MB et al. miRNA biomarkers in cyst fluid augment the diagnosis and management of pancreatic cysts. Clin Cancer Res 2012;18(17):4713–4724.

[31] Habbe N, Koorstra JB, Mendell JT et al. MicroRNA miR-155 is a biomarker of early pancreatic neoplasia. Cancer Biol Ther 2009;8(4):340–346.

[32] Ryu JK, Matthaei H, Dal Molin M et al. Elevated microRNA miR-21 levels in pancreatic cyst fluid are predictive of mucinous precursor lesions of ductal adenocarcinoma. Pancreatology 2011;11(3):343–350.

[33] Nakahara O, Takamori H, Iwatsuki M et al. Carcinogenesis of intraductal papillary mucinous neoplasm of the pancreas: loss of microRNA-101 promotes overexpression of histone methyltransferase EZH2. Ann Surg Oncol 2012;19(suppl 3):S565–571.

[34] Caponi S, Funel N, Frampton AE et al. The good, the bad and the ugly: a tale of miR-101, miR-21 and miR-155 in pancreatic intraductal papillary mucinous neoplasms. Ann Oncol 2013;24(3):734–741.

[35] Gruner BM, Hahne H, Mazur PK et al. MALDI imaging mass spectrometry for in situ proteomic analysis of preneoplastic lesions in pancreatic cancer. PloS One 2012;7(6):e39424.

[36] Mann BF, Goetz JA, House MG, Schmidt CM, Novotny MV. Glycomic and proteomic profiling of pancreatic cyst fluids identifies hyperfucosylated lactosamines on the N-linked glycans of overexpressed glycoproteins. Mol Cell Proteomics 2012;11(7):M111.015792.

[37] Corcos O, Couvelard A, Dargere D et al. Proteomic assessment of markers for malignancy in the mucus of intraductal papillary mucinous neoplasms of the pancreas. Pancreas 2012;41(2):169–174.

[38] Thomas JK, Kim MS, Balakrishnan L et al. Pancreatic cancer database: an integrative resource for pancreatic cancer. Cancer Biol Ther 2014;15(8):6.

[39] Wang Q, Chaerkady R, Wu J et al. Mutant proteins as cancer-specific biomarkers. Proc Natl Acad Sci U S A 2011;108(6): 2444–2449.

[40] Harsha HC, Kandasamy K, Ranganathan P, et al. A compendium of potential biomarkers of pancreatic cancer. PLoS Med 2009;6(4): e1000046.

[41] Garcia-Carracedo D, Chen ZM, Qiu W et al. PIK3CA mutations in mucinous cystic neoplasms of the pancreas. Pancreas 2014;43(2): 245–249.

[42] Nikiforova MN, Khalid A, Fasanella KE et al. Integration of KRAS testing in the diagnosis of pancreatic cystic lesions: a clinical experience of 618 pancreatic cysts. Modern Pathol 2013;26(11):1478–1487.

[43] Abraham SC, Klimstra DS, Wilentz RE et al. Solidpseudopapillary tumors of the pancreas are genetically distinct from pancreatic ductal adenocarcinomas and almost always harbor beta-catenin mutations. Am J Pathol 2002;160(4):1361–1369.

[44] Tanaka Y, Kato K, Notohara K et al. Frequent betacatenin mutation and cytoplasmic/nuclear accumulation in pancreatic solid-pseudopapillary neoplasm. Cancer Research 2001;61(23):8401–8404.

[45] Singhi AD, Lilo M, Hruban RH, Cressman KL, Fuhrer K, Seethala RR. Overexpression of lymphoid enhancer-binding factor 1 (LEF1) in solidpseudopapillary neoplasms of the pancreas. Mod Pathol 2014;27(10):135–163.

[46] Chetty R, Serra S. Membrane loss and aberrant nuclear localization of E-cadherin are consistent features of solid pseudopapillary tumour of the pancreas. An immunohistochemical study using two antibodies recognizing different domains of the E-cadherin molecule. Histopathology 2008;52(3):325–330.

[47] El Bahrawy MA, Rowan A, Horncastle D et al. Ecadherin/catenin complex status in solid pseudopapillary tumor of the pancreas. Am J Surg Pathol 2008;32(1):1–7.

[48] Huels DJ, Ridgway RA, Radulescu S et al. E-cadherin can limit the transforming properties of activating beta-catenin mutations.

EMBO J 2015;34(18):2321–2333.

[49]　Park M, Lim JS, Lee HJ et al. Distinct protein expression profiles of solid-pseudopapillary neoplasms of the pancreas. J Proteome Res 2015;14(8):3007–3014.

[50]　Zhu Y, Xu H, Chen H et al. Proteomic analysis of solid pseudopapillary tumor of the pancreas reveals dysfunction of the endoplasmic reticulum protein processing pathway. Mol Cell Proteomics 2014;13(10): 2593–2603.

[51]　Cavard C, Audebourg A, Letourneur F et al. Gene expression profiling provides insights into the pathways involved in solid pseudopapillary neoplasm of the pancreas. J Pathol 2009;218(2):201–209.

[52]　Guo Y, Yuan F, Deng H, Wang HF, Jin XL, Xiao JC. Paranuclear dot-like immunostaining for CD99: a unique staining pattern for diagnosing solidpseudopapillary neoplasm of the pancreas. Am J Surg Pathol 2011;35(6): 799–806.

[53]　Burford H, Baloch Z, Liu X, Jhala D, Siegal GP, Jhala N. E-Cadherin/β-catenin and CD10: a limited immunohistochemical panel to distinguish pancreatic endocrine neoplasm from solid pseudopapillary neoplasm of the pancreas on endoscopic ultrasoundguided fine-needle aspirates of the pancreas. Am J Clin Pathol 2009;132(6):831–839.

[54]　Kanda M, Sadakari Y, Borges M et al. Mutant TP53 in duodenal samples of pancreatic juice from patients with pancreatic cancer or high-grade dysplasia. Clin Gastroenterol Hepatol 2013;11(6):719–730.

[55]　Kanda M, Knight S, Topazian M et al. Mutant GNAS detected in duodenal collections of secretin-stimulated pancreatic juice indicates the presence or emergence of pancreatic cysts. Gut 2013;62(7):1024–1033.

[56]　Wang D, Tan J, Xu Y et al. The ubiquitin ligase RNF43 downregulation increases membrane expression of frizzled receptor in pancreatic ductal adenocarcinoma. Tumour Biol 2016;37(1):627–631.

[57]　Giardiello FM, Brensinger JD, Tersmette AC et al. Very high risk of cancer in familial Peutz-Jeghers syndrome. Gastroenterology 2000;119:1447–1453.

[58]　Su GH, Hruban RH, Bova GS et al. Germline and somatic mutations of the STK11/LKB1 Peutz-Jeghers gene in pancreatic and biliary cancers. Am J Pathol 1999;154(6):1835–1840.

[59]　Bruenderman E, Martin RC, 2nd. A cost analysis of a pancreatic cancer screening protocol in high-risk populations. Am J Surg 2015;210(3):409–416.

[60]　Canto MI, Harinck F, Hruban RH et al. International Cancer of the Pancreas Screening (CAPS) Consortium summit on the management of patients with increased risk for familial pancreatic cancer. Gut 2013;62(3): 339–347.

[61]　Poley JW, Kluijt I, Gouma DJ et al. The yield of firsttime endoscopic ultrasonography in screening individuals at a high risk of developing pancreatic cancer. Am J Gastroenterol 2009;104(9):2175–2181.

[62]　Parvanescu A, Cros J, Ronot M et al. Lessons from McCune-Albright syndrome-associated intraductal papillary mucinous neoplasms: GNAS-activating mutations in pancreatic carcinogenesis. JAMA Surg 2014; 149(8):858–862.

[63]　Gaujoux S, Salenave S, Ronot M et al. Hepatobiliary and pancreatic neoplasms in patients with McCune-Albright syndrome. J Clin Endocrinol Metab 2014;99(1):E97–101.

[64]　Singhi AD, Zeh HJ, Brand RE et al. American Gastroenterological Association guidelines are inaccurate in detecting pancreatic cysts with advanced neoplasia: a clinicopathologic study of 225 patients with supporting molecular data. Gastrointest Endosc 2016;83(6):1107–1117.e2.

76

Clinical Presentation of Cystic Neoplasms
胰腺囊性肿瘤的临床表现

Susumu Hijioka, Kazuo Hara, Nobumasa Mizuno, Nozomi Okuno, Kenji Yamao　著

梁廷波　白雪莉　译

梁廷波　白雪莉　校

一、概述

　　胰腺囊性肿瘤包括 IPMN、MCN、SCN、淋巴上皮囊肿、表皮样囊肿及实体瘤囊性变，包括 SPN 和囊性 PanNET[1, 2]。识别胰腺囊性肿瘤的各种临床表现非常重要，原因有以下几点。首先，胰腺囊性肿瘤的临床表现可以是非特异性的，如果临床医生不熟悉它们，可能会将这些关键的临床症状误以为是背部拉伤等良性病变引起的。其次，胰腺囊性病变的临床表现可以提供为囊肿类型的判断提供线索。例如，诸如胰腺炎的临床表现提示 IPMN 较 SCN 的可能性大。最后，一些临床表现提示浸润性癌可能，可以帮助指导胰腺囊性病变的临床处理，如黄疸[3]。由于胰腺囊性肿瘤的临床管理以症状及恶变风险为指导，因此准确的诊断十分必要。本章将详细描述胰腺囊性肿瘤的临床表现。

二、分类

　　图 76-1 所示为胰腺囊性肿瘤的一般分类。真性囊肿可以是肿瘤性的或非肿瘤性的。肿瘤性的真性囊肿包括 SCN、MCN 和 IPMN。非肿瘤性囊肿包括囊性纤维化，以及潴留囊肿、淋巴上皮囊肿和表皮样囊肿。实体瘤的囊性变，如囊性 PanNET 和 SPN，也可以产生囊性病变；非肿瘤性假性囊肿也是如此。典型的患者特征如表 76-1 所示。

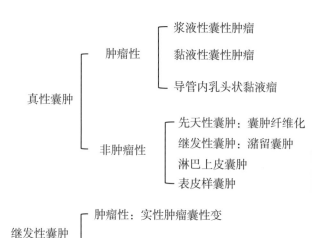

▲ 图 76-1　胰腺囊性病变的分类

表 76-1　胰腺囊性病变的特征

	IPMN	MCN	SCN
年龄（岁）	50—70	40—60	50—70
性别	男性＞女性	女性	女性＞男性
部位	胰头＞胰体尾 多灶性	胰体尾	胰体尾＞胰头
症状	有 急性胰腺炎	取决于肿瘤大小（占位效应）	取决于肿瘤大小（占位效应）
恶性潜能	是	是	否（罕见）

三、胰腺囊肿的一般临床表现

大多数胰腺囊肿患者是无症状的，通常是在因其他原因行影像学检查时意外发现囊性病灶。胰腺囊肿的症状主要取决于囊肿的大小。较大的胰腺囊肿可引起腹部不适（如腹痛或背部疼痛、食欲不振、恶心和呕吐）。慢性胰腺炎患者或有急性胰腺炎发作病史的患者出现持续性腹痛时，应考虑胰腺假性囊肿。如果胰腺囊肿与胰管相同（如 IPMN），则可见由于黏液或囊肿内出血诱发胰腺炎。如果胰腺囊肿合并浸润性癌且开始侵犯周围组织，则可能产生与胰腺导管癌相同的症状。

四、浆液性囊腺瘤的临床表现及特征

SCA 约占所有手术切除的胰腺囊性肿瘤的 16%[3]。其中，4/5 的 SCN 是意外发现的，患者并无症状。即使患者有症状，其症状多较含糊或为非特异性的恶心、腹部不适或体重减轻。这些症状是由占位效应或因主胰管受压迫导致的阻塞性胰腺炎引起的。与较小的 SCN（＜ 4cm）相比，临床症状更常见于较大的 SCN（＞ 4cm）（72% vs 22%，$P < 0.001$）[4]。SCN 患者很少出现黄疸，但当位于胰头的 SCN 增大并堵塞胆总管时可发生黄疸。

35% ～ 75% 的 VHL 综合征患者可并发 SCN，在这些患者中，SCN 通常是多灶性的，且可以弥漫性地累及整个胰腺[5]。胰腺囊肿可以是 VHL 患者的首发症状。

影像学表现方面，典型的 SCN 由许多微小的微囊组成，呈蜂窝状外观，囊壁由富含糖原的立方样上皮细胞排列而成。微囊型 SCN 在 CT 和 MRI 上呈典型的孤立的分叶状多房性病灶，由较薄隔膜分隔的成簇小囊肿（通常＞ 6 个）可见明确的边界[6]。每个小囊肿通常小于 2cm。微囊泡有时在 CT 上显示实性肿块的密度，但在 MRI T_2 加权上可见明确的高信号。使用 EUS 可以进一步确定微囊泡的内部结构。微囊泡之间的隔膜通常很薄，典型的微囊性 SCN 可见钙化的中央纤维化瘢痕[7, 8]。不含微囊泡的巨囊型 SCN 需要与 MCN 或分支型 IPMN 鉴别。

五、黏液性囊性肿瘤的临床表现及特征

MCN 相对少见，约占全部手术切除的胰腺囊性肿瘤的 25%[3]。MCN 好发于远端胰腺（ > 95%），患者几乎均为女性（ > 95%），40—50 岁为好发年龄 [7]。日本一项多中心研究显示，156 名 MCN 患者中只有 1 名患者的肿瘤位于胰头部，确诊的中位年龄在 45—48 岁之间（总年龄范围 16—84 岁）[8]。与 BD-IPMN 不同，MCN 几乎均为孤立性病灶 [3]。MCN 通常很大，大小为 8 ～ 10cm，极个别病例囊肿可至 25cm[9-11]。

大多数 MCN 为意外发现或症状含糊，临床表现取决于肿瘤的大小。12% 的患者可在上腹部触及包块 [3]，但很少出现全身疲劳或体重减轻。153 名患者中有 10 名（约 6.5%）以急性胰腺炎为首发症状。对于 MCN 患者而言，一旦出现临床症状尤其是背痛、黄疸或全身表现，应警惕潜在的浸润性癌的可能 [12]。MCN 与主胰管相通极为罕见。

Sperti 等报道了两例首发症状为急性胰腺炎的 MCN 患者，并指出在此类患者中 MCN 可能误诊为假性囊肿 [13]。当没有胆道结石的无饮酒史的女性患者发生急性胰腺炎并导致胰腺体尾部囊肿形成时，应考虑 MCN 的可能。

六、导管内乳头状黏液瘤的临床表现及特征

胰腺 IPMN 占胰腺囊性病变的 60%，好发于老年男性 [5]。根据病变的部位，IPMN 分为 MD-IPMN、BD-IPMN 和混合型 IPMN。

在所有胰腺囊性肿瘤中，IPMN 最常出现临床表现。MD-IPMN 通常较 BD-IPMN 更容易出现症状。一些 IPMN 尤其是 MD-IPMN，可产生大量的黏蛋白。这种黏蛋白可阻塞胰管，引发急性胰腺炎，表现为上腹部不适、剧痛发作和高淀粉酶血症。上述症状可以在数年内反复发作，但由于黏蛋白反复通过导致乳头孔松动，同时因胰腺炎反复发作导致胰腺萎缩，因此随着时间的推移这些症状发生的频率逐渐降低。据报道，大约 25% 的 IPMN 患者出现过胰腺炎症状。针对 IPMN 临床特征与恶变之间关系的多因素分析表明，临床症状的出现是肿瘤恶变的独立危险因素 [9, 14, 15]。

七、实性假乳头状瘤的临床表现及特征

SPN 不太常见，在所有手术切除的胰腺囊性肿瘤中不到 4%[3]。相比男性，SPN 在女性中更常见（ > 80%），大多数发病年龄在 30 岁左右 [16]。SPN 可发生于胰腺的任何部位，但胰腺体尾部更常见，常伴有非特异性的症状，如腹部不适、腹围增加、食欲不振以及因肿瘤压迫邻近器官所致的恶心 [16]。随着腹部影像学应用的增加，意外发现的 SPN 逐渐增多 [3]。最近一项系统性回顾显示，SPN 最常见的症状是腹痛或腹部不适，65% 的患者存在上述症状。患者还可出现腹部肿块、恶心、呕吐和体重减轻等临床表现。胰腺炎和黄疸相对少见，发生率分别为 5.0% 和 10.3%。约 40% 的患者无明显症状。极少数病例可见 SPN 破裂导致急腹症。

八、囊性胰腺神经内分泌肿瘤的临床表现及特征

囊性 PanNET 约占所有手术切除的胰腺囊性肿瘤的 8%[3, 11]，占全部切除的胰腺神经内分泌肿瘤的 10% ～ 15%[3, 11]。大多数囊性 PanNET 是意外发现的无功能性肿瘤。囊性 PanNET 在男女之间发病无差异，发病年龄通常在 60—70 岁之间[3]，且好发于胰腺体尾部[17]。囊性 PanNET 在多发性内分泌肿瘤 1 型（multiple endocrine neoplasia type 1，MEN-1）患者中更为常见，有研究发现囊性 PanNET 患者合并 MEN-1 的风险是其他实体肿瘤患者的 3.5 倍[18]。

☞ 参考文献

[1] Hocke M, Cui XW, Domagk D, Ignee A, Dietrich CF. Pancreatic cystic lesions: the value of contrastenhanced endoscopic ultrasound to influence the clinical pathway. Endosc Ultrasound 2014;3(2):123–130.

[2] Lennon AM, Wolfgang C. Cystic neoplasms of the pancreas. J Gastrointest Surg 2013;17(4):645–653.

[3] Farrell JJ, Fernández-del Castillo C. Pancreatic cystic neoplasms: management and unanswered questions. Gastroenterology 2013;144(6):1303–1315.

[4] Tseng JF, Warshaw AL, Sahani DV, Lauwers GY, Rattner DW, Fernandez-del Castillo C. Serous cystadenoma of the pancreas: tumor growth rates and recommendations for treatment. Ann Surg 2005;242(3):413–419; discussion 9–21.

[5] Scialpi M, Reginelli A, D'Andrea A et al. Pancreatic tumors imaging: an update. Int J Surg 2016;28(suppl 1):S142–155.

[6] Zhang XP, Yu ZX, Zhao YP, Dai MH. Current perspectives on pancreatic serous cystic neoplasms: diagnosis, management and beyond. World J Gastrointest Surg 2016;8(3):202–211.

[7] Sakorafas GH, Smyrniotis V, Reid-Lombardo KM, Sarr MG. Primary pancreatic cystic neoplasms revisited. Part I: Serous cystic neoplasms. Surg Oncol 2011;20(2):e84–92.

[8] Acar M, Tatli S. Cystic tumors of the pancreas: a radiological perspective. Diagn Interv Radiol 2011;17(2): 143–149.

[9] Sakorafas GH, Sarr MG. Cystic neoplasms of the pancreas; what a clinician should know. Cancer Treat Rev 2005;31(7):507–535.

[10] Sakorafas GH, Smyrniotis V, Reid-Lombardo KM, Sarr MG. Primary pancreatic cystic neoplasms revisited. Part II: Mucinous cystic neoplasms. Surg Oncol 2011;20(2):e93–101.

[11] Jana T, Shroff J, Bhutani MS. Pancreatic cystic neoplasms: review of current knowledge, diagnostic challenges, and management options. J Carcinog 2015;14:3.

[12] Crippa S, Salvia R, Warshaw AL et al. Mucinous cystic neoplasm of the pancreas is not an aggressive entity: lessons from 163 resected patients. Ann Surg 2008;247(4):571–579.

[13] Sperti C, Pasquali C, Davoli C, Polverosi R, Pedrazzoli S. Mucinous cystadenoma of the pancreas as a cause of acute pancreatitis. Hepatogastroenterology 1998;45(24):2421–2424.

[14] Malleo G, Bassi C, Rossini R et al. Growth pattern of serous cystic neoplasms of the pancreas: observational study with long-term magnetic resonance surveillance and recommendations for treatment. Gut 2012;61(5): 746–751.

[15] Stark A, Donahue TR, Reber HA, Hines OJ. Pancreatic cyst disease: a review. JAMA 2016;315(17):1882–1893.

[16] Mohammad AE, Peter JA. Therapeutic approach to cystic neoplasms of the pancreas. Surg Oncol Clin N Am 2016;25: 351–361.

[17] Clores MJ, Thosani A, Buscaglia JM. Multidisciplinary diagnostic and therapeutic approaches to pancreatic cystic lesions. J Multidiscip Healthc 2014;7:81–91.

[18] Bordeianou L, Vagefi PA, Sahani D et al. Cystic pancreatic endocrine neoplasms: a distinct tumor type? J Am Coll Surg 2008;206(6):1154–1158.

77

Evaluation of Cystic Lesions Using EUS, MRI, and CT
使用超声、磁共振成像和计算机断层扫描评估囊性病变

Anne Marie Lennon，Hiroyuki Maguchi 著

周彤彤 译

吕 珂 校

一、概述

约 2.6% CT 中和 3% ~ 13% 的 MRI 中可以偶然发现胰腺囊肿[1, 2]。胰腺囊肿囊括了一系列病因来源，从良性囊肿，如假性囊肿或浆液性囊腺瘤，到那些潜在的可能进展为浸润性癌，如 IPMN 和 MCN，再到那些定义为恶性的肿瘤，如 SPN 和神经内分泌肿瘤（neuroendocrine tumor，NET）的囊性变性。四种最常见的胰腺囊肿类型依次是假性囊肿、IPMN、MCN 和 SCA，约占被发现的胰腺囊肿的 90%[3]。

影像学起到了两个关键作用，第一是确定囊肿的类型，第二是确定 IPMN 及 MCN 的患者中是否存在需要考虑手术切除的高度异型增生（high-grade dysplasia，HGD）或浸润性癌的相关特征[4]。在本章中，我们将回顾不同类型胰腺囊肿 CT、MRI 以及超声内镜的影像学特点。

二、低危的胰腺囊肿

（一）假性囊肿

胰腺的假性囊肿是与外伤、急性或慢性胰腺炎有关的炎性积聚，比较容易被确诊，可在胰腺内部或胰腺附近发现，可单发或多发。最初壁薄，但随着假性囊肿成熟，壁可能会增厚。假性囊肿在 CT 上表现为液性低密度影。在 T_1W 成像中表现为中心低信号，囊壁高信号。与坏死性胰腺炎（包裹性坏死）相关的坏死聚集物中常存在出血、坏死及蛋白质碎片[5]。在 T_2W 成像上假性囊肿因为其液体内容物表现为高信号。同样地，由于存在脱落的组织碎片，坏死聚集物或包裹性的胰腺坏死中可出现局部低信号[5]。在急性胰腺炎中，胰周渗液及胰周脂肪条索的出现，与 T_2 脂肪抑制相中表现出的炎症程度相关[6]。在 EUS 上，胰腺假性囊肿表现为边界清晰的无回声病变。壁可能较厚，碎片表现为囊肿内不规则的实质回声

（图 77-1）。假性囊肿与 IPMNs 的鉴别有时候比较困难，假性囊肿约占手术切除病例的 3% ～ 6%，囊液分析可能对这些病例的鉴别有帮助 [3, 7]。囊液中淀粉酶水平极低（＜ 250U/L）可以排除 98% 的假性囊肿诊断 [8]。假性囊肿患者 CEA 小于 5 ng/ml 具有很高的特异性（98%），但是敏感性低（50%）[8]。

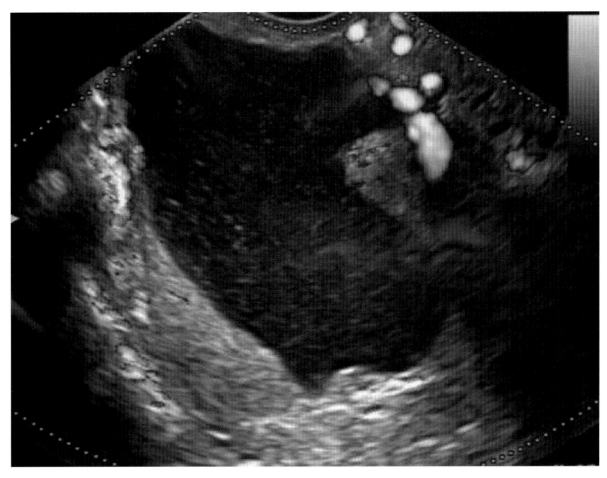

▲　图 77-1　假性囊肿

在 EUS 假性囊肿具有良好边界的特征，囊肿内高回声物质与碎片一致（引自 AML，经作者许可使用）

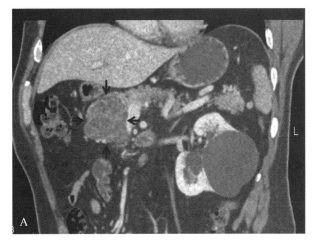
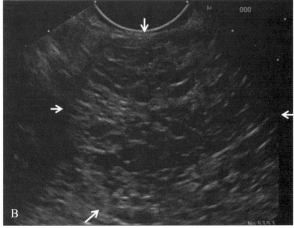

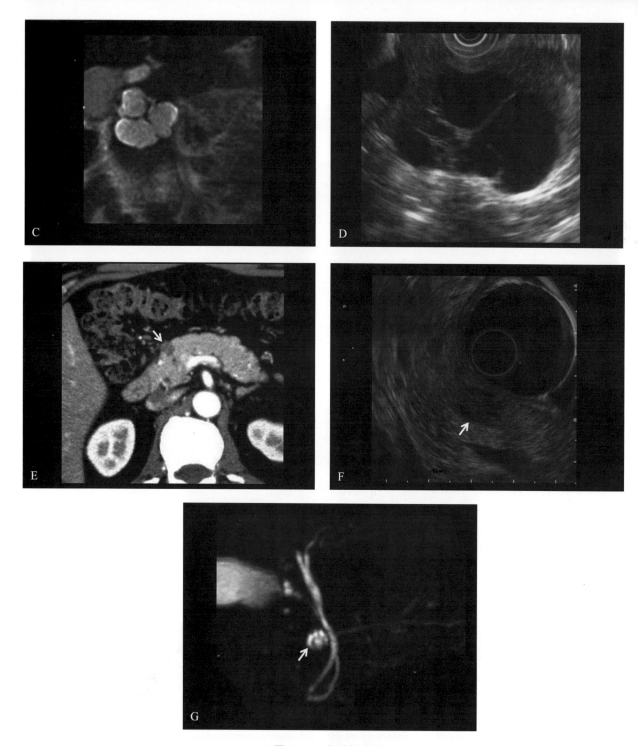

▲ 图 77-2　浆液性囊肿

浆液型囊肿（箭所示）具有一系列的表现，包括微囊型（A、B），大囊型（C），混合型（D）。偶然可见到实性表现（E、F）。在这种情况下，MRI/MRCP 可以帮助确定囊肿的囊性成分而非实性（G）（图 A、B 引自 AML，经作者许可使用）

（二）浆液性囊腺瘤

SCA 通常是单发病灶，可发生于胰腺任何位置。有一种情况例外，VHL 综合征的 SCA 为多发。SCA

约 2/3 为女性患者，中位年龄为 58 岁[9]。他们中有极小的风险（0.1%）转化为囊腺癌[9]。因此把这些极低危的囊肿与其他类型的囊性肿瘤区分出来对于临床管理是极为重要的。经典医学教学中，SCA 囊肿不与主胰管相通，不具有扩张的主胰管。然而经病理证实的 SCA 中有 10% 在术前 ERCP 成像中具有与胰管交通的证据，11% ～ 50% 中有主胰管扩张，37.5% 中有主胰管狭窄[9, 10]。10% ～ 30%SCA 有中心瘢痕，伴或不伴有钙化，这是非常具有特异性的[10]。45% ～ 48% SCA 表现为微囊状或蜂窝状结构，32% ～ 35% SCA 表现为大囊型，18% ～ 28% 表现为混合型，5% ～ 6% 具有实性成分（图 77-2A ～ D）[9, 10]。在 CT 中的经典表现为数量超过 6 个小囊聚集成的团块影，直径超过 2cm，可能存在中心瘢痕，伴或不伴钙化[11]。在 MRI 中变现为 T_1W 成像呈低信号，T_2W 成像呈高信号，增强扫描 T_1W 成像具有可强化分隔，伴或不伴有中央瘢痕。在表现为实性的 SCA 中，MRI 及 MRCP 可用于确认其为囊性而非实性（图 77-2G）。对于一些缺少经典影像表现的病例来说，EUS 非常有用。相较于 CT 或者 MRI，EUS 对典型微囊型的识别具有优越性，SCA 的血管成分在 Doppler 或增强 EUS 中被更好地显示。SCA 囊液中极低水平的 CEA（＜ 5ng/ml）具有 95% 的特异性及 50% 的敏感性[8]。几乎 70% SCA 存在 *VHL* 基因的突变或 *VHL* 基因所在的染色体 3 的杂合缺失。任一上述分子标志存在，同时 *GNAS*、*KRAS* 或 *RNF43* 中不存在突变，对 SCA 具有 100% 的敏感性和 91% 的特异性[12]。

（三）淋巴上皮囊肿

淋巴上皮囊肿是罕见、良性的胰腺囊肿，主要发生于中年男性（88%），平均年龄为 55 岁[13]。它们是单发的囊肿，大约 70% 发生于胰腺周围或者外部[14]。60% 为多房性。主胰管正常，与 IPMN 及假性囊肿不同的是囊肿与胰管之间不存在交通。淋巴上皮囊肿典型表现为囊实性，仅 14% ～ 16% 的病例表现为纯囊性或者实性为主病变（图 77-3A、B）[13]。淋巴上皮囊肿在 CT 上变现为低密度囊性病变。在 MRI 图像上，它们在 T_1W 成像上表现为高信号，在 T_2W 成像上因液体（高信号）和高角蛋白内容物（低信号）而表现不同[13]。这些特征在其他囊肿中并不常见，可能有助于鉴别这些病变[13]。在 EUS 中表现为实性、低回声、不均匀的病变，后方回声增强，内可见碎片。在一个包含 117 个病例的大型队列研究中，细胞学检查成功诊断了 22% 的淋巴上皮囊肿，被证实有一定作用[13]，在 1/3 的患者中囊液的癌胚抗原＞ 192ng/ml[13]。

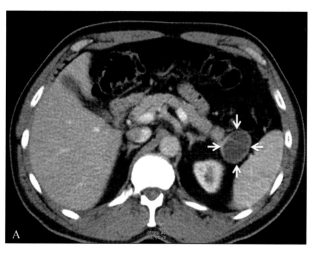
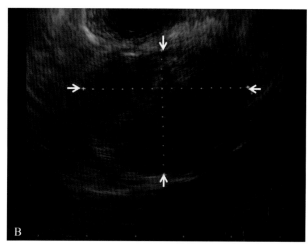

▲ 图 77-3　淋巴上皮囊肿
A、B 分别为 CT 和 EUS 表现（引自 AML，经作者许可使用）

三、具有潜在恶性的胰腺囊肿

（一）黏液性囊腺瘤

MCN 是单灶病变，几乎全部发生在女性中（比例 20∶1），平均年龄为 53 岁[15]。超过 90% 的 MCN 位于胰体或胰尾。虽然 MCN 不累及主胰管，但是偶可见异常。17% 的 MCN 存在主胰管扩张，当存在不典型增生或者浸润性肿瘤时可上升至 43%。囊肿与主胰管不存在交通是一个典型的特征，可以帮助鉴别 MCN 与 IPMN；然而在一项 156 例 MCN 研究发现，约有 18% 的病例存在囊肿与主胰管交通[16]。约 40% MCN 是多房的，可能伴有稍厚的分隔。MCN 的典型表现是厚囊壁，在增强 CT 和 MR 上可增强。这些厚壁以及被膜，通常有"囊内囊"的表现，在 CT 和 MRI 上类似于"橘子"（图 77-4A、B）。在 EUS，MCN 是单房的，壁内可见"囊内囊"（图 77-4C）。钙化位于囊肿边缘，呈蛋壳样改变（图 77-4D、E）。在一项大型的手术系列研究中，15% ～ 25% 的 MCN 存在附壁结节，当存在不典型增生或浸润性癌时可上升至 54% ～ 100%[16, 17]。上述结节在 CT 和 MRI 上表现为囊内可增强的软组织，在 EUS 表现为不规则、低回声区域（图 77-4F）。囊液癌胚抗原（＞ 192ng/ml）及淀粉酶水平升高。50%MCN 存在 KRAS 突变[12]。

（二）导管内乳头状黏液性肿瘤

IPMN 可累及主胰管、分支胰管，或者同时累及，这种情况被命名为混合型 IPMN（图 77-5A ～ C）。这种分型十分重要，它决定了恶性转化的风险和 IPMN 患者的管理。IPMN 在男女中均等分布，中位年龄为 66 岁[18]。可发生于胰腺任何部位，但是胰头稍多见。超过 1/3 的患者会出现多灶性囊肿[18]。BD-IPMN 与其他类型囊肿鉴别的典型特征之一是 IPMN 与主胰管之间存在交通（图 77-5B）。最好用 MRI 或 EUS，分别具有 100% 和 89% 的敏感性[19]。某些（不是全部）研究中显示 MRCP 利用促胰液素可以帮助发现导管交通处。囊肿比较容易被诊断，它们有着薄壁，可以是单房或者多房，钙化比罕见。MD-IPMN 或混合型 IPMN 主胰管受累，局限性或弥漫性扩张＞ 5mm。在内镜检查中偶尔见到开口的"鱼嘴样"十二指肠乳头，可见黏液被挤出。

IPMN 有潜在可能性进展为高度异型增生或浸润性癌。许多影像学特征与高度异型增生或浸润性癌风险增加相关，包括囊肿＞ 3cm（OR2.97），主胰管扩张（OR 2.4）和实性成分或壁结节（OR 7.7）[20]。

在 CT 或者 MRI 上，表现为软组织结节的壁结节突出到充满黏蛋白的扩张胰管或者囊肿，在静脉注射对比剂后可增强。在 EUS 上，壁结节表现为高回声、不规则病变（图 77-5D、E）。壁结节的大小与 IC 的风险有关，然而，准确的大小在各项研究中是不确定及多样的，＞ 3 ～ 10mm，在后面的一项研究中，近 90% 的患者与浸润性癌有关[21, 22]。在 EUS 黏蛋白表现为低回声病变，边界光滑呈高回声，在 CT 或 MRI 上不增强。增强 EUS 可以显示壁结节的血管分布，帮助其与黏蛋白球相鉴别。一项前瞻性的研究发现增强 EUS 识别高度异型增生或浸润性癌的壁结节的准确率达到 75%。组织谐波回波（Tissue harmonic echo，THE）成像是 EUS 的进一步发展。初步研究显示具有良好前景，对壁结节的显示优于普通的 B 模式成像（图 77-5F、G）[23]。IPMN 的患者可以在囊肿以外的区域伴发胰腺癌，突出了需要检查整个胰腺实质而非仅仅检查囊肿的重要性。囊液分析提示高癌胚抗原（＞ 192ng/ml）及高淀粉酶。91%IPMN 出现 GNAS 或 KRAS 突变。

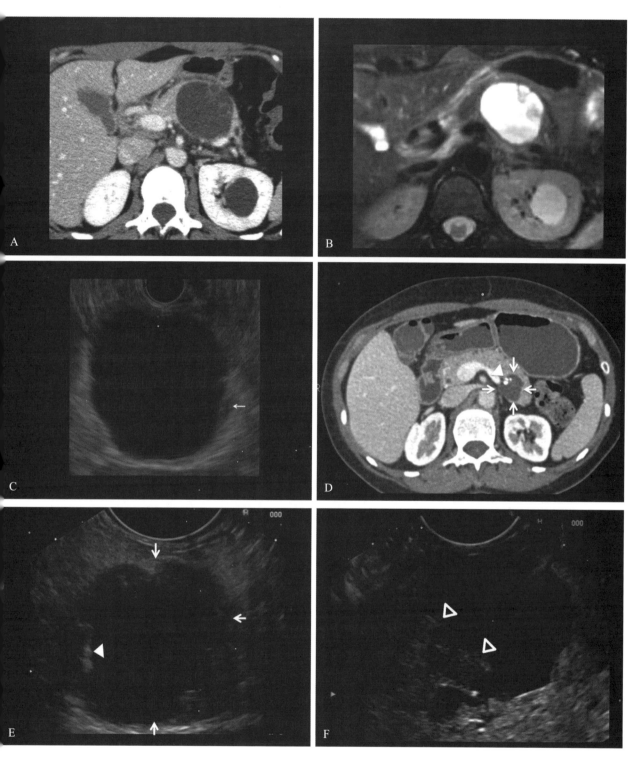

▲ 图 77-4　MCN 影像

A、B. CT 和 MRI 上"囊内囊"的典型表现；C. EUS 囊肿呈单房的，在壁上可见"囊内囊"（箭）；D. MCN 典型表现边缘可见钙化（箭头）；
E. EUS 显示边缘钙化（箭头）；F. 伴不规则增厚的壁（空箭头）（图 C ～ F 引自 AML，经作者许可使用）

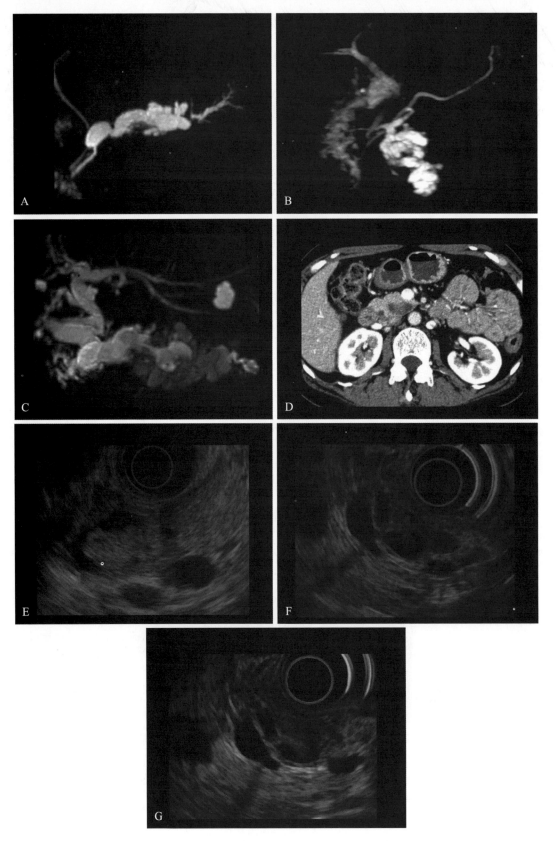

▲ 图 77-5　IPMN

A. MD-IPMN 典型表现是主胰管增宽；B、C. 相比较而言，BD-IPMN 可见囊肿但主胰管正常，混合型 IPMN 可见扩张的主胰管和囊肿（C）；
D、E. 壁结节表现为软组织肿块，CT 上呈对比增强，EUS 上呈高回声突出结节；F、G. 组织谐波回波成像较 B 超图像质量更高

（三）实性假乳头状瘤

SPN 常是单发囊肿，60% 位于胰腺体尾部。几乎 90% 发生于女性，平均年龄是 29 岁[24]。主胰管正常，不与囊肿相通。囊肿具有良好的边界，呈圆形或椭圆形，几乎一半的病例发生钙化[25]。约 70% 的患者图像表现为囊实性，30% 主要为实性，极少数情况下呈完全囊性（图 77-6A）[24, 25]。由于这些肿瘤囊、实性的性质不同，影像表现多种多样，液性区域 CT 呈低密度，实性成分在 T_2W 上表现为高信号、低增强[26]。由于病灶内存在出血，在平扫 T_1W 成像上呈信号增高的区域。

（四）囊性神经内分泌肿瘤

神经内分泌肿瘤的囊性变性是很少见的，发生率不到 20%[27]。男女发病率相同，平均年龄 53 岁。这些肿瘤是实性为主，因退化形成囊性变。肿瘤呈圆形，通常边界清晰，具有在 CT 和 MRI 动脉期可增强的包膜。在 EUS，肿瘤表现为边界清晰、圆形、低回声病变伴囊性无回声区（图 77-6B、C）。肿瘤病变边缘周围通常有环绕血流。囊液癌胚抗原以及淀粉酶的水平低。

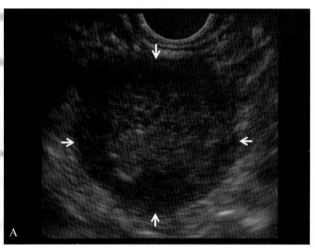
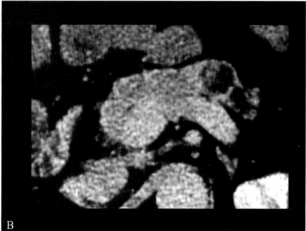
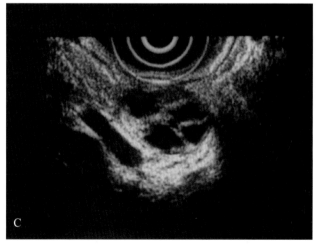

▲ 图 77-6　SPN 和胰腺神经内分泌肿瘤

A. SPN 表现为实性；B. 囊性胰腺 NET 在 CT 上边缘和分隔增强；C. 在 EUS 上囊性区域内可见实性成分（图 A 引自 AML，经作者许可使用）

四、未来技术

已经开发了很多有前景的新技术来评估胰腺囊肿，弥散加权 MRI 成像在区分胰腺癌和肿块型局灶性胰腺炎十分具有潜力，然而，它在鉴别胰腺囊肿类型上的作用尚不明确，不同研究的结果相互矛盾 [28-31]。

一个新的研究领域是疾病特定的配体，例如抗体。他们已经被研发，并且能够与微泡表面相连接，或者含有钆（Ⅲ）的胶团或脂质体，他们被注入患者体内并与靶目标相连，前者可以在增强 EUS，后者在 MRI 上实现可视化。胰腺癌动物模型的初步研究中显示其可行性及应用前景 [32-34]。

基于针头的共聚焦显微内镜（Needle - based confocal endomicroscopy，nCLE）是一个相对新技术，一个非常薄的内镜通过 19 号 EUS-FNA 针头进入囊肿内部，达到对囊肿进行实时可视的活检。初步研究发现，不同类型的囊肿具有特定的成像特征，例如 SCA 上的表面血管网络，鉴定囊肿类型具有 59% ～ 80% 敏感性和 100% 的特异性 [35, 36]。光学探针也可以通过针头进入囊肿内部，在 70% 的病例中实现了良好或极好的可视化，在一项研究中对 IPMN 和 MCN 的鉴别具有 71% 的敏感性和 100% 的特异性 [36]。这两项技术的初步研究结果都具有很好的前景，然而，迄今为止发表的研究具有局限型，需要进一步更大规模的前瞻性研究，以充分评估其潜力及作用。

☞ 致谢

由 Lustgarten 胰腺癌研究基金会，Sol Goldman 胰腺癌研究中心，弗吉尼亚和 D.K.Ludwig 癌症研究基金，Susan Wojcicki 和 Dennis Troper，Michael Rolfe 基金会以及美国国立卫生研究院资助 P50 CA62924 提供支持。列侬博士得到了本杰明贝克奖学金的支持。

☞ 参考文献

[1] Laffan TA, Horton KM, Klein AP et al. Prevalence of unsuspected pancreatic cysts on MDCT. Am J Roentgenol 2008;191: 802–807.

[2] Lee KS, Sekhar A, Rofsky NM et al. Prevalence of incidental pancreatic cysts in the adult population on MR imaging. Am J Gastroenterol 2010;105:2079–2084.

[3] Valsangkar NP, Morales-Oyarvide V, Thayer SP et al. 851 resected cystic tumors of the pancreas: a 33-year experience at the Massachusetts General Hospital. Surgery 2012;152:S4–12.

[4] Tanaka M, Fernandez-Del Castillo C, Adsay V et al. International consensus guidelines 2012 for the management of IPMN and MCN of the pancreas. Pancreatology 2012;12:183–197.

[5] Kamal A, Singh VK, Akshintala VS et al. CT and MRI assessment of symptomatic organized pancreatic fluid collections and pancreatic duct disruption: an interreader variability study using the revised Atlanta classification 2012. Abdom Imaging 2015;40:1608–1616.

[6] Macari M, Finn ME, Bennett GL et al. Differentiating pancreatic cystic neoplasms from pancreatic pseudocysts at MR imaging:

value of perceived internal debris. Radiology 2009;251:77–84.

[7]　Allen PJ, D'Angelica M, Gonen M et al. A selective approach to the resection of cystic lesions of the pancreas: results from 539 consecutive patients. Ann Surg 2006;244:572–582.

[8]　van der Waaij LA, van Dullemen HM, Porte RJ. Cyst fluid analysis in the differential diagnosis of pancreatic cystic lesions: a pooled analysis. Gastrointest Endosc 2005;62:383–389.

[9]　Jais B, Rebours V, Malleo G et al. Serous cystic neoplasm of the pancreas: a multinational study of 2622 patients under the auspices of the International Association of Pancreatology and European Pancreatic Club (European Study Group on Cystic Tumors of the Pancreas). Gut 2016;65:305–312.

[10]　Kimura W, Moriya T, Hanada K et al. Multicenter study of serous cystic neoplasm of the Japan Pancreas Society. Pancreas 2012;41:380–387.

[11]　Chu LC, Singhi AD, Hruban RH et al. Characterization of pancreatic serous cystadenoma on dual-phase multidetector computed tomography. J Comput Assist Tomogr 2014;38:258–263.

[12]　Springer S, Wang Y, Dal Molin M et al. A combination of molecular markers and clinical features improve the classification of pancreatic cysts. Gastroenterology 2015;149:1501–1510.

[13]　Mege D, Gregoire E, Barbier L et al. Lymphoepithelial cyst of the pancreas: an analysis of 117 patients. Pancreas 2014;43:987–995.

[14]　Nasr J, Sanders M, Fasanella K et al. Lymphoepithelial cysts of the pancreas: an EUS case series. Gastrointest Endosc 2008;68: 170–173.

[15]　Nilsson LN, Keane MG, Shamali A et al. Nature and management of pancreatic mucinous cystic neoplasm (MCN): a systematic review of the literature. Pancreatology 2016;16:1028–1036.

[16]　Yamao K, Yanagisawa A, Takahashi K et al. Clinicopathological features and prognosis of mucinous cystic neoplasm with ovarian-type stroma: a multiinstitutional study of the Japan Pancreas Society. Pancreas 2011; 40:67–71.

[17]　Crippa S, Salvia R, Warshaw AL et al. Mucinous cystic neoplasm of the pancreas is not an aggressive entity: lessons from 163 resected patients. Ann Surg 2008;247:571–579.

[18]　Maguchi H, Tanno S, Mizuno N et al. Natural history of branch duct intraductal papillary mucinous neoplasms of the pancreas: a multicenter study in Japan. Pancreas 2011;40:364–370.

[19]　Kim YC, Choi JY, Chung YE et al. Comparison of MRI and endoscopic ultrasound in the characterization of pancreatic cystic lesions. Am J Roentgenol 2010;195:947–952.

[20]　Scheiman JM, Hwang JH, Moayyedi P. American Gastroenterological Association technical review on the diagnosis and management of asymptomatic neoplastic pancreatic cysts. Gastroenterology 2015;148:824–848.e22.

[21]　Ogawa H, Itoh S, Ikeda M et al. Intraductal papillary mucinous neoplasm of the pancreas: assessment of the likelihood of invasiveness with multisection CT. Radiology 2008;248:876–886.

[22]　Ohno E, Hirooka Y, Itoh A et al. Intraductal papillary mucinous neoplasms of the pancreas: differentiation of malignant and benign tumors by endoscopic ultrasonography findings of mural nodules. Ann Surg 2009;249(4): 628–634.

[23]　Matsumoto K, Katanuma A, Maguchi H et al. Performance of novel tissue harmonic echo imaging using endoscopic ultrasound for pancreatic diseases. Endosc Int Open 2016;4:E42–50.

[24]　Law JK, Ahmed A, Singh VK et al. A systematic review of solid-pseudopapillary neoplasms: are these rare lesions? Pancreas 2014;43:331–337.

[25]　Raman SP, Kawamoto S, Law JK et al. Institutional experience with solid pseudopapillary neoplasms: focus on computed tomography, magnetic resonance imaging, conventional ultrasound, endoscopic ultrasound, and predictors of aggressive histology. J Comput Assist Tomogr 2013;37:824–833.

[26]　Zaheer A, Pokharel SS, Wolfgang C et al. Incidentally detected cystic lesions of the pancreas on CT: review of literature and management suggestions. Abdom Imaging 2013;38:331–341.

[27]　Bordeianou L, Vagefi PA, Sahani D et al. Cystic pancreatic endocrine neoplasms: a distinct tumor type? J Am Coll Surg 2008;206:1154–1158.

[28]　Pozzessere C, Castanos Gutierrez SL, Corona-Villalobos CP et al. Diffusion-weighted magnetic resonance imaging in distinguishing between mucinproducing and serous pancreatic cysts. J Comput Assist Tomogr 2016;40(4):505–512.

[29]　Mottola JC, Sahni VA, Erturk SM et al. Diffusionweighted MRI of focal cystic pancreatic lesions at 3.0-Tesla: preliminary results. Abdom Imaging 2012;37:110–117.

[30]　Yamashita Y, Namimoto T, Mitsuzaki K et al. Mucinproducing tumor of the pancreas: diagnostic value of diffusion-weighted

echo-planar MR imaging. Radiology 1998;208:605–609.

[31] Schraibman V, Goldman SM, Ardengh JC et al. New trends in diffusion-weighted magnetic resonance imaging as a tool in differentiation of serous cystadenoma and mucinous cystic tumor: a prospective study. Pancreatology 2011;11:43–51.

[32] Pysz MA, Machtaler SB, Seeley ES et al. Vascular endothelial growth factor receptor type 2-targeted contrast-enhanced US of pancreatic cancer neovasculature in a genetically engineered mouse model: potential for earlier detection. Radiology 2015;274:790–799.

[33] Foygel K, Wang H, Machtaler S et al. Detection of pancreatic ductal adenocarcinoma in mice by ultrasound imaging of thymocyte differentiation antigen 1. Gastroenterology 2013;145:885–894.e3.

[34] Kelly KA, Bardeesy N, Anbazhagan R et al. Targeted nanoparticles for imaging incipient pancreatic ductal adenocarcinoma. PLoS Med 2008;5:e85.

[35] Konda VJ, Aslanian HR, Wallace MB et al. First assessment of needle-based confocal laser endomicroscopy during EUS-FNA procedures of the pancreas (with videos). Gastrointest Endosc 2011;74:1049–1060.

[36] Nakai Y, Iwashita T, Park DH et al. Diagnosis of pancreatic cysts: EUS-guided, through-the-needle confocal laser-induced endomicroscopy and cystoscopy trial: DETECT study. Gastrointest Endosc 2015;81:1204–1214.

Cytologic Evaluation of Cystic Neoplasms
囊性肿瘤的细胞学评估

78

Martha Bishop Pitman　著

赵　雨　译

陈　杰　校

一、概述

胰腺囊性病变的处理首先要明确其性质，是可以切除治愈的癌前病变还是完全良性的病变，需要平衡好治疗所带来的收益与风险[1, 2]。细胞学（细针穿刺吸取活检所做的涂片、细胞块或者微小活检）在确定囊肿类型和恶性风险方面发挥着关键作用。不过细胞学虽然可以做出诊断，对病变精确的解读还需要结合多学科以及多种技术手段的配合[3, 4]。表78-1列出了临床工作中常见的胰腺原发囊性肿瘤的临床、影像学及囊液特征。

二、肿瘤性囊肿的细胞学

（一）浆液性囊腺瘤

SCA的细针抽吸所获得的囊液量根据囊肿大小不同变化很大。一般微囊性SCA的FNA穿刺仅能获得少量的血性液体，但是寡囊性SCA的穿刺常常能获得大量血性或者清亮透明的非黏液性液体。SCA抽吸物中仅有少数细胞，而且大多都会因为直接涂片时的机械力而产生人为退变。抽取的囊液中所含保存完整的囊壁衬覆细胞也极少。所以，大多数SCA的FNA都不具有诊断意义。

保存完整的浆液性上皮细胞体积小、立方状，核膜光滑，核仁不明显[5, 6]（图78-1A）。细胞质少，淡染，可见细小空泡，富含糖原而非黏液[5, 7]。由于肿瘤的纤维分隔中富含血管，可能会出血并导致含铁血黄素细胞聚集，所以这些吞噬了含铁血黄素的巨噬细胞也具有一定的诊断价值[5]。另外，FNA微小活检有时也会取得一些具有诊断价值的细小组织片段（图78-1B）。

辅助检查

缺乏稠厚的黏液，没有黏液上皮细胞及高级别的细胞异型性，加上囊液中淀粉酶及癌胚抗原水平低，均是 SCA 的特征性表现，可以辅助诊断。石蜡包埋标本中染 PAS 染色可以明确细胞质中所含的糖原，而淀粉酶消化后该染色为阴性（图 78-2A、B）。分子检测可以发现 3 号染色体短臂上 VHL 基因的突变或者杂合性缺失，两者均可支持 SCA 的诊断。

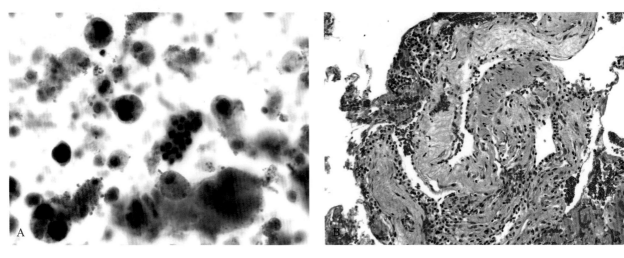

▲ 图 78-1　浆液性囊腺瘤

A.（SurePath 液基制片，巴氏染色）囊壁衬覆细胞为非黏液的立方状细胞，核圆形、形态温和，胞质内有细小空泡、富含糖原，由于肿瘤血管丰富，所以常常可见含铁血黄素细胞；B.（细胞块，HE 染色）细胞块或者粗针穿刺活检可以获得小组织片段以便诊断和开展辅助检查

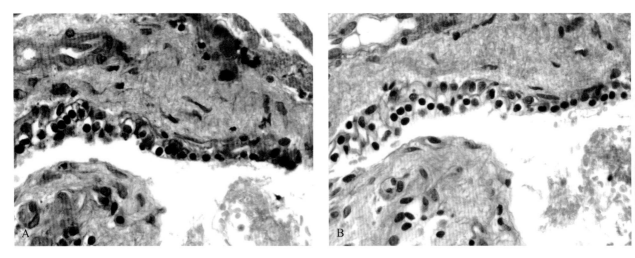

▲ 图 78-2　浆液性囊腺瘤

囊壁衬覆细胞胞质富含糖原。A.PAS 染色阳性；B. 淀粉酶消化后 PAS 染色阴性可和黏液鉴别

（二）产生黏液的囊肿

单独依靠细胞学常常无法区分 IPMN 和 MCN。但细胞学可以明确囊肿是否产生黏液，而且可以明确是否具有恶性或者可疑恶性的细胞[8]。

黏液性囊肿抽吸所获得的囊液量变化非常大，取决于吸取的囊肿大小。明显的"稠厚"黏液提示该囊肿为产生黏液的囊肿。这些肉眼所见的稠厚黏液其实就是胶质样的细胞外黏液，而不是胃肠道的污染物，可以支持黏液性囊肿的诊断（图 78-3）。黏液中出现退变的细胞或者碎片也可提示其来自囊肿而非胃肠道污染。当胶质样的黏液中没有上皮细胞时并不说明该样本不具有诊断价值，相反，此时可以提示为产生黏液的肿瘤性囊肿[9]。

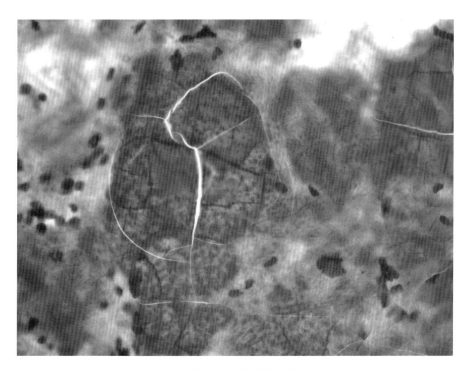

▲ 图 78-3　黏液性囊肿
稠厚的胶质样细胞外黏液，与胃肠道污染物有区别，无论其中有无上皮成分，均可支持黏液性囊肿的诊断。(直接涂片；Diff-Quik 染色)

表 78-1　胰腺原发囊性肿瘤的临床、影像学及囊液特点

类　型	临床特点	内镜超声特点	细胞学特点	囊液生化		分子检测
				CEA[a]	Amylase[b]	
浆液性囊腺瘤	腹痛；常无症状；女性＞男性；平均 65 岁	海绵状；寡囊性多分隔呈肥皂泡样；边界分叶状	立方状，非黏液性，细胞质富含糖原，细胞核良善；背景中可见含铁血黄素细胞	↓↓	↓↓	VHL,3p25 缺失
黏液性囊性肿瘤	腹痛；常无症状；女性＞男性；40—50 岁.	孤立性，边界清楚，有分隔，壁厚；钙化；和主胰管不通；胰腺体 / 尾	黏液上皮细胞，常伴有轻度不典型增生，也可伴有中度、重度不典型增生或者浸润癌；细胞外黏液 +/-	↑↑↓	↓↓↑	KRASRNF4；TP53,SMAD4 缺失提示高危
导管内乳头状黏液性肿瘤	腹痛；BD-IPMN 常无症状；男性＞女性；中位年龄 65 岁	主胰管型＞ 10 mm 时高危；5 ～ 9 mm 低危；分支胰管型单房或有分隔，壁薄；有强化结节时高危；无强化时低危	黏液上皮细胞，伴有轻度、中度、重度不典型增生或者浸润癌；细胞外黏液 +/-	↑↑↓	↑↑↑	KRASGNASRNF4；TP53,SMAD4 缺失提示高危

a. 相对于 192ng/ml；b. 相对于 1000U/L；CEA. 癌胚抗原

伴有不同不典型增生级别（低、中、高级别）的 IPMN 的细胞学特点均有文献报道和描述 [10-15]。这些特点与 MCN 相似，只是大多数 MCN 都是低级别的，即便是体积很大的 MCN 也是如此 [16, 17]。IPMN 可以有 4 种不同的上皮类型，不过区分它们并不是细胞学的主要任务。其主要任务是区分细胞到底是低度恶性风险（低级别、中级别不典型增生）还是高度恶性风险（高级别不典型增生、浸润癌）[9]。

以下是它们的细胞学特点：

1. 低级别

(1) 轻度不典型增生（图 78-4）：低级别的黏液上皮细胞由胃小凹型上皮细胞构成，细胞柱状，核位于基底，细胞质内含有黏液。细胞呈二维排列，单层片状或者单个散在。

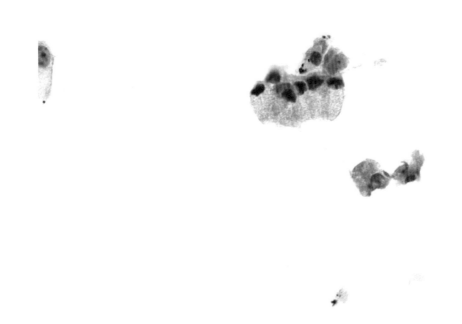

▲ 图 78-4　IPMN 伴轻度不典型增生
黏液柱状上皮细胞细胞质内可见黏液，核轻度异型。（Cytospin 制片；巴氏染色）

(2) 中度不典型增生（图 78-5）：中度不典型增生的细胞可以是肠型或者是胃小凹型上皮细胞，细胞出现复层、拥挤、重叠，极向部分消失。细胞核浆比增高，部分出现核异型性，例如不明显的核仁和核膜不规则。部分细胞的细胞质内仍然存在黏液。

2. 高级别

(1) 重度不典型增生（图 78-6）：重度不典型增生的细胞可以是胰胆管型、嗜酸细胞型，或者是高度异型的胃型、肠型细胞。这些细胞可以成大小不等的球团状排列或者单个散在。细胞体积一般小于十二指肠上皮细胞（12μm）。细胞核浆比增高，染色质异常（核浅染或者核深染），核膜不规则，细胞质呈不同程度空泡状。背景中常见坏死 [15]。

(2) 腺癌（图 78-7）：可以直接诊断恶性（比如"阳性"标本）的细胞异型性并不十分常见，除非影像学也高度怀疑恶性。细胞呈三维球团状排列或者单个散在，核大小不一（同一细胞团片中大小相差可超过 4 倍），核膜不规则，核仁明显，细胞质不同程度空泡状，背景中坏死常见 [18]。

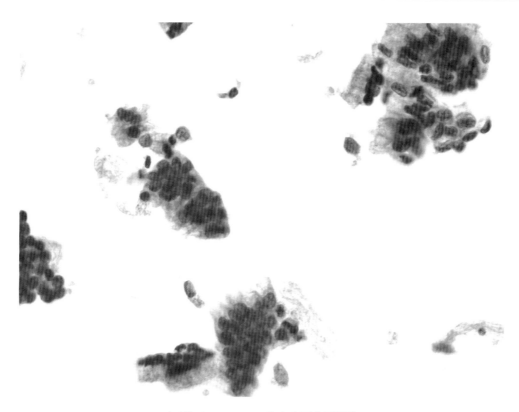

▲ 图 78-5 IPMN 伴中度不典型增生

细胞复层排列，中度异型，细胞核大小轻度不等，极向轻度紊乱（Cytospin 制片，巴氏染色）

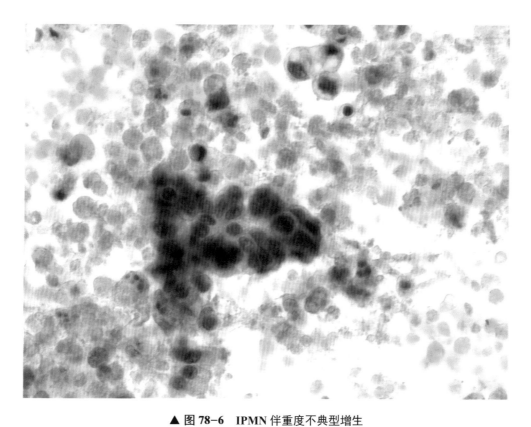

▲ 图 78-6 IPMN 伴重度不典型增生

细胞小 [小于十二指肠上皮细胞（12μm）]，单个散在或小团状排列，染色质异常，背景中见坏死（Cytospin 制片，巴氏染色）

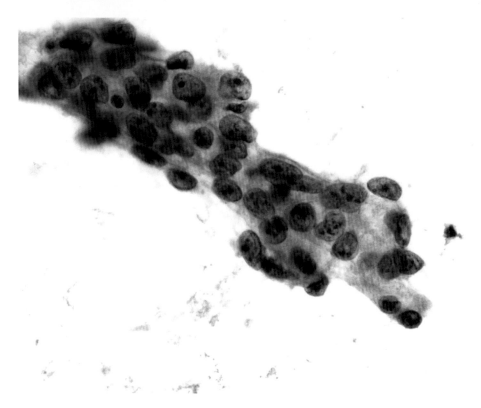

▲ 图 78-7　IPMN 伴浸润性癌（腺癌）

细胞排列紊乱，核拥挤、重叠、大小不等（超过 4 倍），核膜不规则（Cytospin 制片，巴氏染色）

（3）辅助检查：明确是否为产生黏液的囊肿可以通过以下检查：①通过肉眼、显微镜下或者特殊染色明确是否有细胞外黏液存在；②囊液癌胚抗原是否升高（一般大于 192ng/ml）[19, 20]；③分子检测是否有 *KRAS, GNAS* 或者 *RNF43* 突变 [21-24]。细胞不典型性的分级需要细胞学分析。*TP53* 突变或者 SMAD4 缺失等肿瘤进展晚期事件的发现可以支持恶性的诊断 [23, 24]。

（三）继发性囊性肿瘤

继发性囊性肿瘤包括实性假乳头状肿瘤、神经内分泌肿瘤、腺泡细胞癌以及导管腺癌。这些原本实性的肿瘤有时会形成复杂的囊腔，但一般实性成分还是大于囊性成分。不过极少的情况下也可以十分类似胰腺原发性囊性肿瘤。EUS-FNA 以实性成分为穿刺目标时一般细胞量会很丰富，并且可以提供足够量的标本以制作细胞块，以便在此基础上开展后续辅助检查工作。这些肿瘤的细胞学特点和它们的实性型一致。下面会介绍 2 种常见的类型。辅助检查请参见对应的其他章。

（四）实性假乳头状肿瘤

SPN 的涂片细胞量丰富，可见大量单个散在分布的细胞以及乳头状排列的细胞团（图 78-8A）。细胞核浆比高，核圆形或卵圆形、形态温和，染色质细，常可见核沟，形成所谓"咖啡豆样"外观。细胞胞质少，边界不清，但有时可见核旁空泡或者 PAS 阳性的透明小球（图 78-8B）（两者在瑞士染色时更为明显）[25-27]。肿瘤细胞与血管之间可见纤维黏液样间质。涂片以及细胞块一般均含有大量细胞和组织碎片，有利于形态学诊断（图 78-8C）。

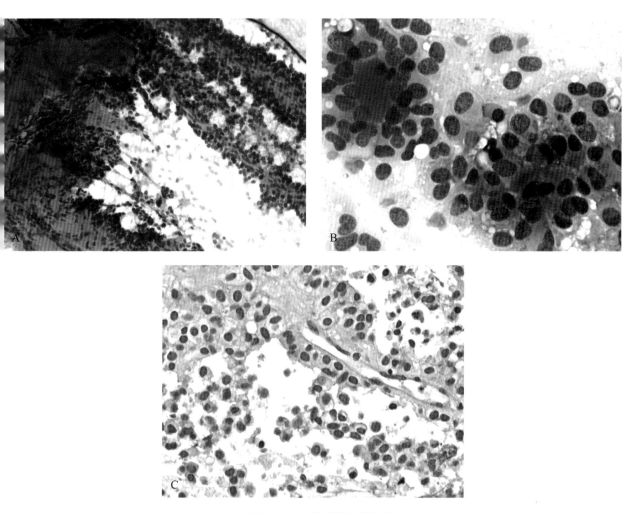

▲ 图 78-8　实性假乳头状肿瘤

A.（直接涂片，HE 染色）涂片细胞量丰富，可见纤维黏液样间质和纤细的分支乳头状结构；B.（直接涂片，Diff-Quik 染色）细胞形态温和，核浆比高，核圆形或呈"咖啡豆样"，可见核旁空泡和透明小球；C.（细胞块，HE 染色）细胞块可以辅助形态学诊断和做辅助检查

（五）囊性神经内分泌肿瘤

囊性 PanNET 的细胞学形态和其对应的实性型一致[28-31]。其囊内常含有黄色液体，癌胚抗原和淀粉酶水平低[31, 32]。肿瘤细胞常常单个散在或呈小团状分布，染色质点彩状，核偏位，形成浆细胞样外观（图 78-9）。有时可见明显核仁。

三、总结

细胞病理学医生在胰腺病变患者的处理中起着非常关键的作用。但是不能过分地强调其作用，因为胰腺囊性病变的准确诊断有赖于多学科的协作，其中包括了临床、影像学、细胞学以及多种辅助检查。胃肠病医生和病理医生必须了解获取诊断标本的最佳方法以及囊液的处理，病理医生还需要熟悉胰腺的组织病理学以及胰腺细胞学的术语以便准确诊断和出具标准报告[8, 9, 33]。

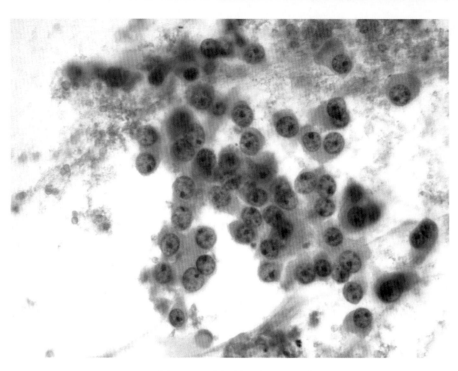

▲ 图 78-9　囊性神经内分泌肿瘤

肿瘤细胞单个散在分布，染色质点彩状、浆细胞样外观，这些特点与实性型神经内分泌肿瘤一致（Cytospin 制片，巴氏染色）

☞ 参考文献

[1]　Singhi AD, Zeh HJ, Brand RE et al. American Gastroenterological Association guidelines are inaccurate in detecting pancreatic cysts with advanced neoplasia: a clinicopathologic study of 225 patients with supporting molecular data. Gastrointest Endosc 2016;83(6):1107–1117.e2.

[2]　Tanaka M et al. International consensus guidelines 2012 for the management of IPMN and MCN of the pancreas. Pancreatology 2012;12(3):183–197.

[3]　Pitman MB, Deshpande V. Endoscopic ultrasoundguided fine needle aspiration cytology of the pancreas: a morphological and multimodal approach to the diagnosis of solid and cystic mass lesions. Cytopathology 2007;18(6):331–347.

[4]　Sahani DV et al. Multidisciplinary approach to diagnosis and management of intraductal papillary mucinous neoplasms of the pancreas. Clin Gastroenterol Hepatol 2009;7(3):259–269.

[5]　Belsley NA et al. Serous cystadenoma of the pancreas: limitations and pitfalls of endoscopic ultrasoundguided fine-needle aspiration biopsy. Cancer 2008;114(2):102–110.

[6]　Collins BT. Serous cystadenoma of the pancreas with endoscopic ultrasound fine needle aspiration biopsy and surgical correlation. Acta Cytol 2013;57(3):241–251.

[7]　Lal A et al. Microcystic adenoma of the pancreas: clinical, radiologic, and cytologic features. Cancer 2004;102(5):288–294.

[8]　Pitman M. Diagnostic investigation of pancreatic cyst fluid. In:Tanaka M, ed. Intraductal Papillary Mucinous Neoplasm of the Pancreas. Osaka: Springer Japan, 2014.

[9]　Pitman MB et al. Standardized terminology and nomenclature for pancreatobiliary cytology: The Papanicolaou Society of Cytopathology guidelines. Diagn Cytopathol 2014;42(4):338–350.

[10]　Emerson RE, Randolph ML, Cramer HM. Endoscopic ultrasound-guided fine-needle aspiration cytology diagnosis of intraductal papillary mucinous neoplasm of the pancreas is highly predictive of pancreatic neoplasia. Diagn Cytopathol 2006;34(7):457–462.

[11] Zhai J, Sarkar R, Ylagan L. Pancreatic mucinous lesions: a retrospective analysis with cytohistological correlation. Diagn Cytopathol 2006;34(11):724–730.

[12] Michaels PJ et al. Intraductal papillary mucinous neoplasm (IPMN) of the pancreas: cytohistologic analysis and correlation with histologic grade. Cancer Cytopathol 2006;108(3):163–173.

[13] Pitman MB et al. Cytological and cyst fluid analysis of small (< or = 3 cm) branch duct intraductal papillary mucinous neoplasms adds value to patient management decisions. Pancreatology 2008;8(3):277–284.

[14] Genevay M et al. Cytology adds value to imaging studies for risk assessment of malignancy in pancreatic mucinous cysts. Ann Surg 2011;254(6):977–983.

[15] Pitman MB et al. Cytological criteria of high-grade epithelial atypia in the cyst fluid of pancreatic intraductal papillary mucinous neoplasms. Cancer Cytopathol 2014;122(1):40–47.

[16] Crippa S et al. Mucinous cystic neoplasm of the pancreas is not an aggressive entity: lessons from 163 resected patients. Ann Surg 2008;247(4):571–579.

[17] Scourtas A et al. Preoperative characteristics and cytological features of 136 histologically confirmed pancreatic mucinous cystic neoplasms. Cancer Cytopathol 2017;125(3):169–177.

[18] Lin F, Staerkel G. Cytologic criteria for well differentiated adenocarcinoma of the pancreas in fine-needle aspiration biopsy specimens. Cancer 2003;99(1):44–50.

[19] Brugge WR et al. Diagnosis of pancreatic cystic neoplasms: a report of the cooperative pancreatic cyst study. Gastroenterology 2004;126(5):1330–1336.

[20] Cizginer S et al. Cyst fluid carcinoembryonic antigen is an accurate diagnostic marker of pancreatic mucinous cysts. Pancreas 2011;40(7):1024–1028.

[21] Wu J et al. Recurrent GNAS mutations define an unexpected pathway for pancreatic cyst development. Sci Transl Med 2011;3(92):92ra66.

[22] Wu J et al. Whole-exome sequencing of neoplastic cysts of the pancreas reveals recurrent mutations in components of ubiquitin-dependent pathways. Proc Natl Acad Sci USA 2011;108(52):21188–21193.

[23] Layfield LJ et al. Utilization of ancillary studies in the cytologic diagnosis of biliary and pancreatic lesions: The Papanicolaou Society of Cytopathology Guidelines. CytoJournal 2014;11(suppl 1):4.

[24] Amato E et al. Targeted next-generation sequencing of cancer genes dissects the molecular profiles of intraductal papillary neoplasms of the pancreas. J Pathol 2014;233(3):217–227.

[25] Adams AL, Siegal GP, Jhala NC. Solid pseudopapillary tumor of the pancreas: a review of salient clinical and pathologic features. Adv Anat Pathol 2008;15(1):39–45.

[26] Samad A et al. Cercariform cells: another cytologic feature distinguishing solid pseudopapillary neoplasms from pancreatic endocrine neoplasms and acinar cell carcinomas in endoscopic ultrasound-guided fineneedle aspirates. Cancer Cytopathol 2013;121(6):298–310.

[27] Jhala N, Siegal GP, Jhala D. Large, clear cytoplasmic vacuolation: an under-recognized cytologic clue to distinguish solid pseudopapillary neoplasms of the pancreas from pancreatic endocrine neoplasms on fine-needle aspiration. Cancer 2008;114(4):249–254.

[28] Jhala D et al. Fine needle aspiration biopsy of the islet cell tumor of pancreas: a comparison between computerized axial tomography and endoscopic ultrasound-guided fine needle aspiration biopsy. Ann Diagn Pathol 2002;6(2):106–112.

[29] Levy GH et al. Cytoplasmic vacuolization: an underrecognized cytomorphologic feature in endocrine tumors of the pancreas. Diagn Cytopathol 2013;41(7):623–628.

[30] Gu M et al. Cytological diagnosis of endocrine tumors of the pancreas by endoscopic ultrasound-guided fineneedle aspiration biopsy. Diagn Cytopathol 2005;32(4):204–210.

[31] Morales-Oyarvide V et al. Cystic pancreatic neuroendocrine tumors: the value of cytology in preoperative diagnosis. Cancer Cytopathol 2014;122:435–444.

[32] Yoon WJ et al. Cystic pancreatic neuroendocrine tumors: endoscopic ultrasound and fine-needle aspiration characteristics. Endoscopy 2013;45(3):189–194.

[33] Pitman M, Centeno B. Pancreas cytology: specimen preparation and tissue triage. In: Atlas of Fine Needle Aspiration Cytology. New Delhi: Jaypee Brothers Medical Publishers, 2014:174.

79

Natural History of Cystic Neoplasms: IPMN, MCN, SCN, and SPN
胰腺囊性肿瘤的自然病史

Anna - Katharina Stadler, Thilo Hackert, Stefan Fritz, Markus W. Büchler　著

梁廷波　白雪莉　译

梁廷波　白雪莉　校

一、概述

近年来，由于现代腹部影像学检查的广泛应用，胰腺囊性病变的发病率逐渐上升，因此也越来越受到关注 [1, 2]。在一般人群中经常可以发现任一类型的胰腺囊性病变或分支胰管病变，在年龄超过 70 岁的人群中，患病率可增加到 50% ～ 70%[3, 4]。

正确鉴别胰腺假性囊肿和胰腺囊性肿瘤对于充分诊断和控制胰腺囊性病变至关重要。在过去，炎性假性囊肿被认为是所有囊性胰腺病变的主要原因。随着现代腹部薄层成像的不断普及，我们已经清楚，肿瘤性的胰腺囊肿远比胰腺假性囊肿更为常见，尤其是既往无胰腺炎病史的患者。假性囊肿是急性或复发性慢性胰腺炎后发生的良性残余病变，而胰腺囊性肿瘤具备一定的恶变潜能。最常见的胰腺囊性肿瘤是 IPMN、MCN、SCN 以及 SPN。

二、导管内乳头状黏液瘤

IPMN 是最常见的胰腺囊性肿瘤，约占所有肿瘤的 35%。IPMN 的特征在于黏蛋白的产生以及导管上皮的导管内和乳头状生长。根据病变在胰管系统中的位置，它们可以细分为主胰管型、分支胰管型和同时累及主胰管及主要分支胰管的混合型 IPMN[1, 5]。到目前为止，对于混合型 IPMN 究竟起源于主胰管还是分支胰管，又或者其实是 IPMN 的一种独特亚型，这些仍然存在争议 [6]。IPMN 是除了 PanIN 外，目前描述最多的胰腺导管腺癌（pancreatic ductal adenocarcinoma, PDAC）的癌前病变 [7]。

MD-IPMN 和混合型 IPMN 的特征是主胰管节段性或弥漫性地扩张超过 5mm，而没有任何外部梗阻的迹象 [8]。肿瘤上皮细胞产生大量黏蛋白，这些黏蛋白黏度高，不能被充分排出，导致管道系统内部梗阻并继发受阻部位管道的二次扩张 [9]。相比之下，BD-IPMN 的特点是囊肿＞ 10mm，与主胰管相通但不伴主胰管扩张（图 79-1）[2]。虽然大多数 IPMN 基本上不具备侵袭性，但随着时间的推移，IPMN 会通过低

度不典型增生、中度不典型增生、高度不典型增生和侵袭性癌四个阶段，以"腺瘤—癌"的顺序进展。

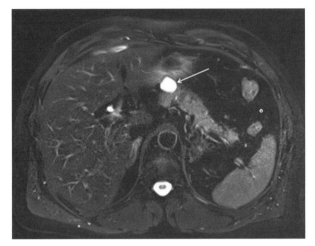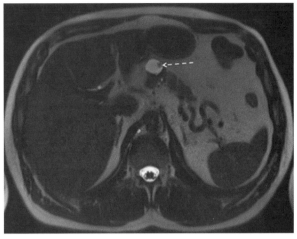

▲　图 79-1　分支胰管型 IPMN 的自然病史

患者，男，54 岁。初诊 MRI 发现 BD-IPMN，血清 CA19-9 阴性，无担忧特征或高危因素，直径 22mm（左图实箭）。8 个月后 MRI 对照发现出现壁结节（右图虚箭）。具备腹腔镜远端胰腺切除术的指征，组织病理学：BD-IPMN，嗜酸粒细胞型，pT_{is}, N_0（0/12），R_0

以下四个主要方面将决定 IPMN 患者的自然史。

- 形态学类型（MD–IPMN、BD–IPMN 或混合型 IPMN）。
- 诊断时的年龄和疾病进程。
- 组织学亚型（肠型、胰胆管型、嗜酸细胞型、胃分化型）。
- 不典型增生的级别（低度、中度及高度不典型增生，浸润性癌）。

（一）形态学类型

在最近的一项荟萃分析中，约 43% 的 MD-IPMN 和混合型 IPMN 存在侵袭性癌，而侵袭性 BD-IPMN 的发生率仅约为 17%[2]。伴有高度不典型增生的病变（以往称为原位癌）也被视为"恶性"病变，因为它们可以在很短的时间内发展为侵袭性癌[10-12]。如果将高度不典型增生病变一起纳入，MD-IPMN 具有约 60% 的恶变风险，而 BD-IPMN 仅在 20% ~ 25% 的病例中存在恶变。混合型 IPMN 似乎具有更高的恶性风险，较大人群的研究结果显示其恶变风险约为 70%[2, 13]。迄今为止，我们还没有完全理解不同形态学类型的 IPMN 的动态进展过程，特别是 MD-IPMN 和混合型 IPMN，两者通常在诊断时即行手术切除，无法获得可靠的数据（图 79-2）。此外，影像学上认为的 BD-IPMN 可能在术后的组织病理学结果中确认为混合型病变[14]。这凸显出了根据形态学特征评估某个患者恶变风险的困难性。

（二）诊断时的年龄和疾病的时间过程

Salvia 等的一项涉及 140 例手术切除的 MD-IPMN 和混合型 IPMN 患者的队列研究表明，良性 IPMN 患者与恶性 IPMN 患者的中位年龄存在显著差异[15]。Sohn 等对 136 例接受手术的 MD-IPMN 患者的研究也得到了同样的结果[16]。从两项研究中可以得出，进展至侵袭性 IPMN 的平均时间为 5 ~ 6 年，因为良性 IPMN 患者的中位年龄分别为 61 岁和 63 岁，而恶性 IPMN 患者的中位年龄则为 67 岁和 68 岁[16]。这可被视为疾病诊断时 IPMN 发生前更长时间的亚临床过程的替代参数，也可能是疾病进展和随着时间恶变的间接指标[15, 16]。与之呼应的另一个研究结果显示主胰管直径与 MD-IPMN 的恶变风险存在相关性，提示胰管直径增加所反映的更长的疾病病程可能是导致更高比例恶变的原因[17]。

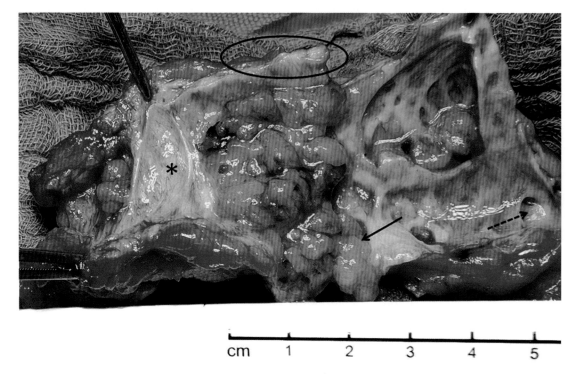

▲ 图 79-2　胰头及胰体部混合型 IPMN（切除标本）

图示可见 IPMN 的典型特征和病程阶段。扩张的主胰管未见异型增生（星号），分支胰管成分（虚箭），主胰管中的乳头状改变伴有边缘异型增生（实箭），主胰管成分进展为侵袭性癌（椭圆圈）。组织病理学：混合型 IPMN 伴侵袭性癌，pT_1，N_0（0/17），R_0

　　Sahora 和 Maguchi 等在大型研究中均报道了 BD-IPMN 患者时间依赖性的疾病进展率，这些患者大部分是由于不具备任何担忧特征（worrisome features）而进行随访观察[18, 19]。在 411 名和 349 名患者中，有 18% 的患者分别在 26 个月和 44 个月的中位随访时间内出现疾病进展。术后组织病理学证实为恶性病变的分别为 9% 和 15%。此外，两项研究都证实了"远处"病变的发生，即在观察期间发现的远离所关注病灶的独立的 IPMN 或 PDAC。这个现象提示了这样一个假说：患有 IPMN 的胰腺可能存在整个腺体的"区域缺陷"（field defect）[20]。另一个方面支持该假说的是多个 BD-IPMN 可同步发生[21]。由于患有这些多灶性病变的患者通常比仅有孤立 IPMN 的患者年龄更大，"区域缺陷"理论似乎是合理的，而且从孤立性病变到多灶性病变的进展可视为 IPMN 的自然病程[21]。尽管多灶性病变可能会增加 IPMN 恶变的长期风险，但与孤立性病变相比，多灶性 IPMN 是否具有更高的恶性风险仍然存在争议[21]。IPMN 患者 10 年内伴发 PDAC 的额外风险在3%～9%之间[22, 23]。IPMN 可能在哪些方面间接促进 PDAC 的发生发展目前仍不清楚，这些患者的远期预后几乎是由是否伴发 PDAC 决定的。有专家推测，某种胰腺区域遗传缺陷可能是导致多灶性肿瘤随时间变化的原因。

（三）组织学亚型

　　组织学亚型的分化（肠型、胰胆管型、嗜酸细胞型或胃分化型[24]）是 IPMN 重要的预后影响因素。肠型是类似于具有表达 MUC2、MUC5AC 和 CDX2 的肿瘤上皮细胞的结肠绒毛息肉的表型。最近一项针对 173 例 MD-IPMN 患者的研究表明，大多数 MD-IPMN 属于肠型，其中具备侵袭性成分的占 50%，而总体侵袭性为 39%[22]。与肠型 IPMN 相关的侵袭性癌通常是胶样癌，与 PDAC 患者相比显示出更好的中位生存期（107 个月 vs 20 个月）[9, 25, 26]。胰胆管型 IPMN 由高度异型的分支乳头状上皮构成。免疫组织化学检查结果显示，胰胆管型 IPMN 的 MUC1 和 MUC5AC 呈阳性，且 90% 的病例标本含相应的侵袭性成分。相关的侵袭性管状腺癌在形态学及预后方面都与 PDAC 非常相似[9, 27, 28]。嗜酸细胞型的特征在于嗜酸性粒细胞胞质、杯状细胞和表达 MUC1 及 MUC6 的复杂分支乳头状上皮细胞。该亚型较为罕见，其恶变为嗜酸细胞癌亦较少见，后者的预后与胶体癌相似[26-28]。BD-IPMN 多属于胃型，典型的形态学特征是具有多个覆有小凹腺上皮的小囊泡，类似于胃窦的腺体。这类 IPMN 最终可能发展为管状腺癌并且预后相当差，平均生存期仅为 45 个月[9, 29]。

（四）不典型增生的级别

从不同的针对手术患者的大型队列研究中，我们可以获得以不典型增生级别为参照的预后结果数据[5, 22, 30]。由于这些结果反映的都是手术切除时病变不典型增生的程度，对不同级别之间的时间间隔进行有效估计依然很困难。对 MD-IPMN 和 BD-IPMN 患者术后进行随访后发现，伴有低级别至高级别异型性的非侵袭性 IPMN 患者具有极佳的总体生存率，疾病特异性生存率可达到 95% ～ 100%[5, 22]。对于侵袭性 IPMN 而言，预后不良与疾病分期、阳性手术切缘及淋巴结转移情况密切相关[22, 30]。尽管诸如 pT_1 和 pN_0 的疾病早期阶段的预后较散发性 PDAC 更好，但这一优势在更晚期阶段（pT_2 ～ pT_4）会消失，并且在疾病的任何阶段，只要淋巴结阳性，其预后便与 PDAC 相似[30]。

除非接受全胰腺切除术，否则所有类型的 IPMN 都必须被视为慢性及终生疾病，因此对这些疾病的自然病程的监测和术后随访十分必要。IPMN 的监测和临床管理策略已于 2006 年由 IAP 制定共识指南，并于 2012 年进行更新[2, 8]，此外还有 2013 年的欧洲指南[31] 及 2015 年的 AGA 指南[32]。这些指南在 IPMN 的手术和非手术管理、疾病监测、后续诊断和术后随访间隔方面存在一定的冲突。最近发表的对 381 名接受手术的 IPMN 患者的随访数据显示，侵袭性或非侵袭性 IPMN 术后，有 17% 的患者在 17 个月的中位时间出现复发[23]。在这项研究中，有 33 名患者仅切除了部分的混合型以及 BD-IPMN 的多发病灶，中位大小为 10mm 的残余 BD-IPMN 病灶在平均 5 年的随访中增长至 13mm。在另一项包含 130 名因非侵袭性 IPMN 接受胰腺部分切除术患者的研究中，He 等发现，17% 的患者在 46 个月的中位时间内出现了可疑的 IPMN 新病灶或者疾病进展[33]。在疾病进展组中，一些患者发展为高度不典型增生和侵袭性癌。另外 12% 的患者既未发现新的 IPMN，也未出现残余病灶的进展。文献报道的复发率波动于 8% ～ 57% 之间[15, 23, 33, 34]，但即使是非侵袭性 IPMN 患者，其远处 IPMN 的平均复发率约为 25%，而术后 5 年发生胰腺癌的概率为 7%，这充分说明了结构化长期随访的必要性。

三、黏液性囊性肿瘤

MCN 通常发生在围绝经期妇女中，发病中位年龄为 48 岁。MCN 通常位于胰腺体部的远端或胰尾部（＞ 90%），平均直径 6.5cm。肉眼观，MCN 可见具有厚壁和潜在实性成分的单囊或多囊病变，且与胰管系统不相通。卵巢样基质是 MCN 典型的、疾病特征性的组织学特点[35, 36]。

与 IPMN 类似，大多数 MCN 是非侵袭性的，但随着时间的推移会出现以"腺瘤—癌"的顺序进展的风险。在所有手术切除的 MCN 病例中，有 15% ～ 20% 的患者至少存在局部的侵袭性成分[37]。由于数据显示侵袭性 MCN 患者的年龄显著大于非侵袭性者（中位数 3—10 岁），学者们提出了与 IPMN 相当的时间依赖性的肿瘤进展模式[2, 38, 39]。有学者提出，胰尾部的异位卵巢基质可能释放激素和生长因子，刺激内胚层来源的上皮细胞进展并形成胰腺囊性肿瘤[40]。支持这一假说的是，女性患者的胰腺 MCN 在孕期会迅速增大。据报道，影像学见壁结节、病灶大小＞6cm 及囊壁钙化与浸润性管状癌的发生相关，后者与 PDAC 非常相似[38, 41-43]。由于几乎所有被报道的 MCN 患者均接受了手术切除，MCN 的自然病史依然是未知的，临床建议的提出主要是基于前述的由手术标本得出的恶变率。由于无法完全鉴别良性和恶性病变，一旦诊断为 MCN，大多数病例均建议行远端胰腺切除术。对于大多数非侵袭性 MCN 的患者，完整切除肿瘤意味着治愈性治疗，毕竟这些病灶是孤立的，不会出现复发或二次肿瘤[2]。术后的复查监测需要终身的高分辨率影像学检查支持，成本较高且患者没有任何获益，因此不是强制性的[2, 31]。相比之下，侵袭性 MCN 切除术后的随访策略应与 PDAC 一致[31]。据报道，侵袭性 MCN 患者的 5 年生存率高达 62%，相对来说老年患者和更晚期肿瘤阶段的患者预后更差[44]。

四、浆液性囊性肿瘤

SCN 多位于胰体和胰尾部，且通常不具备任何恶性潜能。女性的 SCN 发病率高于男性，发病的年龄高峰在 60 岁。在腹部成像中，SCN 具有微囊或巨囊样外观的海绵状结构。在某些情况下，SCN 也会呈现实体肿瘤的生长模式。在组织病理学上，SCN 通常由多个囊泡构成，囊壁由富含糖原的立方样上皮细胞排列而成[36, 45]。由于影像学表现上的显著差异，术前鉴别 SCN 与 MCN 在大多数情况下都是可行的。SCN 通常是散发的，但部分 VHL 综合征患者可并发 SCN。VHL 综合征患者的 SCN 通常是多发性的。这些患者表现为 VHL 基因的杂合缺失[46, 47, 48]。高达 50% 的散发性 SCN 存在 VHL 基因的体细胞突变，导致 VHL 肿瘤抑制蛋白的失活[46-49]，同时也常伴 TBC1D3 基因（也称为 PRC17 基因）的突变，但通常在导致黏蛋白肿瘤中发生突变的基因如 KRAS、RNF43 或 TP53[47, 49]，其在 SCN 中并未见突变。

微囊型和巨囊型 SCN 在诊断时的平均大小为 4～6cm，其中约 50% 的患者无明显症状[45, 50]。根据病变的部位及大小，患者可出现腹痛、腹部不适、黄疸或疲乏等症状。SCN 恶变出现浆液性囊腺癌极为罕见，仅有极个别病例有报道[51]。因此，对于囊肿直径＜4cm 且术前影像无恶性特征的无症状 SCN 患者，可密切随访观察而不行手术切除。SCN 自然病程的特点是囊肿直径逐渐增大（平均每年增大 0.6cm）。生长速度似乎取决于初始的肿瘤大小，小的 SCN（＜4cm）的生长速度为每年 1～2mm，明显慢于较大病灶（＞4cm），后者的年增长速率可达 2cm[50]。因此，除了肿块大小之外，随访监测期间病灶的生长速率很可能影响外科医生做出手术的决定，以避免由于肿瘤压迫引起局部并发症。SCN 术后复发风险极低，不建议进行结构化随访[31]。

五、实性假乳头状瘤

SPN 也称 Frantz 肿瘤，最早报道于 1959 年。SPN 是少见的胰腺囊性肿瘤，占所有胰腺肿瘤的 1%～2%[52]。SPN 好发于女性，中位发病年龄为 30 岁，病灶通常位于胰腺尾部。SPN 具有淋巴道播散、复发和远处转移的潜能，因而被归为恶性肿瘤[53]。由于所有的报道涉及的 SPN 患者人群主要是手术切除的患者，我们无法充分理解未切除的 SPN 的自然病史（即生长动态）。关于未经手术治疗的 SPN 患者的轶事报告显示，SPN 患者既可以表现为局限的肿瘤获得长期生存，也可以发生侵袭性系统性扩散使生存时间缩短 [54]。

SPN 在诊断时的平均大小为 8cm，60% 的患者病变位于胰体部和胰尾部 [53, 55, 56]。SPN 的肉眼观形态可为纯实性到完全囊性不等 [57]。手术切除标本的组织分析显示，83% ～ 100% 的 SPN 存在 β-catenin 基因外显子 3 的特征性突变 [58, 59]。此外，尤其是缺乏 KRAS、SMAD4 或 TP53 等其他常见基因的突变，是鉴别 SPN 与其他胰腺肿瘤的一大要点 [59, 60]。

长远来看，尽管手术完整切除后仍有约 6% 的患者出现局部晚期肿瘤（血管受累、淋巴结转移），8% 左右的患者出现远处转移，但 SPN 的长期预后总体令人满意 [53]。目前最全面的文献表明，在 2285 例手术切除的 SPN 患者中，有 95.6% 的患者在长期观察期间无病生存，剩余 4.4% 的患者其复发时间超过 4 年，且最终肿瘤相关死亡率仅为 1.5%[53]。尽管总体预后良好，但 SPN 必须被视为具有基本恶性病程的肿瘤，并且所有具备相应手术指征的患者均应接受手术完整切除病灶。此外，术后患者必须终身随访（即每年）[31]。

☞ 参考文献

[1] Fritz S, Warshaw AL, Thayer SP. Management of mucin-producing cystic neoplasms of the pancreas. Oncologist 2009:125–136.

[2] Tanaka M, Fernández-del Castillo C, Adsay V et al., International Association of Pancreatology. International consensus guidelines 2012 for the management of IPMN and MCN of the pancreas. Pancreatology 2012;12: 183–197.

[3] Jani N, Bani Hani M, Schulick RD et al. Diagnosis and management of cystic lesions of the pancreas. Diagn Ther Endosc 2011;2011:478913.

[4] Bülow R, Simon P, Thiel R et al. Anatomic variants of the pancreatic duct and their clinical relevance: an MR-guided study in the general population. Eur Radiol 2014;24(12):3142–3149.

[5] Fernández-del Castillo C, Adsay NV. Intraductal papillary mucinous neoplasms of the pancreas. Gastroenterology 2010;139:708–713.e701–702.

[6] Salvia R, Crippa S, Partelli S et al. Differences between main-duct and branch-duct intraductal papillary mucinous neoplasms of the pancreas. J Gastrointest Surg 2010;2(10):342–346.

[7] Adsay NV. Cystic neoplasia of the pancreas: pathology and biology. J Gastrointest Surg 2008;12(3):401–404.

[8] Tanaka M, Chari S, Adsay V et al., International Association of Pancreatology. International consensus guidelines for management of intraductal papillary mucinous neoplasms and mucinous cystic neoplasms of the pancreas. Pancreatology 2006;6:17–32.

[9] Distler M, Kersting S, Niedergethmann M et al. Pathohistological subtype predicts survival in patients with intraductal papillary mucinous neoplasm (IPMN) of the pancreas. Ann Surg 2013;258:324–330.

[10] Fritz S, Klauss M, Bergmann F et al. Small (Sendai negative) branch-duct IPMNs: not harmless. Ann Surg 2012;256:313–320.

[11] Lévy P, Jouannaud V, O'Toole D et al. Natural history of intraductal papillary mucinous tumors of the pancreas: actuarial risk of malignancy. Clin Gastroenterol Hepatol 2006;4(4):460–468.

[12] Rautou PE, Lévy P, Vullierme MP et al. Morphologic changes in branch duct intraductal papillary mucinous neoplasms of the pancreas: a midterm follow-up study. Clin Gastroenterol Hepatol 2008;6(7):807–814.

[13] Crippa S, Fernández-del Castillo C, Salvia R et al. Mucin-producing neoplasms of the pancreas: an analysis of distinguishing clinical and epidemiologic characteristics. Clin Gastroenterol Hepatol 2010;8(2):213–219.

[14] Fritz S, Klauss M, Bergmann F et al. Pancreatic main-duct involvement in branch-duct IPMNs: an underestimated risk. Ann Surg 2014;260(5):848–855; discussion 855–856.

[15] Salvia R, Fernández-del Castillo C, Bassi C et al. Main-duct intraductal papillary mucinous neoplasms of the pancreas: clinical predictors of malignancy and long-term survival following resection. Ann Surg 2004;239(5): 678–685.

[16] Sohn TA, Yeo CJ, Cameron JL et al. Intraductal papillary mucinous neoplasms of the pancreas: an updated experience. Ann Surg 2004;239(6):788–797.

[17] Hackert T, Fritz S, Klauss M et al. Main-duct intraductal papillary mucinous neoplasm: high cancer risk in duct diameter of 5 to 9 mm. Ann Surg 2015;262(5):875–880; discussion 880–881.

[18] Sahora K, Mino-Kenudson M, Brugge W et al. Branch duct intraductal papillary mucinous neoplasms: does cyst size change the tip of the scale? A critical analysis of the revised international consensus guidelines in a large single-institutional series. Ann Surg 2013;258(3):466–475.

[19] Maguchi H, Tanno S, Mizuno N et al. Natural history of branch duct intraductal papillary mucinous neoplasms of the pancreas: a multicenter study in Japan. Pancreas 2011;40(3):364–370.

[20] Werner J, Fritz S, Büchler MW. Intraductal papillary mucinous neoplasms of the pancreas—a surgical disease. Nat Rev Gastroenterol Hepatol 2012;9(5):253–259.

[21] Fritz S, Schirren M, Klauss M et al. Clinicopathologic characteristics of patients with resected multifocal intraductal papillary mucinous neoplasm of the pancreas. Surgery 2012;152:S74–80.

[22] Marchegiani G, Mino-Kenudson M, Sahora K et al. IPMN involving the main pancreatic duct: biology, epidemiology, and long-term outcomes following resection. Ann Surg 2015;261(5):976–983.

[23] Marchegiani G, Mino-Kenudson M, Ferrone CR et al. Patterns of recurrence after resection of IPMN: who, when, and how? Ann Surg 2015;262(6): 1108–1114.

[24] Lüttges J, Zamboni G, Longnecker D et al. The immunohistochemical mucin expression pattern distinguishes different types of intraductal papillary mucinous neoplasms of the pancreas and determines their relationship to mucinous noncystic carcinoma and ductal adenocarcinoma. Am J Surg Pathol 2001;25:942–948.

[25] Nakata K, Ohuchida K, Aishima S et al. Invasive carcinoma derived from intestinal-type intraductal papillary mucinous neoplasm is associated with minimal invasion, colloid carcinoma, and less invasive behavior, leading to a better prognosis. Pancreas 2011;40:581–587.

[26] Sadakari Y, Ohuchida K, Nakata K et al. Invasive carcinoma derived from the nonintestinal type intraductal papillary mucinous neoplasm of the pancreas has a poorer prognosis than that derived from the intestinal type. Surgery 2010;147:812–827.

[27] Furukawa T, Hatori T, Fujita I et al. Prognostic relevance of morphological types of intraductal papillary mucinous neoplasms of the pancreas. Gut 2011;60:509–516.

[28] Yopp AC, Katabi N, Janakos M et al. Invasive carcinoma arising in intraductal papillary mucinous neoplasms of the pancreas: a matched control study with conventional pancreatic ductal adenocarcinoma. Ann Surg 2011;253:968–974.

[29] Rodriguez JR, Salvia R, Crippa S et al. Branch-duct intraductal papillary mucinous neoplasms: observation in 145 patients who underwent resection. Gastroenterology 2007;133:72–79; quiz 309–310.

[30] Poultsides GA, Reddy S, Cameron JL et al. Histopathologic basis for the favorable survival after resection of intraductal papillary mucinous neoplasmassociated invasive adenocarcinoma of the pancreas. Ann Surg 2010;251(3):470–476.

[31] Del Chiaro M, Verbeke C, Salvia R et al. European experts consensus statement on cystic tumours of the pancreas. Dig Liver Dis 2013;45(9):703–711.

[32] Vege SS, Ziring B, Jain R et al. American Gastroenterological Association institute guideline on the diagnosis and management of asymptomatic neoplastic pancreatic cysts. Gastroenterology 2015;148(4):819–822; quiz e12–13.

[33] He J, Cameron JL, Ahuja N et al. Is it necessary to follow patients after resection of a benign pancreatic intraductal papillary mucinous neoplasm? J Am Coll Surg 2013;216(4):657–665.

[34] Farrell JJ. Prevalence, diagnosis and management of pancreatic cystic neoplasms: current status and future directions. Gut Liver 2015;9(5):571–589.

[35] Goh BK, Tan YM, Chung YF et al. A review of mucinous cystic neoplasms of the pancreas defined by ovarian-type stroma: clinicopathological features of 344 patients. World J Surg 2006;30(12): 2236–2245.

[36] Goh BK, Tan YM, Yap WM et al. Pancreatic serous oligocystic adenomas: clinicopathologic features and a comparison with serous microcystic adenomas and mucinous cystic neoplasms. World J Surg 2006;30(8): 1553–1559.

[37] Sakorafas GH, Smyrniotis V, Reid-Lombardo KM et al. Primary pancreatic cystic neoplasms revisited. Part II: Mucinous cystic neoplasms. Surg Oncol 2011;20(2):e93–101.

[38] Crippa S, Salvia R, Warshaw AL et al. Mucinous cystic neoplasm of the pancreas is not an aggressive entity: lessons from 163 resected patients. Ann Surg 2008;247:571–579.

[39] Sarr MG, Carpenter HA, Prabhakar LP et al. Clinical and pathologic correlation of 84 mucinous cystic neoplasms of the pancreas: can one reliably differentiate benign from malignant (or premalignant) neoplasms? Ann Surg 2000;231:205–212.

[40] Ishida K, Sasano H, Moriya T et al. Immunohistochemical analysis of steroidogenic enzymes in ovarian-type stroma of pancreatic mucinous cystic neoplasms: comparative study of subepithelial stromal cells in intraductal papillary mucinous neoplasms of the pancreas. Pathol Int 2016;66(5):281–287.

[41] Gil E, Choi SH, Choi DW et al. Mucinous cysticneoplasms of the pancreas with ovarian stroma. ANZ J Surg 2013;83: 985–990.

[42] Zamboni G, Fukushima N, Hruban RH et al. Mucinous cystic neoplasms of the pancreas. In: WHO Classification of Tumors of the Digestive System, 4th edn. Lyon: IARC, 2010:304–313.

[43] Asberry DE, Youngberg GA, Al-Abbadi MA. Mucinous cystic neoplasms of the pancreas with neuroendocrine cells and malignant stroma. Saudi Med J 2013;34:80–85.

[44] Yamao K, Yanagisawa A, Takahashi K et al. Clinicopathological features and prognosis of mucinous cystic neoplasm with ovarian-type stroma: a multiinstitutional study of the Japan Pancreas Society. Pancreas 2011;40(1):67–71.

[45] Reid MD, Choi H, Balci S et al. Serous cystic neoplasms of the pancreas: clinicopathologic and molecular characteristics. Semin Diagn Pathol 2014;31(6):475–483.

[46] Mohr VH, Vortmeyer AO, Zhuang Z et al. Histopatholoy and molecular genetics of multiple cysts and microcystic (serous) adenomas of the pancreas in von Hippel-Lindau patients. Am J Pathol 2000;157(5): 1615–1621.

[47] Vortmeyer AO, Lubensky IA, Fogt F et al. Allelic deletion and mutation of the von Hippel-Lindau (VHL) tumor suppressor gene in pancreatic microcystic adenomas. Am J Pathol 1997;151(4):951–956.

[48] Wu J, Jiao Y, Dal Molin M et al. Whole-exome sequencing of neoplastic cysts of the pancreas reveals recurrent mutations in components of ubiquitindependent pathways. Proc Natl Acad Sci U S A 2011;108(52): 21188–21193.

[49] Wu J, Matthaei H, Maitra A et al. Recurrent GNAS mutations define an unexpected pathway for pancreatic cyst development. Sci Trans Med 2011;106(8):1521–1526.

[50] Tseng JF, Warshaw AL, Sahani DV et al. Serous cystadenoma of the pancreas: tumor growth rates and recommendations for treatment. Ann Surg 2005;242(3):413–419; discussion 419–421.

[51] Matsumoto T, Hirano S, Yada K et al. Malignant serous cystic neoplasm of the pancreas: report of a case and review of the literature. J Clin Gastroenterol 2005;39:253–256.

[52] Reddy S, Cameron JL, Scudiere J et al. Surgical management of solid-pseudopapillary neoplasms of the pancreas (Franz or Hamoudi tumors): a large singleinstitutional series. J Am Coll Surg 2009;208(5):950–957.

[53] Law JK, Ahmed A, Singh VK et al. A systematic review of solid-pseudopapillary neoplasms: are these rare lesions? Pancreas 2014;43(3):331–337.

[54] Martin RC, Klimstra DS, Brennan MF et al. Solidpseudopapillary tumor of the pancreas: a surgical enigma? Ann Surg Oncol 2002;9(1):35–40.

[55] Klimstra DS, Wenig BM, Heffess CS. Solidpseudopapillary tumor of the pancreas: a typically cystic carcinoma of low malignant potential. Semin Diagn Pathol 2000;17:66–80.

[56] Hruban RH, Pitman MB, Klimstra DS. Tumors of the pancreas. Washington, DC: Armed Forces Institute of Pathology, 2007.

[57] Uchimi K, Fujita N, Noda Y et al. Solid cystic tumor of the pancreas: report of six cases and a review of the Japanese literature. J Gastroenterolog 2002;37: 972–980.

[58] Kubota Y, Kawakami H, Natsuizaka M et al. CTNNB1 mutational analysis of solid-pseudopapillary neoplasms of the pancreas using endoscopic ultrasound-guided fine-needle aspiration and next-generation deep sequencing. J Gastroenterol 2015;50(2):203–210.

[59] Abraham SC, Klimstra DS, Wilentz RE et al. Solidpseudopapillary tumors of the pancreas are genetically distinct from pancreatic ductal adenocarcinomas and almost always harbor beta-catenin mutations. Am J Pathol 2002;160(4):1361–1369.

[60] Hruban RH, Adsay NV. Molecular classification of neoplasms of the pancreas. Hum Pathol 2009;40:612–623.

80

Surveillance or Surgical Treatment in Asymptomatic Cystic Neoplasms

无症状囊性肿瘤的监测或手术治疗

Klaus Sahora, Carlos Fernández - del Castillo **著**

刘正才　杨西胜　屈士斌　**译**

李海民　于恒超　汪建林　**校**

一、概述

我们对胰腺囊性病变的认知在过去几十年中发生了巨大变化，目前我们可以为大多数患者提供安全和个性化的治疗方法。在囊性肿瘤中，如 SPN、MCN、CPNT 和 MD-IPMN，如果患者身体条件允许，可采取外科手术切除[1, 2]。而 SCA 和 BD-IPMN 采取临床观察已经证明是安全的[3]。然而，在大多数病灶较小的患者中，难以鉴别囊肿亚型。基于观察到的数据，一些处理方案被推荐用于这些难以分类的囊肿病变，便于决定是否手术或者观察[4-6]。这些方案大多基于患者的临床症状和囊肿的形态学特征。有症状的患者强烈建议外科手术，而在没有症状、没有可疑形态特征的情况下，推荐继续观察。在为无症状胰腺囊性病变患者提供方案时，还应考虑其他因素，如年龄、并发症、生活质量和当地医疗保健系统承担费用等方面。

二、无症状囊性肿瘤的监测或手术治疗的基本原则

在经历所有胰腺囊性肿瘤早期阶段都进行根治性切除后，逐渐增多的大样本病例显示，治疗方式逐渐向临床观察方面转变。无症状胰腺囊肿患者选择观察的原因有：①一些囊性病变，如 SCA，从不发展为恶性肿瘤；②在其他能够变成恶性的病变中，腺瘤转化为癌需要很多年；③具有恶性潜能的囊性病变通常表现出可疑的特征，可与良性病变区分开来。总体而言，囊性病变诊断出恶性的风险不超过 0.01%，在囊性肿瘤 > 2cm 时，恶性风险最大为 0.21%[7]。根据一系列大样本病例综合数据进一步估算，进展为浸润性癌的患者百分比每年约为 0.24%，如果囊肿没有表现出可疑恶性特征，则终生风险 < 1%[5]。囊肿大小与恶性风险之间的直接相关性，已有很多研究进行了阐述，但对囊肿大小在一段时间内的变化的意义

关注较少。可以确切的是，在年轻患者中，增长迅速的囊性病变应积极手术切除，或更短的间隔内（3～6个月）通过 EUS 和（或）MRI 观察。Kang 及其同事们在一项 BD-IPMN 的队列研究中指出，恶性囊肿的增长率较高（69.8% vs 19.4%，P =0.046），且生长速度更快（4.1mm/ 年 vs 1.0 mm/ 年，P = 0.001）[8]。在我们中心，如果囊肿大小在一年内变化超过 25%，强烈推荐外科手术。通常情况下，患者出现多个囊性病变（占所有 BD-IPMN 的 25%～41%），总体来说并没有更高的恶性风险，决定切除还是观察应因人而异。如果出现症状或囊性病变表现出可疑的形态变化，应建议所有适合手术的患者进行手术切除。

　　理想状态下，为了防止胰腺癌导致的死亡或者为了缓解症状，患者都应该被推荐行胰腺手术。但在那些合并其他严重疾病（通过 Charlson 并发症评分≥ 7 来衡量）患者中，本中心研究显示，绝大多数非可疑囊性病变的患者（如 BD-IPMN）往往死于其他原因而非 IPMN 的癌变[9]。那么，在那些病变特征发展到引起关注时，以往认为可能从胰腺大部分切除获益的患者中，进一步监测是否应该被限制？

三、无症状囊性肿瘤的治疗指南

　　目前，IAP 制定的 IPMN 和 MCN 的指南[4, 6] 或 AGA 制定的无症状胰腺囊性肿瘤的指南[5] 已被大多数医生所接受。这两个指南之间存在一些差异。AGA 指南主要是针对无症状黏液性囊肿，而 IAP 指南重点关注 BD-IPMN 的处理。他们都建立了一个由相关或可疑的特征组成的列表，以建议进一步诊断检查、监测或手术。（AGA：主胰管扩张，≥ 3cm，实性成分，相关的细胞学；IAP：主胰管扩张，大小≥ 3cm，实性成分，相关的细胞学，增厚的囊壁，主胰管直径突然变化）。如果存在这些特征之一时，IAP 建议通过内镜超声（endoscopic ultrasound，EUS）± 细针穿刺活检（fine needle aspiration，FNA）进一步评估，而 AGA 则需要两个或更多个特征。如果 EUS 确认了明确的囊壁小结、实性成分，和（或）主胰管受累，根据 IAP 指南，应对所有适合的患者进行外科手术。如果 EUS 显示出相关的特征或者细胞学表现出高级别异型增生或者其他异常，也推荐手术。相比之下，AGA 指南中只有存在两个相关特征，并且囊液细胞学分析或囊壁（通过 EUS 获得）是恶性或可疑为高度不典型增生时才推荐外科手术。对进一步监测来说，AGA 指南推荐在诊断后 1 年、2 年、5 年进行监测，然后结束监测。不同的是，IAP 监测频率是基于囊肿大小：< 1cm，2～3 年；1～2cm，每年 1 次，监测 2 年，如果没有变化可延长；2～3cm，3～6 个月进行 EUS 检查，如果没有变化，可酌情交替进行 MRI 与 EUS 检查；≥ 3cm，每 3～6 个月 EUS 检查密切随访。在马萨诸塞总医院，无症状胰腺囊性肿瘤的监测是按照 IAP 指南来管理的。图 80-1 中的流程图显示了在马萨诸塞总医院推荐的方法。观察到具有实性成分的囊性病变，有 8 倍的恶性风险，伴有主胰管扩张，可能具有相似的概率。因此，在适合手术的患者中，如果出现单一危险因素，通过影像学检查怀疑恶性，并由 EUS 确认，则应考虑手术切除。

四、生活质量、手术对比监测

　　治疗无症状和无恶性特征的囊性肿瘤的主要目的是预防或检测浸润性胰腺癌的进展。重复影像学检查、侵入性诊断和很多次的大的胰腺手术是达到这一目标的必需要求。

　　然而，大多数病例和指南经常忽视了患者的生活质量、倾向，或术后功能状态等相关问题。在一项独特的分析中，Weinberg 等使用马尔可夫模型的决策分析来比较胰头囊肿的患者治疗策略[10]。在研究中，他们发现那些年龄在 65—75 岁、囊肿≥ 3cm 的患者中，手术仍然是提高患者生活质量的最佳策略。但是＞ 85 岁的患者，监测处理即可提高生活质量。他们认为，在这部分人群中，更差的术后生活质量超过了手术带来的微小收益。在老年人前列腺癌的治疗中也有类似的报道，"观察等待"通常比根治性前列腺切除术更合适[11]。Van der Gaag 等报道指出，囊肿切除后，长期生活质量可以作为健康参考，并得出结论认为，一旦有了切除的迹象，就有理由进行手术[12]。同样，对意大利 BD-IPMN 患者的观察评估显示，他们的生活质量没有偏离正常人群。在评估和随访期间进行进一步心理调查问卷表明，大多数患者没有表现出焦虑或抑郁的迹象[13]。

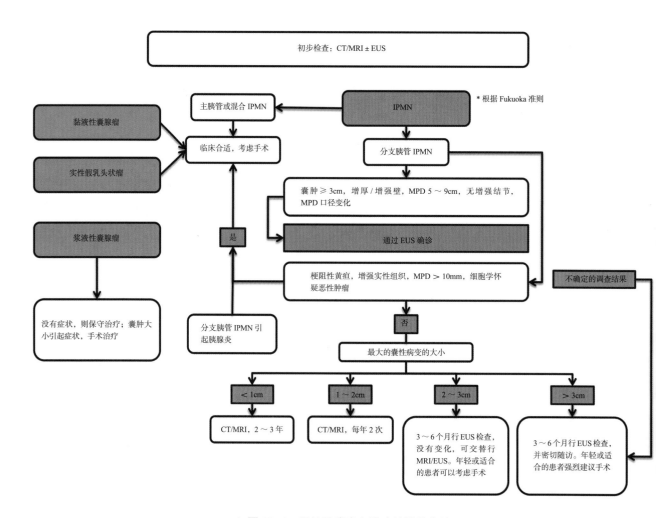

▲ 图 80-1　囊性肿瘤患者诊疗的推荐方法
IPMN. 导管内乳头状黏液性肿瘤；EUS. 超声内镜；CT. 计算机断层扫描；MRI. 磁共振成像

五、每种方法的成本效益

　　鉴于医疗保健成本的不断增加和保险公司的限制性补偿政策，无症状胰腺囊性肿瘤的最佳成本效益管理变得非常有意义。对于受监测患者的重复昂贵的 MRI 检查必须与更积极的手术治疗进行权衡，并对特定患者停止监测与随访。然而，只有少数研究在关注胰腺囊性肿瘤的成本效益。Das 等使用具有第三方付款人的 Markov 模型，比较了不做任何特殊干预和采用积极手术的方法以及首选 EUS-FNA 囊液分析来风险分层并手术切除的所有黏液囊肿患者 [14]。基于 EUS-FNA 和囊液分析来进行恶性潜在风险分层的策略最具成本效益，并且产生了最高的生活质量。我们机构的研究人员回顾了 IAP 指南在 BD-IPMN 管理中的成本效益 [15]。分析了 60 岁 BD-IPMN 患者的三种情景：使用手术切除共识指南进行监测（监测策略），在没有监测的情况下根据症状进行手术切除（无监测策略）和立即手术（手术策略）。与无监测和即时手术相比，根据 IAP 指南进行监测是胰头部 BD-IPMN 管理的一种经济有效的策略。然而，大量的偶然发现胰腺囊肿的患者，缺乏终点的监测，自然需要某种分诊策略，能够识别出有较高风险的和风险可忽略不计的能够早些停止监测的患者群体。这些潜在的策略包括囊液中独特标记物的分析和循环肿瘤细胞的鉴定，外泌体或游离 DNA。例如，在我们的研究中，结肠上皮表型的单克隆抗体 mAb Das-1 在 EUS-FNA 囊液样本（灵敏度为 89%，特异性为 100%）和手术切除的高级别 IPMN 组织标本中（敏感性为 85%，特异性为 95%）显示出高反应性 [16]。

☞ 参考文献

[1] Brugge WR et al. Cystic neoplasms of the pancreas. N Engl J Med 2004;351(12):1218–1226.

[2] Fernández-del Castillo C et al. Incidental pancreatic cysts: clinicopathologic characteristics and comparison with symptomatic patients. Arch Surg-Chicago 2003;138(4):427–423; discussion 433–434.

[3] Allen PJ et al. A selective approach to the resection of cystic lesions of the pancreas: results from 539 consecutive patients. Ann Surg 2006;244(4):572–582.

[4] Tanaka M et al, International consensus guidelines 2012 for the management of IPMN and MCN of the pancreas. Pancreatology 2012;12(3):183–197.

[5] Vege SS, Ziring B, Jain R, Moayyedi P; Clinical Guidelines Committee; American Gastroenterology Association. American Gastroenterological Association institute guideline on the diagnosis and management of asymptomatic neoplastic pancreatic cysts. Gastroenterology 2015;148(4):819–822; quiz e12–13.

[6] Tanaka M, Chari S, Adsay V et al., International Association of Pancreatology. International consensus guidelines for management of intraductal papillary mucinous neoplasms and mucinous cystic neoplasms of the pancreas. Pancreatology 2006;6:17–32.

[7] Scheiman JM, Hwang JH, Moayyedi P. American Gastroenterological Association technical review on the diagnosis and management of asymptomatic neoplastic pancreatic cysts. Gastroenterology 2015;148(4):824–48.e22.

[8] Kang MJ et al. Cyst growth rate predicts malignancy in patients with branch duct intraductal papillary mucinous neoplasms. Clin Gastroenterol Hepatol 2011;9(1):87–93.

[9] Sahora K et al. Effects of comorbidities on outcomes of patients with intraductal papillary mucinous neoplasms. Clin Gastroenterol Hepatol 2015;13(10):1816–1823.

[10] Weinberg BM et al. Asymptomatic pancreatic cystic neoplasms: maximizing survival and quality of life using markov-based clinical nomograms. Gastroenterology 2010;138(2):531–540.

[11] Jeldres C et al. Prospective quality-of-life outcomes for low-risk prostate cancer: Active surveillance versus radical prostatectomy. Cancer 2015;121(14):2465–2473.

[12] van der Gaag NA et al. Quality of life and functional outcome after resection of pancreatic cystic neoplasm. Pancreas 2014;43(5):755–761.

[13] Pezzilli R, Calculli L. Branch-type intraductal papillary mucinous neoplasm of the pancreas: clinically and patient-reported

outcomes. Pancreas 2015;44(2):221–226.

[14] Das A et al. Asymptomatic pancreatic cystic neoplasm: a cost-effectiveness analysis of different strategies of management. Gastrointest Endosc 2009;70(4):690–699.e6.

[15] Huang ES, Gazelle GS, Hur C. Consensus guidelines in the management of branch duct intraductal papillary mucinous neoplasm: a cost-effectiveness analysis. Dig Dis Sci 2010;55(3):852–860.

[16] Das KK et al. mAb Das-1 is specific for high-risk and malignant intraductal papillary mucinous neoplasm (IPMN). Gut 2014;63(10):1626–1634.

囊性肿瘤局部和标准外科治疗篇

Local and Standard Surgical Treatment of Cystic Neoplasms

81

Duodenum - Preserving Partial or Total Pancreatic Head Resection
保留十二指肠的部分或全部胰头切除术

Hans G. Beger，Bertram Poch　著

刘正才　杨西胜　屈士斌　译

李海民　于恒超　汪建林　校

一、概述

当前，对于良性胰腺囊性肿瘤的标准外科治疗是多脏器切除术；胰十二指肠切除术（pancreatoduodenectomy，PD）用于胰头部肿瘤，保留脾脏或联合脾切除的左侧胰腺切除术用于胰体、尾部的肿瘤。许多囊性肿瘤在诊断时是良性并且体积较小（肿瘤大小＜ 4cm）。那么问题就出现了，用于胰腺恶性肿瘤的根治性切除手术，为什么良性病变也要切除十二指肠、胰胆管和胃组织呢？尽管还没有作为标准，保存实质的局部切除术式治疗胰腺肿瘤在降低术后并发症，保留胰腺外分泌和内分泌功能方面具有重要意义 [1, 2]。

二、经典胰十二指肠切除术还是局部切除治疗胰头囊性肿瘤

目前，胰头部良性囊性肿瘤的标准治疗是 Kausch-Whipple 切除术。胰十二指肠切除术是一种多器官切除术，伴有大量有功能的胰腺组织和胰腺外组织的损失，包括胃、十二指肠和胆管。胰十二指肠切除术与严重的术后并发症率相关，包括胰瘘、吻合口破裂、手术部位脓肿、腹腔内出血以及严重的胃排空延迟，5% ～ 12% 的病例需要再次手术和（或）再次介入治疗 [3, 4]。在大型医疗中心，胰十二指肠切除术术后的住院死亡率为 3% ～ 5%。然而，据报道，30 天死亡率高达 4% ～ 8%[4-6]。在手术切除良性或胰腺癌前病变后，12% ～ 20% 的患者出现新发糖尿病 [7-11]。总体来说，30% ～ 40% 的术前糖尿病患者术后显示葡萄糖代谢异常升级 [11]。在 PD 术后，有 30% ～ 50% 的病例有明显的胰腺外分泌功能下降 [12]。Kausch-Whipple 手术的十二指肠切除会引起长期的胃肠道激素分泌的功能障碍和胃肠蠕动的紊乱 [13-16]（表 81-1.）。

表 81-1　胰十二指肠切除术后的短期和长期代谢及功能后遗症

	结　果		随　访	
	比　例	数　量	（y: 年, m: 月）	参 考 文 献
新发糖尿病	12.2%	4/32 pts*	2.8 y, 中位数	J Gastrointest Surg 2012 [7]
	16.4%	28/171 pts**	3 ～ 6 m	Pancreatology 2015 [8]
	18%	24/135 pts*	25 m	J Gastrointest Surg 2015 [9]
	16%	28/178 pts*	<3 m	HBP 2016 [10]
	17%	17/76 pts*	1 y	Br J Surg 2013 [11]
葡萄糖耐量受损	47.4%	36/76 pts*	1 y	Br J Surg 2013 [11]
术后升级	48%	21/44 pts*	25 m, 中位数	J Gastrointest Surg 2015 [9]
糖尿病	44.4%	19/42 pts*	2.8 y	J Gastrointest Surg 2012 [7]
胰腺外分泌	44%	42 pts**	3 ～ 6 m	Pancreatology 2015 [8]
不足	43%	94/214 pts*	<3 m	HBP 2016 [10]
胆道吻合失败	14% 胆管炎、黄疸、渗漏、狭窄	49/352 pts*	early, <3 m	HBP 2016 [17]
降低 GI 激素水平	缩胆囊素 蠕动素 促胰液素	51 pts* 9 pts* 14 pts*	3 ～ 6 m 6 m 6 m	J Hep Bil Pancreat Sci 2000 [16] Surgery 1996 [14] Jpn J Gastroenterol Surg 1997 [13]

*. 在 1044 例胰十二指肠切除术中，44% 的患者为良性肿瘤，56% 为癌变；**. 胰十二指肠切除术仅用于良性肿瘤

与 Kausch-Whipple 切除相比，治疗良性胰头病变时 DPPHR 可有效降低术后并发症发生率和住院死亡率 [18]。最近发表的一项关于 DPPHR 和胰十二指肠切除术术后胰腺功能变化的 Meta 分析显示，与 PD 相比，DPPHR 后的胰腺外分泌和内分泌功能没有变化 [8]。尽管切除了胰头组织，保留十二指肠的全胰头切除术仍能保持内分泌功能，这可通过 HbA1c 水平、葡萄糖耐量试验和术后新发糖尿病的频率来反映 [8]。胰腺外分泌功能也是如此。DPPHR 保留了外分泌功能，而 PD 术后外分泌功能明显降低，需要补充胰酶。胰十二指肠切除术术后 1 年和 5 年发生胰腺内分泌和外分泌功能不全的概率分别为 32% 和 85%[19]。

三、胰头局部切除术的基本原则

胰头部良性肿瘤局部切除的基本原则是：①保留十二指肠、远端胆管、胆囊以及远端胃和幽门；②维持十二指肠的功能完整性，以协调胰腺、肝脏和胃的消化、代谢和运动功能；③保留最多的胰腺组织；④保护患者免受代谢和营养的长期困扰，如葡萄糖代谢的胃肠道功能障碍，碳水化合物、脂肪和蛋白质消化的紊乱。

保留胰腺实质的胰头切除应达到的目标是：①应用优于标准术式的手术相关严重并发症和住院死亡率低的手术方式；②在 IPMN、MCN、SCN 和 CNET 外科治疗时，维持 50 岁以下患者的生活质量；③防范患胰腺癌的担忧。

四、保留十二指肠的全胰头切除术伴有或无乳头周围十二指肠和胰腺段胆总管的部分切除

通过肿瘤大小、位置、放射形态学类型和组织病理学确定是否应进行全部或部分胰头切除术（表81-2）。DPPHR的手术技术，除了沿十二指肠壁解剖胰头和保留胰腺段胆总管，以及在某些情况下切除2cm的乳头段十二指肠外，几乎与标准胰十二指肠切除术相同。保留十二指肠和胰腺内胆总管的全胰头切除术（duodenum-preserving total pancreatic head resections，DPPHR-T）需要完全切除胰头，包括钩突（图81-1）。保留十二指肠的全胰头切除术伴十二指肠部分切除术（duodenum-preserving total pancreatic head resection with segment resection of the peripapillary duodenum，DPPHR-S）包括全胰头切除术和切除乳头周围十二指肠和胰腺段胆总管，同时保留胰颈部（图81-2）。将进行三个吻合以确保术后消化道完整性。失功能空肠襻或胃与残余胰腺吻合。部分胰头切除术通过切除胰头的肿瘤组织或切除钩突来施行（图81-3A、B）。保留乳头周围十二指肠和胰腺段胆总管的全胰头切除术，术后并发症发生率更高[18]。DPPHR，需要施行两个额外的手术步骤对淋巴结（lymph node，LN）进行解剖清扫。胰头前方回流淋巴结是胰头切除的一部分。SMA左侧淋巴结，沿肝动脉和腹腔动脉以及肝十二指肠韧带的淋巴结清扫入路，与经典PD术式相同。胰头后方淋巴结摘除需要额外的步骤。

表 81-2　胰头良性囊性肿瘤的 DPPHR 指标

DPPHR 全部	肿瘤位于十二指肠壁上
+ 部分十二指肠 +CBD	肿瘤侵犯 CBD
	肿瘤部位：十二指肠乳头周围缺血性病变
	囊性肿瘤 + 原位癌 / 微小癌（$T_{1a}N_0$）
DPPHR 全部	肿瘤侵及胰腺的头部和颈部，CBD 未受侵犯
保留十二指肠和 CBD	肿瘤延伸到背侧和腹侧的头段，不侵犯十二指肠 +CBD
DPPHR 及部分胰头切除	肿瘤在联合部位（肿瘤切除术）
	肿瘤在胰颈部
	CBD 未受侵犯

CBD. 胆总管；DPPHR-T. 全胰头切除术；DPPHR-S. 胰头次全切除术

保留十二指肠的全部或次全胰头切除术已应用于 2/3 的胰头部单发囊性肿瘤患者（表81-3）。大多数全胰头切除术都是针对 IPMN 进行的，其次是 SCA；1/3 的病例，进行了部分或次全切除术，而 2/3 的病例为保留实质的全胰头切除术。据报道，采用胰头局部切除的大约 10% 的囊性肿瘤包含高级别异型增生或微浸润癌。与手术相关的发病率包括：严重并发症发生率（Clavien-Dindo > 3）为 12.7%，术后胰瘘（B + C）发生率为 13.6%，再手术率为 2.7%，再住院率为 3.2%，90 天死亡率为 0.4%。平均随访 62 个月后，2.9% 的病例复发[18]。

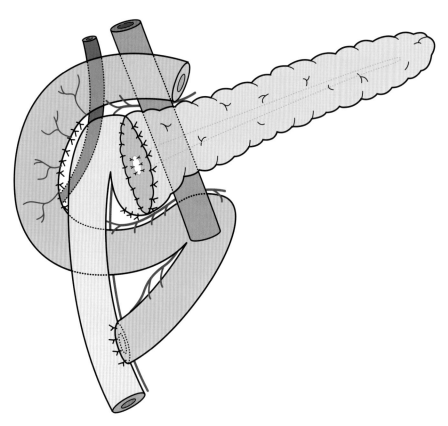

▲ 图 81-1　保留十二指肠和 CBD 的胰头全切除术

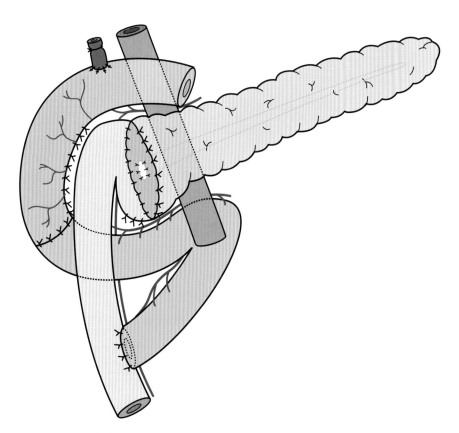

▲ 图 81-2　保留十二指肠的全胰头切除术，包括十二指肠乳头和 CBD 切除术

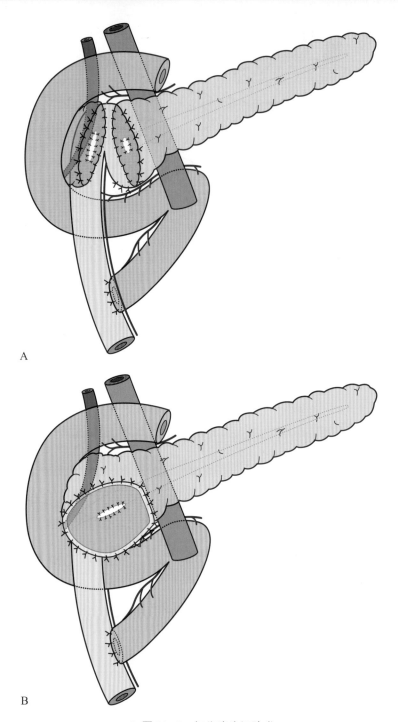

A

B

▲ 图 81-3　部分胰头切除术

A. 保留十二指肠的部分胰头切除术；B. 保留十二指肠的部分胰头切除术：肿瘤切除术

表 81-3　保留十二指肠的胰头全切除术或部分切除术治疗胰头囊性肿瘤的疗效观察

总病例数	囊性肿瘤*总人数	高级别异型增生肿瘤	与囊性肿瘤有关的微浸润癌	其他**
503	338/503	23/338	8/338	165/503
100%	67.2%	6.8%	2.4%	32.8%

*. IPMN 250 例，MCN 30 例，SPN 20 例，SCA 38 例；**. PNET，低风险 T_1 壶腹周围癌，炎症 / 胆胰功能障碍

五、结论

对于胰头的良性和低风险囊性肿瘤的外科治疗，局部的保留胰腺实质的胰头切除术为患者生活质量提供了很大益处。与胰十二指肠切除术相比，保留十二指肠的全部或部分胰头切除术的优点是降低手术早期术后并发症率和住院死亡率。与 PD 术后的代谢改变相比，胰头局部切除几乎可以完全保留胰腺内分泌和外分泌功能。使用冰冻切片排除晚期癌症后，胰头囊性肿瘤局部切除（包括高级别异型增生和微浸润癌）后复发风险非常低。

☞ 致谢

该研究得到了德国抗胰腺癌基金会的资助，资助编号：4/2013-16, c/o University of Ulm, Albert-Einstein-Allee 23, 89081 Ulm, Germany.

感谢 Ralph Hruban, Baltimore, MD 和 Andrew Warshaw, Boston, MA 对书稿的严格审阅。

参考文献

[1] Beger HG, Siech M, Poch B, Mayer B, Schoenberg MH. Limited surgery for benign tumors of the pancreas: a systematic review. World J Surg 2015;39:1557–1566.

[2] Spinelli KS, Fromwiller TE, Daniel RA et al. Cystic pancreatic neoplasms: observe or operate. Ann Surg 2004; 239:651–659.

[3] Simons JP, Shah Sa, Ng SC et al. National complications rates after pancreatectomy: beyond mere mortality. J Gastroint Surg 2009;13:1798–1805.

[4] Ghaferi AA, Birkmeyer JD, Dimick JG. Variation in hospital mortality associated with inpatient surgery. N Engl J Med 2009;361:1368–1375.

[5] Castleberry AW, White RR, De la Fuente SG et al. The impact of vascular resection on early postoperative outcomes after pancreaticoduodenectomy. Am Surg Oncol 2012;19:4068–4077.

[6] Are C, Afuh C, Ravipati L et al. Preoperative nomogram to predict risk of perioperative mortality following pancreatic resections for malignancy. J Gastrointest Surg 2009;13:2152–2162.

[7] Orfanidis NT, Loren DE, Santos C et al. Extended follow - up and outcomes of patients undergoing pancreaticoduodenectomy for nonmalignant disease. J Gastrointest Surg 2012;16:80–88.

[8] Beger HG, Nakao A, Mayer B, Poch B. Duodenumpreserving total and partial pancreatic head resection for benign tumors: systematic review and metaanalysis. Pancreatology 2015;15:167–178.

[9] Burkhart RA, Berger SM, Tholey RM et al. Incidence and severity of pancreatogenic diabetes after pancreatic resection. J Gastrointest Surg 2015;19:217–225.

[10] Lim PW, Dinh KH, Sullivan M et al. Thirty - day outcomes underestimate endocrine and exocrine insufficiency after pancreatic resection. HPB (Oxford) 2016;18:360–366.

[11] Park JW, Jang JY, Kim EJ et al. Effects of pancreatectomy on nutritional state, pancreatic function and quality of life. Br J Surg 2013:100;1064–1070.

[12] Tran KTC, van Lanschot JJB, Bruno MJ, van Eijck CHJ. Functional changes after pancreatoduodenectomy, diagnosis and treatment. Pancreatology 2009;9:729–737.

[13] Harada N. Digestive functions and secretion of gastrointestinal hormones after duodenum-preserving pancreas head resection Jpn J Gastroenterol Surg 1994;27:781–788.

[14] Naritomi G, Tanaka M, Matsunaga H et al. Pancreatic head resection with and without preservation of the duodenum: different postoperative gastric motility. Surgery 1996;120:831–837.

[15] Ito K, Takada T. Duodenum preservation in pancreatic head resection to maintain pancreatic exocrine function (determined by pancreatic function diagnostant test and cholecystokinin secretion). J Hepatobiliary Pancr Surg 2005;12:123–128.

[16] Yasuda H, Takada T, Toyota N et al. Limited pancreatectomy: significance of postoperative maintenance of pancreatic exocrine function. J Hepatobiliary Pancr Surg 2000;7: 466–472.

[17] Malgras B, Duron S, Gaujoux S et al. Early biliary complications following pancreaticoduodenectomy: prevalence and risk factors. HPB (Oxford) 2016;18:367–374.

[18] Beger HG, Mayer B, Rau BM. Parenchyma - sparing, limited pancreatic head resection for benign tumors and low - risk periampullary cancer: a systematic review. J Gastrointest Surg 2016;20:206–217.

[19] Falconi M, Mantovani W, Crippa S et al. Pancreatic insufficiency after different resections for benign tumours. Br J Surg 2008;95:85–91.

Pancreatic Middle Segment Resection
胰腺中段切除术

82

Calogero Iacono **著**

刘正才　杨西胜　屈士斌　**译**

李海民　于恒超　汪建林　**校**

一、概述

胰腺中段切除术（pancreatic middle segment resection，PMSR，Dagradi-Serio-Iacono 手术）是一项保留胰腺实质的手术，用于切除胰颈部和胰体近端的良性和低度恶性病变（图 82-1）[1]。与胰十二指肠切除术和远端胰腺切除术（distal pancreatectomy，DP）相比，PMSR 术后发生糖尿病及胰腺外分泌功能不全的风险较低。此手术方式可以保留脾脏、上消化道以及胆道，并能减少感染和血栓栓塞风险，这在胰十二指肠切除术手术方式中是不可能做到的。

1982 年 PMSR 首次由 Dagradi 和 Serio 应用于切除胰腺颈部的神经内分泌肿瘤（胰岛细胞瘤），并在 *Enciclopedia Medica Italiana* 中报道 [2]。随后，Iacono 通过胰腺的内分泌和外分泌功能检测验证 PMSR 术式的可行性 [3]。一些国际杂志对这些发现进行相关报道，表明当正确把握此术式的适应证和技术过硬时，胰腺的内分泌和外分泌功能几乎没有术后损害 [2-4]。

此外，在过去几十年中，一些术者报道了接受 PMSR 手术方式患者的临床案例，证明该手术已成为胰腺疾病手术治疗中常用的标准化术式 [2, 4-9]。目前，PMSR 在世界范围内通过传统的开放手术 [2, 4-9]、腹腔镜或机器人方法施行 [2, 4, 10-12]。

二、适应证

允许施行 PMSR 的先决条件如下。

(1) 病灶大小在 2 ～ 5cm 之间，单纯摘除术可能会导致主胰管损伤。

(2) 不适合行摘除术的囊性病变：有症状的 SCA（图 82-1）、MCN、SPN、部分 IPMN。

(3) 肿瘤较小，位于胰腺组织深部，不适合进行单纯切除（如有功能的内分泌肿瘤）。

(4) 局灶性慢性胰腺炎伴胰管独立的短狭窄。

(5) 胰颈部的单发转移（如来自肾癌）。

(6) 综合治疗中的转移性胰腺内分泌肿瘤。

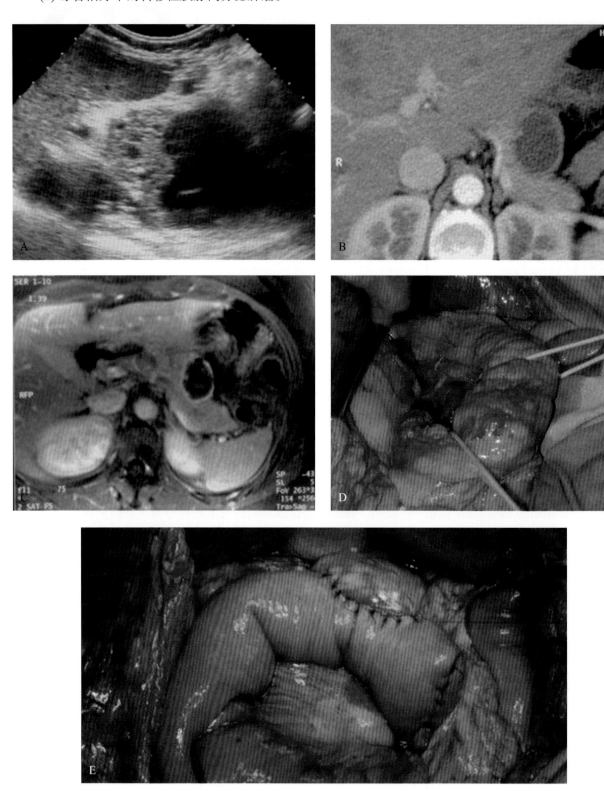

▲ 图 82-1　有症状的浆液性囊腺瘤的年轻患者

A. 超声检查；B. 计算机断层扫描；C.MRI 显示胰腺颈部的囊性病变；D. 术中证实病变位于胰颈部；E. PMSR 最后缝合胰腺头部断端，并行导管对黏膜的胰肠吻合术及胰腺远端断端 Roux-Y 与空肠的吻合术

三、禁忌证

禁忌证具体包括以下几种情况。

(1) 远端胰腺残端长度小于 5cm。

(2) 远端胰体尾萎缩。

(3) 恶性肿瘤（如胰腺导管腺癌）。

(4) 来自其他组织器官肿瘤的侵犯（胃、横结肠）。

(5) 弥漫性或未涉及胰腺中段的局灶性慢性胰腺炎。

(6) 胰体、尾部动脉供应完全来自胰横动脉（胰背动脉的左侧分支，根据 Mellière 和 Moullé 分型的 Ⅲ型）[1]。

四、手术技术

PMSR 需要两个步骤，第一阶段切除胰腺中央段 [峡部和（或）邻近胰体部]（图 82-1D）；第二阶段，包括胰头部断端的重建缝合和远端胰腺残端消化道吻合术（图 82-1E）[1, 3, 13, 14]。

（一）切除步骤

PMSR 需要正中切口，将网膜与横结肠（作者推荐）或胃结肠韧带分开，然后进入小网膜囊。分离胃后面与胰腺之间的粘连，充分暴露胰腺。随后进行术中胰腺超声检查，以更好地确定病变部位或对无法确诊的病例进行细针穿刺活检。

沿着胰腺的上下缘切开后腹膜。沿肠系膜轴和脾动、静脉分离胰腺后壁及病变组织，避免血管损伤。

该阶段可以被简化，首先进行胰腺近端解剖（向左移动胰腺残端），然后暴露所有细小的胰腺静脉，以便更加容易分离胰腺病变组织。

发现大的胰背动脉表明左侧的胰腺血供可能完全由胰横动脉提供。如前所述，这种血管变异是 PMSR 的明显禁忌证。有时，需要解剖分离肝总动脉，目的是将源自肝总动脉的分支（如胰背动脉）分开，这些分支是供应胰腺中段的。

中央段的切除范围右侧由胃十二指肠动脉限定，左侧至少留下 5cm 的正常胰腺残端。

在胰腺切除范围近端和远端的上下缘分别留置缝合线，使用手术刀或吻合器横切胰腺近端。对于远端，应使用手术刀进行切除，以避免损伤脾动脉或静脉。

然后将切除的胰腺标本送冰冻病理以确认切缘是否足够，并明确诊断。如果病理诊断为恶性，应施行 PD 术或胰体尾加脾脏切除并联合淋巴结清扫术。

使用 4/0 或 5/0 不可吸收线间断缝合胰腺断端进行止血，并且向远端残端的主胰管内插入小导管以保持其完整性。

存在 IPMN 时，切除主胰管后应立即对两个断端的主胰管进行胰管镜检查，以排除其他导管病变。

（二）重建步骤

没有吻合器时，胰腺头侧残端的胰管用不可吸收线进行选择性 8 字缝合；使用褥式缝合的方法缝合整个残端，然后收紧打结。

使用 PD 术式中常用的几种技术重建远端残端，包括端 - 端套入式胰肠吻合术，端 - 侧胰肠吻合术，对两个断端的双胰肠吻合术、侧 - 侧胰肠吻合术，导管对黏膜胰腺吻合术，使用穿过结肠系膜上提的失功空肠襻的 Roux-en-Y 空肠吻合术和胰胃吻合术。

在作者的最初报道中，采用双层套入式胰肠吻合术，后来采用单层间断缝合行端 - 端套入式胰肠吻合术。吻合口的前面和后面用缝线进行缝合，然后依次打结。为了避免在缝合的时候损伤胰管，可以在缝合之前向胰管内插入一根小导管，在打结的时候将导管取出。目前，作者更倾向于采用插入塑料导管后对导管黏膜行胰肠吻合术（图 82-1E）。

手术结束时行空肠端 - 侧吻合，距离胰腺吻合口约 50cm 处利用可吸收缝线双层缝合。最后，分别在靠近胰头的断端和胰肠吻合口放置两根软引流管，从腹壁左右两侧引出。

在最近的系统回顾中，大约 2/3 病例的胰腺远端断端采用胰肠吻合术，另外约 1/3 病例采用胰胃吻合术。在大多数患者中，胰腺近端断端利用缝线缝合进行关闭，伴或不伴主胰管的结扎[4]。

五、结果

Iacono 等报道，1988—2010 年间，94 项研究描述了 963 例接受 PMSR 的患者，其中有 30 名患者进行了微创手术（腹腔镜或机器人）。在仅考虑超过 10 名患者的研究的敏感性分析中，45.3% 的患者发生短期术后并发症。胰瘘是术后最常见的并发症，约 40% 患者术后出现胰瘘，仅有少数患者（约 10%）出现 C 级胰瘘（国际胰瘘研究组分类）[4]。其他手术并发症包括腹腔脓肿和腹腔积液（通常与胰瘘有关），脾静脉血栓形成伴脾脏继发性梗死、脓肿、胰腺炎、胃排空障碍、伤口感染和肠梗阻。对于腹腔出血、胰瘘、腹腔积液、远端断端胰腺炎或肠梗阻[4] 等并发症，不到 5% 的患者早期需要再次手术。

院内死亡率小于 1%，死亡原因有心脏病，与门静脉血栓形成相关的胰瘘，肝功能衰竭，呼吸衰竭和迟发性出血。

约 10% 和 5% 的患者分别观察到胰腺外分泌和内分泌功能不足。

PMSR 术后的疾病复发率约为 3%，主要原因是 IPMN 或适应证不当。当正确把握此术式的适应证时，局部复发率几乎为 0[4]。

更重要的是，在一项比较 PMSR 与 DP 的荟萃分析中，PMSR 与较长的手术时间和住院时间相关，但在手术过程中失血较少。接受 PMSR 术式的患者近乎一半发生术后并发症，而接受远端胰腺切除术术式的患者仅不到 1/3 患者发生术后并发症。接受 PMSR 术式的患者总体术后并发症和胰瘘一样，明显升高。尽管其并发症发病率高，PMSR 和远端胰腺切除术术式患者的院内死亡率相似，但接受 PMSR 术式患者的再次手术的风险显著降低。有趣的是，PMSR 术式的内分泌和外分泌功能障碍的长期并发症的发生率低于远端胰腺切除术[4]。

六、结论

PMSR 术式可以尽可能保留胰腺实质的功能，并避免通常与脾切除相关的感染性和血栓性并发症的发生。尽管发生胰瘘的风险很高，但 PMSR 术后再次手术率，内分泌和外分泌功能障碍的发生率要低。根据精准的解剖和病理指征，特别是在年轻患者中，PMSR 是一种用于治疗良性和低度恶性胰腺疾病的精准手术方式。

开放手术方式仍然是治疗慢性胰腺炎的标准，但是微创手术，尤其是机器人辅助方法，在有经验的中心正在发挥重要的作用。

作者认为 PMSR 是现代胰腺外科医生应该掌握的手术方式，但为了获得安全和良好的效果，应当具有胰腺外科经验，并准确把握该术式的适应证。

☞ 参考文献

[1] Iacono C, Bortolasi L, Facci E et al. The Dagradi-Serio-Iacono operation central pancreatectomy. J Gastrointest Surg 2007;11(3): 364–376.

[2] Iacono C, Ruzzenente A, Bortolasi L, Guglielmi A. Central pancreatectomy: the Dagradi-Serio-Iacono operation. Evolution of a surgical technique from the pioneers to the robotic approach. World J Gastroenterol 2014;20(42):15674–15681. [Review]

[3] Iacono C, Bortolasi L, Serio G. Is there a place for central pancreatectomy in pancreatic surgery? J Gastrointest Surg 1998;2(6):509–516; discussion 516–517.

[4] Iacono C, Verlato G, Ruzzenente A et al. Systematic review of central pancreatectomy and meta-analysis of central versus distal pancreatectomy. Br J Surg 2013;100(7):873–885.

[5] Efron DT, Lillemoe KD, Cameron JL, Yeo CJ. Central pancreatectomy with pancreaticogastrostomy for benign pancreatic pathology. J Gastrointest Surg 2004;8:532–538.

[6] Muller MW, Friess H, Kleeff J et al. Middle segmental pancreatic resection: an option to treat benign pancreatic body lesions. Ann Surg 2006;244:909–918; discussion 918–920.

[7] Shikano T, Nakao A, Kodera Y et al. Middle pancreatectomy: safety and long-term results. Surgery 2010;147:21–29.

[8] LaFemina J, Vagefi PA, Warshaw AL, Fernández-del Castillo C. Transgastric pancreaticogastric anastomosis: an alternative operative approach for middle pancreatectomy. Arch Surg 2010;145(5): 476–481.

[9] Goudard Y, Gaujoux S, Dokmak S et al. Reappraisal of central pancreatectomy a 12-year single-center experience. JAMA Surg 2014;149:356–363.

[10] Baca I, Bokan I. [Laparoscopic segmental pancreas resection and pancreatic cystadenoma.] Chirurg 2003;74:961–965. [in German]

[11] Giulianotti PC, Sbrana F, Bianco FM, Addeo P, Caravaglios G. Robot-assisted laparoscopic middle pancreatectomy. J Laparoendosc Adv Surg Tech A 2010;20:135–139.

[12] Machado MA, Surjan RC, Epstein MG, Makdissi FF. Laparoscopic central pancreatectomy: a review of 51 cases. Surg Laparosc Endosc Percutan Tech 2013;23(6):486–490.

[13] Iacono C, Bortolasi L, Serio G. Indications and technique of central pancreatectomy: early and late results. Langenbecks Arch Surg 2005;390(3):266–271.

[14] Iacono C, Bortolasi L, Serio G. Central pancreatectomy. In: Beger HG, Matsuno S, Cameron JL, eds. Diseases of the Pancreas: Current Surgical Therapy. Berlin: Springer-Verlag, 2008: 425–440.

83 The Indications For and Limitations of Tumor Enucleation
肿瘤摘除术的适应证和局限性

Rosalie A. Carr，C. Max Schmidt，Henry A. Pitt 著

刘正才　杨西胜　屈士斌　译

李海民　于恒超　汪建林　校

一、概述

随着现代影像学技术的发展，胰腺囊性肿瘤的诊断明显增多[1]。在进行腹部CT检查的患者中有近3%的人偶然发现了胰腺囊性肿瘤。这一数据因囊肿的大小和放射科医生诊断囊性肿瘤标准的不同有着很大差异。部分囊肿是良性的，大多数可能有恶性风险，但都可能引起症状。尽管有包括 CT、EUS、MRCP、ERCP、细针穿刺细胞学、囊液生化检查及 DNA 分析在内的多种检查手段，胰腺囊性肿瘤的诊断仍旧不清楚。若不手术切除，很难得到准确的诊断。因此，对于此类疾病的治疗要充分考虑治疗受益和手术风险之间的利弊关系。如果病人需要手术治疗，必须考虑选用并发症低、预后较好的手术方式。在一些特定病例中，囊肿摘除术比胰腺切除术要好，有着较低的发病率和致死率[2-6]。

二、适应证

胰腺囊肿摘除术的最大挑战在于筛选适合病例的术式。囊肿特征的仔细描述对确定是否存在摘除适应证尤为关键，可通过术前评估来完成病例的筛选。第一步是横断面成像（薄层 CT 或者 MRI-MRCP）。额外的诊断检查在诊断和肿瘤风险分层方面是有帮助的，包括 EUS-FNA 可对囊液进行细胞学检查、生化及 DNA 分析。图 83-1 显示 BD-IPMN 的 MRCP 显像，结果提示该病例适合囊肿摘除术。必须做放射线和生化检查以排除恶性肿瘤[6]、血管侵犯和转移[7]，这是囊肿摘除术的禁忌证。

许多能够行切除术的病灶也可行摘除术。对于有症状或有恶性或癌前病变征兆的病例直接行切除术。有症状的胰腺囊肿应该被切除，不仅是为了缓解症状，更是因为有症状的病灶转为恶性肿瘤的风险[8]。若检查结果强烈提示为恶性病变，应施行肿瘤切除术而不应考虑摘除。提示为恶性肿瘤的征象包括：淋巴结肿大、远处转移灶、囊壁结节、实性成分[6]。诊断不明的病变或者癌前病变，适合行囊肿摘除术。对于没有肿瘤学必要行传统胰腺切除术的病例，囊肿摘除术可以避免不必要的胰腺实质损伤，降低胰腺内外

分泌功能不足的风险 [9, 10]。

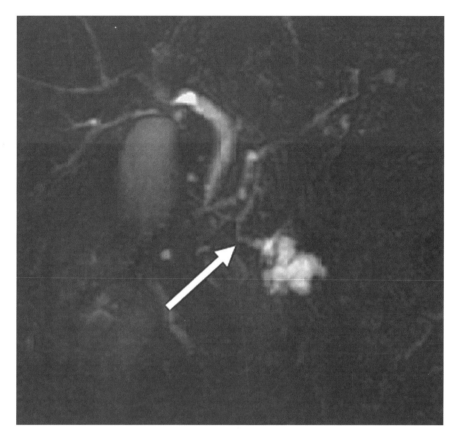

▲ **图 83-1**　符合囊肿摘除术的胰腺钩突病变的 **BD-IPMN** 的 **MRCP** 图像
箭头标识位相通胰管（引自 Turrini 等，2011 [2]。经 Elsevier 许可转载）

　　尽管胰腺 PanNET 是胰腺囊肿摘除术最多的病变，其他囊肿类型同样适合这种囊肿摘除术 [11]。这些囊肿包括（但不限于）MCN、BD-IPMN[12]、SCN 及 SPN[5, 13]。表 83-1 列出了囊肿摘除术的基于特殊病理学的标准。只要技术上可行，囊肿摘除术被认为是功能性胰腺 PanNET 的最佳治疗方案 [6, 14]。限制囊肿摘除术实施的经常是囊肿大小，多数学者认为大于 3 ~ 4cm 不再适于囊肿摘除术 [14, 15]。无功能性胰腺 PanNET 若小于 2cm 且影像学提示肿瘤风险分层为 N_0M_0，则可以选择囊肿摘除术 [6, 16, 17]。若怀疑淋巴结受侵，最好施行肿瘤切除术。小于 1cm 的无功能性病灶可以继续观察。有学者认为囊肿大小不能作为预后的指标，因为有近 1/4 的小于 2cm 的无功能性胰腺 PanNET 患者伴有淋巴结转移 [18]。如此高的风险表明对所有非功能性胰腺神经内分泌肿瘤的淋巴结取样的必要性 [19]。相反，还有学者对 3851 例胰腺神经内分泌肿瘤进行了分析，发现淋巴结状态没有预后参考价值 [20]。

　　Sendai-Fukuoka 指南强调的是外科切除 MCN 和 BD-IPMN 的适应证 [8, 21]。对在影像学上提示为良性、肿瘤小于 4cm 且囊壁上没有结节的 MCN，应行囊肿摘除术。但 BD-IPMN 的摘除适应证目前尚存争议。这些病变，经常以观察为主。但当病灶存在高风险时，如囊肿大小快速增长，高级别的不典型增生，相关主胰管扩张（MD-IPMN 早期便会累及主胰管）和囊壁有结节，需要切除。由于 SCA 很少有恶变风险，只有诊断可疑或者有症状时，才切除病灶。然而，如果任其生长，从技术层面上来讲，囊肿摘除术将不再适合。因此，是否外科处理应进行个体化评估。

表 83-1　胰腺囊肿摘除术的适应证

病理学	标准
无功能性胰腺神经内分泌肿瘤	$< 2cm$，N_0M_0
功能性胰腺神经内分泌肿瘤	如果技术上可行
黏液性囊性肿瘤	如果可能良性；$< 4\ cm$；没有附壁结节
分支胰管型-胰腺导管内乳头状黏液瘤	大小迅速增加；高级别不典型增生；附壁结节
浆液性囊腺瘤	只有症状
实性假乳头状瘤	如果技术上可行，没有恶性肿瘤的证据

如果决定行手术切除，应对患者的身体状况进行全面的评估，包括并存病、营养状况、心理健康等方面。应该准确评估患者行囊肿摘除术和切除术的适应证，因为可能根据术中发现而由囊肿摘除术转为切除术。健康状况不仅是决定患者对手术耐受性的重要因素，也是决定预期寿命的重要因素。预期寿命有限的患者可能更有可能死于其他原因，而不是死于囊肿。在这种情况下，外科手术不仅不会延长患者寿命，反而会将他们置于不适当的手术并发症的风险中。

三、禁忌证

表 83-2 列出了胰腺囊肿摘除术的主要禁忌证。已知或疑似恶性肿瘤的患者不应行摘除术，而应施行肿瘤切除术，确保切缘阴性，并且进行淋巴结清扫 [11, 22]。这包括有进展为恶性肿瘤高风险的病变，例如MD-IPMN。恶性的诊断基于临床症状、放射影像、细胞病理学以及 DNA 谱。尽管有多种诊断工具，但术前通常很难判断其是否为恶性肿瘤。在这些情况下，需要专家和患者沟通，以确定最佳的治疗方案。外科医生可以选择采用保留胰腺实质的摘除术，除非在术中找到恶性的证据才考虑采取切除术。恶性囊肿由于黏附于周围的实质组织，从而难以解剖。无论外科医生是否怀疑恶性肿瘤，术中冰冻切片病理学确认为肿瘤具有侵袭性都需要转为正规的胰腺切除术。

表 83-2　胰腺囊肿摘除术的禁忌证

禁忌证
疑似恶性或高风险病变（即 MD-IPMN）
胰管受累／距离近 位置在胰尾 尺寸大 多病灶 患者健康状况差

MD-IPMN. 主胰管型胰腺导管内乳头状黏液瘤

病变接近主胰管是摘除术的重要考虑因素。如果囊肿涉及主胰管，则在没有横断胰管的情况下是不能实现囊肿摘除术的，所以此种类型是摘除术的禁忌证 [17, 23]。此外，涉及主胰管的囊肿，特别是 MD-

IPMN，转化为恶性的风险更大，因此需要行正规切除 [8]。如果囊肿与主胰管的紧密相连，摘除术也可能是禁忌的。当囊肿距离主胰管 2mm 以内时，胰管损伤和随后的胰瘘的风险大大增加（60%）[23, 24]。囊肿和主胰管之间的距离为 2 ~ 3mm 时，行囊肿摘除术是安全的，可以通过 MRCP 和 EUS 等术前影像来确定 [3, 25]。在手术过程中，可通过术中超声（intraoperative ultrasound，IOU）确认该安全距离。考虑行囊肿摘除术时，囊肿在胰腺的位置也很重要。如果囊肿位于胰尾部，与远端胰腺切除术相比，囊肿摘除术不会保留更多的胰腺实质，也因此行囊肿摘除术没有多少益处。

囊肿摘除术的囊肿平均大小为 2.4cm[11]。由于体积较大的囊肿和较高的恶性相关，因此行囊肿摘除术的囊肿体积相对较小 [26]。较大的囊肿行摘除术也可能会切除过多的胰腺实质组织，与正规的胰腺切除术相比没有益处。摘除术的安全尺寸是有争议的，并且根据病理的不同而不同。4cm 被认为是可行摘除术的囊肿的最大尺寸，因为大于 4cm 的病灶复发风险会增加 [3, 11, 17, 23]。数据表明，在 SCN 和 MCN 中，这种大小限制可以增加到 6cm，而不会增加复发率、并发症或死亡率 [27]。多病灶是一种相对禁忌证，因为每次摘除都会增加发生胰瘘的风险。与大小相似，多病灶囊肿也需要大量切除胰腺实质，而与正规胰腺切除术相比毫无益处。囊肿的深度是摘除术的相对禁忌证。对于较深位置的病变，需要更广泛的解剖，使其解剖变得更烦琐，因此行正规胰腺切除术可能是更加合适的选择 [4, 5, 22]。

四、外科技术

根据外科医生的偏好，胰腺囊肿摘除术可以经由微创（腹腔镜 / 机器人）或开腹进行。目前，大约 1/4 的病例经由微创手术。与开腹摘除术相比，微创手术术后恢复时间更短，但是并发症发病率和死亡率相似 [11, 28, 29]。微创手术和开放手术的步骤是一样的。进入腹腔后，首先需要仔细探查肝脏、膈肌以及所有腹膜表面来探查是否有隐匿性转移灶。之后再用术中超声来检测实质内的转移灶，完成对肝脏的探查。紧接着用 Kocher 法来暴露位于胰头部的囊肿和进入胰体和胰尾病变的通道 [30]。超声可以帮助定位和查明囊肿的特征，计算囊肿与主胰管之间的距离以确定进行摘除手术的安全性。关于附壁结节和实性成分的特征则用术中超声来确认。在超声评估之后，若怀疑囊肿恶变或与主胰管距离太近，可能会中止摘除手术。

具有胰腺外成分的表浅病变最适合于囊肿摘除术，因为不需要特别多的操作便可将病变从周围组织中游离出来。在超声引导下可以定位更深的病变，需要逐层分离表层的实质组织，直到到达病变部位。术中必须做冰冻切片病理学检查。若检查结果提示为浸润性病变，那么必须清扫淋巴结，必须达到切缘阴性以取得最长的生存时间。保存胰腺实质要适度，永远不能违背肿瘤学原则。必须识别并结扎 BD-IPMN 的交通管道以防止出现瘘的发生（图 83-2）。移除囊肿以后，还需要在腔中寻找细小血管和胰管，并用血管夹夹闭，打结或组织电凝处理。在邻近主胰管时需要特别注意避免灼烧导致的热损伤。可以用超声和促胰液素刺激法来评估主胰管完整性。一些外科医生用可吸收线闭合胰腺实质 [31] 并且常规放置引流管。

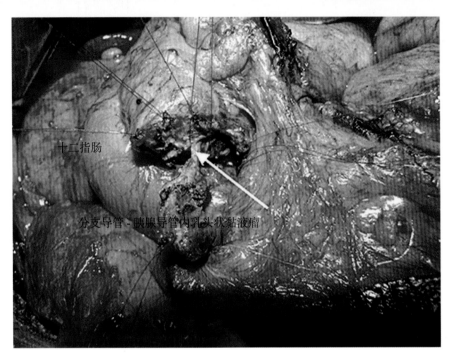

十二指肠

分支导管 - 胰腺导管内乳头状黏液瘤

▲ 图 83-2　BD-IPMN 术中照片
箭所示为交通支（引自 Turrini 等，2011[2]。经 Elsevier 许可转载）

五、术后管理

囊肿摘除术后患者的处理与任何胰腺切除术相同。如果术中放置引流管，则应该监测引流液淀粉酶。应在术后第 1 天测量引流液中的淀粉酶[6]。引流液中的淀粉酶升高到大于血清水平的 3 倍时表明发生胰瘘[32]。越来越多的证据表明，术后第 1 天引流液淀粉酶水平较低的患者，在术后第 3 天拔管显著降低胰瘘的发生[27, 28, 30, 31]。

由于缺乏有力的循证医学证据，尚没有标准化的管理计划，因此胰瘘的管理取决于分级和外科医生的偏好。患者饮食的处理可从持续的正常饮食到完全胃肠外营养[6]。其他处理措施包括内镜下胰腺括约肌切开术。因胰腺管道压力降低可缩短愈合时间，这种方法已经用于胰瘘迁延不愈的患者[33]。

在术后即刻使用奥曲肽可以降低胰瘘的发生率[6, 12, 34]。Cochrane 评价显示瘘管发生率降低，但死亡率、住院率和再手术率均未降低[35]。预防性奥曲肽建议使用 7 天。Cochrane 评价的作者建议接受胰腺切除术的患者常规应用奥曲肽，因为其潜在的收益超过了药物本身的风险和成本。

六、并发症

胰瘘是摘除术后的主要并发症，18% ～ 61% 的病例出现此并发症（表 83-3）。然而，大多数的胰瘘都是没有临床意义的 A 级瘘。术后胰瘘由于会引起许多相关的问题，而很难治疗。腹腔内感染和（或）出血、胃排空延迟、住院时间延长、再住院增加和需要再次介入均与胰瘘相关[4, 22]。胰瘘发展的特殊危险

表 83-3　2007 年至今胰腺囊肿摘除术病例对照 / 病例系列研究

作者	年份	囊肿类型	发病率	死亡率	胰瘘发生率	胰腺内分泌功能不全	胰腺外分泌功能不全	手术时间或出血	复发率	5 年存活率
Crippa	2007	38 例 NET，5 例假性囊肿，5 例 SCN，3 例 MCN，3 例 SPN，7 例其他	43%	0	38%	3%	0%		0	
Pitt	2009	37 例 NET	49% ↔	0 ↔	38% ↔			↔	0 ↔	94% ↔
Ge	2009	8 例 MCN，3 例 SCN	36% ↔	0 ↔	18% ↔	0	0	↓	0 ↔	
Turrini	2010	8 例 MCN，3 例 SCN	43% ↔	0 ↔	43% ↑			↓		
Casadei	2010	15 例 NET	47% ↔	7% ↔	33% ↔				0 ↔	93% ↔
Cauley	2011	21 例 NET，10 例 MCN/IPMN，10 例 SCN，4 例其他良性病变	56% ↔	0 ↔	33% ↔	4% ↓	2% ↓	↓		93% ↔
Brient	2012	35 例 NET，6 例 MCN，2 例 SCN，10 例其他	37%	0	27%	0	0		2%	
Crippa	2012	106 例胰岛细胞癌	47% ↔	0 ↔	38% ↔	1% ↓	↔	↓	2% ↔	100% ↔
Zhang	2013	90 例 NET，2 例 MCN	67%	0	61%	3%	0%		1%	
Heeger	2014	50 例 NET，1 例 MCN	65%	0	52%	0			0	
Sauvanet	2014	44 例 BD - IPMN	55%	0	47%					
Zhang	2015	17 例 NET，5 例 MCN，4 例 SCN，11 例其他	43%	0	38%	3%	8%		0	
Song	2015	24 例 NET，9 例 MCN，7 例 IPMN，3 例 SPN	12%	0	20%	2%			0	
Faitot	2015	47 例 NET，38 例 BD - IPMN，26 例 MCN，16 其他	63%	1%	57%	8%			7%	93% ↔

箭头指示为两者的比较。NET. 神经内分泌肿瘤；MCN. 黏液性囊性肿瘤；SCN. 浆液性囊性肿瘤；SPN. 实性假乳头状瘤；IPMN. 胰腺导管内乳头状黏液瘤；BD-IPMN. 导管 - 胰腺导管内乳头状黏液瘤

因素包括胰腺质地柔软无纤维化、主胰管直径小于 3mm、囊肿距离胰管小于 2mm、囊肿深度大于 3mm（表 83-4）[3, 25, 33]。最近，纽约心脏协会 Ⅱ 级或 Ⅲ 级心力衰竭和手术时间超过 180min 的患者也被发现是摘除术后胰瘘形成的独立危险因素 [4]。多项研究试图确定降低胰瘘风险的方法。除了先前描述的预防性使用奥曲肽之外，Kiely 等的一项研究发现通过增加术中超声和关闭囊肿摘除后的间隙可以降低胰瘘发生率（27% ～ 50%）[31]。术前胰管支架置入术是另一种方法，可以使外科医生触摸和直接观察到导管，从而避免主胰管损伤和瘘管的发生 [4, 5, 36-38]。如果怀疑主胰管有损伤，进行空肠 Roux-en-Y 吻合术可降低胰瘘发生的风险。该项技术也可以用于支管道结扎不充分的患者。

七、结果

表 83-3 显示了自 2007 年以来进行的胰腺囊肿摘除研究结果。6 例病例对照和 8 例病例报道囊肿摘除的总体发病率和死亡率分别为 12% ～ 67% 和 0% ～ 1%（一个 7% 的偏离值）。尽管最近的小样本病例对照研究（$n=7$ ～ 127）显示，囊肿摘除术与正规的胰腺切除术相比，二者在发病率和死亡率方面没有差异，但 Parikh 等使用美国外科医师学会国家质量改进计划（American College of Surgeons National Quality Improvement Program, ACS NSQIP）进行了更大的分析，得出囊肿摘除术的并发症发病率和死亡率较低的结论 [39]。与胰十二指肠切除术和胰远端切除术相比，摘除术的死亡率分别是前者的 0.1 倍和 0.17 倍。摘除术和正规的胰腺切除术发生胰瘘的概率无明显差异。尽管有相同数量的胰瘘，但一些研究表明，和正规的胰腺切除术相比，摘除术后的胰瘘程度较轻，需要较少的干预 [17]。接受摘除手术的患者使用的医疗资源也较少。尽管两组患者的住院时间可能相当，但囊肿摘除患者的 ICU 住院时间、手术时间降低，胰腺功能不全的发生率也降低。此外，对癌前病变的肿瘤行摘除术和正规的胰腺切除术的患者预后没有区别。这一事实可通过各组间肿瘤复发和 5 年总生存率的相似得到证实 [17, 40]。

八、禁忌证

胰腺囊肿摘除术的主要挑战在于筛选合适病例的术式。此术式只对特定的患者有益。针对胰腺囊肿，进行囊肿摘除术还是密切观察或行非实质保留胰腺切除术是一个棘手的问题。表 83-1 列出了胰腺囊肿摘除术的限制性标准，而表 83-2 列出了胰腺囊肿摘除术的几种排除因素。术后效果差多是因为患者选择不适当。而胰瘘的发生大多数是由于患者有表 83-4 中列出的危险因素。但是在术后病理结果出来之前很难判断患者究竟是否适合做胰腺囊肿摘除术。若术后病理提示为恶性，肿瘤必须行手术切除治疗。

表 83-4　囊肿摘除术术后胰瘘的危险因素

胰瘘的危险因素
质地柔软
胰管直径 < 3mm
囊肿距离胰管 < 2mm
囊肿深度 > 3mm
纽约心脏协会 Ⅱ 级或 Ⅲ 级心力衰竭
手术时间 > 180min

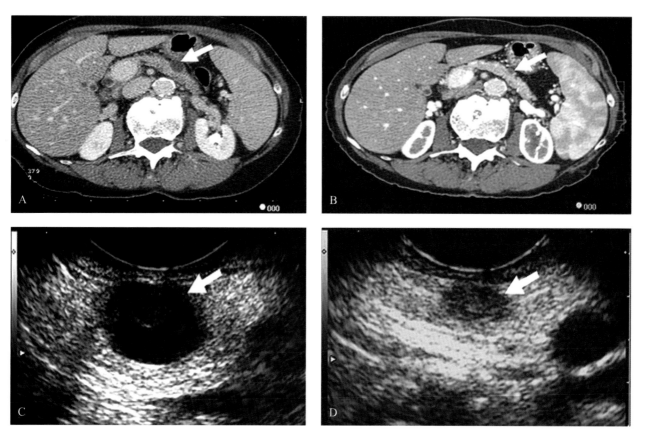

▲ 图 83-3　囊肿乙醇灌注消融后放射影像学证据

A. 腹部 CT 扫描显示大小为 13mm 的胰体部囊肿（箭）；B. 同一个胰腺囊肿的超声影像；C、D. 同一患者消融后 3 个月的 CT 扫描和超声影像，测量囊肿大小为 8mm（引自 DeWitt 等，2009[42]。经 Elsevier 许可转载）

九、囊肿消融术

胰腺囊肿消融术对于做过无水乙醇灌注治疗或者化疗灌注治疗的患者是另一种治疗选择。此术式还适用于手术风险大和拒绝手术的患者[8]。当患者决定做超声内镜引导下的穿刺活检来明确病变性质时，消融术亦可作为术前处理[41]。有凝血障碍的患者探针进入囊腔可引起出血，故不适宜做消融术。大多数内镜医师选择行消融术的标准为：国际标准化比率（international normalized ratio，INR）小于 1.5 和血小板计数大于 $50 \times 10^9/L$ [41, 42]。

在开始做消融术前，首先要做全面的超声内镜检查对囊肿进行定位和测量。为确保定位准确，囊肿直径需 > 2cm。多房囊肿是消融术实施的另一个障碍，多房囊肿中各个分隔之间互不相通，这样就无法充分的引流。因此，消融术对单房囊肿和 2 ～ 6 个分隔的多房囊肿效果最佳[41]。必须认真评估囊肿和主胰管之间是否相通，若相通，消融剂会沿着相通的主胰管扩散出去[42]。有学者建议术前用 ERCP 来判断囊肿和主胰管之间的关系[41]。术中超声可以作为最后一个机会诊断出明显的伴有胰周侵犯的恶性肿瘤，则中止进行消融术。

术中超声诊断过后，选用 22G 细针在超声引导下穿破胃壁或十二指肠壁到达胰腺囊肿位置，穿破囊壁，抽吸囊液。若囊液比较黏稠，囊液抽吸会比较困难，且不彻底[41]。若超声诊断或者囊液成分提示为恶性肿瘤，则该行肿瘤切除术。当囊液被吸出后，向囊内注入 99% 的乙醇，滞留 2 ～ 5min[42-44]。有学者提倡在乙醇灌洗后加注紫杉醇辅助进一步消融[41]，注入紫杉醇的量等于囊液的抽吸量。若囊肿和主胰管相通，消融剂便会顺着胰管流出，灌注治疗失败。胰腺囊肿消融术的主要并发症为急性胰腺炎，主要由消融剂渗入胰腺实质或者沿着与囊肿相通的胰管扩散引起。

现有的文献对囊肿消融率的报道不一，在 33% ～ 79% 之间[41, 42, 44, 45]。数据表明，联合使用乙醇和化疗药物可提高消融率。Oh 等使用这种方法，发现其中有 62% 的胰腺囊肿完全溶解[41]。还有更多的研究表明，用此方法消融的体积更大，消融率更高[43]。消融率的判断通常基于图 83-3 所示的影像学证据[42]。消融率可能取决于囊肿类型，如黏液囊肿的消融率较低[45]。其他的预测特征包括囊肿大小、液体体积、局限性和附壁结节的存在。最近发表的数据表明，超声检查显示囊肿的囊液体积小于 14ml 和直径小于 3.5cm 是消融更合适的指标[41]。在那些囊肿完全消退的患者中，哪些患者会复发尚不明确。一项小型的前瞻性研究跟踪了消融术后 13 ～ 39 个月的患者，发现在影像学上完全消融的患者均未复发[46]。仍需要更多的研究来更好地量化囊肿复发率。虽然不常见，但据报道有多种并发症，包括发热、腹痛和急性胰腺炎。多达 20% 的患者报告有腹痛，4.5% ～ 10% 的病例发生急性胰腺炎。囊内出血、肠穿孔和严重的急性胰腺炎的报道则更少[41, 42, 45]。

现认为囊肿消融术是一种实验性治疗，应该应用于符合特定条件的患者，但仍需要进一步的研究来评判这种方法的效果，也需要对接受消融术的患者进行监测。尽管多项研究均显示囊肿的影像学表现为完全或部分消融，但在消融后，很少有囊肿再被切除来做病理学检查[42, 44, 45]。因此，这些囊肿是否达到真正的病理学消融还尚不清楚。

十、结论

胰腺囊肿摘除术是对于小的低风险的囊性病变的替代性手术方式。有些因素可能影响囊肿摘除术的适应证。主胰管受累或距离较近会增加术后胰瘘的发生率。肿瘤体积较大的、多病灶的或胰尾部囊肿的摘除并不能更多地保留胰腺实质，因此，这种情况下行囊肿摘除术是不利的。考虑摘除术的患者必须接受适当的术前评估。术后胰瘘是摘除术的主要并发症，但其发生率与正规的胰腺切除术相同，但其 B 级或 C 级胰瘘的发生率较低。摘除术可以降低医疗资源利用，具有类似或者更低的并发症发病率和死亡率，同时不影响局部复发率或长期生存率。最后，囊肿消融术是一种替代性手术方式，可用于不愿或不能耐受摘除术或切除术的患者。

☞ 参考文献

[1] Zaheer A, Pokharel SS, Wolfgang C, Fishman EK, Horton KM. Incidentally detected cystic lesions of the pancreas on CT: review of literature and management suggestions. Abdom Imaging 2013;38(2):331–341.

[2] Turrini O, Schmidt CM, Pitt HA et al. Side-branch intraductal papillary mucinous neoplasms of the pancreatic head/uncinate: resection or enucleation? HPB (Oxford) 2011;13(2):126–131.

[3] Brient C, Regenet N, Sulpice L et al. Risk factors for postoperative pancreatic fistulization subsequent to enucleation. J

Gastrointest Surg 2012;16(10):1883–1887.

[4]　Zhang T, Xu J, Wang T, Liao Q, Dai M, Zhao Y. Enucleation of pancreatic lesions: indications, outcomes, and risk factors for clinical pancreatic fistula. J Gastrointest Surg 2013;17(12):2099–2104.

[5]　Song KB, Kim SC, Hwang DW et al. Enucleation for benign or low-grade malignant lesions of the pancreas: single-center experience with 65 consecutive patients. Surgery 2015;158(5):1203–1210.

[6]　Faitot F, Gaujoux S, Barbier L et al. Reappraisal of pancreatic enucleations: a single-center experience of 126 procedures. Surgery 2015;158(1):201–210.

[7]　Crippa S, Boninsegna L, Partelli S, Falconi M. Parenchyma-sparing resections for pancreatic neoplasms. J Hepatobiliary Pancreat Sci 2010;17(6):782–787.

[8]　Tanaka M, Fernandez-del Castillo C, Adsay V et al. International consensus guidelines 2012 for the management of IPMN and MCN of the pancreas. Pancreatology 2012;12(3):183–197.

[9]　Ferrone CR, Correa-Gallego C, Warshaw AL et al. Current trends in pancreatic cystic neoplasms. Arch Surg 2009;144(5):448–454.

[10]　Madura JA, Yum MN, Lehman GA, Sherman S, Schmidt CM. Mucin secreting cystic lesions of the pancreas: treatment by enucleation. Am Surg 2004;70(2):106–112; discussion 113.

[11]　Beger HG, Siech M, Poch B, Mayer B, Schoenberg MH. Limited surgery for benign tumours of the pancreas: a systematic review. World J Surg 2015;39(6):1557–1566.

[12]　Sauvanet A, Gaujoux S, Blanc B et al. Parenchymasparing pancreatectomy for presumed noninvasive intraductal papillary mucinous neoplasms of the pancreas. Ann Surg 2014;260(2):364–371.

[13]　Yu P, Cheng X, Du Y et al. Solid pseudopapillary neoplasms of the pancreas: a 19-year multicenter experience in China. J Gastrointest Surg 2015;19(8):1433–1440.

[14]　Beger HG, Poch B, Vasilescu C. Benign cystic neoplasm and endocrine tumours of the pancreas—when and how to operate: an overview. Int J Surg 2014;12(6):606–614.

[15]　Mauriello C, Napolitano S, Gambardella C et al. Conservative management and parenchyma-sparing resections of pancreatic neuroendocrine tumors: literature review. Int J Surg 2015;21(suppl 1):S10–14.

[16]　Kunz PL, Reidy-Lagunes D, Anthony LB et al. Consensus guidelines for the management and treatment of neuroendocrine tumors. Pancreas 2013;42(4):557–577.

[17]　Pitt SC, Pitt HA, Baker MS et al. Small pancreatic and periampullary neuroendocrine tumors: resect or enucleate? J Gastrointest Surg 2009;13(9):1692–1698.

[18]　Ferrone CR, Tang LH, Tomlinson J et al. Determining prognosis in patients with pancreatic endocrine neoplasms: can the WHO classification system be simplified? J Clin Oncol 2007;25(35):5609–5615.

[19]　Partelli S, Gaujoux S, Boninsegna L et al. Pattern and clinical predictors of lymph node involvement in nonfunctioning pancreatic neuroendocrine tumors (NF-PanNET). JAMA Surg 2013;148(10):932–939.

[20]　Bilimoria KY, Talamonti MS, Tomlinson JS et al. Prognostic score predicting survival after resection of pancreatic neuroendocrine tumors: analysis of 3851 patients. Ann Surg 2008;247(3):490–500.

[21]　Tanaka M, Chari S, Adsay V et al. International consensus guidelines for management of intraductal papillary mucinous neoplasms and mucinous cystic neoplasms of the pancreas. Pancreatology 2006;6(1–2):17–32.

[22]　Crippa S, Bassi C, Salvia R, Falconi M, Butturini G, Pederzoli P. Enucleation of pancreatic neoplasms. Br J Surg 2007;94(10): 1254–1259.

[23]　Casadei R, Ricci C, Rega D et al. Pancreatic endocrine tumors less than 4 cm in diameter: resect or enucleate? a single-center experience. Pancreas 2010;39(6):825–828.

[24]　Casadei R, Ricci C, Pezzilli R et al. Are there prognostic factors related to recurrence in pancreatic endocrine tumors? Pancreatology 2010;10(1):33–38.

[25]　Heeger K, Falconi M, Partelli S et al. Increased rate of clinically relevant pancreatic fistula after deep enucleation of small pancreatic tumors. Langenbecks Arch Surg 2014;399(3):315–321.

[26]　Lee CJ, Scheiman J, Anderson MA et al. Risk of malignancy in resected cystic tumors of the pancreas < or = 3 cm in size: is it safe to observe asymptomatic patients? A multi-institutional report. J Gastrointest Surg 2008;12(2):234–242.

[27]　Ge C, Luo X, Chen X, Guo K. Enucleation of pancreatic cystadenomas. J Gastrointest Surg 2010;14(1):141–147.

[28]　Zhang RC, Zhou YC, Mou YP et al. Laparoscopic versus open enucleation for pancreatic neoplasms: clinical outcomes and

pancreatic function analysis. Surg Endosc 2016;30(7):2657–2665.

[29] Stauffer JA, Asbun HJ. Minimally invasive pancreatic surgery. Semin Oncol 2015;42(1):123–133.

[30] Weinstein S, Morgan T, Poder L et al. Value of intraoperative sonography in pancreatic surgery. J Ultrasound Med 2015;34(7): 1307–1318.

[31] Kiely JM, Nakeeb A, Komorowski RA, Wilson SD, Pitt HA. Cystic pancreatic neoplasms: enucleate or resect? J Gastrointest Surg 2003;7(7):890–897.

[32] Bassi C, Dervenis C, Butturini G et al. Postoperative pancreatic fistula: an international study group (ISGPF) definition. Surgery 2005;138(1):8–13.

[33] Goasguen N, Bourrier A, Ponsot P et al. Endoscopic management of pancreatic fistula after distal pancreatectomy and enucleation. Am J Surg 2009;197(6):715–720.

[34] Crippa S, Zerbi A, Boninsegna L et al. Surgical management of insulinomas: short- and long-term outcomes after enucleations and pancreatic resections. Arch Surg 2012;147(3):261–266.

[35] Gurusamy KS, Koti R, Fusai G, Davidson BR. Somatostatin analogues for pancreatic surgery. Cochrane Database Syst Rev 2013;(4):CD008370.

[36] Misawa T, Imazu H, Fujiwara Y et al. Efficacy of nasopancreatic stenting prior to laparoscopic enucleation of pancreatic neuroendocrine tumor. Asian J Endosc Surg 2013;6(2):140–142.

[37] Okamoto T, Gocho T, Futagawa Y et al. Usefulness of pancreatic duct stenting prior to surgery as a guide to decide the feasibility of limited pancreatic resection. Dig Surg 2008;25(3):175–178.

[38] Hirota M, Kanemitsu K, Takamori H et al. Local pancreatic resection with preoperative endoscopic transpapillary stenting. Am J Surg 2007;194(3):308–310; discussion 11–12.

[39] Parikh P, Shiloach M, Cohen ME et al. Pancreatectomy risk calculator: an ACS-NSQIP resource. HPB (Oxford)2010;12(7):488–497.

[40] Cauley CE, Pitt HA, Ziegler KM et al. Pancreatic enucleation: improved outcomes compared to resection. J Gastrointest Surg 2012;16(7):1347–1353.

[41] Oh HC, Seo DW, Song TJ et al. Endoscopic ultrasonography-guided ethanol lavage with paclitaxel injection treats patients with pancreatic cysts. Gastroenterology 2011;140(1):172–179.

[42] DeWitt J, McGreevy K, Schmidt CM, Brugge WR. EUS-guided ethanol versus saline solution lavage for pancreatic cysts: a randomized, double-blind study. Gastrointest Endosc 2009;70(4):710–723.

[43] DiMaio CJ, DeWitt JM, Brugge WR. Ablation of pancreatic cystic lesions: the use of multiple endoscopic ultrasound-guided ethanol lavage sessions. Pancreas 2011;40(5):664–668.

[44] Gan SI, Thompson CC, Lauwers GY, Bounds BC, Brugge WR. Ethanol lavage of pancreatic cystic lesions: initial pilot study. Gastrointest Endosc 2005;61(6):746–752.

[45] Park JK, Song BJ, Ryu JK et al. Clinical outcomes of endoscopic ultrasonography-guided pancreatic cyst ablation. Pancreas 2016;45(6):889–894.

[46] DeWitt J, DiMaio CJ, Brugge WR. Long-term follow-up of pancreatic cysts that resolve radiologically after EUS-guided ethanol ablation. Gastrointest Endosc 2010;72(4):862–866.

Standard Surgical Management of IPMN, MCN, SPN, and SCN Lesions:Open Approach

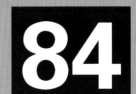

IPMN、MCN、SPN及SCN 的标准外科治疗：开放术式

Miral Sadaria Grandhi，Barish H. Edil，Richard D. Schulick　著

陈　科　译

牟一平　校

一、概述

胰腺囊性肿瘤过去被认为是一类少见的肿瘤，伴随着断层影像学技术（cross-sectional imaging）的使用及其灵敏度的提高，胰腺囊性肿瘤的检出率明显增加，并常常在偶然中被诊断[1]。在无症状的人群中，通过多排螺旋 CT 以及 MRI 检出胰腺囊性病变的概率为 2.4% ～ 13.5%，且检出率随年龄增长而增加[2-4]。报道显示，尽管这些胰腺囊性病灶的检测率逐渐提高，仍有 69% 的胰腺囊性肿瘤没有在放射科的影像学报告中记录上去[4]。这种漏报在一定程度上能够解释目前临床上胰腺囊性肿瘤的检出率低于尸检检出率（24.3%）[5]。

胰腺囊性肿瘤中最常见的类型为 IPMN、MCN、SCN 以及 SPN。这些胰腺囊性肿瘤囊括了一大类具有不同恶性潜能的肿瘤，因此胰腺囊性肿瘤的临床处理极具挑战性。胰腺囊性肿瘤的临床处理决策取决于胰腺囊性肿瘤的亚型，而其亚型的诊断则主要基于发病年龄、性别、影像学特征以及囊液分析等。虽然综合这些信息并不能提供精确的诊断，但大多数情况下胰腺囊性肿瘤的亚型能够被准确判断，从而指导治疗[6]。

胰腺囊性肿瘤的治疗，选择手术切除还是定期影像学监测，取决于手术风险和恶变潜能（或存在恶性肿瘤）之间的权衡。虽然在大型医疗中心（high-volume centers）胰腺切除术变得更安全且死亡率较低，但术后并发症率仍然高达约 40%[1, 7, 8]。所有的胰腺囊性肿瘤都应进行定期评估，但手术切除仅建议在适当的时候进行。大多数胰腺囊性疾病为小的（＜ 2cm）无症状的良性病变，而在这些病变中，手术切除的风险通常大于恶性进展的风险，故定期监测较为合适。对于有症状、具有恶性潜能或有明显的恶性病灶，建议手术切除。在本章中，我们将讨论根据不同亚型的 PCN 进行开放手术治疗的标准。

二、胰腺囊性肿瘤的亚型、手术指征和手术治疗

胰腺囊性肿瘤可分为以下四个亚型：IPMN、MCN、SCN 和 SPN。胰腺囊性肿瘤根据其囊液类型进一步分为黏液型和非黏液型。其中 SCN 和 SPN 属于非黏液型囊性病变,IPMN 和 MCN 是黏液性囊性病变。大约 10% 的 SPN 具有转移潜能，IPMN 和 MCN 都可以是侵袭性胰腺癌的癌前病变，或同时伴有侵袭性的成分。随着时间的推移，偶然发现的胰腺囊性肿瘤比例增加，胰腺囊性肿瘤进行胰腺切除术的数量也逐渐增加。接受手术治疗的患者中最常见的是 IPMN（38%），其次是 MCN（23%）、SCN（16%）和 SPN（3%）[1]。更重要的是，恶性肿瘤占手术切除的患者的比例随着时间的推移有所降低，这在一定程度上反映了这些癌前病变获得早期诊断和手术切除[1]。

（一）IPMN

IPMN 是一种导管内的黏液性肿瘤，被认为是侵袭性胰腺癌的癌前病变（precursor lesion），在手术切除的胰腺囊性肿瘤中约占 38%[1]。IPMN 的发病男性多于女性，中位发病年龄为 67 岁[9]。IPMN 能够从低度不典型增生发展为高度不典型增生，并最终进展为侵袭性恶性肿瘤，因此被认为是侵袭性胰腺癌的癌前病变。此外，IPMN 是一种"field defect"，整个胰管都有发生 IPMN 或胰腺导管腺癌的风险。IPMN 可以分为 MD-IPMN、BD-IPMN 和混合型（表现与 MD-IPMN 类似）。主胰管受累的 IPMN 恶性风险明显较高，因此 MD-IPMN、BD-IPMN 和混合 IPMN 之间的分类具有重要的临床意义。MD-IPMN 及混合型 IPMN 发生高度异型增生的风险分别为 62.2% 和 57.6%，发生浸润性癌（invasive cancer）的风险分别为 43.6% 和 45.3%[6, 10]。BD-IPMN 发生高度异型增生（24.4%）和浸润性癌（16.6%）的风险则较低[6, 10]。

根据 2012 年福冈国际共识，IPMN 存在"高风险征象（high-risk stigmata）"，包括胰头部囊性病变引起的阻塞性黄疸，断层影像可见强化的实性成分，或主胰管直径 ≥ 10mm，出现这样的征象建议手术切除。当 IPMN 出现"令人担忧的征象（worrisome features）"，包括囊肿 ≥ 3cm，囊壁增厚并伴有强化，非强化的囊壁结节，主胰管直径 5 ～ 9mm，主胰管管径的骤然改变并伴随远端胰腺萎缩和淋巴结肿大，则考虑进一步进行 EUS 评估[10]。若 EUS 发现明确的囊壁结节，主胰管可能受累，或细胞学可疑或证实为恶性肿瘤，如无禁忌，应行胰腺切除术。若不存在上述"令人担忧的征象"时，则无须行进一步的检查，但需要定期进行监测随访[10]。

对于需要手术治疗的 IPMN，多数情况下行胰十二指肠切除术（71%），其次是全胰切除（total pancreatectomy）（15%），胰体尾切除（distal pancreatectomy）（12%），以及胰腺中段切除术（central pancreatectomy）（2%）[9]。IPMN 的手术操作有时较为复杂。对于 MD-IPMN，若术中发现浸润性胰腺癌，应行完全切除浸润性癌的胰腺部分切除术，因为它将决定患者术后的生存。如果术中没有发现浸润性成分，应切除病变的主胰管，并做术中冰冻切片检查。若术中冰冻提示高度异型增生（high-grade dysplasia），则应再次切除，直至切缘术中冰冻检查至少为中度异型增生。偶尔情况下，要获得合适的切缘需行全胰切除术。在年轻且相对健康的患者中，若 MD-IPMN 似乎累及整个腺体，应考虑进行全胰切除术，因为残余胰腺发展为胰腺癌的风险可能较高。对于 BD-IPMN，应行节段性胰腺切除术（segmental pancreatectomy）以切除肿瘤风险最高的病变，尤其是存在多个病灶的情况下[10]。遗憾的是，至少 20% 的患者术后再次发生临床显著的 IPMN[11]。因此，术后须行断层影像学手段进行严密的监测，后期可能需要再次行外科手术治疗。

（二）MCN

MCN 是胰腺另一种黏液性的囊性疾病，也是浸润性胰腺癌的癌前病变，约占 PCN 的 23%[1]。MCN 几乎发生于女性（95%），中位发病年龄为 40 岁左右[12-17]。作为浸润性导管腺癌的癌前病变之一，MCN 的手术切除标本中原位癌（carcinoma in situ）以及浸润性癌的检出率分别为 3.9%～6%、4.4%～16%[12-15, 18]。MCN 的恶性转化与以下因素相关：年龄较大、病变较大（≥ 4cm）、存在囊壁结节、囊壁的不规则增厚、囊液中 CA19-9 升高[10, 13, 14, 18-20]。直径小于 4cm 且不伴有囊壁结节的 MCN 极少发生恶性转化。

由于 MCN 的自然病程尚不明确，且 MCN 患者多较为年轻，目前推荐手术切除，以防止那些适合手术治疗的患者进展为浸润性胰腺癌。绝大多数 MCN 位于胰尾部，故伴或不伴脾脏切除的胰体尾切除术是外科治疗 MCN 最常见的术式[12, 13, 15-17]。对于病变小且恶性风险低的患者，保留脾脏的胰体尾切除术也是一种合理的选择[13]。值得注意的是，在手术切除过程中应特别注意防止囊肿破裂，以防止肿瘤播种和扩散。非浸润性 MCN 的 5 年疾病特异性生存率（disease-specific survival）为 100%，而伴有浸润性癌的患者为 26%～76%[12-15, 18]。对于良性的 MCN 患者，术后断层影像学定期监测并不是必需的[6]。另一方面，那些伴有浸润性成分的黏液性囊性肿瘤患者则需要如同胰腺导管腺癌患者一样定期进行断层影像学的监测[6]。

（三）SCN

SCN 是一种良性的胰腺囊性肿瘤，约占胰腺囊性肿瘤手术患者的 16%，其恶性转化为 SCA 的风险极低[1, 21-23]。SCN 或 SCA 主要发生在女性（70%～75%），其发病年龄多为 60—70 岁（平均年龄 61 岁）[22-24]。虽然 SCN 很少发生恶变，但可具有局部侵袭性。肿瘤直径以及肿瘤位于胰头部已被证实与 SCN 局部侵袭的生物学行为相关[23, 24]。与病灶直径＜ 4cm 的肿瘤相比，直径较大的 SCN（≥ 4cm）更容易出现临床症状，且生长速度更快（每年生长速度约为 1.98cm），而病灶＜ 4cm 的 SCN 生长速度约为每年 0.12cm[22]。此外，在进行基线评估的前 7 年，SCN 的平均生长速度为每年 0.1cm，之后其生长速度明显增快，约每年生长 0.6cm[25]。

鉴于 SCN 是一个良性的疾病，当囊性病变引起临床症状或难以与黏液性囊性病变相鉴别时，应考虑手术切除[26, 27]。SCN 可以发生于胰腺的任何部分，其手术切除方式很大程度上取决于病变的位置，手术中需尽可能多地保留胰腺组织以及胰腺的功能。相应的研究表明，SCN 患者中，接受胰十二指肠切除术与胰体尾切除术（伴或不伴脾脏切除）的频率几乎相等[22-24]。手术切除被认为是治愈性的，术后不需常规行监测。

（四）SPN

SPN 是罕见的惰性胰腺肿瘤，具有转移潜能，约占胰腺囊性肿瘤的 3%[1]。SPN 主要发生在年轻女性（85%）中，其中位发病年龄在 20—40 岁[28-32]。SPN 通常是惰性的，但具有转移扩散的潜能。大约 10% 的 SPN 患者会有局部或转移性扩散，可累及肝脏、门静脉 / 肠系膜血管、淋巴结或脾脏[28, 29, 31, 32]。肿瘤直径＞ 5cm、断层影像提示肿瘤囊壁的局灶不连续以及 Ki-67 阳性均被提示转移相关[29, 33, 34]。

鉴于 SPN 的转移潜能，所有 SPN 患者均推荐行 R_0 切除。SPN 通常位于胰尾或胰体部，需行联合脾脏的胰体尾切除[28, 29, 31, 32, 35]。虽然不完全的 R2 切除或不完全的 R_1 切除与较差的预后相关，但积极手术仍可能使患者获益，因为能够达到完全切除的 SPN 患者的长期预后较好，5 年生存率为 95%[32]。有时，局部进展期的肿瘤在严格意义上是不可切除的。然而，不能因为存在远处转移而放弃行手术切除，因为通过扩大手术切除原发肿瘤和转移性病变，仍然可以使 SPN 患者获得良好的长期生存结果 [32]。

三、胰腺切除术（pancreatectomy）

针对胰腺囊性肿瘤不同亚型的手术，其手术方式主要取决于病变的位置。此部分就几种主要的胰腺切除术式的术前评估，手术注意事项以及术后处理进行探讨。

（一）术前评估

术前应对患者进行有关重大腹部手术的医疗风险进行评估。鉴于胰腺囊性肿瘤的恶性潜能的范围较广，在手术进行之前，应对手术所带来的益处和手术的风险，如手术相关并发症等，进行权衡。此外，胰腺囊性肿瘤患者有时伴有胰腺功能不全，并需要胰酶替代治疗。对这类患者术前需对胰腺功能进行评估，并积极进行治疗。当胰腺囊性肿瘤患者考虑行全胰切除术时，术前应由内分泌科医生进行评估，以制订脆性糖尿病的管理计划，并设定管理目标。术前建立这种联系有助于术后进行严密的糖尿病管理。

（二）胰十二指肠切除术

胰十二指肠切除术（也叫 Whipple 手术）用于胰头或胰颈部胰腺囊性肿瘤的治疗。鉴于胰头、胆总管远端和十二指肠之间解剖的整体性，对于胰头的病变，通常需要将这三部分整块切除。经典的胰十二指肠切除术中，部分远端胃、整个十二指肠以及屈氏韧带（ligament of Treitz，LOT）远端空肠的第一部分需联合病变组织一同切除。有时幽门以及十二指肠的第一部分可予以保留，称为保留幽门的胰十二指肠切除术。

消化道的重建通常运用近端空肠行胰肠吻合（pancreaticojejunostomy，PJ）、胆肠吻合（hepaticojejunostomy，HJ）以及胃肠吻合（gastrojejunostomy，GJ）。近端空肠通过横结肠系膜或者屈氏韧带缺损处拉至结肠的上后方行胰肠吻合及胆肠吻合。胰肠吻合的方式多种多样，旨在努力降低术后胰瘘的发生率 [36]。这不仅说明了胰肠吻合的复杂性，而且也反映了目前尚缺乏金标准的重建方法。最常见的两种胰肠吻合方式为导管对黏膜的吻合（duct-to-mucosa anastomosis）以及套入式吻合术（invagination technique）。胰肠吻合中也可以置入塑料支架，一端置于胰管内，一端置于空肠，从而使胰瘘处于可控范围。胰肠吻合下面的胆肠吻合则主要以单层吻合的方式进行。接下来的第三个吻合是胃肠吻合，可通过结肠前或结肠后的方式完成。手术完成后，外科医生可选择在胰肠吻合口或者胆肠吻合口周围放置引流管。

进行胰十二指肠切除术时，应充分考虑到一些特殊的解剖变异。如果可能，尽量在术前通过断层影像学了解患者存在的解剖变异，如异位肝右动脉，从而避免术中损伤。然而，异常的解剖结构在术影像学中并不明显，外科医生在手术中应始终意识到存在解剖变异的可能性。在术前断层影像资料中需要注意的另一个解剖学变异则是腹腔动脉狭窄（celiac artery stenosis，CAS）[37]。为切除胰头部病变，在胰十二指肠切除术中需结扎胃十二指肠动脉（gastroduodenal artery，GDA）。当存在腹腔动脉狭窄的情况下，肝固有动脉可能通过由肠系膜上动脉供应的侧支血管从胃十二指肠动脉接收逆行血流。因此，这种情况下结扎胃十二指肠动脉可导致术后肝功能衰竭，并可能导致死亡。对此则需要针对腹腔动脉狭窄的病因进行治疗，即动脉粥样硬化疾病或正中弓状韧带综合征（median arcuate ligament syndrome，MALS）。若腹腔动脉狭窄的病因为动脉粥样硬化性疾病，可尝试术前行腹腔动脉支架置入。若腹腔动脉狭窄由

MALS 引起，则需在术中松解正中弓状韧带并重新评估肝固有动脉血流。在结扎胃十二指肠动脉前，应常规夹紧胃十二指肠动脉，通过触诊或多普勒超声评估肝脏的血流。若术前行腹腔动脉支架置入或正中弓状韧带松解不能通过肝总动脉恢复肝固有动脉的血流特殊情况，则可能需要行肝固有动脉旁路手术[37]。

（三）胰体尾切除术

对于胰尾部，胰体甚至胰颈部的胰腺囊性肿瘤，可行胰体尾切除术。当病变具有恶性潜能时，行胰体尾切除术的同时应一并行脾脏切除术，以评估位于脾门部的淋巴结。SPN 具有转移潜能，应行联合脾脏的胰体尾切除术，但对于小的 MCN、SCN、BD-IPMN，且恶性风险较低的患者，可以考虑保留脾脏。鉴于胰腺和脾血管之间的紧密关系，保留脾脏的胰体尾切除术在技术上较联合脾脏切除的胰体尾切除术更为困难。

在胰体尾切除术中应考虑到胰腺横断的方法，同时，当术中拟行脾脏切除以减少术中出血时，在游离脾脏期间应早期行脾动脉结扎。胰腺的横断可用刀片（scalpel）或电刀（electrocautery）进行，并缝合胰腺残端。此外，胰腺也可以用带或不带有可吸收网钉的吻合器横断。无论采用何种方法，外科医生都可在胰腺残端周围放置引流管。

（四）全胰切除术

除了 IPMN，其他类型的胰腺囊性肿瘤极少行全胰切除术。鉴于 IPMN 是一种 "field defect"，若病变累及整个胰腺，在适合的患者中偶尔可考虑行全胰切除术。全胰切除术在技术上并不困难，需行胰十二指肠切除术联合远端胰腺切除术 / 脾切除术以及胆肠和胃肠重建，但术后脆性糖尿病是进行全胰切除术的主要关注点。全胰切除术后，患者将不再有自体胰岛素的分泌，更重要的是患者也将丧失自体胰高血糖素的产生。胰高血糖素的缺乏具有致命性低血糖的风险。通常认为，全胰切除术适用于较年轻、胰腺广泛累及的 IPMN 患者，这部分患者具有罹患胰腺癌的风险，以及具有明确胰腺癌家族史的 IPMN 患者。同样重要的是，只有那些能够合理控制术后糖尿病的患者才能考虑全胰切除术，因为术后有存在致命性低血糖的风险。

（五）胰腺中段切除术

对病变位于胰腺中段的 PCN 患者，胰腺中段切除术可能是适当的手术方式。胰腺中段切除需切除胰腺中段的一部分，远端胰腺与胃后壁行胰胃吻合或结肠后 Roux-en-Y 胰肠吻合。胰腺中段切除术的优点在于更大限度地保留了胰腺的内外分泌功能。然而，由于胰腺中段切除存在近端的胰腺残端以及胰肠吻合口两个潜在的胰瘘来源，其术后胰瘘的发生率更高（36% ～ 63%）[38-40]。虽然大多数位于胰腺中段的病变可通过扩大的胰十二指肠切除术或扩大的胰体尾切除来完成，但应考虑对年轻和健康的患者进行胰腺中段切除以防止胰腺切除术后的长期后遗症，如胰腺功能不全和糖尿病。此外，与老年患者或患有多种并发症的患者相比，这些患者对胰漏或胰瘘的耐受性也相对较好。

（六）其他术式

除胰腺切除术外，剜除术也是胰腺囊性肿瘤的手术方式之一。剜除术以非解剖学方式移除病灶，并尽可能多地保留有功能的胰腺。剜除术仅适用于恶性风险较低的胰腺囊性肿瘤，如 SCN 和小的 MCN。术中应完整切除整个囊壁，注意防止囊性病变的破裂。病灶剜除术的主要缺点是胰腺瘘发生的风险较高，胰瘘的发生率取决于病变与胰管的接近程度。

除了开放手术，胰腺囊性肿瘤也可通过微创手术进行治疗，其中包括腹腔镜和机器人手术。联合脾脏或者保留脾脏的腹腔镜胰体尾切除在许多机构已成为标准术式。微创的胰十二指肠切除术或微创全胰切除术可考虑用于较小的胰腺囊性肿瘤和无血管受累的广泛 IPMN。胰腺微创手术目前正在逐步发展并且使用越来越多，但是应在选择的患者中由适合进行微创胰腺切除术的外科医生进行手术。

（七）术后管理

接受胰腺切除术的患者饮食上需要循序渐进，直至过渡到正常饮食。虽然围术期死亡风险较低，但术后并发症率约为 40%。胰腺术后相关的主要风险包括胰瘘、胃排空延迟、糖尿病、胰腺功能不全、吻合口瘘或狭窄，以及术后出血等。

胰瘘是胰腺切除术后最常见的并发症，发生率为 10%～28%[41, 42]。虽然许多研究已经探索了各种手术技术和药物措施以降低胰瘘发生率，但尚无一项措施被证明在各机构之间都是优越的[43-45]。最近，有研究证实在胰十二指肠切除术以及胰体尾切除术的围术期运用生长抑素类似物帕瑞肽（pasireotide）能够显著降低术后胰瘘的发生率[46]。此外，为了最大努力地预防不可控制的胰瘘发生，一些外科医生会选择在胰肠吻合口周围或者胰腺残端放置引流管进行引流。通过术后监测引流液中胰淀粉酶的浓度来反映胰瘘的严重程度。有关报道提示术后第一天引流液淀粉酶浓度 < 600 U/L，其胰瘘的发生率 < 1%，在这种情况下建议早期拔除引流管[47]。对于引流液淀粉酶较高的患者，可考虑静脉营养、限制饮食摄入以及运用生长抑素类似物。胰体尾切除术后，可通过内镜下置入胰管支架将胰液从残余胰腺通过壶腹引流入肠道。

胃排空延迟是胰十二指肠切除术后的另一种常见的并发症，其发病率为 14%～61%[7, 48]。胰十二指肠切除术后，若口服造影剂试验（oral contrast study）证实造影剂排空延迟便可诊断胃排空延迟。胃排空延迟的发病机制尚不清楚，相应的研究已经对以下几个因素进行了探讨，如保留幽门的胰十二指肠切除术与经典胰十二指肠切除术的比较，结肠前与结肠后胃肠吻合的比较，以及胰瘘对胃排空延迟的影响[48, 49]。然而，这几个因素没有一个被证实能够持续造成胃排空延迟，胃排空延迟的处理通常需重置鼻胃管进行减压，待胃液引流量减少后再拔除鼻胃管，同时饮食上应注意循序渐进。在极少数情况下，患者需行经皮内镜胃造瘘管（percutaneous endoscopic gastrostomy tube）置入并将一端放入空肠以便提供肠内营养，直到胃的功能恢复。

胰十二指肠切除术术后晚期出血（late postoperative bleed）是可危及生命的并发症。术后早期出血（early postoperative bleed）（术后的前 5 天内）通常是术区出血并需要手术干预。然而，术后晚期出血（术后 5 天或更长时间）最常见的是胰瘘造成的假性动脉瘤（pseudoaneurysm）出血。胰十二指肠切除术后延迟出血可表现为引流管引流出鲜血、腹部正中切口出血、消化道出血，可伴有血流动力学不稳定。延迟出血需通过介入放射学的方法栓塞出血的血管，很少进行外科手术干预。胰十二指肠切除术后延迟出血使死亡率显著增加至 16%，应立即处理[50]。

四、总结

与过去相比，由于断层影像技术的应用及灵敏度的提高，越来越多的患者通过接受胰腺切除术来治疗胰腺囊性肿瘤[1]。此外，这些患者中恶性肿瘤的比例随着时间的推移而降低，从侧面反映了这些癌前病变得以早期诊断和切除[1]。然而，随着时间的推移，尽管胰腺切除术在大型机构中变得更加安全，其术后并发症率仍然很高[1, 7, 8]。除了围术期的并发症，一些胰腺切除术的患者还会出现长期后遗症，如糖尿病或胰腺外分泌功能不全等。

由于胰腺囊性肿瘤具有较为广泛的恶性潜能，且难以准确地描述不同亚型之间的特征，这使得胰腺囊性肿瘤的临床处理极富挑战性。为提高胰腺囊性肿瘤的诊断准确率，进一步明确各个亚型的恶性潜能，并了解各个亚型的自然病程，研究者正进行着不断的努力与尝试。随着对这些领域更深入的认识，将来可以更多选择性地为那些有症状的胰腺囊性肿瘤患者，或者罹患胰腺异型增生 / 恶性肿瘤风险最大的患者实施手术切除。

☞ 参考文献

[1]　Valsangkar NP, Morales-Oyarvide V, Thayer SP et al. 851 resected cystic tumors of the pancreas: a 33-year experience at the Massachusetts General Hospital. Surgery 2012;152(3 suppl 1):S4–12.

[2]　de Jong K, Nio CY, Hermans JJ et al. High prevalence of pancreatic cysts detected by screening magnetic resonance imaging examinations. Clin Gastroenterol Hepatol 2010;8(9):806–811.

[3]　Laffan TA, Horton KM, Klein AP et al. Prevalence of unsuspected pancreatic cysts on MDCT. Am J Roentgenol 2008;191(3): 802–807.

[4]　Lee KS, Sekhar A, Rofsky NM, Pedrosa I. Prevalence of incidental pancreatic cysts in the adult population on MR imaging. Am J Gastroenterol 2010;105(9):2079–2084.

[5]　Kimura W, Nagai H, Kuroda A, Muto T, Esaki Y. Analysis of small cystic lesions of the pancreas. Int J Pancreatol 1995;18(3): 197–206.

[6]　Lennon AM, Wolfgang C. Cystic neoplasms of the pancreas. J Gastrointest Surg 2013;17(4):645–653.

[7]　Cameron JL, He J. Two thousand consecutive pancreaticoduodenectomies. J Am Coll Surg 2015;220(4): 530–536.

[8]　Winter JM, Cameron JL, Campbell KA et al. 1423 pancreaticoduodenectomies for pancreatic cancer: a single-institution experience. J Gastrointest Surg 2006;10(9):1199–1210; discussion 1210–1211.

[9]　Sohn TA, Yeo CJ, Cameron JL et al. Intraductal papillary mucinous neoplasms of the pancreas: an updated experience. Ann Surg 2004;239(6):788–797; discussion 797–799.

[10]　Tanaka M, Fernández-del Castillo C, Adsay V et al. International consensus guidelines 2012 for the management of IPMN and MCN of the pancreas. Pancreatology 2012;12(3):183–197.

[11]　He J, Cameron JL, Ahuja N et al. Is it necessary to follow patients after resection of a benign pancreatic intraductal papillary mucinous neoplasm? J Am Coll Surg 2013;216(4):657–665; discussion 665–667.

[12]　Crippa S, Fernández-Del Castillo C, Salvia R et al. Mucin-producing neoplasms of the pancreas: an analysis of distinguishing clinical and epidemiologic characteristics. Clin Gastroenterol Hepatol 2010;8(2):213–219.

[13]　Crippa S, Salvia R, Warshaw AL et al. Mucinous cystic neoplasm of the pancreas is not an aggressive entity: lessons from 163 resected patients. Ann Surg 2008;247(4):571–579.

[14]　Jang KT, Park SM, Basturk O et al. Clinicopathologic characteristics of 29 invasive carcinomas arising in 178 pancreatic mucinous cystic neoplasms with ovariantype stroma: implications for management and prognosis. Am J Surg Pathol 2015;39(2):179–187.

[15]　Reddy RP, Smyrk TC, Zapiach M et al. Pancreatic mucinous cystic neoplasm defined by ovarian stroma: demographics, clinical features, and prevalence of cancer. Clin Gastroenterol Hepatol 2004;2(11):1026–1031.

[16]　Yamao K, Yanagisawa A, Takahashi K et al. Clinicopathological features and prognosis of mucinous cystic neoplasm with

ovarian-type stroma: a multiinstitutional study of the Japan Pancreas Society. Pancreas 2011; 40(1):67–71.

[17] Zamboni G, Scarpa A, Bogina G et al. Mucinous cystic tumors of the pancreas: clinicopathological features, prognosis, and relationship to other mucinous cystic tumors. Am J Surg Pathol 1999;23(4):410–422.

[18] Park JW, Jang JY, Kang MJ, Kwon W, Chang YR, Kim SW. Mucinous cystic neoplasm of the pancreas: is surgical resection recommended for all surgically fit patients? Pancreatology 2014;14(2):131–136.

[19] Le Baleur Y, Couvelard A, Vullierme MP et al. Mucinous cystic neoplasms of the pancreas: definition of preoperative imaging criteria for high-risk lesions. Pancreatology 2011;11(5):495–499.

[20] Sarr MG, Carpenter HA, Prabhakar LP et al. Clinical and pathologic correlation of 84 mucinous cystic neoplasms of the pancreas: can one reliably differentiate benign from malignant (or premalignant) neoplasms? Ann Surg 2000;231(2):205–212.

[21] Van Dyke TJ, Johlin FC, Bellizzi AM, Howe JR. Serous cystadenocarcinoma of the pancreas: clinical features and management of a rare tumor. Dig Surg 2016;33(3):240–248.

[22] Tseng JF, Warshaw AL, Sahani DV, Lauwers GY, Rattner DW, Fernandez-del Castillo C. Serous cystadenoma of the pancreas: tumor growth rates and recommendations for treatment. Ann Surg 2005;242(3):413–419; discussion 419–421.

[23] Khashab MA, Shin EJ, Amateau S et al. Tumor size and location correlate with behavior of pancreatic serous cystic neoplasms. Am J Gastroenterol 2011;106(8):1521–1526.

[24] Galanis C, Zamani A, Cameron JL et al. Resected serous cystic neoplasms of the pancreas: a review of 158 patients with recommendations for treatment. J Gastroenterol Surg 2007;11(7):820–826.

[25] Malleo G, Bassi C, Rossini R et al. Growth pattern of serous cystic neoplasms of the pancreas: observational study with long-term magnetic resonance surveillance and recommendations for treatment. Gut 2012;61(5):746–751.

[26] Vege SS, Ziring B, Jain R, Moayyedi P. American Gastroenterological Association institute guideline on the diagnosis and management of asymptomatic neoplastic pancreatic cysts. Gastroenterology 2015;148(4):819–822; quiz e12–13.

[27] Khalid A, Brugge W. ACG practice guidelines for the diagnosis and management of neoplastic pancreatic cysts. Am J Gastrenterol 2007;102(10):2339–2349.

[28] Reddy S, Cameron JL, Scudiere J et al. Surgical management of solid-pseudopapillary neoplasms of the pancreas (Franz or Hamoudi tumors): a large singleinstitutional series. J Am Coll Surg 2009;208(5):950–957; discussion 957–959.

[29] Yu P, Cheng X, Du Y et al. Solid pseudopapillary neoplasms of the pancreas: a 19-year multicenter experience in China. J Gastrointest Surg 2015;19(8):1433–1440.

[30] Abraham SC, Klimstra DS, Wilentz RE et al. Solidpseudopapillary tumors of the pancreas are genetically distinct from pancreatic ductal adenocarcinomas and almost always harbor beta-catenin mutations. Am J Pathol 2002;160(4):1361–1369.

[31] Butte JM, Brennan MF, Gonen M et al. Solid pseudopapillary tumors of the pancreas. Clinical features, surgical outcomes, and long-term survival in 45 consecutive patients from a single center. J Gastrointest Surg 2011;15(2):350–357.

[32] Papavramidis T, Papavramidis S. Solid pseudopapillary tumors of the pancreas: review of 718 patients reported in English literature. J Am Coll Surg 2005;200(6):965–972.

[33] Huang YS, Chen JL, Chang CC, Liu KL. Solid pseudopapillary neoplasms of the pancreas: imaging differentiation between benignity and malignancy. Hepatogastroenterology 2014;61(131):809–813.

[34] Kang CM, Kim KS, Choi JS, Kim H, Lee WJ, Kim BR. Solid pseudopapillary tumor of the pancreas suggesting malignant potential. Pancreas 2006;32(3):276–280.

[35] Raman SP, Kawamoto S, Law JK et al. Institutional experience with solid pseudopapillary neoplasms: focus on computed tomography, magnetic resonance imaging, conventional ultrasound, endoscopic ultrasound, and predictors of aggressive histology. J Comput Assist Tomogr 2013;37(5):824–833.

[36] Chen YJ, Lai EC, Lau WY, Chen XP. Enteric reconstruction of pancreatic stump following pancreaticoduod-enectomy: a review of the literature. Int J Surg 2014;12(7):706–711.

[37] Farma JM, Hoffman JP. Nonneoplastic celiac axis occlusion in patients undergoing pancreaticoduodenectomy. Am J Surg 2007;193(3):341–344; discussion 344.

[38] Efron DT, Lillemoe KD, Cameron JL, Yeo CJ. Central pancreatectomy with pancreaticogastrostomy for benign pancreatic pathology. J Gastrointest Surg 2004;8(5):532–538.

[39] Hirono S, Tani M, Kawai M et al. A central pancreatectomy for benign or low-grade malignant neoplasms. J Gastrointest Surg 2009;13(9):1659–1665.

[40] DiNorcia J, Ahmed L, Lee MK et al. Better preservation of endocrine function after central versus distal pancreatectomy for

mid-gland lesions. Surgery 2010;148(6):1247–1254; discussion 1254–1256.

[41]　Vin Y, Sima CS, Getrajdman GI et al. Management and outcomes of postpancreatectomy fistula, leak, and abscess: results of 908 patients resected at a single institution between 2000 and 2005. J Am Coll Surg 2008;207(4):490–498.

[42]　McMillan MT, Soi S, Asbun HJ et al. Risk-adjusted outcomes of clinically relevant pancreatic fistula following pancreatoduodenectomy: a model for performance evaluation. Ann Surg 2016;264(2):344–352.

[43]　Winter JM, Cameron JL, Campbell KA et al. Does pancreatic duct stenting decrease the rate of pancreatic fistula following pancreaticoduodenectomy? Results of a prospective randomized trial. J Gastrointest Surg 2006;10(9):1280–1290; discussion 1290.

[44]　Yeo CJ, Cameron JL, Lillemoe KD et al. Does prophylactic octreotide decrease the rates of pancreatic fistula and other complications after pancreaticoduodenectomy? Results of a prospective randomized placebo-controlled trial. Ann Surg 2000;232(3):419–429.

[45]　Suc B, Msika S, Fingerhut A et al. Temporary fibrin glue occlusion of the main pancreatic duct in the prevention of intra-abdominal complications after pancreatic resection: prospective randomized trial. Ann Surg 2003;237(1):57–65.

[46]　Allen PJ, Gonen M, Brennan MF et al. Pasireotide for postoperative pancreatic fistula. N Engl J Med 2014;370(21):2014–2022.

[47]　Ven Fong Z, Correa-Gallego C, Ferrone CR et al. Early drain removal—the middle ground between the drain versus no drain debate in patients undergoing pancreaticoduodenectomy: a prospective validation study. Ann Surg 2015;262(2):378–383.

[48]　Gangavatiker R, Pal S, Javed A, Dash NR, Sahni P, Chattopadhyay TK. Effect of antecolic or retrocolic reconstruction of the gastro/duodenojejunostomy on delayed gastric emptying after pancreaticoduodenectomy: a randomized controlled trial. J Gastrointest Surg 2011;15(5):843–852.

[49]　Javed AA, Aziz K, Bagante F, Wolfgang CL. Pancreatic fistula and delayed gastric emptying after pancreatec-tomy: where do we stand? Indian J Surg 2015;77(5):409–425.

[50]　Yekebas EF, Wolfram L, Cataldegirmen G et al. Postpancreatectomy hemorrhage: diagnosis and treatment: an analysis in 1669 consecutive pancreatic resections. Ann Surg 2007;246(2):269–280.

85

Surgical Treatment of Cystic Neoplasms: Laparoscopic Approach
胰腺囊性肿瘤的外科治疗：腹腔镜手术

Richard A. Burkhart, Christopher L. Wolfgang, Markus W. Büchler, ThiloHackert 著

陈 科 译

牟一平 校

一、概述

在过去 30 年中，随着腹腔镜等微创技术使用的增加，腹部疾病的手术方式经历了翻天覆地的变化。自从 Cushieri 在 1994 年首次报道了腹腔镜胰体尾切除术（laparoscopic distal pancreatectomy, LDP），微创技术在胰腺外科中的发展一直较为缓慢[1, 2]。手术的复杂性、围术期较高的并发症率，以及对于恶性肿瘤治疗效果是阻碍微创技术发展的主要障碍。

然而，这些障碍已经逐渐被打破，部分原因是由于 LDP 的疗效和成本效益更佳[3-16]。随着大量的文献对于腹腔镜手术优势的肯定，越来越多的共识认为，腹腔镜胰体尾切除术是更优先的选择，特别是对于良性疾病[17]。近来一项大型荟萃分析结果提示，在安全且肿瘤效果可忽略的情况下，保留脾脏的术式（保留或不保留血管）可能是最好的[18]。随着腹腔镜在左侧胰腺切除术（left-sided resections）中的应用越来越广泛，其他术式也越来越多采用腹腔镜方法，包括剜除术、胰腺中段切除术、胰十二指肠切除术和全胰切除术[19]。

胰腺囊性疾病的腹腔镜手术指征和开放性手术指征相同。目前被引用最多的手术指南来自于国际胰腺病学会第 14 次会议的共识意见[20]。具体而言，胰腺囊性疾病的腹腔镜手术指证包括：① MD-IPMN：内镜下可见乳头状扩张伴黏液分泌；②快速生长的 BD-IPMN，伴有囊壁结节或在活检时发现高度异型增生。指南还建议，对于 MCN 的手术治疗，对于无囊壁结节且直径小于 4cm 的病灶应首选腹腔镜手术。在少数情况下，如诊断为症状性肠道多发囊肿[21]，胰腺内副脾伴有上皮性囊肿[22, 23]，则更推荐开腹根治性手术。值得一提的是，不能孤立地将存在恶性潜能的囊性肿瘤视为腹腔镜手术的禁忌证，这将会在本章进一步讨论。

二、手术步骤和注意事项

胰腺手术的主要手术标志包括肠系膜上静脉 - 门静脉（superior mesenteric vein-portal vein，SMV-PV）汇合处（是标准的胰腺横断切缘）、胃十二指肠动脉（代表切除带有病变的钩突 / 胰头与胰体 / 尾的标志），以及脾脏血管（根据疾病或手术计划予以保留或者控制性结扎）。如有可能，在胰腺部分切除术中，胰腺横断的位置选择在胰颈部 [24]。若病变位置靠近肠系膜上静脉 - 门静脉汇合处，胰腺横断的位置可能与胰颈不同，近期数据显示，这与术后胰瘘发生率的升高有关。这被认为与肠系膜上静脉 - 门静脉汇合处的两侧胰腺直径的增加有关 [24]。胰腺横断的具体方法可能会根据手术的不同而有所不同，稍后将更详细地介绍。

对于胰腺囊性病变，最常进行的腹腔镜手术是腔镜胰体尾切除术 [25]。从历史的观点上看，与开放性胰体尾切除术相比，有关腹腔镜胰体尾切除术的回顾性研究中囊性病变的比例过高，许多腹腔镜胰体尾切除术的系列研究中囊性病变的比例接 60% [8, 17]。这一比例高于开放性胰体尾切除术所报告的比例，并且很可能肿瘤学疗效（oncologic efficacy）的分析产生偏差 [26]。

在为患者进行胰体尾切除术前评估时，对考虑为良性病变者，可选择保留脾脏 [18, 27]。在很多大规模医疗中心，保留脾脏的 LDP 广泛应用于良性疾病，如 MCN、SCN 或 BD-IPMN。当囊性病变为恶性肿瘤或恶性肿瘤风险较高时（如 MD-IPMN 或混合型 IPMN），应根据胰尾恶性肿瘤淋巴结清扫的标准将脾脏与病变整块切除 [28]。从技术层面上，在胰体尾切除术中，通常有两种保留脾脏的手术方式。第一种方式是仔细分离并保留脾动静脉，同时结扎进入胰体尾部的短小分支。第二种方式是结扎和切除胰体尾附近的脾动静脉，同时仔细保留脾门处的胃短分支（Warshaw 式）[18, 29]。这两种保留脾脏的方式均被证实是安全的，目前没有明确的随机对照研究来比较二者的优劣性。利用超声刀（ultrasonic dissector）或血管闭合装置（vessel-sealing device）将胰体尾部从腹膜后的位置分离出来是安全的。最近的一项 Meta 分析提示，超声刀与传统的胰体尾切除术切除相比，超声刀在术后并发症的发生率方面具有优势 [30]。在腹腔镜胰体尾切除术过程中，最常见的胰腺实质横断的方法是使用腔镜切割闭合器（图 85-1）。因在腹腔镜下用缝线闭合，技术上具有挑战性，而术后胰瘘的发生率在钉合器与手工缝合之间没有差异 [31]。

腔镜切割闭合器的技术改进，使之在胰体尾切除术中能够简单、安全、有效地离断腺颈部。在对腺颈部进行环周的解剖分离后，穿过胰腺插入切割闭合器并轻轻闭合。检查切割闭合器左侧和右侧所夹持的内容物，以确保在横断胰腺之前没有夹持到别的结构。在横断胰腺后，通过电烙、缝合或者夹子来达到加强止血的目的。

最常见的手术并发症为胰瘘。据报道，腹腔镜胰体尾切除术术后胰瘘的发生率为 20% ～ 65%，并且具有临床意义的胰瘘发生率 [国际胰腺外科研究组（International Study Group of Pancreatic Surgery，ISGPS）分级 B 或 C 级] 为 10% ～ 25% [3-16, 32]。在减少胰瘘的发生这点上，临床的关注焦点大多在于闭合器的优化上，包括用生物可吸收的合成纤维或胶水加固钉线。目前，还没有可重复、高质量的数据来建议对闭合器横断胰腺的方法做进一步的更新 [33-35]。由于胰瘘的发生率仍然很高，许多医疗中心常规在胰腺切缘放置引流管。有关术中失血量、术后疼痛以及术后恢复速度的数据均提示腹腔镜胰体尾切除术优于开放的胰体尾切除术，建议在胰体尾部的囊性病变首先选择腹腔镜胰体尾切除术。

剜除胰腺良性的囊性病变，使实质得以更多的保存，也可以通过腹腔镜进行。虽然腹腔镜胰腺剜除术的经验不像腹腔镜胰体尾切除术那样广泛，但在选定的病理类型中，剜除胰头或胰尾部的囊性病变是一种安全有效的方法。然而，胰腺病变的剜除术在肿瘤学疗效上具有显著的局限性，阻碍了它在 IPMN 等疾病中的应用。在 IPMN 中，导管系统的弥漫性累犯可能伴随小的侵袭性病灶。对于肿瘤剜除术的技术可行性和围术期的安全性的文献报道主要以病例队列数据为主，且多数报道病例限于 5～30 例 [36-38]。这种切入胰腺内部的手术有两个主要的并发症：出血和术后胰瘘。通常情况下，在切开腺体时需要使用电刀或者超声刀，手术结束时必须小心确保充分的止血。此外，在关腹前对剜除的病理标本（至少）应进行大体检查，以确保病灶包含在切除的标本之中。尽管微创的病灶剜除术有一系列潜在的优势，但术后胰瘘的发生率较高。系列病例报道的数据显示，这些胰瘘通常并不复杂，且不具有临床意义 [36-38]。病灶剜除术后常需放置引流管，从而防止胰瘘造成不可控的并发症。

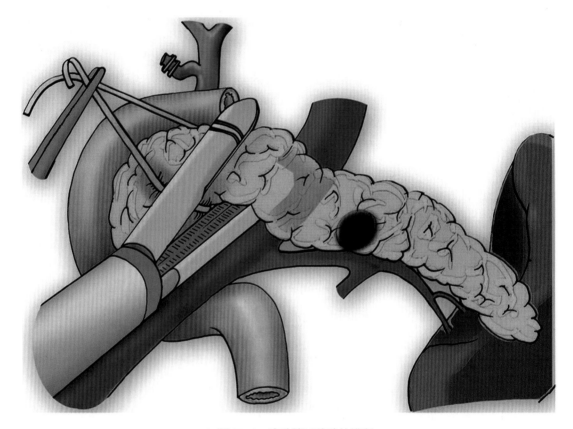

▲ 图 85-1　腹腔镜下胰腺的横断

　　胰腺中段切除术是另一种可更多保留胰腺实质的术式，通常被应用于胰体部的非恶性的囊性病灶。该术式最初于 20 世纪 50 年代开始应用，在 2003 年首次报道利用腹腔镜技术完成此术式 [39]。与腹腔镜胰体尾切除术类似，该术式利用切割闭合器将胰腺在肠系膜上静脉 - 门静脉汇合处离断，在保留脾脏血管的同时向胰尾方向游离胰体部。切除包含病变的部分胰腺后，还需将胰尾部行胰肠吻合。胰空肠吻合术和胰胃吻合术在文献中均有报道，胰胃吻合术常因腹腔镜下操作明显方便而受到青睐 [40-42]。胰肠吻合术的方法因外科医生的喜好而异，最常见的两种技术是导管对黏膜吻合术和套入式吻合。与腹腔镜胰体尾切除术相似，腹腔镜胰腺中段切除术最常见的并发症是胰瘘。由于腹腔镜胰腺中段切除术患者的胰腺存在两处切面，因此病例报道中胰瘘的发生率更高（达 40%～60%）。这些胰瘘大多在临床上是轻微的，可通过延长腹腔引流的时间予以保守的处理 [40-42]。

　　相较于腹腔镜胰体尾切除术，保留胰腺实质（剜除术和腹腔镜胰腺中段切除术）术式的一个主要优势是围术期能维持胰腺的外分泌和内分泌功能。文献报道，与胰体尾切除术相比，更多保留胰腺实质的术式，其术后糖尿病风险很低 [19, 43]。因此，当囊性病变的位置和范围合适时，应该充分考虑保留胰腺实质手术的可能性。在所有的腹腔镜手术中，术中超声在确认病变位置和选择合适的手术路径上有重要的作用。此外，术中应常规对病变以及切缘做冰冻切片分析，避免因未预料到的疾病或切缘阳性而重返手术室。

虽然腹腔镜和机器人在胰十二指肠切除术中的应用越来越多，但在大多数中心还没有成为常规术式。当今微创胰十二指肠切除术的普及所面临障碍与 20 年前微创在胰体尾切除术中的运用相似，包括手术复杂性、患者安全性和对肿瘤疗效的担忧。尽管存在这些障碍，但仍有一些大型医疗中心证明微创胰十二指肠切除术是可以安全实现的 [44-46]。通常情况下，腹腔镜下的胰十二指肠切除术需要进行 4～6 个戳孔，而手术切除路径的选择则因外科医生的喜好而不同。手术切除的关键点与开腹手术大致相同，包括游离十二指肠和胰头，通过评估病灶的播散程度来确定可切除性，游离和离断胃十二指肠动脉，打通胰后隧道（retropancreatic tunnel）以便后期胰腺的安全离断，以及钩突的仔细解剖。虽然手术解剖的要点与开放手术是相似的，但当腹腔镜探查胰头时，其视野的暴露和显示技术是独一无二的。术中可以利用镰状韧带和胆囊作为"支点"牵拉肝脏，改善显露。进行腹腔镜手术时，也可以通过调整手术台，使肠道凭重力作用向盆腔"回缩"。微创胰十二指肠切除术的消化道重建技术也类似于开放术式。例如，对于胰肠吻合，可在腔镜下行导管对黏膜的吻合方式或套入式吻合。目前的研究中，常常见到微创胰十二指肠切除术和开放性手术效果类似的报道 [44, 45, 47]。在高度选择的患者中，腹腔镜的结果甚至可以优于开放术式 [44]。然而，有数据报道在小规模（low-volume）医疗中心开展微创胰十二指肠切除术的死亡率可能有所增加 [47]，因此，微创胰十二指肠切除术从大规模医疗中心向外普及的问题应谨慎对待。

三、展望

腹腔镜在胰切除术中的应用很可能随着科技的进步、技术的提高和肿瘤生物学认识的深入而不断扩大。如前所述，最近的研究数据正在挑战两项长期阻碍微创手术的屏障：手术安全性和肿瘤治疗效果。技术方面的挑战正在被逐渐克服，随着较大肿瘤以及困难部位的肿瘤切除经验的不断发表，腹腔镜手术的相对禁忌证也正在减少 [42, 48]。对于活检证实的恶性肿瘤，历来关于腹腔镜手术可能会降低肿瘤学疗效这一观点也正在受到挑战。例如，一项来自于法国医疗中心数据库的回顾性研究显示，在左侧（left-sided）胰腺切除术中，腹腔镜手术并不会降低长期的肿瘤学疗效 [49]。许多肿瘤外科领域的专家学者呼吁进行大规模、随机临床试验来评估腹腔镜手术在胰腺恶性肿瘤中的作用，重点关注肿瘤治疗效果，已定义的治疗终点以及成本效益 [17, 26]。

随着腹腔镜下胰体尾切除术经验的积累，在治疗患者的选择上也逐渐扩大至病情较重且肿瘤位置更近的患者，并可以达到类似的围术期结果 [50]。尽管有以上数据的支持，但必须谨记的一点是，在微创手术的扩大使用中，患者的安全必须处于至高无上的地位。对于腹腔镜胰腺切除术，这意味着准确地选择适合腔镜的患者是任何外科实践的关键组成部分。支持这一观点的一系列研究结果表明，那些从腹腔镜中转开腹的患者围术期并发症以及胰瘘的发生率都高于直接开腹手术的患者 [5]。目前有几个明确的可增加腹腔镜手术的失败率且增加围术期并发症的危险因素（包括 BMI 值和胰腺切除范围），能够协助指导外科医生为患者进行准确的术前评估 [5, 51]。一项病例系列报道表明，采用机器人辅助的方法行胰体尾切除术能够减少中转开腹的风险，同时维持了相似的安全性 [52]。

文献中对腹腔镜 - 机器人联合或纯机器人胰腺切除术的报道越来越多。凭借优越的三维可视化和铰链式仪器，机器人可能为技术要求更高的手术操作提供一个安全完成的技术平台。尽管学习腹腔镜的外科医生对机器人有一些概念性的了解，但是机器人技术的使用有一个明确的学习曲线 [53]。从度过外科医生学习曲线以后的经验来看，机器人和腹腔镜手术的结果似乎相似 [46, 52, 54]。因此，在数据显示等效性的情况下，越来越明显的是，未来的手术决策将部分由患者和外科医生对手术平台 (开放、腹腔镜或机器人) 的偏好所驱动。

最后，在美国和其他部分国家，人们对医疗保健支出的认识在不断提高。新技术的采用需要医疗保健系统初始的大量投入，保证从业者能够实施腹腔镜或者机器人手术。从全球卫生角度来看，这一初步投资仍然超出许多医院和系统的能力范围。然而，一旦获得此类投入，资源的利用（按成本衡量）实际上可能会通过采用微创方法施行胰切除术而减少。与其他在胰腺切除术中关于微创手术的研究相似，支持这一观点的最成熟的数据来自对腹腔镜胰体尾切除术成本数据的分析。对美国和英国数据的回顾性研究表明，与开放技术相比，微创手术胰腺切除术在总体成本上具有一定优势 [55, 56]。这两项研究中的一个明显的局限是，无法计算采购这些用以成功先进手术所需仪器的初始投资成本。

☞ 参考文献

[1] Cuschieri A. Laparoscopic surgery of the pancreas. J R Coll Surg Edinb 1994;39(3):178–184.

[2] Cuschieri A, Jakimowicz JJ, van Spreeuwel J. Laparoscopic distal 70% pancreatectomy and splenectomy for chronic pancreatitis. Ann Surg 1996;223(3):280–285.

[3] de Rooij T, Jilesen AP, Boerma D et al. A nationwide comparison of laparoscopic and open distal pancreatectomy for benign and malignant disease. J Am Coll Surg 2015;220(3):263–270.e1.

[4] Kwiatkowski AP, Kowalewski PK, Pasnik K. Laparoscopic approach to distal pancreatectomy in pancreatic cystic neoplasms—report of three cases and literature review. Wideochir Inne Tech Maloinwazyjne 2015;10(3):499–503.

[5] Jayaraman S, Gonen M, Brennan MF et al. Laparoscopic distal pancreatectomy: evolution of a technique at a single institution. J Am Coll Surg 2010;211(4):503–509.

[6] Mehta SS, Doumane G, Mura T, Nocca D, Fabre JM. Laparoscopic versus open distal pancreatectomy: a single-institution case-control study. Surg Endosc 2012;26(2):402–407.

[7] Mowbray NG, Al-Sarira A, Al-Sarireh B. Laparoscopic left pancreatectomy in the United Kingdom: analysis of a six-year experience in a single tertiary center. Pancreas 2016;45(8):1204–1207.

[8] Kooby DA, Gillespie T, Bentrem D et al. Left-sided pancreatectomy: a multicenter comparison of laparoscopic and open approaches. Ann Surg 2008;248(3):438–446.

[9] Melotti G, Butturini G, Piccoli M et al. Laparoscopic distal pancreatectomy: results on a consecutive series of 58 patients. Ann Surg 2007;246(1):77–82.

[10] Nakamura M, Wakabayashi G, Miyasaka Y et al. Multicenter comparative study of laparoscopic and open distal pancreatectomy using propensity scorematching. J Hepatobiliary Pancreat Sci 2015;22(10):731–736.

[11] Ricci C, Casadei R, Lazzarini E et al. Laparoscopic distal pancreatectomy in Italy: a systematic review and meta-analysis. Hepatobiliary Pancreat Dis Int 2014;13(5):458–463.

[12] Ricci C, Casadei R, Taffurelli G et al. Laparoscopic distal pancreatectomy in benign or premalignant pancreatic lesions: is it really more cost-effective than open approach? J Gastrointest Surg 2015;19(8):1415–1424.

[13] Sanchez-Cabus S, Adam JP, Pittau G, Gelli M, Cunha AS. Laparoscopic left pancreatectomy: early results after 115 consecutive

patients. Surg Endosc 2016;30:4480–4488.

[14] Vijan SS, Ahmed KA, Harmsen WS et al. Laparoscopic vs open distal pancreatectomy: a single-institution comparative study. Arch Surg 2010;145(7):616–621.

[15] Yan JF, Kuang TT, Ji DY et al. Laparoscopic versus open distal pancreatectomy for benign or premalignant pancreatic neoplasms: a two-center comparative study. J Zhejiang Univ Sci B 2015;16(7):573–579.

[16] Ziegler KM, Nakeeb A, Pitt HA et al. Pancreatic surgery: evolution at a high-volume center. Surgery 2010;148(4):702–709; discussion 709–710.

[17] Mehrabi A, Hafezi M, Arvin J et al. A systematic review and meta-analysis of laparoscopic versus open distal pancreatectomy for benign and malignant lesions of the pancreas: it's time to randomize. Surgery 2015; 157(1):45–55.

[18] Shi N, Liu S, Li Y, You L, Dai M, Zhao Y. Splenic preservation versus splenectomy during distal pancreatectomy: a systematic review and metaanalysis. Ann Surg Oncol 2016;23(2):365–374.

[19] Song KB, Kim SC, Hwang DW et al. Enucleation for benign or low-grade malignant lesions of the pancreas: single-center experience with 65 consecutive patients. Surgery 2015;158(5):1203–1210.

[20] Tanaka M, Fernandez-del Castillo C, Adsay V et al. International consensus guidelines 2012 for the management of IPMN and MCN of the pancreas. Pancreatology 2012;12(3):183–197.

[21] Bailey CE, Fritz MB, Webb L, Merchant NB, Parikh AA. Gastric duplication cyst masquerading as a mucinous pancreatic cyst: case report and literature review. Ann R Coll Surg Engl 2014;96(1):88E–90E.

[22] Iwasaki Y, Tagaya N, Nakagawa A et al. Laparoscopic resection of epidermoid cyst arising from an intrapancreatic accessory spleen: a case report with a review of the literature. Surg Laparosc Endosc Percutan Tech 2011;21(5):e275–279.

[23] Wakasugi M, Tori M, Akamatsu H et al. Laparoscopic distal pancreatectomy for multiple epithelial cysts in an intrapancreatic accessory spleen. A case report and review of literature. JOP 2013;14(6):636–641.

[24] Sell NM, Pucci MJ, Gabale S et al. The influence of transection site on the development of pancreatic fistula in patients undergoing distal pancreatectomy: A review of 294 consecutive cases. Surgery 2015;157(6): 1080–1087.

[25] Ejaz A, Sachs T, He J et al. A comparison of open and minimally invasive surgery for hepatic and pancreatic resections using the Nationwide Inpatient Sample. Surgery 2014;156(3):538–547.

[26] Venkat R, Edil BH, Schulick RD, Lidor AO, Makary MA, Wolfgang CL. Laparoscopic distal pancreatectomy is associated with significantly less overall morbidity compared to the open technique: a systematic review and meta-analysis. Ann Surg 2012;255(6):1048–1059.

[27] Adam J, Jacquin A, Laurent C et al. Laparoscopic spleen-preserving distal pancreatectomy: splenic vessel preservation compared with the Warshaw technique. JAMA Surgery 2013;148(3):246–252.

[28] Hackert T, Fritz S, Buchler MW. Main-and branchduct intraductal papillary mucinous neoplasms: extent of surgical resection. Viszeralmedizin 2015;31(1):38–42.

[29] Warshaw AL. Distal pancreatectomy with preservation of the spleen. J Hepatobiliary Pancreat Sci 2010; 17(6):808–812.

[30] Lei H, Xu D, Shi X, Han K. Ultrasonic dissection versus conventional dissection for pancreatic surgery: a metaanalysis. Gastroenterol Res Pract 2016;2016:6195426.

[31] Probst P, Huttner FJ, Klaiber U et al. Stapler versus scalpel resection followed by hand-sewn closure of the pancreatic remnant for distal pancreatectomy. Cochrane Database Syst Rev 2015;11:CD008688.

[32] Bassi C, Dervenis C, Butturini G et al. Postoperative pancreatic fistula: an international study group (ISGPF) definition. Surgery 2005;138(1):8–13.

[33] Hackert T, Buchler MW. Remnant closure after distal pancreatectomy: current state and future perspectives. Surgeon 2012;10(2):95–101.

[34] Huttner FJ, Mihaljevic AL, Hackert T, Ulrich A, Buchler MW, Diener MK. Effectiveness of Tachosil® in the prevention of postoperative pancreatic fistula after distal pancreatectomy: a systematic review and metaanalysis. Langenbecks Arch Surg 2016;401(2):151–159.

[35] Orci LA, Oldani G, Berney T et al. Systematic review and meta-analysis of fibrin sealants for patients undergoing pancreatic resection. HPB (Oxford) 2014;16(1):3–11.

[36] Karaliotas C, Sgourakis G. Laparoscopic versus open enucleation for solitary insulinoma in the body and tail of the pancreas. J Gastrointest Surg 2009;13(10):1869.

[37] Zhang RC, Zhou YC, Mou YP et al. Laparoscopic versus open enucleation for pancreatic neoplasms: clinical outcomes and

pancreatic function analysis. Surg Endosc 2016;30(7):2657–2665.

[38] Shi Y, Peng C, Shen B et al. Pancreatic enucleation using the da Vinci robotic surgical system: a report of 26 cases. Int J Med Robot 2016;12(4):751–757.

[39] Iacono C, Ruzzenente A, Bortolasi L, Guglielmi A. Central pancreatectomy: the Dagradi Serio Iacono operation. Evolution of a surgical technique from the pioneers to the robotic approach. World J Gastroenterol 2014;20(42):15674–15681.

[40] Orsenigo E, Baccari P, Bissolotti G, Staudacher C. Laparoscopic central pancreatectomy. Am J Surg 2006; 191(4):549–552.

[41] Song KB, Kim SC, Park KM et al. Laparoscopic central pancreatectomy for benign or low-grade malignant lesions in the pancreatic neck and proximal body. Surg Endosc 2015;29(4):937–946.

[42] Schwarz L, Fleming J, Katz M et al. Total laparoscopic central pancreatectomy with pancreaticogastrostomy for high-risk cystic neoplasm. Ann Surg Oncol 2016;23(3):1035.

[43] Burkhart RA, Gerber SM, Tholey RM et al. Incidence and severity of pancreatogenic diabetes after pancreatic resection. J Gastrointest Surg 2015;19(2):217–225.

[44] Asbun HJ, Stauffer JA. Laparoscopic vs open pancreaticoduodenectomy: overall outcomes and severity of complications using the Accordion Severity Grading System. J Am Coll Surg 2012;215(6):810–819.

[45] Kendrick ML, Cusati D. Total laparoscopic pancreaticoduodenectomy: feasibility and outcome in an early experience. Arch Surg 2010;145(1):19–23.

[46] Zeh HJ, Zureikat AH, Secrest A, Dauoudi M, Bartlett D, Moser AJ. Outcomes after robot-assisted pancreaticoduodenectomy for periampullary lesions. Ann Surg Oncol 2012;19(3):864–870.

[47] Adam MA, Choudhury K, Dinan MA et al. Minimally invasive versus open pancreaticoduodenectomy for cancer: practice patterns and short-term outcomes among 7061 patients. Ann Surg 2015;262(2):372–377.

[48] Ohtsuka T, Takahata S, Takanami H et al. Laparoscopic surgery is applicable for larger mucinous cystic neoplasms of the pancreas. J Hepatobiliary Pancreat Sci 2014;21(5):343–348.

[49] Sulpice L, Farges O, Goutte N et al. Laparoscopic distal pancreatectomy for pancreatic ductal adenocarcinoma: time for a randomized controlled trial? Results of an all-inclusive national observational study. Ann Surg 2015;262(5):868–874.

[50] Kneuertz PJ, Patel SH, Chu CK et al. Laparoscopic distal pancreatectomy: trends and lessons learned through an 11-year experience. J Am Coll Surg 2012;215(2):167–176.

[51] Weber SM, Cho CS, Merchant N et al. Laparoscopic left pancreatectomy: complication risk score correlates with morbidity and risk for pancreatic fistula. Ann Surg Oncol 2009;16(10):2825–2833.

[52] Daouadi M, Zureikat AH, Zenati MS et al. Robotassisted minimally invasive distal pancreatectomy is superior to the laparoscopic technique. Ann Surg 2013;257(1):128–132.

[53] Shakir M, Boone BA, Polanco PM et al. The learning curve for robotic distal pancreatectomy: an analysis of outcomes of the first 100 consecutive cases at a highvolume pancreatic centre. HPB (Oxford) 2015;17(7): 580–586.

[54] Lee SY, Allen PJ, Sadot E et al. Distal pancreatectomy: a single institution's experience in open, laparoscopic, and robotic approaches. J Am Coll Surg 2015;220(1):18–27.

[55] Abu Hilal M, Hamdan M, Di Fabio F, Pearce NW, Johnson CD. Laparoscopic versus open distal pancreatectomy: a clinical and cost-effectiveness study. Surg Endosc 2012;26(6):1670–1674.

[56] Waters JA, Canal DF, Wiebke EA et al. Robotic distal pancreatectomy: cost effective? Surgery 2010;148(4): 814–823.

Management of Recurrence of Cystic Neoplasms
胰腺囊性肿瘤复发的处理

Zhi Ven Fong, Christopher L. Wolfgang, Keith D. Lillemoe　著

陈　科　译

牟一平　校

一、概述

在现今横断面影像学技术蓬勃发展的时代，越来越多胰腺囊性肿瘤的患者接受了胰腺切除手术，其中 IPMN 占一半以上 [1, 2]。IPMN 的自然病程千差万别，它取决于诸多因素，包括胰管受累模式和上皮亚型等 [3]。2012 年，IAP 制定了一项新的共识，基于恶性肿瘤的预测因素，提出了手术切除的适应证 [4]。然而，对于术后的 IPMN 患者，其随访和监测的策略仍然存在争议，尚无基于循证医学的金标准。这在一定程度上是由于在对肿瘤发展模式的研究中，这在一定程度上是由于在研究中不准确地使用术语"复发（recurrence）"和"进展（progression）"来描述这些模式，从而为监测策略提供信息。

"复发"一词历来被用于恶性肿瘤中，通常指术后由于原发肿瘤术区残留的细胞（通常需显微镜下才能检测到）再次进展为原有的疾病状态，主要发生在伴有浸润癌的 IPMN。当"复发"一词用于描述非浸润性 IPMN 术后残余胰腺中再次出现新的 IPMN 时，"复发"一词只能说明疾病的一个子集。在大多数病例中，患者疾病表现为多灶性，并且术后残余胰腺的 IPMN 未达到切除标准，其与主要病变分界清楚；或残余胰腺出现新的或稳定或进展的异时性（metachronous）病变。这些"复发"应该作为一个独特的过程来分析，因为前者 (IPMN 伴发浸润性癌) 具有与传统胰腺导管腺癌类似的全身和局部复发的巨大风险 [5, 6]。随着保留胰腺实质的手术切除（parenchymal-sparing pancreatectomy）在 IPMN 中的实践 [7, 8]，正确分辨残余腺体中新发病灶的进程或发展情况尤为重要，以便于指导制订术后监测随访计划。在这一章中，我们将重点回顾目前的文献，分析非浸润性 IPMN 术后残余胰腺的自然病程。MCN 主要以单发病灶为主，完全切除通常是可治愈的 [9]。因此，术后的监测策略对于 MCN 不适用的，本章不将其作为重点讨论。

二、术后残余胰腺的命运

IPMN 是一种 "field defect" 的疾病, 据报道, 同时性(synchronous)疾病的发生率高达 83%[10], 而发生临床上显著的异时性疾病的风险约为 8%[11]。即使手术切除了原发病灶, 这种 "field defect" 的特性也会使残余胰腺形成显著的瘤变。Kang 等报道 298 例非浸润性 IPMN 切除后残余胰腺的复发率为 5.4%[12]。更重要的是, 在这 298 例中, 有 10 例复发的疾病为浸润性病灶。在迄今为止最大的系列研究中, Marchegiani 分析了近 300 名非浸润性 IPMN 患者, 同样报告了 9% 的术后复发率, 其中 6 例为浸润性病灶 [13]。这与既往文献报道的数据一致, 即 IPMN 术后复发率在 1% ~ 20% 之间, 而侵袭性疾病的复发率在 2% ~ 7.8% 之间 [14-22]。尽管如此, 文献报道其 5 年生存率依然是较好的, 为 77% ~ 100% 不等。在不同的报道中, IPMN 术后复发的中位时间为 22 ~ 46 个月不等, 这意味着, 非浸润性 IPMN 在术后 4 年内可能会复发, 因此长期的监测随访是必要的 (表 86-1)。

表 86-1　有关良性 IPMN 术后复发的研究报道

第一作者 / 发表年份	病例数	中位随访时间（个月）	复发率(%)	伴有侵袭疾病的复发率（%）	复发时间（个月）	5 年生存率（%）
Chari，2002[4]	60	37	8.3	3.3	40	85
Sohn, 2004 [15]	84	–	8.3	5.9	–	77
Wada, 2005 [16]	75	–	1.3	0	–	100
Salvia, 2006 [17]	80	31	1.0	0	–	100
Raut, 2006 [18]	28	34	0	0	–	100
White, 2007 [19]	78	40	7.7	5.1	22	87
Fujii, 2010 [20]	103	–	9.7	7.8	–	–
Miller, 2011 [21]	191	–	20	2	35	83
He, 2013 [22]	130	38	17	4	46	81
Kang, 2014 [12]	298	44	5.4	2.3	47	81
Marchegiani, 2015 [13]	316	58	9	5	48	–

IPMN. 导管内乳头状黏液瘤

目前, 关于非浸润性 IPMN 术后残余胰腺的自然发展最全面深入的分析, 可能是来自于 Johns Hopkins 的研究团队。通过对 130 例术后的非浸润性 IPMN 患者进行分析, He 等报道, 其术后 1 年、5 年、10 年新发 IPMN 的风险分别为 4%、25% 及 62%, 随后需要手术干预的风险分别为 1.6%、14% 及 18% [22]。更为重要的是, 术后 1 年、5 年和 10 年发生浸润性癌的风险分别为 0%、7% 和 38% (图 86-1) [22]。在 60 个月的中位随访中, 所有在胰腺切除术后发现浸润性癌的患者均存活, 且无复发的证据。这个研究具有两个重要的意义:①非浸润性 IPMN 术后, 由于存在远期复发风险, 因此长期监测随访是必要的;②复发性 IPMN 的处理原则与 IAP 制定的初发 IPMN 的处理原则一致, 且该种处理方式是安全可行的。有必要指出的是, 浸润性癌症的复发意味着可能是手术时未检测到的同时性发生的导管腺癌, 而不是新发的异时性浸润性腺癌。无论如何, 这意味着非浸润性 IPMN 患者术后需要长期的监测随访。

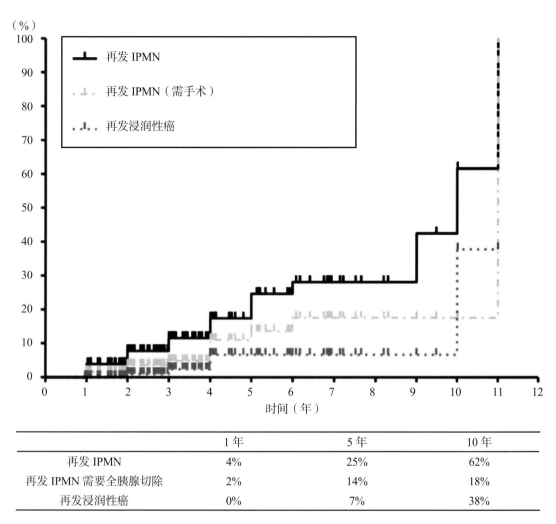

	1 年	5 年	10 年
再发 IPMN	4%	25%	62%
再发 IPMN 需要全胰腺切除	2%	14%	18%
再发浸润性癌	0%	7%	38%

▲ 图 86-1　非浸润性 IPMN 患者术后的累积复发曲线
IPMN. 导管内乳头状黏液瘤（引自 He 等，2013 [22]）

三、术后复发的预测因素

更好地理解复发风险，可以指导医疗资源的合理分配，并最大限度地提高术后监测的效率。Johns Hopkins 的病例系列研究发现，对于非浸润性 IPMN，具有胰腺癌家族史的患者术后复发的可能性更大（23% vs 7%，P < 0.05），且家族史是术前唯一独立的预测复发的因素（OR 4.2, 95% CI 1.3 ～ 14.1, P = 0.02）[22]。麻省总医院（Massachusetts General Hospital）的研究表明，具有胰腺癌家族史的 IPMN 患者并发导管腺癌（11.1% vs 2.9%，P = 0.02）以及胰腺外恶性肿瘤（35.6% vs 20.1%，P = 0.03）的发生率显著增加 [23]。总而言之，具有胰腺癌家族史的胰腺囊性肿瘤患者是高危人群，不仅术后需要进行更加严密的随访，而且应鼓励其进行相应年龄段的恶性肿瘤筛查。有学者甚至提出，有糖尿病史和胰腺癌家族史的年轻患者，可以从全胰切除术中获益，因为他们的累积风险会更高，前提是需仔细权衡这种策略与无胰腺状态造成的代谢紊乱之间的利弊关系。

然而，手术切缘对术后复发风险的影响仍存在争议，不同中心报道的结果相互矛盾。Johns Hopkins

（27% vs 22%, $P = --$ ）[22] 和韩国首尔国立大学（16.7% vs 10.2%, $P = 0.421$）[12] 的报道提示，术中切缘阳性以及切缘阴性的患者术后复发率无明显差异。相反地，有研究报道，切缘中存在任何程度的异型增生均是残余胰腺病变复发的危险因素（OR 2.9, $P = 0.02$），而不是切缘原位复发的危险因素[24]。类似地，麻省总医院的研究提示切缘阳性的患者术后复发率较高（25% vs 14%, $P = 0.008$），并且他们通过多因素分析发现，手术切缘是术后生存最重要的预测因素之一（HR 2.6, $P = 0.0046$）[25]。这些研究结果矛盾的原因，可能是这些回顾性研究进行了小样本、特定的患者亚群的分析，其研究效力不充分。目前的 IAP 指南建议，若切缘中存在低度和中度 IPMN 无须行再次切除，而切缘中存在高度异型增生或侵袭性病灶是进一步行胰腺切除术的指征，以降低术后复发风险[4]。

原发病灶中的高度异型增生被证实与残余胰腺较高的复发风险有关。He 等发现，在初次切除的 IPMN 病灶中发现高度异型增生的患者，有 17% 在其残余胰腺中发生新的或进展性的病灶[21]。类似地，来自印第安纳的研究团队报道，原发的病灶中伴有高度异型增生的 IPMN 患者，即使手术切缘阴性，10% 的患者术后发生了新的浸润性 IPMN[22]。Johns Hopkins 一项纳入 140 名患者的研究也提示，初次切除的 IPMN 病灶中伴有高度异型增生的患者后期发生浸润性癌的风险将增加 8 倍以上（OR 8.82, 95% CI 2.56 ～ 30.43, $P = 0.001$）[26]。这部分患者应视为复发的高风险人群，并应进行密切监测。

四、残留的低风险病变

7% ～ 20% 的 IPMN 患者具有同时性多发病灶，其中一个或多个在手术时不符合手术切除的标准，从而被遗留下来[7, 21, 27]。印第安纳的研究团队报道这部分患者的 5 年无进展生存率（progression-free survival）为 88%，与那些术后无任何病灶残留的非浸润性 IPMN 患者无明显差异（82%, $P > 0.05$）[21]。类似地，Moriya 等分析了 203 名术后的患者，其中有 14 名患者切除后存在病变残留，在中位随访的 40 个月内，这 14 名患者无疾病进展[27]。这些患者术后复发或进展的风险并不高，这证明了目前只对符合切除标准的 IPMN 进行手术切除的做法是合理的。然而，鉴于类似的不可忽视的进展风险，监测仍然是必要的，这将在下一章讨论。

五、术后监测策略

与传统的腺癌不同，IPMN 术后复发的早期诊断有助于早期手术干预，从而有助于患者的长期生存。目前，对非浸润性 IPMN 的术后管理，尚无相关的指南。更好地了解复发的模式和机制将有助于制定有关术后的随访策略的指南。如前所述，这些因素可能与术后复发相关，如家族史、切缘状态，以及原发病灶中是否伴有高度异型增生等。这部分患者需密切监测，因为其后期发生高风险的病变以及恶性肿瘤的风险较高。此外，正如前面所述，非浸润性 IPMN 从术后到复发的时间间隔较长，预示着这部分患者应建立终身随访的监测策略，特别是对于较为年轻的患者以及高风险人群，即原发病灶或者切缘中存在高度异型增生的患者以及具有胰腺癌家族史的患者。目前的 IAP 指南建议，术后 2 年和 5 年行病史 / 体格检查以及 MRCP 进行监测，一旦疾病进入较为稳定的模式，随访间隔可逐渐延长。我们认为这可能是不够的[4]，对于有复发风险的患者尤其如此。值得注意的是，He 等的研究提示，在 10 年内发生临床显著的病变的风险估计超过 30%。

　　综上，这些研究结果表明，即使疾病处于稳定状态，也不应该减少监测的频率。就这一点而言，发生临床显著病变的风险似乎随着年龄的增加而增加。也就是说，在没有上述危险因素的情况下，非浸润性的 BD-IPMN 患者术后复发的风险非常低，即使复发，也很少是浸润性的病变[13]。对于选择性的患者或伴有严重并发症的老年体弱患者，其预期寿命较短或不能再次耐受胰腺切除术，进行 BD-IPMN 切除术后可不用进行术后的随访监测。

六、结论

　　非浸润性 IPMN 患者术后复发率为 1% ～ 20%，其中不到一半的复发为浸润性的病变。非浸润性 IPMN 术后 10 年内由于复发需再次手术治疗或发生浸润性癌的累积风险分别为 18% 和 38%。由于术后复发或者 IPMN 进展的早期发现对患者的长期生存具有积极的影响，所以非浸润性 IPMN 的患者术后应密切监测。家族史、疾病的分级以及切缘是术后复发的预测因素，对于那些高度选择的较为年轻且患有糖尿病的患者，可考虑行全胰切除术。对于低级别、非侵袭性的 IPMN 术后的老年患者，临床决策时应该指出术后进一步随访监测的必要性。

☞ 参考文献

[1]　Valsangkar NP, Morales-Oyarvide V, Thayer SP et al. 851 resected cystic tumors of the pancreas: a 33-year experience at the Massachusetts General Hospital. Surgery 2012;152:S4–12.

[2]　Winter JM, Cameron JL, Lillemoe KD et al. Periampullary and pancreatic incidentaloma: a single institution's experience with an increasingly common diagnosis. Ann Surg 2006;243:673–680; discussion 680–683.

[3]　Fong ZV, Ferrone CR, Lillemoe KD, Fernández-Del Castillo C. Intraductal papillary mucinous neoplasm of the pancreas: current state of the art and ongoing controversies. Ann Surg 2016;263(5):908–917.

[4]　Tanaka M, Fernández-del Castillo C, Adsay V et al. International consensus guidelines 2012 for the management of IPMN and MCN of the pancreas. Pancreatology 2012;12:183–197.

[5]　Yopp AC, Katabi N, Janakos M et al. Invasive carcinoma arising in intraductal papillary mucinous neoplasms of the pancreas: a matched control study with conventional pancreatic ductal adenocarcinoma. Ann Surg 2011;253:968–974.

[6]　Fong ZV, Fernández-Del Castillo C. Intraductal papillary mucinous adenocarcinoma of the pancreas: clinical outcomes, prognostic factors, and the role of adjuvant therapy. Viszeralmedizin 2015;31:43–46.

[7]　Tamura K, Ohtsuka T, Ideno N et al. Treatment strategy for main duct intraductal papillary mucinous neoplasms of the pancreas based on the assessment of recurrence in the remnant pancreas after resection: a retrospective review. Ann Surg 2014;259(2):360–368.

[8]　Sauvanet A, Gaujoux S, Blanc B et al. Parenchymasparing pancreatectomy for presumed noninvasive intraductal papillary mucinous neoplasms of the pancreas. Ann Surg 2014;260:364–371.

[9]　Crippa S, Salvia R, Warshaw AL et al. Mucinous cystic neoplasm of the pancreas is not an aggressive entity: lessons from 163 resected patients. Ann Surg 2008;247:571–579.

[10]　Bendix Holme J, Jacobsen NO, Rokkjaer M et al. Total pancreatectomy in six patients with intraductal papillary mucinous tumour of the pancreas: the treatment of choice. HPB (Oxford) 2001;3:257–262.

[11] Matthaei H, Norris AL, Tsiatis AC et al. Clinicopathological characteristics and molecular analyses of multifocal intraductal papillary mucinous neoplasms of the pancreas. Ann Surg 2012;255: 326–333.

[12] Kang MJ, Jang JY, Lee KB et al. Long-term prospective cohort study of patients undergoing pancreatectomy for intraductal papillary mucinous neoplasm of the pancreas: implications for postoperative surveillance. Ann Surg 2013;260(2):356–363.

[13] Marchegiani G, Mino-Kenudson M, Ferrone CR et al. Patterns of recurrence after resection of IPMN: who, when, and how? Ann Surg 2015;262(6):1108–1114.

[14] Chari ST, Yadav D, Smyrk TC et al. Study of recurrence after surgical resection of intraductal papillary mucinous neoplasm of the pancreas. Gastroenterology 2002;123:1500–1507.

[15] Sohn TA, Yeo CJ, Cameron JL et al. Intraductal papillary mucinous neoplasms of the pancreas: an updated experience. Ann Surg 2004;239:788–797; discussion 797–799.

[16] Wada K, Kozarek RA, Traverso LW. Outcomes following resection of invasive and noninvasive intraductal papillary mucinous neoplasms of the pancreas. Am J Surg 2005;189:632–636; discussion 637.

[17] Salvia R, Partelli S, Crippa S et al. Intraductal papillary mucinous neoplasms of the pancreas with multifocal involvement of branch ducts. Am J Surg 2009;198:709–714.

[18] Raut CP, Cleary KR, Staerkel GA et al. Intraductal papillary mucinous neoplasms of the pancreas: effect of invasion and pancreatic margin status on recurrence and survival. Ann Surg Oncol 2006;13:582–594.

[19] White R, D'Angelica M, Katabi N et al. Fate of the remnant pancreas after resection of noninvasive intraductal papillary mucinous neoplasm. J Am Coll Surg 2007;204:987–993; discussion 993–995.

[20] Fujii T, Kato K, Kodera Y et al. Prognostic impact of pancreatic margin status in the intraductal papillary mucinous neoplasms of the pancreas. Surgery 2010;148:285–290.

[21] Miller JR, Meyer JE, Waters JA et al. Outcome of the pancreatic remnant following segmental pancreatectomy for non-invasive intraductal papillary mucinous neoplasm. HPB (Oxford) 2011;13:759–766.

[22] He J, Cameron JL, Ahuja N et al. Is it necessary to follow patients after resection of a benign pancreatic intraductal papillary mucinous neoplasm? J Am Coll Surg 2013;216:657–665; discussion 665–667.

[23] Nehra D, Oyarvide VM, Mino-Kenudson M et al. Intraductal papillary mucinous neoplasms: does a family history of pancreatic cancer matter? Pancreatology 2012;12:358–363.

[24] Frankel TL, LaFemina J, Bamboat ZM et al. Dysplasia at the surgical margin is associated with recurrence after resection of non-invasive intraductal papillary mucinous neoplasms. HPB (Oxford) 2013;15:814–821.

[25] Marchegiani G, Mino-Kenudson M, Sahora K et al. IPMN involving the main pancreatic duct: biology, epidemiology, and long-term outcomes following resection. Ann Surg 2015;261:976–983.

[26] Rezaee NB, Barbon C, Zaki A et al. Intraductal papillary mucinous neoplasm (IPMN) with high grade dysplasia is a risk factor for the subsequent development of pancreatic ductal adenocarcinoma. HPB (Oxford) 2016;18(3):236–246.

[27] Moriya T, Traverso W. Fate of the pancreatic remnant after resection for an intraductal papillary mucinous neoplasm: a longitudinal level II cohort study. Arch Surg 2012;147:528–534.

胰腺囊性肿瘤长期治疗结果篇

Long-Term Outcome of Management of Cystic Neoplasms

87

Long - Term Outcome After Observation and Surgical Treatment: What is the Evidence?
观察和手术治疗的长期结果：有何证据

Giovanni Marchegiani,Giuseppe Malleo,Claudio Bassi　著

陈科　译

牟一平　校

一、概述

目前尚无明确的有关胰腺囊性肿瘤的自然病程和预后的证据，因为绝大多数的研究数据是回顾性的和不可控的，且长期随访是有限的。胰腺囊性肿瘤行选择性切除似乎是合适的，平衡了恶性肿瘤发生的风险与手术本身的风险。而且随着时间的推移，最初的治疗方法逐渐向减少手术切除患者和减少良性病变切除的方向发展[1, 2]。通过非手术方式治疗的患者应行影像学监测，目的是为了早期发现恶变的迹象。监测随访策略要求定期行断层影像和（或）内镜超声检查，对社区来说经济成本较高。此外，目前针对胰腺囊性肿瘤的转化或恶变尚无理想的检测方法，对这些病变的最佳随访方法和随访时间窗也没有一致的意见。目前逐渐有文献报道胰腺囊性肿瘤长期监测随访的结果，特别是那些初始适于长期观察的病变，如 SCN 和 BD-IPMN[3, 4]。

在接受切除的患者中，无论是在诊断时还是在观察后，治愈的机会、肿瘤复发的发生率、疾病特异生存率（disease-specific survival, DSS）或总生存率 (overall survival, OS) 取决于囊性病变的类型以及是否伴有浸润性的成分，尽管长期的数据是有限的。本章将描述胰腺囊性肿瘤术后的长期结果。

二、浆液性囊性瘤

SCN 几乎都是良性的，再加上胰腺切除术的并发症率和潜在死亡率，促成了一种侧重于监测的处理策略。包括作者所处的医疗机构在内，许多机构报道了定期监测管理的安全性以及病灶本身增长缓慢的特性[3, 5]。胰腺 SCN 在影像学监测过程中的最佳间隔时间目前尚不清楚。许多机构建议，对于所有的囊性肿瘤，影像学监测时间间隔应以半年或 1 年为基础。最新的数据显示，对于良性的胰腺囊性病灶，在

以间隔 2 年的基础上进行观察是安全的[6]。显然，监测的方案可以根据囊性病变的形态（即浆液性和黏液性难以区分的病灶）、患者的年龄、性别以及肿瘤的位置等来制定。事实上，目前大多数因浆液性囊性肿瘤而接受手术切除患者，基本上被误诊为其他胰腺肿瘤[5]。在接受手术的患者中，完整的手术切除能够确保治愈，浆液性囊性肿瘤将不再复发。因此，术后常规的影像学随访是不必要的，从而也节约了经济成本。对于患者的门诊随访应该更多地关注患者的生活质量。恶性的 SCN（浆液性囊腺癌）非常罕见，目前发表的案例报道不足 40 例。SCN 伴有同时性或者异时性肝转移已被频繁发现（36%）。在少数具有随访数据的病例中，平均生存期为 36 个月；那些伴有转移的患者其预后似乎也是良好的[7]。

三、黏液性囊性肿瘤

MCN 通常需要外科手术切除，但临床上也可观察到无囊壁结节的较小的病变，尤其是在具有并发症的老年患者中。然而，这类患者非常罕见。由于 MCN 患者以中年女性居多，这类患者预期寿命较长，对于低风险病灶，以定期影像学为基础的非手术管理模式需要长期的放射学随访，经济成本较高[8]。

非浸润性肿瘤的根治性切除确保了治愈率。这些肿瘤不再复发，而且正如前面介绍的 SCN 一样，门诊随访应该注重患者的生活质量，这部分患者常规的术后放射学监测可能是不必要的。

无组织侵犯的微浸润性 MCN（浸润仅限于卵巢样基质中）预后良好。偶尔情况下，临床诊断的非浸润性增殖性 MCN 中可能存在侵袭性癌灶。这强调了对于整个病变组织进行详细的病理学分析的重要性，在这种情况下可能观察到肿瘤的复发和转移。一般来说，这些患者术后应该接受影像学随访，尽管事实上，发生于 MCN 中的微浸润腺癌可以通过手术治愈，特别是对于那些进行过组织学详尽检查的患者[9]。

浸润性 MCN（真性囊腺癌）的 5 年生存率似乎较低，从 15%～35% 不等，尽管这个数据在一定程度上较典型的胰腺导管腺癌的患者稍好一些。侵袭程度是恶性 MCN 最重要的预后因素。一些学者建议，接受手术切除的 MCN 患者应参考导管腺癌的随访间隔，每 6 个月行影像学仔细随访[10]。但是，与基于症状复发的策略相比，目前尚缺乏影像学监测能够改善预后的证据。

四、导管内乳头状黏液性肿瘤

（一）非手术治疗的 IPMN 的预后

关于 IPMN 的随访决策是由多种因素决定的，即肿瘤类型（主胰管型 / 混合型与分支胰管型）、患者年龄、家族史、临床症状、并发症、预测的胰腺癌患病风险以及患者的意愿[2, 11]。初步的随访仅针对无恶性特征的 BD-IPMN 患者（Sendai 阴性），这类患者侵袭性癌的发生风险较低。尽管缺乏可靠的长期数据，绝大多数的研究证实这种策略是相对安全的。一项来自于 MSKCC 的研究对其纳入的 170 例患者进行了监测，在经过 40 个月的中位随访期后，97 例由于发生了内镜下的或影像学的改变、可疑恶变或者找到可疑的细胞学证据，在后期进行了手术切除。其中 79 例为非浸润性疾病，18 例为浸润性 IPMN。高度异型增生或浸润性 IPMN 体积较大（中位直径 3 cm），更有可能累及主胰管。非浸润性病变行延后切除的总生存期为 142 个月，而浸润病变为 126 个月。有趣的是，最初选择监测的 5 例患者在远离被监测病灶的部位发生了胰腺导管腺癌（从诊断到切除侵袭性病灶的中位时间为 20 个月）。尽管实施了积极的监测计划，但是没有患者出现 I 期疾病[4]。另一项来自日本的多机构系列研究分析了 394 例 BD-IPMN 患者的随访数据，这些患者在初诊时均没有囊壁结节（中位随访时间 3.7 年），结果显示 62 名患者 (17.8%) 在随访期间出现了疾病的进展。22 例接受了手术治疗，病理结果提示有 9 例诊断为侵袭性疾病，13 例为腺瘤。胰腺导管腺癌 7 例 (2.0%)，其中仅 4 例为可切除的病变[12]。另外两个更小的来自法国的病例系列研究将纳入的标准限制为低风险 BD-IPMN 患者，随访时期更长。前一个研究纳入了 49 例患者，经过 77 个月的平均随访，77.5% 的患者仍无症状出现。5 例患者因反复发作的胰腺炎、囊性病灶增大或主胰管增宽而接受了手术 (诊断后手术平均延迟 20 个月)。病理上，这些患者均未出现恶性肿瘤[13]。后一项研究分析了 53 例患者，随访时间 ≥ 60 个月（中位随访时间 84 个月），其中需转化至手术治疗（crossover to surgery）的患者有 3 例，这 3 例中没有一例最终被诊断为恶性疾病。但是，在 84 个月随访期结束后，有 2 例患者发生了恶性进展期的肿瘤[14]。来自于日本的一项 103 例 BD-IPMN 病例系列研究报道了相似的结果，这些患者进行了超过 2 年的随访（中位随访时间 59 个月）。5 年胰腺癌的准确发病率为 2.4%[15]。

有趣的是，在一系列符合手术切除标准（Sendai 阳性）的病例中，由于年龄和并发症的原因而未手术，患者的预后相对较好（中位疾病特异生存率为 55 个月），尤其是分支胰管型的患者。作者提出，对于不适合手术的患者保守治疗也是合理的[16]。对于这种情况，最有力的数据来自于最近的一项多中心病例系列研究，患者均为选择保守治疗的 "Sendai 阳性" 的 IPMN 患者。值得注意的是，对于那些表现出 "worrisome features" 的特征且主要因为并发症而不建议手术的患者，其 5 年疾病特异生存率为 96%。相反，表现出 "高风险征象（high - risk stigmata）" 特征与高达 40% 的 IPMN 相关死亡风险有关[17]。从这一方面来看，对于表现出 "令人担忧的征象" 的个体而言，特别是在老年患者，保守治疗似乎是可取的。相反，有学者指出，即使是主胰管直径小于 1 cm 的 Sendai 阴性的 BD-IPMN 和 MD-IPMN 也具有显著的恶性潜能（24.6% ～ 60%），并提出了更为宽松的手术指征[18, 19]。

总的来说，对于指导未手术的 IPMN 患者的监测频率和手段，文献所报道的证据很少。有学者提出监测间隔时间设置为 2 年是安全的，在低风险病灶中，经过长期随访稳定后甚至可以中止。然而，考虑到患有 IPMN 的胰腺组织后期可能发展为胰腺导管腺癌，这促使我们对其进行短时间间隔的终身随访[2]。毫无疑问，长期监测显著利用了断层成像、EUS 以及经济投资。目前的研究重点在于囊液的生物标记物（fluid cyst biomarkers），用以区分侵袭性和非侵袭性囊性病变。

（二）IPMN 手术治疗的预后

IPMN 手术治疗的预后取决于不同的因素，包括：①是否伴有浸润性成分；②上皮的组织学亚型；③侵袭性成分的类型；④是否存在胰管累犯；⑤切缘；⑥淋巴结状态（对于侵袭性 IPMN）。

非浸润性 IPMN 患者预后良好，大多数患者 5 年生存率＞70%。一些研究甚至提示，术后 5 年生存率超过 90%。相反，浸润性 IPMN（在 IPMN 的背景上产生的癌）的 5 年生存率为 34% ～ 62% 不等。因此，与非浸润性 IPMN 相比，浸润性 IPMN 的预后较差，但似乎优于胰腺导管腺癌，后者的 5 年生存率在 9% ～ 21% 之间。这是否是由于对 IPMN 早期诊出率的提高所致，或者是由于浸润性 IPMN 的恶性程度确实较小，目前还存在争议[20]。疾病复发可能发生在残余的胰腺内、胰周或者胰外。

最近的研究表明，浸润性 IPMN 是一种异质性的疾病，因为它可以表现出不同的组织学模式，即胶质样（胶样癌）、管状（管状腺癌）或嗜酸细胞性（嗜酸细胞癌）。根据 Furukawa 以及 Mino-Kenudson 等学者的报道，胶体癌起源于肠型 IPMN，具有懒惰的生物学行为[21]。管状腺癌与胃、胰胆上皮亚型相关，预后较差，与胰腺导管腺癌相似。癌细胞来源于罕见的嗜酸性细胞亚型，其预后明显好于导管腺癌，尽管它可能出现较晚的肿瘤复发（手术切除后 7 年）[20-22]。

导管受累的类型（分支胰管型与主胰管型）与浸润性癌的发生风险相关，这一点已得到充分证实。由于导管受累类型与 IPMN 的上皮亚型相关，因此它还能够用来识别可能的肿瘤组织学类型。特别的是，主胰管型主要是肠型和嗜酸细胞型，而分支胰管型往往与胃上皮型相关。BD-IPMN / 胃亚型 / 管状腺癌的关联似乎是矛盾的，因为胃型 BD-IPMN 最常伴有低级别不典型增生且缺乏浸润性病灶。在 Mino-Kenudson 等的系列研究中，15.6% 的手术切除的胃型 IPMN 发展为管状腺癌[20]。根据这些发现，手术切除的浸润性 IPMN 的最终病理报告应该说明侵袭成分的组织学模式和背景组织学亚型。这具有重要的预后意义。

手术切缘（胰腺切面的冰冻切片）的临床意义是有争议的，文献中关于这个主题的结果是混杂的[23]。总的来说，并不是所有的研究都发现切缘状态与复发风险之间存在很强的相关性。有报道称浸润性癌的发生仅与残余胰腺的 IPMN 内伴发的轻度或中度异型增生（腺瘤或交界性病灶）有关。最近的一项 Meta 分析显示，对于非浸润性的 IPMN 患者，切缘阴性的复发率为 3.72%，而切缘阳性的患者为 9.56%。同时，该研究提示，浸润性 IPMN 切缘阴性患者术后复发率为 33.8%，而切缘阳性患者为 53.6%[24]。同样的研究结果被最近的一项来自于 MGH 的病例系列研究所证实，该研究证实了切缘状态是侵袭性 IPMN 复发的独立危险因素[25]。

由于术后残余胰腺的疾病复发可能是由于多个病灶同时存在或异时性 IPMN 的发生，而不是由于边缘阳性疾病的进展，因此切缘应作为整个残余的胰腺是否存在病灶残留的标志。

淋巴结状态是影响浸润性 IPMN 长期预后的另一个因素。淋巴结阳性患者的 5 年生存率在 20% ~ 30% 之间，而淋巴结阴性患者的存活时间更长，在 80% ~ 85% 之间。淋巴结阳性率 > 0.2 已被证明与预后不良有关[26]。一项 Meta 分析数据显示，近 77% 的淋巴结阳性患者发生疾病复发，而淋巴结阴性患者仅 30.8% 出现复发[24]。

五、实性假乳头状瘤

超过 95% 的局限于胰腺的 SPN 患者通过手术完整切除所治愈。局部浸润或可切除的肝、淋巴结转移不属于手术禁忌证，部分进展期肿瘤患者术后可存活 10 年以上[27]。在随访期间，这种疾病在肝脏或淋巴结的复发并不常见，约占 6.6%。SPN 合并肝转移的预后通常超过 5 年。相反，从最近对维罗纳（Verona）病例系列的内部回顾来看，其他因素，如包膜浸润和胰腺实质侵入，与完全手术切除后肿瘤复发的可能性相关。总的来说，2 年生存率（无论转移与否）为 97%，5 年生存率约为 95%。在少数无法手术切除而选择进行放疗和化疗的患者中，预后也是令人满意的[28]。

六、总结

从长远来看，胰腺囊性肿瘤的自然病史在很大程度上是未知的，事实上目前尚缺乏超过 5 年的临床数据分析。由于它的预后相较于胰腺导管腺癌似乎是良好的，所以深入理解这种肿瘤的生物行为学、肿瘤退变的时间、形成新的 IPMN 或者额外的恶性疾病的风险，以及疾病特异性死亡的危险因素是十分重要的。在大多数囊性肿瘤中，术前和术后正确的监测随访是必需的，因为大多数都有恶变或复发的可能。这种演变可能需要 10 年或以上的时间。因此，早阶段的短期随访研究仅仅是一个开始，并不足以真正捕捉这些肿瘤的自然病程。

☞ 参考文献

[1] Tanaka M, Chari S, Adsay V et al. International consensus guidelines for management of intraductal papillary mucinous neoplasms and mucinous cystic neoplasms of the pancreas. Pancreatology 2006;6(1–2):17–32.

[2] Tanaka M, Fernández-del Castillo C, Adsay V et al. International consensus guidelines 2012 for the management of IPMN and MCN of the pancreas. Pancreatology 2012;12(3):183–197.

[3] Malleo G, Bassi C, Rossini R et al. Growth pattern of serous cystic neoplasms of the pancreas: observational study with long-term magnetic resonance surveillance and recommendations for treatment. Gut 2012;61(5): 746–751.

[4] Lafemina J, Katabi N, Klimstra D et al. Malignant progression in IPMN: a cohort analysis of patients initially selected for resection or observation. Ann Surg Oncol 2013;20(2):440–447.

[5] Jais B, Rebours V, Malleo G et al. Serous cystic neoplasm of the pancreas: a multinational study of 2622 patients under the auspices of the International Association of Pancreatology and European Pancreatic Club (European Study Group on Cystic Tumors of the Pancreas). Gut 2016;65(2):305–312.

[6] Das A, Wells CD, Nguyen CC. Incidental cystic neoplasms of pancreas: what is the optimal interval of imaging surveillance? Am J Gastroenterol 2008;103(7):1657–1662.

[7] Wasel BA, Keough V, Huang WY et al. Histological percutaneous diagnosis of stage IV microcystic serous cystadenocarcinoma of the pancreas. BMJ Case Rep 2013;2013.

[8] Crippa S, Salvia R, Warshaw AL et al. Mucinous cystic neoplasm of the pancreas is not an aggressive entity: lessons from 163 resected patients. Ann Surg 2008;247(4):571–579.

[9] Lewis GH, Wang H, Bellizzi AM et al. Prognosis of minimally invasive carcinoma arising in mucinous cystic neoplasms of the pancreas. Am J Surg Pathol 2013;37(4):601–605.

[10] Sakorafas GH, Smyrniotis V, Reid-Lombardo KM et al. Primary pancreatic cystic neoplasms revisited. Part II. mucinous cystic neoplasms. Surg Oncol 2011;20(2):e93–101.

[11] Del Chiaro M, Verbeke C, Salvia R et al. European experts consensus statement on cystic tumours of the pancreas. Dig Liver Dis 2013;45(9):703–711.

[12] Maguchi H, Tanno S, Mizuno N et al. Natural history of branch duct intraductal papillary mucinous neoplasms of the pancreas: a multicenter study in Japan. Pancreas 2011;40(3):364–370.

[13] Arlix A, Bournet B, Otal P et al. Long-term clinical and imaging follow-up of nonoperated branch duct form of intraductal papillary mucinous neoplasms of the pancreas. Pancreas 2012;41(2):295–301.

[14] Khannoussi W, Vullierme MP, Rebours V et al. The long term risk of malignancy in patients with branch duct intraductal papillary mucinous neoplasms of the pancreas. Pancreatology 2012;12(3):198–202.

[15] Sawai Y, Yamao K, Bhatia V et al. Development of pancreatic cancers during long-term follow-up of sidebranch intraductal papillary mucinous neoplasms. Endoscopy 2010;42(12):1077–1084.

[16] Piciucchi M, Crippa S, Del Chiaro M et al. Outcomes of intraductal papillary mucinous neoplasm with "Sendaipositive" criteria for resection undergoing nonoperative management. Dig Liver Dis 2013;45(7): 584–588.

[17] Crippa S, Bassi C, Salvia R et al. Low progression of intraductal papillary mucinous neoplasms with worrisome features and high-risk stigmata undergoing non-operative management: a mid-term follow-up analysis. Gut 2017;66(3):495–506.

[18] Fritz S, Klauss M, Bergmann F et al. Small (Sendai negative) branch-duct IPMNs: not harmless. Ann Surg 2012;256(2) 313–320.

[19] Hackert T, Fritz S, Klauss M et al. Main-duct intraductal papillary mucinous neoplasm: high cancer risk in duct diameter of 5 to 9 mm. Ann Surg 2015;262(5):875–880;discussion 880–881.

[20] Mino-Kenudson M, Fernández-del Castillo C, Baba Y et al. Prognosis of invasive intraductal papillary mucinous neoplasm depends on histological and precursor epithelial subtypes. Gut 2011;60(12):1712–1720.

[21] Furukawa T, Hatori T, Fujita I et al. Prognostic relevance of morphological types of intraductal papillary mucinous neoplasms of the pancreas. Gut 2011;60(4):509–516.

[22] Marchegiani G, Mino-Kenudson M, Ferrone CR et al. Oncocytic-type intraductal papillary mucinous neoplasms: a unique malignant pancreatic tumor with good long-term prognosis. J Am Coll Surg 2015;220(5): 839–844.

[23] He J, Cameron JL, Ahuja N et al. Is it necessary to follow patients after resection of a benign pancreatic intraductal papillary mucinous neoplasm? J Am Coll Surg 2013;216(4):657–665; discussion 665–667.

[24] Leng KM, Wang ZD, Zhao JB et al. Impact of pancreatic margin status and lymph node metastases on recurrence after resection for invasive and noninvasive intraductal papillary mucinous neoplasms of the pancreas: a meta-analysis. Dig Surg 2012;29(3):213–225.

[25] Marchegiani G, Mino-Kenudson M, Ferrone CR et al. Patterns of recurrence after resection of IPMN: who, when, and how? Ann Surg 2015;262(6):1108–1114.

[26] Partelli S, Fernández-Del Castillo C, Bassi C et al. Invasive intraductal papillary mucinous carcinomas of the pancreas: predictors of survival and the role of lymph node ratio. Ann Surg 2010;251(3):477–482.

[27] Sakorafas GH, Smyrniotis V, Reid-Lombardo KM et al. Primary pancreatic cystic neoplasms of the pancreas revisited. Part IV: rare cystic neoplasms. Surg Oncol 2012;21(3):153–163.

[28] Papavramidis T, Papavramidis S. Solid pseudopapillary tumors of the pancreas: review of 718 patients reported in English literature. J Am Coll Surg 2005;200(6):965–972.

第七部分

外分泌组织肿瘤；胰腺癌
Neoplastic Tumors of Exocrine Tissue: Pancreatic Cancer

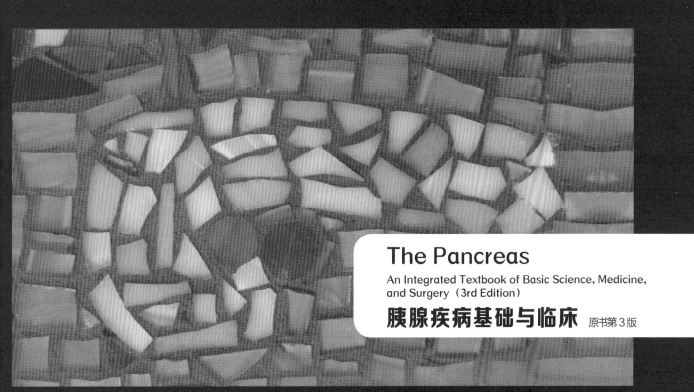

The Pancreas
An Integrated Textbook of Basic Science, Medicine, and Surgery（3rd Edition）
胰腺疾病基础与临床 原书第3版

Epidemiology of Pancreatic Cancer
胰腺癌流行病学

Evelina Mocci，Alison P. Klein　著

经　纬　译

金　钢　校

一、发病率、死亡率趋势、生存预后

2012 年，全世界约有 38 万人被诊断患有胰腺癌，约 33.1 万人死于胰腺癌，从而使胰腺癌成为癌症死亡的第七大常见原因[1]。胰腺癌与年龄增长密切相关，大多数病例发生在 60 岁以后。在美国，2009—2013 年，白人胰腺癌发病率从 45 岁前的每 10 万人中不到 5 例增加到 60—64 岁的每 10 万人中 30.0 例，以及 80—84 岁的每 10 万人中 93.7 例[2]。男女发病率大致相等。与发展中国家相比，发达国家的疾病负担最为严重[1]。这种差异在很大程度上可能是由年龄结构的差异以及获得诊断胰腺癌所必需的医疗保健的机会所导致的[3]。

在发达国家，随着人口的普遍老龄化，胰腺癌的总发病率预计将继续增加，特别是在高收入国家[4, 5]。到 2030 年，胰腺癌预计将成为美国癌症死亡的第二大原因[6]。然而，其他国家最近胰腺癌的发病率有所下降，这似乎反映了香烟消费的模式。如后所述，吸烟是胰腺癌的主要危险因素，从不吸烟或戒烟与风险降低密切相关。相比之下，BMI 值增加和糖尿病都与更高的胰腺癌风险相关，并且这些危险因素的日趋流行预计会导致胰腺癌发病率的增加。

胰腺癌预后极差，预计 1 年相对生存率不超过 20%，5 年生存率不超过 8%[4]。自 20 世纪 70 年代中期以来，美国的生存率仅略有上升，从 4%～5% 上升到 8% 左右[2]。低生存率主要是由于诊断时即为晚期，只有不到 20% 的患者为局限性疾病[2]。在接受手术切除的患者中，5 年生存率不超过 15%～25%[7]。胰腺手术切除后的结果高度依赖于外科医生和医院的经验；高通量外科医生与低通量外科医生相比，以及高通量医院与低通量医院相比，死亡率要低 70%[8]。

二、吸烟

在可改变的危险因素中，吸烟与胰腺癌风险之间的关系是确定无疑的。大约 20% 的胰腺癌归因

于吸烟 [9-11]。已经有大量的研究探讨了吸烟与胰腺癌的关系。一项对 1950—2007 年间发表的 82 项流行病学研究的荟萃分析表明，与从不吸烟者相比，当前吸烟者患胰腺癌的风险增加了 1.74 倍（95% CI 1.61 ～ 1.87），而以前吸烟者患胰腺癌的风险增加了 1.2 倍（95% CI 1.11 ～ 1.29）[9]。对队列共享平台（胰腺癌队列联盟 PanScan）内巢式病例对照研究的个体水平数据的汇总分析，以及对胰腺癌病例对照联盟（PanC4）中 12 项对照研究的数据分析显示，与不吸烟者相比，吸烟者患胰腺癌的风险增加 75% ～ 120%，而且这种风险在戒烟后的 10 ～ 20 年内仍然持续存在 [10, 11]。这种风险也随着每天吸烟数量的增多而增加；每天吸烟超过 35 支的人患胰腺癌的风险比从不吸烟的人高 3 倍（95% CI 2.2 ～ 4.1）[10]。与积极吸烟者相比，之前吸烟的人群，戒烟后会降低胰腺癌患病风险。研究表明，以前吸烟者在戒烟 15 ～ 20 年后，胰腺癌患病风险将会恢复到从不吸烟者的水平 [10, 11]。

三、糖尿病

糖尿病和胰腺癌之间的关系相当复杂，许多新诊断的胰腺癌患者近期都出现糖尿病的发作，而那些之前已经长期存在的糖尿病患者则出现了糖尿病病情的加重。因此，一般认为，长期持续的糖尿病是胰腺癌的危险因素，但糖尿病也可能是胰腺癌的结果。

在新诊断胰腺癌的患者中，评估糖尿病和（或）葡萄糖耐受不良的患病率存在很大的变异性 [12]。据估计，多达 80% 的新诊断胰腺癌患者存在葡萄糖耐受不良或确诊为糖尿病 [13]。依赖报告的糖尿病患者或医疗记录的研究显示患病率估计较低，包括梅奥诊所的大型病例对照研究，其中 40% 的患者报告有糖尿病 [14]。超过 75% 的患有糖尿病的胰腺癌患者在诊断胰腺癌之前的两年内发生糖尿病 [15]。因此，研究新发糖尿病患者人群以确定这是否可能使胰腺癌获得早期诊断引起相当大的兴趣。研究表明，多达 1% 的新诊断糖尿病患者在糖尿病诊断后的 3 年内发展为胰腺癌 [16]。

虽然许多胰腺癌患者发生糖尿病是由于他们自身疾病导致的结果，但是许多基于人群的研究结果相当大程度上显示长期持续的糖尿病（＞ 3 年）与胰腺癌风险的适度增加有关。总的来说，长期糖尿病患者患胰腺癌的风险是一般人群的 1.5 ～ 2.4 倍 [17-20]。然而，随着糖尿病持续时间的增加，糖尿病和胰腺癌之间的联系在减弱。一些研究显示，在诊断为糖尿病 15 ～ 20 年后，患胰腺癌的风险仅略微增加或没有增加 [20, 21]。然而，也有一些研究显示，即使糖尿病诊断 20 年或更长时间，糖尿病和胰腺癌之间仍然存在联系 [19]。

对于接受手术切除的新发糖尿病患者，在切除胰腺癌病灶后，糖尿病通常会治愈。相比之下，长期糖尿病患者在切除肿瘤后，糖尿病并不能缓解 [22]。

四、体重指数

除了糖尿病，体重或体重指数的增加一直与胰腺癌风险的增加有关。世界卫生组织定义 BMI 为 25.0 ～ 29.9kg/m² 为超重，定义 BMI ＞ 30.0kg/m² 为肥胖。

在过去的 15 年里，许多研究已经证明，肥胖人群胰腺癌风险增加。2001 年，Michaud 等报道，在健康专业人员跟踪研究和护士健康研究的参与者中，控制了年龄、吸烟和糖尿病的影响之后，BMI ＞ 30kg/m²

的个体与 BMI < 23kg/m² 的个体相比，胰腺癌的相对风险为 1.72（95% CI 1.19 ～ 2.4）。随后的许多研究证实了这一发现，对 13 项前瞻性队列研究的数据进行汇总分析后发现，在排除年龄和吸烟的影响之后，BMI 最低四分位数的个体与最高四分位数的个体相比，胰腺癌的 OR 值为 1.33（95% CI 1.12 ～ 1.58）。对糖尿病的影响校正后，轻微地削弱了这种关联（OR=1.21，95% CI 1.01 ～ 1.44）[23]。

五、饮酒

大量的研究已经观察到饮酒与胰腺癌风险之间的关系。这些研究的结果是不一致的，一些研究表明有关联，而另一些研究显示没有关联。这些研究的一个挑战是吸烟和酗酒之间的强烈关系，这就很难评估酗酒和胰腺癌风险之间的独立关联。然而，最近一些大规模的研究已经汇集了若干研究的数据，通过对前瞻性队列研究或者回顾性病例对照研究的数据进行分析，结果证明，高水平的酒精摄入与胰腺癌的风险增加有关。这些研究一致认为，与非饮酒者或偶尔饮酒者[24-26]相比，大量饮酒者（定义为每天三杯酒或酒精摄入量 ≥ 30g/d）患胰腺癌的风险增加 20% ～ 45%。此外，在来自胰腺癌病例对照联盟的数据汇总分析中，极度酗酒者（≥ 9 杯 / 天）的风险增加高达 60%[27]。重度饮酒与胰腺炎相关，而胰腺炎已经确定是胰腺癌的危险因素。此外，乙醛是一种公认的致癌物质。因此，酒精和胰腺癌风险之间的关联可能是通过酒精引起的胰腺炎或乙醛的直接作用产生的。

六、胰腺炎

胰腺炎与胰腺癌的关系已经很明确。遗传性胰腺炎是一种罕见的遗传性疾病，其患者一生中罹患胰腺癌的风险高达 40%[28]。吸烟会进一步增加这一风险[29]。鉴于慢性胰腺炎和急性胰腺炎在诊断和鉴别方面存在困难，量化胰腺炎和胰腺癌之间的关系具有挑战性[30]。此外，像糖尿病一样，胰腺炎既是胰腺癌的危险因素，也是胰腺癌的表现。长期持续的胰腺炎带来的炎症和损伤可导致胰腺癌的发生发展。然而，胰腺癌患者也会因其癌症而罹患胰腺炎。最近，一项大规模研究对来自胰腺癌病例对照联盟的 10 项病例对照研究的 5048 例胰腺导管腺癌和 10 947 例对照者进行了分析，研究了胰腺癌与胰腺炎的关联。总体而言，6% 的胰腺癌患者报告了胰腺炎病史，而对照组为 1%。近期诊断为胰腺炎（< 1 年）与胰腺癌的相关性非常高（OR=21.35，95% CI 12.03 ～ 37.86）[31]。相比之下，胰腺炎诊断超过 2 年以上，此类患者胰腺炎与胰腺癌的相关性估计为（OR=2.71，95% CI 1.96 ～ 3.74）[31]。在控制了吸烟、饮酒、BMI 和糖尿病等其他危险因素后，胰腺炎和胰腺癌之间的关系仍然存在。有趣的是，有证据表明，在 65 岁以前确诊的患者中，随着年龄的增长，胰腺炎和胰腺癌之间有更强的关联[31]。

七、饮食因素

鉴于胰腺癌的发病年龄一般较晚，且终身膳食因素复杂，确定与胰腺癌风险始终相关的膳食因素极具挑战性。一些研究表明，当比较人群摄取水果和蔬菜的最高摄取量和最低摄取量时，富含水果和蔬菜的饮食可以预防胰腺癌，使得患胰腺癌风险降低 30% ～ 40% [32-34]。虽然富含水果和蔬菜的饮食可以预防胰腺癌，但一些研究显示，经常食用熏肉或加工肉的人患胰腺癌的风险会增加 [35]。一项包括来自 11 项前瞻性研究的 6643 例胰腺癌患者的荟萃分析报告，每天至少吃一份加工肉类会导致胰腺癌风险增加 19%[35]。

八、胃肠道微生物

近年来，微生物在人体健康和疾病中的重要性得到了人们的认可。一些研究表明牙周病和牙齿缺失与胰腺癌风险有关 [36]。2007 年，在参加健康专业人员追踪研究的男性中进行的一项研究表明，有牙周病史的人与没有牙周病史的人相比，患胰腺癌的风险比（HR）为 1.54（95% CI 1.16 ～ 2.04）[37]。最近的一项研究利用在 PLCO 试验中收集的前瞻性样本，研究了特定口腔病原体与胰腺癌风险之间的关系。该研究发现，与非携带者相比，循环内存在抗牙龈卟啉单胞菌和伴放线凝聚杆菌抗体的个体患胰腺癌的概率更高（OR=1.60，95% CI 1.15 ～ 2.20；OR=2.20，95% CI 1.16 ～ 4.18）[38]。

虽然一些研究表明胰腺癌的危险性和幽门螺杆菌感染两者之间有一定的关联，但并不是所有的研究都显示确定的关联。造成这些结果不一致的一个可能的解释是，CagA（细胞毒素相关基因 A）阳性和 CagA 阴性感染之间的关系可能有所不同；CagA 阴性感染与疾病有确定相关性，而 CagA 阳性感染可能具有保护作用。一项最近的荟萃分析发现，幽门螺杆菌感染和胰腺癌风险总体相关性 OR=1.13，95% CI 0.86 ～ 1.50。对于 CagA 阳性和 CagA 阴性菌株，相关性分别为 OR=0.78，95% CI 0.67 ～ 0.91；OR=1.30，95% CI 1.02 ～ 1.65[39]。

九、过敏

有过敏史，包括花粉热、过敏性鼻炎、特应性皮炎和特应性哮喘的人患胰腺癌的风险较低。2005 年发表的一项荟萃分析报告了变态反应和胰腺癌风险之间的总体关联，相对危险度 RR=0.82（95% CI 0.68 ～ 0.99）。特应性过敏有较强的保护作用（RR=0.71，95% CI 0.64 ～ 0.80），而哮喘或食物过敏与胰腺癌风险没有关联 [40]。最近，一项对胰腺癌病例对照联盟的数据汇总分析报道了花粉热和动物过敏的保护作用（OR=0.74，95% CI 0.56 ～ 0.96 和 OR=0.62，95% CI 0.41 ～ 0.94），而哮喘与胰腺癌风险无关 [41]。相比之下，西班牙最近的一项病例对照研究报告了过敏和哮喘的保护作用（OR=0.66，95% CI 0.52 ～ 0.83，OR=0.64，95% CI 0.47 ～ 0.88）[42]。

十、家族史

胰腺癌最危险的风险因素之一是家族成员患有胰腺癌。家族性胰腺癌的聚集最早见于 20 世纪 70 年代。大规模的观察研究一致地估计有胰腺癌家族史的人患胰腺癌的风险增加 [43-51]。最近对来自一个病例对照和六个队列研究的数据汇总分析估计，与具有胰腺癌家族史的人相比，具有至少一个胰腺癌一级亲属的个人患胰腺癌的概率高出 1.76（95% CI 1.19～2.61）[51]。家族性胰腺癌亲属（定义为至少有一对一级亲属患有胰腺癌）患胰腺癌的风险更高，一级亲属患胰腺癌的风险增加 6.79 倍。以下基因的突变与胰腺癌的风险显著增加相关：*BRCA2*、*BRCA1*、*PALB2*、*ATM*、*CDKN2A*、*STK11*、*PRSS1*、*MSH2*、*MLH1*、*MHS6* 和 *PMS2*[52-58]。

十一、结论

胰腺癌是发达国家癌症死亡率的主要原因。与其他癌症不同的是，胰腺癌的发病率近年来有所上升。主要的可改变的危险因素包括吸烟、糖尿病、肥胖、酒精摄入。不可改变的危险因素包括年龄和胰腺癌家族史。

☞ 参考文献

[1] Ferlay J, Soerjomataram I, Dikshit R et al. Cancer incidence and mortality worldwide: sources, methods and major patterns in GLOBOCAN 2012. Int J Cancer 2015;136(5):E359–386.

[2] National Cancer Institute Surveillance, Epidemiology, and End Results (SEER) Program (www.seer.cancer.gov) SEER*Stat Database: Incidence -SEER 9 Regs Research Data, Nov 2016 Sub (1973–2014) <Katrina/Rita Population Adjustment> - Linked To County Attributes -Total U.S., 1969–2015 Counties, National Cancer Institute, DCCPS, Surveillance Research Program, released April 2017, based on the November 2016 submission.

[3] Lucas AL, Malvezzi M, Carioli G et al. Global trends in pancreatic cancer mortality from 1980 through 2013 and predictions for 2017. Clin Gastroenterol Hepatol 2016;14(10):1452–1462.e4.

[4] Siegel RL, Miller KD, Jemal A. Cancer statistics, 2016. CA Cancer J Clin 2016;66(1):7–30.

[5] Malvezzi M, Carioli G, Bertuccio P et al. European cancer mortality predictions for the year 2016 with focus on leukaemias. Ann Oncol 2016;27(4):725–731.

[6] Rahib L, Smith BD, Aizenberg R, Rosenzweig AB, Fleshman JM, Matrisian LM. Projecting cancer incidence and deaths to 2030: the unexpected burden of thyroid, liver, and pancreas cancers in the United States. Cancer Res 2014;74(11):2913–2921.

[7] He J, Ahuja N, Makary MA et al. 2564 resected periampullary adenocarcinomas at a single institution: trends over three decades. HPB (Oxford) 2014;16(1):83–90.

[8] Nathan H, Cameron JL, Choti MA, Schulick RD, Pawlik TM. The volume-outcomes effect in hepato-pancreatobiliary surgery: hospital versus surgeon contributions and specificity of the relationship. J Am Coll Surg 2009;208(4):528–538.

[9] Iodice S, Gandini S, Maisonneuve P, Lowenfels AB. Tobacco and the risk of pancreatic cancer: a review and meta-analysis. Langenbecks Arch Surg 2008;393(4):535–545.

[10] Bosetti C, Lucenteforte E, Silverman DT et al. Cigarette smoking and pancreatic cancer: an analysis from the International Pancreatic Cancer Case-Control Consortium (Panc4). Ann Oncol 2012;23(7):1880–1888.

[11] Lynch SM, Vrieling A, Lubin JH et al. Cigarette smoking and pancreatic cancer: a pooled analysis from the Pancreatic Cancer Cohort Consortium. Am J Epidemiol 2009;170(4):403–413.

[12] Muniraj T, Chari ST. Diabetes and pancreatic cancer. Minerva Gastroenterol Dietol 2012;58(4):331–345.

[13] Permert J, Ihse I, Jorfeldt L, von Schenck H, Arnqvist HJ, Larsson J. Pancreatic cancer is associated with impaired glucose metabolism. Eur J Surg 1993;159(2):101–107.

[14] Chari ST, Leibson CL, Rabe KG et al. Pancreatic cancer-associated diabetes mellitus: prevalence and temporal association with diagnosis of cancer. Gastroenterology 2008;134(1):95–101.

[15] Pannala R, Leirness JB, Bamlet WR, Basu A, Petersen GM, Chari ST. Prevalence and clinical profile of pancreatic cancer-associated diabetes mellitus. Gastroenterology 2008;134(4):981–987.

[16] Chari ST, Leibson CL, Rabe KG, Ransom J, de AM, Petersen GM. Probability of pancreatic cancer following diabetes: a population-based study. Gastroenterology 2005;129(2):504–511.

[17] Everhart J, Wright D. Diabetes mellitus as a risk factor for pancreatic cancer. A meta-analysis. JAMA 1995;273(20): 1605–1609.

[18] Huxley R, Ansary-Moghaddam A, Berrington de Gonzalez A, Barzi F, Woodward M. Type-II diabetes and pancreatic cancer: a meta-analysis of 36 studies. Br J Cancer 2005;92(11):2076–2083.

[19] Bosetti C, Rosato V, Li D et al. Diabetes, antidiabetic medications, and pancreatic cancer risk: an analysis from the International Pancreatic Cancer Case-Control Consortium. Ann Oncol 2014;25(10):2065–2072.

[20] Elena JW, Steplowski E, Yu K et al. Diabetes and risk of pancreatic cancer: a pooled analysis from the pancreatic cancer cohort consortium. Cancer Causes Control 2013;24(1):13–25.

[21] Li D, Tang H, Hassan MM, Holly EA, Bracci PM, Silverman DT. Diabetes and risk of pancreatic cancer: a pooled analysis of three large case-control studies. Cancer Causes Control 22(2):189–197.

[22] Permert J, Ihse I, Jorfeldt L, von Schenck H, Arnquist HJ, Larsson J. Improved glucose metabolism after subtotal pancreatectomy for pancreatic cancer. Br J Surg 1993;80(8):1047–1050.

[23] Arslan AA, Helzlsouer KJ, Kooperberg C et al. Anthropometric measures, body mass index, and pancreatic cancer: a pooled analysis from the Pancreatic Cancer Cohort Consortium (PanScan). Arch Intern Med 2010;170(9):791–802.

[24] Genkinger JM, Spiegelman D, Anderson KE et al. Alcohol intake and pancreatic cancer risk: a pooled analysis of fourteen cohort studies. Cancer Epidemiol Biomarkers Prev 2009;18(3):765–776.

[25] Tramacere I, Scotti L, Jenab M et al. Alcohol drinking and pancreatic cancer risk: a meta-analysis of the dose-risk relation. Int J Cancer 2010;126(6):1474–1486.

[26] Jiao L, Silverman DT, Schairer C, Thiebaut AC et al. Alcohol use and risk of pancreatic cancer: the NIHAARP Diet and Health Study. Am J Epidemiol 2009;169(9):1043–1051.

[27] Lucenteforte E, La Vecchia C, Silverman D et al. Alcohol consumption and pancreatic cancer: a pooled analysis in the International Pancreatic Cancer Case-Control Consortium (PanC4). Ann Oncol 2012;23(2):374–382.

[28] Lowenfels AB, Maisonneuve P, DiMagno EP et al. Hereditary pancreatitis and the risk of pancreatic cancer. International Hereditary Pancreatitis Study Group. J Natl Cancer Inst 1997;89(6):442–446.

[29] Lowenfels AB, Maisonneuve P, Whitcomb DC, Lerch MM, DiMagno EP. Cigarette smoking as a risk factor for pancreatic cancer in patients with hereditary pancreatitis. JAMA 2001;286(2):169–170.

[30] Talamini G, Falconi M, Bassi C, Mastromauro M, Salvia R, Pederzoli P. Chronic pancreatitis: relationship to acute pancreatitis and pancreatic cancer. JOP 2000;1(3 suppl):69–76.

[31] Duell EJ, Lucenteforte E, Olson SH et al. Pancreatitis and pancreatic cancer risk: a pooled analysis in the International Pancreatic Cancer Case-Control Consortium (PanC4). Ann Oncol 2012;23(11):2964–2970.

[32] Koushik A, Spiegelman D, Albanes D et al. Intake of fruits and vegetables and risk of pancreatic cancer in a pooled analysis of 14 cohort studies. Am J Epidemiol 2012;176(5):373–386.

[33] Bae JM, Lee EJ, Guyatt G. Citrus fruit intake and pancreatic cancer risk: a quantitative systematic review. Pancreas 2009;38(2): 168–174.

[34] Paluszkiewicz P, Smolinska K, Debinska I, Turski WA. Main dietary compounds and pancreatic cancer risk. The quantitative analysis of case-control and cohort studies. Cancer Epidemiol 2012;36(1):60–67.

[35] Larsson SC, Wolk A. Red and processed meat consumption and risk of pancreatic cancer: metaanalysis of prospective studies. Br J Cancer 2012;106(3):603–607.

[36] Stolzenberg-Solomon RZ, Dodd KW, Blaser MJ, Virtamo J, Taylor PR, Albanes D. Tooth loss, pancreatic cancer, and Helicobacter pylori. Am J Clin Nutr 2003;78(1):176–181.

[37] Michaud DS, Liu Y, Meyer M, Giovannucci E, Joshipura K. Periodontal disease, tooth loss, and cancer risk in male health professionals: a prospective cohort study. Lancet Oncol 2008;9(6):550–558.

[38] Fan X, Alekseyenko AV, Wu J et al. Human oral microbiome and prospective risk for pancreatic cancer: a population-based nested case-control study. Gut Published Online First: 14 October 2016. doi:10.1136/ gutjnl-2016-312580

[39] Schulte A, Pandeya N, Fawcett J et al. Association between Helicobacter pylori and pancreatic cancer risk: a meta-analysis.

Cancer Causes Control 2015;26(7):1027–1035.

[40] Gandini S, Lowenfels AB, Jaffee EM, Armstrong TD, Maisonneuve P. Allergies and the risk of pancreatic cancer: a meta-analysis with review of epidemiology and biological mechanisms. Cancer Epidemiol Biomarkers Prev 2005;14(8):1908–1916.

[41] Olson SH, Hsu M, Satagopan JM et al. Allergies and risk of pancreatic cancer: a pooled analysis from the Pancreatic Cancer Case-Control Consortium. Am J Epidemiol 2013;178(5):691–700.

[42] Gomez-Rubio P, Zock JP, Rava M et al. Reduced risk of pancreatic cancer associated with asthma and nasal allergies. Gut 2017;66:314–322.

[43] Falk RT, Pickle LW, Fontham ET, Correa P, Fraumeni JF. Life-style risk factors for pancreatic cancer in Louisiana: a case-control study. Am J Epidemiol 1988;128(2):324–336.

[44] Friedman GD, Van Den Eeden SK. Risk factors for pancreatic cancer: an exploratory study. Int J Epidemiol 1993:30–37.

[45] Fernandez E, La Vecchia C, d'Avanzo B, Negri E, Franceschi S. Family history and the risk of liver, gallbladder, and pancreatic cancer. Cancer Epidemiol Biomarkers Prev 1994;3(3):209–212.

[46] Price TF, Payne RL, Oberleitner MG. Familial pancreatic cancer in south Louisiana. Cancer Nurs 1996;19(4):275–282.

[47] Ghadirian P, Boyle P, Simard A, Baillargeon J, Maisonneuve P, Perret C. Reported family aggregation of pancreatic cancer within a population- based case-control study in the Francophone community in Montreal, Canada. Int J Pancreatol 1991;10(3–4):183–196.

[48] Coughlin SS, Calle EE, Patel AV, Thun MJ. Predictors of pancreatic cancer mortality among a large cohort of United States adults. Cancer Causes Control 2000;11(10):915–923.

[49] Schenk M, Schwartz AG, O'Neal E et al. Familial risk of pancreatic cancer. J Natl Cancer Inst 2001;93(8):640–644.

[50] Silverman DT. Risk factors for pancreatic cancer: a case-control study based on direct interviews. Teratog Carcinog Mutagen 2001;21(1):7–25.

[51] Jacobs EJ, Chanock SJ, Fuchs CS et al. Family history of cancer and risk of pancreatic cancer: a pooled analysis from the Pancreatic Cancer Cohort Consortium (PanScan). Int J Cancer 2010;127(6):1421–1428.

[52] Goggins M, Schutte M, Lu J et al. Germline BRCA2 gene mutations in patients with apparently sporadic pancreatic carcinomas. Cancer Res 1996;56(23):5360–5364.

[53] Al-Sukhni W, Rothenmund H, Borgida AE et al. Germline BRCA1 mutations predispose to pancreatic adenocarcinoma. Hum Genet 2008;124(3):271–278.

[54] Jones S, Hruban RH, Kamiyama M et al. Exomic sequencing identifies PALB2 as a pancreatic cancer susceptibility gene. Science 2009;324(5924):217.

[55] Roberts NJ, Jiao Y, Yu J et al. ATM mutations in patients with hereditary pancreatic cancer. Cancer Discov 2012;2(1):41–46.

[56] Goldstein AM, Fraser MC, Struewing JP et al. Increased risk of pancreatic cancer in melanoma-prone kindreds with p16INK4 mutations. N Engl J Med 1995;333(15):970–974.

[57] Kastrinos F, Mukherjee B, Tayob N et al. Risk of pancreatic cancer in families with Lynch syndrome. JAMA 2009;302(16): 1790–1795.

[58] Whitcomb DC, Gorry MC, Preston RA et al. Hereditary pancreatitis is caused by a mutation in the cationic trypsinogen gene [see comments]. Nat Genet 1996;14(2):141–145.

89

Smoking, a Risk for Pancreatic Cancer: Experimental and Clinical Data
吸烟，胰腺癌的危险因素：实验和临床数据

Uwe A. Wittel，Bradley R. Hall，Surinder K. Batra　著

经　纬　译

金　钢　校

一、概述

流行病学数据清楚地表明，吸烟是胰腺癌的危险因素，事实上，吸烟是这些患者最重要的可改变的危险因素。虽然吸入香烟烟雾与胰腺疾病之间存在明确的流行病学联系，但我们描绘这种联系的能力仍然有限。值得注意的是，在无烟烟草和烟斗或吸雪茄烟与胰腺癌之间没有类似的关联。

二、有关吸烟的实验数据：胰腺癌的一个危险因素

由于香烟烟雾中存在大量化学物质，香烟烟雾对胰腺的影响可能是多因素和复杂的。这些化学物质中有一些具有毒性、致癌性或药理活性，其中许多尚未被证实，这导致我们无法充分理解吸烟对胰腺影响的效果。然而，有两种作用机制已经被证实。首先，多环芳烃等化学物质能够破坏基因组 DNA 从而产生明显的致癌作用。其次，尼古丁等化学物质对细胞产生药理作用，进而导致肿瘤的发生。

在胰腺癌的癌变过程中，在 67% 以上的患者中发现了 12 种信号通路的遗传改变[1]。其中的一些通路包括整合素信号传导、细胞凋亡、DNA 损伤控制和 G1/S 期调控。来源于香烟烟雾的致癌物质很可能导致这些基因的改变。吸入后，致癌物通过血液流向胰腺，在那里它们被腺泡或导管细胞吸收。一旦致癌物到达靶组织，它们就开始发挥其毒性特性。例如，研究发现口服 2- 氨基蒽（蒽家族的一员）80 天后，会引起胰腺腺泡细胞坏死，并形成导管样结构[2]。其他致癌物在发挥毒性作用之前必须被代谢成更具活性的化合物。特别是亚硝胺、硝基芳烃、芳香族和杂环化合物，它们被代谢成反应性亲电体。然后，这些反应性亲电体能够与 DNA 相互作用以发挥其遗传毒性致癌作用[3, 4]。

几种酶系统可作用于胰腺致癌物的代谢，其中细胞色素 P_{450} 系统、谷胱甘肽 S 转移酶和 UDP 葡萄糖醛酸转移酶是最重要的。NNK[4 -（甲基亚硝氨基）- 1 -（3- 吡啶基）-1- 丁酮]，香烟烟雾中含量最丰富、研究最充分的致癌物，经细胞色素 P 450 依赖性氧化形成 NNAL[4-（甲基亚硝胺）-1 -（3- 吡啶基）-1- 丁

醇]，其 S- 对映体显示伴随胰腺 DNA 的高加合物产生 [5]。这导致在胸腺嘧啶或鸟嘌呤中产生 DNA 加合物 [6]。如果这些突变是随机地在关键基因位点如 KRAS 或 P53 中形成的，则可以推测这些 DNA 加合物诱导突变，并且成为胰腺癌发展的关键步骤。除了关键基因位点中的 DNA 突变外，香烟烟雾还可通过其中高浓度的苯并 [a] 芘的异常 DNA 甲基化作用引起基因表达的表观遗传调节紊乱。这种异常 DNA 甲基化的作用先前已在苯并 [a] 芘治疗的小鼠胰腺中表现出来 [7]。这种致癌的 DNA 甲基化可能干扰胰腺中多种关键基因的表达。

除了其致癌特性外，诸如尼古丁或 NNK、NNN（N- 亚硝基去甲烟碱）和（N- 亚硝基二乙胺）等化合物通过作为细胞表面受体的配体发挥药理作用。香烟烟雾中所含的这些高浓度物质相互作用并激活烟碱乙酰胆碱受体（nAChR）。这些受体不仅在正常腺泡和导管细胞上表达，而且在胰腺癌细胞上也表达 [8]。每种物质在香烟烟雾中存在的浓度不同，其中尼古丁的浓度最高，其次是 NNK 和 NNN。这些化学物质除了数量上不同外，结合亲和力也存在很大差异。NNK 优先与 α7-nAChR 结合，而 NNN 对 α2-α6nAChR 有较高的亲和力 [9]。这种 nAChR 的激活会促使香烟烟雾诱导胰腺癌的发生 [8]。

独立于胰腺的致癌作用，尼古丁与胰腺炎症的发生有关。尼古丁对腺泡细胞的炎症作用被认为是钙依赖机制下发生的。在分离的腺泡细胞中，尼古丁激活 nAChR，促进钙流入腺泡细胞并增强消化酶的分泌 [10, 11]。这似乎是香烟烟雾所致急性和慢性胰腺炎发生的关键因素，因为在实验中观察到长期尼古丁处理后，胰腺腺泡细胞会出现损伤 [12]。尽管其机制尚不清楚，但尼古丁对钙离子信号通路的影响也促进肿瘤细胞的存活，甚至在胰腺癌发展之后 [13]。

除了钙信号通路，尼古丁也通过其他途径发挥作用。值得注意的是，预先用尼古丁处理胰腺导管上皮细胞和胰腺癌细胞产生剂量依赖性分泌的肾上腺素和去甲肾上腺素，有助于细胞增殖。尼古丁诱导的自分泌儿茶酚胺环是由 3α、5α 和 7α nAChR 介导的 [14]。此外，胰腺导管细胞和胰腺癌细胞在尼古丁和儿茶酚胺联合刺激后分泌神经递质 GABA。GABA 也可以作为一种有效的肿瘤抑制因子，能够减轻慢性尼古丁暴露在与 GABA 共孵育的细胞中的破坏作用 [15]。有趣的是，尼古丁能够以时间依赖的方式减少 GABA 分泌。这被认为是通过依赖 4αnAChR 的方式下调 GABA 合成酶 GAD65 和 GAD67 来介导的，从而消除 GABA 诱导的生长抑制作用 [15]。

除了影响细胞增殖外，尼古丁还影响肿瘤细胞迁移、侵袭周围组织和转移的能力。在胰腺癌细胞系中，香烟烟雾提取物和尼古丁以 α7-nAChR 依赖的方式诱导 MUC4（4 型黏蛋白）的表达 [16]。MUC4 是促进肿瘤发生和肿瘤进展的黏蛋白 [17]。此外，MUC4 在胰腺癌中异常表达，其在逐渐恶化的 PanIN（胰腺上皮内瘤变）病变中的表达是上调的 [18, 19]。

研究还发现，尼古丁通过诱导骨桥蛋白的表达来刺激胰腺癌的生长、侵袭和转移，骨桥蛋白是一种在许多癌症中表达分泌的分子。在尼古丁依赖的 nAChR 激活后，骨桥蛋白赋予细胞致瘤性，导致细胞存活、细胞运动、肿瘤生长和转移的增加 [20, 21]。在应用 nAChR 拮抗药的情况下，可以通过防止尼古丁诱导的骨桥蛋白表达而减轻这种效应 [22]。

这些路径仅代表了香烟烟雾相关胰腺损伤路径中的一小部分。这种致癌作用会被传达到许多不同类型的癌症，而并不是胰腺特有。因此，必须研究香烟的胰腺特异性作用，使胰腺容易受到香烟烟雾的损害。这些作用也是被调节胰腺分泌功能的 nAChR 激活而介导的。当用尼古丁处理 CCK 刺激的腺泡细胞时，会导致 CCK 刺激的淀粉酶分泌明显减少 [23]。此外，研究表明，慢性尼古丁处理不仅减少淀粉酶的分泌，而且增加胰腺腺泡细胞内淀粉酶的含量 [24]。一些类似的结果在吸入香烟烟雾 12 周以上时被观察到。虽然吸烟不影响胰腺导管细胞相关基因的表达，但吸烟诱导胰蛋白酶原表达呈剂量依赖性增加 [25]。这些分泌性改变与胰腺中检测到的局灶性炎性病变相关[26]。当应用尼古丁长时间处理携带组成性激活 KRAS 基因的小鼠时，在胰腺中可以观察到类似的效果。尼古丁联合活性 KRAS 诱导胰腺腺泡细胞损伤，导致更高级别的 PanIN 病灶，增加腺泡到导管化生[27]。这与核转录因子 GATA6 表达的缺失有关，GATA6 的表达可以通过二甲双胍逆转。在完成向胰腺癌细胞的转化后，尼古丁通过与 α7-nAChR 相互作用诱导肿瘤干细胞表型，并进一步诱导上皮间充质转变，促进细胞迁移。同样，这些效应也可以通过 GATA6 过表达而逆转[27]。这些途径似乎是香烟烟雾引起胰腺损伤的关键步骤。尼古丁诱导胰腺癌进展和转移的另一个机制是以剂量依赖的方式诱导 MUC4 的表达[16]。尽管胰腺炎症和腺泡到导管的化生很可能与胰腺癌的发生有关，但单独使用尼古丁并非烟草相关性胰腺癌发生的唯一因素，而是促进其发生。腺泡细胞刺激在这些机制中起着重要作用，因为 CCK 刺激腺泡细胞也显著增加了胰腺癌的发生，表明尼古丁可以通过改变腺泡细胞的分泌功能来增强致癌物的致死作用[28]。

其他致癌物也能诱导腺泡向导管化生。这已经在导管腺癌的啮齿动物模型中得到证实，其中 7,12 二甲基苯 (a) 蒽（DMBA）晶体被手术植入胰腺组织[29]。在这个模型中，外分泌胰腺的组织学改变被观察到，并被描述为管状复合体，代表腺泡到导管化生[30]。

总之，香烟烟雾诱发胰腺癌的实验证据可分为两类（图 89-1）。首先，致癌物可以引起遗传或表观遗传变化，导致 DNA 损伤。其次，致癌物质通过 nAChR 介导了它们的药理作用，后者可以进一步细分。nAChR 依赖机制的第一部分集中于增强由多种物质介导的致癌事件。nAChR 依赖机制的第二部分涉及腺泡细胞分泌功能的改变，会导致胰腺炎症的发展[31, 32]。

三、支持实验结果的临床数据

吸烟致胰腺损害的临床资料主要由吸烟、胰腺炎症和癌症之间的流行病学相关性组成。临床研究证实了某些关键因素如致癌物积累和干扰胰腺酶分泌的调节。先前的研究表明致癌物质确实在吸烟者的胰液中积累。这些研究中，在 83% 的吸烟者中检测到 NNK[33]。先前的研究还表明，吸入的致癌物被输送到胰腺，并且酶将这些化合物代谢成活性亲电体[34]，此时，它们可以在胰腺内发挥它们的遗传毒性特性[35, 36]。作为临床相关性的一个例子，致癌物代谢酶的表型变化，如细胞色素 P_{450} 2A6，影响胰腺癌的发病机制。在一项经过校正的分类分析中，细胞色素 P2A6 活性最高 1/4 的受试者患胰腺癌的风险要高出 80%[37]。对谷胱甘肽 S 转移酶也进行了类似的观察，GST 是一种 II 期同工酶，被认为能保护细胞免受反应性化学中间体的影响[38]。这项研究中，GSTT1 缺失基因型的重度吸烟者胰腺癌的调整优势比，女性为 5.0（95% CI 1.8～14.5），男性为 3.2（95% CI 1.3～8.1），表明重度吸烟与 GSTT1 缺失多态性的结合会增加胰腺癌的风险。

烟草衍生致癌物无疑参与了胰腺癌的发生。32P- 后标记分析表明吸烟者有特定的加合物模式，吸烟者胰腺 DNA 中加合物是增加的，但这种情况与 BMI 相关[39]。目前还没有明确的证据表明胰腺中的 DNA 加合物和个体吸烟史有关[40]。这可能是由于 DNA 加合物存在量相对有限，或者这个数量低于检测限度[41]。与检测方法无关，非吸烟者还必须接触许多环境致癌物，进而诱导产生类似于吸烟者中所观察到的那些 DNA 加合物[42]。

与实验观察相似，香烟烟雾对人胰腺具有广泛的药理作用，这种作用由尼古丁和其他具有药理活性的烟草衍生致癌物介导。在 20 世纪 70 年代，发现了吸烟与胰腺分泌的关系[43, 44]。在临床实验中，吸烟对志愿者的胰腺分泌产生直接和可重复的影响。吸烟后，液体和碳酸氢盐的分泌立即改变，并在 30～60min 内恢复正常。这种效应与血清尼古丁浓度直接相关。根据这一观察，在主动吸烟者的胰液中检测到可替宁，一种半衰期较长的尼古丁衍生物，平均浓度为 129ηg/ml[33]。这些化合物在胰腺组织中的浓度尚未测定，但 nAChR 受体在人胰腺腺泡和导管细胞上的差异表达已得到证实[8, 14]。

香烟烟雾对胰腺外分泌功能的影响，被认为是导致胰腺腺泡细胞损伤的原因，并已证明与急性和慢性胰腺炎有明显的联系[31, 45, 46]。虽然一小部分患者经历了整个腺体的炎症，但在大多数患者中，香烟烟雾引起的胰腺损伤仅存在于胰腺小的局部区域，在这些区域中，采集样本的同时发生重塑。与实验数据相似，在人类中也观察到小炎症灶随着胰腺再生的增加。在这种情况下，在尸检时和手术标本中可以见到病灶腺泡细胞发育异常。这些腺泡细胞病变是后天形成的，与吸烟史相关。此外，它们在 83% 的重度吸烟者中被检测到[47, 48]。腺泡细胞病变也与单纯性和不典型性导管增生有关，表明要么是香烟烟雾引起的损伤导致导管病变，要么可以推测这些导管病变是腺泡到导管化生的结果[49]。

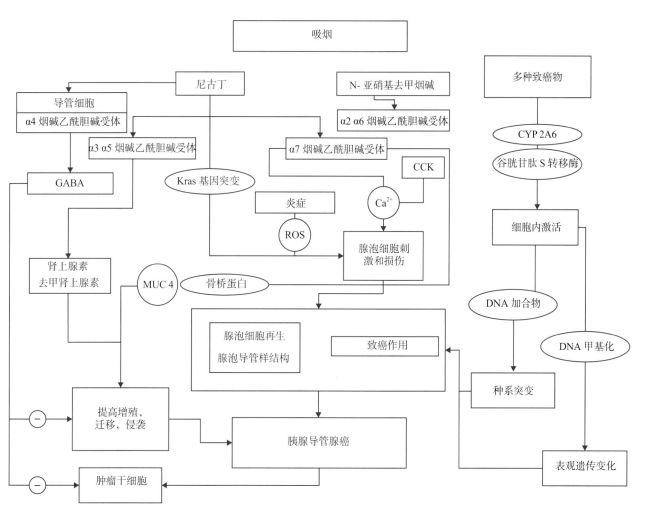

▲ 图 89-1　吸烟对胰腺癌发生影响的实验和临床数据总结

香烟烟雾对胰腺的药理作用是通过烟碱乙酰胆碱受体（nAChR）介导的，诱导胰腺腺泡细胞损伤，并介导多种不良事件。此外，这种致癌作用是在细胞色素 P450 酶在细胞内激活致癌物后产生的。谷胱甘肽转移酶似乎参与细胞内的解毒

四、总结

目前关于香烟烟雾导致胰腺疾病的证据尚不完整，但是现有的实验和临床数据提出了香烟烟雾引起胰腺致癌物的潜在发病机制，这些机制仍有待在实验和临床中进一步研究。胰腺易受香烟烟雾中发现的致癌物的影响，其部分原因是乙酰胆碱受体介导的事件，或者通过基因突变，例如肿瘤抑制基因[50]。这些有助于诱导增殖信号通路和胰腺炎症。这些事件为胰腺导管腺癌的发展提供了肥沃的环境，这其中，吸烟史似乎对临床病程没有影响[51]。然而，与戒烟者相比，在导管腺癌手术切除后继续吸烟的患者存活率较低[52]。

☞ 参考文献

[1] Jones S, Zhang X, Parsons DW et al. Core signaling pathways in human pancreatic cancers revealed by global genomic analyses. Science 2008;321(5897):1801–1806.

[2] Boudreau MD, Taylor HW, Baker DG, Means JC. Dietary exposure to 2-aminoanthracene induces morphological and immunocytochemical changes in pancreatic tissues of Fisher-344 rats. Toxicol Sci Off J Soc Toxicol 2006;93(1):50–61.

[3] Hoffmann D, Brunnemann KD, Prokopczyk B, Djordjevic MV. Tobacco-specific N-nitrosamines and Areca-derived N-nitrosamines: chemistry, biochemistry, carcinogenicity, and relevance to humans. J Toxicol Environ Health 1994;41(1): 1–52.

[4] Beland FA, Kadlubar FF. Metabolic activation and DNA adducts of aromatic amines and nitroaromatic hydrocarbons. In: Cooper CS, Grover PL, eds. Chemical Carcinogenesis and Mutagenesis I. Heidelberg: Springer, 1990: 267–325.

[5] Balbo S, Johnson CS, Kovi RC et al. Carcinogenicity and DNA adduct formation of 4-(methylnitrosamino)-1-(3-pyridyl)-1-butanone and enantiomers of its metabolite 4-(methylnitrosamino)-1-(3-pyridyl)-1-butanol in F-344 rats. Carcinogenesis 2014;35(12):2798–2806.

[6] Zhang S, Wang M, Villalta PW et al. Analysis of pyridyloxobutyl and pyridylhydroxybutyl DNA adducts in extrahepatic tissues of F344 rats treated chronically with 4-(methylnitrosamino)-1-(3-pyridyl)-1-butanone and enantiomers of 4-(methylnitrosamino)-1-(3-pyridyl)-1-butanol. Chem Res Toxicol 2009;22(5):926–936.

[7] Zhao L, Zhang S, An X et al. Toxicological effects of benzo[a]pyrene on DNA methylation of whole genome in ICR mice. Cell Mol Biol (Noisy-le-Grand) 2015;61(5):115–119.

[8] Wessler I, Kirkpatrick CJ. Acetylcholine beyond neurons: the non-neuronal cholinergic system in humans. Br J Pharmacol 2008;154(8):1558–1571.

[9] Schuller HM. Nitrosamines as nicotinic receptor ligands. Life Sci 2007;80(24–25):2274–2280.

[10] Chowdhury P, Udupa KB. Effect of nicotine on exocytotic pancreatic secretory response: role of calcium signaling. Tob Induc Dis 2013;11(1):1.

[11] Majumdar AP, Davis GA, Dubick MA, Geokas MC. Nicotine stimulation of protein secretion from isolated rat pancreatic acini. Am J Physiol 1985;248(2 Pt 1):G158–163.

[12] Chowdhury P, Hosotani R, Chang L, Rayford PL. Metabolic and pathologic effects of nicotine on gastrointestinal tract and pancreas of rats. Pancreas 1990;5(2):222–229.

[13] Schaal C, Padmanabhan J, Chellappan S. The role of nAChR and calcium signaling in pancreatic cancer initiation and progression. Cancers 2015;7(3):1447–1471.

[14] Al-Wadei MH, Al-Wadei HAN, Schuller HM. Pancreatic cancer cells and normal pancreatic duct epithelial cells express an autocrine catecholamine loop that is activated by nicotinic acetylcholine receptors α3, α5, and α7. Mol Cancer Res 2012;10(2):239–249.

[15] Al-Wadei MH, Al-Wadei HAN, Schuller HM. Effects of chronic nicotine on the autocrine regulation of pancreatic cancer cells

and pancreatic duct epithelial cells by stimulatory and inhibitory neurotransmitters. Carcinogenesis 2012;33(9):1745–1753.

[16] Kunigal S, Ponnusamy MP, Momi N et al. Nicotine, IFN-γ and retinoic acid mediated induction of MUC4 in pancreatic cancer requires E2F1 and STAT-1 transcription factors and utilize different signaling cascades. Mol Cancer 2012;11:24.

[17] Yonezawa S, Higashi M, Yamada N et al. Significance of mucin expression in pancreatobiliary neoplasms. J Hepatobiliary Pancreat Sci 2010;17(2):108–124.

[18] Andrianifahanana M, Moniaux N, Schmied BM et al. Mucin (MUC) gene expression in human pancreatic adenocarcinoma and chronic pancreatitis: a potential role of MUC4 as a tumor marker of diagnostic significance. Clin Cancer Res 2001;7(12): 4033–4040.

[19] Swartz MJ, Batra SK, Varshney GC et al. MUC4 expression increases progressively in pancreatic intraepithelial neoplasia. Am J Clin Pathol 2002;117(5):791–796.

[20] Rangaswami H, Bulbule A, Kundu GC. Osteopontin: role in cell signaling and cancer progression. Trends Cell Biol 2006;16(2): 79–87.

[21] Sarosiek K, Jones E, Chipitsyna G et al. Osteopontin (OPN) isoforms, diabetes, obesity, and cancer; what has one got to do with the other? A new role for OPN. J Gastrointest Surg 2015;19(4):639–650.

[22] Chipitsyna G, Gong Q, Anandanadesan R et al. Induction of osteopontin expression by nicotine and cigarette smoke in the pancreas and pancreatic ductal adenocarcinoma cells. Int J Cancer 2009;125(2):276–285.

[23] Hosotani R, Chowdhury P, McKay D, Rayford PL. Mechanism of action of nicotine on amylase release by isolated pancreatic acini. Pharmacol Biochem Behav 1989;33(3):663–666.

[24] Chowdhury P, Doi R, Tangoku A, Rayford PL. Structural and functional changes of rat exocrine pancreas exposed to nicotine. Int J Pancreatol 1995;18(3):257–264.

[25] Wittel UA, Singh AP, Henley BJ et al. Cigarette smokeinduced differential expression of the genes involved in exocrine function of the rat pancreas. Pancreas 2006;33(4):364–370.

[26] Wittel UA, Pandey KK, Andrianifahanana M et al. Chronic pancreatic inflammation induced by environmental tobacco smoke inhalation in rats. Am J Gastroenterol 2006;101(1):148–159.

[27] Hermann PC, Sancho P, Cañamero M et al. Nicotine promotes initiation and progression of KRAS-induced pancreatic cancer via Gata6-dependent dedifferentiation of acinar cells in mice. Gastroenterology 2014;147(5):1119–1133.e4.

[28] Sperti C, Militello C, Rovati L et al. Effect of cholecystokinin analogue caerulein and cholecystokinin antagonist lorglumide on pancreatic carcinogenesis in the rat. J Surg Oncol 1994;57(1):11–16.

[29] Dissin J, Mills LR, Mains DL et al. Experimental induction of pancreatic adenocarcinoma in rats. J Natl Cancer Inst 1975;55(4): 857–864.

[30] Bockman DE, Black O, Mills LR, Webster PD. Origin of tubular complexes developing during induction of pancreatic adenocarcinoma by 7,12-dimethylbenz(a) anthracene. Am J Pathol 1978;90(3):645–658.

[31] Greer JB, Thrower E, Yadav D. Epidemiologic and mechanistic associations between smoking and pancreatitis. Curr Treat Options Gastroenterol 2015;13(3):332–346.

[32] Thrower E. Pathologic cellular events in smokingrelated pancreatitis. Cancers 2015;7(2):723–735.

[33] Prokopczyk B, Hoffmann D, Bologna M et al. Identification of tobacco-derived compounds in human pancreatic juice. Chem Res Toxicol 2002;15(5):677–685.

[34] Trushin N, Leder G, El-Bayoumy K et al. The tobacco carcinogen NNK is stereoselectively reduced by human pancreatic microsomes and cytosols. Langenbecks Arch Surg Dtsch Ges Für Chir 2008;393(4):571–579.

[35] Anderson KE, Hammons GJ, Kadlubar FF et al. Metabolic activation of aromatic amines by human pancreas. Carcinogenesis 1997;18(5):1085–1092.

[36] Jones NR, Lazarus P. UGT2B gene expression analysis in multiple tobacco carcinogen-targeted tissues. Drug Metab Dispos Biol Fate Chem 2014;42(4):529–536.

[37] Kadlubar S, Anderson JP, Sweeney C et al. Phenotypic CYP2A6 variation and the risk of pancreatic cancer. JOP J. Pancreas 2009;10(3):263–270.

[38] Duell EJ, Holly EA, Bracci PM et al. A populationbased, case-control study of polymorphisms in carcinogen-metabolizing genes, smoking, and pancreatic adenocarcinoma risk. J Natl Cancer Inst 2002;94(4):297–306.

[39] Wang M, Abbruzzese JL, Friess H et al. DNA adducts in human pancreatic tissues and their potential role in carcinogenesis. Cancer Res 1998;58(1):38–41.

[40] Prokopczyk B, Leder G, Trushin N et al. 4-Hydroxy-1-(3-pyridyl)-1-butanone, an indicator for 4-(methylnitrosamino)-1-(3-pyridyl)-1-butanone-induced DNA damage, is not detected in human pancreatic tissue. Cancer Epidemiol Biomark Prev 2005;14(2):540–541.

[41] Ricicki EM, Soglia JR, Teitel C et al. Detection and quantification of N-(deoxyguanosin-8-yl)-4-aminobiphenyl adducts in human pancreas tissue using capillary liquid chromatography-microelectrospray mass spectrometry. Chem Res Toxicol 2005; 18(4):692–699.

[42] Nair J, Gansauge F, Beger H et al. Increased etheno-DNA adducts in affected tissues of patients suffering from Crohn's disease, ulcerative colitis, and chronic pancreatitis. Antioxid Redox Signal 2006;8 (5–6):1003–1010.

[43] Baker BH, Baker BS, van der Reis L, Fisher JH. Endoscopy in the diagnosis of aortoduodenal fistula. Gastrointest Endosc 1977;24(1):35–37.

[44] Wobser E, Stadelmann O, Löffler A, Miederer SE. [Influence of cigarette smoking on basal gastric and pancreatic secretion in man]. Dtsch Med Wochenschr 1974;99(17):900–903. [in German]

[45] Munigala S, Conwell DL, Gelrud A, Agarwal B. Heavy smoking is associated with lower age at first episode of acute pancreatitis and a higher risk of recurrence. Pancreas 2015;44(6):876–881.

[46] Andriulli A, Botteri E, Almasio PL et al. Smoking as a cofactor for causation of chronic pancreatitis: a metaanalysis. Pancreas 2010;39(8):1205–1210.

[47] Longnecker DS, Shinozuka H, Dekker A. Focal acinar cell dysplasia in human pancreas. Cancer 1980;45(3):534–540.

[48] Longnecker DS, Hashida Y, Shinozuka H. Relationship of age to prevalence of focal acinar cell dysplasia in the human pancreas. J Natl Cancer Inst 1980;65(1):63–66.

[49] Kishi K, Nakamura K, Yoshimori M et al. Morphology and pathological significance of focal acinar cell dysplasia of the human pancreas. Pancreas 1992;7(2):177–182.

[50] Helgadottir H, Höiom V, Jönsson G et al. High risk of tobacco-related cancers in CDKN2A mutation-positive melanoma families. J Med Genet 2014;51(8):545–552.

[51] Kawaguchi C, Sho M, Tanaka T et al. Impact of smoking on pancreatic cancer patients receiving current chemotherapy. Pancreas 2015;44(7):1155–1160.

[52] Delitto D, Zhang D, Han S et al. Nicotine reduces survival via augmentation of paracrine HGF-MET signaling in the pancreatic cancer microenvironment. Clin Cancer Res 2016;22(7):1787–1799.

Molecular Understanding of Development of Ductal Pancreatic Cancer

分子学角度理解胰腺导管癌

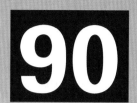

Laura D. Wood, Ralph H. Hruban　著

李升平　胡丹旦　译

段方婷　校

一、概述

据预测，2030 年胰腺癌将成为第二大致死癌症 [1]。理解胰腺癌的分子机制不仅有助于揭示其病理生理演化过程，也可以帮助在早期可治愈阶段实现确诊，同时帮助治疗晚期患者。

我们对导管腺癌的驱动基因等的理解可追溯到几十年前，但最近这个领域取得的进展呈爆炸性增长。20 世纪 80 年代中期，KRAS 成为第一个被鉴定为导管腺癌相关的原癌基因 [2-4]。几乎又过了 10 年才发现了抑癌基因 TP53，其在大部分癌症中处于失活状态 [5, 6]。20 世纪 90 年代，Scott Kern 团队发现等位基因丢失是导管腺癌的广泛特征，其中也包括许多常见的基因突变类型，包括染色体 9p、13q 和 18q 的纯合缺失，这三个位点对应着另外 3 个可驱动导管腺癌发生的抑癌基因 [7-9]。通过染色体 9p 纯合缺失检出抑癌基因 *p16/CDKN2A*、染色体 13q 缺失检出 BRCA2 基因、18q 纯合缺失则检出了 SMAD4（DPC4）[10, 11]。截至 20 世纪 90 年代中期，导管腺癌中最常见的 4 个基因突变（*KRAS*、*TP53*、*SMAD4*、*p16/CDKN2A*）被发现，与此同时也确立了一个主要家族性胰腺癌基因（BRCA2）。随后 10 年，主要是使用候选基因的方法，又陆续有其他导管腺癌相关基因被发现 [12-14]。这些基因大多并不主流，只在一小群患者当中检测到突变，如 BRAF 和 FBXW7[14]。

人类基因组草图于 2001 年完成，这为挖掘导管腺癌相关基因的大幅提速奠定了基础 [15]。Jones 和他的同事们利用人类基因组草图对 24 名典型的导管腺癌患者进行了全外显子 Sanger 测序，首次提供了这种特定癌种中全部的蛋白编码突变 [16]。这个研究得到了几个重要结论：原癌基因 KRAS 和抑癌基因 *TP53*、SMAD 和 *p16/CDKN2A* 被确定为导管腺癌最常见的突变类型（表 90-1），同时还有许多不那么常见的突变类型也被发现（表 90-2）。此外，Jones 他们的研究还发现了一种家族性胰腺癌基因（PALB2）[16-18]。第一次，全面了解驱动胰腺肿瘤发生的遗传因素成为可能。在这之后，又出现了许多大规模的研究，近年来包括国际癌症基因组联盟（International Cancer Genome Consortium，ICGC）、癌症基因图谱（The Cancer Genome Atlas，TCGA）以及来自于 Baylor 大学的团队在内的多个团队对其他导管腺癌患者的全外显子甚至基因组进行了测序，扩展了 Jones 组的全外显子测序研究[19-22]。将这些研究成果转化为患者管理的时机已经成熟。

表 90-1　胰腺肿瘤最常发生的重要突变

基　因	染色体位置	基因类型	功　能	突变类型
KRAS	12	原癌基因	MAPK 信号通路	点突变（热点）
P16/CDKN2A	9	抑癌基因	细胞周期调控	点突变 /LOH，纯合缺失，甲基化
TP53	17	抑癌基因	DNA 损伤反应	点突变 /LOH
SMAD4	18	抑癌基因	TGF-β 信号通路	点突变 /LOH，纯合缺失

注：LOH（loss of heterozygosity）：杂合缺失；MAPK（mitogen-activated protein kinase）：丝裂原激活蛋白激酶；TGFβ（transforming growth factor β）：转化生长因子 -β

表 90-2　确定和胰腺肿瘤发生相关的其他突变类型

基　因	染　色　体	功　能
AKT2	19	PI3K 信号
ARID1A	1	染色质重塑
ATM	11	DNA 修复
BRAF	7	MAPK 信号
BRCA2	17	DNA 修复
CDK6	7	细胞周期调控
FBXW7	4	细胞周期调控
GATA6	18	转录因子
KDM6A	X	染色质重塑
MAP2K4	17	MAPK 信号
MET	7	生长因子信号
MLL3	7	染色质重塑
MTAP*	9	多氨代谢
MYC	8	细胞周期调控
ROBO2	3	轴突导向
SLIT2	4	轴突导向
SMARCA4	19	染色质重塑
TGFBR1	9	TGF-β 信号
TGFBR2	3	TGF-β 信号

*. 通常包括在 p16/CDKN2A 纯合缺失中；PI$_3$K（phosphoinositide 3-kinase）. 磷酸肌醇 3- 激酶；MAPK（mitogen-activated protein kinase）. 丝裂原激活蛋白激酶；TGF-β（transforming growth factor β）. 转化生长因子 -β

二、基因改变：四座"大山"

（一） KRAS

原癌基因 KRAS 在超过 90% 的导管腺癌中被激活，通常为密码子 12、13 或 61 位的点突变[23]。 KRAS 基因突变激活下游级联信号通路，包括丝裂原激活蛋白激酶和磷酸肌醇 3- 激酶[24-27]。同时，KRAS 基因突变参与 "Warburg 效应"并增加肿瘤细胞的自噬[24-27]。KRAS 基因突变及其引起的变化共同促进肿瘤发生。

KRAS 野生型的导管腺癌也会有其他独特的基因改变[14, 28]。部分 KRAS 野生型的肿瘤会携带 BRAF 突变，而另外一些肿瘤会存在微卫星不稳定现象（相关内容将会在下文详细描述）[14, 19, 28]。

（二） p16/CDKN2A

位于 9 号染色体短臂的抑癌基因 p16/CDKN2A 在 90% 的导管腺癌中处于失活状态[7, 29]。在约 40% 的癌症当中，该基因是由一个等位基因的内含子突变、同时另一个等位基因的缺失（杂合缺失，LOH）而失活的。另外 40% 的 p16/CDKN2A 基因的突变类型为纯合缺失，还有 10% ～ 15% 的失活是由于 p16/ CDKN2A 启动子的过度甲基化[29, 30]。p16 蛋白功能缺失导致丧失了细胞周期的重要调控因子。针对 p16/ CDKN2A 的纯合缺失常常涉及 9 号染色体短臂上的 MTAP 基因[31]。下文中会谈及 MTAP 缺失具有的潜在治疗意义。

（三） TP53

位于 17 号染色体短臂上的抑癌基因 TP53，在约 75% 的导管腺癌中处于失活状态，这通常由一个等位基因的内含子突变和另一个等位基因的 LOH 引起[16, 32]。p53 功能缺失扰乱了一系列肿瘤抑制关键通路的正常运作，包括 DNA 损伤应答、凋亡、细胞周期停滞和衰老[33]。免疫组化上呈现异常的蛋白表达模式与基因突变相关，包括强弥漫核表达（图 90-1）和表达完全缺失。

（四） SMAD4

位于 18 号染色体长臂的抑癌基因 SMAD4，在约 55% 的导管腺癌中失活[11]。上文提到 SMAD4 基因是由 Scott Kern 团队发现的，他们使用微卫星标记组的方法发现其反复发生的纯合缺失[11]。随后 SMAD4 被发现编码一种参与 TGF-β 信号通路的蛋白。免疫标记 SMAD4 蛋白是反映 SMAD4 基因失活的良好替代标记，因为 SMAD4 基因的失活突变和 SMAD4 蛋白表达缺失相关（图 90-2）[34]。

三、基因改变：四座"大山"之外的"山岭"

除了上文提到的占比 50% 以上的胰腺癌中最常见的 4 个基因突变类型外，还有越来越多的基因被发现在小比例的胰腺导管腺癌患者当中存在（通常少于 10%）（表 90-2）[16, 19-21]。例如，Biankin 团队对近 100 例导管腺癌进行了外显子组测序，报道了包括 ROBO 和 SLIT 在内的编码轴突导向的胚胎调

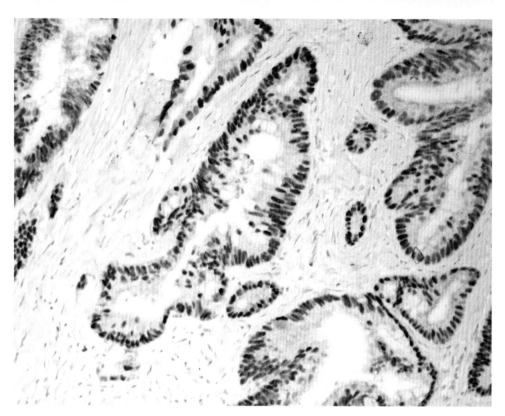

▲ 图 90-1 *TP53* 基因突变的导管腺癌中 p53 蛋白异常表达

免疫组化结果呈现 p53 高强度弥漫的核表达，明显差异于正常基质细胞中散在且较弱的核表达

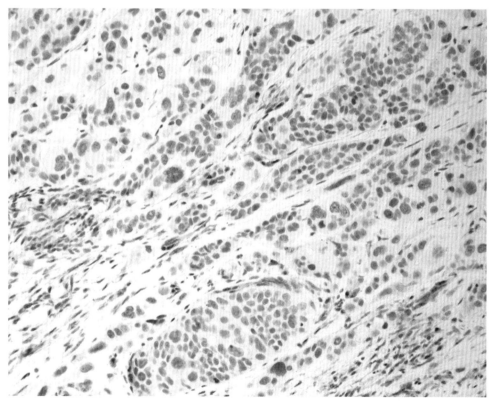

▲ 图 90-2 SMAD4 基因突变的导管腺癌中 SMAD4 蛋白表达缺失

免疫组化揭示 SMAD4 蛋白在肿瘤细胞中表达缺失，作为内部参照的非肿瘤的基质细胞蛋白表达阳性

节因子的基因在小部分癌症患者中发生了突变[20]。Sausen 团队报道了与改善生存率相关的较为少见的染色质调节基因突变（如 MLL3 和 ARID1A）[35]。另有团队报道某些基因的局部扩增与导管腺癌相关，包括 MYC、GATA6、BRAF、CDK6 和 MET[21, 36-38]。

四、染色体不稳定

除了前文提到的特定基因的局部染色体突变，胰腺导管腺癌也常存在范围较大的染色体异常[21, 39, 40]。这些较大范围的染色体异常最初是在胰腺癌的染色体核型分析中被发现[39]。随后，在全基因组测序分析当中进一步确定了具体的异常位点[21]。后期研究提示这些染色体不稳定与 DNA 修复基因的失活（BRCA1、BRCA2 或 PALB2）以及 DNA 损伤修复缺陷突变有关[21]。

五、微卫星不稳定

DNA 修复通路缺陷导致众多点突变的发生，从而导致了微卫星不稳定，小部分（2%～3%）胰腺癌患者存在这种现象[28, 41, 42]。有些微卫星不稳定的胰腺癌（也被称为 MSI-high 的肿瘤）的发生和 IPMN 相关；另外一些具有典型的髓样癌特征，包括分化差、合胞体生长模式和推压式肿瘤边界（图 90-3）[41]。辨识这部分肿瘤非常重要，因为尽管它们分化较差，却表现出较好的预后[41, 42]。此外，下文将讨论 MSI-high 的胰腺癌可能对免疫治疗特别敏感[43]。

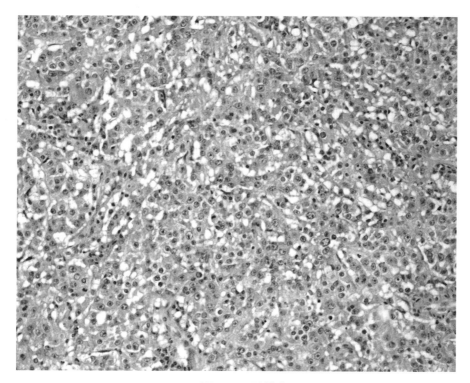

▲ 图 90-3　髓样癌
在微卫星不稳定的肿瘤当中常见髓样癌的特征（分化差、合胞体生长模式、推压式肿瘤边界）

六、线粒体基因突变

虽然我们意图仅仅关注核基因组，但真核细胞还有线粒体基因组。Jones 团队对一系列胰腺癌进行了线粒体基因组（mtDNA）测序，在几乎所有的肿瘤当中发现同质的 mtDNA 体细胞突变[44]。Jones 团队展示了相比普通细胞，导管腺癌的 mtDNA 大幅增加（6～8 倍），尽管无法确定这些 mtDNA 突变是否推动了肿瘤发展进程。这些事实提示 mtDNA 突变比核突变更容易检测，可用于筛查检测[44, 45]。

七、表达改变

和正常的非肿瘤胰腺导管细胞相比，导管腺癌的许多基因出现了过表达[46-52]。运用基因表达系列分析（serial analysis of gene expression，SAGE）和微阵列表达分析等技术，发现了 mRNA 高表达的基因；接着使用蛋白免疫印记法或免疫组化标记法确定了过表达的蛋白[46-52]。通过质谱分析法等蛋白组学分析手段发现了其他过表达的蛋白[53]。导管腺癌涉及的过表达的基因和蛋白众多，包括间皮素、紧密连接蛋白、膜联蛋白、S-100 相关蛋白等[48, 54-59]。Pandey 团队回顾文献并建立了便于收集和分享这些过表达基因的集成化资源库[60, 61]。后文将会提到，差异化表达的基因是潜在的早期筛查手段和新的治疗靶点。目前，定量鉴别多肽的技术已经十分成熟，可以将正常蛋白和上文提到的一些 DNA 突变产生的突变蛋白区分开来[62]。

除了过表达的基因，导管腺癌当中还有一部分基因的表达是下调的。这些基因下调通常是由启动子过度甲基化引起的[63]。导管腺癌的全基因组甲基化分析发现超过 1000 个基因的甲基化水平在肿瘤细胞和正常的胰腺导管细胞中有差异，且这些甲基化水平有差异的基因通常蛋白表达水平也存在差异[63, 64]。

微小 RNA（microRNA）是一类在细胞功能中发挥重要调控作用的小非编码 RNA，已经发现有许多 microRNA 在胰腺导管腺癌中表达失调[65]。这些 microRNA 包括 miR-21、miR-101、miR-155、miR-192、miR-193、miR-194、miR-196、miR-210 和 miR-335[65, 66]。这其中有一些 microRNA 被认为具有提示预后的作用，另一些则被认为可作为导管腺癌的潜在治疗靶点[67]。

八、前期病变

在诊断时，大多数侵袭性胰腺导管腺癌即已为广泛转移、不可治愈的肿瘤[68]。我们认为早期诊断是最有望改善该肿瘤极差预后的方法之一。因此了解这种侵袭肿瘤的前期病变至关重要。

目前认为有三种前期病变：PanIN、IPMN、MCN（表 90-3）。有一系列研究探讨了前期病变当中存在的基因改变和表达差异，异常增生的程度与基因改变和表达差异的程度相关[66, 69-71]。高级别异常增生与侵袭性导管腺癌有许多相同的变化[66, 69-71]。例如大部分在侵袭性导管腺癌中过表达的 microRNA 在高级别异常增生的前期病变中也过表达。这些发现提示基因突变和表达差异也许是胰腺肿瘤早期检测的有用标志[66]。

表 90-3　导管腺癌前期病变

前期病变	缩　写	部　位	大　小	主要基因改变
胰腺上皮内瘤变	PanIN	胰头 = 胰尾	< 0.5cm	早期：KRAS、CDKN2A，晚期：TP53、SMAD4
胰腺导管内乳头状黏液肿瘤	IPMN	胰头 > 胰尾	≥ 1cm	早期：KRAS、GNAS、RNF43、CDKN2A，晚期：TP53、SMAD4
黏液性囊性肿瘤	MCN	胰尾 > 胰头	不受限	早期：KRAS、RNF43、CDKN2A，晚期：TP53、SMAD4

九、具有腺泡分化的肿瘤

虽然大部分"胰腺癌"是导管腺癌，但也有部分是腺泡分化的恶性肿瘤，这部分肿瘤的临床和分子生物学行为均较为独特[72]。腺泡细胞癌常见于老年人，质地硬，预后差。近来的全基因组测序研究显示腺泡细胞癌在基因稳定性上特征突出，常常出现微卫星不稳定或染色体不稳定[72]。而且瘤内基因异质性显著，没有发现哪个基因会在超过 30% 的肿瘤中发生突变[72]。一些在其他类型肿瘤中明确的驱动基因突变，如导管腺癌中的 SMAD4、胰腺囊性肿瘤中的 GNAS、其他肿瘤中的 APC 和 BRAF，在腺泡分化的肿瘤中也偶见突变。胰母细胞瘤，儿童最常见的胰腺肿瘤，包含各种细胞类型，但其中至少会包含腺泡组分和鳞状细胞巢。这些肿瘤的体细胞突变远远少于腺泡细胞癌，Wnt 通路的改变（APC、CTNNB1）和 11 号染色体短臂高印记区域的缺失才是其最常见的基因改变[72, 73]。

十、临床应用

这是激动人心的时刻。我们正面临着如何把对胰腺癌背后生物学机制的理解转化为临床决策。我们期望在不远的将来，新的分子学手段可以改善早期检测、诊断、治疗和监测胰腺癌。下面我们将介绍一些具体的例子。

早期检测是转化医疗最有前景的领域之一。比如，非浸润性 IPMN 脱落的突变了的 GNAS 可以通过 EUS 收集促胰腺素刺激分泌的胰腺分泌物（胰液）检测到[74]。同样，血液中也可以检测到早期（可切除）胰腺导管腺癌中脱落的 KRAS 突变[75]。适用于合适标本上的新的生物标记物组合（如肿瘤特异的突变）将为实现可治愈胰腺肿瘤的早诊提供极好的新机会。

分子遗传学也可作为组织学诊断的补充手段。例如：在胰腺癌患者当中如果出现远处的腺癌结节（如肺内病灶），很难判断是原发肺内病变还是转移灶。这种情况下，如果病灶 Smad4 表达缺失，则支持该结节为转移灶，而非出现双原发的肺肿瘤（图 90-2）[34]。

运用分子遗传学知识个体化治疗导管腺癌获得了令人瞩目的进步。有 5 个方面的例子，包括：① 2% ～ 3% 的胰腺癌患者具有微卫星不稳定（MSI-high），这些患者对免疫治疗，尤其是 PD-1 抑制药的治疗格外敏感[43]；②大多数胰腺癌过表达间皮素，因此研发出现了许多抗间皮素的疫苗[76, 77]；③具有 DNA 损伤修复缺陷突变的胰腺癌（包括 *BRCA2* 的突变）易对某些特殊的化疗药敏感，包括铂类和多腺苷二磷酸核糖聚合酶抑制药[78, 79]；④ KRAS 野生型导管腺癌通常有 BRAF 突变，而这些 *BRAF* 突变的肿瘤对 *BRAF* 靶向抑制治疗高度敏感[19]；⑤正如上文提到的，在 30% ~ 40% 的胰腺癌患者当中，位于 9 号染色体短臂上的 MTAP 基因，与 *P16/CDKN2A* 一起发生纯合缺失。该基因编码甲硫腺苷磷酸化酶（methylthioadenosine phosphorylase，MTAP），MTAP 缺陷细胞对甲硫腺苷（MTA：methylthioadenosine，MTAP 酶的底物）和一种 MTAP 上游酶的小分子抑制物蛋白精氨酸甲基转移酶 5（protein arginine methyltransferase 5，PRMT5）呈现不同的敏感度[80, 81]。

最后，分子遗传学可以用来监测患者的治疗反应。肿瘤会释放突变的 DNA 进入循环（循环肿瘤 DNA，ctDNA），而 ctDNA 可以被量化[35, 75]。Velculescu 团队表示，通过监测 ctDNA 可以达到量化肿瘤治疗的效果。

十一、总结和结论

这是最好的时代。数以百计的胰腺导管腺癌的患者的基因已被测序，胰腺肿瘤发生的基本驱动基因也已被确定。这些驱动基因给我们提供了早期发现胰腺肿瘤的工具，理想情况下早期发现可以挽救生命，尤其是在高危人群中应用的时候，例如发生在家族性胰腺癌的生殖细胞系突变。虽然我们致力于早期诊断，但目前大多数患者仍在诊断时即有浸润性病变，因此新的个体化治疗手段仍有待研究。这些包括了针对 MSI-high 肿瘤的免疫治疗、*BRCA2* 基因突变肿瘤的 PARP 抑制药等。在不久的未来我们将可以监测循环肿瘤 DNA（ctDNA），以随访新治疗手段的效果。未来是光明的！

☞ 参考文献

[1]　Rahib L, Smith BD, Aizenberg R et al. Projecting cancer incidence and deaths to 2030: the unexpected burden of thyroid, liver, and pancreas cancers in the United States. Cancer Res 2014;74:2913–2921.

[2]　Hirai H, Okabe T, Anraku Y et al. Activation of the c-K-ras oncogene in a human pancreas carcinoma. Biochem Biophys Res Commun 1985;127:168–174.

[3]　Almoguera C, Shibata D, Forrester K et al. Most human carcinomas of the exocrine pancreas contain mutant c-K-ras genes. Cell 1988;53:549–554.

[4]　Smit VTHBM, Boot AJM, Smits AMM et al. K-ras codon 12 mutations occur very frequently in pancreatic adenocarcinomas. Nucleic Acids Res 1988;16:7773–7782.

[5]　Barton CM, Staddon SL, Hughes CM et al. Abnormalities of the p53 tumor suppressor gene in human pancreatic cancer. Br J Cancer 1991;64:1076–1082.

[6]　Levine AJ, Mormand J, Finley CA. The p53 tumor suppressor gene. Nature 1991;351:453–456.

[7]　Caldas C, Hahn SA, da Costa LT et al. Frequent somatic mutations and homozygous deletions of the p16 (MTS1) gene in pancreatic adenocarcinoma. Nature Genet 1994;8:27–32.

[8]　Seymour A, Hruban RH, Redston MS et al. Allelotype of pancreatic adenocarcinoma. Cancer Research 1994;54:2761–2764.

[9]　Hahn SA, Seymour AB, Hoque AT et al. Allelotype of pancreatic adenocarcinoma using xenograft enrichment. Cancer Research 1995;55:4670–4675.

[10]　Schutte M, da Costa LT, Hahn SA et al. Identification by representational difference analysis of a homozygous deletion in pancreatic carcinoma that lies within the BRCA2 region. Proc Natl Acad Sci U S A 1995;92:5950–5954.

[11]　Hahn SA, Schutte M, Hoque AT et al. DPC4, a candidate tumor suppressor gene at human chromosome 18q21.1. Science 1996;271:350–353.

[12]　Su GH, Hruban RH, Bova GS et al. Germline and somatic mutations of the STK11/LKB1 Peutz-Jeghers gene in pancreatic and biliary cancers. Am J Pathol 1999;154:1835–1840.

[13]　Su GH, Bansal R, Murphy KM et al. ACVR1B (ALK4, activin receptor type 1B) gene mutations in pancreatic carcinoma. Proc Natl Acad Sci U S A 2001;98:3254–3257.

[14]　Calhoun ES, Jones JB, Ashfaq R et al. BRAF and FBXW7 (CDC4, FBW7, AGO, SEL10) mutations in distinct subsets of pancreatic cancer: potential therapeutic targets. Am J Pathol 2003;163:1255–1260.

[15]　Lander ES, Linton LM, Birren B et al. Initial sequencing and analysis of the human genome. Nature 2001;409:860–921.

[16]　Jones S, Zhang X, Parsons DW et al. Core signaling pathways in human pancreatic cancers revealed by global genomic analyses. Science 2008;321:1801–1806.

[17]　Jones S, Hruban RH, Kamiyama M et al. Exomic sequencing identifies PALB2 as a pancreatic cancer susceptibility gene. Science 2009;324:217.

[18]　Jones S, Li M, Parsons DW et al. Somatic mutations in the chromatin remodeling gene ARID1A occur in several tumor types. Hum Mutat 2012;33:100–103.

[19]　Witkiewicz AK, McMillan EA, Balaji U et al. Wholeexome sequencing of pancreatic cancer defines genetic diversity and therapeutic targets. Nat Commun 2015;6:6744.

[20]　Biankin AV, Waddell N, Kassahn KS et al. Pancreatic cancer genomes reveal aberrations in axon guidance pathway genes. Nature 2012;491:399–405.

[21]　Waddell N, Pajic M, Patch AM et al. Whole genomes redefine the mutational landscape of pancreatic cancer. Nature 2015;518:495–501.

[22]　Bailey P, Chang DK, Nones K et al. Genomic analyses identify molecular subtypes of pancreatic cancer. Nature 2016;531(7592):47–52.

[23]　Hruban RH, van Mansfeld ADM, Offerhaus GJ et al. K-ras oncogene activation in adenocarcinoma of the human pancreas. A study of 82 carcinomas using a combination of mutant-enriched polymerase chain reaction analysis and allele-specific oligonucleotide hybridization. Am J Pathol 1993;143:545–554.

[24]　Collisson EA, Trejo CL, Silva JM, et al. A central role for RAF-- > MEK-- > ERK signaling in the genesis of pancreatic ductal adenocarcinoma. Cancer Discov 2012;2:685–693.

[25]　Ryan DP, Hong TS, Bardeesy N. Pancreatic adenocarcinoma. N Engl J Med 2014;371:1039–1049.

[26]　McCormick F. KRAS as a therapeutic target. Clin Cancer Res 2015;21:1797–1801.

[27]　Bournet B, Buscail C, Muscari F, Cordelier P, Buscail L. Targeting KRAS for diagnosis, prognosis, and treatment of pancreatic cancer: hopes and realities. Eur J Cancer 2015;54:75–83.

[28]　Goggins M, Offerhaus GJ, Hilgers W et al. Pancreatic adenocarcinomas with DNA replication errors (RER+) are associated with wild-type K-ras and characteristic histopathology. Poor differentiation, a syncytial growth pattern, and pushing borders suggest RER+. Am J Pathol 1998;152:1501–1507.

[29]　Rozenblum E, Schutte M, Goggins M et al. Tumorsuppressive pathways in pancreatic carcinoma. Cancer Research 1997;57:1731–1734.

[30]　Schutte M, Hruban RH, Geradts J et al. Abrogation of the Rb/p16 tumor-suppressive pathway in virtually all pancreatic carcinomas. Cancer Research 1997;57:3126–3130.

[31]　Hustinx SR, Hruban RH, Leoni LM et al. Homozygous deletion of the MTAP gene in invasive adenocarcinoma of the pancreas and in periampullary cancer: a potential new target for therapy. Cancer Biol Ther 2005;4:83–86.

[32]　Redston MS, Caldas C, Seymour AB et al. p53 Mutations in pancreatic carcinoma and evidence of common involvement of homocopolymer tracts in DNA microdeletions. Cancer Research 1994;54:3025–3033.

[33]　Kim MP, Zhang Y, Lozano G. Mutant p53: multiple mechanisms define biologic activity in cancer. Front Oncol 2015;5:249.

[34]　Wilentz RE, Su GH, Dai JL et al. Immunohistochemical labeling for Dpc4 mirrors genetic status in pancreatic adenocarcinomas: a new marker of DPC4 inactivation. Am J Pathol 2000;156:37–43.

[35] Sausen M, Phallen J, Adleff V et al. Clinical implications of genomic alterations in the tumour and circulation of pancreatic cancer patients. Nat Commun 2015;6:7686.

[36] Kwei KA, Bashyam MD, Kao J et al. Genomic profiling identifies GATA6 as a candidate oncogene amplified in pancreatobiliary cancer. PLoS Genet 2008;4:e1000081.

[37] Fu B, Luo M, Lakkur S, Lucito R, Iacobuzio-Donahue CA. Frequent genomic copy number gain and overexpression of GATA-6 in pancreatic carcinoma. Cancer Biol Ther 2008;7:1593–1601.

[38] Armengol G, Knuutila S, Lluis F et al. DNA copy number changes and evaluation of MYC, IGF1R, and FES amplification in xenografts of pancreatic adenocarcinoma. Cancer Genet Cytogenet 2000;116:133–141.

[39] Griffin CA, Hruban RH, Morsberger L et al. Consistent chromosome abnormalities in adenocarcinoma of the pancreas. Cancer Research 1995;55:2394–2399.

[40] Brat DJ, Hahn SA, Griffin CA et al. The structural basis of molecular genetic deletions. An integration of classical cytogenetic and molecular analyses in pancreatic adenocarcinoma. Am J Pathol 1997;150:383–391.

[41] Wilentz RE, Goggins M, Redston M et al. Genetic, immunohistochemical, and clinical features of medullary carcinoma of the pancreas: a newly described and characterized entity. Am J Pathol 2000;156:1641–1651.

[42] Nakata B, Wang YQ, Yashiro M et al. Prognostic value of microsatellite instability in resectable pancreatic cancer. Clin Cancer Res 2002;8:2536–2540.

[43] Le DT, Uram JN, Wang H et al. PD-1 blockade in tumors with mismatch-repair deficiency. N Engl J Med 2015;372:2509–2520.

[44] Jones JB, Song JJ, Hempen PM, et al. Detection of mitochondrial DNA mutations in pancreatic cancer offers a "mass"-ive advantage over detection of nuclear DNA mutations. Cancer Research 2001;61:1299–1304.

[45] Kassauei K, Habbe N, Mullendore ME et al. Mitochondrial DNA mutations in pancreatic cancer. Int J Gastrointest Cancer 2006;37:57–64.

[46] Zhang L, Zhou W, Velculescu VE et al. Gene expression profiles in normal and cancer cells. Science 1997;276:1268–1272.

[47] Zhou W, Sokoll LJ, Bruzek DJ et al. Identifying markers for pancreatic cancer by gene expression analysis. Cancer Epidemiol Biomarkers Prev 1998;7:109–112.

[48] Argani P, Iacobuzio-Donahue CA, Ryu B et al. Mesothelin is overexpressed in the vast majority of ductal adenocarcinomas of the pancreas: identification of a new pancreatic cancer marker by serial analysis of gene expression (SAGE). Clin Cancer Res 2001;7:3862–3868.

[49] Ryu B, Jones J, Blades NJ et al. Relationships and differentially expressed genes among pancreatic cancers examined by large-scale serial analysis of gene expression. Cancer Res 2002;62:819–826.

[50] Iacobuzio-Donahue CA, Maitra A et al. Discovery of novel tumor markers of pancreatic cancer using global gene expression technology. Am J Pathol 2002;160:1239–1249.

[51] Iacobuzio-Donahue CA, Ryu B, Hruban RH, Kern SE. Exploring the host desmoplastic response to pancreatic carcinoma: gene expression of stromal and neoplastic cells at the site of primary invasion. Am J Pathol 2002;160:91–99.

[52] Iacobuzio-Donahue CA, Maitra A, Olsen M et al. Exploration of global gene expression patterns in pancreatic adenocarcinoma using cDNA microarrays. Am J Pathol 2003;162:1151–1162.

[53] Gronborg M, Kristiansen TZ, Iwahori A et al. Biomarker discovery from pancreatic cancer secretome using a differential proteomic approach. Mol Cell Proteomics 2006;5:157–171.

[54] Karanjawala ZE, Illei PB, Ashfaq R et al. New markers of pancreatic cancer identified through differential gene expression analyses: claudin 18 and annexin A8. Am J Surg Pathol 2008;32:188–196.

[55] Rosty C, Ueki T, Argani P et al. Overexpression of S100A4 in pancreatic ductal adenocarcinomas is associated with poor differentiation and DNA hypomethylation. Am J Pathol 2002;160:45–50.

[56] Crnogorac-Jurcevic T, Missiaglia E, Blaveri E et al. Molecular alterations in pancreatic carcinoma: expression profiling shows that dysregulated expression of S100 genes is highly prevalent. J Pathol 2003;201:63–74.

[57] Vimalachandran D, Greenhalf W, Thompson C et al. High nuclear S100A6 (Calcyclin) is significantly associated with poor survival in pancreatic cancer patients. Cancer Research 2005;65:3218–3225.

[58] Ohuchida K, Mizumoto K, Ohhashi S et al. S100A11, a putative tumor suppressor gene, is overexpressed in pancreatic carcinogenesis. Clin Cancer Res 2006;12:5417–5422.

[59] Ohuchida K, Mizumoto K, Egami T et al. S100P is an early developmental marker of pancreatic carcinogenesis. Clin Cancer Res 2006;12:5411–5416.

[60]　Harsha HC, Kandasamy K, Ranganathan P et al. A compendium of potential biomarkers of pancreatic cancer. PLoS Med 2009;6: e1000046.

[61]　Thomas JK, Kim MS, Balakrishnan L et al. Pancreatic Cancer Database: an integrative resource for pancreatic cancer. Cancer Biol Ther 2014;15(8):963–967.

[62]　Wang Q, Chaerkady R, Wu J et al. Mutant proteins as cancer-specific biomarkers. Proc Natl Acad Sci U S A 2011;108:2444–2449.

[63]　Sato N, Fukushima N, Maitra A et al. Discovery of novel targets for aberrant methylation in pancreatic carcinoma using high-throughput microarrays. Cancer Res 2003;63:3735–3742.

[64]　Vincent A, Omura N, Hong SM et al. Genome-wide analysis of promoter methylation associated with gene expression profile in pancreatic adenocarcinoma. Clin Cancer Res 2011;17:4341–4354.

[65]　Hernandez YG, Lucas AL. MicroRNA in pancreatic ductal adenocarcinoma and its precursor lesions. World J Gastrointest Oncol 2016;8:18–29.

[66]　Ryu JK, Hong SM, Karikari CA, Hruban RH, Goggins MG, Maitra A. Aberrant microRNA-155 expression is an early event in the mutlistep progression of pancreatic adenocarcinoma. Pancreatology 2010;10(1):66–73.

[67]　Dhayat SA, Abdeen B, Kohler G et al. MicroRNA-100 and microRNA-21 as markers of survival and chemotherapy response in pancreatic ductal adenocarcinoma UICC stage Ⅱ. Clin Epigenetics 2015;7:132.

[68]　Wolfgang CL, Herman JM, Laheru DA et al. Recent progress in pancreatic cancer. CA Cancer J Clin 2013;63:318–348.

[69]　Maitra A, Adsay NV, Argani P et al. Multicomponent analysis of the pancreatic adenocarcinoma progression model using a pancreatic intraepithelial neoplasia tissue microarray. Mod Pathol 2003;16:902–912.

[70]　Ryu JK, Matthaei H, Dal Molin M et al. Elevated microRNA miR-21 levels in pancreatic cyst fluid are predictive of mucinous precursor lesions of ductal adenocarcinoma. Pancreatology 2011;11:343–350.

[71]　Amato E, Molin MD, Mafficini A et al. Targeted next-generation sequencing of cancer genes dissects the molecular profiles of intraductal papillary neoplasms of the pancreas. J Pathol 2014;233:217–227.

[72]　Jiao Y, Yonescu R, Offerhaus GJ et al. Whole-exome sequencing of pancreatic neoplasms with acinar differentiation. J Pathol 2014;232:428–435.

[73]　Abraham SC, Wu TT, Klimstra DS, Finn L, Hruban RH. Distinctive molecular genetic alterations in sporadic and familial adenomatous polyposis-associated pancreatoblastomas: frequent alterations in the APC/ beta-catenin pathway and chromosome 11p. Am J Pathol 2001;159:1619–1627.

[74]　Kanda M, Knight S, Topazian M et al. Mutant GNAS detected in duodenal collections of secretin-stimulated pancreatic juice indicates the presence or emergence of pancreatic cysts. Gut 2013;62(7):1024–1033.

[75]　Bettegowda C, Sausen M, Leary RJ et al. Detection of circulating tumor DNA in early- and late-stage human malignancies. Sci Transl Med 2014;6:224ra224.

[76]　Hung CF, Calizo R, Tsai YC, He L, Wu TC. A DNA vaccine encoding a single-chain trimer of HLA-A2 linked to human mesothelin peptide generates antitumor effects against human mesothelin-expressing tumors. Vaccine 2006;25:127–135.

[77]　Leao IC, Ganesan P, Armstrong TD, Jaffee EM. Effective depletion of regulatory T cells allows the recruitments of mesothelin-specific CD8 + cells to the antitumor immune response against a mesothelinexpressing mouse pancreatic adenocarcinoma. Clin Transl Sci 2008;1:228–239.

[78]　Cui Y, Brosnan JA, Blackford AL et al. Genetically defined subsets of human pancreatic cancer demonstrate unique in vitro chemosensitivity. Clin Cancer Res 2012;18(23):6519–6530.

[79]　Lowery MA, Kelsen DP, Stadler ZK et al. An emerging entity: pancreatic adenocarcinoma associated with a known BRCA mutation: clinical descriptors, treatment implications, and future directions. Oncologist 2011;16:1397–1402.

[80]　Kryukov GV, Wilson FH et al. MTAP deletion confers enhanced dependency on the PRMT5 arginine methyltransferase in cancer cells. Science 2016;351:1214–1218.

[81]　Mavrakis KJ, McDonald ER, 3rd, Schlabach MR et al. Disordered methionine metabolism in MTAP/ CDKN2A-deleted cancers leads to dependence on PRMT5. Science 2016;351:1208–1213.

91

Familial Pancreatic Cancer
家族性胰腺癌

Alison P. Klein　著

李升平　胡丹旦　译

段方婷　校

一、概述

　　和所有癌种一样，胰腺癌本质上也是由先天性和获得性基因改变引起的遗传病。胰腺癌家族史是发生胰腺癌的最高危因素之一[1, 2]。

二、家族性胰腺癌

　　家族性胰腺癌的定义是一对一级亲属确诊为胰腺癌（如一对亲子或一对兄弟姐妹）。观察性研究表明：一个及以上家庭成员罹患胰腺癌，胰腺癌患病风险将会增加 1.5 ～ 13 倍[1, 3-11]。国家家族性胰腺肿瘤登记处的前瞻性研究表明一级亲属罹患胰腺癌（至少有两名家族成员罹患胰腺癌）患胰腺癌的风险为正常人群的 6.79 倍（95% CI 4.54 ～ 9.75）[1]。

　　不像其他遗传性肿瘤综合征家族性比散发性发病的平均年龄明显提早，家族性胰腺癌的发病年龄比散发的胰腺癌最多提早 6 年[12, 13]、甚至有的研究表明发病年龄无差别[9, 14]。

　　除了更高的胰腺癌发病率，家族性胰腺癌患者的亲属患其他癌种的风险也上升。家族性胰腺癌患者的亲属死于其他肿瘤的可能性显著升高：乳腺癌（wSMR=1.66，95% CI 1.15 ～ 2.34）、卵巢癌（wSMR=2.05，95% CI 1.10 ～ 3.49）、胆管癌（wSMR=2.89，95% CI 1.04 ～ 6.39）。散发性胰腺癌患者的亲属的胆管癌发病率更高（wSMR=3.01，95% CI 1.09 ～ 6.67）[15]。另有研究表明胰腺癌患者更容易有患有前列腺癌的亲属（OR=1.45，95% CI 1.12 ～ 1.89）[11] 或患肝癌的亲属（SIR=2.70，95% CI 1.51 ～ 4.46）[16]。

三、家族性胰腺癌的病理

家族性肿瘤综合征患者的病理学表型通常和散发肿瘤的表型有所区别，例如林奇综合征患者的错配修复缺陷更多[17, 18]、BRCA1 突变携带者中更多的三阴性乳腺癌[19]。相比之下，家族性和散发性胰腺癌则表现得非常一致。一篇综述对 519 例家族性胰腺癌和 651 例散发胰腺癌进行了盲检[20]，无视家族史，发现家族性和明显散发性侵袭性胰腺癌的病理亚型无显著差异。此外，两种肿瘤的可切除肿瘤在肿瘤大小、位置、周围神经侵犯、血管淋巴侵犯、淋巴结转移或病理分级等方面均无显著差异。两者的体细胞基因谱也无差异[12]。结合这些数据来看，家族性和散发性胰腺癌的病因十分相似。

相比之下，有证据表明家族性胰腺癌患者的胰腺上皮内瘤变（PanIN）和胰腺导管内乳头状黏液肿瘤发病率高于散发性胰腺癌患者。家族性胰腺癌患者每平方厘米的 PanIN 率比散发患者高 2.75（95% CI 2.05～3.70；根据年龄调整）。家族性胰腺癌患者前期病变的级别显著高于散发患者，PanIN-3 病变相对风险为 4.20（95% CI 2.22～7.93），高级别 IPMN 仅在家族性患者当中观察到[21]。

（一）易感基因

由于胰腺癌潜在的遗传异质性，解析固有遗传变异到底如何增加胰腺癌风险变得更加困难[22]。基因分型和测序技术的发展帮助发现了几个与胰腺癌风险相关的新的高外显率的突变[22-24]，以及一些常见的增加胰腺癌风险的基因变异[25-28]。然而，与胰腺癌紧密相关的高外显率的基因突变在家族性胰腺癌中只能解释约 20% 的家族性聚集原因，并不能解释另外约 80% 的家族性胰腺癌。这 80% 的患者的致病因素可能集合了高外显率的基因突变、多基因共同作用和环境因素。对于 20% 明确致病基因的家系，准确地了解其突变类型可以帮助已经发病的家庭成员精准制订治疗方案，而那些高危的未患病的家庭成员，也可进行早期筛查。运用实例包括：使用影像学技术早期筛查胰腺癌家族史明确的患者和（或）携带明确与胰腺癌相关的遗传突变的患者[29-33]；增加 BRCA2 或 PALB2 基因缺陷的肿瘤对 Parp 抑制药（PARP）或丝裂霉素 C 的敏感性[34-37]；使用铂类制剂改善有乳腺癌、卵巢癌或胰腺癌家族史的胰腺癌患者的生存率[38]。

（二）BRCA2

在所有进行胚系基因检测的胰腺癌患者中，BRCA2 基因突变是已知最常见的突变类型[39]。BRCA2 基因突变最为人熟知的是乳腺癌和卵巢癌的易感基因，其实 BRCA2 突变携带者同样容易罹患前列腺癌和胰腺癌。Goggins 团队第一次报道了胰腺癌患者中 BRCA2 基因突变概率有所升高，无论有无相关家族史，胰腺癌患者人群有 7% 出现有害 BRCA2 突变[40]。BRCA2 突变根据患者的家族史不同，发生率也有所差别，在有三名或三名以上胰腺癌患者的家系中突变率高达 16%[41]，在有两名及以上胰腺癌患者的德国家系中突变频率为 12%[42]，一级或二级亲属患胰腺癌的美国和加拿大患者中突变频率为 6%[43]。和最初 Goggins 团队报道一致，近来的研究也证实：无论有无家族史，有相当一部分（3.6%）的胰腺癌患者有携带致病性 BRCA2 突变[44]。许多乳腺癌和（或）卵巢癌家系具有致病的 BRCA2 突变，也仍有很多家系不具备该突变[40, 41]。无论有无肿瘤家族史，4.6% 的德系犹太人群的可切除胰腺癌患者中可检测到致病性 BRCA2 突变[45]。BRCA2 基因突变携带者罹患胰腺癌的终身风险的研究仅限于确诊有乳腺/卵巢癌病史的家族中，结果显示胰腺癌的发病风险升高了 3.51～5.79 倍[46, 47]。

（三）BRCA1

携带致病性 BRCA1 基因突变的个体罹患胰腺癌的风险也有所增高。然而，这部分携带者患胰腺癌的风险被认为低于 BRCA2 突变携带者。BRCA1 基因突变携带者的终身随访同样仅限于确诊有乳腺 / 卵巢癌家族史的家族中，预测风险度为 2.26 ～ 4.11 倍 [47, 48]。然而并非所有研究都认为 BRCA1 突变在胰腺癌患者当中高发 [45, 49]，其他研究报道家族性胰腺癌患者当中有 1.2% 具有 BRCA1 突变 [39]。和 BRCA2 基因突变一样，即使没有乳腺癌和（或）卵巢癌家族史，也不能排除其是否携带 BRCA1 致病突变。

（四）PALB2

PALB2 基因是 BRCA2 的结合伴侣，其突变也和胰腺癌的发生有关。虽然最开始的报道表明有 3% 的家族性胰腺癌患者携带致病性 PALB2 突变 [23]，后来的研究认为发病率接近 1% [39, 50, 51]。

（五）ATM

近来发现 DNA 修复基因 ATM 的突变也与家族性胰腺癌相关。2.6% ～ 3.4% [22, 24] 的家族性胰腺癌的患者具有 ATM 突变。同时，该基因突变也在散发的胰腺癌患者当中有所报道 [52]。

（六）CDKN2A

家族性胰腺癌患者当中有 2.5% 具有 p16/CDKN2A 胚系突变 [39]，这种突变使发生胰腺癌的风险提高了 38 倍 [53]。突变携带者终身患胰腺癌的概率为 17% [54, 55]。

（七）林奇综合征

林奇综合征患者在 70 岁时罹患胰腺癌的概率为 3.68%（95% CI 1.45 ～ 5.88）[56]。

（八）黑斑息肉综合征

黑斑息肉综合征的患者罹患胰腺癌的概率相当高，为 11% ～ 32% [57, 58, 59]。

（九）遗传性胰腺炎

患有遗传性胰腺炎的患者发生胰腺癌的风险极高，到 70 岁时风险为 30% ～ 40% [60, 61]。遗传性胰腺炎的吸烟者比非吸烟者平均早 20 年患病 [61]。部分遗传性胰腺炎的患者具有先天性 PRSS1 基因突变 [62-64]。

四、常见基因变异

除了高外显率的基因突变，数个最近的全基因组研究找出了其他一些和胰腺癌风险相关的常见基因变异：9q34（ABO）、13q21、1q31（NR5A2）、5p15.33（CLPTM1L 和 TERT）、7q32.3、16q23.1（BCAR1/CTRB1/CTRB2）、13q12.12（PDX1）、22q12.1（ZNRF3）、2p13.3（近 ETAA1）、3q29（TP63）、7p13（SUGCT）、17q25.1（LINC00673）[25-28, 65]。分开来看，这些突变每个仅对胰腺癌的发生率产生非常小的影响，比值比为 1.1 ～ 1.3。这其中许多突变被证实和家族性胰腺癌有相似的关联 [66]。

五、总结

　　遗传基因变异在胰腺癌风险中起到重要作用。和其他癌种一样，有胰腺癌家族史的患者罹患胰腺癌的风险同样更高。引起家族聚集性胰腺癌的基因突变类型具有高度异质性。然而，理解引起胰腺癌的基因突变可以帮助临床上早期筛查高危人群以及帮助患者做出更好的治疗选择。

☞ 参考文献

[1] Brune KA, Lau B, Palmisano E et al. Importance of age of onset in pancreatic cancer kindreds. J Natl Cancer Inst 2010;102(2): 119–126.

[2] Klein AP, Brune KA, Petersen GM et al. Prospective risk of pancreatic cancer in familial pancreatic cancer kindreds. Cancer Res 2004;64(7):2634–2638.

[3] Falk RT, Pickle LW, Fontham ET et al. Life-style risk factors for pancreatic cancer in Louisiana: a case-control study. Am J Epidemiol 1988;128(2):324–336.

[4] Friedman GD, Van Den Eeden SK. Risk factors for pancreatic cancer: an exploratory study. Int J Epidemiol 1993:30–37.

[5] Fernandez E, La Vecchia C, d'Avanzo B et al. Family history and the risk of liver, gallbladder, and pancreatic cancer. Cancer Epidemiol Biomarkers Prev 1994;3(3):209–212.

[6] Price TF, Payne RL, Oberleitner MG. Familial pancreatic cancer in south Louisiana. Cancer Nurs 1996;19(4):275–282.

[7] Ghadirian P, Boyle P, Simard A et al. Reported family aggregation of pancreatic cancer within a populationbased case-control study in the Francophone community in Montreal, Canada. Int J Pancreatol 1991;10(3–4):183–196.

[8] Coughlin SS, Calle EE, Patel AV et al. Predictors of pancreatic cancer mortality among a large cohort of United States adults. Cancer Causes Control 2000;11(10):915–923.

[9] Schenk M, Schwartz AG, O'Neal E et al. Familial risk of pancreatic cancer. J Natl Cancer Inst 2001;93(8):640–644.

[10] Silverman DT. Risk factors for pancreatic cancer: a case-control study based on direct interviews. Teratog Carcinog Mutagen 2001;21(1):7–25.

[11] Jacobs EJ, Chanock SJ, Fuchs CS et al. Family history of cancer and risk of pancreatic cancer: a pooled analysis from the Pancreatic Cancer Cohort Consortium (PanScan). Int J Cancer;127(6):1421–1428.

[12] Norris AL, Roberts NJ, Jones S et al. Familial and sporadic pancreatic cancer share the same molecular pathogenesis. Fam Cancer 2015;14(1):95–103.

[13] Petersen GM, de Andrade M, Goggins M et al. Pancreatic cancer genetic epidemiology consortium. Cancer Epidemiol Biomarkers Prev 2006;15(4):704–710.

[14] Silverman DT, Schiffman M, Everhart J et al. Diabetes mellitus, other medical conditions and familial history of cancer as risk factors for pancreatic cancer. Br J Cancer 1999;80(11):1830–1837.

[15] Wang L, Brune KA, Visvanathan K et al. Elevated cancer mortality in the relatives of patients with pancreatic cancer. Cancer Epidemiol Biomarkers Prev 2009;18(11):2829–2834.

[16] McWilliams RR, Bamlet WR, Rabe KG et al. Association of family history of specific cancers with a younger age of onset of pancreatic adenocarcinoma. Clin Gastroenterol Hepatol 2006;4(9):1143–1147.

[17] Lynch HT, Smyrk T, Lynch J et al. Update on the differential diagnosis, surveillance and management of hereditary non-polyposis colorectal cancer. Eur J Cancer 1995;31A(7–8):1039–1046.

[18] Vasen HF, Hendriks Y, de Jong AE et al. Identification of HNPCC by molecular analysis of colorectal and endometrial tumors. Dis Markers 2004;20(4–5):207–213.

[19] Lakhani SR, Easton DF, Stratton MR et al. Pathology of familial breast cancer: Differences between breast cancers in carriers

of BRCA1 or BRCA2 mutations and sporadic cases. Lancet 1997;349(9064):1505–1510.

[20] Singhi AD, Ishida H, Ali SZ et al. A histomorphologic comparison of familial and sporadic pancreatic cancers. Pancreatology 2015;15(4):387–391.

[21] Shi C, Klein AP, Goggins M et al. Increased prevalence of precursor lesions in familial pancreatic cancer patients. Clin Cancer Res 2009;15(24):7737–7743.

[22] Roberts NJ, Norris AL, Petersen GM et al. Whole genome sequencing defines the genetic heterogeneity of familial pancreatic cancer. Cancer Discov 2016;6(2):166–175.

[23] Jones S, Hruban RH, Kamiyama M et al. Exomic sequencing identifies PALB2 as a pancreatic cancer susceptibility gene. Science 2009;324(5924):217.

[24] Roberts NJ, Jiao Y, Yu J et al. ATM mutations in patients with hereditary pancreatic cancer. Cancer Discov 2012;2(1):41–46.

[25] Amundadottir L, Kraft P, Stolzenberg-Solomon RZ et al. Genome-wide association study identifies variants in the ABO locus associated with susceptibility to pancreatic cancer. Nat Genet 2009;41(9):986–990.

[26] Petersen GM, Amundadottir L, Fuchs CS et al. A genome-wide association study identifies pancreatic cancer susceptibility loci on chromosomes 13q22.1, 1q32.1 and 5p15.33. Nat Genet 2010;42(3):224–228.

[27] Wolpin BM, Rizzato C, Kraft P et al. Genome-wide association study identifies multiple susceptibility loci for pancreatic cancer. Nat Genet 2014;46(9):994–1000.

[28] Childs EJ, Mocci E, Campa D et al. Common variation at 2p13.3, 3q29, 7p13 and 17q25.1 associated with susceptibility to pancreatic cancer. Nat Genet 2015;47(8):911–916.

[29] Brentnall TA, Bronner MP, Byrd DR et al. Early diagnosis and treatment of pancreatic dysplasia in patients with a family history of pancreatic cancer. Ann Intern Med 1999;131(4):247–255.

[30] Canto MI, Goggins M, Hruban RH et al. Screening for early pancreatic neoplasia in high-risk individuals: a prospective controlled study. Clin Gastroenterol Hepatol 2006;4(6):766–781; quiz 665.

[31] Canto MI, Harinck F, Hruban RH et al. International Cancer of the Pancreas Screening (CAPS) Consortium summit on the management of patients with increased risk for familial pancreatic cancer. Gut 2013;62(3):339–347.

[32] Canto MI, Hruban RH, Fishman EK et al. Frequent detection of pancreatic lesions in asymptomatic highrisk individuals. Gastroenterology 2012;142(4):796–804; quiz e14–15.

[33] Vitone LJ, Greenhalf W, McFaul CD et al. The inherited genetics of pancreatic cancer and prospects for secondary screening. Best Pract Res Clin Gastroenterol 2006;20(2):253–283.

[34] Bryant HE, Schultz N, Thomas HD et al. Specific killing of BRCA2-deficient tumours with inhibitors of poly(ADP-ribose) polymerase. Nature 2005;434(7035):913–917.

[35] McCabe N, Lord CJ, Tutt AN et al. BRCA2-deficient CAPAN-1 cells are extremely sensitive to the inhibition of poly(ADP-ribose) polymerase: an issue of potency. Cancer Biol Ther 2005;4(9):934–936.

[36] van der Heijden MS, Brody JR, Dezentje DA et al. In vivo therapeutic responses contingent on Fanconi anemia/BRCA2 status of the tumor. Clin Cancer Res 2005;11(20):7508–7515.

[37] Villarroel MC, Rajeshkumar NV, Garrido-Laguna I et al. Personalizing cancer treatment in the age of global genomic analyses: PALB2 gene mutations and the response to DNA damaging agents in pancreatic cancer. Mol Cancer Ther 2011;10(1):3–8.

[38] Fogelman D, Sugar EA, Oliver G et al. Family history as a marker of platinum sensitivity in pancreatic adenocarcinoma. Cancer Chemother Pharmacol 2015;76(3):489–498.

[39] Zhen DB, Rabe KG, Gallinger S et al. BRCA1, BRCA2, PALB2, and CDKN2A mutations in familial pancreatic cancer: a PACGENE study. Genet Med 2015;17(7):569–577.

[40] Goggins M, Schutte M, Lu J et al. Germline BRCA2 gene mutations in patients with apparently sporadic pancreatic carcinomas. Cancer Res 1996;56(23):5360–5364.

[41] Murphy KM, Brune KA, Griffin C et al. Evaluation of candidate genes MAP2K4, MADH4, ACVR1B, and BRCA2 in familial pancreatic cancer: deleterious BRCA2 mutations in 17%. Cancer Res 2002;62(13):3789–3793.

[42] Hahn SA, Greenhalf B, Ellis I et al. BRCA2 germline mutations in familial pancreatic carcinoma. J Natl Cancer Inst 2003;95(3):214–221.

[43] Couch FJ, Johnson MR, Rabe KG et al. The prevalence of BRCA2 mutations in familial pancreatic cancer. Cancer Epidemiol Biomarkers Prev 2007;16(2):342–346.

[44] Holter S, Borgida A, Dodd A et al. Germline BRCA Mutations in a large clinic-based cohort of patients with pancreatic adenocarcinoma. J Clin Oncol 2015;33(28):3124–3129.

[45] Ferrone CR, Levine DA, Tang LH et al. BRCA germline mutations in Jewish patients with pancreatic adenocarcinoma. J Clin Oncol 2009;27(3):433–438.

[46] Cancer risks in BRCA2 mutation carriers. The Breast Cancer Linkage Consortium. J Natl Cancer Inst 1999;91(15): 1310–1316.

[47] Mocci E, Milne RL, Mendez-Villamil EY et al. Risk of pancreatic cancer in breast cancer families from the breast cancer family registry. Cancer Epidemiol Biomarkers Prev 2013;22(5):803–811.

[48] Thompson D, Easton DF. Cancer incidence in BRCA1 mutation carriers. J Natl Cancer Inst 2002;94(18):1358–1365.

[49] Axilbund JE, Argani P, Kamiyama M et al. Absence of germline BRCA1 mutations in familial pancreatic cancer patients. Cancer Biol Ther 2009;8(2):131–135.

[50] Tischkowitz MD, Sabbaghian N, Hamel N et al. Analysis of the gene coding for the BRCA2-interacting protein PALB2 in familial and sporadic pancreatic cancer. Gastroenterology 2009;137(3):1183–1186.

[51] Slater EP, Langer P, Niemczyk E et al. PALB2 mutations in European familial pancreatic cancer families. Clin Genet 2010;78(5): 490–494.

[52] Grant RC, Selander I, Connor AA et al. Prevalence of germline mutations in cancer predisposition genes in patients with pancreatic cancer. Gastroenterology 2015;148(3):556–564.

[53] Goldstein AM, Struewing JP, Fraser MC et al. Prospective risk of cancer in CDKN2A germline mutation carriers. J Med Genet 2004;41(6):421–424.

[54] Rutter JL, Bromley CM, Goldstein AM et al. Heterogeneity of risk for melanoma and pancreatic and digestive malignancies: a melanoma case-control study. Cancer 2004;101(12):2809–2816.

[55] Vasen HF, Gruis NA, Frants RR et al. Risk of developing pancreatic cancer in families with familial atypical multiple mole melanoma associated with a specific 19 deletion of p16 (p16-Leiden). Int J Cancer 2000;87(6):809–811.

[56] Kastrinos F, Mukherjee B, Tayob N et al. Risk of pancreatic cancer in families with Lynch syndrome. JAMA 2009;302(16): 1790–1795.

[57] van Lier MG, Wagner A, Mathus-Vliegen EM et al. High cancer risk in Peutz-Jeghers syndrome: a systematic review and surveillance recommendations. Am J Gastroenterol 2010;105(6):1258–1264; author reply 1265.

[58] Giardiello FM, Brensinger JD, Tersmette AC et al. Very high risk of cancer in familial Peutz-Jeghers syndrome. Gastroenterology 2000;119(6):1447–1453.

[59] Giardiello FM, Welsh SB, Hamilton SR et al. Increased risk of cancer in the Peutz-Jeghers syndrome. N Engl J Med 1987;316(24):1511–1514.

[60] Lowenfels AB, Maisonneuve P, DiMagno EP et al. Hereditary pancreatitis and the risk of pancreatic cancer. International Hereditary Pancreatitis Study Group. J Natl Cancer Inst 1997;89(6):442–446.

[61] Lowenfels AB, Maisonneuve P, Whitcomb DC et al. Cigarette smoking as a risk factor for pancreatic cancer in patients with hereditary pancreatitis. JAMA 2001;286(2):169–170.

[62] Vitone LJ, Greenhalf W, Howes NR et al. Trypsinogen mutations in pancreatic disorders. Endocrinol Metab Clin North Am 2006;35(2):271–287, viii.

[63] Whitcomb DC, Gorry MC, Preston RA et al. Hereditary pancreatitis is caused by a mutation in the cationic trypsinogen gene [see comments]. Nat Genet 1996;14(2):141–145.

[64] Whitcomb DC, Preston RA, Aston CE et al. A gene for hereditary pancreatitis maps to chromosome 7q35. Gastroenterology 1996;110:1975–1980.

[65] Wu C, Miao X, Huang L et al. Genome-wide association study identifies five loci associated with susceptibility to pancreatic cancer in Chinese populations. Nat Genet 2012;44(1):62–66.

[66] Childs EJ, Chaffee KG, Gallinger S et al. Association of common susceptibility variants of pancreatic cancer in higher-risk patients: a PACGENE study. Cancer Epidemiol Biomarkers Prev 2016;25(7):1185–1191.

92

PATHOLOGY OF EXOCRINE PANCREATIC TUMORS
胰腺外分泌肿瘤病理学

Meredith E. Pittman，Ralph H. Hruban　著

常晓燕　译

陈　杰　校

一、概述

正常胰腺主要由腺泡细胞构成，而大部分胰腺肿瘤则由导管分化而来。基于一个多世纪以来对大体和镜下的发现以及患者结局的综合，形成目前的胰腺外分泌肿瘤分类。近来引入的分子遗传学和基因表达技术也支持这种大体和组织学分类：大多数病理学所定义的胰腺肿瘤类型都具有独特的遗传和基因表达谱 [1, 2]。

本节旨在描述胰腺外分泌肿瘤的病理学特征，并重点关注临床联系。

二、导管腺癌

胰腺导管腺癌通常被称为胰腺癌，定义为一种恶性的腺体形成的胰腺上皮性肿瘤 [3]。尽管经过多年研究，其 5 年生存率仍维持在惨淡的 8% [4, 5]。这一高死亡率在很大程度上与诊断时即已出现广泛的局部和远处转移，且对现存的大多数胰腺导管腺癌治疗反应差有关 [6]。

EUS 可被用来明确局部病变的严重程度以及通过 FNA 技术钳取活检组织。EUS 是一种具有高敏感度的技术，通常由有经验的内镜医师操作 [7]。由于仅有 15% ~ 20% 的胰腺导管腺癌在确诊时可以进行切除，因此 FNA 往往成为大多数患者在接受治疗前唯一的确诊方法 [6]。

（一）大体

胰腺导管腺癌大体呈灰白色硬化性病变，质地坚韧，界限不清楚，轻微浸润至正常柔软、分叶状的黄色胰腺实质内（图 92-1）。癌组织常侵犯或完全破坏胆总管、主胰管或两者皆包括，导致受累导管上游扩张，胰腺实质纤维性萎缩。大多数胰腺导管腺癌发生在胰头，其次是胰体尾，有极罕见病例报道发生在异位胰腺 [3, 8]。

胰十二指肠切除术（Whipple 术）标本的详细大体检查对于评估切缘和对肿瘤精确的分级分期至关重要。需评估的切缘包括胆总管（通常平行于切缘横向作"刮刀"样切片）、胰颈/远端胰腺切缘（横向）、远端肠缘及钩突/腹膜后/肠系膜上动脉边缘（径向）。在远端胰腺切除术中胰颈和腹膜后切缘非常重要。研究表明切缘阴性患者（R_0）的预后明显优于镜下切缘阳性者（R_1）[9, 10]。原发肿瘤充分取材对于评估分级非常重要，因为肿瘤的整体分级取决于分级最高的肿瘤成分。分期应至少评估 12 个淋巴结，淋巴结评估越多，患者预后越精确 [11, 12]。

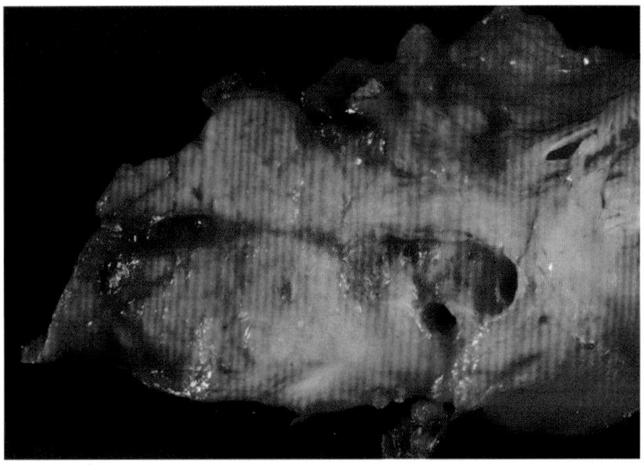

▲ 图 92-1 胰腺癌

图示为由胰腺腺癌引起的梗阻。在最近侧断端（左）胰管比较明显，同时被棕黄色正常分叶状胰腺实质所围绕。远端（右）管道变窄，由灰白色组织包围，包括腺癌和致密结缔组织成分。梗阻导致远端导管明显扩张，慢性胰腺炎白色纤维组织包围

（二）组织学

胰腺导管腺癌的特点是在致密纤维组织中可见排列紊乱的腺体及导管样结构（图 92-2A）。排列为腺体的细胞通常呈立方状或柱状，细胞质内含黏蛋白。胰腺导管腺癌有两个显著的组织学特征：第一，肿瘤细胞侵袭性极强，几乎所有病例均可见神经周围及血管内侵犯（图 92-2B）。神经周围侵犯能够解释患有胰腺导管腺癌的患者常出现疼痛的症状，神经也可成为肿瘤播散至胰腺之外的途径 [13]。血管侵犯导致肿瘤细胞广泛播散到其他器官，尤其是肝脏。胰腺导管腺癌可以通过一种独特的方式在血管腔内生长。与形成血管内瘤栓不同的是，胰腺导管腺癌细胞扁平化并紧贴血管内皮细胞表面生长，模拟导管样的外观（图 92-2C）[14]，也可通过类似方式生长入已存在的胰腺导管内。恶性肿瘤沿导管所延伸被称为导管的"癌化"。良性细胞迅速恶变是癌化的表现（图 92-2D）[15]。胰腺导管腺癌另一个主要特征是其致密的纤维结缔组织增生，这是形成较硬癌组织的主要原因，同时阻碍了化疗药物的传递 [16-18]。

胰腺导管腺癌的组织学分级需同时考虑细胞学和恶性成分的组织结构。类似于正常胰腺导管的胰腺导管腺癌属于"高分化"类型，无腺体结构或仅形成形态较差腺体的肿瘤属于"低分化"类型。当一种肿瘤中出现多于一种分级时，应明确最高/最差分级，该分级决定预后 [19, 20]。高分化胰腺导管腺癌组织学上特点不鲜明，由分化好的导管样结构构成，核仁形态相对一致。高分化胰腺导管腺癌与慢性胰腺炎反应性腺体可通过组织结构特点进行区分：正常小叶结构缺如，小导管不完整，导管在肌性动脉旁伴行出现。其他有帮助的特征包括：腺体腔内坏死、神经周围侵犯和血管间隙侵犯 [16]。一种需特别注意的高分化 PDAC 的变异型是"大导管型"，能够在大体和组织学上模拟囊性肿瘤。大导管型腺癌腺体形成不规则扩张样结构内衬黏液性上皮。再次强调，诊断胰腺导管腺癌的线索主要依靠其结构特点：小叶状结构消失，大导管分割纤维反应间质 [21]。

中分化胰腺导管腺癌在细胞形态和核分裂象增加数量上具有很大变异性。低分化胰腺导管腺癌定义为实性癌巢的出现和（或）形态各异的单个肿瘤细胞，形态从仅含少量细胞质的小细胞到富含嗜酸性细胞质的形态奇特的大细胞。组织学分级非常重要，因为低分化胰腺导管腺癌预后较中分化和高分化胰腺导管腺癌显著下降 [3, 20]。

由于多种原因，胰腺导管腺癌的基因表达非常重要。首先，蛋白表达具有诊断意义，包括 CK7、

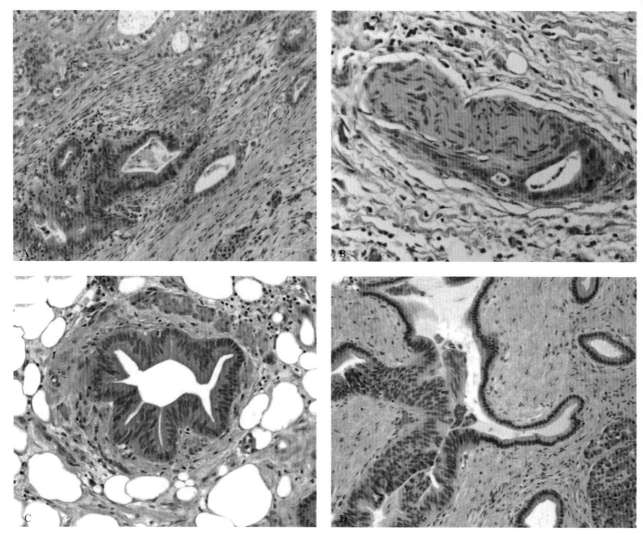

▲ 图 92-2　胰腺癌病理图

A. 组织学上呈管样或腺样结构，核大深染（与图片右下角残留的内分泌细胞相比），胞质呈嗜酸性，但境界清晰。间质纤维结缔组织增生对于在小活检标本中的诊断浸润具有帮助。B. 神经周围侵犯是胰腺导管腺癌的常见特征，能够解释胰腺导管腺癌患者的疼痛。C. 血管侵犯；D. 导管癌化是 PDAC 另一种有趣的生长方式，腺癌沿导管上皮生长并取代正常导管上皮

CK19、癌胚抗原、间皮素（mesothelin）和 MUC1。其次，一些基因突变导致胰腺癌的发生。这些蛋白通路为靶向治疗提供方向，包括 *KRAS*、*SMAD4/DPC4*，以及 *p16/CKDN2A*。最后，胰腺导管腺癌的基因信息使得我们能够更好地理解和监测家族性胰腺导管腺癌。

（三）导管腺癌的形态学变异

下面讲述几种胰腺导管腺癌的形态学变异，它们都具有独特的临床病理学特征。

1. 腺鳞癌

腺鳞癌，如其名称所示，一种具有明显的鳞状分化（至少 30%）的腺癌。若在较大范围内标本上未发现腺癌成分，则应当考虑到其他器官的原发性鳞状细胞癌的转移。与导管腺癌相比，腺鳞癌患者预后更差，但近期有研究表明，部分腺鳞癌患者对含铂类化疗药反应性良好 [22, 23]。

2. 胶样癌

胶样癌，亦称黏液性非囊性癌，是胰腺导管腺癌的一种变异型，与肠型 IPMN 相关（稍后讨论）。在这种亚型中，黏液池分隔间质，相关的肿瘤性上皮内衬于黏液池内或漂浮于黏液中。值得注意的是，勿将破裂囊腔中的黏液渗透入间质中过度诊断为真性侵袭性胶样癌。伴黏液内的恶性上皮是诊断浸润的依据[24]。

3. 髓样癌

如同其他器官的髓样癌，胰腺髓样癌特征为具有较大核仁的合体细胞样分化差上皮样肿瘤细胞。同样具有"挤压性"而非浸润性边界，肿瘤内常伴以淋巴细胞为主的炎性浸润，间质少见[25]。识别髓样癌非常重要，主要有三点原因：①尽管分化较差，但预后良好[26]。②髓样癌患者很可能有肿瘤家族史[25]。③髓样癌比导管腺癌更容易发生微卫星不稳定性（错配修复缺陷）[27]。错配修复缺陷性胰腺导管腺癌可能是 Lynch 综合征的首要表现[28, 29]，而且新疗法例如 PD-1 抑制药可能对这类恶性肿瘤有效[30]。

4. 未分化癌

未分化癌主要由大量梭形细胞或无明确分化方向的奇形怪状的细胞组成。典型胰腺导管腺癌的较低级别成分常可见于该种肿瘤，但组织学级别和预后取决于未分化"4 级"成分[3, 31]。未分化癌的黏附性较典型胰腺导管腺癌低，e-cadherin 表达缺失，同时这也可能导致这种变异型预后极差：中位生存期少于 1 年[32]。

5. 伴破骨细胞样巨细胞的未分化癌

破骨细胞样巨细胞未分化癌是一种独特的肿瘤，瘤内存在大量非肿瘤性多核巨细胞。与这些大细胞混合存在的，时常有一些未分化的梭形细胞或奇形怪状的恶性细胞。巨细胞可通过免疫组化角蛋白抗体进行标记。巨细胞表达组织细胞标志物，如 CD68。癌组织显微切割单细胞测序表明，多核巨细胞属于非肿瘤性的，而其间的未分化细胞是巨细胞之间未分化的细胞，而非多核巨细胞[33]。与未分化癌一样，破骨细胞样巨细胞的未分化癌患者预后较差，中位生存期不足 1 年[34, 35]。

6. 不常见的变异型

肝样和印戒细胞样 PDAC 是独特的变异，类似于其他部位转移来源。顾名思义，肝样变异型由多边形嗜酸性细胞组成，与肝细胞癌类似，甚至表达肝细胞抗原如 Hep-Par 和甲胎蛋白进行免疫标记[36, 37]。诊断原发性肝样胰腺导管腺癌之前，必须排除肝癌向胰腺转移的可能[3]。

胰腺导管腺癌印戒细胞变异型的特征是细胞胞浆内含有粘蛋白及锯齿状移位核仁，肿瘤细胞单个浸润性生长，不形成结构良好的腺体或巢状[38]。这种肿瘤最接近于乳腺小叶癌或弥漫性胃癌，需进行鉴别诊断。

7. 导管混合型恶性肿瘤

胰腺癌罕见多分化方向组分，包括混合性导管神经内分泌癌和混合性导管神经内分泌腺泡癌。诊断为"混合型"癌时需每种组分至少占 1/3。PDAC 混合型癌患者的预后由分化最差的组分决定[39, 40]。

8. 分期

世界卫生组织和美国癌症联合委员会第七版（AJCC，7th）指出，胰腺导管腺癌及其变异分期需充分考虑肿瘤大小、局部播散范围、区域淋巴结受累和远处转移（TNM 分期系统）[3, 41]。T_2（肿瘤局限于胰腺）与 T_3（肿瘤侵犯胰周）分期时常有争议。因为胰腺没有明确的组织学界限，而且肿瘤引发胰腺炎反复发作使胰腺和周围脂肪组织关系不清。因此，第 8 版 AJCC T 分期更加强调肿瘤的大小。

三、囊性肿瘤

（一）导管内乳头状黏液性肿瘤

IPMN 是一种限于胰腺导管内并产生黏液的肿瘤，通常呈乳头状，直径在 1.0cm 以上 [15, 42]。IPMN 主要起源于主胰管和分支胰管，MD-IPMN 症状明显并更易发展为浸润性癌 [43]。该病常为多灶性，患者具有同时或异时发病的风险。基因分析提示 IPMN 的多灶性发病，原因可能是肿瘤细胞的导管内播散，也可能是基因改变不同的肿瘤细胞各自起源。正因为这种多灶性现象，对于胰腺局部切除的患者，剩余胰腺仍然具有发生其他囊性肿瘤甚至胰腺导管腺癌的风险 [44]。EUS 引导的囊液细胞学检查和分子研究对于术前诊断和治疗计划十分重要 [45, 46]。

1. 大体

主胰管型 IPMN 可弥漫生长并使主胰管扩张。指状乳头可向导管深处生长，典型者导管内可见较多黏液。相反，分支胰管型 IPMN 更易形成小囊，像一串串葡萄，紧邻但不伸入主胰管。许多 IPMN 病例中主胰管型和分支胰管型 IPMN 并存 [42]。IPMN 周围出现局灶纤维化提示可能伴有小灶浸润性腺癌。正因为如此，IPMN 病例在取材时应当广泛取材或取全 [47]。

2. 组织学

镜下，IPMN 及其扩张的导管被覆肿瘤性的黏液柱状上皮细胞，有肠型、胃型、胰胆管型和嗜酸型四种亚型（图 92-3 A ～ D）。单个 IPMN 病灶可有多种分化，这使得亚型与预后之间的关联十分复杂 [42]。

肠型 IPMN 可见散在的杯状细胞，类似典型的肠上皮。免疫标记呈 MUC2、MUC5AC 和 CDX2 阳性 [42]。值得注意的是，许多肠型 IPMN 已经发现伴有 GNAS 基因突变 [48]。体细胞早期 GNAS 突变被视为 McCune-Albright 综合征的潜在遗传缺陷，而该病又证实与 IPMN 相关 [49]。

胃型 IPMN 细胞核小，顶端盖有嗜酸性黏液层，类似于胃的小凹上皮细胞。这类 IPMN 表达 MUC5AC 抗体。胰胆管型 IPMN 由立方细胞构成，其核浆比增加且细胞质内粘蛋白减少，并表达 MUC1 和 MUC5AC。嗜酸型 IPMN [即导管内嗜酸性乳头状肿瘤（intraductal oncocytic papillary neoplasm, IOPN）] 可见复层排列的嗜酸性肿瘤细胞，细胞核增大，核仁明显。该亚型 MUC6 阳性表达。尽管 IPMN 有明显的异型性，但浸润性癌在这一亚型中并不常见 [47]。

根据结构和细胞异型性，IPMN 分为低、中、高三个级别的异型增生。低级别异型增生只由单层细胞构成，细胞核小而均匀并沿囊壁侧分布，乳头结构良好。中级别异型增生开始出现轻度核分层、核多形性及微乳头形成。高级别异型增生特征是核极性丧失，核深染并具有多形性；组织结构不规则，包括不规则乳头状和筛状生长。大多数胃型 IPMN 均为低至中级别，而胰胆管型和嗜酸型 IPMN 常为高级别。肠型 IPMN 可能有低、中、高级别 [3, 42, 43]。伴有低级别和中级别异型增生的 IPMN 被统称为"低级别 IPMN"。

约 1/3 的 IPMN 手术标本伴有胰腺导管腺癌。如果主胰管型 IPMN 伴发附壁结节及高级别异型增生，则发生胰腺导管腺癌的风险更大。高级别肠型和胰胆管型 IPMN 分别与胶体型（黏液非囊性型）和小管型腺癌相关 [47]。遗传分析则表明与 IPMN 解剖相关的癌通常来自 IPMN[50]。

（二）黏液性囊性肿瘤

MCN 是产生黏液的胰腺上皮性肿瘤，通常不累及胰腺导管系统。根据定义，MCN 具有特征性的卵巢型间质（图 92-4A）。类似 IPMN，MCN 也可以发展成浸润性癌。MCN 常见于胰尾部，绝大多数患者为女性。

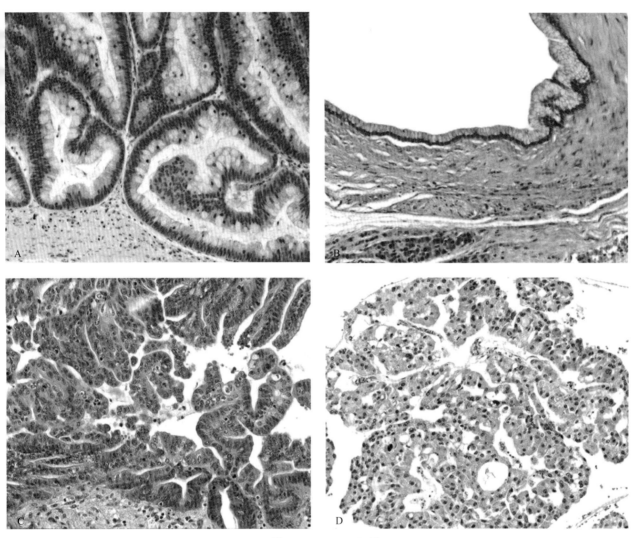

▲ 图 92-3　IPMN 亚型

A. 肠型，常见于主胰管，由具有雪茄样核的柱状细胞和杯状细胞组成；B. 胃型，常见于分支导管，多为低级别。肿瘤细胞柱状，但细胞核小并盖有黏液，类似于胃的小凹上皮；C. 胰胆管型是典型的高级别病变，可累及主胰管及分支胰管。内衬细胞呈立方形，具有大而深色的圆形核，呈假层状结构。细胞质嗜双色而非黏液性，其结构复杂并分支；D. 嗜酸型，为高级别的病变，具有复杂的分支结构，柱状细胞呈假复层结构、核深色核，具有丰富的嗜酸性胞质

1. 大体

MCN 呈境界清楚的多房囊性病变。囊内充满粘蛋白或者血性液体。囊内壁平滑或呈乳头状突入管腔内，后者的出现可增加高级别异型增生和浸润性癌的风险。

2. 组织学

镜下，MCN 被覆黏液柱状上皮细胞，上皮细胞可具有肠上皮或胃上皮分化，并伴有不同程度的异型增生，其分级类似于 IPMN，也分为低、中或高级别。MCN 的主要特征是上皮下特殊的"卵巢型"梭形细胞间质。免疫组化染色显示卵巢样间质 SMA 和 PR 阳性[3, 51]。

由于 MCN 常呈单灶性，因此手术切除即可治愈不伴浸润性癌的 MCN。然而，高达 30% 的 MCN 伴有浸润性腺癌，浸润性成分通常是典型的胰腺导管腺癌而不是胶样癌[3, 51]。癌的浸润深度和范围已被证明是重要的预测因素[52]。

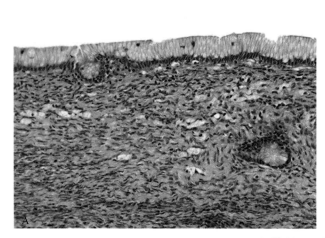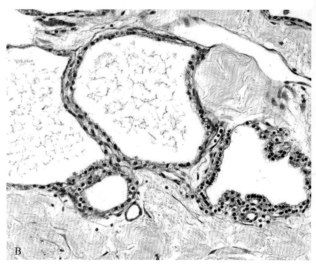

▲ 图 92-4　其他囊性肿瘤

黏液性囊性肿瘤具有由梭形细胞构成的卵巢型间质。A. 即使这些囊肿衬附稀疏的黏液性上皮，PR 阳性的间质对这种肿瘤具有诊断意义；B. 浆液性囊腺瘤则间质很少，由上皮围成的小管背对背排列，上皮细胞胞质清晰，核小而深染

（三）浆液性囊腺瘤

SCA 是发生于胰腺的囊性肿瘤，由多个囊组成，囊内壁衬有富含糖原的细胞（图 92-4B）。囊液多为水样或浆液性而非黏液性。

1. 大体

SCA 最常见的类型是微囊型 SCA。微囊型 SCAS 有无数的小的（毫米级）囊肿，常围绕中央瘢痕分布。巨囊型 SCA 则包括一个或至多几个大囊肿。后者的影像学类似 IPMN 或 MCN 成像。弥漫全胰腺的多发性 SCA 提示 VHL 综合征，混合性浆液 - 神经内分泌肿瘤也是如此[53]。实性浆液性腺瘤也是 SCA 的一种变异体，顾名思义，该病变大体上呈实性。实性浆液性腺瘤境界清楚，因此在影像学和大体上需与神经内分泌肿瘤进行鉴别诊断[54]。

2. 组织学

所有 SCA 亚型均由浆液性立方细胞组成，肿瘤细胞具有明显的嗜酸性细胞质和小的位于中央的较一致核。恶性浆液性囊腺瘤（定义是出现转移）较罕见，因此，无症状的 SCA 患者不需要手术。在出现症状的情况下，手术切除 SCA 被认为具有明确的疗效[3, 55, 56]。

（四）实性假乳头瘤

SPN 是一种组织学起源不明、具有低度恶性潜能的胰腺肿瘤[57, 58]。SPN 在胰头、胰体和胰尾均可发生。

1. 大体

影像学及大体检查通常可见 SPN 病灶非常大并呈非均质性，但界限通常较清晰。肿瘤切面常以实性或囊性为主，囊内常充满出血及坏死物（图 92-5A）。

2. 组织学

光镜下，SPN 由疏松黏附的单一形态的上皮细胞构成，细胞质透明，细胞核圆形或椭圆形，有核沟，形成假乳头结构（图 92-5B）。肿瘤细胞胞浆内可见透明小球（图 92-5C），可出现异物巨细胞。术中印片表现为分支状血管结构，肿瘤细胞一致性及低黏附性（图 92-5D）。免疫组化呈 β-catenin 核阳性，反映出 SPN 可能存在 β-catenin 基因突变。CD10 也呈阳性[57, 59]。

SPN 为恶性肿瘤，虽然大多数 SPN 是无痛且可以通过手术切除治愈的，但亦有广泛转移的报道[3, 60, 61]。

四、腺泡细胞病变

（一）腺泡细胞囊腺瘤

该病较少见，其病变性质到底为反应性或肿瘤性存在争议，因为这类病变并不伴有胰腺肿瘤中常见的克隆突变[62, 63]。大体上，囊肿界限清楚，囊内充满非黏性的清亮液。镜下可见囊壁内衬具有腺泡分化的上皮细胞，伴有嗜双色的颗粒状细胞质。目前该病尚无恶性转化的报道[3, 62]。

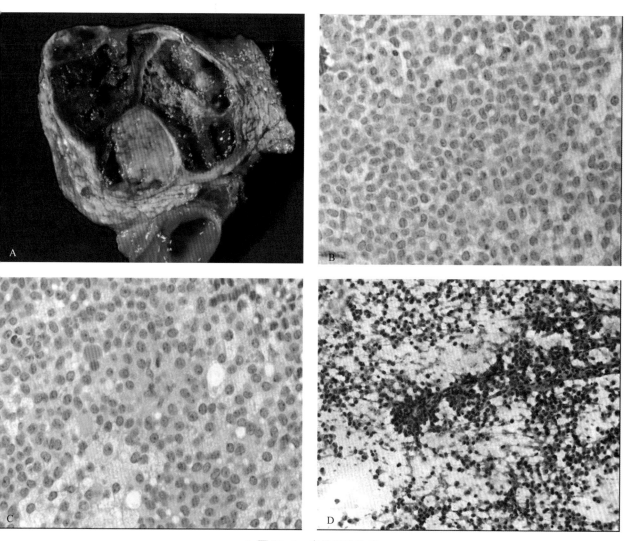

▲ 图 92-5 实性假乳头瘤

大体上，实性假乳头瘤呈异质性，可见实性区、出血区及囊性退变区 (A)。细胞核形态单一，可能有核沟 (B) 和细胞质透明小球 (C)。术中印片显示了纤细的分支结构 (D)

（二）腺泡细胞癌

胰腺腺泡细胞癌（acinar cell carcinoma，ACC）也很少见，占胰腺切除肿瘤的 2% 以下，在儿童和成人中均有报告[64, 65]。这类恶性肿瘤通常伴有大量突变[66]。

1. 大体

ACC 界限清楚，但体积大、切面呈肉质，常伴有出血，类似于更多发的 PanNET。

2. 组织学

镜下胰腺腺泡细胞癌以细胞成分为主，肿瘤细胞形态较单一，具有颗粒状细胞质、大核及单个突出核仁（图 92-6A）。胰腺腺泡细胞癌有几种不同的组织学结构，可从分化好的腺泡状到实性成片分布。促结缔组织增生基质在胰腺腺泡细胞癌中并不显著[65]。

明确诊断腺泡细胞癌必须进行辅助染色。胰蛋白酶和糜蛋白酶抗体免疫组化染色可标记出肿瘤细胞，而酶原消化的 PASD 也可以显示出酶原颗粒[65]。另一种有助于诊断的免疫染色是 Bcl-10，它可标记约85% 的腺泡细胞癌的细胞核[67]。多达 1/3 的腺泡细胞癌斑块状表达神经内分泌标志物，特别是 CgA[65]。此外，在混合性腺泡 - 神经内分泌癌中，至少 25%～30% 的肿瘤细胞需同时具有腺泡和神经内分泌分化[68]。混合性腺泡 - 导管腺癌也已有相关报道[40]。混合性肿瘤的预后是由恶性程度较高的成分所决定的[40, 68]。单纯腺泡细胞癌，其预后好于同一分期的胰腺导管腺癌，其 5 年生存率为 25%～50%。腺泡细胞癌的分期与 PDAC 相同[3]。

（三）胰母细胞瘤

胰母细胞瘤在儿童期更常见[69, 70]。尽管大多数无症状的，胰母细胞瘤仍可发生在患有 Beckwith-Wiedemann 综合征的婴儿和患有家族性腺瘤性息肉病的大龄儿童 / 青年人中[71, 72]。成人也可发生，但发病率远低于儿童[73]。

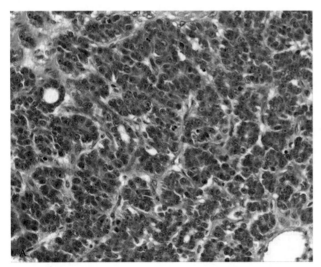
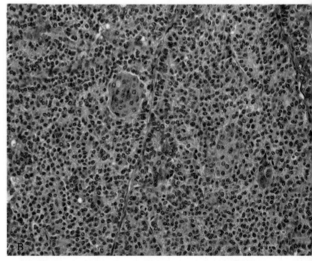

▲ 图 92-6　腺泡病变

腺泡细胞癌中肿瘤细胞丰富，间质少 (A)。腺泡细胞癌的典型细胞特征包括圆的有明显核仁的胞核和颗粒状嗜酸性胞浆。腺泡细胞癌可见多种组织结构，包括腺泡状和实性。胰母细胞瘤具有腺泡细胞癌的腺泡特征，然而，鳞状巢的出现是该肿瘤诊断的重要依据 (B)。胰母细胞瘤中也可见到内分泌和异源间充质成分

1. 大体

肿瘤呈小叶状，切面呈肉质，可同时出现纤维化、坏死和钙化 [74]。

2. 组织学

镜下，胰母细胞瘤由腺泡分化的肿瘤细胞与鳞状巢混合组成（图 92-6B）。鳞状巢由梭形至上皮样细胞聚集而成。鳞状巢的出现可资鉴别胰母细胞瘤和单纯腺泡细胞癌。神经内分泌分化的细胞通常也可存在，其他的异质性特点或小细胞特征则更为罕见 [64]。

与腺泡细胞癌一样，胰母细胞瘤对 PAS-D、胰蛋白酶、糜蛋白酶和 Bcl-10 染色均阳性，并且整个肿瘤中可见散在的神经内分泌标记物。与其他肿瘤不同的是，胰母细胞瘤的肿瘤细胞核常呈 β-catenin 斑驳状阳性。

手术切除被认为是一线治疗方法，而不能切除的疾病患者预后较差。即使切除，胰母细胞瘤的 5 年生存率仅为 65%[70, 75]。

五、结论

胰腺外分泌部肿瘤包括良性病变和一些已知的致命的恶性肿瘤。准确的病理诊断和分期对患者预后和治疗的重要性不言而喻，尤其是在处理复杂的囊性肿瘤时。对于胰腺肿瘤的分子驱动子的研究，也支持了目前的大体和组织学分类。我们希望本章能够为胰腺外分泌部病变的大体检查和组织学诊断提供工具。

☞ 参考文献

［1］ Jones S, Zhang X, Parsons DW et al. Core signaling pathways in human pancreatic cancers revealed by global genomic analyses. Science 2008;321:1801–1806.

［2］ Wu J, Jiao Y, Dal Molin M et al. Whole-exome sequencing of neoplastic cysts of the pancreas reveals recurrent mutations in components of ubiquitindependent pathways. Proc Natl Acad Sci U S A 2011;108:21188–21193.

［3］ Bosman FT, World Health Organization, International Agency for Research on Cancer, eds. WHO classification of tumours of the digestive system. Lyon: IARC Press, 2010.

［4］ Ferlay J, Soerjomataram I, Dikshit R et al. Cancer incidence and mortality worldwide: sources, methods and major patterns in GLOBOCAN 2012. Int J Cancer 2015;136:E359–386.

［5］ Rahib L, Smith BD, Aizenberg R et al. Projecting cancer incidence and deaths to 2030: the unexpected burden of thyroid, liver, and pancreas cancers in the United States. Cancer Res 2014;74:2913–2921.

［6］ Raimondi S, Maisonneuve P, Lowenfels AB. Epidemiology of pancreatic cancer: an overview. Nat Rev Gastroenterol Hepatol 2009;6:699–708.

［7］ Harewood GC, Wiersema MJ. Endosonography-guided fine needle aspiration biopsy in the evaluation of pancreatic masses. Am J Gastroenterol 2002;97:1386–1391.

［8］ Cameron JL, Riall TS, Coleman J et al. One thousand consecutive pancreaticoduodenectomies. Ann Surg 2006;244:10–15.

［9］ Herman JM, Swartz MJ, Hsu CC et al. Analysis of fluorouracil-based adjuvant chemotherapy and radiation after pancreaticoduodenectomy for ductal adenocarcinoma of the pancreas: results of a large, prospectively collected database at the Johns Hopkins Hospital. J Clin Oncol 2008;26:3503–3510.

[10] Westgaard A, Tafjord S, Farstad IN et al. Resectable adenocarcinomas in the pancreatic head: the retroperitoneal resection margin is an independent prognostic factor. BMC Cancer 2008;8:5.

[11] Slidell MB, Chang DC, Cameron JL et al. Impact of total lymph node count and lymph node ratio on staging and survival after pancreatectomy for pancreatic adenocarcinoma: a large, population-based analysis. Ann Surg Oncol 2008;15:165–174.

[12] Pawlik TM, Gleisner AL, Cameron JL et al. Prognostic relevance of lymph node ratio following pancreaticoduodenectomy for pancreatic cancer. Surgery 2007;141:610–618.

[13] Liebig C, Ayala G, Wilks JA et al. Perineural invasion in cancer: a review of the literature. Cancer 2009;115:3379–3391.

[14] Hong S-M, Goggins M, Wolfgang CL et al. Vascular invasion in infiltrating ductal adenocarcinoma of the pancreas can mimic pancreatic intraepithelial neoplasia: a histopathologic study of 209 cases. Am J Surg Pathol 2012;36:235–241.

[15] Basturk O, Hong S-M, Wood LD et al. A revised classification system and recommendations from the Baltimore consensus meeting for neoplastic precursor lesions in the pancreas. Am J Surg Pathol 2015;39:1730–1741.

[16] Hruban RH, Klimstra DS. Adenocarcinoma of the pancreas. Semin Diagn Pathol 2014;31:443–451.

[17] Vincent A, Herman J, Schulick R et al. Pancreatic cancer. Lancet 2011;378:607–620.

[18] Olive KP, Jacobetz MA, Davidson CJ et al. Inhibition of Hedgehog signaling enhances delivery of chemotherapy in a mouse model of pancreatic cancer. Science 2009;324:1457–1461.

[19] Helm J, Centeno BA, Coppola D et al. Histologic characteristics enhance predictive value of American Joint Committee on Cancer staging in resectable pancreas cancer. Cancer 2009;115:4080–4089.

[20] Wasif N, Ko CY, Farrell J et al. Impact of tumor grade on prognosis in pancreatic cancer: should we include grade in AJCC staging? Ann Surg Oncol 2010;17:2312–2320.

[21] Bagci P, Andea AA, Basturk O et al. Large duct type invasive adenocarcinoma of the pancreas with microcystic and papillary patterns: a potential microscopic mimic of non-invasive ductal neoplasia. Mod Pathol 2012;25:439–448.

[22] Voong KR, Davison J, Pawlik TM et al. Resected pancreatic adenosquamous carcinoma: clinicopathologic review and evaluation of adjuvant chemotherapy and radiation in 38 patients. Hum Pathol 2010;41:113–122.

[23] Wild AT, Dholakia AS, Fan KY et al. Efficacy of platinum chemotherapy agents in the adjuvant setting for adenosquamous carcinoma of the pancreas. J Gastrointest Oncol 2015;6:115–125.

[24] Adsay NV, Pierson C, Sarkar F et al. Colloid (mucinous noncystic) carcinoma of the pancreas. Am J Surg Pathol 2001;25:26–42.

[25] Wilentz RE, Goggins M, Redston M et al. Genetic, immunohistochemical, and clinical features of medullary carcinoma of the pancreas: a newly described and characterized entity. Am J Pathol 2000;156:1641–1651.

[26] Nakata B, Wang YQ, Yashiro M et al. Prognostic value of microsatellite instability in resectable pancreatic cancer. Clin Cancer Res 2002;8:2536–2540.

[27] Goggins M, Offerhaus GJ, Hilgers W et al. Pancreatic adenocarcinomas with DNA replication errors (RER+) are associated with wild-type K-ras and characteristic histopathology. Poor differentiation, a syncytial growth pattern, and pushing borders suggest RER+. Am J Pathol 1998;152:1501–1507.

[28] Salo-Mullen EE, O'Reilly EM, Kelsen DP et al. Identification of germline genetic mutations in patients with pancreatic cancer. Cancer 2015;121(24):4382–4388.

[29] Kastrinos F, Mukherjee B, Tayob N et al. Risk of pancreatic cancer in families with Lynch syndrome. JAMA 2009;302: 1790–1795.

[30] Le DT, Uram JN, Wang H et al. PD-1 Blockade in tumors with mismatch-repair deficiency. N Engl J Med 2015;372: 2509–2520.

[31] Tschang TP, Garza-Garza R, Kissane JM. Pleomorphic carcinoma of the pancreas: an analysis of 15 cases. Cancer 1977;39: 2114–2126.

[32] Winter JM, Ting AH, Vilardell F et al. Absence of E-cadherin expression distinguishes noncohesive from cohesive pancreatic cancer. Clin Cancer Res 2008;14:412–418.

[33] Westra WH, Sturm P, Drillenburg P et al. K-ras oncogene mutations in osteoclast-like giant cell tumors of the pancreas and liver: genetic evidence to support origin from the duct epithelium. Am J Surg Pathol 1998;22:1247–1254.

[34] Molberg KH, Heffess C, Delgado R et al. Undifferentiated carcinoma with osteoclast-like giant cells of the pancreas and periampullary region. Cancer 1998;82:1279–1287.

[35] Koorstra JBM, Maitra A, Morsink FHM et al. Undifferentiated carcinoma with osteoclastic giant cells (UCOCGC) of the

pancreas associated with the familial atypical multiple mole melanoma syndrome (FAMMM). Am J Surg Pathol 2008;32: 1905–1909.

[36] Paner GP, Thompson KS, Reyes CV. Hepatoid carcinoma of the pancreas. Cancer 2000;88:1582–1589.

[37] Hameed O, Xu H, Saddeghi S et al. Hepatoid carcinoma of the pancreas: a case report and literature review of a heterogeneous group of tumors. Am J Surg Pathol 2007;31:146–152.

[38] Tracey KJ, O'Brien MJ, Williams LF et al. Signet ring carcinoma of the pancreas, a rare variant with very high CEA values. Immunohistologic comparison with adenocarcinoma. Dig Dis Sci 1984;29:573–576.

[39] Klöppel G. Mixed exocrine-endocrine tumors of the pancreas. Semin Diagn Pathol 2000;17:104–108.

[40] Stelow EB, Shaco-Levy R, Bao F et al. Pancreatic acinar cell carcinomas with prominent ductal differentiation: mixed acinar ductal carcinoma and mixed acinar endocrine ductal carcinoma. Am J Surg Pathol 2010;34:510–518.

[41] American Joint Committee on Cancer. AJCC Cancer Staging Manual, 7th edn, edited by Edge S et al. Springer, 2010. Available at: http://www.springer.com/ us/book/9780387884400. Accessed January 29, 2016.

[42] Klöppel G, Basturk O, Schlitter AM et al. Intraductal neoplasms of the pancreas. Semin Diagn Pathol 2014;31:452–466.

[43] Hruban RH, Takaori K, Klimstra DS et al. An illustrated consensus on the classification of pancreatic intraepithelial neoplasia and intraductal papillary mucinous neoplasms. Am J Surg Pathol 2004;28:977–987.

[44] Matthaei H, Norris AL, Tsiatis AC et al. Clinicopathological characteristics and molecular analyses of multifocal intraductal papillary mucinous neoplasms of the pancreas. Ann Surg 2012;255:326–333.

[45] Genevay M, Mino-Kenudson M, Yaeger K et al. Cytology adds value to imaging studies for risk assessment of malignancy in pancreatic mucinous cysts. Ann Surg 2011;254:977–983.

[46] Springer S, Wang Y, Dal Molin M et al. A combination of molecular markers and clinical features improve the classification of pancreatic cysts. Gastroenterology 2015;149:1501–1510.

[47] Adsay V, Mino-Kenudson M, Furukawa T et al. Pathologic evaluation and reporting of intraductal papillary mucinous neoplasms of the pancreas and other tumoral intraepithelial neoplasms of pancreatobiliary tract: recommendations of Verona consensus meeting. Ann Surg 2016;263:162–177.

[48] Dal Molin M, Matthaei H, Wu J et al. Clinicopathological correlates of activating GNAS mutations in intraductal papillary mucinous neoplasm (IPMN) of the pancreas. Ann Surg Oncol 2013;20:3802–3808.

[49] Gaujoux S, Salenave S, Ronot M et al. Hepatobiliary and Pancreatic neoplasms in patients with McCune-Albright syndrome. J Clin Endocrinol Metab 2014;99:E97–101.

[50] Amato E, Molin MD, Mafficini A et al. Targeted next-generation sequencing of cancer genes dissects the molecular profiles of intraductal papillary neoplasms of the pancreas. J Pathol 2014;233:217–227.

[51] Jang K-T, Park SM, Basturk O et al. Clinicopathologic characteristics of 29 invasive carcinomas arising in 178 pancreatic mucinous cystic neoplasms with ovariantype stroma: implications for management and prognosis. Am J Surg Pathol 2015;39: 179–187.

[52] Lewis GH, Wang H, Bellizzi AM et al. Prognosis of minimally invasive carcinoma arising in mucinous cystic neoplasms of the pancreas. Am J Surg Pathol 2013;37:601–605.

[53] Hammel PR, Vilgrain V, Terris B et al. Pancreatic involvement in von Hippel–Lindau disease. Gastroenterology 2000;119: 1087–1095.

[54] Perez-Ordonez B, Naseem A, Lieberman PH et al. Solid serous adenoma of the pancreas. The solid variant of serous cystadenoma? Am J Surg Pathol 1996;20:1401–1405.

[55] Pyke CM, van Heerden JA, Colby TV et al. The spectrum of serous cystadenoma of the pancreas. Clinical, pathologic, and surgical aspects. Ann Surg 1992;215:132–139.

[56] Yoshimi N, Sugie S, Tanaka T et al. A rare case of serous cystadenocarcinoma of the pancreas. Cancer 1992;69:2449–2453.

[57] Abraham SC, Klimstra DS, Wilentz RE et al. Solidpseudopapillary tumors of the pancreas are genetically distinct from pancreatic ductal adenocarcinomas and almost always harbor β-catenin mutations. Am J Pathol 2002;160:1361–1369.

[58] Kissane JM. Pancreatoblastoma and solid and cystic papillary tumor: Two tumors related to pancreatic ontogeny. Semin Diagn Pathol 1994;11:152–164.

[59] Notohara KMD, Hamazaki SMD, Tsukayama CMD et al. Solid-pseudopapillary tumor of the pancreas: immunohistochemical localization of neuroendocrine markers and CD10. J Surg Pathol 2000;24:1361–1371.

[60] Klimstra DS, Wenig BM, Heffess CS. Solidpseudopapillary tumor of the pancreas: a typically cystic carcinoma of low malignant potential. Semin Diagn Pathol 2000;17:66–80.

[61] Horisawa M, Nijnomi N, Sato T et al. Frantz's tumor (solid and cystic tumor of the pancreas) with liver metastasis: successful treatment and long-term followup. J Pediatr Surg 1995;30:724–726.

[62] Zamboni G, Terris B, Scarpa A et al. Acinar cell cystadenoma of the pancreas: a new entity? Am J Surg Pathol 2002;26: 698–704.

[63] Bergmann F, Aulmann S, Welsch T et al. Molecular analysis of pancreatic acinar cell cystadenomas: evidence of a non-neoplastic nature. Oncol Lett 2014;8:852–858.

[64] Wood LD, Klimstra DS. Pathology and genetics of pancreatic neoplasms with acinar differentiation. Semin Diagn Pathol 2014; 31:491–497.

[65] Klimstra DSMD, Heffess CSMD, Oertel JEMD et al. Acinar cell carcinoma of the pancreas: a clinicopathologic study of 28 cases. J Surg Pathol 1992;16:815–837.

[66] Rishi A, Goggins M, Wood LD et al. Pathological and molecular evaluation of pancreatic neoplasms. Semin Oncol 2015;42: 28–39.

[67] La Rosa S, Adsay V, Albarello L et al. Clinicopathologic study of 62 acinar cell carcinomas of the pancreas: insights into the morphology and immunophenotype and search for prognostic markers. Am J Surg Pathol 2012;36:1782–1795.

[68] Klimstra DSMD, Rosai JMD, Heffess CSMD. Mixed acinar-endocrine carcinomas of the pancreas. J Surg Pathol 1994;18: 765–778.

[69] Yu DC, Kozakewich HP, Perez-Atayde AR et al. Childhood pancreatic tumors: a single institution experience. J Pediatr Surg 2009;44:2267–2272.

[70] Shorter NA, Glick RD, Klimstra DS et al. Malignant pancreatic tumors in childhood and adolescence: The Memorial Sloan-Kettering experience, 1967 to present. J Pediatr Surg 2002;37:887–892.

[71] Abraham SC, Wu T-T, Klimstra DS et al. Distinctive molecular genetic alterations in sporadic and familial adenomatous polyposis-associated pancreatoblastomas: frequent alterations in the APC/β-catenin pathway and chromosome 11p. Am J Pathol 2001;159:1619–1627.

[72] Drut R, Jones MC. Congenital pancreatoblastoma in Beckwith-Wiedemann syndrome: an emerging association. Pediatr Pathol 1988;8:331–339.

[73] Salman B, Brat G, Yoon Y-S et al. The diagnosis and surgical treatment of pancreatoblastoma in adults: a case series and review of the literature. J Gastrointest Surg 2013;17:2153–2161.

[74] Shet NS, Cole BL, Iyer RS. Imaging of Pediatric pancreatic neoplasms with radiologic-histopathologic correlation. Am J Roentgenol 2014;202:1337–1348.

[75] Rojas Y, Warneke CL, Dhamne CA et al. Primary malignant pancreatic neoplasms in children and adolescents: a 20-year experience. J Pediatr Surg 2012;47:2199–2204.

Pancreatic Cancer: Precancerous Lesions
胰腺癌癌前病变

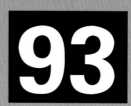

Michaël Noë, Lodewijk A.A. Brosens, Johan Offerhaus　著

谢志波　毛益申　译

傅德良　校

一、概述

有许多癌前病变促使胰腺导管腺癌的发生。目前对这些病变的分类，都建立在 1999 年国际共识会议的基础之上 [1]。在此之后，一共还召开过三次共识会议 [2-4]。目前认为胰腺导管腺癌（pancreatic ductal adenocarcinoma，PDAC）共有 4 种癌前病变：胰腺上皮内瘤变（pancreatic intraepithelial neoplasia，PanIN）、胰腺导管内乳头状黏液性瘤（intraductal papillary mucinous neoplasm，IPMN）、胰腺导管内管状乳头状肿瘤（intraductal tubulopapillary neoplasm，ITPN）、胰腺黏液性囊腺瘤（mucinous cystic neoplasm，MCN）[4]。这些癌前病变在进展至浸润性癌的过程中，在形态学以及遗传学上都展现出了分阶段的进展过程 [5]。

二、胰腺上皮内瘤变

（一）临床特征

PanIN 是最常见的胰腺导管腺癌癌前病变，目前认为大多数胰腺导管腺癌由 PanIN 发展而来 [6, 7]。来自荷兰莱顿大学布尔哈弗实验室（Boerhaave Laboratory）的 Hulst，是第一位在一个世纪前发现了这种界于正常胰腺与浸润性癌之间的病变 [8]。相比于不伴有癌变的胰腺，PanIN 在伴有浸润性癌的胰腺中更常见。在伴有浸润性癌的胰腺中，有 82% 的病例可以发现 PanIN。而在慢性胰腺炎中，这一比例为 60%；在正常胰腺中则为 16%[9]。

PanIN 的发病率随着年龄增长而增加，男女之间发病率均等 [9-12]。对有 PDAC 家族史的患者，PanIN 常呈多灶性 [13-15]。

由于病灶体积很小（根据定义 < 0.5cm），非侵入性的影像学检查几乎不可能发现 PanIN。只有一

些非特异性的征象，如腺叶萎缩或纤维化，可能提示 PanIN 的存在 [13]。PanIN 没有特异性的临床症状与体征，常在手术切除或活检的标本中偶然被发现 [10, 16, 17]。多数研究指出，相比胰尾，PanIN 更常发生在胰头 [9, 10, 18]。

（二）病理特征

PanIN 是指镜下非浸润性的上皮瘤变，受累胰管的范围直径须小于 0.5cm[1, 4, 7]。起初认为 PanIN 仅起源胰腺内自较小的导管 [1, 19, 20]，然而有研究指出，PanIN 可直接起源自包括主胰管在内的较大的胰管 [16, 19, 21]。部分 PanIN 可能导致胰管梗阻，引起远端胰管扩张，在这种情况下便难以与 IPMN 相鉴别。PanIN 的病理特征为立方 - 柱状细胞，其顶端细胞质内含有不同程度的黏液，并且细胞表现出不同程度的异型性。PanIN 总是呈胃 - 小凹状分化，形成微乳头型或平坦型结构 [4]。

自 1999 年首次对这类癌前病变分类起，在 PanIN 进展的过程中，可依据上皮异型以及结构复杂程度，将其分为三个等级：PanIN-1、PanIN-2 与 PanIN-3（图 93-1）[1]。PanIN-1 的病灶中仅有极少的核异型、核仁不明显，且没有核分裂象。PanIN-1 可进一步被细分为平坦型（PanIN-1A）与微乳头型伴有轻度核复层（PanIN-1B）两个亚类。因为病灶中的细胞缺少核异型而多有黏液，如果不做免疫组化染色，通常胰腺导管细胞中无法观察到这一现象，故这类病变曾经被认为是"黏液性化生"或"黏液细胞增生" [22, 23]。PanIN-2 的病理特征是重度核异型、核假复层、核极性消失、核深染与极少数的核分裂象。PanIN-3 的病变中有明显的核异型、核分裂象、极性消失，并形成乳头或微乳头型结构，偶尔也会呈平坦型结构。同时也可能出现小孔状结构、坏死、上皮细胞在管腔内簇生等形态。PanIN-3 几乎都是伴随着浸润性胰腺导管腺癌被发现的 [9, 10]。这一鲜明的特点提示，对于没有发现胰腺导管腺癌的胰腺，发现 PanIN-3 可能预示着其他地方存在着浸润性病灶 [9, 24]。当存在胰腺导管腺癌时，PanIN-3 很难与向现存正常导管内生长的浸润性癌相鉴别（如导管癌变）。此种导管癌变的病变多与导管浸润性癌十分相似，提示这一现象的迹象有：导管上皮自高度异型突然变为正常上皮、管腔内梗阻以及导管破坏 [1, 7, 25]。

需指出的是，对浸润性胰腺导管腺癌行手术切除时，若胰腺切缘出现任何等级的 PanIN 病变，均不影响患者的预后，且无须进一步手术处理 [26]。

最近，有专家组建议对 PanIN 采用两阶梯的分类方法，即分为低级别 PanIN [包括 PanIN-1（A/B）和 PanIN-2] 与高级别 PanIN（PanIN-3）。提出这一建议的理由是组织学上观察 PanIN-1 与 PanIN-2 诊断的一致性较差 [27]，此外 PanIN-1 和 PanIN-2 进展为胰腺导管腺癌的倾向均十分有限 [9, 28]。

PanIN 还有一些罕见的形态学上的变异类型，报道称这些类型无特殊的生物学及临床意义 [26]。这些变异的类型包括泡沫腺体型，以泡沫细胞为特征，并与胰腺癌的泡沫腺亚型相关；嗜酸细胞型，具有颗粒状、嗜酸性的胞质，细胞核呈圆形而有明显的核仁；肠型，以杯状细胞及核假复层为特征 [26, 29]。但是，肠型以及嗜酸细胞型的 PanIN 也可能是 IPMN 的早期表现。

在较高级别不典型增生的 PanIN 中，MUC1/EMA 与胃小凹粘蛋白 MUC5AC 的表达通常增加 [30-33]。与之相反的是，幽门腺黏蛋白 MUC6 在高级别的不典型增生中表达减少 [31, 34]。

（三）分子特征

最低级别的 PanIN 病变仅有极轻度的细胞异型，最初被认为是细胞增生或化生，而非肿瘤性病变 [18, 35]。然而有研究发现最低级别的 PanIN 病变能激活 K-RAS 基因突变时，其便开始被定义为肿瘤性病变，并提出了"胰腺上皮内瘤变"这一概念 [1, 22-24, 35, 36]。在 PanIN 中经常发现的另一项早期改变则是端粒的缩

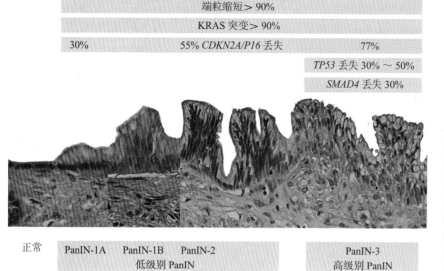

端粒缩短 > 90%

KRAS 突变 > 90%

30%　　　55% CDKN2A/P16 丢失　　　77%

TP53 丢失 30% ~ 50%

SMAD4 丢失 30%

正常　PanIN-1A　PanIN-1B　PanIN-2　　　PanIN-3
　　　　　低级别 PanIN　　　　　　　　　高级别 PanIN

◀图 93-1　PanIN 的进展伴随着细胞与结构异型的增加，以及基因突变的累积

PanIN-1 仅有极少的核异型。PanIN-1A 呈平坦型生长，PanIN-1B 则呈微乳头型。PanIN-2 有中度核异型以及和假复层。PanIN-1 与 PanIN-2 同归于低级别 PanIN。PanIN-3 或高级别 PanIN 细胞核以及结构异型最为严重

短[37]。对符合 PanIN 诊断标准的病例中，有 10% 的患者存在 GNAS 突变，其同样是肿瘤发生中的一项早期改变[38]。然而有 60% 的 IPMN 病例也存在 GNAS 突变，因此这一病变也可能是早期 IPMN 的表现[39, 40]。目前已证实，随着 PanIN 的进展，CDKN2A/P16 在遗传学以及表观遗传学水平上是失活的[41-43]。TP53 与 SMAD4 的突变能够将 TGF-β 与 BMP 信号通路从抑制肿瘤转变为促肿瘤生长（图 93-1），因此其被认为是 PanIN 向浸润性导管癌进展过程中的过渡事件[5, 33, 44-47a]。

三、胰腺导管内乳头状黏液性瘤

（一）临床特征

最早对 IPMN 的报道可以追溯至 1936 年，Haban 等描述了一类以"动脉瘤样"囊肿形成、上皮乳头状生长以及黏液生成为特征的胰腺病变[48, 49]。1994 年以前，这类肿瘤有许多不同的命名，不同的名称各自强调了这一肿瘤各种不同的形态学特征。而自 1994 年起，这些命名都被归类为"IPMN"[50, 51]。

最初，IPMN 被认为多发生在有吸烟史的老年男性之中。然而，一篇 Meta 分析的结果指出，在不同的地区，IPMN 患者的性别分布有着明显的差异。在亚洲，主胰管型 IPMN（MD-IPMN）与分支胰管型 IPMN（BD-IPMN）均多见于男性。而在美国及欧洲，MD-IPMN 多见于男性，而 BD-IPMN 的女性患者较多[52]。在世界范围内，患者被诊断为 IPMN 时的平均年龄为 60—66 岁[53-57]。仅有少数的 IPMN 会最终发展为 PDAC。对 IPMN 伴有 PDAC 的病例，其诊断时的平均年龄比前述 IPMN 患者的平均年龄大 3—6 岁[53-57]。对于有胰腺癌家族史、黑斑息肉综合征（Peutz-Jeghers syndrome）、家族性腺瘤性息肉病（familial adenomatous polyposis，FAP）、Lynch 综合征、Carney 综合征或 McCune-Albright 综合征的患者，IPMN 则更为常见[14, 58-64]。

随着腹部断层影像诊断技术的广泛使用，经常会发现形态上类似 IPMN 的胰腺囊肿。流行病学研究显示，由于研究人群以及影像检查技术的不同，胰腺囊肿的患病率之间有着明显的差异[65-74]。如果仅考

虑既往无胰腺疾病史，因除胰腺疾病之外的其他原因行影像学检查，而在检查时发现大于 0.5cm 的胰腺囊肿人群中，其患病率为 10% ～ 21%[66, 67]。对于在预防医学中心接受检查更年轻、健康状况较好的人群，其患病率更低，仅为 2.4%[75]。当然，并非所有的胰腺囊肿都是 IPMN。在接受手术切除的无症状胰腺囊肿中，IPMN 约占 1/3[76, 77]。

绝大多数的 IPMN 患者几乎无任何症状，仅有少部分的患者出现一些非特异性的症状[78]。相较于仅累及较小胰管的病变，累及主胰管的 IPMN 更经常引起急性胰腺炎[53, 56, 77, 79, 80]。在内镜检查中，25% 的患者可以观察到十二指肠乳头扩张并伴有黏液溢出的典型特征。这一征象被称为"鱼眼征"或"鱼嘴征"，对 IPMN 具有诊断意义[81, 82]。

IPMN 较常发生在近端胰腺（胰腺头部以及胰腺钩突）。按照影像学或病理学检查中发现受累导管位置的不同，可将 IPMN 分为 MD-IPMN、BD-IPMN 与混合型 IPMN 三种类型[83]。然而，影像学与组织病理学之间对受累导管评估的一致性较差，有研究指出，即使是影像学上典型的 BD-IPMN 也伴有一定程度的主胰管受累[84, 85]。这类伴有轻微主胰管受累的 BD-IPMN，无论是在临床病理特征或是预后上均与单纯的 BD-IPMN 十分相似[84]。

来自多项研究的数据显示，有 43.6% 的 MD-IPMN 患者会出现浸润性癌，在混合型 IPMN 中这一概率为 45.3%，BD-IPMN 中为 16.6%[86]。

（二）病理特征

根据共识，定义 IPMN 为："肉眼可见，发生自主胰管或分支胰管内，以乳头状结构为主、很少呈扁平状的，能产生黏液的非浸润性上皮性肿瘤"。定义规定 IPMN 的直径至少为 1.0cm[1, 4, 7]。如果发生在导管内的肿瘤性癌前病变，其直径大于 PanIN（≥ 0.5cm），但小于真性 IPMN（< 1.0cm），可定义为相对较大的 PanIN 或较小的 IPMN。如果病理检查发现一些主要存在于 IPMN 内的特征，如上皮向肠型、胰胆管型或嗜酸细胞型分化，或存在 IPMN 特异性的基因突变（如 GNAS 突变），则提示病变可能是较小的 IPMN[4, 40, 87]。当发现以上任意一项特征时，可把此类病变称为"早期 IPMN"。因胃型分化在 IPMN 与 PanIN 中均可见，故无法将其作为两者相鉴别的特征。对于 0.5cm 及以上但小于 1.0cm 的胃型分化的病变，建议以描述性的语言记录[4]。在过去，还有一些其他被用来鉴别这两类疾病的特征：MUC2 是 IPMN 的特异性标识、但敏感性较低；IPMN 有着更高、更复杂的乳头结构；IPMN 产生更多的管腔内黏液[7]。

与 PanIN 类似，为了提高诊断的可重复性以及更好地进行疾病风险评估，共识上建议以两阶梯的分级系统替代目前三阶梯的分级。将曾经"伴有低级别不典型增生的 IPMN"与"伴有中度不典型增生的 IPMN"，合并为"IPMN，低级别"。将"伴高级别不典型增生的 IPMN"则改为"IPMN，高级别"[4]。

依据 IPMN 的分化方向，可以分为数个各不同亚类，如胃型、肠型、胰胆管型或嗜酸细胞型[87]。

胃型 IPMN 以类似胃的凹空上皮样细胞为特征，由核向基底部排列、细胞质内富含黏液的单层柱状上皮组成（图 93-2A）。上皮的生长方式可以为扁平状、乳头状或管状，多数时候以管状上皮为主。以管状上皮为主的胃型 IPMN，曾被认为是伴有低级别细胞 - 核特征（cytonuclear features）的 ITPN。过去这种病变被称为"导管内乳头状腺瘤，幽门腺型"，或是"幽门腺腺瘤"[88-96]。之后，随着对 ITPN 的高级别细胞 - 核特征的认识，其又被称为"导管内管状腺癌"（intraductal tubular carcinomas，ITC），并与"导管内乳头状腺瘤"（intraductal tubular adenomas，ITA）相鉴别（表 93-1）。最终，免疫组化以及分子生物学的研究显示，相比于 ITPN，ITA 与胃型 IPMN 之间有更多相似的特征[97]。胃型 IPMN 主要累及分支胰管[98]。

胰胆管型 IPMN 由胞质内不含黏液、细胞核大小形态各异、核外形不规则且核仁明显的一类细胞组成（图 93-2B）。胰胆管型 IPMN 的组织病理学特征，与被一部分人认为是高级别胃型 IPMN 的病变十分相似[2]。有鉴于此，有学者认为这两者其实是同一种病变，只是表现为不同程度的异型增生。其中胃型 IPMN 属于较低级别的异型增生，而胰胆管型属于较高级别的异型增生[99, 100]。胃型 IPMN 中很少存在高级别异型增生，并且发展为浸润性癌的风险最低。而与之相比，胰胆管型 IPMN 的生物学行为则表现得最具有侵略性[98, 101]。

肠型 IPMN 的形态与结肠绒毛状腺瘤相似。其上皮细胞的细胞核深染、呈条状，有一定程度的假复层结构，并含有大量的细胞内黏液。上皮内还可发现散在的杯状细胞。其绒毛一般较长，偶有分支结构（图 93-2C）。这一亚型的病变最常累及主胰管[98]。

嗜酸细胞型 IPMN 是一种罕见的类型。由于细胞内线粒体的堆积，故以富含嗜酸性胞质的细胞为特征。这些嗜酸性细胞的细胞核多含有一个明显的、形态怪异的核仁。嗜酸细胞型 IPMN 的生长方式有着鲜明的特征，其由树枝状分叉的乳头所组成，上皮则由一至五层立方细胞构成。上皮中凿除状的空隙区域为该类型的特异性征象（图 93-2D）。

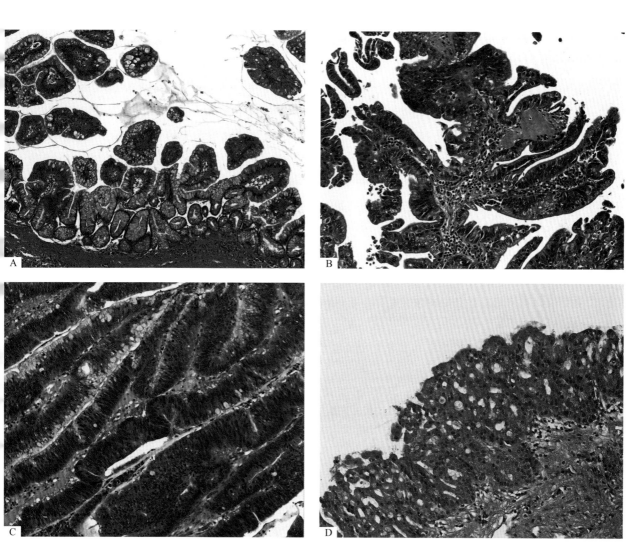

▲ 图 93-2　IPMN 的不同亚型

A. 胃型 IPMN 呈扁平结构，上皮由单层胃凹空上皮细胞组成；B. 胰胆管型 IPMN 由具有明显异型以及明显核仁的细胞排列组成；C. 肠型 IPMN 中存在散在的杯状细胞；D. 嗜酸细胞型 IPMN，由富含嗜酸性胞质的细胞组成，反映了细胞内线粒体的堆积

2010 年世界卫生组织对消化系统肿瘤的分类中，提出了利用免疫组化上黏液糖蛋白的染色，辅助判断 IPMN 的亚型。所有的 IPMN 中 MUC5AC 都呈阳性，肠型 IPMN 中 MUC2 与 CDX2 阳性，胰胆管型中 MUC1/EMA 阳性。嗜酸细胞型 IPMN 对 MUC6 的阳性程度比 MUC5AC 更高[2, 87, 100, 102, 103]。但是，有研究认为部分 IPMN 因为没有特征性的形态及免疫表型而无法分类[104-108]。在 25% 的病例中，因为上皮分化呈混合型故无法分为任何一种亚型。鉴于以上这些原因，以及依形态学对 IPMN 分型时观察者之间的一致性不强，导致对 IPMN 亚型分型的重现性较差[109]。然而尽管如此，有些研究的数据还是指出了不同亚型 IPMN 之间预后存在差异，提示实际上 IPMN 的组织学类型与患者预后之间的关系，可能比目前所报道中的关系更强[98, 101, 105, 109-112]。

表 93-1　对管状胃型 IPMN、ITPN 以及其他曾经认为是同一类型（不同等级）病变的命名

当前命名	既往命名
伴有广泛管状生长的胃型 IPMN	导管内管状腺瘤，幽门腺型；幽门腺腺瘤；导管内管状腺瘤
胰腺导管内管状乳头状肿瘤	导管内管状腺瘤，幽门腺型；幽门腺腺瘤；导管内管状癌

（三）分子特征

对 IPMN 的全外显子测序发现 IPMN 中平均有 26 个基因突变[39]。K-RAS 与 GNAS 是最常见的突变基因，分别见于 50%～80% 以及 40%～60% 的 IPMN[39, 113]。RNF43 是一种能负调节 Wnt 信号通路的 E_3 泛素蛋白连接酶，在 IPMN 中也常有突变[39]。此外，在高级别不典型增生的 IPMN 中，常存在 TP53 与 SMAD4 的突变。

一些研究指出，IPMN 在分子水平上可能存在两种截然不同的进展途径[32, 114]，与 IPMN 可进展为小管癌或胶样癌相关。小管癌与胰胆管型 IPMN 的关系更为密切，其基因突变的特征与传统胰腺导管腺癌相似，常见 KRAS 突变[114-116]。与之相反的胶样癌常与肠型 IPMN 相关，并以 GNAS 突变为特征[117]。

这两条不同的途径也反映在了 IPMN 的免疫表型上。胶样癌中 MUC1 阴性（0%）而 MUC2 阳性（100%）；小管癌中常 MUC1 阳性（63%）而 MUC2 阴性（1%）[32]。胶样癌的生物学行为优于小管癌，且预后更好[105, 106]。在胃型 IPMN 中，KRAS 与 GNAS 的突变较常出现，提示胃型 IPMN 可能是早期病变中的一组异质病变[114]。

嗜酸细胞型 IPMN 在遗传学上与其他 IPMN 亚型截然不同，其中不存在 KRAS 或 GNAS 突变[117a]。

四、胰腺导管内管状乳头状肿瘤

（一）临床特征

ITPN 是一类少见的胰腺导管内肿瘤，与 IPMN 一起被分类为"导管内肿瘤"[118]。ITPN 的男女发病率均等，且无特异性的临床症状。50% 的 ITPN 累及胰腺头部，15% 局限于胰腺尾部，30% 则广泛地累及整条胰腺[118, 119]。几乎多达 40% 的 ITPN 病例中存在浸润性癌。ITPN 伴有浸润性癌的 5 年生存率大于 30%，预后明显优于传统的胰腺导管腺癌。约 1/3 的病例可有复发、淋巴结或肝脏转移。但即使是这类患

者，其整个病程有时可以达到 2 年及以上，而这在传统的胰腺导管腺癌中并不常见 [119]。

（二）病理特征

ITPN 以密集堆积的小管为特征性结构，这些小管常背靠背地排列在一起，形成较大的片状结构。其中有时可以见到小管乳头状生长。上皮细胞呈立方状，含有一定嗜酸性的胞质，而不含有明显的黏液。细胞核呈中度不典型增生，核分裂活动增加。相比于 IPMN，ITPN 细胞外的黏液并不明显，且较少形成囊性结构，但有时可发现粉刺样的坏死 [120]。

与 IPMN 相反，在免疫组化分析时，ITPN 中 MUC5AC 呈阴性 [44, 120]。而 100% 病例出现 MUC1 阳性及 60% 的病例 MUC6 阳性 [120]。由于 ITPN 在形态上与胃及十二指肠的幽门腺腺瘤相似，且同样对 MUC6 阳性，ITPN 曾经被称作 "导管内管状腺瘤，幽门腺型" "幽门腺腺瘤" 或 "导管内管状腺癌" （表 93-1） [88, 96]。

（三）分子特征

ITPN 与 IPMN 在分子水平上也存在差异：仅有 7% 的 ITPN 中存在 K-RAS 突变，而 GNAS 突变更是从未在 ITPN 中被发现过 [121-123]。PIK3CA 突变是 ITPN 中最常见的唯一的基因突变 [121, 124]。

五、胰腺黏液性囊腺瘤

（一）临床特征

绝大多数 MCN 都发生于围绝经期的女性 [76, 118, 125-129]。非浸润性的 MCN，在诊断时患者的平均年龄为 44 岁。对 MCN 合并腺癌的患者，诊断时的平均年龄为 55 岁 [12]。仅有极少数的男性病例曾被报道 [130]。MCN 常发生于胰腺体部及尾部。由于女性的性腺在胚胎期与胰尾部相邻近，且这两种不同的器官之间有着相似的病变，因此有假说认为胰腺 MCN 来源于残余的内胚层未成熟性腺基质，在雌性激素的刺激下最终发病 [125, 131]。MCN 的囊肿周围环绕着的卵巢样间质便是证据之一 [132]。此外，在一些与胰腺相邻的器官中也能发现相似的病变：肝胆系统、肠系膜以及后腹膜的黏液性囊腺瘤，以及肾脏的混合上皮间质肿瘤（mixed epithelial and stromal tumor，MEST）[133-136]。

对非浸润性，或浸润性癌成分仅限于囊肿分隔的卵巢样间质内的 MCN，在接受手术切除后，病人的预后十分良好 [128, 129, 137, 138]。对 MCN 伴有浸润性癌的患者，在接受手术切除后，其预后也优于非 MCN 来源的传统浸润性导管腺癌，这部分患者 5 年生存率可以达到 50% [125, 128]。

（二）病理特征

一般而言，MCN 不与胰腺的导管系统相通。内部由于囊肿内分隔的形成，呈现为 "囊肿" 的生长方式。显微镜下，MCN 被定义为由两种组分组成：由黏液性、柱状、肿瘤性上皮排列形成的囊肿，以及其周围围绕着的非肿瘤性的卵巢样间质（图 93-3）。MCN 的上皮可有不同程度的结构以及细胞学异型 [118]。最新的共识会议推荐将 MCN 的异型程度按照两阶梯的系统进行分级。这一两阶梯的分级系统替代了以往的三阶梯系统："MCN 伴低级别异型增生" 与 "MCN 伴中级别异型增生" 现在被统一分类为 "MCN，低级别" [4]。

卵巢样间质可能仅在 MCN 的局部存在，有时会因纤维化或细胞数过少而难以被发现 [125, 139]。部分时候在间质中可以看到巢状的上皮样细胞，提示黄体化的形成。更少数情况下，能在间质中见到黄

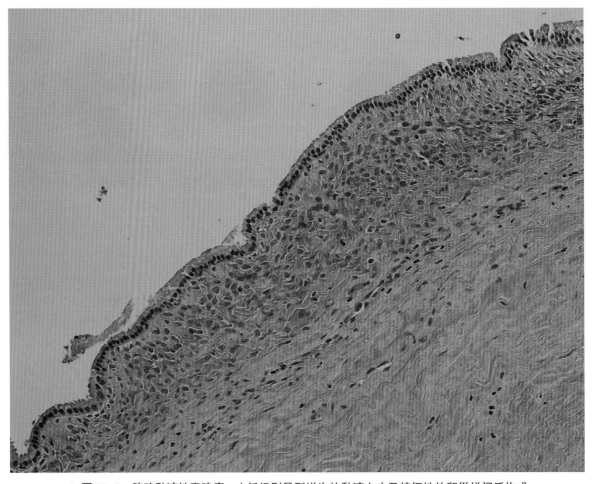

▲ 图 93-3　胰腺黏液性囊腺瘤，由低级别异型增生的黏液上皮及特征性的卵巢样间质构成

体。卵巢样间质中的细胞常表达孕激素与雌激素受体、抑制素、钙调素结合蛋白、α-SMA 以及肌间线蛋白 [133, 140]。

　　当 MCN 内存在浸润性癌成分时，其病理类型多为管状腺癌。虽然有 51% 的 MCN 在免疫染色时 CDX2 阳性，表现出肠化生，但 MCN 极少会进展为胶样癌 [141, 142]。然而虽有 MCN 伴有恶性肉瘤样间质的报道，但由于 MCN 的卵巢样间质是非肿瘤性的，故其更可能是梭形细胞癌而非真正的间叶性肿瘤 [143-146]。

（三）分子特征

　　对 MCN 的全外显子测序显示，与 IPMN 相比，MCN 平均有（16.0±7.6）个非同义体细胞突变，以及相对较少的"杂合性缺失"事件 [39]。由于细胞的非整倍性与不良的预后相关，因此这便可用于解释为何 MCN 更少进展为浸润性癌 [147]。只有在 17q 染色体上包含 RNF43 基因的区域被观察到在不止一个肿瘤内存在缺失。在 3 个 MCN 病例中，均发现 RNF43 基因的基因内突变。进一步的分析研究发现，KRAS、CDKN2A、TP53 与 SMAD4 四个主要的胰腺癌相关基因也发生了突变 [39]。

☞ 致谢

Lodewijk A.A. Brosens 由荷兰消化病基金会的职业发展基金（CDG 14-02）资助。

Michaël Noë 由 Lisa Waller Hayes 基金会与 Nijbakker-Morra 基金会资助。

☞ 参考文献

[1] Hruban RH, Adsay NV, Albores-Saavedra J et al. Pancreatic intraepithelial neoplasia: a new nomenclature and classification system for pancreatic duct lesions. Am J Surg Pathol 2001;25(5):579–586.

[2] Adsay NV, Merati K, Basturk O et al. Pathologically and biologically distinct types of epithelium in intraductal papillary mucinous neoplasms: delineation of an "intestinal" pathway of carcinogenesis in the pancreas. Am J Surg Pathol 2004; 28(7):839–848.

[3] Adsay V, Mino-Kenudson M, Furukawa T et al. Pathologic evaluation and reporting of intraductal papillary mucinous neoplasms of the pancreas and other tumoral intraepithelial neoplasms of pancreatobiliary tract: recommendations of Verona consensus meeting. Ann Surg 2016;263(1):162–177.

[4] Basturk O, Hong S-M, Wood LD et al. A revised classification system and recommendations from the Baltimore consensus meeting for neoplastic precursor lesions in the pancreas. Am J Surg Pathol 2015;39(12):1730–1741.

[5] Brosens LAA, Hackeng WM, Offerhaus GJ, Hruban RH, Wood LD. Pancreatic adenocarcinoma pathology: changing "landscape." J Gastrointest Oncol 2015;6(4):358–374.

[6] Hruban RH, Goggins M, Parsons J, Kern SE. Progression model for pancreatic cancer. Clin Cancer Res 2000;6(8):2969–2972.

[7] Hruban RH, Takaori K, Klimstra DS et al. An illustrated consensus on the classification of pancreatic intraepithelial neoplasia and intraductal papillary mucinous neoplasms. Am J Surg Pathol 2004;28(8):977–987.

[8] Hulst SPL. Zur Kenntnis der Genese des Adenokarzinoms und Karzinoms des Pankreas. Virchows Arch f. Path Anat 1905;180(2):288–316.

[9] Andea A, Sarkar F, Adsay VN. Clinicopathological correlates of pancreatic intraepithelial neoplasia: a comparative analysis of 82 cases with and 152 cases without pancreatic ductal adenocarcinoma. Mod Pathol 2003;16(10):996–1006.

[10] Cubilla AL, Fitzgerald PJ. Morphological lesions associated with human primary invasive nonendocrine pancreas cancer. Cancer Res 1976;36(7 Pt 2):2690–2698.

[11] Recavarren C, Labow DM, Liang J et al. Histologic characteristics of pancreatic intraepithelial neoplasia associated with different pancreatic lesions. Hum Pathol 2011;42(1):18–24.

[12] Schwartz AM, Henson DE. Familial and sporadic pancreatic carcinoma, epidemiologic concordance. Am J Surg Pathol 2007; 31(4):645–646.

[13] Brune K, Abe T, Canto M et al. Multifocal neoplastic precursor lesions associated with lobular atrophy of the pancreas in patients having a strong family history of pancreatic cancer. Am J Surg Pathol 2006;30(9):1067–1076.

[14] Shi C, Klein AP, Goggins M et al. Increased prevalence of precursor lesions in familial pancreatic cancer patients. Clin Cancer Res 2009;15(24):7737–7743.

[15] Meckler KA, Brentnall TA, Haggitt RC et al. Familial fibrocystic pancreatic atrophy with endocrine cell hyperplasia and pancreatic carcinoma. Am J Surg Pathol 2001;25(8):1047–1053.

[16] Takaori K, Matsusue S, Fujikawa T et al. Carcinoma in situ of the pancreas associated with localized fibrosis: a clue to early detection of neoplastic lesions arising from pancreatic ducts. Pancreas 1998;17(1):102–105.

[17] Detlefsen S, Sipos B, Feyerabend B, Klöppel G. Pancreatic fibrosis associated with age and ductal papillary hyperplasia. Virchows Arch 2005;447(5):800–805.

[18] Kozuka S, Sassa R, Taki T et al. Relation of pancreatic duct hyperplasia to carcinoma. Cancer 1979;43(4):1418–1428.

[19] Takaori K. Dilemma in classifications of possible precursors of pancreatic cancer involving the main pancreatic duct: PanIN or IPMN?. J Gastroenterol 2003;38(3):311–313.

[20] Takaori K. Current understanding of precursors to pancreatic cancer. J Hepatobiliary Pancreat Surg 2007;14(3):217–223.

[21] Kogire M, Tokuhara K, Itoh D et al. Atypical ductal hyperplasia of the pancreas associated with a stricture of the main pancreatic duct. J Gastroenterol 2003;38(3):295–297.

[22] Lemoine NR, Jain S, Hughes CM et al. Ki-ras oncogene activation in preinvasive pancreatic cancer. Gastroenterology 1992;102(1):230–236.

[23] Yanagisawa A, Ohtake K, Ohashi K et al. Frequent c-Ki-ras oncogene activation in mucous cell hyperplasias of pancreas suffering from chronic inflammation. Cancer Res 1993;53(5):953–956.

[24] Brat DJ, Lillemoe KD, Yeo CJ, Warfield PB, Hruban RH. Progression of pancreatic intraductal neoplasias to infiltrating adenocarcinoma of the pancreas. Am J Surg Pathol 1998;22(2):163–169.

[25] Ban S, Shimizu Y, Ogawa F, Shimizu M. Reevaluation of "cancerization of the duct" by pancreatic cancers. Mod Pathol 2007;20:276.

[26] Zamboni G, Hirabayashi K, Castelli P, Lennon AM. Precancerous lesions of the pancreas. Best Pract Res Clin Gastroenterol 2013;27(2):299–322.

[27] Longnecker DS, Adsay NV, Fernández-del Castillo C et al. Histopathological diagnosis of pancreatic intraepithelial neoplasia and intraductal papillarymucinous neoplasms: interobserver agreement. Pancreas 2005;31(4):344–349.

[28] Konstantinidis IT, Vinuela EF, Tang LH et al. Incidentally discovered pancreatic intraepithelial neoplasia: what is its clinical significance? Ann Surg Oncol 2013;20(11):3643–3647.

[29] Albores-Saavedra J, Weimersheimer-Sandoval M, Chable-Montero F, Montante-Montes de Oca D, Hruban RH, Henson DE. The foamy variant of pancreatic intraepithelial neoplasia. Ann Diagn Pathol 2008;12(4):252–259.

[30] Maitra A, Adsay NV, Argani P et al. Multicomponent analysis of the pancreatic adenocarcinoma progression model using a pancreatic intraepithelial neoplasia tissue microarray. Mod Pathol 2003;16(9):902–912.

[31] Nagata K, Horinouchi M, Saitou M et al. Mucin expression profile in pancreatic cancer and the precursor lesions. J Hepatobiliary Pancreat Surg 2007;14(3):243–254.

[32] Adsay NV, Merati K, Andea A et al. The dichotomy in the preinvasive neoplasia to invasive carcinoma sequence in the pancreas: differential expression of MUC1 and MUC2 supports the existence of two separate pathways of carcinogenesis. Mod Pathol 2002;15(10):1087–1095.

[33] Moriya T, Kimura W, Semba S et al. Biological similarities and differences between pancreatic intraepithelial neoplasias and intraductal papillary mucinous neoplasms. Int J Gastrointest Cancer 2005;35(2):111–119.

[34] Basturk O, Khayyata S, Klimstra DS et al. Preferential expression of MUC6 in oncocytic and pancreatobiliary types of intraductal papillary neoplasms highlights a pyloropancreatic pathway, distinct from the intestinal pathway, in pancreatic carcinogenesis. Am J Surg Pathol 2010;34(3):364–370.

[35] Klimstra DS, Longnecker DS. K-ras mutations in pancreatic ductal proliferative lesions. Am J Pathol 1994;145(6):1547–1550.

[36] DiGiuseppe JA, Hruban RH, Offerhaus GJ et al. Detection of K-ras mutations in mucinous pancreatic duct hyperplasia from a patient with a family history of pancreatic carcinoma. Am J Pathol 1994;144(5):889–895.

[37] van Heek NT, Meeker AK, Kern SE et al. Telomere shortening is nearly universal in pancreatic intraepithelial neoplasia. Am J Pathol 2002;161(5):1541–1547.

[38] Kanda M, Matthaei H, Wu J et al. Presence of somatic mutations in most early-stage pancreatic intraepithelial neoplasia. Gastroenterology 2012;142(4):730–733.e9.

[39] Wu J, Jiao Y, Dal Molin M et al. Whole-exome sequencing of neoplastic cysts of the pancreas reveals recurrent mutations in components of ubiquitindependent pathways. Proc Natl Acad Sci U S A 2011;108(52):21188–21193.

[40] Matthaei H, Wu J, Dal Molin M et al. GNAS sequencing identifies IPMN-specific mutations in a subgroup of diminutive pancreatic cysts referred to as "incipient IPMNs." Am J Surg Pathol 2014;38(3):360–363.

[41] Wilentz RE, Geradts J, Maynard R et al. Inactivation of the p16 (INK4A) tumor-suppressor gene in pancreatic duct lesions: loss of intranuclear expression. Cancer Res 1998;58(20):4740–4744.

[42] Schutte M, Hruban RH, Geradts J et al. Abrogation of the Rb/p16 tumor-suppressive pathway in virtually all pancreatic carcinomas. Cancer Res 1997;57(15):3126–3130.

[43] Moskaluk CA, Hruban RH, Kern SE. p16 and K-ras gene mutations in the intraductal precursors of human pancreatic adenocarcinoma. Cancer Res 1997;57(11):2140–2143.

[44] Lüttges J, Galehdari H, Bröcker V et al. Allelic loss is often the first hit in the biallelic inactivation of the p53 and DPC4 genes

during pancreatic carcinogenesis. Am J Pathol 2001;158(5):1677–1683.

[45] Adorno M, Cordenonsi M, Montagner M et al. A mutant-p53/Smad complex opposes p63 to empower TGFbeta-induced metastasis. Cell 2009;137(1):87–98.

[46] Zhang B, Halder SK, Kashikar ND et al. Antimetastatic role of Smad4 signaling in colorectal cancer. Gastroenterology 2010;138(3):969–980.e1–3.

[47] Voorneveld PW, Kodach LL, Jacobs RJ et al. Loss of SMAD4 alters BMP signaling to promote colorectal cancer cell metastasis via activation of Rho and ROCK. Gastroenterology 2014;147(1):196–208.e13.

[47a] Hosoda W, Chianchiano P, Griffin JF et al. Genetic analyses of isolated high-grade pancreatic intraepithelial neoplasia (HG-PanIN) reveal paucity of alterations in TP53 and SMAD4. J Pathol 2017;242(1):16–23.

[48] Werner J, Fritz S, Büchler MW. Intraductal papillary mucinous neoplasms of the pancreas—a surgical disease. Nat Rev Gastroenterol Hepatol 2012;9(5):253–259.

[49] Habán G. Papillomatose und Carcinom des Gangsystems der Bauchspeicheldrüse. Virchows Arch f. Path Anat 1936;297(1):207–220.

[50] Sessa F, Solcia E, Capella C et al. Intraductal papillarymucinous tumours represent a distinct group of pancreatic neoplasms: an investigation of tumour cell differentiation and K-ras, p53 and c-erbB-2 abnormalities in 26 patients. Virchows Arch 1994;425(4):357–367.

[51] Morohoshi T, Kanda M, Asanuma K, Klöppel G. Intraductal papillary neoplasms of the pancreas. A clinicopathologic study of six patients. Cancer 1989;64(6):1329–1335.

[52] Ingkakul T, Warshaw AL, Fernández-Del Castillo C. Epidemiology of intraductal papillary mucinous neoplasms of the pancreas: sex differences between 3 geographic regions. Pancreas 2011;40(5):779–780.

[53] Salvia R, Fernández-del Castillo C, Bassi C et al. Main-duct intraductal papillary mucinous neoplasms of the pancreas: clinical predictors of malignancy and long-term survival following resection. Ann Surg 2004;239(5):678–685; discussion 685–687.

[54] Chari ST, Yadav D, Smyrk TC et al. Study of recurrence after surgical resection of intraductal papillary mucinous neoplasm of the pancreas. Gastroenterology 2002;123(5):1500–1507.

[55] Ingkakul T, Sadakari Y, Ienaga J, Satoh N, Takahata S, Tanaka M. Predictors of the presence of concomitant invasive ductal carcinoma in intraductal papillary mucinous neoplasm of the pancreas. Ann Surg 2010;251(1):70–75.

[56] Sohn TA, Yeo CJ, Cameron JL et al. Intraductal papillary mucinous neoplasms of the pancreas: an updated experience. Ann Surg 2004;239(6):788–797; discussion 797–799.

[57] Crippa S, Fernández-Del Castillo C, Salvia R et al. Mucin-producing neoplasms of the pancreas: an analysis of distinguishing clinical and epidemiologic characteristics. Clin Gastroenterol Hepatol 2010;8(2):213–219.

[58] Maire F, Hammel P, Terris B et al. Intraductal papillary and mucinous pancreatic tumour: a new extracolonic tumour in familial adenomatous polyposis. Gut 2002;51(3):446–449.

[59] Gaujoux S, Tissier F, Ragazzon B et al. Pancreatic ductal and acinar cell neoplasms in Carney complex: a possible new association. J Clin Endocrinol Metab 2011;96(11):E1888–1895.

[60] Gaujoux S, Chanson P, Bertherat J, Sauvanet A, Ruszniewski P. Hepato-pancreato-biliary lesions are present in both Carney complex and McCune Albright syndrome: comments on P. Salpea and C. Stratakis. Mol Cell Endocrinol 2014;382(1): 344–345.

[61] Salpea P, Horvath A, London E et al. Deletions of the PRKAR1A locus at 17q24.2-q24.3 in Carney complex: genotype-phenotype correlations and implications for genetic testing. J Clin Endocrinol Metab 2014;99(1):E183–188.

[62] Su GH, Hruban RH, Bansal RK et al. Germline and somatic mutations of the STK11/LKB1 Peutz-Jeghers gene in pancreatic and biliary cancers. Am J Pathol 1999;154(6):1835–1840.

[63] Poley JW, Kluijt I, Gouma DJ et al. The yield of firsttime endoscopic ultrasonography in screening individuals at a high risk of developing pancreatic cancer. Am J Gastroenterol 2009;104(9):2175–2181.

[64] Sparr JA, Bandipalliam P, Redston MS, Syngal S. Intraductal papillary mucinous neoplasm of the pancreas with loss of mismatch repair in a patient with Lynch syndrome. Am J Surg Pathol 2009;33(2):309–312.

[65] Zhang X-M, Mitchell DG, Dohke M, Holland GA, Parker L. Pancreatic cysts: depiction on single-shot fast spin-echo MR images. Radiology 2002;223(2):547–553.

[66] Matsubara S, Tada M, Akahane M et al. Incidental pancreatic cysts found by magnetic resonance imaging and their relationship with pancreatic cancer. Pancreas 2012;41(8):1241–1246.

[67] Moris M, Bridges MD, Pooley RA et al. Association between advances in high-resolution cross-section imaging technologies

819

and increase in prevalence of pancreatic cysts from 2005 to 2014. Clin Gastroenterol Hepatol 2016;14(4):585–593.e3.

[68] Lee KS, Sekhar A, Rofsky NM, Pedrosa I. Prevalence of incidental pancreatic cysts in the adult population on MR imaging. Am J Gastroenterol 2010;105(9):2079–2084.

[69] Kimura W, Nagai H, Kuroda A, Muto T, Esaki Y. Analysis of small cystic lesions of the pancreas. Int J Pancreatol 1995;18(3): 197–206.

[70] Spinelli KS, Fromwiller TE, Daniel RA et al. Cystic pancreatic neoplasms: observe or operate. Ann Surg 2004;239(5):651–657; discussion 657–659.

[71] Ikeda M, Sato T, Morozumi A et al. Morphologic changes in the pancreas detected by screening ultrasonography in a mass survey, with special reference to main duct dilatation, cyst formation, and calcification. Pancreas 1994;9(4):508–512.

[72] Lee SH, Shin CM, Park JK et al. Outcomes of cystic lesions in the pancreas after extended follow-up. Dig Dis Sci 2007;52(10): 2653–2659.

[73] Edirimanne S, Connor SJ. Incidental pancreatic cystic lesions. World J Surg 2008;32(9):2028–2037.

[74] Girometti R, Intini S, Brondani G et al. Incidental pancreatic cysts on 3D turbo spin echo magnetic resonance cholangiopancreatography: prevalence and relation with clinical and imaging features. Abdom Imaging 2011;36(2):196–205.

[75] de Jong K, Nio CY, Hermans JJ et al. High prevalence of pancreatic cysts detected by screening magnetic resonance imaging examinations. Clin Gastroenterol Hepatol 2010;8(9):806–811.

[76] Goh BKP, Tan Y-M, Cheow P-C et al. Cystic lesions of the pancreas: an appraisal of an aggressive resectional policy adopted at a single institution during 15 years. Am J Surg 2006;192(2):148–154.

[77] Fernández-del Castillo C, Targarona J, Thayer SP, Rattner DW, Brugge WR, Warshaw AL. Incidental pancreatic cysts: clinicopathologic characteristics and comparison with symptomatic patients. Arch Surg 2003;138(4):427–423; discussion 433–434.

[78] Ferrone CR, Correa-Gallego C, Warshaw AL et al. Current trends in pancreatic cystic neoplasms. Arch Surg 2009;144(5): 448–544.

[79] Traverso LW, Peralta EA, Ryan JA Jr, Kozarek RA. Intraductal neoplasms of the pancreas. Am J Surg 1998;175(5):426–432.

[80] Klöppel G. Clinicopathologic view of intraductal papillary-mucinous tumor of the pancreas. Hepatogastroenterology 1998;45(24): 1981–1985.

[81] Tanaka M, Kobayashi K, Mizumoto K, Yamaguchi K. Clinical aspects of intraductal papillary mucinous neoplasm of the pancreas. J Gastroenterol 2005;40(7):669–675.

[82] Yamaguchi K, Tanaka M. Mucin-hypersecreting tumor of the pancreas with mucin extrusion through an enlarged papilla. Am J Gastroenterol 1991;86(7):835–839.

[83] Nagai K, Doi R, Kida A et al. Intraductal papillary mucinous neoplasms of the pancreas: clinicopathologic characteristics and long-term follow-up after resection. World J Surg 2008;32(2):271–278; discussion 279–280.

[84] Sahora K, Fernández-del Castillo C, Dong F et al. Not all mixed-type intraductal papillary mucinous neoplasms behave like main-duct lesions: implications of minimal involvement of the main pancreatic duct. Surgery 2014;156(3):611–621.

[85] Fritz S, Klauss M, Bergmann F et al. Pancreatic main-duct involvement in branch-duct IPMNs: an underestimated risk. Ann Surg 2014;260(5):848–855;discussion 855–856.

[86] Tanaka M, Fernández-del Castillo C, Adsay V et al. International consensus guidelines 2012 for the management of IPMN and MCN of the pancreas. Pancreatology 2012;12(3):183–197.

[87] Furukawa T, Klöppel G, Volkan Adsay N et al. Classification of types of intraductal papillarymucinous neoplasm of the pancreas: a consensus study. Virchows Arch 2005;447(5):794–799.

[88] Bakotic BW, Robinson MJ, Sturm PD, Hruban RH, Offerhaus GJ, Albores-Saavedra J. Pyloric gland adenoma of the main pancreatic duct. Am J Surg Pathol 1999;23(2):227–231.

[89] Albores-Saavedra J, Sheahan K, O'Riain C, Shukla D. Intraductal tubular adenoma, pyloric type, of the pancreas: additional observations on a new type of pancreatic neoplasm. Am J Surg Pathol 2004;28(2):233–238.

[90] Kato N, Akiyama S, Motoyama T. Pyloric gland-type tubular adenoma superimposed on intraductal papillary mucinous tumor of the pancreas. Pyloric gland adenoma of the pancreas. Virchows Arch 2002;440(2):205–208.

[91] Chetty R, Serra S. Intraductal tubular adenoma (pyloric gland-type) of the pancreas: a reappraisal and possible relationship with gastric-type intraductal papillary mucinous neoplasm. Histopathology 2009;55(3):270–276.

[92] Nakayama Y, Inoue H, Hamada Y et al. Intraductal tubular adenoma of the pancreas, pyloric gland type: a clinicopathologic and immunohistochemical study of 6 cases. Am J Surg Pathol 2005;29(5):607–616.

[93] Fukatsu H, Kawamoto H, Tsutsumi K et al. Intraductal tubular adenoma, pyloric gland-type, of the pancreas. Endoscopy 2007;39(suppl 1):E88–89.

[94] Itatsu K, Sano T, Hiraoka N et al. Intraductal tubular carcinoma in an adenoma of the main pancreatic duct of the pancreas head. J Gastroenterol 2006;41(7):702–705.

[95] Nagaike K, Chijiiwa K, Hiyoshi M, Ohuchida J, Kataoka H. Main-duct intraductal papillary mucinous adenoma of the pancreas with a large mural nodule. Int J Clin Oncol 2007;12(5):388–391.

[96] Amaris J. Intraductal mucinous papillary tumor and pyloric gland adenoma of the pancreas. Gastrointest Endosc 2002;56(3):441–444.

[97] Chang X, Jiang Y, Li J, Chen J. Intraductal tubular adenomas (pyloric gland-type) of the pancreas:clinicopathologic features are similar to gastric-type intraductal papillary mucinous neoplasms and different from intraductal tubulopapillary neoplasms. Diagn Pathol 2014;9:172.

[98] Koh YX, Zheng HL, Chok A-Y et al. Systematic review and meta-analysis of the spectrum and outcomes of different histologic subtypes of noninvasive and invasive intraductal papillary mucinous neoplasms. Surgery 2015;157(3):496–509.

[99] Adsay NV, Conlon KC, Zee SY, Brennan MF, Klimstra DS. Intraductal papillary-mucinous neoplasms of the pancreas: an analysis of in situ and invasive carcinomas in 28 patients. Cancer 2002;94(1):62–77.

[100] Ban S, Naitoh Y, Mino-Kenudson M et al. Intraductal papillary mucinous neoplasm (IPMN) of the pancreas: its histopathologic difference between 2 major types. Am J Surg Pathol 2006;30(12):1561–1569.

[101] Furukawa T, Hatori T, Fujita I et al. Prognostic relevance of morphological types of intraductal papillary mucinous neoplasms of the pancreas. Gut 2011;60(4):509–516.

[102] Adsay NV, Adair CF, Heffess CS, Klimstra DS. Intraductal oncocytic papillary neoplasms of the pancreas. Am J Surg Pathol 1996;20(8):980–994.

[103] Ishida M, Egawa S, Aoki T et al. Characteristic clinicopathological features of the types of intraductal papillary-mucinous neoplasms of the pancreas. Pancreas 2007;35(4):348–352.

[104] Tsutsumi K, Sato N, Cui L et al. Expression of claudin-4 (CLDN4) mRNA in intraductal papillary mucinous neoplasms of the pancreas. Mod Pathol 2011;24(4):533–541.

[105] Nakata K, Ohuchida K, Aishima S et al. Invasive carcinoma derived from intestinal-type intraductal papillary mucinous neoplasm is associated with minimal invasion, colloid carcinoma, and less invasive behavior, leading to a better prognosis. Pancreas 2011;40(4):581–587.

[106] Sadakari Y, Ohuchida K, Nakata K et al. Invasive carcinoma derived from the nonintestinal type intraductal papillary mucinous neoplasm of the pancreas has a poorer prognosis than that derived from the intestinal type. Surgery 2010;147(6):812–817.

[107] Yonezawa S, Higashi M, Yamada N, Yokoyama S, Goto M. Significance of mucin expression in pancreatobiliary neoplasms. J Hepatobiliary Pancreat Sci 2010;17(2):108–124.

[108] Kobayashi M, Fujinaga Y, Ota H. Reappraisal of the immunophenotype of pancreatic intraductal papillary mucinous neoplasms (IPMNs)-gastric pyloric and small intestinal immunophenotype expression in gastric and intestinal type IPMNs. Acta Histochem Cytochem 2014;47(2):45–57.

[109] Schaberg KB, DiMaio MA, Longacre TA. Intraductal papillary mucinous neoplasms often contain epithelium from multiple subtypes and/or are unclassifiable. Am J Surg Pathol 2016;40(1):44–50.

[110] Mino-Kenudson M, Fernández-del Castillo C, Baba Y et al. Prognosis of invasive intraductal papillary mucinous neoplasm depends on histological and precursor epithelial subtypes. Gut 2011;60(12):1712–1720.

[111] Distler M, Kersting S, Niedergethmann M et al. Pathohistological subtype predicts survival in patients with intraductal papillary mucinous neoplasm (IPMN) of the pancreas. Ann Surg 2013;258(2):324–330.

[112] Kim J, Jang K-T, Mo Park S et al. Prognostic relevance of pathologic subtypes and minimal invasion in intraductal papillary mucinous neoplasms of the pancreas. Tumour Biol 2011;32(3):535–542.

[113] Wu J, Matthaei H, Maitra A et al. Recurrent GNAS mutations define an unexpected pathway for pancreatic cyst development. Sci Transl Med 2011;3(92):92ra66.

[114] Tan MC, Basturk O, Brannon AR et al. GNAS and KRAS mutations define separate progression pathways in intraductal papillary mucinous neoplasm-associated carcinoma. J Am Coll Surg 2015;220(5):845–854.e1.

[115] Dal Molin M, Matthaei H, Wu J et al. Clinicopathological correlates of activating GNAS mutations in intraductal papillary

mucinous neoplasm (IPMN) of the pancreas. Ann Surg Oncol 2013;20(12):3802–3808.

[116] Hosoda W, Sasaki E, Murakami Y, Yamao K, Shimizu Y, Yatabe Y. GNAS mutation is a frequent event in pancreatic intraductal papillary mucinous neoplasms and associated adenocarcinomas. Virchows Arch 2015;466(6):665–674.

[117] Yamada M, Sekine S, Ogawa R et al. Frequent activating GNAS mutations in villous adenoma of the colorectum. J Pathol 2012;228(1):113–118.

[117a] Basturk O, Tan M, Bhanot U et al. The oncocytic subtype is genetically distinct from other pancreatic intraductal papillary mucinous neoplasm subtypes. Mod Pathol 2016;29(9):1058–1069.

[118] Bosman FT, Carneiro F, Hruban RH, Theise ND, eds. WHO Classification of Tumours of the Digestive System, 4th edn. Lyon: IARC, 2010.

[119] Klimstra DS, Adsay NV, Dhall D et al. Intraductal tubular carcinoma of the pancreas: clinicopathologic and immunohistochemical analysis of 18 cases. Mod Pathol 2007;20:285. [Abstract]

[120] Yamaguchi H, Shimizu M, Ban S et al. Intraductal tubulopapillary neoplasms of the pancreas distinct from pancreatic intraepithelial neoplasia and intraductal papillary mucinous neoplasms. Am J Surg Pathol 2009;33(8):1164–1172.

[121] Yamaguchi H, Kuboki Y, Hatori T et al. The discrete nature and distinguishing molecular features of pancreatic intraductal tubulopapillary neoplasms and intraductal papillary mucinous neoplasms of the gastric type, pyloric gland variant. J Pathol 2013;231(3):335–341.

[122] Amato E, Molin MD, Mafficini A et al. Targeted next-generation sequencing of cancer genes dissects the molecular profiles of intraductal papillary neoplasms of the pancreas. J Pathol 2014;233(3):217–227.

[123] Xiao HD, Yamaguchi H, Dias-Santagata D et al. Molecular characteristics and biological behaviours of the oncocytic and pancreatobiliary subtypes of intraductal papillary mucinous neoplasms. J Pathol 2011;224(4):508–516.

[124] Yamaguchi H, Kuboki Y, Hatori T et al. Somatic mutations in PIK3CA and activation of AKT in intraductal tubulopapillary neoplasms of the pancreas. Am J Surg Pathol 2011;35(12):1812–1817.

[125] Zamboni G, Scarpa A, Bogina G et al. Mucinous cystic tumors of the pancreas: clinicopathological features, prognosis, and relationship to other mucinous cystic tumors. Am J Surg Pathol 1999;23(4):410–422.

[126] Thompson LD, Becker RC, Przygodzki RM, Adair CF, Heffess CS. Mucinous cystic neoplasm (mucinous cystadenocarcinoma of low-grade malignant potential) of the pancreas: a clinicopathologic study of 130 cases. Am J Surg Pathol 1999;23(1):1–16.

[127] Gil E, Choi SH, Choi DW, Heo JS, Kim MJ. Mucinous cystic neoplasms of the pancreas with ovarian stroma. ANZ J Surg 2013;83(12):985–990.

[128] Crippa S, Salvia R, Warshaw AL et al. Mucinous cystic neoplasm of the pancreas is not an aggressive entity: lessons from 163 resected patients. Ann Surg 2008;247(4):571–579.

[129] Yamao K, Yanagisawa A, Takahashi K et al. Clinicopathological features and prognosis of mucinous cystic neoplasm with ovarian-type stroma:a multi-institutional study of the Japan Pancreas Society. Pancreas 2011;40(1):67–71.

[130] Fallahzadeh MK, Zibari GB, Wellman G, Abdehou ST, Shokouh-Amiri H. Mucinous cystic neoplasm of pancreas in a male patient: a case report and review of the literature. J La State Med Soc 2014;166(2):67–69.

[131] Ridder GJ, Maschek H, Flemming P, Nashan B, Klempnauer J. Ovarian-like stroma in an invasive mucinous cystadenocarcinoma of the pancreas positive for inhibin. A hint concerning its possible histogenesis. Virchows Arch 1998;432(5):451–454.

[132] Erdogan D, Lamers WH, Offerhaus GJA, Busch ORC, Gouma DJ, van Gulik TM. Cystadenomas with ovarian stroma in liver and pancreas: an evolving concept. Dig Surg 2006;23(3):186–191.

[133] Shiono S, Suda K, Nobukawa B et al. Pancreatic, hepatic, splenic, and mesenteric mucinous cystic neoplasms (MCN) are lumped together as extra ovarian MCN. Pathol Int 2006;56(2):71–77.

[134] Adsay NV, Eble JN, Srigley JR, Jones EC, Grignon DJ. Mixed epithelial and stromal tumor of the kidney. Am J Surg Pathol 2000;24(7):958–970.

[135] Buritica C, Serrano M, Zuluaga A, Arrabal M, Regauer S, Nogales FF. Mixed epithelial and stromal tumour of the kidney with luteinised ovarian stroma. J Clin Pathol 2007;60(1):98–100.

[136] Matsubara M, Shiozawa T, Tachibana R et al. Primary retroperitoneal mucinous cystadenoma of borderline malignancy: a case report and review of the literature. Int J Gynecol Pathol 2005;24(3):218–223.

[137] Fukushima N, Mukai K, Kanai Y et al. Intraductal papillary tumors and mucinous cystic tumors of the pancreas: clinicopathologic study of 38 cases. Hum Pathol 1997;28(9):1010–1017.

[138] Lewis GH, Wang H, Bellizzi AM et al. Prognosis of minimally invasive carcinoma arising in mucinous cystic neoplasms of the

pancreas. Am J Surg Pathol 2013;37(4):601–605.

[139] Reddy RP, Smyrk TC, Zapiach M et al. Pancreatic mucinous cystic neoplasm defined by ovarian stroma:demographics, clinical features, and prevalence of cancer. Clin Gastroenterol Hepatol 2004;2(11):1026–1031.

[140] Izumo A, Yamaguchi K, Eguchi T et al. Mucinous cystic tumor of the pancreas: immunohistochemical assessment of "ovarian-type stroma." Oncol Rep 2003;10(3):515–525.

[141] Seidel G, Zahurak M, Iacobuzio-Donahue C et al. Almost all infiltrating colloid carcinomas of the pancreas and periampullary region arise from in situ papillary neoplasms: a study of 39 cases. Am J Surg Pathol 2002;26(1):56–63.

[142] Baker ML, Seeley ES, Pai R et al. Invasive mucinous cystic neoplasms of the pancreas. Exp Mol Pathol 2012;93(3):345–349.

[143] Bakker RFR, Stoot JHMB, Blok P, Merkus JWS. Primary retroperitoneal mucinous cystadenoma with sarcoma-like mural nodule: a case report and review of the literature. Virchows Arch 2007;451(4):853–857.

[144] Hirano H, Morita K, Tachibana S et al. Undifferentiated carcinoma with osteoclast-like giant cells arising in a mucinous cystic neoplasm of the pancreas. Pathol Int 2008;58(6):383–389.

[145] van den Berg W, Tascilar M, Offerhaus GJ et al. Pancreatic mucinous cystic neoplasms with sarcomatous stroma: molecular evidence for monoclonal origin with subsequent divergence of the epithelial and sarcomatous components. Mod Pathol 2000;13(1):86–91.

[146] Fukushima N, Zamboni G. Mucinous cystic neoplasms of the pancreas: update on the surgical pathology and molecular genetics. Semin Diagn Pathol 2014;31(6):467–474.

[147] Southern JF, Warshaw AL, Lewandrowski KB. DNA ploidy analysis of mucinous cystic tumors of the pancreas. Correlation of aneuploidy with malignancy and poor prognosis. Cancer 1996;77(1):58–62.

94 Clinical History and Risk Factors of Pancreatic Cancer
胰腺癌的临床表现及危险因素

Norbert Hüser, Volker Aβfalg, Helmut Friess　著

谢志波　邹蔡峰　译

傅德良　校

一、概述

　　无论是以非专业的科普读者或是肿瘤专家，甚至是患者等不同人群的身份看待胰腺癌；抑或是以病理学还是药物学及外科手术等不同角度及方式熟知胰腺癌，都认为"一旦确诊为胰腺癌，意味着极差的预后"。目前，对胰腺癌尚无行之有效的治疗手段，尤其对于无法行根治性切除者。在胰腺癌发生发展的过程中，患者在疾病早期相当长的一段时间内，不会有明显的临床症状，导致其难以早期诊断，几乎只有20%的患者在初次诊断时还存在根治性手术切除的机会。目前已发现许多可能会增加胰腺癌风险的危险因素，而值得注意的是，诸如胰腺炎、糖尿病等更像是胰腺癌的临床表现，而非危险因素。本章的目的，在于把目前已知的胰腺癌相关危险因素和其临床症状及表现联系起来。此外，希望能通过引起读者的注意，促进胰腺癌的早期发现、早期治疗，从而改善疗效，提高患者的预后。

二、胰腺癌的临床表现

　　早期胰腺癌缺乏特异性的症状，是导致其难以早期诊断的重要原因。一方面，胰腺癌的临床表现缺乏特异性；另一方面，部分可能提示恶性行为的症状，往往可以通过其他原因解释而被掩盖。20世纪70年代有研究发现，57%伴有不适主诉的患者中，13%的病因包括恶性肿瘤，而44%为胰腺之外的非恶性肿瘤[1]。此外，不同胰腺位置的肿瘤的临床表现也具有极大的差异。

（一）胰腺功能的受损

　　胰腺肿瘤的进展，能引起胰腺外分泌功能进行性地下降。食物在肠道内的消化，是各种物质相互反应、相互作用的复杂过程。而其中关键消化酶一旦缺失，将导致碳水化合物、蛋白质和脂肪的消化障碍，进而导致肠壁吸收营养物质进入门脉系统受阻，大部分未经消化的脂肪通过肠道排出，引起脂肪泻。从

而导致严重的腹泻、腹胀和腹部痉挛。

此外，肿瘤可以通过破坏产胰岛素细胞(胰岛 B 细胞)而损害胰腺的内分泌功能。许多研究已经表明，糖尿病往往早于胰腺癌出现，尤其适用于无糖尿病家族史，且在初次诊断为糖尿病时年龄在 60 岁及以上的患者[2]。一项纳入了 736 例胰腺癌患者的回顾性分析发现，在诊断为胰腺癌之前约 40% 的患者即已有糖尿病，而对照组中只有 19%。在这些病例中，大多数患者从确诊糖尿病到诊断为胰腺癌，中间只间隔了几个月到 2 年时间。同时，这其中大多数患者是 2 型糖尿病，而不是胰腺癌相关糖尿病[3]。这可能表明，胰腺癌患者中，糖尿病发生发展的机制不仅仅是由于胰岛 B 细胞的破坏，因为即使胰腺肿瘤累及腺体的范围很小，患者出现的糖尿病严重程度与之不相符。此外，在对胰腺癌患者的血清学分子分析中，也发现其中有多肽物质能影响患者血糖[4]。

（二）侵犯胰腺内、外神经丛

胰腺癌患者体重的迅速减轻、健康状况的急剧下降，常常是由上腹部和背部疼痛所引起。大约 70% 的胰腺癌患者会出现上腹部疼痛，疼痛起初呈间歇性，后逐渐发展为持续性。当肿瘤细胞侵犯胰内、胰外周围神经丛时，胰腺内的神经组织结构发生特定的变化，从而引起疼痛，即神经性疼痛。区别于组织伤害性疼痛，神经性疼痛没有明显诱发和缓解因素。肿瘤细胞的持续播散和神经侵犯的不断进展，不仅增加了肿瘤转移至胰周神经丛的概率，同时也导致疼痛的进一步加剧。胰内神经形态学完整性的改变，最终导致整个神经丛的破坏。值得注意的是，和无腹痛患者相比，腹痛剧烈的患者，通常有更严重的神经侵犯和神经转移[5-6]。

神经性疼痛的进展，不仅受到神经元细胞的影响，还和免疫细胞、施万细胞及中枢神经系统的胶质细胞有关[7]。目前相关的研究在于寻找神经性疼痛的起源，旨在完善适宜的疼痛相关管理系统。

（三）肿瘤细胞生长侵犯邻近器官和周围血管

胰头部的肿瘤会出现无痛性黄疸及肝内外胆汁淤积，体尾部肿瘤很少出现这些症状[8]。

解剖学上，胆总管下端穿过胰腺头部，和胰管一起开口于十二指肠乳头，通向十二指肠肠腔。因此，胰头部的肿瘤压迫胆管，从而引起胆道狭窄甚至梗阻，从而导致肝内外胆管扩张、胆汁淤积，使胆红素和胆汁酸蓄积，进而导致全身皮肤、巩膜的黄染，并出现皮肤瘙痒。当肿瘤引起胰管阻塞时，可能还会导致急性胰腺炎。通过十二指肠大乳头向肠道分泌胆汁通道受阻，患者会出现大便发白甚至白陶土样便。而血液中淤积的胆红素代偿性地从肾脏排泄增加，故患者常述尿色变黄呈褐色。

此外，肿瘤局部生长、浸润周围的器官，会导致胃排空功能障碍、十二指肠梗阻，从而引起恶心、食欲不振、上腹部饱胀感及持续性的呕吐。由于胰腺在解剖学上与周围的血管（如门静脉、腹腔干及肠系膜上动脉等）紧密联系，所以，即使肿瘤体积很小也可能出现了血管的侵犯。但是，所谓的副瘤综合征，特别是特异性临床表现的股静脉及下肢其他静脉血栓，和肿瘤的局部生长是无关的。

（四）胰腺神经内分泌肿瘤的临床特征

除了上面介绍的无特异性症状甚至无直接症状的胰腺癌之外，胰腺神经内分泌肿瘤通常会通过分泌激素释放入血而引起相应症状。不同类型的神经内分泌肿瘤会产生不同的激素，从而导致不一样的临床表现。然而，并非所有胰腺神经内分泌肿瘤都是有功能性的。

胃泌素瘤通常是有功能性的神经内分泌肿瘤，能分泌胃泌素，后者增加胃酸的持续性分泌，引起消化性的溃疡。胃泌素瘤导致的消化性溃疡，典型的表现是，随着病程的进展，95% 消化性溃疡的患者出现药物治疗无效，或者在停药后溃疡迅速复发。因此，患者可能会出现腹部剧烈疼痛、消化道出血。而部分患者（约 60%）会发展为病理性的胃食管反流，同时伴有胃灼热和吞咽困难，超过 30% 的患者会出现腹泻或脂肪泻。

胰岛素瘤是最常见的功能性的胰腺神经内分泌肿瘤，它能释放胰岛素，从而降低血糖水平，引起低血糖的症状，如震颤、易饥饿和意识障碍等。

胰高血糖素瘤会导致非特异性的生活质量及体重下降。胰高血糖素瘤的特征性症状，是通过分泌胰高血糖素从而引起高血糖及坏死性皮炎。

生长抑素瘤、血管活性肠肽释放肿瘤以及胰多肽释放肿瘤都是比较少见的产激素的神经内分泌肿瘤。上述各种胰腺神经内分泌肿瘤的特异性和非特异性症状均列于表 94-1。

表 94-1　胰腺癌的临床症状

胰腺内外分泌功能受损引起的症状		
消化困难 (腹泻、腹痛、腹胀)		
大便改变		
继发糖尿病		
体重下降		
肿瘤侵犯胰腺内、外神经引起的症状		
上腹部及背部疼痛		
肿瘤生长侵犯到邻近器官、血管引起的症状		
黄疸		
恶心和呕吐		
食欲不振		
上腹部的饱胀感		
急性胰腺炎		
血栓（包括副癌综合征）		
神经内分泌肿瘤分泌特殊激素引起的症状		
肿瘤类型	激　素	症　状
胃泌素瘤	胃泌素	反酸、腹部灼烧痛、脂肪泻、体重下降
胰高血糖素瘤	胰高血糖素	高血糖、贫血、体重下降、皮肤发炎或肿胀
胰岛素瘤	胰岛素	低血糖、出汗、意识障碍、心慌
生长抑素瘤	生长抑素	非特异性症状，如糖尿病、胆结石、腹泻、体重下降
VIPoma	血管活性肠肽	水样泻、疲倦、恶心
PPoma	胰多肽	腹痛、肝脏肿大、水样泻

VIPoma. 血管活性肠肽释放肿瘤；PPoma. 胰多肽释放肿瘤

三、胰腺癌的危险因素

胰腺癌具体的诱发因素尚未明确，综合性的回顾性研究已经发现了多种胰腺癌的易感因素，然而这些因素也不一定在所有患者中存在，具有危险因素（一个或多个）的人就可能会易患胰腺癌。

（一）吸烟

摄入烟草与诸多疾病息息相关，主要是呼吸系统、心血管系统疾病及恶性肿瘤。吸烟是明确的胰腺癌发生发展相关危险因素。一项纳入 82 项队列和病例对照研究的 Meta 分析表明，胰腺癌的发生与性别和区域无关，吸烟者（未戒烟）发生胰腺癌的相对风险为 1.7（95% CI 1.6 ～ 1.9），而已戒烟者相对风险为 1.2（95% CI 1.1 ～ 1.3）。研究还发现，吸雪茄者相对风险为 1.5（95% CI 1.02 ～ 2.3），而吸烟斗者为 1.4（95% CI 0.94 ～ 2.0）[9]。同时有研究表明，吸卷烟（OR=1.5，95% CI 1.4 ～ 1.6）和吸雪茄（OR=1.6，95% CI 1.2 ～ 2.3）是罹患胰腺癌的危险因素，吸烟斗并非胰腺癌的发生发展的危险因素[10]。目前，有关无烟烟草（主要是鼻烟）对胰腺癌影响的数据较少。有 Meta 分析发现，仅纳入了数例患者的病例对照研究并未发现无烟烟草能增加罹患胰腺癌的风险[11]。此外也有 Meta 分析认为无烟烟草和胰腺癌之间的存在影响关系[12]。由于不同无烟烟草的组成成分的差异较大，故目前对摄入无烟烟草能否作为胰腺癌的危险因素尚无明确的定论。

摄入烟草的量及时间会导致易患胰腺癌的风险增加。但是，一旦完全戒烟后，患胰腺癌的风险将显著降低。由于全世界吸烟率很高，专家们推测，多达 25% 的胰腺癌可归因于吸烟[13]。

（二）糖尿病

在本章节的引言中已提及，胰腺癌的危险因素和早期症状是难以发现的。研究表明，2 型糖尿病的患者患胰腺癌的风险比正常人增加 3 倍（OR=3.22，95% CI 3.03 ～ 3.42）[14]。有 Meta 分析也表明 2 型糖尿病是胰腺癌发生发展的危险因素（OR=1.82，95% CI 1.66 ～ 1.89）[15]。近 4 年内诊断为 2 型糖尿病的患者，患胰腺癌的风险比诊断为 2 型糖尿病超过 5 年的患者高 50%（OR=2.1 vs 1.5）。这些研究结果再次证实，糖尿病可能是胰腺癌的一个早期症状（如前文"胰腺功能的受损"所述），而随着糖尿病病程的延长，患胰腺癌的风险也增加。然而，虽然大多数的研究中没有指明糖尿病为 1 型还是 2 型，但可以认为 2 型糖尿病患者居多，因为 2 型糖尿病在年长者中更为常见[15]。在一项纳入了 3 个队列研究和 6 个病例对照分析的 Meta 分析中，研究者将这个危险因素作为研究内容，分析了 39 名 1 型糖尿病和青年糖尿病患者（认为其为 1 型糖尿病）。1 型糖尿病作为胰腺癌相关危险因素的相对危险度为 2.00（95% CI 1.37 ～ 3.01），但由于病例数偏少，需要更进一步的研究证实这个结果[16]。已经有一项关于患者餐后血糖和罹患无糖尿病的胰腺癌风险的前瞻性队列研究评估二者的联系。经过对非糖尿病患者持续 25 年的观察，在对年龄、种族、吸烟和 BMI 进行调整后，发现餐后血浆葡萄糖水平在 6.7 ～ 8.8mmol/L 患胰腺癌的相对风险为 1.65（95% CI 1.05 ～ 2.60）。这表明餐后血浆葡萄糖浓度也是胰腺癌发生发展的独立危险因素。研究者发现，糖代谢异常在胰腺癌的发生发展过程中起了重要的作用[17]。此外，还有研究表明，胰腺癌与血清葡萄糖和胰岛素浓度增高、胰岛素抵抗存在正相关性[18]。

（三）超重或肥胖

世界卫生组织是采用 BMI 值来定义超重或肥胖的。BMI ＜ 18.5kg/m² 为体重过轻，BMI 在 18.5 ～ 24.9 kg/m² 为正常体重，BMI ＞ 25kg/m² 为超重。多项队列和病例对照研究表明，超重患者患胰腺癌的风险增加了 3 倍。除糖尿病以外，超重（OR=1.67，95% CI 1.20 ～ 2.34）和肥胖（OR=2.58，95% CI 1.70 ～ 3.90）显著增加了患胰腺癌的风险 [19]。有趣的是，研究表明成年早期的超重和肥胖，也会提高患胰腺癌的风险，并且发病会比平均年龄早 2 ～ 6 年（20—49 岁）。这是第一个关于人在不同年龄段出现超重和胰腺癌风险相关联的报道，这个发现对促进大众健康具有重要作用 [19]。最近发表了一项纳入 20 项前瞻性队列研究的综合研究，证实了在肥胖或超重者中，成年早期 BMI 的异常，增加了胰腺癌的发病率 [20]。综合其他的研究，可以发现男性患者中肥胖相关胰腺癌的风险与日俱增 [19]。以上的研究结果预示，临床医生能否通过减重使体重尽量达到正常水平，来降低患胰腺癌的风险呢？但不难得出，尽早控制体重，是预防胰腺癌的一项重要措施。

（四）慢性胰腺炎与饮酒

有前瞻性的队列研究证实，慢性胰腺炎与胰腺癌发生发展呈正相关 [21]。一项纳入了 2000 名慢性胰腺炎患者的研究发现，在这一群人中，患胰腺癌的风险增加了 4%。基于人群的前瞻性研究假设胰腺癌的标化发病比为 4.8，而慢性胰腺炎者 20 年后患胰腺癌的风险为 0.6%。对其中约 1500 名患者进行了 2 年以上的随访，其中酒精性慢性胰腺炎占 77%，特发性者占 17%，遗传性者占 1.9%，其他原因者 4.1%。虽然近 20 年来，遗传性慢性胰腺炎发病率有所增加，但这项研究表明了慢性胰腺炎是独立于年龄、地域和种族之外的胰腺癌的危险因素。这一观点得到众多研究的支持，但是其相对风险在不同的文献中差异较大（2.3[22] ～ 18.5 不等 [23]），其中的差异可能是由不同的研究方法和回顾性分析的研究设计导致的。在一项病例数为 373 的前瞻性研究中，对慢性胰腺炎患者进行了 2 年以上的随访发现，和正常人群相比，慢性胰腺炎患者患胰腺癌风险显著提高 [24]。

酒精是否作为胰腺癌的直接危险因素目前仍存在争议。酒精可能会通过诱发不同程度的炎症反应，导致慢性胰腺炎和糖尿病，从而促使胰腺的癌变 [25]。然而相关研究分析并没有考虑酒精的剂量和摄入的方式，可能会导致结果的偏差。一项基于人群的大样本研究发现，男性摄入大量酒精是胰腺癌的高危因素，根据酒精摄入的剂量、持续时间、酗酒的模式的不同，罹患胰腺癌的风险增加 1.5 ～ 6 倍 [26]。

（五）环境因素

目前为止，已经发现一系列环境因素可能与胰腺癌的发生发展存在关联。表 94-2 简要列出了常见的诸多诱发因素。芳香胺可能是致癌效应的底物，它主要来源于吸烟以及摄入烤肉、烤鱼等。同样地，暴露于这些胺类的职业也是胰腺癌发生的高危人群。

（六）遗传因素

胰腺癌的阳性家族史是患胰腺癌的危险因素。关于这方面及肿瘤易感综合征内容，已在第 91 章详细介绍。

表 94-2　胰腺癌的危险因素

人群因素	
年龄	[27]
黑色人种	[28]
血型	[29]
环境因素	
吸烟	[9]
饮酒	[30]
芳香胺（烤肉、香烟烟雾）	[31]
肥胖，高脂饮食	[32]
职业（化学家、石油化学工作者等）	[33]
既往疾病	
慢性胰腺炎	[21]
糖尿病	[14]
胰岛素抵抗	[18]
胃切除术后	[34]
幽门螺杆菌感染	[35]
遗传因素	
阳性家族史	
肿瘤易感综合征（详见 45 章、91 章）	

四、结论

胰腺癌早期症状的识别和及时的诊断，对临床工作者来说依旧是不小的挑战。相比之下，目前已通过相关的研究，或多或少地确立了胰腺癌发生相关的特异性／非特异性危险因素。因而可以通过控制和避免相关危险因素，最大限度地预防胰腺癌的发生发展，特别是有胰腺癌家族史者的患者尤其适用。早期诊断、早期治疗，是提高胰腺癌患者生存期的唯一方式，因此，一旦怀疑胰腺癌，应积极行进一步的检查以确诊。

此外，应高度重视胰腺囊性肿瘤的患者，尤其是多个囊性病灶或伴有实性病变的有临床症状的患者。由于影像检查的发展和普及，很多肿瘤和非肿瘤、浆液性和黏液性的病变，在疾病的较早期就能发现。这些病变可以通过危险分级，分别制订不同的诊疗方案。根据目前的诊疗标准，胰腺囊性肿瘤应定期随访或及时行手术切除。只有这样，才能通过切除癌前病变或者早期的胰腺癌，以达到治愈疾病的目的。

☞ 参考文献

[1] DiMagno EP, Malagelada JR, Taylor WF, Go VL. A prospective comparison of current diagnostic tests for pancreatic cancer. N Engl J Med 1977;297:737–742.

[2] Gullo L, Pezzilli R, Morselli-Labate AM; Italian Pancreatic Cancer Study Group. Diabetes and the risk of pancreatic cancer. N Engl J Med 1994;331:81–84.

[3] Chari ST, Leibson CL, Rabe KG et al. Pancreatic cancer-associated diabetes mellitus: prevalence and temporal association with diagnosis of cancer. Gastroenterology 2008;134:95–101.

[4] Wang F, Herrington M, Larsson J, Permert J. The relationship between diabetes and pancreatic cancer. Mol Cancer 2003;2:4.

[5] Ceyhan GO, Bergmann F, Kadihasanoglu M et al. Pancreatic neuropathy and neuropathic pain—a comprehensive pathomorphological study of 546 cases. Gastroenterology 2009;136:177–186.e1.

[6] Demir IE, Friess H, Ceyhan GO. Nerve–cancer interactions in the stromal biology of pancreatic cancer. Front Physiol 2012;3:97.

[7] Scholz J, Woolf CJ. The neuropathic pain triad: neurons, immune cells and glia. Nat Neurosci 2007;10:1361–1368.

[8] Bergenfeldt M, Moesgaard F, Burcharth F. Curative resection for left-sided pancreatic malignancy. HPB (Oxford) 2006;8:211–215.

[9] Iodice S, Gandini S, Maisonneuve P, Lowenfels AB. Tobacco and the risk of pancreatic cancer: a review and meta-analysis. Langenbecks Arch Surg 2008;393:535–545.

[10] Bertuccio P, La Vecchia C, Silverman DT et al. Cigar and pipe smoking, smokeless tobacco use and pancreatic cancer: an analysis from the International Pancreatic Cancer Case-Control Consortium (PanC4). Ann Oncol 2011;22:1420–1426.

[11] Sponsiello-Wang Z, Weitkunat R, Lee PN. Systematic review of the relation between smokeless tobacco and cancer of the pancreas in Europe and North America. BMC Cancer 2008;8:356.

[12] Boffetta P, Hecht S, Gray N, Gupta P, Straif K. Smokeless tobacco and cancer. Lancet Oncol 2008;9:667–675.

[13] Vrieling A, Bueno-de-Mesquita HB, Boshuizen HC et al. Cigarette smoking, environmental tobacco smoke exposure and pancreatic cancer risk in the European Prospective Investigation into Cancer and Nutrition. Int J Cancer 2010;126:2394–2403.

[14] Jamal MM, Yoon EJ, Vega KJ, Hashemzadeh M, Chang KJ. Diabetes mellitus as a risk factor for gastrointestinal cancer among American veterans. World J Gastroenterol 2009;15:5274–5278.

[15] Huxley R, Ansary-Moghaddam A, Berrington de Gonzalez A, Barzi F, Woodward M. Type-II diabetes and pancreatic cancer: a meta-analysis of 36 studies. Br J Cancer 2005;92:2076–2083.

[16] Stevens RJ, Roddam AW, Beral V. Pancreatic cancer in type 1 and young-onset diabetes: systematic review and meta-analysis. Br J Cancer 2007;96:507–509.

[17] Gapstur SM, Gann PH, Lowe W, Liu K, Colangelo L, Dyer A. Abnormal glucose metabolism and pancreatic cancer mortality. JAMA 2000;283:2552–2558.

[18] Stolzenberg-Solomon RZ, Graubard BI, Chari S et al. Insulin, glucose, insulin resistance, and pancreatic cancer in male smokers. JAMA 2005;294:2872–2878.

[19] Li D, Morris JS, Liu J et al. Body mass index and risk, age of onset, and survival in patients with pancreatic cancer. JAMA 2009;301:2553–2562.

[20] Genkinger JM, Kitahara CM, Bernstein L et al. Central adiposity, obesity during early adulthood, and pancreatic cancer mortality in a pooled analysis of cohort studies. Ann Oncol 2015;26:2257–2266.

[21] Lowenfels AB, Maisonneuve P, Cavallini G et al. Pancreatitis and the risk of pancreatic cancer. International Pancreatitis Study Group. N Engl J Med 1993;328:1433–1437.

[22] Bansal P, Sonnenberg A. Pancreatitis is a risk factor for pancreatic cancer. Gastroenterology 1995;109:247–251.

[23] Talamini G, Falconi M, Bassi C et al. Incidence of cancer in the course of chronic pancreatitis. Am J Gastroenterol 1999;94:1253–1260.

[24] Malka D, Hammel P, Maire F et al. Risk of pancreatic adenocarcinoma in chronic pancreatitis. Gut 2002;51:849–852.

[25] Welsch T, Kleeff J, Seitz HK, Buchler P, Friess H, Buchler MW. Update on pancreatic cancer and alcohol-associated risk. J Gastroenterol Hepatol 2006;21(suppl 3):S69–75.

[26] Gupta S, Wang F, Holly EA, Bracci PM. Risk of pancreatic cancer by alcohol dose, duration, and pattern of consumption, including binge drinking: a population-based study. Cancer Causes Control 2010;21:1047–1059.

[27] Anderson KE, Mack TM, Silverman DT. Cancer of the pancreas. In: Schottenfeld D, Fraumeni JF Jr, eds. Cancer Epidemiology and Prevention, 3rd edn. New York: Oxford University Press, 2006: 721–762.

[28] Parkin DM, Muir CS. Cancer Incidence in Five Continents. Comparability and Quality of Data. IARC Scientific Publication, 1992;120:45–173.

[29] Pelzer U, Klein F, Bahra M et al. Blood group determinates incidence for pancreatic cancer in Germany. Front Physiol 2013;4:118.

[30] Tramacere I, Scotti L, Jenab M et al. Alcohol drinking and pancreatic cancer risk: a meta-analysis of the doserisk relation. Int J Cancer 2010;126:1474–1486.

[31] Mack TM, Yu MC, Hanisch R, Henderson BE. Pancreas cancer and smoking, beverage consumption, and past medical history. J Natl Cancer Inst 1986;76:49–60.

[32] Berrington de Gonzalez A, Sweetland S, Spencer E. A meta-analysis of obesity and the risk of pancreatic cancer. Br J Cancer 2003;89:519–523.

[33] Falk RT, Pickle LW, Fontham ET et al. Occupation and pancreatic cancer risk in Louisiana. Am J Ind Med 1990;18:565–576.

[34] van Rees BP, Tascilar M, Hruban RH, Giardiello FM, Tersmette AC, Offerhaus GJ. Remote partial gastrectomy as a risk factor for pancreatic cancer: potential for preventive strategies. Ann Oncol 1999;10(suppl 4):204–207.

[35] Risch HA, Yu H, Lu L, Kidd MS. ABO blood group, Helicobacter pylori seropositivity, and risk of pancreatic cancer: a case-control study. J Natl Cancer Inst 2010;102:502–505.

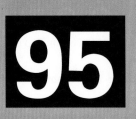

Pancreatic Cancer Within the Uncinate Process: Radiologic and Clinical Characteristics
钩突部胰腺癌：放射学和临床特征

Sebastian Holländer，Dieter Birk　著

薛华丹　译

薛华丹　校

一、胰腺胚胎学

胰腺是在以下两方面都具有双面性的器官：起源和功能。它从前肠 - 中肠交界处的两个独立的原基发展而来。以下部分概述了其器官发生。

胰腺的发育在妊娠后大约 5 周开始，与前肠区域内其他内胚层衍生器官的发育相同（"胰腺发育"见第 1 章）。它起源于两个十二指肠内胚层衬里的陷凹，由这些陷凹发育形成腹侧和背侧胰腺。这些陷凹最初独立地生长和分化，但后来融合形成一个器官。它们在原始消化管的腹侧和背侧表面上，形成腹侧和背侧胰芽。背芽将发展成胰尾、胰体、峡部和副胰管以及胰头的一部分。较小的腹芽形成胰头的另一部分，钩突部形成胰头的下部和主胰管。腹侧胰原基形成肝脏、胆囊原基（也衍生于内胚层）和原始肠道之间的空隙。

与腹芽相反，背芽生长更快。十二指肠的不对称生长导致其与腹侧胰腺一起旋转，附着于胆总管的原基，趋于背侧胰腺。这将原始腹侧部分移动到背部位置。最后，腹侧和背侧部分合并，导管系统融合，共同形成同一个器官和主胰管，使背部分泌物进入与腹侧部分及胆总管共用的管道系统（图 95-1）。邻近十二指肠的腹侧胰腺主导管区域与背侧胰腺的主导管融合并成为通往十二指肠的主要引流，紧邻胆总管进入十二指肠。

二、放射学特征

在过去几年中，断层成像领域已经有了重大的技术发展，这使得影像成为胰腺癌诊断的焦点。在病

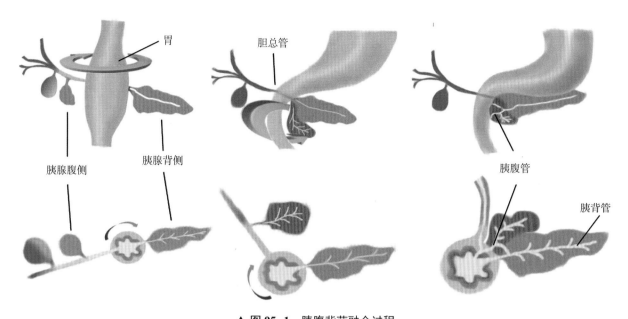

▲ 图 95-1　胰腹背芽融合过程

根据美国癌症联合委员会最近的建议，胰腺癌的分期是基于螺旋 CT 对可切除性的评估

情可疑的情况下，会使用 MDCT 和（或）MRI。MDCT 和 MRI 在胰腺癌诊断方面具有同等重要的价值。当涉及肝转移的诊断时，将 MRI 与肝胆特异性对比剂联合使用会有一定优势。尽管超声内镜检查的准确性较高，但在日常实践中，它主要被用于结果不清楚或面对紧急的临床征象需要进行成像的情况下。

断层成像在胰腺肿瘤的诊断和分期中起重要作用。该方法可用于评估治疗的反应和早期发现复发。越来越多地使用高分辨率断层成像将有助于发现先前未知的胰腺肿瘤[1-4]。这主要涉及通常是良性的囊性病变，但也涉及在大多数情况下是恶性的实体肿瘤。对于胰腺癌的一般筛查，这些方法尚不合适，早期检测措施仅限于高危人群[2]。

胰腺肿瘤成像有三个目标。

- 肿瘤的检测和特征鉴别。
- 鉴别导管癌和其他形式的肿瘤或慢性胰腺炎（通常不可能绝对确定）。
- 分期和评估可切除性。

三、钩突部胰腺导管腺癌的临床特征

由于钩突的胚胎和解剖学独特性，钩突部胰腺癌（uncinate process pancreatic cancer，UPDAC）患者的临床表现多种多样。与关于胰腺导管腺癌的文献相比，缺乏关于 UPDAC 的数据。只有少数已发布的 UPDAC 系列报道存在。因此很难量化 UPDAC 的发病率（文献数据从 2.5% ~ 11% 不等）[5, 6]。

根据传统，与位于胰头的性质相当的癌症相比，UPDAC 被认为具有更低的切除率和更差的预后。原因在于其与肠系膜血管和后腹膜的直接位置关系。整体可切除性（UPDAC 为 31.7%，非钩突胰头癌为 46.2%，$P = 0.003$），根治性切除率（24.8% vs 41.8%，$P < 0.001$），UPDAC 的 R_0 切除率（22.3% vs 35.6%，$P = 0.003$）明显更低。

表 95-1　钩突部胰腺癌患者的临床病理分析：系列研究概述

作　者	Suzuki 等[11]	Yamaguchi[13]	Birk 等[10]	Li 等[12]	Ye 等[7]	Kang 等[8]
病例数（n）	6	3	39	10（resected cases）	59（deemed resectable）	161
性别（男：女）	2：1	2：1	1.17：1	1.5：1	1.95：1	1.88：1
年龄（岁）	57.7±7.1	63±6.97	63.3（48～79）	50～61	60.2（53～84）	62±10.6
症状（%）						
恶心	n/a	n/a	51.28	n/a	n/a	n/a
腹泻	0	n/a	61.54	n/a	n/a	n/a
腹痛	83.3	66.57	82.05	100	67.8*	62.3
腰痛	66.67	n/a	n/a	n/a	*	n/a
黄疸	16.67	0	12.82	20	40.68	45.3
可触及团块	33.3	n/a	n/a	n/a	0	n/a
体重减轻	100	n/a	87.18	n/a	57.63	46.8
症状持续时间（月）	5	n/a	5.5	n/a	12	1.9±2.1
切除率（%）	16.67	66.67	30.77	100	89.83	31.7（22.3% R_0）
静脉切除	0	0	25	70	30.19	11.8
总体生存时间（个月）	4.05	4.67	5	17	12.1	21（中位数）
3 年生存率（%）	n/a	n/a	n/a	n/a	n/a	5.9

*. 主要与腰痛有关；n/a. 尚不明确

表 95-2　钩突部胰腺癌（UPDAC）与非钩突部胰腺癌（non-UPDAC）临床病理结果比较

	UPDAC（161）	non-UPDAC（292）	P
年龄（岁）	62.0±10.6	61.1±10.9	0.710
性别（男：女）	1.88：1	1.89：1	
症状			
腹痛	62.3%	（51.7%）	0.032
体重减轻	46.8%	35.8%	0.022
黄疸	45.3%	56.2%	0.027
十二指肠梗阻	8.7%	4.8%	0.099
症状持续时间（月）	1.9±2.1	1.7±1.8	0.189
手术	42.2%	58.6%	0.001
切除	31.7%	46.2%	0.003
预期疗效	24.8%	41.8%	＜0.001
R_0 切除	22.3%	35.6%	0.003
R_0 切除后复发	66.7%	65.4%	0.889
R_0 切除后的中位生存时间（月）	21	26	0.018

UPDAC 常常面临着更高的不可切除率（68.3% vs 53.8%；$P = 0.003$）[7]。在 UPDAC 的情况下，诊断时血管 [肠系膜上静脉 / 门静脉和（或）肠系膜上动脉] 入侵的百分比显著高于非 UPDAC 患者（58.2% vs 38.1%，$P = 0.019$）[8]。孤立的 PV 或 SMV 包裹率也显著更高（45.5% vs 20.0%，$P = 0.001$；54.5% vs 36.2%，$P = 0.026$）。PV 切除率和连续重建率没有显著差异（11.8% vs 11.1%，$P = 0.885$）[7]。

在钩突部，由于胰头的一部分向后和向内延伸，位于门静脉，肠系膜上动脉和肠系膜上静脉背侧，因此与其余部分的胰头相比较更接近肠系膜上动脉，而和胆总管或胰管的走行位置关系较远。这种特殊性 [6, 7, 9-12] 可能导致不同的临床特征，并且钩突部的关键解剖位置使得将其与肠系膜上动脉、肠系膜上静脉、后腹膜分离，甚至进行部分血管切除 [肠系膜上静脉和（或）门静脉] 对于实现钩突癌的 R_0 切除具有重要的手术学意义。

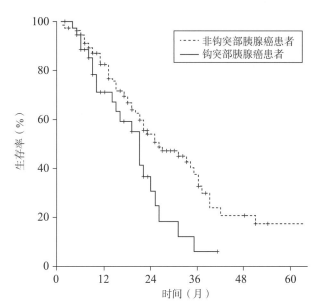

▲ 图 95-2　R_0 切除术后患者总体生存率 Kaplan-Meier 生存曲线图

UPDAC 的临床症状通常在病程晚期出现。与胰头癌相反，缺乏黄疸作为表现症状（表 95-1 和表 95-2）。既往文献仅提供了有关 UPDAC 的少量数据 [5]。被描述的临床症状包括腹痛（74%）、体重减轻（69%）、黄疸（28%）和十二指肠梗阻（9%）。累积可切除性介于 16.7% ～ 31% 之间。

尽管在许多外科恶性肿瘤的治疗方面取得了进展，但是针对钩突部胰腺癌的手术效果仍然很差。1 年和 3 年生存率分别为 71% 和 5.9%（图 95-2）。R_0 切除术后中位总生存率 UPDAC 低于非 UPDAC（15 个月 vs 19 个月，$P = 0.036$）[6]。

在胰十二指肠切除术中的最后一个步骤是钩突和后腹膜的分离。当癌灶位于钩突部时，这个操作过程将变得更加困难。在这种情况下，更容易因血管和淋巴结以及边缘受累从而导致存活率的降低。然而，目前仍然缺乏静脉和淋巴结受累增加以及 UPDAC 中宏观或微观切除边缘的阳性率更高的证据。尽管近几十年来治疗 UPDAC 的化疗和手术技术有所改进（表 95-1 和表 95-2），但短期预后仍然很差，并且非常需要对其进行进一步研究。

☞ 参考文献

[1] Goodman M, Willmann JK, Jeffrey RB. Incidentally discovered solid pancreatic masses: imaging and clinical observations. Abdom Imaging 2012;37:91–97.

[2] Greenhalf W, Grocock C, Harcus M, Neoptolemos J. Screening of high-risk families for pancreatic cancer. Pancreatology 2009;9:215–222.

[3] Bronstein YL, Loyer EM, Kaur H et al. Detection of small pancreatic tumors with multiphasic helical CT. Am J Roentgenol 2004;182:619–623.

[4] Chen F-M, Ni J-M, Zhang Z-Y et al. Presurgical evaluation of pancreatic cancer: a comprehensive imaging comparison of CT vs. MRI. Am J Roentgenol 2016;206:526–535.

[5] Tamm EP, Loyer EM, Faria SC, Evans DB, Wolff RA, Charnsangavej C. Retrospective analysis of dual-phase MDCT and follow-up EUS/EUS-FNA in the diagnosis of pancreatic cancer. Abdom Imaging 2007;32:660–667.

[6] O'Sullivan AW, Heaton N, Rela M. Cancer of the uncinate process of the pancreas: surgical anatomy and clinicopathological features. Hepatobiliary Pancreat Dis Int 2009;8:569–574.

[7] Ye C, Xi PC, Hu XG. Clinical analysis of uncinate process carcinoma of the pancreas. Hepatobiliary Pancreat Dis Int 2003;2:605–608.

[8] Kang MJ, Jang JY, Lee SE, Lim CS, Lee KU, Kim SW. Comparison of the long-term outcomes of uncinate process cancer and non-uncinate process pancreas head cancer: poor prognosis accompanied by early locoregional recurrence. Langenbecks Arch Surg 2010;395:697–706.

[9] Liu C, Tian X, Xie X, Gao H, Zhuang Y, Yang Y. Comparison of uncinate process cancer and nonuncinate process pancreatic head cancer. J Cancer 2016;7:1242–1249.

[10] Birk D, Schoenberg MH, Gansauge F, Formentini A, Fortnagel G, Beger HG. Carcinoma of the head of the pancreas arising from the uncinate process. Br J Surg 1998;85:498–501.

[11] Suzuki T, Kuratsuka H, Uchida K, Matsumoto Y, Honjo I. Carcinoma of the pancreas arising in the region of the uncinate process. Cancer 1972;30:796–800.

[12] Li S, Pei YQ, Du FT et al. Surgical treatment for uncinate process carcinoma of the pancreas. Hepatobiliary Pancreat Dis Int 2002;1:592–594.

[13] Yamaguchi K. Carcinoma of the uncinate process of the pancreas with a peculiar clinical manifestation. Am J Gastroenterol 1992;87:1046–1050.

The Role of EUS in the Diagnosis and Differential Diagnosis of Neoplastic Lesions
EUS在肿瘤病变的诊断与鉴别诊断

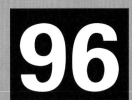

Susumu Hijioka, Kazuo Hara, Nobumasa Mizuno, Nozomi Okuno, Kenji Yamao　著

周彤彤　译

吕　珂　校

一、概述

成像模式如超声、CT、MRI 和 EUS 可以显著提高小病灶的显示率。虽然这些成像模式可以帮助发现＜ 2cm 的胰腺病灶，但仅仅基于形态学表现区分良、恶性病变仍充满挑战性。因此一个安全、准确、直接的组织取样方法显得十分必要。微创 EUS 在 20 世纪 80 年代被开发用于成像并收集如胰腺等深在器官的组织。

在各种胰腺病变的取样方法中，EUS-FNA 已变得不可或缺[1]。本节介绍了 EUS 和 EUS-FNA 在评估及鉴别胰腺疾病中的应用。

二、超声内镜的特征

EUS 在目前用来诊断和评估胰腺肿物内镜技术中最为流行[2]。通过将高频探头放置在邻近胰腺的位置时，EUS 可以产生胰腺的高分辨率图像[3]。

EUS 设备包括用于各种成像过程的探头（图 96-1），径向探头可以与长轴垂直的 360° 成像，而凸状探头可以与设备长轴平行成像（表 96-1）。前者仅可以用于影像诊断，后者还可以开发细针抽吸[4, 5]。EUS 可以发现胰腺肿块，敏感性 93%～ 100%，阴性预测值接近 100%。特别是与 FNA 联合使用时[6]。EUS 可以诊断体积较小的肿物（＜ 2cm），如果依据其他成像模式进行诊断，患者此前有过无法定性的影像学发现，这些肿物可能被诊断为隐匿型。

胰腺癌的美国国家综合癌症网络（The National Comprehensive Cancer Network，NCCN）指南指出，

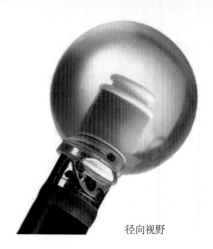
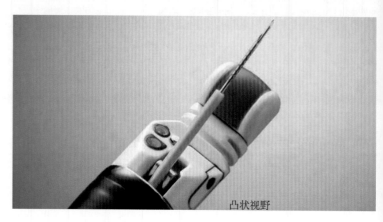

径向视野

凸状视野

▲ 图 96-1　径向和凸状 EUS
径向 EUS 图像垂直于长轴 360°，凸状 EUS 图像平行于仪器长轴

横断面影像上未见明显胰腺肿物证据但有临床表现的患者应进行 EUS 和（或）ERCP 进一步评估[7]。EUS 的另一个优势在于可以不用静脉注射造影剂就可发现胰腺肿物并观察其特点，这对于那些肾功能不全或有其他禁忌证的患者特别重要。

表 96-1　EUS 成像模式的优缺点

	径向视野	凸状视野
优点	扫描范围 360° 胰腺呈纵向、连续的图像	可以组织学检查 可以从胃部看到胰腺头部和体部连接处
缺点	无法完成组织学检查 依赖操作者	扫描范围 180° 胰腺体部和胃部图像呈横切面图像

三、由增强超声内镜和弹性成像组成的新筛查方式

传统 EUS 有时无法检测到慢性胰腺炎、弥漫浸润性癌或近期急性胰腺炎的患者的胰腺肿瘤[8]。增强 EUS 和 EUS 弹性成像可能帮助提高 EUS 诊断的准确性。

增强 EUS 可以显示实质的灌注和胰腺微血管而没有伪影[9]，它可以用于胰腺癌的鉴别诊断，特别是肿瘤较小的时候[10, 11]。Fusaroli[12] 等报道，较传统 EUS 而言，增强 EUS 对胰腺肿瘤的显示更准确。一项最近关于 1139 位患者的 Meta 分析指出，增强 EUS 对胰腺癌的鉴别诊断具有敏感性和特异性分别为 94% 和 89%[10]。

具有更高敏感性的增强 EUS 能够识别 EUS-FNA 的目标[12-14]，并可帮助避免穿刺恶性肿瘤的坏死和炎性区域或炎性肿物者硬癌区域，减少重复的 FNA 评估。

另一个新兴的技术是 EUS 弹性成像，可以实时显示组织硬度。这项技术的基础是压缩硬组织产生的应变小于压缩软组织产生的应变[15]。最近使用 EUS 弹性成像诊断胰腺局灶性病变的研究结果提示这项应用颇具前景[16-18]。由于恶性病变通常较相邻的正常组织硬，因此测量硬度有助于胰腺肿物的分类。最近两项 Meta 分析发现，在实性胰腺肿物鉴别诊断中，该技术具有 95%～97% 的高集合特异性、

67% ～ 76% 的低集合特异性[19-20]。然而，增强 EUS 和 EUS 弹性成像尚不普及，且作为胰腺癌筛查手段还需要进行更大范围的测试[21, 22]。

四、实性胰腺病变的细针穿刺活检

（一）适应证

EUS-FNA 的基本原则是获得的信息应该可能潜在影响患者的临床管理[23, 24]。除此之外，EUS-FNA 的适应证应该以诊断准确性、高性价比、患者的舒适性及安全性为前提[23-26]。当微创或其他取样方法失败时，EUS-FNA 可用于获取胃肠道病变（和邻近组织）及附近淋巴结的细胞病理诊断（图 96-2 和图 96-3 ）。

（二）禁忌证

当与操作相关的风险超过获得诊断信息的预期收益时，EUS-FNA 应当被禁止使用。禁忌证包括 FNA 结果不影响患者临床治疗、病变显示不清、针头与目标的路径之间存在肿瘤或者血管、患者容易出血和肿瘤可能播散[23-26]。

五、超声内镜引导下细针穿刺对胰腺实性肿瘤的诊断率与安全性

据报道 EUS-FNA 检测胰腺癌的敏感性、特异性、阳性预测值（positive predictive value，PPV）、阴性预测值（negative predictive value，NPV）和准确性分别为 79% ～ 98%、71% ～ 100%、96% ～ 100%、33% ～ 85% 和 82% ～ 98%[26-31]。假阴性率及假阳性率分别为 12% ～ 14% 和 0% ～ 5%[27, 32-34]。虽然 EUS 为有创检查，但总体上是安全的。有一系列研究报道的 EUS-FNA 的总体并发症发生率为 0% ～ 13%[35, 36]。

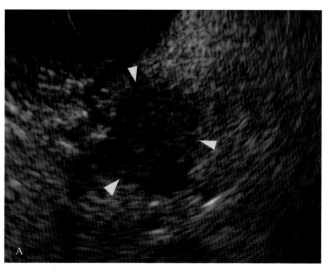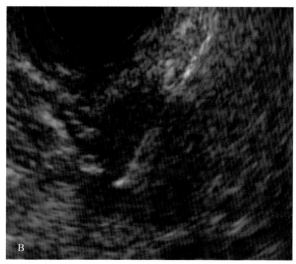

▲ 图 96-2　EUS 发现的典型腺癌
A. 凸状 EUS 检查钩突部过程中发现的直径 12 mm 边界不清低回声肿物；B. 使用 22G FNA 针进行 EUS-FNA

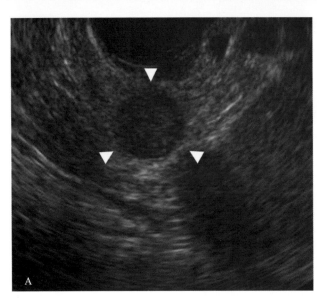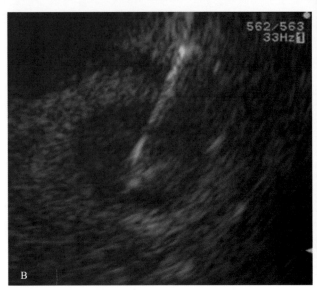

▲ 图 96-3　EUS 发现的典型神经内分泌肿瘤

A. EUS 显示胰尾部 6mm 边界清晰的低回声肿物；B. 使用 22G FNA 针进行 EUS-FNA

　　美国多中心研究和一项最新的前瞻性研究中并发症发生率分别为 0.28%[37] 和 0.85%[35]。并发症的发生与胰腺病变的类型和大小、穿刺次数和慢性胰腺炎病史无明确相关性。最常见的并发症是出血（1%～4%）、胰腺炎（1%～2%）和穿孔（0.03%）[38]。肿瘤腹膜种植是一种罕见的并发症，与经皮活检相比，EUS-FNA 发生率更低 [39]。肿瘤种植可能是由 EUS-FNA 引起的晚期并发症，几篇病例报道指出胰腺体、尾部癌症的患者出现了胃和（或）腹膜的播散 [40-42]。然而，多项回顾性研究并未发现 EUS-FNA 可以增加播散水平或缩短生存期的确切证据 [43-45]。例如，Ngamruengphong 等 [43] 对美国监测、流行病学及预后计划（US Surveillance Epidemiology and End Results，SEER）的医学数据库中、1998—2009 年间手术切除胰腺癌病灶的 2034 例患者中接受 EUS-FNA 的 498 例（24%）患者进行了分析，结果显示，接受 EUS-FNA 的患者与未接受 EUS-FNA 的患者相比预后略有改善，即使数据根据肿瘤部位进行校正后也依旧如此。

六、影响超声内镜引导下细针穿刺操作的因素

　　大部分研究表明，细胞病理学专家进行标本快速现场评估（rapid on-site evaluation，ROSE）会有所帮助，虽然这对于规模小的医院较困难实现 [1, 46]。不同针头型号（包括 19G、22G 和 25G）的诊断率、精确度及并发症发病率没有区别 [1, 46]。然而，25G 针仍旧很受欢迎，因为它可以灵活接近胰头及钩突部的病变 [47]。除能够减少完成足够采样所需的通过次数以外，空芯针并未比 22G 或 25G FNA 穿刺针表现出更多的优势 [1, 46]。除此之外，探针、抽吸和各种取样技术的应用无一能在各个研究中一致表现为提高 FNA 的诊断率 [1, 46]。

☞ 参考文献

[1] Jani BS, Rzouq F, Saligram S et al. Endoscopic ultrasound-guided fine-needle aspiration of pancreatic lesions: a systematic review of technical and procedural variables. N Am J Med Sci 2016;8:1–11.

[2] Tokar JL, Walia R. Diagnostic evaluation of solid pancreatic masses. Curr Gastroenterol Rep 2013;15:347.

[3] Pietryga JA, Morgan DE. Imaging preoperatively for pancreatic adenocarcinoma. J Gastrointest Oncol 2015;6:343–357.

[4] Inui K, Kida M, Fujita N et al. Standard imaging techniques in the pancreatobiliary region using radial scanning endoscopic ultrasonography. Dig Endosc 2004;16:S11–S33.

[5] Yamao K, Irisawa A, Inoue H et al. Standard imaging techniques of endoscopic ultrasound-guided fineneedle aspiration using a curved linear array echoendoscope. Dig Endosc 2007;19:S180–S205.

[6] Saftoiu A, Vilmann P. Role of endoscopic ultrasound in the diagnosis and staging of pancreatic cancer. J Clin Ultrasound 2009;37:1–17.

[7] Tempero MA, Arnoletti JP, Behrman S et al. Pancreatic adenocarcinoma. J Natl Compr Canc Netw 2010;8:972–1017.

[8] Bhutani MS, Gress FG, Giovannini M et al. The No Endosonographic Detection of Tumor (NEST) Study: a case series of pancreatic cancers missed on endoscopic ultrasonography. Endoscopy 2004;36:385–389.

[9] Hou X, Jin Z, Xu C et al. Contrast-enhanced harmonic endoscopic ultrasound-guided fine-needle aspiration in the diagnosis of solid pancreatic lesions: a retrospective study. PLoS One 2015;10:e0121236.

[10] Gong TT, Hu DM, Zhu Q. Contrast-enhanced EUS for differential diagnosis of pancreatic mass lesions: a meta-analysis. Gastrointest Endosc 2012;76:301–309.

[11] Sakamoto H, Kitano M, Suetomi Y et al. Utility of contrast-enhanced endoscopic ultrasonography for diagnosis of small pancreatic carcinomas. Ultrasound Med Biol 2008;34:525–532.

[12] Fusaroli P, Spada A, Mancino MG et al. Contrast harmonic echo-endoscopic ultrasound improves accuracy in diagnosis of solid pancreatic masses. Clin Gastroenterol Hepatol 2010;8:629–634.e1–2.

[13] Romagnuolo J, Hoffman B, Vela S et al. Accuracy of contrast-enhanced harmonic EUS with a secondgeneration perflutren lipid microsphere contrast agent. Gastrointest Endosc 2011;73:52–63. [with video]

[14] Kitano M, Kudo M, Yamao K et al. Characterization of small solid tumors in the pancreas: the value of contrast-enhanced harmonic endoscopic ultrasonography. Am J Gastroenterol 2012;107:303–310.

[15] Ophir J, Cespedes I, Ponnekanti H et al. Elastography: a quantitative method for imaging the elasticity of biological tissues. Ultrason Imaging 1991;13:111–134.

[16] Giovannini M, Thomas B, Erwan B et al. Endoscopic ultrasound elastography for evaluation of lymph nodes and pancreatic masses: a multicenter study. World J Gastroenterol 2009;15:1587–1593.

[17] Li X, Xu W, Shi J et al. Endoscopic ultrasound elastography for differentiating between pancreatic adenocarcinoma and inflammatory masses: a metaanalysis. World J Gastroenterol 2013;19:6284–6291.

[18] Opacic D, Rustemovic N, Kalauz M et al. Endoscopic ultrasound elastography strain histograms in the evaluation of patients with pancreatic masses. World J Gastroenterol 2015;21:4014–4019.

[19] Hu DM, Gong TT, Zhu Q. Endoscopic ultrasound elastography for differential diagnosis of pancreatic masses: a meta-analysis. Dig Dis Sci 2013;58:1125–1131.

[20] Mei M, Ni J, Liu D et al. EUS elastography for diagnosis of solid pancreatic masses: a meta-analysis. Gastrointest Endosc 2013;77:578–589.

[21] Bhutani MS, Koduru P, Joshi V et al. The role of endoscopic ultrasound in pancreatic cancer screening. Endosc Ultrasound 2016;5:8–16.

[22] Nelsen EM, Buehler D, Soni AV et al. Endoscopic ultrasound in the evaluation of pancreatic neoplasmssolid and cystic: A review. World J Gastrointest Endosc 2015;7:318–327.

[23] Yamao K, Sawaki A, Mizuno N et al. Endoscopic ultrasound-guided fine-needle aspiration biopsy (EUSFNAB): past, present, and future. J Gastroenterol 2005;40:1013–1023.

[24] Mizuno N, Hara K, Hijioka S et al. Current concept of endoscopic ultrasound-guided fine needle aspiration for pancreatic cancer. Pancreatology 2011;11(suppl 2):40–46.

[25] Yoshinaga S. The role of endoscopic ultrasound-guided fine-needle aspiration of pancreatic lesions. N Am J Med Sci 2016;8:12.

[26] Matsubayashi H, Matsui T, Yabuuchi Y et al. Endoscopic ultrasonography guided-fine needle aspiration for the diagnosis of solid pancreaticobiliary lesions: clinical aspects to improve the diagnosis. World J Gastroenterol 2016;22:628–640.

[27] Puli SR, Bechtold ML, Buxbaum JL et al. How good is endoscopic ultrasound-guided fine-needle aspiration in diagnosing the correct etiology for a solid pancreatic mass?: a meta-analysis and systematic review. Pancreas 2013;42:20–26.

[28] Lee JK, Choi JH, Lee KH et al. A prospective, comparative trial to optimize sampling techniques in EUS-guided FNA of solid pancreatic masses. Gastrointest Endosc 2013;77:745–751.

[29] Wani S. Basic techniques in endoscopic ultrasoundguided fine-needle aspiration: role of a stylet and suction. Endosc Ultrasound 2014;3:17–21.

[30] Yoshinaga S, Suzuki H, Oda I et al. Role of endoscopic ultrasound-guided fine needle aspiration (EUS-FNA) for diagnosis of solid pancreatic masses. Dig Endosc 2011;23(suppl 1):29–33.

[31] Hijioka S, Hara K, Mizuno N et al. Diagnostic performance and factors influencing the accuracy of EUS-FNA of pancreatic neuroendocrine neoplasms. J Gastroenterol 2016;51(9):923–930.

[32] Volmar KE, Vollmer RT, Jowell PS et al. Pancreatic FNA in 1000 cases: a comparison of imaging modalities. Gastrointest Endosc 2005;61:854–861.

[33] Abdelgawwad MS, Alston E, Eltoum IA. The frequency and cancer risk associated with the atypical cytologic diagnostic category in endoscopic ultrasound-guided fine-needle aspiration specimens of solid pancreatic lesions: a meta-analysis and argument for a Bethesda system for reporting cytopathology of the pancreas. Cancer Cytopathol 2013;121:620–628.

[34] Gleeson FC, Kipp BR, Caudill JL et al. False positive endoscopic ultrasound fine needle aspiration cytology: incidence and risk factors. Gut 2010;59:586–593.

[35] Eloubeidi MA, Tamhane A, Varadarajulu S et al. Frequency of major complications after EUS-guided FNA of solid pancreatic masses: a prospective evaluation. Gastrointest Endosc 2006;63:622–629.

[36] Ho S, Bonasera RJ, Pollack BJ et al. A single-center experience of endoscopic ultrasonography for enlarged pancreas on computed tomography. Clin Gastroenterol Hepatol 2006;4:98–103.

[37] Eloubeidi MA, Gress FG, Savides TJ et al. Acute pancreatitis after EUS-guided FNA of solid pancreatic masses: a pooled analysis from EUS centers in the United States. Gastrointest Endosc 2004;60:385–389.

[38] Adler DG, Jacobson BC, Davila RE et al. ASGE guideline: complications of EUS. Gastrointest Endosc 2005;61:8–12.

[39] Micames C, Jowell PS, White R et al. Lower frequency of peritoneal carcinomatosis in patients with pancreatic cancer diagnosed by EUS-guided FNA vs. percutaneous FNA. Gastrointest Endosc 2003;58:690–695.

[40] Paquin SC, Gariepy G, Lepanto L et al. A first report of tumor seeding because of EUS-guided FNA of a pancreatic adenocarcinoma. Gastrointest Endosc 2005;61:610–611.

[41] Katanuma A, Maguchi H, Hashigo S et al. Tumor seeding after endoscopic ultrasound-guided fineneedle aspiration of cancer in the body of the pancreas. Endoscopy 2012;44(suppl 2):E160–161.

[42] Chong A, Venugopal K, Segarajasingam D et al. Tumor seeding after EUS-guided FNA of pancreatic tail neoplasia. Gastrointest Endosc 2011;74:933–935.

[43] Ngamruengphong S, Swanson KM, Shah ND et al. Preoperative endoscopic ultrasound-guided fine needle aspiration does not impair survival of patients with resected pancreatic cancer. Gut 2015;64:1105–1110.

[44] Ikezawa K, Uehara H, Sakai A et al. Risk of peritoneal carcinomatosis by endoscopic ultrasound-guided fine needle aspiration for pancreatic cancer. J Gastroenterol 2013;48:966–972.

[45] Kudo T, Kawakami H, Kuwatani M et al. Influence of the safety and diagnostic accuracy of preoperative endoscopic ultrasound-guided fine-needle aspiration for resectable pancreatic cancer on clinical performance. World J Gastroenterol 2014;20: 3620–3627.

[46] Iglesias-Garcia J, Dominguez-Munoz JE, Abdulkader I et al. Influence of on-site cytopathology evaluation on the diagnostic accuracy of endoscopic ultrasoundguided fine needle aspiration (EUS-FNA) of solid pancreatic masses. Am J Gastroenterol 2011;106:1705–1710.

[47] Sakamoto H, Kitano M, Komaki T et al. Prospective comparative study of the EUS guided 25-gauge FNA needle with the 19-gauge Trucut needle and 22-gauge FNA needle in patients with solid pancreatic masses. J Gastroenterol Hepatol 2009;24: 384–390.

Radiologic Diagnosis of Pancreatic Cancer: CT, MRI
胰腺癌的影像学诊断：CT和MRI

97

Siva P. Raman，Elliot K. Fishman 著

陆菁菁 译

秦明伟 校

一、概述

尽管近 10 年来，关于胰腺癌的外科及肿瘤治疗方法有很多进展，胰腺癌仍然是一种死亡率很高、预后极差的恶性肿瘤，位居美国肿瘤相关性死亡原因的第四位。只有少于 20% 的患者在就诊时还有手术机会，并且在这些被认为还有手术机会的患者中，总生存率仍小于 15%[1, 2]。尽管这些数字不太理想，值得注意的是影像学手段对胰腺癌的评估起着极为重要的作用，尤其是存在手术切除可能的时候。现代影像学技术（主要是 CT 及 MRI）不仅可以在最早期发现胰腺癌恶性浸润性改变（当肿瘤仍存在被切除的机会时），还可以准确评估肿瘤分期，提供确定该肿瘤是否能达到 R_0 切除的参考信息（即完全手术切除且切缘阴性）[1, 2]。

本章节主要讲述胰腺癌术前评价两大最重要的影像学手段——MDCT 和 MRI。MDCT 是目前胰腺癌评估最重要的影像检查方法，在肿瘤的发现和后续的分期（包括肿瘤局部侵犯范围和血管受累情况、有无远处转移）起至关重要的作用。MRI 作为备选手段，可以发现在 CT 表现很小或者与胰腺实质等密度（CT 难以显示）的肿瘤，也可以帮助发现未确诊病例中有无肿瘤远处转移，尤其是有无肝脏病变[3]。本章首先讨论 MDCT 和 MRI 的标准扫描方案，胰腺癌在这两种影像模式下的典型表现，并比较这两种影像方法在病灶检出和肿瘤分期的优缺点。

二、多层探测器计算机体层扫描

（一）技术

由于 CT 平扫图像很难显示绝大部分小的胰腺癌结节，胰腺和胆道系统的 MDCT 评估需要静脉注射对比剂。一般情况下，需要经周围静脉注射 100 ～ 120ml 的对比剂。在扫描前需让患者喝少量水

（500～750ml），以充盈胃腔和十二指肠，将来源于胃或十二指肠的病变与胰腺肿块分开。大部分胰腺胆系标准 CT 扫描方案采用双期技术，采集动脉期和静脉期的图像。动脉期图像一般使用团注跟踪软件，在打药后 30～40s 开始采集，而静脉期图像在 60～70s 这个固定的延后时期采集。平扫图像和延时期图像在胰腺癌诊断中利用价值较低，在此扫描方案中一般不采用 [1, 2]。

最新一代的 CT 扫描设备可以采集到极薄的准直度的图像（0.625～0.75mm），这些薄层图像经过重建产生较厚的横断面图像（3～5mm），用以常规的影像诊断；这些薄层图像还可以在 CT 扫描机上直接重建成高质量的冠状面和矢状面图像。胰腺癌的评价是 3D 重建价值有力的例证，尤其是在评价血管有无受累方面。薄层图像被传输到独立的工作站，影像医生用先进的可视化软件实时重建出三维图像。目前在临床应用中广泛使用的有两种最重要的三维重建算法，包括最大信号强度投影（maximum intensity projection imaging，MIP）和容积成像（volume-rendered imaging，VR）。前者获取一个数据集里面最高衰减值的体素并将它们投影成一个三维图像（这个技术在评价肿瘤有无对相邻血管产生侵犯时非常有价值）；后者是一种复杂的计算算法，将特定的颜色和透明度赋予数据集中的每个体素。这两种算法何者更有用取决于影像医生自身倾向、成像的特定肿瘤以及评价的影像特征 [1, 2, 4-6]。

（二）诊断

胰腺癌表现为浸润性、低密度、边界欠清的肿块，常向后延伸到腹膜后累及重要的血管结构（图 97-1～图 97-4）[7-10]。文献已经报道，MDCT 是发现胰腺癌的重要影像学手段，其灵敏度超过 95%，鉴于近几年最新的 CT 设备在时间和空间分辨率上的快速提高，实际的灵敏度很可能远被低估了。很多用来评价 MDCT 显示胰腺癌的数据是在老一代机器上获得的，毫无疑问，现代的 CT 设备已拥有更多的特点和改

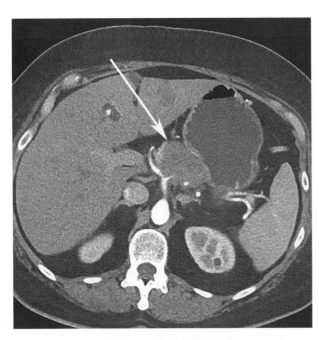

▲ 图 97-1　胰腺癌典型表现

横轴位增强 CT 图像显示低强化肿块位于胰体部（箭），边缘呈浸润性、分界不清，为胰腺癌典型表现。注意肿瘤累及腹腔干、肝动脉和脾动脉，并紧贴毗邻的胃

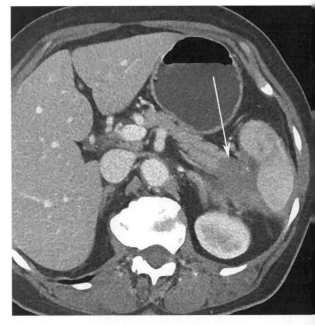

▲ 图 97-2　胰尾癌 CT 表现

横轴位增强 CT 图像显示边界不清的低强化肿块（箭）位于胰尾部。该例肿瘤浸润性显著，不仅累及相邻的脾脏，还向外延伸累及邻近的左侧肾上腺

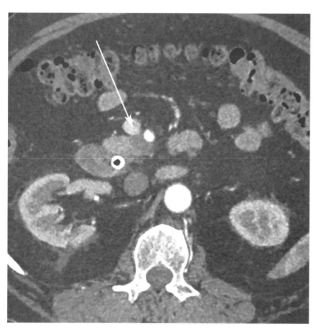

▲ 图 97-3　胰头钩突癌 CT 表现

横轴位增强 CT 图像显示在胰腺钩突处不明显的低强化肿物，该位置的胰腺癌在 CT 图像上常被漏诊

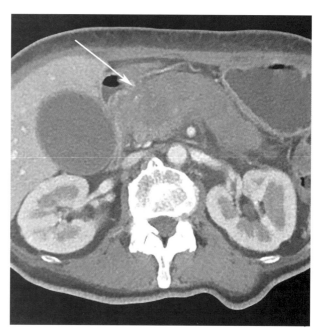

▲ 图 97-4　全胰癌 CT 表现

横轴位增强 CT 图像显示一个大的低强化、浸润生长的肿块（箭）几乎累及整个胰腺，手术证实为胰腺癌

进，提高了该手段的诊断效能。在大多数情况下，胰腺癌在静脉期显示最明显，低密度的肿瘤在增强的胰腺实质衬托下更加清晰。但也有一小部分肿瘤在动脉期显示略明显（与静脉期相比较）。因此，采用双期扫描技术确实可以提高诊断敏感度，尤其是当寻找隐匿或微小的肿瘤时[11-13]。然而，值得了解的是有些小的亚厘米级的肿瘤（大概少于所有肿瘤的 5%）在各个期相都与胰腺实质等密度，因而在没有继发的恶性征象时很难诊断[14]。

　　即使在原发肿瘤很清晰显示的情况下，继发的恶性征象在发现隐匿或微小肿瘤时也很有帮助。特别是最重要的继发恶性征象，包括局部或上游胰腺萎缩、胰管扩张 / 梗阻及胰管的突然截断、胆管梗阻（尤其有胰头恶性病变时）和胰腺轮廓异常[15, 16]。根据我们的经验，很多被漏诊的病例是由于忽视了一到两种这样的继发征象。在这些继发征象中，目前最重要的是胰管扩张；当存在胰管扩张伴截断，应该考虑到隐匿性梗阻性肿块 / 肿瘤的可能，即使 CT 上看不到原发病变，也应积极建议进一步检查，常建议的检查是 EUS（图 97-5 和图 97-6）[17]。

（三）分期

　　CT 目前是胰腺癌局部分期的最佳影像学手段，用于判断肿瘤是否侵犯邻近腹膜后血管结构及其他器官。特别是肿瘤是否侵犯腹膜后多个重要血管，决定了患者能否达到 R_0 切除。有五根血管在评价患者可切除性时起着最重要的作用，包括三支主要动脉（即腹腔干动脉、肠系膜上动脉及肝动脉），和两支主要静脉（门静脉、肠系膜上静脉及肠系膜上静脉 – 门静脉汇合处）。需要注意的是仅有这五根主要血管是否受到侵犯，在肿瘤的可切除性评价上起重要的作用，而其他较小的血管（比如胃十二指肠动脉或者肠系膜下静脉）则不是重要的术前评价结构。

　　当采用 CT 评价中央肠系膜动脉血管时，肿瘤侵犯常用一个定量系统进行分层评估，即肿瘤侵犯血

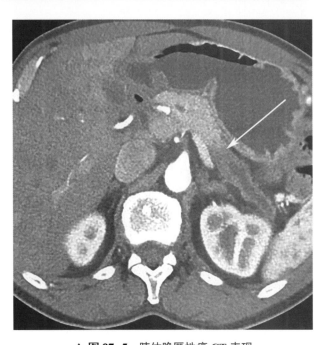

▲ **图 97-5　胰体隐匿性癌 CT 表现**

横轴位增强 CT 图像可见一处非常不明显的肿块（箭）位于胰腺体部，为胰腺癌。注意上游胰管明显扩张及胰腺实质萎缩，这是高度提示恶性可能的征象，即使看不到明确的肿块，也应十分警惕隐匿肿瘤

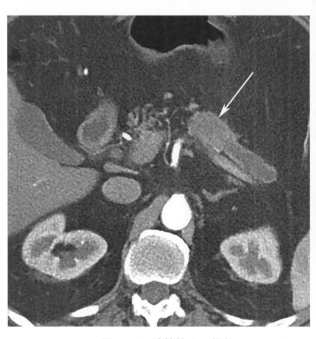

▲ **图 97-6　胰管扩张、截断**

横轴位增强 CT 图像显示胰腺体部低强化肿块（箭），导致上游胰腺萎缩以及扩张胰管的突然截断

管周长是＜ 180° 还是＞ 180° 。尤其当目前肿瘤"可切除"和"不可切除"的分界变得无法确定的时候，CT 在区分血管是否侵犯的作用变得越来越重要。曾经，肿瘤只要对腹腔干、肠系膜上动脉或者肝动脉有可见侵犯时，就被认为是"不可切除"的；而肿瘤只有当对这些主要血管都没有侵犯时才被认为是"可切除"的。但是逐渐地，动脉轻度受累时被认为是"交界可切除性"，在经过新辅助放化疗后可进行手术治疗 [18]。然而，尽管新一代的 CT 扫描图像质量的提高使对肿瘤受包绕的范围精致区分变得容易一些，但是将肿瘤定义为"交界可切除"范畴仍需要对其侵犯的血管进行非常仔细的评价（图 97-7至图 97-10）。

由于现代血管外科的重建技术使用越来越普遍（如使用间置移植物或者其他静脉重建操作），中央肠系膜静脉的侵犯现在对于手术完全切除来说已经不再是障碍了。如果能为外科医生确定是否能做静脉重建（对于肿瘤侵犯的静脉）提供足够的信息，那么对门静脉或者肠系膜上静脉的肿瘤侵犯进行严格的量化描述也没那么重要了。也就是说，放射科医生的诊断报告应该包括静脉受累的长度和程度，以及在肿瘤上方有无足够的门静脉或者在肿瘤下方有无足够的肠系膜上静脉以允许放置间置移植物（图 97-11）。

（四）转移性病变

胰腺癌患者最常出现的远处转移包括局部区域淋巴结、肝脏和腹膜，而转移到肺及骨相对较少。和很多其他腹盆部恶性疾病相似，使用 CT 来评估胰腺周围和腹膜后淋巴结肿大的能力相对有限，尤其是因为 CT 评价淋巴结主要依赖于大小来界定一个淋巴结属于"正常"或"可疑"。这样可以想象的是，正常大小的淋巴结常可能是有转移的；反之，增大的淋巴结也有可能是反应性增大，从而在外科切除后组织学证实是正常的 [19, 20]。由此，多项研究对 CT 判断转移性淋巴结的敏感度和特异度进行分析发现，CT 的

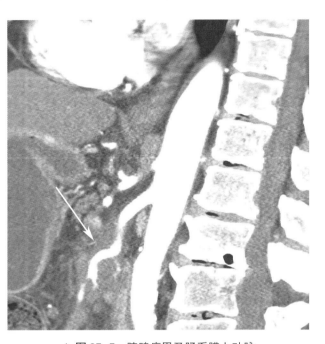

▲ 图 97-7　胰腺癌累及肠系膜上动脉

矢状面增强 CT 图像显示胰腺低强化肿块，为胰腺癌，导致肠系膜上动脉环周受包绕，该征象提示该例肿瘤为不可切除性

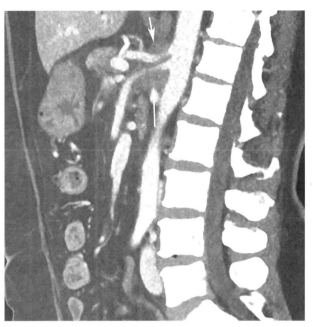

▲ 图 97-8　胰腺癌累及腹腔干和肠系膜上动脉起始段

矢状面 CT 增强图像显示胰腺低强化肿物（箭）对腹腔干和肠系膜上动脉在腹主动脉发出处都形成环周包绕

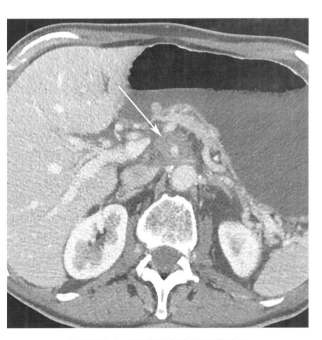

▲ 图 97-9　胰腺钩突癌累及腹腔干

横轴位增强 CT 图像显示来自胰腺钩突的低强化肿物（箭）呈浸润性生长，环周包绕腹腔干动脉

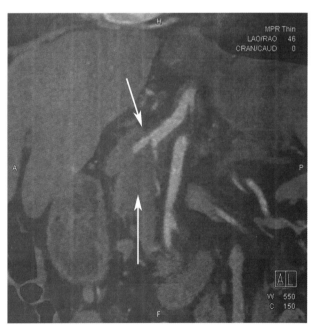

▲ 图 97-10　胰腺癌累及肝动脉

冠状面增强 CT 图像显示胰腺低强化浸润生长的肿物（箭）对腹腔干远段和肝动脉形成环周包绕

价值有限，其准确率低于 60%[1, 2, 21]。但因为局部区域性淋巴转移一般并不除外患者接受手术切除的可能性，因而 MDCT 判断转移性淋巴结的准确性并不会产生严重的影响。

　　然而，有无远处转移对确定患者肿瘤的可切除性至关重要，因为当存在远处转移时（常是肝脏或者腹膜）就意味着不可进行手术切除，放疗和化疗就成为唯一的姑息治疗方案。肝脏是目前胰腺癌患者最常转移的部位，并且几乎在所有病例中，都是远处转移的第一站（发生在腹膜、肺及骨转移之前）。尽管动脉期图像可能可以显示肝转移（表现为病灶周围高强化或者转移灶附近的灌注异常），静脉期图像绝对是显示肝脏病变最重要的图像（图 97-12）。CT 判断肝转移的总敏感度对直径超过 1cm 的病灶相对较高，超过 75%。然而，不管原发肿瘤的类型是何种，CT 对较小的病灶（尤其是直径小于 1cm 的病灶）的敏感度相对有限，一般低于 50%[22]。主要问题在于，评价小的肝脏病变以区分良性疾病（比如囊肿或血管瘤）和真正的恶性病灶时，标准的影像征象很难用来对病灶特征进行阐释。并且，这些微小的非特异性的肝脏病变（缺乏清楚的恶性病变的形态学特征）绝大部分是良性的，如果实在需要明确其性质时可以利用 MRI 来进一步检查[23, 24]。

胰腺癌远处转移第二常见的部位为腹膜转移，无论原发肿瘤是何种，CT 对早期腹膜转移性疾病的显示常有困难。CT 显示腹膜疾病的总敏感度远低于 50%，在最早期，影像表现很不明显。腹膜转移的影像表现包括从微结节样（网膜上微小的结节病灶和相邻的筋膜增厚/硬化）到成整块状的网膜软组织连续增厚（"网膜饼"样改变）。在大多数情况下，腹膜转移一般都同时存在腹水，因此当胰腺癌患者腹腔内出现游离液体时，应仔细观察网膜及腹膜腔有无肿瘤的种植（图 97-13、图 97-14）[25]。

三、MRI

（一）技术

在不同的医疗机构，胰腺癌的 CT 扫描方案相对比较标准（也有一些例外），而 MRI 扫描方案则相对变异较大，不同机构的 MRI 设备也差异很大。我们自己的 MRI 扫描方案包括化学位移脂肪抑制的横轴位

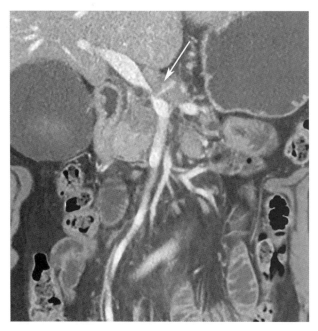

▲ 图 97-11　胰腺癌累及门静脉系统
冠状面增强 CT 静脉期图像显示胰腺低强化肿物（箭）导致接近门脉/肠系膜上静脉汇合处的门静脉主干远端的狭窄

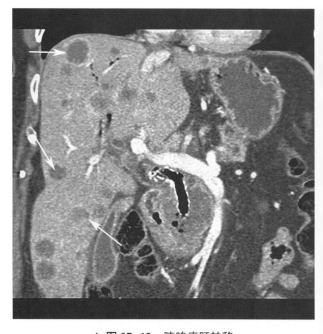

▲ 图 97-12　胰腺癌肝转移
胰头癌患者的增强 CT 冠状面图像显示肝脏的多发低强化病灶（箭），部分可见周边强化，符合肝脏弥漫转移灶

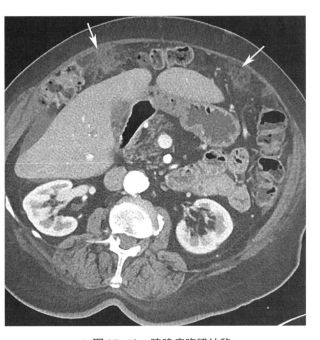

▲ 图 97-13　胰腺癌腹膜转移
已确认有腹膜转移患者的横轴位增强 CT 图像显示少量腹水，网膜上的软组织密度和结节样改变（箭），符合腹膜转移

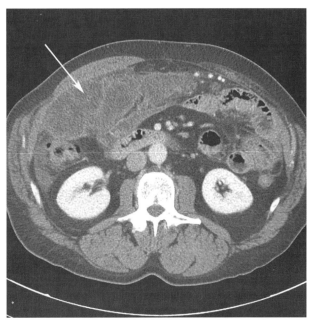

▲ 图 97-14　胰腺癌腹膜转移
横轴位增强 CT 图像显示网膜上范围广泛的低密度软组织，符合该胰腺癌患者的腹膜转移和"网膜饼"样改变

T_2 FSE 图像，HASTE 冠状位 T_2 加权像，MRCP（包括厚层 HASTE 图像和 3D 容积采集 T_2 图像），弥散加权图像（有 ADC 图），正反相位的梯度回波序列，以及增强前后的 T_1 加权像（有动脉期、静脉期和延迟期的采集）。MR 的优势之一是可以根据具体情况"量体裁衣"，按需增加相应的序列。

（二）病灶识别

在腹部的其他大多数器官显示上，T_2 加权像至关重要，病变经常因为长 T_2 信号而得以清楚显示。但是，胰腺比较独特，其 T_2 信号强度随着年龄、脂肪浸润程度等不同而有相当大的变异。因此，胰腺癌在常规 T_2 加权像上往往显示相对不明显。相应的是，胰腺实质包含大量的腺泡蛋白，在没有慢性胰腺炎的情况下（此时胰腺实质的 T_1 信号强度降低），胰腺显示为相对 T_1 高信号（与肝脏实质的信号强度基本相等）。因此，胰腺癌因其纤维成分高常表现为 T_1 低信号，当与 T_1 高信号的胰腺正常实质毗邻时则显示明显。这样的话，在患者因为过敏或者肾功能不良而不能接受钆剂增强检查时，T_1 加权像相对能清楚地显示病变。肿物上游的胰腺实质常可见萎缩，T_1 信号由于纤维化异常减低；而上游扩张或梗阻的胰管在 T_2 加权像上则显示非常清晰（图 97-15 至图 97-18）[3, 26, 27]。

胰腺癌在 MRI 增强后的图像上的典型表现与 CT 上相似，表现为低强化、浸润生长、边界不清。虽然不是每一例都能明确显示，但有不少肿瘤表现为弥散受限，为常规成像序列上不明显或者小肿瘤提供了另一种可能检出手段 [3, 26, 28-32]。

在大部分情况，MRI 并不用于胰腺肿瘤的初检或诊断（尽管有很多发现这样做的结果往往很准确），而主要用于进一步检查在 MDCT 上未能足够显示的肿瘤。当 MDCT 由于肿瘤过小或者与胰腺实质等密度而不能显示时，MRI 对存在继发征象（如扩张的胰管）而高度怀疑原发肿瘤的情况尤其有帮助。

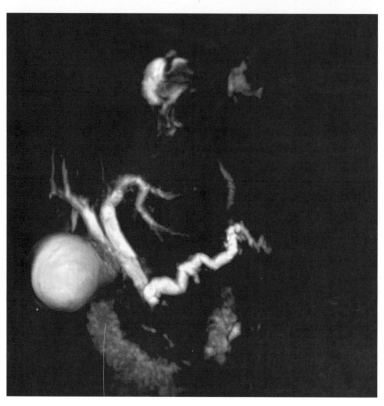

▲ 图 97-15 "双管征"

采用最大强度投影重建的 MRCP 冠状面图像显示胰腺癌经典的"双管征",胆管和胰管同时显著扩张、截断至胰头水平,即胰头癌的位置

（三）肿瘤分期

MRI 对胰腺癌的局部分期能力低于 MDCT,尤其在肿瘤累及重要的腹膜后系膜血管方面。总的来说,因 CT 良好的时间分辨率且不像 MRI 那样易于受到运动伪影或其他技术伪影影响,CT 可更好地评价系膜动静脉的受累。有些学者近来争辩认为 MRI 扫描方案和设备技术的进展已经使得两者差异没有以前认为的那么大了,但根据我们自己的经验还是认为 CT 在血管受累分期方面更有优势 [33, 34]。

MRI 在评价局部区域性淋巴结时遇到的问题和 CT 一样,因为 MRI 也主要依赖淋巴结尺寸来区分良性和转移性淋巴结。在有些病例,和 CT 类似,淋巴结可根据其形态特征(比如形状异常或中央坏死)来区分为异常。不幸的是,弥散成像原本认为在区分良性和恶性病

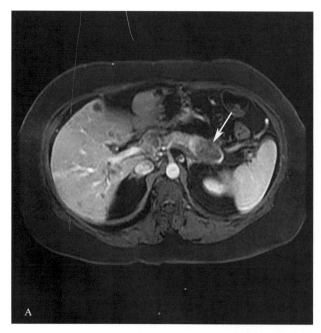
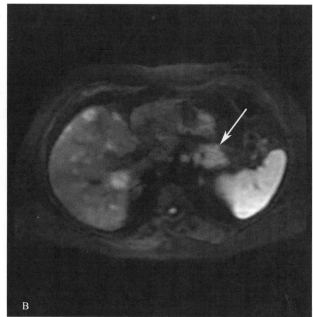

▲ 图 97-16 胰腺癌 MRI 表现及肝转移

A、B. 分别为横轴位 T_1 增强图像和横轴位 DWI。图示可见胰尾肿物(箭),在增强图像上显示为低强化,在弥散图像上显示为弥散受限(即在 DWI 图像为高信号)。注意肝脏上的多发转移灶也表现为低强化和弥散受限

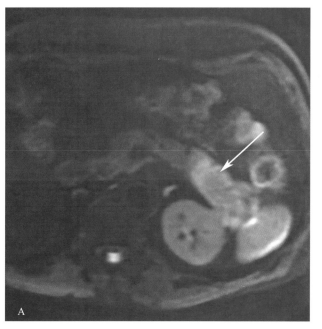

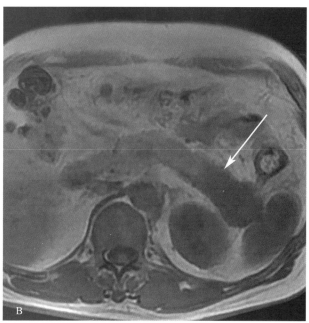

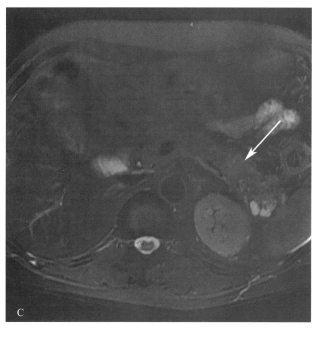

▲ 图 97-17　胰尾癌 MRI 表现

A ~ C. 分别为横轴位 DWI、横轴位 T_1 平扫像以及横轴位脂肪抑制 T_2 像。图示显示胰腺癌（箭）位于胰尾。注意该肿物在 T_1W_1 平扫图像上相对比较明显，与相邻 T_1 高信号的胰腺实质有明显差异，并且在 DWI 上由于弥散受限也显示较明显。然而，和其他很多胰腺癌类似，该肿物在 T_2 加权像上显示相对不明显

变方面很有价值，但现在发现良性和恶性病变（包括正常和异常的淋巴结）的 ADC 值之间有很大的重叠区间，淋巴结内有无弥散受限在确切判断是否为肿瘤浸润的淋巴结方面几乎没有价值。

　　然而，MRI 在评价肝脏性质不明的病变方面明显优于 CT。尤其是，当 CT 无法确切评价 1cm 直径以下的病灶时，MRI 因为其多个序列并可以联合互相参考，常可对于 1cm 以下的病灶给出更为特异的诊断，比如小的囊肿（在 T_2 加权像显示为液体信号）或者小的血管瘤（也是明显的 T_2 高信号）。虽然不是每一位胰腺癌患者都需要用 MRI 评价肝脏，MRI 对某些患者的不明确的肝脏病变可以进行关键的定性，从而确定该患者是否还有手术机会。

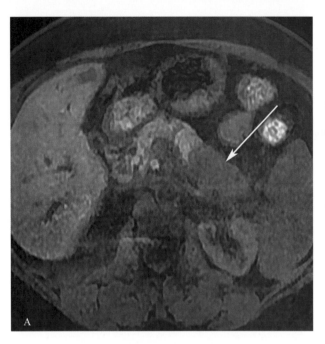
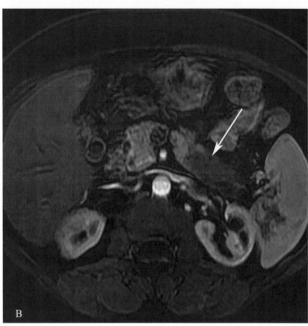

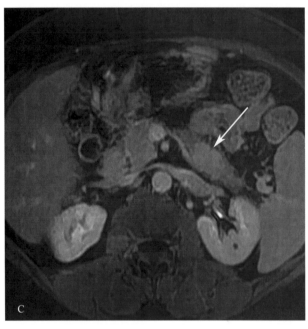

▲ 图 97-18　胰腺癌增强 MRI 表现

横轴位 T_1 平扫像（A）、横轴位 T_1 增强像（B）和横轴位 T_1 增强延迟期（C）示胰尾低信号肿物（箭），在增强前后均比较明显。该肿物在延迟期可见强化，这是这类肿瘤相对常见的特征

四、结论

　　毫无疑问，MDCT 目前是发现胰腺癌、局部肿瘤分期（包括相邻腹膜后血管和其他器官），以及远处转移（最常见于肝脏和腹膜）最重要的影像学手段。每一代 CT 设备在时间和空间分辨率上都有新的改进，并且看起来新的每一代 CT 设备都使得我们能更好地评价这种侵袭性的肿瘤并进行分期[35]。虽然 MRI 一般不作为胰腺癌诊断及分期的一线手段，但其确实在某些 CT 显示不明显的病灶方面起到很大的作用，并且对于存在性质不确定的肝脏病变的病例可提供更确定的诊断。

☞ 参考文献

[1]　Raman SP, Chen Y, Fishman EK. Cross-sectional imaging and the role of positron emission tomography in pancreatic cancer evaluation. Semin Oncol 2015;42(1):40–58.

[2]　Raman SP, Horton KM, Fishman EK. Multimodality imaging of pancreatic cancer-computed tomography, magnetic resonance imaging, and positron emission tomography. Cancer J 2012;18(6):511–522.

[3]　Miller FH, Rini NJ, Keppke AL. MRI of adenocarcinoma of the pancreas. Am J Roentgenol 2006;187(4):W365–374.

[4]　Calhoun PS, Kuszyk BS, Heath DG, Carley JC, Fishman EK. Three-dimensional volume rendering of spiral CT data: theory and method. Radiographics 1999;19(3):745–764.

[5]　Horton KM, Fishman EK. Volume-rendered 3D CT of the mesenteric vasculature: normal anatomy, anatomic variants, and pathologic conditions. Radiographics 2002;22(1):161–172.

[6]　Johnson PT, Horton KM, Fishman EK. Nonvascular mesenteric disease: utility of multidetector CT with 3D volume rendering. Radiographics 2009;29(3):721–740.

[7]　Tamm EP, Bhosale PR, Vikram R, de Almeida Marcal LP, Balachandran A. Imaging of pancreatic ductal adenocarcinoma: state of the art. World J Radiol 2013;5(3):98–105.

[8]　Al-Hawary MM, Kaza RK, Wasnik AP, Francis IR. Staging of pancreatic cancer: role of imaging. Semin Roentgenol 2013;48(3):245–252.

[9]　Horton KM, Fishman EK. Adenocarcinoma of the pancreas: CT imaging. Radiol Clin N Am 2002;40(6):1263–1272.

[10]　Tamm EP, Balachandran A, Bhosale PR et al. Imaging of pancreatic adenocarcinoma: update on staging/ resectability. Radiol Clin N Am 2012;50(3):407–428.

[11]　Ichikawa T, Erturk SM, Sou H et al. MDCT of pancreatic adenocarcinoma: optimal imaging phases and multiplanar reformatted imaging. Am J Roentgenol 2006;187(6):1513–1520.

[12]　Vargas R, Nino-Murcia M, Trueblood W, Jeffrey RB Jr. MDCT in pancreatic adenocarcinoma: prediction of vascular invasion and resectability using a multiphasic technique with curved planar reformations. Am J Roentgenol 2004;182(2):419–425.

[13]　Bronstein YL, Loyer EM, Kaur H et al. Detection of small pancreatic tumors with multiphasic helical CT. Am J Roentgenol 2004;182(3):619–623.

[14]　Kim JH, Park SH, Yu ES et al. Visually isoattenuating pancreatic adenocarcinoma at dynamic-enhanced CT: frequency, clinical and pathologic characteristics, and diagnosis at imaging examinations. Radiology 2010;257(1):87–96.

[15]　Raman SP, Fishman EK. Abnormalities of the distal common bile duct and ampulla: diagnostic approach and differential diagnosis using multiplanar reformations and 3D imaging. Am J Roentgenol 2014;203(1):17–28.

[16]　Prokesch RW, Chow LC, Beaulieu CF, Bammer R, Jeffrey RB Jr. Isoattenuating pancreatic adenocarcinoma at multi-detector row CT: secondary signs. Radiology 2002;224(3):764–768.

[17]　Jang KM, Kim SH, Kim YK, Song KD, Lee SJ, Choi D. Missed pancreatic ductal adenocarcinoma: assessment of early imaging findings on prediagnostic magnetic resonance imaging. Eur J Radiol 2015;84(8):1473–1479.

[18]　Varadhachary GR, Tamm EP, Abbruzzese JL et al. Borderline resectable pancreatic cancer: definitions, management, and role of preoperative therapy. Ann Surg Oncol 2006;13(8):1035–1046.

[19]　Roche CJ, Hughes ML, Garvey CJ et al. CT and pathologic assessment of prospective nodal staging in patients with ductal adenocarcinoma of the head of the pancreas. Am J Roentgenol 2003;180(2):475–480.

[20]　Vyas SJ, Puri YS, John BJ et al. Radiological tumor density and lymph node size correlate with survival in resectable adenocarcinoma of the pancreatic head: a retrospective cohort study. J Cancer Res Ther 2016;12(1):417–421.

[21]　Nanashima A, Sakamoto I, Hayashi T et al. Preoperative diagnosis of lymph node metastasis in biliary and pancreatic carcinomas: evaluation of the combination of multi-detector CT and serum CA19-9 level. Dig Dis Sci 2010;55(12):3617–3626.

[22]　Mainenti PP, Mancini M, Mainolfi C et al. Detection of colo-rectal liver metastases: prospective comparison of contrast enhanced US, multidetector CT, PET/CT, and 1.5 Tesla MR with extracellular and reticulo-endothelial cell specific contrast agents. Abdom Imaging 2010;35(5):511–521.

[23] Jones EC, Chezmar JL, Nelson RC, Bernardino ME. The frequency and significance of small (less than or equal to 15 mm) hepatic lesions detected by CT. Am J Roentgenol 1992;158(3):535–539.

[24] Schwartz LH, Gandras EJ, Colangelo SM, Ercolani MC, Panicek DM. Prevalence and importance of small hepatic lesions found at CT in patients with cancer. Radiology 1999;210(1):71–74.

[25] Marin D, Catalano C, Baski M et al. 64-Section multi-detector row CT in the preoperative diagnosis of peritoneal carcinomatosis: correlation with histopathological findings. Abdom Imaging 2010;35(6):694–700.

[26] Vachiranubhap B, Kim YH, Balci NC, Semelka RC. Magnetic resonance imaging of adenocarcinoma of the pancreas. Top Magn Reson Imaging 2009;20(1):3–9.

[27] Birchard KR, Semelka RC, Hyslop WB et al. Suspected pancreatic cancer: evaluation by dynamic gadoliniumenhanced 3D gradient-echo MRI. Am J Roentgenol 2005;185(3):700–703.

[28] Park MJ, Kim YK, Choi SY, Rhim H, Lee WJ, Choi D. Preoperative detection of small pancreatic carcinoma: value of adding diffusion-weighted imaging to conventional MR imaging for improving confidence level. Radiology 2014;273(2):433–443.

[29] Wang Y, Miller FH, Chen ZE et al. Diffusion-weighted MR imaging of solid and cystic lesions of the pancreas. Radiographics 2011;31(3):E47–64.

[30] Wiggermann P, Grutzmann R, Weissenbock A, Kamusella P, Dittert DD, Stroszczynski C. Apparent diffusion coefficient measurements of the pancreas, pancreas carcinoma, and mass-forming focal pancreatitis. Acta Radiol 2012;53(2):135–139.

[31] Feuerlein S, Pauls S, Juchems MS et al. Pitfalls in abdominal diffusion-weighted imaging: how predictive is restricted water diffusion for malignancy. Am J Roentgenol 2009;193(4):1070–1076.

[32] Ichikawa T, Erturk SM, Motosugi U et al. High-b value diffusion-weighted MRI for detecting pancreatic adenocarcinoma: preliminary results. Am J Roentgenol 2007;188(2):409–414.

[33] Chen FM, Ni JM, Zhang ZY, Zhang L, Li B, Jiang CJ. Presurgical evaluation of pancreatic cancer: a comprehensive imaging comparison of CT versus MRI. Am J Roentgenol 2016;206(3):526–535.

[34] Lee JK, Kim AY, Kim PN, Lee MG, Ha HK. Prediction of vascular involvement and resectability by multidetector-row CT versus MR imaging with MR angiography in patients who underwent surgery for resection of pancreatic ductal adenocarcinoma. Eur J Radiol 2010;73(2):310–316.

[35] Manak E, Merkel S, Klein P, Papadopoulos T, Bautz WA, Baum U. Resectability of pancreatic adenocarcinoma: assessment using multidetector-row computed tomography with multiplanar reformations. Abdom Imaging 2009;34(1):75–80.

Screening of Patients with Hereditary Pancreatic Cancer
遗传性胰腺癌的筛查

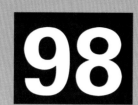

Michael Goggins　著

林荣贵　高剑锋　译

黄鹤光　校

一、胰腺癌风险和筛查

预计到 2030 年，胰腺癌将成为美国癌症相关的第二大死因 [1]。在美国，罹患胰腺癌的平均终身风险为 1.4%。由于胰腺筛查的长期获益尚不清楚，故筛查只提供给那些罹患胰腺癌风险相当高的个人，其潜在获益大于筛查带来的潜在风险。专家认为如果罹患胰腺癌的终身风险至少为 5% 时，这相当于相关风险增加了约 4 倍，那么胰腺筛查就可能是合理的 [2]。评估个人未来患癌风险是决定是否考虑进行胰腺筛查的重要一步。

用来量化胰腺癌风险的主要工具是家族史。详细的癌症家族史将明确个人是否是一名或多名胰腺癌患者的一级亲属，以及家族中胰腺癌的发病年龄 [3, 4]。通过胰腺癌家族登记系统对胰腺癌家族进行长期的随访研究，可估算出家族成员中患胰腺癌的风险 [5]。家族性胰腺癌被定义为家族中有两名一级亲属患有胰腺癌 [6]，即使胰腺癌通常发生在不符合这一定义的家庭中。一级亲属患胰腺癌的风险随着患胰腺癌亲属的数量增加而升高 [7]。据估计，一级亲属中有两名患胰腺癌的人其罹患胰腺癌风险升高 6.4 倍（终身风险为 8%～10%），而有三名或更多患胰腺癌的一级亲属其罹患胰腺癌风险升高 32 倍（终身风险为 40%）[7]。对于家族性胰腺癌家族而言，家族中有年轻胰腺癌患者（年龄＜ 50 岁，RR=9.3）的人患胰腺癌风险高于家族中无年轻胰腺癌患者的人 [4]。前瞻性研究发现，胰腺癌家族中个人罹患胰腺癌的风险升高与遗传因素有关，虽然在某些家族中，共同的环境因素也可能在胰腺癌易感性中起作用。

由于遗传性胰腺癌的发生风险可能受与散发性胰腺癌相同的因素影响，因此原则上，患胰腺癌的危险因素，如吸烟、肥胖、糖尿病和胰腺炎史，可用来完善评估癌症风险 [8-10]。然而至今，这些危险因素在临床实践中并未被证实其自身作用，因本身并没有带来足够的风险 [11]。

大多数有胰腺癌家族史的患者并没有可识别的胰腺癌易感基因突变，识别家族中的癌症易感基因突变可以帮助明确哪些家庭成员最容易患胰腺癌。许多胰腺癌易感基因增加了其他脏器的癌症风险，因此了解家族胰腺癌风险的遗传基础有助于指导患者的整体癌症监测。识别胰腺癌易感基因的基因检测最好在家族性胰腺癌家族的胰腺癌患者身上进行。然而，已知的胰腺癌易感基因中的胚系突变仅能解释了

10% 左右的胰腺癌家族易感性，因此，对有多个胰腺癌患者家族史中的多数个体进行基因检测，将无法发现可识别的易感基因突变。

导致遗传性胰腺癌发生的胚系突变基因包括 BRCA2、ATM、PALB2、CDKN2A(p16)、STK11、PRSS1[12-16] 和 Lynch 综合征[17] 易感基因，这些基因与胰腺癌发生风险显著增加有关。此外，近期约 600 个胰腺癌家族的基因组测序发现，胰腺炎易感基因 CPA1 同时也是胰腺癌易感基因（598 个家族 4 个发现了有害突变）[18-20]。在家族性胰腺癌家族中，BRCA2 是最有可能产生有害胚系突变的基因（这些家族中通常有 5% ~ 10% 可发现[21-23]）。约 1% 犹太血统的个体中发现有害的 BRCA2 创始者基因突变[24-26]。有犹太血统的胰腺癌患者中约 10% 携带 BRCA2 创始者基因突变（即使没有家族史）[27, 28]。因此，所有这些个体都应考虑进行基因咨询和基因检测[29, 30]。BRCA2 基因突变携带者罹患胰腺癌的平均终身风险约为 5%[31-34]。与 BRCA2 相比，BRCA1 胚系突变基因携带者患胰腺癌的风险并未显著增高（RR 增加 2.3 倍），这表明这些携带者通常不需要进行胰腺筛查[35]。

ATM 胚系基因突变是导致遗传性胰腺癌的第二常见原因[12, 18]。ATM 胚系基因突变携带者患多种癌症的风险明显增加。ATM 的蛋白质产物在 DNA 修复通路中发挥作用，并在多种癌症中发生体细胞突变[36]。在一项关于家族性胰腺癌家族的大型多中心研究中发现，ATM 突变的发生率约为 2%[18]。ATM 突变基因携带者罹患胰腺癌的终身风险仍不明确。CDKN2A(p16) 胚系基因突变可导致 FAMMM 综合征[37, 38]。CDKN2A 突变基因携带者罹患胰腺癌的终生风险估计约为 20%[39-41]。在家族性胰腺癌中，< 1% 的患者发现有 PALB2（BRCA2 的配体和定位子）胚系基因突变[42-46]。PALB2 突变基因携带者患胰腺癌的风险尚不清楚，但鉴于 BRCA2 和 PALB2 的功能相似，故其发生风险可能相似。Lynch 综合征是由于错配修复基因（MLH1、MSH2、MSH6、PMS2）发生胚系突变，其患者罹患胰腺癌的终生风险约为 3.7%[17, 47]。具有错配修复基因缺陷的胰腺癌的病理特点可能具有典型性[48]。识别发生癌症的 Lynch 综合征家族的重要性比以往任何时候都更为重要，因为这些突变基因携带者不仅是癌症预防策略的目标，而且伴有错配修复基因缺陷（也出现在散发性癌症中）的癌症患者更可能对免疫治疗的检查点抑制药有反应[49]。

众所周知，长期的慢性胰腺炎容易导致胰腺癌的发生[9, 10, 15, 50-52]。遗传性复发性急性胰腺炎患者的平均胰腺癌发生风险约 40%，这很好地解释了这一点[15]，这一风险甚至高于伴有遗传性胰腺炎的吸烟者[15]。遗传性慢性胰腺炎最常见的基因是 PRSS1[53]，其携带者通常在青少年时发生胰腺炎，并有数十年的胰腺炎病史，常导致胰腺功能不全[54]。在病理上，随着年龄的增加，PRSS1 突变基因携带者的胰腺会发生进行性脂肪瘤性萎缩[55]。然而，其他基因如胰腺炎易感基因 CPA1，现在被怀疑是导致遗传性胰腺癌的原因之一[18]，但这在胰腺炎修饰基因 SPINK1 和 CFTR[56] 携带者身上未得到证实，后两种基因增加了胰腺炎发生的可能性[18]。由于遗传原因导致长期慢性胰腺炎的胰腺癌患者可能受益于胰腺筛查，然而受胰腺炎的影响，在这些患者中检测胰腺肿瘤通常更具挑战性[57]。

Peutz-Jeghers 综合征患者（通常携带 STK11 胚系突变基因）的胰腺癌发生风险极高（累积终身风险 11% ~ 36%）[58, 59]。

其他与胰腺癌易感性相关的低外显率基因变异已通过全基因组协会研究（GWAS）识别[60-62]。因此，非 O 血型者胰腺癌的发生风险是 O 血型者的约 1.4 倍[64-66]。GWAS 研究还发现变异型 PDX1、TERT 和其他位点与胰腺癌发生风险相关[60-64]。

许多携带易患胰腺癌的胚系易感基因的患者并未出现家族性癌症综合征。相反，不完全或低外显率者常见[16, 18-20]。例如，大多数携带 BRCA2 胚系突变基因的家族性胰腺癌患者并没有明显的乳腺癌或卵巢癌病史[30]。事实上，胰腺癌易感基因胚系突变在明显散发的胰腺癌患者中并不罕见[19, 20, 67]。

二、胰腺筛查开始和结束年龄

虽然许多接受胰腺筛查的人罹患胰腺癌的终身风险为 5%～10%，但胰腺癌的年龄特异性发病率远低于终身风险。胰腺筛查方案应在胰腺癌发病率最高的年龄段（55—80 岁）的之前几年开始进行[2]。尽管目前认为遗传性胰腺炎突变基因携带者发生胰腺癌的年龄更早[15]，但家族性或遗传性胰腺癌患者确诊时的平均年龄为 68 岁[4]，这与散发性胰腺癌相似。

出于这个原因，尽管许多项目起初从 50 岁或更早的年龄开始胰腺筛查[68, 69]，但目前大多数项目推荐胰腺筛查年龄为 55 岁。霍普金斯医院与合作中心的胰腺癌筛查项目对目标人群在 55 岁时开始进行胰腺筛查，这些人群是至少一名胰腺癌患者和另一名一级或二级亲属的一级亲属（clinicaltrials.gov NCT02000089）。在胰腺癌的平均诊断年龄之前 10 年或更早开始胰腺癌筛查的原因之一是为了识别和处理易感人群的癌前病变[69]。对于那些已知胰腺癌易感基因突变携带者，将根据基因突变情况制订筛查计划。对于 CDKN2A(p16) 胚系基因突变携带者和 Peutz-Jeghers 综合征患者，胰腺筛查一般在 50 岁或更早时开始[68]。对于至少有一名血缘关系的胰腺癌亲属的 BRCA2 突变基因携带者，一般推荐对其进行胰腺癌筛查。对于家族中有年轻的（年龄＜ 55 岁）有血缘关系的胰腺癌亲属并符合其他家族史或基因突变标准的成员，通常建议开始筛查年龄为家族中最年轻胰腺癌患者发病年龄前 10 年。表 98-1 总结了根据现有证据和专家意见[2]制定的胰腺筛查指南。2011 年制定的共识指南并没有对胰腺癌家族何时停止胰腺筛查达成一致[2]。对于胰腺囊肿的患者，胰腺筛查通常持续到 75 岁以上，但对于之前筛查没有任何胰腺癌前病变证据的高危人群而言，75 岁或 80 岁停止胰腺筛查可能更为合适。

表 98-1　胰腺癌筛查指南[2]

家族史	胚系突变 / 癌症综合征
至少有两个亲属是胰腺癌患者；其中至少一个是一级亲属，另一个是一级或二级亲属	Peutz-Jeghers 综合征
	FAMMM 综合征
	BRCA2/PALB2 或 ATM 突变基因携带者 +1 名胰腺癌患者的一级亲属或二级亲属
	HNPCC 突变基因携带者 +1 名胰腺癌患者的一级亲属或二级亲属
胰腺筛查开始年龄	
对于大多数有胰腺癌家族史的患者：55 岁或比最小的胰腺癌亲属发病年龄小 10 岁	
对于 CDKN2A 胚系基因突变携带者，50 岁	
Peutz-Jeghers 综合征，40 岁	
监测：除非病变明确，建议每年进行一次监测	

FAMMM. 家族性非典型黑色素瘤综合征（引自 Canto 等，2013[2]。根据知识共享许可协议发表）

三、胰腺筛查检查

目前主要采用胰腺影像学检查进行胰腺筛查。作为研究高风险个体的 CAPS3 研究的一部分，采用双盲法对比胰腺 EUS、MRI/MRCP 和胰腺 CT，其中 EUS 胰腺囊肿检出率最高，其次是 MRI/MRCP[69]。MRCP 可以清楚显示胰腺囊肿是否和主胰管相通，来确定胰腺囊肿的性质[70]。EUS 的优势在于它比 MRI 能更好地识别亚厘米的实体病变，但它更依赖于操作者的经验[71]。尽管技术不断改进，但胰腺 CT 目前在检测小于亚厘米的胰腺囊肿方面灵敏性仍不高[69]，而且有低剂量辐射的缺点。当需识别不确定的病变时，胰腺 CT 也是用于评估研究对象筛查和监测的一种很好的检测方法。

四、胰腺筛查识别病变

胰腺筛查项目中最常发现的是胰腺囊肿。在 CAPS3 研究中，研究人群的平均年龄为 56 岁，超过 1/3 的研究人群至少有 1 个胰腺囊肿，且发病率随着年龄增长而增加[69]。其他许多对于高危人群的胰腺筛查研究都报道了胰腺囊肿的高发病率[68, 69, 72-80]。随着近年来胰腺影像学技术的提高，胰腺囊肿在普通人群中非常普遍，尤其是在 70 岁或以上的人群中[81]。一般人群中胰腺囊肿的高发病率以及大多数胰腺囊肿不会发展成胰腺癌，也引发了关于高危人群中胰腺囊肿重要性的疑问。虽然筛查人群中发现的大多数胰腺囊肿是 BD-IPMN，但这些囊肿直径多在亚厘米，并且多数不会发展为侵袭性癌[82]。迄今，文献报道通过胰腺筛查检测到的胰腺癌病例非常少（占受监测者的 1%～5%）[2]，这与接受筛查的预期胰腺癌年龄特异性发病率一致。

一些接受胰腺筛查的患者会发现可疑的胰腺囊肿或实体病变，这些病变在胰腺切除时被确定是非肿瘤性的或具有低度恶性潜能（如浆液性囊腺瘤、胰腺神经内分泌肿瘤或与 PanIN 相关的小叶中心实质萎缩）[80, 83]。

五、现有筛查未检出的胰腺病理

即使很小（约 2mm）的胰腺囊肿也可以通过胰腺影像学检查发现。但对胰腺囊肿患者行胰腺切除术发现，最常见的肿瘤是胰腺上皮内瘤变（PanIN）[83]。这些病变通常太小（根据定义直径 < 5 mm），以至于目前的影像学方法无法识别[84]。虽然 EUS 可以检测到微囊和高回声病灶等细微变化，这些 EUS 下的变化通常与 PanIN 相关，但并不是 PanIN 所特有的[83, 85]。PanIN-1 病变在人群中很常见，具有非常低的恶性潜能[86]，而 PanIN-3 病变被认为有较高的风险可发展为侵袭性癌[84]。目前普遍认为大多数胰腺癌起源于 PanIN，虽然胰腺囊肿（IPMN）是常见的遗传类型，但据认为，这些患者中发生的大多数胰腺癌都起源于 PanIN[84, 87-89]。这方面的证据有多种来源。一项采用盲法的回顾性研究，对比数百例家族性和散发性胰腺癌的组织学特点，发现两组在组织学特征上没有显著差异，包括在 IPMN 相关胰腺癌的数量上也没有显著差异[90]。其次，胰腺导管腺癌的遗传谱与 PanIN 相似[91, 92]。最后，尽管约 66% 的 IPMN 含有 GNAS 基因突变，但 GNAS 基因突变在有胰腺癌家族史的胰腺导管腺癌患者中并不常见[93-95]。

六、监测

由于胰腺囊肿具有恶性潜能，因此常被用来指导胰腺癌的监测间隔。近年来，对高危人群的监测建议通常遵循对无胰腺癌家族易感性的胰腺囊肿患者的建议[96]，尽管这些建议是根据偶然发现的"散发性"胰腺囊肿患者的随访经验制定的。然而，大多数胰腺囊肿（包括那些被确认为 IPMN 的囊肿）具有低度恶性潜能[45, 73, 74, 76, 78]，这对高风险环境提出了特别的挑战。一方面，每年胰腺影像学检查的累积成本和个人负担都很高。同时，大多数胰腺癌起源于 PanIN，并且很难检测到小胰腺癌。实际上尽管定期监测，在筛查检测出的胰腺癌患者中，许多已属于 Ⅱ 期[97]。通常建议高危人群密切监测（经常每年一次），这也反映了胰腺癌潜在的生物学特点和目前胰腺影像学检查的局限性。评估胰腺癌进展时间的研究预测了胰腺癌大概在 1 年内可以从 Ⅰ 期发展到 Ⅳ 期[98]。对于患胰腺癌的风险较低（如年龄 50 多岁）的监测对象，可以延长监测间隔（间隔几年），而对于较老的监测对象应增加为每年监测一次，这可能更为合适，然而需要更多的证据支持。

监测检查的选择往往受到患者喜好和保险等实际因素的影响。监测方案经常交替使用 EUS 和 MRI 来补充成像，以限制每年 EUS 检查的负担[68]。对胰腺囊肿较大、胰管畸形或实性病变的患者，均对局部可疑病灶行细针穿刺并密切观察。

七、胰腺筛查识别病变的外科治疗

随着临床医师在胰腺筛查方面经验的积累，胰腺筛查中胰腺切除的适应证变得更加明确。一旦有证据表明胰腺囊肿具有侵袭性癌或可疑肿块或实性癌肿的特征，通常会施行胰腺切除术。大多数患者可能会从 PanIN 发展成癌症，前者会形成实性肿块而非囊性病变。等待癌症发生的策略可能会使患者失去治愈的机会，因大多数肿瘤可切除的患者将变得无法治愈，但对无癌症或未强烈怀疑癌症的 IPMN 患者进行手术，常导致过度治疗（IPMN 中常检测到 PanIN-1 和低度不典型增生）。对有多个中等大小胰腺囊肿，但其中单个囊肿又不符合切除标准的高风险患者施行胰腺切除术的基本理由是，在部分这些患者所切除的胰腺组织中发现 PanIN-3[80, 83]。

对于胰腺筛查发现病变的高危患者而言，手术的选择更具有挑战性，因为部分患者胰头和胰尾都有可疑的囊肿或其他病变。然而，在这种情况下只能偶尔选择全胰腺切除术，因其术后潜在糖尿病的发生率。相反，对于筛查发现的胰腺病变通常采用部分胰腺切除术，并推荐术后继续监测。这些案例最好在高容量中心由经验丰富的多中心团队根据具体情况进行评估[99, 100]。

八、研发更好的胰腺筛查检查

目前应用的胰腺筛查检查的局限性凸显了对更好检测方法的需求。最理想的检测方法应是可以检测出 Ⅰ 期胰腺癌并具有较高的诊断准确率的简单的血液检测。由于 Ⅱ 期胰腺癌患者的中位生存期不超过 2 年，因此，可以很好检测出进展期（甚至可切除的）胰腺癌的筛查检查并不会对生存期有太大影响[101, 102]。

目前已经有许多胰腺癌的血液标志物，然而大多数都不适用于胰腺筛查。血液检测筛查需要有很高的诊断性能，因为它们可能会带来焦虑、费用等一系列并发症及一大堆后续的检查。血清 CA19-9 具有很好的诊断性能，但在可切除的胰腺癌患者中，只有约 60% CA19-9 升高[103]。部分研究发现，一小部分患者在发展为胰腺癌前血清 CA19-9 已经升高[104, 105]。总的来说，CA19-9 的偶然假阳性升高限制了其作为筛查手段的潜力[106]。目前最佳检测方法是循环 KRAS 突变，但可切除的胰腺导管腺癌患者中只有不到一半可检测到循环肿瘤 DNA[107, 108]。目前已报道的其他胰腺癌潜在标志物如磷脂酰肌醇蛋白聚糖阳性外泌体和血小板反应蛋白 -2，仍有待进一步评估[109, 110]。大多数其他已报道的作为胰腺癌潜在标志物的循环标志物都不具备良好的诊断特征，故不适用于胰腺筛查[111, 112]。

目前的胰腺筛查检查无法检测出 PanIN-3 病变，这意味着我们无法识别最有可能发展为胰腺癌的患者。如果能检测出 PanIN-3，那么 PanIN-3 组的筛查间隔可以缩短，而非 PanIN-3 组的筛查间隔可以延长。已用于胰腺筛查识别 PanIN 的方法包括胰液分析和分子成像技术。CAPS 临床试验通过对十二指肠镜下采集的受刺激分泌的胰液进行分析发现，在无胰腺囊肿或胰腺癌的高危人群的胰液中经常检测到 KRAS 突变；这些突变被认为是由小 PanIN 病变引起的[113]。同样，在超过半数的有 IPMN 证据的患者胰液中可检测到 GNAS 突变（接近于直接分析其 IPMN 的预期值）[82, 114, 115]。新一代的胰液测序分析可用于检测影响胰腺导管腺癌患者胰腺的多基因（如 KRAS、TP53、SMAD4、GNAS、CDKN2A 和 RNF43）低丰度突变[97]。收集胰液的方法可能需要改进以提高该样本的诊断率[114]。

分子成像在未来可能检测出这些病变[116]，但所需的分子靶点和成像方法仍在研究中（如更多 IPMN 相关的癌症）[117]。

九、评估接受胰腺筛查患者的长期预后

为了证实胰腺筛查所带来的好处，需要对随访多年的患者进行大型多中心研究。胰腺筛查的目的是证明它可以降低胰腺癌相关死亡的风险。尽管需要进行此类研究，但由于目前缺乏理想的筛查方法，因此可能需要更好的筛查方法才能进行这些大型研究。这些研究需要我们提高能力以识别哪些人最容易罹患胰腺癌。目前，替代终点（例如检测出 Ⅰ 期胰腺癌、可切除率、PanIN-3 病变和 IPMN 原位癌）可用于定义成功的胰腺筛查。由于大多数筛查确诊的胰腺癌已属进展期，且 Ⅰ 期胰腺癌患者的 5 年生存率明显高于进展期，因此，Ⅰ 期胰腺癌的检测是一个很好的替代终点[118, 119]。Ⅰ 期胰腺癌的治疗可能会改善大多数胰腺癌患者的预后，尽管领先时间偏倚也可能导致这一结果。一项使用 MRI/MRCP 对高危的 p16 胚系基因突变携带者进行前瞻性筛查的研究发现，在 79 名患者中，9 例检测到侵袭性胰腺癌并接受治疗，其随访中位数时间为 4 年。11 名患者需要筛查以检测和治疗胰腺癌[76]。该组最近的一项研究发现，与有症状的胰腺癌患者相比，胰腺筛查可使胰腺癌分期降期（更多变为可切除）并提高 5 年生存率（24%）[120]。

十、小结

有胰腺癌遗传倾向的人群通过胰腺筛查常可发现胰腺肿瘤，但胰腺筛查的长期获益仍有待明确。检测出胰腺癌的患者仅占一小部分，但早期检测出胰腺癌可能改善患者预后。同样，对有高度不典型增生

（PanIN-3 或 IPMN 的高度不典型增生）的患者切除癌前病变在许多情况下可能有益于预防癌症。筛查发现有怀疑但不明确的胰腺病变最好由有经验的多学科团队来处理。关于胰腺筛查仍然有许多问题有待回答。需要更准确地定义胰腺癌症风险以帮助明确哪些人群需要胰腺筛查，同时也需要开发更好的胰腺筛查方法。PanIN 是最常见的前期病变，然而目前的胰腺影像学手段不能可靠地检测出 PanIN。随着更精确的血液检测方法的发展，最终可能可以检测到小的可能治愈的 Ⅰ 期胰腺癌。

☞ 致谢

这项工作得到了美国国家卫生研究院（NIH）资助（R01CA176828 和 CA62924）和 Pancreatic Cancer Action Network、Rolfe 胰腺癌基金会、Susan Wojcicki 和 Dennis Troper 的支持。

☞ 参考文献

[1]　Rahib L, Smith BD, Aizenberg R, Rosenzweig AB, Fleshman JM, Matrisian LM. Projecting cancer incidence and deaths to 2030: the unexpected burden of thyroid, liver, and pancreas cancers in the United States. Cancer Res 2014;74(11):2913–2921.

[2]　Canto MI, Harinck F, Hruban RH et al. International consensus recommendations on the management of patients with increased risk for familial pancreatic cancer [The Cancer of the Pancreas Screening (CAPS) Consortium Summit]. Gut 2013;62:339–347.

[3]　Wang W, Chen S, Brune KA, Hruban RH, Parmigiani G, Klein AP. PancPRO: risk assessment for individuals with a family history of pancreatic cancer. J Clin Oncol 2007;25(11):1417–1422.

[4]　Brune KA, Lau B, Palmisano E et al. Importance of age of onset in pancreatic cancer kindreds. J Natl Cancer Inst 2010;102(2): 119–126.

[5]　Klein AP. Identifying people at a high risk of developing pancreatic cancer. Nat Rev Cancer 2013;13(1):66–74.

[6]　Petersen GM, Hruban RH. Familial pancreatic cancer: where are we in 2003? J Natl Cancer Inst 2003;95(3):180–181.

[7]　Klein AP, Brune KA, Petersen GM et al. Prospective risk of pancreatic cancer in familial pancreatic cancer kindreds. Cancer Res 2004;64(7):2634–2638.

[8]　Raimondi S, Maisonneuve P, Lowenfels AB. Epidemiology of pancreatic cancer: an overview. Nat Rev Gastroenterol Hepatol 2009;6(12):699–708.

[9]　Duell EJ, Lucenteforte E, Olson SH et al. Pancreatitis and pancreatic cancer risk: a pooled analysis in the International Pancreatic Cancer Case-Control Consortium (PanC4). Ann Oncol 2012;23(11):2964–2970.

[10]　Lowenfels AB, Maisonneuve P, Cavallini G et al. Pancreatitis and the risk of pancreatic cancer. International Pancreatitis Study Group [see comments]. N Engl J Med 1993;328(20):1433–1437.

[11]　Klein AP, Lindstrom S, Mendelsohn JB et al. An absolute risk model to identify individuals at elevated risk for pancreatic cancer in the general population. PloS One 2013;8(9):e72311.

[12]　Roberts NJ, Jiao Y, Yu J et al. ATM mutations in patients with hereditary pancreatic cancer. Cancer Discov 2012;2(1):41–46.

[13]　Klein AP. Genetic susceptibility to pancreatic cancer. Mol Carcinog 2012;51(1):14–24.

[14]　Jones S, Hruban RH, Kamiyama M et al. Exomic sequencing identifies PALB2 as a pancreatic cancer susceptibility gene. Science 2009;324(5924):217.

[15]　Lowenfels AB, Maisonneuve P, DiMagno EP et al. Hereditary pancreatitis and the risk of pancreatic cancer. International Hereditary Pancreatitis Study Group. J Natl Cancer Inst 1997;89(6):442–446.

[16]　Zhen DB, Rabe KG, Gallinger S et al. BRCA1, BRCA2, PALB2, and CDKN2A mutations in familial pancreatic cancer: a

PACGENE study. Genet Med 2015;17(7): 569–577.

[17]　Kastrinos F, Mukherjee B, Tayob N et al. Risk of pancreatic cancer in families with Lynch syndrome. JAMA 2009;302(16): 1790–1795.

[18]　Roberts NJ, Norris AL, Petersen GM et al. Whole genome sequencing defines the genetic heterogeneity of familial pancreatic cancer. Cancer Discov 2016;6:166–175.

[19]　Chaffee KG, Oberg AL, McWilliams RR et al. Prevalence of germ-line mutations in cancer genes among pancreatic cancer patients with a positive family history. J Genet Med 2017.

[20]　Shindo K, Yu J, Suenaga M et al. Deleterious germline mutations in patients with apparently sporadic pancreatic adenocarcinoma. J Clin Oncol 2017:Jco2017723502.

[21]　Couch FJ, Johnson MR, Rabe KG et al. The prevalence of BRCA2 mutations in familial pancreatic cancer. Cancer Epidemiol Biomarkers Prev 2007;16(2): 342–346.

[22]　Hahn SA, Greenhalf B, Ellis I et al. BRCA2 germline mutations in familial pancreatic carcinoma. J Natl Cancer Inst 2003;95(3):214–221.

[23]　Murphy KM, Brune KA, Griffin C et al. Evaluation of candidate genes MAP2K4, MADH4, ACVR1B, and BRCA2 in familial pancreatic cancer: deleterious BRCA2 mutations in 17%. Cancer Res 2002;62(13): 3789–3793.

[24]　Couch FJ, Farid LM, DeShano ML et al. BRCA2 germline mutations in male breast cancer cases and breast cancer families. Nat Genet 1996;13(1):123–125.

[25]　Neuhausen S, Gilewski T, Norton L et al. Recurrent BRCA2 6174delT mutations in Ashkenazi Jewish women affected by breast cancer. Nat Genet 1996;13(1):126–128.

[26]　Oddoux C, Struewing JP, Clayton CM et al. The carrier frequency of the BRCA2 6174delT mutation among Ashkenazi Jewish individuals is approximately 1%. Nat Genet 1996;14(2):188–190.

[27]　Figer A, Irmin L, Geva R et al. The rate of the 6174delT founder Jewish mutation in BRCA2 in patients with non-colonic gastrointestinal tract tumours in Israel. Br J Cancer 2001;84(4):478–481.

[28]　Ozcelik H, Schmocker B, Di Nicola N et al. Germline BRCA2 6174delT mutations in Ashkenazi Jewish pancreatic cancer patients. Nat Genet 1997;16(1):17–18.

[29]　Lucas AL, Frado LE, Hwang C et al. BRCA1 and BRCA2 germline mutations are frequently demonstrated in both high-risk pancreatic cancer screening and pancreatic cancer cohorts. Cancer 2014;120(13):1960–1967.

[30]　Salo-Mullen EE, O'Reilly EM, Kelsen DP et al. Identification of germline genetic mutations in patients with pancreatic cancer. Cancer 2015;121(24):4382–4388.

[31]　Yilmaz EN, van Heek NT, van der Spoel JI, Bakker FC, Patka P, Haarman HJ. Myocardial contusion as a result of isolated sternal fractures: a fact or a myth? Eur J Emerg Med 1999;6(4):293–295.

[32]　van Asperen CJ, Brohet RM, Meijers-Heijboer EJ et al. Cancer risks in BRCA2 families: estimates for sites other than breast and ovary. J Med Genet 2005;42(9):711–719.

[33]　Struewing JP, Abeliovich D, Peretz T et al. The carrier frequency of the BRCA1 185delAG mutation is approximately 1 percent in Ashkenazi Jewish individuals. Nat Genet 1995;11(2):198–200.

[34]　Ferrone CR, Levine DA, Tang LH et al. BRCA germline mutations in Jewish patients with pancreatic denocarcinoma. J Clin Oncol 2009;27(3):433–438.

[35]　Thompson D, Easton DF. Cancer incidence in BRCA1 mutation carriers. J Natl Cancer Inst 2002;94(18):1358–1365.

[36]　Kim H, Saka B, Knight S et al. Having pancreatic cancer with tumoral loss of ATM and normal TP53 protein expression is associated with a poorer prognosis. Clin Cancer Res 2014;20:1865–1872.

[37]　Hussussian CJ, Struewing JP, Goldstein AM et al. Germline p16 mutations in familial melanoma. NatGenet 1994;8(1):15–21.

[38]　Kamb A, Shattuck-Eidens D, Eeles R et al. Analysis of the p16 gene (CDKN2) as a candidate for the chromosome 9p melanoma susceptibility locus. Nat Genet 1994;8(1):23–26.

[39]　Goldstein AM, Chan M, Harland M et al. Features associated with germline CDKN2A mutations: a GenoMEL study of melanoma-prone families from three continents. J Med Genet 2007;44(2):99–106.

[40]　Lynch HT, Fusaro RM, Lynch JF, Brand R. Pancreatic cancer and the FAMMM syndrome. Fam Cancer 2008;7(1):103–112.

[41]　de Snoo FA, Bishop DT, Bergman W et al. Increased risk of cancer other than melanoma in CDKN2A founder mutation (p16-Leiden)-positive melanoma families. Clin Cancer Res 2008;14(21):7151–7157.

[42] Jones S, Hruban RH, Kamiyama M et al. Exomic sequencing identifies PALB2 as a pancreatic cancer susceptibility gene. Science 2009;324(5924):217.

[43] Slater EP, Langer P, Niemczyk E et al. PALB2 mutations in European familial pancreatic cancer families. Clin Genet 2010;78(5): 490–494.

[44] Tischkowitz MD, Sabbaghian N, Hamel N et al. Analysis of the gene coding for the BRCA2-interacting protein PALB2 in familial and sporadic pancreatic cancer. Gastroenterology 2009;137(3):1183–1186.

[45] Schneider R, Slater EP, Sina M et al. German national case collection for familial pancreatic cancer (FaPaCa): ten years' experience. Fam Cancer 2011;10(2):323–330.

[46] Harinck F, Kluijt I, van Mil SE et al. Routine testing for PALB2 mutations in familial pancreatic cancer families and breast cancer families with pancreatic cancer is not indicated. Eur J Hum Genet 2012;20(5):577–579.

[47] Win AK, Young JP, Lindor NM et al. Colorectal and other cancer risks for carriers and noncarriers from families with a DNA mismatch repair gene mutation: a prospective cohort study. J Clin Oncol 2012;30(9):958–964.

[48] Goggins M, Offerhaus GJ, Hilgers W et al. Pancreatic adenocarcinomas with DNA replication errors (RER+) are associated with wild-type K-ras and characteristic histopathology. Poor differentiation, a syncytial growth pattern, and pushing borders suggest RER+. Am J Pathol 1998;152(6):1501–1507.

[49] Le DT, Uram JN, Wang H et al. PD-1 blockade in tumors with mismatch-repair deficiency. N Engl J Med 2015;372(26): 2509–2520.

[50] Chari ST, Mohan V, Pitchumoni CS, Viswanathan M, Madanagopalan N, Lowenfels AB. Risk of pancreatic carcinoma in tropical calcifying pancreatitis: an epidemiologic study. Pancreas 1994;9(1):62–66.

[51] Neglia JP, FitzSimmons SC, Maisonneuve P et al. The risk of cancer among patients with cystic fibrosis. Cystic Fibrosis and Cancer Study Group [see comments]. N Engl J Med 1995;332(8):494–499.

[52] Lowenfels AB, Maisonneuve P, Whitcomb DC, Lerch MM, DiMagno EP. Cigarette smoking as a risk factor for pancreatic cancer in patients with hereditary pancreatitis. JAMA 2001;286(2):169–170.

[53] Whitcomb DC. Genetic risk factors for pancreatic disorders. Gastroenterology 2013;144(6):1292–1302.

[54] Whitcomb DC. Inflammation and Cancer V. Chronic pancreatitis and pancreatic cancer. Am J Physiol Gastrointest Liver Physiol 2004;287(2):G315–319.

[55] Singhi AD, Pai RK, Kant JA et al. The histopathology of PRSS1 hereditary pancreatitis. Am J Surg Pathol 2014;38(3): 346–353.

[56] Matsubayashi H, Fukushima N, Sato N et al. Polymorphisms of SPINK1 N34S and CFTR in patients with sporadic and familial pancreatic cancer. Cancer Biol Ther 2003;2(6):652–655.

[57] Vitone LJ, Greenhalf W, Howes NR, Neoptolemos JP. Hereditary pancreatitis and secondary screening for early pancreatic cancer. Rocz Akad Med Bialymst 2005;50:73–84.

[58] Giardiello FM, Brensinger JD, Tersmette AC et al. Very high risk of cancer in familial Peutz–Jeghers syndrome. Gastroenterology 2000;119(6):1447–1453.

[59] van Lier MG, Wagner A, Mathus-Vliegen EM, Kuipers EJ, Steyerberg EW, van Leerdam ME. High cancer risk in Peutz–Jeghers syndrome: a systematic review and surveillance recommendations. Am J Gastroenterol 2010;105(6):1258–1264; author reply 65.

[60] Amundadottir L, Kraft P, Stolzenberg-Solomon RZ et al. Genome-wide association study identifies variants in the ABO locus associated with susceptibility to pancreatic cancer. Nat Genet 2009;41(9):986–990.

[61] Petersen GM, Amundadottir L, Fuchs CS et al. A genome-wide association study identifies pancreatic cancer susceptibility loci on chromosomes 13q22.1, 1q32.1 and 5p15.33. Nat Genet 2010;42:224–228.

[62] Childs EJ, Chaffee KG, Gallinger S et al. Association of common susceptibility variants of pancreatic cancer in higher risk patients: a PACGENE study. Cancer Epidemiol Biomarkers Prev 2016;25(7):1185–1191.

[63] Wolpin BM, Rizzato C, Kraft P et al. Genome-wide association study identifies multiple susceptibility loci for pancreatic cancer. Nat Genet 2014;46(9):994–1000.

[64] Wolpin BM, Chan AT, Hartge P et al. ABO blood group and the risk of pancreatic cancer. J Natl Cancer Inst 2009;101(6): 424–431.

[65] Wolpin BM, Kraft P, Gross M et al. Pancreatic cancer risk and ABO blood group alleles: results from the pancreatic cancer cohort consortium. Cancer Res 2010;70(3):1015–1023.

[66] Wolpin BM, Kraft P, Xu M et al. Variant ABO blood group alleles, secretor status, and risk of pancreatic cancer: results from the pancreatic cancer cohort consortium. Cancer Epidemiol Biomarkers Prev 2010;19(12):3140–3149.

[67] Goggins M, Schutte M, Lu J et al. Germline BRCA2 gene mutations in patients with apparently sporadic pancreatic carcinomas. Cancer Res 1996;56(23):5360–5364.

[68] Bartsch DK, Slater EP, Carrato A et al. Refinement of screening for familial pancreatic cancer. Gut. Published Online First: 24 May 2016. DOI:10.1136/gutjnl-2015-311098

[69] Canto MI, Hruban RH, Fishman EK et al. Frequent detection of pancreatic lesions in asymptomatic highrisk individuals. Gastroenterology 2012;142(4):796–804.

[70] Rastegar N, Matteoni-Athayde LG, Eng J et al. Incremental value of secretin-enhanced magnetic resonance cholangiopancreatography in detecting ductal communication in a population with high prevalence of small pancreatic cysts. Eur J Radiol 2015;84(4): 575–580.

[71] Khashab MA, Yong E, Lennon AM et al. EUS is still superior to multidetector computerized tomography for detection of pancreatic neuroendocrine tumors. Gastrointest Endosc 2011;73(4):691–696.

[72] Brentnall TA, Bronner MP, Byrd DR, Haggitt RC, Kimmey MB. Early diagnosis and treatment of pancreatic dysplasia in patients with a family history of pancreatic cancer. Ann Intern Med 1999;131(4):247–255.

[73] Langer P, Kann PH, Fendrich V et al. Five years of prospective screening of high-risk individuals from families with familial pancreatic cancer. Gut 2009;58(10):1410–1418.

[74] Ludwig E, Olson SH, Bayuga S et al. Feasibility and yield of screening in relatives from familial pancreatic cancer families. Am J Gastroenterol 2011;106(5):946–954.

[75] Poley JW, Kluijt I, Gouma DJ et al. The yield of first time endoscopic ultrasonography in screening individuals at a high risk of developing pancreatic cancer. Am J Gastroenterol 2009;104(9):2175–2181.

[76] Vasen HF, Wasser M, van Mil A et al. Magnetic resonance imaging surveillance detects early-stage pancreatic cancer in carriers of a p16-Leiden mutation. Gastroenterology 2011;140(3):850–856.

[77] Verna EC, Hwang C, Stevens PD et al. Pancreatic cancer screening in a prospective cohort of high-risk patients: a comprehensive strategy of imaging and genetics. Clin Cancer Res 2010;16(20):5028–5037.

[78] Al-Sukhni W, Borgida A, Rothenmund H et al. Screening for pancreatic cancer in a high-risk cohort: an eight-year experience. J Gastrointest Surg 2012;16(4):771–783.

[79] Canto MI, Goggins M, Yeo CJ et al. Screening for pancreatic neoplasia in high-risk individuals: an EUS-based approach. Clin Gastroenterol Hepatol 2004;2(7):606–621.

[80] Canto MI, Goggins M, Hruban RH et al. Screening for early pancreatic neoplasia in high-risk individuals: a prospective controlled study. Clin Gastroenterol Hepatol 2006;4(6):766–781.

[81] de Jong K, Nio CY, Hermans JJ et al. High prevalence of pancreatic cysts detected by screening magnetic resonance imaging examinations. Clin Gastroenterol Hepatol 2010;8(9):806–811.

[82] Kanda M, Knight S, Topazian M et al. Mutant GNAS detected in duodenal collections of secretin-stimulated pancreatic juice indicates the presence or emergence of pancreatic cysts. Gut 2013;62:1024–1033.

[83] Brune K, Abe T, Canto M et al. Multifocal neoplastic precursor lesions associated with lobular atrophy of the pancreas in patients having a strong family history of pancreatic cancer. Am J Surg Pathol 2006;30(9): 1067–1076.

[84] Hruban RH, Maitra A, Goggins M. Update on pancreatic intraepithelial neoplasia. Int J Clin Exp Pathol 2008;1(4):306–316.

[85] Maire F, Couvelard A, Palazzo L et al. Pancreatic intraepithelial neoplasia in patients with intraductal papillary mucinous neoplasms: the interest of endoscopic ultrasonography. Pancreas 2013;42(8):1262–1266.

[86] Andea A, Sarkar F, Adsay VN. Clinicopathological correlates of pancreatic intraepithelial neoplasia: a comparative analysis of 82 cases with and 152 cases without pancreatic ductal adenocarcinoma. Mod Pathol 2003;16(10):996–1006.

[87] Brat DJ, Lillemoe KD, Yeo CJ, Warfield PB, Hruban RH. Progression of pancreatic intraductal neoplasias to infiltrating adenocarcinoma of the pancreas. Am J Surg Pathol 1998;22(2):163–169.

[88] Hruban RH, Adsay NV, Albores-Saavedra J et al. Pancreatic intraepithelial neoplasia: a new nomenclature and classification system for pancreatic duct lesions. Am J Surg Pathol 2001;25(5):579–586.

[89] Luttges J, Zamboni G, Longnecker D, Kloppel G. The immunohistochemical mucin expression pattern distinguishes different types of intraductal papillary mucinous neoplasms of the pancreas and determines their relationship to mucinous noncystic carcinoma and ductal adenocarcinoma. Am J Surg Pathol 2001;25(7):942–948.

[90] Singhi AD, Ishida H, Ali SZ et al. A histomorphologic comparison of familial and sporadic pancreatic cancers. Pancreatology 2015;15:387–391.

[91] Bailey P, Chang DK, Nones K et al. Genomic analyses identify molecular subtypes of pancreatic cancer. Nature 2016;531(7592): 47–52.

[92] Kanda M, Matthaei H, Wu J et al. Presence of somatic mutations in most early-stage pancreatic intraepithelial neoplasia. Gastroenterology 2012;142:730–733.e9.

[93] Jones S, Zhang X, Parsons DW et al. Core signaling pathways in human pancreatic cancers revealed by global genomic analyses. Science 2008;321(5897):1801–1806.

[94] Norris AL, Roberts NJ, Jones S et al. Familial and sporadic pancreatic cancer share the same molecular pathogenesis. Fam Cancer 2014;14:95–103.

[95] Brune K, Hong SM, Li A et al. Genetic and epigenetic alterations of familial pancreatic cancers. Cancer Epidemiol Biomarkers Prev 2008;17(12):3536–3542.

[96] Tanaka M, Fernández-Del Castillo C, Adsay V et al. International consensus guidelines 2012 for the management of IPMN and MCN of the pancreas. Pancreatology 2012;12(3):183–197.

[97] Yu J, Sadakari Y, Shindo K et al. Digital nextgeneration sequencing identifies low-abundance mutations in pancreatic juice samples collected from the duodenum of patients with pancreatic cancer and intraductal papillary mucinous neoplasms. Gut. Published Online First: 18 July 2016. DOI:10.1136/ gutjnl-2015-311166

[98] Yu J, Blackford A, Dal Molin M, Wolfgang C, Goggins M. Time to progression of pancreatic ductal adenocarcinoma from low-to-high tumour stages. Gut 2015;64:1783–1789.

[99] Finks JF, Osborne NH, Birkmeyer JD. Trends in hospital volume and operative mortality for high-risk surgery. N Engl J Med 2011;364(22):2128–2137.

[100] Lemmens VE, Bosscha K, van der Schelling G, Brenninkmeijer S, Coebergh JW, de Hingh IH. Improving outcome for patients with pancreatic cancer through centralization. Br J Surg 2011;98(10):1455–1462.

[101] Ferrone CR, Pieretti-Vanmarcke R, Bloom JP et al. Pancreatic ductal adenocarcinoma: long-term survival does not equal cure. Surgery 2012;152(3 suppl 1):S43–49.

[102] Neoptolemos JP, Stocken DD, Bassi C et al. Adjuvant chemotherapy with fluorouracil plus folinic acid vs gemcitabine following pancreatic cancer resection: a randomized controlled trial. JAMA 2010;304(10):1073–1081.

[103] Koopmann J, Rosenzweig CN, Zhang Z et al. Serum markers in patients with resectable pancreatic adenocarcinoma: MIC-1 vs. CA19-9. Clin Cancer Res 2006;15:442–446.

[104] Nolen BM, Brand RE, Prosser D et al. Prediagnostic serum biomarkers as early detection tools for pancreatic cancer in a large prospective cohort study. PloS One 2014;9(4):e94928.

[105] O'Brien DP, Sandanayake NS, Jenkinson C et al. Serum CA19-9 is significantly upregulated up to 2 years before diagnosis with pancreatic cancer: implications for early disease detection. Clin Cancer Res 2015;21(3):622–631.

[106] Galli C, Basso D, Plebani M. CA 19-9: handle with care. Clin Chem Lab Med 2013;51(7):1369–1383.

[107] Bettegowda C, Sausen M, Leary RJ et al. Detection of circulating tumor DNA in early- and late-stage human malignancies. Sci Transl Med 2014;6(224):224ra24.

[108] Sausen M, Phallen J, Adleff V et al. Clinical implications of genomic alterations in the tumour and circulation of pancreatic cancer patients. Nat Commun 2015;6:7686.

[109] Kim J, Bamlet WR, Oberg AL et al. Detection of early pancreatic ductal adenocarcinoma with thrombospondin-2 and CA19-9 blood markers. Sci Transl Med 2017;9.

[110] Yang KS, Im H, Hong S et al. Multiparametric plasma EV profiling facilitates diagnosis of pancreatic malignancy. Sci Transl Med 2017;9.

[111] Brand RE, Nolen BM, Zeh HJ et al. Serum biomarker panels for the detection of pancreatic cancer. Clin Cancer Res 2011; 17(4):805–816.

[112] Li A, Yu J, Kim H et al. MicroRNA array analysis finds elevated serum miR-1290 accurately distinguishes patients with low-stage pancreatic cancer from healthy and disease controls. Clin Cancer Res 2013;19(13):3600–3610.

[113] Eshleman JR, Norris AL, Sadakari Y et al. KRAS and guanine nucleotide-binding protein mutations in pancreatic juice collected from the duodenum of patients at high risk for neoplasia undergoing endoscopic ultrasound. Clin Gastroenterol Hepatol 2015;13(5):963–969.e4.

[114] Sadakari Y, Kanda M, Maitani K, Borges M, Canto MI, Goggins M. Mutant KRAS and GNAS DNA concentrations in secretin-stimulated pancreatic fluid collected from the pancreatic duct and the duodenal lumen. Clin Transl Gastroenterol 2014;5:e62.

865

[115] Kanda M, Sadakari Y, Borges M et al. Mutant TP53 in duodenal samples of pancreatic juice from patients with pancreatic cancer or high-grade dysplasia. Clin Gastroenterol Hepatol 2013;11:719–730.

[116] Bausch D, Thomas S, Mino-Kenudson M et al. Plectin-1 as a novel biomarker for pancreatic cancer. Clin Cancer Res 2011; 17(2):302–309.

[117] Zackrisson S, van de Ven SM, Gambhir SS. Light in and sound out: emerging translational strategies for photoacoustic imaging. Cancer Res 2014;74(4):979–1004.

[118] Winter JM, Cameron JL, Campbell KA et al. 1423 pancreaticoduodenectomies for pancreatic cancer: a single-institution experience. J Gastrointest Surg 2006;10(9):1199–1210; discussion 210–211.

[119] Schnelldorfer T, Ware AL, Sarr MG et al. Long-term survival after pancreatoduodenectomy for pancreatic adenocarcinoma: is cure possible? Ann Surg 2008;247(3):456–462.

[120] Vasen H, Ibrahim I, Ponce CG et al. Benefit of surveillance for pancreatic cancer in high-risk individuals: outcome of long-term prospective follow-up studies from three European expert centers. J Clin Oncol 2016;34:2010–2019.

The Role of PET in Diagnosis of Pancreatic Cancer and Cancer Recurrence
PET–CT在胰腺癌诊断和肿瘤复发中的作用

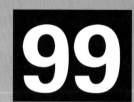

Norbert Hüser, Volker Aßfalg, Isabel Rauscher, Helmut Friess　著

林荣贵　文实　译

黄鹤光　校

一、概述

PET 是一种非侵入性功能成像技术，用于观察体内的代谢过程。患者被注入携带有正电子放射体的葡萄糖类似物。这些所谓的"放射性示踪剂"在放射性衰变过程中发射出正电子。这些正电子与电子相互碰撞释放光子对。围绕在患者周围的检测器可以检测到这些光子对，因此，PET 可以分析患者体内放射性示踪剂的定位和强度。与形态学成像相比，PET 可提供所研究组织的功能数据，并可实现定量检测。根据所要解决的临床问题，可使用不同的放射性示踪剂。目前，2-18 氟 -2- 脱氧 -D- 葡萄糖（FDG）是最常用的放射性示踪剂。这一示踪剂的摄取反映了细胞的葡萄糖代谢情况，而这一代谢在恶性肿瘤是显著增加的。然而，FDG 并不是肿瘤特异性的药物，其摄取增加也可见于多种非肿瘤性的炎症改变。得益于随后技术的进步，1999 年 PET-CT 问世[1]。这些 PET-CT 设备同时提供了高分辨率的解剖性的 CT 数据与高分辨率的代谢性的 PET 信息。然而，PET-CT 仍然是一种费用昂贵的诊断工具，应用受限，因此，获得评估 PET 和 PET-CT 实际效益的可靠数据至关重要。本章节概述了目前 PET 和 PET-CT 在胰腺癌方面的现有数据，总结其在早期诊断、肿瘤分期、复发检测和治疗监测等方面的价值和潜在指征。最后，本章将概述新进引入临床实践中的集成全身 PET-MRI 的潜在临床价值。

二、PET 和 PET–CT 在胰腺癌早期肿瘤诊断中的作用

尽管形态学成像能实现解剖与病理结构的精确成像，但其仍无法无条件直接区分恶性肿瘤与良性肿瘤。近年来，MDCT 灵敏度有所提高。文献数据显示，MDCT 多相扫描胰腺癌检测的灵敏度可达

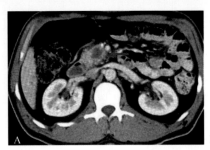 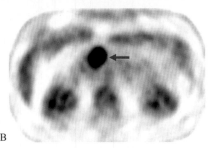 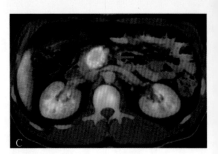

▲ 图 99-1　一例早期诊断为胰腺癌患者的 FDG PET-CT 图像

A ～ C. 胰头部具有局灶性高 FDG 摄取

75% ～ 100%，特异度可达 70% ～ 100%[2, 3]。然而，对于直径小于 2cm 的胰腺病变，其检测灵敏度不超过 77%，需要对可疑病变补充组织病理检测。由于 CT 不能对肿瘤进行孤立的强化，因此，MRI 在胰腺肿瘤的检测和评估中似乎具有更突出的作用[4]。Fusari 等报道 MRCP 在早期肿瘤诊断方面，其灵敏度、特异度、准确性以及阳性和阴性预测值（评估 FDG- 阳性病变为恶性、FDG- 阴性病变为非恶性的可能性）分别为 100%、88%、97% 和 100%[5]。相比而言，EUS 对于直径小于 2cm 的胰腺病变的灵敏度和特异度分别为 100% 和 95%[3]。

　　FDG-PET 进行肿瘤检测和肿瘤性质评估常遇到不同性质的问题。由于 FDG-PET 显示的是体内高葡萄糖代谢的区域，本身高代谢的组织或所有高代谢过程不管性质如何，都会被描绘出来。这可能导致部分假阳性诊断，例如炎症。如在 FDG-PET 检查时伴有局灶性胰腺炎，要区分胰腺良恶性病变是很困难的[6]。炎症部位中活化的白细胞葡萄糖氧化会大大增加，同样会导致该区域 FDG 摄取增加。此外，自体免疫性胰腺炎患者出现 FDG 摄取增加的概率可高达 100%[7]。相反，在非急性发作的慢性胰腺炎患者中，仅有 13% PET 检查显示 FDG 摄取增加[8]。因此，PET 可将胰腺癌与慢性胰腺炎区别开来，因为大多数胰腺癌表现出相对较高的 FDG 摄取（图 99-1）。然而，最近的研究表明，PET-CT 很难区分无转移胰腺癌与肿块型胰腺炎由于其最大标准化摄取值存在重叠[9]。另外，由于 FDG 是葡萄糖类似物，肿瘤组织和正常组织中的 FDG 摄取会受饮食状态的影响。研究者必须确保所检查患者的血清葡萄糖浓度控制良好，以便进行准确的 PET 诊断。这在糖尿病患者中尤为重要，因为血糖浓度高于 8.4 mmol/L 会明显降低胰腺癌的检出率[6]。

　　Kauhanen 等报道，与传统 MDCT 和 MRI 相比，PET-CT 在胰腺癌的早期诊断中具有更高的准确性[10]。该研究中 38 名胰腺癌患者 PET-CT 检测的总灵敏度和特异度分别为 85% 和 94%，而 MDCT 的灵敏度和特异度分别为 85% 和 92%，MRI 的灵敏度和特异度分别为 85% 和 72%。两项关于胰腺癌早期诊断的前瞻性研究显示 PET-CT 的灵敏度（89%）与 CT[11] 和 EUS[12] 相当。然而，关于 PET 或 PET-CT 与 MDCT 及 MRI 相比是否具有优势，目前仍没有一致性报道。2014 年发表的一篇包括 35 项研究报告的荟萃分析显示，PET 的总体灵敏度、特异度、阳性预测值和阴性预测值分别为 90%、76%、90% 和 76%，而 FDG-PET-CT 分别为 90%、76%、89% 和 78%。而 CT 和 MRI 的灵敏度和特异度分别为 91%、85% 和 84%、82%。因此，Rijkers 等认为 FDG-PET 和 FDG-PET-CT 在胰腺癌早期诊断方面不具有任何优势或能够带来额外的获益[13]。这些数据也支持目前的 NCCN 指南，不推荐 PET-CT 用于胰腺癌患者的标准早期诊断。总之，PET-CT 对传统的影像学检查是一种有用的补充诊断方法，特别是当结果不确定或显示胰腺有囊性和复杂病变时[14]。因此，目前 PET 和 PET-CT 在胰腺癌早期诊断中的作用尚不能最终评价。

三、PET 和 PET-CT 在胰腺癌肿瘤分期的作用

正如早期诊断专注于胰腺癌的检测与确诊，TNM 分期则专注于收集有关原发肿瘤范围及潜在的转移等的信息，这对个体治疗方案的评估至关重要。在评估肿瘤可切除性和手术的合理性方面，局部肿瘤浸润血管和发现远处转移对治疗策略将产生重大影响。随着胰腺癌手术标准的提高以及肿瘤降期效果的改善，可切除、交界可切除、局部进展期 / 不可切除和转移性肿瘤的分类最近引起了更多的关注。MDCT 和 MRI 是胰腺癌分期最常用的方法。其中，T 分期特别重要，因为从形态上而言，胰腺癌浸润肠系膜上动脉和（或）腹腔干被定义为不可切除。这两种方法的选择取决于当地的实用性和研究者的经验。NCCN 实践指南推荐使用胰腺增强 CT 和 MRI，而 ISGPS 建议使用增强 CT 来研究胰腺。尽管应用这些方法，胰腺癌局部可切除性的评估仍然很困难。对于难以明确的病例，将由胰腺外科参考中心来做决定。Strobel 等报道，使用增强 FDG PET-CT 作为评估胰腺癌可切除性的一站式成像方案是可行且准确的。在该研究中，增强 PET-CT 显著优于 PET，并且增强 PET-CT 表现也优于平扫 PET-CT，虽然后两者比较无统计学差异 [15]。因此，由于平扫 PET-CT 对于肿瘤 T 分期评估的局限性，故 PET-CT 应包含诊断性的增强 CT。

在过去几年中，联合 FDG PET-CT 在胰腺恶性肿瘤分期方面取得了明显进展。这种全身检查的优势，特别是在 M 分期方面，其特异度达到 100%，例如在肺和骨转移方面的检测 [15]。Heinrich 等研究证明，在已知转移扩散的胰腺癌患者中，与单纯 CT 扫描相比，PET 可检测到更多转移病灶 [11]。研究者还评估了 PET-CT 在进一步治疗决策方面的肿瘤学影响。约 16% 的患者检测发现肿瘤转移，迫使医师放弃手术治疗方案。Bang 等的研究结果与这一报道相符，他们的研究结果显示，单独 CT 检查未能发现转移病灶，而 PET 扫描可使约 1/4 的患者肿瘤分期升高 [16]。另一项研究表明，与 MDCT（38%）和 MRI（38%）相比，FDG-PET（88%）对肝转移的检测具有更高的灵敏度。该研究还报告了 29% 的患者治疗策略发生变化，后续采用姑息治疗而非外科手术 [10]。最近发表的一篇荟萃分析也佐证了这些研究结果，该报告显示 PET-CT 对肝转移检测的灵敏度高于 PET（82% vs 67%）[17]。既往报道，PET-CT 检测淋巴结转移的灵敏度低至 21% ～ 38% [10, 11]。相反，其他研究强调 PET-CT 在局部和远处淋巴结转移分期中的作用。研究表明 PET-CT 在局部 N- 分期方面比单独使用 CT 或者 PET 更为准确，然而其相互之间差异其实很小（85.3% vs 83.8% 和 79.4%）[18]。由于不同文献中所报道的结果大相径庭，PET-CT 在胰腺癌 N 分期中的应用价值仍受到质疑。总之，PET 在检测远处转移时似乎更敏感，但在常规分期中尚未发现其显著优势，并且尚未证实其经济效益 [19]（图 99-2）。

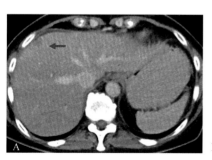
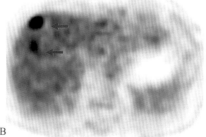
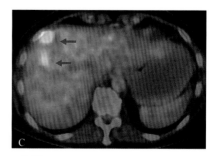

▲ 图 99-2　一例胰腺癌肝转移患者的 FDG PET-CT 图像

图示两处肝转移灶表现出局灶性高 FDG 摄取（B、C）。然而值得注意的是，其中只有一个病灶在诊断性 CT 中是可见的（A）

四、PET 和 PET-CT 在胰腺恶性肿瘤复发的治疗调整和诊断中的作用

FDG-PET 和 PET-CT 在胰腺癌新辅助化疗后的反应预测中是有前景的，特别是帮助初始诊断为交界可切除的胰腺癌患者做出医疗决策。新辅助化疗会引起肿瘤周围局部组织变化，使对代谢过程的描述和病变形态学的评估变得十分困难。Katz 和同事强烈表明，经降期治疗后的胰腺癌影像学评估仅有 0.8% 为可切除，然而，术中探查发现实际上约 66% 为可切除。ISGPS 也在一直推荐，对所有接受新辅助化疗、无肿瘤远处转移或者肿瘤进展征象的胰腺癌患者行手术探查[20]。

与 CT 和 MRI 相比，FDG-PET 和 PET-CT 在初次胰腺癌手术切除后的局部复发检测方面具有显著优势。96% 的患者肿瘤复发可通过 FDG-PET 确诊，而 CT 或 MRI 的准确率仅有 39%[21]。在另一项研究中，FDG-PET 发现肿瘤复发的准确率为 96.8%，而 CT 的准确率仅有 55.6%[22]。因此，PET 在胰腺癌切除术后患者的病情监测中具有一定的意义。

然而，胰腺癌在确诊时常已属于不可切除。在一些研究中，PET-CT 可作为治疗调整的依据。相比于 CT 而言，PET-CT 的优势在于可以随访监测化疗或放疗后肿瘤反应所降低的标准摄取值[23, 24]。这些发现有利于对每个患者进行生存预后评估。不过，由于结果多样性，代谢反应和预后之间的相关性仍存在争议。然而，在研究中可以通过 FDG PET-CT 测试和验证新的治疗药物及其有效性。

五、PET-MRI 在胰腺癌患者中的潜在价值

随着近来临床上引进集成全身 PET-MRI，一种新的代谢解剖成像技术的应用可以实现多参数肿瘤成像，并反映肿瘤生物学的不同方面（肿瘤弥散、灌注和糖代谢）。它结合了 PET 代谢成像的优势以及 MR 软组织对比、功能成像（例如，弥散加权成像及动态对比增强成像）的优点（图 99-3）。

这种多参数方法有利于非侵入性地获得肿瘤生物学的表型，通过结合不同的功能和分子成像方法，可以提高肿瘤检测、鉴别以及治疗反应的准确性（图 99-4）。

第一项研究表明，PET-MRI 在实体肿瘤的 T 分期中似乎具有高度准确性，特别是临床上常用 MRI 诊断的肿瘤，例如胰腺头颈部的鳞状细胞癌[25]。通过向 PET 添加功能性 MRI，PET-MRI 可以进一步提高瘢痕组织与肿瘤复发（如直肠癌）之间鉴别诊断的准确性。在 N 分期上，PET-MRI 相比于 PET-CT 并没有明显的优势，而当用于全身分期评估时其与 PET-CT 具有相似的 N 分期准确性[25]。M 分期则受益于 MRI 对于脑和肝脏的高准确性，并可显示肿瘤的生物异质性。然而，关于 M 分期需要注意的是，PET-MRI 对于小的肺病灶检出率低于应用胸部诊断性 CT 的 PET-CT[26]。一项初步研究显示，PET-MRI 对于胰腺神经内分泌肿瘤比 PET-CT 具有额外的价值[27]。

然而，目前尚缺乏 PET-MRI 关于胰腺癌器官特异度的诊断数据。目前只有一项回顾性研究对比 FDG PET-MRI 融合成像和 PET-CT 检测各种胰腺肿瘤，包括 96 例胰腺癌和 23 例良性病变，结果发现准确性明显提高（96.6% vs 86.6%）[28]。因此，同时采集多参数 MRI 和 PET 数据可提高肿瘤的检测、轮廓描绘以及生物学特性的鉴定，有待成为分子肿瘤成像的新选择。

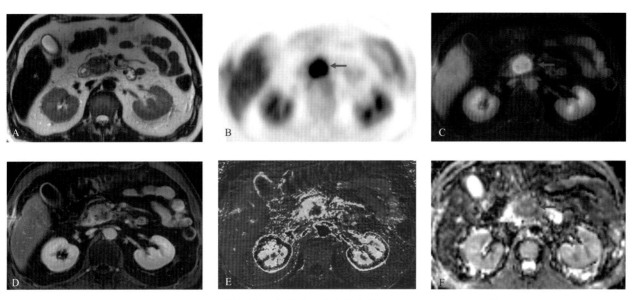

▲ 图 99-3　一例早期诊断为胰腺癌患者的多参数 FDG PET-MRI 图像

A. MR 图像显示一个不均匀、低密度的胰头肿瘤；B、C. 伴有局部高 FDG 摄取；D. 动态对比增强（DCE）MRI 显示外周血管增多；E. iAUC60 的参数图（DCE-MRI 造影剂浓度时间曲线下 60s 内的初始区域）证实了高摄入率；F. 相应的弥散加权图像显示肿瘤中 ADC 数值较低，提示少细胞区域

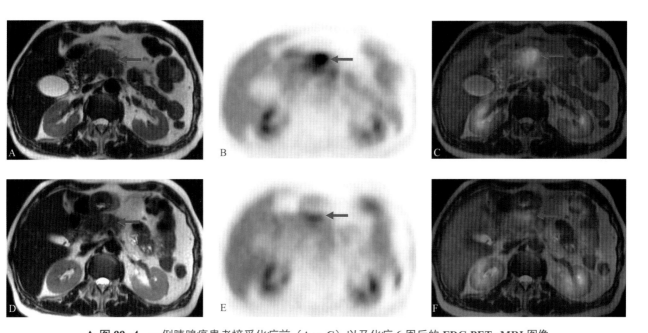

▲ 图 99-4　一例胰腺癌患者接受化疗前（A～C）以及化疗 6 周后的 FDG PET-MRI 图像

A～C. 接受化疗前；D～F. 化疗 6 周后。注意，化疗后 SUV 值下降提示肿瘤反应（下降的 SUV 平均 / 最大值分别为 18% 和 53%）

六、小结

在肿瘤的早期诊断、复发诊断和分期等方面，不能仅仅与标准方法对比来最终评估 PET 和 PET-CT 给患者带来的相关获益。实际上，目前的主要问题是改进的诊断工具对治疗、患者发病率、死亡率和生

存质量的影响。因此，必须开展随机试验研究 PET 和 PET-CT 与标准方法对比显示不同结果或肿瘤分期的那些病例，并观察结果带来的影响。目前，在这方面中尚无 PET 和 PET-CT 的相关研究报道。许多研究通过比较 PET 和 PET-CT 与其他标准方法，验证了其能够提高胰腺癌早期诊断、肿瘤复发诊断和肿瘤分期的准确性。目前尚无文献强制推荐 PET-CT 用于胰腺癌的早期诊断，但其仍被视为一种有效的方法。然而，PET-CT 在交界可切除和局部进展肿瘤的评估中具有应用前景。此外，对于同时应用 CT 和 MRI 形态学评估局部可切除但伴有隐匿转移灶的胰腺癌患者，加做 PET 可获得较好的结果。然而，PET-CT 在淋巴结转移检测的灵敏度是相当低的。PET-CT 对肿瘤治疗疗效的影响将在未来的社会经济问题中发挥相关作用，并为患者避免了不必要的手术治疗。最后，PET-CT 还在手术切除术后肿瘤复发的检测和不可切除胰腺癌的治疗监测中具有重要作用。

PET-MRI 是一种新的、应用逐渐增多的多模式成像技术，预期能提高诊断性能，尤其是对于肿瘤患者。结合了 PET 和 MR 的杂交全身 PET-MRI 系统具有应用精确影像融合，将良好的形态学、功能学和生物信息整合成一个影像部分的潜力。与 PET-CT 相反，PET-MRI 中的 MRI 可提供良好的软组织对比度，并且不会产生电离辐射。目前，评估 PET-MRI 在胰腺癌中应用的研究仍有待观察。因此，与 PET-CT 和其他传统成像方法相比，PET-MRI 的潜在益处仍待验证。

☞ 参考文献

[1] Beyer T, Townsend DW, Brun T et al. A combined PET/CT scanner for clinical oncology. J Nuclear Med 2000;41(8): 1369–1379.

[2] Seino T, Nakadaira H, Endoh K, Yamamoto M. Changes in pancreatic cancer mortality, period patterns, and birth cohort patterns in Japan: analysis of mortality data in the period 1968–2002. Environ Health Prev Med 2008;13(4):234–242.

[3] Kitano M, Kudo M, Maekawa K et al. Dynamic imaging of pancreatic diseases by contrast enhanced coded phase inversion harmonic ultrasonography. Gut 2004;53(6):854–859.

[4] Kim JH, Park SH, Yu ES et al. Visually isoattenuating pancreatic adenocarcinoma at dynamic-enhanced CT: frequency, clinical and pathologic characteristics, and diagnosis at imaging examinations. Radiology 2010;257(1):87–96.

[5] Fusari M, Maurea S, Imbriaco M et al. Comparison between multislice CT and MR imaging in the diagnostic evaluation of patients with pancreatic masses. Radiol Med 2010;115(3):453–466.

[6] Diederichs CG, Staib L, Vogel J et al. Values and limitations of 18 F-fluorodeoxyglucose-positronemission tomography with preoperative evaluation of patients with pancreatic masses. Pancreas 2000;20(2):109–116.

[7] Ozaki Y, Oguchi K, Hamano H et al. Differentiation of autoimmune pancreatitis from suspected pancreatic cancer by fluorine-18 fluorodeoxyglucose positron emission tomography. J Gastroenterol 2008;43(2):144–151.

[8] van Kouwen MC, Jansen JB, van Goor H, de Castro S, Oyen WJ, Drenth JP. FDG-PET is able to detect pancreatic carcinoma in chronic pancreatitis. Eur J Nucl Med Mol Imaging 2005;32(4):399–404.

[9] Kato K, Nihashi T, Ikeda M et al. Limited efficacy of (18)F-FDG PET/CT for differentiation between metastasis-free pancreatic cancer and mass-forming pancreatitis. Clin Nucl Med 2013;38(6):417–421.

[10] Kauhanen SP, Komar G, Seppanen MP et al. A prospective diagnostic accuracy study of 18 Ffluorodeoxyglucose positron emission tomography/computed tomography, multidetector row computed tomography, and magnetic resonance imaging in primary diagnosis and staging of pancreatic cancer. Ann Surg 2009;250(6):957–963.

[11] Heinrich S, Goerres GW, Schafer M et al. Positron emission tomography/computed tomography influences on the management of resectable pancreatic cancer and its cost-effectiveness. Ann Surg 2005;242(2):235–243.

[12] Schick V, Franzius C, Beyna T et al. Diagnostic impact of 18 F-FDG PET-CT evaluating solid pancreatic lesions versus

endosonography, endoscopic retrograde cholangio-pancreatography with intraductal ultrasonography and abdominal ultrasound. Eur J Nucl Med Mol Imaging 2008;35(10):1775–1785.

[13] Rijkers AP, Valkema R, Duivenvoorden HJ, van Eijck CH. Usefulness of F-18-fluorodeoxyglucose positron emission tomography to confirm suspected pancreatic cancer: a meta-analysis. Eur J Surg Oncol 2014;40(7):794–804.

[14] Delbeke D, Martin WH. PET and PET/CT for pancreatic malignancies. Surg Oncol Clin N Am 2010;19(2):235–254.

[15] Strobel K, Heinrich S, Bhure U et al. Contrastenhanced 18 F-FDG PET/CT: 1-stop-shop imaging for assessing the resectability of pancreatic cancer. J Nucl Med 2008;49(9):1408–1413.

[16] Bang S, Chung HW, Park SW et al. The clinical usefulness of 18-fluorodeoxyglucose positron emission tomography in the differential diagnosis, staging, and response evaluation after concurrent chemoradiotherapy for pancreatic cancer. J Clin Gastroenterol 2006;40(10):923–929.

[17] Wang Z, Chen JQ, Liu JL, Qin XG, Huang Y. FDG-PET in diagnosis, staging and prognosis of pancreatic carcinoma: a meta-analysis. World J Gastroenterol 2013;19(29):4808–4817.

[18] Casneuf V, Delrue L, Kelles A et al. Is combined 18 F-fluorodeoxyglucose-positron emission tomography/computed tomography superior to positron emission tomography or computed tomography alone for diagnosis, staging and restaging of pancreatic lesions? Acta Gastroenterol Belg 2007;70(4):331–338.

[19] Goh BK. Positron emission tomography/computed tomography influences on the management of resectable pancreatic cancer and its cost-effectiveness. Ann Surg 2006;243(5):709–710; author reply 10.

[20] Katz MH, Fleming JB, Bhosale P et al. Response of borderline resectable pancreatic cancer to neoadjuvant therapy is not reflected by radiographic indicators. Cancer 2012;118(23):5749–5756.

[21] Ruf J, Lopez Hanninen E, Oettle H et al. Detection of recurrent pancreatic cancer: comparison of FDG-PET with CT/MRI. Pancreatology 2005;5(2–3):266–272.

[22] Sperti C, Pasquali C, Bissoli S, Chierichetti F, Liessi G, Pedrazzoli S. Tumor relapse after pancreatic cancer resection is detected earlier by 18-FDG PET than by CT. J Gastrointest Surg 2010;14(1):131–140.

[23] Chang ST, Goodman KA, Yang GP, Koong AC. Stereotactic body radiotherapy for unresectable pancreatic cancer. Front Radiat Ther Oncol 2007;40:386–394.

[24] Heinrich S, Schafer M, Weber A et al. Neoadjuvant chemotherapy generates a significant tumor response in resectable pancreatic cancer without increasing morbidity: results of a prospective phase II trial. Ann Surg 2008;248(6):1014–1022.

[25] Buchbender C, Heusner TA, Lauenstein TC, Bockisch A, Antoch G. Oncologic PET/MRI, part 1: tumors of the brain, head and neck, chest, abdomen, and pelvis. J Nucl Med 2012;53(6):928–938.

[26] Rauscher I, Eiber M, Furst S et al. PET/MR imaging in the detection and characterization of pulmonary lesions: technical and diagnostic evaluation in comparison to PET/CT. J Nucl Med 2014;55(5):724–729.

[27] Gaertner FC, Beer AJ, Souvatzoglou M et al. Evaluation of feasibility and image quality of 68Ga-DOTATOC positron emission tomography/magnetic resonance in comparison with positron emission tomography/computed tomography in patients with neuroendocrine tumors. Invest Radiol 2013;48(5):263–272.

[28] Nagamachi S, Nishii R, Wakamatsu H et al. The usefulness of (18)F-FDG PET/MRI fusion image in diagnosing pancreatic tumor: comparison with (18)FFDG PET/CT. Ann Nucl Med 2013;27(6):554–563.

100

Tumor Markers in Pancreatic Malignancies
胰腺恶性肿瘤的标志物

Shin Hamada, Atsushi Masamune, Tooru Shimosegawa　著

张芜湖　译

虞先濬　校

一、胰腺恶性肿瘤的传统标志物

（一）CA19-9

胰腺癌有几种肿瘤标志物。这些标记物在临床决策中的有效性已经确定，但仍需要记住它们的缺陷。Koprowski 等建立的小鼠单克隆抗体 NS 19-9，能识别唾液酸 -Lewis A 抗原 CA 19-9 [1]。近期发布的一些胰腺癌临床指南，例如 2013 年第一版的 NCCN 胰腺癌患者指南或欧洲临床肿瘤协会（European Society for Medical Oncology，ESMO）与欧洲消化道肿瘤协会（European Society of Digestive Oncology，ESDO）的临床实践指南，说明了 CA 19-9 不可或缺的作用 [2, 3]。目前，CA 19-9 在临床上主要用于术后随访、化疗效果评估以及预后。术后 CA 19-9 低的患者预后较好 [4]。同样地，术前或者辅助化疗前 CA 19-9 低的患者预后也较好 [4]。另一项研究报道，在以吉西他滨为基础的化疗期间，CA 19-9 的下降可以预测更长的中位生存期，这表明 CA 19-9 可能是能否继续化疗的决定因素 [5]。基于这一证据，强烈建议在手术前后或化疗期间测量 CA 19-9。然而，CA 19-9 不是在普通人群中"早期"检测胰腺癌合适的标记物。最近的一项 Meta 分析显示，CA 19-9 的诊断灵敏度约为 80%[6]。此外，CA 19-9 在 I 期胰腺癌中的诊断灵敏度仅为 55.6%[7]。

还应考虑 CA 19-9 假阳性和假阴性的情况。除了胰胆管癌之外，以下几种情况下也可观察到 CA 19-9 的升高：①不论何种病因引起胆管狭窄，梗阻性黄疸都会导致 CA 19-9 升高。充分的胆汁引流能降低 CA 19-9[8]，NCCN 指南建议在胆汁引流使得血清胆红素正常后再检测 CA 19-9 [2]。②肝硬化患者有时会出现 CA 19-9 非特异性升高 [9]。③合成 CA 19-9 唾液酸 -Lewis A 表位需要 α-1,4- 岩藻糖基化的唾液酸 - Lewis C 前体，其是由 Le 基因编码的岩藻糖基转移酶调节的 [10]。缺乏这种酶活性的人不能合成 CA 19-9 表位，因此 CA 19-9 在这些个体中检测不到。影像学发现可疑的胰腺癌患者应检测 CA 19-9。初次检测 CA 19-9 可识别 Lewis 阴性的个体。确诊胰腺癌之后，应在术后或化疗期间监测 CA 19-9 数值的变化。术后 CA 19-9 持续升高提示肿瘤播散或化疗耐药，需要进一步的影像学检查来检测原发病灶的进展或新病灶的发展。

图 100-1 总结了 CA 19-9 的检测法则。在高风险个体中检测 CA 19-9 可能对早期诊断胰腺癌有一定的帮助。IPMN 在一小部分患者中可能会进展为胰腺癌。分支型 IPMN 患者 CA 19-9 升高可能提示存在伴发的胰腺癌[11]。

（二）DU-PAN-2 和 Span-1

DU-PAN-2 是唾液酸 -Lewis C 抗原，是 CA 19-9 的前体。可通过 HPAF 人胰腺癌细胞系免疫小鼠来建立小鼠单克隆抗体 DU-PAN-2[12]。由于 Lewis 阴性个体可以合成这种抗原[10]，DU-PAN-2 成为 CA 19-9 水平低（通常小于 2.0 KU / L）的胰腺癌患者的替代标志物。SPan-1 能识别唾液 -Lewis A 和 C 抗原[14]，可与抵抗 SW1990 胰腺癌细胞系粘蛋白的单克隆抗体结合[13]。DU-PAN-2 和 SPan-1 的假阳性也可见于阻塞性黄疸、肝硬化或慢性肝炎的患者[15, 16]。

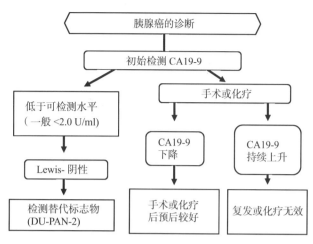

▲ 图 100-1　临床检测胰腺癌患者 CA19-9 的流程图

二、胰腺恶性肿瘤其他的标志物

腺泡细胞癌是一种罕见的胰腺癌类型。已有报道腺泡细胞癌病例中甲胎蛋白（alpha-fetoprotein，AFP）升高，治疗干预后的血清 AFP 水平下降[17, 18]。胰腺肿瘤患者中检测 AFP 能提示腺泡细胞癌在术后或者化疗后进行影像学检查或病理诊断是有益的。已报道粒细胞集落刺激因子（granulocyte colony-stimulating factor，G-CSF）能在多种类型的癌症中产生，比如预后差的胃癌、肝细胞癌[19, 20] 以及胰腺癌[21, 22]。

三、胰腺癌新的标志物

（一）胰腺癌新的候选标志物

目前，传统的胰腺癌标志物不适合早期发现或筛选胰腺癌，所以正在研究新的标志物（图 100-2）。循环肿瘤细胞(circulating tumor cells，CTC)在一些胰腺癌患者，特别是癌症晚期或者术后预后不良患者[23] 的血液样本中可以检测到。下代测序仪（next generation sequencer，NGS）进行无细胞 DNA 测序，在某些情况下可能识别癌症特异性基因[24]。基于质谱的蛋白质组学已经确定了血清 LAMC2，基底膜的组成部分，作为 CA 19-9 的潜在标志物[25]。

mircoRNA 通常受细胞外囊泡比如外泌体的保护而免于被核酸酶降解，可在各种体液中检测到[26]。胰腺癌组织中 miR-21 表达升高与临床结果和吉西他滨耐药相关[27]。检测粪便中的 miR-21 可以在慢性胰腺炎患者和健康对照人群中区分出胰腺癌患者[28]。唾液中 miR-3679-5p 和 miR-940 水平升高，在胰腺癌中有 70% 的诊断灵敏度和特异度[29]。胰腺癌患者尿中 miR-143、miR-223 和 miR-30e 升高，其中 miR-143

可以区分Ⅰ期胰腺癌和健康对照者，具有 83.3% 的敏感性[30]。

（二）个体化医疗的标志物

脱氧胞苷激酶的表达水平与术后接受吉西他滨治疗患者的无进展生存期相关[31]。严重的中性粒细胞减少症是使用 FOLFIRINOX 的一个限制因素[32]，并且可能与特定基因型 UDP 葡萄糖醛酸转移酶 1A1（UGT1A1）相关，这种酶是消除伊立替康活性代谢物所必需的[33]。在 ESPAC-3 试验中随机

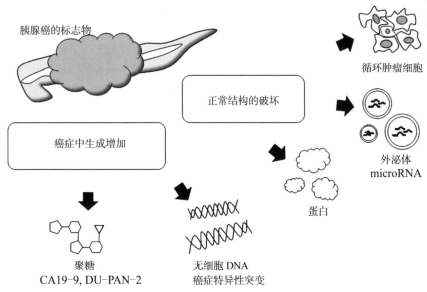

▲ 图 100-2　当前胰腺癌的生物标志物及未来候选的新的标志物

分配到化疗组的 434 名患者抽出的微阵列，加上来自 ESPAC-1 和 ESPAC-3 试验的对照中，一个有关人平衡核苷转运蛋白 1（human equilibrative nucleoside transporter 1，hENT1）水平的盲法分析正进行[34]。多变量分析证实 hENT1 表达可作为吉西他滨治疗患者的预测标志物，但不是氟尿嘧啶治疗患者的预测标志物[34]。目前正在进行前瞻性研究来评估验证 hENT1 表达在使用吉西他滨与基于吉西他滨的化疗方案时的作用。

☞ 参考文献

[1]　Hansson GC, Karlsson KA, Larson G et al. Mouse monoclonal antibodies against human cancer cell lines with specificities for blood group and related antigens. Characterization by antibody binding to glycosphingolipids in a chromatogram binding assay. J Biol Chem 1983;258:4091–4097.

[2]　NCCN Guidelines for Patients®. Pancreatic Adenocarcinoma, Version 1.2013.

[3]　Seufferlein T, Bachet JB, Van Cutsem E et al. Pancreatic adenocarcinoma: ESMO-ESDO Clinical Practice Guidelines for diagnosis, treatment and follow-up. Ann Oncol 23(suppl 2012);7:vii33–40

[4]　Humphris JL, Chang DK, Johns AL et al. The prognostic and predictive value of serum CA 19.9 in pancreatic cancer. Ann Oncol 2012;23:1713–1722.

[5]　Halm U, Schumann T, Schiefke I et al. Decrease of CA 19-9 during chemotherapy with gemcitabine predicts survival time in patients with advanced pancreatic cancer. Br J Cancer 2000;82:1013–1016.

[6]　Huang Z, Liu F. Diagnostic value of serum carbohydrate antigen 19-9 in pancreatic cancer: a meta-analysis. Tumour Biol 2014;35:7459–7465.

[7]　Liu J, Gao J, Du Y et al. Combination of plasma microRNAs with serum CA 19-9 for early detection of pancreatic cancer. Int J Cancer 2012;131:683–691.

[8]　Marrelli D, Caruso S, Pedrazzani C et al. CA 19-9 serum levels in obstructive jaundice: clinical value in benign and malignant conditions. Am J Surg 2009;198:333–339.

[9]　Schoniger-Hekele M, Muller C. The combined elevation of tumor markers CA 19-9 and CA 125 in liver disease patients is highly specific for severe liver fibrosis. Dig Dis Sci 2006;51:338–345.

[10]　Narimatsu H, Iwasaki H, Nakayama F et al. Lewis and secretor gene dosages affect CA19-9 and DU-PAN-2 serum levels in

normal individuals and colorectal cancer patients. Cancer Res 1998;58:512–518.

[11] Kanno A, Satoh K, Hirota M et al. Prediction of invasive carcinoma in branch type intraductal papillary mucinous neoplasms of the pancreas. J Gastroenterol 2010;45:952–959.

[12] Metzgar RS, Gaillard MT, Levine SJ et al. Antigens of human pancreatic adenocarcinoma cells defined by murine monoclonal antibodies. Cancer Res 1982;42:601–608.

[13] Ho JJ, Bi N, Siddiki B et al. Multiple forms of intracellular and secreted mucins in a pancreatic cancer cell line. Cancer Res 1993;53:884–890.

[14] Kawa S, Tokoo M, Oguchi H et al. Epitope analysis of SPan-1 and DUPAN-2 using synthesized glycoconjugates sialyllact-N-fucopentaose II and sialyllact-N-tetraose. Pancreas 1994;9:692–697.

[15] Ohshio G, Manabe T, Watanabe Y et al. Comparative studies of DU-PAN-2, carcinoembryonic antigen, and CA 19-9 in the serum and bile of patients with pancreatic and biliary tract diseases: evaluation of the influence of obstructive jaundice. Am J Gastroenterol 1990;85:1370–1376.

[16] Kiriyama S, Hayakawa T, Kondo T et al. Usefulness of a new tumor marker, SPan-1, for the diagnosis of pancreatic cancer. Cancer 1990;65:1557–1561.

[17] Eriguchi N, Aoyagi S, Hara M et al. Large acinar cell carcinoma of the pancreas in a patient with elevated serum AFP level. J Hepatobiliary Pancreat Surg 2000;7:222–225.

[18] Chen CP, Chao Y, Li CP et al. Concurrent chemoradiation is effective in the treatment of alpha-fetoprotein-producing acinar cell carcinoma of the pancreas: report of a case. Pancreas 2001;22:326–329.

[19] Kawaguchi M, Asada Y, Terada T et al. Aggressive recurrence of gastric cancer as a granulocyte-colonystimulating factor-producing tumor. Int J Clin Oncol 2010;15:191–195.

[20] Araki K, Kishihara F, Takahashi K et al. Hepatocellular carcinoma producing a granulocyte colony-stimulating factor: report of a resected case with a literature review. Liver Int 2007;27:716–721.

[21] Kitade H, Yanagida H, Yamada M et al. Granulocytecolony stimulating factor producing anaplastic carcinoma of the pancreas treated by distal pancreatectomy and chemotherapy: report of a case. Surg Case Rep 2015;1:46

[22] Takami K, Miura K, Takeuchi H et al. Granulocytecolony stimulating factor-producing pancreatic cancer:report of a case. Surg Today 2008;38:453–457.

[23] Zhang Y, Wang F, Ning N et al. Patterns of circulating tumor cells identified by CEP8, CK and CD45 in pancreatic cancer. Int J Cancer 2015;136:1228–1233.

[24] Zill OA, Greene C, Sebisanovic D et al. Cell-free DNA next-generation sequencing in pancreatobiliary carcinomas. Cancer Discov 2015;5:1040–1048

[25] Kosanam H, Prassas I, Chrystoja CC et al. Laminin, gamma 2 (LAMC2): a promising new putative pancreatic cancer biomarker identified by proteomic analysis of pancreatic adenocarcinoma tissues. Mol Cell Proteomics 2013;12:2820–2832.

[26] Zoller M. Pancreatic cancer diagnosis by free and exosomal miRNA. World J Gastrointest Pathophysiol 2013;4:74–90.

[27] Giovannetti E, Funel N, Peters GJ et al. MicroRNA-21 in pancreatic cancer: correlation with clinical outcome and pharmacologic aspects underlying its role in the modulation of gemcitabine activity. Cancer Res 2010;70:4528–4538.

[28] Yang JY, Sun YW, Liu DJ et al. MicroRNAs in stool samples as potential screening biomarkers for pancreatic ductal adenocarcinoma cancer. Am J Cancer Res 2014;4:663–673.

[29] Xie Z, Yin X, Gong B et al. Salivary microRNAs show potential as a noninvasive biomarker for detecting resectable pancreatic cancer. Cancer Prev Res (Phila) 2015;8:165–173.

[30] Debernardi S, Massat NJ, Radon TP et al. Noninvasive urinary miRNA biomarkers for early detection of pancreatic adenocarcinoma. Am J Cancer Res 2015;5:3455–3466.

[31] Ohmine K, Kawaguchi K, Ohtsuki S et al. Quantitative targeted proteomics of pancreatic cancer: deoxycytidine kinase protein level correlates to progression-free survival of patients receiving gemcitabine treatment. Mol Pharm 2015;12:3282–3291.

[32] Conroy T, Desseigne F, Ychou M et al. FOLFIRINOX versus gemcitabine for metastatic pancreatic cancer. N Engl J Med 2011;364:1817–1825.

[33] Hebbar M, Ychou M, Ducreux M. Current place of high-dose irinotecan chemotherapy in patients with metastatic colorectal cancer. J Cancer Res Clin Oncol 2009;135:749–752.

[34] Greenhalf W, Ghaneh P, Neoptolemos JP et al.; European Study Group for Pancreatic Cancer. Pancreatic cancer hENT1 expression and survival from gemcitabine in patients from the ESPAC-3 Trial. J Natl Cancer Inst 2014;106(1):djt347.

101

The Role of Laparoscopy and Peritoneal Cytology in the Management of Pancreatic Cancer
腹腔镜和腹膜细胞学检查在胰腺癌诊治中的作用

Kyoichi Takaori, Shinji Uemoto　著

李天骄　译

虞先濬　校

一、概述

胰腺癌是一种局部性抑或系统性的疾病。之前的尸检研究表明，约 90% 的胰腺癌是一种复杂的系统性疾病 [1, 2]。然而约 40% 的胰腺癌患者在首次就诊时被诊断为局部性疾病 [3, 4]。尸检和首次诊断在局部性 / 转移性胰腺癌比例的差异说明，一些局部性胰腺癌在首次诊断之后会进展为转移性胰腺癌，而另一些则可能出现 "隐匿" 的转移。在胰腺癌根治性治疗中，联合化疗的手术和（或）放疗可用于局部性胰腺癌，而系统性胰腺癌目前一般选择化疗 [5, 6]。因此，在开始根治性治疗前明确胰腺癌是局部性的还是系统性的是至关重要的。在伴有腹膜转移的患者中，先进的 MDCT 也经常难以发现癌细胞在腹腔内播散所形成的大量小结节。另外，目前的影像学技术也很难探测到肝表面的微小转移灶。为了发现这些微转移灶，人们已经开始 "腹腔镜分期和腹膜细胞学检查" 的相关探索。本章对其作用和价值进行介绍。

二、腹腔镜

胰腺癌诊治中腹腔镜的应用可追溯至 20 世纪 70 年代。Cuschieri 等在 1973 年将腹腔镜应用于可疑的胰腺癌患者，在 15 位存在梗阻性黄疸的患者中有 2 位发现腹腔内存在转移灶 [7]。Ishida 等于 1976 年将双通道腹腔镜应用于胰腺癌和胰腺炎患者，并成功获取了胰腺的活检标本 [8]。腹腔镜对腹腔的观察为医生提供了腹膜转移和浅表肝转移的相关资料，而这正是胰腺癌分期的决定性因素。因此，诊断性腹腔镜被广泛地称为分期腹腔镜或腹腔镜分期。分期腹腔镜的优势之一是可以发现 CT 或其他影像学手段不能发现

的肿瘤腹膜播散或肝脏浅表转移，从而可以避免许多不必要的剖腹手术，这在许多回顾性研究中已得到证实[9-13]。然而，高分辨率影像技术的发展（如 MDCT）一定程度降低了分期腹腔镜的上述优势。但是，小的结节（＜ 0.5cm）即使采用最先进的 CT 检查，也常常看不到。因此在一些经过选择的患者中，分期腹腔镜仍具有一定的价值。之前的文献中相关筛选标准不尽相同，部分原因是不同时期影像学检测精度不同所造成的。通常的，血清 CA19-9 水平高、肿瘤体积大、肿瘤位于胰体尾和（或）存在任何影像学上可疑的转移灶支持分期腹腔镜应用[14, 15]。此外，分期腹腔镜被广泛地用于新辅助放化疗的前置检查，以排除转移性疾病。

　　最近，"扩大的"分期腹腔镜较标准的分期腹腔镜所呈现的优势被提倡[16]。仅仅单纯的腔镜下观察腹腔而不进行腹腔内手术操作，不可能对于小的腔隙和位于死角处的肝表面进行检查。人们很早就开始利用各种技术对小网膜囊进行检查[7, 8]。为了在分期腹腔镜时检查这些小的腔隙，外科医生必须用手术器械，如超声刀或双极电凝，来分离胃结肠韧带（图 101-1）。为了观察更完整的肝脏表面，必须利用牵开器和（或）非创伤钳将肝向内、向尾侧牵开，这样肝右叶的上面、后面和侧面可以通过 30° 或 45° 成角镜或可转向的腔镜进行观察。为了在"扩大的"分期腹腔镜中进行这些操作，需要使用 3 ～ 4 个腔镜或腔镜手术器械的套管[15]，而在标准的分期腹腔镜中 1 ～ 2 个套管便足够了[16]。分期腹腔镜中可获得腹腔的生理盐水灌洗液来进行细胞学检查，其作用会在稍后进行介绍。一些外科医生也使用腹腔镜超声来评估主要血管周围的肿瘤侵犯和肝表面下方病变[17]。另外，一些介入操作也可结合分期腹腔镜进行。比如对于局部进展期胰腺癌，在行联合腹腔干切除的远端胰腺切除术前，可将一种放射影像标记物"Visicoil® 粒子"置入胰腺内以靶向示踪放疗[18]，这时可在腔镜下将肝总动脉结扎，以使得来自肠系膜上动脉的侧支血流通过胃十二指肠动脉进入肝固有动脉[19]（图 101-2）。

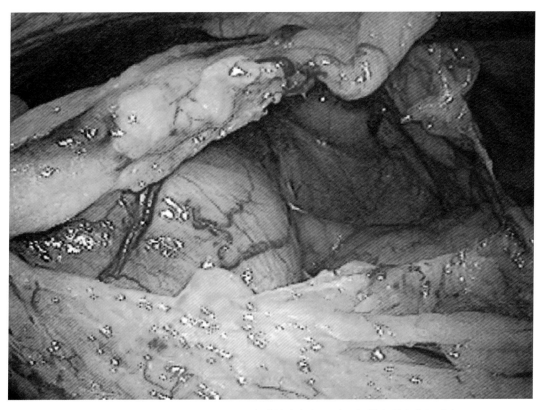

▲ 图 101-1　在"扩大的"分期腹腔镜中离断胃结肠韧带来观察小网膜囊

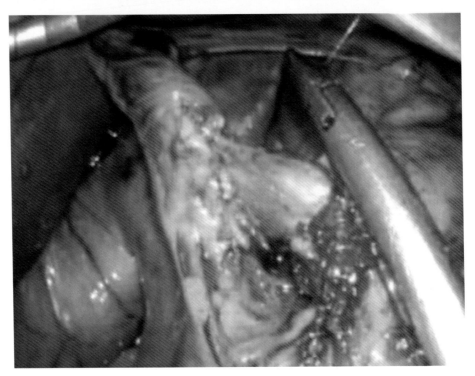

▲ **图 101-2** 在介入性分期腹腔镜中结扎肝总动脉

三、腹膜细胞学检查

腹膜细胞学检查是通过收集腹水或腹腔灌洗液中的游离细胞进行细胞病理检查，从而诊断是否存在潜在的癌细胞播散（图 101-3）。在一些腹部脏器的癌症患者中，包括卵巢癌、胃癌、胰腺癌等，腹膜细胞学检查被作为一种预后预测指标。腹膜细胞学检查可在开放或腔镜手术中进行[20]。日本胰腺癌学会的胰腺癌分类中推荐，使用 100ml 生理盐水缓慢地灌洗盆腔以进行腹膜细胞学检查[21]。胰腺癌腹膜细胞学检查阳性提示癌细胞播散至腹腔，且与较高的胰腺前被膜侵犯相关[22, 23]。相应的，肿瘤体积大是细胞学检查阳性的高危因素。良好的证据表明细胞学检查阳性是显著的负性预后因素[24]。在 NCCN 指南中，开放或腔镜手术中获得的灌洗液细胞学检查阳性与 M_1 分期等同（Meta 分析）。然而，仍有学者质疑是否所有的细胞学检查阳性的患者都存在腹膜转移。

在 134 例经过腹腔灌洗液细胞学检查后接受手术切除的患者中，Yachida 等的研究发现细胞学检查阴性（n=114）和细胞学检查阳性但腹膜无肉眼可见的转移灶（n=19）的患者在累积生存率上无明显差异[22]。在另一组 523 例患者中，这其中有 390 例接受了肿瘤切除的患者，Yamada 等发现将包括了腹膜细胞学检查在内的 12 项临床病理资料纳入多因素分析后，发现肿瘤大小、门静脉侵犯、神经丛侵犯、淋巴结转移是独立预测因素，而腹膜细胞学检查则不是[23]。尽管细胞学检查阳性的患者容易出现腹膜转移，但这种关联没有显著差异，而且在部分细胞学检查阳性的患者中，肿瘤复发并不首先表现为腹膜转移而是在别处出现首发转移[23]。因此，细胞学检查阳性不能直接预测腹膜转移。另外，一些患者尽管伴有细胞学检查阳性，但在手术切除肿瘤后仍然获得长期生存[22, 23]。如果患者能够耐受手术，细胞学检查阳性尚不能成为手术禁忌。不过对于细胞学检查阳性的患者，疾病更晚期且更可能出现系统性转移。因此强烈推荐辅助治疗应用于全身转移的患者。但在新辅助治疗或新辅助放化疗开始前进行腹膜细胞学检查，其作用和价值仍需要进一步研究。

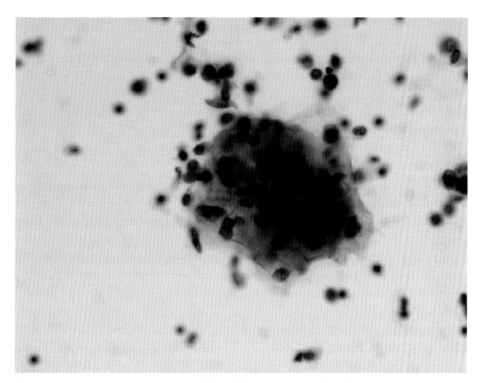

▲ 图 101-3　在腹膜灌洗液中发现的一个细胞团

细胞团由异常细胞组成，其细胞核明显异型且胞质内含大量黏液，提示腹腔内癌细胞播散（巴氏染色法，放大倍数 ×400）

☞ 参考文献

[1] Kamisawa T, Isawa T, Koike M, Tsuruta K, Okamoto A. Hematogenous metastases of pancreatic ductal carcinoma. Pancreas 1995;11:345–349.

[2] Iacobuzio-Donahue CA, Fu B, Yachida S et al. DPC4 gene status of the primary carcinoma correlates with patterns of failure in patients with pancreatic cancer. J Clin Oncol 2009;27:1806–1813

[3] Matsuno S, Egawa S, Fukuyama S et al. Pancreatic Cancer Registry in Japan: 20 years of experience. Pancreas 2004;28: 219–230.

[4] Egawa S, Toma H, Ohigashi H et al. Japan Pancreatic Cancer Registry; 30th year anniversary: Japan Pancreas Society. Pancreas 2012;41:985–992.

[5] Takaori K, Bassi C, Biankin A et al.; IAP/EPC Study Group on the Clinical Management of Pancreatic Cancer. International Association of Pancreatology (IAP)/European Pancreatic Club (EPC) consensus review of guidelines for the treatment of pancreatic cancer. Pancreatology 2016;16:14–27.

[6] Kamisawa T, Wood LD, Itoi T, Takaori K. Pancreatic cancer. Lancet 2016;388(10039):73–85.

[7] Cuschieri A, Hall AW, Clark J. Value of laparoscopy in the diagnosis and management of pancreatic carcinoma. Gut 1978;19:672–677.

[8] Ishida H, Furukawa Y, Kuroda H et al. Laparoscopic observation and biopsy of the pancreas. Endoscopy 1981;13:68–73.

[9] Cuschieri A. Laparoscopy for pancreatic cancer: Does it benefit the patient? Eur J Surg Oncol 1988;14:41–44.

[10] Warshaw AL, Tepper JE, Shipley WU. Laparoscopy in the staging and planning of therapy for pancreatic cancer. Am J Surg 1986;151:76–80.

[11] Pisters PW, Lee JE, Vauthey JN et al. Laparoscopy in the staging of pancreatic cancer. Br J Surg 2001;88:325–337.

[12] Muniraj T, Barve P. Laparoscopic staging and surgical treatment of pancreatic cancer. N Am J Med Sci 2013;5:1–9.

[13] Beenen E, van Roest MH, Sieders E et al. Staging laparoscopy in patients scheduled for pancreaticoduodenectomy minimizes hospitalization in the remaining life time when metastatic carcinoma is found. Eur J Surg Oncol 2014;40:989–994.

[14] Satoi S, Yanagimoto H, Toyokawa H et al. Selective use of staging laparoscopy based on carbohydrate antigen 19-9 level and tumor size in patients with radiographically defined potentially or borderline resectable pancreatic cancer. Pancreas 2011;40:426–32.

[15] Connor S, Bosonnet L, Alexakis N et al. Serum CA 19-9 measurement increases the effectiveness of staging laparoscopy in patients with suspected pancreatic malignancy. Dig Surg 2005;22:80–85.

[16] Schnelldorfer T, Gagnon AI, Birkett RT et al. Staging laparoscopy in pancreatic cancer: a potential role for advanced laparoscopic techniques. J Am Coll Surg 2014;218:1201–1206.

[17] Bemelman WA, de Wit LT, van Delden OM et al. Diagnostic laparoscopy combined with laparoscopic ultrasonography in staging of cancer of the pancreatic head region. Br J Surg 1995;82:820–824.

[18] Khashab MA, Kim KJ, Tryggestad EJ et al. Comparative analysis of traditional and coiled fiducials implanted during EUS for pancreatic cancer patients receiving stereotactic body radiation therapy. Gastrointest Endosc 2012;76:962–971.

[19] Raut V, Takaori K, Kawaguchi Y et al. Laparoscopic common hepatic artery ligation and staging followed by distal pancreatectomy with en bloc resection of celiac artery for advanced pancreatic cancer. Asian J Endosc Surg 2011; 4:199–202.

[20] Clark CJ, Traverso LW. Positive peritoneal lavage cytology is a predictor of worse survival in locally advanced pancreatic cancer. Am J Surg 2010;199:657–662.

[21] Japan Pancreas Society. Classification of Pancreatic Carcinoma, 3rd English edn. Tokyo:Kanehara & Co., 2011.

[22] Yachida S, Fukushima N, Sakamoto M et al. Implications of peritoneal washing cytology in patients with potentially resectable pancreatic cancer. Br J Surg 2002;89:573–578.

[23] Yamada S, Fujii T, Kanda M et al. Value of peritoneal cytology in potentially resectable pancreatic cancer. Br J Surg 2013;100:1791–1796.

[24] Warshaw AL. Implications of peritoneal cytology for staging of early pancreatic cancer. Am J Surg 1991;161:26–29.

Clinical Assessment and Staging of Advanced Pancreatic Cancer

进展期胰腺癌的临床评估和分期

102

Jennifer LaFemina, Ann K. Friedrich, Giles F. Whalen 著

李 建 译

郝继辉 校

一、概述

胰腺癌目前位列美国癌症死亡主要原因的第四位，5 年生存率为 7%。最近的数据表明发病率和死亡率正在增加[1, 2]。有人预测胰腺导管腺癌将超过结直肠癌成为到 2020 年癌症死亡的第二大原因。不幸的是，由于初发的症状不明显，能在肿瘤可切除的早期阶段就被诊断出来的患者不到 10%[1]。本章主要论述那些被诊断为进展期胰腺癌患者的临床评估和分期。

二、临床表现

胰腺导管腺癌最令人沮丧的预后部分是患者直到疾病进展期才出现症状。最早的症状可能与肿瘤位置相关，肿瘤在胰头部可阻塞胆道和胰管而导致无痛性黄疸。早期胆道梗阻的迹象包括尿色加深、大便颜色变浅和皮肤瘙痒。慢性胰管阻塞可导致外分泌和内分泌功能不全，表现为脂肪泻和新发或加重的糖尿病。胰体和胰尾部肿瘤更常见的是非特异性症状，如放射性腹痛、食欲减退、体重减轻、恶心，并可能在后期出现呕吐[3]。

可以提示胆道梗阻的表现有巩膜黄染和黄疸。位于右侧腹部的胰腺肿瘤可引起胆道梗阻，可触及膨胀并张力较高的胆囊。腹水可通过膨胀的腹部和液波震颤证实，并可怀疑有腹膜转移。如出现锁骨上淋巴结（Virchow 结节）或脐部淋巴结（Sister Mary Joseph 结节）或在直肠指检发现盆底病灶（Blummer shelf 病灶）时均考虑远处转移。

三、胰腺癌的评估

（一）血清学评估

血清学检查包括代谢检查，如肝功能检查、血细胞计数、淀粉酶、脂肪酶、凝血。胰腺头侧肿瘤可能导致胆道梗阻伴有高胆红素血症，转氨酶可升高或正常。对于那些新发糖尿病的人，HbA1c 可能会明显增高或表现出类似于 I 型糖尿病的不断快速增长[4]。

CA 19-9 是 FDA 批准的唯一胰腺导管腺癌的血清学肿瘤标志物。CA19-9 最初用于结肠癌，其是上皮细胞分泌后位于红细胞表面的唾液酸 -Lewis A 抗原，胰腺癌细胞分泌的黏液中也含有此成分[5]。CA19-9 灵敏度和特异性分别高达 81% 和 90%，假阴性的风险约为 10%（即 Lewis 抗原阴性患者）。在胆道梗阻和胰腺炎时可能会发生假阳性[6]。

在分泌此抗原的患者中，该标记可以作为肿瘤负荷标志而指导治疗。研究已经证明术前 CA19-9 水平与肿瘤分期和肿瘤学行为相关。Ferrone 等建议术后 CA19-9 下降和术后 CA19-9 < 200 U/ml 提示患者预后偏好[7]。III 期临床试验 RTOG 9704 的研究也支持这一观点，发现术后 CA19-9 < 180U/ml 的患者死亡风险减少了 72%[8]。其他人提出了术前 CA19-9 > 130 U/ml 是肿瘤不可切除的预测因子并应行诊断性腹腔镜检查[9]。

尽管癌胚抗原和 CA-125 在不分泌 Lewis 抗原的胰腺癌的治疗中发挥作用，但作用有限[10]。最近发表的文章显示胰腺导管腺癌患者与正常对照组相比，microRNA 表达组（miR-145、miR-150、miR-223、miR-636、miR-26b、miR-34a、miR-122、miR-126、miR-505、miR-885.5p）表达明显不同[11]。其他潜在筛查指标包括 DNA 启动子 BNC1 和 ADAMTS1 的甲基化[12]。但目前还没有 CA19-9 以外的血清学标志物被批准用于胰腺导管腺癌的治疗性观察。

（二）放射学评估

腹部超声是用于梗阻性黄疸和腹痛患者的首选诊断性工具。该检查可显示肝内外胆管扩张、胰管扩张，也可能发现胰腺肿块，但除了引导胰腺癌肝转移病灶的穿刺活检，它在胰腺癌的诊断和分期中的作用有限。

专用于胰腺的 CT 使用 MDCT 与血管造影和薄的轴向断面，其是用于胰腺导管腺癌诊断分期的首选方法[1, 13]。这些 CT 扫描使用对比剂评估动脉期和静脉期（图 102-1）。CT 对不可切除性具有很高的预测价值（高达 100%），但对于可切除性预测价值减低，主要是因为小肝脏病变和腹膜种植转移可能会被遗漏[14]。腹水可作为腹膜转移的指标。

MRCP 在评估软组织对比度及导管结构方面

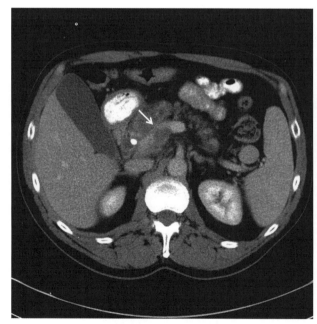

▲ 图 102-1　胰腺 CT

代表性的静脉期，显示门静脉被包绕（箭）。这个患者的肿瘤被认为是局部进展期，因为肿瘤不仅包绕门静脉及肠系膜上静脉，而且包绕肝动脉且无法进行重建

可能特别有用，特别是早期肿瘤在 CT 上可能看不到[15]。另外，MRCP 可以更好地检测小肿瘤和（或）评估局灶性脂肪浸润、肥大的胰头和强化不明显的胰腺癌[16]。MRI 也可能是用于 CT 不确定的肝脏病变或静脉注射对比剂碘过敏的患者。

PET 用 FDG 评估胰腺导管腺癌的分期和可切除性尚不清楚。研究表明，与 CT 和 MRI 相比，PET 具有较低的特异性和阳性预测价值[17]。然而，在评估转移性疾病时它表现出优于 CT 和 MRI 的敏感性和特异性[17, 18]。在以下情况下人们可能会考虑使用 PET：可能存在远处转移性疾病的高危患者（即较大的区域淋巴结、较大的原发性肿瘤、CA19-9 明显升高、交界可切除或局部进展期）[19] 和评估对治疗的反应[20]。

（三）进展期胰腺癌的内镜评估和治疗

内镜技术，如 ERCP 和 EUS 越来越多地用于诊断和补充诊断。历史上，ERCP 可通过毛刷进行细胞学检查，ERCP 逐渐被 EUS 取代，因 EUS 的细针穿刺提供了获得组织病理学标本的机会，其可用于明确诊断，具有敏感性和特异性分别为 87% 和 96%[21]。EUS 在诊断胰腺的小的局灶性肿瘤方面被认为是最准确的手段之一，特别对于阻塞性黄疸的患者，相比 ERCP 具有较低风险[20]。

内镜手术仍然是胰腺导管腺癌的主要处理手段之一，特别是在缓解症状方面（梗阻性黄疸）其具有重要作用。在局部进展期胰腺癌诊断后，以内镜支架术（通常使用塑料或金属支架）缓解黄疸和瘙痒，以便之后进行新辅助治疗。内镜支架置入术已在胰腺癌姑息治疗中被深入研究。研究表明，对于由于恶性肿瘤压迫梗阻而需要姑息性减压、姑息性胆道支架置入术的梗阻性黄疸患者，相对于短路手术，其在技术操作成功率上没有差别，但可减少总体并发症，并具有较低的操作相关死亡率及更高的生活质量，同时具有较低花费。虽然支架置入的患者可能会发生再梗阻，但总的住院天数明显减少[22-26]。最近随机对照试验评估了进行姑息治疗时，SEMS 与塑料支架的成本费用差异。该研究表明虽然 SEMS 的前期成本大于塑料支架，但因 SEMS 具有更长的起作用时间，到 1 年时，其成本差异变得不显著[27]。新的内镜入路（经胃十二指肠）技术（rendez-vous，肝管胃吻合术、胆总管十二指肠吻合术）成功率接近 100%[28]。如果失败，可考虑行肝管空肠吻合术或经放射影像引导的经皮穿刺胆道引流。

胰腺癌症状可由于胃出口梗阻引起，特别是在进展期胰腺导管腺癌中更常见。据报道，这种情况在无法切除的胰腺癌中发生率高达 25%[29]。Mehta 等发现恶性胃出口梗阻患者接受腹腔镜胃空肠吻合术与内镜下十二指肠支架置入术相比，生存率没有差异。该研究显示，患者接受了内镜支架置入术并发症少、住院时间短，提示十二指肠支架置入可能优于短路手术[30]。

Lillemoe 等报道，对于无法切除的胰腺导管腺癌患者，术中腹腔神经丛松解术与对照组相比，显著降低平均疼痛评分并显著改善术前疼痛患者的生活质量[31]。随着现代影像学发展，腹腔神经丛松解术现在通常更多在内镜或放射影像引导下进行。一个最近的随机对照试验表明，早期行 EUS 引导下腹腔神经丛松解术明显减轻不能手术的胰腺导管腺癌患者的疼痛，并可以减少吗啡使用量[32]。

目前新的研究数据现在可用于评估 EUS 引导下射频消融、肿瘤内药物灌注和放射治疗，这些可作为进展期胰腺导管腺癌患者内镜治疗的新方法，但仍需要更大规模的研究来确定这些手段的安全性和对生存期的影响。

（四）进展期胰腺癌的外科评估和治疗

对进展期胰腺癌进行手术评估的主要目的在于可切除性评估和姑息治疗。诊断性腹腔镜检查与腹腔灌洗可在新辅助治疗之前使用或开腹尝试手术切除时使用，细胞学检查阳性则考虑远处转移。

对于胰腺头部的进展期肿瘤，短路手术与肝管空肠吻合术和（或）胃空肠吻合术已成为姑息性手术的主要方式。随着内镜支架术的发展，近年来这些手术逐渐减少。尽管如此，在姑息性治疗的选择方面，尤其在不可行支架置入术或在尝试切除术失败时，腹腔镜或开腹短路手术依然可能是合适的选择。有限的数据表明在十二指肠支架置入失败的情况下，腹腔镜胃空肠吻合术是可行的和成功的[33]。与开腹手术相比，腹腔镜胃空肠吻合术似乎能够缩短术后恢复进食时间，并减少胃排空延迟的发生率及缩短住院天数[34]。

根据影像学标准判断的可切除患者中，有高达 33% 的患者在剖腹探查时发现存在转移灶或不可切除病灶。早期研究建议腹腔镜探查后行预防性短路术可减小发生恶性肿瘤引起的消化道梗阻的发生率[35-37]。同时期的研究建议，由于胰腺癌总体生存期较短，建议行预防性短路术[38, 39]。而且，同时行腹腔神经丛阻滞能够同时改善生活质量和生存期[31]。

胆道短路手术和腹腔神经丛阻滞已经在前面讨论过。

四、进展期胰腺癌的分期

第 7 版 AJCC TNM 分期系统，是一个普遍被采用的胰腺导管腺癌分期系统。分期系统纳入肿瘤大小（T）、区域性淋巴结（N）以及是否存在远处转移（M）。分期与总体生存期相关，并在某种程度上与治疗指南相关（表 102-1）。

虽然 AJCC TNM 分期与预后相关（表 102-1），因它没有令人满意地定义肿瘤可切除性，因此没有与治疗指南密切相关。目前普遍认为手术切除是胰腺导管腺癌患者长期生存的唯一机会。

胰腺学家通常采用手术和放射学相结合的分期系统，来确定肿瘤是否可切除。基于肿瘤与周围相关的血管关系，肿瘤被定义为可切除、交界可切除、不可切除，这最初由 MD 安德森癌症中心提出，最近在 2017 年由 NCCN 修改（表 102-2，图 102-1）[4, 19, 40, 41]。

表 102-1　AJCC 分期摘要，第 7 版，与总生存期相关

TNM 分期	中位生存期（个月）
Ⅰ A 期（$T_1N_0M_0$）	10.0
Ⅰ B 期（$T_2N_0M_0$）	9.1
Ⅱ A 期（$T_3N_0M_0$）	8.1
Ⅱ B 期（$T_{1\sim3}N_1M_0$）	9.7
Ⅲ期（$T_4N_{0\sim1}M_0$）	7.7
Ⅳ期（$T_{1\sim4}N_{0\sim1}M_1$）	2.5

引自参考文献 [2, 42]

虽然对于可切除胰腺癌，新辅助化疗的作用存在一些争议。交界可切除的胰腺导管腺癌经常需要新辅助化疗或放化疗后，再进行重新分期和再评估，但通常手术时需要血管切除和重建[4]。

在 MD 安德森 /NCCN 系统中，即使没有转移，如肿瘤被定为局部进展期，意味着不可切除。此时，除非肿瘤对化疗或放化疗特别敏感或为了行姑息性手术，否则手术没有任何价值。肿瘤对化疗的敏感性不到 10%，放疗的作用不确定。LAP-07 临床试验评估了进行 4 个月化疗（吉西他滨 ± 厄洛替尼）的

局部进展期胰腺导管腺癌患者。患者被随机分配到放化疗组与单纯化疗组，报告显示其总生存率没有差异[43]。最近多药联合方案（FOLFIRNOX 和吉西他滨 - 纳米紫杉醇）对于局部进展期胰腺癌及Ⅳ期患者均产生了较好的反应[44]。这些化疗方案现在被认为是对于第Ⅳ期胰腺导管腺癌全身治疗的标准，因为与最好的支持治疗和吉西他滨化疗相比，它们改善了中位生存期、生活质量及全身一般状况[45, 46]。

表 102-2　NCCN 和 MD Anderson 的外科分期系统

分　期	肠系膜上动脉	腹腔动脉干	肝动脉	肠系膜上静脉 / 门静脉
可切除	无侵犯	无侵犯	无侵犯	肠系膜上静脉 / 门静脉无受累犯或 ≤ 180°，但静脉壁无变形
交界可切除	≤ 180°	≤ 180° 或 > 180° 但可行改良 Appleby 手术	局部侵及肝固有动脉	下腔静脉受累犯，肠系膜上静脉 / 门静脉受累犯 > 180° 或 ≤ 180°、静脉壁变形 / 瘤栓，但可重建
不可切除 *	> 180° 或肠系膜上动脉空肠第 1 支受累犯	> 180° 或同时合并腹腔干和腹主动脉受累犯		肠系膜上静脉 / 门静脉不可切除

*. 标注为表格所示或远处转移（引自参考文献 [4, 19, 40, 41]）

　　了解肿瘤是局部进展期还是转移可影响涉及姑息治疗在内的处理方案。Temel 等发表一项标志性随机对照研究，评估新发非小细胞肺癌患者，研究证实尽管干预措施并不激进，早期姑息治疗仍可明显改善生活质量、患者情绪和生存期[47]。尽管没有类似地对早期胰腺导管腺癌进行早期姑息治疗的研究，一些医疗机构确实对局部进展和转移的胰腺癌患者进行了姑息治疗，并实现了生活质量和生存期的改善。

五、总结

　　尽管在胰腺导管腺癌中进行了广泛的研究，但由于大量患者在诊断时即处于进展期，其仍是一种极度致命的恶性肿瘤。这些患者治疗前需要广泛的临床、放射学和内镜方法来对肿瘤进行诊断和分期。其治疗涉及多学科方法，并且很多时候，临床检查使用的工具也能用于姑息治疗。

☞ 参考文献

[1] NIH National Cancer Institute Surveillance, Epidemiology, and End Results Program. SEER Stat Fact Sheets: Pancreas Cancer 2015. Available at: http:// seer.cancer.gov/statfacts/html/pancreas.html (accessed September 3, 2017).

[2] AJCC Cancer Staging Manual, 7th edn. Edge DB, Byrd DR, Compton CC, Fritz AG, Greene FL, Trotti A, eds. New York: Springer, 2010.

[3] Porta M, Fabregat X, Malats N et al. Exocrine pancreatic cancer: symptoms at presentation and their relation to tumour site and stage. Clin Transl Oncol 2005;7(5):189–197.

[4]　McIntyre CA, Winter JM. Diagnostic evaluation and staging of pancreatic ductal adenocarcinoma. Semin Oncol 2015;42(1):19–27.

[5]　Kuusela P, Jalanko H, Roberts P et al. Comparison of CA 19-9 and carcinoembryonic antigen (CEA) levels in the serum of patients with colorectal diseases. Br J Cancer 1984;49(2):135–139.

[6]　Ballehaninna UK, Chamberlain RS. The clinical utility of serum CA 19-9 in the diagnosis, prognosis and management of pancreatic adenocarcinoma: an evidence based appraisal. J Gastrointest Oncol 2012;3(2):105–119.

[7]　Ferrone CR, Finkelstein DM, Thayer SP, Muzikansky A, Fernández-del Castillo C, Warshaw AL. Perioperative CA 19-9 levels can predict stage and survival in patients with resectable pancreatic adenocarcinoma. J Clin Oncol 2006;24(18):2897–2902.

[8]　Berger AC, Garcia M Jr, Hoffman JP et al. Postresection CA 19-9 predicts overall survival in patients with pancreatic cancer treated with adjuvant chemoradiation: a prospective validation by RTOG 9704. J Clin Oncol 2008;26(36):5918–5922.

[9]　Maithel SK, Maloney S, Winston C et al. Preoperative CA 19-9 and the yield of staging laparoscopy in patients with radiographically resectable pancreatic adenocarcinoma. Ann Surg Oncol 2008;15(12):3512–3520.

[10]　Haglund C. Tumour marker antigen CA125 in pancreatic cancer: a comparison with CA19-9 and CEA. Br J Cancer 1986;54(6):897–901.

[11]　Schultz NA, Dehlendorff C, Jensen BV et al. MicroRNA biomarkers in whole blood for detection of pancreatic cancer. JAMA 2014;311(4):392–404.

[12]　Yi JM, Guzzetta AA, Bailey VJ et al. Novel methylation biomarker panel for the early detection of pancreatic cancer. Clin Cancer Res 2013;19(23):6544–6555.

[13]　Al-Hawary MM, Francis IR, Chari ST et al. Pancreatic ductal adenocarcinoma radiology reporting template: consensus statement of the Society of Abdominal Radiology and the American Pancreatic Association. Gastroenterology 2014;146(1):291–304.e1.

[14]　Callery MP, Chang KJ, Fishman EK, Talamonti MS, William Traverso L, Linehan DC. Pretreatment assessment of resectable and borderline resectable pancreatic cancer: expert consensus statement. Ann Surg Oncol 2009;16(7):1727–1733.

[15]　Bhat K, Wang F, Ma Q et al. Advances in biomarker research for pancreatic cancer. Curr Pharm Des 2012;18(17):2439–2451.

[16]　Raman SP, Horton KM, Fishman EK. Multimodality imaging of pancreatic cancer-computed tomography, magnetic resonance imaging, and positron emission tomography. Cancer J 2012;18(6):511–522.

[17]　Einersen P, Epelboym I, Winner MD, Leung D, Chabot JA, Allendorf JD. Positron emission tomography (PET) has limited utility in the staging of pancreatic adenocarcinoma. J Gastrointest Surg 2014;18(8):1441–1444.

[18]　Crippa S, Salgarello M, Laiti S et al. The role of [18] fluoro-deoxyglucose positron emission tomography/ computed tomography in resectable pancreatic cancer. Dig Liver Dis 2014;46(8):744–749.

[19]　NCCN Guidelines Version 3.2017. Available at: https:// www.nccn.org/professionals/physician_gls/pdf/ pancreatic.pdf (accessed September 27, 2017).

[20]　Lee ES, Lee JM. Imaging diagnosis of pancreatic cancer: a state-of-the-art review. World J Gastroenterol 2014;20(24):7864–7877.

[21]　Puli SR, Bechtold ML, Buxbaum JL, Eloubeidi MA. How good is endoscopic ultrasound-guided fine-needle aspiration in diagnosing the correct etiology for a solid pancreatic mass?: a meta-analysis and systematic review. Pancreas 2013;42(1): 20–26.

[22]　Andersen JR, Sorensen SM, Kruse A, Rokkjaer M, Matzen P. Randomised trial of endoscopic endoprosthesis versus operative bypass in malignant obstructive jaundice. Gut 1989;30(8):1132–1135.

[23]　Artifon EL, Sakai P, Cunha JE et al. Surgery or endoscopy for palliation of biliary obstruction due to metastatic pancreatic cancer. Am J Gastroenterol 2006;101(9):2031–2037.

[24]　Shepherd HA, Royle G, Ross AP, Diba A, Arthur M, Colin-Jones D. Endoscopic biliary endoprosthesis in the palliation of malignant obstruction of the distal common bile duct: a randomized trial. Br J Surg 1988;75(12):1166–1168.

[25]　Smith AC, Dowsett JF, Russell RC, Hatfield AR, Cotton PB. Randomised trial of endoscopic stenting versus surgical bypass in malignant low bileduct obstruction. Lancet 1994;344(8938):1655–1660.

[26]　Moss AC, Morris, E., Mac Mathuna P. Palliative biliary stents for obstructing pancreatic carcinoma. Cochrane Database Syst Rev. 2006;(2):CD004200.

[27]　Walter D, van Boeckel PG, Groenen MJ et al. Cost efficacy of metal stents for palliation of extrahepatic bile duct obstruction in a randomized controlled trial. Gastroenterology 2015;149(1):130–138.

[28]　Gonzalo-Marin J, Vila JJ, Perez-Miranda M. Role of endoscopic ultrasound in the diagnosis of pancreatic cancer. World J Gastrointest Oncol 2014;6(9):360–368.

[29] Stark A, Hines OJ. Endoscopic and operative palliation strategies for pancreatic ductal adenocarcinoma. Semin Oncol 2015;42(1): 163–176.

[30] Mehta S, Hindmarsh A, Cheong E et al. Prospective randomized trial of laparoscopic gastrojejunostomy versus duodenal stenting for malignant gastric outflow obstruction. Surg Endosc 2006;20(2):239–242.

[31] Lillemoe KD, Cameron JL, Kaufman HS, Yeo CJ, Pitt HA, Sauter PK. Chemical splanchnicectomy in patients with unresectable pancreatic cancer. A prospective randomized trial. Ann Surg 1993;217(5):447–455; discussion 456–457.

[32] Wyse JM, Carone M, Paquin SC, Usatii M, Sahai AV. Randomized, double-blind, controlled trial of early endoscopic ultrasound-guided celiac plexus neurolysis to prevent pain progression in patients with newly diagnosed, painful, inoperable pancreatic cancer. J Clin Oncol 2011;29(26):3541–3546.

[33] Kazanjian KK, Reber HA, Hines OJ. Laparoscopic gastrojejunostomy for gastric outlet obstruction in pancreatic cancer. Am Surg 2004;70(10):910–913.

[34] Navarra G, Musolino C, Venneri A, De Marco ML, Bartolotta M. Palliative antecolic isoperistaltic gastrojejunostomy: a randomized controlled trial comparing open and laparoscopic approaches. Surg Endosc 2006;20(12):1831–1834.

[35] Gurusamy KS, Kumar S, Davidson BR. Prophylactic gastrojejunostomy for unresectable periampullary carcinoma. Cochrane Database Syst Rev 2013;2:CD008533.

[36] Lillemoe KD, Cameron JL, Hardacre JM et al. Is prophylactic gastrojejunostomy indicated for unresectable periampullary cancer? A prospective randomized trial. Ann Surg 1999;230(3):322–328; discussion 328–330.

[37] Van Heek NT, De Castro SM, van Eijck CH et al. The need for a prophylactic gastrojejunostomy for unresectable periampullary cancer: a prospective randomized multicenter trial with special focus on assessment of quality of life. Ann Surg 2003;238(6):894–902; discussion 902–905.

[38] Espat NJ, Brennan MF, Conlon KC. Patients with laparoscopically staged unresectable pancreatic adenocarcinoma do not require subsequent surgical biliary or gastric bypass. J Am Coll Surgeons 1999;188(6):649–655; discussion 655–657.

[39] Wade TP, Neuberger TJ, Swope TJ, Virgo KS, Johnson FE. Pancreatic cancer palliation: using tumor stage to select appropriate operation. Am J Surg 1994;167(1):208–212; discussion 212–213.

[40] Evans DB, Erickson BA, Ritch P. Borderline resectable pancreatic cancer: definitions and the importance of multimodality therapy. Ann Surg Oncol 2010;17(11):2803–2805.

[41] Varadhachary GR, Tamm EP, Abbruzzese JL et al. Borderline resectable pancreatic cancer: definitions, management, and role of preoperative therapy. Ann Surg Oncol 2006;13(8):1035–1046.

[42] Bilimoria KY, Bentrem DJ, Ko CY et al. Validation of the 6th edition AJCC Pancreatic Cancer Staging System: report from the National Cancer Database. Cancer 2007;110(4):738–744.

[43] Hammel P, Huguet F, Van Laethem J et al. Comparison of chemoradiotherapy (CRT) and chemotherapy (CT) in patients with locally advanced pancreatic cancer (LAPC) controlled after 4 months of gemcitabine with or without erlotinib: final results of the international phase III LAP 07 study. J Clin Oncol 2016;31(18); http://ascopubs.org/doi/abs/10.1200/jco.2013.31.18_suppl.lba4003 (accessed September 27, 2017). Published online before print.

[44] Ryan DP, Hong TS, Bardeesy N. Pancreatic adenocarcinoma. N Engl J Med 2014;371(11): 1039–1049.

[45] Conroy T, Desseigne F, Ychou M et al. FOLFIRINOX versus gemcitabine for metastatic pancreatic cancer. N Engl J Med 2011;364(19):1817–1825.

[46] Von Hoff DD, Ervin T, Arena FP et al. Increased survival in pancreatic cancer with nab-paclitaxel plus gemcitabine. N Engl J Med 2013;369(18):1691–1703.

[47] Temel JS, Greer JA, Muzikansky A et al. Early palliative care for patients with metastatic non-small-cell lungcancer. N Engl J Med 2010;363(8):733–742.

胰腺癌手术治疗篇
Surgical Treatment of Pancreatic Cancer

Pancreatic Cancer: Indications for Resection

胰腺癌：手术指征

103

Akimasa Nakao　著

邵仟仟　译

赵玉沛　校

一、概述

在所有胃肠道肿瘤里，胰腺癌预后最差。2014 年，美国约有 39 590 名患者死于胰腺癌[1]。在美国和日本，胰腺癌在癌症相关死亡原因中位居第四。尽管外科技术和化疗手段不断进步，但胰腺癌的预后依旧很差。手术切除是唯一可能治愈的方法。30 ～ 40 年前，胰十二指肠切除术的发病率和死亡率均很高。但是近年来，胰十二指肠切除术的发病率尤其是死亡率均大大降低。2014 年，其在日本的手术死亡率降至 2.8%[2]。

二、切除的临床标准

（一）年龄及并发症

胰腺癌在 70—80 岁人群中发病率最高。根据本中心及其他大规模中心的经验，胰腺手术的发病率尤其是死亡率均显著降低，并且＞ 70 岁和＜ 70 岁患者间的死亡率不存在差异[2, 3]。患者年龄、并发症、体力状态和意志力均为多科回顾期间需探讨的话题。肝硬化合并腹水及门脉高压为胰十二指肠切除术的少数禁忌证之一。

（二）诊断和分期

胰腺癌的诊断将在其他章节进行讨论。通常通过 MDCT 来进行术前分期[4, 5]。EUS 有时也用于胰腺癌的分期和诊断。腹腔镜检查在胰腺癌中同样具有潜在的诊断价值。

（三）活检

术前有必要通过活检来证实病变性质。通常通过 CT 或 EUS 引导下的细针穿刺活检来获得胰腺癌的组织学诊断，还可在 ERCP 时进行胰管刷检或活检。但是，当临床高度怀疑胰腺癌时，无须获得术前组织学或细胞学诊断。

（四）肿瘤相关抗原

研究表明，癌胚抗原、CA 19-9、DU-PAN-2 和 SPan-1 等肿瘤相关抗原与胰腺癌相关。在胰腺癌中，CA 19-9 ≥ 1000 U/ml 可能与远处转移或肿瘤不可切除相关[6]。

三、切除的手术标准

疾病程度的术前分期

目前尚无公认的切除标准。但是，已经明确的是已发生肝转移、腹膜转移及胸膜转移的患者无法从手术中获益。因此，通过术前分期来明确疾病程度是至关重要的。MDCT 对比成像是胰腺癌分期的首选方法[4, 5]。该手段对可切除性的预测性很高。MDCT 评估存在胰腺外转移、门静脉或肠系膜上静脉梗阻，以及肿瘤直接侵犯腹腔干和肠系膜上动脉均为手术切除的禁忌证。以可切除或临界可切除、局部晚期不可切除或肿瘤播散为基础的临床分期系统是简单易行的。通常根据 NCCN 指南（表 103-1）来定义可切除性的标准[7]。对于 CT 检查未发现病灶的患者，或存在可疑大血管及淋巴结受累的患者，EUS 可作为 CT 的补充检查手段。腹腔镜检查甚至可发现 MDCT 未探及的腹膜转移或肝转移。

四、胰腺癌的手术治疗

胰腺癌理想的手术方式为分离胰腺切除术。"分离"指的是采用无接触分离技术整块切除（en bloc resection）。对于胰体尾癌，行分离胰体尾切除术较容易。但是由于胰头区血管解剖复杂，因此分离胰十二指肠切除术很难。但是，采用肠系膜入路（mesenteric approach）[8] 且必要时采取门静脉导管分流术[9]可实现分离胰十二指肠切除术。在胰头癌中，全胰切除术或胰十二指肠切除术的适应证是胰腺手术中的关键性问题。最新研究对全胰切除术的标本进行组织病理学分析及免疫组化分析，结果显示来源于胰头至胰体或胰尾的肿瘤具有连续性[10-12]。因此，通过术中快速冰冻病理获得组织病理学诊断对于诊断胰腺内肿瘤发生、对胰头癌行 PD 以及对胰体尾癌行胰体尾切除术均很重要[13]。行保留幽门的胰十二指肠切除术是为了改善胃排空障碍及营养状况[14]。但是，对于保留幽门是否能够提高术后生活质量或营养状态，目前尚无一致结论[15]。与开腹胰腺癌手术相比，腹腔镜手术及机器人手术的手术学优势和肿瘤学优势尚不明确。

五、局部浸润

若胆总管下段、十二指肠、胃或结肠系膜受累，可行整块切除。腹膜后切缘包含胰腺后方及邻近

SMA 的结缔组织，这些结缔组织由胰腺外神经丛组成，且经常受肿瘤侵犯。肠系膜入路是实现该区域切缘阴性的理想手段。切缘阴性是决定生存期的重要预后因素 [16, 17]。

表 103-1　可切除性状态的定义标准

可切除性状态	动　脉	静　脉
可切除	无动脉受累：腹腔干、肠系膜上动脉或肝总动脉	肠系膜上静脉或门静脉未受累或包绕≤ 180° 且不伴静脉轮廓改变
临界可切除	**胰头 / 钩突** • 实体瘤包绕肝总动脉但未累及腹腔干或肝动脉分支，可实现安全并完整的切除及重建 • 实体瘤包绕肠系膜上动脉≤ 180° • 存在动脉解剖变异（例如：副右肝动脉、代肝右动脉、代肝总动脉及存在代偿动脉或副动脉的起源动脉），并且应注意到变异动脉的存在及肿瘤包绕的程度，因为这可能会影响到手术计划 **胰体 / 尾** • 实体瘤包绕腹腔干≤ 180° • 实体瘤包绕腹腔干≥ 180° 但主动脉未受累且胃十二指肠动脉完全未受累（一些学组成员建议将该标准归入不可切除的范畴）	• 实体瘤包绕肠系膜上静脉或门静脉＞ 180°，≤ 180° 伴静脉轮廓改变或静脉栓塞但是存在距离和长度均适于安全且完整地行切除及重建的血管 • 实体瘤包绕下腔静脉
不可切除	• 远处转移（包括非区域性淋巴结转移） **胰头 / 钩突** • 实体瘤包绕肠系膜上动脉＞ 180° • 实体瘤包绕腹腔干＞ 180° • 实体瘤包绕第一组空肠肠系膜上动脉分支 **胰体尾** • 实体瘤包绕肠系膜上动脉或腹腔干＞ 180° • 实体瘤包绕腹腔干且大动脉受累	**胰头 / 钩突** • 因肿瘤包绕或管腔闭塞（可能因为癌栓或血栓）无法行肠系膜上静脉 / 门静脉重建 • 肿瘤包绕大部分邻近的汇入肠系膜上动脉的空肠分支 **胰体尾** • 因肿瘤包绕或管腔闭塞（可能因为癌栓或血栓）无法行肠系膜上静脉 / 门静脉重建。

六、胰腺外神经浸润

胰腺癌常发生胰腺外神经浸润[18-20]。在国际癌症控制联盟（Union for International Cancer Control，UICC）分类中，对于胰腺癌的神经浸润没有明确的解释[21]。日本胰腺学会（Japan Pancreas Society）的分类[22] 对胰腺外神经丛的解剖做出了精确的解释（图 103-1）。胰腺内神经浸润与胰腺外神经丛浸润间的关系，以及神经浸润的方式与淋巴结转移无关[20]。在胰头癌中，若想获得肿瘤切缘阴性，必须完整切除胰腺外神经丛（尤其是胰头神经丛的第二部分）

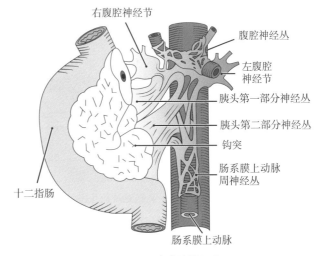

▲ 图 103-1　胰腺外神经丛

引自 Japan Pancreas Society, Classification of Pancreatic Carcinoma, 3rd English edn, 2011

（图 103-2）。但是，完整切除肠系膜上动脉周围神经会在术后引起严重的腹泻，且发生胰腺外神经浸润的胰腺癌预后很差[16]。胰腺外神经丛浸润是肿瘤切缘阳性的主要原因[16, 18, 20]。最近开始使用胰腺系膜（mesopancreas）这一术语[23]。但是，使用胰头第二部分神经丛（PL ph Ⅱ）比胰腺系膜更好（图 103-3）。

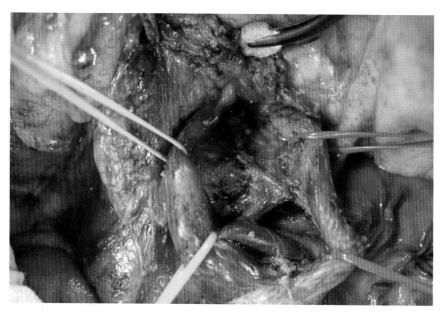

▲ 图 103-2　采用肠系膜入路显露胰腺系膜（胰头第二部分神经丛）

在该病例中，完整地保留了肠系膜上动脉周神经丛

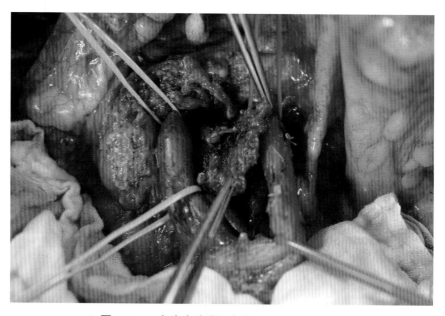

▲ 图 103-3　全胰腺系膜切除联合肠系膜上动脉切除

七、血管浸润

胰头癌常发生肠系膜上静脉和门静脉浸润。在过去 35 年内，胰十二指肠切除术联合门静脉切除的手术死亡率不断下降，并且门静脉切除已成为胰腺癌手术中一项非常安全的操作[24]。

自 1981 至 2014 年，本中心共对 463 例胰腺癌患者行肿瘤切除术，其中 297 例（64.1%）行联合血管切除。16 名患者行动脉切除联合门静脉切除。总手术死亡率为 2.4%（11/463），未联合血管切除患者的手术死亡率为 0.6%（1/166），仅行门脉切除而未联合动脉切除患者的手术死亡率为 1.8%（5/281），而在动脉切除联合门静脉切除的患者中，手术死亡率为 31.3%（5/16）。患者的生存期请参见图 103-4[24]。在行动脉切除联合门静脉切除的患者中，手术死亡率高、疾病分期晚、胰周切缘阳性率高。肿瘤侵犯肠系膜上动脉、腹腔动脉和肝总动脉为手术禁忌证[25]。其中，侵犯腹腔干的胰体癌是例外。对于此类癌症，应行胰体尾联合腹腔干切除术[26]。为了实现手术切缘阴性可联合血管切除。对于即使联合血管切除也无法获得肿瘤切缘阴性的患者，无血管切除指征。

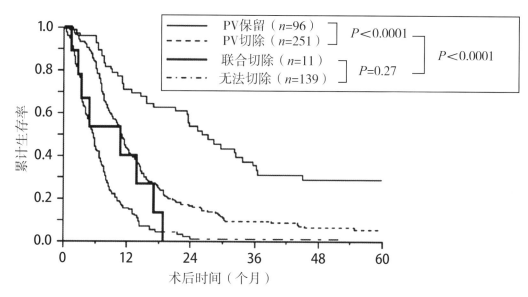

▲ 图 103-4　门静脉保留组和切除组的累计生存率
联合切除意味着联合门静脉和动脉切除的分组（引自 Nakao 等，2012[24]。经 Wolters Kluwer Health 许可转载）

八、淋巴结转移

淋巴结清扫是胰腺癌手术中非常重要的一部分。在胰腺癌手术标本中淋巴结阳性率高达 56%～77%[27-30]，这也是胰腺癌手术需行扩大淋巴结清扫的原因。关于主动脉旁淋巴结转移的报道很少。据报道，胰头癌中主动脉旁淋巴结转移的发生率为 16%[29] 和 26%[30]，而在胰体尾癌中分别为 13%[31] 和 17%[32]。尽管在胰腺癌手术中行扩大淋巴结清扫可能有益，但是最新的前瞻性对照研究[33-37]未对该议题进行明确。不应将包含主动脉旁淋巴结在内的扩大淋巴结清扫视为胰十二指肠切除术的常规部分。虽然行扩大淋巴结清扫无法使患者生存获益，但是能精确分期。

九、腹膜转移

腹膜转移在胰腺癌中常见，为手术切除的禁忌证之一。腹膜转移灶体积很小，若患者未出现腹水，通过 CT 或超声诊断困难。因此，通常采用腹腔镜检查或在剖腹探查直视下才能明确腹膜播散的诊断。使用常规染色，肿瘤细胞的发生率为 0% ～ 17%[38-42]。但是，采用肿瘤相关抗原和细胞角蛋白单克隆抗体行免疫细胞化学染色的发生率可高达 58%[43]、39%[44] 和 22%[42]。关于细胞学阳性和阴性患者的预后尚存在差异[45]。对于行腹腔镜检查及剖腹探查时无肉眼可见的腹膜播散而腹腔冲洗液细胞学阳性的患者，需要进一步研究来明确其是否为手术禁忌证。

十、肝转移

胰腺癌患者肝转移的发生率很高，且这部分患者的生存期极短，因此肝转移为胰腺切除术的禁忌证。转移灶通常为多发的，并且目前尚无数据显示行胰腺切除术的同时行肝转移灶切除可延长患者的生存期。

十一、其他远处转移

肺脏、骨骼系统及锁骨下淋巴结转移也是原发肿瘤切除的禁忌证。

十二、临床规模的影响

已有数项研究报道了机构规模对患者预后的影响。1995 年，Lieberman 等[46] 对纽约 184 家机构的 1972 台胰腺切除术（包括全胰切除术）进行评估。大规模医疗中心（手术量＞ 40 例）的死亡率显著低于小规模医疗中心（4% vs 12.3%）。其他几项研究同样显示，与小规模医疗中心相比，大规模医疗中心的死亡率更低、住院时间更短、总费用更少[47-49]。此外，大规模医疗中心的切缘阴性率和 5 年生存率更高[50]。这些研究对于大规模及小规模医疗中心的定义存在差异。NCCN 研究小组推荐应在年手术量不低于 15 ～ 20 例的机构内开展胰腺切除术[7]。

☞ 参考文献

[1] Siegel R, Ma J, Zou Z, Jemal A. Cancer statistics, 2014. CA Cancer J Clin 2014;64:9–29.

[2] Kimura W, Miyata H, Gotoh M et al. A pancreaticoduodenectomy risk model derived from 8575 cases from a national single-race population (Japanese) using a web-based data entry system: the 30-day and in-hospital mortality rates for pancreaticoduodenectomy. Ann Surg 2014;259:773–780.

[3]　Reames BN, Ghaferi AA, Birkmeyer JD et al. Hospital volume and operative mortality in the modern era. Ann Surg 2014; 260:244–251.

[4]　Al-Hawary MM, Francis IR, Chari ST et al. Pancreatic ductal adenocarcinoma radiology reporting template: consensus statement of the Society of Abdominal Radiology and the American Pancreatic Association. Gastroenterology 2014;146:291–304.

[5]　Al-Hawary MM, Francis IR, Chari ST et al. Pancreatic ductal adenocarcinoma radiology reporting template: consensus statement of the Society of Abdominal Radiology and the American Pancreatic Association. Radiology 2014;270:248–260.

[6]　Hartwig W, Strobel O, Hinz U et al. CA19-9 in potentially resectable pancreatic cancer: perspective to adjust surgical and perioperative therapy. Ann Surg Oncol 2013;20:2188–2196.

[7]　National Comprehensive Cancer Network. NCCN Clinical Practice Guidelines in Oncology (NCCN Guidelines®): Pancreatic Adenocarcinoma. Version 2.2015. Available at: www.nccn.org/professionals/physician_gls/pdf/pancreatic.pdf (accessed July 31, 2015).

[8]　Nakao A, Takagi H. Isolated pancreatectomy for pancreatic head carcinoma using catheter bypass of the portal vein. Hepatogastroenterology 1993;40:426–429.

[9]　Nakao A, Nonami T, Harada A et al. Portal vein resection with a new antithrombogenic catheter. Surgery 1990;108:913–918.

[10]　Klöppel G, Lohse T, Bosslet K et al. Ductal adenocarcinoma of the head of the pancreas: incidence of tumor involvement beyond the Whipple resection line. Histological and immunocytochemical analysis of 37 total pancreatectomy specimens. Pancreas 1987;2:170–175.

[11]　Ichihara T, Nagura H, Nakao A et al. Immunohistochemical localization of CA 19-9 and CEA in pancreatic carcinoma and associated diseases. Cancer 1988;61:324–333.

[12]　Nakao A, Ichihara T, Nonami T et al. Clinicohistopathologic and immunohistochemical studies of intrapancreatic development of carcinoma of the head of the pancreas. Ann Surg 1989;209:181–187.

[13]　Yamamura K, Nakao A, Fujii T et al. Clinicopathologic study of intrapancreatic cancer spread in carcinoma of the body and tail of the pancreas. Pancreas 2012;41:753–758.

[14]　Traverso LW, Longmire WP Jr. Preservation of the pylorus in pancreaticoduodenectomy. Surg Gynecol Obstet 1978;146:959–962.

[15]　Fujii T, Kanda M, Kodera Y et al. Preservation of the pyloric ring has little value in surgery for pancreatic head cancer: a comparative study comparing three surgical procedures. Ann Surg Oncol 2012;19:176–183.

[16]　Nakao A, Takeda S, Sakai M et al. Extended radical resection versus standard resection for pancreatic cancer: the rationale for extended radical resection. Pancreas 2004;28:289–292.

[17]　Kato K, Yamada S, Sugimoto H et al. Prognostic factors for survival after extended pancreatectomy for pancreatic head cancer: influence of resection margin status on survival. Pancreas 2009;38:605–612.

[18]　Nagakawa T, Kayahara M, Ueno K et al. Clinicopathological study on neural invasion to the extrapancreatic nerve plexus in pancreatic cancer. Hepatogastroenterology 1992;39:51–55.

[19]　Kayahara M, Nagakawa T, Ueno K et al. Surgical strategy for carcinoma of the pancreas head area based on clinicopathologic analysis of nodal involvement and plexus invasion. Surgery 1995;117:616–623.

[20]　Nakao A, Harada A, Nonami T et al. Clinical significance of carcinoma invasion of the extrapancreatic nerve plexus in pancreatic cancer. Pancreas 1996;12:357–361.

[21]　Sobin LH, Gospodrowicz MK, Wittekind Ch, eds. Pancreas. In: UICC TNM Classification of Malignant Tumors, 7th edn. Oxford: Wiley-Blackwell, 2010:132–135.

[22]　Japan Pancreas Society. Classification of Pancreatic Carcinoma, 3rd English edn. Tokyo: Kanehara & Co. Ltd., 2011.

[23]　Gockel I, Domeyer M, Wolloscheck T et al. Resection of the mesopancreas (RMP): a new surgical classification of a known anatomical space. World J Surg Oncol 2007;5:44.

[24]　Nakao A, Kanzaki A, Fujii T, Kodera Y et al. Correlation between radiographic classification and pathological grade of portal vein wall invasion in pancreatic head cancer. Ann Surg 2012;255:103–108.

[25]　Mollberg N, Rahbari NN, Koch M et al. Arterial resection during pancreatectomy for pancreatic cancer:a systematic review and meta-analysis. Ann Surg 2011;254:882–893.

[26]　Hirano S, Kondo S, Hara T et al. Distal pancreatectomy with en bloc celiac axis resection for locally advanced pancreatic body cancer: long-term results. Ann Surg 2007;246:46–51.

[27]　Delcore R, Rodriguez FJ, Forster J et al. Significance of lymph node metastases in patients with pancreatic cancer undergoing curative resection. Am J Surg 1996;172:463–468.

[28]　Kayahara M, Nagakawa T, Kobayashi H et al. Lymphatic flow in carcinoma of the head of the pancreas. Cancer

1992;70:2061–2066.

[29] Ishikawa O, Ohigashi H, Sasaki Y et al. Practical grouping of positive lymph nodes in pancreatic head cancer treated by an extended pancreatectomy. Surgery 1997;121:244–249.

[30] Nakao A, Harada A, Nonami T et al. Lymph node metastases in carcinoma of the head of the pancreas region. Br J Surg 1995;82:399–402.

[31] Nakao A, Harada A, Nonami T et al. Lymph node metastasis in carcinoma of the body and tail of the pancreas. Br J Surg 1997;84:1090–1092.

[32] Cubilla AL, Fortner J, Fitzgerald PJ. Lymph node involvement in carcinoma of the head of the pancreas area. Cancer 1978;41:880–887.

[33] Pedrazzoli S, DiCarlo V, Dionigi R et al. Standard versus extended lymphadenectomy associated with pancreatoduodenectomy in the surgical treatment of adenocarcinoma of the head of the pancreas: a multicenter, prospective, randomized study. Lymphadenectomy Study Group. Ann Surg 1998;228:508–517.

[34] Yeo CJ, Cameron JL, Lillemoe KD et al. Pancreaticoduodenectomy with or without distal gastrectomy and extended retroperitoneal lymphadenectomy for periampullary adenocarcinoma, Part 2: randomized controlled trial evaluating survival, morbidity, and mortality. Ann Surg 2002;236:355–366.

[35] Farnell MB, Pearson RK, Sarr MG et al. A prospective randomized trial comparing standard pancreatoduodenectomy with pancreatoduodenectomy with extended lymphadenectomy in resectable pancreatic head adenocarcinoma. Surgery 2005;138:618–628.

[36] Nimura Y, Nagino M, Takao S et al. Standard versus extended lymphadenectomy in radical pancreatoduodenectomy for ductal adenocarcinoma of the head of the pancreas: long-term results of a Japanese multicenter randomized controlled trial. J Hepatobiliary Pancreat Sci 2012;19:230–241.

[37] Jang JY, Kang MJ, Heo JS et al. A prospective randomized controlled study comparing outcomes of standard resection and extended resection, including dissection of the nerve plexus and various lymph nodes, in patients with pancreatic head cancer. Ann Surg 2014;259:656–664.

[38] Lei S, Kini J, Kim K et al. Pancreatic cancer. Cytologic study of peritoneal washings. Arch Surg 1994;129:639–642.

[39] Fernández-del Castillo C, Rattner DW, Warshaw AL. Further experience with laparoscopy and peritoneal cytology in the staging of pancreatic cancer. Br J Surg 1995;82:1127–1129.

[40] Leach SD, Rose JA, Lowy AM et al. Significance of peritoneal cytology in patients with potentially resectable adenocarcinoma of the pancreatic head. Surgery 1995;118:472–478.

[41] Nomoto S, Nakao A, Kasai Y et al. Peritoneal washing cytology combined with immunocytochemical staining and detecting mutant K-ras in pancreatic cancer: comparison of the sensitivity and availability of various methods. Pancreas 1997;14:126–132.

[42] Nakao A, Oshima K, Takeda S et al. Peritoneal washings cytology combined with immunocytochemical staining in pancreatic cancer. Hepatogastroenterology 1999;46:2974–2977.

[43] Juhl H, Stritzel M, Wroblewski A et al. Immunocytological detection of micrometastatic cells: comparative evaluation of findings in the peritoneal cavity and the bone marrow of gastric, colorectal and pancreatic cancer patients. Int J Cancer 1994;57:330–335.

[44] Vogel I, Krüger U, Marxsen J et al. Disseminated tumor cells in pancreatic cancer patients detected by immunocytology: a new prognostic factor. Clin Cancer Res 1999;5:593–599.

[45] Yamada S, Takeda S, Fujii T et al. Clinical implications of peritoneal cytology in potentially resectable pancreatic cancer: positive peritoneal cytology may not confer an adverse prognosis. Ann Surg 2007;246:254–258.

[46] Lieberman MD, Kilburn H, Lindsey M et al. Relation of perioperative deaths to hospital volume among patients undergoing pancreatic resection for malignancy. Ann Surg 1995;222:638–645.

[47] Gordon TA, Burleyson GP, Tielsch JM et al. The effects of regionalization on cost and outcome for one general high-risk surgical procedure. Ann Surg 1995;221:43–49.

[48] Imperato PJ, Nenner RP, Starr HA et al. The effects of regionalization on clinical outcomes for a high risk surgical procedure: a study of the Whipple procedure in New York State. Am J Med Qual 1996;11:193–197.

[49] Gouma DJ, van Geenen RC, van Gulik TM et al. Rates of complications and death after pancreaticoduodenectomy: risk factors and the impact of hospital volume. Ann Surg 2000;232:786–795.

[50] La Torre M, Nigri G, Ferrari L et al. Hospital volume, margin status, and long-term survival after pancreaticoduodenectomy for pancreatic adenocarcinoma. Am Surg 2012;78:225–229.

Pancreaticoduodenectomy for Pancreatic Cancer, Short–and Long–Term Outcomes After Kausch–Whipple and Pylorus–Preserving Resection

胰腺癌胰十二指肠切除术（Kausch–Whipple术、PPPD术）后的短期及长期预后

104

Jin He，John L. Cameron　著

赵邦博　译

赵玉沛　校

一、概述

William Stewart Halsted 博士于 1898 年首次成功完成了一例壶腹周围肿瘤切除术[1, 2]，首例成功对于胰头的局部切除由 Kausch 完成并于 1912 年报道[3]，1935 年，Whipple 在美国外科学会上展示了 3 例胰十二指肠切除术，自此，该术式被逐渐普及[4, 5]。直至 20 世纪 70 年代，胰十二指肠切除术因 25% 左右的高院内死亡率，仍很少被开展[6]。从 20 世纪 80 年代开始，胰十二指肠切除术逐渐成为一种安全的术式，大规模的胰腺中心几乎可以在任何年龄组中开展该术式，而院内死亡率低于 5%[2, 7, 8]。在过去 10 年中，本中心术后 30 天内死亡率持续低于 1%[9]。

因难以早期发现、疾病异质性及治疗抵抗，胰腺癌是癌症死亡的常见原因。长期总体生存率仍然很低，5 年存活率在 30 年间几乎没有显著变化并维持在 5% 左右。对于胰头部胰腺癌，根治性胰十二指肠切除术是唯一可能提供治愈机会的治疗方式。随着有效的新辅助化疗的发展和手术相关死亡率的显著降低，更多的胰腺癌患者将有机会接受胰十二指肠切除术。

在任何治疗方案制订前，对于胰腺癌的准确诊断都是必要的。影像学诊断方面可考虑选择 CT 与胰腺质子成像，若考虑进行新辅助化疗则需进行组织病理诊断，这可以通过 EUS 引导下细针穿刺来实现。

依靠术前 CT 影像，无可见远处转移的胰腺癌可分为可切除、交界可切除（borderline resectable pancreatic cancer，BRPC）及局部进展期（locally advanced pancreatic cancer，LAPC）肿瘤。可切除性的具体分类详见表 104-1。

　　几项随机研究显示保留幽门的胰十二指肠切除术与经典的 Whipple 手术具有同等的预后 [10, 11]。在本章中，我们将讨论胰腺癌患者胰十二指肠切除术后（经典及保留幽门术式）的短期及远期预后。

表 104-1　胰腺癌可切除性定义

	可切除	交界可切除	不可切除
美国德州大学 MD 安德森癌症中心	毗邻或包绕肠系膜上静脉 / 门静脉，但无闭塞；无肠系膜上动脉 / 肝总动脉 / 腹腔干毗邻	肠系膜上静脉 / 门静脉短节段闭塞；毗邻肠系膜上动脉 / 肝总动脉 / 腹腔干	肠系膜上静脉 / 门静脉不可重建；包绕肠系膜上动脉 / 肝总动脉 / 腹腔干
美国国家综合癌症网络（NCCN）	无肠系膜上静脉 / 门静脉毗邻；无肠系膜上动脉 / 肝总动脉 / 腹腔干毗邻	毗邻肠系膜上静脉 / 门静脉或短节段闭塞但可重建；毗邻肠系膜上动脉 / 肝总动脉；无腹腔干毗邻	肠系膜上静脉 / 门静脉不可重建；包绕肠系膜上动脉 / 肝总动脉 / 腹腔干

毗邻 . 血管环绕小于 180°　；包绕 . 血管环绕超过 180°

二、短期预后

　　约 20% 胰腺癌患者的病灶是可切除的，根治性手术应该实现具有阴性切缘的 R_0 切除。对于成功切除的患者，5 年总体生存率约为 20%，而淋巴结阴性和切缘阴性的患者 5 年总体生存率更高 [9]。

　　BRPC 癌患者能否从新辅助化疗中受益仍有争议 [12]。Konstantinidis 等表明接受了 R_1 切除的患者较局部进展期不可切除的胰腺癌患者生存期得到延长，而具有 1mm 或更少切缘的患者（169 名）与接受 R_1 切除的患者（157 名）生存期相似 [13]。目前有两个关于新辅助化疗和（或）放疗受益的联合试验（A201101 和 A201501）正在开展。我们期待几年后这些随机化临床试验的结果可以解决对于交界可切除癌症患者新辅助治疗的相关争议。

　　LAPC 患者通常经过全身新辅助化疗以期进行手术切除，目前有关于新辅助化疗后 LAPC 手术切除的个案 [14] 及小样本队列报道。Faris 等报道了 22 例应用 FOLFIRINOX 方案（氟尿嘧啶、奥沙利铂、伊立替康和甲酰四氢叶酸）的 LAPC 患者，其中 5 名患者（23%）随后接受了 R_0 切除。虽然术前化疗得到了 23% 的可切除转化，但这 5 名患者中有 3 名在 5 个月内出现了远处转移 [15]。Ferrone 等报道了 40 例接受 FOLFIRINOX 方案化疗并拟接受手术治疗的 BRPC/LAPC 患者，尽管 19 名患者在新辅助化疗后仍为局部进展期，但最终 35 名患者（87.5%）接受了 R_0 切除，这部分患者的短期预后，如住院时间、再入院率和死亡率，与未接受新辅助化疗的患者相似 [16]。Bickenbach 等报道 36 例在新辅助化疗后接受了手术治疗的 LAPC 患者，其总中位生存期与可切除胰腺癌患者相似 [17]。Kadera 总结的其关于 49 例 LAPC 患者诊疗经验显示，在经过中位时间为 7 个月的新辅助化疗后，49 名患者中有 37 名患者淋巴结阴性（75.5%）、42 名患者（85.7%）切缘阴性，他们报道 45.8% 的患者达到了完全病理反应，在所有文献报道中最高 [18]。Gillen 等对 57 项研究进行了系统综述（每项研究中 BRPC/LAPC 患者中位数为 27 名），显示 33.2% 的患者在接受新辅助治疗后转化为可切除，而新辅助化疗或新辅助放化疗后手术切除患者的总生存期与可切除患者相似 [19]。

抛开前述的胰十二指肠切除术的适应证（可切除、交界可切除及局部进展期），影响手术短期预后的因素包括患者年龄、是否接受新辅助治疗、是否行血管切除重建、是否行扩大淋巴结清扫及重建方式，我们将分为以下几点讨论。

(1) 与小于 80 岁的患者相比，80 岁及以上的患者具有较高并发症率（55% vs 44%）和院内死亡率（4% vs 1%）[2]。与老年患者（超过 70 岁）相比，年轻患者（小于 45 岁）在根治性切除术后的并发症较少且生存率更高 [20]。

(2) 接受新辅助治疗患者的手术并发症率更低，Ferrone 等报道 40 名在接受 FOLFIRINOX 方案新辅助化疗后行手术治疗的 BRPC/LAPC 患者中无胰瘘发生 [16]。一项由 Motoi 等开展、纳入了 388 名新辅助治疗后患者的研究中显示，接受新辅助治疗组与未接受组在术后并发症率上无显著差异 [21]。

(3) 门静脉 / 肠系膜上静脉的切除在某种程度上对于达到 R_0 切除是必要的。Riediger 等报道了他们在 53 名静脉切除患者中的经验，32% 的患者为节段性切除，最终病理学证实 40% 患者的静脉无肿瘤浸润。与未行静脉切除的患者相比，静脉切除的患者具有相似的并发症率（23% vs 35%）[22]。

(4) 新辅助治疗后行动脉切除重建在某种程度上对于达到 R_0 切除是必要的。术中最常被切除的动脉为腹腔干，该术式后来被称为改良 Appleby 术，此术式中另包括远端胰腺切除、脾切除及腹腔干整块切除，而肝脏的动脉灌注靠经由胃十二指肠动脉的肠系膜上动脉的逆行侧支血流维持。许多小队列研究表明了该术式的安全性及可行性 [23-28]。改良 Appleby 术的短期预后包括术后并发症率与远端胰腺切除术相似。

(5) 由于动脉重建困难及短期预后不佳，在胰十二指肠切除术中很少行肝动脉和肠系膜上动脉切除。Rehders 等通过其对胰腺癌患者动脉切除的经验表明动脉血管受累提示了肿瘤位置不佳，而非不良的肿瘤生物学行为，他们认为可以进行 R_0 切除的经验丰富的外科医生同样可以胜任血管的切除 [29]。虽然一些小的队列研究已证实肝动脉或肠系膜上动脉整块切除的安全性 [30]，但尚无大型研究或荟萃分析证实其获益 [31]。

(6) 因许多随机试验和系统综述表明扩大的淋巴结清扫术未使患者获得显著受益，反而带来了更多的术后并发症，故未得到广泛应用 [32-36]。

(7) 本中心在切除后首选肠吻合术，精细的吻合技术及优化胰肠吻合口血供均可显著减少术后胰瘘的发生率 [37]。

回顾本中心近期 1687 例行胰十二指肠切除术的胰腺癌患者，总并发症发生率为 41%，最常见的并发症包括胃排空延迟（16%）、伤口并发症（11%）和术后胰瘘（6%）（表 104-2）[9]。胃排空延迟和伤口并发症通常与术后胰瘘有关。排除术后胰瘘的情况下，胃排空延迟主要依靠支持性治疗，可应用鼻胃管进行胃肠减压并给予必要的肠外营养支持。胃排空延迟患者可能受益于甲氧氯普胺和红霉素等促动力剂。文献表明结肠前胃空肠吻合可降低胃排空延迟的发生概率 [38, 39]。Nakamura 等总结了其近期 160 例胰十二指肠切除术，发现大曲率的胃空肠侧 - 侧吻合可以显著降低胃排空延迟的发生率（侧 - 侧吻合 2.5% vs 端 - 侧吻合 21%）[40]。本中心实践发现，行结肠前胃肠侧 - 侧吻合的患者发生胃排空延迟的概率最低。

表 104-2　胰腺癌 Whipple 术后三种最常见术后并发症发生趋势 [n（%）]

时　　间	术后胰瘘	胃排空延迟	伤口并发症
20 世纪 80 年代（n=66）	0（0%）	2（3%）	1（2%）
20 世纪 90 年代（n=507）	18（4%）	74（15%）	33（7%）
21 世纪后（n=1115）	75（7%）	190（17%）	151（14%）
总数（n=1688）	93（6%）	266（16%）	185（11%）

三、远期预后

　　Whipple 术后的胰腺癌患者长期总生存率并不乐观。尽管自 20 世纪 90 年代以来，Whipple 术后 30 天内死亡率已低至 1%，但我们最近对 1981—2011 年间胰腺癌患者的分析显示，其中位生存期仅维持在 19 个月 [9]。通过研究上述 1687 例胰腺癌患者，我们发现切缘状态和淋巴结阳性率与总生存率相关（图 104-1），切缘阴性和淋巴结转移阴性的患者估计总生存期为 42 个月，而切缘阳性或淋巴结转移患者为 18 个月。

　　通常用于预计 5 年生存率的预后因素包括肿瘤大小、淋巴结状态、切缘状态、肿瘤分化程度、淋巴血管及周围神经侵犯以及是否行辅助化疗，但上述因素能否预计患者的 10 年生存率尚不可知。我们回顾了 2000 年 1 月至 2010 年 12 月期间于约翰霍普金斯医院进行胰腺切除术胰腺癌患者的临床病理特征，其估计 5 年和 10 年的疾病相关生存率分别为 20.4% 和 15.1%。使用 Aalen 线性危险模型研究其时变效应发现，影响 5 年生存率的常用预后因素对 5 年后的生存率显得并不重要。119 例存活超过 5 年的患者中，30 例（25%）为切缘阳性，13 例（11%）肿瘤大小＞4cm，8 例（7%）淋巴结阳性数大于 5 个，36 例（30%）肿瘤分化程度差，38 例（32%）有淋巴血管侵犯，95 例（80%）有周围神经侵犯。27 例存活＞10 年的患者中，8 例（30%）边缘阳性，4 例（15%）肿瘤大小＞4 cm，2 例（7%）阳性淋巴结＞5 例，12 例（44%）肿瘤分化差，6 例（22%）有淋巴血管侵犯，24 例（89%）有周围神经浸润。故上述的胰腺癌预后因素具有时间依赖性，且其仅适用于胰腺切除术后的前 5 年。

　　完成全程的辅助化疗是影响生存期的独立预后因素，但术后行辅助化疗的开始时间不是 [41]。

　　新辅助化疗显著增加了胰腺癌的切除机会。尽管目前尚无关于胰腺癌新辅助化疗的 3 期临床试验数据，新辅助化疗和（或）放化疗已被广泛应用，尤其是在 BRPC 及 LAPC 患者中 [15, 16, 42]。

　　一项纳入了超过 4 000 例胰腺癌患者的系统综述显示，32% 的 LAPC 患者在接受新辅助放化疗后存在手术切除机会，且其生存率与可切除患者相似 [19]。对于基本情况较好的患者，最常用的新辅助化疗方案为 FOLFIRINOX 方案。使用 FOLFIRINOX 的理论依据源于其在远处转移患者中的应用数据，相对于吉西他滨单药，其对于中位无进展生存期（progression-free survival，PFS）（6.4 个月 vs 3.3 个月，P＜0.001）及中位总生存期（11.1 个月 vs 6.8 个月，P＜0.001）均有改善 [43]。

　　另一种新辅助化疗方案为吉西他滨联合白蛋白结合紫杉醇，其理论依据也是源于在远处转移患者中的应用数据，该方案亦能改善总生存期（8.7 个月 vs 6.6 个月，P＜0.0001；HR 0.72）及中位无进展生存期 [44]。

　　一些美国试验正在招募可切除（SWOG S1505）、交界可切除（Alliance A201101 和 A201501）或局部进展期（RTOG 1201）的胰腺癌患者，以明确新辅助化疗和（或）放疗的益处。一项基于 FOLFIRINOX

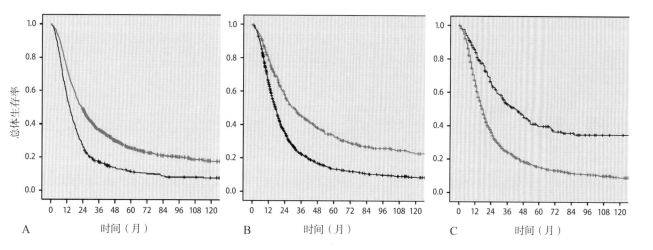

时　间	切缘阳性（440 例）	切缘阴性（1247 例）	淋巴结阳性（1277 例）	淋巴结阴性（410 例）	切缘及淋巴结阴性（214 例）	其　他
中位总体生存期（月）	14	23	17	30	42	18

▲ 图 104-1　胰腺癌患者总体生存曲线

A. 切缘阴性（绿线）vs 切缘阳性（蓝线）胰腺癌患者总体生存期（中位生存期 23 个月 vs 14 个月，$P < 0.001$）；B. 淋巴结转移阴性（绿线）vs 淋巴结转移阳性（蓝线）胰腺癌患者总体生存期（中位生存期 30 个月 vs 17 个月，$P < 0.001$）；C. 切缘阴性及淋巴结转移阴性（绿线）vs 其他（蓝线）胰腺癌患者总体生存期（中位生存期 42 个月 vs 18 个月，$P < 0.001$）

联合短程放疗新辅助放化疗方案的 2 期临床试验正在开展，以进一步明确 R₀ 切除率（NCT01591733）。我们期待未来几年能够出现关于新辅助化疗和（或）放射治疗获益的 1 级证据。

最近，立体定向放疗（stereotactic body radio therapy，SBRT）已被用于 BRPC/LAPC 患者的新辅助和辅助治疗中[45]。立体定向放疗可以向肿瘤区域提供高剂量的辐射，同时避免对周围组织的放射损伤[46]，一项针对术中标记肿瘤床的立体定向放疗联合胰腺肿瘤细胞疫苗及 FOLFIRINOX 的术后辅助治疗方案前瞻性单臂临床试验正在开展（NCT01595321）[45]。Chuong 等报道了联合吉西他滨、多西紫杉醇、卡培他滨（gemcitabine, docetaxel, and capecitabine，GTX）及立体定向放疗在 57 例 BRPC 患者中的应用效果，32 例（56.1%）成功接受了手术切除，R₀ 切除率为 96.9%，病理完全缓解率为 9.4%，中位总生存期为 19.3 个月[47]。但立体定向放疗所带来的更好的局部控制是否可以转化为更长的总体存活率仍然是未知的。

其他影响胰十二指肠切除术远期预后的手术相关因素还可能包括切缘状态及是否行血管切除 / 重建。数据显示，通过静脉切除达到 R₀ 切除患者的总生存率与没有静脉受累同时接受 R₀ 切除者相似，且二者的并发症率和围术期死亡率并无显著差异[48]。静脉受累可以提示肿瘤位置，但却无法提示肿瘤的侵袭性生物学行为。Kelly 等通过总结 71 例静脉切除患者发现，Whipple 联合静脉切除手术患者的远期预后并不比未联合静脉切除的患者差（总生存期 12 个月 vs 19 个月；$P = 0.05$）[49]。Tseng 等通过总结 110 例 Whipple 联合静脉切除手术的患者得出了相似的结论，联合静脉切除组中位生存期为 23.4 个月，而接受标准 Whipple 手术的组中为 26.5 个月（$P = 0.177$）[50]。

尽管回顾性研究表明，对于特点患者行联合静脉切除的 Whipple 手术已经可以获得低死亡率和长达 2

年的中位生存期，但对于扩大性动静脉联合切除重建则对长期生存无益 [31, 51]。

我们正在收集对于全程新辅助化疗有反应的肝脏寡转移（小于 3 个）胰腺癌患者的前瞻性临床数据，以弥补现阶段的不足，这些患者行诊断性腹腔镜探查及手术切除后的预后尚未可知。

四、展望

微创胰十二指肠切除术包括全腹腔镜 [52, 53] 或机器人辅助 [54, 55] 胰十二指肠切除术，在短期预后方面，如在缩短住院时间和快速康复方面，已展现出优势，这些优势均可转化为使患者更及时地接受辅助化疗。与开腹胰十二指肠切除术相比，接受全腹腔镜手术的患者也被证明具有更长的无进展生存期。早期发现、微创技术的应用以及更有效的化疗方案将为未来的胰腺癌患者带来更光明的预后。

☞ 参考文献

[1] Halsted WS. Contributions to the surgery of the bile passages, especially of the common bile duct. Boston Med Surg J 1899;141:645–654.

[2] Cameron JL, He J. Two thousand consecutive pancreaticoduodenectomies. J Am Coll Surg 2015;220:530–536.

[3] Kausch W. Das carcinoma der papilla duodeni und senine radikale entfeinung. Beitr Z Clin Chir 1912;78.

[4] Whipple AO, Parsons WB, Mullins CR. Treatment of carcinoma of the ampulla of Vater. Ann Surg 1935;102:763–779.

[5] Whipple AO. A reminiscence:pancreaticduodenectomy. Rev Surg 1963;20:221–225.

[6] Monge JJ, Judd ES, Gage RP. Radical pancreatoduodenectomy: a 22-year experience with the complications, mortality rate, and survival rate. Ann Surg 1964;160:711–722.

[7] Fernández-del Castillo C, Rattner DW, Warshaw AL. Standards for pancreatic resection in the 1990s. Arch Surg 1995;130:295–299; discussion 299–300.

[8] Cameron JL, Riall TS, Coleman J, Belcher KA. One thousand consecutive pancreaticoduodenectomies. Ann Surg 2006;244:10–15.

[9] He J, Ahuja N, Makary MA et al. 2564 resected periampullary adenocarcinomas at a single institution:trends over three decades. HPB (Oxford) 2014;16:83–90.

[10] Seiler CA, Wagner M, Sadowski C, Kulli C, Buchler MW. Randomized prospective trial of pyloruspreserving vs. Classic duodenopancreatectomy (Whipple procedure): initial clinical results. J Gastrointest Surg 2000;4:443–452.

[11] Lin PW, Lin YJ. Prospective randomized comparison between pylorus-preserving and standard pancreaticoduodenectomy. Br J Surg 1999;86:603–607.

[12] Katz MH, Marsh R, Herman JM, et al. Borderline resectable pancreatic cancer: need for standardization and methods for optimal clinical trial design. Ann Surg Oncol 2013;20:2787–2795.

[13] Konstantinidis IT, Warshaw AL, Allen JN et al. Pancreatic ductal adenocarcinoma: is there a survival difference for R1 resections versus locally advanced unresectable tumors? What is a "true" R0 resection? Ann Surg 2013;257:731–736.

[14] Mondo EL, Noel MS, Katz AW, Schoeniger LO, Hezel AF. Unresectable locally advanced pancreatic cancer: treatment with neoadjuvant leucovorin, fluorouracil, irinotecan, and oxaliplatin and assessment of surgical resectability. J Clin Oncol 2013;31:e37–39.

[15] Faris JE, Blaszkowsky LS, McDermott S et al. FOLFIRINOX in locally advanced pancreatic cancer: the Massachusetts General Hospital Cancer Center experience. Oncologist 2013;18:543–548.

[16] Ferrone CR, Marchegiani G, Hong TS et al. Radiological and surgical implications of neoadjuvant treatment with FOLFIRINOX

for locally advanced and borderline resectable pancreatic cancer. Ann Surg 2015;261:12–17.

[17] Bickenbach KA, Gonen M, Tang LH et al. Downstaging in pancreatic cancer: a matched analysis of patients resected following systemic treatment of initially locally unresectable disease. Ann Surg Oncol 2012;19:1663–1669.

[18] Kadera BE, Sunjaya DB, Isacoff WH et al. Locally advanced pancreatic cancer: association between prolonged preoperative treatment and lymph-node negativity and overall survival. JAMA Surg 2014;149:145–153.

[19] Gillen S, Schuster T, Meyer Zum Buschenfelde C, Friess H, Kleeff J. Preoperative/neoadjuvant therapy in pancreatic cancer: a systematic review and metaanalysis of response and resection percentages. PLoS Med 2010;7:e1000267.

[20] He J, Edil BH, Cameron JL et al. Young patients undergoing resection of pancreatic cancer fare better than their older counterparts. J Gastrointest Surg 2013;17:339–344.

[21] Motoi F, Unno M, Takahashi H et al. Influence of preoperative anti-cancer therapy on resectability and perioperative outcomes in patients with pancreatic cancer: Project study by the Japanese Society of Hepato-Biliary-Pancreatic Surgery. J Hepatobiliary Pancreat Sci 2014;21:148–158.

[22] Riediger H, Makowiec F, Fischer E, Adam U, Hopt UT. Postoperative morbidity and long-term survival after pancreaticoduodenectomy with superior mesentericoportal vein resection. J Gastrointest Surg 2006;10:1106–1115.

[23] Gagandeep S, Artinyan A, Jabbour N et al. Extended pancreatectomy with resection of the celiac axis: the modified Appleby operation. Am J Surg 2006;192:330–335.

[24] Hirano S, Kondo S, Hara T et al. Distal pancreatectomy with en bloc celiac axis resection for locally advanced pancreatic body cancer: long-term results. Ann Surg 2007;246:46–51.

[25] Sperti C, Berselli M, Pedrazzoli S. Distal pancreatectomy for body-tail pancreatic cancer: is there a role for celiac axis resection? Pancreatology 2010;10:491–498.

[26] Baumgartner JM, Krasinskas A, Daouadi M et al. Distal pancreatectomy with en bloc celiac axis resection for locally advanced pancreatic adenocarcinoma following neoadjuvant therapy. J Gastrointest Surg 2012;16:1152–1159.

[27] Okada K, Kawai M, Tani M et al. Surgical strategy for patients with pancreatic body/tail carcinoma: who should undergo distal pancreatectomy with en-bloc celiac axis resection? Surgery 2013;153:365–372.

[28] Takahashi Y, Kaneoka Y, Maeda A, Isogai M. Distal pancreatectomy with celiac axis resection for carcinoma of the body and tail of the pancreas. World J Surg 2011;35:2535–2542.

[29] Rehders A, Stoecklein NH, Guray A, Riediger R, Alexander A, Knoefel WT. Vascular invasion in pancreatic cancer: tumor biology or tumor topography? Surgery 2012;152:S143–151.

[30] Martin RC, 2nd, Scoggins CR, Egnatashvili V, Staley CA, McMasters KM, Kooby DA. Arterial and venous resection for pancreatic adenocarcinoma: operative and long-term outcomes. Arch Surg 2009;144:154–159.

[31] Mollberg N, Rahbari NN, Koch M et al. Arterial resection during pancreatectomy for pancreatic cancer:a systematic review and meta-analysis. Ann Surg 2011;254:882–893.

[32] Yeo CJ, Cameron JL, Sohn TA et al. Pancreaticoduodenectomy with or without extended retroperitoneal lymphadenectomy for periampullary adenocarcinoma: comparison of morbidity and mortality and short-term outcome. Ann Surg 1999;229:613–622; discussion 622–624.

[33] Yeo CJ, Cameron JL, Lillemoe KD et al. Pancreaticoduodenectomy with or without distal gastrectomy and extended retroperitoneal lymphadenectomy for periampullary adenocarcinoma, Part 2: randomized controlled trial evaluating survival, morbidity, and mortality. Ann Surg 2002;236:355–366; discussion 366–368.

[34] Riall TS, Cameron JL, Lillemoe KD et al. Pancreaticoduodenectomy with or without distal gastrectomy and extended retroperitoneal lymphadenectomy for periampullary adenocarcinoma, Part 3: update on 5-year survival. J Gastrointest Surg 2005;9:1191–1204; discussion 204–206.

[35] Michalski CW, Kleeff J, Wente MN, Diener MK, Buchler MW, Friess H. Systematic review and metaanalysis of standard and extended lymphadenectomy in pancreaticoduodenectomy for pancreatic cancer. BrJ Surg 2007;94:265–273.

[36] Sun J, Yang Y, Wang X et al. Meta-analysis of the efficacies of extended and standard pancreatoduodenectomy for ductal adenocarcinoma of the head of the pancreas. World J Surg 2014;38:2708–2715.

[37] Strasberg SM, Drebin JA, Mokadam NA et al. Prospective trial of a blood supply-based technique of pancreaticojejunostomy: effect on anastomotic failure in the Whipple procedure. J Am Coll Surg 2002;194:746–758; discussion 759–760.

[38] Hartel M, Wente MN, Hinz U et al. Effect of antecolic reconstruction on delayed gastric emptying after the pylorus-preserving Whipple procedure. Arch Surg 2005;140:1094–1099.

[39] Nikfarjam M, Kimchi ET, Gusani NJ et al. A reduction in delayed gastric emptying by classic pancreaticoduodenectomy with an antecolic gastrojejunal anastomosis and a retrogastric omental patch. J Gastrointest Surg 2009;13:1674–1682.

[40] Nakamura T, Ambo Y, Noji T et al. Reduction of the incidence of delayed gastric emptying in side-to-side gastrojejunostomy in subtotal stomach-preserving pancreaticoduodenectomy. J Gastrointest Surg 2015;19:1425–1432.

[41] Valle JW, Palmer D, Jackson R et al. Optimal duration and timing of adjuvant chemotherapy after definitive surgery for ductal adenocarcinoma of the pancreas: ongoing lessons from the ESPAC-3 study. J Clin Oncol 2014;32:504–512.

[42] Khushman M, Dempsey N, Maldonado JC et al. Full dose neoadjuvant FOLFIRINOX is associated with prolonged survival in patients with locally advanced pancreatic adenocarcinoma. Pancreatology 2015;15:667–673.

[43] Conroy T, Desseigne F, Ychou M, et al. FOLFIRINOX versus gemcitabine for metastatic pancreatic cancer. N Engl J Med 2011;364:1817–1825.

[44] Von Hoff DD, Ervin T, Arena FP et al. Increased survival in pancreatic cancer with nab-paclitaxel plus gemcitabine. N Engl J Med 2013;369:1691–1703.

[45] Herman JM, Koong AC. Stereotactic body radiation therapy: a new standard option for pancreatic cancer? J Natl Compr Canc Netw 2014;12:1489–1493.

[46] Rwigema JC, Parikh SD, Heron DE et al. Stereotactic body radiotherapy in the treatment of advanced adenocarcinoma of the pancreas. Am J Clin Oncol 2011;34:63–69.

[47] Chuong MD, Springett GM, Freilich JM et al. Stereotactic body radiation therapy for locally advanced and borderline resectable pancreatic cancer is effective and well tolerated. Int J Radiat Oncol Biol Phys 2013;86:516–522.

[48] Leach SD, Lee JE, Charnsangavej C et al. Survival following pancreaticoduodenectomy with resection of the superior mesenteric-portal vein confluence for adenocarcinoma of the pancreatic head. Br J Surg 1998;85:611–617.

[49] Kelly KJ, Winslow E, Kooby D et al. Vein involvement during pancreaticoduodenectomy: is there a need for redefinition of "borderline resectable disease"? J Gastrointest Surg 2013;17:1209–1217; discussion 1217.

[50] Tseng JF, Raut CP, Lee JE et al. Pancreaticoduodenectomy with vascular resection: margin status and survival duration. J Gastrointest Surg 2004;8:935–949; discussion 949–950.

[51] Stitzenberg KB, Watson JC, Roberts A et al. Survival after pancreatectomy with major arterial resection and reconstruction. Ann Surg Oncol 2008;15:1399–1406.

[52] Kendrick ML. Laparoscopic and robotic resection for pancreatic cancer. Cancer J 2012;18:571–576.

[53] Croome KP, Farnell MB, Que FG et al. Total laparoscopic pancreaticoduodenectomy for pancreatic ductal adenocarcinoma: oncologic advantages over open approaches? Ann Surg 2014;260:633–638; discussion 638–640.

[54] Magge D, Zureikat A, Hogg M, Zeh HJ 3rd. Minimally invasive approaches to pancreatic surgery. Surg Oncol Clin N Am 2016;25:273–286.

[55] Winer J, Can MF, Bartlett DL, Zeh HJ, Zureikat AH. The current state of robotic-assisted pancreatic surgery. Nat Rev Gastroenterol Hepatol 2012;9:468–476.

Left Pancreatectomy for Body and Tail Cancer
胰体尾癌的左半胰腺切除术

105

Georgios Gemenetzis，Christopher L. Wolfgang　著

赵邦博　译

赵玉沛　校

一、概述

由于早期缺乏典型症状，胰腺体尾癌的患者在发现时一般已分期较晚。当出现临床症状时，疾病通常已向胰腺实质外侵犯，同时伴有邻近的血管或器官浸润[1]。另外，由于诊断时可能已存在局部淋巴结转移和远处器官播散，致使仅有小于 15% 的胰体尾癌患者在发现时可行手术切除[2]。

胰体尾癌的治疗方案应基于影像学、肿瘤标志物水平及患者一般状态由多学科团队做出最佳决定。恶性病变可考虑行手术切除以期获得最大的治愈可能。符合手术条件的患者可进行左半胰腺切除术，也称为远端胰腺切除术[3]，经过多年对于术后并发症的改善，该术式已成为一种标准术式[4]。左半胰腺切除术需切除至肠系膜上血管左侧的胰腺远端，若为恶性肿瘤则需同期切除脾脏。由于肿瘤为局部进展或炎症粘连，有时有必要同时如同侧肾上腺或胃等邻近器官[5]。

对于广泛的腹膜后区域，进展期的疾病和技术上的困难常导致术后并发症率及切缘阳性率增加[6]。

二、肿瘤分期与切除可行性

于大样本胰腺外科中心进行多学科讨论是对于左侧胰腺癌诊断、可切除性评估和治疗的最佳选择[7]。胰腺 MDCT 或 MRI 等高质量影像学资料对于评估疾病的进展程度至关重要（图 105-1）。

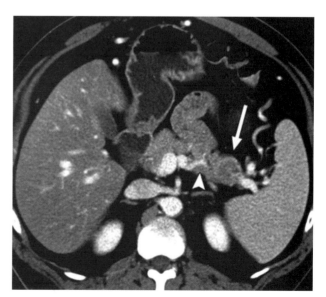

▲ 图 105-1　胰体尾癌患者 CT 影像表现（白箭）及合并的脾静脉癌栓（箭头）

（经 American Journal of Roentgenology 许可转载）

通过影像学及肿瘤标志物（CA19-9）水平，可将胰体尾癌分为可切除、局部进展期及转移性三类。当影像学和临床特点提示除胰腺实体瘤之外的其他鉴别诊断时，可使用 EUS-FNA 等其他诊断方式加以鉴别[8]。当临床高度提示胰腺癌时，因诊断性活检不应延迟确定性治疗，故拟行胰体尾切除术的患者不需要通过活检予以证实[9]。胰体尾部实体瘤的可切除性评估标准见表 105-1。

表 105-1　胰体尾癌的可切除标准

交界可切除	肿瘤毗邻腹腔干≤ 180°
	肿瘤毗邻腹腔干＞ 180°，但不毗邻腹主动脉且胃十二指肠动脉不受累
	肿瘤毗邻下腔静脉
	肿瘤毗邻肠系膜上静脉 / 门静脉＞ 180° 或≤ 180° 但轮廓不清晰或合并静脉癌栓
不可切除	肿瘤毗邻肠系膜上动脉或腹腔干＞ 180°
	肿瘤毗邻腹腔干且合并腹主动脉受累
	因闭塞而无法重建的肠系膜上静脉或门静脉

三、外科技术

（一）一般考虑

左半胰腺切除术作为针对恶性肿瘤的术式，目的是实现 R_0 切除和区域淋巴结清扫。术者必须具有包括解剖空间和主要血管结构在内的扎实解剖学知识。胰体尾部位于腹膜后位，斜向走行于胃大弯后；在同侧的左肾前间隙内，十二指肠、结肠系膜根部及结肠脾曲也位于其中。在中部，胰体部与肠系膜上动脉、腹腔动脉干和门 - 脾 - 肠系膜上静脉汇合处毗邻；而胰体尾部整体被结缔组织包围。因此，随着左侧胰腺恶性肿瘤的进展，其可以穿透胰周筋膜并侵犯任何上述周围结构。

对于胰腺癌的治疗通常不常规保留脾脏，故常行联合脾脏的胰腺切除术。当肿瘤侵犯脾脏以外的邻近器官时，需要进行更广泛的整块切除。肿瘤直接侵犯脾血管属于 T_3 期（胰腺外侵犯）；而进一步的血管受累则可能难以切除。

符合手术条件的患者应在手术开始时接受诊断性腹腔镜探查，以排除可能存在、但被影像学遗漏的远处转移（肝脏）或扩散[10]，对于存在的转移性病变应进行组织病理活检。

（二）逆行左半胰腺切除术

腹腔镜探查后，取自剑突至脐下 8 ～ 10cm 的腹部正中切口；对于正常体重患者，此切口即可满意显露和游离胰体尾部，对于肥胖患者则可取左侧肋缘下切口。

在彻底探查腹腔、检查有无转移性病变后，显露胰体尾部。首先，打开胃结肠韧带，之后从胰尾部开始沿胰腺下缘切开包绕胰腺表面的脏腹膜，在此过程中必须注意避免损伤腹膜深处的肠系膜下静脉。左半胰腺的触诊可以对于肿瘤的进展情况做出精确评估。接下来，在接近腹腔动脉干起点处结扎脾动脉，在结扎前需触诊肝十二指肠韧带以确保肝动脉未被阻断。

在传统逆行入路中，下一步需应用电凝或 Metzenbaum 剪离断脾肾韧带及脾结肠韧带来游离脾脏，进而将脾脏从同侧肾上腺和肾脏表面抬起。离断胃短血管及胃网膜左血管可以将脾脏从胃大弯处游离且能进一步探查胰腺背侧（图 105-2）。在确认脾静脉后，将其在与肠系膜下静脉的汇合处远端以双股 2-0 丝线结扎。

最后一步即离断胰腺实质，此过程可以通过多种方法来实现。传统上，可锐性切断或使用电凝器械离断胰腺，并通过八字缝合缝扎胰上、下动脉。止血满意后，清晰识别胰管并用较细的可吸收缝线进行缝扎，最后对整个胰腺断端进行褥式缝合。而近年来，则可选用可直接切断胰腺的 48 ～ 55mm 直线型切割闭合器。关腹前，通常在胰腺切缘附近放置引流管。

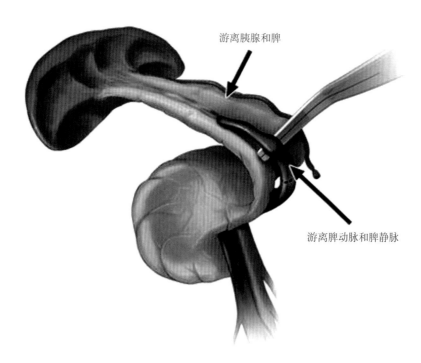

▲ 图 105-2　游离胰体尾部以显露胰腺背侧
（经 American Journal of Roentgenology 许可转载）

（三）根治性顺行模块化联合脾脏的胰腺切除术

2003 年，Strasberg 等报道了一种对于胰腺恶性肿瘤改良的左半胰腺切除术式，其特点主要在于对主要血管的早期控制、更好地显露胰腺后切缘以及扩大的淋巴结清扫[11]。根治性顺行模块化联合脾脏的胰腺切除术（radical antegrade modular pancreatosplenectomy，RAMPS）以顺行方式（从右到左）进行，首先使用直线型切割闭合器在胰颈部离断胰腺实质，显露胰颈下方的血管结构，进而结扎脾血管并清扫腹腔干动脉、肠系膜上动脉周围淋巴结。最终的切除平面取决于肿瘤侵犯范围，通常将切除前方的肾周筋膜；若病变侵犯达到其至超过同侧肾上腺，则可将切除平面延伸到肾周围脂肪后方至肾前筋膜（后方 RAMPS）[4]。

据文献报道，RAMPS 手术可提高左半胰腺癌患者的 5 年生存率[12, 13]，亦有文献报道关于术式的改进和调整。对于标准的左半胰腺切除术及 RAMPS，需进一步开展随机化试验为后者提供改善肿瘤学预后的循证依据。

（四）联合腹腔干动脉的整块远端胰腺切除术

腹腔干动脉受累在胰腺癌中被视为不可切除的指标。在过去的 10 年中，改良 Appleby 手术被用于切除局部进展期胰体部肿瘤[15]。该术式为左半胰腺切除术联合整块脾切除及腹腔干切除术。在改良 Appleby

手术中，一旦切除腹腔干和肝总动脉，肝脏将从来自肠系膜上动脉的逆行血流中获得足够的血供，其经由胰十二指肠上动脉及胰头内的血管弓，最后从胃十二指肠动脉到达肝固有动脉。

有数篇文献报道了接受改良 Appleby 手术的小型队列研究 [16-18]。此术式必须选择合适的患者，且必须考虑肝循环的解剖变异。对于Ⅲ期临界可切除患者则需行新辅助化疗或放化疗 [19]。该术式的术后并发症率与左半胰腺切除术相似 [20]。这些患者的中位总生存期较仅接受化疗或放化疗的患者有所改善，与接受手术切除的Ⅰ/Ⅱ期患者相似 [21]。

四、微创左半胰腺切除术

在过去几年中，腹腔镜和机器人辅助的远端胰腺切除术发展迅速。在腹腔镜手术发展的早期，第一例腹腔镜左半胰腺切除术是在慢性胰腺炎患者中报道的 [22]，而利用腹腔镜技术切除胰体尾部恶性肿瘤方面的进展则较慢。手术原则与开腹胰腺切除术相同：保证切缘阴性并进行足够的淋巴结清扫，标准逆行术式 [23] 和 RAMPS 术式 [24-26] 均可腹腔镜下进行。据文献报道，尽管腹腔镜手术的平均手术时间较开放左半胰腺切除术更长，但其术中估计出血量较少 [27-29]。此外，腹腔镜左半胰腺切除术的 R_0 切除率和所切除淋巴结数量与开放手术类似 [30, 31]，这则为前者带来了相较之下更长的肿瘤学预后。此外，采用两种术式患者的总体生存率相似 [30, 32, 33]。值得一提的是，有些学者认为腹腔镜手术在包括腹腔出血及胰瘘等在内的术后并发症发生率方面较开放手术相比有所改善 [34, 35]。另有学者报道，接受腹腔镜左半胰腺切除术的患者可以缩短住院时间、降低术后费用并缩短开始辅助治疗的间隔 [35-37]。

机器人辅助的胰腺手术则是更进一步的微创术式。2003 年，Giulianotti 等报道了 3 例机器人辅助腹腔镜左半胰腺切除术治疗胰腺癌 [38]。自此，机器人手术系统（图 105-3）的使用显著增加而大宗的病例队列研究也在逐年发表 [39-44]。最近的一项荟萃分析发现，其与腹腔镜手术相比，出血量、手术时间和中转开腹比率无统计学差异，术后并发症率也相近 [45]，提示机器人辅助腹腔镜左半胰腺切除术与传统腹腔镜相比同样可行且安全。

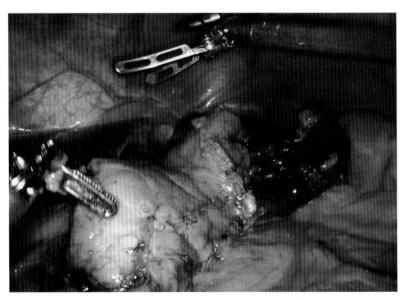

▲ 图 105-3　机器人辅助左半胰腺切除术治疗胰腺癌

腹腔镜和机器人辅助左半胰腺切除术的优势突出：切口更小、失血量更少、术后疼痛更轻、住院时间更短且恢复更快。然而，文献报道的 10% ~ 15% 的中转开腹率[46] 则表明此术式应对病例进行细致选择并要求外科医生有用充足的微创手术经验[46, 47]。我们需开展随机对照试验以进一步评估这些技术的可行性和远期预后。

五、术后处理

（一）术后胰瘘

术后胰瘘是左半胰腺切除术最常见的主要并发症，文献报道发生率为 20% ~ 30%[48, 49]。断端的封闭技术对左半胰腺切除术术后胰瘘发生率的影响得到广泛研究。多项前瞻性研究和随机对照试验比较了手工缝合和闭合器闭合技术[50-53]，结果更倾向支持使用闭合器进行胰腺残端的闭合。然而，Bilimoria 等报道，对于主胰管的精确识别和直接结扎可降低左半胰腺切除术术后胰瘘发生率[54]。最新的荟萃分析表明，使用吻合器可降低术后胰瘘的总体发生率，但对临床相关术后胰瘘的发生率无明显影响[53]。胰瘘发生的其他危险因素包括胰腺大小[55]、离断胰腺的位置[56] 以及是否行扩大淋巴结清扫[57]。

关于是否需在术区放置引流管及其拔除时间一直存在争议。放置引流管的目的是尽早识别胰瘘并可对胰液进行合理引流，胰液总是在 3 ~ 4 周内消退。然而，引流尤其是闭合引流，与逆行性腹腔感染、胰周血管及空腔脏器侵蚀有关，并且存在促进胰瘘形成的可能[58-60]。因此，引流管的使用在很大程度上取决于外科医生的偏好及临床经验。

胰瘘的诊断主要基于临床；其通常存在非特异性症状，例如厌食、恶心、腹部不适或疼痛，亦可合并继发性胃排空延迟，因此白细胞计数和 CRP 水平的轻度升高均应引起对术后胰瘘的怀疑，通过腹部 CT 显示的胰周液体积聚即可确诊。在绝大多数情况下，术后胰瘘的管理需要联合肠内营养支持[61, 62] 和影像学引导下对于胰周积聚液体的经皮引流[63]。最近的研究表明，在术后胰瘘中使用生长抑素类似物对于提高瘘管闭合率并没有显著效果[64]。

（二）术后糖尿病

新发性胰源性糖尿病（3c 型）亦属于并发症范畴，不同研究报道其发生率在 5% ~ 50% 之间不等，而这主要取决于胰腺原发疾病种类和胰腺切除的范围[65, 66]。随着胰体尾部腺癌切除术后生存率的提高，术后糖尿病可能成为终身的并发症。在最近的一项荟萃分析中显示，左半胰腺切除术治疗恶性肿瘤后新发糖尿病的累积风险为 7% ~ 28%，并增加长期依赖胰岛素的风险[67]。因此对于拟行左半胰腺切除术的患者，我们应在术前告知术后发生糖尿病的可能性。

六、总结

多数胰体尾癌患者在被诊断时通常已存在局部进展或远处转移。若可行手术切除，达到阴性切缘的左半胰腺切除术为治愈提供了最大的可能。其术后发病率相对较高，但大多数并发症是自限性的，而手术相关死亡率则很低。利用腹腔镜和机器人技术可以使患者更快恢复并及时启动辅助治疗。

☞ 参考文献

[1] Huguet F, Mukherjee S, Javle M. Locally advanced pancreatic cancer: the role of definitive chemoradiotherapy. Clin Oncol 2014;26:560–568.

[2] Gurusamy KS, Kumar S, Davidson BR, Fusai G. Resection versus other treatments for locally advanced pancreatic cancer. Cochrane Database Syst Rev 2014;2:CD010244.

[3] Parikh PY, Lillemoe KD. Surgical management of pancreatic cancer—distal pancreatectomy. Semin Oncol 2015;42:110–122.

[4] Kitagawa H et al. A modification of radical antegrade modular pancreatosplenectomy for adenocarcinoma of the left pancreas: significance of en bloc resection including the anterior renal fascia. World J Surg 2014;38:2448–2454.

[5] Paye F et al. Distal pancreatectomy for pancreatic carcinoma in the era of multimodal treatment. Br J Surg 2015;102:229–236.

[6] Hartwig W et al. Multivisceral resection for pancreatic malignancies: risk-analysis and long-term outcome. Ann Surg 2009;250: 81–87.

[7] Kumar R, Herman JM, Wolfgang CL, Zheng L. Multidisciplinary management of pancreatic cancer. Surg Oncol Clin N Am 2013;22:265–287.

[8] Larghi A et al. Interobserver agreement and accuracy of preoperative endoscopic ultrasound-guided biopsy for histological grading of pancreatic cancer. Endoscopy 2015;47:308–314.

[9] Kudo T et al. Influence of the safety and diagnostic accuracy of preoperative endoscopic ultrasound-guided fine-needle aspiration for resectable pancreatic cancer on clinical performance. World J Gastroenterol 2014;20:3620–3627.

[10] Allen VB, Gurusamy KS, Takwoingi Y, Kalia A, Davidson BR. Diagnostic accuracy of laparoscopy following computed tomography (CT) scanning for assessing the resectability with curative intent in pancreatic and periampullary cancer. Cochrane Database Syst Rev 2013;11:CD009323.

[11] Strasberg SM, Drebin JA, Linehan D. Radical antegrade modular pancreatosplenectomy. Surgery 2003;133:521–527.

[12] Mitchem JB et al. Long-term results of resection of adenocarcinoma of the body and tail of the pancreas using radical antegrade modular pancreatosplenectomy procedure. J Am Coll Surg 2012;214:46–52.

[13] Murakawa M et al. The short- and long-term outcomes of radical antegrade modular pancreatosplenectomy for adenocarcinoma of the body and tail of the pancreas. BMC Surg 2015;15:120.

[14] Kawabata Y, Hayashi H, Takai K, Kidani A, Tajima Y. Superior mesenteric artery-first approach in radical antegrade modular pancreatosplenectomy for borderline resectable pancreatic cancer: a technique to obtain negative tangential margins. J Am Coll Surg 2015;220:e49–54.

[15] Makary MA, Fishman EK, Cameron JL. Resection of the celiac axis for invasive pancreatic cancer. J Gastrointest Surg 2005;9: 503–507.

[16] Christians KK et al. Arterial resection at the time of pancreatectomy for cancer. Surgery 2014;155:919–926.

[17] Latona JA, Lamb KM, Pucci MJ, Maley WR, Yeo CJ. Modified Appleby procedure with arterial reconstruction for locally advanced pancreatic adenocarcinoma: a literature review and report of three unusual cases. J Gastrointest Surg 2016;20:300–306.

[18] Cesaretti M et al. Modified Appleby procedure for borderline resectable/locally advanced distal pancreatic adenocarcinoma: a major procedure for selected patients. J Visc Surg 2016; 153(3):173–181.

[19] Baumgartner JM et al. Distal pancreatectomy with en bloc celiac axis resection for locally advanced pancreatic adenocarcinoma following neoadjuvant therapy. J Gastrointest Surg 2012;16:1152–1159.

[20] Okada K-I et al. Surgical strategy for patients with pancreatic body/tail carcinoma: who should undergo distal pancreatectomy with en-bloc celiac axis resection? Surgery 2013;153:365–372.

[21] Gong H et al. Distal pancreatectomy with en bloc celiac axis resection for locally advanced pancreatic cancer: a systematic review and meta-analysis. Medicine 2016;95:e3061.

[22] Cuschieri A, Jakimowicz JJ, van Spreeuwel J. Laparoscopic distal 70% pancreatectomy and splenectomy for chronic pancreatitis. Ann Surg 1996;223:280–285.

[23] Marangos IP et al. Laparoscopic resection of exocrine carcinoma in central and distal pancreas results in a high rate of radical resections and long postoperative survival. Surgery 2012;151:717–723.

[24] Choi SH, Kang CM, Lee WJ, Chi HS. Multimedia article. Laparoscopic modified anterior RAMPS in well-selected left-sided

pancreatic cancer: technical feasibility and interim results. Surg Endosc 2011;25:2360–2361.

[25] Kang CM, Lee SH, Lee WJ. Minimally invasive radical pancreatectomy for left-sided pancreatic cancer: current status and future perspectives. World J Gastroenterol 2014;20:2343–2351.

[26] Sunagawa H, Harumatsu T, Kinjo S, Oshiro N. Ligament of Treitz approach in laparoscopic modified radical antegrade modular pancreatosplenectomy: report of three cases. Asian J Endosc Surg 2014;7:172–174.

[27] Baker MS, Bentrem DJ, Ujiki MB, Stocker S, Talamonti MS. A prospective single institution comparison of peri-operative outcomes for laparoscopic and open distal pancreatectomy. Surgery 2009;146:635–643; discussion 643–645.

[28] Mehta SS, Doumane G, Mura T, Nocca D, Fabre J-M. Laparoscopic versus open distal pancreatectomy: a single-institution case-control study. Surg Endosc 2012;26:402–407.

[29] Nakamura M, Nakashima H. Laparoscopic distal pancreatectomy and pancreatoduodenectomy: is it worthwhile? A meta-analysis of laparoscopic pancreatectomy. J Hepatobiliary Pancreat Sci 2013;20:421–428.

[30] Kooby DA et al. A multicenter analysis of distal pancreatectomy for adenocarcinoma: is laparoscopic resection appropriate? J Am Coll Surg 2010;210:779–785, 786–787.

[31] Rehman S et al. Oncological feasibility of laparoscopic distal pancreatectomy for adenocarcinoma: a singleinstitution comparative study. World J Surg 2014;38:476–483.

[32] Magge D et al. Comparative effectiveness of minimally invasive and open distal pancreatectomy for ductal adenocarcinoma. JAMA Surg 2013;148:525–531.

[33] Hu M et al. Laparoscopic versus open distal splenopancreatectomy for the treatment of pancreatic body and tail cancer: a retrospective, mid-term follow-up study at a single academic tertiary care institution. Surg Endosc 2014;28:2584–2591.

[34] Venkat R et al. Laparoscopic distal pancreatectomy is associated with significantly less overall morbidity compared to the open technique: a systematic review and meta-analysis. Ann Surg 2012;255:1048–1059.

[35] Stauffer JA, Coppola A, Mody K, Asbun HJ. Laparoscopic versus open distal pancreatectomy for pancreatic adenocarcinoma. World J Surg 2016;40(6):1477–1484.

[36] Abu Hilal M, Hamdan M, Di Fabio F, Pearce NW, Johnson CD. Laparoscopic versus open distal pancreatectomy: a clinical and cost-effectiveness study. Surg Endosc 2012;26:1670–1674.

[37] Fox AM et al. Comparison of outcomes and costs between laparoscopic distal pancreatectomy and open resection at a single center. Surg Endosc 2012;26:1220–1230.

[38] Giulianotti PC et al. Robotics in general surgery: personal experience in a large community hospital. Arch Surg 2003;138:777–784.

[39] Choi SH, Kang CM, Hwang HK, Lee WJ, Chi HS. Robotic anterior RAMPS in well-selected left-sided pancreatic cancer. J Gastrointest Surg 2012;16:868–869.

[40] Daouadi M et al. Robot-assisted minimally invasive distal pancreatectomy is superior to the laparoscopic technique. Ann Surg 2013;257:128–132.

[41] Suman P, Rutledge J, Yiengpruksawan A. Robotic distal pancreatectomy. JSLS 2013;17:627–635.

[42] Lee SY et al. Distal pancreatectomy: a single institution's experience in open, laparoscopic, and robotic approaches. J Am Coll Surg 2015;220:18–27.

[43] Zhan Q et al. Outcomes of robotic surgery for pancreatic ductal adenocarcinoma. Chin J Cancer Res 2015;27:604–610.

[44] Butturini G et al. A prospective non-randomised single-center study comparing laparoscopic and robotic distal pancreatectomy. Surg Endosc 2015;29:3163–3170.

[45] Huang B, Feng L, Zhao J. Systematic review and meta-analysis of robotic versus laparoscopic distal pancreatectomy for benign and malignant pancreatic lesions. Surg Endosc 2016;30(9):4078–4085.

[46] Ricci C et al. Laparoscopic distal pancreatectomy: what factors are related to the learning curve? Surg Today 2015;45:50–56.

[47] Shakir M et al. The learning curve for robotic distal pancreatectomy: an analysis of outcomes of the first 100 consecutive cases at a high-volume pancreatic centre. HPB 2015;17:580–586.

[48] Bassi C et al. Postoperative pancreatic fistula: an international study group (ISGPF) definition. Surgery 2005;138:8–13.

[49] Harnoss JC et al. Use and results of consensus definitions in pancreatic surgery: a systematic review. Surgery 2014;155:47–57.

[50] Knaebel H P, Diener MK, Wente MN, Büchler MW, Seiler CM. Systematic review and meta-analysis of technique for closure of the pancreatic remnant after distal pancreatectomy. Br J Surg 2005;92:539–546.

[51] Zhou W et al. Stapler vs suture closure of pancreatic remnant after distal pancreatectomy: a meta-analysis. Am J Surg 2010;200:

529–536.

[52] Diener MK et al. Efficacy of stapler versus hand-sewn closure after distal pancreatectomy (DISPACT): a randomised, controlled multicentre trial. Lancet 2011;377:1514–1522.

[53] Zhang H et al. Systematic review and meta-analysis comparing three techniques for pancreatic remnant closure following distal pancreatectomy. Br J Surg 2015;102:4–15.

[54] Bilimoria MM et al. Pancreatic leak after left pancreatectomy is reduced following main pancreatic duct ligation. Br J Surg 2003;90:190–196.

[55] Eguchi H et al. A thick pancreas is a risk factor for pancreatic fistula after a distal pancreatectomy: selection of the closure technique according to the thickness. Dig Surg 2011;28:50–56.

[56] Sell NM et al. The influence of transection site on the development of pancreatic fistula in patients undergoing distal pancreatectomy: a review of 294 consecutive cases. Surgery 2015;157:1080–1087.

[57] Sugimoto M et al. Risk factor analysis and prevention of postoperative pancreatic fistula after distal pancreatectomy with stapler use. J Hepatobiliary Pancreat Sci 2013;20:538–544.

[58] Bassi C et al. Early versus late drain removal after standard pancreatic resections: results of a prospective randomized trial. Ann Surg 2010;252:207–214.

[59] Correa-Gallego C et al. Operative drainage following pancreatic resection: analysis of 1122 patients resected over 5 years at a single institution. Ann Surg 2013;258:1051–1058.

[60] Behrman SW et al. Routine drainage of the operative bed following elective distal pancreatectomy does not reduce the occurrence of complications. J Gastrointest Surg 2015;19:72–79; discussion 79.

[61] O'Keefe SJD. Physiological response of the human pancreas to enteral and parenteral feeding. Curr Opin Clin Nutr Metab Care 2006;9:622–628.

[62] Klek S et al. Enteral and parenteral nutrition in the conservative treatment of pancreatic fistula: a randomized clinical trial. Gastroenterology 2011;141:157–163, 163.e1.

[63] Sohn T A et al. Pancreaticoduodenectomy: role of interventional radiologists in managing patients and complications. J Gastrointest Surg 2003;7:209–219.

[64] Gans SL et al. Systematic review and meta-analysis of somatostatin analogues for the treatment of pancreatic fistula. Br J Surg 2012;99:754–760.

[65] Slezak LA, Andersen DK. Pancreatic resection: effects on glucose metabolism. World J Surg 2001;25:452–460.

[66] Maeda H, Hanazaki K. Pancreatogenic diabetes after pancreatic resection. Pancreatology 2011;11:268–276.

[67] De Bruijn KM J, van Eijck CHJ. New-onset diabetes after distal pancreatectomy: a systematic review. Ann Surg 2015;261:854–861.

Total Pancreatectomy: Indications and Limitations
全胰腺切除：适应证和局限性

106

Seiko Hirono，Hiroki Yamaue　著

李　建　译

郝继辉　校

一、全胰腺切除

最早在 1943 年，Rockey 描述了全胰腺切除术 [1]，这种手术在 20 世纪 60 年代逐渐兴起 [2]。全胰腺切除的理论基础是避免胰腺吻合术相关并发症和在胰腺癌手术中使肿瘤外科手术更加完美。在全胰腺切除最初兴起后，胰腺癌行全胰腺切除的结果在 20 世纪 80 年代末期和 20 世纪 90 年代被大量报道 [3-8]。结果表明全胰腺切除不能提高胰腺癌的 R_0 切除率，围术期死亡率相似或更高于部分胰腺切除术（13% ～27%），并且没有延长生存期优势 [3-8]。此外，全胰腺切除后会并发永久性胰腺内分泌和外分泌不足 [9]。这些结果引起外科医生大量放弃全胰腺切除而不再认为它是胰腺疾病的合适选择。

然而，手术技术的最新进展、围术期管理以及大手术量外科中心的发展表明全胰腺切除的死亡率可低于过去 [10-13]。此外，用于治疗脆性糖尿病的制剂和治疗外分泌功能不全吸收障碍的长效改进胰岛素配方和优质消化酶替代品，能够更有效地处理全胰腺切除后的这些状况 [10-14]。

根据近期文献报道的全胰腺切除后的短期和长期反应，本文主要讨论全胰腺切除的适应证和局限性。

二、选择性的全胰腺切除和挽救性胰腺切除

全胰腺切除可分为选择性全胰腺切除和因部分胰腺切除术后并发症而行的挽救性全胰腺切除 [12, 15, 16]。

选择性全胰腺切除包括一次性全胰腺切除和在前期行部分胰腺切除后的两阶段全胰腺切除。一次性全胰腺切除主要存在于以下情形：术前影像即诊断肿瘤位于胰腺中央或胰腺多发肿瘤；术中发现胰腺多发肿瘤；存在阳性切缘需要行扩大切除以达到根治性切除。两阶段全胰腺切除存在的情形有肿瘤复发或在部分胰腺切除后胰腺残端出现新的肿瘤。

在患者行胰腺切除后出现严重并发症，比如胰瘘或腹腔出血并且保守治疗不能有效的情况下，可行挽救性全胰腺切除 [12, 16]。

三、全胰腺切除的围手术期结果

（一）选择性全胰腺切除

全胰腺切除后围术期高死亡率和并发症发生率早已有报道[3-8]。然而，由于手术技术和术后管理的改进，近些年全胰腺切除的死亡率和并发症发生率明显降低[10-13, 15, 16]。最近的单一机构报道全胰腺切除围术期死亡率为3%～12.5%，围术期并发症发生率为25%～54%（表106-1）[10, 12, 15-20]。高龄（＞70岁）、并发症、长手术时间（＞420min）、高失血量（＞2000ml）和（或）动脉切除为全胰腺切除后死亡率的独立危险因素[20, 21]。

表 106-1　主要文献报道选择性全胰腺切除术后围手术期死亡率和并发症发生率

作　者	时间段	总　数	胰腺导管腺癌	导管内乳状黏液瘤	其　他	死亡率（%）	并发症发生率（%）
Billings 等[10]（2005）	1985—2002	99	33	26	40	5	32
Müller 等[12]（2007）	2001—2006	124	67	18	39	4.8	24% 外科性 14.5% 非外科性
Stauffer 等[17]（2009）	2002—2008	47	10	31	6	2	37
Casadei 等[18]（2010）	2006—2009	20	7	8	5	5	25
Crippa 等[15]（2011）	1996—2008	65	19	31	15	0	38.5
Barbier 等[19]（2013）	1993—2010	56	4	39	13	3.6	45
Hartwig 等[20]（2015）	2001—2012	434	289	75	70	7.8	37.3% 外科性 37.6% 非外科性
Almond 等[16]（2015）	1987—2013	98	45	12	41	12.5	46

全胰腺切除后的手术并发症包括胃排空延迟、腹腔内脓肿、腹腔出血、吻合口瘘和切口感染。一些研究报道显示，胃排空延迟是全胰腺切除后最常见的围术期并发症[12, 19, 20]，然而胃排空延迟和手术技术（有或没有保留幽门）的关系仍不明确[12, 20]。

虽然全胰腺切除后的死亡率有所下降，围术期并发症发生率仍然很高。因此，仔细选择患者、手术和术后管理对于降低全胰腺切除并发症发生率至关重要。

（二）挽救性全胰腺切除

急诊行全胰腺切除术后的高死亡率，据报道从39%～48%不等，并发症发生率也很高，从79%～91%不等[12, 16]。此外，结果显示挽救性全胰腺切除后，包括并发症、住院时间和生存期均显著比选择性全胰腺切除更差[12, 16]。该不良后果与部分胰腺切除后，保守治疗办法用尽后的术后严重的腹部出血或败血症等状况相关。

随着介入放射学技术的进步，包括胰瘘或腹腔脓肿的引流、腹腔出血的动脉栓塞，部分胰腺切除术后行挽救性全胰腺切除的并发症应该变得更能够避免 [22, 23]。

四、全胰腺切除的长期结果

随着越来越多的全胰腺切除后的长期生存者出现 [20, 25, 26]，但关于远期结果的报道很少，因此长期并发症的处理和生活质量评估显得很重要 [10, 12, 15, 18-20, 24, 27]。全胰腺切除的长期并发症包括胃空肠吻合术后的吻合口溃疡、肝脏脂肪变性、糖尿病以及内分泌和外分泌功能不全引起的吸收不良。此外，还包括可能与长期生活质量评估相关的术后症状，如腹泻、食欲不振和体重减轻 [10, 12, 20, 27]。

（一）全胰腺切除后糖尿病

全胰腺切除后的糖尿病是由于完全缺乏内源性胰岛素和胰高血糖素，导致频繁发生严重的低血糖和高血糖（脆性糖尿病），这可能很难控制 [9]。最近，新的糖尿治疗策略使用长效胰岛素制剂 [10] 和专业的护士主导的糖尿病护理，其对于全胰腺切除后血糖控制有明显改善 [20, 24]。一些报道显示，作为长期血糖浓度标志的糖化血红蛋白（HbA1c），可以控制在可接受的范围内（平均 HbA1c 的范围从 6.5% ~ 8.0%，表 106-2） [10, 12, 15, 18-20]。但是，潜在的与内分泌不足相关的死亡率不应被低估，已出现数例全胰腺切除术后因低血糖和高血糖而死亡的报道 [10, 19]。术前转诊至内分泌科、听取术后处理建议、使用胰岛素制剂的建议，以及接受糖尿病专家的教育，对接受全胰腺切除的患者至关重要。

表 106-2　主要文献报道全胰腺切除术后的长期结果

作　者	总　数	HbA1c	糖尿病	体重减轻患者比例（%）	消化道症状
Billings 等 [10]（2005）	27	7.4%（5.0% ~ 11.3%）	3 例患者因低血糖死亡	70	—
Müller 等 [12]（2007）	67	恶性：7.5% 良性：6.7%	无糖尿病相关性死亡，8.3%患者因治疗糖尿病再住院	41	腹泻 41% 腹痛 15%
Casadei 等 [18]（2010）	13	8%（5.2% ~ 10.3%）	无糖尿病相关性死亡，23%患者因控制血糖再住院	85	—
Crippa 等 [15]（2011）	45	56% 患者 7% ~ 9% 11% 患者 > 9%	无糖尿病相关性死亡	45	腹痛 22% 腹泻 13%
Barbier 等 [19]（2013）	25	7.8%（6.3% ~ 10.3%）	1 例患者因为低血糖死亡，1 例因酮症酸中毒死亡	45	28% 夜间大便

（二）全胰腺切除后外分泌不足

外分泌功能不全是一种全胰腺切除之后的重要的长期并发症 [9]。它可以导致腹泻、脂肪泻、体重减轻、骨病和骨质疏松症，以及肝脏脂肪变性（表 106-2）。腹泻和（或）脂肪泻导致脂溶性维生素的损失，特别是维生素 D、镁和微量元素，导致营养不良相关性骨病和骨质疏松症等并发症以及肝脏脂肪变性 [28]。胰腺切除术后肝脏脂肪变性需要额外注意，因为术后肝脏脂肪变性可能是进行性的，可导致肝功能失代偿致生命危险[29-31]。然而，其病因和发病机制仍存在很大程度的未知，缺乏胰酶导致营养不良只是其中一个假设[30, 31]，并且据报道，女性和术后早期营养不良是全胰腺切除之后肝脏脂肪变性的独立危险因素[29]。

胰腺外分泌酶分解摄入的食物并转化为细营养素再吸收[28, 32]。这个过程的中断导致严重的腹泻和脂肪泻和随后的营养缺乏[28]。营养干预措施，如低脂饮食和胰酶替代疗法，有助于改善临床症状。胰酶替代治疗，包括每天摄入 40 000 ～ 50 000U 脂肪酶是对于胰腺外分泌不足的标准疗法，因为它能显著改善吸收脂肪和氮的吸收[29, 33, 34]。特别注意应给予胰腺切除术后患者关于外分泌功能不全和相应治疗方法的教育。

（三）全胰腺切除后吻合口溃疡

无论是在全胰腺切除之后的术后早期还是在术后长期，都可能发生胃空肠吻合术后的吻合口溃疡[19, 35]。这种并发症可能很严重，可导致再次手术，甚至死亡。不论保留或不保留幽门环，全胰腺切除后都可见到吻合口溃疡，其表明这种并发症在技术上无法预防[19]。但是，据报道，常规给予质子泵抑制药可以预防这种并发症[19]。因此，可能需要终身使用质子泵抑制药来治疗全胰腺切除的患者。

（四）全胰腺切除后长期生活质量评估

有几项全胰腺切除后长期生活质量的跟踪评估的报告[10, 12, 20, 27]。总体的生活质量是可以接受的，但是关于症状的程度，报告各不相同。生活质量下降主要集中在疲劳、腹泻和医疗保健满意度评分较差[10, 12, 20, 27]。因此，给患者提供全胰腺切除前后的足够信息非常重要，这有助于改善患者术后生活质量。

五、全胰腺切除适应证

对于一些胰腺疾病病例，全胰腺切除是合理的，因为现在围术期死亡率很低并且可以更好地处理术后长期不良反应，且具有可接受的并发症发生率和术后生活质量[10-13, 15, 16, 18-20]。因此，对于从肿瘤学角度需要完全切除胰腺的患者，全胰腺切除不应被视为禁忌。此外，随着胰腺恶性肿瘤或癌前病变的切除标准的扩展及对于能够影响到整个胰腺的特定胰腺疾病的更多了解，需要行全胰腺切除的病例数一直在增加。可能需要行全胰腺切除的疾病包括：广泛的胰头或胰体癌、复发肿瘤或胰腺部分切除后残余胰腺的新发肿瘤、弥漫性或多灶性 IPMN、肾细胞转移癌，多灶性神经内分泌肿瘤和遗传性肿瘤性疾病包括多发性 MEN1 综合征、家族性胰腺癌病史和遗传性慢性胰腺炎。此外，尽管存在争议，全胰腺切除可能也用于避免胰肠吻合术后相关并发症及部分胰腺切除术后的严重并发症的挽救性手术[12, 20]。

（一）胰腺导管腺癌

根据以前的报道，胰腺导管腺癌患者行全胰腺切除的比例在 3 ～ 9%[16, 26, 36, 37]。在 20 世纪 80 年代至 20 世纪 90 年代，其中位总生存期不到 1 年[6, 37, 38]。但是，由于改善手术技术和术后管理的进步及先进的辅助治疗，最近有全胰腺切除后总生存期超过 1 年的报道，具体为从 12 ～ 18 个月不等[20, 25, 26, 36]。Hartwig 等报道，根据美国癌症分期系统联合委员会的肿瘤分期系统，肿瘤分级较差、较高的分期、年龄＞ 70 岁、R_1 切除是全胰腺切除较差预后的独立危险因素[20]。Satoi 等报道，对于胰腺导管腺癌，与胰十二指肠切除相比，全胰腺切除具有较低的术后辅助治疗完成率及较高的肝转移率，然而，在配对组中，总体生存期很相似[36]。Schmidt 等报道，对于有阳性切缘的胰腺导管腺癌患者，转为全胰腺切除与单纯行

胰十二指肠的 R_1 切除相比，二者在围术期死亡率和并发症发生率方面无显著差异，但前者存在生存获益[25]。但是，与部分胰腺切除术相比，目前还不明确是否根治性全胰腺切除手术，包括扩大淋巴结清扫和胰周软组织廓清，能够改善生存期[20, 24, 26, 36]。基于这些结果，全胰腺切除似乎是对于部分胰腺切除后有阳性切缘患者达到 R_0 切除的有效策略。如其他胰腺切除一样，全胰腺切除之后的辅助化疗对于提高生存率是必要的。如前所述，全胰腺切除后，有效地改善胰腺内分泌和外分泌不足是提高胰腺导管腺癌患者生存期所必需的。

（二）导管内乳头状黏液瘤

根据 IPMN 处理的国际共识指南[39]，主胰管型 IPMN 由于恶变风险较高，是手术切除的适应证。广泛主胰管型 IPMN 或多病灶分支胰管型或混合型 IPMN 有时需要行全胰腺切除，这些病例的长期效果是较好的[20, 22]。因此，这些类型的 IPMN 是全胰切除的很好的指征，但为了生存获益，术前仔细的恶性肿瘤诊断[16, 40]和患者选择是必须的。

（三）遗传性疾病

具有遗传性胰腺癌家族史的患者和遗传性慢性胰腺炎的患者在一生中都存在癌变的风险[22, 41]。因此，虽然手术时机和手术方式仍然存在争议，但全胰腺切除是对于发展为胰腺癌的高危患者的很好的预防性措施。

（四）胰腺部分切除后残余胰腺肿瘤复发或新发肿瘤

对于 PDAC 或 IPMN 术后的残余胰腺中肿瘤复发或新发肿瘤，同时未发现远处转移，已经有多个报道显示挽救性全胰腺切除的死亡率和发生率较低[12, 15, 20, 42]。在残余胰腺中发生肿瘤是行挽救性全胰腺切除的指征。

（五）为避免胰肠吻合后并发症而行部分胰腺切除转为全胰腺切除

部分胰腺切除术后的胰肠吻合口瘘称为胰瘘，是可引起具有生命危险的并发症，并且有时其转为全胰腺切除是在胰十二指肠切除术中进行的。Hartwig 等报道，在 20% 的案例中，术中转为全胰腺切除是因为剩余胰腺的形态，包括极软或脂肪化的胰腺，其术后胰瘘发生风险高，并且胰腺切除术中行联合动脉重建术[20]。从胰十二指肠切除术转为全胰腺切除可避免胰瘘，但由此产生内分泌和外分泌腺不足，因此仍然存在争议。

（六）因部分胰腺切除后并发症而行挽救性全胰腺切除

如前所述，为治疗部分胰腺切除术后严重并发症而行挽救性全胰腺切除，死亡率和并发症发生率极高，因此，此种情况下手术应尽可能避免[12, 16]。挽救性全胰腺切除的使用越来越少，反映了胰瘘和术后出血的处理的转变，相对于剖腹手术，放射影像引导下的穿刺引流和动脉栓塞现在很容易进行[23, 43]。

六、全胰腺切除的局限性

尽管全胰腺切除之后的死亡率已经显著减少，但围术期并发症发生率仍然很高[10-13, 15, 16]，特别是治疗胰腺切除术后严重并发症的挽救性全胰腺切除术 [12, 16]。如可能，此种情况下这种手术应该避免。再者，全胰腺切除后内分泌和外分泌功能不全会导致危及生命的并发症 [10, 12, 15, 18-20]。应在考虑到临床获益和术后风险的平衡，并在全胰腺切除术前及术后给患者提供术后处理信息方案后，谨慎选择手术患者以期延长生存期并提高生活质量。

☞ 参考文献

[1] Rockey EW. Total pancreatectomy for carcinoma: case report. Ann Surg 1943;16:1751–1756.

[2] Howard JM, Jordan GL. Surgical disease of the pancreas. Philadelphia, PA: JB Lippincott, 1960.

[3] Sarr MG, Behrns KE, van Heerden JA. Total pancreatectomy. An objective analysis of its use in pancreatic cancer. Hepatogastroenterology 1993;40:418–421.

[4] Grace PA, Pitt HA, Tompkins RK et al. Decreased morbidity and mortality after pancreatoduodenectomy. Am J Surg 1986;151: 141–149.

[5] McAfee MK, van Heerden JA, Adson MA. Is proximal pancreatoduodenectomy with pyloric preservation superior to total pancreatectomy? Surgery 1989;105:347–351.

[6] Launois B, Franci J, Bardaxoglou E et al. Total pancreatectomy for ductal adenocarcinoma of the pancreas with special reference to resection of the portal vein and multicentric cancer. World J Surg 1993;17:122–126.

[7] Baumel H, Huguier M, Manderscheid JC et al. Results of resection for cancer of the exocrine pancreas: a study from the French Association of Surgery. Br J Surg 1994;81:102–107.

[8] Ihse I, Anderson H, Andren-Sandberg A. Total pancreatectomy for cancer of the pancreas: is it appropriate? World J Surg 1996; 20:288–294.

[9] Dresler CM, Fortner JG, McDermott K et al. Metabolic consequences of (regional) total pancreatectomy. Ann Surg 1991;214: 131–140.

[10] Billings BJ, Christein JD, Harmsen WS et al. Quality-oflife after total pancreatectomy: is it really that bad on long-term follow-up? J Gastrointest Surg 2005;9:1059–1067.

[11] Casadei R, Monari F, Buscemi S et al. Total pancreatectomy: indications, operative technique, and results: a single centre experience and review of literature. Updates Surg 2010;62:41–46.

[12] Müller MW, Friess H, Kleeff J et al. Is there still a role for total pancreatectomy? Ann Surg 2007;246:966– 974. discussion 974–975.

[13] Johnston WC, Hoen HM, Cassera MA et al. Total pancreatectomy for pancreatic ducal adenocarcinoma: review of the National Cancer Data Base. HPB 2016;18:21–28.

[14] The Diatbetes Control and Complications Trial Research Group. The effect of intensive treatment of diabetes on the development and progression of longterm complications in insulin-dependent diabetes mellitus. N Engl J Med 1993;329:977–986.

[15] Crippa S, Tamburrino D, Partelli S et al. Total pancreatectomy: indications, different timing, and perioperative and long-term outcomes. Surgery 2011;149:79– 86.

[16] Almond M, Roberts KJ, Hodson J et al. Changing indications for a total pancreatectomy: perspective over a quarter of a century. HPB 2015;17:416–421.

[17] Stauffer JA, Nguyen JH, Heckman MG et al. Patients outcomes after total pancreatectomy: a single centre contemporary experience. HPB 2009;11:483–492.

[18] Casadei R, Ricci C, Monari F et al. Clinical outcomes of patients who underwent total pancreatectomy. Pancreas 2010;39:546–547.

[19] Barbier L, Jamal W, Dokmak S et al. Impact of total pancreatectomy: short- and long-term assessment. HPB 2013;15:882–892.

[20] Hartwig W, Gluth A, Hinz U et al. Total pancreatectomy for primary pancreatic neoplasms. Renaissance of an unpopular

operation. Ann Surg 2015;261:537–546.

[21] Murphy MM, Knaus II WJ, Ng SC et al. Total pancreatectomy: a national study. HPB 2009;11:476–482.

[22] Heidt DG, Burant C, Simeone DM. Total pancreatectomy: indications, operative technique, and postoperative sequelae. J Gastrointest Surg 2007;11:209–216.

[23] Haddad LB, Scatton O, Randone B et al. Pancreatic fistula after pancreaticoduodenectomy: the conservative treatment of choice. HPB 2009;11:203–209.

[24] Watanabe Y, Ohtsuka T, Matsunaga T et al. Long-term outcomes after total pancreatectomy: Special reference to survivors' living conditions and quality of life. World J Surg 2015;39:1231–1239.

[25] Schmidt CM, Glant J, Winter JM et al. Total pancreatectomy (R0 resection) improves survival over subtotal pancreatectomy in isolated neck margin. Surgery 2007;142:572–578.

[26] Reddy S, Wolfgang CL, Cameron JL et al. Total pancreatectomy for pancreatic adenocarcinoma: evaluation of morbidity and long-term survival. Ann Surg 2009;250:282–287.

[27] Belyaev O, Herzog T, Chromik Am et al. Early and late postoperative changes in the quality of life after pancreatic surgery. Langenbeck Arch Surg 2013;398:547–555.

[28] Lindkvist B. Diagnosis and treatment of pancreatic exocrine insufficiency. World J Gastroenterol 2013;19:7258–7266.

[29] Hata T, Ishida M, Motoi F et al. Clinical characteristics and risk factors for the development of postoperative hepatic steatosis after total pancreatectomy. Pancreas 2016;45:362–369.

[30] Nakamura Y, Ohta G, Konishi I et al. Liver injury with perivenular fibrosis and alcoholic hyaline after pancreatoduodenectomy for pancreatic carcinoma. Acta Pathol Jpn 1987;37:1953–1960.

[31] Sim EH, Kwon JH, Kim SY et al. Severe steatohepatitis with hepatic decompensation resulting from malnutrition after pancreaticoduodenectomy. Clin Mol Hepatol 2012;18:404–410.

[32] Taylor JR, Gardner TB, Waljee AK et al. Systematic review: efficiency and safety of pancreatic enzyme supplements for exocrine pancreatic insufficiency. Aliment Pharmacol Ther 2010;31:57–72.

[33] Nakajima K, Oshida H, Muneyuki T et al. Pancrelipase: an evidence-based review of its use for treating pancreatic exocrine insufficiency. Core Evid 2012;7:77–91.

[34] Kuhn RJ, Gelrud A, Munck A et al. Creon (pancrelipase delayed-release capsules) for the treatment od exocrine pancreatic insufficiency. Adv Ther 2010;27:895–916.

[35] Safioleas MC, Moulakakis KG, Andromanakos NP et al. How necessary is vagotomy after pancreaticoduodenectomy and total pancreatectomy. Hepatogastroenterology 2005;52:251–252.

[36] Satoi S, Murakami Y, Motoi F et al. Reappraisal of total pancreatectomy in 45 patients with pancreatic ductal adenocarcinoma in the modern era using matched-pairs analysis. Multicenter study group of pancreatobiliary surgery in Japan. Pancreas 2015.

[37] Karpoff HM, Klimstra DS, Brennan MF et al. Results of total pancreatectomy for adenocarcinoma of the pancreas. Arch Surg 2001;136:44–47.

[38] Brools JR, Brroks DC, Levine JD. Total pancreatectomy for ductal cell carcinoma of the pancreas. An update. Ann Surg 1989;209:405–410.

[39] Tanaka M, Fernandez-del Castillo C, Adsay V et al. International consensus guidelines 2012 for the management of IPMN and MCN of the pancreas. Pancreatology 2012;12:183–197.

[40] Crippa S, Pergolini I, Rubini C et al. Risk of misdiagnosis and overtreatment in patients with main pancreatic duct dilatation and suspected combined/main-duct intraductal papillary mucinous neoplasms. Surgery 2016;159:104–109.

[41] Langer P, Rothmund M, Bartsch DK. Prophylactic pancreas surgery. Chirurg 2006;77:25–32.

[42] Kleeff J, Reiser C, Hinz U et al. Surgery for recurrent pancreatic ductal adenocarcinoma. Ann Surg 2007;245:566–572.

[43] Pedrazzoli S, Liessi G, Pasquali C et al. Postoperative pancreatic fistulas: preventing severe complications and reducing reoperation and mortality rate. Ann Surg 2009;249:97–104.

107 Laparoscopic and Robotic Resection for Pancreatic Cancer
胰腺癌的腹腔镜及机器人手术

Deepa Magge，Herbert J. Zeh，Melissa E. Hogg　著

彭承宏　金佳斌　译

赵诗葳　校

一、概述

微创手术的出现，为胰腺良恶性肿瘤的治疗带来了变革。无论是腹腔镜手术还是机器人胰腺手术在大中心均被证明是安全可行的 [1-3]。并且，微创手术还能减少一些传统开腹手术中常见的并发症 [4]。

Whipple 医生在 1935 年第一次描述了胰十二指肠切除术并且将之推广。曾经的 Whipple 手术需要两个阶段完成，但是现在只需一次即可完成 [5, 6]。然而，手术初期存在的较高并发症发生率及死亡率阻碍了其在临床中的应用及推广。

1935 年开展的第一例腹腔镜下胰十二指肠切除术（laparoscopic pancreaticoduodenectomy，LPD）在当时因其手术时间较长而备受质疑。但是现在，在大中心经验丰富的医生操作下，腹腔镜胰腺手术已经被证明是安全可行的 [7]。第一例机器人胰十二指肠切除术（robotic pancreaticoduodenectomy，RPD）于 2007 年完成，现在机器人手术已经越来越多地应用在治疗胰腺恶性肿瘤中，因为其有如下优势：接近真实的视角、可放大的视野、操作平台的稳定及符合人体工程学的设计 [8]。就此，我们将对胰腺微创手术（胰十二指肠切除及胰体尾切除术）予以综述，重点关注目前的微创手术技术、手术安全性、并发症及肿瘤学影响。

二、微创胰十二指肠切除手术的指征及患者选择

判断胰腺头部导管腺癌可切除性，主要在于肿瘤是否累及肠系膜血管。术前对于肿瘤是否有远处转移及是否有重要血管的累及，对于决定患者采取开腹还是微创手术，甚至是否采取外科手术都至关重要 [9]。由于微创手术，无论是腹腔镜还是机器人手术，由于术中术者无法对肿瘤直接触诊，因此术前的 CT 检查和 EUS 对于预测肿瘤可否行 R_0 切除十分重要 [10]。在我们中心，胰头部可切除或是交界可切除胰腺癌，通常推荐进行机器人胰十二指肠切除术。而本中心机器人胰十二指肠切除术手术唯一的禁忌证是：

需要联合人工血管的大段静脉切除重建手术。

三、腹腔镜胰十二指肠切除

（一）腹腔镜胰十二指肠切除术的技巧

Zureikat 等早期讨论过全腹腔镜胰十二指肠切除术（total laparoscopic panreaticoduodenectomy，TLPD），即在腹腔镜下游离胰腺和十二指肠[11]。在左上腹使用可视分离装置穿刺进入腹腔，剑突为中心，月牙形分布置入 7 个腹腔镜戳卡。采用右下腹切口取出标本。游离胰腺下缘，显露肠系膜上静脉，进行 Kocher 手法游离十二指肠，解剖结肠肝区，解剖肝门。在胰腺颈部和门静脉之间建立胰后隧道，使用双极电刀电凝胰腺。双层胰管对黏膜端 - 端吻合方式重建胰肠吻合口，采用单股可吸收缝线连续缝合。4-0 单股可吸收线连续缝合胆肠吻合口，采用吻合器行胃肠吻合，关闭切口前在胰肠吻合口周围留置引流管[11]。

（二）腹腔镜胰十二指肠切除术的预后

1997 年 Gagner 和 Pomp 首次报道了 10 例腹腔镜下胰十二指肠切除术，指出其有较高的概率中转开腹，而文中并未指出任何中转的益处[12]。随后出现了许多描述腹腔镜下胰十二指肠切除术的安全性和肿瘤治疗效果的论文，一些直接将其与开腹胰十二指肠切除术（open panreaticoduodenectomy，OPD）进行比较，以明确微创技术的益处。表 107-1 中列出了一些总结 LPD 结果的关键论文[12-21]。

Palanivelu 团队报道的腹腔镜下胰十二指肠切除术是迄今为止病例数最多的，包含 130 例恶性肿瘤病例[13]。该论文论证了由经验丰富的外科医生实施微创胰十二指肠切除术的优点和可行性。文中报道平均手术时间为（310±34）min，平均出血量为（110±22）ml，有 1 例中转开腹手术，平均住院（8±2.6）天。术后总并发症率为 29.7%，其中胰瘘发生率为 8.46%。总体死亡率为 1.53%。从肿瘤学的角度来看，9.23% 的病例为切缘阳性，平均淋巴结切除个数为（18.15±4.73）。5 年生存率为 29.42%，中位生存期为 33 个月[13]。

表 107-1 列出了阐述腹腔镜下胰十二指肠切除术预后的其他论文，包括 Kim 等的保留幽门的腹腔镜下胰十二指肠切除术 100 例，其总并发症率为 25%，有 5 例发生术后出血，其中有 1 例需要再手术，术后 2 例患者出现胃排空延迟。Kendrick 和 Cusati 的另一系列 62 例腹腔镜下胰十二指肠切除术（其中 45 例为恶性肿瘤患者）平均住院 7 天，总并发症率为 42%，其中 9 例为胃排空延迟，18% 的患者出现胰瘘。其中 3 例（5%）需要再次手术，分别为胰瘘（1 例）、经皮穿刺引流术后出血（1 例）和胆瘘（1 例）。

也有比较开腹和腹腔镜胰十二指肠切除术的文章陆续被发表（表 107-2）[11, 22, 23]。Croome 和 Kendrick 等在另一篇综述中重点介绍了微创胰十二指肠切除术的肿瘤学疗效，比较了因胰腺导管腺癌进行腹腔镜下胰十二指肠切除术的 108 例患者和开腹胰体尾切除术（open distal pancreatectomy，ODP）的 214 例患者[22]。他们发现，与腹腔镜下胰十二指肠切除术组相比，开腹胰体尾切除术组中，延迟超过 90 天接受化疗或没有接受化疗的患者比例（12%）显著高于 TLPD 组（5%，$P = 0.04$）。两组间总的生存率无显著差异，但全腹腔镜胰十二指肠切除术组的无进展生存率明显延长（$P = 0.03$）。与开放手术相比，腹腔镜手术可能

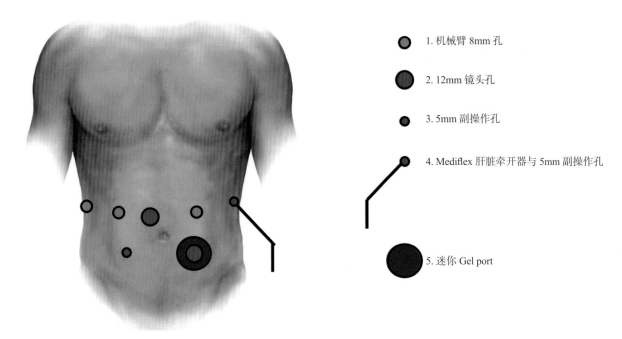

1. 机械臂 8mm 孔

2. 12mm 镜头孔

3. 5mm 副操作孔

4. Mediflex 肝脏牵开器与 5mm 副操作孔

5. 迷你 Gel port

▲ 图 107-1　机器人胰十二指肠切除术 Trocar 孔位置

具有肿瘤学疗效上的优势 [22]。Asbun 等的另一项对比研究包括开腹胰体尾切除术的患者 215 例和腹腔镜下胰十二指肠切除术患者 53 例 [23]。腹腔镜下胰十二指肠切除术组相较开腹胰体尾切除术组在术中出血量（$P < 0.001$）、输血量（$P < 0.001$）、住院天数（$P < 0.001$）、ICU 住院天数（$P < 0.001$）方面有显著优势。腹腔镜下胰十二指肠切除术组的手术时间比开腹胰体尾切除术组明显延长（$P < 0.001$）。在总体并发症率，术后胰瘘，或胃排空延迟等方面两组无明显差异。切缘、肿瘤大小或 T/N 分期两组无明显差异。腹腔镜下胰十二指肠切除术组的淋巴结切除数（$P = 0.007$）和淋巴结转移度（$P < 0.001$）明显好于开腹胰体尾切除术组 [23]。

四、机器人辅助胰十二指肠切除术

（一）机器人辅助胰十二指肠切除术的技巧

如 Zeh 等所述，机器人辅助胰十二指肠切除术的第一步以前是通过腹腔镜实现的，包括游离右半结肠，Kocher 手法游离十二指肠框，包括十二指肠降段和水平段 [24]。本中心用机器人手术系统完成全部步骤，穿刺进入腹腔后立即装机机器人手术系统（图 107-1）。采用 Kocher 手法离断游离十二指肠框，在离断屈氏韧带的部位采用 Cattell-Braasch 手法继续游离。离断 Treitz 韧带，将空肠提至右上腹。离钩突部 10cm 左右处使用线性切割器离断空肠，在胰腺前方游离胃后壁，使用线性切割器离断胃。

分离门静脉首先是清除肝动脉淋巴结，由此能辨清肝总动脉、胃十二指肠动脉和门静脉的结构关系。在充分显露胆总管与门静脉的边界后，切断胃十二指肠动脉并完成门静脉周围淋巴结清扫，术中须注意识别异常的肝右动脉。从胰腺下缘仔细解剖出肠系膜上静脉，并在门静脉上方贯通出一条隧道。完成隧道后，用电灼法分离胰颈部，并为胰管保留尖锐的机器人剪刀切面。识别并尽可能就地保留第一空肠支。将肠系膜上静脉 - 门静脉向内牵拉以分离得到肠系膜上动脉。清除包绕肠系膜上动脉前方、右侧及后方的所有组织，沿着肠系膜上动脉继续分离 [25]。

重建首先是改良 Blumgart 吻合法，行双层、端侧、导管对黏膜式的胰肠吻合。再以连续缝合法进行胆肠吻合。最初 5 年里，胃肠吻合主要是 Hoffmeister 法，结肠后的端侧式双层缝合，最近以普通肠切开后吻合器双层缝合多见 [24]。

表 107-1　腹腔镜与机器人胰十二指肠切除术的案例报道

作　者	年　份	术　式	N（总数）/N（恶性）	EBL（ml）	手术时间（min）	胰瘘率（C 级, %）	死亡率（%）	肿瘤结局（R_0 率, LN）
Gagner [12]	1997	Lap	10/8	–	510	10	0	100%, 7
Dulucq [19]	2006	Lap	22/21	107	295	4.5	4.5	100%, 18
Pugliese [21]	2008	Lap	19/18	180	461	0	0	100%, 11
Kendrick and Cusati [15]	2010	Lap	62/45	240	368	18	1.6	89%, 15
Corcione [18]	2013	Lap	22/22	–	392	9	4.5	100%, 15
Kim [14]	2013	Lap	100/12	–	474	6	–	100%,13
Lee [16]	2013	Lap	42/20	374.5	404	2.4	2.4	–
Palanivelu [13]	2015	Lap	130/130	110	310	8.5.	1.5	90.8%, 18
Wang [17]	2015	Lap	31/30	260	515	3.2	0	100%, 13
Liu [20]	2015	Lap	21/18	240	368	4.8	0	100%, 12
Guilianotti [30]	2010	机器人	60/45	394	421	31.6	3	90%, 18
Zureikat [31]	2013	机器人	132/106	300	527	3.7	1.5	87.7%, 19

Lap. 腹腔镜；EBL. 估计失血量；LN. 中位淋巴结检出数

（二）机器人辅助胰十二指肠切除术的预后

至今为止，世界最大系列的开腹胰十二指肠切除术的案例报道是来自约翰·霍普金斯医院的 Winter 等在 2006 年发表的 [25]。他们通过 1432 例胰腺腺癌的案例进行了大量的回顾对照研究。该团队指出，该术式的平均手术时间为 38min，平均失血量为 800ml，R_0 切除率为 58%，平均住院天数为 9 天。他们称术后胰瘘发生率（在 ISGPF 标准制定以前）为 5%，死亡率为 2%。

腹腔镜下胰十二指肠切除术与机器人胰十二指肠切除术的结局相似，在大型单中心的案例中并不逊于开腹胰十二指肠切除术（表 107-2 及表 107-3）。国家数据库的一大挑战，就是来自许多小中心发布的案例，它们可能是第一次，或是唯一报道这样的手术，所以他们并不能代表那些超越学习曲线技术成熟的外科医生。Tseng 等证明了开腹胰十二指肠切除术有其固有的学习曲线。在经历 60 次手术后，手术医生能够显著减少术中出血量，缩短手术时间和住院天数，并完成更多切缘阴性的切除案例。这些可量化指标将在其手术生涯中不断进步[26]。最近一篇报道称，根据国家癌症数据库（National Cancer Database，NCDB）显示，用微创方法进行胰十二指肠切除术可能与更高的 30 天死亡率相关[27]。这些报道需要被慎重评估，因为同一小组在 6 个月后也使用了 NCDB 数据发表了另一篇报告，证明 30 天死亡率没有差异[28]。手术量和手术经验是需要被考虑在内的，而大型国家数据库由于不够细致而不允许这么做。机器人胰十二指肠切除术的结局是可比较的，一些特定参数甚至显示出较过去案例具有优越性。

表 107-2　腹腔镜与开腹胰十二指肠切除术的疗效比较分析

作　者	年份	手术例数（LPD/OPD）	恶性肿瘤（例）	住院天数（d）	手术时间（min）	估计失血量（ml）	30 日内死亡率（%）	并发症发病率（%）	C 级胰瘘发生率（%）	R_0 率，中位淋巴结清扫数
Zureikat[11]	2011	14/14	12/11	8/8.5	456/372	300/400	7/0	21/7	0/7.1	100, 18.5/91.7, 19.1
Asbun[23]	2012	53/215	40/68	8/12.4	541/401	195/1032	5.7/8.85	24.5/24.7	7.1/6	94.9, 23.4/83, 16.8
Croome[22]	2014	108/214	108/214	6/9	380/388	492/866.7	1/2	5.6/13.6	11/12	77.8, 21.4/76.6, 20.1

LPD. 腹腔镜辅助十二指肠切除术；OPD. 开腹胰十二指肠切除术；R_0. 切缘阴性

本中心迄今为止完成了 365 例机器人胰十二指肠切除术，其中 43.5% 是胰腺导管腺癌。根据我们的经验，机器人胰十二指肠切除术不仅是可行的，而且其 30 天和 90 天内的死亡率分别是 1.4% 和 2.9%，这说明其是安全的。中位估计失血量为 300ml，中转开腹率仅 5%，优于大部分开腹和腹腔镜手术。总的中位手术时间为 404min，前 80 例处于学习阶段，中位手术时间为 569min，主要由主治医师完成；后 80 例中位手术时间减少到 362min，且有时团队中会有培训者加入。中转开腹率和失血量也随着经验的增加而有所改进。无论哪种新技术，术后并发症总是一个需要考量的因素，但是与开腹手术相比，机器人胰十二指肠切除术组 3 级和 4 级并发症发生率分别为 10.6% 和 12%。随着团队手术经验的增加，术后胰瘘发生率为 17.9%（C 级为 3%），结果优于 Denbo 等最近报道的一项超过 2700 例开腹胰十二指肠切除术的大型分析结果（18% 胰瘘，C 级 ≤ 5%）[29]。几项评估机器人胰十二指肠切除术结果的病例对照研究和病例系列均提示，进行机器人胰十二指肠切除术的患者估计失血量和住院时间明显优于对照组，且与开腹手术组相比，术后死亡率没有增加（表 107-1、表 107-3）[30-36]。迄今还没有一项研究表明机器人胰十二指肠切除术对总体并发症发病率、术后胰瘘率或手术时间有所改善。

表 107-3　机器人与开腹胰十二指肠切除术对比分析

作　者	年份	病例数（RPD/OPD）	恶性肿瘤病例数（个）	住院时间（d）	手术时间（min）	估计失血量（ml）	30 天死亡率（%）	死亡率（%）	胰瘘率（C 级）	R_0 率，中位淋巴结检出数
Buchs[32]	2011	40/39	33/27	13/14.6	444/559	387/827	4.5/2.6	36.4/48.7	2.3/5.1	90.9, 16.8/81.5, 11
Zhao[36]	2011	8/8	8/8	16.4/24.3	718/420	153/210	7/7	25/75	12.5/12.5	100, –/83.3, –
Lai[34]	2012	20/67	15/53	13.7/25.8	247/774	247/774	0/3	50/49.3	5/1.5	73.3, 10/64.1, 10
Chalikonda[35]	2012	30/30	14/14	9.79/13.3	485/775	485/775	4/1	30/43	3.3/10	100, 13.2/87, 11.7
Bao[33]	2014	28/28	19/26	7.4/8.1	100/300	100/300	7/7	28/28	10.7/7.1	63, 15/88, 20

RPD. 机器人胰十二指肠切除术；OPD. 开腹胰十二指肠切除术

（三）总结

与开腹手术相比，腹腔镜和机器人胰十二指肠切除术的优势在于减少了失血量，缩短了住院时间，以及减少了潜在的术后并发症。本团队认为，机器人辅助手术将被证明是更加强大和持久的微创手术平台，外科医生也可通过此平台最快地学习并掌握手术技术。未来仍需要更大规模的研究来证实这一假设。

五、微创方法行胰体尾切除术的指征

目前许多学者认为，用微创方法行胰体尾切除术是胰体尾恶性肿瘤手术的优选方法。已有数项研究共同表明，腹腔镜下胰十二指肠切除术和机器人胰十二指肠切除术对恶性疾病患者是优于开腹手术的 [37, 38]。具体而言，微创方法可缩短住院时间，降低估计失血量和并发症发生率 [39]。尽管仍然缺乏有关长期生存率的大型报道，但微创方法已能在淋巴结清扫术和切除边缘方面达到类似的结果。

六、腹腔镜胰体尾切除术

（一）腹腔镜胰体尾切除术的技巧

如前所述，在左季肋区放置镜头孔并诱导气腹，然后放置四个 Trocar 孔。解剖开始于分离胃结肠韧带，以进入小网膜囊。然后向下牵拉结肠脾曲，解剖胰腺下缘，并通过建立胰后隧道，将胰腺在需要离断的部位与后腹膜分离。早期识别脾脏血管并结扎胰腺上后部的静脉和动脉可以更安全地进行胰腺离断。仔细分离血管后，使用吻合器离断胰腺。通过分离悬韧带来保留脾脏，然后将标本置于一个标本袋中并通过切口取出 [39]。

（二）腹腔镜胰体尾切除术的预后

自从 Cushieri 于 1996 年在慢性胰腺疾病中提出腹腔镜胰体尾切除术后，已经有一系列关于该手术方案的报道。在 2008 年，由 Kooby 等发起的一项评估腹腔镜胰体尾切除术的多中心研究，该研究中腹腔镜胰体尾切除术患者与开腹胰体尾切除术患者按照 3 ∶ 1 配对（表 107-4） [39-41]。研究结果表明腹腔镜手术具有失血量少，住院时间短，保脾率高，术后并发症发生率低且不增加胰瘘发生率的特点。

两个方法学问题使外科治疗胰体尾胰腺癌的前瞻性研究变得复杂：①胰体尾胰腺癌发生率只占所有胰腺癌 20.8%；②根据美国国家住院患者样本库，1998—2003 年期间 1743 家医院共实施 1640 例胰体尾切除术，平均每家医院每年 1 例 [42]。因此，大多数比较有效性的研究属于回顾性研究且多局限于一家机构的数据 [43]。尽管如此，一些病例报道已经证明了腹腔镜胰体尾胰腺癌切除术的优势（表 107-4） [39-41]。

本中心进行了一项回顾性研究，通过分析 62 例患者临床病理以及长期预后资料，对比微创和开腹胰体尾胰腺癌切除术治疗效果 [37]。意向性分析结果表明，与开腹胰体尾胰腺癌切除术相比，微创胰体尾胰腺癌切除术的术后短期效果及长期预后无明显差异。

表 107-4　腹腔镜和机器人胰体尾切除术的病例报道

作　者	年份	术　式	数量（总数）/数量（恶性）	估计失血量（ml）	手术时间（min）	胰瘘率（C级）	死亡率	肿瘤学结果（R$_0$率，中位淋巴结检出数）
Fernandez-Cruz[40]	2007	腹腔镜	82/13	370	222	7%	0%	77%，14.5
Kooby[39]	2008	腹腔镜	142/54	357	230	26%	0%	93%，未记录
Jayarman[41]	2010	腹腔镜	107/16	150	193	16%	未记录	97%，6
Kang[45]	2011	机器人	20/18	372	348	未记录	0%	未记录，未记录
Zureikat/Zeh[31]	2013	机器人	83/60	150	256	36%	0%	97%，16
Daouadi[38]	2013	机器人	30/22	212	293	13%	0%	100%，，18.6

七、机器人辅助下胰体尾切除术

（一）机器人胰体尾切除术的技巧

以腹腔镜手术相同的路径进入腹膜，置入额外的套管，装配机器人（图 107-2）[31]。在腹腔干起始处分离脾动脉，并使用血管吻合器离断。于肠系膜上动脉左侧进行淋巴结切除术，采用后入路方法整块切除胰腺组织及周围筋膜，完成腹腔淋巴结根治术。对于侵犯第四段十二指肠或结肠的较大肿瘤，机器人手术可以达到和开腹手术相同的整块精细切除及重建[31]。

（二）机器人胰体尾切除术的预后

在匹兹堡大学，我们采用回顾性匹配分析，分别比较腹腔镜胰体尾切除（laparoscopic distal

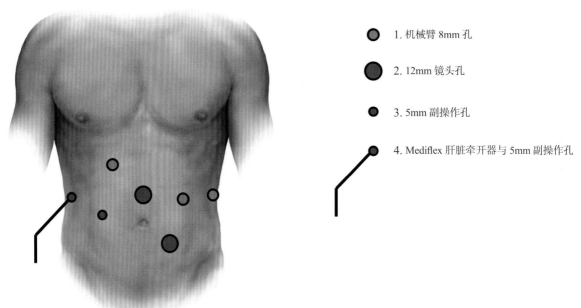

1. 机械臂 8mm 孔

2. 12mm 镜头孔

3. 5mm 副操作孔

4. Mediflex 肝脏牵开器与 5mm 副操作孔

▲ 图 107-2　机器人胰体尾切除术打孔

pancreatectomy，LDP）组与机器人胰体尾切除（robotic distal pancreatectomy，RDP）组患者的预后结果。两组患者年龄、性别、种族、ASA 评分以及肿瘤大小相当。机器人胰体尾切除组患者术中中转开腹率显著低于腹腔镜胰体尾切除组，比例分别为 0、16%[38]。最近一项 100 例机器人胰体尾切除的结果显示术中中转率只有 2%[31]。相比于采用腹腔镜手术，使用机器人手术的外科医生通过腔内缝合大血管以及处理突发出血的能力可能是次要的。该作者最大限度地减少了患者的选择偏倚，因为当机器人手术不能实现时，医生可能会降低对腹腔镜胰体尾切除的控制程度，转而用更新的机器人技术选择更简单的病例。对比后可发现，腹腔镜组手术切缘阳性率达到了 35%，而机器人手术组为 0，具有统计学差异（$P < 0.05$），这表明在这项比较中腹腔镜组次于机器人手术组。有结果显示，相比于腹腔镜胰体尾切除和开腹胰体尾切除术，接受机器人胰体尾切除的患者，其住院天数短、伤口并发症少，并且保脾比率增加[44]。随着机器人辅助方式的经验不断积累，其更多的优点会被陆续发现。许多的病例分析已经证明，机器人辅助的胰体尾切除术获益良多（表 107-4）[31, 38, 45]。一些腹腔镜和机器人胰体尾切除术的对比研究表明，机器人组出血更少，住院天数更短，伤口并发症更少[46, 47]。

在肿瘤结果方面，以微创手术和开放式手术行胰体尾切除术是等效的。我们机构的研究表明，尽管相比于腹腔镜组，机器人组尽管腺瘤比例更高（43% vs 15%，$P < 0.05$），肿瘤大小中位数也同样接近 3cm，但机器人胰体尾切除可以提高 R_0 期切除率（100% vs 64%，$P < 0.05$），提高淋巴结中位切除数（19 vs 9，$P < 0.01$）[38]。

（三）总结

微创胰体尾切除术相比于开放式胰体尾切除术，已经证明有诸多优势。机器人辅助技术相比腹腔镜技术的优势在于出血少、保脾率高。

八、应用微创胰腺切除术：学习曲线

匹兹堡大学最近的一项机器人胰十二指肠切除术的分析显示，要充分熟练该技术需要经过一个初始上扬的学习曲线，做近 80 例的手术。对该曲线深入分析后显示，失血量和术中转开腹率在经过 20 例手术后就能充分熟练（600ml vs 250ml，$P < 0.05$；35% vs 3%，$P < 0.05$）；术后胰瘘率可在 40 例后明显降低（27% vs 14%，$P < 0.05$）；手术时间可在 80 例后明显缩短（582min vs 417min，$P < 0.05$）[48]。并发症发生率、住院时长、再入院率均有好转，但样本量不足，没有发现显著的差异。在最近的 100 个病例中，我们总计有 6% 的胰瘘率、3% 的 90 天死亡率和 8 天的中位住院天数。重要的是，两位主治外科医师全程参与了该学习曲线以确保患者安全和程序效力[48]。此外，腹腔镜平台开展 PD 也存在学习曲线。Speicher 等发现，最初的 10 例腹腔镜手术是缩短手术时间的最大障碍，但经过经验丰富的培训中心阶段性和团队性的培训后，机器人胰体尾切除可在最初的 50 例手术中即可有效减少手术时间和术中出血[49]。该研究提示在评估微创和开放式手术的结果之前，需要将学习曲线的影响也考虑在内。

胰体尾切除术的学习曲线则较短。Braga 等研究了 2009—2010 年间 30 例接受机器人胰体尾切除的患者，总术中转开腹率为 23.3%，但在最初的 10 例后可明显降低（$P = 0.01$）[50]，平均手术时间在最初的第一组 10 例手术中为 254min，之后逐渐缩短为第二组 10 例手术的 206min（$P = 0.09$）和第三组 10 例手术的 183min（$P = 0.006$）。而术中出血量、术后死亡率和住院天数在组间没有明显差异。术中转开腹率和手术时间均在最初的 10 例手术后明显降低。Napoli 等的研究证实机器人胰体尾切除术也有需要大约 10 例的学习曲线 [51]。

现今对结果的审核日益详尽，学习曲线的说法可能并不可行。Fong 等最近在社论中关注了这一点，反映了实施这些手术需要在高手术量场所集中进行的重要性 [52]。我们为外科肿瘤学的同仁们开发了详尽的课程，能够让他们在手术室外尽可能地掌握到基础、先进的机器人技术。使用该课程后，我们成功地使学员在没有增加手术时间的情况下融入手术团队。

九、总结

微创胰腺切除的安全性和可行性已经由前辈们确定。初步大量的有效比较研究展现了微创技术诸多优势。然而，向新的中心传播和缩短学习曲线是胰腺切除术成功和传承的重要条件。

☞ 参考文献

[1] Zureikat AH, Moser AJ, Boone BA, Bartlett DL, Zenati M, Zeh HJ 3rd. 250 robotic pancreatic resections: safety and feasibility. Ann Surg 2013;258(4):554–559.

[2] Kendrick ML, Cusati D. Total laparoscopic pancreaticoduodenectomy: feasibility and outcome in an early experience. Arch Surg 2010;145(1):19–23.

[3] Asbun HJ, Stauffer JA. Laparoscopic vs open pancreaticoduodenectomy: overall outcomes and severity of complications using the Accordion Severity Grading System. J Am Coll Surg 2012;215(6):810–819.

[4] Mack MJ. Minimally invasive and robotic surgery. JAMA 2001;285:568–572.

[5] Shoup M, Conlon KC, Klimstra D, Brennan MF. Is extended resection for adenocarcinoma of the body or tail of the pancreas justified? J Gastrointest Surg 2003;7(8):946–952.

[6] Fernández-del Castillo C et al. Evolution of the Whipple procedure at the Massachusetts General Hospital. Surgery 2012;152(3 suppl 1):S56–63.

[7] Bilimoria KY, Bentrem DJ, Ko CY et al. National failure to operate on early stage pancreatic cancer. Ann Surg 2007;246(2): 173–180.

[8] Cadiere GB, Himpens J, Germay O et al. Feasibility of robotic laparoscopic surgery: 146 cases. World J Surg 2001;25:1467–1477.

[9] Callery MP, Chang KJ, Fishman EK, Talamonti MS, William Traverso L, Linehan DC. Pretreatment assessment of resectable and borderline resectable pancreatic cancer: expert consensus statement. Ann Surg Oncol 2009;16(7):1727–1733.

[10] Kondo S, Katoh H, Hirano S et al. Results of radical distal pancreatectomy with en bloc resection of the celiac artery for locally advanced cancer of the pancreatic body. Langenbecks Arch Surg 2003;388(2):101–106.

[11] Zureikat AH, Breaux JA, Steel JL, Hughes SJ. Can laparoscopic pancreaticoduodenectomy be safely implemented? J Gastrointest Surg 2011;15(7):1151–1157.

[12] Gagner M, Pomp A. Laparoscopic pylorus-preserving pancreatoduodenectomy. Surg Endosc 1994;8(5):408–410.

[13] Senthilnathan P, Gurumurthy SS, Palanivelu C et al. Long-term results of laparoscopic pancreaticoduodenectomy for pancreatic and periampullary cancer—experience of 130 cases from a tertiary-care center in South India. J Laparoendosc Adv Surg Tech A 2015;25(4):295–300.

[14] Kim SC, Song KB, Jung YS et al. Short-term clinical outcomes for 100 consecutive cases of laparoscopic pylorus-preserving pancreatoduodenectomy: improvement with surgical experience. Surg Endosc 2013;27(1):95–103.

[15] Kendrick ML, Cusati D. Total laparoscopic pancreaticoduodenectomy: feasibility and outcome in an early experience. Arch Surg 2010;145(1):19–23.

[16] Lee JS, Han JH, Na GH et al. Laparoscopic pancreaticoduodenectomy assisted by mini-laparotomy. Surg Laparosc Endosc Percutaneous 2013;23:e98–e102.

[17] Wang Y, Bergman S, Piedimonte S et al. Bridging the gap between open and minimally invasive pancreaticoduodenectomy: the hybrid approach. Can J Surg 2014;57:263–270.

[18] Corcione F, Pirozzi F, Cuccurullo D et al. Laparoscopic pancreaticoduodenectomy: experience of 22 cases. Surg Endosc 2013; 27:2131–2136.

[19] Dulucq JL, Wintringer P, Mahajna A. Laparoscopic pancreaticoduodenectomy for benign and malignant diseases. Surg Endosc 2006;20:1045–1050.

[20] Liu Z, Yu M-C, Zhao R et al. Laparoscopic pancreaticoduodenectomy via a reverse-"V" approach with four ports: initial experience and perioperative outcomes. World J Gastroenterol 2015;21:1588–1594.

[21] Pugliese R, Scandroglio I, Sansonna F et al. Laparoscopic pancreaticoduodenectomy: a retrospective review of 19 cases. Surg Endosc 2008;18:13–18.

[22] Croome KP, Farnell MB, Kendrick ML et al. Total laparoscopic pancreaticoduodenectomy for pancreatic ductal adenocarcinoma: oncologic advantages over open approaches. Ann Surg 2014;260(4):633–638.

[23] Asbun HJ, Stauffer JA (2012) Laparoscopic vs open pancreaticoduodenectomy: overall outcomes and severity of complications using the Accordion Severity Grading System. J Am Coll Surg 215:810–819.

[24] Zeh HJ, Bartlett DL, Moser AJ. Robotic-assisted major pancreatic resection. Advances in surgery. Adv Surg 2011;45(1): 323–340.

[25] Winter JM et al. 1423 pancreaticoduodenectomies for pancreatic cancer: a single-institution experience. J Gastrointest Surg 2006;10(9):1199–1210; discussion 1210–1211.

[26] Tseng J, Pisters P, Lee J et al. The learning curve in pancreatic surgery. Surgery 2007;141:694–701.

[27] Sosa J, Bowman H, Gordon T et al. Minimally invasive pancreaticoduodenectomy does not improve use or time to initiation of adjuvant chemotherapy for patients with pancreatic adenocarcinoma. Ann Surg Oncol 2016; 23(3):1026–1033.

[28] Adam MA, Choudhury K, Dinan MA et al. Minimally invasive versus open pancreaticoduodenectomy for cancer: practice patterns and short-term outcomes among 7061 patients. Ann Surg 2015;262(2):372–377.

[29] Denbo JW, Orr WS, Zarzaur BL et al. Toward defining grade C pancreatic fistula following pancreaticoduodenectomy: incidence, risk factors, management and outcome. HPB (Oxford) 2012;14(9):589–593.

[30] Giulianotti PC, Sbrana F, Bianco FM et al. Robotassisted laparoscopic pancreatic surgery: singlesurgeon experience. Surg Endosc 2010;24(7):1646–1657.

[31] Zureikat AH, Moser AJ, Boone BA, Bartlett DL, Zenati M, Zeh HJ 3rd. 250 robotic pancreatic resections: safety and feasibility. Ann Surg 2013;258(4):554–559.

[32] Buchs NC, Addeo P, Bianco FM, Ayloo S, Benedetti E, Giulianotti PC. Robotic versus open pancreaticoduodenectomy: a comparative study at a single institution. World J Surg 2011;35(12):2739–2746.

[33] Bao PQ, Mazirka PO, Watkins KT. Retrospective comparison of robot-assisted minimally invasive versus open pancreaticoduodenectomy for periampullary neoplasms. J Gastrointest Surg 2014;18(4):682–689.

[34] Lai EC, Yang GP, Tang CN. Robot-assisted laparoscopic pancreaticoduodenectomy versus open pancreaticoduodenectomy—a comparative study. Int J Surg 2012;10(9):475–479.

[35] Nguyen KT, Zureikat AH, Chalikonda S, Bartlett DL, Moser AJ, Zeh HJ. Technical aspects of robotic-assisted pancreaticoduodenectomy (RAPD). J Gastrointest Surg 2011;15(5):870–875.

[36] Zhao N, Chen J, Liu Q et al. Outcomes of pancreatoduodenectomy with robotic surgery versus open surgery. Int J Med Rob and Computer Assisted Surg 2011;7(2):131–137.

[37] Magge D, Zeh HJ 3rd, Moser AJ et al. Comparative effectiveness of minimally invasive and open distal pancreatectomy for ductal adenocarcinoma. JAMA Surg 2013;148(6):525–531.

[38] Daouadi M, Zureikat AH, Zenati MS et al. Robotassisted minimally invasive distal pancreatectomy is superior to the laparoscopic technique. Ann Surg 2013;257(1):128–132.

[39] Kooby DA, Hawkins WG, Schmidt CM et al. A multicenter analysis of distal pancreatectomy for adenocarcinoma: is laparoscopic resection appropriate? J Am Coll Surg 2010;210(5):779–785, 786–777.

[40] Fernandez-Cruz L et al. Curative laparoscopic resection for pancreatic neoplasms: a critical analysis from a single institution. J Gastrointest Surg 2007;11(12):1607–1621; discussion 1621–1622.

[41] Jayaraman S, Gonen M, Brennan M et al. Laparoscopic distal pancreatectomy: evolution of a technique at a single institution. J Am Coll Surg 2010;211:503–509.

[42] McPhee JT, Hill JS, Whalen GF et al. Perioperative mortality for pancreatectomy: a national perspective. Ann Surg 2007;246:246–253.

[43] Gumbs AA et al. Laparoscopic pancreatoduodenectomy: a review of 285 published cases. Ann Surg Oncol 2011;18(5): 1335–1341.

[44] Waters JA et al. Robotic distal pancreatectomy: cost effective? Surgery 2010;148(4):814–823.

[45] Kang CM, Kim DH, Lee WJ, Chi HS. Conventional laparoscopic and robot-assisted spleen-preserving pancreatectomy: does da Vinci have clinical advantages? Surg Endosc 2011;25:2004–2009.

[46] Correa-Gallego C, Dinkelspiel HE, Sulimanoff I et al. Minimally invasive vs open pancreaticoduodenectomy: systematic review and meta-analysis. J Am Coll Surg 2014;218(1):129–139.

[47] Baker E, Ross SW, Seshadri R et al. Robotic pancreaticoduodenectomy for pancreatic adenocarcinoma: role in 2014 and beyond. J Gastrointest Oncol 2015;6(4):396–405.

[48] Boone BA, Zenati M, Zureikat AH et al. Assessment of quality outcomes for robotic pancreaticoduodenectomy: identification of the learning curve. JAMA Surg 2015;150(5):416–422.

[49] Speicher P, Nussbaum D, White R et al. Defining the learning curve for team-based laparoscopic pancreaticoduodenectomy. Ann Surg Onc 2014;21(12):4014–4019.

[50] Braga M, Ridolfi C, Balzano G et al. Learning curve for laparoscopic distal pancreatectomy in a high volume hospital. Updates Surg 2012;64(3):179–183.

[51] Napoli N, Kauffmann E, Perrone V et al. The learning curve in distal pancreatectomy. Updates Surg 2015;67(3):257–264.

[52] Fong ZV, Chang DC, Ferrone CR et al. Early national experience with laparoscopic pancreaticoduodenectomy for ductal adenocarcinoma:is this really a short learning curve? J Am Coll Surg 2016;222:209.

Extended Radical Surgery for Pancreatic Cancer
胰腺癌扩大根治术

108

Thilo Hackert, Alexis Ulrich, Markus W. Büchler　著

彭云鹏　译

苗　毅　校

一、概述

5%～20% 的胰腺导管腺癌（PDAC）患者在确诊时有手术机会，而其中仅有 20%～25% 在辅助化疗后可获得长期生存[1, 2]。20 世纪后期，随着胰腺外科的专科化与集中化，不仅术后死亡率显著下降，而且可切除性胰腺癌范围也明显扩大[3-7]。这些进展导致"扩大切除术"的产生，该术式拓展了传统胰十二指肠切除术、胰体尾切除术和全胰切除术的切除范围标准。扩大淋巴结清扫、联合血管切除 [肠系膜上静脉和（或）门静脉、腹腔干、肠系膜上动脉]、多脏器切除已被大量报道[8-18]，有必要重新定义胰腺癌可切除性并使之标准化，以增加研究之间的可比性，并最终为胰腺癌建立高效诊治路径。目前胰腺癌唯一明确的手术禁忌证是全身性扩散，尤其是腹膜转移或多发的肝转移[19-20]。对于较局限的转移性胰腺导管腺癌（单发肝转移），切除在技术上是可行的，并已有一些小样本研究报道[21]。尽管这些研究中存在一些令人鼓舞的结果，但是转移性胰腺导管腺癌的手术治疗仍大多局限于个案报道，其肿瘤学疗效至今仍不明确[21]。

胰腺导管腺癌"扩大切除"定义与"可切除性"定义密切相关。评估胰腺导管腺癌局部可切除性的关键解剖结构是位于胰头、体部附近的动静脉，包括肠系膜上静脉 / 门静脉、腹腔干，以及肠系膜上动脉。

根据国际胰腺外科研究组（ISGPS）于 2014 年发表的标准，胰腺导管腺癌被分为：可切除、交界可切除、不可切除[22]，该分类标准主要基于美国国家综合癌症网络（NCCN）指南推荐[19]。除了这两个目前已发表的定义，还有两个其他分类方式在临床上应用较多，即美国肝胰胆协会 / 美国肿瘤外科协会 / 消化道外科学会（ AHPBA/SSO/SSAT ）在 2009 年发表的定义[23] 及 2006 年 MD Anderson 发布的分类标准[24]。

以上几种分类方式对于可切除胰腺导管腺癌的定义类似，指肿瘤没有侵犯任何血管性结构（无肠系膜上静脉或门静脉变形、腹腔干和肠系膜上动脉周围有清晰的脂肪层）。交界可切除胰腺导管腺癌特点是相关静脉变形 / 变窄或闭塞，但是在保证静脉的近端和远端切缘阴性的前提下，在技术上有重建的可能（图 108-1）。MD Anderson 对交界可切除胰腺导管腺癌的门静脉受累定义是静脉管腔闭塞，不包括静脉接

触或狭窄。对于动脉而言，所有交界性可切除定义均为肿瘤包绕肠系膜上动脉＜ 180° 或肿瘤附着肝动脉但不接触腹腔干。

不可切除胰腺导管腺癌定义为更为广泛的肠系膜上动脉、腹腔干、主动脉、下腔静脉侵犯，以及受累肠系膜上静脉 / 门静脉无手术切除重建的可能性 [供血和（或）引流静脉管径不合适]。这种情况常由门静脉海绵样变性导致。

除了血管侵犯外，肿瘤周围器官的累及也需要行扩大根治性切除，包括结肠系膜、结肠、胃、肾上腺、肾脏等。国际共识认为扩大切除术式可以带来外科学及肿瘤学的获益，只要肿瘤可根治性切除，周围器官累及不应该被认为是切除的禁忌证 [22]。

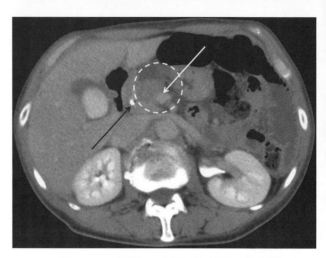

▲ 图 108-1　增强 CT 扫描（矢状面、静脉期）
图中显示胰头一低密度胰腺导管腺癌病灶（虚线圈）伴随门静脉侵犯（白箭）；根据 ISGPS 标准为交界可切除。胆总管内支架置入（黑箭）

二、手术方式及预后

（一）淋巴结清扫术

淋巴结转移是胰腺导管腺癌术后长期生存最重要的危险因素之一。胰腺导管腺癌术中淋巴结清扫范围有明确的规定，并已写入相关指南及国际共识 [25]。胰十二指肠切除术清扫范围包括沿肝总动脉、门静脉、肠系膜上静脉上端分布的肝十二指肠韧带淋巴结，以及腹腔干、肠系膜上动脉右侧淋巴结 [25]。远端胰腺切除术（胰腺体尾部肿瘤），肿瘤扩散侵犯主要位于胰周淋巴结 [26]。其他常见的转移位置包括脾动脉周围淋巴结、主动脉旁淋巴结、胰腺下缘淋巴结及肠系膜上动脉周围淋巴结。这些淋巴结应该常规清扫 [27, 28]。全胰切除术中的淋巴结清扫可以被认为是胰十二指肠切除术、远端胰腺切除术淋巴结清扫的结合，包括肝十二指肠韧带淋巴结、肝动脉周围淋巴结、腹腔干双侧淋巴结、脾动脉周围淋巴结、胰腺上下缘淋巴结的切除。该术式的切除标本中通常包含 30 ～ 50 个淋巴结。最为广泛报道的需扩大清扫的淋巴结为主动脉 - 下腔静脉间和腹主动脉旁淋巴结，尤其是在术中发现可疑阳性淋巴结 [14-18]。对于淋巴结切除总数与预后相关性，尽管某些研究的亚组分析结果显示存在差异，但是并没有证据表明扩大的淋巴结清扫能获得更好的肿瘤预后或生存。该观点已被最近一项包含 13 篇研究的 Meta 分析证明，而且该研究还发现腹主动脉旁淋巴结阳性与预后不良密切相关 [29]。此外，术后随访发现，扩大的淋巴结清扫会显著增加手术并发症（如乳糜漏、积液等），降低生活质量（如腹泻、肠道不适等）[18]。因此，胰腺导管腺癌扩大的淋巴结清扫不常规推荐，因为其不确切的肿瘤学疗效是以高术后并发症为代价。

（二）血管切除

既往认为胰腺周围主要血管侵犯是胰腺导管腺癌切除的禁忌证。1973 年，Fortner 报道了一种局部胰腺切除术式，即整块切除胰周软组织、局部淋巴结、门静脉切除（Ⅰ型）或大动脉切除重建（Ⅱ型）[30]。

最初胰腺导管腺癌联合胰腺周围主要血管切除重建存在高并发症率（67%）、高死亡率（23%）、低生存率（3 年生存率 3%），因此，血管切除重建并没有被广泛接受 [30]。然而影像学与手术技术的显著进步改善了术前分期，并降低了手术并发症率及死亡率 [2, 3, 31]。

（三）静脉切除

胰腺导管腺癌术中门静脉和（或）肠系膜上静脉切除重建并没有导致围术期并发症率或死亡率增加，与标准切除相比，反而有更好的肿瘤学预后 [6-9, 11, 12, 31]。这种观点得到大量研究及 Meta 分析的支持，因此也被纳入指南及共识推荐中 [19, 20, 32]。

静脉切除可以为侧壁切除，也可以是节段切除 [6-9]。小的静脉壁缺损可以直接缝合，前提是缝合本身不会造成静脉管腔狭窄，因为静脉管腔狭窄会导致术后血栓形成。如果侧壁切除的范围大，可以通过自体腹膜补片修补 [33]。节段切除重建需要行端 - 端吻合（图 108-2）。根据切除的长度，可行直接吻合、自体静脉 / 人工血管桥接。桥接血管可以使用自体血管（如肾静脉、大隐静脉、颈内静脉），但是需要在夹闭切除门静脉前获取自体静脉 [34, 35]。此外，人工血管（10 ～ 12mm 环状 GORE-TEX®）也可被用来桥接切除的静脉 [36]。当胰十二指肠切除术中需要切除静脉汇合部时，只要吻合不产生任何侧向张力，脾静脉需要行端 - 侧吻合重新汇入门静脉。这可以避免左侧门脉高压，并恢复胃的自然回流。在联合脾

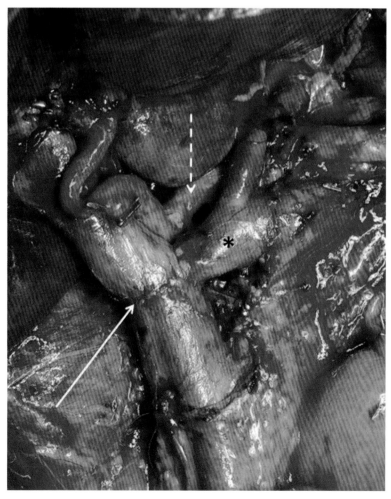

▲ 图 108-2　门静脉汇合部切除术中示意图

肠系膜上静脉 / 门静脉端 - 端吻合（白实箭）。脾动脉（白虚箭）；脾静脉（黑星）在保留胃冠状静脉情况下重新吻合

静脉切除的全胰切除术中，胃的静脉回流也是一个重要的问题。在这种情况下，如果有需要，胃冠状静脉可以被保留或重建[37]。门静脉／肠系膜上静脉切除中一个重要因素是远端静脉血管的直径，尤其是钩突部肿瘤。静脉切除前，必须先确认存在足够直径的肠系膜上静脉分支，否则可能无法恢复小肠的静脉回流，这是可切除性的一个重要评判标准。此外，对于所有的静脉切除，需要通过游离右半结肠与腹膜后粘连来完全松解系膜根部[38]，为长距离静脉切除后的重建创造空间，而且通过这种方法常可以避免使用人工血管。从手术结局来看，切除后直接重建或通过血管桥接都可以安全施行。研究报道，进行静脉切除联合胰十二指肠切除术的死亡率低于5%，与标准胰十二指肠切除术类似[6-9, 34-36]。一篇有关联合门静脉／肠系膜上静脉切除的胰腺切除术预后的系统回顾纳入了52篇研究[8]，涉及1646例静脉切除病例，主要为部分胰十二指肠切除术（71%）或全部胰十二指肠切除（24%）联合静脉切除。行胰十二指肠切除联合静脉切除的中位并发症发生率为42%，死亡率为6%，中位生存期为13个月，1、3、5年总生存率分别为50%、18%、8%。新近一篇Meta分析[9]纳入19篇研究，比较分析了661例联合静脉切除与2247例未联合静脉切除的病例，两组的术后结局类似，总生存期无任何差异。此外，就肿瘤学结果而言，两组总体存活率没有差别，5年生存率为12.3%，明显优于姑息治疗。这表明门静脉或肠系膜上静脉切除具有潜在治愈性，肠系膜上静脉或门静脉侵犯更倾向于为肿瘤解剖结构邻近血管的结果，而不是肿瘤生物学侵袭性的表现。

（四）动脉切除

自Fortner首次将动脉切除列为区域性胰腺切除术以来，胰腺导管腺癌术中动脉切除一直存在争议。有研究认为肝动脉和腹腔干侵犯是手术的禁忌证，因为动脉切除重建会导致高并发症率、高死亡率和不良预后[11-13, 39]。近年来，随着新辅助及辅助治疗的应用，切除原发肿瘤的潜在获益正在重新被关注。对于局部进展的肿瘤，即使在复杂的动脉侵犯或包绕的情况下，也可考虑切除[40-46]。有些动脉侵犯是交界可切除（据ISGPS的共识声明），尽管是技术上是可以切除重建[32]，但是也很少推荐直接行手术治疗。此外，动脉侵犯通常预示肠系膜神经丛的广泛受累，这种情况下即使行扩大根治术也不能达到切缘阴性。但是，越来越多的证据认为，只要没有全身扩散的征象，新辅助治疗后应行手术探查。应用这种方法，33%～50%的不可切除病例可能获得根治性切除，且R_0切除率与标准切除相当[40-45]。应用最有效的新辅助化疗方案FOLFIRINOX时，最初被诊断为局部进展和不可切除胰腺导管腺癌的切除率甚至可以超过60%[46]。

为探查动脉及后腹膜肿瘤侵犯，评估肠系膜上动脉和腹腔干的动脉优先入路在术中应该常规应用[47-50]。胰十二指肠切除术中可使用多种动脉优先入路，可以是进行Kocher切口后方的右侧入路，向下牵拉十二指肠空肠曲后的左侧入路，或是结肠下入路[47]。这些技术带来了一些肿瘤学获益，例如利于肠系膜上动脉起始部腹主动脉下腔静脉间淋巴结清扫、评估后腹膜切缘的可切除性。目前有关动脉切除的最大宗的Meta分析共纳入了26篇研究，涉及366例行动脉切除、2243例未行动脉切除的患者[39]。该Meta分析显示动脉切除患者的中位围术期并发症发生率、死亡率分别为54%、12%。生存分析显示，与静脉切除相比，动脉切除没有获益。但是与仅行姑息性治疗相比，动脉切除的1年生存率提高了3倍。

关于肠系膜上动脉切除，仅有少量研究报道，纳入患者总人数少于50例。所有的研究显示，肠系膜上动脉切除在技术上是可行的，大隐静脉移植是重建的最常用手段。但是这种手术的并发症率较高，且至今为止有限的证据显示其肿瘤学预后不理想，而腹腔干或肝动脉切除与肠系膜上动脉切除相比更为常见。目前有关腹腔干或肝动脉切除的文献报道了近200例患者[39]。胰十二指肠切除术联合动脉切除的手术并发症率高达 40%，手术的死亡率为 0% ～ 35%，表明现有研究结果的不一致性。胰十二指肠切除术联合动脉切除的总体预后似乎证明了联合动脉切除的有效性，这在远端胰腺切除术中体现得更为明显。从外科技术角度来看，腹腔干或肝动脉切除后重建可以是直接吻合，也可以为自体血管（即翻转的大隐静脉或颈内静脉）或人工血管桥接。在胰十二指肠切除术、远端胰腺切除术或全胰腺切除术中，腹腔干可被切除其腹主动脉起始部。只要保留肝固有动脉，重建是可行的。动脉血管（脾动脉）也可被用于重建[51]。

　　关于远端胰腺切除术，只要保留肝固有动脉且经胃十二指肠动脉存在足够的动脉血流，腹腔干切除不重建（改良 Appleby 术式）对肿瘤切除也是一个选择（图 108-3）。有研究显示该术式在手术及肿瘤学预后方面有良好的效果，几乎与标准术式一致[52-59]。根据大样本的研究（纳入超过 10 例患者）结果，该术式的死亡率为 0% ～ 7%，平均总并发症率达到 50%，中位生存时间为 10 ～ 25 个月，大部分研究中达到了 20 个月。根据这些回顾性研究，就术后和长期预后方面而言，改良的 Appleby 术式似乎是一个不错的选择，但是没有高级别的证据支持。

（五）联合动、静脉切除

　　目前关于联合动静脉切除的数据很少。仅有很有限的文献报道了该该术式，没有确凿证据显示其对围术期并发症率和肿瘤学预后的影响。这种术式技术上是可行的，但是并不被推荐为常规的术式，且必须在个体决定的基础上进行。

（六）多脏器切除

　　局部进展的胰腺导管腺癌侵犯周围器官（包括结肠、胃、左侧肾上腺、小肠、左肾等），完整的肿瘤

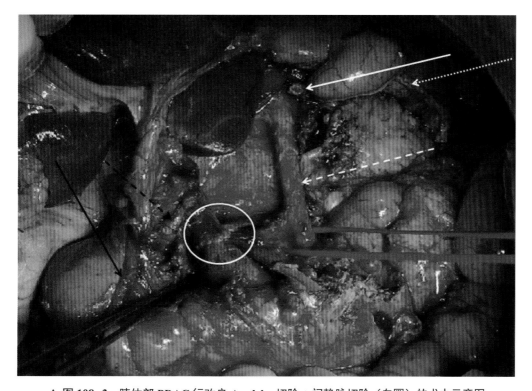

▲ 图 108-3　胰体部 PDAC 行改良 Appleby 切除 + 门静脉切除（白圈）的术中示意图
腹腔干根部断端（白箭），解剖后的肠系膜上动脉（白虚线箭），贲门下胃切缘（白点线箭），十二指肠切缘（黑实线箭），保留的胃十二指肠动脉以保证肝脏血供（黑虚线箭）

切除需要包括受累脏器的部分或全部切除，符合 ISGPS 在 2014 年公布的扩大切除标准 [32]。如果术前横断面影像学资料提示肿瘤可以完整切除，那么并不需要术前新辅助治疗。纳入病例数为 20～270 的大样本研究显示，最常见的切除器官是结肠和胃 [5, 10, 60-62]。在许多病例中，也同时切除了门静脉 / 肠系膜上静脉，这一方面反映了肿瘤的局部进展，同时也表明肿瘤解剖部位与静脉邻近。多器官切除已经进行了大样本研究，结果表明多器官切除手术时间延长，切除两个或更多器官与术后并发症率升高相关 [10, 60-62]。如果术前没有相关并发症时，多器官切除不增加术后死亡率。关于预后，其生存时间和标准切除类似，有超过 10%～15% 的多器官切除患者可以实现 5 年生存，这显然要优于任何姑息治疗。这些结果表明，如果能够准确地筛选，扩大切除是可行的，且部分病例能从手术中获益。普通的横断面影像资料不足以达到此目的，需要寻找其他标志物，肿瘤标志物 CA19-9 在临床实践中被广泛应用，临界值 400U/ml 被认为是预后差的阈值，并且可能有助于术前对患者进行分层 [63]。

（七）转移灶切除

根据国际指南及临床实践，Ⅳ期胰腺导管腺癌一般行姑息性治疗（化疗）[2, 19, 20]。随着现今化疗方案的革新，姑息治疗的中位生存时间可达 11 个月 [64]。但是这些方案往往有严重的不良反应，影响生活质量，且不能长期生存。胰腺导管腺癌伴随广泛肝转移、腹膜转移、肺转移没有手术指征毋庸置疑。然而肝脏孤立转移行手术切除或肝原位治疗出现在少量的研究中，结果存在争议 [65-69]。2007 年发表的一项 Meta 分析 [21] 显示，转移灶切除没有明显手术获益；但是，该 Meta 是基于小样本研究，其证据级别有限。最近的另一项研究则显示了更令人鼓舞的结果，术后中位生存时间达 12 个月 [70]，明显高于最近报道的接受标准姑息化疗（即吉西他滨）患者的生存时间（6～7 个月）。尽管生存时间可因化疗方案革新（即 FOLFIRINOX）而延长，但是这种延长是以高毒性为代价实现的，对生活质量有明显的影响。肝脏转移灶的切除术后并发症即使发生，对生活质量的影响也较小。此外，最重要的是，与姑息性治疗相比，手术联合辅助化疗 5 年生存率达 10%，这是非手术治疗的Ⅳ期胰腺导管腺癌不可能实现的。研究强调了综合治疗和选择合适手术患者在Ⅳ期胰腺导管腺癌治疗中的重要性。除了同步切除寡转移灶，异时性肝转移切除也已被报道 [66-68, 70]。在此背景下，初次手术和二次手术或肝原位治疗间的间隙可被作为患者筛选的附加标准，且能更好地反映肿瘤生物学特性及个体的潜在预后。尽管没有高级别的证据支持，根据临床经验，12 个月的间隔时间可作为参考标准。因为该标准不能用于肝转移灶的同步切除，所以异时性肝转移灶切除的手术决策对外科医生来讲更具挑战性。未来需要更多的研究和标志物来帮助进行患者分层筛选和评估。

三、扩大手术的术后结局

扩大切除的结局需分为短期术后并发症率、死亡率和长期结局，包括患者代谢、营养状态、生活质量等各方面。

正如之前提及的扩大淋巴结清扫手术与术后高并发症率相关，尽管院内死亡率没有增加 [14-18]。胰腺切除术后乳糜漏是一个主要而且长期存在的并发症，报道发生率为 1.3%～10%[71-73]。在扩大手术中，尤其是行腹主动脉旁淋巴结清扫，乳糜漏发生率可能更高，需要全肠外营养、经皮介入甚至手术等方法进行治疗 [74]。因为严重的腹泻影响生活质量，而且扩大的淋巴结清扫并没有生存获益，所以这种术式不被

推荐 [14-17, 75]。

与标准术式相比，包括联合血管切除、多脏器切除在内的扩大 PDAC 手术并发症增高。大样本数据显示，最重要的并发症包括需要输血治疗的出血、术后胰瘘及胃排空障碍 [10, 60-62, 76, 77]。此外还包括再手术率增加、重症监护室住院时间延长，部分研究报道院内死亡率也升高（达 9%）[60, 76]。就肿瘤学获益而言，与姑息性治疗相比，这些术式是被推荐的，获得全球大中心认可。

扩大的胰腺切除术后长期生活质量取决于手术方式。最致残性的手术方式是全胰切除术，该术式不可避免地导致完全的内外分泌功能丧失，需要胰岛素及大剂量胰酶的替代治疗。尤其是术后 1 年，这些功能丧失可导致体重下降近 10%[78-80]。即便在血糖控制良好的情况下（大部分患者的 HbA1c 水平控制在 6.4% ～ 7.0% 之间），脂肪肝的发病率也高达 75%[80]。尽管存在这些问题，必须强调的是，大部分全胰切除术后长期生活质量并不是由这些功能改变决定的，而是由疾病本身决定，因为通常在术后 2 ～ 3 年内会出现局部复发或转移。因此，化疗和肿瘤进展可能对生活质量的影响远大于血糖水平及营养状态。此外，对于长期生存病例，术后 4 年的生活质量持续改善，与健康对照相比，可以在身体、社会、情绪和角色功能方面达到正常水平的 90%[78]。对于扩大切除的胰十二指肠切除术或远端胰腺切除术，术后生活质量的影响因素明显少于全胰切除术。一项纳入 105 例患者的队列研究显示，标准胰十二指肠切除术与扩大胰十二指肠切除术术后患者总体生活质量类似 [81]。中位随访 2.2 年后，两组患者的身体、社会、情感及社会功能的指标评分相似。这些结果表明，扩大的切除术对患者长期生活质量没有负面影响。因此，术后规范化随访以早期发现潜在代谢和营养问题，尽早开始并优化治疗措施才是合理的诊疗策略 [82]。

☞ 参考文献

[1] Siegel RL, Miller KD, Jemal A. Cancer statistics, 2015. CA Cancer J Clin 2015;65(1):5–29.

[2] Hackert T, Büchler MW. Pancreatic cancer: advances in treatment, results and limitations. Dig Dis 2013;31(1):51–56.

[3] Büchler MW, Wagner M, Schmied BM et al. Changes in morbidity after pancreatic resection: toward the end of completion pancreatectomy. Arch Surg 2003;138(12):1310–1314.

[4] Reames BN, Ghaferi AA, Birkmeyer JD et al. Hospital volume and operative mortality in the modern era. Ann Surg 2014; 260(2):244–251.

[5] Nikfarjam M, Sehmbey M, Kimchi ET et al. Additional organ resection combined with pancreaticoduodenectomy does not increase postoperative morbidity and mortality. J Gastrointest Surg 2009;13(5):915–921.

[6] Beltrame V, Gruppo M, Pedrazzoli S et al. Mesentericportal vein resection during pancreatectomy for pancreatic cancer. Gastroenterol Res Pract 2015;2015:659730.

[7] Weitz J, Kienle P, Schmidt J et al. Portal vein resection for advanced pancreatic head cancer. J Am Coll Surg 2007;204: 712–716.

[8] Siriwardana H, Siriwardena A. Systematic review of outcome of synchronous portal-superior mesenteric vein resection during pancreatectomy for cancer. Br J Surg 2006;93:662–673.

[9] Zhou Y, Zhang Z, Liu Y et al. Pancreatectomy combined with superior mesenteric vein-portal vein resection for pancreatic cancer: a meta-analysis. World J Surg 2012;36(4):884–891.

[10] Hartwig W, Hackert T, Hinz U et al. Multivisceral resection for pancreatic malignancies: risk-analysis and long-term outcome. Ann Surg 2009;250:81–87.

[11] Martin RC 2nd, Scoggins CR, Egnatashvili V et al. Arterial and venous resection for pancreatic adenocarcinoma: operative and long-term outcomes. Arch Surg 2009;144:154–159.

[12] Yekebas EF, Bogoevski D, Cataldegirmen G et al. En bloc vascular resection for locally advanced pancreatic malignancies

infiltrating major blood vessels:perioperative outcome and long-term survival in 136 patients. Ann Surg 2008;247:300–309.

[13] Amano H, Miura F, Toyota N et al. Is pancreatectomy with arterial reconstruction a safe and useful procedure for locally advanced pancreatic cancer? J Hepatobiliary Pancreat Surg 2009;16:850–857.

[14] Pedrazzoli S, DiCarlo V, Dionigi R et al. Standard versus extended lymphadenectomy associated with pancreatoduodenectomy in the surgical treatment of adenocarcinoma of the head of the pancreas: a multicenter, prospective, randomized study. Lymphadenectomy Study Group. Ann Surg 1998;228(4):508–517.

[15] Yeo CJ, Cameron JL, Sohn TA et al. Pancreaticoduodenectomy with or without extended retroperitoneal lymphadenectomy for periampullary adenocarcinoma: comparison of morbidity and mortality and short-term outcome. Ann Surg 1999;229(5):613–622; discussion 622–624.

[16] Farnell MB, Pearson RK, Sarr MG et al.; Pancreas Cancer Working Group. A prospective randomized trial comparing standard pancreatoduodenectomy with pancreatoduodenectomy with extended lymphadenectomy in resectable pancreatic head adenocarcinoma. Surgery 2005;138(4):618–628; discussion 628–630.

[17] Nimura Y, Nagino M, Kato H et al. Regional versus extended lymph node dissection in radical pancreaticoduodenectomy for pancreatic cancer: a multicenter, randomized controlled trial. HPB 2004;6(suppl 1):2.

[18] Michalski CW, Kleeff J, Wente MN et al. Systematic review and meta-analysis of standard and extended lymphadenectomy in pancreaticoduodenectomy for pancreatic cancer. Br J Surg 2007;94(3):265–273.

[19] Tempero MA, Malafa MP, Behrman SW et al. Pancreatic adenocarcinoma, version 2.2014: featured updates to the NCCN guidelines. J Natl Compr Canc Netw 2014;12:1083–1093.

[20] Seufferlein T, Bachet JB, Van Cutsem E et al.; ESMO Guidelines Working Group. Pancreatic adenocarcinoma: ESMO-ESDO Clinical Practice Guidelines for diagnosis, treatment and follow-up. Ann Oncol 2012;23(suppl 7):vii33–40.

[21] Michalski CW, Erkan M, Hüser N et al. Resection of primary pancreatic cancer and liver metastasis: a systematic review. Dig Surg 2008;25(6):473–480.

[22] Bockhorn M, Uzunoglu FG, Adham M et al. Borderline resectable pancreatic cancer: a consensus statement by the International Study Group of Pancreatic Surgery (ISGPS). Surgery 2014;155(6):977–988.

[23] Callery MP, Chang KJ, Fishman EK et al. Pretreatment assessment of resectable and borderline resectable pancreatic cancer: expert consensus statement. Ann Surg Oncol 2009;16:1727–1733.

[24] Varadhachary GR, Tamm EP, Abbruzzese JL et al. Borderline resectable pancreatic cancer: definitions, management, and role of preoperative therapy. Ann Surg Oncol 2006;13(8):1035–1046.

[25] Tol A, Gouma DJ, Bassi C et al.; International Study Group on Pancreatic Surgery. Definition of a standard lymphadenectomy in surgery for pancreatic ductal adenocarcinoma: a consensus statement by the International Study Group on Pancreatic Surgery (ISGPS). Surgery 2014;156(3):591–600.

[26] Fujita T, Nakagohri T, Gotohda N et al. Evaluation of the prognostic factors and significance of lymph node status in invasive ductal carcinoma of the body or tail of the pancreas. Pancreas 2010;39(1):e48–54.

[27] Brennan MF, Moccia RD, Klimstra D. Management of adenocarcinoma of the body and tail of the pancreas. Ann Surg 1996; 223(5):506–511.

[28] Mitchem JB, Hamilton N, Gao F et al. Long-term results of resection of adenocarcinoma of the body and tail of the pancreas using radical antegrade modular pancreatosplenectomy procedure. J Am Coll Surg 2012;214(1):46–52.

[29] Paiella S, Sandini M, Gianotti L et al. The prognostic impact of para-aortic lymph node metastasis in pancreatic cancer: a systematic review and metaanalysis. Eur J Surg Oncol 2016;42(5):616–624.

[30] Fortner JG. Regional resection of cancer of the pancreas: a new surgical approach. Surgery 1973;73:307–320.

[31] Fuhrman GM, Leach SD, Staley CA et al. Rationale for en bloc vein resection in the treatment of pancreatic adenocarcinoma adherent to the superior mesentericportal vein confluence. Pancreatic Tumor Study Group. Ann Surg 1996;223:154–162.

[32] Hartwig W, Vollmer CM, Fingerhut A et al.; International Study Group on Pancreatic Surgery. Extended pancreatectomy in pancreatic ductal adenocarcinoma: definition and consensus of the International Study Group for Pancreatic Surgery (ISGPS). Surgery 2014;156(1):1–14.

[33] Dokmak S, Aussilhou B, Sauvanet A et al. Parietal peritoneum as an autologous substitute for venous reconstruction in hepatopancreatobiliary surgery. Ann Surg 2015;262(2):366–371.

[34] Kim PT, Wei AC, Atenafu EG et al. Planned versus unplanned portal vein resections during pancreaticoduodenectomy for adenocarcinoma. Br J Surg 2013;100(10):1349–1356.

[35] Ramacciato G, Nigri G, Petrucciani N et al. Pancreatectomy with mesenteric and portal vein resection for borderline resectable pancreatic cancer: multicenter study of 406 patients. Ann Surg Oncol 2016 Feb 18. DOI:10.1245/s10434-016-5123-5 [Epub ahead of print]

[36] Müller SA, Hartel M, Mehrabi A et al. Vascular resection in pancreatic cancer surgery: survival determinants. J Gastrointest Surg 2009;13(4):784–792.

[37] Hackert T, Weitz J, Büchler MW. Reinsertion of the gastric coronary vein to avoid venous gastric congestion in pancreatic surgery. HPB (Oxford) 2015;17(4):368–370.

[38] Del Chiaro M, Segersvärd R, Rangelova E et al. Cattell-Braasch maneuver combined with artery-first approach for superior mesenteric-portal vein resection during pancreatectomy. J Gastrointest Surg 2015;19(12):2264–2268.

[39] Mollberg N, Rahbari NN, Koch M et al. Arterial resection during pancreatectomy for pancreatic cancer: a systematic review and meta-analysis. Ann Surg 2011;254(6):882–893.

[40] Tang K, Lu W, Qin W, Wu Y. Neoadjuvant therapy for patients with borderline resectable pancreatic cancer: a systematic review and meta-analysis of response and resection percentages. Pancreatology 2016;16(1):28–37.

[41] Khushman M, Dempsey N, Cudris Maldonado J et al. Full dose neoadjuvant FOLFIRINOX is associated with prolonged survival in patients with locally advanced pancreatic adenocarcinoma. Pancreatology 2015;15(6):667–673.

[42] Nitsche U, Wenzel P, Siveke JT et al. Resectability after first-line FOLFIRINOX in initially unresectable locally advanced pancreatic cancer: a single-center experience. Ann Surg Oncol 2015;22(suppl 3):1212–1220.

[43] Boone BA, Steve J, Krasinskas AM et al. Outcomes with FOLFIRINOX for borderline resectable and locally unresectable pancreatic cancer. J Surg Oncol 2013;108(4):236–241.

[44] Faris JE, Blaszkowsky LS, McDermott S et al. FOLFIRINOX in locally advanced pancreatic cancer: the Massachusetts General Hospital Cancer Center experience. Oncologist 2013;18(5):543–548.

[45] Ferrone CR, Marchegiani G, Hong TS et al. Radiological and surgical implications of neoadjuvant treatment with FOLFIRINOX for locally advanced and borderline resectable pancreatic cancer. Ann Surg 2015;261(1):12–17.

[46] Hackert T, Sachsenmaier M, Hinz U, Schneider L et al. Locally advanced pancreatic cancer: neoadjuvant therapy with Folfirinox results in resectability in 60% of the patients. Ann Surg 2016;264:457–463.

[47] Weitz J, Rahbari N, Koch M, Büchler MW. The "artery first" approach for resection of pancreatic head cancer. J Am Coll Surg 2010;210(2):e1–4. DOI:10.1016/j. jamcollsurg.2009.10.019

[48] Sanjay P, Takaori K, Govil S et al. "Artery-first" approaches to pancreatoduodenectomy. Br J Surg 2012;99(8):1027–1035.

[49] Inoue Y, Saiura A, Yoshioka R et al. Pancreatoduodenectomy with systematic mesopancreas dissection using a supracolic anterior artery-first approach. Ann Surg 2015;262(6):1092–1101.

[50] Aosasa S, Nishikawa M, Hoshikawa M et al. Inframesocolic superior mesenteric artery first approach as an introductory procedure of radical antegrade modular pancreatosplenectomy for carcinoma of the pancreatic body and tail. J Gastrointest Surg 2016;20(2):450–454.

[51] Hackert T, Weitz J, Büchler MW. Splenic artery use for arterial reconstruction in pancreatic surgery. Langenbecks Arch Surg 2014;399(5):667–671.

[52] Sperti C, Berselli M, Pedrazzoli S. Distal pancreatectomy for body-tail pancreatic cancer: is there a role for celiac axis resection? Pancreatology. 2010;10(4):491–498.

[53] Jing W, Zhu G, Hu X et al. Distal pancreatectomy with en bloc celiac axis resection for the treatment of locally advanced pancreatic body and tail cancer. Hepatogastroenterology 2013;60(121):187–190.

[54] Strasberg SM, Fields R. Left-sided pancreatic cancer: distal pancreatectomy and its variants: radical antegrade modular pancreatosplenectomy and distal pancreatectomy with celiac axis resection. Cancer J 2012;18(6):562–570.

[55] Hirano S, Kondo S, Hara T et al. Distal pancreatectomy with en bloc celiac axis resection for locally advanced pancreatic body cancer: long-term results. Ann Surg 2007:246:46–51.

[56] Wang X, Dong Y, Jin J et al. Efficacy of modified Appleby surgery: a benefit for elderly patients? J Surg Res 2015;194(1): 83–90.

[57] Miura T, Hirano S, Nakamura T et al. A new preoperative prognostic scoring system to predict prognosis in patients with locally advanced pancreatic body cancer who undergo distal pancreatectomy with en bloc celiac axis resection: a retrospective cohort study. Surgery 2014;155(3):457–467.

[58] Okada K, Kawai M, Tani M et al. Surgical strategy for patients with pancreatic body/tail carcinoma: who should undergo distal pancreatectomy with en-bloc celiac axis resection? Surgery 2013;153(3):365–372.

[59] Takahashi Y, Kaneoka Y, Maeda A et al. Distal pancreatectomy with celiac axis resection for carcinoma of the body and tail of the pancreas. World J Surg 2011;35(11):2535–2542.

[60] Bhayani NH, Enomoto LM, James BC et al. Multivisceral and extended resections during pancreatoduodenectomy increase morbidity and mortality. Surgery 2014;155(3):567–574.

[61] Kulemann B, Hoeppner J, Wittel U et al. Perioperative and long-term outcome after standard pancreaticoduodenectomy, additional portal vein and multivisceral resection for pancreatic head cancer. J Gastrointest Surg 2015;19(3):438–444.

[62] Burdelski CM, Reeh M, Bogoevski D et al. Multivisceral resections in pancreatic cancer: identification of risk factors. World J Surg 2011;35(12):2756–2763.

[63] Hartwig W, Strobel O, Hinz U et al. CA19-9 in potentially resectable pancreatic cancer: perspective to adjust surgical and perioperative therapy. Ann Surg Oncol 2013;20(7):2188–2196.

[64] Gourgou-Bourgade S, Bascoul-Mollevi C, Desseigne F et al. Impact of FOLFIRINOX compared with gemcitabine on quality of life in patients with metastatic pancreatic cancer: results from the PRODIGE 4/ACCORD 11 randomized trial. J Clin Oncol 2013;31(1):23–29.

[65] Shrikhande SV, Kleeff J, Reiser C et al. Pancreatic resection for M1 pancreatic ductal adenocarcinoma. Ann Surg Oncol 2007;14(1):118–127.

[66] Gleisner AL, Assumpcao L, Cameron JL et al. Is resection of periampullary or pancreatic adenocarcinoma with synchronous hepatic metastasis justified? Cancer 2007;110(11):2484–2492.

[67] De Jong MC, Farnell MB, Sclabas G et al. Liver-directed therapy for hepatic metastases in patients undergoing pancreaticoduodenectomy: a dual-center analysis. Ann Surg 2010;252(1):142–148.

[68] Edwards J, Scoggins C, McMasters K et al. Combined pancreas and liver therapies: resection and ablation in hepato-pancreatico-biliary malignancies. J Surg Oncol 2013;107(7):709–712.

[69] Nentwich MF, Bockhorn M, König A et al. Surgery for advanced and metastatic pancreatic cancer—current state and trends. Anticancer Res 2012;32(5):1999–2002.

[70] Niesen W, Hinz U, Strobel O et al. Radical surgery of pancreatic cancer with concomitant resesectable metastasis pancreas. 2015;44:1402.

[71] Abu Hilal M, Layfield DM, Di Fabio F et al. Postoperative chyle leak after major pancreatic resections in patients who receive enteral feed: risk factors and management options. World J Surg 2013;37(12):2918–2926.

[72] Assumpcao L, Cameron JL, Wolfgang CL et al. Incidence and management of chyle leaks following pancreatic resection: a high volume single-center institutional experience. J Gastrointest Surg 2008;12(11):1915–1923.

[73] Kuboki S, Shimizu H, Yoshidome H et al. Chylous ascites after hepatopancreatobiliary surgery. Br J Surg 2013;100(4):522–527.

[74] Besselink MG, Bengt van Rijssen L, Bassi C et al. Definition of chyle leak following pancreatic surgery: a consensus statement by the International Study Group on Pancreatic Surgery (ISGPS). Surgery 2017;161(2):365–372.

[75] Nimura Y, Nagino M, Takao S et al. Standard versus extended lymphadenectomy in radical pancreatoduodenectomy for ductal adenocarcinoma of the head of the pancreas: long-term results of a Japanese multicenter randomized controlled trial. J Hepatobiliary Pancreat Sci 2012;19(3):230–241.

[76] Hartwig W, Gluth A, Hinz U et al. Outcomes after extended pancreatectomy in borderline resectable and locally advanced pancreatic cancer Br J Surg 2016;103(12):1683–1694.

[77] Kleeff J, Diener MK, Z'graggen K et al. Distal pancreatectomy: risk factors for surgical failure in 302 consecutive cases. Ann Surg 2007;245(4):573–582.

[78] Hartwig W, Gluth A, Hinz U et al. Total pancreatectomy for primary pancreatic neoplasms: renaissance of an unpopular operation. Ann Surg 2015;261(3):537–546.

[79] Suzuki S, Miura J, Shimizu K et al. Clinicophysiological outcomes after total pancreatectomy. Scand J Gastroenterol 2016:1–6. [Epub ahead of print]

[80] Hashimoto D, Chikamoto A, Taki K et al. Residual total pancreatectomy: Short- and long-term outcomes. Pancreatology 2016;16(4):646–651.

[81] Nguyen TC, Sohn TA, Cameron JL et al. Standard vs. radical pancreaticoduodenectomy for periampullary adenocarcinoma: a prospective, randomized trial evaluating quality of life in pancreaticoduodenectomy survivors. J Gastrointest Surg 2003;7(1): 1–9.

[82] Tjaden C, Michalski CW, Strobel O et al. clinical impact of structured follow-up after pancreatic surgery. Pancreas 2016; 45(6):895–899.

Palliative Pancreatoduodenectomy: Benefits and Limitations
姑息性胰十二指肠切除术：获益和局限性

109

Christoph W. Michalski，Max Heckler，Mert Erkan，Markus W. Büchler　著

李成鹏　译

郝纯毅　校

一、概述

对于胰腺导管腺癌患者，外科手术切除是唯一可能治愈的治疗选择，但仅有少数确诊的病例接受了手术治疗。原因在于胰腺导管腺癌往往诊断之时即为局部进展期或出现远处转移[1]，或患者未及时转诊至胰腺中心[2]。倘若情况允许，胰腺原发病灶切除是潜在可能治愈的治疗选择。但根据最近采用一项修订的病理学分级得到的数据，切缘阳性（R_1）切除比例非常高（＞70%）[3, 4]。所以，"姑息性切除"术语的使用应非常谨慎，用于明显的 R_2 切除情况。这一点特别符合事实，因为无论切缘阴性（R_0）切除还是切缘阳性（R_1）切除的患者中，均可发现长期生存的病例[5]。然而，计划性的"姑息性切除"，例如减瘤手术，对改善生存并无影响，因此不应普遍尝试[6-9]。对于症状性晚期胰腺导管腺癌的姑息治疗，不切除肿瘤的介入胆管支架置入术和（或）旁路手术是首选的治疗方法[10, 11]。

二、姑息性切除的定义

在治疗决策制定过程中，如何在治疗前区分胰腺导管腺癌病灶是局限于局部还是局部晚期是临床最大的挑战之一。在治疗开始前常可以发现远处转移。由于缺乏生物标记对异质性的胰腺导管腺癌进行术前分层，断层影像是医生最重要的诊断工具。在过去数十年间，CT 和 MRI 的诊断准确性有了很大的提高。但肿瘤的准确范围和其与周围结构、器官之间的关系常难以确定。虽然对于推定的肠系膜上静脉 / 门静脉的受侵，手术可达到切缘阴性（至少静脉切缘阴性），肿瘤对肠系膜上动脉的侵犯却时常难以通过术前影像扫描判断，甚至术中也难以判断，而只能最终由切除标本的病理发现。类似的，内侧切缘（所谓的"胰腺系膜"）时常也存在切缘阳性的风险，但大多数时候仅在手术切除后方可判断。故而，为了判断确切的

局部可切除性常有必要进行开腹探查及后续的肠系膜上动脉 [和（或）腹腔干动脉] 的解剖。

三、文献回顾

高分辨率断层扫描影像技术的出现和外科技术的进步扩大了可接受手术患者的范围。一项包含超过16 000 例接受胰腺切除术患者的队列研究 [12] 提示，院内死亡率为 5%，提示了胰腺手术的风险性、术中及术后治疗标准的提升。但需要重点注意的是，胰腺外科领域需要外科医生及其整个团队高超的知识技能将患者风险降至最小，对于可手术性的初始评估更是如此，正确的评估才可以为后续的操作铺平道路。

（一）影像学检查和分期

腹盆腔增强螺旋 CT（三期胰腺扫描方案）和（或）MRI 是术前肿瘤分期和可切除性评估的基石 [13, 14]。腹腔大血管如肠系膜上动脉、肠系膜上静脉、门静脉和腹腔干动脉等受累和受侵犯情况，是局部可切除性和可能扩大常规术式（如 Whipple 术）的手术范围的重要决定因素。虽然静脉受累并非根治性切除的严格禁忌 [15]，但动脉受侵犯是无法治愈的 [16]。动脉受侵的病例实践中无法达到 R_0 切除，扩大的手术如大血管切除可能增加并发症及死亡率，但未能证实可改善生存，故应该仅在临床研究中高度选择的病例中实施。如稍后将提到的，近期多学科治疗策略采用如新辅助多药化疗方案在上述情况下是有效的治疗选择。

因其紧邻的后侧切缘是最常见的镜下肿瘤残留（R_1 切除）的位置，近年肠系膜上动脉得到特别的关注 [4]。虽然无论 CT 还是 MRI 等断层影像学检查均可准确评价肠系膜上动脉受侵，但手术探查仍然是最可靠的诊断手段。在经典的胰十二指肠切除术中，胰腺离断后可准确评估胰腺内侧切缘和后侧切缘，于是出现了在局部晚期肿瘤中所谓的后入路动脉优先的胰十二指肠切除术 [17]，该入路可允许术中离断胰腺前对肠系膜上动脉进行准确评估。

除了触摸及肉眼检查，术中超声（intraoperative ultrasonography，IOUS）可进一步提高可切除性评估的准确性 [18, 19]。多数病例能否切除只能在开腹探查术中启动上述判断程序。这也说明只有在手术量大的中心，专门从事该专业的外科医生才能进行交界性可切除胰头恶性肿瘤的手术。

（二）围术期多种模式治疗

由于早期即高度侵袭性生长和发生转移趋势，胰腺导管腺癌被认为是一类全身性疾病。手术是早期肿瘤可能治愈的唯一选择，而进展期胰腺导管腺癌的全身性特点证明多种治疗模式的必要性。

如果术中证明局部不可切除，需要终止手术，开始化疗及放化疗。由于近期 FOLFIRINOX 为基础的化疗方案显示了其有效性及可观的反应率（至少与经典的化放疗方案相比较）[20-23]，我们提倡在再次分期检查前进行 4 ～ 6 周期 FOLFIRINOX 方案化疗，然后进行胰腺 CT 再分期。如果没有局部进展和远处转移，最好 CA19-9 水平降低，同时患者一般情况允许的情况下，再次进行开腹手术和判断可切除性。该方法获得了很好的化疗局部反应和阴性切缘。但因为化疗后局部纤维化反应难以与残留癌细胞相鉴别，与未接受新辅助化疗者相比，化疗后术中判断更加困难，导致手术时间更长、要求更高 [24]。在此背景下由于影像学缺乏足够的预测价值，Katz 等 [25] 最近发表的文章甚至建议只要排除远处转移，即使再次分期肿瘤局部生长也应实施手术。初始不可切除的肿瘤经过新辅助化疗后，切除率可高达 40% ～ 50%[26, 27]。研究显示接受新辅助治疗者的切缘阴性率与初始可切除者相当 [26, 27]。术中冰冻切片可能有助于区分纤维化组织和活性肿瘤。

术中冰冻病理显示切缘阳性的病例可考虑选择术中放疗（intraoperative radiotherapy，IORT）。近来一项系统性回顾建议对于某些筛选后的患者术中放疗可能生存获益，虽然统计学并无差异性[28]。

（三）切缘状态的新分类方法

最近 Verbeke 等研究显示采用一项新的标准化病理检查方案后，切缘阳性患者的比例明显增加（85%）[3]。Esposito 等研究得到相似的数据结果，111 例以根治性切除为目的实施的胰十二指肠切除病例中，多数标本局部并非完整切除（R_1 切除率为 71%）。根据这些结论，学者们推测标准化的病理检查方案而非手术范围是导致 R_1 切除结果的主要原因。一种有趣但难以证实的假说是可切除的胰腺导管腺癌病例中 R_1 切缘状态与肿瘤潜在的生物学表型相关联。最近 Kimbrough 等的研究发现与 R_0 切除的肿瘤相比，R_1 切除的肿瘤中存在侵袭性更强的生物学表型，此表型淋巴结转移及微血管侵犯的比例更高[29]。这项研究表明了目前亟须一种超越肿瘤宏观和微观描述的诊断学方法，建立可用于个体化、适于不同肿瘤治疗的生物学模型。

（四）姑息性手术

对于肿瘤不可切除但合并黄疸和（或）胃出口梗阻的患者，缓解症状的旁路手术是可行的治疗选择（参见第 110 章）。由于常不可避免地实施减瘤手术，少数研究评估了减瘤手术的预后。

近期 Gillen 等[7]进行了一项系统性回顾，纳入 4 个病例队列，总计 399 例患者。其中 138 例接受胰腺肿瘤 R_2 切除，另外接受旁路手术[胆肠吻合和（或）胃肠吻合]。切除组的手术时间、并发症率及死亡率显著升高，总生存期仅稍稍延长。Tachezy 等纳入 22 例患者的研究得到了类似的结果，切除组的并发症率同样显著升高[6]。两组学者的研究结论均提示，对局部进展期胰腺癌主动实施胰十二指肠切除术并非合理[30]。

四、术前分期不足的处理

由于当前诊断方法的局限性和由此导致的术前影像检查的不确定性，在我们中心仍存在一些患者在术中诊断为局部进展期的情况。尽管如此，腹腔镜分期并不常规实施，因为据报道腹腔镜分期的检出率有限，以及内镜下姑息治疗相比姑息手术可能并不能明显获益[31]。

手术中若发现患者无远处转移证据，但肿瘤明确局部不可切除，需终止手术并计划开始新辅助治疗[20-23]。根据肿瘤范围及患者症状决定是否实施姑息性旁路手术（胆道和消化道）。比如已经放置了引流通畅的胆道支架的患者无须接受旁路手术；但如果患者存在胆道梗阻，则应实施胆肠吻合及胃肠吻合。在新辅助化疗完成后，对患者进行再次评估。所有没有明确转移证据的患者再次行手术探查。若开腹探查术中发现转移病灶则终止探查。若医疗机构具备术中放疗的条件，对于所有无转移的患者，无论能否切除均可追加术中放疗（15Gy），对新辅助治疗后评价为可切除的肿瘤应手术切除。

对于无远处转移证据的患者，若肿瘤局部可切除，应实施切除术。如果切除后切缘阳性的可能性极大，若具备条件，可对瘤床进行术中放疗。

在任何情况下，若胰腺切除后冰冻切片证实肠系膜上动脉和（或）腹腔干切缘阳性，应该小心谨慎地通过外科操作尝试将 R_2 切除转化为 R_1/R_0 切除（这一点存在争议：如果肿瘤完整性被破坏，则不再可能达到 R_0 切除）。然后需要强调，上述尝试可能导致最终需要结扎大血管或肝脏或肠道动脉重建的多米诺骨牌效应。因此，需要铭记任何上述操作都潜在增加并发症率及死亡率，不应该在转诊医疗中心外尝试。

五、结论

胰腺导管腺癌真正的姑息性胰十二指肠切除术（肉眼可见的阳性切缘）一般来说已被淘汰，即使加以选择也不应实施。但由于诊断技术的局限性，近 10% 的患者不可避免接受了姑息性胰十二指肠切除术。在这种情况下，大部分 R_2 切除可通过小心谨慎的手术转化为 R_1 切除。需要强调的是上述转化的尝试没有任何证据支持，应当仅作为科学研究的一部分在三级转诊中心实施。手术对一些患者而言是唯一可能治愈的机会，而对大多数患者则是最佳的姑息治疗手段，故积极的手术是合理的。需要进一步的研究术前对患者进行分层，以区分出通过扩大手术能够获益和不能获益的患者群体。

☞ 参考文献

[1] Vincent A, Herman J, Schulick R, Hruban RH, Goggins M. Pancreatic cancer. Lancet 2011;378(9791): 607–620.

[2] Croome KP, Chudzinski R, Hanto DW. Increasing time delay from presentation until surgical referral for hepatobiliary malignancies. HPB (Oxford) 2010;12(9):644–648.

[3] Verbeke CS, Leitch D, Menon KV, McMahon MJ, Guillou PJ, Anthoney A. Redefining the R1 resection in pancreatic cancer. Br J Surg 2006;93(10):1232–1237.

[4] Esposito I, Kleeff J, Bergmann F et al. Most pancreatic cancer resections are R_1 resections. Ann Surg Oncol 2008;15(6):1651–1660.

[5] Butturini G, Stocken DD, Wente MN et al.; Pancreatic Cancer Meta-Analysis Group. Influence of resection margins and treatment on survival in patients with pancreatic cancer: meta-analysis of randomized controlled trials. Arch Surg 2008;143(1):75–83.

[6] Tachezy M, Bockhorn M, Gebauer F, Vashist YK, Kaifi JT, Izbicki JR. Bypass surgery versus intentionally incomplete resection in palliation of pancreatic cancer: is resection the lesser evil? J Gastrointest Surg 2011;15(5):829–835.

[7] Gillen S, Schuster T, Friess H, Kleeff J. Palliative resections versus palliative bypass procedures in pancreatic cancer—a systematic review. Am J Surg 2012;203(4):496–502.

[8] Tol JA, Eshuis WJ, Besselink MG, van Gulik TM, Busch OR, Gouma DJ. Non-radical resection versus bypass procedure for pancreatic cancer-a consecutive series and systematic review. Eur J Surg Oncol 2015;41(2):220–227.

[9] Gurusamy KS, Kumar S, Davidson BR, Fusai G. Resection versus other treatments for locally advanced pancreatic cancer. Cochrane Database Syst Rev 2014:(2):CD010244.

[10] Mann CD, Thomasset SC, Johnson NA et al. Combined biliary and gastric bypass procedures as effective palliation for unresectable malignant disease. ANZ J Surg 2009;79(6):471–475.

[11] Kofokotsios A, Papazisis K, Andronikidis I, Ntinas A, Kardassis D, Vrochides D. Palliation with endoscopic metal stents may be preferable to surgical intervention for patients with obstructive pancreatic head adenocarcinoma. Int Surg 2015;100(6):1104–1110.

[12] Ragulin-Coyne E, Carroll JE, Smith JK et al. Perioperative mortality after pancreatectomy: a risk score to aid decision-making. Surgery 2012; 152(3 suppl 1):S120–127.

[13] Scialpi M, Reginelli A, D'Andrea A et al. Pancreatic tumors imaging: an update. Int J Surg 2016;28(suppl 1): S142–155.

[14] Lee ES, Lee JM. Imaging diagnosis of pancreatic cancer: a state-of-the-art review. World J Gastroenterol 2014;20(24):7864–7877.

[15] Yu XZ, Li J, Fu DL et al. Benefit from synchronous portal-superior mesenteric vein resection during pancreatoduodenectomy for cancer: a meta-analysis. Eur J Surg Oncol 2014;40(4):371–378.

[16] Mollberg N, Rahbari NN, Koch M et al. Arterial resection during pancreatectomy for pancreatic cancer: a systematic review and meta-analysis. Ann Surg 2011;254(6):882–893.

[17] Weitz J, Rahbari N, Koch M, Büchler MW. The "artery first" approach for resection of pancreatic head cancer. J Am Coll Surg 2010;210(2):e1–4.

[18] Kolesnik O, Lukashenko A, Shudrak A, Golovko T, Lavryk G, Huralevych. Intraoperative ultrasonography in pancreatic surgery: staging and resection guidance. J.Exp Oncol 2015;37(4):285–291.

[19] de Werra C, Quarto G, Aloia S et al. The use of intraoperative ultrasound for diagnosis and stadiation in pancreatic head neoformations. Int J Surg 2015;21(suppl 1):S55–58.

[20] Ychou M, Desseigne F, Guimbaud R et al. Randomized phase II trial comparing FOLFIRINOX (5FU/ leucovorin [LV], irinotecan [I] and oxaliplatin [O]) vs gemcitabine (G) as first-line treatment for metastatic pancreatic adenocarcinoma (MPA). First results of the ACCORD 11 trial. ASCO Meeting 2007;25(suppl 18):4516. [Abstract]

[21] Gourgou-Bourgade S, Bascoul-Mollevi C, Desseigne F et al. Impact of FOLFIRINOX compared with gemcitabine on quality of life in patients with metastatic pancreatic cancer: results from the PRODIGE 4/ACCORD 11 randomized trial. J Clin Oncol 2013;31:23–29.

[22] Bendell J, Britton S, Green M, Willey J, Lemke K, Marshall J. Immediate impact of the FOLFIRINOX phase III data reported at the 2010 ASCO Annual Meeting on prescribing plans of American oncology physicians for patients with metastatic pancreas cancer. J Clin Oncol 2011;(suppl 4): abstr 286.

[23] Conroy T, Desseigne F, Ychou M et al. FOLFIRINOX versus gemcitabine for metastatic pancreatic cancer. N Engl J Med 2011;364:1817–1825.

[24] Massucco P, Capussotti L, Magnino Aet al. Pancreatic resections after chemoradiotherapy for locally advanced ductal adenocarcinoma: analysis of perioperative outcome and survival. Ann Surg Oncol 2006;13(9):1201–1208.

[25] Katz MH, Fleming JB, Bhosale P et al. Response of borderline resectable pancreatic cancer to neoadjuvant therapy is not reflected by radiographic indicators. Cancer 2012;5749–5756.

[26] Mahipal A, Frakes J, Hoffe S, Kim R. Management of borderline resectable pancreatic cancer. World J Gastrointest Oncol 2015;7(10):241–249.

[27] Strobel O, Berens V, Hinz U et al. Resection after neoadjuvant therapy for locally advanced, "unresectable" pancreatic cancer. Surgery 2012;152(3 suppl 1):S33–42.

[28] Ruano-Ravina A, Almazán Ortega R, Guedea F. Intraoperative radiotherapy in pancreatic cancer: a systematic review. Radiother Oncol 2008;87(3):318–325.

[29] Kimbrough CW, St Hill CR, Martin RC, McMasters KM, Scoggins CR. Tumor-positive resection margins reflect an aggressive tumor biology in pancreatic cancer. J Surg Oncol 2013;107(6):602–607.

[30] Köninger J, Wente MN, Müller-Stich BP et al. R2 resection in pancreatic cancer—does it make sense? Langenbecks Arch Surg 2008;393(6):929–934.

[31] Gouma DJ, Busch ORC, Van Gulik TM. Pancreatic carcinoma: palliative surgical and endoscopic treatment. HPB (Oxford) 2006;8(5):369–376.

110 Bypass Surgery for Advanced Pancreatic Cancer
进展期胰腺癌的旁路手术

Jürgen Weitz，Thomas Pausch，Christoph W. Michalski，Thilo Hackert　著

刘伯南　吕　昂　译

郝纯毅　校

一、概述

　　完整的手术切除是胰腺癌唯一可能治愈的方法[1]，然而，只有不到20%的患者在诊断时被认为可切除。其中，只有不到10%的患者接受了阴性切缘切除（根据最新的病理标准），5年生存率仍然低于5%[2]。许多不符合手术条件的患者需要进行姑息性治疗以缓解或预防症状[3]。与潜在可切除肿瘤的情况不同，潜在的姑息治疗病例应先获得组织学证实，以指导下一步治疗措施。姑息治疗的主要目的是缓解疼痛、梗阻性黄疸及十二指肠梗阻。后两者最常见的姑息方法是内镜/介入方法，但也可以通过旁路手术治疗。然而，必须仔细权衡外科手术带来的潜在益处与相对应的围术期并发症和住院时间。对预期总生存非常有限的患者来说，这一点尤其适用。对术前认为肿瘤可切除但术中无法切除的患者、内镜/介入下无法行旁路手术的患者，或预后可能相对较好（比如预期生存大于1年）的患者，可做出行外科旁路手术的决定。本章着重介绍内镜/介入方法与外科方法进行旁路手术的各自适应证，以及各自的手术技术和方法。

二、背景

　　20世纪80年代中期以前，胆道和（或）十二指肠梗阻的姑息治疗主要是通过外科旁路手术进行的[4]。在一些研究中，高达57%的不能切除的胰腺癌患者接受了外科旁路手术[5]。姑息性胃肠道和胆道旁路手术已成为许多此类病例的标准治疗[6]。由于介入和内镜治疗水平的提高，目前对黄疸和（或）胃流出道梗阻的治疗已大多采取非手术治疗方式。

三、症状

胆道梗阻伴黄疸最常发生于胰头癌，也是最常见的症状[7]，约 80% 的胰头肿瘤患者会出现这种症状。在胰体或胰尾癌患者中，则发生在疾病的晚期，因此很少需要姑息性旁路手术。由于梗阻性黄疸可引起乏力、吸收不良和厌食，严重时导致难以缓解的瘙痒，以及致肝功能衰竭的肝功能损伤，因此，缓解梗阻性黄疸具有重要的临床意义。然而，在起初就诊的所有胰腺癌患者中，机械性胃流出道梗阻的发生率不到 5%，而在进展期胰腺癌中，其发生率也仅为 10% ～ 30%[7]。重要的是，大多数胰腺癌患者出现恶心和呕吐并非因为十二指肠梗阻。这主要是因为腹膜后自主神经丛的浸润导致胃功能障碍，这是无法通过旁路手术缓解的[8]。

四、内镜或介入性胆道减压术

ERCP 胆道支架置入术被广泛认为是治疗恶性胆道梗阻的标准治疗方法（表 110-1 总结了比较覆膜支架和非覆膜支架的近期研究）。通过一种微创操作，内镜下支架置入术在解除胆道梗阻的同时缩短了住院时间。与外科手术方法相比，其短期并发症率低（见后文）。然而，它经常需要被重新操作，主要是因为支架堵塞或支架移位。除内镜下支架置入术外，另外的选择还有经皮肝穿刺胆管引流术（percutaneous transhepatic cholangio-drainage，PTCD）或外科旁路手术。

姑息性内镜下经乳头引流首次出现于 1980 年[9]，如今其成功率可达 90%，且并发症率和死亡率较低[10]。内镜内支架需要每 4 ～ 6 个月更换一次，而 SEMS 的通畅时间更长[11]。不同类型的管壁改进了 SEMS，保证了更高的通畅率和降低了支架移位率，但某一种特殊类型支架优于另一种的确切数据仍然缺乏[12-14]。然而，近期的一个研究表明，覆膜的 SEMS 并不亚于反复更换塑料支架[15]，但不足之处在于这项研究是在良性胆管狭窄患者人群中进行的。

虽然内镜下支架置入术是治疗胆管梗阻的首选方法，但在某些患者中在技术上是不可行的；特别是，当梗阻无法在内镜下桥接时（例如完全梗阻）[16]。在这种情况下，PTCD（最初描述于 1974 年）[17] 是一个有效的选择，尽管其严重并发症发生率更高（比如出血、胆瘘、肝脓肿）及报道不一致的治疗成功率[18, 19]。

表 110-1　精选的内镜下胆道支架的相关研究

作者	年份	支架类型	患者例数	平均支架通畅情况	平均患者生存	6 个月累积支架通畅率（%）	12 个月累积支架通畅率（%）	并发症率（早期，晚期；%）	支架阻塞率（%）
Lee	2014	SEMS	20	413	359	74	63	(0, 20)	20
Lee	2014	CSEMS	20	207	350	49	25	(5, 50)	50
Ung	2014	SEMS	34	127	157	–	–	(0, 17)	17
Ung	2014	CSEMS	34	153	154	–	–	(6, 13)	13
Kitano	2013	SEMS	60	132	222	60	43	(3, 37)	37
Kitano	2013	CSEMS	60	187	285	82	63	(3, 23)	23
Krokidis	2011	SEMS	40	166	203	70	70	(10, 30)	30

（续表）

作者	年份	支架类型	患者例数	平均支架通畅情况	平均患者生存	6个月累积支架通畅率（%）	12个月累积支架通畅率（%）	并发症率（早期，晚期；%）	支架阻塞率（%）
Krokidis	2011	CSEMS	40	234	247	92	87	（12.5, 10）	10
Kullman	2010	SEMS	191	–	174	78	56	（10, 23）	23
Kullman	2010	CSEMS	188	–	116	74	50	（7, 24）	24
Telford	2010	SEMS	61	711	239	90	55	（26, 18）	18
Telford	2010	CSEMS	68	357	227	87	47	（33, 29）	29

SEMS. 自膨式金属支架；CSEMS. 全覆膜自膨式金属支架

五、外科旁路手术技术

尽管内镜治疗胆道梗阻已经取得了成功，但对于某些患者外科手术仍然是另一种重要的治疗选择。历史上，外科手术曾是治疗首选，包括旁路手术以及一些早期的术式，如1887年Monastyrski描述的胆囊空肠吻合术、1891年Sprengel报道的胆总管十二指肠吻合术和1909年Dahl提出的肝总管空肠吻合术[20]。胆囊空肠吻合术相对简便，但远期通畅率低，黄疸复发率为8%～11%，而胆总管空肠吻合术的黄疸复发率仅为0%～3%[5]。一项纳入了1919名患者的大型队列研究显示胆囊肠管吻合明显劣于其他旁路方式[21]。由于肝总管和胆囊管汇合部距胆管阻塞往往不足1cm，所以胆囊管阻塞可能是该术式远期通畅率下降的原因。由于这种解剖位置关系，胆囊空肠吻合术对永久缓解复发性胆道梗阻的效果是最差的[22]。我们认为该术式仅适用于技术上解剖肝门相当困难的患者，例如由于门静脉高压或门静脉血栓形成导致的局部静脉曲张改变。最近出现的肝总管胆囊空肠吻合术是肝总管空肠吻合术潜在可行的替代术式。此术式技术上较胆总管空肠吻合术简便，减黄效果相似[23, 24]。尽管腹腔镜胆道减压理论上可行，但在与开放手术相同程度的情况下腹腔镜手术通常无法评价可切除性，所以应用甚少[25, 26]。

六、内镜减黄还是外科手术减黄

总的来说，外科手术减黄存在更高的并发症和死亡风险[27]。Moss等发表于2007年的荟萃分析[27]比较了外科手术和放置塑料支架的效果，但未发现二者在技术成功、治疗成功、生活质量以及生存期上存在差异。之前发表的两篇荟萃分析使用相同的数据和方法同样得到了类似的结果[28, 29]。Maosheng及其同事完成的一项回顾性研究，比较了胆道旁路手术和SEMS治疗不可切除胰腺癌引起的胆道梗阻[30]。结果显示，二者在手术成功率、早期并发症和生存上无显著性差异，外科手术组患者的远期并发症率低（主要为复发性胆道梗阻）。与这些数据类似，其他研究也发现与支架相比，尽管外科手术本身往往伴随着较高的早期并发症率，但黄疸的复发率显著下降[31-33]。除胆道旁路手术外，两个随机对照试验证明，加做预防性胃空肠吻合（例如双旁路）可有效预防潜在的胃十二指肠梗阻的发生，而不增加手术相关的并发症和死亡[6, 34]。但是外科手术规模大，可能会影响预期生存较短患者的生活质量。患者生存期越长，外科手术对比非手术的优势越明显，避免了反复住院。虽然外科手术的初始治疗费用高，但后续治疗费用低 [35]。由此可见，外科旁路手术对计划性肿瘤切除术中发现无法切除肿瘤的患者以及少数生存期相对较长的患者是一种不错的治疗选择 [6, 36]。一些因素可以预测姑息性旁路手术后早期死亡，如存在远处转移、低分化肿瘤、术前严重的恶心和呕吐以及先前未放置胆道支架等 [37]。这些因素也许对那些要进行姑息性旁路手术的患者选择合适的治疗有所帮助。尽管如此，在与每位患者讨论治疗方案选择时，每位医师的临床判断依然很重要。重要的是，最近的多药联合化疗甚至能够延长Ⅳ期肿瘤患者的生存期 [38]，使外科旁路手术在不久的未来应用得越来越多。

七、胃减压

姑息性胃造口术不仅严重影响患者的生活质量并且无法进行肠内营养支持，因此放置鼻胃管或经皮胃造瘘术给患者提供了多种选择。回顾性研究和几项小规模的随机对照研究证明，内镜下放置金属支架使恶性消化道狭窄再通可以替代外科旁路手术，操作成功率超过 90%，15 周内支架相关的消化道梗阻率 10% 左右，支架移位率小于 3%；但远期结局的数据甚少 [39]。因此胃空肠吻合术仍然是胃出口梗阻的标准治疗 [40]。

八、手术技术

结肠前胃旁路手术最初是由 Wölfler 和 Wosler 于 1881 年描述的。第一例结肠后胃空肠吻合术由 Courvoisier 于 1881 年完成，术后患者死亡。von Hacker 于 1885 年成功地完成了结肠后胃空肠吻合术。由于较高的并发症率和死亡率，对胃空肠吻合术的价值争论多年后，目前胃肠吻合术后的结果得到了明显的改善 [40]。现在标准的侧侧胃空肠吻合在结肠前或结肠后完成均可。然而，术后胃排空障碍依然是临床相关的并发症 [34]。腹腔镜胃旁路手术是另一种可行的手术方式，近年备受关注 [25, 41]。

九、外科手术胃减压和非外科处理之间的比较

Lillemoe 等 [6] 对开腹探查术中诊断为不可切除的肿瘤行预防性结肠后胃空肠吻合进行了研究，结果显示和不进行胃肠吻合相比，手术时间延长，但出血量、输血量、术后并发症和死亡率（包括胃排空障碍）、住院时间以及平均生存期（8.3 个月）均无差异。80% 的患者还接受了肝总管空肠吻合术。2 个月（中位时间）后远期胃出口梗阻在对照组似乎更多（19% vs 0%，$P = 0.01$）。由此作者得出结论，对不可切除的壶腹周围癌患者，均应常规行预防性胃空肠吻合。这也被一项近期的荟萃分析所证实 [40]。Van Heek 等 [34] 比较了双旁路手术（肝总管空肠吻合联合结肠后胃空肠吻合）和单一旁路手术，发现术后的并发症（包括胃排空障碍）、住院时间、生存和生活质量没有显著差别。单一旁路手术组发生胃出口梗阻明显增多，导致再次行胃空肠吻合术的概率增加。他们还对双旁路手术后生活质量进行了纵向分析，表明生活质量可以维持相当长的一段时间 [42]。图 110-1 显示胰腺癌侵犯十二指肠远端和肠系膜根部，无法手术切除。多次尝试内镜和介入下旁路失败后，外科手术行胆道和十二指肠旁路术。

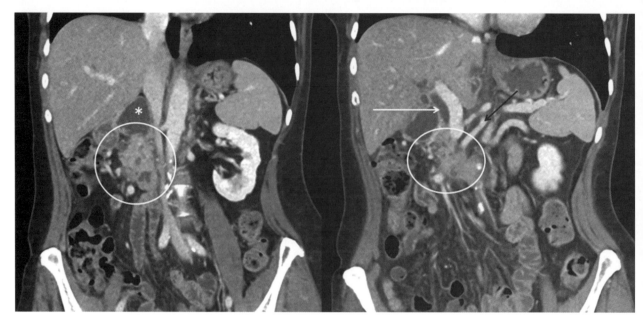

▲ 图 110-1　局部进展期胰腺癌，侵犯十二指肠合并胆道梗阻

左图：肿瘤（白圈）伴随完全性十二指肠梗阻（白色星号）。右图：肿瘤（白圈）浸润肠系膜上动脉（黑箭）伴胆道梗阻（白箭）

十、我们的方法

基于以上数据，我们对不可切除的胰腺癌患者进行预防性胃空肠吻合术和肝总管空肠吻合术，以争取通过一次确切的手术来改善症状，并作为标准治疗[43]。对初始即不可手术切除但预计生存时间可能较长的患者，加以选择后可以进行外科旁路手术。开腹探查术中应切除胆囊，并获得组织病理学诊断。于横结肠系膜打开两孔备结肠后吻合，游离并离断胆管，连续缝合关闭远端胆管残端，于 Treitz 韧带远侧 60 ～ 80cm 使用直线切割闭合器离断空肠。远端空肠经结肠后行肝总管空肠吻合，然后近端空肠经结肠后顺着空肠蠕动方向行胃空肠侧 - 侧吻合，吻合口约 6cm，再于距胆总管空肠吻合口至少 40cm 处行空肠空肠端 - 侧吻合。仅对胃扩张的病例常规放置鼻胃管。术后第一天经口进食，拔除腹腔引流管。这种标准化的方法使术后并发症和死亡率降至最低。然而，由于近年来术前分期越来越早，此种旁路手术的数量急剧减少。正如前述，近年多手段联合治疗的进步可能使更多患者的生存期明显延长，反过来又会使外科旁路手术做得越来越多[44-50]。

☞ 参考文献

[1] Hartwig W, Werner J, Jager D, Debus J, Büchler MW. Improvement of surgical results for pancreatic cancer. Lancet Oncol 2013;14(11):e476–485.

[2] Falasca M, Kim M, Casari I. Pancreatic cancer: current research and future directions. Biochim Biophys Acta 2016;1865(2):123–132.

[3] Andriulli A, Festa V, Botteri E et al. Neoadjuvant/preoperative gemcitabine for patients with localized pancreatic cancer: a meta-analysis of prospective studies. Ann Surg Oncol 2012;19(5):1644–1662.

[4] Gudjonsson B. Cancer of the pancreas. 50 years of surgery. Cancer 1987;60(9):2284–2303.

[5] Watanapa P, Williamson RC. Surgical palliation for pancreatic cancer: developments during the past two decades. Br J Surg 1992;79(1):8–20.

[6] Lillemoe KD, Cameron JL, Hardacre JM et al. Is prophylactic gastrojejunostomy indicated for unresectable periampullary cancer? A prospective randomized trial. Ann Surg 1999;230(3):322–328; discussion 328–330.

[7] Conrad C, Lillemoe KD. Surgical palliation of pancreatic cancer. Cancer J 2012;18(6):577–583.

[8] House MG, Choti MA. Palliative therapy for pancreatic/biliary cancer. Surg Clin North Am 2005;85(2):359–371.

[9] Soehendra N, Reynders-Frederix V. Palliative bile duct drainage—a new endoscopic method of introducing a transpapillary drain. Endoscopy 1980;12(1):8–11.

[10] Boulay BR, Parepally M. Managing malignant biliary obstruction in pancreas cancer: choosing the appropriate strategy. World J Gastroenterol 2014;20(28):9345–9353.

[11] Kitano M, Yamashita Y, Tanaka K et al. Covered self-expandable metal stents with an anti-migration system improve patency duration without increased complications compared with uncovered stents for distal biliary obstruction caused by pancreatic carcinoma: a randomized multicenter trial. Am J Gastroenterol 2013;108(11):1713–1722.

[12] Bakhru M, Ho HC, Gohil V et al. Fully-covered, self-expandable metal stents (CSEMS) in malignant distal biliary strictures: mid-term evaluation. J Gastroenter Hepatol 2011;26(6):1022–1027.

[13] Gomez-Oliva C, Guarner-Argente C, Concepcion M et al. Partially covered self-expanding metal stent for unresectable malignant extrahepatic biliary obstruction: results of a large prospective series. Surg Endosc 2012;26(1):222–229.

[14] Kullman E, Frozanpor F, Soderlund C et al. Covered versus uncovered self-expandable nitinol stents in the palliative treatment of malignant distal biliary obstruction: results from a randomized, multicenter study. Gastrointest Endosc 2010;72(5): 915–923.

[15] Cote GA, Slivka A, Tarnasky P et al. Effect of covered metallic stents compared with plastic stents on benign biliary stricture resolution: a randomized clinical trial. JAMA 2016;315(12):1250–1257.

[16] Iacono C, Ruzzenente A, Campagnaro T, Bortolasi L, Valdegamberi A, Guglielmi A. Role of preoperative biliary drainage in jaundiced patients who are candidates for pancreatoduodenectomy or hepatic resection: highlights and drawbacks. Ann Surg 2013;257(2):191–204.

[17] Speer AG, Cotton PB, Russell RC et al. Randomised trial of endoscopic versus percutaneous stent insertion in malignant obstructive jaundice. Lancet 1987;2(8550):57–62.

[18] Westwood DA, Fernando C, Connor SJ. Internalexternal percutaneous transhepatic biliary drainage for malignant biliary obstruction: a retrospective analysis. J Med Imaging Rad Oncol 2010;54(2):108–110.

[19] Robson PC, Heffernan N, Gonen M et al. Prospective study of outcomes after percutaneous biliary drainage for malignant biliary obstruction. Ann Surg Oncol 2010;17(9):2303–2311.

[20] Cole WH, Ireneus C, Reynolds JT. Strictures of the common duct. Ann Surg 1951;133(5):684–696.

[21] Urbach DR, Bell CM, Swanstrom LL, Hansen PD. Cohort study of surgical bypass to the gallbladder or bile duct for the palliation of jaundice due to pancreatic cancer. Ann Surg 2003;237(1):86–93.

[22] Tarnasky PR, England RE, Lail LM, Pappas TN, Cotton PB. Cystic duct patency in malignant obstructive jaundice. An ERCP-based study relevant to the role of laparoscopic cholecystojejunostomy. Ann Surg 1995;221(3):265–271.

[23] Ueda J, Kayashima T, Mori Y et al. Hepaticocholecystojejunostomy as effective palliative biliary bypass for unresectable pancreatic cancer. Hepatogastroenterology 2014;61(129):197–202.

[24] Gani J, Lewis K. Hepaticocholecystoenterostomy as an alternative to hepaticojejunostomy for biliary bypass. Ann R Coll Surg Engl 2012;94(7):472–475.

[25] Kohan G, Ocampo CG, Zandalazini HI et al. Laparoscopic hepaticojejunostomy and gastrojejunostomy for palliative treatment of pancreatic head cancer in 48 patients. Surg Endosc 2015;29(7):1970–1975.

[26] Toumi Z, Aljarabah M, Ammori BJ. Role of the laparoscopic approach to biliary bypass for benign and malignant biliary diseases: a systematic review. Surg Endosc 2011;25(7):2105–2116.

[27] Moss AC, Morris E, Mac Mathuna P. Palliative biliary stents for obstructing pancreatic carcinoma. Cochrane Database Syst Rev 2006;(2):CD004200.

[28] Taylor MC, McLeod RS, Langer B. Biliary stenting versus bypass surgery for the palliation of malignant distal bile duct obstruction: a meta-analysis. Liver Transplant 2000;6(3):302–308.

[29] Flamm CR, Mark DH, Aronson N. Evidence-based assessment of ERCP approaches to managing pancreaticobiliary malignancies. Gastrointest Endosc 2002;56(6 suppl):S218–225.

[30] Maosheng D, Ohtsuka T, Ohuchida J et al. Surgical bypass versus metallic stent for unresectable pancreatic cancer. J Hepatobiliary Pancreat Surg 2001;8(4):367–373.

[31] Andersen JR, Sorensen SM, Kruse A, Rokkjaer M, Matzen P. Randomised trial of endoscopic endoprosthesis versus operative bypass in malignant obstructive jaundice. Gut 1989;30(8):1132–1135.

[32] Shepherd HA, Royle G, Ross AP, Diba A, Arthur M, Colin-Jones D. Endoscopic biliary endoprosthesis in the palliation of malignant obstruction of the distal common bile duct: a randomized trial. Br J Surg 1988;75(12):1166–1168.

[33] Smith AC, Dowsett JF, Russell RC, Hatfield AR, Cotton PB. Randomised trial of endoscopic stenting versus surgical bypass in malignant low bileduct obstruction. Lancet 1994;344(8938):1655–1660.

[34] Van Heek NT, De Castro SM, van Eijck CH et al. The need for a prophylactic gastrojejunostomy for unresectable periampullary cancer: a prospective randomized multicenter trial with special focus on assessment of quality of life. Ann Surg 2003;238(6):894–902; discussion 902–905.

[35] Mortenson MM, Ho HS, Bold RJ. An analysis of cost and clinical outcome in palliation for advanced pancreatic cancer. Am J Surg 2005;190(3):406–411.

[36] Huser N, Assfalg V, Michalski CW, Gillen S, Kleeff J, Friess H. [Unresectable pancreatic cancer—palliative interventional and surgical treatment]. Zentralblatt fur Chirurgie 2010;135(6):502–507. [in German]

[37] Gray PJ Jr, Wang J, Pawlik TM et al. Factors influencing survival in patients undergoing palliative bypass for pancreatic adenocarcinoma. J Surg Oncol 2012;106(1):66–71.

[38] Conroy T, Desseigne F, Ychou M et al. FOLFIRINOX versus gemcitabine for metastatic pancreatic cancer. N Engl J Med 2011;364(19):1817–1825.

[39] Nagaraja V, Eslick GD, Cox MR. Endoscopic stenting versus operative gastrojejunostomy for malignant gastric outlet obstruction-a systematic review and meta-analysis of randomized and non-randomized trials. J Gastrointest Oncol 2014;5(2):92–98.

[40] Gurusamy KS, Kumar S, Davidson BR. Prophylactic gastrojejunostomy for unresectable periampullary carcinoma. Cochrane Database Syst Rev 2013;(2):CD008533.

[41] Hamade AM, Al-Bahrani AZ, Owera AM et al. Therapeutic, prophylactic, and preresection applications of laparoscopic gastric and biliary bypass for patients with periampullary malignancy. Surg Endosc 2005;19(10):1333–1340.

[42] Nieveen van Dijkum EJ, Kuhlmann KF, Terwee CB, Obertop H, de Haes JC, Gouma DJ. Quality of life after curative or palliative surgical treatment of pancreatic and periampullary carcinoma. Br J Surg 2005;92(4):471–477.

[43] Heinicke JM, Büchler MW, Laffer UT. Bilio-digestive double bypass for nonresectable pancreatic cancer. Dig Surg 2002;19(3):165–167.

[44] Telford JJ, Carr-Locke DL, Baron TH et al. A randomized trial comparing uncovered and partially covered self-expandable metal stents in the palliation of distal malignant biliary obstruction. Gastrointest Endosc 2010;72(5):907–914.

[45] Lee SJ, Kim MD, Lee MS et al. Comparison of the efficacy of covered versus uncovered metallic stents in treating inoperable malignant common bile duct obstruction: a randomized trial. J Vasc Interv Radiol 2014;25(12):1912–1920.

[46] Ung KA, Stotzer PO, Nilsson A, Gustavsson ML, Johnsson E. Covered and uncovered self-expandable metallic Hanarostents are equally efficacious in the drainage of extrahepatic malignant strictures. Results of a double-blind randomized study. Scand J Gastroenterol 2013;48(4):459–465.

[47] Kitano M, Yamashita Y, Tanaka K et al. Covered self-expandable metal stents with an anti-migration system improve patency duration without increased complications compared with uncovered stents for distal biliary obstruction caused by pancreatic carcinoma: a randomized multicenter trial. Am J Gastroenterol 2013;108(11):1713–1722.

[48] Kullman E, Frozanpor F, Söderlund C et al. Covered versus uncovered self-expandable nitinol stents in the palliative treatment of malignant distal biliary obstruction: results from a randomized, multicenter study. Gastrointest Endosc 2010;72(5):915–923.

[49] Krokidis M, Fanelli F, Orgera G et al. Percutaneous palliation of pancreatic head cancer: randomized comparison of ePTFE/FEP-covered versus uncovered nitinol biliary stents. Cardiovasc Intervent Radiol 2011;34(2):352–361.

[50] Kullman E, Frozanpor F, Soderlund C et al. Covered versus uncovered self-expandable nitinol stents in the palliative treatment of malignant distal biliary obstruction: results from a randomized, multicenter study. Gastrointest Endosc 2010;72(5):915–923.

胰腺癌非手术缓和医疗篇

Nonsurgical Palliation of Pancreatic Cancer

111

Endoscopic and Interventional Palliation of Pancreatic Cancer
胰腺癌的内镜和介入缓和医疗

李卓然 译

杨爱明 蒋青伟 校

一、概述

全球范围内胰腺癌的病例数一直在增加。最新数据显示，美国胰腺癌病例数已超过 50 000 例[1]。大多数胰腺癌在被发现时已处于晚期，其中超过 80% 的病例已不能通过手术切除[2]。大多数晚期胰腺癌患者对化疗等辅助治疗不敏感，这在美国导致了超过 40 000 例患者的死亡[1]。不可切除的胰腺癌会引起各种并发症，例如梗阻性黄疸、胃出口梗阻、腹痛、主胰管梗阻和胰腺炎，这将延误姑息性化疗开始的时间。与介入内镜（interventional endoscopy，IVE）和介入放射学（interventional radiology，IVR）的非手术介入相比，如肝管空肠吻合术和胃空肠吻合术的外科手术属于侵入性治疗，延长术后恢复时间。EUS 介入治疗补充了治疗性 ERCP。

二、胆道梗阻

恶性胆道梗阻，特别是肝外胆管梗阻，是晚期胰腺癌患者最常见的症状之一。胆道梗阻的进展引起胆汁淤积和黄疸，有时还会引起急性胆管炎，导致脂肪吸收不良、营养不良和恶病质。缺乏有效治疗的梗阻性黄疸会加重肝功能障碍并最终导致肝功能衰竭。因此，传统上进行胆汁引流以改善患者的生活质量。对于可切除的胰腺癌合并黄疸，术前胆管引流术（preoperative biliary drainage，PBD）被用于改善术后再梗阻率和死亡率。然而，最近的高质量研究[3, 4]表明术前胆管引流术不应该常规进行。如今已有许多引流方法，包括经皮经肝胆管引流术（percutaneous transhepatic biliary drainage，PTBD）、ERCP 内镜引流术、联合手术，以及各种类型的内镜支架，如小口径和大口径塑料支架。使用大口径金属支架的术前胆管引流术是目前推荐的手术前过渡治疗，其不良事件发生率较低[5-7]。

传统上，对不可切除的胰腺癌患者而言，ERCP 和 PTBD 已成为胆道减压的非手术和缓和医疗措施。引流方法的选择取决于医生的偏好以及医疗机构中是否有熟练的 ERCP 内镜医师和介入科医师。内镜超声引导下胆管引流术（endoscopic ultrasonography-guided biliary drainage，EUS-BD）是 ERCP 失败时的补救性治疗措施[8]。

（一）梗阻性黄疸的内镜下逆行胰胆管造影缓和医疗

非手术胆道减压的常用技术见表 111-1。

1. 传统的 ERCP

自 Soehendra 和 Reynders-Frederix 于 1980 年首次报道以来，ERCP 塑料支架置入是最常见的胆道减压手术[9]。早期随机对照试验显示，与手术相比，内镜下塑料支架置入在缓解胆道梗阻方面有着相似的技术成功率、并发症发生率和死亡率[10, 11]，是减少并发症发生率和死亡率的首选方案[12]。塑料支架通常用于初始的胆管引流，因为它们较便宜并且易于在评估胰腺病变时移除。具有较大口径（8 ～ 10 mm）的 SEMS 可在更长的时间里通畅引流，与小口径塑料支架（7Fr 至 10Fr）相比，减少了再次介入的次数[13, 14]。塑料支架堵塞一般发生在 4 个月内，而 SEMS 可达 9 ～ 12 个月。Cochrane 系统评价的结论是，SEMS 相对塑料支架有以下优势：通畅引流超过 4 个月，支架失败率更低，急性胆管炎风险更低，总住院时间缩短以及总体成本更低[15]。Davids 等发现[16]，与最初使用塑料支架相比，最初使用 SEMS 可以降低 28% 的再次介入率。对于接受新辅助治疗的临界可切除胰腺癌患者，SEMS 的术前并发症更少，似乎同样更具优势[3, 17]。就胆道梗阻而言，内镜下金属支架置入与外科引流效果类似[18]。

表 111-1 非手术胆道减压的常用技术

(1) 内镜逆行胰胆管造影术	④会师术
①外引流（鼻胆管引流）	(3) 经皮经肝胆管引流术
②胆道支架	①外引流
(2) 超声内镜	②内引流
①肝管胃吻合术	③内 - 外引流
②胆总管十二指肠吻合术	④会师术
③顺行胆道支架	

两项 Meta 分析的结果显示，覆膜 SEMS 相比于无覆膜 SEMS 的优势不明确[19, 20]，但最近的一项随机对照试验证实了覆膜 SEMS 的优势[21]。不同的临床环境、疾病异质性以及支架工艺的差异（例如不锈钢与镍钛合金，编织网或激光切割，完全或部分覆膜，有无抗移位系统）导致不同支架之间的评估具有挑战性。

内镜支架引流最关键的问题之一是由于支架堵塞而再次介入。尽管塑料支架可以用新支架替换，但是移除 SEMS，尤其是无覆膜 SEMS 则要困难得多。可以使用塑料支架或无覆膜 / 覆膜 SEMS 进行"支架内支架术"，即将新支架插入已堵塞的金属支架内。植入塑料支架似乎与再次植入 SEMS 一样有效[22]。移除堵塞的覆膜 SEMS 似乎是更好的选择[23-25]。

2. 气囊小肠镜辅助的 ERCP

包括 Roux-en-Y（RY）胃切除术和 RY 胃旁路术在内的 RY 重建患者的 ERCP 一直是个挑战。常规内镜操作的成功率不到 50%。单球囊小肠镜(single-balloon enteroscopy，SBE)和双球囊小肠镜(double-balloon enteroscopy，DBE)提高了 RY 重建患者的操作成功率[26-29]。在 Whipple 术后患者中，恶性或良性原因造成的肝管空肠吻合口狭窄可以通过球囊扩张术和（或）小肠镜辅助的 ERCP 支架置入来治疗[30]。

（二）梗阻性黄疸的超声内镜缓和医疗

由于憩室内乳头，手术造成的解剖结构改变以及胃十二指肠梗阻等原因，ERCP 胆道减压时的选择性胆总管插管并不总能成功。在 ERCP 失败的情况下，EUS-BD 的透壁性治疗方法，例如 EUS 会师术（EUS-rendezvous technique，EUS-RV），EUS 引导的胆总管十二指肠吻合术（EUS-guided choledochoduodenostomy，EUS-CDS），EUS 引导的肝管胃吻合术（EUS-guided hepaticogastrostomy，EUS-HGS）（图 111-1）和 EUS 引导的顺行支架置入术（EUS-guide antegrade stenting，EUS-AS）可供选择[31]。这类操作的技术和临床成功率为 80%～90%，不良事件发生率为 10%～30%，包括胆漏、出血和支架移位等，其中大多数为轻或中度不良事件[32]。覆膜 SEMS 减少了意外的不良事件，例如胆道减压后的胆漏，但在 EUS-HGS 术中塑料支架和覆膜 SEMS 相比无差异[33]。EUS-BD 中，EUS-RV 引流的侵入性似乎最小，因为可以开展 ERCP 和小肠镜辅助的 ERCP。EUS-CDS 可以成为 PTBD 有效且安全的替代方案，它们具有相似的成功率、并发症发生率、医疗花费和患者生活质量[34]。

（三）梗阻性黄疸的 IVR 缓和医疗

PTBD 可通过外引流、内 - 外引流和内引流来实现。使用 7Fr 至 8Fr 的经皮引流管来确保梗阻性黄疸的充分引流。内引流似乎是最有效的手段。使用小口径（6Fr 或 7Fr）递送系统经皮植入 SEMS 可以获得良好的疗效，其并发症少，疼痛轻[35]。与经皮植入未覆膜 SEMS 相比，覆膜 SEMS 通畅引流时间更长[36]。然而，内镜支架置入术在缓解黄疸方面的成功率显著高于经皮支架置入术，且 30 天内死亡率较低（后者死亡率较高与肝脏穿刺并发症有关）[37, 38]。非扩张胆管穿刺的成功率低于扩张的胆管（63% vs 86%）[39]。PTBD 仍然是一种补救性治疗措施[40, 41]。

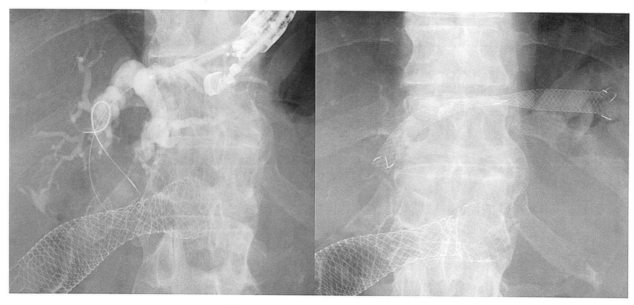

▲ 图 111-1　EUS 引导下的肝管胃吻合术
金属支架递送系统被插入肝内胆管（左）。使用金属支架完成肝管胃吻合术

三、恶性胃出口梗阻

通过剖腹手术或腹腔镜手术进行胃空肠吻合术是恶性胃出口梗阻的一种良好的缓和医疗，但具有较高的并发症发生率和死亡率[42, 43]。

（一）十二指肠金属支架置入

在 X 线透视引导下使用直径为 20 ～ 22mm 的 SEMS 进行十二指肠支架置入，或者使用更细的 10Fr 支架递送系统进行内镜下植入，来作为外科 GJ 的替代治疗。支架可以通过辅助通道插入，具有高技术成功率和低侵入性[42-47]。一项系统评价[42] 显示，支架置入后的初始临床成功率高于外科 GJ 术后（分别为 89% 和 72%），且轻度并发症较少（分别为 9% 和 33%）。然而，由于肿瘤向支架内生长，支架置入后反复发作的梗阻性症状更为频繁（分别为 18% 和 1%），使患者难以摄入软固体食物或正常进食。对于预期寿命相对较短的患者，内镜支架置入术可能更为可取，而预期寿命更长（＞ 2 个月）的患者可能更倾向于手术胃肠吻合[42, 43]。由于肿瘤内向生长，在更长的随访时间里，内镜支架经常发生堵塞。在该队列中，通常需要将一个额外的支架置入原始支架内，这可能导致早期支架堵塞或支架相关的不良事件，例如穿孔。一项研究表明，使用专用的双头贴腔全覆膜 SEMS（直径 15mm）进行 EUS 引导的胃肠吻合，具有很高的技术和临床成功率，而不会引起严重的不良事件（图 111-2）[48]。

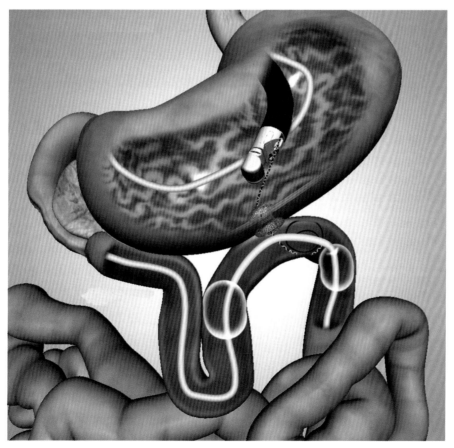

▲ 图 111-2　EUS 引导下的胃空肠吻合术
使用专用的双气囊管通过导丝放置双头贴腔金属支架

（二）十二指肠和胆道支架置入：双支架引流

在不可切除的胰腺癌患者中，随着癌症进展出现的不仅有胃出口梗阻，还有胆道阻塞，这通常是一种晚期表现。在这些患者中，通常需要进行胆道支架和十二指肠支架的植入，即所谓的"双支架"植入。手术的方式和难易程度取决于十二指肠梗阻的部位和时间。在决定胆道支架的植入方式上，十二指肠梗阻的部位显得尤为重要。根据十二指肠梗阻部位与主乳头的位置关系将其分为Ⅲ型，Ⅰ型指梗阻部位位于主乳头头侧，Ⅱ型指梗阻部位在某种程度上侵及十二指肠第二段的主乳头，Ⅲ型指梗阻部位位于主乳头肛侧[49]。在双支架置入术中，有三种方法实现联合或不联合会师术的胆管引流：经皮经肝方法、ERCP方法和EUS方法。在ERCP的双支架置入术中，如果十二指肠梗阻部位侵及主乳头（Ⅱ型），则治疗最为复杂。即使在球囊扩张或十二指肠支架已被放置前提下，癌症的侵袭也会让主乳头的辨认和镜下距离的把握变得困难。另外，使胆道支架通过十二指肠支架的网孔间隙会非常困难。因此，在Ⅱ型病例中，传统的经皮经肝穿刺方法（包括胆管引流和会师术）似乎比ERCP方法更适用于双支架置入。即使在Ⅰ型和Ⅱ型胃出口梗阻中，EUS方法也可实现包括EUS-HGS、EUS-CDS、EUS-AS和EUS-RV在内的胆管引流。在Ⅰ型和Ⅱ型胃出口梗阻中，EUS-HGS和EUS-AS似乎是适于治疗梗阻性黄疸的引流技术，其侵入性最小，因而可以取代经皮经肝穿刺方法[50]。

四、癌症疼痛管理

在约70%的不可切除胰腺癌患者中，癌症侵袭腹腔神经丛引起的疼痛是一项主要临床表现[51]。目前，阿片类镇痛药、IVE和（或）IVR可以较好地控制疼痛。腹腔神经丛松解术最常使用，先注射局部麻醉剂，之后将无水酒精注入腹腔神经节网络，目的是消融从胰腺和邻近脏器传递疼痛的组织。目前，有两种腹腔神经丛松解术方法，即超声内镜引导下腹腔神经丛松解术（EUS-CPN）和经皮腹腔神经丛松解术。

（一）超声内镜引导下腹腔神经丛松解术

标准EUS-CPN使用19～25号EUS引导的细针穿刺[52]，于主动脉外侧面腹腔干起始部前方进针。在确认无回血后，先后注射局部麻醉剂和无水乙醇。一项Meta分析表明，80%的胰腺癌患者在接受EUS-CPN治疗后疼痛减轻[53]。虽然EUS-CPN的大多数不良事件是轻度的，包括一过性低血压、腹泻、便秘和疼痛加剧，但确实可能发生严重和致命的不良事件[53]。单侧神经松解术通过在腹腔干根部单次注射进行，而双侧神经松解术通过腹腔神经丛的双侧注射进行。双侧注射在减轻疼痛方面优于从中央注射（分别为86%和46%）[53]。一项随机对照试验在50例胰腺癌患者中比较了这两种方法，结果显示在疼痛控制和不良事件上两者无显著差异[54]。一项随机对照试验比较了EUS引导下腹腔神经节阻滞术（EUS-guided celiac ganglia neurolysis，EUS-CGN），即在EUS引导下直接将酒精注射到腹腔神经节（检出率为80%～90%），和EUS-CPN两种方法，结果显示前者有更高的疼痛缓解率（73.5% vs 45.5%），而两者不良事件发生率类似[55]。

（二）经皮腹腔神经丛松解术

经皮腹腔神经丛松解术是另一种选择，该术使用22号针头，一般由麻醉师和放射科医生在经腹超声、透视或 CT 下进行[52]。Meta 分析显示，经皮腹腔神经丛松解术可改善上腹部癌患者的疼痛，减少阿片类药物的用量和不良反应，但尚不明确生活质量是否有所改变[56]。就超声引导的 CPN（US-guided CPN，US-CPN）而言，单侧的旁中心针插技术与双侧旁中心针插技术在疼痛缓解和不良反应方面相当[57]。另一项对比胰腺癌及其他腹部恶性肿瘤不同的疼痛控制方案时，按方案实施的阿片类镇痛、腹腔神经丛阻滞和胸腔镜内脏神经切除术的临床效果无显著差异[58]。

五、抗癌治疗

虽然 EUS 引导下或经皮引导下肿瘤内 TNFerade 生物制剂与氟尿嘧啶和放疗作为局部晚期胰腺癌的一线治疗是可行的，但它实际上是无效的[59]。EUS 引导下间质 ^{125}I 粒子植入可能会改善疼痛，但无任何生存益处[60]。对不可切除的胰腺癌来说，EUS 引导下射频消融在技术上也是可行和安全的，但无任何已证实的疗效[61]。EUS 引导下低温消融治疗[62] 和 EUS 引导下树突状细胞注射疗法[63, 64] 也正处于评估当中。

六、其他

ERCP 支架置入已被用于缓解胰管梗阻引起的疼痛，如果失败则选用 EUS 引导下的胰管支架置入。EUS 引导下胰管支架置入术也可用于有症状的胰十二指肠切除术后胰空肠吻合口狭窄（疼痛或间歇性急性胰腺炎）。胰腺癌引起的急性胰腺炎很少见，但可出现在某些患者当中。包括包裹性坏死和假性囊肿在内的胰液积聚需要通过 EUS 和（或）经皮引流。此外，内镜坏死切除术可能被用来移除感染的坏死组织。

☞ 致谢

感谢 Edward Barroga 博士对原稿的编辑评论。

☞ 参考文献

[1]　Siegel RL, Miller KD, Jemal A. Cancer statistics 2016. CA Cancer J Clin 2016;66:7–30.

[2]　De La Cruz MS, Young AP, Ruffin MT. Diagnosis and management of pancreatic cancer. Am Fam Physician 2014;89: 626–632.

[3]　van der Gaag NA, Rauws EA, van Eijck CH et al. Preoperative biliary drainage for cancer of the head of the pancreas. N Engl J Med 2010;362:129–137.

[4]　Fang Y, Gurusamy KS, Wang Q et al. Pre-operative biliary drainage for obstructive jaundice. Cochrane Database Syst Rev 2012;(9):CD005444.

[5]　Decker C, Christein JD, Phadnis MA et al. Biliary metal stents are superior to plastic stents for preoperative biliary decompression in pancreatic cancer. Surg Endosc 2011;25:2364–2367.

[6] Cavell LK, Allen PJ, Vinoya C et al. Biliary selfexpandable metal stents do not adversely affect pancreaticoduodenectomy. Am J Gastroenterol 2013;108:1168–1173.

[7] Tol JA, van Hooft JE, Timmer R et al. Metal or plastic stents for preoperative biliary drainage in resectable pancreatic cancer. Gut 2016;65(12):1981–1987.

[8] Itoi T, Yamao K. EUS 2008 Working Group document: evaluation of EUS-guided choledochoduodenostomy (with video). Gastrointest Endosc 2009;69(suppl):S8–S12.

[9] Soehendra N, Reynders-Frederix V. Palliative bile duct drainage: a new endoscopic method of introducing a transpapillary drain. Endoscopy 1980;12:8–11.

[10] Shepherd HA, Royle G, Ross AP et al. Endoscopic biliary endoprosthesis in the palliation of malignant obstruction of the distal common bile duct: a randomized trial. Br J Surg 1988;75:1166–1168.

[11] Andersen JR, Sorensen SM, Kruse A et al. Randomized trial of endoscopic endoprosthesis versus operative bypass in malignant obstructive jaundice. Gut 1989;30:1132–1135.

[12] Smith AC, Dowsett JF, Russell RC et al. Randomized trial of endoscopic stenting versus surgical bypass in malignant low bile duct obstruction. Lancet 1994;344:1655–1660.

[13] Huibregtse K et al. Endoscopic placement of expandable metal stents for biliary strictures - A preliminary report on experience with 33 patients. Endoscopy 1989;21;280–282.

[14] Neuhaus H, Hagenmüller F, Classen M. Self-expanding biliary stents: preliminary clinical experience. Endoscopy 1989;21:225–228.

[15] Moss AC, MacMathuna P. Palliative biliary stents for obstructing pancreatic carcinoma. Cochrane Database Syst Rev 2006;(2):CD004200.

[16] Davids PH, Groen AK, Rauws EA et al. Randomized trial of self-expandable metal stents versus polyethylene stents for distal malignant biliary obstruction. Lancet 1992;340:1488–1492.

[17] Adams MA, Anderson MA, Myles JD et al. Selfexpanding metal stents (SEMS) provide superior outcomes compared to plastic stents for pancreatic cancer patients undergoing neoadjuvant therapy. J Gastrointest Incol 2012;3:309–13.

[18] Artifon EL, Sakai P, Cunha JE et al. Surgery or endoscopy for palliation of biliary obstruction due to metastatic pancreatic cancer. Am J Gastroenterol 2006;101:2031–2037.

[19] Saleem A, Leggett CL, Murad MH et al. Meta-analysis of randomized trials comparing the patency of covered and uncovered self-expandable metal stents for palliation of distal malignant bile duct obstruction. Gastrointest Endosc 2011;74:321–327.

[20] Almadi MA, Barkun AN, Martel M. No benefit of covered vs uncovered self-expandable metal stents in patients with malignant distal biliary obstruction: a meta-analysis. Clin Gastroenterol Hepatol 2013;11:27–37.

[21] Kitano M, Yamashita T, Tanaka K et al. Covered self-expandable metal stents with an anti-migration system improve patency duration without increased complications compared with uncovered stents for distal biliary obstruction caused by pancreatic carcinoma: a randomized multicenter trial. Am J Gastroenterol 2013;108:1713–1722.

[22] Shah T, Desai S, Haque M et al. Management of occluded metal stents in malignant biliary obstruction:similar outcomes with second metal stents compared to plastic stents. Dig Dis Sci 2012;57:2765–2773.

[23] Kahaleh M, Tokar J, Le T, Yeaton P. Removal of self-expandable metallic Wall stents. Gastrointest Endosc 2004;60:640–644.

[24] Ishii K, Itoi T, Sofuni A et al. Endoscopic removal and trimming of distal self-expandable metallic biliary stents. World J Gastroenterol 2011;17:2652–2657.

[25] Kida M, Miyazawa S, Iwai T et al. Endoscopic management of malignant biliary obstruction by means of covered metallic stents: primary stent placement vs. re-intervention. Endoscopy 2011;43:1039–1044.

[26] Shimatani M, Matsushita M, Takaoka M et al. Effective "short" double-balloon enteroscope for diagnostic and therapeutic ERCP in patients with altered gastrointestinal anatomy: a large case series. Endoscopy 2009;41:849–854.

[27] Itoi T, Ishii K, Sofuni A et al. Single-balloon enteroscopy-assisted ERCP in patients with Billroth II gastrectomy or Roux-en-Y anastomosis (with video). Am J Gastroenterol 2010;105(1):93–99.

[28] Inamdar S, Slattery E, Sejpal DV et al. Systematic review and meta-analysis of single-balloon enteroscopy-assisted ERCP in patients with surgically altered GI anatomy. Gastrointest Endosc 2015;82:9–19.

[29] Ishii K, Itoi T, Tonozuka R et al. Balloon enteroscopyassisted ERCP in patients with Roux-en-Y gastrectomy and intact papillae (with videos). Gastrointest Endosc 2016;83:377–386.

[30] Itokawa F, Itoi T, Ishii K et al. Single-and doubleballoon enteroscopy-assisted endoscopic retrograde cholangiopancreatography

in patients with Roux-en-Y plus hepaticojejunostomy anastomosis and Whipple resection. Dig Endosc 2014;26:136–143.

[31]　Giovannini M, Moutardier V, Pesenti C et al. Endoscopic ultrasound-guided bilioduodenal anastomosis: a new technique for biliary drainage. Endoscopy 2001;33:898–900.

[32]　Iwashita T, Doi S, Yasuda I. Endoscopic ultrasoundguided biliary drainage: a review. Clin J Gastroenterol 2014;7:94–102.

[33]　Umeda J, Itoi T, Tsuchiya T et al. A newly designed plastic stent for EUS-guided hepaticogastrostomy: a prospective preliminary feasibility study (with videos). Gastrointest Endosc 2015;82:390–396.

[34]　Artifon EL, Aparicio D, Paione JB et al. Biliary drainage in patients with unresectable, malignant obstruction where ERCP fails: endoscopic ultrasonography-guided choledochoduodenostomy versus percutaneous drainage. J Clin Gastroenterol 2012;46: 768–769.

[35]　Garcarek J, Kurcz J, Guzineski M et al. Ten years single center experience in percutaneous transhepatic decompression of biliary tree in patients with malignant obstructive jaundice. Adv Clin Exp Med 2012;21:621–632.

[36]　Krokidis M, Fanelli F, Orgera G et al. Percutaneous treatment of malignant jaundice due to extrahepatic cholangiocarcinoma: covered Viabil stent versus uncovered Wallstents. Cardiovasc Intervent Radiol 2010;33:97–106.

[37]　Speer AG, Cotton PB, Russel RC et al. Randomized trial of endoscopic versus percutaneous stent insertion in malignant obstructive jaundice. Lancet 1987;ii:57–62.

[38]　Pinol V, Castells A, Bordas JM et al. Percutaneous self-expandable metal stents versus endoscopic polyethylene endoprostheses for treating malignant biliary obstruction: randomized clinical trial. Radiology 2002;225:27–34.

[39]　Saad WE, Wallece MJ, Wojak JC et al. Quality improvement guidelines for percutaneous transhepatic biliary cholangiography, biliary drainage, and percutaneous cholecystostomy. J Vasc Interv Radiol 2010;21:789–795.

[40]　Doctor N, Dick R, Rai R et al. Results of percutaneous plastic stent for malignant distal biliary obstruction following failed endoscopic stent insertion and comparison with current literature on expandable metallic stents. Eur J Gastroenterol Hepatol 1999;11:775–780.

[41]　Mukai S, Itoi T. How should we use EUS-guided biliary drainage techniques separately? Endosc Ultrasound 2016;5(2):65–68.

[42]　Jeurnink SM, van Eijck CH, Steyerberg EW et al. Stent versus gastrojejunostomy for the palliation of gastric outlet obstruction: a systematic review. BMC Gastroenterol 2007;7:18.

[43]　Jeurnink SM, Steyerberg EW, van Hooft JE et al. Surgical gastrojejunostomy or endoscopic stent placement for the palliation of malignant gastric outlet obstruction (SUSTENT study): a multicenter randomized trial. Gastrointest Endosc 2010;71: 490–499.

[44]　Baron TH. Expandable metal stents for the treatment of cancerous obstruction of the gastrointestinal tract. N Engl J Med 2001;344:1681–1687.

[45]　Adler DG, Baron TH. Endoscopic palliation of malignant gastric outlet obstruction using selfexpanding metal stents: experience in 36 patients. Am J Gastroenterol 2002;97:72–78.

[46]　Maetani I, Tada T, Ukita T et al. Comparison of duodenal stent placement with surgical gastrojejunostomy for palliation in patients with duodenal obstructions caused by pancreaticobiliary malignancies. Endoscopy 2004;36:73–78.

[47]　Nagaraja V, Eslick GD, Cox MR. Endoscopic stenting versus operative gastrojejunostomy for malignant gastric outlet obstruction-a systematic review and meta-analysis of randomized and non-randomized trials. J Gastrointest Oncol 2014;5: 92–98.

[48]　Itoi T, Ishii K, Ikeuchi N et al. Prospective evaluation of endoscopic ultrasonography-guided double balloonoccluded gastrojejunostomy bypass (EPASS) for malignant gastric outlet obstruction. Gut 2016;65:193–195.

[49]　Mutignani M, Tringali A, Shah G et al. Combined endoscopic stent insertion in malignant biliary and duodenal obstruction. Endoscopy 2007;39:440–447.

[50]　Tonozuka R, Itoi T, Sofuni A et al. Endoscopic double stenting for the treatment of malignant biliary and duodenal obstruction due to pancreatic cancer. Dig Endosc 2013;25(suppl 2):100–108.

[51]　Wong GY, Schroeder DR, Carns PE et al. Effect of neurolytic celiac plexus block on pain relief, quality of life, and survival in patients with unresectable pancreatic cancer: a randomized controlled trial. JAMA 2004;291:1092–1099.

[52]　Wyse JM, Chen, YI, Sahai AV. Celiac plexus neurolysis in the management of unresectable pancreatic cancer: When and how? World J Gastroenterol 2014;20:2186–2192.

[53]　Puli SR, Reddy JB, Bechtold ML et al. EUS-guided celiac plexus neurolysis for pain due to chronic pancreatitis or pancreatic cancer pain: a meta-analysis and systematic review. Dig Dis Sci 2009;54:2330–2337.

[54] LeBlanc JK, Al-Haddad M, McHenry L et al. A prospective, randomized study of EUS-guided celiac plexus neurolysis for pancreatic cancer: one injection or two? Gastrointest Endosc 2011;74:1300–1307.

[55] Doi S, Yasuda I, Kawakami H et al. Endoscopic ultrasound-guided celiac ganglia neurolysis vs. celiac plexus neurolysis: a randomized multicenter trial. Endoscopy 2013;45:362–369.

[56] Nagels W, Pease N, Bekkering G et al. Celiac plexus neurolysis for abdominal cancer pain: a systematic review. Pain Medicine 2013;14:1140–1163.

[57] Bhatnagar S, Joshi S, Rana SP et al. Bedside ultrasoundguided celiac plexus neurolysis in upper abdominal cancer patients: a randomized, prospective study for comparison of percutaneous bilateral paramedian vs. unilateral paramedian needle-insertion technique. Pain Pract 2014;14:E63–68.

[58] Johnson CD, Berry DP, Harris S et al. An open randomized comparison of clinical effectiveness of protocol-driven opioid analgesia, celiac plexus block or thoracoscopic splanchnicectomyfor pain management in patients with pancreatic and other abdominal malignancies. Pancreatology 2010;9(6):755–763.

[59] Herman JM, Wild AT, Wang H et al. Randomized phase III multi-institutional study of TNFerade biologic with fluorouracil and radiotherapy for locally advanced pancreatic cancer: final results. J Clin Oncol 2013;31:886–894.

[60] Jin Z, Du Y, Li Z et al. Endoscopic ultrasonographyguided interstitial implantation of iodine 125-seeds combined ith chemotherapy in the treatment of unresectable pancreatic carcinoma: a prospective pilot study. Endoscopy 2008;40:314–320.

[61] Song TJ, Seo DW, Lakhtakia S et al. Initial experience of EUS-guided radiofrequency ablation of unresectable pancreatic cancer. Gastrointest Endosc 2016;83:440–443.

[62] Arcidiacono PG, Carrara S, Reni M et al. Feasibility and safety of EUS-guided cryothermal ablation in patients with locally advanced pancreatic cancer. Gastrointest Endosc 2012;76:1142–1151.

[63] Hirooka Y, Itoh A, Kawashima H et al. A combination therapy of gemcitabine with immunotherapy for patients with inoperable locally advanced pancreatic cancer. Pancreas 2009;38:e69–74.

[64] Irisawa A, Takagi T, Kanazawa M et al. Endoscopic ultrasound-guided fine-needle injection of immature dendritic cells into advanced pancreatic cancer refractory to gemcitabine: a pilot study. Pancreas 2007;35:189–190.

胰腺癌的内科治疗篇
Medical Treatment of Pancreatic Cancer

112

Neoadjuvant Treatment of Pancreatic Cancer: Downstaging Results

胰腺癌的新辅助治疗：降低分期

Robert A. Wolff, Gauri Varadhachary 著

李嘉瑞 译

白春梅 校

一、概述

多年来，可切除胰腺癌的标准治疗流程是先进行手术切除，然后再行辅助治疗[1,2]。随着时间的推移，根治性手术切除已经明确具有预后意义。

与手术后肉眼或镜下残留病变的患者相比，接受完全切除并且镜检切缘无癌细胞的患者通常有着更好的生存[2-5]。目前胰腺癌切除手术根据肿瘤的残留状态进行分类：R_0：无肉眼可见或镜检残留的癌组织；R_1：镜检可见残留癌组织（显微镜下手术切缘阳性，无严重残留病变）；R_2：肉眼可见残留病变。此分类方法曾用于描述直肠癌切除的完成度，并且直肠癌的切缘也具有预后意义[6]。美国 R_1 定义为切缘处存在一个或多个癌细胞，但在欧洲使用的定义中除了原本的美国定义，也指出自切缘处 1mm 以内存在癌细胞也算作 R_1（此情况美国定义为 R_0）[7]。

来自单中心和大型多中心的临床试验显示，胰腺癌中发生 R_1 切除的比例较高，并且通常与较差的生存相关[2,8-11]。虽然在预测外科医生能否有能力切除所有实体肿瘤方面，高质量的横断面成像已经非常可靠[12]，然而胰腺癌的弥漫浸润性以及肿瘤与肠系膜血管、门静脉和腹腔干的狭小手术空间使 R_0 切除成为挑战[13]。因此，一些中心将新辅助治疗作为术前重要的治疗手段，使得非常接近脉管系统无法被手术切除的肿瘤先缩瘤降期，然后再评估手术可能性。

二、可切除胰腺癌的新辅助治疗

对潜在可切除的肿瘤患者进行术前治疗的理由基于：①大多数患者存在肿瘤微转移病灶；②提供足够的

时间间隔来评估肿瘤潜在的生物学行为，从而选择最有可能从手术中获益的患者；③在"新辅助"治疗后选择"辅助"治疗，预计可以更好地耐受，术后恢复不会延迟化疗；④清除肿瘤周围微小病灶，从而提高 R_0 切除的可能性。在几项开展术前放化疗的临床试验中，术前治疗显示了较高的 R_0 切除率，并且在切除的标本中观察到了从小范围肿瘤杀伤到区域完全清除的病理缓解，证实了术前治疗的抗肿瘤效果 [14-17]。

对胰腺癌降期的早期结果

随着针对可切除胰腺癌进行新辅助治疗研究的开展，1990—2000 年间报道了新辅助治疗将最初无法切除胰腺癌降期的潜在可能性。有一项早期开展的试验报道了在 16 例局部晚期胰腺癌患者中使用静脉输注氟尿嘧啶和外照射放疗（external beam radiation，EBRT）的轻微成功 [18]。虽然只有 2 名患者（12.5%）能够接受治愈性手术，但这 2 名患者的生存时间与实行手术和辅助治疗的可切除胰腺癌患者相当。在一项更大规模的临床试验中，杜克大学的研究小组报告了 1995—2000 年期间接受术前放化疗的 111 例患者，其中包括可切除（$n = 53$）或局部晚期胰腺癌（$n = 58$）的患者 [17]。局部晚期患者的总体切除率为 19%。定义为具有可切除疾病患者切除率为 53%，而且其整体 R_0 切除率为 70%。重要的是，提出了临界可切除肿瘤的概念 [19]。例如，由斯坦福大学 Mehta 等报道了使用术前治疗对胰腺癌进行降期的可能性，此时将能进行术前治疗的这部分胰腺癌称为临界可切除 [20]。研究人员报道了具有"临界可切除的胰腺腺癌" 15 名患者，而"临界可切除"定义为"门静脉、肠系膜上静脉或动脉受累的肿瘤"。这些患者接受静脉输注氟尿嘧啶和外照射放疗治疗，剂量范围为 50.4 ～ 56Gy。9 名患者（60%）接受手术切除并且切缘阴性。此外，9 名患者中有 2 名（22%）对术前治疗存在完全病理缓解。而且接受手术切除的患者与未接受手术切除的患者的总生存期之间存在显著差异（30 个月 vs 8 个月）。

这些报告以及其他的报告表明，对于一部分最初被认为是不可切除的胰腺癌患者，新辅助治疗可以使肿瘤缩小或"降期"转化为手术切除。然而，不同研究新辅助治疗后可切除率差异很大（从 1% ～ 60%），不过大多数研究报告的切除率在 20% ～ 40% 之间 [21-24]。这与研究中入组患者异质性可能有关，比如有些患者的肿瘤完全包绕血管，而有些肿瘤则只是与血管部分接触（未被包绕）。

三、对临界可切除胰腺癌的新认识

临界可切除肿瘤的广泛定义为：由于肿瘤与周围血管结构关系紧密，外科手术具有 R_1 切除高风险的局部胰腺癌 [25]。许多因素导致了现在对临界可切除胰腺癌概念的认可。第一，人们越来越认识到，高质量的横断面成像能够判断肿瘤与血管界面存在脂肪间隙（潜在可切除），肿瘤侵犯血管未超过周径的 180°（临界可切除），或肿瘤包绕关键血管（局部进展）。第二，大多数专家认为 R_1 切除会使患者面临生存较差的风险。第三，如前所述，新辅助治疗可能将局部肿瘤缩小，增加对可切除疾病患者进行 R_0 切除的机会。虽然这不应该被视为降期，但在这种情况下，新辅助治疗可能会导致发生微观上的降期。第四，大量研究表明，经过一段时间的新辅助治疗后，临界可切除的部分患者最终可能会接受手术切除治疗 [26]。而这些患者的中位总生存期令人鼓舞。

随着对临界可切除疾病的认识越来越深刻，新辅助治疗研究为降期策略提供了一个定义更准确、患者分组更均匀以及可重复的临床试验框架。局部胰腺癌将分成可切除、临界可切除和局部晚期三种类型，针对这三种不同类型局部胰腺癌新辅助治疗研究也已有报道。

四、新辅助治疗对临界可切除肿瘤进行降期

除了 Mehta 等的报告之外，其他中心也报道了新辅助治疗用于临界可切除胰腺癌的临床结果。例如，我们将 160 名定义为临界可切除胰腺癌患者进行了回顾性分析 [22]。所有患者均接受新辅助治疗，约 40% 的患者使用临床、实验室指标（即肿瘤标记物下降）以及影像学检查联合评估手术效果。对于最终接受切除的患者，R_0 切除率为 94%，中位总生存期为 40 个月。值得注意的是，未接受手术患者的生存时间与局部晚期胰腺癌进行非手术治疗的患者一致（13 个月）。许多机构开始在新辅助治疗临界可切除肿瘤后公布其切除率，其中一些报告的切除率在 40% ～ 60% 之间，一些报告则约为 80%[26]。最近，Katz 等报道了对于临界可切除胰腺癌患者使用 FOLFIRINOX 方案，随后进行基于卡培他滨放化疗的多中心临床试验结果。在入选的 23 名患者中，68% 接受了治愈性手术，而且 R_0 切除率为 93%[27]。总之，这些研究导致部分协会建议对临界可切除胰腺癌患者不主张首选手术切除 [28-31]。目前，在可切除和临界可切除胰腺癌的患者中正在进行一项单纯手术与新辅助放化疗再手术的随机试验 [31]。

五、新辅助治疗在临界可切除和局部晚期胰腺癌中的挑战

尽管人们对新辅助治疗非常感兴趣，但仍然存在诸多问题。第一，在考虑实行手术切除之前，治疗持续的最佳时间是多少？第二，全身治疗和放疗对肿瘤降期的相对贡献有多大？第三，也是最困难的问题，什么样的标准能够确定最有可能从新辅助治疗后手术切除中获益的患者？最近的报告显示重复横断面成像不能可靠地判断肿瘤降期 [32, 33]。众所周知，胰腺癌具有增生致密和纤维化的肿瘤微环境，这导致尽管肿瘤细胞被杀死，但整体肿瘤并不一定缩小（图 112-1）。一般而言，肿瘤大小稳定或缩小的影像学

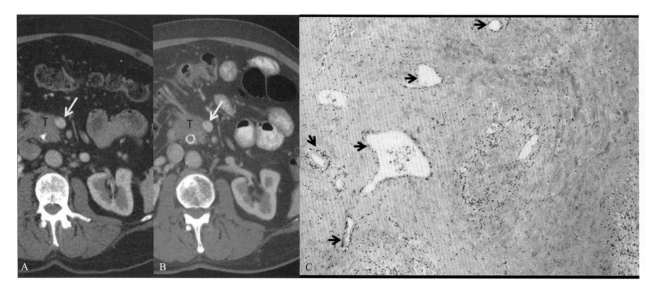

▲ **图 112-1　临界可切除胰腺癌**

A. 临界可切除胰腺癌的治疗前 CT 图像；B. 肿瘤在 FOLFIRINOX 以及随后进行基于吉西他滨的放化疗后的 CT 图像。T 表示肿瘤组织，白色箭为肠系膜上静脉。注意肿瘤整体没有变化；C. 切除标本的显微照片。黑色箭表示小的肿瘤腺体残留巢伴大面积纤维化和坏死。估计 85% 的肿瘤已经无活性

证据、临床改善、肿瘤标志物水平的降低以及没有远处转移的进展都是进行手术的指征。此外，新辅助治疗过程中 CA 19-9 的正常化与术后患者的长期生存相关[34]。

六、未来方向

胰腺癌肿瘤微环境中的基质成分可以将恶性的癌细胞隔离，并保护它们免受细胞毒性治疗或免疫清除。这种复杂的生物学机制正在被逐步阐明。导致肿瘤基质发生变化的干预措施（如透明质酸酶、维生素 D 类似物或免疫调节剂等）在将来也会被用作增强局部胰腺癌降期效果的策略[35-37]。此外，研究者正在探索其他的局部破坏技术，它们可以增强局部肿瘤杀伤效应并同时保留正常的周围结构。目前不可逆电穿孔技术的研究正在开展，希望改善目前局部晚期胰腺癌的治疗方法，并加强破坏临界可切除肿瘤切缘处的癌细胞[38]。立体定向放射和质子束治疗逐渐替代传统 EBRT[39, 40]。

最后，基于现有全身治疗的改进，局部控制策略包括积极的外科手术干预也势必会得到发展。目前在一些专业的胰腺癌中心，静脉切除初级修复或全静脉切除重建得到广泛开展，故动脉的切除重建也引发了一些新的兴趣[41]。因此，更激进的手术方法与积极的新辅助治疗相结合，可以让更多的患者接受治愈性手术。

七、总结

新辅助治疗是对于非转移性胰腺癌采取的合理治疗方法。对于可切除胰腺癌，不需要进行肿瘤降期，但是新辅助治疗可能会导致微观上的降期并且提高 R_0 切除的可能性。对于临界可切除的肿瘤，根据定义，患者处于 R_1 切除的高风险中，而在 40% ～ 60% 的患者中进行新辅助治疗的结果相当不错，并最终允许手术切除。对于那些局部晚期胰腺癌的患者，虽然随后接受治愈性手术的可能性仅为 20%，但新型药物治疗和局部治疗技术可能会扩大能接受手术患者的比例。最后，从可切除到局部晚期 / 不可切除的胰腺癌谱中，只有提高对临界可切除肿瘤的认识并明确定义，才能可靠地比较新辅助治疗不同方案的疗效。

☞ 参考文献

[1] Oettle H, Post S, Neuhaus P et al. Adjuvant chemotherapy with gemcitabine vs observation in patients undergoing curative-intent resection of pancreatic cancer: a randomized controlled trial. JAMA 2007;297:267–277.

[2] Neoptolemos JP, Stocken DD, Bassi C et al. Adjuvant chemotherapy with fluorouracil plus folinic acid vs gemcitabine following pancreatic cancer resection: a randomized controlled trial. JAMA 2010;304:1073–1081.

[3] Winter JM, Brennan MF, Tang LH et al. Survival after resection of pancreatic adenocarcinoma: results from a single institution over three decades. Ann Surg Oncol 2012;19:169–175.

[4] Richter A, Niedergethmann M, Sturm JW, Lorenz D, Post S, Trede M. Long-term results of partial pancreaticoduodenectomy for ductal adenocarcinoma of the pancreatic head: 25-year experience. World J Surg 2003;27:324–329.

[5] Takai S, Satoi S, Toyokawa H et al. Clinicopathologic evaluation after resection for ductal adenocarcinoma of the pancreas: a

retrospective, single-institution experience. Pancreas 2003;26:243–249.

[6] Hermanek P, Gall FP, Altendorf A. Prognostic groups in colorectal carcinoma. J Cancer Res Clin Oncol 1980;98:185–193.

[7] Campbell F, Smith RA, Whelan P et al. Classification of R1 resections for pancreatic cancer: the prognostic relevance of tumour involvement within 1 mm of a resection margin. Histopathology 2009;55:277–283.

[8] Fatima J, Schnelldorfer T, Barton J et al. Pancreatoduodenectomy for ductal adenocarcinoma: implications of positive margin on survival. Arch Surg 2010;145:167–172.

[9] Regine WF, Winter KA, Abrams RA et al. Fluorouracil vs gemcitabine chemotherapy before and after fluorouracil-based chemoradiation following resection of pancreatic adenocarcinoma: a randomized controlled trial. JAMA 2008;299:1019–1026.

[10] Menon KV, Gomez D, Smith AM, Anthoney A, Verbeke CS. Impact of margin status on survival following pancreatoduodenectomy for cancer: the Leeds Pathology Protocol (LEEPP). HPB (Oxford) 2009;11:18–24.

[11] Esposito I, Kleeff J, Bergmann F et al. Most pancreatic cancer resections are R1 resections. Ann Surg Oncol 2008;15:1651–1660.

[12] Lu DS, Reber HA, Krasny RM, Kadell BM, Sayre J. Local staging of pancreatic cancer: criteria for unresectability of major vessels as revealed by pancreatic-phase, thin-section helical CT. Am J Roentgenol 1997;168:1439–1443.

[13] Verbeke CS, Knapp J, Gladhaug IP. Tumour growth is more dispersed in pancreatic head cancers than in rectal cancer: implications for resection margin assessment. Histopathology 2011;59:1111–1121.

[14] Pingpank JF, Hoffman JP, Ross EA et al. Effect of preoperative chemoradiotherapy on surgical margin status of resected adenocarcinoma of the head of the pancreas. J Gastrointest Surg 2001;5:121–130.

[15] Evans DB, Varadhachary GR, Crane CH et al. Preoperative gemcitabine-based chemoradiation for pancreatic head. J Clin Oncol 2008;26:3496–3502.

[16] Talamonti MS, Small W Jr, Mulcahy MF et al. A multi-institutional phase II trial of preoperative full-dose gemcitabine and concurrent radiation for patients with potentially resectable pancreatic carcinoma. Ann Surg Oncol 2006;13:150–158.

[17] White RR, Hurwitz HI, Morse MA et al. Neoadjuvant chemoradiation for localized adenocarcinoma of the pancreas. Ann Surg Oncol 2001;8:758–765.

[18] Jessup JM, Steele G Jr, Mayer RJ et al. Neoadjuvant therapy for unresectable pancreatic adenocarcinoma. Arch Surg 1993; 128:559–564.

[19] Wolff RA. Neoadjuvant chemoradiation for localized adenocarcinoma of the pancreas: great logic, grim reality. Ann Surg Oncol 2001;8:747–748.

[20] Mehta VK, Fisher G, Ford JA et al. Preoperative chemoradiation for marginally resectable adenocarcinoma of the pancreas. J Gastrointest Surg 2001;5:27–35.

[21] Kim HJ, Czischke K, Brennan MF, Conlon KC. Does neoadjuvant chemoradiation downstage locally advanced pancreatic cancer? J Gastrointest Surg 2002;6:763–769.

[22] Katz MH, Pisters PW, Evans DB et al. Borderline resectable pancreatic cancer: the importance of this emerging stage of disease. J Am Coll Surg 2008;206:833–846; discussion 846–838.

[23] Christians KK, Tsai S, Mahmoud A et al. Neoadjuvant FOLFIRINOX for borderline resectable pancreas cancer: a new treatment paradigm? Oncologist 2014;19:266–274.

[24] Gillen S, Schuster T, Meyer Zum Buschenfelde C, Friess H, Kleeff J. Preoperative/neoadjuvant therapy in pancreatic cancer: a systematic review and metaanalysis of response and resection percentages. PLoS Med 2010;7:e1000267.

[25] Varadhachary GR, Tamm EP, Abbruzzese JL et al. Borderline resectable pancreatic cancer: definitions, management, and role of preoperative therapy. Ann Surg Oncol 2006;13:1035–1046.

[26] Hackert T, Ulrich A, Büchler MW. Borderline resectable pancreatic cancer. Cancer Lett 2016;375(2):231–237.

[27] Katz MH, Shi Q, Ahmad SA et al. Preoperative modified FOLFIRINOX treatment followed by capecitabinebased chemoradiation for borderline resectable pancreatic cancer: alliance for clinical trials in oncology trial A021101. JAMA Surg 2016;151:e161137.

[28] Tempero MA, Malafa MP, Behrman SW et al. Pancreatic adenocarcinoma, version 2.2014: featured updates to the NCCN guidelines. J Natl Compr Canc Netw 2014;12:1083–1093.

[29] Calvo F, Guillen Ponce C, Munoz Beltran M, Sanjuanbenito Dehesa A. Multidisciplinary management of locally advanced-borderline resectable adenocarcinoma of the head of the pancreas. Clin Transl Oncol 2013;15:173–181.

[30] Bockhorn M, Uzunoglu FG, Adham M et al. Borderline resectable pancreatic cancer: a consensus statement by the International Study Group of Pancreatic Surgery (ISGPS). Surgery 2014;155:977–988.

[31] Versteijne E, van Eijck CH, Punt CJ et al. Preoperative radiochemotherapy versus immediate surgery for resectable and

borderline resectable pancreatic cancer (PREOPANC trial): study protocol for a multicentre randomized controlled trial. Trials 2016;17:127.

[32] Katz MH, Fleming JB, Bhosale P et al. Response of borderline resectable pancreatic cancer to neoadjuvant therapy is not reflected by radiographic indicators. Cancer 2012;118:5749–5756.

[33] Dholakia AS, Hacker-Prietz A, Wild AT et al. Resection of borderline resectable pancreatic cancer after neoadjuvant chemoradiation does not depend on improved radiographic appearance of tumor-vessel relationships. J Radiat Oncol 2013;2: 413–425.

[34] Tzeng CW, Balachandran A, Ahmad M et al. Serum carbohydrate antigen 19-9 represents a marker of response to neoadjuvant therapy in patients with borderline resectable pancreatic cancer. HPB (Oxford) 2014;16:430–438.

[35] Hingorani SR, Harris WP, Beck JT et al. Final results of a phase Ib study of gemcitabine plus PEGPH20 in patients with stage IV previously untreated pancreatic cancer. J Clin Oncol 2015;33(suppl 3):Abstract 359.

[36] Sherman MH, Yu RT, Engle DD et al. Vitamin D receptor-mediated stromal reprogramming suppresses pancreatitis and enhances pancreatic cancer therapy. Cell 2014;159:80–93.

[37] Beatty GL, Torigian DA, Chiorean EG et al. A phase I study of an agonist CD40 monoclonal antibody (CP-870,893) in combination with gemcitabine in patients with advanced pancreatic ductal adenocarcinoma. Clin Cancer Res 2013;19:6286–6295.

[38] Martin RC 2nd, Kwon D, Chalikonda S et al. Treatment of 200 locally advanced (stage III) pancreatic adenocarcinoma patients with irreversible electroporation: safety and efficacy. Ann Surg 2015;262:486–494; discussion 492–484.

[39] Wild AT, Chang DT, Goodman KA et al. A phase 2 multi-institutional study to evaluate gemcitabine and fractionated stereotactic radiotherapy for unresectable, locally advanced pancreatic adenocarcinoma. Pract Radiat Oncol 2013;3:S4–5.

[40] Hong TS, Ryan DP, Borger DR et al. A phase 1/2 and biomarker study of preoperative short course chemoradiation with proton beam therapy and capecitabine followed by early surgery for resectable pancreatic ductal adenocarcinoma. Int J Radiat Oncol Biol Phys 2014;89:830–838.

[41] Christians KK, Pilgrim CH, Tsai S et al. Arterial resection at the time of pancreatectomy for cancer. Surgery 2014;155:919–926.

113

Adjuvant Chemotherapy in Pancreatic Cancer
胰腺癌的辅助治疗

Robert P. Jones, Paula Ghaneh, John P. Neoptolemos　著

白春梅　译

白春梅　校

一、概述

胰腺导管腺癌是胰腺中最常见的恶性肿瘤，是发达国家中癌症死亡的第四大原因。2015 年全世界估计有 367 000 例新发病例，并且很可能成为未来 10 年内癌症死亡的第二大原因 [1]。

大多数胰腺癌患者发现即为晚期。手术仍然是唯一可能的治疗选择，但即使在专科的治疗中心，也只有 10% ～ 15% 的患者能够进行切除 [2]。近年来，与胰腺手术相关的死亡率显著降低，现在通常报告的死亡率低于 5% [3]。然而单纯手术的患者预后仍然令人沮丧，中位生存期约为 13 个月，5 年存活率仅为 10% [4]。越来越多的根治性切除术（扩大淋巴结切除术或全胰切除术）已经作为尝试来改善患者的长期预后，但是与传统手术比较的前瞻性试验显示，根治性切除术也未能提供任何生存获益，而且术后的生活质量存在明显的下降 [5]。

大约有 70% 接受治愈性手术的患者死于远处转移而不是局部复发 [6]，因此研究者们的注意力转向了可能延迟或预防复发的其他方案，希望可以改善患者的长期预后。辅助治疗的目的就是为了减少这些隐匿性的微转移，而目前临床试验的研究结果提供了迄今为止最有说服力的证据，来支持其在胰腺癌手术后的应用。本章将对辅助治疗关键的临床试验进行概述，并着重关注未来可能改善这种致命疾病预后的途径。

二、辅助治疗的基本原理

第一个评估胰腺癌辅助治疗作用的随机临床试验是 1985 年胃肠道肿瘤研究组（Gastrointestinal Tumour Study Group，GITSG）的小型研究，其中 43 名手术患者随机接受氟尿嘧啶和放射治疗（50Gy），随后进行氟尿嘧啶维持治疗或单独观察。当时这是对于胰腺癌治疗的空白探索，由于未能招募到足够的患者，该试验过早结束。

尽管存在这些问题，但辅助治疗组的中位生存期明显延长（20 个月 vs 11 个月，$P = 0.04$）（表 113-1 ）[7]。然而，无法确定导致这种改善的原因是全身化疗还是放疗。此后，一项较大的欧洲研究（EORTC 40891）评估了 120 例胰头癌和壶腹周围癌进行手术切除的患者，分为氟尿嘧啶和放射治疗（40 Gy）联合组与观察组进行比较，但未显示出中位生存[8] 或长期生存[9] 之间的差异，而且胰头癌组单独评估也未显示出差异。

表 113-1　胰腺癌辅助治疗主要试验总结

试　验	年　份	方　案	中位生存期（个月）	P	5 年生存率（%）	P
GITSG [7]	1985	观察	11	0.04	13.6	NR
		氟尿嘧啶 /50 Gy	20		4.7	
EORTC 40891 [8,9]	1999	观察	19	0.2	22	NS
		氟尿嘧啶 /40	Gy		25	
ESPAC-1 [10,11]	2001	化疗（氟尿嘧啶团注）	20.1	0.009	21	0.009
		非化疗	15.5		8	
		放化疗（50 Gy）	15.9	0.05	10	0.05
		非放化疗	17.9		20	
CONKO-001 [12]	2007	吉西他滨	13.4	<0.001	20.7	0.01
		观察	6.7		10.4	
ESPAC-3 [14]	2010	氟尿嘧啶 / 亮氨酸	23.0	0.39	15.9	NS
		吉西他滨	23.6		17.5	
ESPAC-4 [18]	2016	吉西他滨	25.5	0.03	28.8	0.032
		吉西他滨 / 卡塔他滨	28.0		16.3	
JASPAC-01 [15]	2016	S1	–	–	44.1	< 0.0001
		吉西他滨	–		24.4	
EORTC 40013 [22]	2010	吉西他滨	24.4	NS	–	–
		吉西他滨 /50.4Gy	24.3		–	

NS. 无意义；NR. 未报道；–. 无数据

欧洲胰腺癌研究组（European Study Group for Pancreatic Cancer，ESPAC）-1 试验[10, 11] 对放化疗的作用提出了进一步的挑战，发现单独化疗提供了 GITSG 中的主要生存获益。该研究使用 2×2 析因设计，从肿瘤类型和切缘状态对进行治愈性胰腺癌手术的患者进行分组。他们将来自欧洲各地的 289 名患者被随机分为四组：①放化疗（50 Gy 每期）；② 6 个月的全身化疗（静脉注射氟尿嘧啶）；③化疗和放化疗联合；④观察。中位随访时间为 47 个月，接受化疗的患者 5 年生存率明显高于未接受化疗的患者（21% vs 8%，$P = 0.009$）。接受化疗患者的中位生存期为 20.1 个月，而没有化疗的患者为 15.5 个月（$P = 0.009$）。放化疗组的中位生存期也显著长于未接受放化疗组（17.9 个月 vs 15.9 个月，$P = 0.05$）。放化疗组的 5 年生存率达到了 20%，而未接受放化疗组的 5 年生存率只有 10%（$P = 0.05$）（图 113-1）。在 ESPAC-1 中接受放化疗的患者的存活率与其他组患者的存活率大致相同，并且由于全身化疗观察到的优异结果，导致在欧洲范围内从辅助放疗转向支持全身化疗。ESPAC-1 充满前景的结果为研究者探索使用更积极的全身化疗是否会改善患者的长期预后奠定了基础。CONKO-001 试验对 368 例接受手术切除的患者进行了吉西他滨 6 程化疗与单独观察的比较，结果显示中位无病生存时间显著改善（13.4 个月 vs 6.7 个月，$P < 0.001$）[12]，5 年生存率也得到提高（20.7% vs 10.4%，$P = 0.01$）[13]。尽管术后 CA 19-9 > 92.5 kU/L 的患者被排除在试验之外，患者的整体预后较好。但无论肿瘤分期、淋巴结状态和切缘状态如何，从化疗中的获益都是一致的。因此，ESPAC-1 和 CONKO-001 研究共同证实了辅助治疗作为治愈性切除手术后标准治疗的作用，辅助化疗使得术后的 5 年生存率几乎提高 1 倍。

ESPAC-3 研究建立在这些发现的基础上，将 1088 例术后患者随机分为观察组、静脉注射氟尿嘧啶 / 亚叶酸钙组或者静脉注射吉西他滨组（6 个月）[14]。当 ESPAC-1 的最终结果公布时，观察组招募停止。中位随访 34.2 个月，最终分析显示两组的中位生存期相当（氟尿嘧啶 / 亚叶酸钙组 23.0 个月，吉西他滨组 23.6 个月，$P = 0.39$）（图 113-2），但吉西他滨组的 3/4 级毒性发生率显著降低（7.5% vs 14%，$P < 0.001$）。这些结果使得吉西他滨成为接受根治性切除术后患者辅助治疗的最佳单药。

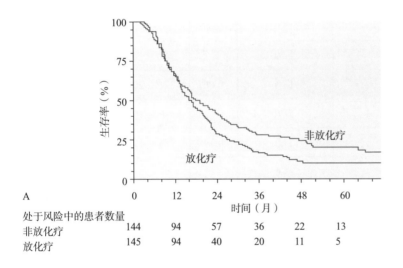

▲ 图 113-1　ESPAC-1 试验的总生存期 [11]

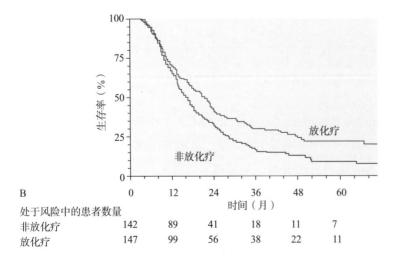

日本胰腺癌辅助治疗研究组（Japan Adjuvant Study Group of Pancreatic Cancer，JASPAC）-01 试验评估了 S-1（在日本人群中具有显著功效的氟尿嘧啶类似物）和吉西他滨相比的疗效。这项非劣效性研究将 385 名日本患者随机分组，发现 S-1 组的 2 年总生存率为 70%，而吉西他滨组为 53%。吉西他滨组的 5 年总生存率为 24.4%，而 S-1 组为 44.1%（非劣效性 $P < 0.0001$，优效性 $P < 0.0001$）[15]。虽然这些结果令人印象深刻，但仍不清楚它们是否适用于 S-1 代谢不同的非日本人群，S-1 在西方人群中的效力较低且毒性较高。此外，本次随机化的患者是预后相对较好的人群，只有 13% 的患者为 R_1 切除，而且仅 21% 的患者有 CA 19-9 的升高。因此，其结果可能在临床上的西方人中适用性有限。

吉西他滨和卡培他滨联合方案在转移性胰腺癌的姑息治疗中应用广泛，它们的缓解率良好而且毒性也可接受[16, 17]。因此，ESPAC-4 研究评估了缓解率的提高是否可以转化为辅助治疗中总生存时间的延长。732 名患者均接受 6 程吉西他滨化疗（静脉注射），并被随机分为口服卡培他滨组和不口服卡培他滨组。联合治疗组的中位生存期略长（28.0 个月 vs 25.5 个月，$P = 0.03$）。然而，接受联合治疗的患者 5 年生存率相当高（28.8% vs 16.3%）（图 113-3）[18]。两种方案产生的严重毒性反应类似并且均耐受良好。值得注意的是，ESPAC-4 招募了比其他研究更多的患者（表 113-2），例如术后 CA 19-9 升高和辅助化疗前没有影像检查的患者都纳入到了研究之中。研究结果显示，吉西他滨 / 卡培他滨的联合治疗在临床上的患者群体中已被证实有益，现在应该被视为治愈性切除术后的标准治疗。

表 113-2 JASPC-01、CONKO-01、ESPAC-4 试验中患者群体的比较

预后因素	JASPAC-01 [15] ($n = 377$)	CONKO-01 [12] ($n = 368$)	ESPAC-4 [18] ($n = 730$)
WHO PS 0	68.7%	–	42.2%
PS 1	31.3%	–	54.9%
PS 2	0.0%	–	2.9%
Grade 3	–	35.9%	40.4%
LN 阳性	62.9%	67.9%	80.4%
R1 阳性	13.0%	16.6%	60.3%
Postop CA 19-9>37 kU/L	21.0%	–	31.7%
Postop CA 19-9>92.5 kU/L	–	0.0%	17.1%

支持辅助治疗的压倒性证据体现在最近 2016 年美国临床肿瘤学会（American Society of Clinical Oncology，ASCO）对于潜在可治愈性胰腺癌的临床实践指南[19]中，该指南建议所有胰腺癌切除的患者都应接受 6 个月的吉西他滨和卡培他滨联合化疗。而如果患者仅适合单一化疗，则使用吉西他滨单药或氟尿嘧啶联合亚叶酸方案。

三、辅助放化疗

CONKO-01、JASPAC-01 和 ESPAC-1/3/4 试验提供了令人信服的证据来支持手术切除后 6 个月的全身化疗应当作为标准治疗。额外的辅助放化疗的作用仍然不太明确，没有随机试验在总体生存方面显示明

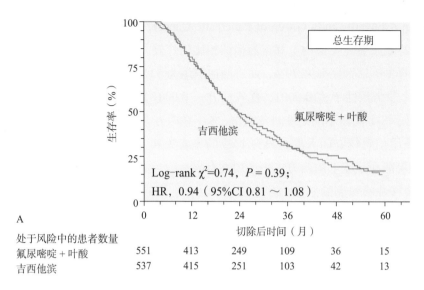

◀ **图 113-2　ESPAC-3 试验的总生存期**[14]
引自 JAMA 2012;308(2), Fig. 2. © 2012 American Medical Association. 版权所有。经许可重制转载

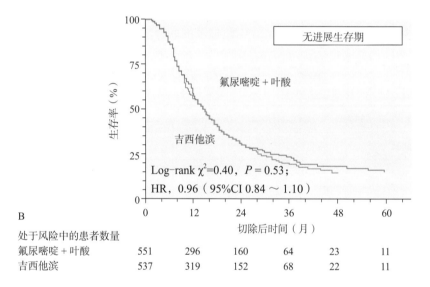

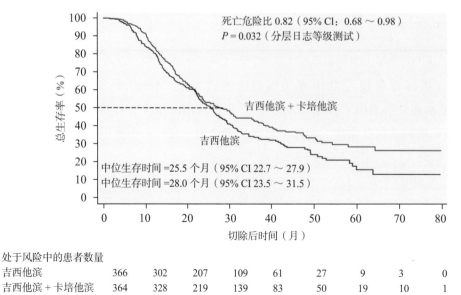

◀ **图 113-3　ESPAC-4 试验总生存期的 Kaplan-Meier 图**

显获益。

虽然之前描述的 GITSG 和 EORTC 40891 试验提供了一些证据，但这些试验没有直接比较化疗与放化疗。回顾性综述和荟萃分析支持额外辅助放疗可能长期生存获益。Merchant 等[20] 对来自 7 个中心的 646 名患者进行了汇总分析，其中 299 名患者接受了手术治疗以及术后放化疗，347 名患者仅接受了手术治疗。辅助放化疗组的中位总生存期为 20 个月，而单独手术的中位总生存期为 14.5 个月（P = 0.001）。研究人员仅在淋巴结阳性的患者中发现了显著的生存优势。有些令人惊讶的是，作者发现在淋巴结阴性的患者中接受辅助放化疗的无病生存时间缩短（14.5 个月 vs 18.6 个月，P = 0.034）。这些研究结果得到了另一项大型回顾性研究的进一步支持，该研究比较了在美国 8 个主要医疗中心 10 年间 1130 名术后接受或不接受辅助化疗或者放化疗的患者。他们发现接受放化疗的患者局部复发减少，但对远处复发没有影响（与全身化疗相反），因此对总生存期没有影响[21]。

直接比较单纯全身化疗与全身化疗联合放疗方案的首次尝试是 2010 年的 EORTC 40013 研究，该研究将 90 名患者随机分为吉西他滨（4 程）组与吉西他滨联合放疗（50.4Gy）组。两组的中位总生存期均为 24 个月，而且不良反应相似。单独使用吉西他滨治疗的患者中有 87% 完成了所有计划治疗，而接受联合治疗的患者为 73%[22]。单纯化疗组的局部复发率为 24%，而放化疗组为 11%，也支持以前的回顾性研究。然而这并没有转化为长期的生存获益。2005 年 Stocken 等[23] 进行了一项荟萃分析，评估了辅助放化疗和化疗对生存的影响，并纳入了 5 项辅助治疗随机试验的患者数据。5 项研究中有 4 项（94% 的患者）可获得个体患者数据。分析显示，化疗组与无化疗组相比，死亡风险降低 25%（HR 0.75，95% CI 0.64 ~ 0.90，P = 0.001），但放化疗组与无放化疗组之间无显著差异（HR 1.09，95% CI 0.89 ~ 1.32，P = 0.43）。对于切缘阳性患者的亚组分析中，放化疗更有效，而化疗效果较差。

2013 年，Liao 等[24] 进行了更新的荟萃分析，他们将氟尿嘧啶单药方案、吉西他滨单药方案与放疗联合氟尿嘧啶 / 吉西他滨化疗方案进行了比较，结果表明单纯使用氟尿嘧啶（HR 0.65，95% CI 0.49 ~ 0.89）或吉西他滨（HR 0.59，95% CI 0.41 ~ 0.83）化疗与总生存期获益显著相关。与氟尿嘧啶（HR 1.69，95% CI 1.12 ~ 2.54）和吉西他滨（HR 1.86，95% CI 10.4 ~ 3.23）单药化疗方案相比，辅助放化疗具有明显的额外毒性而且总生存期较短。因此，辅助放化疗的作用仍不清楚，其益处似乎仅限于切缘阳性的患者，并可能在减少局部复发方面发挥作用。

四、辅助治疗的未来方向

越来越多的姑息治疗方案现在被纳入辅助治疗的范畴。与吉西他滨单药相比，FOLFIRINOX 方案的总生存期增加（6.8 ~ 11.1 个月）[25]。该研究团体现已进行 PRODIGE 24 和 ACCORD 24 试验，比较胰腺癌切除术后吉西他滨单药治疗与改良 FOLFIRINOX 方案（无氟尿嘧啶静脉注射）。该方案不良反应明显，因此仅体力状态良好且完全从手术中恢复的患者才能入组。该试验目标招募 490 名患者，并将于 2020 年完成。

Nab- 紫杉醇（白蛋白结合型紫杉醇）与吉西他滨联合的协同效果已被证明[26]，因此 2013 年 MPACT 试验比较了白蛋白结合型紫杉醇联合吉西他滨与吉西他滨单药在姑息治疗中的应用，中位生存期从吉西他滨单药治疗组的 6.7 个月延长至联合用药组的 8.5 个月（HR 0.72，95% CI 0.62 ~ 0.83，P < 0.001）[27]。美国主导的 ABI-007-PANC-003 试验旨在比较辅助治疗中的相同方案，相关结果将在 2020 年进行报告。

除了尝试使用更加积极的方案外，辅助靶向治疗也具有很大的吸引力。大量肿瘤的全基因组测序已经鉴定出胰腺癌中高频突变的基因 [28] 并确立了不同的分子亚型 [29]。不幸的是，四种最常见的突变基因（KRAS、CDKN3A、TP53 和 SMAD4）目前尚无靶向药物，而目前已有药物靶点的突变发生频率则很低。尽管全基因组测序成本的降低意味着我们可以发现特异性针对的靶点，可对不同的患者进行精准治疗，但距广泛应用相差甚远。

为了克服这些局限性，具有更广泛作用机制的靶向药物已经被研发出来。厄洛替尼是一种口服酪氨酸激酶抑制药，在联合吉西他滨的姑息治疗中，患者的总生存期有所延长 [30]。因此，CONKO-005 随机选择了 436 名患者接受吉西他滨单药方案或吉西他滨联合厄洛替尼方案。然而，无病生存期（两者均为11.6 个月）以及总生存期并无差异（联合治疗为 24.6 个月，吉西他滨单药为 26.5 个月）[31]。

免疫治疗在其他类型的癌症中展示出了巨大的希望。大约 90% 的胰腺癌患者有 KRAS 的激活突变。一项小型 II 期试验评估了新型 KRAS 疫苗在 23 例胰腺癌切除患者中辅助治疗的作用。研究人员发现 85%的患者存在免疫应答，中位生存时间为 28 个月 [32]。然而，该结果并未被其他团体重复出来 [33]。

在 DNA 反复循环的复制过程中，DNA 的端粒末端会逐渐缩短，最终导致细胞死亡。端粒酶（端粒修复酶）的重新激活是癌变过程中的关键事件，并几乎发生在所有胰腺癌中。因此，TELOVAC 试验研究了在吉西他滨联合卡培他滨的姑息治疗中加入新型端粒酶肽疫苗（GV1001）的作用，但没有显示出明显的生存获益，需要通过进一步增强免疫应答来获得临床效果 [34]。

除了新药试验之外，越来越多的努力来改善现有治疗的患者结局。吉西他滨在致密胰腺基质中的渗透程度似乎是高度可变的。Koay 等证明了尽管吉西他滨的药代动力学一致，但与肿瘤 DNA 的结合程度是不一样的 [35]。他们还确立并验证了一系列新的影像组学标记，可以对吉西他滨的疗效进行术前评估。他们又进一步被证明，即使在单个个体的肿瘤中，吉西他滨与 DNA 的结合程度也是千变万化的，使得这个问题更加复杂 [36]。这表明肿瘤的异质性可能不仅是新型靶向药物面临的问题，也是现有化疗药物面临的问题。

预测对治疗反应的生物标志物也提供了分层治疗的巨大潜力。平衡核苷转运蛋白 1 是一种细胞表面蛋白，它可以双向转运吉西他滨通过胰腺细胞膜。Greenhalf 等 [37] 评估了 ESPAC-3 试验中 434 名患者的平衡核苷转运蛋白 1 表达，其中 176 例接受了吉西他滨治疗。平衡核苷转运蛋白 1 表达较低的患者中位生存期为 17.1 个月，而平衡核苷转运蛋白 1 表达较高的患者为 26.2 个月（$P = 0.002$），提示平衡核苷转运蛋白 1 可预测患者对吉西他滨化疗的反应。然而，这一发现未在转移的胰腺癌患者前瞻性 LEAP（Low hENT1 Adenocarcinoma of the Pancreas）试验 [38] 中得到证实，高表达和低表达平衡核苷转运蛋白 1 组中应用吉西他滨治疗总生存期没有差异。然而，平衡核苷转运蛋白 1 状态是由转移组织确定的，因此不能排除该试验患者群体与辅助治疗组之间的固有差异。

还有人提出使用 GATA6 转录因子作为预测辅助治疗反应的生物标志物。Martinelli 等 [39] 评估了使用氟尿嘧啶 / 亚叶酸钙以及吉西他滨治疗的 313 例患者中 GATA6 的表达，发现氟尿嘧啶组中 GATA6 高表达的患者存活时间明显长于低表达的患者。然而这一发现在吉西他滨组中并不成立，表明 GATA6 可能是针对氟尿嘧啶辅助治疗的预测性生物标志物。

五、辅助治疗的时机和持续时间

手术后辅助治疗的最佳时机尚不清楚。患者需要足够的时间从生理损伤中恢复，然而治疗却需要尽快开始，以防止微转移灶的建立。Valle 等[40] 评估了 ESPAC-3 试验中开始治疗的最佳时机。他们共纳入 985 例患者，其中 486 例接受吉西他滨治疗，675 例（68.5%）接受了所有 6 程计划的辅助治疗，457 例（46.4%）在手术后 8 周内开始治疗。接受完整 6 个治疗周期患者的总生存期明显延长（28 个月 vs 14.6 个月）（HR 0.516，95% CI 0.443 ~ 0.601，$P < 0.001$），而治疗开始时间并不能预测总生存期（HR 0.985，95% CI 0.956 ~ 1.015，$P = 0.99$）。然而，对于未完成所有 6 个治疗周期的患者，开始治疗的时间非常重要，超过 8 周的患者的总生存期更好（HR 0.92，95% CI 0.86 ~ 0.97，$P = 0.004$）。这些研究结果表明，疗程完整比早期开始更重要，并建议患者从手术中完全康复再接受化疗，可以提高治疗的耐受性，从而增加完成治疗的可能性。

六、结论

过去 20 年来，胰腺癌的治疗方式发生了转变。常规使用辅助治疗导致中位总生存期和 5 年存活率显著增加。最近 ESPAC-4 报道的结果很可能将 6 个月吉西他滨与卡培他滨联合治疗作为标准治疗，并且越来越认识到患者接受完整治疗计划的重要性（图 113-4）。辅助治疗的未来方向包括使用更积极的治疗方案，以及将患者更好地分层以选择现有治疗方案。虽然新型药物在姑息治疗方面展现出了一定的前景，但尚未转化为术后辅助治疗结果的改善。免疫治疗和靶向治疗为患者提供了很大的希望，但在这些方法进入常规临床实践之前，仍存在着许多的技术挑战。

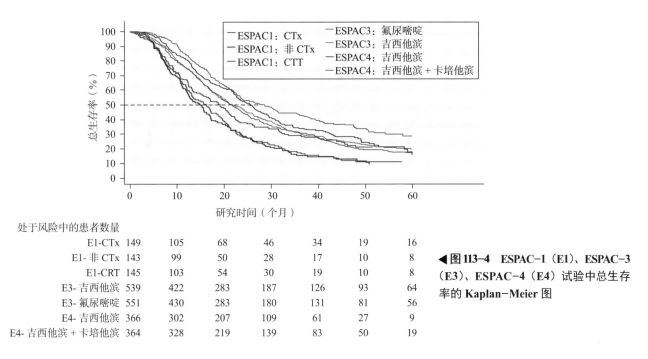

◀图 113-4　ESPAC-1（E1）、ESPAC-3（E3）、ESPAC-4（E4）试验中总生存率的 Kaplan-Meier 图

☞ 参考文献

[1] Kleeff J, Korc M, Apte M et al. Pancreatic cancer. Nat Rev Dis Primers 2016;2:16022.

[2] Neoptolemos JP, Russell RC, Bramhall S, Theis B. Low mortality following resection for pancreatic and periampullary tumours in 1026 patients: UK survey of specialist pancreatic units. UK Pancreatic Cancer Group. Br J Surg 1997;84(10):1370–1376.

[3] Hartwig W, Hackert T, Hinz U et al. Pancreatic cancer surgery in the new millennium: better prediction of outcome. Ann Surg 2011;254(2):311–319.

[4] Alexakis N, Halloran C, Raraty M, Ghaneh P, Sutton R, Neoptolemos JP. Current standards of surgery for pancreatic cancer. Br J Surg 2004;91(11):1410–1427.

[5] Farnell MB, Pearson RK, Sarr MG et al., and Pancreas Cancer Working Group. A prospective randomized trial comparing standard pancreatoduodenectomy with pancreatoduodenectomy with extended lymphadenectomy in resectable pancreatic head adenocarcinoma. Surgery 2005;138(4):618–628; discussion 628–630.

[6] Garcea G, Dennison AR, Pattenden CJ, Neal CP, Sutton CD, Berry DP. Survival following curative resection for pancreatic ductal adenocarcinoma. A systematic review of the literature. JOP 2008;9(2):99–132.

[7] Kalser MH, Ellenberg SS. Pancreatic cancer. Adjuvant combined radiation and chemotherapy following curative resection. Arch Surg 1985;120(8):899–903.

[8] Klinkenbijl JH, Jeekel J, Sahmoud T et al. Adjuvant radiotherapy and 5-fluorouracil after curative resection of cancer of the pancreas and periampullary region: phase III trial of the EORTC gastrointestinal tract cancer cooperative group. Ann Surg 1999;230(6):776–782; discussion 782–784.

[9] Smeenk HG, van Eijck CHJ, Hop WC et al. Long-term survival and metastatic pattern of pancreatic and periampullary cancer after adjuvant chemoradiation or observation: long-term results of EORTC trial 40891. Ann Surg 2007;246(5):734–740.

[10] Neoptolemos JP, Dunn JA, Stocken DD et al., and European Study Group for Pancreatic Cancer. Adjuvant chemoradiotherapy and chemotherapy in resectable pancreatic cancer: a randomised controlled trial. Lancet 2001;358(9293):1576–1585.

[11] Neoptolemos JP, Stocken DD, Friess H et al., and European Study Group for Pancreatic Cancer. A randomized trial of chemoradiotherapy and chemotherapy after resection of pancreatic cancer. N Engl J Med 2004;350(12):1200–1210.

[12] Oettle H, Post S, Neuhaus P et al. Adjuvant chemotherapy with gemcitabine vs observation in patients undergoing curative-intent resection of pancreatic cancer: a randomized controlled trial. JAMA 2007;297(3):267–277.

[13] Oettle H, Neuhaus P, Hochhaus A et al. Adjuvant chemotherapy with gemcitabine and long-term outcomes among patients with resected pancreatic cancer: the CONKO-001 randomized trial. JAMA 2013;310(14):1473–1481.

[14] Neoptolemos JP, Stocken DD, Bassi C et al., and European Study Group for Pancreatic Cancer. Adjuvant chemotherapy with fluorouracil plus folinic acid vs gemcitabine following pancreatic cancer resection: a randomized controlled trial. JAMA 2010;304(10):1073–1081.

[15] Uesaka K, Boku N, Fukutomi A et al., and JASPAC 01 Study Group. Adjuvant chemotherapy of S-1 versus gemcitabine for resected pancreatic cancer: a phase 3, open-label, randomised, non-inferiority trial (JASPAC 01). Lancet 2016;388(10041): 248–257.

[16] Sultana A, Smith CT, Cunningham D, Starling N, Neoptolemos JP, Ghaneh P. Meta-analyses of chemotherapy for locally advanced and metastatic pancreatic cancer. J Clin Oncol 2007;25(18):2607–2615.

[17] Cunningham D, Chau I, Stocken DD et al. Phase III randomized comparison of gemcitabine versus gemcitabine plus capecitabine in patients with advanced pancreatic cancer. J Clin Oncol 2009;27(33):5513–5518.

[18] Neoptolemos JP, Palmer D, Ghaneh P et al. Comparison of adjuvant gemcitabine and capecitabine with gemcitabine monotherapy in patients with resected pancreatic cancer (ESPAC-4): a multicentre, open-label, randomised, phase 3 trial. Lancet 2017;389(10073):1011–1024.

[19] Khorana AA, Mangu PB, Berlin J et al. Potentially curable pancreatic cancer: American Society of Clinical Oncology clinical practice guideline. J Clin Oncol 2017 April 11; 35. DOI:10.1200/JCO.2017.72.4948

[20] Merchant NB, Rymer J, Koehler EAS et al. Adjuvant chemoradiation therapy for pancreatic adenocarcinoma: who really benefits? J Am Coll Surg 2009;208(5):829–838; discussion 838–841.

[21] Parikh AA, Maiga A, Bentrem D et al. Adjuvant therapy in pancreas cancer: does it influence patterns of recurrence? J Am Coll

Surg 2016;222(4):448–456.

[22] Van Laethem J-L, Hammel P, Mornex F et al. Adjuvant gemcitabine alone versus gemcitabine-based chemoradiotherapy after curative resection for pancreatic cancer: a randomized EORTC-40013-22012/FFCD-9203/GERCOR phase II study. J Clin Oncol 2010;28(29):4450–4456.

[23] Stocken DD, Büchler MW, Dervenis C et al., and Pancreatic Cancer Meta-analysis Group. Meta-analysis of randomised adjuvant therapy trials for pancreatic cancer. Br J Cancer 2005;92(8):1372–1381.

[24] Liao W-C, Chien K-L, Lin Y-L et al. Adjuvant treatments for resected pancreatic adenocarcinoma: a systematic review and network meta-analysis. Lancet Oncol 2013;14(11):1095–1103.

[25] Conroy T, Desseigne F, Ychou M et al., and PRODIGE Intergroup. FOLFIRINOX versus gemcitabine for metastatic pancreatic cancer. N Engl J Med 2011;364(19):1817–1825.

[26] Von Hoff DD, Ramanathan RK, Borad MJ et al. Gemcitabine plus nab-paclitaxel is an active regimen in patients with advanced pancreatic cancer: a phase I/II trial. J Clin Oncol 2011;29(34):4548–4554.

[27] Von Hoff DD, Ervin T, Arena FP et al. Increased survival in pancreatic cancer with nab-paclitaxel plus gemcitabine. N Engl J Med 2013;369(18):1691–1703.

[28] Waddell N, Pajic M, Patch A-M et al. Whole genomes redefine the mutational landscape of pancreatic cancer. Nature 2015; 518(7540):495–501.

[29] Bailey P, Chang DK, Nones K et al. Genomic analyses identify molecular subtypes of pancreatic cancer. Nature 2016;531(7592): 47–52.

[30] Moore MJ, Goldstein D, Hamm J et al., and National Cancer Institute of Canada Clinical Trials Group. Erlotinib plus gemcitabine compared with gemcitabine alone in patients with advanced pancreatic cancer: a phase III trial of the National Cancer Institute of Canada Clinical Trials Group. J Clin Oncol 2007;25(15):1960–1966.

[31] Sinn M, Liersch T, Gellert K et al. Adjuvant chemotherapy with gemcitabine plus erlotinib versus gemcitabine alone in patients after R_0 resection of pancreatic cancer: a multicenter Phase III trial. J Clin Oncol, 2017;35(29):3330–3337.

[32] Wedén S, Klemp M, Gladhaug IP et al. Long-term follow-up of patients with resected pancreatic cancer following vaccination against mutant K-ras. Int J Cancer 2011;128(5):1120–1128.

[33] Abou-Alfa GK, Chapman PB, Feilchenfeldt J et al. Targeting mutated K-ras in pancreatic adenocarcinoma using an adjuvant vaccine. Am J Clin Oncol 2011;34(3):321–325.

[34] Middleton G, Silcocks P, Cox T et al. Gemcitabine and capecitabine with or without telomerase peptide vaccine GV1001 in patients with locally advanced or metastatic pancreatic cancer (TeloVac): an open-label, randomised, phase 3 trial. Lancet Oncol 2014;15(8):829–840.

[35] Koay EJ, Truty MJ, Cristini V et al. Transport properties of pancreatic cancer describe gemcitabine delivery and response. J Clin Invest 2014;124(4):1525–1536.

[36] Koay EJ, Baio FE, Ondari A et al. Intra-tumoral heterogeneity of gemcitabine delivery and mass transport in human pancreatic cancer. Phys Biol 2014;11(6):065002.

[37] Greenhalf W, Ghaneh P, Neoptolemos JP et al., and European Study Group for Pancreatic Cancer. Pancreatic cancer hENT1 expression and survival from gemcitabine in patients from the ESPAC-3 trial. J Natl Cancer Inst 2014;106(1):djt347.

[38] Poplin E, Wasan H, Rolfe L et al. Randomized, multicenter, phase II study of CO-101 versus gemcitabine in patients with metastatic pancreatic ductal adenocarcinoma: including a prospective evaluation of the role of hENT1 in gemcitabine or CO-101 sensitivity. J Clin Oncol 2013;31(35):4453–4461.

[39] Martinelli P, Carrillo-de Santa Pau E, Cox T et al. GATA6 regulates EMT and tumour dissemination, and is a marker of response to adjuvant chemotherapy in pancreatic cancer. Gut 2016; DOI:10.1136/gutjnl-2015-311256

[40] Valle JW, Palmer D, Jackson R et al. Optimal duration and timing of adjuvant chemotherapy after definitive surgery for ductal adenocarcinoma of the pancreas: ongoing lessons from the ESPAC-3 study. J Clin Oncol 2014;32(6):504–512.

114 Immunotherapy for Pancreatic Cancer
胰腺癌的免疫治疗

Adrian G. Murphy, Elizabeth M. Jaffee, Lei Zheng　著

白春梅　译

白春梅　校

一、概述

胰腺导管腺癌仅占美国所有癌症的 3%，但却是与癌症相关死亡的第三大原因[1]。手术切除仍然是目前唯一的治愈机会，但是只有不到 30% 的胰腺导管腺癌患者可接受治愈性切除。并且大多数接受手术切除的患者最终会复发并死于该病[1]。虽然细胞毒性化疗已被证明可以提高转移性胰腺癌患者的生存时间[2, 3]，但这些患者的 5 年生存率仍然非常低。虽然胰腺导管腺癌对化疗和放疗具有抗性，但目前利用免疫系统来治疗这种疾病已经取得了积极的进展。

二、胰腺癌的免疫学

胰腺癌的肿瘤微环境（tumor microenvironment，TME）因其致密的基质和异质性而闻名，其中含有成纤维细胞、胰腺星状细胞、血管和免疫细胞等大量细胞成分[4]。

免疫系统可以对外来抗原产生反应并被激活，而癌细胞可以表达肿瘤相关抗原和新抗原以响应肿瘤不断变化的分子组成。在这两种情况下，免疫系统都可以被激活并识别这些肿瘤抗原。然而，肿瘤细胞更可能与免疫系统相互作用，并通过免疫编辑途径使其不能作为抗原被识别[5]。这个动态过程包括三个阶段：清除，免疫系统成功杀伤肿瘤细胞；平衡，免疫系统控制肿瘤生长，但不能彻底摧毁肿瘤细胞；逃逸，肿瘤细胞战胜免疫系统，并进展到可被临床检测到的疾病状态。

固有免疫系统由作为免疫应答"第一反应者"，由巨噬细胞、粒细胞和树突细胞等免疫细胞所组成，它们在数分钟或数小时内被诱集到炎症或感染区域。适应性免疫系统则包括 B 淋巴细胞和 T 淋巴细胞，它们对入侵到细胞的外来传染源产生应答。专职的抗原呈递细胞（如树突细胞和巨噬细胞）将外来的蛋白质摄取并进行处理，以激活 B 细胞和 T 细胞应答。B 淋巴细胞通过产生分泌抗体的效应细胞，来负责对外来抗原产生长期反应。T 淋巴细胞（可根据细胞表面标志物分类）和它们产生的细胞因子 / 趋化因子

具有许多不同的效应功能。表达 CD8 的细胞毒性 T 淋巴细胞（CTL）通过分泌诱导凋亡的分子来杀死细胞。当抗原呈递细胞表达主要组织相容性复合体 Ⅱ 类（major histocompatibility class Ⅱ，MHC Ⅱ）抗原时，CD4+ T 细胞（辅助 T 细胞，Th）被激活并分化成不同亚型，通过分泌特定细胞因子来介导免疫应答（图 114-1）。CD4+ T 细胞的特定亚型 Treg 细胞能抑制 T 细胞活化，从而保护机体不会产生自身免疫反应。胰腺导管腺癌中的大多数 T 细胞为 CD4+ T 细胞，与发生转移正相关而与生存时间负相关[6, 7]。

在许多肿瘤类型中（包括黑色素瘤和胰腺导管腺癌）观察到肿瘤浸润淋巴细胞数量的增加与预后改善相关，免疫系统在癌症中的保护作用得到了证实[8, 9]。复杂的免疫系统存在着一些会促进免疫抑制的成分，如骨髓来源的抑制细胞（myeloid-derived suppressor cell，MDSC）和肿瘤相关巨噬细胞[10, 11]。从无侵袭性的 PanIN 发展到侵袭性胰腺导管腺癌，临床前模型如实地概括了胰腺前驱病变的进展特点，这表明了免疫抑制细胞在肿瘤微环境中的主导地位，即使在肿瘤发展的早期阶段也是如此[12]。包括 MDSC、Treg 和肿瘤相关巨噬细胞在内的这些细胞，抑制了 T 细胞（特别是效应 T 细胞）的发育和浸润，间接驱动了肿瘤的进展。这导致了研究者试图直接靶向这些免疫抑制细胞，例如靶向调节肿瘤相关巨噬细胞分化和存活的集落刺激因子 1 受体（colony stimulating factor-1 receptor，CSF-1R）[13]。

在大多数肿瘤中发现的致癌性炎症反应，受到肿瘤发生发展中的进行性遗传改变的调节。例如，原癌基因 KRAS 在 90% 的胰腺导管腺癌中突变并活化，导致 KRAS 及其下游信号传导途径的组成性激活。活化的 KRAS 会导致癌细胞迁移和转移[14]。临床前模型显示，KRAS 失活导致粒细胞 - 巨噬细胞集落

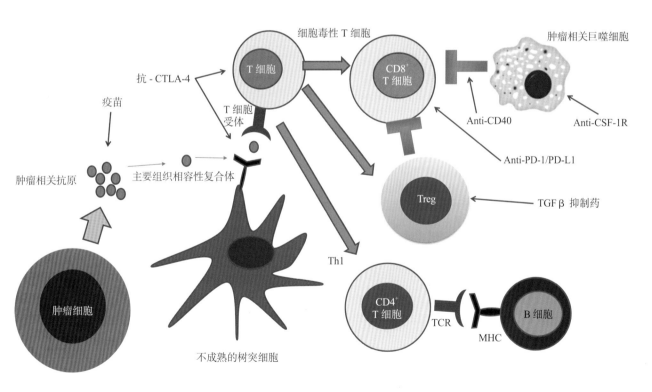

▲ 图 114-1　胰腺癌的免疫治疗示意图

肿瘤细胞表达特异性抗原，其可通过与细胞表面上的 MHC 分子结合而激活抗原呈递细胞，而 MHC 分子又与 T 细胞上的 T 细胞受体（TCR）结合。抗 CTLA-4 治疗直接靶向这种相互作用。这将导致 T 细胞活化并分化成各种 T 细胞亚型，包括 CD8+ 细胞毒性 T 淋巴细胞（CTL）、调节性 T 细胞（Treg）和 Th1（T 辅助细胞）。肿瘤相关巨噬细胞（TAM）可以抑制 CTL 活性并导致肿瘤进展。使用药物抑制 CSF-1R（集落刺激因子 -1 受体）和 CD40 可以减少这种作用。Treg 还可以抑制 CTL，而这种抑制作用可以通过靶向 TGF-β 来抵消。Th1 细胞能诱导 B 细胞活化，导致抗体产生和体液免疫的激活。TCR. T 细胞受体；MHC. 主要组织相容性复合体

刺激因子（granulocyte-macrophage colony-stimulating factor，GM-CSF）的高表达[15, 16]。已有实验显示，GM-CSF 通过诱导前体 c-kit+ 干细胞的增殖和分化，导致 Gr-1+CD11b+ 细胞（MDSC）的积累，而这会抑制 CD8+ T 细胞介导的抗肿瘤免疫应答，从而允许肿瘤生长。

　　T 细胞遇到不同的炎症类型会表达大量的刺激或抑制性信号分子。而 T 细胞是激活还是失活取决于所接收信号的总和。已经显示，两种 T 细胞抑制信号在癌症中具有临床相关性。一旦 CD28 与其配体 B7 结合，CTLA-4 作为维持免疫稳态的免疫检查点，就会下调 T 细胞功能，诱导其细胞周期停滞（图 114-2）[17]。CTLA-4 作为免疫的负调节剂，而且在临床前模型证实了使用抗体阻断 CTLA-4 会导致抗肿瘤免疫后，它就成为第一个作为靶标的免疫检查点[18, 19]。程序性细胞死亡蛋白 -1 也是免疫检查点，当它与其配体 PD-L1 和 PD-L2 相互作用时会抑制 T 细胞的活性[20]。程序性细胞死亡蛋白 -1 在许多免疫细胞上表达并抑制效应 T 细胞的功能[21]。虽然针对这些分子的抗体可以自然地将效应 T 细胞吸引到肿瘤中，而且最近已成为癌症的标准疗法，但是这些单一的免疫调节剂在胰腺导管腺癌患者中并不起效。然而，目前正在开发基于免疫的组合疗法，靶向多种免疫抑制途径，并且在胰腺导管腺癌患者中展现出前景。

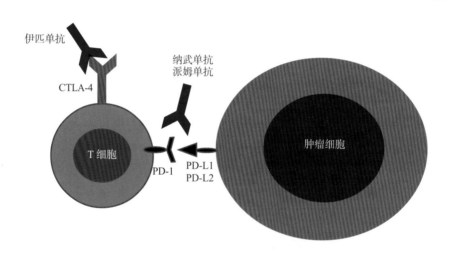

▲ 图 114-2　胰腺癌中的检查点抑制药

T 细胞在其细胞表面上表达 CTLA-4（细胞毒性 T 淋巴细胞相关 -4）抗原，其可下调 T 细胞功能。抗 CTLA-4 抗体（例如伊匹单抗）可以与 T 细胞上的 CTLA-4 受体结合并逆转免疫抑制性 T 细胞的功能。T 细胞上的程序性细胞死亡蛋白 -1 受体与癌细胞表面上的 PD-L1 和 PD-L2 配体结合。抗 PD-1 抗体与 PD-1 受体结合，阻止与其配体的相互作用

三、治疗性疫苗

　　癌症疫苗被用于产生体液 / 细胞免疫应答，以刺激免疫系统作为对抗肿瘤细胞的防御机制。治疗性疫苗将特定的胰腺肿瘤抗原全身递送，用来刺激患者的免疫系统，识别正常细胞和肿瘤细胞抗原之间的微小差异。由于它们的抗原特异性，这些疫苗通常耐受性良好。治疗性疫苗可大致分为全细胞疫苗和抗原特异性疫苗。

（一）全细胞疫苗（Whole-Cell Vaccines）

　　多价疫苗来自于全细胞或细胞裂解物，并且具有靶向多种抗原的能力。由 Jaffee 等[22] 开发的异源全细胞胰腺癌疫苗 GVAX，来源于稳定转染产生人细胞因子 GM-CSF 的两种人胰腺癌细胞系。GM-CSF 具

有克服肿瘤诱导的抑制作用和促进抗原呈递细胞招募并成熟的能力，导致 MHC Ⅱ类共刺激分子和细胞因子的上调。产生 GM-CSF 的肿瘤细胞会通过皮下注射逐步扩散并定植在患者体内。Ⅰ期临床试验招募了 14 名患有 Ⅰ～Ⅲ期的胰腺癌患者，他们在手术切除和标准辅助治疗后接受多次疫苗接种，浓度范围为（1～50）×10^7 个细胞。该研究发现，3 名接受 ≥ 10×10^7 疫苗细胞的患者发生了迟发型超敏反应，并且这些患者在 10 年内都保持了无病状态[22]。GVAX 的耐受性良好，未观察到任何局部或全身的剂量限制性毒性。最常见的不良反应是免疫部位自限性的皮肤反应（红斑、硬结和疼痛）。

Ⅱ期研究招募了 60 例切除胰腺导管腺癌的患者，对他们使用了 5×10^8 个 GM-CSF 分泌细胞[23]。患者接受了 5 剂疫苗和基于氟尿嘧啶的化疗。中位无病生存期为 17.3 个月（95% CI 14.6～22.8），中位总生存期为 24.8 个月（95% CI 21.1～31.6）。在化疗中增加额外的免疫治疗不会导致额外的毒性，并且在 HLA-A1$^+$ 和 HLA-A2$^+$ 的患者中，间皮素特异性的 CD8$^+$ T 细胞数量的增加与无病生存期的延长相关。基于临床前数据，在免疫治疗之前给予环磷酰胺可以通过抑制 CD4$^+$/CD25$^+$ Treg 细胞来增强预期的免疫应答[24-27]。Laheru 等设计了一项临床研究，在晚期胰腺导管腺癌的患者中比较了 GVAX 疫苗接种治疗前使用环磷酰胺的效果[28]。50 名患者在接种疫苗前一天或接种疫苗时给予环磷酰胺，两组中均观察到了极小的毒性。这项非随机研究的生存数据表明，加入环磷酰胺可延长中位生存期（130 天 vs 69 天）。该研究还发现，在晚期疾病的患者中可以检测到间皮素特异性的免疫应答。

与黑色素瘤和肺癌相比，胰腺导管腺癌传统上被认为是非免疫原性癌症。一项新辅助和辅助临床试验旨在测试 GVAX ± 环磷酰胺是否可以将相对非免疫原性的胰腺导管腺癌肿瘤微环境转化为具有浸润效应淋巴细胞的免疫原性肿瘤[29]。在手术切除前两周，39 名患者被随机分配至接受单独 GVAX 接种、接种 GVAX 和单次静脉注射环磷酰胺或者接种 GVAX 并每日注射环磷酰胺三组。对切除的胰腺导管腺癌检查显示，疫苗在 85% 的患者中的肿瘤内诱导了三级淋巴样（tertiary lymphoid aggregates）聚集。对这些聚集物的进一步分析显示它们由规则的 T 细胞和 B 细胞区组成，其中代表适应性免疫的 CD68$^+$ 和 CD163$^+$ 细胞占优势。在这些肿瘤内聚集淋巴细胞中发现了 Treg 通路的下调和 Th17 通路的上调的特异性基因表达，其与改善生存相关。与之前的研究一致，发生免疫反应 / 淋巴细胞聚集的患者与生存延长相关。该研究还发现免疫检查点信号分子程序性细胞死亡蛋白 -1 和 PD-L1 的表达是通过接种疫苗诱导的，表明 GVAX 治疗可以使 PDAC 患者在抗程序性细胞死亡蛋白 -1 治疗反应不足的过程中发挥作用。目前的研究正在测试不同疫苗的组合，来诱导产生胰腺导管腺癌特异性的免疫反应和免疫检查点抗体，彻底释放出疫苗诱导免疫应答的全部潜力。

Algenpantucel-L 是另一种在胰腺导管腺癌中具有良好临床数据的全细胞疫苗。它由两种活的并经照射的人源胰腺导管腺癌细胞系组成，它们表达鼠 α-1,3- 半乳糖基转移酶，它是负责合成细胞表面蛋白上 α-半乳糖基化（α-gal）表位的酶。抗 α-gal 抗体与 α-gal 的结合会激活经典的补体途径，非补体结合抗体也产生细胞介导的毒性反应，从而产生人同种异体的超急性排斥反应。Hardacre 等在 70 例切除胰腺导管腺癌后进行辅助治疗的患者中，进行了 Algenpantucel-L 疫苗的二期研究[30]。12 个月的无病生存率和总体生存率分别为 62% 和 86%。不良反应仅包括注射部位的反应和疲劳。这些结果促使开展临界可切除或局部晚期不可切除胰腺导管腺癌的Ⅲ期临床试验，而且该试验已完成入组（NCT01836432）。

（二）抗原特异性疫苗

抗原特异性疫苗利用 PDA 遗传学的固有缺陷，将其转化为免疫治疗的功能靶点。由于 KRAS 突变在胰腺导管腺癌中具有普遍性，而且因其在驱动胰腺导管腺癌发展中的作用而闻名[31, 32]，所以它们是免疫治疗显而易见的靶标。有早期研究表明在无法切除的胰腺导管腺癌患者中使用合成的 KRAS 肽段是安全的，5 名患者中 2 名诱导出了免疫应答 [33]。另一项 I / II 期试验招募了 48 名胰腺导管腺癌患者，突变的 KRAS 肽段与 GM-CSF 联合使用 [34]。在 58% 的患者中引发了免疫应答，并且在患有晚期疾病的患者中，肽特异性免疫应答与改善生存相关。另一项研究在切除的胰腺导管腺癌患者中给予特异性的 KRAS 突变（密码子 12，其 21-mer 表位含有的突变）联合 GM-CSF[32]。他们的中位无复发生存时间和总生存期分别为 8.6 个月和 20.3 个月。然而，单个患者发生的特异性突变免疫应答的免疫原性率低，13% 的患者发生了非特异性的迟发型过敏反应。

基于观察到间皮素特异性反应与 GVAX 治疗后无病生存时间的延长相关，人们想到可以用间皮素来作为胰腺导管腺癌免疫治疗的靶点，它是一种在大多数胰腺导管腺癌中过表达的肿瘤相关抗原 [28]。这导致 CRS-207 的开发，它是一种双缺失的单核球增多性李斯特菌（LADD-Lm）的重组减毒活疫苗，其被设计用于将间皮素分泌到感染的抗原呈递细胞的细胞质中，最终被加工并呈递为 MHC。有关 CRS-207 的 I 期研究表明，多次给药具有良好的耐受性并且能够诱导间皮素特异性的 T 细胞应答 [35]。临床前数据表明，GVAX 联合 LADD- Lm 表达的间皮素可诱导促进 T 细胞的抗肿瘤作用。一项 II 期研究将先前接受治疗的转移性胰腺导管腺癌患者随机分配至接受环磷酰胺 /GVAX 联合 CRS-207 治疗组和单独使用环磷酰胺 / GVAX 组 [36]。联合治疗组中的患者总生存时间较长（6.1 个月 vs 3.9 个月）。对于接受了至少三次治疗剂量的患者，环磷酰胺 /GVAX+CRS-207 组的总生存时间为 9.7 个月，而单独使用环磷酰胺 / GVAX 组为 4.6 个月。间皮素特异性 CD8+ T 细胞应答的增强与两个治疗组生存时间的延长相关。多中心单独使用疫苗和疫苗联合免疫调节剂纳武单抗（Nivolumab）治疗比较研究正在进行，以确定生存获益。

AnnexinA 2 是一种可能在早期转移中发挥作用的新型胰腺癌抗原，而在接受 GVAX 治疗的胰腺导管腺癌患者中，对 AnnexinA 2 产生抗体反应的患者无病生存期延长 [37-39]。目前正在开发针对 AnnexinA 2 的李斯特菌疫苗。

（三）基于新抗原的疫苗

在个体肿瘤中发生的体细胞基因突变可以产生新的表位或称之为"新表位"（neoepitopes），它可以作为免疫应答的靶标 [40]。现在已有识别个体新表位的技术，其可以扫描肿瘤的整个外显子组（编码区），但是对于具有功能的新表位，它们的突变肽必须由 MHC 分子加工，并且 T 细胞能够识别该肽和 MHC 分子复合物。由于这些表位必须被免疫系统耐受以允许肿瘤生长所以机制更加复杂。这种耐受性可能是由免疫检查点介导的，例如 PD-L1[41]。很显然，这些肿瘤类型通常对免疫检查点的抑制很敏感，因为它们能诱导效应 T 细胞浸润，类似于未治疗的黑色素瘤 [42]。

与高突变率的肿瘤（例如黑色素瘤）不同，尽管存在新表位，但胰腺导管腺癌的突变较少 [43]。鉴定适合产生免疫反应的肿瘤新抗原、确定需要靶向新抗原的数量并生产出个性化疫苗的确是个巨大的挑战，但未来应努力集中开发基于新抗原的疫苗 [44]。

四、用于胰腺癌的非疫苗型免疫调节剂

（一）CTLA-4

伊匹单抗（Ipilimumab）是一种完全人源化的 $IgG_1\kappa$ 抗体，可以识别 CTLA-4 并阻断其与抗原呈递细

胞上 B7-1 和 B7-2 的相互作用。这导致 T 细胞活化时间延长以及 T 细胞介导免疫反应的放大[45]。由于伊匹单抗能延长 Ⅲ～Ⅳ 期的黑色素瘤的无复发生存时间[46] 和总生存期[47]，故已被 FDA 批准进入临床。一项 Ⅱ 期研究评估了局部晚期或转移性胰腺导管腺癌患者使用单药伊匹单抗的效果[48]。27 名患者每 3 周接受剂量为 3mg/kg 的伊匹单抗（最多 8 次）。虽然有一名最初被诊断为进展性疾病的受试者出现了延迟效果，但实体肿瘤的疗效评价标准（response evaluation criteria in solid tumors criteria，RECIST 标准）没有出现应答。假性进展这个概念是免疫治疗中普遍承认的现象，它指的是肿瘤的尺寸在使用免疫检查点抑制药治疗期间最初可能增大，而且这种延迟临床反应可能会比较持久[49]。这种现象促使纳入免疫相关的评价标准，作为客观评估肿瘤对免疫治疗反应的手段[50]。

（二）PD-1

目前已开发出许多经 FDA 批准的阻断程序性细胞死亡蛋白 -1 轴的抗体，包括派姆单抗（Pembrolizumab）和纳武单抗（Nivolumab）。这些药物靶向程序性细胞死亡蛋白 -1 并阻断其与 PD-L1 和 PD-L2 之间的相互作用。他们在黑色素瘤、肺癌和肾细胞癌患者的 Ⅰ 期研究中表现出持久的缓解率[51, 52]。派姆单抗的 Ⅰ 期研究仅包括一名患有胰腺导管腺癌的患者，并且每 2 周进行一次剂量递增研究，最高达 10mg/kg[53]。派姆单抗的耐受性良好且未观察到剂量限制性毒性。2 名患者（分别为黑素瘤、默克细胞癌）完全缓解，而大多数患者则疾病稳定。然而，与其他肿瘤相比，胰腺导管腺癌无高密度的肿瘤浸润淋巴细胞，而这是程序性细胞死亡蛋白 -1 治疗的主要目标[54]。虽然在其他肿瘤中，免疫检查点抑制治疗总是有着持久的缓解率，但目前没有可靠的方法来预测其效果。通过免疫组织化学测量的 PD-L1 表达已经被假定为潜在的预测性生物标志物，但是由于通过免疫组织化学评估 PD-L1 表达缺乏标准化，这项方法仍然存在着应用上的缺陷[55, 56]。

靶向程序性细胞死亡蛋白 -1 轴的另一种方法是将配体 PD-L1 和 PD-L2 中的任一种作为靶标。程序性细胞死亡蛋白 -1 在许多肿瘤细胞的细胞表面表达，并且可能参与了肿瘤细胞的免疫逃逸[21]。有几种市售的靶向 PD-L1 的单克隆抗体已进入临床试验阶段。Brahmer 等在一项晚期癌症患者的 Ⅰ 期研究中评估了 BMS-986559，发现它可以诱导持久的肿瘤消退（客观缓解率为 6%～17%）和延长疾病稳定时间（24 周为 12%～41%）[57]。MEDI4736（阿斯利康）已经完成了 Ⅰ 期研究（NCT01693562），显示安全性可靠，并且具有临床活性的初步证据。另一种抗体 MPDL3280A 的缓解率为 36%，并且黑色素瘤患者的缓解率最高[58]。

五、以肿瘤相关巨噬细胞为靶标

肿瘤相关巨噬细胞会基于肿瘤微环境中的信号，改变其功能亚型以维持免疫稳态[59]。由于肿瘤相关巨噬细胞的促肿瘤作用，胰腺肿瘤中高密度的肿瘤相关巨噬细胞与较差的存活相关[60]。细胞表面分子 CD40 在许多免疫细胞（如 B 细胞和树突细胞）上都有表达，其信号传导会导致抗原呈递细胞和 T 细胞的活化[61]。使用激动剂抗体激活 CD40 可以逆转免疫抑制并促使肿瘤杀伤性肿瘤相关巨噬细胞的激活[62]。使用抗体阻断在巨噬细胞上表达的 CSF-1（集落刺激因子 -1）及其受体 CSF-1R，可以提高抗肿瘤 T 细胞的活性并且改善检查点抑制药治疗的效果[63, 64]。

六、联合免疫疗法

目前许多人试图通过联合免疫治疗策略来克服胰腺导管腺癌中对检查点抑制的固有抗性。由于胰腺肿瘤微环境相对缺乏淋巴细胞，可以采取诱使效应 T 细胞进一步浸润的策略，使胰腺肿瘤微环境对免疫检查点抑制变得更敏感。

GVAX 具有诱导胰腺导管腺癌中三级淋巴结构发展的能力并且能够上调程序性细胞死亡蛋白 -1 信号通路[29]。此外，Soares 等表明相对非免疫原性肿瘤（如胰腺导管腺癌），可以借助癌症疫苗加强阻断程序性细胞死亡蛋白 -1[65]。胰腺肿瘤表现出弱的膜性 PD-L1 表达，但用 GVAX 治疗后会显著上调 PD-L1 的表达。随后发现 GVAX 联合程序性细胞死亡蛋白 -1/PD-L1 单抗治疗可以改善临床前 PDAC 模型中的存活率，分泌 IFN-γ 的 CD8+ 肿瘤特异性淋巴细胞数目增加，表明细胞毒性 T 细胞被募集到了肿瘤微环境中。

这些研究为胰腺导管腺癌中的免疫联合治疗提供了理论依据。Le 等报道了 II 期研究，晚期胰腺导管腺癌患者接受伊匹单抗（抗 CTLA-4）10 mg/kg 联合或不联合 GVAX 的治疗[66]。患者每 3 周接受一次诱导剂量（总共 4 次），然后每 12 周接受一次维持剂量。与单用伊匹单抗相比，接受伊匹单抗联合 GVAX 的患者的中位总生存期更长（5.7 个月 vs 3.6 个月，$P = 0.072$）。然而，本研究中两组的不良事件发生率均较高（伊匹单抗组为 73%，联合治疗组为 80%），导致研究者考虑使用其他形式的免疫治疗。

目前进行的 II 期试验（NCT02243371）正在招募先前接受过治疗的转移性 PDAC 患者。他们在接受环磷酰胺 /GVAX 治疗后，分为纳武单抗 /CRS-207 联合组与单独疫苗接种组。联合免疫疗法也在非转移性患者中进行临床试验，譬如在新辅助和辅助治疗中环磷酰胺 /GVAX 联合或不联合纳武单抗的研究正在开展（NCT02451982）。

七、结论

胰腺癌的生存率非常低，使用传统的细胞毒性化疗并不能使其预后明显改善。免疫治疗具有产生持久缓解的潜力，并且已在其他类型的肿瘤中得到证实。癌症疫苗已经显示出能够逆转与胰腺导管腺癌相关的相对非免疫原性表型同时诱导免疫细胞对免疫检查点抑制作用更加敏感[29, 65]。对胰腺导管腺癌使用免疫治疗，未来获得成功的关键可能在于联合治疗。此外，还有许多有潜力的替代策略（包括表观遗传调节、放射疗法和 T 细胞转移疗法）来优化现有的方案，它们具有靶向肿瘤微环境中其他细胞类型的额外优势。鉴于肿瘤中显著的遗传异质性，还需要发现能够可靠预测免疫疗法可能对哪些患者有效的生物标志物。

☞ 参考文献

［1］ American Cancer Society. Cancer Facts and Figures 2015. Atlanta, GA: American Cancer Society, 2015.

［2］ Conroy T, Desseigne F, Ychou M et al. FOLFIRINOX versus gemcitabine for metastatic pancreatic cancer. N Engl J Med

2011;364(19):1817–1825.

[3] Von Hoff DD, Ervin T, Arena FP et al. Increased survival in pancreatic cancer with nab-paclitaxel plus gemcitabine. N Engl J Med 2013;369(18):1691–1703.

[4] Feig C, Gopinathan A, Neesse A, Chan DS, Cook N, Tuveson DA. The pancreas cancer microenvironment. Clin Cancer Res 2012;18(16):4266–4276.

[5] Dunn GP, Bruce AT, Ikeda H, Old LJ, Schreiber RD. Cancer immunoediting: from immunosurveillance to tumor escape. Nat Immunol 2002;3(11):991–998.

[6] Ikemoto T, Yamaguchi T, Morine Y et al. Clinical roles of increased populations of Foxp3+CD4+ T cells in peripheral blood from advanced pancreatic cancer patients. Pancreas 2006;33(4):386–390.

[7] Hiraoka N, Onozato K, Kosuge T, Hirohashi S. Prevalence of FOXP3+ regulatory T cells increases during the progression of pancreatic ductal adenocarcinoma and its premalignant lesions. Clin Cancer Res 2006;12(18):5423–5434.

[8] Clemente CG, Mihm MC Jr, Bufalino R, Zurrida S, Collini P, Cascinelli N. Prognostic value of tumor infiltrating lymphocytes in the vertical growth phase of primary cutaneous melanoma. Cancer 1996;77(7):1303–1310.

[9] Ino Y, Yamazaki-Itoh R, Shimada K et al. Immune cell infiltration as an indicator of the immune microenvironment of pancreatic cancer. Br J Cancer 2013;108(4):914–923.

[10] Mantovani A, Schioppa T, Porta C, Allavena P, Sica A. Role of tumor-associated macrophages in tumor progression and invasion. Cancer Metastasis Rev 2006;25(3):315–322.

[11] Kusmartsev S, Gabrilovich DI. Role of immature myeloid cells in mechanisms of immune evasion in cancer. Cancer Immunol Immunother 2006;55(3):237–245.

[12] Clark CE, Hingorani SR, Mick R, Combs C, Tuveson DA, Vonderheide RH. Dynamics of the immune reaction to pancreatic cancer from inception to invasion. Cancer Res 2007;67(19):9518–9527.

[13] Ries CH, Cannarile MA, Hoves S et al. Targeting tumor-associated macrophages with anti-CSF-1R antibody reveals a strategy for cancer therapy. Cancer Cell 2014;25(6):846–859.

[14] Pylayeva-Gupta Y, Grabocka E, Bar-Sagi D. RAS oncogenes: weaving a tumorigenic web. Nature Rev Cancer 2011;11(11):761–774.

[15] Bayne LJ, Beatty GL, Jhala N et al. Tumor-derived granulocyte-macrophage colony-stimulating factor regulates myeloid inflammation and T cell immunity in pancreatic cancer. Cancer Cell 2012;21(6):822–835.

[16] Pylayeva-Gupta Y, Lee KE, Hajdu CH, Miller G, Bar-Sagi D. Oncogenic Kras-induced GM-CSF production promotes the development of pancreatic neoplasia. Cancer Cell 2012;21(6):836–847.

[17] Krummel MF, Allison JP. CTLA-4 engagement inhibits IL-2 accumulation and cell cycle progression upon activation of resting T cells. J Exp Med 1996;183(6):2533–2540.

[18] Leach DR, Krummel MF, Allison JP. Enhancement of antitumor immunity by CTLA-4 blockade. Science 1996;271(5256): 1734–1736.

[19] van Elsas A, Hurwitz AA, Allison JP. Combination immunotherapy of B16 melanoma using anti-cytotoxic T lymphocyte-associated antigen 4 (CTLA-4) and granulocyte/macrophage colony-stimulating factor (GM-CSF)-producing vaccines induces rejection of subcutaneous and metastatic tumors accompanied by autoimmune depigmentation. J Exp Med 1999;190(3):355–366.

[20] Freeman GJ, Long AJ, Iwai Y et al. Engagement of the PD-1 immunoinhibitory receptor by a novel B7 family member leads to negative regulation of lymphocyte activation. J Exp Med 2000;192(7):1027–1034.

[21] Dong H, Strome SE, Salomao DR et al. Tumorassociated B7-H1 promotes T-cell apoptosis: a potential mechanism of immune evasion. Nat Med 2002;8(8):793–800.

[22] Jaffee EM, Hruban RH, Biedrzycki B et al. Novel allogeneic granulocyte-macrophage colony-stimulating factor-secreting tumor vaccine for pancreatic cancer: a phase I trial of safety and immune activation. J Clin Oncol 2001;19(1):145–156.

[23] Lutz E, Yeo CJ, Lillemoe KD et al. A lethally irradiated allogeneic granulocyte-macrophage colony stimulating factor-secreting tumor vaccine for pancreatic adenocarcinoma. A Phase II trial of safety, efficacy, and immune activation. Ann Surg 2011;253(2):328–335.

[24] Berd D, Maguire HC Jr, Mastrangelo MJ. Induction of cell-mediated immunity to autologous melanoma cells and regression of metastases after treatment with a melanoma cell vaccine preceded by cyclophosphamide. Cancer Res 1986;46(5):2572–2577.

[25] Ercolini AM, Ladle BH, Manning EA et al. Recruitment of latent pools of high-avidity CD8(+) T cells to the antitumor immune

response. J Exp Med 2005;201(10):1591–1602.

[26] Holmberg LA, Sandmaier BM. Theratope vaccine (STn-KLH). Exp Opin Biol Ther 2001;1(5):881–891.

[27] Thomas AM, Santarsiero LM, Lutz ER et al. Mesothelin-specific CD8(+) T cell responses provide evidence of in vivo cross-priming by antigen-presenting cells in vaccinated pancreatic cancer patients. J Exp Med 2004;200(3):297–306.

[28] Laheru D, Lutz E, Burke J et al. Allogeneic granulocyte macrophage colony-stimulating factor-secreting tumor immunotherapy alone or in sequence with cyclophosphamide for metastatic pancreatic cancer: a pilot study of safety, feasibility, and immune activation. Clin Cancer Res 2008;14(5):1455–1463.

[29] Lutz ER, Wu AA, Bigelow E et al. Immunotherapy converts nonimmunogenic pancreatic tumors into immunogenic foci of immune regulation. Cancer Immunol Res 2014;2(7):616–631.

[30] Hardacre JM, Mulcahy M, Small W et al. Addition of algenpantucel-L immunotherapy to standard adjuvant therapy for pancreatic cancer: a phase 2 study. J Gastrointest Surg 2013;17(1):94–100; discussion 101.

[31] Morris JP, Wang SC, Hebrok M. KRAS, Hedgehog, Wnt and the twisted developmental biology of pancreatic ductal adenocarcinoma. Nat Rev Cancer 2010;10(10):683–695.

[32] Abou-Alfa GK, Chapman PB, Feilchenfeldt J et al. Targeting mutated K-ras in pancreatic adenocarcinoma using an adjuvant vaccine. Am J Clin Oncol 2011;34(3):321–325.

[33] Gjertsen MK, Bakka A, Breivik J et al. Vaccination with mutant ras peptides and induction of T-cell responsiveness in pancreatic carcinoma patients carrying the corresponding RAS mutation. Lancet 1995;346(8987):1399–1400.

[34] Gjertsen MK, Buanes T, Rosseland AR et al. Intradermal ras peptide vaccination with granulocytemacrophage colony-stimulating factor as adjuvant: clinical and immunological responses in patients with pancreatic adenocarcinoma. Int J Cancer 2001;92(3):441–450.

[35] Le DT, Brockstedt DG, Nir-Paz R et al. A live-attenuated Listeria vaccine (ANZ-100) and a live-attenuated Listeria vaccine expressing mesothelin (CRS-207) for advanced cancers: phase I studies of safety and immune induction. Clin Cancer Res 2012;18(3):858–868.

[36] Le DT, Wang-Gillam A, Picozzi V et al. Safety and survival with GVAX pancreas prime and Listeria monocytogenes-expressing mesothelin (CRS-207) boost vaccines for metastatic pancreatic cancer. J Clin Oncol 2015;33(12):1325–1333.

[37] Zheng L, Jaffee EM. Annexin A2 is a new antigenic target for pancreatic cancer immunotherapy. Oncoimmunology 2012;1(1):112–114.

[38] Zheng L, Foley K, Huang L et al. Tyrosine 23 phosphorylation-dependent cell-surface localization of annexin A2 is required for invasion and metastases of pancreatic cancer. PloS One 2011;6(4):e19390.

[39] Foley K, Rucki AA, Xiao Q et al. Semaphorin 3D autocrine signaling mediates the metastatic role of annexin A2 in pancreatic cancer. Sci Signal 2015;8(388):ra77.

[40] Segal NH, Parsons DW, Peggs KS et al. Epitope landscape in breast and colorectal cancer. Cancer Res 2008;68(3):889–892.

[41] Gubin MM, Zhang X, Schuster H et al. Checkpoint blockade cancer immunotherapy targets tumourspecific mutant antigens. Nature 2014;515(7528):577–581.

[42] Schumacher TN, Schreiber RD. Neoantigens in cancer immunotherapy. Science 2015;348(6230):69–74.

[43] Alexandrov LB, Nik-Zainal S, Wedge DC et al. Signatures of mutational processes in human cancer. Nature 2013;500(7463):415–421.

[44] Hacohen N, Fritsch EF, Carter TA, Lander ES, Wu CJ. Getting personal with neoantigen-based therapeutic cancer vaccines. Cancer Immunol Res 2013;1(1):11–15.

[45] Peggs KS, Quezada SA, Korman AJ, Allison JP. Principles and use of anti-CTLA4 antibody in human cancer immunotherapy. Curr Opin Immunol 2006;18(2):206–213.

[46] Eggermont AM, Chiarion-Sileni V, Grob JJ et al. Adjuvant ipilimumab versus placebo after complete resection of high-risk stage III melanoma (EORTC 18071): a randomised, double-blind, phase 3 trial. Lancet Oncol 2015;16(5):522–530.

[47] Hodi FS, O'Day SJ, McDermott DF et al. Improved survival with ipilimumab in patients with metastatic melanoma. N engl J Med 2010;363(8):711–723.

[48] Royal RE, Levy C, Turner K et al. Phase 2 trial of single agent Ipilimumab (anti-CTLA-4) for locally advanced or metastatic pancreatic adenocarcinoma. J Immunother 2010;33(8):828–833.

[49] Chiou VL, Burotto M. Pseudoprogression and immune-related response in solid tumors. J Clin Oncol 2015;33(31):3541–3543.

[50] Wolchok JD, Hoos A, O'Day S et al. Guidelines for the evaluation of immune therapy activity in solid tumors: immune-related response criteria. Clin Cancer Res 2009;15(23):7412–7420.

[51] Topalian SL, Hodi FS, Brahmer JR et al. Safety, activity, and immune correlates of anti-PD-1 antibody in cancer. N Engl J Med 2012;366(26):2443–2454.

[52] Topalian SL, Sznol M, McDermott DF et al. Survival, durable tumor remission, and long-term safety in patients with advanced melanoma receiving nivolumab. J Clin Oncol 2014;32(10):1020–1030.

[53] Patnaik A, Kang SP, Rasco D et al. Phase I study of pembrolizumab (MK-3475; anti-PD-1 monoclonal antibody) in patients with advanced solid tumors. Clin Cancer Res 2015;21(19):4286–4293.

[54] von Bernstorff W, Voss M, Freichel S et al. Systemic and local immunosuppression in pancreatic cancer patients. Clin Cancer Res 2001;7(3 suppl):925s–932s.

[55] Taube JM, Klein A, Brahmer JR et al. Association of PD-1, PD-1 ligands, and other features of the tumor immune microenvironment with response to anti-PD-1 therapy. Clin Cancer Res 2014;20(19):5064–5074.

[56] Teixido C, Karachaliou N, Gonzalez-Cao M, Morales-Espinosa D, Rosell R. Assays for predicting and monitoring responses to lung cancer immunotherapy. Cancer Biol Med 2015;12(2):87–95.

[57] Brahmer JR, Tykodi SS, Chow LQ et al. Safety and activity of anti-PD-L1 antibody in patients with advanced cancer. N Engl J Med 2012;366(26):2455–2465.

[58] Herbst RS, Soria JC, Kowanetz M et al. Predictive correlates of response to the anti-PD-L1 antibody MPDL3280A in cancer patients. Nature 2014;515(7528):563–567.

[59] Sica A, Mantovani A. Macrophage plasticity and polarization: in vivo veritas. J Clin Invest 2012;122(3):787–795.

[60] Yoshikawa K, Mitsunaga S, Kinoshita T et al. Impact of tumor-associated macrophages on invasive ductal carcinoma of the pancreas head. Cancer Sci 2012;103(11):2012–2020.

[61] Armitage RJ, Fanslow WC, Strockbine L et al. Molecular and biological characterization of a murine ligand for CD40. Nature 1992;357(6373):80–82.

[62] Beatty GL, Chiorean EG, Fishman MP et al. CD40 agonists alter tumor stroma and show efficacy against pancreatic carcinoma in mice and humans. Science 2011;331(6024):1612–1616.

[63] Mitchem JB, Brennan DJ, Knolhoff BL et al. Targeting tumor-infiltrating macrophages decreases tumor-initiating cells, relieves immunosuppression, and improves chemotherapeutic responses. Cancer Res 2013;73(3):1128–1141.

[64] Zhu Y, Knolhoff BL, Meyer MA et al. CSF1/CSF1R blockade reprograms tumor-infiltrating macrophages and improves response to T-cell checkpoint immunotherapy in pancreatic cancer models. Cancer Res 2014;74(18):5057–5069.

[65] Soares KC, Rucki AA, Wu AA et al. PD-1/PD-L1 blockade together with vaccine therapy facilitates effector T-cell infiltration into pancreatic tumors. J Immunother 2015;38(1):1–11.

[66] Le DT, Lutz E, Uram JN et al. Evaluation of ipilimumab in combination with allogeneic pancreatic tumor cells transfected with a GM-CSF gene in previously treated pancreatic cancer. J Immunother 2013;36(7):382–389.

115

Targeted Therapies for Pancreatic Cancer
胰腺癌的靶向治疗

Vincent Bernard，Anirban Maitra　著

白春梅　译

白春梅　校

一、概述

　　尽管对胰腺导管腺癌的发生和生物学机制的了解不断深入，但目前的治疗策略仅在患者预后方面取得了轻微的改善。随着以 FOLFIRINOX 和吉西他滨为基础的化疗方案成为主要治疗方法，先天性和获得性的耐药已经成为常见难题。然而，新的治疗选择已经开始引起人们的注意，譬如发展新型靶向治疗以及通过免疫治疗调节肿瘤微环境。最近在下一代测序技术方面的大规模投入，使我们能够看到胰腺导管腺癌的基因组全景，并利用它在发现异常分子的同时制定我们的治疗选择。在本章中，我们将深入了解怎样能够开始使用这些疗法，以期能遏制住这种咄咄逼人的疾病。

二、胰腺导管腺癌的基因组全景

　　通过 ICGC 和 TCGA 的努力，使我们在破译胰腺导管腺癌的基因组全景方面取得了有意义的进展。在胰腺导管腺癌发病机制中最早发生的事件是 KRAS 致癌基因中的活化位点突变，其存在于超过 90% 的胰腺导管腺癌中。然后该疾病的进展遵循 TP53、SMAD4 和 CDKN2A 中功能丧失突变的顺序模型。除了这四个关键的致癌驱动因素之外，已经确定的几个低频突变也是要特别关注的，这些突变集中在核心的致癌信号通路上，包括细胞凋亡、DNA 损伤、细胞周期、KRAS 信号通路和 TGF-β 信号通路 [1-4]（图 115-1）。通过鉴定并了解这些发生改变的基因和信号通路对肿瘤发生的影响，我们开始探索如何利用这些关键节点进行分层治疗。

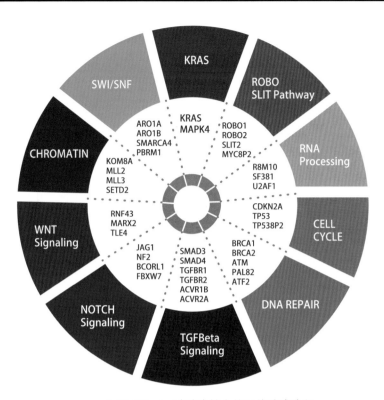

▲ 图 115-1 胰腺癌核心信号传致病途径

基于 NGS 的具有相关基因的异常信号传导途径。靶向这些关键节点而不是特定的基因突变提供了胰腺癌的新型治疗策略（引自 Bailey 等，2016 [2]. 经 Nature Publishing 允许报道）

三、分子亚型揭示治疗漏洞

2015 年，Waddell 及其同事报道了 100 个胰腺导管腺癌的全基因组测序和拷贝数变异的分析结果，揭示了染色体重排导致遗传畸变的现象 [4]。通过对这些结构变异进行分类，确定了四种亚型：稳定型（stable）、分散型（scattered）、不稳定型（unstable）和局部重排型（locally rearranged）。分类为不稳定型的胰腺导管腺癌发生了广泛的结构重排，并且具有高度的基因组不稳定性和 DNA 修复途径的缺陷（例如 BRCA1、BRCA2、PALB2 和 ATM 突变）。具有 "BRCA 突变特征" 的这些肿瘤更可能对 DNA 损伤药物（如铂类药物、丝裂霉素 C 和 PARP-1 抑制药）具有高度敏感性。另一种感兴趣的结构变异是局部重排型，其存在染色体内重排，导致染色体碎裂或者断裂—愈合—桥循环，但更重要的是包含了已知致癌基因的增强 / 扩增区域，其中包括 ERBB2、MET、CDK6、PIK3CA 和 PIK3R3 等治疗靶标。

2016 年，Bailey 及其同事在开展了迄今为止对胰腺导管腺癌最全面的基因组分析，涉及 456 个肿瘤，结合了全基因组和外显子组测序、拷贝数分析和 RNA 表达谱 [2]。这基于差异基因表达的特征鉴定了四种胰腺导管腺癌亚型，分别为：鳞状型（squamous）、胰腺祖细胞型（pancreatic progenitor）、免疫原性型（immunogenic）和异常分化的内分泌和外分泌型（aberrantly differentiated endocrine exocrine，ADEX）。每个亚型与不同的组织病理学特征相关，其分子特征可以推断不同的进化机制。其中需要着重注意的是不同癌症中亚型之间显著的分子相似性（而不是单个癌症中不同的亚型）。现在的这一含义允许我们根据其他类型癌症中类似亚型的有效性，来扩大治疗选择。例如，只有胰腺导管腺癌的鳞状型与头颈部肿瘤、膀胱癌、肺癌和三阴性乳腺癌中的"基底（basal）"癌更密切相关；因此，我们可以根据这些其他类型的肿瘤扩大临床治疗可行性。

其他确定的可操作突变包括与 RNA 剪接有关的基因（如 SF3B1），也存在于骨髓异常增生综合征、乳腺癌和肺癌中，并推断出 SF3B 复合抑制药 spliceostatin A 的潜在靶向性[5]。此外，还发现了与细胞周期调控相关的致癌基因 CCNE1 的异常。卵巢癌、乳腺癌和肺癌中的 CCNE1 突变已经决定了其对铂类疗法耐药以及不良预后，但可能代表 CDK 抑制药的治疗敏感[6]。

测序工作的另一个项目是由 Witkiewicz 等进行的，他们试图通过使用 109 例微切割的胰腺导管腺瘤来提高被分析肿瘤的纯度，从而发现突变[7]。几条高频突变的通路被鉴定出来，并根据遗传可操作性进行了分层，包括：

(1) 细胞周期进展（RB、CDKN2A、CDKN2B 或 CDK4）：CDK4/ 6 抑制药（PD-0332991）。

(2) β- 连环蛋白（β-catenin）（RNF43、AXIN1/2 或 APC）：porcupine 和端锚聚合酶（tankyrase）抑制药（LGK974 和 XAV939）。

(3) NOTCH 信号通路：γ - 分泌酶抑制药（MK0752）。

(4) MYC 扩增：CDK9 抑制药或 BET-bromodomain 抑制药（PHA767491 和 JQ1）[7]。

鉴定对 PDAC 分子生物学具有直接影响的生物标志物有可能影响治疗手段，并改善部分患者的临床结果。

四、靶向 RAS

KRAS 是人类癌症中最常见的致癌驱动因子之一，这使其成为靶向治疗首要的选择。RAS 蛋白的激活是生长因子受体信号传导的结果，它促使 GTP-bound（ON）和 GDP-bound（OFF）状态之间的循环，从而调控下游效应分子。在 RAS 蛋白中存在内源的 GTPase，将 GTP 水解成 GDP 并使其自身失活。KRAS 中的点突变有效地抑制了 RAS 与 GTPase 激活蛋白的相互作用，导致不能将 GTP 水解成 GDP，从而导致了组成型活性蛋白。不幸的是，由于 RAS 对 GTP 的高亲和力和其蛋白质的光滑表面，无法与治疗分子相结合，因此 RAS 作为"无药可救"的靶标而"臭名昭著"[8]。药物作用于 RAS 的方式包括直接抑制、阻止定位、抑制下游效应分子和利用合成致死（synthetic lethality）策略。

几种 KRAS 抑制药已经被合成出来，但临床上尚未有效[9-11]。其中最有希望的是靶向突变型 G12C 的共价抑制药，G12C 主要存在于肺癌和结直肠癌中，在 PDAC 中通常不能检测到。该化合物有效地增加了 KRAS 中 G12C 对 GDP 的亲和力（而不是 GTP），导致 GDP-bound 状态的累积，但在临床使用前，其药代动力学和药效动力学仍有待优化。

靶向 RAS 的细胞内转运一直是令人感兴趣的可选方案。最早的一些靶向 Ras 的研究集中于使用法尼基转移酶（farnesyltransferase）抑制药阻止其附着到质膜上进行信号转导，但是这些尝试在 II 期和 III 期临床试验中失败[12-14]。

由于肿瘤细胞依赖 Ras 而存活和繁殖，故另一种策略就是针对致癌基因的"成瘾"现象。这种策略是通过合成致死的方法：两个基因同时缺陷导致细胞死亡，而单独一个基因缺陷则允许细胞保持活力。通过靶向由 KRAS 激活的基因，已经鉴定出几种候选的合成致死性相互作用基因。

Corcoran 等使用 RNAi 进行全基因组筛选鉴定与 MEK 抑制作用相关的基因，并由此确定了抗凋亡基因 BCL-XL [15]。当 MEK 抑制药司美替尼（Selumetinib）和 Bcl 家族抑制药 Navitoclax 联合用药时，研究人员发现 KRAS 突变的细胞发生了凋亡。这种联合疗法治疗 KRAS 突变的癌症目前正在进行临床试验（NCT02079740）。研究人员发现 KRAS 突变型 NSCLC 需要 CDK4 才能存活和增殖，并因此发现了另一个候选靶点。使用 CDK4 抑制药能诱导小鼠模型衰老并降低肿瘤生长速率，目前已开展了相关的临床试验（NCT02022982）[16-18]。尽管靶向 KRAS 明确有效的药物仍有待发现，但先前这些研究中用于鉴定可行候选药物的新策略仍然具有前景。

虽然 KRAS 突变在胰腺导管腺癌中几乎无处不在，但重要的是要注意 KRAS 野生型胰腺导管腺癌的致癌特点。最近的研究表明，这些肿瘤(包括 BRAF 和 PIK3CA 突变)仍然表现出 RAS 效应通路的异常[7]。特别是发现 BRAF 突变与 KRAS 突变相互排斥，这些病例可能会对 FDA 批准的 BRAF 抑制药威罗菲尼（Vemurafenib）敏感。因此，这一小部分病例为使用 BRAF 和 PI3K 抑制药的靶向治疗提供了机会。

五、抑制 MEK/ERK

绕开 "无药可治" KRAS 的潜在策略是针对其下游效应分子，包括 RAF/MEK/Erk 和 PIK3/AKT 信号通路。MEK 抑制药、PI3K 抑制药以及 MEK 和 AKT 通路的联合抑制药在临床前试验中显示出了令人期待的有效性[19, 20]。关于靶向 PI3K/AKT 以及 RAF/MEK/ERK 双重通路策略的安全性和有效性已在 I 期临床试验中得到验证，但毒性也随之上升[21]。在 II 期临床试验中，与单药吉西他滨相比，MEK 抑制药联合吉西他滨未显示出缓解率或总生存时间的改善[22]。然而，这项研究一个值得注意的地方是野生型 KRAS 肿瘤患者的有效性较高（尽管没有统计学意义）。这表明分子信息在临床试验的患者分层中发挥着关键作用。

六、抑制表皮生长因子受体

配体与表皮生长因子受体（epidermal growth factor receptor，EGFR）结合，会激活参与细胞存活和增殖的下游效应通路（RAS/RAF/MEK、PIK3/AKT 和 JAK/STAT），是胰腺导管腺癌的另一个潜在靶点[23]。临床前模型已证明在 KRAS 突变型胰腺癌的发生发展中需要 EGFR 信号传导[24, 25]。虽然最初的 III 期临床试验表明使用酪氨酸激酶抑制药（tyrosine kinase inhibitor，TKI）厄洛替尼的部分患者（< 10%）的总生存期仅有适度改善，但有关其他抗 EGFR 单克隆抗体和双重 EGFR/HER2 靶向策略的研究正在进行（NCT00871169、NCT01204372、NCT01728818）[26]。特别值得关注的是具有野生型 KRAS 肿瘤的患者，因为在这些患者中可能会发现这些 TKI 的治疗潜力[27, 28]。

七、胰岛素生长因子 -1 受体

与 EGFR 信号传导相同，胰岛素样生长因子 -1 受体（insulin-like growth factor 1 receptor，IGF-1R）的激活会导致参与存活和增殖的信号通路启动。需要注意的是，包括 III 期 GAMMA 在内的使用靶向 IGF-

1R 的单克隆抗体 AMG-479（Ganitumab）的临床试验，未在统计学上显示出总生存期的显著改善，表明胰腺癌细胞信号传导通路的复杂性。

八、胰腺基质

众所周知，胰腺导管腺癌与大量促结缔组织增生性基质相关，包括成纤维细胞、免疫细胞、内皮细胞、周细胞和复合型细胞外基质。最初的研究已经表明基质的各种要素如同肿瘤推进器，在减少药物灌注的同时促进癌细胞增殖、侵袭和免疫抑制[29-31]。然而，最近的一些研究对这种模式提出了质疑。Rhim 等的研究表明，在小鼠模型中，抑制 Shh 通路会促进结缔组织增生反应，导致低分化肿瘤的血管分布和死亡率增加[32]。Ozdemir 等的结果显示，在基因工程小鼠模型中，aSMA、胰腺肌成纤维细胞和 I 型胶原的消耗会导致癌细胞获得细胞外基质状态、干细胞样表型和较低的存活率[33]。这种演变能帮助我们理解肿瘤基质的功能，并且已导致几种靶向治疗的方法被开发出来。

由于肿瘤基质是化疗药物递送的屏障，所以可以使用 Shh 抑制药 IPI-926 来减少肌纤维母细胞增殖以及肿瘤胶原的沉积。虽然临床前研究显示该策略存在希望，但与单药吉西他滨相比，IPI-926 与吉西他滨联合用药在晚期胰腺导管腺癌中的临床试验未能显示生存获益[34]。

透明质酸是一种细胞外基质蛋白，其在胰腺导管腺癌基质内诱导间质高压力和血管塌陷，导致灌注受限。克服灌注障碍的策略包括使用透明质酸酶来降解透明质酸，从而通过降低基质间质压力来输送吉西他滨。使用吉西他滨和白蛋白紫杉醇 ± 聚乙二醇化透明质酸酶的临床试验的初期结果显示，具有高透明质酸表达的晚期胰腺导管腺癌患者的无进展生存期获得显著延长[35]，所以 PEG-PH20 作为一线治疗的 Ⅲ 期临床试验正在计划中。

另一项研究强调了"基质重编程"的作用，以恢复肿瘤基质的正常功能和稳态。胰腺星状细胞是胰腺的一种基质成分，当被细胞因子、生长因子和氧化或代谢压力激活时，会转化为合成细胞外基质蛋白的类肌成纤维细胞，促使纤维化和肿瘤进展[36]。在临床前模型中，研究人员通过用配体类似物激活这些细胞上存在的维生素 D 受体，能够将这些活化的胰腺星状细胞转化为静息状态，从而恢复组织稳态，增加药物输送，减少肿瘤体积，延长总生存期[37]。在晚期胰腺癌患者中启动维生素 D 的合成作为化疗辅助手段的临床试验正在进行。

考虑到肿瘤基质在肿瘤进展或抑制中可能发挥的双重作用，针对肿瘤基质的有效方法仍有待进一步探索。仍然需要注意的是，肿瘤微环境中的群体是异质性的。这些群体为了适应肿瘤不同的情况，也处于动态变化的过程之中。

九、在胰腺癌中实现靶向治疗

如前所述，由于 ICGC 和 TCGA 所做的重大努力，精准医学时代的靶向治疗激动人心。但是需要意识到，如果没有能力找到靶点，精准医学的努力都将成为徒劳。对于具有原发或复发的转移性胰腺导管腺癌的患者，细针穿刺或粗针穿刺活组织检查诊断，肿瘤组织采样很少。除了简单的分子检测（如免疫组织化学和部分测序），应用当前技术限制了发现基因突变的能力[38]。因此液体活检，包括循环肿瘤

DNA（ctDNA）、循环肿瘤细胞和外泌体（一种微泡），已被作为肿瘤分析的替代方案。它们可以代表由原发和转移部位所释放的肿瘤物质，理论上可以将肿瘤的异质性完全展现出来[39]。

Sausen 等已经显示了在胰腺导管腺癌患者（亚临床、肿瘤残留和肿瘤复发）中通过 ctDNA 检查出体细胞突变的能力[40]。San Lucas 等通过分析外泌体内的肿瘤 DNA，鉴定出多种靶向的突变（包括 NOTCH1 和 ERBB2）[41]。尤其值得注意的是，他们在对含铂辅助化疗方案出现反应的患者中检测出 BRCA2 突变，表明存储在外泌体内的信息临床适用性。循环肿瘤细胞的基因组特征也可以预测化疗反应和耐药性，从而有助于指导治疗方案[42]。虽然这些结果都是初步的，但是现有的数据支持了靶向治疗中液体活检的作用，它可以无创地监测肿瘤演变并且实时检测出可针对的突变。

十、总结

在过去 30 年中，人们已经了解了驱动胰腺癌发生的分子机制，并将治疗选择扩展到了化疗之外。虽然诸如 TCGA 和 ICGC 所进行的研究强调了胰腺导管腺癌中的遗传异质性，但人们同时也逐步在探索攻克胰腺导管腺癌的策略，使用单靶标来有效治疗胰腺导管腺癌的可能性很低。通过定制靶向多种基因突变或关键信号通路节点的治疗策略，我们或许可以克服胰腺导管腺癌固有的耐药性。基于生物标志物患者分层进入临床试验仍然是最重要的目标，以发现并验证靶向治疗的有效性。

☞ 参考文献

[1] Jones S, Zhang X, Parsons DW et al. Core signaling pathways in human pancreatic cancers revealed by global genomic analyses. Science 2008;321(5897):1801–1806.

[2] Bailey P, Chang DK, Nones K et al. Genomic analyses identify molecular subtypes of pancreatic cancer. Nature 2016;531(7592): 47–52.

[3] Biankin AV, Waddell N, Kassahn KS et al. Pancreatic cancer genomes reveal aberrations in axon guidance pathway genes. Nature 2012;491(7424):399–405.

[4] Waddell N, Pajic M, Patch AM et al. Whole genomes redefine the mutational landscape of pancreatic cancer. Nature 2015; 518(7540):495–501.

[5] Maguire SL, Leonidou A, Wai P et al. SF3B1 mutations constitute a novel therapeutic target in breast cancer. J Pathol 2015; 235(4):571–580.

[6] Shain AH, Salari K, Giacomini CP, Pollack JR. Integrative genomic and functional profiling of the pancreatic cancer genome. BMC Genomics 2013;14:624.

[7] Witkiewicz AK, McMillan EA, Balaji U et al. Wholeexome sequencing of pancreatic cancer defines genetic diversity and therapeutic targets. Nat Commun 2015;6:6744.

[8] Collins MA, Pasca di Magliano M. Kras as a key oncogene and therapeutic target in pancreatic cancer. Front Physiol 2013;4:407.

[9] Maurer T, Garrenton LS, Oh A et al. Small-molecule ligands bind to a distinct pocket in Ras and inhibit SOS-mediated nucleotide exchange activity. PNAS U S A 2012;109(14):5299–5304.

[10] Sun Q, Burke JP, Phan J et al. Discovery of small molecules that bind to K-Ras and inhibit Sos-mediated activation. Angew Chem 2012;51(25):6140–6143.

[11] Ostrem JM, Peters U, Sos ML, Wells JA, Shokat KM. K-Ras(G12C) inhibitors allosterically control GTP affinity and effector

interactions. Nature 2013;503(7477):548–551.

[12] Takashima A, Faller DV. Targeting the RAS oncogene. Exp Opin Ther Targets 2013;17(5):507–531.

[13] Van Cutsem E, van de Velde H, Karasek P et al. Phase III trial of gemcitabine plus tipifarnib compared with gemcitabine plus placebo in advanced pancreatic cancer. J Clin Oncol 2004;22(8):1430–1438.

[14] Macdonald JS, McCoy S, Whitehead RP et al. A phase II study of farnesyl transferase inhibitor R115777 in pancreatic cancer: a Southwest oncology group (SWOG 9924) study. Invest New Drugs 2005;23(5):485–487.

[15] Corcoran RB, Cheng KA, Hata AN et al. Synthetic lethal interaction of combined BCL-XL and MEK inhibition promotes tumor regressions in KRAS mutant cancer models. Cancer Cell 2013;23(1):121–128.

[16] Franco J, Witkiewicz AK, Knudsen ES. CDK4/6 inhibitors have potent activity in combination with pathway selective therapeutic agents in models of pancreatic cancer. Oncotarget 2014;5(15):6512–6525.

[17] Heilmann AM, Perera RM, Ecker V et al. CDK4/6 and IGF1 receptor inhibitors synergize to suppress the growth of p16INK4A-deficient pancreatic cancers. Cancer Res 2014;74(14):3947–3958.

[18] Witkiewicz AK, Borja NA, Franco J et al. Selective impact of CDK4/6 suppression on patient-derived models of pancreatic cancer. Oncotarget 2015;6(18):15788–15801.

[19] Collisson EA, Sadanandam A, Olson P et al. Subtypes of pancreatic ductal adenocarcinoma and their differing responses to therapy. Nat Med 2011;17(4):500–503.

[20] Walters DM, Lindberg JM, Adair SJ et al. Inhibition of the growth of patient-derived pancreatic cancer xenografts with the MEK inhibitor trametinib is augmented by combined treatment with the epidermal growth factor receptor/HER2 inhibitor lapatinib. Neoplasia 2013;15(2):143–155.

[21] Shimizu T, Tolcher AW, Papadopoulos KP et al. The clinical effect of the dual-targeting strategy involving PI3K/AKT/mTOR and RAS/MEK/ERK pathways in patients with advanced cancer. Clin Cancer Res 2012;18(8):2316–2325.

[22] Infante JR, Somer BG, Park JO et al. A randomised, double-blind, placebo-controlled trial of trametinib, an oral MEK inhibitor, in combination with gemcitabine for patients with untreated metastatic adenocarcinoma of the pancreas. Eur J Cancer 2014;50(12):2072–2081.

[23] Eser S, Schnieke A, Schneider G, Saur D. Oncogenic KRAS signalling in pancreatic cancer. Br J Cancer 2014;111(5):817–822.

[24] Ardito CM, Gruner BM, Takeuchi KK et al. EGF receptor is required for KRAS-induced pancreatic tumorigenesis. Cancer Cell 2012;22(3):304–317.

[25] Navas C, Hernandez-Porras I, Schuhmacher AJ, Sibilia M, Guerra C, Barbacid M. EGF receptor signaling is essential for k-ras oncogene-driven pancreatic ductal adenocarcinoma. Cancer Cell 2012;22(3):318–330.

[26] Moore MJ, Goldstein D, Hamm J et al. Erlotinib plus gemcitabine compared with gemcitabine alone in patients with advanced pancreatic cancer: a phase III trial of the National Cancer Institute of Canada Clinical Trials Group. J Clin Oncol 2007;25(15): 1960–1966.

[27] Kullmann F, Hartmann A, Stohr R et al. KRAS mutation in metastatic pancreatic ductal adenocarcinoma: results of a multicenter phase II study evaluating efficacy of cetuximab plus gemcitabine/oxaliplatin (GEMOXCET) in first-line therapy. Oncology 2011;81(1):3–8.

[28] Boeck S, Vehling-Kaiser U, Waldschmidt D et al. Erlotinib 150 mg daily plus chemotherapy in advanced pancreatic cancer: an interim safety analysis of a multicenter, randomized, cross-over phase III trial of the "Arbeitsgemeinschaft Internistische Onkologie." Anti-Cancer Drugs 2010;21(1):94–100.

[29] Hwang RF, Moore T, Arumugam T et al. Cancerassociated stromal fibroblasts promote pancreatic tumor progression. Cancer Res 2008;68(3):918–926.

[30] Lonardo E, Frias-Aldeguer J, Hermann PC, Heeschen C. Pancreatic stellate cells form a niche for cancer stem cells and promote their self-renewal and invasiveness. Cell Cycle 2012;11(7):1282–1290.

[31] Feig C, Gopinathan A, Neesse A, Chan DS, Cook N, Tuveson DA. The pancreas cancer microenvironment. Clin Cancer Res 2012;18(16):4266–4276.

[32] Rhim AD, Oberstein PE, Thomas DH et al. Stromal elements act to restrain, rather than support, pancreatic ductal adenocarcinoma. Cancer Cell 2014;25(6):735–747.

[33] Ozdemir BC, Pentcheva-Hoang T, Carstens JL et al. Depletion of carcinoma-associated fibroblasts and fibrosis induces immunosuppression and accelerates pancreas cancer with reduced survival. Cancer Cell 2014;25(6):719–734.

[34] Olive KP, Jacobetz MA, Davidson CJ et al. Inhibition of Hedgehog signaling enhances delivery of chemotherapy in a mouse

model of pancreatic cancer. Science 2009;324(5933):1457–1461.

[35] Hingorani SR, Harris WP, Beck JT et al. Phase Ib study of PEGylated recombinant human hyaluronidase and gemcitabine in patients with advanced pancreatic cancer. Clin Cancer Res 2016;22(12):2848–2854.

[36] Masamune A, Shimosegawa T. Signal transduction in pancreatic stellate cells. J Gastroenterol 2009;44(4):249–260.

[37] Sherman MH, Yu RT, Engle DD et al. Vitamin D receptor-mediated stromal reprogramming suppresses pancreatitis and enhances pancreatic cancer therapy. Cell 2014;159(1):80–93.

[38] Brais RJ, Davies SE, O'Donovan M et al. Direct histological processing of EUS biopsies enables rapid molecular biomarker analysis for interventional pancreatic cancer trials. Pancreatology 2012;12(1):8–15.

[39] Bettegowda C, Sausen M, Leary RJ et al. Detection of circulating tumor DNA in early- and late-stage human malignancies. Science Transl Med 2014;6(224):224ra24.

[40] Sausen M, Phallen J, Adleff V et al. Clinical implications of genomic alterations in the tumour and circulation of pancreatic cancer patients. Nat Commun 2015;6:7686.

[41] San Lucas FA, Allenson K, Bernard V et al. Minimally invasive genomic and transcriptomic profiling of visceral cancers by next-generation sequencing of circulating exosomes. Ann Oncol 2016;27(4):635–641.

[42] Yu KH, Ricigliano M, Hidalgo M et al. Pharmacogenomic modeling of circulating tumor and invasive cells for prediction of chemotherapy response and resistance in pancreatic cancer. Clin Cancer Res 2014;20(20):5281–5289.

116

Palliative Chemotherapy for Advanced Pancreatic Cancer: Survival Benefit and Side Effects of Treatment
晚期胰腺癌的姑息化疗：治疗的生存获益和副作用

Olusola O. Faluyi, Madhuchanda Chatterjee, Daniel H. Palmer 著

白春梅 译

白春梅 校

一、晚期胰腺癌的临床负担

在西方世界，胰腺癌仍然是预后最差的恶性肿瘤之一，5 年生存率约为 10%[1]。由于其早期的症状相对隐匿并且缺乏有效的筛查技术，超过 80% 的胰腺癌病例在诊断时就已为晚期，无法接受潜在的治愈性治疗[2]。此外，预计在 2030 年胰腺癌可能会成为肺癌后的从第五位至第二位的癌症死亡原因，对晚期胰腺癌合理治疗全程管理尤为重要[3]。胰腺癌包括两大类的恶性肿瘤：上皮组织来源的恶性肿瘤和神经内分泌肿瘤。上皮组织来源的恶性肿瘤占 95% 以上并且以接受化疗为主，神经内分泌瘤（＜5%）则通常采用生长抑素类似物和分子靶向治疗，罕见的高级别神经内分泌癌则使用化疗（＜1%）[4]。本章将重点介绍化疗对晚期胰腺癌的生存获益及其不良反应。

二、晚期胰腺癌的管理

晚期胰腺癌通常在确诊前的数周至数月内出现相应的临床症状。在姑息化疗疗效确立之前，晚期胰腺癌单独最佳支持治疗的中位生存期普遍较短约为 6 周[5]。最佳支持治疗作为开始癌症治疗的先决条件，其重要性不容忽视。值得注意的是，所有表明能从全身化疗中获益的临床试验都显示出这种获益必须与最佳支持治疗相结合。此外，大多数世界卫生组织体力状态评分为 3 和 4 的患者并不能从化疗中生存获益。因此，开始全身化疗时，应当同时管理疾病并发症，诸如疼痛、阻塞性黄疸、营养不良（由厌食、胰腺外分泌功能不全、胃出口梗阻等因素导致）、糖尿病和社会心理等问题。鉴于疾病的表现相似，整个

晚期胰腺癌的化疗最初都以相同的方式进行。然而，随着局部治疗方法的进步，局部晚期胰腺癌（局部血管受累且不可切除）的患者比转移性胰腺癌（远处扩散）的患者具有更好的预后[6]。不论耐药或敏感的局部晚期胰腺癌，手术和局部消融方法使得局部晚期胰腺癌治疗可能与转移性胰腺癌不同。在本章中，我们将讨论姑息化疗对晚期胰腺癌的治疗作用。然后我们将讨论最近被证实对转移性胰腺癌有生存获益的化疗方案，以及这些方案在局部晚期胰腺癌中的作用（包括与局部治疗方法的潜在结合）。图 116-1 是晚期胰腺癌治疗方法的示意图，包括生存获益和潜在不良反应。

（一）晚期胰腺癌的一线化疗

在过去的几十年中，已经对晚期胰腺癌的缓解进行了多种化疗方案的评估。在各项试验中，化疗缓解率一直很低（5%～32%），但疾病控制率（稳定或缓解）较高（40%～70%）。不幸的是，缓解的时间短（中位无进展时间：3～7 个月）而且生存获益一般（中位数：6～11 个月）。20 年前，核苷类似物吉西他滨成为晚期胰腺的标准治疗，与另一种核苷类似物氟尿嘧啶相比，生存时间和生活质量略有改善[7]。在 KPS 功能状态评分 ≥ 50 的人群中（转移率为 76%），吉西他滨的缓解率为 5%，疾病稳定率为 45%，中位生存期为 5.7 个月。最近几项临床试验均报道了吉西他滨对照组在适合的人群中也存在类似的生存获益。吉西他滨的给药方式为：以 4 周为一个周期，每周一次 30min 的静脉滴注连续 3 周。与许多其他化疗方案相比，它具有相对良好的耐受性，几乎没有常见的不良反应，而且出现的不良反应也往往是周期性的，包括恶心、流感样反应、皮疹、疲劳和由于液体潴留引起的水肿[7]。通常使用止吐药和补充类固醇来缓解部分不良反应，必要时可使用利尿剂解决液体潴留。骨髓抑制会出现，虽然血小板减少症的风

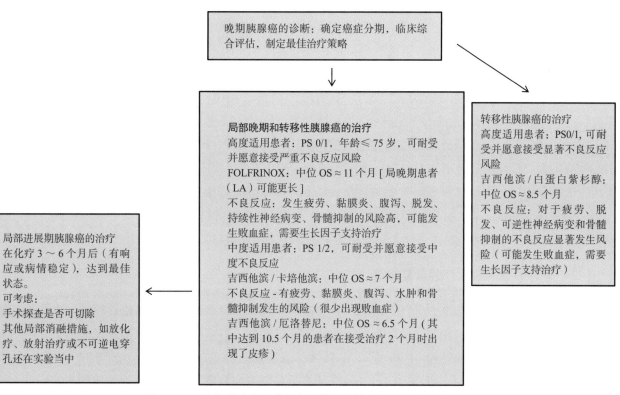

▲ 图 116-1　晚期胰腺癌化疗方案的潜在获益和常见不良反应示意图
需要强调不同治疗方案的选择标准。LA. 局部晚期；OS. 总生存期；PS. 世界卫生组织体力状况评分

险很大，但很少导致出血；发热性中性粒细胞减少症的风险较低，中性粒细胞减少症较少见。有时可以观察到贫血，需要输血或使用红细胞集落刺激因子治疗。长期治疗不仅需要最佳的支持治疗，剂量或方案调整以及几周的周期性休息对显著缓解不良反应也是需要的。肺炎是一种非常罕见和特殊的不良反应，可能需要大剂量类固醇治疗和重症监护支持[8]。溶血性尿毒症综合征（hemolytic uremic syndrome，HUS）是另一种罕见的不良反应[9]。溶血性尿毒症综合征非常罕见，需要采取临时输血支持和肾透析治疗等措施。吉西他滨姑息性治疗晚期胰腺癌的最佳持续时间尚未确定。然而由于在临床试验中随着治疗进行，缓解率变低而且临床迅速恶化，故治疗时间将持续至疾病进展（耐药）。许多医生在日常医疗实践中遵守这一策略。

氟尿嘧啶治疗的生存获益仅略低于吉西他滨[7]。但是由于使用吉西他滨的生活质量相对改善，通常优先选择吉西他滨。这可能是由于与氟尿嘧啶相比，黏膜炎、腹泻和掌跖感觉丧失性红斑的发生率更低。此外，目前使用的氟尿嘧啶治疗需要更长的住院治疗，两周一次静脉输液，需要静脉置管和2天的输液泵。因此，氟尿嘧啶方案存在血管通路闭塞、血栓形成和败血症的额外风险。虽然吉西他滨给药的住院次数频繁，但时间短暂，5-FU治疗给药的负担总体上更大，这对于长期治疗的患者来说是一个问题。卡培他滨是一种新开发的口服氟尿嘧啶，与氟尿嘧啶生物等效[10]。然而，尚未试验直接将吉西他滨或卡培他滨治疗晚期胰腺癌的获益进行比较。

在世界卫生组织体力状况评分为1和2的晚期胰腺癌患者群体中评估各种含吉西他滨的双药联合化疗方案，仅有两个研究与吉西他滨单药治疗相比产生了边缘生存获益。在Gem-Cap试验（吉西他滨/卡培他滨联合）中，联合用药可观察到更高的缓解率（19% vs 12%）。与单药吉西他滨治疗相比，尽管无进展时间明显延长，但总生存期无统计学差异（HR：0.86，中位数：7.1个月 vs 6.2个月）[11]。然而，通过对两项设计相似试验进行的汇总分析表明，边缘生存获益一致且显著[10]。联合用药组的主要不良反应是骨髓抑制率（但不是脓毒症）较高。在联合用药组中通常与氟尿嘧啶有关的腹泻、黏膜炎和掌跖感觉丧失性红斑发生率没有显著增加。厄洛替尼是一种口服表皮生长因子受体的酪氨酸激酶抑制药。在Gem-Erlotinib试验中（吉西他滨-厄洛替尼联合），与单药吉西他滨治疗相比，联合治疗缓解率与单药组近似（8%）。中位生存期增加不足2周为6.2个月，具有统计学意义（HR：0.82）[12]。但厄洛替尼治疗的额外不良反应（如疲劳、腹泻、皮疹和罕见肺炎）发生率较高，这种边缘生存获益的临床意义值得怀疑。此外，对于这种边缘获益，目前额外使用厄洛替尼治疗的费用在大多数医疗环境中都是令人望而却步的。值得引起注意的是，使用厄洛替尼治疗早期出现皮疹的患者的中位生存期较长（10.5个月），而未出现皮疹的患者为5.3个月[12]。因此，一些医生采用治疗后2个月内出现皮疹作为厄洛替尼潜在获益的临床生物标志物。需要强调的是，在Gem-Cap和Gem-Erlotinib试验中，约30%的患者患有局部晚期疾病。即使组间保持平衡，但由于预后较长，可能无意中掩盖了治疗组之间的生存差异。

（二）转移性胰腺癌化疗的最新进展

2013年，在体力状态较好（KPS/PS ≥ 70）的转移性胰腺癌患者中，与吉西他滨相比，吉西他滨联合白蛋白结合型紫杉醇（一种改良的紫杉烷）的缓解率更高脲（23% vs 7%），疾病稳定率约为50%，无进展时间更长，总生存期也更长（HR：0.72，中位数：8.5个月 vs 6.7个月）[13]。该方案显著的额外不良反应包括：疲劳、骨髓抑制率较高（包括中性粒细胞减少性败血症的风险）和可逆性周围神经病变。这些不良反应可能需要暂时停止白蛋白结合型紫杉醇治疗并进行剂量调整。单独使用吉西他滨很少发生的脱发现象也常见于联合治疗。在该试验中接受吉西他滨/白蛋白结合型紫杉醇治疗的患者中有31%接受

了二线氟嘧啶治疗 [14]。

氟尿嘧啶联合疗法在改善晚期胰腺癌生存方面的作用尚不确定，直到 2011 年，当 FOLFIRINOX 将 5-FU 与亚叶酸钙（维生素增效剂）、伊立替康（拓扑异构酶 -1 抑制药）和奥沙利铂（铂衍生物）组合，在体力状态好的（PS ≤ 1）转移性胰腺癌患者群体中进行疗效评估。与吉西他滨相比，FOLFIRINOX 的缓解率更高（32% vs 9%），疾病稳定率约为 70%，无进展时间更长，生存期更长（HR=0.57，中位数：11.1 个月 vs 6.8 个月）[15]。FOLFIRINOX 方案达到了转移性胰腺癌化疗迄今为止的最长中位总生存时间。FOLFIRINOX 也需要采用每两周静脉注射方案给药，与氟尿嘧啶 / 亚叶酸钙具有类似的静脉通路要求，但需要更长的注射时间。恶心和呕吐等不良反应通常比吉西他滨单药方案更严重，需要更有效的止吐疗法。骨髓抑制发生的可能性（特别是中性粒细胞减少性脓毒症）约为 50%，因此粒细胞集落刺激因子通常与该方案一起预防性使用。此外，奥沙利铂导致的冷刺激神经敏感性通常在周期的前几天很常见，需要通过避免冷刺激和使用热敷来缓解。更具临床意义的可能是奥沙利铂累积导致的神经病变，其比白蛋白结合型紫杉醇观察到的神经病变更不容易逆转。因此，大多数患者在治疗几个月后需要调整剂量或停用奥沙利铂。对于一般的氟尿嘧啶方案，黏膜炎、掌跖感觉丧失性红斑和腹泻是常见的，一般需要对症治疗 [15]。脱发也很常见。虽然支持治疗可以帮助减少这种不良反应，但大多数患者需要在最初几个周期内调整剂量以缓解不良反应或者显著的疲劳。实际上，许多中心开始采用改良方案（通常省略氟尿嘧啶推注）来降低产生不可耐受不良反应的风险。一些回顾性研究表明，使用改良方案可以保留疗效 [16, 17]。在 FOLFIRINOX 试验中，47% 的患者在进展后接受了吉西他滨的二线化疗，但是并没有该组结果的报告。使用 FOLFIRINOX 进展后，有研究选择了能接受吉西他滨 / 白蛋白结合型紫杉醇治疗的患者，中位总生存期（从开始 FOLFIRINOX 治疗计算）为 18 个月。然而，骨髓抑制和神经毒性的发生率显著提高 [18]。

迄今为止，尚无研究对 FOLFIRINOX 方案和吉西他滨 / 白蛋白结合型紫杉醇方案一线治疗转移性胰腺癌进行直接比较，因此仍未完全确定治疗转移性胰腺癌的最佳一线化疗方案。FOLFIRINOX 表面上看起来有优势，但在不同环境中进行的生存率的交叉试验研究证据是不够充分的。因此，对于体力状态较好的患者，医学界的共识是在考虑并发症、潜在获益、潜在不良反应、给药要求以及患者偏好后，根据具体情况与患者协商选择方案。对于虚弱的患者（PS2 和特定并发症的 PS1 患者、患者选择避免与联合化疗相关的毒性反应），吉西他滨仍然是一种合适的标准治疗。然而，必要时可以替换为氟尿嘧啶静脉输注 / 卡培他滨。

在辅助治疗中，疗效预测生物标志物在为患者选择最合适的化疗方案方面显示出前景。例如，通过免疫组织化学检测平衡核苷转运蛋白 -1 的表达（该蛋白可将吉西他滨主动转运到细胞中），可预测吉西他滨辅助治疗的获益 [19]。然而迄今为止，这种预测标志物尚未证实可用于姑息治疗。正在进行的临床试验或许可以阐明平衡核苷转运蛋白 -1 和其他生物标志物的作用。

（三）一线化疗治疗局部晚期胰腺癌以及局部治疗策略

虽然最有效的治疗晚期胰腺癌的方案目前主要在转移性患者中进行试验评估，但 FOLFIRINOX 的疗效应该可以推广至局部晚期疾病。特别是当考虑肿瘤降期为可切除时，FOLFIRINOX 较高的缓解率和疾病控制率使其成为首选方案。即使使用 FOLFIRINOX，通过放射学评估的低缓解率也使得从局部晚期疾病降期到无血管侵犯和可切除肿瘤的患者仅为少数 [20]。然而，最近的一份报告表明，在进行 FOLFIRINOX 治疗后（中位数 6 个月）残留的局部血管侵犯主要是间质成分（而非活动性恶性组织）占据优势。在 FOLFIRINOX 治疗且没有疾病进展的情况下进行剖腹探查，大约 60% 的胰腺癌患者变得可切除。手术切除患者的（术后）中位生存期为 16 个月（3 年生存率为 28%），而未进行手术切除的患者为 8.5 个月[21]。现在需要能准确评估胰腺癌化疗后能否切除的方法。与此同时，似乎需要进行更多常规探索以确定化疗后残留疾病的性质。

局部消融治疗在提高可切除性和局部晚期胰腺癌的长期生存方面的作用尚不明确，目前在很大程度上仍是实验性的。已经明确的是，即使在胰腺癌的最早期阶段，由于微转移病灶的过早发生，否定了仅通过局部治疗而不进行化疗来控制全身疾病的可能[22]。然而，对于疾病缓解或稳定以及仅具有轻度局部进展的患者，通过局部消融治疗而停化疗的疗效尚不清楚。放化疗（chemoradiation therapy，CRT）是最常被研究的治疗形式。与基于吉西他滨的放化疗方案相比，基于卡培他滨的放化疗方案的耐受性得到改善[23]。尽管如此，有研究在进行最初 4 个月的吉西他滨 ± 厄洛替尼治疗后进行随机分组至继续化疗或改用高剂量卡培他滨放化疗，结果显示放化疗没有生存获益[24]。放化疗与胃肠道不良反应和疲劳相关，这比化疗更糟，可能导致至少 6 周的生活质量下降[25]。相反，停止联合化疗改为局部治疗可以观察到成功的局部消瘤效应，而连续的化疗可能会带来长期的不良反应。最近的一项荟萃分析表明，FOLFIRINOX 一线治疗局部晚期胰腺癌，随后进行合适的局部消融治疗或手术，其中位疾病控制时间和总生存期分别为 15 个月和 24 个月，高于转移性疾病[26]。

目前，放化疗的临床试验正在进一步开展，这些试验利用最近经过验证的化疗方案以更好地控制整体疾病，同时优化放疗剂量和递送方法。此外，立体定向放射治疗和不可逆电穿孔等替代性局部消融治疗的疗效是本章范围之外的临床研究领域。预测因子也有助于在局部晚期疾病的化疗和局部消融治疗之间进行选择。已经发现 SMAD4 的缺失可作为转移的一种预测因子[27]。然而临床的数据是相互矛盾的。在基因工程小鼠中发现 SMAD4 突变在促进转移和肿瘤增殖方面的复杂作用。杂合突变的转移潜能减弱，而杂合缺失则促进转移，目前尚无法推荐其在临床实践中应用[22]。其他小鼠模型表明，Aldh1a3 的表达可能会识别出具有较高远处转移率的侵袭性亚型[28]。转移性胰腺导管腺癌的一个亚型定量依赖于致癌基因 Kras/Mek/ Erk 诱导的过度活跃 mTOR 信号通路[28]。现在，需要对手术切除的患者实行队列研究，发现预测早期复发的潜在因素。

（四）晚期胰腺癌的二线姑息化疗

晚期胰腺癌患者的中位进展时间通常为几个月，故需要密切监测以确定进展情况，并在临床恶化之前进行必要的放射学评估，从而确定进一步治疗方案。此外，在开始进一步的癌症治疗之前，重新评估患者对支持治疗的需求是至关重要的。使用一线化疗或放化疗疾病控制后休疗的患者，再次治疗可选择已证实可获益(尤其是具有良好耐受性）的一线方案。对初始治疗方案耐药的患者，可考虑进行二线化疗。

晚期胰腺癌二线化疗的最佳临床试验证据来自于接受吉西他滨一线治疗的患者。氟尿嘧啶 / 亚叶酸钙和奥沙利铂的联合治疗将一线化疗进展后的中位生存期从单独使用最佳支持治疗后的 2.3 个月增加至 4.8 个月[28]。该联合治疗的不良反应特征如前所述，在一线治疗中氟尿嘧啶类具有疲劳和恶心、呕吐的不良反应，而奥沙利铂治疗则会引起神经病变。因为其额外的生存获益是有争议的，所以考虑不良反应奥沙利铂使用的合理性在这种情况下值得商榷[29]。卡培他滨口服给药是否可以替代氟尿嘧啶 / 亚叶酸钙以方便使用药方式而不影响生存仍然是未知的。二线治疗的最新进展来自一项试验，该试验表明脂质体伊立替康联合氟尿嘧啶 / 亚叶酸钙中位生存期延长至 6.1 个月，而单独使用氟尿嘧啶 / 亚叶酸钙时为 4.2 个月，联合治疗腹泻、疲劳和中性粒细胞减少的风险略有增加[30]。因此，在吉西他滨进展后使用含氟尿嘧啶的方案可能是有益的。然而针对每个患者具体方案的临床决策，需要考虑到他们的健康状况，同时也需要考虑到他们当前的经济情况能否为轻微获益支付昂贵的新型治疗费用（例如脂质体伊立替康）。

到目前为止，还没有临床试验来指导 FOLFIRINOX 或吉西他滨 / 白蛋白结合型紫杉醇治疗进展后的最佳二线化疗。然而，之前讨论过的二线治疗，如 FOLFIRINOX 后采用基于吉西他滨的方案以及吉西他滨 / 白蛋白结合型紫杉醇后基于氟尿嘧啶的方案，目前的临床证据仍然有限。

（五）联合化疗提高晚期胰腺癌生存获益的策略

对于转移性胰腺癌患者，即使接受最有效和最合适的化疗方案，其中位生存期仍不足 1 年。很明显，化疗的获益仍然不是最理想的。FOLFIRINOX 或吉西他滨 / 白蛋白结合型紫杉醇联合方案中添加额外的化疗药物也很难进一步延长生存时间，因为这可能会增加不良反应。改良核苷类似物即能克服肿瘤耐药性又不增加毒性，该类药物的临床试验引起大家兴趣。此外，有效的化疗方案联合调节肿瘤微环境的药物正成为一种有吸引力的可选策略，其可在不显著增加毒性的情况下改善疗效。随着对胰腺癌分子和遗传了解的逐渐深入，针对引起肿瘤进展特定突变分子的靶向治疗，以及根据疗效预测因子选择药物治疗也引起人们关注 [31-33]。然而，这种功能意义的异常多样性已经成为肿瘤学家正在努力克服的重大障碍。

总之，尽管众所周知晚期胰腺癌的预后不良，但目前正处于多种治疗选择的时代，这些治疗选择适当地延长了生存时间并具有可耐受的不良反应。选择目前已经证实的最佳化疗药物至关重要，而对于这种预期在未来几十年会增加负担的疾病，可能会进一步加强对其研究工作的管理。

☞ 参考文献

[1] Sirri E, Castro FA, Kieschke J et al. Recent trends in survival of patients with pancreatic cancer in Germany and the United States. Pancreas 2016;45(6):908–914.

[2] Alauddin M, De Palatis L. Current and future trends in early detection of pancreatic cancer: molecular targets and PET probes. Curr Med Chem 2016;22(29):3370–3389.

[3] Quante AS, Ming C, Rottmann M et al. Projections of cancer incidence and cancer-related deaths in Germany by 2020 and 2030. Cancer Med 2016;5(9):2649–2656.

[4] Cloyd JM, Poultsides GA. Non-functional neuroendocrine tumors of the pancreas: advances in diagnosis and management. World J Gastroenterol 2015;21(32):9512–9525.

[5] Martin J, Weinerman BH. The natural history of pancreatic cancer in Manitoba: a population based study. Canadian J of Gastroenterology 1992;6(4):201–204.

[6] Bilimoria KY, Bentrem DJ, Ko CY et al. Validation of the 6th edition AJCC Pancreatic Cancer Staging System: report from the National Cancer Database. Cancer 2007;110(4):738–744.

[7] Burris HA 3rd, Moore MJ, Andersen J et al. Improvements in survival and clinical benefit with gemcitabine as first-line therapy for patients with advanced pancreas cancer: a randomized trial. J Clin Oncol 1997;15(6):2403–2413.

[8] Sahin IH, Geyer AI, Kelly DW, O'Reilly EM. Gemcitabine-related pneumonitis in pancreas adenocarcinoma—an infrequent event: elucidation of risk factors and management implications. Clin Colorectal Cancer 2016;15(1):24–31.

[9] Moya-Horno I, Querol Niñerola R, Bonfill Abella T et al. Haemolytic uraemic syndrome associated with gemcitabine. Clin Transl Oncol 2010;12(5):381–383.

[10] Hoff PM, Ansari R, Batist G et al. Comparison of oral capecitabine versus intravenous fluorouracil plus leucovorin as first-line treatment in 605 patients with metastatic colorectal cancer: results of a randomized phase Ⅲ study. J Clin Oncol 2001;19(8):2282–2292.

[11] Cunningham D, Chau I, Stocken DD et al. Phase Ⅲ randomized comparison of gemcitabine versus gemcitabine plus capecitabine

in patients with advanced pancreatic cancer. J Clin Oncol 2009;27(33):5513–5518.

[12] Moore MJ, Goldstein D, Hamm J et al. Erlotinib plus gemcitabine compared with gemcitabine alone in patients with advanced pancreatic cancer: a phase III trial of the National Cancer Institute of Canada Clinical Trials Group. J Clin Oncol 2007;25(15):1960–1966.

[13] Von Hoff DD, Ervin T, Arena FP et al. Increased survival in pancreatic cancer with nab-paclitaxel plus gemcitabine. N Engl J Med 2013;369(18):1691–1703.

[14] Chiorean EG, Von Hoff DD, Tabernero J et al. Secondline therapy after nab-paclitaxel plus gemcitabine or after gemcitabine for patients with metastatic pancreatic cancer. Br J Cancer 2016;115(2):188–194.

[15] Conroy T, Desseigne F, Ychou M et al.; Groupe Tumeurs Digestives of Unicancer; PRODIGE Intergroup. FOLFIRINOX versus gemcitabine for metastatic pancreatic cancer. N Engl J Med 2011;364(19):1817–1825.

[16] Mahaseth H, Brutcher E, Kauh J et al. Modified FOLFIRINOX regimen with improved safety and maintained efficacy in pancreatic adenocarcinoma. Pancreas 2013;42(8):1311–1315.

[17] Ghorani E, Wong HH, Hewitt C, et al. Safety and efficacy of modified FOLFIRINOX for advanced pancreatic adenocarcinoma: a UK single-centre experience. Oncology 2015;89(5):281–287.

[18] Portal A, Pernot S, Tougeron D et al. Nab-paclitaxel plus gemcitabine for metastatic pancreatic adenocarcinoma after Folfirinox failure: an AGEO prospective multicentre cohort. Br J Cancer 2015;113(7):989–995.

[19] Greenhalf W, Ghaneh P, Neoptolemos JP et al. European Study Group for Pancreatic Cancer. Pancreatic cancer hENT1 expression and survival from gemcitabine in patients from the ESPAC-3 trial. J Natl Cancer Inst 2014;106(1):djt347.

[20] Rombouts SJ, Walma MS, Vogel JA et al. Systematic review of resection rates and clinical outcomes after FOLFIRINOX-based treatment in patients with locally advanced pancreatic cancer. Ann Surg Oncol 2016;23(13):4352–4360.

[21] Hackert T, Sachsenmaier M, Hinz U et al. Locally advanced pancreatic cancer: neoadjuvant therapy with Folfirinox results in resectability in 60% of the patients. Ann Surg 2016;264(3):457–463.

[22] Whittle MC, Izeradjene K, Rani PG et al. RUNX3 controls a metastatic switch in pancreatic ductal adenocarcinoma. Cell 2015;161(6):1345–1360.

[23] Mukherjee S, Hurt CN, Bridgewater J et al. Gemcitabine-based or capecitabine-based chemoradiotherapy for locally advanced pancreatic cancer (SCALOP): a multicentre, randomised, phase 2 trial. Lancet Oncol 2013;14(4):317–326.

[24] Hammel P, Huguet F, van Laethem JL et al. Effect of chemoradiotherapy vs chemotherapy on survival in patients with locally advanced pancreatic cancer controlled after 4 months of gemcitabine with or without erlotinib: the LAP07 randomized clinical trial. JAMA 2016;315(17):1844–1853.

[25] Hurt CN, Mukherjee S, Bridgewater J et al. Healthrelated quality of life in SCALOP, a randomized phase 2 trial comparing chemoradiation therapy regimens in locally advanced pancreatic cancer. Int J Radiat Oncol Biol Phys 2015;93(4):810–818.

[26] Suker M, Beumer BR, Sadot E et al. FOLFIRINOX for locally advanced pancreatic cancer: a systematic review and patient-level meta-analysis. Lancet Oncol 2016;17(6):801–810.

[27] Iacobuzio-Donahue CA, Fu B, Yachida S et al. DPC4 gene status of the primary carcinoma correlates with patterns of failure in patients with pancreatic cancer. J Clin Oncol 2009;27(11):1806–1813.

[28] Kong B, Wu W, Cheng T et al. A subset of metastatic pancreatic ductal adenocarcinomas depends quantitatively on oncogenic Kras/Mek/Erk-induced hyperactive mTOR signalling. Gut 2016;65(4):647–657.

[29] Pelzer U, Schwaner I, Stieler J et al. Best supportive care (BSC) versus oxaliplatin, folinic acid and 5-fluorouracil (OFF) plus BSC in patients for second-line advanced pancreatic cancer: a phase III-study from the German CONKO-study group. Eur J Cancer 2011;47(11):1676–1681.

[30] Gill S, Ko YJ, Cripps C et al. PANCREOX: a randomized phase III study of 5-fluorouracil/leucovorin with or without oxaliplatin for second-line advanced pancreatic cancer in patients who have received gemcitabine-based chemotherapy. J Clin Oncol 2016;34(32):3914–3920.

[31] Wang-Gillam A, Li CP, Bodoky G et al. Nanoliposomal irinotecan with fluorouracil and folinic acid in metastatic pancreatic cancer after previous gemcitabine-based therapy (NAPOLI-1): a global, randomised, open-label, phase 3 trial. Lancet 2016;387(10018): 545–557.

[32] Waddell N, Pajic M, Patch AM et al. Whole genomes redefine the mutational landscape of pancreatic cancer. Nature 2015; 518(7540):495–501.

[33] Bailey P, Chang DK, Nones K et al. Genomic analyses identify molecular subtypes of pancreatic cancer. Nature 2016;531(7592): 47–52.

Management of Pain in Pancreatic Cancer
胰腺癌疼痛管理

117

Michael Erdek, Indy Wilkinson, Zackary E. Boomsaad 著

胡 媛 译

朱阿芳 李 旭 黄宇光 校

一、胰腺癌疼痛的解剖学和生理学特点

胰腺是唯一同时具有内分泌和外分泌功能的器官，由于其从中线横向延伸，可以分为四个主要部分：胰头（包括钩突）、胰颈、胰体、胰尾。胰腺癌疼痛虽然因肿瘤的位置[1, 2]、浸润[3]和分期而异[4]，但疼痛常见于腹部，尤其是上腹部、上腹象限，较少发生于下腹象限，且疼痛常呈弥散性[5]。发生在 $T_{10\sim12}$ 区域的后背痛常被误诊，因其好发于胰腺癌高危年龄组人群[6]，而该疼痛不仅常见于胰腺癌，在很多其他疾病中也普遍出现[7]。

胰腺癌相关的组织损伤、炎症反应、导管梗阻、腺体浸润等产生的内脏痛觉信号沿着交感传入纤维传递到腹腔神经丛（$T_{12}\sim L_2$），与投射到 $T_{5\sim12}$ 背根神经节的内脏神经形成突触[8]。转移至上腹部其他实质性脏器的肿瘤也通过该途径引起疼痛。当肿瘤侵犯周围其他非器官组织如腹膜、腹膜后腔和骨骼时，可以引起局部躯体痛[9]。当癌细胞侵犯腰骶神经丛引起神经浸润（perineural invasion，PNI），胰腺内神经纤维被破坏或硬膜外脊髓受压时，可能会引起神经病理性疼痛[10, 11]。

多种生理因素共同作用导致了胰腺癌疼痛的产生和持续。组织学上，胰腺癌以炎症细胞广泛浸润为特点[12, 13]。这种炎症状态，特别是巨噬细胞大量增加，与神经生长因子表达上调有关，而后者的过表达与神经浸润程度和疼痛强度密切相关[14, 15]。

此外，在胰腺癌早期，神经生长因子可诱导表达降钙素基因相关肽的感觉纤维芽生，且芽生密度随疾病进展增加[16]。在疾病后期，中央胰腺受新生感觉纤维的密集支配而逐渐坏死[17]。这一情况导致支配这些坏死组织的感觉和交感神经纤维的末端被破坏，进而引起明显的神经病理性疼痛状态[2]。

二、疼痛的药物治疗

慢性癌性疼痛管理的主要原则是镇痛最大化，同时最大限度地降低不必要的风险和患者承担的副作

用。为了实现这种平衡，建议采用循序渐进的方法，在采用有创干预之前，从逐级递增的药物治疗开始。一旦达到满意的镇痛效果即可停止升级。70%～80%的癌症患者单用药物治疗可以达到满意的镇痛效果，镇痛药物主要是NSAIDs和阿片类药物，被认为是治疗慢性癌性疼痛的一线用药[18-20]。

1987年，世界卫生组织发布了关于癌性疼痛的药物治疗指南[21]。这些指南于1997年更新[22]，并被多项前瞻性研究[23-26]验证，已成为近40年来，癌性疼痛药物治疗的基石。指南概述的治疗策略基于以下五项原则。

(1)"口服"：应尽可能选择口服（创伤最小）镇痛药物。

(2)"按时给药"：应定期给予镇痛药物，针对患者的疼痛进行滴定以使疼痛在给定的剂量下得到缓解且不会在下一次给药前复发。对于爆发痛可给予补救剂量。

(3)"按阶梯给药"：镇痛药物应根据标准量表评估的疼痛强度给予。

(4)"个体化给药"：虽然对某些镇痛药物有毒性限制剂量，但阿片类药物并没有标准剂量，需要个体化选择药物剂量。

(5)"注重细节"：每位患者的药物治疗方案应在24h内精心策划，并以书面形式将全部方案写给患者或家属。

原则三，"按阶梯给药"，提出用于治疗癌性疼痛的一线药物为非阿片类药物（图117-1）[22]。虽然没有具体说明，但"非阿片类药物"可理解为对乙酰氨基酚，阿司匹林或NSAID。这些药物具有广泛可用、患者熟悉、对多种病因有效且易于给药的优点。其缺点包括不良反应，如对乙酰氨基酚的肝毒性和NSAID导致的胃肠道出血及肾毒性，后两者通过使用选择性COX-2抑制药可以有效避免。

如果使用这些药物不能充分镇痛，应加用治疗轻至中度疼痛的阿片类药物。但该做法一直备受争议，因为在NSAID的基础上加用"弱"阿片类药物（具有"天花板"效应）是否会降低其中任一药物的必要剂量存在分歧。当达到阿片类药物的天花板效应或非阿片类药物的最大安全剂量时，该方法似乎有效。

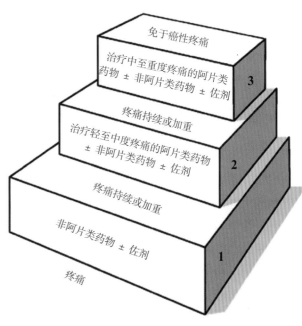

▲ 图117-1 世界卫生组织三阶梯镇痛
（引自 World Health Organization,1997[22]）

如果加用弱阿片类药物未达到满意的镇痛，第三阶梯建议加用强阿片类药物（吗啡、氢吗啡酮、羟考酮）。世界卫生组织指南规定，每组中只能选择一种药物使用。

尽管被广泛使用，但世界卫生组织的阶梯镇痛一直是争论的焦点[27]。目前已提出多种阶梯镇痛的改编版本，包括去除第二阶梯的治疗[28, 29]，纳入急性和慢性非癌性疼痛的镇痛量表[30, 31]，以及纳入第四阶梯的介入治疗[32]（图117-2）[33]等。虽不完美，但再结合良好的临床判断，该癌性疼痛的药物治疗指南可作为胰腺癌疼痛初始治疗的基础。

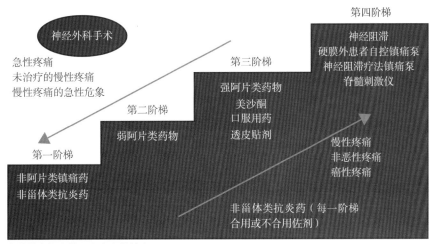

▲ 图 117-2　阶梯镇痛新版

引自 Vargas-Schaffer, 2010[33], 图 2。版权归 College of Family Physicians of Canada 所有

三、内脏神经或腹腔神经丛的化学消融

根据世界卫生组织指南，全身镇痛疗法被广泛视作癌性疼痛的标准疗法。遗憾的是，并非所有癌性疼痛患者都能通过该方法取得满意的镇痛效果，这也使得世界卫生组织癌性疼痛指南的临床应用受到质疑[34]。而对于无法进行手术切除的胰腺癌患者，由于常遭受顽固性疼痛或阿片类药物带来的难以忍受的副作用，这些都限制了指南的应用[22]。对于这部分患者，可以采用多种微创技术，这些技术自 20 世纪初应运而生，其中大部分都涉及内脏神经或腹腔神经丛的消融，因这些神经在胰腺来源的内脏疼痛传递中起关键作用。

针对内脏神经或腹腔神经丛各种技术方法的讨论超出了本章范畴。总而言之，这些技术可分为内镜技术和经皮技术，后者包括前路和后路。所有这些方法的共同特点是，在图像引导下，将一根或多根穿刺针放置在靠近靶神经的地方，然后使用神经溶解液如苯酚或浓缩酒精。前者通过蛋白质变性破坏神经，而后者可导致沃勒变性；在任何一种情况下，神经都会再生，但该过程常需要几个月[35]。在此期间，患者会感到疼痛明显缓解，且由全身阿片类药物应用带来的不良反应也显著减轻。

无论采用何种技术方法，神经化学消融在胰腺恶性肿瘤的治疗中十分有效。据一篇 Cochrane 最新文献系统综述报道，针对腹腔神经丛的神经溶解数据显示，疼痛评分在统计学意义上有显著降低，且至少持续至术后 8 周，而直至死亡时的阿片类药物总用量也显著减少。作为全身阿片类药物应用减少的必然结果，接受腹腔神经丛神经溶解组的患者倾向于更少经历阿片类药物相关的不良反应如便秘。值得注意的是，神经溶解的总体成功率是可变的，目前报道的成功率通常为 70% ～ 90%[36, 37]。

虽然荟萃分析显示，无论采用何种技术方法，腹腔神经丛松解术都是明显有效的，但哪种方法最有效且风险最低仍存在争议，特别是随着更新的针对腹腔神经丛内镜方法的出现（EUS-CPN）[34, 38-41]。EUS-CPN 在理论上比后路经皮技术更安全，因为它使得神经松解剂在腹腔神经节附近更有针对性地沉积，且能通过多普勒实时显示靶区域中的动脉结构，从而减少脊髓前动脉综合征的发生。然而，这些理论上的优点在目前的医学文献中未明确报道，在良性腹痛方面比较内镜和经皮方法的数据非常有限，而更是没有比较这两种方法用于胰腺癌疼痛的文献。关于内镜与经皮方法治疗胰腺癌重度疼痛的相对疗效和安全性尚需随机对照试验来确定[40, 42]。

胰腺癌疼痛时进行腹腔神经丛（或内脏神经）化学消融的适应证相对简单。鉴于手术切除的姑息疗效和内脏神经或腹腔神经丛化学消融相关的风险，这些方法被保留用于部分无法进行手术切除的胰腺癌患者：更具体一点，即肿瘤相关疼痛的患者对全身镇痛药物无反应或无法忍受阿片类药物相关的不良反应[43-45]。

无法纠正的凝血功能障碍，缺乏足够的复苏设备，穿刺针入路存在局部感染和败血症是绝对禁忌证。心脏储备明显受损或无法进行俯卧位是相对禁忌证，因其可能分别增加脊髓缺血或化学损伤的风险。另一个关键考虑因素是胰腺恶性肿瘤的解剖畸形。在某些情况下，畸形非常明显以至某些方法完全不可行。在其他情况下，严重的肿瘤侵袭或腹腔神经丛移位可能会增加技术失败的风险[46, 47]。出于这个原因，建议在手术前进行横断面成像研究。

内脏神经或腹腔神经丛损毁存在多种并发症，但严重并发症罕见。一过性的背痛、腹痛、低血压和腹泻是相对常见，但其通常具有自限性，且经支持治疗后可明显好转。发生于肾脏或输尿管的损伤可能引起血尿。鉴于各种操作都靠近膈脚，气胸也是一种常见并发症。文献中偶有关于腹腔神经丛毁损后出现罕见并发症的病例报告，包括出血性胃炎/十二指肠炎、胃轻瘫和主动脉夹层。但因这些并发症非常罕见，其真实发病率尚不清楚[48-50]。腹腔神经丛毁损最严重的并发症是永久性神经损伤。经后路发生永久性截瘫的概率为0.15%。大小便失禁也可发生。虽然我们可以预料到酒精进入椎管后偶尔的后移会导致永久性神经损伤，但随着影像引导的应用，这些神经损伤的发生都可以避免。一些人认为神经损伤源于酒精引起的脊髓动脉痉挛，从而导致脊髓梗死，而关于酒精和局麻药对血管舒缩张力直接影响的基础研究也部分支持了该理论。事实上，如果腹腔神经丛毁损引起的神经损伤源于血管痉挛，那么这种风险几乎无法预防[50-55]。

四、治疗胰腺癌的手术方式

手术治疗难治性胰腺癌疼痛的方式包括胸腔镜下内脏神经切除术及鞘内给药系统。

（一）胸腔镜下内脏神经切除术

该手术包括胸腔镜下交感神经链切断。Kang报道了21例因无法进行手术切除的上腹部恶性肿瘤及阿片类镇痛药难以控制而接受胸腔镜下双侧内脏神经切除术的患者[56]。他们的远期生活质量评估基线值大于60，且71%存在胰腺癌。虽然术后要留置3天双侧胸管，但NRS疼痛评分从术前8.5降至1.7。

Johnson报道了65例无法进行手术切除的上腹部恶性肿瘤且需阿片类镇痛的患者（58例患有胰腺癌），他们被随机分配至腹腔神经丛阻滞或胸腔镜下内脏神经切除术组[57]。两组患者在2个月时的疼痛评分或阿片类药物消耗量之间无显著差异。该研究的局限性包括未能确定患者存在癌症，仅使用全身血压下降来确定腹腔神经丛阻滞成功，以及由于招募缓慢，样本量从计算所需的324例变为仅65例。

（二）鞘内给药系统

鞘内给药系统（intrathecal drug delivery systems, IDDS），即鞘内泵（intrathecal pumps）是治疗中至重度慢性难治性疼痛患者的一种选择，对于其他方式治疗失败的患者，鞘内给药系统的使用改善了患者的生活质量，减轻了疼痛，并提高了患者满意度。在一项随机研究中，与标准镇痛治疗相比，鞘内给药系统已被证明可显著减轻癌症患者疼痛程度及药物毒性，且趋向于提高 6 个月生存率[58]。

多重镇痛共识会议（Polyanalgesic Consensus Conference，PACC）在 2012 年发布了鞘内（intrathecal，IT）镇痛药物使用指南[59]。针对伤害性刺激引起的疼痛和神经病理性疼痛（癌性疼痛可能涉及两种情况）的剂量算法，初始推荐剂量，单次推注的范围，每日最大剂量和浓度范围均已发布。可用于鞘内输注的镇痛药包括阿片类药物、局麻药，可乐定和齐考诺肽。临终患者的鞘内治疗最好权衡手术和感染风险，且须比较预期寿命有限患者的家庭护理及机构护理的客观事项。浓度和每日剂量的限制有助于防止导管尖端处鞘内肉芽肿的形成。鞘内治疗的潜在并发症包括呼吸抑制和外周性水肿。

尽管有些人认为单次推注不能很好代表鞘内治疗的长期效果，但鞘内镇痛药物的输注目前主要包括单次推注和持续输注[60]。疼痛评分降低 ≥ 50% 是鞘内治疗成功的常用标准。但在鞘内治疗实施前，是否继续、减少或消除现有全身阿片类药物的应用尚存在争议。通常，鞘内治疗持续 3 ～ 7 天，导管放置在与患者疼痛部位相对应的脊柱水平。用于鞘内治疗的药物可能仅包括阿片类药物，也可以加入布比卡因和（或）可乐定等辅助药物。有些人甚至主张停止针对癌症患者的其他镇痛试验，因癌症患者鞘内治疗成功率很高。

相关并发症可能发生于鞘内泵植入或管理过程、药物反应或不良反应、设备故障，及泵程序设定或重新填充时的人为错误[61]。鞘内给药系统使用是基于对安全性、有效性、经济中立和患者适用性的分析。高浓度或每日大剂量使用阿片类药物易增加鞘内肉芽肿的风险，而佐剂的添加可通过阿片类药物的集约效应降低此类风险。其他风险包括感染、呼吸抑制、外周水肿、泵衰竭和导管阻塞或移位。

☞ 参考文献

[1] Eyigor C, Karaca B, Kuzeyli-Yildirim Y et al. Does the tumor localization in advanced pancreatic cancer have an influence on the management of symptoms and pain? J BUON 2010;15:543–546.

[2] Lindsay TH, Halvorson KG, Peters CM et al. Quantitative analysis of the sensory and sympathetic innervation of the mouse pancreas. Neuroscience 2006;137:1417–1426.

[3] Erdek MA, King LM, Ellsworth SG. Pain management and palliative care in pancreatic cancer. Curr Probl Cancer 2013;36: 266–272.

[4] Ripamonti C, Fulfaro F. Malignant bone pain: pathophysiology and treatments. Curr Rev Pain 2000;4:187–196.

[5] Chari ST, Kelly K, Hollingsworth MS et al. Early detection of sporadic pancreatic cancer: summative review. Pancreas 2015;44: 693–712.

[6] Siriwardena AK, Siriwardena AM. Pancreatic cancer. BMJ 2014;349:g6385.

[7] Bond-Smith G, Banga N, Hammond TM et al. Pancreatic adenocarcinoma. BMJ 2012;344:e2476.

[8] Penman ID. Coeliac plexus neurolysis. Best Pract Res Clin Gastroentero 2009;23:761–766.

[9] Twycross R, Harcourt J, Bergl S. A survey of pain in patients with advanced cancer. J Pain Symptom Manage 1996;12: 273–282.

[10] Yi SQ, Miwa K, Ohta T et al. Innervation of the pancreas from the perspective of perineural invasion of pancreatic cancer. Pancreas 2003;27:225–229.

[11] Bapat AA, Hostetter G, Von Hoff DD et al. Perineural invasion and associated pain in pancreatic cancer. Nat Rev Cancer 2011;11:695–707.

[12] Qian BZ, Pollard JW. Macrophage diversity enhances tumor progression and metastasis. Cell 2010;141:39–51.

[13] Pollard JW. Tumour-educated macrophages promote tumor progression and metastasis. Nat Rev Cancer 2004;4:71–78.

[14] Ma J, Jiang Y, Jiang Y et al. Expression of nerve growth factor and tyrosine kinase receptor A and correlation with perineural invasion in pancreatic cancer. J Gastroenterol Hepatol 2008;23:1852–1859.

[15] Schneider MB, Standop J, Ulrich A et al. Expression of nerve growth factor in pancreatic neural tissue and pancreatic cancer. J Histochem Cytochem 2001;49:1205–1210.

[16] Lindsay TH, Jones BM, Sevcik MA et al. Pancreatic cancer pain and its correlation with changes in tumor vasculature, macrophage infiltration, neuronal innervation, body weight, and disease progression. Pain 2005;119:233–246.

[17] Hiraoka N, Ino Y, Sekine S et al. Tumour necrosis is a postoperative prognostic marker for pancreatic cancer patients with a high interobserver reproducibility in histological evaluation. Br J Cancer 2010;103:1057–1065.

[18] Felleiter P, Gustorff B, Lierz P, Hornykewycz S, Kress HG. Use of the World Health Organization guidelines on cancer pain relief before referral to a specialized pain service. Schmerz 2005;19:265–271.

[19] Lema MJ. Invasive procedures for cancer pain. Pain Clin Update 1998;6(1):1–8.

[20] Kanpolat Y. Percutaneous destructive pain procedures on the upper spinal cord and brain stem in cancer pain: CT-guided techniques, indications and results. Adv Tech Stand Neurosurg 2007;32:147–173.

[21] World Health Organization. Traitement de la douleur cancéreuse. Geneva: World Health Organization, 1987.

[22] World Health Organization. Traitement de la douleur cancéreuse. Geneva: World Health Organization, 1997.

[23] Ventafridda V, Tamburini M, Caraceni A, De Conno F, Naldi F. A validation study of the WHO method for cancer pain relief. Cancer 1987;59:850–856.

[24] Walker VA, Hoskin PJ, Hanks GW, White ID. Evaluation of WHO analgesic guidelines for cancer pain in a hospital-based palliative care unit. J Pain Symptom Manage 1988;3:145–149.

[25] Grond S, Zech D, Lynch J et al. Validation of World Health Organization guidelines for cancer pain relief in head and neck cancer: a prospective study. Ann Otol Rhinol Laryngol 1993;102:342–348.

[26] Zech DF, Grond S, Lynch J, Hertel D, Lehmann KA. Validation of World Health Organization Guidelines for cancer pain relief: a 10-year prospective study. Pain 1995;63:65–76.

[27] Jadad AR, Browman GP. The WHO analgesic ladder for cancer pain management. Stepping up the quality of its evaluation. JAMA 1995;274(23):1870–1873.

[28] Vadalouca A, Moka E, Argyra E, Sikioti P, Siafaka I. Opioid rotation in patients with cancer: a review of the literature. J Opioid Manag 2008;4(4):213–250.

[29] Eisenberg E, Marinangeli F, Birkhahm J, Paladín A, Varrassi G. Time to modify the WHO analgesic leader? Pain Clin Update 2005;13(5):1–4.

[30] Araujo AM, Gomez M, Pascual J, Castañeda M, Pezonaga L, Borque JL. [Treatment of pain in oncology patients.] An Sist Sanit Navar 2004;27(suppl 3):63–75.

[31] Gómez-Cortéz MD, Rodríguez-Huertas F. Reevaluación del segundo escalón de la escalera analgésica de la OMS. Rev Soc Esp Dolor 2000;7(6):343–344.

[32] Miguel R. Interventional treatment of cancer pain: the fourth step in the world Health Organization analgesic ladder? Cancer Control 2000;7(2):149–156.

[33] Vargas-Schaffer G. Is the WHO analgesic ladder still valid? Twenty-four years of experience. Can Fam Physician 2010; 56(6):514–517.

[34] Burton AW, Hamid B. Current challenges in cancer pain management: does the WHO ladder approach still have relevance? Expert Rev Anticancer Ther 2007;7:1501–1502.

[35] Williams J. Nerve blocks-chemical and physical neurolytic agents. In: Rice A, Warfield C, Justins D, Eccleston C (eds). Clinical Pain Management: Chronic Pain. London: Arnold, 2003.

[36] Arcidiacono PG et al. Celiac plexus block for pancreatic cancer pain in adults. Cochrane Database Syst Rev 2011;3: CD007519. DOI:10.1002/14651858. CD007519. pub2.

[37] Eisenberg E et al. Neurolytic celiac plexus block for treatment of cancer pain: a meta-analysis. Anesth Analg 1995;80(2): 290–295.

[38] Fabbri C et al. Endoscopic ultrasound-guided treatments: are we getting evidence-based—a systematic review. World J Gastroent 2014;20(26):8424–8448.

[39] Hester Joan et al. Interventional Pain Control in Cancer Pain Management. Oxford University Press, 2012:181–183.

[40] Kaufman M et al. Efficacy of endoscopic ultrasoundguided celiac plexus block and celiac plexus neurolysis for managing abdominal pain associated with chronic pancreatitis and pancreatic cancer. J Clin Gastroenterol 2010;44:127–134.

[41] Puli SR et al. EUS-guided celiac plexus neurolysis for pain due to chronic pancreatitis or pancreatic cancer pain: a meta-analysis and systematic review. Dig Dis Sci 2009;54:2330–2337.

[42] Gress F et al. A prospective randomized comparison of endoscopic ultrasound- and computed tomographyguided celiac plexus block for managing chronic pancreatitis pain. Am J Gastroenterology 1999;94(4):900–905.

[43] Bailey IS et al. Surgery offer the best palliation for carcinoma of the pancreas. Ann Royal Coll Surg Engl 1991;73:243–247.

[44] Jones J, Gough D. Coeliac plexus block with alcohol for relief of upper abdominal pain due to cancer. Ann Royal Coll Surg Engl 1977;59:46–49.

[45] Polati E et al. Prospective randomized double-blind trial of neurolytic coeliac plexus block in patients with pancreatic cancer. Br J Surg 1998;85:199–201.

[46] De Cicco M et al. Celiac plexus block: injectate spread and pain relief in patients with regional anatomic distortions. Anesthesiology 2001;94:561–565.

[47] Akhan O et al. Long-term results of celiac ganglia block: correlation of grade of tumoral invasion and pain relief. Am J Roentgenol 2004;182:891–896.

[48] Iftikhar S, Loftus EV. Gastroparesis after celiac plexus block. Am J Gastroenterol 1998;93(11):2223–2225.

[49] Kaplan R et al. Aortic dissection as a complication of celiac plexus block. Anesthesiology 1995;83:632–635.

[50] Pello S et al. Hemorrhagic gastritis and duodenitis following celiac plexus neurolysis. Pain Physician 2009;12:1001–1003.

[51] Brown DL, Rorie DK. Altered reactivity of isolated segmental lumbar arteries of dogs following exposure to ethanol and phenol. Pain 1994;56:139–143.

[52] Davies DD. Incidence of major complications of neurolytic celiac plexus block. J R Soc Med 1993;86(5):264–266.

[53] Jabbal SS, Hunton J. Reversible paraplegia following coeliac plexus block. Anaesthesia 1992;47:857–858.

[54] Van Dongen RTM, Crul BJP. Paraplegia following coeliac plexus block. Anaesthesia 1991;46:862–863.

[55] Wong GY, Brown DL. Transient paraplegia following alcohol celiac plexus block. Regional Anesthesia 1995;20(4):352–355.

[56] Kang CM, Lee HY, Yang HJ et al. Bilateral thoracosopic splanchnicectomy with sympathectomy for managing abdominal pain in cancer patients. Am J Surg 2007;194:23–29.

[57] Johnson CD, Berry DP, Harris S et al. An open randomized comparison of clinical effectiveness of protocol-driven opioid analgesia, celiac plexus block or thoracoscopic splanchnicectomy for pain management in patients with pancreatic and other abdominal malignancies. Pancreatology 2009;9:755–763.

[58] Smith TJ, Staats PS, Deer T et al. Randomized clinical trial of an implantable drug delivery system compared with comprehensive medical management for refractory cancer pain: impact on pain, drug-related toxicity, and survival. J Clin Oncol 2002;20:4040–4049.

[59] Deer TR, Prager J, Levy R et al. Polyanalgesic Consensus Conference 2012: Recommendations for the management of pain by intrathecal (intraspinal) drug delivery: report of an interdisciplinary expert panel. Neuromodulation 2012;15:436–466.

[60] Deer TR, Prager J, Levy R et al. Polyanalgesic Consensus Conference 2012: recommendations on trialing for intrathecal (intraspinal) drug delivery: report of an interdisciplinary expert panel. Neuromodulation 2012;15:420–435.

[61] Deer TR, Levy R, Prager J et al. Polyanalgesic Consensus Conference 2012: recommendations to reduce morbidity and mortality in intrathecal dug delivery in the treatment of chronic pain. Neuromodulation 2012;15:467–482.

118 Role of Radio and Proton Beam Therapy for Pancreatic Cancer
放疗及质子治疗在胰腺癌治疗中的作用

Amol K. Narang，Lauren M. Rosati, Michael D. Chuong, Joseph M. Herman　著

胡　克　马佳彬　译

张福泉　校

一、概述

放射治疗在胰腺癌（pancreatic cancer，PCA）治疗中的角色目前仍有争议，以往一些重要的临床试验中并未得到一致性结论。然而，随着放疗技术的迅速发展，这些试验数据是否适用于解读现代放射治疗尚无定论。尽管如此，研究放射治疗在各期胰腺癌中的作用仍是十分重要的。同样重要的还有了解适形放疗技术和带电粒子治疗如何可以扩展胰腺癌患者的治疗窗。这一章节的知识有助于我们了解现代放疗技术对于胰腺癌患者的治疗价值以及制订个体化治疗方案的意义。我们将回顾辅助放疗及新辅助放疗在胰腺癌治疗中的作用，也会探讨包括质子治疗（proton beam therapy，PBT）和立体定向放疗在内的新近的放疗技术。

二、胰腺癌的辅助放疗

胰腺癌患者术后的辅助治疗策略目前仍备受争论。为更好理解现代放疗技术对胰腺癌术后患者可能带来的获益，这里需要先回顾一下既往关于胰腺癌患者术后辅助放化疗的临床研究。一些早期的研究显示胰腺癌切除术后局部复发率很高（＞50%）[1]。基于这些研究，胃肠道肿瘤研究组（GITSG）设计了一项随机试验，比较了 Whipple 术后接受以氟尿嘧啶为基础的辅助放化疗患者和术后进行随访观察的胰腺癌患者的预后差别。结果显示接受术后辅助放化疗组，其 2 年总生存率显著提高（分别为 42% 和 15%，$P = 0.03$），这项研究结果也促使了胰腺癌辅助放化疗在美国的广泛应用[2]。然而，在随后欧洲癌症研究治疗组织（EORTC）及欧洲胰腺癌研究组（ESPAC）开展的临床试验中，术后辅助放化疗并未显示同样的生存获益。ESPAC 的临床试验显示术后单独化疗组可改善生存率，而放化疗组生存率降低[3, 4]。当然这

些研究也存在一些缺陷，比如，入组者依从性较差。更重要的是，以上三项临床研究所采用的放疗模式，在放射剂量、分割模式以及适形技术等方面都已不满足现代放射治疗的标准。因而，这也可能是导致后两项临床试验未能显示放化疗组获益的原因[3, 4]。此后，欧洲的临床试验主要着重于制订胰腺癌最佳的辅助化疗方案。Charité Onkologie（CONKO）-001 试验和随后的 ESPAC-3 试验证实了吉西他滨作为胰腺癌的辅助化疗药物，其疗效优于氟尿嘧啶。目前正进行的 ESPAC-4 试验（ISRCTN96397434）旨在探索吉西他滨和卡培他滨在胰腺癌术后辅助化疗中的疗效差别[5, 6]。

美国的一些随机和非随机临床研究，应用适形度更高的放疗技术，探索了单次大剂量非常规分割放疗的疗效。梅奥诊所和约翰霍普金斯医院发表的一项配对汇总分析，结果显示相较于观察组，胰腺癌术后接受辅助放化疗组有生存获益，研究中采用的放疗剂量为 50.4 Gy[7]。肿瘤放射治疗协作组（Radiation Therapy Oncology Group，RTOG）9704 随机临床试验中，胰腺癌患者被随机分组至氟尿嘧啶或吉西他滨化疗组，两组均在接受单药初始化疗后，进行以氟尿嘧啶为基础的同步放化疗（放射剂量 50.4Gy），序贯氟尿嘧啶或吉西他滨的巩固化疗，结果显示两组局部复发率均有下降（25% ～ 30%）[8]。这项研究中包括了较多的高复发风险者，其中 35% 患者手术切缘阳性，66% 患者有淋巴结转移，75% 患者肿瘤局部分期晚，尽管如此，此研究报道的肿瘤局控率仍优于既往文献。更重要的是，RTOG 9704 是首个探究照射野分布对疗效影响的临床研究[9]。结果显示，未严格遵照放疗指南制订放疗方案与患者生存率降低有关，联合吉西他滨化疗组非血液学毒性有增加趋势。事实上，超过 50% 的放疗方案与指南要求有所出入。虽然目前国际指南规范了放疗临床靶区的勾画，但 RTOG 9704 研究的亚组分析结果，强调了在阐述临床试验结果时，评估放疗方案实施质量也同样重要[10]。

RTOG 9704 研究报道了接受放化疗治疗的患者，仍有较高的急性毒性反应，70.5% 的患者发生 3 级及以上的毒性反应，59% 的患者有 3 级及以上的非血液学毒性反应[8]。故此，近年来称为"调强放疗"（intensity modulated RT，IMRT）的放疗技术成为研究的焦点，因其能有助于保护风险器官（organ at risk，OAR）从而减小放疗毒性。Yovino 等的研究对比了 46 例应用调强放疗（放疗剂量 50.4Gy）联合卡培他滨化疗组，以及应用如 RTOG 9704 研究中的传统放疗技术联合化疗组，调强放疗组的 3 级及以上非血液学毒性发生率明显降低[11]。随着毒性反应的降低，调强放疗也使得通过局部放疗剂量增加以改善肿瘤局控成为可能。事实上已有文献报道采用调强放疗技术放疗剂量 ≥ 55Gy 的患者，急性非血液学毒性反应的发生率并不高。例如，Abelson 等报道的一项研究，纳入 47 例患者接受调强放疗，剂量达 56Gy，仅有 8% 的患者发生 3 级及以上的急性非血液学毒性反应。Ben-Josef 等报道的另一项研究中，15 例接受调强放疗的患者，放疗剂量达 55Gy，3 级及以上的急性非血液学毒性反应发生率仅 7%[12, 13]。调强放疗技术的出现不仅可使放疗剂量增加，放疗毒性反应降低，也使得放疗联合更加积极的同步化疗方案或靶向治疗成为可能。如早期临床研究显示辅助放疗联合表皮生长因子受体（EGFR）抑制药吉非替尼治疗，导致剂量相关性腹泻，但随后关于卡培他滨联合调强放疗及厄洛替尼的研究显示，大多数患者耐受性好[14, 15]。鉴于调强放疗的诸多益处，目前进行的 RTOG 0848 研究也采用了调强放疗技术，此研究旨在探究吉西他滨联合厄洛替尼疗效是否优于吉西他滨单药化疗，以及剂量 50.4Gy 的调强放疗联合氟尿嘧啶化疗是否优于吉西他滨单药化疗。调强放疗中的容积调强技术可以提高放疗效率，并能更好的保护包括肠道、胃、肾等在内的风险器官。但这些放疗技术的进步是否能带来确切的临床获益仍有待进一步探究[16]。

立体定向放疗是辅助放疗中的另一研究热点。在一项初步研究中，19 例胰腺癌患者接受辅助立体定向放疗联合胰腺疫苗（GVAX）和 FOLFIRINOX 化疗[17]。初步研究结果显示，立体定向放疗辅助放疗是安全的，急性和慢性毒性反应小。此外，采用以上联合方案治疗的患者，无进展生存期（19 个月）和总生存率有获益（中位生存期未达随访时间），尽管这组患者中有更多是切缘阳性或是淋巴结阳性的。立体定向放疗是否能更广泛地应用于胰腺癌患者仍需更多多中心研究的结果。

三、放疗在临界可切除和局部晚期胰腺癌中的作用

尽管常规分割放疗联合化疗是一种可实现肿瘤局部控制和获得手术切缘阴性较为安全的方法[18]，但大分割放疗近年来逐渐获得了更多关注。特别是在胰腺癌这种恶性度高的肿瘤中，时间是至关重要的，因此胰腺癌的立体定向放疗（3～5天）相比常规分割模式（25～28天）更具优势，且避免了延迟足量化疗和后续手术的时间。

在美国国立综合癌症网络（NCCN）和美国临床肿瘤学会（ASCO）最新发布的胰腺癌临床指南中，立体定向放疗（SBRT）已成为临界可切除和局部晚期胰腺癌（LAPC）的标准治疗之一[19]。在局部晚期胰腺癌患者中，立体定向放疗的研究包括单次分割模式和3次分割模式[20-30]。早期的Ⅰ期或Ⅱ期临床试验中采用了单次分割的模式（25Gy/次×1次），达到了很好的局控效果，1年的无进展率＞90%，急性毒性小，但晚期2～4级的胃肠道不良反应较高。一项单臂的Ⅱ期多中心研究比较了吉西他滨联合SBRT（6.6Gy/次×5次，总剂量33Gy）和历史性队列研究吉西他滨联合立体定向放疗（25Gy/次×1次）的不良反应[26]。49例局部晚期胰腺癌患者接受了3程吉西他滨（1000mg/m²）化疗，休疗1周后进行胰腺SBRT（6.6Gy/次×5次，总剂量33Gy）治疗。放疗结束后，患者继续接受吉西他滨化疗直至病情进展或不良反应过大。急性和慢性毒性反应为主要结束终点，≥2级胃炎、肠瘘、肠炎和消化道溃疡的急性和慢性毒性反应发生率分别为2%和11%。QLQ-C30国际生活质量评分自基线至立体定向放疗结束维持稳定（基线评分67，变化重值为0，P为0.05）。在QLQ-PAN26问卷结果显示，立体定向放疗结束4周后，患者的胰腺区疼痛显著减轻（$P < 0.001$）。立体定向放疗治疗结束后中位血CA19-9值下降（中位时间为立体定向放疗治疗后4.2周，220U/ml vs 62U/ml，$P < 0.001$）。中位总生存期为13.9个月（95% CI 10.2～16.7）。1年的无进展生存率为78%。4例（8%）局部晚期胰腺癌患者接受了手术治疗，术后病理切缘均为阴性，无转移淋巴结。另一位患者多科会诊评估为可切除肿瘤，但患者拒绝了手术治疗。

在临界可切除胰腺癌患者中新辅助立体定向放疗是否可以提高切缘阴性率也是近期研究的热点。2013年Moffitt肿瘤中心发表了一项回顾性研究，73例局限期胰腺癌患者（57例临界可切除胰腺癌，16例局部晚期胰腺癌），均接受了诱导化疗，之后进行了立体定向放疗治疗（总剂量25～30Gy，分5次治疗）[31]。大多数患者采用了GTX（66%）或吉西他滨单药（25%）诱导化疗，还有5%患者采用了FOLFIRINOX方案化疗。在临界可切除胰腺癌的这些患者中，56%进行了手术，其中97%的患者获得了R₀切除（切缘阴性），同时9%的患者获得了病理完全缓解。R₀切除的这组患者，其中位总生存期显著高于未手术切除患者（19.3个月 vs 12.3个月；$P = 0.03$）。这项研究中患者耐受性好，无≥3级的急性不良反应，只有5.3%的患者出现了≥3级的晚期不良反应。近期这项单中心研究将病例数更新为159例患者（110例临界可切除胰腺癌和49例局部晚期胰腺癌）[27]。在临界可切除胰腺癌患者中，51%接受了手术治疗，其中97%的患者达到了R₀切除，7%的患者获得病理完全缓解。手术治疗的临界可切除胰腺癌患者中位总生存期为34个月。2%的患者出现≥3级的急性不良反应，5%的患者出现≥3级的晚期不良反应。

Johns Hopkins医院报道了一项研究，包括了88例胰腺癌患者（14例临界可切除胰腺癌和74例局部

晚期胰腺癌），接受诱导化疗和立体定向放疗（总剂量 25 ~ 33Gy）治疗[28]。大部分患者（76%）采用吉西他滨为主的化疗方案，而不是氟尿嘧啶（尤其是 FOLFIRINOX）为基础的化疗。其中 19 例（22%）患者在立体定向放疗后进行了手术治疗，84% 达到 R_0 切除，16% 获得病理完全缓解。手术患者的中位总生存期为 20.2 个月，未手术患者为 12.3 个月（$P = 0.07$）。值得注意的是，89% 的手术患者为局部晚期胰腺癌。

考虑到最初被评估为无法手术切除的患者最终可能获得手术机会，近年来对局部晚期胰腺癌的新辅助治疗理念也逐渐加强。Moffitt 肿瘤中心报道了 49 例 LAPC 患者，在接受诱导化疗联合立体定向放疗治疗后，5 例（10%）患者获得了手术机会，且 100% 达到了 R_0 切除。局部晚期胰腺癌患者的中位生存时间为 13.2 个月[27]。Johns Hopkins 医院报道了 74 例局部晚期胰腺癌患者中 15 例获得了手术机会，R_0 切除率 80%，13% 获得了病理完全缓解。局部晚期胰腺癌患者的中位生存期为 18.4 个月[28]。

四、质子治疗

胰腺在解剖上邻近很多放射敏感器官，如十二指肠、胃、小肠等。相较三维适形放疗（three dimensional conformal radiotherapy，3D-CRT）技术，调强放疗可以减小这些危及器官的高量从而降低放疗不良反应，但胰腺毗邻这些重要脏器，使得胰腺放疗仍受到很多限制[11, 32, 33]。质子治疗作为一种新的放疗技术，给胰腺癌患者带来了新的希望。

相较于光子，质子治疗拥有先天优势，它可以在给予某特定深度组织大剂量照射的同时，避免更深部的正常组织接受照射。由于质子束没有出射剂量，仅需 2 束照射野即可获得高适形度的剂量分布（如

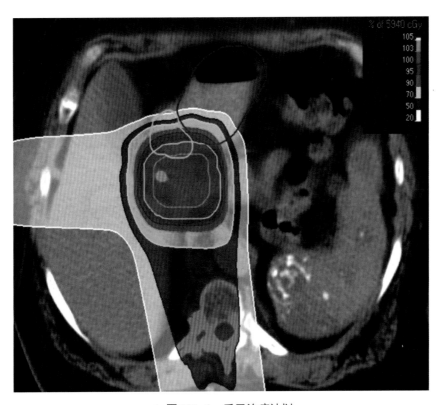

▲ 图 118-1　质子治疗计划

靶区剂量分布具有高适形度（肿瘤剂量 59.4Gy），同时使周围正常组织器官剂量最小化

图 118-1）。因此质子治疗可以显著降低甚至免除正常组织的照射剂量。

剂量学研究表明相较光子治疗，质子治疗可以显著降低胰腺癌患者正常组织的照射剂量，同时并不牺牲靶区的剂量覆盖。Nichols 等比较了调强放疗和质子治疗两种方法治疗 8 例胰头癌术后患者，放疗剂量均为 50.4Gy[34]。质子治疗方案较调强放疗可显著降低邻近风险器官剂量，例如右肾 V18Gy（27.3% vs 50.5%，$P = 0.0156$），小肠 V20Gy（15.4% vs 47%，$P = 0.0156$），胃 V20Gy（2.3% vs 20%，$P = 0.0313$）。Ding 等评估了 3D-CRT、调强放疗、质子治疗和一种被称作"扫描调制"的适形度更高的质子放疗技术，在 11 例胰腺癌术后患者中的治疗作用[35]。与 Nichols 的研究结果类似，质子治疗（特别是扫描调制质子治疗）具有更低的右肾 V18Gy、胃 V20Gy 和小肠 V15Gy 受量。更新的一项来自罗玛琳达（美国加利福尼亚州）关于 3D-CRT、调强放疗和质子治疗的研究，也得出了相似的结论[36]。质子治疗方案具有更低的肾脏平均剂量、肝脏平均剂量、脊髓最大量和小肠剂量（V15Gy vs V50Gy）。这些研究发现很可能与临床结果一致，尤其是质子治疗降低了接受低剂量照射的小肠体积。小肠在胰腺放疗中是一个主要的剂量限制器官。事实上，已有研究描述了小肠照射剂量体积与胃肠道放疗毒性反应的关系，研究指出小肠 V15Gy 应为剂量限制的首要考虑因素[37, 38]。同样的，肾脏、肝脏和胃的毒性反应也与照射剂量相关，因而采用质子治疗降低或避免这些重要脏器的照射，很可能会增加临床获益。

除了降低不良反应，质子治疗还能更加安全地增加局部晚期胰腺癌和临界可切除胰腺癌患者的肿瘤剂量。尽管肿瘤剂量增加可改善预后，但对于不可切除的胰腺癌患者，处方剂量仍限制在 50 ～ 54Gy，以达到小肠和胃的剂量限制要求[39, 40]。Hsiung-Stripp 等比较了被动散射技术质子治疗和 3D-CRT 治疗局部晚期胰腺癌患者，均给予肿瘤及区域淋巴结 45Gy 剂量的照射，之后肿瘤补量 14.4Gy，肿瘤总剂量达 59.4Gy[41]。质子治疗组脊髓（$P = 0.003$）、左肾（$P = 0.025$）、右肾（$P = 0.059$）和肝脏（$P = 0.061$）的剂量更低，小肠剂量未做统计。Bouchard 等比较了 3D-CRT、调强放疗和被动散射技术质子治疗三种方式，均给予总剂量 72Gy 照射（分割次数为 36 次），质子治疗更有优势，尤其是肿瘤位于小肠后方时[42]。质子治疗方案胃 V15Gy（5% vs 48%，$P < 0.0001$）和小肠 V15Gy（9% vs 61%，$P < 0.0001$）的值更低。宾夕法尼亚大学发表的一篇研究中，比较了调强放疗、被动散射技术质子放疗和笔形束质子放疗治疗 13 例局部晚期胰腺癌患者，所有患者均接受总剂量 55Gy 的照射（分割次数为 25 次）[43]。由于笔形束是目前适形度最好的质子放疗技术，结果显示笔形束质子放疗较其他两种方式能更好地降低危及器官的剂量，临床获益情况仍有待观察。

尽管目前已发表的采用质子治疗治疗胰腺癌的临床试验数量有限，但这些试验结果还是振奋人心的（表 118-1）。美国麻省总医院（MGH）发表了一篇 I 期临床试验结果，评估大分割质子治疗联合同步卡培他滨新辅助治疗，在可切除胰腺癌患者中的疗效[44]。患者均接受 25Gy（5Gy/ 次 ×5 次）的放射治疗，耐受性良好，无剂量相关不良反应发生，术后无意外并发症。在麻省总医院的另一项类似研究中，比较了质子放疗和光子放疗两种新辅助放疗方式联合卡培他滨同步化疗，放疗剂量均为 5Gy×5 次，因光子放疗组手术并发症较高，该研究提前终止[45]。在随后 MGH 的 PBT（5Gy×5 次）联合卡培他滨同步新辅助放化疗 I / II 期试验中，入组了 50 例可切除胰腺癌患者，其中 35 例正在治疗的患者进行临床 II 期试验组[46]。仅有 2 例患者（4.1%）发生 3 级不良反应。在 37 例最终进行胰十二指肠切除术的患者中，81% 有阳性淋巴结，16% 切缘阳性。值得注意的是，肿瘤降期失败可能与放疗和手术间隔 1 周相关。此研究中位随访时间 38 个月，中位无进展生存期为 10 个月，中位总生存期为 17 个月。

2012 年日本发表了一项 PBT 联合吉西他滨同步化疗的 I / II 期临床试验的初步结果[47]。该研究入组了 50 例局部晚期胰腺癌患者，并采用了相对积极的治疗方案。吉西他滨 800mg/m^2，每周 1 次 ×3 周，同

表 118-1　胰腺癌质子治疗前瞻性研究小结

作　者	试验类型	病例数	肿瘤可切除性评估	处方剂量	选择性淋巴结照射	同步化疗	中位随访时间（个月）	局控率	无进展生存	总生存	≥3 级毒性反应
Hong 等[44]	I 期	15	可切除	水平 1：3Gy（RBE）×10 水平 2~4*：5Gy（RBE）×5	是	卡培他滨 825mg/m²，每日 2 次	12	93%	中位时间 10 个月	未达中位生存时间	水平 4：胆道梗阻（1 例）
Hong 等[46]	I / II 期	50	可切除	5Gy（RBE）×5	是	卡培他滨 825mg/m²，每日 2 次	38	84%	中位时间 10.4 个月	中位时间 17.3 个月	结肠炎（1 例）；胸壁疼痛（1 例）
Terashima 等[47]	I / II 期	50	不可切除	水平 1：2Gy（RBE）×25（5 例患者） 水平 2：2.7Gy（RBE）×26（5 例患者） 水平 3：2.7Gy（RBE）×25（40 例患者）	是	吉西他滨 800mg/m²	12.5	1 年 81.7%	1 年 64.3%	1 年 76.8%	水平 3 胃溃疡、出血
Sachsman 等[50]	II 期	11	不可切除	1.8Gy（RBE）×33	否	卡培他滨 500mg/m²	14	1 年 86%	1 年 55%	中位 18.4 个月 1 年 61%	无

RBE. 相对生物效应；*. 水平 2 和 3 为不连续日治疗，水平 4 为连续日治疗

步进行质子治疗，80% 的患者达到了处方剂量 67.5Gy（分割次数为 25 次）。中位随访时间 12.5 个月，3级不良反应发生率 10% 左右。然而，一项后续发表的研究结果显示，91 例患者中有近 50% 患者发生放射相关的胃和十二指肠溃疡 [48]。为了补偿呼吸运动对放疗靶区的影响，放疗计划中靶区边界允许扩大5mm，但关于如何减少呼吸动度影响的具体处理方法在指南实践中并没有详细规定。因此这种治疗方案上的激进性，可能是导致高并发症的原因，而非由 PBT 技术本身导致。这也提示我们，尽管质子治疗有很多剂量学上的优势，我们仍要保证正常组织器官的限量，尤其是要把呼吸动度也考虑其中。

美国佛罗里达大学也发表了质子放疗治疗胰腺癌的早期临床结果。Nichols 等报道了一项质子放疗治疗胰腺癌患者的研究，研究包括 22 例胰腺癌术后患者和不可手术切除的胰腺癌患者，采用放疗剂量为50.4 ～ 59.4Gy，同步卡培他滨化疗（1000mg 每日 2 次）[49]。中位随访时间 11 个月，无 3 级不良反应。事实上，为了降低小肠和胃的照射剂量，此研究中质子放疗采用后野和右侧野照射，而不是常规的前野和左侧野照射，结果显示没有患者出现 2 级及以上的胃肠道不良反应。这样的放射野布局也被该研究团队应用于后续的另一项质子治疗研究，给予不可切除胰腺癌患者 59.4Gy/33 次的放疗，同步卡培他滨化疗，也未出现 2 级及以上的胃肠道不良反应 [50]。尽管上述研究的随访时间较短，患者数量较少，但这些临床研究数据均表明质子放疗的剂量学优势很可能转化为临床获益。

上述这些剂量学和临床试验结果显示质子放疗在胰腺癌的治疗中可能会发挥更重要的作用。质子治疗可能通过减低正常组织照射剂量，而实现胰腺癌治疗模式的转变，如增加放疗剂量和（或）联合多药的新化疗方案。而今后的研究无疑将评估质子放疗在这些方面的应用，研究还应注意识别哪些患者更易从质子放疗中获益，以及呼吸动度在质子放疗腹部病灶中的影响。

虽然质子放疗有很大潜力改善胰腺癌患者的治疗策略，但质子放疗计划和实施中还有一些实际问题不能被忽略。质子的剂量沉积会受到光束路径内的组织密度以及这些密度变化的影响，如呼吸运动、摆位误差，甚至肠道蠕动都可能导致靶区剂量不足或正常组织剂量增加。因此，当治疗上腹部病灶时，应采用呼吸门控、屏住呼吸或腹部加压等技术。照射野角度的选择在很大程度上取决于靶区和风险器官在光束路径中每日治疗位置的可重复性。例如，光束路径上如需穿过大量小肠则不甚理想，因为小肠的形态和充盈程度多变。目前在大部分质子治疗中心，图像引导仅为 kV 级成像。这对于胰腺癌患者的软组织评估并不十分理想，故而靶区设计中需要设置更大的外扩边界。锥形束断层扫描（cone beam computed tomography，CBCT）目前只应用于少数质子中心，预计在未来几年中将获得更广泛的应用。CBCT 有望使靶区外扩边界更有选择性，从而降低正常组织器官的放射剂量。

五、未来展望

放疗在胰腺癌术后患者中的合理应用，主要取决于选择适当的患者。在患者中甄别出高危局部复发组和高危远转组，可有助于临床医师决定是否采用放疗和或手术治疗。临床中需要开发能预测局部复发高危患者的生物指标。一项连续性尸检标本研究显示，约 30% 的胰腺癌患者可能死于肿瘤的局部进展，这无疑强调了改善胰腺癌局控的重要性 [51]。在这些患者中，Smad4 的表达与胰腺癌局部进展的表型高度相关，这个结果也在一项局部晚期胰腺癌放化疗的 Ⅱ 期临床试验中得到了验证 [52]。

在我们期待更多的生物标记物被发现的同时，针对放疗剂量和分割模式的临床研究也有助于了解患者生物学模式及局部治疗失败的危险因素。除了生物学标记物，更多的成像方式，如 PET 等，可能在不远的将来能辅助临床医生更好地指导治疗方案并实现个体化治疗。与传统的光子立体定向放疗治疗相比，质子立体定向放疗治疗对于胰腺癌患者可能具有更大的临床意义。相信未来的研究将提供更多关于质子立体定向放疗治疗和质子立体定向放疗联合靶向治疗的信息。

☞ 参考文献

[1] Tepper J, Nardi G, Sutt H. Carcinoma of the pancreas: review of MGH experience from 1963 to 1973. Analysis of surgical failure and implications for radiation therapy. Cancer 1976;37(3):1519–1524.

[2] Kalser MH, Ellenberg SS. Pancreatic cancer. Adjuvant combined radiation and chemotherapy following curative resection. Arch Surg 1985;120(8):899–903.

[3] Klinkenbijl JH, Jeekel J, Sahmoud T et al. Adjuvant radiotherapy and 5-fluorouracil after curative resection of cancer of the pancreas and periampullary region: phase III trial of the EORTC gastrointestinal tract cancer cooperative group. Ann Surg 1999;230(6):776–782; discussion 782–784.

[4] Neoptolemos JP, Stocken DD, Friess H et al. A randomized trial of chemoradiotherapy and chemotherapy after resection of pancreatic cancer. N Engl J Med;350(12):1200–1210.

[5] Neuhaus P, Riess H, Post S et al. CONKO-001. Final results of the randomized, prospective, multicenter phase III trial of adjuvant chemotherapy with gemcitabine versus observation in patients with resected pancreatic cancer. J Clin Oncol 2008;26(May 20 suppl); abstract LBA4504.

[6] Neoptolemos JP, Stocken DD, Bassi C et al. Adjuvant chemotherapy with fluorouracil plus folinic acid vs gemcitabine following pancreatic cancer resection: a randomized controlled trial. JAMA 2010;304(10):1073–1081.

[7] Hsu CC, Herman JM, Corsini MM et al. Adjuvant chemoradiation for pancreatic adenocarcinoma: the Johns Hopkins Hospital–Mayo Clinic collaborative study. Ann Surg Oncol 2010;17(4):981–990.

[8] Regine WF, Winter KA, Abrams R et al. Fluorouracilbased chemoradiation with either gemcitabine or fluorouracil chemotherapy after resection of pancreatic adenocarcinoma: 5-year analysis of the U.S. Intergroup/RTOG 9704 phase III trial. Ann Surg Oncol 2011;18(5):1319–1326.

[9] Abrams RA, Winter KA, Regine WF et al. Failure to adhere to protocol specified radiation therapy guidelines was associated with decreased survival in RTOG 9704—a phase III trial of adjuvant chemotherapy and chemoradiotherapy for patients with resected adenocarcinoma of the pancreas. Int J Radiat Oncol Biol Phys 2012;82(2):809–816.

[10] Goodman KA, Regine WF, Dawson LA et al. Radiation Therapy Oncology Group consensus panel guidelines for the delineation of the clinical target volume in the postoperative treatment of pancreatic head cancer. Int J Radiat Oncol Biol Phys 2012;83(3): 901–908.

[11] Yovino S, Poppe M, Jabbour S et al. Intensity-modulated radiation therapy significantly improves acute gastrointestinal toxicity in pancreatic and ampullary cancers. Int J Radiat Oncol Biol Phys 2011;79(1):158–162.

[12] Abelson JA, Murphy JD, Minn AY et al. Intensitymodulated radiotherapy for pancreatic adenocarcinoma. Int J Radiat Oncol Biol Phys 2012;82(4):e595–601.

[13] Ben-Josef E, Shields AF, Vaishampayan U et al. Intensity-modulated radiotherapy (IMRT) and concurrent capecitabine for pancreatic cancer. Int J Radiat Oncol Biol Phys 2004;59(2):454–459.

[14] Czito BG, Willett CG, Bendell JC et al. Increased toxicity with gefitinib, capecitabine, and radiation therapy in pancreatic and rectal cancer: phase I trial results. J Clin Oncol 2006;24(4):656–662.

[15] Herman JM, Fan KY, Wild AT et al. Phase 2 study of erlotinib combined with adjuvant chemoradiation and chemotherapy in patients with resectable pancreatic cancer. Int J Radiat Oncol Biol Phys 2013;86(4):678–685.

[16] Ali AN, Dhabaan AH, Jarrio CS, Siddiqi AK, Landry JC. Dosimetric comparison of volumetric modulated arc therapy and intensity-modulated radiation therapy for pancreatic malignancies. Med Dosim 2012;37(3):271–275.

[17] Herman JM, Parkinson R, Onners B et al. Preliminary results of a pilot study evaluating an allogeneic GMCSF pancreatic tumor

cell vaccine (GVAX) and cytoxan (Cy) with stereotactic body radiation therapy (SBRT) and Folfirinox (FFX) in patients with resected pancreatic adenocarcinoma. Int J Radiat Oncol Biol Phys 2015;93(3):S154.

[18] Huguet F, Hammel P, Vernerey D et al. Impact of chemoradiotherapy (CRT) on local control and time without treatment in patients with locally advanced pancreatic cancer (LAPC) included in the international phase III LAP 07 study. J Clin Oncol 2014;32(5 s):abstr 4001.

[19] Balaban EP, Mangu PB, Khorana AA et al. Locally advanced, unresectable pancreatic cancer: American Society of Clinical Oncology clinical practice guideline. J Clin Oncol 2016;34(22):2654–2668.

[20] Hoyer M, Roed H, Sengelov L et al. Phase-II study on stereotactic radiotherapy of locally advanced pancreatic carcinoma. Radiother Oncol 2005;76(1):48–53.

[21] Koong AC, Le QT, Ho A et al. Phase I study of stereotactic radiosurgery in patients with locally advanced pancreatic cancer. Int J Radiat Oncol Biol Phys 2004;58(4):1017–1021.

[22] Koong AC, Christofferson E, Le QT et al. Phase II study to assess the efficacy of conventionally fractionated radiotherapy followed by a stereotactic radiosurgery boost in patients with locally advanced pancreatic cancer. Int J Radiat Oncol Biol Phys 2005;63(2):320–323.

[23] Schellenberg D, Goodman KA, Lee F et al. Gemcitabine chemotherapy and single-fraction stereotactic body radiotherapy for locally advanced pancreatic cancer. Int J Radiat Oncol Biol Phys 2008;72(3):678–686.

[24] Schellenberg D, Kim J, Christman-Skieller C et al. Single-fraction stereotactic body radiation therapy and sequential gemcitabine for the treatment of locally advanced pancreatic cancer. Int J Radiat Oncol Biol Phys 2011;81(1):181–188.

[25] Chang DT, Schellenberg D, Shen J et al. Stereotactic radiotherapy for unresectable adenocarcinoma of the pancreas. Cancer 2009;115(3):665–672.

[26] Herman JM, Chang DT, Goodman KA et al. Phase 2 multi-institutional trial evaluating gemcitabine and stereotactic body radiotherapy for patients with locally advanced unresectable pancreatic adenocarcinoma. Cancer 2015;121(7):1128–1137.

[27] Mellon EA, Hoffe SE, Springett GM et al. Long-term outcomes of induction chemotherapy and neoadjuvant stereotactic body radiotherapy for borderline resectable and locally advanced pancreatic adenocarcinoma. Acta Oncol 2015;54(7):979–985.

[28] Moningi S, Dholakia AS, Raman SP et al. The role of stereotactic body radiation therapy for pancreatic cancer: a single-institution experience. Ann Surg Oncol 2015;22(7):2352–2358.

[29] Mahadevan A, Jain S, Goldstein M et al. Stereotactic body radiotherapy and gemcitabine for locally advanced pancreatic cancer. Int J Radiat Oncol Biol Phys 2010;78(3):735–742.

[30] Gurka MK, Collins SP, Slack R et al. Stereotactic body radiation therapy with concurrent full-dose gemcitabine for locally advanced pancreatic cancer: a pilot trial demonstrating safety. Radiat Oncol 2013;8:44.

[31] Chuong MD, Springett GM, Freilich JM et al. Stereotactic body radiation therapy for locally advanced and borderline resectable pancreatic cancer is effective and well tolerated. Int J Radiat Oncol Biol Phys 2013;86(3):516–522.

[32] Jin L, Wang R, Jiang S et al. Dosimetric and clinical toxicity comparison of critical organ preservation with three-dimensional conformal radiotherapy, intensitymodulated radiotherapy, and RapidArc for the treatment of locally advanced cancer of the pancreatic head. Curr Oncol 2016;23(1):e41–48.

[33] Bittner MI, Grosu AL, Brunner TB. Comparison of toxicity after IMRT and 3D-conformal radiotherapy for patients with pancreatic cancer: a systematic review. Radiother Oncol 2015;114(1):117–121.

[34] Nichols RC Jr, Huh SN, Prado KL et al. Protons offer reduced normal-tissue exposure for patients receiving postoperative radiotherapy for resected pancreatic head cancer. Int J Radiat Oncol Biol Phys 2012;83(1):158–163.

[35] Ding X, Dionisi F, Tang S et al. A comprehensive dosimetric study of pancreatic cancer treatment using three-dimensional conformal radiation therapy (3DCRT), intensity-modulated radiation therapy (IMRT), volumetric-modulated radiation therapy (VMAT), and passive-scattering and modulatedscanning proton therapy (PT). Med Dosim 2014;39(2):139–145.

[36] Ling TC, Slater JM, Mifflin R et al. Evaluation of normal tissue exposure in patients receiving radiotherapy for pancreatic cancer based on RTOG 0848. J Gastrointest Oncol 2015;6(2):108–114.

[37] Ito Y, Okusaka T, Kagami Y et al. Evaluation of acute intestinal toxicity in relation to the volume of irradiated small bowel in patients treated with concurrent weekly gemcitabine and radiotherapy for locally advanced pancreatic cancer. Anticancer Res 2006;26(5B):3755–3759.

[38] Baglan KL, Frazier RC, Yan D, Huang RR, Martinez AA, Robertson JM. The dose-volume relationship of acute small bowel toxicity from concurrent 5-FU-based chemotherapy and radiation therapy for rectal cancer. Int J Radiat Oncol Biol Phys

2002;52(1):176–183.

[39] Krishnan S, Chadha AS, Suh Y et al. Focal radiation therapy dose escalation improves overall survival in locally advanced pancreatic cancer patients receiving induction chemotherapy and consolidative chemoradiation. Int J Radiat Oncol Biol Phys 2016;94(4):755–765.

[40] Hirata T, Teshima T, Nishiyama K et al. Histopathological effects of preoperative chemoradiotherapy for pancreatic cancer: an analysis for the impact of radiation and gemcitabine doses. Radiother Oncol 2015;114(1):122–127.

[41] Hsiung-Stripp DC, McDonough J, Masters HM et al. Comparative treatment planning between proton and X-ray therapy in pancreatic cancer. Med Dosim 2001;26(3):255–259.

[42] Bouchard M, Amos RA, Briere TM, Beddar S, Crane CH. Dose escalation with proton or photon radiation treatment for pancreatic cancer. Radiother Oncol 2009;92(2):238–243.

[43] Thompson RF, Mayekar SU, Zhai H et al. A dosimetric comparison of proton and photon therapy in unresectable cancers of the head of pancreas. Med Phys 2014;41(8):081711.

[44] Hong TS, Ryan DP, Blaszkowsky LS et al. Phase I study of preoperative short-course chemoradiation with proton beam therapy and capecitabine for resectable pancreatic ductal adenocarcinoma of the head. Int J Radiat Oncol Biol Phys 2011;79(1): 151–157.

[45] Wo JY, Mamon HJ, Ferrone CR et al. Phase I study of neoadjuvant accelerated short course radiation therapy with photons and capecitabine for resectable pancreatic cancer. Radiother Oncol 2014;110(1):160–164.

[46] Hong TS, Ryan DP, Borger DR et al. A phase 1/2 and biomarker study of preoperative short course chemoradiation with proton beam therapy and capecitabine followed by early surgery for resectable pancreatic ductal adenocarcinoma. Int J Radiat Oncol Biol Phys 2014;89(4):830–838.

[47] Terashima K, Demizu Y, Hashimoto N et al. A phase I/II study of gemcitabine-concurrent proton radiotherapy for locally advanced pancreatic cancer without distant metastasis. Radiother Oncol 2012;103(1):25–31.

[48] Takatori K, Terashima K, Yoshida R et al. Upper gastrointestinal complications associated with gemcitabine-concurrent proton radiotherapy for inoperable pancreatic cancer. J Gastroenterol 2014;49(6):1074–1080.

[49] Nichols RC Jr, George TJ, Zaiden RA Jr et al. Proton therapy with concomitant capecitabine for pancreatic and ampullary cancers is associated with a low incidence of gastrointestinal toxicity. Acta Oncol 2013;52(3):498–505.

[50] Sachsman S, Nichols C, Morris CG et al. Proton therapy and concomitant capecitabine for nonmetastatic unresectable pancreatic adenocarcinoma. Int J Particle Ther 2014;1(3):692–701.

[51] Iacobuzio-Donahue CA, Fu B, Yachida S et al. DPC4 gene status of the primary carcinoma correlates with patterns of failure in patients with pancreatic cancer. J Clin Oncol 2009;27(11):1806–1813.

[52] Crane CH, Varadhachary GR, Yordy JS et al. Phase II trial of cetuximab, gemcitabine, and oxaliplatin followed by chemoradiation with cetuximab for locally advanced (T4) pancreatic adenocarcinoma: correlation of Smad4(Dpc4) immunostaining with pattern of disease progression. J Clin Oncol 2011;29(22):3037–3043. 0003315516.indd 894

119

Management of Cancer Recurrence
胰腺癌复发的治疗

Oliver Strobel，MarkusW.Büchler　著

李宜雄　柯牧京　杨永超　欧政林　杨　杰　纪连栋　译

李宜雄　校

一、概述

胰腺导管腺癌术后复发的治疗是一个与胰腺癌治疗紧密相关的话题，因为在大多数患者中，即使采取根治性切除联合辅助性治疗后，依然会出现肿瘤复发。大多数患者最终死于局部和（或）转移的肿瘤复发，导致术后中位生存期仅为 20～25 个月，5 年生存率为 20%[1]。有几个因素被认为是导致胰腺癌高复发率和不良预后的原因。胰腺癌局部复发的一个明显原因是 R_1 切除率高，切缘仍有肿瘤残留[2-5]。然而，更重要的是，大多数患者全身性治疗失败的主要原因是术后早期转移复发和手术时已有检测不到的微转移灶。虽然这为胰腺癌全身性新辅助化疗或辅助治疗提供了明确的依据（第 112 章和第 113 章），但随机对照试验结果显示，全身性治疗可以显著延迟但不能阻止肿瘤复发（表 119-1）。胰腺癌的侵袭性生物学行为和高度的化疗抵抗被认为是目前大多数可用的化疗方案疗效不佳的主要原因。

随着手术治疗水平的提高以及手术联合全身性治疗（新辅助或辅助治疗）疗效的改善，手术在可切除胰腺导管腺癌中的作用已无争议[1]。大型胰腺中心的报告显示，其胰腺癌术后精确的总体生存率为 20%，而具有良好预后因素组合的亚群患者总体生存率可高达 60%[5-8]。已有确凿证据表明，手术切除联合全身治疗依然是胰腺导管腺癌患者获得治愈的唯一机会。

相反地，虽然胰腺导管腺癌复发是一个影响大多数患者的迫切问题，但人们对其治疗的认识仍然不足，争议很大，而且远非是循证性的。一部分根本问题是，因为缺乏评判有效治疗方案或通过定期随访检查判断生存获益的证据，当前的治疗指南甚至没有明确支持术后的规范化监测计划，导致人们对胰腺导管腺癌复发的某种治疗存在盲目性[9, 10]。

本章旨在概述当前胰腺导管腺癌复发的治疗方案，重点是胰腺癌孤立性局部复发的治疗。我们还概述了与此相关的几个方面，包括术后复发的发生率和类型，以及术后规范化监测的潜在价值。

表 119-1　经过筛选的随机对照试验中胰腺癌根治性切除术后辅助治疗后复发的发生率、时间和类型

参考文献及研究名称	研究组	例数 (*n*)	总生存期（中位及生存率）	无病生存期及生存率	复发率及复发类型	随访时间（中位）
Neoptolemos 等，2004[11] ESPAC-1	4x4 析因研究 -CRT（20Gy+FU） -化疗：FU -化疗＋化放疗 -观察	63 75 72 69	13.9 个月，5YSR：7% 21.6 个月，5YSR：29% 19.9 个月，5YSR：13% 16.9 个月，5YSR：11%	化疗：15.3 个月 无化疗： 9.4 个月	仅有局灶性：35% 局灶性及全身性：27% 仅有全身性：34%	生存者：47 个月
Smeenk 等，2007[12] EORTC 40891 （长期结果）	CRT（40Gy+FU） 观察	110 108	21.6 个月 5YSR：25%,10YSR：17% 19.2 个月 5YSR：22%，10YSR：18%	18 个月 5YSR：21%，10YSR：16% 14.4 个月 5YSR：20%，10YSR：17%	总：68% 最初仅有局灶性：20% 局灶性及全身性：29% 总：70% 最初仅有局灶性：21% 局灶性及全身性：30% 最初全身性：46%	总：11.7 年 生存者：9.8 年
Oettle 等，2007[13] CONKO-001	吉西他滨 观察	179 175	22.1 个月 2YSR：47.5%，5YSR：22.5% 20.2 个月 2YSR：42%，5YSR：11.5%	13.4 个月 2YSR：30.5%，5YSR：16.5% 6.9 个月 2YSR：14.5%，5YSR：5.5%	总：74.3% 局灶性 ± 全身性：34% 仅有全身性：56% 总：92%	53 个月
Ueno 等，2009[14] JSAP-02	吉西他滨 观察	58 60	22.3 个月 2YSR：48.3%，5YSR：23.9% 18.4 个月 2YSR：40.0%，5YSR:10.6%	11.4 个月 2YSR：27.2% 5.0 个月 2YSR：16.7%	总：76% 局灶性：23% 全身性：肝脏 30%，腹膜 18%，其他 27% 总：88% 局灶性：32% 全身性：肝脏 30%，腹膜 13%，其他 23%	60.4 个月

（续表）

参考文献及研究名称	研究组	例数（*n*）	总生存期（中位及生存率）	无病生存期及生存率	复发率及复发类型	随访时间（中位）
Regine 等, 2008[15] RTOG 9704	FU-化放疗（FU, 50.4Gy）-FU 吉西他滨-CRT（FU, 50.4Gy）-吉西他滨	230 221	16.9个月, 3YSR: 22% 20.5个月, 3YSR: 31%	NA NA	总: 85.7% 局灶性: 28%, 区域性 8% 全身性: 71% 总: 83.3% 局灶性:23%, 区域性:7% 全身性: 71%	总: 1.5年 生存者: 4.7年
Neoptolemos 等, 2010[16] ESPAC-3	FU+亚叶酸 吉西他滨	551 537	23.0个月, 2YSR: 48.1% 23.6个月, 2YSR: 49.1%	14.1个月, 2YSR: 30.7% 14.3个月, 2YSR: 29.6%	总: 63% （局灶性, 全身性或两者均有）	生存者: 34.2个月
Van Laethem 等, 2010**[17] EORTC-40013-22012/ FFCD-9203/GERCOR	吉西他滨（4周期） 吉西他滨（2周期）+吉西他滨为基础的CRT	45 45	24.4个月, 2YSR: 50.2% 24.3个月, 2YSR: 50.6%	10.9个月 11.8个月	仅有局灶性: 24% 局灶性及全身性: 13% 仅有全身性: 40% 仅有局灶性: 11% 局灶性及全身性: 20% 仅有全身性: 42%	33.3个月 30.7个月
Schmidt 等, 2012[18] CapRI	化放免疫治疗(FU, 顺铂, 干扰素, 50Gy) FU+亚叶酸	64 68	32.1个月 28.5个月	15.2个月 11.5个月	总: 67%（局灶性、全身性, 或者均有）	总: 42.7个月

*. 仅包括 T$_{1/2}$、N$_{0-1a}$ 胰腺或 T$_{1-3}$、N$_{0-1a}$ 壶腹周围癌; **. 仅包括 R$_0$ 切除;

ESPAC. 欧洲胰腺癌研究小组; EORTC. 欧洲癌症研究和治疗组织; CONKO. CharitéOnkologie; RTOG. 放射治疗肿瘤组; YSR. 年生存率; FU. 氟尿嘧啶

二、胰腺癌复发的发生率，时间和类型

由于胰腺导管腺癌术后缺乏规范化监测计划，因此我们对其复发的真实发生率，复发时间和类型的了解相当有限。可用的最佳信息来自于有关切除和辅助治疗的随机对照试验（表 119-1）[11-18]，尸检系列报告[19, 20]以及致力于复发领域的一些观察性研究[21]。来自随机对照试验的数据给我们提供了关于复发的"临床"类型的最佳参考，我们期望看到的胰腺癌临床复发类型是基于以下因素而得出的：规范化随访计划，跟踪评估患者病史，体格检查，CT（通常是对比增强 CT）和肿瘤标志物的血清值，尤其是 CA 19-9。表119-1 对自 2000 年以来发表的随机对照试验随访结果进行了概括，并对胰腺导管腺癌切除术后复发的发生率，时间和类型给出了几个重要结论。有几项随机对照试验比较了术后辅助治疗组与观察对照组的无病生存期，结果显示，术后观察对照组中 50% 的患者在 5～10 个月内发生临床可测的胰腺癌复发[11, 13, 14]，而术后采用吉西他滨或氟尿嘧啶单药疗法可将复发时间延至 11～15 个月。根据已知预后因素筛选的患者群体中，同样观察到复发时间的延迟。术后接受辅助治疗与不接受辅助治疗的复发时间分别为术后的18 个月和 14 个月[12]。甚至最近的随机对照试验中，不接受辅助治疗的中位无病生存期仅为 12～15 个月[16, 18]。在 30～50 个月的随访期内，高达 90% 未接受辅助治疗的患者和约 70% 接受辅助治疗患者出现了胰腺导管腺癌的复发。虽然不同随机对照试验报告的肿瘤复发类型不同，但 20%～30% 的患者首先发生孤立性的局部复发，而大多数患者表现全身性肿瘤进展。总之，有关胰腺癌复发的随机对照试验研究数据显示，即使采用辅助治疗，大多数患者在切除后 1.5 年内出现胰腺癌的复发。现有数据还表明，基于规范化监测计划，有可能确定 20%～30% 首先发生孤立性局部复发的亚群患者。

一项针对 2000—2010 年间接受手术治疗的 1130 名患者的多中心观察研究显示，胰腺癌患者中位总体生存期为 25.9 个月（中位随访时间为 18 个月）[21]。该研究综合放射学，病理学和（或）肿瘤标志物结果发现，术后胰腺癌的局部复发率为 22%，远处复发率为 41%，从而证实了随机对照试验的实验结果。这个研究的结果提示，与局部复发最相关的风险因素是阳性淋巴结状态。这表明许多"局部复发"患者实际上可能早于淋巴结转移，这类患者适合接受再切除手术。

虽然随机对照试验和临床观察性研究为我们提供了临床上可检测的胰腺癌复发类型的指标，但仅很少几个尸检系列报道显示胰腺癌复发的"真实"病理类型以及与死亡相关的复发部位。一项日本进行的24 例胰腺癌切除术后死亡患者的尸检研究发现，75% 的患者出现了肿瘤的局部复发，75% 的患者出现了远处转移（50% 发生肝转移），其中 17% 的患者死于局部肿瘤复发[19]。另一项术后死亡的 22 例胰腺导管腺癌患者的尸检研究显示[20]，2 例患者（9%）的死亡与肿瘤的复发无关，也未发现肿瘤复发证据，3 例患者（14%）死于孤立性局部肿瘤复发，4 例患者（18%）死于转移性肿瘤复发，13 例患者（59%）则死于局部和转移性的肿瘤复发。在这项研究中，DPC4 在肿瘤中的表达与转移性复发高度相关，但与局部肿瘤复发无关[20]。

这些尸检研究证实，手术切除联合辅助治疗后，大多数胰腺癌患者死于全身肿瘤复发，但是有一亚组患者死于（或主要死因是）孤立性的局部肿瘤复发。肿瘤的不同分子特性似乎导致了不同的复发类型[20]。

更激进的新辅助或辅助化疗方案（如 FOLFIRINOX）和放射肿瘤学的进展怎样影响胰腺导管腺癌术后复发的发生率、时间和类型是一件很有趣的事[22]。针对不同复发类型的胰腺导管腺癌分子特征的转化研究，鉴定预测肿瘤不同复发类型的生物标志物，有助于治疗决策的制定，并向精准肿瘤学迈进了一步。

三、胰腺癌切除术后的监测

目前基于循证医学的胰腺导管腺癌治疗临床指南并未明确支持手术联合辅助治疗后的规范化监测计划，主要是因为没有合适的数据显示肿瘤复发的早期发现和治疗可以改善患者预后[9, 10]。来自美国基于人群的或单一胰腺中心的研究表明，定期的 CT 复查不但没有显著的生存获益，反而增加了治疗成本[23, 24]。虽然德国胰腺癌诊疗指南完全不推荐规范化随访[10]，但美国 NCCN 指南建议每 3 ～ 6 个月进行病史问诊和体格检查共持续 2 年，之后每年进行一次；并且基于早期发现肿瘤复发可能有助于患者参与临床试验或接受其他治疗方式的共识，建议术后 2 年内，每 3 ～ 6 个月复查 CT 和 CA 19-9 测定，作为 2B 类证据（低水平证据）推荐[9]。

必须承认，此类临床指南必须基于现有的证据并考虑社会经济因素，而且目前几乎没有证据支持后面讨论的任何胰腺癌复发的治疗方案（表 119-2）。但是，如果不以胰腺癌复发的早期规范化监测为基础，那么如何发现这样的证据呢？

最初诊断为胰腺癌患者中尽管通过 CT 和肿瘤标志物来检测肿瘤的转移病灶存在局限性，但前述随机对照试验中的数据表明，基于这两个检查方法的规范化随访计划能够较早的发现局部肿瘤复发。

在我们中心，我们为所有胰腺导管腺癌手术患者提供规范化的随访计划，并评估它在肿瘤复发早期检测中的潜在价值以及对患者临床治疗的影响。Heye 等研究表明[25]，对按顺序复查的 CT 结果进行比较，通过观察肿瘤典型好发部位（血管周围和淋巴结）的微小但渐进的变化，可以较早发现肿瘤的局部复发（图 119-1）。

在对 618 例患者进行了 940 次的术后随访分析中，184 例胰腺导管腺癌切除术后超过 1 年复发的有74 例（40%），其中只有 26% 有症状[26]。所有的患者均采取了针对胰腺癌的治疗。16 例孤立性局部复发患者中 12 例（75%）无症状，11 例行再次切除。

这些数据具有重要意义，因为它们表明大多数胰腺癌复发的初期是无症状的，定期监测（包括 CT）可以提早发现，从而为肿瘤提早治疗提供机会。理论上尽管早发现和早治疗胰腺癌复发可能会有更好的结局，但进一步的研究必须评估后续讨论的治疗方案的选择将如何影响胰腺导管腺癌复发患者的生存期和生活质量。

随着治疗方案和诊断工具的进步，规范化监测计划的潜在价值在未来需要重新评估。新的分析标志物，比如目前对早期发现胰腺导管腺癌进行评估的外分泌体标记物和血浆游离 DNA 也有望成为有前景的术后监测工具[27, 28]。

四、胰腺癌全身复发的治疗

胰腺导管腺癌切除术后复发治疗方案的选择少有依据支持。文献仅限于对特定患者和多个病例报告进行的小型回顾性研究，难免存在相当大的发表偏倚。表 119-2 概述了可用于胰腺导管腺癌复发的治疗方案。一般而言，合适的治疗方案的选择取决于多个参数，包括复发的类型和部位、患者的临床表现和并发症、既往治疗情况和复发时间（即切除和复发之间的间隔）。

显然，对于大多数胰腺导管腺癌复发患者来说，因为它们是全身性疾病，全身化疗是合适的姑息性治疗。几乎没有文献提及对复发患者的最佳治疗方案。然而，这只是一种姑息性的治疗手段，并且取决于复发的时间（在辅助治疗期间或之后），既往治疗情况和全身状态，此时可以遵循与二线辅助和姑息性化疗（第 113 和 116 章）相同的原则。虽然全身性胰腺导管腺癌复发转移瘤切除术极具争议，但在少见的几篇行孤立性肺转移灶切除术的病例报告中均发现病人的生存期延长[29-31]。在生活质量方面，适当的疼痛治疗和支持治疗是胰腺导管腺癌复发患者姑息治疗的重要方面（第 117 章）。

表 119-2　胰腺癌复发的治疗方法

治　疗	潜在适应证	目　的	评　论
化疗	任何复发 全身性复发	姑息性	不管胰腺癌复发类型如何，最常使用 复发无基于随机对照试验的证据支持 最佳方案的选择必须基于先前的化疗、表现状态等 （第 113 和 116 章）
在多模式中实施再切除	孤立性局灶性复发	中至中长期控制 潜在"治愈"	与原发性胰腺癌的新辅助与辅助治疗相似 没有基于随机对照试验的证据 回顾性研究中选择的复发患者的数据（表 119-3B）
化放疗	孤立性局灶性复发	姑息性 局部控制 疼痛治疗	对于许多中心的孤立性局部复发是首选，尤其是在不可切除的周围血管复发的情况下 没有基于 RCT 的证据 回顾性研究中选择的复发患者的数据（表 119-3A）
在多模式中实施再切除	孤立性局灶性复发	中 - 长期控制 潜在性"治愈"	可用于"新辅助"时和包括外部和术中放疗的多模式的概念中 回顾性研究中选择的复发患者的数据（表 119-3B）
手术 - 局部再切除 多种化疗或化放疗模式 - 转移灶切除 与化疗联合	孤立性局灶性复发 孤立性远处转移	中 - 长期控制 潜在性"治愈" 中 - 长期控制	仅由几个专门的外科中心进行， 没有来自随机对照试验的证据 回顾性研究中选择的复发患者的数据（表 119-3B） 文献限于病例报告和小的包括同步转移的混合队列回顾性研究 孤立性肺转移瘤切除术后生存良好的几个小系列研究
局部消融治疗	孤立性局灶性复发（与化疗联合）	姑息性 局部控制	目前在一些中心进行不同治疗方式（射频消融，不可逆电穿孔等）的评估 文献仅限于病例报告和原发性不可切除肿瘤和局部复发的混合队列的回顾性研究

五、胰腺癌局部复发的治疗

对于胰腺癌局部复发患者，目前的 NCCN 指南建议将其纳入临床试验（首选），化放疗（如果以前没有进行），进而再采用一种可供选择的全身化疗，或最佳支持治疗[9]。但德国 S3 指南建议，基于现有的回顾性研究结果，需对孤立性局部复发的局部治疗方案进行评估[10]。局部复发的可用治疗方案包括化放疗、再切除术和局部消融术（表 119-2）。在下文中，我们将对化放疗和再切除术进行重点阐述。目前正在对局部晚期胰腺导管腺癌治疗中使用的不同局部消融术的可行性和安全性进行评估，但人们对其疗效

肠系膜上动脉 起始部	肠系膜根部

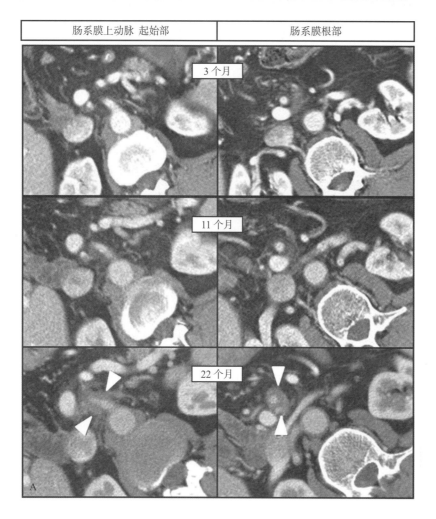

腹主动脉左侧淋巴结

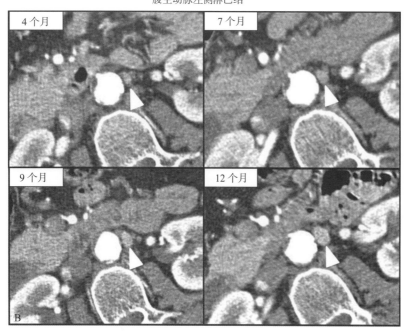

◀ **图 119-1　胰腺癌切除术后连续监测的局部复发 CT 典型表现**

A. 69 岁 pT3pN1 期胰腺癌患者胰十二指肠切除术后不同时间点肠系膜上动脉血管周围复发。3 个月后无可疑发现，11 个月时肠系膜上动脉周围出现低密度影，22 个月后出现高密度影，包绕肠系膜上动脉，作为复发的证据。B. 胰腺癌切除术后不同时间点的主动脉左侧淋巴结复发变化，淋巴结逐渐增大，从术后 4 个月的 9mm 逐渐增加到 12 个月的 16mm（引自 Heye 等 2011[25]，经 Baishideng 出版集团允许转载）

和远期预后知之甚少[32]，用于局部复发的局部消融术的研究数据也仅限于少数病例报告。

六、"局部"治疗方案的基本原理

胰腺导管腺癌是一种全身性疾病，大多数患者最终会死于肿瘤的复发转移。这一观点甚至引发了手术在可切除的胰腺导管腺癌中是否有价值的长期争论。可靠的证据表明，随着手术水平的提高和全身性治疗方案的改进，手术切除联合全身化疗现已看作为能使胰腺癌获得治愈或长期生存的唯一治疗方法[1]。同时随着手术的进步，突破原有手术的限制，扩大了切除的范围以及积极的新辅助治疗后的手术切除，给局部晚期胰腺导管腺癌患者的治疗也带来希望。[22, 33]。新辅助治疗具有这样的优点，可以在术前将那些不能手术切除获益的患者从早期有全身进展的患者中筛选出来。综合肿瘤复发类型和生存时间以及分子生物学研究数据表明，孤立性局部复发的胰腺癌可能是一种具有独特生物学行为的胰腺导管腺癌亚型，它的侵袭性较低，恶性进展速度较慢[20, 34]。该概念为具有这种生物学行为胰腺癌亚群患者提供了尝试局部治疗（例如再切除和化放疗）的理论基础。然而，大多数孤立性局部复发可疑患者也可能伴有微转移病灶，并在以后进展为多发性远处转移。因此，对于原发性胰腺癌，局部复发的治疗必须包含全身化疗的多模式治疗策略。

七、孤立性局部复发的化放疗

在许多人看来，化放疗是作为胰腺癌局部复发仅行姑息性化疗的主要替代方案。化放疗的证据只是基于几个小样本的回顾性研究（表 119-3A）。四项研究中，有两个较大样本的研究表明精确的总体中位生存期为 16 ～ 18 个月，中位无进展生存期为 6.9 个月[35-38]。而在一个化疗率较低（28%）的研究中，中位总生存期仅为 8.8 个月[37]，从中我们可以看到对于复发的局部治疗必须联合全身化疗才能使患者生存获益。

八、孤立性局部复发的再切除

再手术切除治疗局部胰腺导管腺癌复发的证据也是基于小样本的回顾性研究（表 119-3B）[31, 34, 39-43]。然而，在最近研究[34, 41-43]的报告中，再切除术后 25 ～ 30 个月以上的中位总生存率似乎优于化放疗后的结果。应该注意的是，这些差异可能部分原因是选择偏倚引起，这是由于在手术切除时排除了具有放射学检测不到的转移性疾病的患者。大多数研究没有报告切除率，海德堡的研究最初报告切除率为50%，在更多的研究报告中由于术中发现转移，切除率降至 42.3%[34, 39]。术后无病生存期报告的结果不一致。然而，总的结果表明，再切除术是安全的，死亡率为 0% ～ 2%，至少对经过选择接受再切除术的患者，生存结局是非常令人鼓舞的。应该强调的是，这些结果来自专科化的胰腺外科中心，可能并不普遍适用。

表 119-3A　胰腺癌局部复发放化疗的回顾性系列研究

作　者	年	包含的 N	放　疗	化　疗	肿瘤结局
Wilkowski[38]	2006	18	45Gy	5-FU（n=4） 5-FU,Gem（n=6） Cis,Gem（n=8）	OS：17.5 个月 PFS：14.7 个月 CR：n=6（33%）
Wild[37]	2013	18*	SBRT 25Gy（20～27Gy）	28%（n=5）	OS：8.8 个月
Habermehl[35]	2013	41	39.6～54Gy +IORT（15Gy）在 n=15 中	Gem（90%） 5FU or Cap（10%）	OS：16.1 个月 PFS：6.9 个月 CR：n=6（15%）
Nakamura[36]	2014	30	54Gy（39～60Gy）	Gem（n=18） S-1（n=7）	OS：15.9 个月 PFS：6.9 个月

包括＞5 例接受放化疗的患者的研究。*. 研究包括 n=3 名局部晚期经确切的放化疗（未切除）的患者；SBRT. 立体定向全身放疗；OS. 总生存期；PFS. 无进展生存期；CR. 完全缓解（临床上）

表 119-3B　胰腺癌局部复发再切除术回顾性系列研究

作　者	年	手术（n）	切除（n）	切除率	死亡率	其他肿瘤靶向治疗	肿瘤结局
Kleeff*[39]	2007	30	15	50%	1（7%）	化放疗：7 例 放疗：1 例 化疗：9 例 二次再切除：6 例 无：4 例 NA：9 例	切除 OS：17.0 个月 探查 OS：9.4 个月
Lavu[40]	2011	-	8	-	0	-	OS：17.5 个月
Thomas §[31]	2012		7		0	-§	OS§：- DFS：9 个月
Strobel*[34]	2013	97	41	42.3%	1（1.8%）	再切除 化放疗：22 例 IORT：22 例 化疗：21 例 NA：4 例	再切除 OS：26.0 个月 探查（ILR） OS：10.8 个月 探查（mets） OS：9.4 个月
Boone §[41]	2014	-	10	-	0	-	OS：31.8 个月
Miyazaki[42]	2014	-	11	-	0	化疗：8 例 无：3 例	切除 OS：25.0 个月 未再切除 OS：9.3 个月
Shima[43]	2015	-	6	-	0	化疗：1 例	OS：27.5 个月

该表包括＞5 例再次手术患者的研究。*. Kleeff 等的队列研究来自同一个中心，并包含在 Strobel 等的随访研究中；§. 局部复发和远处复发的混合性队列，仅包括局部复发患者的数据；OS. 总生存期；DFS. 无病生存期；ILR. 孤立性局部复发，无手术探查证实的全身性疾病的证据

在 2007 年我们已经报道了再切除手术的初步经验[39]，并于 2013 年报告了迄今为止最大系列的孤立性局部胰腺导管腺癌复发再手术的研究[34]。本研究对若干观察结果进行分析。在术前怀疑孤立性局部复发并有组织学证实复发的 97 例患者中，57 例（59%）通过手术探查证实了局部复发，而 40 例（41%）患者发现远处转移。这再次强调了使用更好的诊断工具检测微小转移灶的必要性，这是在胰腺导管腺癌最初分期时就已知的问题。在 57 例孤立性局部复发的病例中，41 例（72%）行手术切除，而 16 例（28%）为局部不可切除。孤立性局部复发病例的术后中位生存期为 16.4 个月，而转移复发病例的中位生存期为 9.4 个月，证实了先前报告的结论，即孤立性复发较转移复发的预后更好[44]。重要的是，与局部不可切除 PDAC 探查术的中位生存期（10.8 个月）相比，孤立性局部复发的切除术的中位生存期（26.0 个月）显著延长。这项孤立性局部复发的研究结果表明，再次切除可能带来生存获益。18 例患者实现 R_0 再切除，中位生存期为 30.5 个月。虽然只有通过随机对照试验才能证实再手术切除的真正益处，但已有的结果表明，经选择的疑似孤立性局部胰腺导管腺癌复发的患者可能会从再次切除术中获益。

九、适合局部治疗患者的选择

一些研究已经证实，原发肿瘤切除至复发之间的无病生存时间与再切除术或化放疗后的生存期相关，这些患者的无病生存时间为 9 ~ 20 个月不等[31, 36, 39, 41]。在已有的最大规模的研究中，无病生存时间与预后无关，而 CA 19-9 则可预测生存期[34]。虽然准确的无病生存时间临界值有待确定，但早期复发与无病生存时间延长可能分别是肿瘤快速进展与肿瘤侵袭性较小的指标，应在决策中加以考虑。

与原发胰腺癌一样，CA 19-9 似乎与术后肿瘤复发患者的生存期相关。如前所述，在未来，新的诊断工具和生物标志物可能会改善对适合局部治疗患者的选择[20, 27, 28]。

十、结论

即使在手术切除和完成全身治疗后，胰腺癌复发也是影响绝大多数患者的迫切问题。虽然大多数患者发生转移性复发，但 20% ~ 30% 的患者首先发生孤立性局部复发。这些患者可能是具有侵袭性较低的肿瘤亚型，其全身进展较慢，因此可能受益于包括局部治疗的多模式治疗策略。由于大多数患者复发初期无症状，因此需要规范化随访计划以便识别这些患者。尽管文献对胰腺导管腺癌复发的处理提供的依据很少，但是几个回顾性研究表明，化放疗和手术再切除都是安全有效的。肿瘤复发的最佳"标准"处理只能通过随机对照试验来确定，而这些标准的实施是非常困难的。因此胰腺导管腺癌复发的治疗仍更多是跨学科联合及个体化决策的问题。新的有效的胰腺导管腺癌治疗方法和早期诊断的生物标志物将有望推进术后监测领域的发展，以及有助于早期诊断和更有效地处理胰腺癌孤立性及全身性复发。

☞ 参考文献

[1] Hartwig W, Werner J, Jager D et al. Improvement of surgical results for pancreatic cancer. Lancet Oncol 2013;14:e476–e485.

[2] Esposito I, Kleeff J, Bergmann F et al. Most pancreatic cancer resections are R1 resections. Ann Surg Oncol 2008;15: 1651–1660.

[3] Verbeke CS, Leitch D, Menon KV et al. Redefining the R1 resection in pancreatic cancer. Br J Surg 2006;93:1232–1237.

[4] Chandrasegaram MD, Goldstein D, Simes J et al. Meta-analysis of radical resection rates and margin assessment in pancreatic cancer. Br J Surg 2015;102:1459–1472.

[5] Strobel O, Hank T, Hinz U et al. Pancreatic cancer surgery: the new R-status counts. Ann Surg 2017;265(3):565–573.

[6] Hartwig W, Hackert T, Hinz U et al. Pancreatic cancer surgery in the new millennium: better prediction of outcome. Ann Surg 2011;254:311–319.

[7] Lewis R, Drebin JA, Callery MP et al. A contemporary analysis of survival for resected pancreatic ductal adenocarcinoma. HPB (Oxford) 2013;15:49–60.

[8] Strobel O, Hinz U, Gluth A et al. Pancreatic adenocarcinoma: number of positive nodes allows to distinguish several N categories. Ann Surg 2015;261:961–969.

[9] Tempero MA, Malafa MP, Behrman SW et al. Pancreatic adenocarcinoma, version 2.2014: featured updates to the NCCN guidelines. J Natl Compr Canc Netw 2014;12:1083–1093.

[10] Seufferlein T, Porzner M, Becker T et al. [S3-guideline exocrine pancreatic cancer]. Z Gastroenterol 2013;51:1395–1440. [in German]

[11] Neoptolemos JP, Stocken DD, Friess H et al. A randomized trial of chemoradiotherapy and chemotherapy after resection of pancreatic cancer. N Engl J Med 2004;350:1200–1210.

[12] Smeenk HG, van Eijck CH, Hop WC et al. Long-term survival and metastatic pattern of pancreatic and periampullary cancer after adjuvant chemoradiation or observation: long-term results of EORTC trial 40891. Ann Surg 2007;246:734–740.

[13] Oettle H, Post S, Neuhaus P et al. Adjuvant chemotherapy with gemcitabine vs observation in patients undergoing curative-intent resection of pancreatic cancer: a randomized controlled trial. JAMA 2007;297:267–277.

[14] Ueno M, Niwa T, Ohkawa S et al. The usefulness of perfusion-weighted magnetic resonance imaging in advanced pancreatic cancer. Pancreas 2009;38:644–648.

[15] Regine WF, Winter KA, Abrams RA et al. Fluorouracil vs gemcitabine chemotherapy before and after fluorouracil-based chemoradiation following resection of pancreatic adenocarcinoma: a randomized controlled trial. JAMA 2008;299: 1019–1026.

[16] Neoptolemos JP, Stocken DD, Bassi C et al. Adjuvant chemotherapy with fluorouracil plus folinic acid vs gemcitabine following pancreatic cancer resection: a randomized controlled trial. JAMA 2010;304:1073–1081.

[17] Van Laethem JL, Hammel P, Mornex F et al. Adjuvant gemcitabine alone versus gemcitabine-based chemoradiotherapy after curative resection for pancreatic cancer: a randomized EORTC-40013-22012/FFCD-9203/GERCOR phase II study. J Clin Oncol 2010;28:4450–4456.

[18] Schmidt J, Abel U, Debus J et al. Open-label, multicenter, randomized phase III trial of adjuvant chemoradiation plus interferon Alfa-2b versus fluorouracil and folinic acid for patients with resected pancreatic adenocarcinoma. J Clin Oncol 2012;30:4077–4083.

[19] Hishinuma S, Ogata Y, Tomikawa M et al. Patterns of recurrence after curative resection of pancreatic cancer, based on autopsy findings. J Gastrointest Surg 2006;10:511–518.

[20] Iacobuzio-Donahue CA, Fu B, Yachida S et al. DPC4 gene status of the primary carcinoma correlates with patterns of failure in patients with pancreatic cancer. J Clin Oncol 2009;27:1806–1813.

[21] Parikh AA, Maiga A, Bentrem D et al. Adjuvant therapy in pancreas cancer: does it influence patterns of recurrence? J Am Coll Surg 2016;222(4):448–456.

[22] Ferrone CR, Marchegiani G, Hong TS et al. Radiological and surgical implications of neoadjuvant treatment with FOLFIRINOX for locally advanced and borderline resectable pancreatic cancer. Ann Surg 2015;261:12–17.

[23] Tzeng CW, Abbott DE, Cantor SB et al. Frequency and intensity of postoperative surveillance after curative treatment of

pancreatic cancer: a cost-effectiveness analysis. Ann Surg Oncol 2013;20:2197–2203.

[24] Witkowski ER, Smith JK, Ragulin-Coyne E et al. Is it worth looking? Abdominal imaging after pancreatic cancer resection: a national study. J Gastrointest Surg 2012;16:121–128.

[25] Heye T, Zausig N, Klauss M et al. CT diagnosis of recurrence after pancreatic cancer: is there a pattern? World J Gastroenterol 2011;17:1126–1134.

[26] Tjaden C, Michalski CW, Strobel O et al. Clinical impact of structured follow-up after pancreatic surgery. Pancreas 2016;45:895–899.

[27] Melo SA, Luecke LB, Kahlert C et al. Glypican-1 identifies cancer exosomes and detects early pancreatic cancer. Nature 2015;523:177–182.

[28] Zill OA, Greene C, Sebisanovic D et al. Cell-free DNA next-generation sequencing in pancreatobiliary carcinomas. Cancer Discov 2015;5:1040–1048.

[29] Arnaoutakis GJ, Rangachari D, Laheru DA et al. Pulmonary resection for isolated pancreatic adenocarcinoma metastasis: an analysis of outcomes and survival. J Gastrointest Surg 2011;15:1611–1617.

[30] Yamashita K, Miyamoto A, Hama N et al. Survival impact of pulmonary metastasis as recurrence of pancreatic ductal adenocarcinoma. Dig Surg 2015;32:464–471.

[31] Thomas RM, Truty MJ, Nogueras-Gonzalez GM et al. Selective reoperation for locally recurrent or metastatic pancreatic ductal adenocarcinoma following primary pancreatic resection. J Gastrointest Surg 2012;16:1696–1704.

[32] Rombouts SJ, Vogel JA, van Santvoort HC et al. Systematic review of innovative ablative therapies for the treatment of locally advanced pancreatic cancer. Br J Surg 2015;102:182–193.

[33] Hartwig W, Hackert T, Hinz U et al. Multivisceral resection for pancreatic malignancies: risk-analysis and long-term outcome. Ann Surg 2009;250:81–87.

[34] Strobel O, Hartwig W, Hackert T et al. Re-resection for isolated local recurrence of pancreatic cancer is feasible, safe, and associated with encouraging survival. Ann Surg Oncol 2013;20:964–972.

[35] Habermehl D, Brecht IC, Bergmann F et al. Chemoradiation in patients with isolated recurrent pancreatic cancer: therapeutical efficacy and probability of re-resection. Radiat Oncol 2013;8:27.

[36] Nakamura A, Itasaka S, Takaori K et al. Radiotherapy for patients with isolated local recurrence of primary resected pancreatic cancer. Prolonged disease-free interval associated with favorable prognosis. Strahlenther Onkol 2014;190:485–490.

[37] Wild AT, Hiniker SM, Chang DT et al. Re-irradiation with stereotactic body radiation therapy as a novel treatment option for isolated local recurrence of pancreatic cancer after multimodality therapy: experience from two institutions. J Gastrointest Oncol 2013;4:343–351.

[38] Wilkowski R, Thoma M, Bruns C et al. Combined chemoradiotherapy for isolated local recurrence after primary resection of pancreatic cancer. JOP 2006;7:34–40.

[39] Kleeff J, Reiser C, Hinz U et al. Surgery for recurrent pancreatic ductal adenocarcinoma. Ann Surg 2007;245:566–572.

[40] Lavu H, Nowcid LJ, Klinge MJ et al. Reoperative completion pancreatectomy for suspected malignant disease of the pancreas. J Surg Res 2011;170:89–95.

[41] Boone BA, Zeh HJ, Mock BK et al. Resection of isolated local and metastatic recurrence in periampullary adenocarcinoma. HPB (Oxford) 2014;16:197–203.

[42] Miyazaki M, Yoshitomi H, Shimizu H et al. Repeat pancreatectomy for pancreatic ductal cancer recurrence in the remnant pancreas after initial pancreatectomy: is it worthwhile? Surgery 2014;155:58–66.

[43] Shima Y, Okabayashi T, Kozuki A et al. Completion pancreatectomy for recurrent pancreatic cancer in the remnant pancreas: report of six cases and a review of the literature. Langenbecks Arch Surg 2015;400:973–978.

[44] Sperti C, Pasquali C, Piccoli A, Pedrazzoli S. Recurrence after resection for ductal adenocarcinoma of the pancreas. World J Surg 1997;21:195–200.

胰腺癌治疗后远期
疗效篇
Long-Term Outcome After Treatment
of Pancreatic Cancer

Survival and Late Morbidity After Resection of Pancreatic Cancer
胰腺癌切除后的存活和远期并发症

120

Avinoam Nevler, Charles J. Yeo, Jordan M. Winter　著

李国林　译

陈汝福　校

一、概述

胰腺癌目前是美国癌症死亡的第三大原因[1]。鉴于其他常见癌症类型的死亡人数呈下降趋势，预计在未来 10 年内，胰腺癌的死亡人数将仅次于肺癌。胰腺导管腺癌是一种高度致命的癌症，其患者总体的 5 年生存率仅为 7%[1]。大约有 20% 的胰腺导管腺癌患者在刚诊断时其病灶是局限的并且是可切除的，这个亚群患者的长期疗效也是最好的。在这一章中，我们将回顾可切除胰腺导管腺癌患者的生存率，并关注其随着时间推移的生存变化趋势。我们还将研究相关预后标志的最新进展，这可以为生存预测提供更充足的信息。将来随着越来越多的患者在胰腺导管腺癌切除术后获得更长的存活时间，对胰腺切除术后晚期并发症的理解将变得越来越重要。我们将对晚期并发症的文献进行归纳总结，尽管针对该研究的文献较少，而且大多数局限为胰腺良性疾病患者术后的研究。

二、胰腺癌切除术后的存活

已报道的在胰腺切除术后获得长期存活的胰腺导管腺癌患者大多是经过筛选的具有特殊生物学特性的人群。肿瘤学家们经常使用被高度引用的随机、大宗、多中心辅助性试验的生存数据，这些试验通常纳入那些接受了根治性切除术的患者，如 ESPAC-3[2]、RTOG 9704[3] 和 CONKO-001[4] 等（这些试验详见本书相关章节）。在这些研究中，报告的中位生存时间分别为 23.2、20.0 和 22.8 个月。ESPAC-1 试验在没有进行辅助化疗的情况下，中位生存时间为 14.0 个月[5]，而在最新的 CONKO-001 试验中，未治疗组的中位生存时间为 20.2 个月。

　　然而，与上述临床试验之外接受治疗的患者相比，这些研究结果可能因为与严格的入组标准相关的高度选择及入组偏倚带来一定的偏差。这些研究通常排除那些预后不佳的患者，如筛查发现早期复发或在 CONKO-01 试验中术后血清 CA19-9 水平显著升高的病例。此外，对于那些有明显的术后并发症，或者在胰腺切除术后恢复不理想的病例（包括那些围术期死亡的病例）均被排除在这些研究之外。事实上，胰腺导管腺癌患者手术后如果能接受辅助治疗，不管这种治疗能否让患者获益（美国大多数高容量中心80% ～ 90% 的患者接受辅助治疗），这本身就是一个重要的独立预后标志。基于人群的非随机化的研究提示，进行研究时应考虑到从接受辅助性治疗的巨大获益问题[6]。

　　综上所述，辅助治疗试验表明，相比于最佳支持治疗，现代单药辅助化疗可让患者平均中位生存时间延长 3 ～ 5 个月[7, 8]。接受辅助治疗的患者大约在术后 13 个月复发，而未接受辅助治疗的患者复发时间则为术后 7 个月左右[4]。然而这大约 6 个月的差异也只是接近大多数患者在辅助治疗上花费的时间，这表明现代治疗往往无法在治疗完成后带来持久的治疗效果。换句话说，在大多情况下疾病仅仅在患者接受治疗期间才能得到有效的控制。

　　与前瞻性的临床试验相比，尽管单中心的回顾性研究在患者的随访资料收集方面相对没有那么严格，但却提供了更为真实的生存数据。与前瞻性的辅助性试验不同的是，这些回顾性研究通常不会受相同程度的选择偏倚所干扰，因为它们通常包括所有在机构中进行切除的患者，因此结果可能更具有概括性意义。正如预想的一样，这些回顾性研究报告中的长期生存结果往往更糟。在约翰霍普金斯医院一项大型的、单中心研究中，25 年里共计纳入 1175 例进行手术切除的胰腺导管腺癌患者，其中位生存时间只有 18 个月；而 1 年、2 年、3 年、5 年生存率分别为 65%、37%、27% 和 18%[9]。在纪念斯隆 - 凯特林癌症中心（1983—2000 年）一项纳入 555 名手术切除患者的研究中，总体生存的情况与霍普金斯的结果相当[10]。

　　近年来，关于接受新辅助治疗后行切除治疗患者的回顾性研究结果已有相关报道，与行切除术后接受术后辅助治疗的患者的回顾性数据相比，其生存结果的延长往往是令人印象深刻的。然而，应该认识到在这些人群中有很强的选择偏倚（正如前瞻性的随机辅助治疗试验一样）。在意向性新辅助治疗组的患者中，有相当一部分人因为疾病进展或者身体状况不佳而最终没有接受切除手术。

　　因此，新辅助治疗模式以最有利的患者（即接受后续切除术的患者）补充研究群体。Christians 等最近发表的一项回顾性分析，在 2009—2013 年期间，在单中心入组 69 例可切除的胰腺导管腺癌患者进行新辅助放化疗[11]。结果显示，在这一相对较小的人群里，完成了新辅助治疗并顺利地从胰腺切除术中恢复过来的患者，中位生存时间达到令人震惊的 44.9 个月，而对所有入组病例分析的结果则缩短了 13.5 个月（31.5 个月），结果仍然令人印象深刻，9 名未能进一步行手术切除的患者（15%）的中位存活时间则仅为 8.1 个月，与晚期疾病患者的生存时间相当。更为重要的是，在这项研究中，患者满足了"可切除的"胰腺导管腺癌这一个严格的入选标准，与在大型机构接受辅助治疗的一系列患者相比，它本身就已经是一个相对有利的群体。更早的时候，由 Evans 等在 2008 年发表的一项前瞻性非随机研究中，对 86 例可切除的胰腺导管腺癌进行术前新辅助放化疗[12]，64 例完成新辅助化疗并进行了手术切除的患者的中位生存时间为 34 个月，在意向性治疗组中，总体生存率与先接受切除术的患者的相当（22.7 个月）。比起最近的 Christians 等的报告，这项研究有更大比例的患者没有接受切除术（25%），这提示后来的研究对患者的选择做出了改进。我们很难从单中心的新辅助治疗的研究中得出"这种治疗就是可切除的胰腺导管腺癌的最佳治疗选择"的结论，因为大多数患者只接受了吉西他滨或基于氟尿嘧啶这些效果欠佳的单药疗法，肿瘤生物学特性和患者的选择很可能扮演了其中重要的角色。随着化疗疗效的改善，新辅助治疗方法的理念可能会获得更大的支持，因为早期系统性控制很可能对提高许多患者的生存至关重要。我们需要进行随机试验，以更好地评估新辅助治疗的价值。我们急切地等待着这样的临床研究，就像正在进行的德国 NEOPA 试验，它通过改变吉西他滨和手术切除对可切除的胰腺导管腺癌患者的治疗排序进行分组[13]。目前在大多数中心新辅助化疗已经成为交界可切除肿瘤的标准治疗方案。一份纳入 18 项研究的针对交界可切除肿瘤患者接受新辅助治疗的荟萃分析显示，入组病例的手术切除率为 65%，达到预期患者的中位生存时间为 26 个月，而所有入组病例为 18 个月[14]。

（一）有多少胰腺导管腺癌的患者通过手术切除得到治愈

尽管 25% 的胰腺导管腺癌患者在切除术后 1 年内死亡[9, 15]，许多患有局限性疾病的患者可能没有通过手术切除获益，但毫无疑问，手术干预为许多患者提供了长期生存的最佳机会。来自日本的一项纳入 42 例患者的随机盲法研究，比较了手术切除与行放化疗而不切除对可切除胰腺导管腺癌的疗效，研究显示手术切除只有 3 个月的中位生存时间获益（与辅助治疗的微小中位生存时间获益相当）[16]。然而，患者的平均存活时间达到了惊人的 12 个月，这提示相当一部分的患者从手术切除中获得了可观的疗效。事实上，正如在既往研究显示的进展期病例中很少有长期存活者一样，在非手术组中没有 2 年以上的长期存活者，而在手术组中存活 2 年以上患者的比例达到 35%。

很多研究都提出了胰腺导管腺癌切除相关的治愈率问题。有几项研究通过报道 10 年及以上的存活时间来初步阐述这个问题（详见表 120-1），与较短的随访研究类似，5 年生存率维持在 18% ~ 20%。这些数据也表明，在切除术后 10 年的总体存活率大约是这个比率的一半，也就是 10% 左右。Riall 等报道了 564 名长期存活的胰腺导管腺癌病例，这是迄今为止最大宗的相关研究报道[17]。

表 120-1　胰腺癌患者手术切除后的 5 年和 10 年生存率

文　献	研究时间	例　数	5 年生存率	10 年生存率
CONKO-001（辅助治疗组）	1998—2004	168	20.7%	12.2%
Shimada 等[18]	1990—2013	229	17%	10%
Kimura 等[19]	1988—2012	149	13.40%	3.60%
Ferrone 等[20]	1985—2006	499	19%	10%
Dusch 等[21]	1972—2004	360	19.20%	6.10%
Schnelldorfer 等[22]	1981—2001	357	18%	13%
Adham 等[23]	1983—2000	30*	—	30% 的 5 年生存者的生存时间 ≥ 10 年
Riall 等[17]	1970—1999	564	17%	9%

我们自己尚未发表的对 SEER 癌症数据库（1975—2012 年）中的公共数据的分析，进一步揭示了上述问题[24]。这些数据表明，从出生第一年开始计算，患者一生中有大约一半的概率将自己的生存时间翻倍。例如一个活了 4 年的人有 50% 的机会再活 4 年。这个观察报告有以下几重含义：首先，一个人的寿命越长，他们继续存活的机会就越大。另一方面，数据表明 10 年的存活者仍然有可能复发的风险。Adham 等的一项研究分析显示，30 名 5 年存活者 10 年、15 年和 20 年的存活率分别为 30%、13% 和 7%。这些结果比从年龄匹配的寿命表中预测的要糟糕得多，譬如一个 65 岁的人预期有 50% 的概率再活 20 年。Ferrone 等对 499 名在麻省总医院接受了手术切除的胰腺导管腺癌患者进行了分析（这项研究又被命名

为"胰腺导管腺癌：长期生存不等于治愈"），并观察到了术后存活超过 10 年之后的复发案例。此外，一些长期存活的病例在进一步的病理复检中才发现是由于对切除样本病理参数的错误诊断所导致，例如在CONKO-001 试验中一名患者后来被发现是神经内分泌肿瘤 [25]。尽管永远无法完全保证患者没有复发的风险 [26]，我们对预期寿命表的分析与既往的胰腺导管腺癌切除术后的生存数据相叠加，表明患者在手术切除存活 13 年后，两个生存曲线是重叠的（大约 8% 的患者达到了这个预期，而在这一亚群中，中位预测生存时间为 19 年）。在这个时间点之后，患者就有可能死于非胰腺癌的原因。实际上，可以认为这些患者的疾病得到了"治愈"。因此，我们认为对于大多数患者来说，胰腺切除术的"治愈率"大约估计为 8%左右。

（二）随时间推移的生存趋势

Memorial Sloan Kettering 癌症中心的一项大型、单中心研究 [15] 表明，在 20 世纪 80 年代至 21 世纪之间，在胰腺导管腺癌切除后的短期（30 天）和中期（1 年）生存时间有所改善。作者的结论是：随着时间的推移，手术变得更加安全，而围术期死亡率（即早期死亡率）降低。此外，作者推测，可能是由于现代成像技术被用于对早期复发较少的患者进行分期（即中期死亡率），患者的筛选也得到改善。然而在这项研究中，特别是当围术期的死亡和患者选择等的生存决定因素被排除在分析之外，只关注那些术后存活了至少 1 年的患者时，并没有发现在长期死亡率方面有任何改善。对过去的 40 年 SEER 癌症数据库中的胰腺癌相关生存数据进行的一项亚群分析 [24] 也表明，当我们评估所有存活至少 1 年的胰腺癌患者时，胰腺癌患者的生存率没有改善（详见图 120-1）。我们通过对美国癌症协会在 1992—2011 年发表的一个独立的大型数据集中的胰腺癌存活数据进行回顾分析，进一步佐证了上述的研究结果 [27]。分析表明，总体的癌症 5 年生存率（即包括所有患者）从 1992—1997 年的 4% 上升至 2005—2011 年的 7% 左右（详见图 120-2）。值得注意的是，病灶局限的病例生存率提高最明显，从 16% 提高到 27%，而出现转移的病例在生存方面几乎没有任何改善，区域性病变的病例的改善也微乎其微。与此同时，在此期间化疗没有任何显著和广泛的进展，表明改变现状的主要驱动因素是癌症治疗学领域之外的进步，譬如更安全的手术和更好的患者选择等，医疗服务（包括手术和化疗）的普及可能也发挥了重要作用。

三、预后的危险因素

由于预后因素能提供关于疾病自然病程的相关信息，因此他们是任何关于生存讨论的关键因素，有时预后信息还可用于指导治疗决策。某些预后特征在胰腺导管腺癌患者中得到了一致的验证。然而需要注意的很重要一点是，与患者进行沟通讨论时需要让其明白这些因素在对预后的预测中并不是绝对的。具有不良预后特征的患者常能在切除后存活很长时间，而许多具有良好预后特征的患者则遭受了很不幸的早期复发和死亡。

糟糕的长期生存率通常与以下的病理学特殊密切相关，包括较大的肿瘤直径、区域淋巴结转移（包括也行淋巴结的比例等）[28-34]、组织学分化不良、阳性的切缘，以及神经浸润 [17, 35-37] 等。在多变量模型中，上述每个因素都具有低于 2 的相关风险比，这反映了它们的预后不良以及它们对于治疗相关决策的有限效用。事实上，在一项纳入 137 例胰腺导管腺癌切除病例（58 例存活小于 12 个月，79 例存活大于30 个月）的研究中，并没有发现病理学特征是生存组的重要预测因素。更为有趣的是，65% 的长期生存

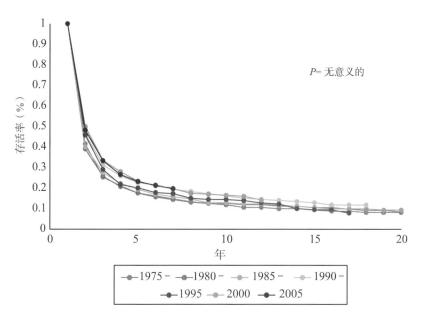

▲ 图 120-1　来自 SEER 数据库的存活≥ 1 年的胰腺癌患者的条件相对生存率
与 1975—1979 年相比，过去 30 年间的条件相对存率（≥ 1 年）几乎没怎么变化

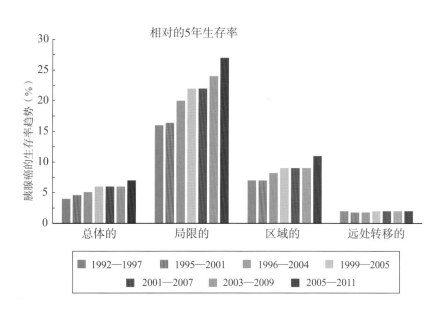

▲ 图 120-2　胰腺癌 5 年生存率的变化趋势（1992—2011 年）
数据引自 ACS，注意各时间段的重叠

者和 17% 的短期生存者都有区域淋巴结转移 [38]。除常规病理特征外，CA19-9 是唯一经过验证的基于血清的预后标志物，该蛋白质是由胰腺癌细胞大量分泌的唾液酸化 Lewis A（sialyl LeA）抗原，手术后 CA 19-9 水平升高与肿瘤早期复发和糟糕的总体生存率密切相关 [39-41]。事实上，对参加 RTOG 9704 辅助性治疗试验 [3, 39] 的患者的点对点分析显示，CA19-9 水平＞ 180 U/ml 与校正危险比为 3.6，这数值相对于传统的病理特征更突出，这一发现已在多项研究中得到验证 [40-43]。

　　科学家们试图寻找一些能够加强传统分期策略的分子预后标志，但至今还没有特殊发现。Winter 等在对胰腺导管腺癌切除术后的短期和长期生存者进行比较分析时发现，MUC1 和间皮素的高表达都与早期癌症死亡有关[38]。这些免疫组化标记物与常规的病理特征如肿瘤大小、区域淋巴结转移、切缘状态和组织学分歧等相比具有更好的预测能力[38]。Smith 等对胰腺癌切除术后患者的多项免疫组化预后标志物（P16、SMAD4、VEGF、EGFR、bax 和 bcl-2）的进行了荟萃分析（纳入 11 项研究），发现 VEGF 是最重要的预后标志物[44]。

　　Stratford 等的另一项研究分析了切除样本中的基因表达数据，并将其与尸检中发现的转移性沉积物进行了比较。作者确定了 6 个基因标记作为晚期疾病的预后因子，在一个小样本胰腺导管腺癌切除术后的研究队列中，该基因簇（*FOSB*、*KLF6*、*NFKBIZ*、*ATP4A*、*GSG1* 和 *SIGLEC11*）被认为是一个预后不佳的预测指标，其校正风险比为 4.1[45]。最近，Chen 等[46]描述了早期胰腺导管腺癌中的一个 15 个基因的预后标记（危险比为 3.26），这在 Stratford 队列研究中也得到了验证[45]。

四、远期并发症

　　关于胰腺切除术后并发症的研究历来侧重于术后的早期并发症（详见本书其他部分），ISGPS 针对早期并发症已发表了一系列的共识论文。然而，胰腺手术后的晚期并发症研究相对较少，相关的研究普遍集中在胰腺良性疾病切除术后的患者身上，因为这些患者在长期随访中仍然存活。观察到最常见的晚期并发症包括胃切除术后相关并发症（如倾倒综合征、胆汁反流性胃炎、吻合口溃疡、出血和残胃癌）、胆管狭窄、胰管狭窄、胰源性糖尿病、胰外分泌不足、非酒精性脂肪肝、切口疝和细菌性肝脓肿。

（一）胃切除术后相关并发症

　　传统的胰十二指肠切除术包含了部分远端胃切除，其延迟并发症的风险通常与胃远端切除相关。这些并发症包括输入襻综合征、胆汁反流性胃炎、吻合口溃疡（伴有出血、狭窄或穿孔）、倾倒综合征和残胃癌等（表 120-2）。

表 120-2　胰十二指肠切除术后的胃切除相关并发症

并发症	发生率
碱性反流性胃炎	11% ～ 25%[49, 51]
吻合口溃疡	1% ～ 9%[49, 51, 52]
输入襻综合征	13%[50]
倾倒综合征	10%[47]

　　一些早期研究表明，与传统的胰十二指肠切除术相比，保留幽门的胰十二指肠切除术可能降低反流性胃炎、吻合口溃疡和倾倒综合征的发生率[47, 48]，但其他研究则表明吻合口溃疡或反流性胃炎的风险没有明显差异[49]。引起胰十二指肠切除术后输入襻综合征的主要原因是肿瘤复发，其次是放疗后引起的狭窄[50]，两种常见方式的发生率没有明显差异。

接受传统胰十二指肠切除手术的患者在存在理论上的残胃癌风险，其支持证据是基于先前消化性溃疡患者进行的胃切除术文献的推断，其发生率大约是 7%[53-55]，平均潜伏期大约是 20 年[55]。大多数残胃癌发生在之前的吻合口或吻合口附近，其原因被认为与胆汁和胰腺分泌物的联合回流有关。尽管在经典的胰十二指肠切除术后尚未有相关并发症的记载，但切除幽门后会胰液跟胆管的反流加重可能是其发生的原因。由于只有不到 5% 的胰腺导管腺癌患者能存活 20 年，这种并发症的低发生率很可能与其相关，但随着治疗效果的改善，这可能会成为当前肝胆外科工作者将面临的日益普遍的问题。来自消化性溃疡病浑浊接受胃切除手术的数据显示，应在远端胃切除术后 5 年开始对适当选择的患者进行监测[53]。

James J. Mezhir 博士（1973—2016）就是这样一个不幸的例子，他是 Memorial Sloan Kettering 癌症中心一位成功的胰腺外科医生和科学家，也是报道残胃癌病例最多的外科肿瘤学家[53]。他因患有非霍奇金淋巴瘤导致胆管梗阻，并在十几岁时接受了胰十二指肠切除术[56, 57]，不幸的是，他在术后 25 年患上了侵袭性残胃癌，在与病魔斗争 2 年后于近期去世[56]。

（二）胆道吻合口狭窄

胰十二指肠切除术后胆道狭窄的发生率为 3%～8%[58-60]，狭窄形成的中位时间为手术后 1 年多一点。如果条件允许，开始最好的处理办法通常为包括内镜或经皮球囊扩张和胆道支架在内的非手术干预措施。在上述干预措施失败的情况下（5%～24%）可考虑进行手术修复。胆道狭窄的危险因素包括手术切除时胆管直径小于 5mm[60]、术前或术后胆道支架置入等[58]。

（三）胰腺吻合口狭窄

胰十二指肠切除术后胰腺吻合口狭窄的发生率为 2%～3%[59, 61]，其发生时间通常在手术切除术后 4 年左右，主要症状表现为胰腺炎引起的腹痛。MRCP 或 CT 提供的可视化图像可明确诊断[61]。在特定的病例中，胰腺吻合口狭窄可以首选通过 ERP 或 EUS 引导的内镜下支架置入治疗[62, 63]，但有时只能通过确切的手术进行修复，有效的手术方式包括胰肠吻合重建或胰肠侧 - 侧吻合术[61]。

（四）胰源性糖尿病

胰源性糖尿病（3c 型）是继发性糖尿病（3 型）的亚型，是指由于胰腺组织损伤或丢失而引起的任何致糖尿病发生过程。值得注意的是，这种类型的糖尿病的独特之处在于，胰高血糖素（A 细胞）、产生胰多肽的细胞以及外分泌腺泡细胞都丢失了。糖尿病与胰腺导管腺癌有密切的"反向因果关系"[64]；糖尿病与患胰腺癌的风险增加有关，而胰腺癌也通过胰腺组织破坏（3c 型），以及通过抑制胰岛素分泌和加重外周胰岛素抵抗的副肿瘤现象（类 2 型 DM）[65]等引起新发糖尿病的出现。

表 120-3 显示了多个研究中胰切除术后新发胰源性糖尿病的发生率。在这些研究中也观察到很大一部分患者原有糖尿病的恶化。与胰十二指肠切除术相比，远端胰腺切除术后新发糖尿病的发生率可能更高。然而胰腺肿瘤的切除也可能使少数患者的糖尿病症状得到缓解，但具体病因尚不清楚，可能与胰脏切除术后几乎普遍存在的体重减轻（10%～15%）有关[66, 67]。由于胰腺切除术后新发或糖尿病加重的发生率较高，因此在术前应通过教育和讨论等方式明确地跟患者说明此并发症。

表 120-3　胰腺切除术后胰源性糖尿病的发生率

文　献	例　数	胰十二指肠切除术	胰体尾切除术
Burkhart 等 [68]	267	新发：18%（n = 135）	新发：31%（n = 55）
		DM 恶化：48%（n = 44）	DM 恶化：26%（n = 23）
Hirata 等 [69]	167	新发：22%（n = 58）	新发：27%（n = 33）
		DM 恶化：57%（n = 42）	DM 恶化：77%（n = 34）
Wu 等 [66]	3914	新发：16%（n = 3914）	
Fang 等 [70]	42	新发：12%（n = 42）	
White 等 [71]	100	新发：11%（n = 79）	新发：9.5%（n = 21）
DiNorcia 等 [72]	49		新发：37%（n = 38）
			DM 恶化：82%（n = 11）

注：胰源性糖尿病患者的百分比，括号内为总研究人数。DM. 糖尿病

（五）胰腺外分泌功能不全

大约有一半的患者在接受胰十二指肠切除术后发生胰腺外分泌功能不全[70, 73, 74]。胰腺实质性损失的机制与胰源性糖尿病相似，事实上，外分泌功能不全是用于诊断 3c 型糖尿病的主要标准之一[64]。胰腺外分泌功能不全的症状可包括腹痛和腹胀、恶臭的稀烂大便以及脂溶性维生素缺乏（维生素 A、D、E、K）。报道的胰十二指肠切除术后外分泌功能不全的危险因素包括术前胰腺内分泌功能损害、术前胰腺实质厚度减少、胰腺质地变硬、术后影像学显示胰腺实质厚度减少以及术后主胰管扩张[73-76]。已报道的胰腺外分泌功能不全的发生率和危险因素详见表 120-4。

表 120-4　胰腺切除术后胰腺外分泌功能不全的发生率

文　献	例　数	PPPD-PG	PPPD-PJ	发现的危险因素
Lemaire 等 [76]	19	16/17（94%）		术后胰腺实质厚度减少，术后主胰管扩张
Rault 等 [79]	33	12/23（52%）	8/10（80%）	胰腺重建类型（PEI 发生率 PJ ＞ PG）
Fang 等 [70]	42	12/19（63%）	10/23（43%）	
Nakamura 等 [73]	61	38/61（62%）		术前胰腺内分泌功能损害，胰腺质地变硬，术后主胰管扩张
Nakamura 等 [75]	52	34/52（65%）		胰腺实质厚度减少（术前及术后）
Hirono 等 [74]	199	59/90（66%）	38/99（38%）	胰腺重建类型（PEI 发生率 PJ ＞ PG），胰腺质地变硬

PPPD. 保留幽门的胰十二指肠切除术；PG. 胰胃吻合术；PJ. 胰管空肠吻合术；PEI. 胰腺外分泌功能不全

虽然不是致命的或使人衰弱的并发症，但胰腺外分泌功能不全已被证明与生活质量的显著下降有关[77]。治疗方法包括随餐口服补充胰酶，推荐剂量范围为 18 000 ～ 30 000U，但要注意的是，为避免胰酶的失活，应该保持胃内 pH 值在 4.0 以上[78]。

（六）非酒精性脂肪肝

肝脂肪沉积的增加是胰十二指肠切除术后最新报道的一种并发症[80]，在某些患者中它可以进展到非酒精性脂肪肝。胰十二指肠切除术引起的非酒精性脂肪肝被定义为经影像学或组织学证实的肝脂肪变性，并排除其他原因引起继发肝脂肪堆积，如大量饮酒、脂肪生成药物或遗传性疾病[81]。随着这一慢性疾病的进展，肝脏的功能储备减少，可能会导致肝功能不全[82]。接受化疗的胰腺导管腺癌患者更容易出现非酒精性脂肪肝，因为化疗药物本身就具有肝毒性[83,84]。胰十二指肠切除术后非酒精性脂肪肝的发生率在8% ～ 40% 之间[85-88]，但其确切发病机制仍然未知。Sato 等评估了 110 例胰十二指肠切除术后 6 个月的患者的影像学资料，观察到胰腺体积的减少与非酒精性脂肪肝有关。Tanaka 等[88] 研究了胰十二指肠切除术后非酒精性脂肪肝患者的生理生化指标，发现 BMI 低，胰岛素抵抗降低[89]，血清胆固醇、载脂蛋白 B、白蛋白水平降低。由于这些发现与胰腺外分泌功能不全一致，增加口服胰酶的剂量被认为是一种可能行的治疗方法，而且这种干预确实逆转了一些患者的这些生化异常，同时相关影像学表现也得到了改善。

Nagai 等在另一项研究中也证实了这一发现[90]。因此，对于胰十二指肠切除术后的非酒精性脂肪肝患者，建议开始或增加口服胰酶的补充。进一步的研究需要确定的是，为了预防这一并发症，是应该仅仅推荐高危患者还是推荐所有患者一直补充胰酶。

（七）切口疝

关于胰腺手术后切口疝发生率的文献很少，但根据我们的经验，此并发症并不少见，其风险可以从腹部手术文献中推断出来。一项纳入 56 项研究，14618 名接受各种外科手术患者的荟萃分析显示，手术后大约 2 年，切口疝的发生率为 12.8%[91]。腹部手术后切口疝的危险因素包括肥胖、吸烟史、既往腹部手术史、术后伤口感染等[92-94]。如果采用微创入路，将有可能大幅度减少切口疝的发生[95,96]。

（八）化脓性肝脓肿

胆肠吻合术后由于缺乏 Oddi 括约肌的调节，导致肠道菌群慢性定植于胆道，即细菌性胆道炎。由于胆道持续引流减压，一般没有临床后果。然而，被细菌定植的胆管使存在梗阻、肝实质损伤或坏死的患者处于细菌性肝脓肿的风险中。这可能是由于进行胰十二指肠切除术时牵开器损伤引起的肝脏梗死，或者是由于用于治疗肝脏转移的肝脏定向治疗（例如肝动脉栓塞或消融手术）引起的实质损伤。值得注意的是，这些疗法目前很少用于常规胰腺导管腺癌患者，而在转移性神经内分泌瘤的患者中应用较多。在Memorial Sloan Kettering 癌症中心的一项大型研究中表明，胆肠吻合术患者接受肝动脉栓塞术后发生肝脓肿的概率为 33%，而在其他患者中仅为 0.05%[97]。另外一项大型的多中心研究发现，在胰十二指肠切除术后进行任何肝脏干预性治疗，发生肝脓肿的风险均为 10% 左右[98]。

在胰十二指肠切除术后发现有肝脏梗死区域的患者，无论是由于牵开器损伤或典型的副肝动脉结扎，都应该警惕地监测可能危及生命的肝脓肿的发展，这些脓肿在辅助化疗引起免疫抑制的情况下可能会进一步发展。对于术后早期发生肝脓肿的患者来说，更需要特别注意，因为如果能及时诊断，大多数肝脓肿可以通过抗生素和经皮引流得到有效治疗。

五、结论

　　胰腺癌手术切除后的长期生存率提高有限，但这一进展不能归功于胰腺癌药物治疗的重大进展。即使经过多年，胰腺癌复发的风险仍然存在。在不久的将来，不断创新的基础和转化研究可能会产生新的有效的治疗方法。随着患者生存时间的延长，上述晚期并发症将变得越来越重要。胰腺外科医生应该注意每种并发症的发生率和风险，并与患者进行沟通及讨论。进一步的研究将需要围绕如何减少这些晚期并发症风险而展开。

☞ 参考文献

[1] American Cancer Society (ACS). Cancer Facts and Figures 2016. Atlanta: American Cancer Society, 2016.

[2] Neoptolemos JP, Stocken DD, Bassi C et al. Adjuvant chemotherapy with fluorouracil plus folinic acid vs gemcitabine following pancreatic cancer resection: a randomized controlled trial. JAMA 2010;304(10):1073–1081.

[3] Regine WF, Winter KA, Abrams RA et al. Fluorouracil vs gemcitabine chemotherapy before and after fluorouracil-based chemoradiation following resection of pancreatic adenocarcinoma: a randomized controlled trial. JAMA 2008;299(9):1019–1026.

[4] Oettle H, Neuhaus P, Hochhaus A et al. Adjuvant chemotherapy with gemcitabine and long-term outcomes among patients with resected pancreatic cancer: the CONKO-001 randomized trial. JAMA 2013;310(14):1473–1481.

[5] Neoptolemos JP, Dunn JA, Stocken DD et al. Adjuvant chemoradiotherapy and chemotherapy in resectable pancreatic cancer: a randomised controlled trial. Lancet 2001;358(9293):1576–1585.

[6] McDade TP, Hill JS, Simons JP et al. A national propensity-adjusted analysis of adjuvant radiotherapy in the treatment of resected pancreatic adenocarcinoma. Cancer 2010;116(13):3257–3266.

[7] Boeck S, Ankerst DP, Heinemann V. The role of adjuvant chemotherapy for patients with resected pancreatic cancer: systematic review of randomized controlled trials and meta-analysis. Oncology 2007;72(5-6):314–321.

[8] Stocken DD, Buchler MW, Dervenis C et al. Metaanalysis of randomised adjuvant therapy trials for pancreatic cancer. Br J Cancer 2005;92(8):1372–1381.

[9] Winter JM, Cameron JL, Campbell KA et al. 1423 pancreaticoduodenectomies for pancreatic cancer: a single-institution experience. J Gastrointest Surg 2006;10(9):1199–1210; discussion 1210–1211.

[10] Brennan MF, Kattan MW, Klimstra D, Conlon K. Prognostic nomogram for patients undergoing resection for adenocarcinoma of the pancreas. Ann Surg 2004;240(2):293–298.

[11] Christians KK, Heimler JW, George B et al. Survival of patients with resectable pancreatic cancer who received neoadjuvant therapy. Surgery 2016;159(3):893–900.

[12] Evans DB, Varadhachary GR, Crane CH et al. Preoperative gemcitabine-based chemoradiation for patients with resectable adenocarcinoma of the pancreatic head. J Clin Oncol 2008;26(21):3496–3502.

[13] Tachezy M, Gebauer F, Petersen C et al. Sequential neoadjuvant chemoradiotherapy (CRT) followed by curative surgery vs. primary surgery alone for resectable, non-metastasized pancreatic adenocarcinoma: NEOPA- a randomized multicenter phase III study (NCT01900327, DRKS00003893, ISRCTN82191749). BMC Cancer 2014;14:411.

[14] Tang K, Lu W, Qin W, Wu Y. Neoadjuvant therapy for patients with borderline resectable pancreatic cancer: a systematic review and meta-analysis of response and resection percentages. Pancreatology 2016;16(1):28–37.

[15] Winter JM, Brennan MF, Tang LH et al. Survival after resection of pancreatic adenocarcinoma: results from a single institution over three decades. Ann Surg Oncol 2012;19(1):169–175.

[16] Doi R, Imamura M, Hosotani R et al. Surgery versus radiochemotherapy for resectable locally invasive pancreatic cancer: final

results of a randomized multiinstitutional trial. Surg Today 2008;38(11):1021–1028.

[17] Riall TS, Cameron JL, Lillemoe KD et al. Resected periampullary adenocarcinoma: 5-year survivors and their 6- to 10-year follow-up. Surgery 2006;140(5):764–772.

[18] Shimada K, Sakamoto Y, Nara S, Esaki M, Kosuge T, Hiraoka N. Analysis of 5-year survivors after a macroscopic curative pancreatectomy for invasive ductal adenocarcinoma. World J Surg 2010;34(8):1908–1915.

[19] Kimura K, Amano R, Nakata B et al. Clinical and pathological features of five-year survivors after pancreatectomy for pancreatic adenocarcinoma. World J Surg Oncol 2014;12:360.

[20] Ferrone CR, Pieretti-Vanmarcke R, Bloom JP et al. Pancreatic ductal adenocarcinoma: long-term survival does not equal cure. Surgery 2012;152(3 suppl 1):S43–49.

[21] Dusch N, Weiss C, Strobel P, Kienle P, Post S, Niedergethmann M. Factors predicting long-term survival following pancreatic resection for ductal adenocarcinoma of the pancreas: 40 years of experience. J Gastrointest Surg 2014;18(4):674–681.

[22] Schnelldorfer T, Ware AL, Sarr MG et al. Long-term survival after pancreatoduodenectomy for pancreatic adenocarcinoma: is cure possible? Ann Surg 2008;247(3):456–462.

[23] Adham M, Jaeck D, Le Borgne J et al. Long-term survival (5–20 years) after pancreatectomy for pancreatic ductal adenocarcinoma: a series of 30 patients collected from 3 institutions. Pancreas 2008;37(4):352–357.

[24] SEER Cancer Statistics Review, 1975–2012, National Cancer Institute, Bethesda, MD. Available at: http://seer.cancer.gov/csr/1975_2012/ (accessed September 21, 2017).

[25] Sinn M, Striefler JK, Sinn BV et al. Does long-term survival in patients with pancreatic cancer really exist? Results from the CONKO-001 study. J Surg Oncol 2013;108(6):398–402.

[26] US Social Security Administration Statistical Tables. Available at: https://www.ssa.gov/oact/STATS/(accessed September 21, 2017).

[27] American Cancer Society (ACS) Facts and Statistics. Available at: http://www.cancer.org/research/cancerfactsstatistics/ (accessed September 21, 2017).

[28] Falconi M, Crippa S, Dominguez I et al. Prognostic relevance of lymph node ratio and number of resected nodes after curative resection of ampulla of Vater carcinoma. Ann Surg Oncol 2008;15(11):3178–3186.

[29] Berger AC, Watson JC, Ross EA, Hoffman JP. The metastatic/examined lymph node ratio is an important prognostic factor after pancreaticoduodenectomy for pancreatic adenocarcinoma. Am Surg 2004;70(3):235–240; discussion 240.

[30] Bhatti I, Peacock O, Awan AK, Semeraro D, Larvin M, Hall RI. Lymph node ratio versus number of affected lymph nodes as predictors of survival for resected pancreatic adenocarcinoma. World J Surg 2010;34(4):768–775.

[31] Riediger H, Keck T, Wellner U et al. The lymph node ratio is the strongest prognostic factor after resection of pancreatic cancer. J Gastrointest Surg 2009;13(7):1337–1344.

[32] Sierzega M, Popiela T, Kulig J, Nowak K. The ratio of metastatic/resected lymph nodes is an independent prognostic factor in patients with node-positive pancreatic head cancer. Pancreas 2006;33(3):240–245.

[33] Tol JA, Brosens LA, van Dieren S et al. Impact of lymph node ratio on survival in patients with pancreatic and periampullary cancer. Br J Surg 2015;102(3):237–245.

[34] Pawlik TM, Gleisner AL, Cameron JL et al. Prognostic relevance of lymph node ratio following pancreaticoduodenectomy for pancreatic cancer. Surgery 2007;141(5):610–618.

[35] Mitsunaga S, Hasebe T, Iwasaki M, Kinoshita T, Ochiai A, Shimizu N. Important prognostic histological parameters for patients with invasive ductal carcinoma of the pancreas. Cancer Sci 2005;96(12):858–865.

[36] Cameron JL, Crist DW, Sitzmann JV et al. Factors influencing survival after pancreaticoduodenectomy for pancreatic cancer. Am J Surg 1991;161(1):120–124; discussion 124–125.

[37] Sohn TA, Yeo CJ, Cameron JL et al. Resected adenocarcinoma of the pancreas—616 patients: results, outcomes, and prognostic indicators. J Gastrointest Surg 2000;4(6):567–579.

[38] Winter JM, Tang LH, Klimstra DS et al. A novel survival-based tissue microarray of pancreatic cancer validates MUC1 and mesothelin as biomarkers. PLoS One 2012;7(7):e40157.

[39] Berger AC, Garcia M Jr, Hoffman JP et al. Postresection CA 19-9 predicts overall survival in patients with pancreatic cancer treated with adjuvant chemoradiation: a prospective validation by RTOG 9704. J Clin Oncol 2008;26(36):5918–5922.

[40] Kinsella TJ, Seo Y, Willis J et al. The impact of resection margin status and postoperative CA19-9 levels on survival and patterns of recurrence after postoperative high-dose radiotherapy with 5-FU-based concurrent chemotherapy for resectable pancreatic

cancer. Am J Clin Oncol 2008;31(5):446–453.

[41] Turrini O, Schmidt CM, Moreno J et al. Very high serum CA 19-9 levels: a contraindication to pancreaticoduodenectomy? J Gastrointest Surg 2009;13(10):1791–1797.

[42] Ferrone CR, Finkelstein DM, Thayer SP, Muzikansky A, Fernández-del Castillo C, Warshaw AL. Perioperative CA19-9 levels can predict stage and survival in patients with resectable pancreatic adenocarcinoma. J Clin Oncol 2006;24(18):2897–2902.

[43] Montgomery RC, Hoffman JP, Riley LB, Rogatko A, Ridge JA, Eisenberg BL. Prediction of recurrence and survival by post-resection CA 19-9 values in patients with adenocarcinoma of the pancreas. Ann Surg Oncol 1997;4(7):551–556.

[44] Smith RA, Tang J, Tudur-Smith C, Neoptolemos JP, Ghaneh P. Meta-analysis of immunohistochemical prognostic markers in resected pancreatic cancer. Br J Cancer 2011;104(9):1440–1451.

[45] Stratford JK, Bentrem DJ, Anderson JM et al. A six-gene signature predicts survival of patients with localized pancreatic ductal adenocarcinoma. PLoS Med 2010;7(7):e1000307.

[46] Chen DT, Davis-Yadley AH, Huang PY et al. Prognostic fifteen-gene signature for early stage pancreatic ductal adenocarcinoma. PLoS One 2015;10(8):e0133562.

[47] Linehan IP, Russell RC, Hobsley M. The dumping syndrome after pancreatoduodenectomy. Surg Gynecol Obstet 1988;167(2):114–118.

[48] Grace PA, Pitt HA, Longmire WP. Pylorus preserving pancreatoduodenectomy: an overview. Br J Surg 1990;77(9):968–974.

[49] Wu JM, Tsai MK, Hu RH, Chang KJ, Lee PH, Tien YW. Reflux esophagitis and marginal ulcer after pancreaticoduodenectomy. J Gastrointest Surg 2011;15(5):824–828.

[50] Pannala R, Brandabur JJ, Gan SI et al. Afferent limb syndrome and delayed GI problems after pancreaticoduodenectomy for pancreatic cancer: single-center, 14-year experience. Gastrointest Endosc 2011;74(2):295–302.

[51] Wang L, Su A, Zhang Y, Yang M, Yue P, Tian B. Reduction of alkaline reflux gastritis and marginal ulcer by modified Braun enteroenterostomy in gastroenterologic reconstruction after pancreaticoduodenectomy. J Surg Res 2014;189(1):41–47.

[52] Yeo CJ, Sohn TA, Cameron JL, Hruban RH, Lillemoe KD, Pitt HA. Periampullary adenocarcinoma: analysis of 5-year survivors. Ann Surg 1998;227(6):821–831.

[53] Mezhir JJ, Gonen M, Ammori JB, Strong VE, Brennan MF, Coit DG. Treatment and outcome of patients with gastric remnant cancer after resection for peptic ulcer disease. Ann Surg Oncol 2011;18(3):670–676.

[54] Toftgaard C. Gastric cancer after peptic ulcer surgery. A historic prospective cohort investigation. Ann Surg 1989;210(2):159–164.

[55] Viste A, Bjornestad E, Opheim P et al. Risk of carcinoma following gastric operations for benign disease. A historical cohort study of 3470 patients. Lancet 1986;2(8505):502–505.

[56] The Buffalo News. Dr. James J. Mezhir, Falls native was leading cancer researcher at University of Iowa 2016. Retrieved from http://www.buffalonews.com/cityregion/dr-james-j-mezhir-falls-native-was-leadingcancer-researcher-at-university-of-iowa-20160210 (webpage no longer available).

[57] Dr. James J. Mezhir Obituary 2016. Available at: http://www.legacy.com/obituaries/name/jamesmezhir-obituary?pid=1000000177597190 (accessed September 21, 2017).

[58] House MG, Cameron JL, Schulick RD et al. Incidence and outcome of biliary strictures after pancreaticoduodenectomy. Ann Surg 2006;243(5):571–576; discussion 576–578.

[59] Reid-Lombardo KM, Ramos-De la Medina A, Thomsen K, Harmsen WS, Farnell MB. Long-term anastomotic complications after pancreaticoduodenectomy for benign diseases. J Gastrointest Surg 2007;11(12):1704–1711.

[60] Duconseil P, Turrini O, Ewald J, Berdah SV, Moutardier V, Delpero JR. Biliary complications after pancreaticoduodenectomy: skinny bile ducts are surgeons' enemies. World J Surg 2014;38(11):2946–2951.

[61] Cioffi JL, McDuffie LA, Roch AM et al. Pancreaticojejunostomy stricture after pancreatoduodenectomy: outcomes after operative revision. J Gastrointest Surg 2016;20(2):293–299.

[62] Kikuyama M, Itoi T, Ota Y et al. Therapeutic endoscopy for stenotic pancreatodigestive tract anastomosis after pancreatoduodenectomy (with videos). Gastrointest Endosc 2011;73(2):376–382.

[63] Takikawa T, Kanno A, Masamune A et al. Pancreatic duct drainage using EUS-guided rendezvous technique for stenotic pancreaticojejunostomy. World J Gastroenterol 2013;19(31):5182–5186.

[64] Andersen DK, Andren-Sandberg A, Duell EJ et al. Pancreatitis-diabetes-pancreatic cancer: summary of an NIDDK-NCI workshop. Pancreas 2013;42(8):1227–1237.

[65] Sah RP, Nagpal SJ, Mukhopadhyay D, Chari ST. New insights into pancreatic cancer-induced paraneoplastic diabetes. Nat Rev Gastroenterol Hepatol 2013;10(7):423–433.

[66] Wu JM, Ho TW, Kuo TC et al. Glycemic change after pancreaticoduodenectomy: a population-based study. Medicine (Baltimore) 2015;94(27):e1109.

[67] Pannala R, Leirness JB, Bamlet WR, Basu A, Petersen GM, Chari ST. Prevalence and clinical profile of pancreatic cancer-associated diabetes mellitus. Gastroenterology 2008;134(4):981–987.

[68] Burkhart RA, Gerber SM, Tholey RM et al. Incidence and severity of pancreatogenic diabetes after pancreatic resection. J Gastrointest Surg 2015;19(2):217–225.

[69] Hirata K, Nakata B, Amano R, Yamazoe S, Kimura K, Hirakawa K. Predictive factors for change of diabetes mellitus status after pancreatectomy in preoperative diabetic and nondiabetic patients. J Gastrointest Surg 2014;18(9):1597–1603.

[70] Fang WL, Su CH, Shyr YM et al. Functional and morphological changes in pancreatic remnant after pancreaticoduodenectomy. Pancreas 2007;35(4):361–365.

[71] White MA, Agle SC, Fuhr HM, Mehaffey JH, Waibel BH, Zervos EE. Impact of pancreatic cancer and subsequent resection on glycemic control in diabetic and nondiabetic patients. Am Surg 2011;77(8):1032–1037.

[72] DiNorcia J, Ahmed L, Lee MK et al. Better preservation of endocrine function after central versus distal pancreatectomy for mid-gland lesions. Surgery 2010;148(6):1247–1254; discussion 1254–1256.

[73] Nakamura H, Murakami Y, Uemura K et al. Predictive factors for exocrine pancreatic insufficiency after pancreatoduodenectomy with pancreaticogastrostomy. J Gastrointest Surg 2009;13(7):1321–1327.

[74] Hirono S, Murakami Y, Tani M et al. Identification of risk factors for pancreatic exocrine insufficiency after pancreaticoduodenectomy using a 13C-labeled mixed triglyceride breath test. World J Surg 2015;39(2):516–525.

[75] Nakamura H, Murakami Y, Uemura K et al. Reduced pancreatic parenchymal thickness indicates exocrine pancreatic insufficiency after pancreatoduodenectomy. J Surg Res 2011;171(2):473–478.

[76] Lemaire E, O'Toole D, Sauvanet A, Hammel P, Belghiti J, Ruszniewski P. Functional and morphological changes in the pancreatic remnant following pancreaticoduodenectomy with pancreaticogastric anastomosis. Br J Surg 2000;87(4):434–438.

[77] Halloran CM, Cox TF, Chauhan S et al. Partial pancreatic resection for pancreatic malignancy is associated with sustained pancreatic exocrine failure and reduced quality of life: a prospective study. Pancreatology 2011;11(6):535–545.

[78] Trang T, Chan J, Graham DY. Pancreatic enzyme replacement therapy for pancreatic exocrine insufficiency in the 21st century. World J Gastroenterol 2014;20(33):11467–11485.

[79] Rault A, SaCunha A, Klopfenstein D et al. Pancreaticojejunal anastomosis is preferable to pancreaticogastrostomy after pancreaticoduodenectomy for longterm outcomes of pancreatic exocrine function. J Am Coll Surg 2005;201(2):239–244.

[80] Nomura R, Ishizaki Y, Suzuki K, Kawasaki S. Development of hepatic steatosis after pancreatoduodenectomy. Am J Roentgenol 2007;189(6):1484–1488.

[81] Chalasani N, Younossi Z, Lavine JE et al. The diagnosis and management of non-alcoholic fatty liver disease: practice guideline by the American Association for the Study of Liver Diseases, American College of Gastroenterology, and the American Gastroenterological Association. Hepatology 2012;55(6):2005–2023.

[82] Sim EH, Kwon JH, Kim SY et al. Severe steatohepatitis with hepatic decompensation resulting from malnutrition after pancreaticoduodenectomy. Clin Mol Hepatol 2012;18(4):404–410.

[83] Zorzi D, Laurent A, Pawlik TM, Lauwers GY, Vauthey JN, Abdalla EK. Chemotherapy-associated hepatotoxicity and surgery for colorectal liver metastases. Br J Surg 2007;94(3):274–286.

[84] Ryan P, Nanji S, Pollett A et al. Chemotherapy-induced liver injury in metastatic colorectal cancer: semiquantitative histologic analysis of 334 resected liver specimens shows that vascular injury but not steatohepatitis is associated with preoperative chemotherapy. Am J Surg Pathol 2010;34(6):784–791.

[85] Ito Y, Kenmochi T, Shibutani S et al. Evaluation of predictive factors in patients with nonalcoholic fatty liver disease after pancreaticoduodenectomy. Am Surg 2014;80(5):500–504.

[86] Nakagawa N, Murakami Y, Uemura K et al. Nonalcoholic fatty liver disease after pancreatoduodenectomy is closely associated with postoperative pancreatic exocrine insufficiency. J Surg Oncol 2014;110(6):720–726.

[87] Sato R, Kishiwada M, Kuriyama N et al. Paradoxical impact of the remnant pancreatic volume and infectious complications on the development of nonalcoholic fatty liver disease after pancreaticoduodenectomy. J Hepatobiliary Pancreat Sci 2014;21(8):562–572.

[88] Tanaka N, Horiuchi A, Yokoyama T et al. Clinical characteristics of de novo nonalcoholic fatty liver disease following pancreaticoduodenectomy. J Gastroenterol 2011;46(6):758–768.

[89] Matthews DR, Hosker JP, Rudenski AS, Naylor BA, Treacher DF, Turner RC. Homeostasis model assessment: insulin resistance and beta-cell function from fasting plasma glucose and insulin concentrations in man. Diabetologia 1985;28(7):412–419.

[90] Nagai M, Sho M, Satoi S et al. Effects of pancrelipase on nonalcoholic fatty liver disease after pancreaticoduodenectomy. J Hepatobiliary Pancreat Sci 2014;21(3):186–192.

[91] Bosanquet DC, Ansell J, Abdelrahman T et al. Systematic review and meta-regression of factors affecting midline incisional hernia rates: analysis of 14,618 patients. PLoS One 2015;10(9):e0138745.

[92] Fischer JP, Basta MN, Mirzabeigi MN et al. A risk model and cost analysis of incisional hernia after elective, abdominal surgery based upon 12,373 cases: the case for targeted prophylactic intervention. Ann Surg 2016;263(5):1010–1017.

[93] Goodenough CJ, Ko TC, Kao LS et al. Development and validation of a risk stratification score for ventral incisional hernia after abdominal surgery: hernia expectation rates in intra-abdominal surgery (the HERNIA Project). J Am Coll Surg 2015;220(4):405–413.

[94] Veljkovic R, Protic M, Gluhovic A, Potic Z, Milosevic Z, Stojadinovic A. Prospective clinical trial of factors predicting the early development of incisional hernia after midline laparotomy. J Am Coll Surg 2010;210(2):210–219.

[95] Corcione F, Marzano E, Cuccurullo D, Caracino V, Pirozzi F, Settembre A. Distal pancreas surgery: outcome for 19 cases managed with a laparoscopic approach. Surg Endosc 2006;20(11):1729–1732.

[96] Machado MA, Surjan RC, Makdissi FF. Laparoscopic distal pancreatectomy using single-port platform: technique, safety, and feasibility in a clinical case series. J Laparoendosc Adv Surg Tech A 2015;25(7):581–585.

[97] Mezhir JJ, Fong Y, Fleischer D et al. Pyogenic abscess after hepatic artery embolization: a rare but potentially lethal complication. J Vasc Interv Radiol 2011;22(2):177–182.

[98] De Jong MC, Farnell MB, Sclabas G et al. Liver-directed therapy for hepatic metastases in patients undergoing pancreaticoduodenectomy: a dual-center analysis. Ann Surg 2010;252(1):142–148.

第八部分

内分泌胰腺肿瘤；胰腺神经内分泌肿瘤

Neoplastic Tumors of the Endocrine Pancreas: Neuroendocrine Tumors of the Pancreas

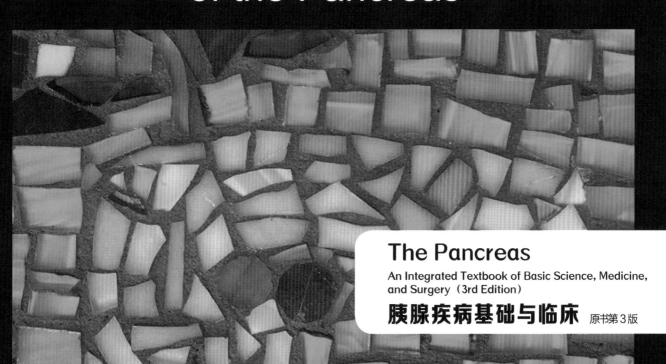

The Pancreas

An Integrated Textbook of Basic Science, Medicine, and Surgery（3rd Edition）

胰腺疾病基础与临床 原书第3版

Epidemiology and Classification of Neuroendocrine Tumors of the Pancreas
胰腺神经内分泌肿瘤的流行病学和分类

121

J.J. Mukherjee，Kok - Onn Lee，Gregory Kaltsas　著

陈文祺　译

楼文晖　校

一、概述

胰腺神经内分泌肿瘤（pancreatic neuroendocrine tumor，PanNET）是一组起源于上皮细胞的高度异质性肿瘤，其临床表现、恶性潜能和预后多变。胰腺神经内分泌肿瘤可能是偶然发现的生长缓慢的无功能的微小肿瘤，也可能是恶性程度极高的功能性肿瘤。起初人们以为此种肿瘤起源于胰岛中的朗格汉斯细胞，故称其为"胰岛细胞瘤"。后来研究证据表明此类肿瘤可能来源于胰腺导管上皮中的多能干细胞，故又被称为"胰腺内分泌肿瘤"[1, 2]。最新的世界卫生组织2010分类系统[3]建议使用术语"神经内分泌"来描述这些肿瘤，因为认为它们是来自胃肠道和胰腺中的弥漫性神经内分泌细胞系统；这些细胞具备某些独特的生物化学特性（合成、储存和分泌许多胺类和肽类分子的能力）和免疫组化特性（具有神经内分泌分化的标志物，主要为神经元表达的抗原，如嗜铬粒蛋白A、突触素和神经元特异性烯醇化酶）[4]。

二、流行病学

目前关于PanNET的流行病学数据有限（表121-1）。PanNET的编码和分类标准不断发展变化，加上不同国家之间存在不同标准，使得难以准确了解这肿瘤的真实流行病学情况。此外，各种国家、区域和机构隶属的癌症或神经内分泌肿瘤注册管理机构在数据收集方面存在固有缺陷，而这恰好是PanNET流行病学资料的主要来源。PanNET是一类罕见的肿瘤，可能仅占所有胰腺肿瘤的不足3%[5]，占所有神经内分泌肿瘤的4%～8%[6]。据研究报道，PanNET的年发病率低于1/10万人年[5]。PanNET的年发病率在不同国家的机构之间有所不同，在胃肠胰神经内分泌肿瘤（gastroenteropancreatic neuroendocrine tumor，GEP-NET）中占第一或第二位。

在尸检研究中 PanNET 的发生率较高，为 0.1%～10%[5]。Grimelius 等在瑞典 1366 例成人尸检中报道了 13 例（0.8%）胰腺胰岛细胞腺瘤[7]。Kimura 等在日本 800 例尸检病例中发现了 20 例胰腺内分泌肿瘤（平均年龄 78.7 岁）；在随机选取的 60 例尸体解剖中，以 5mm 厚度分段将整个胰腺组织进行病理筛查，肿瘤发生率较高，其中 6 例（10%）为内分泌肿瘤，而在另外 738 例病例中，随机抽取胰腺的 3 个节段制作切片，仅发现了 12 例（1.6%）肿瘤[8]。中国香港的 Lam 和 Lo 在 1972—1995 年间进行的 11 472 例尸检中发现了 13 例（0.1%）胰腺内分泌肿瘤[9]。

表 121-1　20 世纪 70 年代后尸检中胰腺神经内分泌肿瘤的发病率

第一作者	发表年份	国家或地区	尸检例数	"胰岛细胞瘤"例数	百分比（%）
Grimelius L	1975	瑞典	1366	11	0.8
Kimura W	1991	日本	800	20	2.5
Kimura W	1991	日本	60（5mm 段）	6	10
Lam KY	1997	中国香港	11 472	13	0.1

改编自 Halfdanarson 等，2008[5]

在过去几十年中，PanNET 的发病率和患病率逐渐上升，这可能反映了发病数目的真正增加，也可能是由于人们对这一类肿瘤的认知增强及成像技术的进步，导致其检出增加的结果[10, 11]。PanNET 在 60—80 岁之间最常见，MEN-1 患者的发病年龄较早。

三、分类

从 20 世纪 60 年代早期首次尝试对这些肿瘤进行分类开始，PanNET 的分类方法随着时间不断发展。PanNET 可根据以下内容进行分类。

1. 根据有无功能分为功能性及无功能性。

2. 根据是否与遗传性综合征相关分为散发性或综合征相关的。

3. 根据肿瘤生物学和形态学特征。

4. 根据肿瘤转移情况进行 TMN 分期。

（一）功能性及无功能性 PanNET

功能性 PanNET 与激素分泌的临床综合征有关（表 121-2）。这类肿瘤的临床表现主要是由肿瘤分泌过量的激素造成，并且根据产生主要临床症状的激素进行分类。肿瘤免疫组化染色的肽表达与外周循环中激素水平之间的相关性差，因此，仅仅存在免疫组化染色阳性结果不是功能性 PanNET 的定义标准。欧洲神经内分泌肿瘤学会（European Neuroendocrine Tumor Society，ENETS）关于功能性 PanNET 症状治疗的共识指南将其划分为"最常见的功能性 PanNET 症状""已确定的罕见的功能性 PanNET 症状"和"可能的罕见的功能性 PanNET 症状"[12]。在众多已确诊和疑似的功能性 PanNET 中，临床最常见的两种是胰岛素瘤和胃泌素瘤。

无功能性 PanNET 不产生任何特定激素分泌导致的临床症状，这类肿瘤或者在摄片期间偶然检测到，或者由于肿瘤体积增大或发生远处转移引起相应的症状而被发现。虽然它们中的一些不产生任何胺类或肽类分子，但大多数肿瘤会分泌某些物质，例如嗜铬粒蛋白、胰多肽、神经生长素、神经元特异性烯醇化酶、人绒毛膜促性腺激素的 α 亚基，以及不会导致任何特定临床症状的其他肽类等。

表 121-2 功能性胰腺神经内分泌肿瘤

肿瘤类型	分泌激素	发病率（每年每百万患者）	恶性概率（%）
常见			
胰岛素瘤	胰岛素	2	＜ 10
胃泌素瘤	胃泌素	1	＞ 50
较少见			
胰高血糖素瘤	胰高血糖素	≥ 0.05	＞ 50
血管活性肠肽瘤	血管活性肠肽	0.05	＞ 50
生长抑素瘤	生长抑素	罕见	＞ 50
促肾上腺皮质激素瘤	促肾上腺皮质激素	罕见	＞ 50
生长激素释放因子瘤	生长激素释放激素	罕见	＞ 50
经典类癌综合征	血清素	罕见	＞ 50
PTHrP 瘤	甲状旁腺激素相关肽	罕见	＞ 50
罕见			
降钙素瘤	降钙素	极罕见	＞ 50
其他（可能为混合性）			
激素	"BigIGF- Ⅱ"、促红细胞生成素、促黄体激素、肾素	极罕见	不详

改编自 Jensen RT 等，*Neuroendocrinology* 2012;95:100

　　早期的报道显示功能性 PanNET 占多数，因为它们具有可识别的临床症状，更容易被发现。然而，在过去 20 年中，由于成像技术的进步和检出率的提高，无功能性 PanNET 已更为常见[10, 11]。在大多数情况下，PanNET 的功能分化并不能阐明其生物学行为或帮助预测其长期预后，但胰岛素瘤是一个例外，其生长速度通常较缓慢。因此，功能性 PanNET 也应像无功能性 PanNET 一样，根据其生物学行为进行分类，包括肿瘤的分级和分期。确诊功能性 PanNET 并对其进行分类是至关重要的，因为这类肿瘤可引起典型的激素分泌相关的临床症状，这就需要专门的调查研究、治疗干预和结构化的长期随访。

（二）散发性及综合征相关的 PanNET

　　在 PanNET 之中有不到 10% 的病例与遗传性疾病有关。PanNET 相关的四种常见遗传性疾病为 MEN-1、VHL 综合征、神经纤维瘤病 1 型（von Reclinghausen 病）（neurofibromatosis type 1，NF1）和结节性硬化症[13]。

　　80% ～ 100% 的 MEN-1 患者、10% ～ 17% 的 VHL 综合征患者、10% 的 NF1 患者和 1% 的结节性硬化症患者会在其一生中发展为 PanNET[13]（表 121-3）。与遗传性疾病相关的 PanNET 通常是多病灶的。与功能性 PanNET 一样，这些肿瘤与特定遗传性综合征的关联无助于预测其生物学行为或长期预后。然而，确诊遗传性综合征相关的 PanNET 也是至关重要的，一方面对于先证者来说，可以帮助其发现胰腺及胰腺外的多发病灶，另一方面还有助于对家庭成员进行早期和定期监测。

表 121-3　遗传性综合征相关的胰腺神经内分泌肿瘤

综合征	基因位点	发病率（%）	肿瘤类型	位　置
MEN-1	11q13	80～100	无功能性，胃泌素瘤，胰岛素瘤	胰腺 十二指肠
VHL 综合征	3p25	12～17	无功能性	胰腺
NF1	17q11	6	生长抑素瘤	胰腺
结节性硬化症	9q34 (TSC 1) 16p13.3 (TSC 2)	＜5	-	胰腺

改编自 Chen M 等，*J Gastrointest Oncol* 2012;3:184.

（三）肿瘤的生物学和形态学特征

多年来，关于这种罕见肿瘤的分类已经得到了发展，并且存在许多早期的分类系统。大多数分类系统明确区分了分化良好的 PanNET 和低分化神经内分泌癌（poorly differentiated neuroendocrine carcinoma，PD-NEC），这些癌症具有预后不良的侵袭性过程。在大多数分类系统中，肿瘤的形态学特征、局部/远处扩散的程度和肿瘤的侵袭性是常见的（表 121-4 至表 121-8）。应该强调的是，几乎所有 PanNET 都具有潜在恶性，甚至可以在多年后发生转移。

表 121-4　2004 版世界卫生组织分类系统

分类标准	高分化内分泌瘤：良性生物学行为	高分化内分泌瘤：不确定的生物学行为	高分化内分泌癌	低分化内分泌癌	混合外分泌-内分泌肿瘤
生物学行为	良性	不确定（良性至低度恶性）	低度恶性	高度恶性	
浸润/转移	限于胰腺内	限于胰腺内	邻近器官侵犯和（或）远处转移	邻近器官严重侵犯和（或）远处转移	
肿瘤大小	＜2cm	≥2cm			
血管/神经侵犯	无	有			
有丝分裂数	＜2/10HPF	2～10/10HPF			
Ki-67 指数（%）	＜2	＞2			
功能性	胰岛素瘤或无功能性	功能性或无功能性	功能性或无功能性		

改编自 Klöppel 等，2004 [17]

多年来关于 PanNET 的分类系统主要包括如下几个方面。

(1) Capella 分类系统 1995 版 [14]。

(2) 美国军事病理学研究所（Armed Forces Institute of Pathology，AFIP）分类系统 1997 版 [15]。

(3) Memorial Sloan Kettering 分类系统 2002 版 [16]。

(4) 世界卫生组织分类系统 2004 版 [17]。

(5) ENETS TNM 分期和分级系统 2006 版 [18]。

(6) 世界卫生组织分类系统 2010 版 [3]。

(7) UICC /AJCC/WHO TNM 分类 2010 版 [19]。

我们将在本文中详细叙述世界卫生组织 2004 版分类系统 [17]，世界卫生组织 2010 GEP-NET 分类系统 [3]，2006 年提出的 ENETS TNM 分期和分级系统（ENETS 2006 TNM）[18]，以及 UICC/ AJCC/ WHO2010 TNM 分类系统 [19]。显而易见，尽管已经做出了相当大的努力以求达成共识，但目前没有任何一种分类系统能被普遍接受。

表 121-5　2006 版 ENETS 分级标准

分　级	有丝分裂数（/10HPF）[a]	Ki-67 指数（%）[b]
1 级（G_1）	< 2	≤ 2
2 级（G_2）	2 ～ 20	3 ～ 20
3 级（G_3）	> 20	> 20

a. 10HPF =2mm²，至少 40 个高倍镜视野（放大 40 倍；在有丝分裂密度最高的区域评估）。b. MIB-1 抗体标记；在染色最密集区域中的 2000 个肿瘤细胞中评估标记指数（引自 Rindi 等，2006 [18]. 第 399 页。根据非商业用途创作共用许可条款转载）

表 121-6　2010 版世界卫生组织分类系统

分类 / 等级	有丝分裂数（/10HPF）	Ki-67 指数（%）
神经内分泌瘤 -1 级	< 2	< 3
神经内分泌瘤 -2 级	2 ～ 20	3 ～ 20
神经内分泌癌 -3 级	> 20	> 20

改编自 Rindi 等，2010 [3]. 第 13 页

表 121-7　2006 版 ENETS TNM 分期系统

T	原发肿瘤
T_X	原发肿瘤无法评估
T_0	无原发肿瘤证据
T_1	肿瘤局限于胰腺，且大小 <2cm
T_2	肿瘤局限于胰腺，且大小 2 ～ 4cm
T_3	肿瘤局限于胰腺且大小 >4cm，或肿瘤侵犯十二指肠或胆管
T_4	肿瘤侵犯临近脏器（胃、脾、结肠、肾上腺）或大血管壁（腹腔干或肠系膜上动脉）
-	任何 T 后加 m 表示肿瘤多发
N	区域淋巴结
N_X	区域淋巴结无法评估

（续表）

N₀	无区域淋巴结转移
N₁	有区域淋巴结转移
M	远处转移
M_X	远处转移无法评估
M₀	无远处转移
M₁	有远处转移
分期	
I 期	T_1，N_0，M_0
II_a 期	T_2，N_0，M_0
II_b 期	T_3，N_0，M_0
III_a 期	T_4，N_0，M_0
III_b 期	任何 T，N_1，M_0
VI 期	任何 T，任何 N，M_1

引自 Rindi 等，2006[18]，第 399 页。根据非商业用途创作共用许可条款转载

表 121-8　2010 版 UICC/AJCC/WHO TNM 分类

T	原发肿瘤
T_X	原发肿瘤无法评估
T₀	无原发肿瘤证据
T₁	肿瘤局限于胰腺内且最大直径≤ 2cm
T₂	肿瘤局限于胰腺内且最大直径＞ 2cm
T₃	肿瘤超出胰腺，但未侵犯腹腔干或肠系膜上动脉
T₄	肿瘤侵犯腹腔干或肠系膜上动脉
N	区域淋巴结
N_X	区域淋巴结无法评估
N₀	无区域淋巴结转移
N₁	有区域淋巴结转移
M	远处转移
M₀	无远处转移
M₁	有远处转移
分期	
I_a 期	T_1，N_0，M_0

（续表）

I$_b$ 期	T$_2$，N$_0$，M$_0$
II$_a$ 期	T$_3$，N$_0$，M$_0$
II$_b$ 期	T$_1$ ～ T$_3$，N$_1$，M$_0$
III 期	T$_4$，任何 N，M$_0$
IV 期	任何 T，任何 N，M$_1$

改编自 Sobin 等，2009[19]

1. 2004 版世界卫生组织分类系统（表 121-4）

2004 版世界卫生组织分类系统将 PanNET 分为具有良性行为的高分化内分泌瘤、具有不确定生物学行为的高分化内分泌瘤、高分化内分泌癌（well-differentiated endocrine carcinoma，WDEC）、低分化内分泌癌（poorly differentiated endocrine carcinoma，PDEC）以及混合外分泌 - 内分泌肿瘤[17]。这一分类系统与早期的 1995 年 Capella 分类系统[14] 不同，除了分期参数（如肿瘤大小、邻近结构的侵犯和远处转移）之外，还增加了分级参数（如通过有丝分裂数和 Ki-67 指数反映的肿瘤侵袭性）以求改善预后。与之前的 2002 年 Memorial Sloan Kettering 分类系统[16] 不同，2004 版世界卫生组织分类系统未将肿瘤坏死作为分级的指标，而仅考虑基于有丝分裂数和（或）Ki-67 指数所反映的肿瘤增殖速度。该分类在临床上进行了测试，发现其具有预后相关性[20]。2004 版世界卫生组织分类系统包括了肿瘤的分期和分级，同时考虑了这两方面相关的指标。然而，肿瘤分期和分级具有独立的预后意义。此外，2004 版世界卫生组织分类系统不允许将分级系统应用于疾病的晚期阶段，PanNET 晚期不一定非常具有侵袭性，这在转移性 PanNET 中尤为明显，根据肿瘤的分级，一些转移性 PanNET 可长时间保持惰性，而一些高级别的转移性肿瘤可进展迅速。

2. 2006 版 ENETS TNM 分级和分期系统（表 121-5、表 121-7）

2006 年，ENETS 提出了一个前肠神经内分泌肿瘤（包括 PanNET）的 TNM 分期系统，该系统还包括一个分级系统[19]。2006 版 ENETS TNM 分类系统有效地将分期与分级分开。人们认识到，与低分化内分泌癌不同，分化良好的 PanNET 的生物学行为难以预测，从惰性到极具侵略性都有可能，而前者更具侵袭性和可预测性。因此，决定将分化良好的 PanNET 细分为两个等级，以便根据有丝分裂数和 Ki-67 指数更好地判断预后。该分类系统提出有丝分裂计数应在最密集的区域计入至少 40 个高倍镜视野（HPF），并表示为每 10 HPF（2 mm^2）的有丝分裂数，并且应该只统计明确的有丝分裂象。对于 Ki-67 指数，建议在染色最密集区域中的 2000 个肿瘤细胞中评估标记指数。Ki-67 是与核仁和异染色质密切相关的分裂细胞中表达的一种核蛋白，单克隆 MIB-1 抗体可用于 Ki-67 的标记。

基于每 10 HPF 所见的有丝分裂数和（或）Ki-67 染色的肿瘤细胞百分比，PanNET 分为三个级别：1 级（G$_1$）、2 级（G$_2$）和 3 级（G$_3$）。一般而言，G$_1$ 和 G$_2$ 是指分化良好的 PanNET，G$_3$ 是指分化差的神经内分泌癌。

3. 2010 版世界卫生组织分类系统（表 121-6）

更新的 2010 版世界卫生组织分类系统旨在使 GEP-NET 的分类系统标准化[3]，它同时使用了基于肿瘤增殖能力的分级系统和基于经典组织学特征的分类系统。此分类强调了 PanNET 的恶性潜能，它将 PanNET 划分为神经内分泌肿瘤和神经内分泌癌，前者包括低至中等级，中度至高度分化的 PanNET；后者包括高等级，中度至低分化的 PanNET。2010 版世界卫生组织分类系统认可了 2006 版 ENETS TNM 分类系统提出的分级系统，基于肿瘤的增殖率 [每 10 HPF 的有丝分裂计数和（或）Ki-67 标记指数]，将 PanNET 分为三个等级：G_1、G_2 和 G_3。G_1 和 G_2 肿瘤称为神经内分泌肿瘤，而神经内分泌癌为高级别肿瘤（G_3）。在评估增殖率时若存在有丝分裂计数和 Ki-67 标记指数之间不一致的情况，2010 版世界卫生组织分类系统建议使用两种结果中较高的等级。

与 2004 版世界卫生组织分类系统不同，更新的 2010 版世界卫生组织分类系统将分级与分期分开。分类主要基于肿瘤的增殖率而不是阶段相关的特征，如肿瘤的大小、局部侵犯或远处转移等。与之相反，世界卫生组织认识到需要一个单独的分期系统，并在 2010 年与 AJCC 一起批准了由 UICC（UICC / AJCC / WHO 2010 TNM）于 2009 年开发的 TNM 分期系统 [19]。这种分级与分期的分开，是 ENETS 早先在 2006 年 TNM 分类系统中提出的，使得在没有足够的信息进行分期时也可以判断 PanNET 的预后，这在临床实践中并不常见，一般只用于缺乏详细的临床评估资料（包括肿瘤大小和周围侵犯）的小活检标本。

4. TNM 分期系统（表 121-7、表 121-8）

TNM 分期系统是一种评估预后的工具，可在诊断时进行死亡风险评估，并指导治疗。在诊断时将患者划分到不同分期的能力，使得不良预后患者能够得到更加积极的治疗。TNM 分期系统的成功在很大程度上取决于其反映癌症的生物学和自然史的能力。分化良好的 PanNET 比更具侵袭性的低分化 PanNET 更为常见，它们在生物学上与胰腺导管腺癌不同：PanNET 肿瘤体积更大，进展缓慢，转移发生较晚，即使有广泛转移仍可长期存活，总体而言，预后比胰腺腺癌好得多。用于 PanNET 的 TNM 分期系统最初由 ENETS 于 2006 年提出 [18]。随后在 2009 年，UICC 发布了第七版 TNM 恶性肿瘤分类，其中包括 TNM 分期系统，用于分化良好的 PanNET 的判断 [19]。该分期系统随后得到了 AJCC 和 WHO（UICC / AJCC / WHO TNM 2010）的认可。肿瘤的定义和分期在两个分期系统之间略有不同，因此，虽然两个系统使用相同的 TNM 术语，但它们所指的疾病程度有略微不同。

ENETS TNM 2006 分期系统随后通过 PanNET 的一系列报道进行了验证 [21, 22]。自 10 年前推出以来，这一分期系统已在欧洲广泛使用，在 PanNET 的各个阶段具有良好的预后判别能力。相比之下，最近推出的 UICC / AJCC / WHO TNM 2010 分期系统尽管已经在美国许多中心授权使用，但目前该系统的独立验证仍然有限 [23]。

总体而言，两种 TNM 分期系统都可以预测患者的预后，并且与基于组织学和增殖特性的分类系统相结合时，有助于按恶性潜能的增加将 PanNET 分组。然而，对比两个 TNM 分期系统，分析来自欧洲 8 个中心的 891 名患者，发现 ENETS 2006 TNM 分期系统比 UICC / AJCC / WHO 2010 TNM 分期系统更优越，更准确 [24]。但是，这是一项回顾性研究，并且 8 个参与研究的中心之间 PanNET 管理没有标准化。此后在对 TNM 分期系统进一步修改前，应该仔细分析现有的两个分类系统的预后能力，这应该通过统一标准的前瞻性研究来收集和分析数据。在采用统一的 TNM 分期系统之前，报道时应明确提及是采用了上述两种分期系统中的哪一个。由于两个分期系统之间的差异主要限于 T 分期，因此在研究中记录决定 T 分期的特征（肿瘤大小和侵犯程度）非常重要，以便下一步对这两种分期系统进行比较分析。

四、结论

PanNET 应根据 2010 版世界卫生组织分类系统分为神经内分泌肿瘤（G_1 或 G_2）和神经内分泌癌（G_3）。分级的评估应参照每 10 HPF 的有丝分裂数和 Ki-67 标记指数，但如果样本量很小，例如活检标本，不足以进行高倍镜有丝分裂计数，那么分级可以仅参考 Ki-67 标记指数。有丝分裂数和 Ki-67 指数评级不一致的情况较少见，此时应使用较高等级。PanNET 也应尽可能使用现有的两种 TNM 分期系统（ENETS 2006 或 UICC / AJCC / WHO 2010 TNM 分期系统）之一进行分期。在报道时，应注意提及所使用的 TNM 分期系统，并应清楚记录肿瘤大小和扩散范围的详细信息。2010 版世界卫生组织分类系统和 TNM 分期系统适用于所有的 PanNET，无论肿瘤是功能性还是无功能性，散发性或是与综合征相关。

在未来分类系统还将做进一步改进，因为目前存在两个并行的 TNM 分期系统，它们在使用相同的 TNM 术语时描述不同程度的疾病，容易产生混淆。此外，目前的分类系统还不足以对肿瘤进行明确区分，所幸极少有 PanNET 在分化良好、大部分区域低增殖的情况下，却出现一些高增殖和细胞异型性增加的区域。最近，有报道提示一小部分有丝分裂数为 G_2（< 20/10 HPF 有效）而 Ki-67 指数为 G_3（> 20%）的肿瘤，其临床表现即介于 G_2 和 G_3 之间[25]。因此，2010 版世界卫生组织分类系统定义的 G_3 PanNET 似乎是异质性的，关于这一级别肿瘤的描述需要改进。这其中不仅包括一小部分肿瘤，分化良好但具有较高的增殖活性；而且还有一部分 Ki-67 指数介于 20% ~ 55% 之间的肿瘤患者，存活时间长于 Ki-67 指数 > 55% 的肿瘤患者。此外，目前尚不明确高分化的 G_1 和 G_2 NET 是否可以转化演变成差分化的神经内分泌癌。

在未来若使用统一的管理方案收集数据应该会有助于改进 PanNET 的分类系统，并且，期待在未来出现统一的 TNM 分期系统。然而，在此之前，2010 版 WHO 分类系统以及两种 TNM 分期系统中任何一种的使用，应该消除先前关于 PanNET 分类的争议，允许适当的预后分层，指导临床对不同分级和分期的特定治疗，并能够评估 PanNET 新疗法和比较已有治疗方案的疗效。

☞ 参考文献

[1] Vortmeyer AO, Huang S, Lubensky I, Zhuang Z. Non-islet origin of pancreatic islet cell tumors. J Clin Endocrinol Metab 2004;89:1934–1938.

[2] Kloppel G, Anlauf M, Perren A. Endocrine precursor lesions of gastroenteropancreatic neuroendocrine tumors. Endocr Pathol 2007;18:150–155.

[3] Rindi G, Arnold R, Bosman FT et al. Nomenclature and classification of neuroendocrine neoplasms of the digestive system. In: Bosman FT, Carneiro F, Hruban RH, Theise ND, eds. WHO Classification of Tumours of the Digestive System, 4th edn. Lyon: International Agency for Research on Cancer (IARC), 2010: 13.

[4] Kaltsas GA, Besser GM, Grossman AB. The diagnosis and medical management of advanced neuroendocrine tumors. Endocr Rev 2004;25:458–511.

[5] Halfdanarson TR, Rubin J, Farnell MB, Grant CS, Petersen GM. Pancreatic endocrine neoplasms: epidemiology and prognosis of pancreatic endocrine tumors. Endocr Relat Cancer 2008;15:409–427.

[6] Tsai H-J, Wu C-C, Tsai, C-R et al. The epidemiology of neuroendocrine tumors in Taiwan: a nation-wide cancer-based study. PLoS ONE 2103;8:e62487.

[7] Grimelius L, Hultquist GT, Stenkvist B. Cytological differentiation of asymptomatic pancreatic cell tumours in autopsy material. Virchows Arch A Pathol Anat Histol 1975;365:275–288.

[8] Kimura W, Kuroda A, Morioka Y. Clinical pathology of endocrine tumors of the pancreas. Analysis of autopsy cases. Dig Dis Sci 1991;36:933–942.

[9] Lam KY, Lo CY. Pancreatic endocrine tumour: a 22-year clinic-pathological experience with morphological, immunohistochemical observation and a review of the literature. Eur J Surg Oncol 1997;23:36–42.

[10] Yao JC, Hassan M, Phan A et al. One hundred years after "carcinoid": epidemiology of and prognostic factors for neuroendocrine tumors in 35,825 cases in the United States. J Clin Oncol 2008;26:3063–3072.

[11] Hauso O, Gustafsson BI, Kidd M et al. Neuroendocrine tumor epidemiology: contrasting Norway and North America. Cancer 2008;113:2655–2664.

[12] ENETS Consensus Guidelines for the management of patients with digestive neuroendocrine neoplasms: functional pancreatic endocrine tumor syndromes. Neuroendocrinology 2012;95:98–119.

[13] Jensen RT, Berna MJ, Bingham DB et al. Inherited pancreatic endocrine tumor syndromes: advances in molecular pathogenesis, diagnosis, management and controversies. Cancer 2008;113:1807–1843.

[14] Capella C, Heitz PU, Hofler H, Solcia E, Kloppel G. Revised classification of neuroendocrine tumours of the lung, pancreas and gut. Virchows Arch 1995:425:547–560.

[15] Solcia E, Capella C, Kloppel G. Tumors of the pancreas. In: Rosai J, Sobin LH, eds. Atlas of Tumor Pathology. Washington, DC: Armed Forces Institute of Pathology, 1997: 262.

[16] Hochwald SN, Zee S, Conlon KC et al. Prognostic factors in pancreatic endocrine neoplasms: an analysis of 136 cases with a proposal for low-grade and intermediate-grade groups. J Clin Oncol 2002;20:2633–2642

[17] Klöppel G, Perren A, Heitz PU. The gastroenteropancreatic neuroendocrine cell system and its tumors: the WHO classification. Ann N Y Acad Sci 2004;1014:13–27.

[18] Rindi G, Kloppel G, Alhman H et al. TNM staging of foregut (neuro)endocrine tumors: a consensus proposal including a grading system. Virchows Arch 2006;449:395–401.

[19] Sobin LH, Gospodarowicz MK, Wittekind C, eds. International Union Against Cancer (UICC) TNM Classification of Malignant Tumours, 7th edn. Oxford: Wiley-Blackwell, 2009.

[20] Ekeblad S, Skogseid B, Dunder K et al. Prognostic factors and survival in 324 patients with pancreatic endocrine tumor treated at a single institution. Clin Cancer Res 2008;14:7798–7803.

[21] Fisher L, Kleeff J, Esposito I et al. Clinical outcome and long-term survival in 118 consecutive patients with neuroendocrine tumours of the pancreas. Br J Surg 2008;95:627–635.

[22] Pape UF, Jann H, Muller-Nordhorn J et al. Prognostic relevance of a novel TNM classification system for upper gastroenteropancreatic neuroendocrine tumors. Cancer 2008;113:256–265.

[23] Strosberg JR, Cheema A, Weber J et al. Prognostic validity of a novel American Joint Committee on Cancer Staging Classification for pancreatic neuroendocrine tumors. J Am Coll Surg 2007;205:558–563.

[24] Rindi G, Falconi M, Klersy C et al. TNM staging of neoplasms of the endocrine pancreas: results from a large international cohort study. J Natl Cancer Inst 2012;104:764–777.

[25] Basturk O, Yang Z, Tang LH et al. The high-grade (WHO G3) pancreatic neuroendocrine tumor category is morphologically and biologically heterogeneous and includes both well differentiated and poorly differentiated neoplasms. Am J Surg Pathol 2015;39:683–690.

Pathology of Neuroendocrine Neoplasms
神经内分泌肿瘤病理

122

Atsuko Kasajima，Hironobu Sasano **著**

潘伯驹 **译**

陈 杰 **校**

一、世界卫生组织分类及 TNM 分期

  2017 年出版的世界卫生组织分类将胰腺的神经内分泌肿瘤分为高分化以及低分化两类。高分化的胰腺神经内分泌肿瘤又依据核分裂以及 Ki-67 指数被进一步分为神经内分泌瘤 G_1、神经内分泌瘤 G_2 以及神经内分泌瘤 G_3（G_1：核分裂象＜ 2/10HPF 同时 Ki-67 ＜ 3%；G_2：核分裂象 2 ～ 20/10HPF 或 Ki-67 3% ～ 20%；G_3：核分裂象＞ 20/10HPF 或 Ki-67 ＞ 20%）（表 122-1）。其中神经内分泌瘤 G_3 是在 2017 年世界卫生组织分类中新引进的一类肿瘤，其特点为保持了组织学上高分化的特征但同时具备较高的增殖活性。低分化胰腺神经内分泌肿瘤，既高级别胰腺神经内分泌癌，表现为具有较高的增殖活性（核分裂象＞ 20/10HPF 或 Ki-67 ＞ 20%），同时其也被称为神经内分泌癌 G_3。依据细胞的大小以及细胞形态，其又被分为小细胞神经内分泌癌以及大细胞神经内分泌癌。虽然神经内分泌瘤 G_3 和神经内分泌癌 G_3 都具有较高的增殖活性（Ki-67 ＞ 20%），然而在临床进程上神经内分泌瘤 G_3 则表现得更为惰性。这两类高级别肿瘤的形态学以及免疫组化特点将在"免疫组化和鉴别诊断"章节详细介绍。注意 Ki-67 指数需要计数 500 ～ 2000 个肿瘤细胞，同时 Ki-67 指数一般会高于同一个组织的核分裂数。由于 Ki-67 指数对于评估肿瘤的进展性以及后续治疗决策至关重要，因此关于 Ki-67 指数评估的最佳方法之前也已经进行了长时间的讨论，其中也涉及自动化计数。虽然自动化的数字切片计数有比较高的可重复性，然而由于其较低的投资 - 收益比以及切片本身质量在实际中存在较大差异，因此自动化数字切片计数现阶段并不适宜应用于常规诊断中。而打印图片的手工计数相较于显微镜下裸眼计数可以在一定程度上提高计数的质量。依据欧洲神经内分泌肿瘤协会的建议，核分裂指数是指每 $2mm^2$ 内核分裂的总数。由于核分裂分布的不均一性，因此协会建议需要观察更广泛的病变区域（50HPF）并且选取核分裂密度最高的区域进行计数。

  内分泌与外分泌成分的混合性肿瘤在分类中被单独列出，称为混合性神经内分泌 - 非神经内分泌肿瘤，这类肿瘤在之前的分类中又被称为混合性腺神经内分泌癌。混合性腺神经内分泌癌中的内分泌与外分泌成分所占比例均需超过 30%。神经内分泌肿瘤以及混合性腺神经内分泌癌的具体组织学结构将会在"三、镜下形态"章节做具体介绍。

在 UICC 发布的第 8 版 TNM 分期中，PanNET 和 PanNEC 的 TNM 分期被分别单独列出，不过两者的差别并不大，具体差别仅存在与 pT1、pN1 以及 pM1 中（表 122-2）。

表 122-1　2017 年世界卫生组织胰腺神经内分泌肿瘤分类

分期	核分裂（/10HPF）	Ki-67 指数（%）
高分化 NEN		
NETG1	＜ 2	＜ 3
NETG2	2 ～ 20	3 ～ 20
NETG3	＞ 20	＞ 20
低分化 NEN		
NECG3	＞ 20	＞ 20

表 122-2　两类胰腺神经内分泌肿瘤在第八版 UICC 中的 TNM 分期

分期	高分化神经内分泌瘤	低分化神经内分泌癌
原发肿瘤（T）		
T_x	无法评估	无法评估
T_0	不明显	不明显
T_1	限于胰腺，＜ 2cm	T_{1a} 限于胰腺，＜ 0.5cm
		T_{1b} 限于胰腺，≤ 0.5cm，＜ 1cm
		T_{1c} 限于胰腺，≤ 1cm，＜ 2cm
T_2	限于胰腺，2 ～ 4cm	限于胰腺，2 ～ 4cm
T_3	限于胰腺，＞ 4cm，或累及十二指肠或胆管	限于胰腺，＞ 4cm，或累及十二指肠或胆管
T_4	累及临近脏器（胃、脾、结肠、肾上腺）或大血管壁（腹腔干或肠系膜上动脉）	累及临近脏器（胃、脾、结肠、肾上腺）或大血管壁（腹腔干或肠系膜上动脉）
区域淋巴结（N）		
N_x	无法评估	N_x 无法评估
N_0	无区域淋巴结受累	N_0 无区域淋巴结受累
N_1	区域淋巴受累	N_1 1 ～ 3 个区域淋巴结转移
		N_2 ≥ 4 个区域淋巴结转移
远处转移（M）		
M_0	无远处转移	M_0 无远处转移
M_1	M_{1a} 仅有肝转移	M_1 远处转移
	M_{1b} 肝外转移	
	M_{1c} 肝及肝外转移	

　　一类适用于高分化神经内分泌肿瘤（NETG1、G2、G3），另一类适用于低分化神经内分泌癌及其他胰腺肿瘤

二、大体表现

PanNET 的大体表现有较大的差异性。肿瘤一般边界清晰，切面呈灰褐或灰黄色（图 122-1A）。肿瘤切除时的大小可以从 < 1cm 到 20cm 不等。胰岛素瘤发现时一般病灶较小（< 2cm），而无功能的 PanNET 发现时一般病灶较大。囊性变一般与肿瘤细胞分泌胰高血糖素相关（图 122-1B）。PanNEC 一般边界不清晰，坏死较为常见（图 122-1C）。

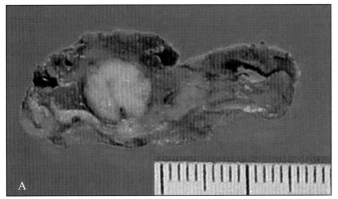

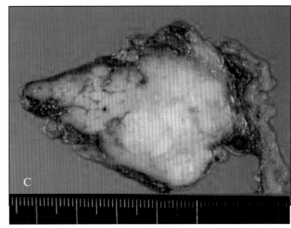

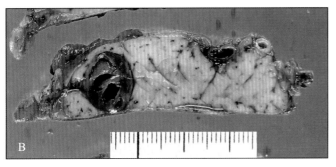

▲ 图 122-1　胰腺神经内分泌肿瘤大体形态

A. 神经内分泌瘤 G_1，肿物卵圆形，边界清晰，切面灰白；B. 神经内分泌瘤 G_1，肿瘤边界清晰，内可见囊性变；C. 大细胞神经内分泌癌，肿瘤边界不清，切面灰白灰黄

三、镜下形态

首先，形态学的观察是判断组织学分化程度的依据，同时也需要进一步的免疫组化进行验证。

G_1 和 G_2 神经内分泌瘤表现为高分化的形态学特点。高分化神经内分泌肿瘤的肿瘤细胞大小及形态较为一致，细胞核卵圆形，染色质呈粗颗粒状（椒盐样），核仁可见但并不明显（图 122-2A）。肿瘤细胞细胞质多为颗粒状并呈轻度嗜酸性表现。肿瘤细胞可排列成缎带状（图 122-2B）、小梁状（图 122-2B）、腺样（图 122-2C）、脑回状或实性生长方式（图 122-2D）肿瘤细胞巢间为毛细血管性或纤维毛细血管性的间质（图 122-2A ～ H）。纤维化或玻璃样变的范围不同病例间有较大差异。胰岛淀粉样多肽所形成的淀粉样沉积物是功能性神经内分泌肿瘤的一个形态学特点，尤其是在胰岛素瘤中。沙砾样钙化可见于肿瘤细胞巢中所形成的腺样小空腔中。沙砾样钙化一般与肿瘤细胞分泌生长抑素相关，相较于胰腺，这类肿瘤更多见于十二指肠。肿瘤细胞有时可由于异常的线粒体聚集含有丰富的嗜酸性细胞质，这类形态被称为 PanNET 的嗜酸细胞亚型。嗜酸细胞亚型的神经内分泌肿瘤一般含有较大的细胞核以及更为明显的核仁（图 122-2F）。这类亚型的肿瘤更可能发生淋巴结转移，不过这类亚型具体的生物学意义尚不明确。嗜酸细胞亚型神经内分泌肿瘤与腺泡细胞癌的鉴别诊断将在"鉴别诊断"章节具体介绍。胰腺神经内分泌肿瘤细胞有时可表现为透明的空泡状细胞质或者泡沫样微泡状细胞质，此时肿瘤被归为透明细胞亚型或富于脂质型神经内分泌肿瘤（图 122-2G）。这种情况下细胞核被脂肪空泡推挤，导致细胞核呈多角形，染色质更为致密，因此特征性的卵圆形细胞核这类亚型的诊断中并非必需。这类亚型常与 VHL 综合征相关。需要注意的是，这类肿瘤需要与胰腺浆液性囊性肿瘤、透明细胞亚型的 SPN 以及转移性肾透明细胞癌等具有透明细胞质的肿瘤进行鉴别，同时也需要与肾上腺皮质肿瘤等具有泡沫样细胞质的肿瘤鉴别（参见"五、免疫组化与鉴别诊断"章节）。有时肿瘤细胞核大深染，具有明显异型性，但并没有明显的增殖活性或坏死，这类肿瘤被称为多型性胰腺神经内分泌肿瘤（图 122-2H）。这类肿瘤需要与高级别的肿瘤进行鉴别，包括未分化癌或大细胞神经内分泌癌等。

对于高增殖活性胰腺神经内分泌肿瘤（神经内分泌瘤 G_3 以及神经内分泌癌 G_3）组织学以及临床表现的异质性一直是学界争论的焦点。神经内分泌瘤 G_3 虽然保持了高分化神经内分泌肿瘤的结构特点，但相较于神经内分泌瘤 G_1 / G_2，其常出现更大的细胞核以及更为明显的核仁。同时，神经内分泌瘤 G_3 也更常出现大面积的实性细胞巢以及坏死。这些特点使得将其与神经内分泌癌 G_3 进行鉴别具有一定困难。神经内分泌癌 G_3 的肿瘤细胞核具有明显的异型性，核大，有较高的核浆比。大部分胰腺神经内分泌癌病例中常见坏死。神经内分泌肿瘤的特征性生长结构不明显，大部分病例以弥漫性生长方式或大片实性细胞巢为主（图 122-3A、B）。依据细胞大小，胰腺神经内分泌癌被分为小细胞神经内分泌癌（图 122-3A）以及大细胞神经内分泌癌（图 122-3B）。由于高级别神经内分泌肿瘤的罕见性，因此大细胞神经内分泌癌和小细胞神经内分泌癌之间的生物学、分子学以及临床特征的差异还并不完全清楚。但是，现有的证据显示相较于大细胞神经内分泌癌，小细胞神经内分泌癌具有更高的增殖活性以及更具进展性的临床进程。大细胞以及小细胞神经内分泌癌的增殖活性极高，尤其是 Ki-67 指数，大部分都超过 50%。也有理论提出胰腺神经内分泌瘤具有进展为胰腺神经内分泌癌的可能性。由于对增殖指数绝对界值的确定具有一定的困难以及差异性，因此依据现有证据认为神经内分泌瘤 G_2 和神经内分泌瘤 G_3 具有相同的生物学背景及临床表现。

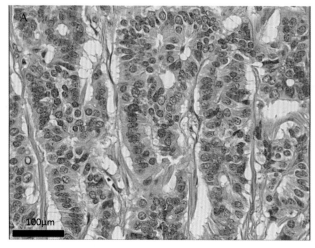
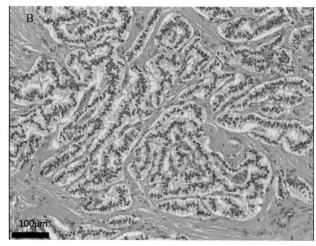

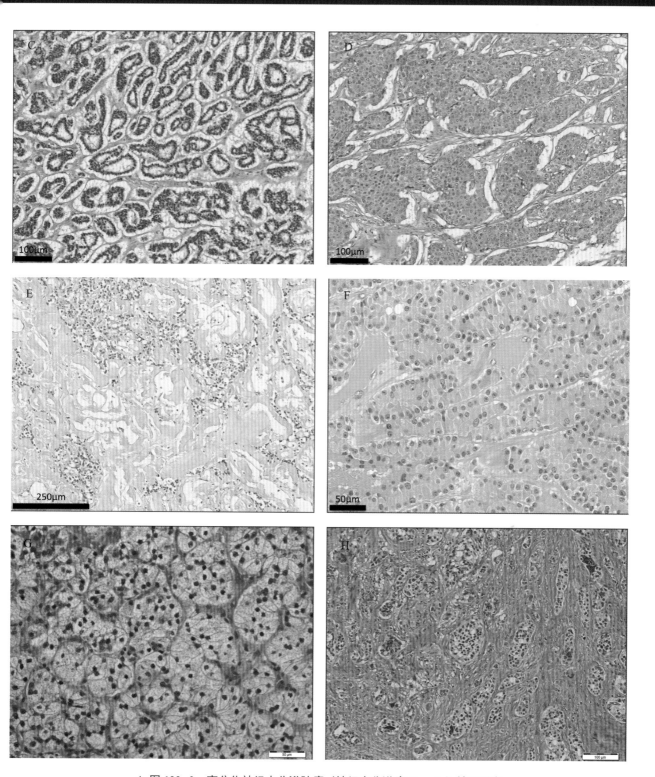

▲ 图 122-2 高分化神经内分泌肿瘤（神经内分泌瘤 G_1、G_2）镜下形态

A. 肿瘤细胞核卵圆形，染色质粗颗粒状（椒盐样），肿瘤细胞排列成融合的缎带样（B）、腺样（C）或实片状（D）；E. 在快速猩红染色中胰岛素瘤可见明显的淀粉样物质沉积；F. 胰腺神经内分泌肿瘤嗜酸细胞亚型；G. 富于脂质型胰腺神经内分泌肿瘤；H. 多型性胰腺神经内分泌肿瘤。A ～ H. 肿瘤细胞巢间可见丰富的血管或纤维血管间质

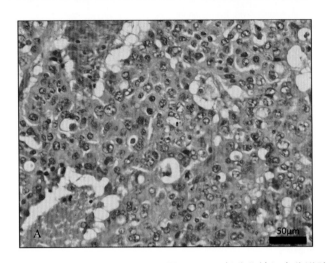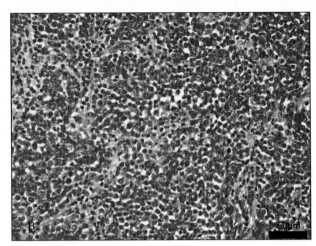

▲ 图 122-3 低分化神经内分泌肿瘤（胰腺神经内分泌癌）镜下形态

A. 大细胞神经内分泌癌，高度异型的细胞呈弥漫性生长，可见坏死；B. 小细胞神经内分泌癌，由具有高核浆比的小圆细胞组成

混合性神经内分泌肿瘤是一类由内分泌成分与外分泌成分共同组成的异质性肿瘤，其中每种成分的比例均不少于 30%。混合性神经内分泌肿瘤的内分泌成分可以是神经内分泌瘤或神经内分泌癌，同时外分泌成分也可以有多种表现，如导管腺癌、低分化腺癌或腺泡细胞癌。混合性神经内分泌肿瘤的组织学来源还不明确。依据最近的研究有两种假设：①不同成分由不同的前体细胞发展而来；②不同成分来源于同一种具有多向分化潜能的前体细胞。这类肿瘤的临床进程常由其更高级别的成分决定；大部分情况下，内分泌成分级别更高。

MEN-1 型是一种常染色体显性遗传的肿瘤性综合征，其主要特点为多发性的内分泌肿瘤，受累器官包括甲状旁腺、胃肠道、胰腺、垂体前叶以及肾上腺皮质。MEN-1 型的患者其胰腺病变表现为多发的微腺瘤（而微腺瘤病常伴有大结节）。在 MEN-1 型患者中，同一器官的不同肿瘤有可能产生不同的激素。而胰腺的微腺瘤病常与 VHL 综合征相关。

四、细胞学

随着超声内镜细针穿刺技术的发展，细胞学已经成为胰腺神经内分泌肿瘤诊断的一项标准方法。由于其细胞核明显的特征性，细胞学对于内分泌肿瘤的诊断具有较强的特异性。肿瘤细胞核呈一致的卵圆形，染色质呈椒盐样，有时细胞呈浆细胞样上皮细胞（图 122-4A、B）。胰腺神经内分泌瘤的肿瘤细胞一般大小不一，细胞簇较为松散，常可见单个细胞（图 122-4A），常可见肿瘤细胞松散地围绕在毛细血管周围（图 122-4B）。菊形团对于胰腺神经内分泌瘤的诊断具有较高的特异性，但是其也可见于腺泡细胞癌中。小细胞以及大细胞神经内分泌癌表现为明显的核增大以及异型性，同时常伴有坏死的背景。胰腺神经内分泌癌细胞间的黏附性更差。

五、免疫组化与鉴别诊断

胰腺神经内分泌肿瘤的神经内分泌分化特点主要依据组织学评估，但同时也需要免疫组化进一步佐

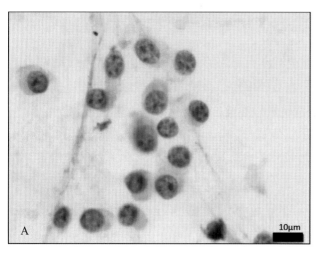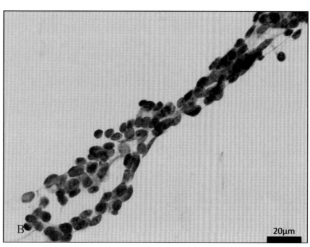

▲ 图 122-4　胰腺神经内分泌瘤细胞学形态

A. 排列疏松的浆细胞样上皮细胞，核卵圆形，染色质呈椒盐样；B. 肿瘤细胞围绕毛细血管排列

证。CgA 是特异性最高的神经内分泌标志物。在胰腺神经内分泌瘤中，其同时也具有较高的敏感性，但是其在胰腺神经内分泌癌中一般呈局灶性或弱阳性表达。Syn 在神经内分泌标志物中具有较高的敏感性，但是在多种非神经内分泌肿瘤中，其也具有阳性的表达，例如 SPN、浆液性囊性肿瘤、副神经节瘤以及腺泡细胞癌，因此还需要其他标志物进一步除外这些非神经内分泌肿瘤。CD56 以及神经元特异性烯醇化酶（neuron-specific enolase，NSE）由于特异性较低并不建议用在胰腺神经内分泌肿瘤的诊断中。对于胰腺神经内分泌瘤所分泌激素的判断建议主要依据临床表现而非病理学方法检测。因此，在病理学评估中也需要同时参考临床信息。同时，在胰腺神经内分泌瘤中一般不存在 TP53 的异常表达以及 RB1 在蛋白水平的缺失。而神经内分泌癌一般不分泌激素，同时也不存在 TP53 的异常表达以及 RB1 的缺失。

CK8、CK18、AE1/AE3 以及 CAM5.2 等角蛋白的阳性表达有助于除外副神经节瘤、间叶源性肿瘤或者恶性的淋巴造血系统肿瘤。

低级别的核异型性以及毛细血管间隔可同时见于 SPN 以及胰腺神经内分泌瘤中，不过 SPN 中一般呈现更为多元化的生长结构。包括纤维化、玻璃样变、囊性变以及钙化等多种间质改变均可见于 SPN 肿瘤以及胰腺神经内分泌瘤中，不过明显的黏液变以及大的实性钙化灶则更多见于 SPN 中。细胞核特点是 SPN 与神经内分泌瘤最明显的鉴别点，SPN 细胞核染色质均匀细腻，椒盐样结构不明显，同时可见核沟。在小的活检标本中鉴别这两类肿瘤较为困难，除外能够观察到 SPN 明显的假乳头样结构。在 SPN 中 β-catenin 呈明显的核阳性，而在神经内分泌瘤中则表现为膜阳性，这点具有较强的特异性。同时 Syn 能够在 SPN 中呈阳性表达，但是 CgA 多为阴性或局灶表达。

腺泡细胞癌的生长结构较为多样性，虽然腺泡样的生长结构最为常见，但也能够出现实片状、小梁状，甚至弥漫性生长等多种结构。腺泡细胞癌细胞核深染，同时异型性较胰腺神经内分泌瘤高。由于富含酶原颗粒而形成的嗜酸性颗粒状细胞质使其在细胞特点上较为接近嗜酸细胞亚型的胰腺神经内分泌瘤。腺泡的分化需要依靠胰蛋白酶、脂肪酶以及 BCL10 等免疫组化才能确定。腺泡细胞癌也可以局灶表达 CgA 以及 Syn，若表达神经内分泌标记的比例超过 25%，则定义为混合性腺泡神经内分泌癌。由于这类混合性肿瘤的组织学以及临床表现更接近于腺泡细胞癌，因此这类肿瘤被认为是腺泡细胞癌的一种组织学亚型。

一些具有透明细胞质的胰腺肿瘤，例如透明细胞亚型的 SPN、转移性肾透明细胞癌以及实性的浆液性囊性肿瘤，都需要跟透明细胞亚型的胰腺神经内分泌瘤鉴别。而如果肿瘤细胞富于脂肪空泡则需要进一步与肾上腺皮质肿瘤鉴别。

尤文肉瘤由小蓝圆细胞组成，形态上较为类似小细胞神经内分泌癌。需要注意胰腺的尤文肉瘤常表达角蛋白，同时如 CD56、NSE、Syn 等神经内分泌标记也可以阳性。恶性淋巴造血系统肿瘤也能够由小圆细胞构成，不过通过淋巴细胞的相应抗体能够用免疫组化进行鉴别。

☞ 参考文献

[1] Lloyd RV, Osamura RY, Klöppel G, Rosai J. WHO Classification of Tumours of the Endocrine Organs. Lyon: IARC Press, 2010.

[2] Basturk O, Yang Z, Tang LH et al. The high-grade (WHO G3) pancreatic neuroendocrine tumor category is morphologically and biologically heterogenous and includes both well differentiated and poorly differentiated neoplasms. Am J Surg Pathol 2015;39(5):683–690.

[3] Milione M, Maisonneuve P, Spada F et al. The clinicopathologic heterogeneity of Grade 3 gastroenteropancreatic neuroendocrine neoplasms: morphological differentiation and proliferation identify different prognostic categories. Neuroendocrinology 2017;104(1):85–93.

[4] Vélayoudom-Céphise FL, Duvillard P, Foucan L et al. Are G3 ENETS neuroendocrine neoplasms heterogen-eous? Endocr Relat Cancer 2013;20(5):649–657.

[5] Reid MD, Bagci P, Ohike N et al. Calculation of the Ki-67 index in pancreatic neuroendocrine tumors: a comparative analysis of four counting methodologies. Mod Pathol 2015;28(5):686–694.

[6] Tang LH, Gonen M, Hedvat C, Modlin IM, Klimstra DS. Objective quantification of the Ki-67 proliferative index in neuroendocrine tumors of the gastroenteropancreatic system: a comparison of digital image analysis with manual methods. American J Surg Pathol 2012;36(12):1761–1770.

[7] Bosman F, Camerio F, Hruban R, Theise N. WHO Classification of Tumours of the Digestive System. Lyon: IARC Press, 2010.

[8] Brierley JD, Gospodarowicz MK, Wittekind C eds. International Union Against Cancer (UICC) TNM Classification of Malignant Tumours, 8th edn. Oxford: Wiley-Blackwell, 2016.

[9] Konukiewitz B, Enosawa T, Kloppel G. Glucagon expression in cystic pancreatic neuroendocrine neoplasms: an immunohistochemical analysis. Virchows Arch 2011;458(1):47–53.

[10] Volante M, La Rosa S, Castellano I, Finzi G, Capella C, Bussolati G. Clinico-pathological features of a series of 11 oncocytic endocrine tumours of the pancreas. Virchows Arch 2006;448(5):545–551.

[11] Tang LH, Untch BR, Reidy DL et al. Well-differentiated neuroendocrine tumors with a morphologically apparent high-grade component: a pathway distinct from poorly differentiated neuroendocrine carcinomas. Clin Cancer Res 2016;22(4):1011–1017.

[12] Konukiewitz B, Schlitter AM, Jesinghaus M et al. Somatostatin receptor expression related to TP53 and RB1 alterations in pancreatic and extrapancreatic neuroendocrine neoplasms with a Ki-67-index above 20. Mod Pathol 2017;30(4):587-598.

[13] Anlauf M, Schlenger R, Perren A et al. Microadenomatosis of the endocrine pancreas in patients with and without the multiple endocrine neoplasia type 1 syndrome. Am J Surg Pathol 2006;30(5):560–574.

[14] Ohike N, Kosmahl M, Kloppel G. Mixed acinar–endocrine carcinoma of the pancreas. A clinicopathological study and comparison with acinar-cell carcinoma. Virchows Arch 2004;445(3):231–235.

[15] Movahedi-Lankarani S, Hruban RH, Westra WH, Klimstra DS. Primitive neuroectodermal tumors of the pancreas: a report of seven cases of a rare neoplasm. Am J Surg Pathol 2002;26(8):1040–1047.

Molecular Genetics of Neuroendocrine Tumors
神经内分泌肿瘤的分子遗传学

123

Nickolas Papadopoulos, Ralph H. Hruban **著**

郭　鑫　李　刚　**译**

陈　晴　原春辉　**校**

一、概述

低级别 PanNET 在胰腺恶性肿瘤中排第二位，约占新诊断胰腺恶性肿瘤患者的 2%。该疾病诊断率的提升主要归功于影像学和诊断手段的发展，以及大量偶然发现该疾病患者的增加[1-4]。虽然 PanNET 的致死性不及胰腺导管腺癌，但是仍有超过 50% 的患者在诊断时就伴随远处转移，该疾病的 10 年生存率也仅约 40%[5]。相比低级别 PanNET，高级别胰腺神经内分泌癌十分罕见，且致命性极高[6-9]。

分化良好的 PanNET 分为功能性和无功能性两类，后者更为常见[10]。功能性 PanNET 可分泌激素，进而会产生激素相关的伴有全身效应的综合征。最常见的功能性 PanNET 包括胰岛素瘤、胰高血糖素瘤、胃泌素瘤、生长抑素瘤、血管活性肠肽瘤（即 VIP 瘤）和一些混合组织来源的 PanNET。无功能性 PanNET 通常不分泌产生临床效应的激素，只是隐匿性地不断长大，此类患者通常因无症状腹部包块或肿瘤长大压迫引起的腹痛而就诊。无远处转移的患者和部分伴有远处转移的患者可以通过手术切除达到外科治愈，但仍有很多患者的肿瘤无法进行切除或伴有广泛的转移。

绝大部分 PanNET 为散发型，然而，PanNET 也可见于患有家族性综合征的患者，其中 MEN-1 的患者中最为常见，其次是 VHL 综合征的患者，NF1 的患者和结节性硬化症的患者[11-13]。伴有以上综合征的 PanNET 患者的出现，是因为这部分患者基因组中出现了单个或多个基因的种系突变，而综合征恰恰由这个（些）基因负责调控。

增殖率＞ 20% 的神经内分泌肿瘤被定义为高级别神经内分泌癌，这是一种高度恶性的肿瘤，其包括之前定义为"小细胞"和"大细胞"的神经内分泌癌[6-9]。有些肿瘤虽然增殖率＞ 20%，但却具有良好的细胞分化形态，并且这些肿瘤的遗传学改变与分化良好的 PanNET 类似，不同于高级别神经内分泌癌的遗传学改变[14, 15]。

我们知道，癌症的发生发展需要很多年，由很小一部分可以影响到少数细胞进程的基因顺序改变引起[16]。迄今为止，许多肿瘤的基因组序已研究确定，虽然这些基因尚未被人类全部认知，但这些研究为降低癌症发病率和死亡率的有效方案提供了充分的信息。同样，PanNET 和神经内分泌癌发生的遗传改变方面的认识也取得了很大的进展。本章节主要讲述 PanNET 和神经内分泌癌的基因谱、表观遗传学以及其临床应用等方面的内容。

二、散发型神经内分泌肿瘤的遗传学

为深入了解 PanNET 的遗传学基础，有科学家对 10 个同性质的无功能性 PanNET 进行了全外显子测序（whole-exome sequencing，WES）[17]。之后，在另外 58 个无功能性 PanNET 中对最常见突变基因的突变情况进行了分析，最终发现最常见的突变基因编码了参与染色体修饰的蛋白质。44% 的样本出现 MEN1 基因失活突变。ATRX 和死亡结构域相关蛋白（death domain-associated protein，DAXX）基因分别在 18% 和 25% 的样本中出现互斥失活突变，并导致 43% 的 PanNET 样本中 ATRX/DAXX 复合体的失活。大约 14% 的样本中出现了导致哺乳动物雷帕霉素靶蛋白（mammalian target of rapamycin，mTOR）通路活化的突变。结节性硬化复合物 2（Tuberous sclerosis complex 2，TSC2）基因在 9% 的样本中失活，同源性磷酸酶 - 张力蛋白（phosphatase and tensinhomolog，PTEN）基因在 7% 的样本中失活。此外，编码 PI3K 的 p110α 催化亚基的 PIK3CA 基因存在活化突变。TP53 基因仅在 3% 的 PanNET 中出现失活 (表 123-1)。总体而言，PanNET 的每个肿瘤有 8 ～ 23 个突变基因，平均突变基因数量为 16 个，这与其他实体肿瘤相比突变基因数仍然较低。在所有样本中，仅有 1 例出现了致癌基因的激活突变，这也并不意外，因为在大多数实体肿瘤中，致癌基因的突变都很罕见[16]。致癌基因缺乏激活突变正是发展 PanNET 靶向治疗的困难之处。因此，了解肿瘤发生发展的细胞通路已成为发展肿瘤治疗学的关键。mTOR 通路就是一个很好的例子。现有的抑制该通路的治疗药物并不靶向该通路中常见的突变基因，而是靶向于该通路中共享的下游效应因子 mTORC1 起作用。

表 123-1 PanNET 和其他胰腺肿瘤常见突变基因和发病率的比较

基 因	无功能 PanNET(%)	综合征性微腺瘤 (%)	NEC(%)	PDAC(%)	胰岛素瘤 (%)	细胞内通路	临床应用	将来可能
MEN1	44	100	0	0	2.50	染色质甲基化	未应用	协同致死性
ATRX	18	0	0	0	2.50	染色质重塑 -ALT	预后 / 诊断	协同致死性
DAXX	25	0	0	0	0	染色质重塑 -ALT	预后 / 诊断	协同致死性
TSC2	9	未检测	未检测	0	0	mTOR	靶向治疗——mTOR 抑制药	改进 mTOR 抑制药
PTEN	7	未检测	< 10	0	0	mTOR	靶向治疗——mTOR 抑制药	改进 mTOR 抑制药
PIK3CA	1	未检测	未检测	0	0	mTOR	靶向治疗——mTOR 抑制药	改进 mTOR 抑制药
TP53	3	未检测	95	85	0	TP53	未应用	协同致死性

（续表）

基　因	无功能 PanNET(%)	综合征性微腺瘤 (%)	NEC(%)	PDAC(%)	胰岛素瘤 (%)	细胞内通路	临床应用	将来可能
KRAS	0	未检测	30	100	0	KRAS	未应用	靶向治疗
CDKN2A	0	未检测	50	25	0	细胞循环	未应用	协同致死性
SMAD4	0	未检测	10	27	0	TGF-β	未应用	协同致死性
RB1	0	未检测	74	0	0	细胞循环	未应用	协同致死性
YY1	0	未检测	0	0	13 ～ 30	转录	未应用	靶向治疗

虽然全外显子测序 WES 大大增加了我们对 PanNET 肿瘤发生中基因改变的认识和理解，但该技术仍有其局限性。例如，该研究无法发现染色体重排，拷贝数变异或外来序列等改变。比较基因组杂交研究表明，PanNET 和其他实体肿瘤一样，也存在一些染色体的扩增和缺失 [18, 19]。有些研究报道，与同一个体的原发性肿瘤相比，远处转移性病变中染色体扩增和缺失的数量更多 [18]。然而，目前尚不清楚这些染色体扩增和缺失是肿瘤发生发展的驱动者还是过客。

全外显子测序 WES 的另一个局限是难以识别抑癌基因的较大缺失。比如，ATRX 和 DAXX 基因的失活突变与端粒延伸替代（alternative lengthening of telomeres，ALT）表型有关。在对 68 个 PanNET 中的蛋白质表达的研究中发现，所有具有 ATRX 或 DAXX 基因失活突变的样本都表现出了端粒延伸替代表型 [20]。但有趣的是，肿瘤细胞核染色 ATRX 或 DAXX 呈阴性的肿瘤也出现了 ALT 的表型，这表明 ATRX 或 DAXX 基因失活，可能是由基因重排（如基因缺失）或表观遗传机制所致，而前者通过外显子测序并不能发现。该研究发现，ATRX 或 DAXX 基因的失活发生在大约 60% 的 PanNET 样本中，在这 60% 的样本中，其中 43% 是由外显子突变引起，其余的样本最可能是由大的基因缺失或表观遗传基因失活引起。

基因调控区域的突变也无法通过全外显子测序 WES 发现。这一方面最经典的研究即为端粒反转录酶（telomerase reversetranscriptase，TERT）基因启动子的突变。两个核苷酸引起了几乎所有与人类癌症发生相关的 TERT 基因启动子突变 [21, 22]。这些突变导致启动子染色质状态的改变，进而允许与促进 TERT 表达的转录因子结合 [23]。该表达源自一个等位基因的突变，而另一个等位基因保持沉默 [24]。在神经胶质肿瘤中，ATRT 基因失活突变和 TERT 基因启动子突变相互排斥，可能是因为每种类型的突变会保留不同的适合细胞生长的端粒长度 [25]。为了评估在 PanNET 中发生这种情况的可能性，用于分析 ATRX 和 DAXX 基因突变的样本同样进行了 TERT 基因启动子的突变的分析。68 个 PanNET 样本中突变热点区域均没有 TERT 基因启动子突变，而这些热点区域在许多其他肿瘤类型中往往存在突变。因此，我们推测端粒逆转录酶在这些具有突变的肿瘤中表达。

散发的功能性 PanNET 的外显子组测序研究仅在胰岛素瘤中进行过。对 10 个胰岛素瘤的测序发现，最常见的突变基因是转录因子 Yin Yang 1 基因 [26]。另外 103 个胰岛素瘤中 YY1 基因的测序发现其中 31 个胰岛素瘤存在热点突变。总体而言，30%（34/113）的胰岛素瘤具有 T372R 基因突变 [26]。最近一项针对高加索人群而非亚洲人群的研究发现，YY1 基因突变在散发型胰岛素瘤中的发生率低得多（13%）。在高加索人群中，T372R 基因似乎根据性别和年龄出现了分层 [27]。

三、神经内分泌肿瘤中通路的改变

（一）ATRX/DAXX 通路

大约一半的 PanNET 肿瘤存在 *ATRX* 或 *DAXX* 基因失活突变。*ATRX* 基因位于 X 染色体上，只需存在活性的基因拷贝出现失活就会导致 ATRX 蛋白完全缺失。然而，*DAXX* 基因位于 6 号染色体上，需要两个拷贝均出现失活才会导致 DAXX 蛋白的缺失。*DAXX* 基因突变包括单一核苷酸碱基替代，产生移码的插入缺失，单个或多个外显子的较大缺失和杂合性缺失。*ATRX* 和 *DAXX* 基因是抑癌基因，所有突变可导致 PanNET 中各自基因的失活和核蛋白免疫标记的缺失。基因突变也相互排斥，与在同一通路中起作用的两个基因相一致[17, 20]。

ATRX 是一种与 DAXX 相互作用的染色质重塑蛋白，它们共同作为组蛋白伴侣复合物发挥作用，这一复合物将组蛋白变体 H3.3 沉积到染色体臂间、端粒和核糖体重复序列中[28-31]。虽然 ATRX 背后作用的机制尚不清楚，但最近取得了一些进展。ATRX 被认为可能是通过与组蛋白相互作用而被募集到 G- 四链体 DNA 处，参与染色质重塑，对基因表达产生影响，并缓解复制叉的停滞[31, 32]。因此，它的缺失会妨碍非同源末端连接 DNA 修复和蛋白质复合物的形成，导致 DNA 的表观遗传状态发生改变[33-35]。

也许更为有趣的是 ATRX 或 DAXX 蛋白表达缺失与 ALT 表型之间的联系[36]。每个细胞分裂都存在端粒长度的磨损，导致端粒长度与细胞进一步生长不匹配。癌细胞必须克服掉这一问题。端粒长度通常由 TERT 维持[37]，但是，TERT 并不总是具有活性。具有 ALT 表型的细胞具有非常长的端粒，其长度通过重组维持，而不是 TERT 的酶促作用来维持[38]。*ATRX* 或 *DAXX* 基因突变消除了 PanNET 中与 ALT 相关的蛋白质表达[20, 25, 39]。*ATRX* 基因失活突变与 ALT 表型也同时存在于神经胶质瘤，神经母细胞瘤和肉瘤等非胰腺肿瘤中和体外永生 ALT 细胞系中得到证实[25, 40]。此外，体细胞杂合子中野生型 *ATRX* 表达缺失与 ALT 表型相分离，而 *ATRX* 表达可抑制 ALT 表型[41, 42]。有一项研究使我们对 ATRX 缺失如何导致 ALT 表型及其与染色体不稳定性增加的关系有了更多的认识和了解，这一研究表明癌细胞系中 ATRX 的缺失可姐妹端粒内聚，这又与姐妹端粒间的重组增加有关[43]。

ATRX 基因是第一个被证实可引起 X 连锁遗传综合征的基因[44]。种系突变不会导致这些患者的癌症发病率增加，并且这些患者的细胞也不表达 ALT 表型。这可能因为这些个体中的突变谱主要是错义突变，甚至一些可能的失活突变停止了蛋白的表达。在 α- 地中海贫血骨髓增生异常综合征（alpha-thalassemia myelodysplastic syndrome，ATMDS）中，*ATRX* 基因也以错义突变为主[45]。这可能因为 ATMDS 患者往往年龄较大，部分或大部分突变都是乘客突变。相反，包括 PanNET、中枢神经系统肿瘤和肉瘤等实体肿瘤中所有的突变都是失活的，并且都与 ALT 表达有关。

PanNET 的独特之处还在于 *DAXX* 基因突变较 *ATRX* 基因突变占主导地位，即使 *DAXX* 基因突变在表达 ALT 的其他肿瘤类型中极为罕见，而这些肿瘤几乎无一例外均存在 *ATRX* 基因突变[17, 46]。不同疾病中 *ATRX* 基因突变谱的差异，以及 PanNET 中 *DAXX* 基因的优先失活，为深入理解这一途径的复杂性及其肿瘤特异性 ALT 表型提供了丰富的依据，希望通过更深入的了解找到该通路的靶向治疗方法。

（二）MEN1 通路

MEN1 基因是 PanNET 中最常见的体细胞突变基因[17, 47]。该基因编码转录调节因子 Menin 蛋白，Menin 蛋白可以募集 H3K4me3 组蛋白甲基转移酶混合谱系白血病（mixed-lineage leukemia，MLL）复合

物[48, 49]。Menin 蛋白与许多蛋白质相互作用并调控基因表达和细胞内细胞信号传导，并与许多细胞过程相关，包括调节 SMAD3 以抑制 TGF-β1 介导的增殖抑制，抑制 JunD 活性，调节同源域基因表达和抑制端粒酶的表达[50-53]。PanNET 中的 MEN1 基因突变是通过失活突变或通过突变与杂合性缺失相结合实现的，并能使两个等位基因失活。因此，从这个意义来讲，MEN1 基因是抑癌基因。

PanNET 的肿瘤发生似乎由组蛋白修饰和染色质重塑共同驱动，因为 MEN1 基因与 ATRX/DAXX 基因突变重叠比较明显（74%）。MEN1 基因和 ATRX/DAXX 基因是癌症的表观遗传驱动因子，导致细胞中大量的表观遗传改变。因此，确定哪些表观遗传改变是 PanNET 肿瘤发生中的关键驱动因素十分重要，对发现相关通路的治疗方法具有重要意义。

（三）mTOR 通路

mTOR 信号通路接收环境信号以调节细胞生长和内环境的稳态。mTOR 是一种非典型的丝氨酸 / 苏氨酸蛋白激酶，通过与几种蛋白质相互作用，在通路中形成两个关键的复合物，称为 mTORC1、mTORC2，每种复合物介导不同的上游输入及下游输出。在癌症中通常突变的大量抑癌基因和癌基因位于 mTORC1 的上游，包括 PTEN/PIK3CA 通路、RAS/RAF 通路、TSC1/2、NF1 和 LKB1。PanNET 测序发现 16% 的样本中存在 TSC2、PTEN 和 PIK3CA 基因突变，这些突变均激活了 mTOR 通路，对细胞具有促生长作用。该通路的下游效因子包括 4E-BP1，其负反馈调节低氧诱导因子 1（hypoxia - inducible factor 1，HIF1）、VHL 靶标和 S6K1，可增加增殖信号，调节代谢和增加蛋白质合成（综述见[54]）。mTOR 通路的抑制药对治疗包括 PanNET 在内的不同肿瘤类型均有明显获益。然而，目前尚未明确通路突变与临床获益的相关性[55]。根据其他类型肿瘤的研究结果，我们推测存在 mTOR 通路突变的肿瘤患者对该通路的靶向治疗效果会更好[56]。然而，在临床试验中，从 mTOR 通路抑制药依维莫司治疗中获益的 PanNET 患者多于存在 mTOR 通路突变的 PanNET 患者[17, 55]。但是，这只是一个推断，因为该研究中的 PanNET 患者未进行突变检测。值得注意的是，这样一种复杂的通路，除了突变之外还可能存在其他激活方式。与此相关的基因表达研究发现，PanNET 患者 mTOR 通路中的基因表达存在上调[57]。尽管如此，研究该通路突变状态的诊断潜能十分重要。

四、高级别神经内分泌癌

与分化良好的 PanNET 相比，在大多数高级别 NECs 中，对 DAXX、ATRX 和 MEN1 基因无法进行靶向治疗[6, 58, 59]。相反，NECs 中 RB1 和 TP53 基因常发生体细胞突变[6]。Yachida 等学者广泛研究了一系列胰腺 NECs（PanNEC）（小细胞和大细胞神经内分泌癌），发现 95% 的 NECs 存在 p53 表达改变，74% 的 NECs 存在 Rb 基因表达改变[6]。TP53 和 RB1 基因的基因内突变会导致 p53 和 Rb 蛋白的异常免疫标记。相比之下，这些肿瘤中的 DAXX 和 ATRX 标记都是完整的。这些遗传差异表明 PanNET 和 PanNEC 的生物学和肿瘤发生过程不同，分化差的 PanNEC 不是由分化良好的 PanNET 向较低分化状态进展而产生的。

遗传分析与组织病理学和临床结果相结合，有助于进一步剖析在 2010 年世界卫生组织分类中被归为"3 级 NEC"的肿瘤。仅仅增殖率略高于 20% 的一些 NEC 的细胞核形态与分化良好的 PanNET 十分相似，而增殖率非常高的（比如 >50%）神经内分泌肿瘤的细胞核形态则具有小细胞或大细胞的核形态。

前者（细胞核形态特征与分化良好的 PanNET 类似）的遗传学改变似乎更类似于分化良好的 PanNET

肿瘤，而后者（增殖率 >50%）属于 NECs，存在 *RB1* 和 *TP53* 靶向基因。一些学者据此提出了一种新的四级分类系统，把先前统一归类为 3 级 NEC 的 PanNET 分为两组，增殖率略高于 20%，且存在分化良好的 PanNET 中可见的基因突变（*DAXX /ATRX*，*MEN1*）的为一组，增殖率非常高且存在 *RB1/TP53* 基因突变的 NEC 为一组[6-9, 60, 60b]。

五、神经内分泌肿瘤与其他胰腺肿瘤基因图谱的比较

分化良好的 PanNET 的基因图谱与恶性胰腺导管腺癌（pancreatic adenocarcinoma，PDAC）的遗传基因图谱从根本上存在不同（表 123-1）。神经内分泌肿瘤中未发现的 *KRAS* 基因突变几乎存在于所有的 PDACs 中（100%）。此外，胰腺导管腺癌中 *SMAD4*、*CDKN2A* 和 *TP53* 基因有较高突变率，但没有 *DAXX*、*ATRX* 和 *MEN1* 基因突变[61, 62]。

PanNET 的遗传学改变与胰腺其他肿瘤也存在不同。SCN 以 *VHL* 基因突变为特征，SPN 以 *CTTNB1* 基因突变为特征，IPMN 存在 *KRAS*、*GNAS*、*RNF43*、*p16/CDKN2A* 和 *TP53* 基因改变，MCN 以 *KRAS*、*RNF43*、*p16/CDKN2A* 和 *TP53* 基因突变为特征，腺泡细胞癌以多种复杂的基因改变为特征，包括 *JAK1*、*BRAF* 和 *APC* 基因等突变[61, 63, 64]。

胰腺不同类型肿瘤的独特突变谱表明，突变基因分析在将来可能有助于肿瘤分类[65]。

最后，在神经内分泌肿瘤中，ATRX/DAXX 通路的靶向作用和 ALT 表达对起源于胰腺的神经内分泌肿瘤具有相对特异性。这表明，在未知原发部位的远处转移性神经内分泌肿瘤中，ALT 表达状态可用于明确肿瘤起源的器官[66]。

六、家族综合征

大多数 PanNET 是散发的；然而，它们也可在某些易患综合征的个体中发生。大多数综合征性 PanNET 发生在 MEN-1 患者，其次是 VHL 综合征和 NF1 病的患者，偶尔发生在 TSC 的患者[7-9]。也许并不惊讶，导致个体易患综合征的种系突变基因与散发型 PanNET 中体细胞突变的通路有关。

MEN-1 是由 11 号染色体上 *MEN1* 基因种系突变引起的一种常染色体显性遗传综合征，*MEN1* 基因是散发型 PanNET 中最常突变的基因[67]。如前所述，*MEN1* 基因是一种抑癌基因，遵循两种打击模式。MEN-1 患者的第一次打击是失活遗传突变；第二次打击，发生于肿瘤中，是失活体细胞突变或剩余野生型等位基因的杂合性缺失。胰腺肿瘤是 MEN-1 综合征的第二常见临床表现。MEN-1 患者中的大多数 PanNET 都是无功能的，尽管其中约 10% 是胰岛素瘤。通常表现为多个微腺瘤（< 0.5 cm），但是，在许多病例中，它们可以同散发型 PanNET 一样增大，甚至扩散到其他器官[11, 68, 69]。对患有 MEN-1 综合征的 PanNET 患者的遗传学研究表明，MEN-1 的失活先于 *ATRX/DAXX* 基因失活和伴随的 ALT 表达[39]。在这项研究中，来自 28 名 MEN-1 综合征患者的 109 个分化良好的 PanNET 通过免疫染色检测 ATRX 和 DAXX 的表达和 ALT 的表达，对这些蛋白的检测代表了编码这些蛋白质的遗传失活基因。这些病变包括 47 个神经内分泌微腺瘤（< 0.5cm），50 个胰腺神经内分泌肿瘤（> 0.5cm）和 12 个胰腺神经内分泌肿瘤淋巴结转移。由于这些病变来自 MEN1 综合征患者，所有病变都存在 MEN-1 蛋白功能丧失。这是发生在

这些肿瘤中的首次事件，据推测此为始动事件。在全部 47 个微腺瘤中 ATRX/DAXX 均完整表达，而 ALT 无表达。另一方面，6% 的 PanNET 中缺乏 ATRX/DAXX 表达，且均发生于直径＞ 3cm 的肿瘤中。这些肿瘤 ALT 表达阳性，这与已经研究明确的 ATRX/DAXX 缺失在 ALT 发展中的作用一致。此外，在同时发生转移的样本中，原发性和转移性肿瘤的遗传改变是一样的。在 MEN-1 综合征相关的 PanNET 患者中，随着 MEN1 基因失活到 ATRX/DAXX 基因失活和 ALT 的表达，肿瘤大小和转移风险逐渐增加，这种情况很可能也存在于散发型 PanNET 中。然而，散发性胰腺神经内分泌微腺瘤中 ATRX/DAXX 基因失活更为多见 [70]。

VHL 综合征由 3 号染色体上的 VHL 抑癌基因发生种系突变而引起。VHL 蛋白通过 HIF1 的泛素化来控制 H1F1 的降解，VHL 蛋白的缺失可导致肿瘤生长和血管生成。有学者提出 HIF1 调节是 mTOR 通路的下游环节。患有 VHL 综合征的患者可发生多种不同的良性和恶性肿瘤，其中 12%～15% 的患者患有无功能性 PanNET。大多数这些肿瘤分化良好，但有些肿瘤侵袭性较强，并且可发生远处转移 [71, 72]。

尽管不是很常见，PanNET 也可出现于 NF1 和结节性硬化症综合征的患者中 [12, 13]。NF1 和结节性硬化症分别由 NF1 基因和 TSC1/TSC2 基因种系突变引起。这两种基因都是抑癌基因，并与 mTOR 通路广泛相关 [73, 74]。NF1 在 mTORC1 上游更远处调节该通路中 KRAS 臂。TSC1/TSC2 复合物抑制 mTORC1 的活化。在散发型 PanNET 中，TSC2 基因突变是 mTOR 通路中最常见的突变位点。

如果 PanNET 发生的起始事件确实是种系突变，使个体易患 NF1 或结节性硬化症综合征，那么很可能存在不止一条导致 PanNET 的肿瘤发生的途径。VHL、TSC2 和 NF1 基因突变可能影响 mTOR 通路。这些综合征中 PanNET 的患病率与散发型 PanNET 中受影响的通路一致，其中 MEN1 突变发生在 44% 的 PanNET 患者中，mTOR 仅发生在 16% 的 PanNET 患者中 [17]。对综合征中 PanNET 遗传学改变的进一步研究，会提高对驱动 PanNET 肿瘤发生通路的进一步认识和理解。

最近的一项研究，对 102 个 PanNET 的体细胞进行全基因组测序，发现了罕见的 MUTYH 基因种系突变，甚至更罕见的 CHEK2 和 BRCA2 基因种系突变 [75]。

七、表观遗传学

根据 RNA 谱，PanNET 可分为三组：分化良好的胰岛细胞瘤 / 胰岛素瘤、低分化肿瘤和富含基因突变的肿瘤。前两个分组并不让人惊讶，因为 PanNET 和 NEC 是两种不同类型的肿瘤。分化良好组和富含基因突变组之间的差异，在于它们具有不同的临床行为。在 RIP1-TAGs 小鼠模型中也存在分化良好和分化差的组，其中 PanNET 是通过产生胰岛素的胰岛 B 细胞中 SV40T- 抗原癌基因表达诱导产生，表明该模型可模拟人类 PanNET 发生的一部分 [76]。

对 53 个 PanNET 的全基因组甲基化分析发现，不同级别的肿瘤之间和 ATRX/DAXX 基因是否突变的肿瘤之间甲基化谱存在显著差异。然而，这种聚类并不完美，因为一些具有这些基因突变的肿瘤与正常对照聚集在一起。有趣的是，甲基化谱在 ATRX 基因突变和 DAXX 基因突变的 PanNET 之间存在显著差异 [46]。

八、临床意义

遗传图谱反映了胰腺肿瘤不同的生物学和临床表现，并具有不同的临床表现。首先，遗传学可对不同病变进行明确的分类。其次，遗传学的差异为不同类型的治疗方法提供了帮助。遗憾的是，目前尚没有针对 PanNET 中最常见的突变基因——*MEN1* 基因和 *ATRX/DAXX* 基因突变的靶向治疗方法。*ATRX/DAXX* 基因的缺失与 ALT 重组和 DNA 修复之间的关系表明，干扰这些通路的药物合成可能具有合成致死性。但是，这尚未得到证实。

PanNET 中 *ATRX/DAXX* 基因突变与预后相关。在一项对 142 个分化良好的 PanNET 的研究中，ATRX 和 DAXX 的缺失以及 ALT 的表达与更高的肿瘤分期和更差的预后相关，这可能反映了 *ATRX/DAXX* 基因突变是 PanNET 肿瘤发生中的晚期事件[77]。然而，当仅研究转移性的肿瘤患者时，ATRX 和 DAXX 的缺失与患者较长的存活率相关[77]。这一结果与最初研究结果一致，即携带 *MEN1*，*ATRX* 和 *DAXX* 基因突变的转移性 PanNET 患者具有更好的预后和更长的存活时间[17]。同样，在一项对 43 例肝转移患者进行切除治疗的独立研究中表明，ATRX 和 DAXX 的缺失与患者更高的总生存率相关[66]。对此的另一个印证是，一部分存在 *ATRX/DAXX* 基因失活突变的肿瘤和没有这些基因失活的 PanNET 具有不同的临床表现。

此外，如前所述，在对 PanNET 或胃肠道类癌患者肝脏转移性病变的比较中，在原发部位未知的情况下，转移性病变中 ALT 的表达是预测肝脏转移性病变起源于胰腺神经内分泌肿瘤的有效生物标记物[66]。

PanNET 中发现的所有突变中，位于 mTOR 通路中的突变具有作为治疗靶标的前景，因为在 mTORC1 上游具有 mTOR 通路突变的 PanNET 将从 mTOR 抑制药中获益。然而，这尚未在临床试验中得到证实。最近注册的一项试验将会对这一假设进行验证[78]。值得注意的是 mTOR 通路是复杂的，PanNET 中其他基因的突变或通过表观遗传机制也可能激活该通路。但至少目前来看，存在 mTOR 通路突变的患者和具有"隐匿型"mTOR 通路改变的患者都可以在治疗中获益。

依维莫司适用于包括激素受体阳性的 HER2 阴性乳腺癌和晚期肾细胞癌在内的一些实性肿瘤的治疗。来自 BOLERO-1 和 BOLERO-3 试验的最新数据表明，存在 *PIK3CA* 基因突变、*PTEN* 基因缺失或 PI3K 通路过度活跃的 EGFR2 为阳性的晚期乳腺癌患者，可从依维莫司的治疗中获得更长的无进展生存期[56]。

根据 RADIANT 三期临床试验的结果，依维莫司于 2011 年被美国食品和药物管理局批准用于晚期 PanNET 患者的治疗[55]。在该试验中，比较了依维莫司单药治疗与最好的支持治疗对晚期 PanNET 患者的疗效。这些患者中大多数以前曾接受过不同的治疗方法。试验结果显示与安慰剂相比，依维莫司可增加无进展生存期（11 个月 vs 4.6 个月）。

九、总结

在过去的几年中，本章节所提到的这些研究增加了我们对驱动 PanNET 肿瘤发生的遗传改变和细胞内通路的认识。虽然还有许多内容需要进一步的研究进行确定，例如需要进一步研究确定缺少 *MEN1*、*ATRX* 或 *DAXX* 基因突变的 PanNET 中的驱动基因，但我们有足够的信息去发展基于这些肿瘤基因型的临床应用（表 123-1）[79]。未来的研究重点应该阐明哪些患者可应用目前的治疗方案，如依维莫司的使用，因为许多患者对此种药物的治疗并没有反应。即使在治疗有效果的患者中，患者的总体生存期的延长只是几个月而不是以年计，因此 PanNET 患者还需要新的治疗方法。对 ATRX/DAXX 和 MEN1 通路的进一步认识和靶向治疗的研究是未来的发展趋势。很显然，分子遗传学为提高 PanNET 患者的临床治疗提供了新的机会。

☞ 参考文献

[1] Lawrence B, Gustafsson BI, Chan A et al. The epidemiology of gastroenteropancreatic neuroendocrine tumors. Endocrinol Metab Clin North Am 2011;40:1–18.

[2] Halfdanarson TR, Rabe KG, Rubin J et al. Pancreatic neuroendocrine tumors (PanNET): incidence, prognosis and recent trend toward improved survival. Ann Oncol 2008;19:1727–1733.

[3] Fraenkel M, Kim MK, Faggiano A, Valk GD. Epidemiology of gastroenteropancreatic neuroendocrine tumours. Best Pract Res Clin Gastroenterol 2012;26(6):691–703.

[4] Yao JC, Hassan M, Phan A et al. One hundred years after "carcinoid": epidemiology of and prognostic factors for neuroendocrine tumors in 35,825 cases in the United States. J Clin Oncol 2008;26:3063–3072.

[5] Ekeblad S, Skogseid B, Dunder K et al. Prognostic factors and survival in 324 patients with pancreatic endocrine tumor treated at a single institution. Clin Cancer Res 2008;14(23):7798–7803.

[6] Yachida S, Vakiani E, White CM et al. Small cell and large cell neuroendocrine carcinomas of the pancreas are genetically similar and distinct from welldifferentiated pancreatic neuroendocrine tumors. Am J Surg Pathol 2012;36:173–184.

[7] Heetfeld M, Chougnet CN, Olsen IH et al. Characteristics and treatment of patients with G3 gastroenteropancreatic neuroendocrine neoplasms. Endocr Relat Cancer 2015;22(4):657–664.

[8] Yang M1, Tian BL, Zhang Y et al. Evaluation of the World Health Organization 2010 grading system in surgical outcome and prognosis of pancreatic neuroendocrine tumors. Pancreas 2014;43(7):1003–1008.

[9] Basturk O, Tang L, Hruban RH et al. Poorly differentiated neuroendocrine carcinomas of the pancreas: a clinicopathologic analysis of 44 cases. Am J Surg Pathol 2014;38(4):437–447.

[10] Halfdanarson TR, Rabe KG, Rubin J et al. Pancreatic neuroendocrine tumors (PanNET): incidence, prognosis and recent trend towards improved survival. Ann Oncol 2008;19:1727–1733.

[11] Jensen RT, Berna MJ, Bingham DB et al. Inherited pancreatic endocrine tumor syndromes: advances in molecular pathogenesis, diagnosis, management, and controversies. Cancer 2008;113:1807–1843.

[12] Alexakis N, Connor S, Ghaneh P et al. Hereditary pancreatic endocrine tumours. Pancreatology 2004;4:417–433; discussion, 434–435.

[13] Oberg K. The genetics of neuroendocrine tumors. Semin Oncol 2013;40:37–44.

[14] Tang LH, Untch BR, Reidy DL et al. Well-differentiated neuroendocrine tumors with a morphologically apparent high-grade component: a pathway distinct from poorly differentiated neuroendocrine carcinomas. Clin Cancer Res 2016;22(4):1011–1017.

[15] Basturk O, Yang Z, Tang LH et al. The high-grade (WHO G3) pancreatic neuroendocrine tumor category is morphologically and biologically heterogenous and includes both well differentiated and poorly differentiated neoplasms. Am J Surg Pathol 2015;39:683–690.

[16] Vogelstein B, Papadopoulos N, Velculescu V et al. Cancer genome landscapes. Science 2013;339: 1546–1558.

[17] Jiao Y, Shi C, Edil BH et al. DAXX/ATRX, MEN1, and mTOR pathway genes are frequently altered in pancreatic neuroendocrine tumors. Science 2011;331: 1199–1203.

[18] Zhao J, Moch H, Scheidweiler AF et al. Genomic imbalances in the progression of endocrine pancreatic tumors. Genes Chromosomes Cancer 2001;32:364–372.

[19] Floridia G, Grilli G, Salvatore M et al. Chromosomal alterations detected by comparative genomic hybridization in nonfunctioning endocrine pancreatic tumors. Cancer Genet Cytogenet 2005;156:23–30.

[20] Heaphy CM, de Wilde RF, Jiao Y et al. Altered telomeres in tumors with ATRX and DAXX mutations. Science 2011;333:425.

[21] Horn S, Figl A, Rachakonda PS et al. TERT promoter mutations in familial and sporadic melanoma. Science 2013;339(6122): 959–961.

[22] Huang FW, Hodis E, Xu MJ et al. Highly recurrent TERT promoter mutations in human melanoma. Science 2013;339(6122): 957–959.

[23] Bell RJA, Rube HT, Kreig A et al. The transcription factor GABP selectively binds and activates the mutant TERT promoter in cancer. Science 2015;348:1036–1039.

[24] Stern JL, Theodorescu D, Vogelstein B et al. Mutation of the TERT promoter, switch to active chromatin, and monoallelic TERT

expression in multiple cancers. Genes Dev 2015;29:2219–2224.

[25] Killela PJ, Reitman ZJ, Jiao Y et al. TERT promoter mutations occur frequently in gliomas and a subset of tumors derived from cells with low rates of self-renewal. Proc Natl Acad Sci U S A 2013;110:6021–6026.

[26] Cao Y, Gao Z, Li L et al. Whole exome sequencing of insulinoma reveals recurrent T372R mutations in YY1. Nat Commun 2013;4:2810.

[27] Lichtenauer UD, Di Dalmazi G, Slater EP et al. Frequency and clinical correlates of somatic Ying Yang 1 mutations in sporadic insulinomas. J Clin Endocrinol Metab 2015;100(5):E776–E782.

[28] Goldberg AD, Banaszynski LA, Noh KM et al. Distinct factors control histone variant H3.3 localization at specific genomic regions. Cell 2010;140:678–691.

[29] Wong LH, McGhie JD, Sim M et al. ATRX interacts with H3.3 in maintaining telomere structural integrity in pluripotent embryonic stem cells. Genome Res 2010;20:351–360.

[30] Drane P, Ouararhni K, Depaux A et al. The deathassociated protein DAXX is a novel histone chaperone involved in the replication-independent deposition of H3.3. Genes Dev 2010;24:1253–1265.

[31] Wong LH, Ren H, Williams E et al. Histone H3.3 incorporation provides a unique and functionally essential telomeric chromatin in embryonic stem cells. Genome Res 2009;19:404–414.

[32] Leung JW, Ghosal G, Wang W et al. Alpha thalassemia/mental retardation syndrome X-linked gene product ATRX is required for proper replication restart and cellular resistance to replication stress. J. Biol. Chem 2013;288:6342–6350.

[33] Gibbons RJ, McDowell TL, Raman S et al. Mutations in ATRX, encoding a SWI/SNF-like protein, cause diverse changes in the pattern of DNA methylation. Nat Genet 2000;24:368–371.

[34] Law MJ, Lower KM, Voon HP et al. ATR-X syndrome protein targets tandem repeats and influences allelespecific expression in a size-dependent manner. Cell 2010;143:367–378.

[35] Levy MA, Kernohan KD, Jiang Y, Berube NG. ATRX promotes gene expression by facilitating transcriptional elongation through guanine-rich coding regions. Hum Mol Genet 2015;24:1824–1835.

[36] Heaphy CM, Subhawong AP, Hong SM et al. Prevalence of the alternative lengthening of telomeres telomere maintenance mechanism in human cancer subtypes. Am J Pathol. 2011;179(4):1608–1615.

[37] Blackburn EH, Greider CW, Szostak JW et al. Telomeres and telomerase: the path from maize, Tetrahymena and yeast to human cancer and aging. Nat Med 2006;12:1133–1138.

[38] Bryan TM, Englezou A, Dalla-Pozza L et al. Evidence for an alternative mechanism for maintaining telomere length in human tumors and tumor-derived cell lines. Nat Med 1997;3:1271–1274.

[39] de Wilde RF, Heaphy CM, Maitra A et al. Loss of ATRX or DAXX expression and concomitant acquisition of the alternative lengthening of telomeres phenotype are late events in a small subset of MEN-1 syndrome pancreatic neuroendocrine tumors. Mod Pathol 2012;25:1033–1039.

[40] Lovejoy CA, Li W, Reisenweber S et al. Loss of ATRX, genome instability, and an altered DNA damage response are hallmarks of the alternative lengthening of telomeres pathway. PLoS Genet 2012;8:e1002772.

[41] Bower K, Napier CE, Cole SL et al. Loss of wild-type ATRX expression in somatic cell hybrids segregates with activation of alternative lengthening of telomeres. PLoS ONE 2012;7:e50062.

[42] Clynes D, Jelinska C, Xella B et al. Suppression of the alternative lengthening of telomere pathway by the chromatin remodelling factor ATRX. Nat Commun 2015;6:7538.

[43] Koschmann C, Calinescu AA, Nunez FJ et al. ATRX loss promotes tumor growth and impairs nonhomologous end joining DNA repair in glioma. Science Transl Med 2016;8(328):328ra28.

[44] Gibbons RJ, Picketts DJ, Villard L, Higgs DR. Mutations in a putative global transcriptional regulator cause Xlinked mental retardation with alpha-thalassemia (ATR-X syndrome). Cell 1995;80:837–845.

[45] Gibbons RJ, Pellagatti A, Garrick D et al. Identification of acquired somatic mutations in the gene encoding chromatin-remodeling factor ATRX in the alphathalassemia myelodysplasia syndrome (ATMDS). Nat Genet 2003;34:446–449.

[46] Pipinikas CP, Dibra H, Karpathakis A et al. Epigenetic dysregulation and poorer prognosis in DAXX-deficient pancreatic neuroendocrine tumours. Endocr Relat Cancer 2015;22(3):L13–L18.

[47] Corbo V, Dalai I, Scardoni M et al. MEN1 in pancreatic endocrine tumors: analysis of gene and protein status in 169 sporadic neoplasms reveals alterations in the vast majority of cases. Endocr Relat Cancer 2010;17: 771–783.

[48] Hughes CM1, Rozenblatt-Rosen O, Milne TA et al. Menin associates with a trithorax family histone methyltransferase complex

and with the hoxc8 locus. Mol Cell 2004;13(4):587–597.

[49] Yokoyama A, Wang Z, Wysocka J et al. Leukemia proto-oncoprotein MLL forms a SET1-like histone methyltransferase complex with menin to regulate Hox gene expression. Mol Cell Biol 2004;24(13):5639–5649.

[50] Agarwal SK, Guru SC, Heppner C et al. Menin interacts with the AP1 transcription factor JunD and represses JunD-activated transcription. Cell 1999;96(1):143–152.

[51] Matkar S, Thiel A, Hua X. Menin: a scaffold protein that controls gene expression and cell signaling. Trends Biochem Sci 2013;38:394–402.

[52] Kaji H, Canaff L, Lebrun JJ et al. Inactivation of menin, a Smad3-interacting protein, blocks transforming growth factor type beta signaling. Proc Natl Acad Sci U S A 2001;98:3837–3842.

[53] Hashimoto M, Kyo S, Hua X et al. Role of menin in the regulation of telomerase activity in normal and cancer cells. Int J Oncol 2008;33(2):333–340.

[54] Laplante M, Sabatini DM. mTOR signaling in growth control and disease. Cell 2012;149:274–293.

[55] Yao JC, Shah MH, Ito T et al. Everolimus for advanced pancreatic neuroendocrine tumors. N Engl J Med 2011;364:514–523.

[56] André F, Hurvitz S, Fasolo A et al. Molecular alterations and everolimus efficacy in human epidermal growth factor receptor 2-overexpressing metastatic breast cancers: combined exploratory biomarker analysis from BOLERO-1 and BOLERO-3. J Clin Oncol 2016;34(18):2115–2124.

[57] Missiaglia E, Dalai I, Barbi S et al. Pancreatic endocrine tumors: expression profiling evidences a role for AKT-mTOR pathway. J Clin Oncol 2010;28(2): 245–255.

[58] Bosman FT. World Health Organization, International Agency for Research on Cancer. WHO Classification of Tumours of the Digestive System. Lyon: International Agency for Research on Cancer; 2010.

[59] Boora GK, Kanwar R, Kulkarni AA et al. Exome-level comparison of primary well-differentiated neuroend-ocrine tumors and their cell lines. Cancer Genet 2015;208:374–381.

[60] Klimstra DS. Pathologic classification of neuroendocrine neoplasms. Hematol Oncol Clin North Am 2016; 30(1):1–19.

[60b] Lloyd RV, Osamura RY, Klöppel G, Rosai J. WHO Classification of Tumours of Endocrine Organs. Lyon: International Agency for Research on Cancer; 2017.

[61] Jones S, Zhang X, Parsons DW et al. Core signaling pathways in human pancreatic cancers revealed by global genomic analyses. Science 2008;321(5897): 1801–1806.

[62] Bailey P, Chang DK, Nones K et al. Genomic analyses identify molecular subtypes of pancreatic cancer. Nature 2016;531(7592): 47–52.

[63] Wu J, Jiao Y, Dal Molin M et al. Whole-exome sequencing of neoplastic cysts of the pancreas reveals recurrent mutations in components of ubiquitindependent pathways. Proc Natl Acad Sci U S A 2011;108(52):21188–21193.

[64] Jiao Y, Yonescu R, Offerhaus GJ et al. Whole-exome sequencing of pancreatic neoplasms with acinar differentiation. J Pathol 2014;232(4):428–435.

[65] Springer S, Wang Y, Dal Molin M et al. A combination of molecular markers and clinical features improve the classification of pancreatic cysts. Gastroenterology 2015;149(6):1501–1510.

[66] Dogeas E, Karagkounis G, Heaphy CM et al. Alternative lengthening of telomeres predicts site of origin in neuroendocrine tumor liver metastases. J Am Coll Surg 2014;218(4):628–635.

[67] Larsson C, Skogseid B, Oberg K et al. Multiple endocrine neoplasia type 1 gene maps to chromosome 11 and is lost in insulinoma. Nature 1988;332:85–87.

[68] Marx S, Spiegel AM, Skarulis MC et al. Multiple endocrine neoplasia type 1: clinical and genetic topics. Ann Intern Med 1998;129:484–494.

[69] Anlauf M, Schlenger R, Perren A et al. Microadenomatosis of the endocrine pancreas in patients with and without the multiple endocrine neoplasia type 1 syndrome. Am J Surg Pathol 2006;30:560–574.

[70] Hadano A, Hirabayashi K, Yamada M et al. Molecular alterations in sporadic pancreatic neuroendocrine microadenomas. Pancreatology 2016;16(3):411–415.

[71] Lubensky IA, Pack S, Ault D et al. Multiple neuroendocrine tumors of the pancreas in von Hippel–Lindau disease patients: histopathological and molecular genetic analysis. Am J Pathol 1998;153: 223–231.

[72] Schmitt AM, Schmid S, Rudolph T et al. VHL inactivation is an important pathway for the development of malignant sporadic

pancreatic endocrine tumors. Endocr Relat Cancer 2009;16:1219–1227.

[73] Perren A, Wiesli P, Schmid S et al. Pancreatic endocrine tumors are a rare manifestation of the neurofibromatosis type 1 phenotype: molecular analysis of a malignant insulinoma in a NF-1 patient. Am J Surg Pathol 2006;30: 1047–1051.

[74] Johannessen CM, Reczek EE, James MF et al. The NF1 tumor suppressor critically regulates TSC2 and mTOR. Proc Natl Acad Sci U S A 2005;102:8573–8578.

[75] Scarpa A, Chang DK, Nones K et al. Whole-genome landscape of pancreatic neuroendocrine tumours. Nature 2017;543:65–71.

[76] Sadanandam A, Wullschleger S, Lyssiotis CA et al. A cross-species analysis in pancreatic neuroendocrine tumors reveals molecular subtypes with distinctive clinical, metastatic, developmental, and metabolic characteristics. Cancer Discov 2015;5(12):1296–1313.

[77] Marinoni I, Kurrer AS, Vassella E et al. Loss of DAXX and ATRX are associated with chromosome instability and reduced survival of patients with pancreatic neuroendocrine tumors. Gastroenterology 2014;146:453–460.e5.

[78] Neychev V, Steinberg SM, Cottle-Delisle C et al. Mutation-targeted therapy with sunitinib or everolimus in patients with advanced low-grade or intermediategrade neuroendocrine tumours of the gastrointestinal tract and pancreas with or without cytoreductive surgery: protocol for a phase II clinical trial. BMJ Open 2015;5(5): e008248.

[79] de Wilde RF1, Edil BH, Hruban RH, Maitra A. Welldifferentiated pancreatic neuroendocrine tumors: from genetics to therapy. Nat Rev Gastroenterol Hepatol 2012;9(4):199–208.

Clinical Manifestation of Endocrine Tumors of the Pancreas
胰腺内分泌肿瘤的临床表现

124

Ken Kawabe，Tetsuhide Ito　著

任思谦　王行雁　译

阿卜杜拉海拜尔　原春辉　校

一、概述

神经内分泌肿瘤是起源于人体内广泛分布的神经细胞和内分泌细胞的肿瘤的统称。这些肿瘤来源于不同的器官，例如胰腺、消化道、肺和垂体，其中来源于胰腺和消化道的统称为胃肠胰神经内分泌肿瘤（gastroenteropancreatic neuroendocrine tumors）。本章重点介绍 PanNET。尽管 PanNET 是一种比较少见的进展缓慢的肿瘤，但是考虑到远处转移的风险，在临床工作中一般将它们按照恶性肿瘤处理。根据肿瘤内分泌功能将 PanNET 大致分为功能性 PanNET 和无功能性 PanNET，其中功能性 PanNET 由于激素过量分泌，表现出相应的临床症状，而无功能性 PanNET 没有激素过量分泌和相关临床症状。本章介绍 PanNET 的临床表现。

二、流行病学

西方国家 PanNET 占所有胰腺肿瘤的 1%～2%，文献报道年发病率低于 1/100000。美国 SEER (Surveillance, Epidemiology, and End Results) 数据库 1973—2004 年登记的神经内分泌肿瘤中超过 60% 是胃肠道神经内分泌肿瘤，其中回肠和直肠是高发部位，PanNET 占 3.6%[1]。然而，神经内分泌肿瘤在西方国家的发病率一直在升高[2, 3]。日本 2005—2010 年 PanNET 的流行病学调查报道显示[4-6]，2005 年约有 2845 名 PanNET 患者接受了治疗，而 2010 年为 3379 名患者；2005 年和 2010 年每 10 万人中 PanNET 发病人数分别约为 2.23 人和 2.69 人。此外，每 10 万人中新发患者人数在 2005 年约为 1.101 人，在 2010 年则为 1.27 人。由此可见，日本神经内分泌肿瘤的发病率也呈上升趋势。

三、临床症状

PanNET 按照内分泌功能分为功能性和无功能性。功能性 PanNET 的临床症状由过量分泌的激素引起。

（一）功能性 PanNET

治疗功能性 PanNET 时必须考虑以下两个方面的问题。首先，由肿瘤自主分泌的多种激素水平过高，可引起多种临床症状（表 124-1），这些症状可能导致患者生活质量下降或危及生命。因此，通过适当的治疗减轻这些激素相关的临床症状是非常重要的。其次，恶性神经内分泌肿瘤在疾病过程中生长迅速，经常转移到其他器官。因此，采用包括化疗在内的多学科治疗模式至关重要。

表 124-1 胃肠胰神经内分泌肿瘤的症状

肿　瘤	激　素	部　位	转移发生率 (%)	症　状
胰岛素瘤	胰岛素	胰腺	< 10	低血糖发作（出汗、震颤、眩晕、意识丧失、抽搐）
胃泌素瘤	胃泌素	胰腺，十二指肠	100	难治性 / 复发性溃疡、反流性食管炎
胰高血糖素瘤	胰高血糖素	胰腺	80	坏死性游走性红斑、葡萄糖耐受不良、低氨基酸血症、低蛋白血症、体重减轻、贫血
血管活性肠肽瘤	血管活性肠肽	胰腺，十二指肠	50	WDHA 综合征（水样泻、低钾血症、胃酸缺乏）
生长抑素瘤	生长抑素	胰腺，十二指肠	100	糖尿病、脂肪泻、胆结石

1. 胰岛素瘤

胰岛素瘤的典型表现是过量自主分泌的胰岛素所引起的低血糖症状，包括中枢神经系统症状和自主神经系统症状。中枢神经系统症状包括头痛、头晕、意识障碍和抽搐，有时被误诊为癫痫或精神疾病。

低血糖状态引发交感神经紧张，出现自主神经症状，如饥饿、出汗和震颤。由于低血糖症状可通过进食改善，患者可能会过度饮食，导致体重增加或肥胖。低血糖持续存在，可能会导致记忆力障碍或智力受损，这类病例有时被误诊为痴呆或脑血管疾病。有些患者可能会在没有出现任何自主神经症状的情况下陷入昏迷状态，因此必须小心谨慎处理胰岛素瘤。同时，空腹低血糖事件在一些胰岛素瘤患者中不是主要症状，相反，需要注意的是葡萄糖负荷后（如进餐后）过量胰岛素分泌引起的症状。

2. 胃泌素瘤

胃泌素瘤可自主分泌过量胃泌素导致过量胃酸分泌，可能引起难治性 / 复发性溃疡和反流性食管炎，这些症状被称为 Zollinger-Ellison 综合征。难治性溃疡或胃酸过多可表现为腹痛、胃灼热、恶心、呕吐、胃肠道出血和穿孔等症状。由于过多的胃酸在十二指肠中未被中和，胰腺消化酶失活，从而引起消化吸收功能障碍，出现脂肪泻、体重减轻等其他症状。

3. 胰高血糖素瘤

由胰高血糖素瘤引起的坏死性游走性红斑经常发生在面部、会阴和四肢上，引起瘙痒和疼痛，并表现为慢性愈合和周期性复发。过量分泌的胰高血糖素可引起葡萄糖不耐受、低氨基酸血症、低蛋白血症、体重减轻、贫血、舌炎、口角炎、静脉血栓形成、精神症状等。

4. 血管活性肠肽瘤

肿瘤自主分泌的过量血管活性肠肽可促进小肠内电解质和水的分泌，导致严重的水样泻、低钾血症，因碳酸氢根离子大量排泄导致代谢性酸中毒，由于血管活性肠肽的类胰泌素作用导致低胃酸或无胃酸。常见症状包括严重脱水、体重减轻、血管扩张引起的皮肤潮红、骨吸收增加引起的高钙血症和葡萄糖不耐受。

5. 生长抑素瘤

除腹痛和体重减轻外，生长抑素瘤还可引起糖尿病、胆结石和脂肪泻等症状。对此类症状的详细检查有时可发现生长抑素瘤。

（二）无功能性 PanNET

无功能性 PanNET 症状不典型。随着肿瘤的生长，无功能性 PanNET 患者可出现非特异性症状，包括腹胀、腹痛、厌食和体重减轻等。无功能性 PanNET 通常在原发肿瘤出现局部压迫或侵袭症状，或出现远处转移时才被发现。在晚期肝转移的病例中，可出现肝功能障碍和黄疸。

日本流行病学的研究结果显示，从 PanNET 出现症状到诊断平均大约需要 22 个月 [5, 6]。虽然 PanNET 在实际临床中并不常见，但在进行鉴别诊断中考虑到该病是十分重要的。

四、神经内分泌肿瘤的诊断

在反复发作低血糖或难治性胃肠道溃疡的患者，应考虑功能性 PanNET 的可能，包括胰岛素瘤和胃泌素瘤。如果根据临床症状考虑功能性 PanNET，需要进行血液中相应激素的基础水平测定和负荷试验用于诊断。然后还应通过影像学检查准确定位肿瘤，这对决定治疗策略非常重要。即使首先通过影像检查发现无功能性 PanNET，也应详细检查相应激素水平以及是否存在转移。PanNET 通常与多发性内分泌肿瘤 I 型相关，因此在初步检查时应完善血清钙和钾的检查，以除外甲状旁腺腺瘤。

（一）定性诊断

1. 胰岛素瘤

Whipple 三联症（即空腹意识丧失，血糖水平 < 50mg/dl，进食后症状有所改善）和 Fajan's 胰岛素瘤指数（血浆胰岛素浓度与空腹血糖的比值 > 0.3）是诊断胰岛素瘤的主要依据，但应排除假阴性结果。目前建议进行 72h 饥饿试验以明确诊断。

2. 胃泌素瘤

空腹血清胃泌素和胃酸分泌的测定以及 24h 胃 pH 监测对于诊断胃泌素瘤是必要的。要注意询问患者用药史，口服质子泵抑制药或 H_2 受体阻滞药可引起血清胃泌素水平增加。为明确诊断可采用胰泌素或钙离子刺激试验，静脉内注射胰泌素或钙离子可引起胃泌素的分泌增加。

（二）定位诊断

大多数 PanNET 为内部均匀一致的富血供病灶，典型病例诊断并不困难。然而，在乏血供或囊性变的非典型病例中，PanNET 可能难以与导管腺癌或囊性肿瘤相鉴别。此外，胰岛素瘤和胃泌素瘤的直径通常很小，准确定位对于手术十分重要。通常 PanNET 的定位诊断需要综合应用多种影像学方法。

1. 腹部超声

内部均一的 PanNET 易于在超声中检出，肿瘤内部越均匀，就越可能通过超声看到肿块。当肿瘤较大时，由于肿瘤内部出血、坏死或囊性变性表现为外形不规则肿块。腹部超声易于操作，侵入性最小，但诊断准确率较低（图 124-1A）。

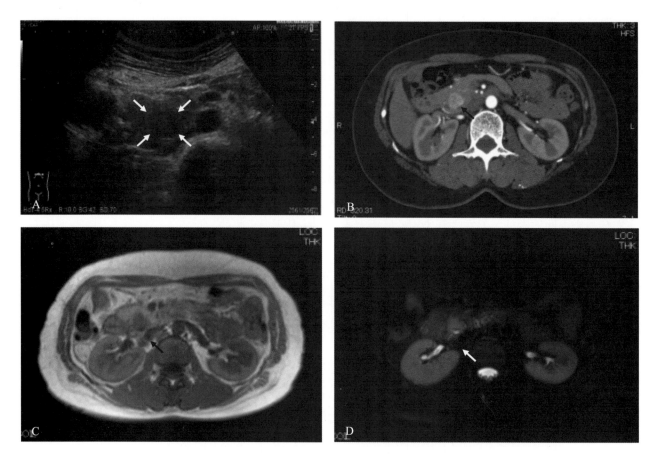

▲ 图 124-1　55 岁女性胰头 G_1 非功能性 PanNET 临床影像学资料（白色和黑色箭所示）
A. 超声图；B. CT 图；C. MRI T_1 加权像；D. MRI T_2 加权像

2. 腹部 CT

在增强 CT 中，典型 PanNET 在动脉期表现为明显强化（图 124-1B），而乏血供的胰腺导管腺癌强化较弱，CT 在鉴别 PanNET 和胰腺导管腺癌中至关重要。然而，胰腺富血供肿瘤与 PanNET 不易鉴别，如转移性胰腺肿瘤，尤其是肾癌胰腺转移，强化程度类似于 PanNET，应认真进行鉴别诊断。CT 的诊断准确率约为 80%[7, 8]。

3. 腹部 MRI

PanNET 在 T_1 加权成像为低信号，而 T_2 加权成像为高信号（图 124-1C、D）[8, 9]。在 MRI 检查中，肿瘤强化方式与 CT 类似。MRI 诊断准确率约为 70%，略低于 CT，但对于发现 PanNET 肝转移病灶，增强 MRI 比增强 CT 更敏感（图 124-2）[10]。

4. EUS-FNA（图 124-3）

PanNET 在 EUS 检查中表现为边界清晰、内部均匀的低回声肿块。EUS 可以探查整个胰腺并发现小于 1cm 的病变。EUS 诊断准确率为 80% ～ 95%，优于 CT 和 MRI，是一种非常有用的检查方法 [11-13]。EUS-FNA 可以获得组织病理学诊断，对决定治疗策略至关重要 [14-16]。

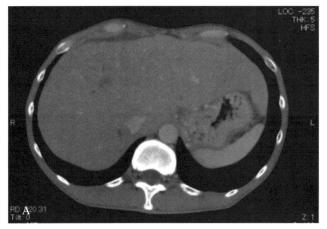
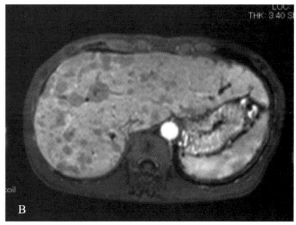

▲ 图 124-2　43 岁男性无功能性 PanNET 肝脏影像
A. CT 增强图像，未见明显转移；B. MRI 增强图像清晰显示多发肝脏转移

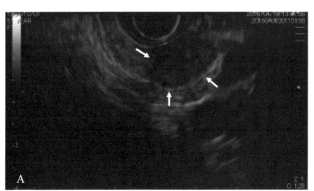
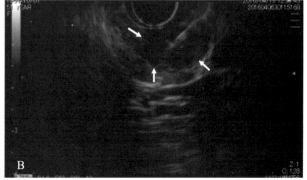

▲ 图 124-3　51 岁 G$_2$ 无功能性 PanNETEUS-FNA 影像（白色箭）

5. ERCP

ERCP 可以确定肿瘤位置与胰管的关系。此外，ERCP 可进行胰液细胞学检查，对于诊断发挥重要作用。

6. 选择性动脉胰泌素 / 钙离子注射试验

腹部动脉造影时，在肝静脉中放置导管，将胰泌素 / 钙离子输注到每个胰腺区域的供血动脉中，然后测定肝静脉血中胃泌素 / 胰岛素的水平。根据胃泌素浓度的增加水平（超过两倍）来确定肿瘤的位置。对于那些难以通过其他影像学检查发现的肿瘤，可以通过该方法发现的特定的供血动脉从而进行定位，特别是可以应用于胃泌素瘤和胰岛素瘤的术前检查 [17, 18]。

7. 生长抑素受体显像

在分化良好的 PanNET 中，生长抑素受体在细胞膜上高度表达。代谢稳定且对生长抑素受体具有强亲和力的生长抑素类似物奥曲肽，用放射性同位素标记后注射，随后与生长抑素受体结合并发射 γ 射线。通过单光子发射 CT 或 PET 检测该射线并完成肿瘤显像。生长抑素受体显像可用于 PanNET 的全身检查，包括转移性病变 [19]。

☞ 参考文献

[1] Yao JC, Hassan M, Phan A et al. One hundred years after "carcinoid": eoidemiology of and prognostic factors for neuroendocrine tumors in 35,825 cases in the United States. J Clin Oncol 2008;26:3063–3072.

[2] Oberg K, Eriksson B. Endocrine tumours of the pancreas. Best Pract Res Clin Gastroenterol 2005;19: 753–781.

[3] Hauso O, Gustafsson BI, Kidd M et al. Neuroendocrine tumor epidemiology: contrasting Norway and North America. Cancer 2008;113:2655–2664.

[4] Ito T, Tanaka M, Sasano H et al. Neuroendocrine Tumor Workshop of Japan. Preliminary results of a Japanese nationwide survey of neuroendocrine gastrointestinal tumors. J Gastroenterol 2007;42:497–500.

[5] Ito T, Sasano H, Tanaka M et al. Epidemiological study of gastroenteropancreatic neuroendocrine tumors in Japan. J Gastroenterol 2010;45:234–243.

[6] Ito T, Igarashi H, Nakamura K et al. Epidemiological trends of pancreatic and gastrointestinal neuroendocrine tumors in Japan: a nationide survey analysis. J Gastroenterol 2015;50:58–64.

[7] Modlin IM, Oberg K, Chung DC et al. Gastroenteropancreatic neuroendocrine tumours. Lancet Oncol 2008;9: 61–72.

[8] Rockall AG, Reznek RH. Imaging of neuroendocrine tumours (CT/MR/US). Best Pract Res Clin Endocrinol Metab 2007;21: 43–68.

[9] Semelka RC, Custodio CM, Cem Balci N et al. Neuroendocrine tumors of the pancreas: spectrum of appearances on MRI. J Magn Reson Imaging 2000;11:141–148.

[10] Dromain C, de Baere T, Lumbroso J et al. Detection of liver metastases from endocrine tumors: a prospective comparison of somatostatin receptor scintigraphy, computed tomography, and magnetic resonance imaging. J Clin Oncol 2005;23:70–78.

[11] Pais SA, Al-Haddad M, Mohamadnejad M et al. EUS for pancreatic neuroendocrine tumors: a single-center, 11-year experience. Gastrointest Endosc 2010;71:1185–1193.

[12] Puli SR, Kalva N, Bechtold ML et al. Diagnostic accuracy of endoscopic ultrasound in pancreatic neuroendocrine tumors: a systematic review and meta analysis. World J Gastroenterol 2013;19:3678–3684.

[13] James PD, Tsolakis AV, Zhang M et al. Incremental benefit of preoperative EUS for the detection of pancreatic neuroendocrine tumors: a meta-analysis. Gastrointest Endosc 2015;81:848–856.

[14] Unno J, Kanno A, Masamune A et al. The usefulnesss of endoscopic ultrasound-guided fine-needle aspiration for the diagnosis of pancreatic neuroendocrine tumors based on the World Health Organization classification. Scand J Gastroenterol 2014;49:1367–1374.

[15] Fujimori N, Osoegawa T, Lee L et al. Efficacy of endoscopic ultrasonography and endoscopic ultrasonography-guided fine-needle aspiration for the diagnosis and grading of pancreatic neuroendocrine tumors. Scand J Gastroenterol 2016;51:245–252.

[16] Hijioka S, Hara K, Mizuno N et al. Diagnostic performance and factors influencing the accuracy of EUS-FNA of pancreatic neuroendocrine neoplasms. J Gastroenterol 2016;51:923–930.

[17] Imamura M, Takahashi K, Adachi H et al. Usefulness of selective arterial secretin injection test for localization of gastrinoma in the Zollinger–Ellison syndrome. Ann Surg 1987;205:230–239.

[18] Wada M, Komoto I, Doi R et al. Intravenous calcium injection test is a novel complementary procedure in differential diagnosis for gastrinoma. World J Surg 2002;26:1291–1296.

[19] Alexander HR, Fraker DL, Norton JA et al. Prospective study of somatostatin receptor scintigraphy and its effect on operative outcome in patients with Zollinger–Ellison syndrome. Ann Surg 1998;228:228–238.

Evidence of Hormonal, Laboratory, Biochemical, and Instrumental Diagnostics of Neuroendocrine Tumors of the Pancreas

125

胰腺神经内分泌肿瘤的激素、实验室、生化和器械诊断依据

Kok - Onn Lee, Gregory Kaltsas，J.J. Mukherjee　著

任思谦　叶　辰　姜浩然　译

周　鑫　原春辉　校

一、概述

PanNET 包括起源于神经内分泌细胞的多种异质性胰腺肿瘤。许多肿瘤合成并分泌多种独特的分子，并在其细胞表面过表达生长抑素受体。功能性 PanNET 分泌一种或多种活性激素，产生典型的症状和体征（见第 124 章）。无功能性 PanNET 不分泌活性激素。研究 PanNET 需要对特定激素进行特殊的生化检查。血清 DNA 和 RNA 检测是最近出现的有前景的研究手段。然而，由于 PanNET 发病率低，各种检测手段缺乏统一标准，这可能会给许多实验室检查结果的判读带来困难。常规 CT、MRI 和放射性核素扫描对 PanNET 的定位和评估十分重要。在 PanNET 的检查中，基于细胞表面受体的特异性表达和独特代谢特征的影像学检查特别重要。

更多血清学检查，更好的动态增强 CT 和 MRI 技术，以及许多放射性同位素连接的配体和分子在核成像中的应用，使 PanNET 多种检查手段有了快速进展。本章将介绍血清学实验室检查、各种常规影像学检查及 PanNET 独特的放射性核素影像学检查。

二、基于血清的实验室检查

胰腺神经内分泌肿瘤通常会分泌多种激素。然而，由于可能存在不完全或有缺陷的表达后处理，许多激素可能不具有功能。一些无功能的激素仍可通过免疫化学方法或者多种商业化的血清学检测手段检测到，如果患者出现一些非特异性的症状和体征，会给这些激素有无功能的判读带来困难。但是无论相关激素有无功能，如果检测出其血清水平升高，仍有助于诊断和预后分析。

　　除了分泌这些激素，许多 PanNET 也分泌一些常见分子，其中临床最常用的是嗜铬粒蛋白 A（chromogranin A，CgA）。其他许多分子也有报道，包括嗜铬粒蛋白 B、胰多肽和 NSE 等，但这些标志物通常特异性和敏感性较低[1]。随着血清 DNA 和 RNA 检测的快速发展，尤其是其特殊分型和分组（特性），也被研究作为 PanNET 诊断和预后标志物。

　　很多血清学检查的结果在判读时存在困难，所以在临床应用中都应有所注意。内分泌激素可受到自身动态调节的影响，也可受到许多常用处方药物的影响。最近的共识表明，所有可用的神经内分泌肿瘤生物标志物都有明显的局限性，并建议采用"联合分析"方法[2]。

　　表 125-1 列出了较常见的功能性 PanNET 的特定激素检查。

表 125-1　胰腺内分泌肿瘤的检查

可疑 PanNET	鉴别诊断	位于胰腺（与其他部位相比，%）	诊断时局限于胰腺	实验室检查	影像学检查	其他特殊检查
胰岛素瘤	人为导致胰岛素升高；自身免疫性疾病	＞90	常见	持续空腹状态下胰岛素和 C 肽的测定	EUS	选择性动脉注射钙离子；其他放射性核素显像（非生长抑素受体）
胃泌素瘤	抑酸药物治疗（质子泵抑制药）	＜50	极罕见	空腹血清胃泌素；胰泌素刺激试验；ChA		生长抑素受体显像
胰高血糖素瘤		＞90	极罕见	血清胰高血糖素；ChA		传统 CT/MRI 通常足够
血管活性肠肽瘤		＜50	罕见	血清 VIP；ChA		生长抑素受体显像
分泌 ACTH 的肿瘤	非胰腺的异位 ACTH 肿瘤	＜10	若位于胰腺，极常见	地塞米松抑制试验，CRH 刺激试验	EUS	生长抑素受体显像
生长抑素瘤		＜50	极罕见	血清生长抑素；ChA		未知
典型的类癌综合征		＜10	罕见	24 小时尿 5-HIAA；ChA		生长抑素受体显像
无功能性 PanNET			作为"偶发瘤"逐渐增加	ChA、NES、胰多肽、血清 DNA 特征	动态 CT 或 MRI	生长抑素受体显像

ACTH. 异位促肾上腺皮质激素；ChA. 嗜铬粒蛋白 A；VIP. 血管活性肠肽；5-HIAA. 5- 羟基吲哚乙酸；NES. 神经元特异性烯醇化酶。SSER 显像包括 [68Ga] DOTA-TOC、DOTA-TATE 和 DOTA-NOC 的 PET/CT；非 SSER 显像放射性核素未广泛应用，包括 [68Ga] DOTA- 激动肽 4 的 PET/CT 和 [18F] 多巴胺的 PET

（一）胰岛素瘤

　　胰岛素瘤是最常见的功能性 PanNET。然而，和其他 PanNET 不同的是，胰岛素瘤很少分泌 CgA 或过表达 SSTR。胰岛素瘤几乎都起源于胰腺，可以是散发的或与 MEN-1 有关，MEN-1 表现为多发性胰岛素瘤（见第 126 章）。诊断胰岛素瘤需要在静脉低血糖的情况下，证实血清胰岛素浓度异常升高，并排除其他原因。胰岛素瘤在诊断时通常是良性的。

　　胰岛素瘤诊断的金标准是监测下的长时间禁食试验（72h），每 4～6 小时静脉采血，进行葡萄糖，胰岛素和 C 肽检测。如果出现低血糖（葡萄糖＜ 2.5 或 3.0mmol/L）的症状和体征，则终止该试验。血清胰岛素和 C 肽浓度的异常升高（即使在正常范围内）具有诊断意义。胰岛素水平升高伴有 C 肽水平降低，表明存在外源性胰岛素的应用。一些报道中给出的绝对截断值 [3] 必须在其实验室的背景下解读，因为胰岛素和 C 肽的检测都没有国际标准。

有研究指出 48h 或 24h 禁食后进行剧烈运动，无论有无持续血糖监测，同样可以做出诊断 [3, 4]。血浆胰岛素原与胰岛素比值的升高可能对诊断有所帮助。现在很少进行静脉注射精氨酸、钙离子或者胰高血糖素的激发试验。

此外，应检测尿液或血浆磺酰脲类药物，因为服用这种药物可引起胰岛素和 C 肽的升高。在东亚地区，还应测检测抗胰岛素自身抗体以排除胰岛素自身免疫综合征 [5]。在既往做过减肥手术的患者中，胰岛素水平升高的解读也应注意。

影像学检查应在实验室诊断后进行（见后文）。

（二）胃泌素瘤

分泌胃泌素的 PanNET 可散发或与 MEN-1 有关（25% 左右）。胃泌素瘤通常是多发、恶性，除胰腺外还可位于十二指肠中。高胃泌素血症导致严重的胃酸过多，伴有腹痛、肠道蠕动增加和腹泻。空腹血清胃泌素通常显著升高，然而，没有标准化检测手段和统一的正常范围。常用的抑酸药可导致血清胃泌素升高。在复测空腹血清胃泌素值前，必须停用抑酸药 [质子泵抑制药（proton-pump inhibitors，PPI）为 7 天，其他为 2 天]。其他导致空腹血清胃泌素升高的疾病包括慢性肾脏疾病、萎缩性胃炎和短肠综合征。肿瘤分泌的胃泌素可能有几种分子类型，有些可以被许多可用的商业化检查方法检测到，但有些也无法检测到 [6]。因此，必须检测前让患者做好准备并且慎重解读检查结果。大多数胃泌素瘤患者幽门螺杆菌为阴性。幽门螺杆菌阴性患者出现多发消化性溃疡时应怀疑胃泌素瘤。

有研究指出胰泌素激发试验有助于一些患者的诊断，特别是当胃酸过多引起的症状太严重而不允许停用抑酸药物时。空腹状态下静脉注射 2U/kg 剂量的胰泌素，在 0、2、5、10 和 15 分钟时测定血清胃泌素值。血清胃泌素增加大于 200pg/ml 具有诊断意义。然而假阳性结果仍然会存在，在解读这些检验结果时必须慎重 [7]。

通过严重胃酸过多或胃镜检查发现多个消化性溃疡明确怀疑胃泌素瘤时，应进行影像学检查（见后文）。如果其他影像学检查为阴性，可能需要行基于生长抑素的 PET/CT。

（三）胰高血糖素瘤

分泌胰高血糖素的 PanNET 起源于胰腺并且非常罕见，通常为散发，但也可与 MEN 有关。腹泻、体重减轻、高糖血症和坏死迁移性红斑皮疹等典型的临床综合征通常发现较晚，此时肿瘤较大且已存在肝脏和其他部位转移（见第 124 章）。轻度贫血和复发性静脉血栓栓塞常见。空腹血清胰高血糖素浓度显著升高和影像学检查会明确诊断。然而，由于胰高血糖素的分泌受许多因素的影响，在没有临床症状的情况下，胰高血糖素的检测结果很难判读。血液中存在许多胰高血糖素样的小分子，这可能导致检测值的升高 [8]。

空腹胰高血糖素升高还可见于肝硬化、慢性肾脏疾病、肢端肥大症和皮质醇增多症等。

（四）血管活性肠肽瘤

血管活性肠肽瘤罕见，为散发性，通常位于胰腺远端。与胃泌素和胰高血糖素瘤一样，血管活性肠肽瘤在诊断时较晚，并且已有明确的扩散转移。典型症状表现为严重的水样腹泻、低钾血症和间断性面部潮红。血清中血管活性肠肽常常大幅升高。然而，在疾病早期激素分泌不连续时，血管活性肠肽水平会有波动，此时应该在患者腹泻时采集血液样本。由于血管活性肠肽在慢性肾脏疾病、短肠综合征和放射性肠炎等疾病中也可升高，因此使用可靠的检测方法也很重要。

在这种罕见的 PanNET 中使用生长抑素类似物影像学检查可能有所帮助。

（五）分泌 ACTH（和 CRH）的 PanNET

异位促肾上腺皮质激素（adrenocorticotropic hormone，ACTH）分泌引起的库欣综合征的诊断通常比较困难。高皮质醇血症的初步筛选试验是 1mg 地塞米松过夜试验，如果能显著抑制血清皮质醇可排除高皮质醇血症。如果不能确定，应通过标准的 3 天低剂量地塞米松抑制试验确诊。然后，应测定血浆 ACTH，进一步区分是肾上腺原因还是 ACTH 依赖性高皮质醇状态。如果 ACTH 水平异常升高，则需要进一步检查以区分垂体瘤和异位 ACTH 肿瘤，包括促肾上腺皮质激素试验和岩下窦取血测定，或两个检查相结合。在异位库欣综合征患者中，NET 的影像学定位检查需包括胰腺、肺和胸腺。胰腺的薄层 CT 成像可发现分泌 ACTH 的 PanNET。罕见情况下 PanNET 会分泌促肾上腺皮质激素释放激素（corticotropin-releasing hormone，CRH）。血清 CRH 的测定并未广泛使用，而且结果很难判读。

如果常规 CT 或 MRI 未发现肿瘤，可使用生长抑素类似物成像。

（六）其他功能性 PanNET（生长抑素、胃饥饿素、血清素）

有研究报道分泌其他内分泌激素包括生长抑素、胃饥饿素、生长激素（growthhormone，GH）和甲状旁腺素的 PanNET。其他激素通常以单独病例报告的形式报道，这里不做进一步讨论。

分泌生长抑素的 PanNET 十分罕见，为散发性，通常来自胰腺，但也可出现在十二指肠中。临床症状通常轻微，不具有特异性，包括高糖血症、体重减轻、腹痛、胆囊淤滞和腹泻。在诊断时通常已经出现肝脏和其他部位转移。升高的生长抑素水平具有诊断意义，但与其他很少测定的激素一样，可用的检测方法在特点和参考值范围上的差异很大。甲状腺髓样癌、小细胞肺癌、嗜铬细胞瘤和副神经节瘤中也可出现生长抑素的升高。

分泌胃饥饿素、生长激素释放激素（growth hormone-releasing hormone，GHRH）和生长激素的 PanNET 非常罕见，可源于肺和胰腺，通常是散发的，或者少数与 MEN1 相关。胃饥饿素和生长激素都会引起典型的肢端肥大症导致患者就诊于内分泌科医师。当生长激素升高，而垂体均匀增大且没有明确垂体腺瘤时，应怀疑此种罕见的 NET。胃饥饿素和生长激素释放激素没有标准化检测手段，也没有广泛应用。

分泌血清素 5-HT 的 PanNET 十分罕见，因为此类典型的"类癌肿瘤"在后肠和其他部位更常见。在诊断时通常已经较大且是恶性的，已有远处转移。尿 5- 羟基吲哚乙酸（5-hydroxyindoleacetic acid，5-HIAA）是首选的检查，在大多数出现面部潮红、腹泻和右心衰竭等典型临床症状的患者中会升高。

已报道的其他功能性 PanNET（作为病例报告）包括：分泌甲状旁腺激素和甲状旁腺激素相关多肽（PTH-related polypeptide，PTH-rP）导致高钙血症的 PanNET，分泌肾素引起高血压的 PanNET，分泌促红细胞生成素（erythropoietin，EPO）引起红细胞增多症的 PanNET，和分泌降钙素，胆囊收缩素和神经降压素的 PanNET。当更多的检测方法可用以及我们对各种罕见激素的认识更深入时，将会有更多的病例报道。

（七）PanNET 中的非特异性生化标志物

许多 PanNET 可分泌其他分子，这些分子可能有助于诊断和预后[9, 10]，而且对诊断胰腺偶发肿瘤或无功能性 PanNET 有所帮助。这些分子包括 CgA、其他嗜铬粒蛋白[11]、人绒毛膜促性腺激素（human chorionic gonadotrophin, hCG）、突触素、NSE[12]、胰多肽，以及最近发现的胰腺素（CgA 的衍生物）[13]。其中，只有 CgA 可用于除胰岛素瘤外大多数功能性和无功能性 PanNET 的诊断和预后判断。此外，CgA 也可在其他非胰腺内分泌肿瘤及肝脏和肾脏疾病中升高。NSE 主要用于分化差的 PanNET，胰多肽可用于无功能性 PanNET。

生长抑素类似物成像可用于识别和鉴别 PanNET（胰岛素瘤除外）。

（八）PanNET 血清 RNA 和 DNA 检测

最近随着血清 DNA 和 RNA 检测的进展，有研究将其用作 PanNET 的生物标志物。血清 DNA 和 NET 新鲜组织的研究发现，组织中和分泌到血液循环中 DNA 的表达模式具有相似性。血清 RNA，包括 miRNA 和长链非编码 RNA 已经在各种 PanNET 中检测到。有研究报道不同类型（特征）可能有助于鉴别 NET 与其他胰腺肿瘤[14]。

有的研究组报道了血清 DNA 特征具有前景的研究结果[15]。相比而言，血清 RNA 标识的研究前景不太乐观，因为 RNA 在血清中的降解更快速多变，需要进一步研究来确定其价值[2, 16]。随着这些技术普及和成本的降低，血清 DNA 和 RNA 测定将可能被用作 PanNET 的生物标志物。

三、器械和侵入性检查

常规超声扫描应用广泛并且便宜，但检查结果高度依赖操作者的经验。经腹超声可用于较大的 PanNET 患者，但通常不太适合肥胖患者。

对于胰岛素瘤，由于生化检查早期诊断时肿瘤非常小，因而常需要侵入性器械检查。胰岛素瘤几乎都位于胰腺，很少分泌 CgA，并且在生长抑素核素扫描中检测不到。在这种情况下，EUS 可能有助于定位小的通过生化方法诊断的胰岛素瘤[17]。选择性静脉取血，选择性动脉钙离子注射和术中超声（术中与胰腺直接接触）都可能有意义。如果所有检查都未能发现肿瘤，可能需要行胰腺逐段切除，可能会发现单发或多灶性微小胰岛素瘤或弥漫性胰岛细胞增殖症。最近动态 CT（见后文）和放射性核素受体配体研究的进展，在将来可能会减少这种侵入性术前检查的应用[18]。其他功能性 PanNET 在诊断时体积通常已较大。

超声内镜引导下细针穿刺细胞学和（或）核心活检，可用于诊断小的无功能性 PanNET。

四、影像学检查

（一）常规 CT 和 MRI

常规 CT 和 MRI 可用于大多数较大的功能性 PanNET（直径约 1cm 或更大）。最近多期对比增强 CT 和动态 MRI 技术的进展，使较小无功能 PanNET 的早期发现和鉴定[19, 20]甚至组织学分期[21]成为可能。

胰腺神经内分泌肿瘤通常血供丰富，因此表现为从动脉期到胰腺期早期强化的界限清楚的肿块。有研究报道弥散加权成像 MRI（Diffusion - weighted imaging，DWI）单独或与生长抑素核素显像相结合可用于一些 PanNET 的诊断[22]。胰腺神经内分泌肿瘤通常表现为 T_1 加权像低信号和 T_2 加权像高信号，并且钆造影剂强化明显。当没有复杂昂贵的特殊放射性核素生长抑素成像和其他 PET/CT 成像设施时，这些特征对于 PanNET 的诊断就已经足够了。

（二）常规 PET 扫描

传统的闪烁扫描对 PanNET 的检查没有帮助，经典的 PET 扫描 [包括单光子发射计算机断层扫描（single-photon emission computed tomography，SPECT）和 PET/CT] 通过摄取 FDG 来识别具有高葡萄糖利用率的肿瘤细胞，并有助于识别具有更高有丝分裂率的恶性 PanNET，因此这种检查不能发现更加惰性的 PanNET。

为了发现生长较慢的 PanNET，基于正常胰岛细胞代谢特征的其他放射性核素成像已有研究。使用 $[^{18}F]$ 氟多巴胺（$[^{18}F]DOPA$）、$[^{11}C]$-L- 多巴胺（$[^{11}C]$-L-DOPA）和 $[^{11}C]$-5- 羟色氨酸（$[^{11}C]$-5-HTP）的放射性核素检查用于胰岛素瘤的诊断已有报道[23]。但是，这些检查仅在特定的中心进行，有报道仅在没有或仅有少量生长抑素受体表达的 PanNET 中应用（见后文）。

（三）基于生长抑素和其他肽类受体的放射性核素显像

大多数分化的功能性和无功能性 PanNET（胰岛素瘤除外）具有细胞表面生长抑素受体过表达的独特性质，这一特性促进了与生长抑素类似物相结合的放射性核素的研究。内源性生长抑素半衰期非常短，仅有几分钟，而合成的类似物奥曲肽具有更长的半衰期，广泛应用于 NET。最初，奥曲肽与 ^{123}I 结合，随后与 ^{111}In（商业名为 Octreoscan）和 ^{99m}Tc 结合，其对许多 PanNET 具有较高的检出率，并与预后和对治疗的反应相关。最近，这些检查已被与 ^{68}Ga 结合的奥曲肽类似物的 PET/CT 扫描所取代。螯合分子 DOTA（1，4，7，10- 四氮杂环十二烷 -1，4，7，10- 四乙酸）和三种主要的 DOTA 化合物，包括 DOTA- TOC（DOTA-Tyroctreotide），DOTA-TATE（DOTA-Tyr-octreotate）和 DOTA-NOC（DOTA-Nal-octreotide），已被一些中心在大量的 PanNET 中进行了全面研究和比较，并证实其在发现功能性和无功能性 PanNET 及其转移方面具有明显优势，特异性和敏感性高（＞80%）并且不同组织学分期的 PanNET 中差异很小，这些差异可能是不同研究人群导致的[20]。

生长抑素受体有五种亚型。奥曲肽仅与生长抑素受体 2 结合能力强，而与生长抑素受体 5 的结合能力较弱。最近有报道对新的生长抑素受体类似物兰瑞肽和帕瑞肽进行研究。兰瑞肽与奥曲肽具有相似的结合性，但与奥曲肽相比，帕瑞肽与生长抑素受体 3 和 5 的结合更强，与生长抑素受体 2 的结合程度相似。与帕瑞肽结合的新型 ^{68}Ga-DOTA 放射性核素正处于研发和研究阶段。

在 PanNET 中也有其他的肽类受体被发现，并且已被尝试用于较少生长抑素受体表达的少见内分泌肿瘤的显像（和治疗）。这在 GLP-1 受体和葡萄糖依赖性促胰岛素肽（glucose-dependent insulinotropic peptide，GIP）受体丰富的胰岛素瘤中有巨大潜力。

GLP-1 放射性配体 ^{68}Ga-DOTA-exendin 4 已经上市并具有很大应用前景[24]。

目前其他肽类受体仍在被积极研究，包括胆囊收缩素 -2/ 胃泌素，胃泌素释放肽和神经肽 Y，可能在胰腺和其他内分泌肿瘤中具有潜在价值[25]。

（四）多重放射性核素扫描

最近一种多重扫描方法同时使用三种不同肽受体放射性配体的混合物，同时靶向 SSTR，GLP-1 和 GIP 受体，效果比单一放射性配体成像更好[26]。虽然这种方法可以节省时间，但成本要高得多。此外，因为这些肽受体在正常组织也有不同程度的表达，结果判读较为困难，因此必须在其他中心验证其假阳性率和假阴性率。此外，在肽受体放射性核素治疗（peptide receptor radionuclidetherapy，PRRT）中（参见第 128 章），特定类型受体的相对丰度信息是必要的，因为最常见的治疗性放射性同位素 ^{177}Lu 或 ^{90}Y 在治疗剂量时仅与单一类似物结合。如果使用放射性核素混合物进行成像，无法得到这些信息。

五、总结

可疑 PanNET 的检查建议流程图见图 125-1。

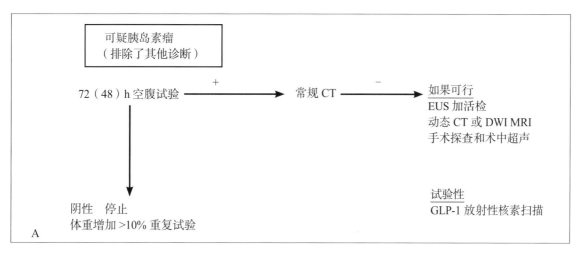

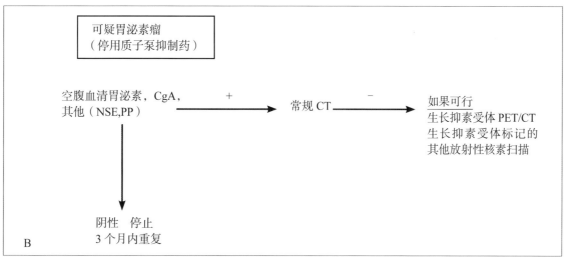

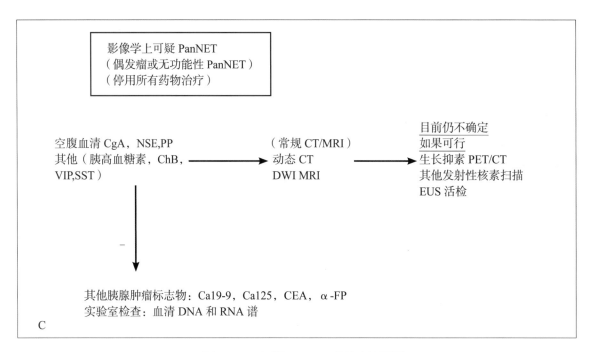

▲ 图 125-1　可疑 PanNET 的检查流程图

　　胰腺神经内分泌肿瘤是罕见的异质性肿瘤，生化检查是必要的也是基本的检查手段，但由于检测方法缺乏统一标准，其结果可能难以解读。然而，随着对 PanNET 特性和生物学行为认识的深入，其检查手段正在快速发展。生长抑素受体的过表达特性使生长抑素受体核素扫描成为大多数 PanNET 诊断和评估的重要影像学检查方法。

　　我们需要对 PanNET 血清学和影像学检查的进展进行仔细评估以用于其诊断和治疗。

☞ 参考文献

［1］　De Laat JM, Pieterman CRC, Weijmans M et al. Low accuracy of tumor markers for diagnosing pancreatic neuroendocrine tumors in multiple endocrine neoplasia type 1 patients. J Clin Endocrinol Metab 2013;98(10): 4143–4151.

［2］　Oberg K, Modlin IM, De Herder W et al. Consensus on biomarkers for neuroendocrine tumour disease. Lancet Oncol 2015;16(9):e435–e446.

［3］　Hirshberg B, Livi A, Bartlett DL et al. (2000). Fortyeight-hour fast: the diagnostic test for insulinoma. J Clin Endocrinol Metab 2000;85(9):3222–3226.

［4］　Guettier JM, Gorden P (2010). Insulin secretion and insulin-producing tumors. Expert Rev Endocrinol Metab 2010;5(2): 217–227.

［5］　Eguchi Y, Uchigata Y, Yao K, Yokoyama H, Hirata Y, Omori Y. Longitudinal changes of serum insulin concentration and insulin antibody features in persistent insulin autoimmune syndrome (Hirata's disease). Autoimmunity 1994;19(4):279–284.

［6］　Rehfeld JF, Gingras MH, Bardram L. The Zollinger–Ellison syndrome and mismeasurement of gastrin. Gastroenterology 2011;140:1444–1453.

［7］　Goldman JA, Blanton WP, Hay DW, Wolfe MM. False-positive secretin stimulation test for gastrinoma associated with the use of proton pump inhibitor therapy. Clin Gastroenterol Hepatol 2009;7(5):600–602.

[8] Wewer Albrechtsen NJ, Bak MJ, Hartmann B et al. Stability of glucagon-like peptide 1 and glucagon in human plasma. Endocr Connect 2015;4(1):50–57.

[9] Ardill JES. Circulating markers for endocrine tumours of the gastrointestinal tract. Ann Clin Biochem 2008; 45:539–559.

[10] O'Toole D, Grossman A, Gross D et al. Mallorca Consensus Conference participants; European Neuroendocrine Tumor Society. ENETS Consensus Guidelines for the Standards of Care in Neuroendocrine Tumors: biochemical markers. Neuroendocrinology 2009;90(2):194–202.

[11] Taupenot L, Harper KL, O'Connor DT. The chromogranin–secretogranin family. N Engl J Med 200320; 348(12):1134–1149.

[12] Yao JC, Pavel M, Phan AT et al. (2011). Chromogranin A and neuron-specific enolase as prognostic markers in patients with advanced pNET treated with everolimus. J Clin Endocrinol Metab 2011;96(12): 3741–3749.

[13] Verbeek WH, Korse CM, Tesselaar ME. Secreting gastro-enteropancreatic neuroendocrine tumours and biomarkers. Eur J Endocrinol 2016;174:R1–R7.

[14] Vicentini C, Fassan M, D'Angelo E et al. Clinical application of microRNA testing in neuroendocrine tumors of the gastrointestinal tract. Molecules 2014;19(2):2458–2468.

[15] Modlin IM, Drozdov I, Alaimo D et al. A multianalyte PCR blood test outperforms single analyte ELISAs (chromogranin A, pancreastatin, neurokinin A) for neuroendocrine tumor detection. Endocr Relat Cancer 2014;21(4):615–628.

[16] Modlin IM, Oberg K, Taylor A, Drozdov I, Bodei L, Kidd M. Neuroendocrine tumor biomarkers: current status and perspectives. Neuroendocrinology 2014;100(4):265–277.

[17] Anderson MA, Carpenter S, Thompson NW, Nostrant TT, Elta GH, Scheiman JM. Endoscopic ultrasound is highly accurate and directs management in patients with neuroendocrine tumors of the pancreas. Am J Gastroenterol 2000;95:2271–2277.

[18] Grossman A. The nuclear option for insulinomas. Lancet Diabetes Endocrinol 2013;1(2):82–84.

[19] Baur AD, Pavel M, Prasad V, Denecke T. Diagnostic imaging of pancreatic neuroendocrine neoplasms (pNEN): tumor detection, staging, prognosis, and response to treatment. Acta Radiol 2016;57:260–270.

[20] Kartalis N, Mucelli RM, Sundin A. Recent developments in imaging of pancreatic neuroendocrine tumors. Ann Gastroenterol 2015;28(2):193–202.

[21] Yamada S, Fujii T, Suzuki K et al. Preoperative identification of a prognostic factor for pancreatic neuroendocrine tumors using multiphase contrastenhanced computed tomography. Pancreas 2016;45:198–203.

[22] Farchione A, Rufini V, Brizi MG et al. Evaluation of the added value of diffusion-weighted imaging to conventional magnetic resonance imaging in pancreatic neuroendocrine tumors and comparison with ^{68}Ga- DOTANOC positron emission tomography/computed tomography. Pancreas 2016;45:345–354.

[23] Rufini V, Baum RP, Castaldi P et al. (2012). Role of PET/CT in the functional imaging of endocrine pancreatic tumors. Abdom Imaging 2012;37(6):1004–1020.

[24] Christ E, Wild D, Ederer S et al. Glucagon-like peptide-1 receptor imaging for the localisation of insulinomas: a prospective multicentre imaging study. Lancet Diabetes Endocrinol 2013;1(2):115–122.

[25] Chatalic KL, Kwekkeboom DJ, de Jong M. Radiopeptides for imaging and therapy: a radiant future. J Nucl Med 2015;56: 1809–1812.

[26] Reubi JC, Waser B. Triple-peptide receptor targeting in vitro allows detection of all tested gut and bronchial NETs. J Nucl Med 2015;56:613–615.

126

Pancreatic Neuroendocrine Tumors in Multiple Neoplasia Syndromes
胰腺神经内分泌肿瘤的多发性内分泌腺肿瘤综合征

Anja Rinke, Thomas Matthias Gress　著

韩　序　译

楼文晖　校

一、概述

由于影像学和诊断手段的进步以及对神经内分泌肿瘤疾病认识的提高，包括胰腺在内的神经内分泌肿瘤的总体发病率在上升，特别是局部早期的肿瘤也能得到确诊[1]。尽管多数胰腺神经内分泌肿瘤是散发的，但是其中 10%～15% 肿瘤有 MEN-1 的遗传背景，MEN-1 也是胰腺神经内分泌肿瘤最相关的家族癌症综合征。遗传性综合征的早期诊断对患者及其亲属的诊断和治疗有临床相关性。诊断程序，后续随访和综合治疗应由拥有 MEN-1 诊治经验的多学科诊疗团队进行管理[2]。

对于胰腺原发灶有多处病灶，有阳性家族史，具有 MEN-1 其他的典型表现，如甲状旁腺功能亢进、垂体瘤或胃泌素瘤 / 缺乏家族史的 Zollinger-Ellison 综合征的胰腺神经内分泌肿瘤患者，应高度怀疑合并 MEN-1。除了甲状旁腺肿瘤（parathyroid tumor, 90%～100%）/ 垂体瘤（pituitary tumor，20%～60%）和胰腺肿瘤 (pancreatic tumor, 60%～80%）之外，MEN-1 患者也可能发展为肾上腺皮质肿瘤、脂肪瘤、类癌，包括胸腺、胃和肺类癌，面部血管纤维瘤，胶原瘤和脑膜瘤也有可能发生。其他非内分泌恶性肿瘤风险亦会增加，例如淋巴瘤、骨髓瘤、黑色素瘤、肾细胞癌、卵巢肿瘤和肉瘤[3]。本章重点关注胰腺神经内分泌肿瘤中 MEN-1 患者的管理。

二、流行病学

MEN-1 的粗患病率为 0.02/1000～0.2/1000，MEN-1 是最常见的家族性癌症综合征之一。在过去一项尸检研究中报道其发病率为 0.25%[4, 5]。十二指肠胰腺神经内分泌肿瘤是 MEN-1 第二常见的临床表现。较早的研究可能低估了 MEN-1 综合征患者中胰腺神经内分泌肿瘤的患病率，因为通过更敏感的诊断工具，占 70%～80% 的 MEN-1 患者被诊断出存在胰腺神经内分泌肿瘤[2, 6]。胰腺神经内分泌肿瘤合并 MEN-1

的患者相比无 MEN-1 的患者发病年龄较早。这些肿瘤通常是多发性的，可以出现激素综合征，也可以是无功能的[7]。功能性胰十二指肠神经内分泌肿瘤中最常见的活性激素是胃泌素瘤，其次是胰岛素瘤，而血管活性肠肽瘤和胰高血糖素瘤则很少见。所有 Zollinger-Ellison 综合征患者中有 20%～30% 存在MEN-1[2, 8]。

三、基因组学

MEN-1 是一种常染色体显性遗传综合征，具有高外显率，即突变导致高发病风险；90% 带有 *MEN1*胚系突变的患者在其一生中都会最终发展为 MEN-1 综合征。1988 年，*MEN1* 基因位点首次定位于 11 号染色体的长臂（11q13）[9]；后在 1997 年该基因终被鉴定和克隆[10]。它扮演着抑癌基因的角色，编码含610 个氨基酸的蛋白 menin。menin 参与转录调控，维持基因组稳态性和参与增殖[2, 10]。约 10% 的 MEN-1病例中，胚系突变是 *de novo* 突变，并且也没有明确的家族史[2]。

到目前为止，有超过 1300 个失活突变涉及的基因位点已经明确。约 90% 临床诊断为 MEN-1 的病例中 *MEN1* 的基因突变可以被检测到[2]。其中，约 70% 的突变是无义突变和移码突变，最终导致蛋白质截短。MEN-2 综合征与之相反，它没有明确的基因型 - 表型相关性，甚至在一个家系中的表现形式也会有所不同[11, 12]。基因突变的多样性使得 MEN-1 中的突变分析变得困难，因此全基因的测序是十分必要的。相反，如果家系中先证者的突变是已知的，只需要进行分析即可确定其他家庭成员是否存在该已知突变。

四、诊断

MEN-1 诊断标准有 3 个，每个均能独立进行 MEN-1 的诊断[2]：①明确个体中存在 *MEN1* 胚系突变；②明确个体中存在 MEN-1 相关肿瘤，并且该个体有 MEN-1 诊断明确的一级亲属；③发生两个或多个与MEN-1 相关的原发性内分泌肿瘤。

胰腺神经内分泌肿瘤的诊断可能来自患者的临床症状（如患有低血糖症的胰岛素瘤患者），或生化指标（胰多肽、胃泌素、胰岛素、胰高血糖素、血管活性肠肽水平的升高），或形态学观察（CT、MRI、EUS 以及生长抑素受体成像中胰腺病变的鉴别）。

对于 MEN-1 综合征的患者，建议至少每年进行一次生化检查以及影像学筛查[2]。关于影像学筛选的方法没有明确的具体建议，但是 EUS 对小的病灶比 CT 或 MRI 更敏感[13]。EUS 也可能被证实能精确记录胰腺小的病灶的增殖过程[14]。胃泌素瘤患者，上消化道内镜检查是强烈推荐的。

典型 MEN-1 中的胃泌素瘤是位于十二指肠的多发的小的肿瘤。相比于胰腺病灶，EUS 对该部位的诊断敏感性较差。最近的文献提出 ^{68}Ga-DOTATATE PET 对 MEN-1 患者的筛查和监测方法（图 126-1），此方法比生长抑素受体闪烁扫描显像和 CT 具有更高的灵敏度，特别是针对肝的小转移灶和腹外疾病[15, 16]。胰岛素瘤仅表达生长抑素受体亚型 2a，所以约 50% 的胰岛素瘤应用生长抑素受体显像是检测不出的。最近，基于胰高血糖素样肽 -1 的闪烁扫描或 PET/CT 已被证实可以更为灵敏，更为准确定位胰岛素瘤[17, 18]。

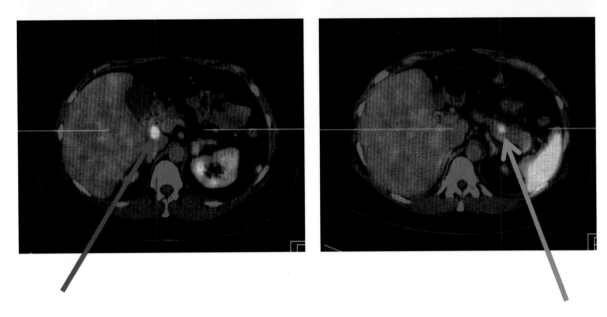

▲ 图 126-1　^{68}Ga-DOTA-TOC PET/CT 应用于一位 41 岁 MEN-1 综合征患者

患者 10 年前因甲状旁腺功能亢进曾进行甲状旁腺切除术，现在被诊断为无 ZES 临床表现的高胃泌素血症。红箭，十二指肠病灶；绿箭，胰腺病灶，无远处转移证据

五、临床表现

　　无功能胰腺神经内分泌肿瘤通常无明显症状，在晚期病例中，无功能胰腺神经内分泌肿瘤也可以导致非特异性的肿瘤相关症状，例如腹部或背部疼痛，黄疸或体重减轻。

　　胃泌素瘤能引起 Zollinger-Ellison 综合征，其临床表现包括严重的消化性溃疡、胃食管反流病和腹泻等均是由于胃酸分泌过多引起。消化性溃疡出血在一些患者中会出现症状。质子泵抑制药的使用可能会掩盖 Zollinger-Ellison 综合征患者的症状从而延误诊断。伴发的甲状旁腺功能亢进可能加重高胃泌素血症的相关症状。对已确诊 MEN-1 患者进行生化筛查，可以在早期以及在 Zollinger-Ellison 综合征症状进展之前发现高胃泌素血症。存在 Zollinger-Ellison 综合征和 MEN-1 的患者（平均 32—35 岁）比散发性胃泌素瘤患者发病年龄更早。

　　胰岛素瘤表现为低血糖症状（头痛、复视、意识模糊、头晕、行为异常、健忘、很少癫痫发作和昏迷）和自主神经系统反向调节引起的症状（出汗、虚弱、饥饿、震颤、焦虑和心悸），患者常常体重增加。Whipple 三联征仍是怀疑潜在胰岛素瘤的可靠依据[19]。Whipple 三联征包括低血糖、血浆血糖水平 < 40 mg/dl，注射葡萄糖后症状缓解。合并 MEN-1 的胰岛素瘤患者发病年龄较轻（大多 < 20 岁），而散发病例的患者通常发病年龄 > 40 岁[2]。

　　在 < 5% 的 MEN-1 患者中存在胰高血糖素瘤综合征，其临床特征是游走性坏死性红斑（一种特征性的皮疹）、体重减轻、贫血、糖耐量异常或糖尿病。在临床实践中，胰高血糖素瘤综合征是罕见的，更常见的是没有临床综合征，仅有胰腺病变中胰高血糖素免疫组化染色阳性，同时血清胰高血糖素水平稍有增高[2]。

　　Verner-Morrison 综合征，也称胰性霍乱或 WDHA 综合征（水样腹泻、低钾血症和胃酸缺乏症），是由血管活性肠肽分泌过多而引起的。患者因频繁腹泻导致电解质紊乱和脱水。不到 1% 的 MEN-1 患者同时存在 Verner-Morrison 综合征 [2]。

一个 MEN-1 的患者，经过多年发展可存在不止一种的激素超分泌综合征。

六、外科治疗

经临床证实的机体高胰岛素血症是手术治疗的绝对指征。而在散发病例中剜除术也是可行的，特别是那些有多个原发灶的诊断不明（不能确诊为胰岛素瘤）的 MEN-1 患者。远端胰腺切除术合并胰头肿瘤的剜除术是大多数外科医生的标准程序。切除所有肉眼可及的肿瘤也是一种替代方案。局部淋巴结清扫并不作为常规推荐。术中超声检查及其测定胰岛素 / 葡萄糖比值是评估胰岛素瘤是否成功剜除的标准 [20]。

在胰高血糖素瘤和血管活性肠肽瘤的患者中，原发灶通常位于胰尾，规则胰腺根治术（远端胰腺切除合并局部淋巴结清扫）是首选方法。在远处转移的病例中，多学科讨论手术减瘤、治疗方案、肝动脉栓塞化疗或其组合十分必要。

胃泌素瘤合并 MEN-1 患者是否选择手术治疗是有争议的。约 90% 的 MEN-1 患者十二指肠有多处病灶，如果肿瘤很小（＜ 2 cm）或术前影像学检查未发现肿瘤则长期预后较好 [21]。在法国的一项研究中，大于 3cm 的胃泌素瘤在 40% 的病人中表现出肝脏转移，而肿瘤小于 3cm 的患者肝转移率仅有 4.8%。

与保守治疗相比，手术治疗与降低肝转移发生风险是显著相关的；然而，独立的总体生存预后因素包括 1980 年以前诊断的 Zollinger-Ellison 综合征和年龄 [22]。Thompson 等建议保留脾脏的胰体尾切除术、胰头剜除术、十二指肠局部切除以及淋巴结清扫均可以用于 MEN-1/Zollinger-Ellison 综合征的外科治疗 [23]。大部分患者可以通过这种方式实现低胃泌素血症但治愈很少见。因此，一些中心建议一种创伤更大的外科手术方法——胰十二指肠切除术可以提供更高的治愈率 [24]。对手术死亡率和长期的发病率这些统计指标的增加而言，治愈的可能性的权重也必须增加，因为必须考虑到患者的个体偏好。

无功能性胰腺神经内分泌肿瘤也存在恶变风险，关于手术介入的正确时机和切除范围的讨论这些年从未停止。Thakker 等在他们的指南中建议对于大于 1cm 的肿瘤，和（或）近 6 ～ 12 个月影像学表现出显著增长的病例应考虑手术介入 [2]。在 ENETS 指南 [25] 中也是如此建议。

在法国的多中心研究中，建议可采用保守的方法除非肿瘤超过 2cm 或肿瘤加速生长 [7]，因为该亚组患者转移的风险较低和手术可能无法阻止肿瘤进展，除非进行全胰切除术。但是，全胰切除术通常不会作为常规选择的术式，因为长期并发症的发病率是增加的。大多数作者建议远端胰腺切除术联合胰头肿瘤剜除术，合并区域淋巴结清扫术，但单纯的剜除术和更加激进的手术方式也可考虑。

七、内科治疗

限于有限的病例数，胰腺神经内分泌肿瘤合并 MEN-1 的内科原则与散发病例基本相同。

（一）功能性胰腺神经内分泌肿瘤的药物治疗

在胃泌素瘤患者中，需要 PPI 治疗来抑制胃酸过多。在 MEN-1/Zollinger-Ellison 综合征中，开始的推荐剂量相当于奥美拉唑 40～60mg（每天 2 次）[21]。例如奥曲肽长效制剂或兰瑞肽缓释凝胶等长效生长抑素类似物也能抑酸分泌可与质子泵抑制药联合使用，因为其有效性和口服的给药方式能成为最基本的治疗选择。

对于胰岛素瘤患者来说，在根治性手术之前，静脉输注葡萄糖和频繁的低糖膳食是必要的。其他治疗主要针对罕见的转移病例，包括二氮嗪（联合应用利尿药）、生长抑素类似物（其中在诊断初期应排除恶化的低血糖症）和 mTOR 抑制药依维莫司[26]。

在血管活性肠肽瘤和胰高血糖素瘤患者中，长效生长抑素类似物可以控制激素分泌过多综合征。

（二）抗肿瘤增殖的药物治疗

抗肿瘤增殖作用的药物治疗通常始于不可切除或转移的患者。然而，最近的一项研究表明早期奥曲肽治疗 MEN-1 综合征和具有十二指肠胰腺临床表现的患者可延迟其肿瘤进展[27]。

长效生长抑素类似物以抗肿瘤增殖目的用于转移性胰腺神经内分泌肿瘤患者，大部分临床提示肿瘤生长缓慢。CLARINET 临床试验证明了奥曲肽类药物的疗效，患者的肿瘤无进展生存期的显著性降低只发生在 Ki-67 不超过 10% 的生长抑素受体阳性（散发性）的胃肠胰神经内分泌肿瘤患者中[28]。

在肿瘤负荷高或肿瘤增殖快的患者中，链脲佐菌素联合氟尿嘧啶化疗或替莫唑胺联合卡培他滨的方案是可行的[29]；肝脏转移负荷为主的患者，介入经肝动脉栓塞化疗也是一种选择。近年来，两种分子靶向药物治疗对于转移性胰腺神经内分泌肿瘤已成为可能：一种是多靶点磷酸激酶抑制药舒尼替尼和另一种 mTOR 抑制药依维莫司。在临床试验中，与安慰剂相比两种药物均显示出倍增的肿瘤无进展生存期[30, 31] 并获得批准用于治疗进行性转移性胰腺神经内分泌肿瘤。虽然研究主要包括非 MEN-1 患者（在舒尼替尼试验中有 2 例 MEN-1 患者；而在依维莫司试验中 MEN-1 患者数量没有提供），似乎结果也可以适用于 MEN-1 综合征中的晚期胰腺神经内分泌肿瘤患者。

（三）随访

MEN-1 综合征或 MEN-1 基因携带者均应进行包括临床症状，生化标志和放射学资料的密切随访，具体方案总结在表 126-1[2] 中。该计划应是根据患者的病史和实际情况进行临床判断以及患者的喜好来进行个体化设计。随访筛查计划的关键评估在我们的中心得到了证实——大多数肿瘤在初始阶段均被找到并得出筛选间隔为 3 年可能是适当的[32]，而其他人推荐每 1～2 年行 CT 或 MRI 检查，特别是早期检测胸腺，支气管和胰腺器官上的神经内分泌肿瘤，因为这些肿瘤是导致 MEN-1 患者死亡的主要原因[3]。

八、预后

尽管事实上 MEN-1 患者的预期寿命近几十年来增加了，但 50%～70% 的 MEN-1 患者会死于 MEN-1 直接相关的因素[33, 34]。其平均死亡年龄为 55—60 岁[3]。

而在早期患者中死亡原因往往是肿瘤的激素综合征和并发症，如 Zollinger-Ellison 综合征或其引起的上消化道出血，甲状旁腺功能亢进引起的肾脏并发症等。近年来，恶性肿瘤已经转向死亡。胰腺神经内分泌肿瘤和尤其是更具侵袭性胸腺类癌均与死亡风险增加有关[34] 和死于非内分泌的恶性肿瘤风险也升高[3]。早期诊断和手术切除直径＞ 2 cm 或显著增长的肿瘤以防转移的策略能为 MEN-1 患者提供更加有利的临床结局，特别是无功能性胰腺神经内分泌肿瘤患者比散发病例相比预后更好。

对于 Zollinger-Ellison 综合征患者，MEN-1 患者的预后也比散发性 Zollinger-Ellison 综合征患者更好：MEN-1 患者的 15 年生存率为 93%，散发患者中仅有 68%[35]。

表 126-1　包括临床症状、生化标志和放射学资料的密切随访方案

检　查	随访间隔	内　容
临床表现评估	每年	相关病史，肿瘤症状，临床表现和体格检查
生化标志筛查	每年	血钙，甲状旁腺素，胃泌素，空腹血糖，胰岛素，CgA，胰高血糖素，血管活性肠肽，催乳素，IGF-1
功能性检查	没有常规随访，当怀疑胰岛素瘤时，当怀疑胃泌素瘤时	空腹血糖 胃 pH，分泌试验，钙灌注试验
腹部影像学	每年	EUS，MRI,CT (^{68}Ga-DOTA-TOC PET/CT)
胸部影像学	每 1～2 年	MRI,CT (^{68}Ga-DOTA-TOC PET/CT)
垂体影像学	每 3 年	MRI

IGF-1. 胰岛素样生长因子 1 受体；CgA. 嗜铬粒蛋白 A

☞ 参考文献

[1]　Yao JC, Hassan M, Phan A et al. One hundred years after "carcinoid": epidemiology of and prognostic factors for neuroendocrine tumors in 35,825 cases in the United States. J Clin Oncol 2008;26(18):3063–3072.

[2]　Thakker RV, Newey PJ, Walls GV et al. Clinical practice guidelines for multiple endocrine neoplasia type 1 (MEN1). J Clin Endocrinol Metab 2012;97(9):2990–3011.

[3]　Norton JA, Krampitz G, Zemek A, Longacre T, Jensen RT. Better survival but changing causes of death in patients with multiple endocrine neoplasia type 1. Ann Surg 2015;261(6):e147–e148.

[4]　Brandi ML. Multiple endocrine neoplasia type I: general features and new insights into etiology. J Endocrinol Invest 1991;14(1):61–72.

[5]　Thakker RV, Ponder BA. Multiple endocrine neoplasia. Baillière's Clin Endocrinol Metab 1988;2(4):1031–1067.

[6]　Doherty GM. Multiple endocrine neoplasia type 1: duodenopancreatic tumors. Surg Oncol 2003;12(2):135–143.

[7]　Triponez F, Dosseh D, Goudet P et al. Epidemiology data on 108 MEN 1 patients from the GTE with isolated nonfunctioning tumors of the pancreas. Ann Surg 2006;243(2):265–272.

[8]　Pipeleers-Marichal M, Somers G, Willems G et al. Gastrinomas in the duodenums of patients with multiple endocrine neoplasia type 1 and the Zollinger–Ellison syndrome. N Engl J Med 1990;322(11):723–727.

[9]　Larsson C, Skogseid B, Oberg K, Nakamura Y, Nordenskjöld M. Multiple endocrine neoplasia type 1 gene maps to chromosome 11 and is lost in insulinoma. Nature 1988;332(6159):85–87.

[10]　Chandrasekharappa SC, Guru SC, Manickam P et al. Positional cloning of the gene for multiple endocrine neoplasia-type 1. Science 1997;276(5311):404–407.

[11]　Falchetti A, Marini F, Luzi E et al. Multiple endocrine neoplasia type 1 (MEN1): not only inherited endocrine tumors. Genet Med 2009;11(12):825–835.

[12]　Namihira H, Sato M, Miyauchi A et al. Different phenotypes of multiple endocrine neoplasia type 1 (MEN1) in monozygotic twins found in a Japanese MEN1 family with MEN1 gene mutation. Endocr J 2000;47(1): 37–43.

[13]　Thomas-Marques L, Murat A, Delemer B et al. Prospective endoscopic ultrasonographic evaluation of the frequency of

nonfunctioning pancreaticoduodenal endocrine tumors in patients with multiple endocrine neoplasia type 1. Am J Gastroenterol 2006;101(2):266–273.

[14] Kann PH, Balakina E, Ivan D et al. Natural course of small, asymptomatic neuroendocrine pancreatic tumours in multiple endocrine neoplasia type 1: an endoscopic ultrasound imaging study. Endocr Relat Cancer 2006; 13(4):1195–1202.

[15] Morgat C, Vélayoudom-Céphise FL, Schwartz P et al. Evaluation of ^{68}Ga-DOTA-TOC PET/CT for the detection of duodenopancreatic neuroendocrine tumors in patients with MEN1. Eur J Nucl Med Mol Imaging 2016;28:1258–1266.

[16] Sadowski SM, Neychev V, Millo C et al. Prospective study of ^{68}Ga-DOTATATE positron emission tomography/computed tomography for detecting gastro-entero-pancreatic neuroendocrine tumors and unknown primary sites. J Clin Oncol 2016;34(6):588–596.

[17] Christ E, Wild D, Ederer S et al. Glucagon-like peptide-1 receptor imaging for the localisation of insulinomas: a prospective multicentre imaging study. Lancet Diabetes Endocrinol 2013;1(2):115–122.

[18] Luo Y, Pan Q, Shao Y et al. Glucagon-like peptide-1 receptor PET/CT with ^{68}Ga-NOTA-exendin-4 for detecting localized insulinoma: a prospective cohort study. J Nucl Med 2016;57(5):715–720.

[19] de Herder WW. Biochemistry of neuroendocrine tumours. Best Pract Res Clin Endocrinol Metab 2007;21(1): 33–41.

[20] Giudici F, Nesi G, Brandi ML, Tonelli F. Surgical management of insulinomas in multiple endocrine neoplasia type 1. Pancreas 2012;41(4):547–553.

[21] Jensen RT, Cadiot G, Brandi ML et al. ENETS Consensus Guidelines for the management of patients with digestive neuroendocrine neoplasms: functional pancreatic endocrine tumor syndromes. Neuroendocrinology 2012;95(2):98–119.

[22] Cadiot G, Vuagnat A, Doukhan I et al. Prognostic factors in patients with Zollinger–Ellison syndrome and multiple endocrine neoplasia type 1. Groupe d'Etude des Néoplasies Endocriniennes Multiples (GENEM) and Groupe de Recherche et d'Etude du Syndrome de Zollinger–Ellison (GRESZE). Gastroenterology 1999;116(2): 286–293.

[23] Thompson NW, Bondeson AG, Bondeson L, Vinik A. The surgical treatment of gastrinoma in MEN I syndrome patients. Surgery 1989;106(6):1081–1085; discussion, 5–6.

[24] Lopez CL, Falconi M, Waldmann J et al. Partial pancreaticoduodenectomy can provide cure for duodenal gastrinoma associated with multiple endocrine neoplasia type 1. Ann Surg 2013;257(2):308–314.

[25] Falconi M, Bartsch DK, Eriksson B et al. ENETS Consensus Guidelines for the management of patients with digestive neuroendocrine neoplasms of the digestive system: well-differentiated pancreatic nonfunctioning tumors. Neuroendocrinology 2012;95(2):120–134.

[26] Kulke MH, Bergsland EK, Yao JC. Glycemic control in patients with insulinoma treated with everolimus. N Engl J Med 2009;360(2):195–197.

[27] Ramundo V, Del Prete M, Marotta V et al. Impact of long-acting octreotide in patients with early-stage MEN1-related duodeno-pancreatic neuroendocrine tumours. Clin Endocrinol (Oxf) 2014;80(6):850–855.

[28] Caplin ME, Pavel M, Ruszniewski P. Lanreotide in metastatic enteropancreatic neuroendocrine tumors. N Engl J Med 2014;371(16):1556–1557.

[29] Pavel M, Baudin E, Couvelard A et al. ENETS Consensus Guidelines for the management of patients with liver and other distant metastases from neuroendocrine neoplasms of foregut, midgut, hindgut, and unknown primary. Neuroendocrinology 2012;95(2):157–176.

[30] Raymond E, Dahan L, Raoul JL et al. Sunitinib malate for the treatment of pancreatic neuroendocrine tumors. N Engl J Med 2011;364(6):501–513.

[31] Yao JC, Shah MH, Ito T et al. Everolimus for advanced pancreatic neuroendocrine tumors. N Engl J Med 2011;364(6): 514–523.

[32] Waldmann J, Fendrich V, Habbe N et al. Screening of patients with multiple endocrine neoplasia type 1 (MEN-1): a critical analysis of its value. World J Surg 2009;33(6):1208–1218.

[33] Wilkinson S, Teh BT, Davey KR, McArdle JP, Young M, Shepherd JJ. Cause of death in multiple endocrine neoplasia type 1. Arch Surg 1993;128(6):683–690.

[34] Goudet P, Murat A, Binquet C et al. Risk factors and causes of death in MEN1 disease. A GTE (Groupe d'Etude des Tumeurs Endocrines) cohort study among 758 patients. World J Surg 2010;34(2):249–255.

[35] Jensen RT. Management of the Zollinger–Ellison syndrome in patients with multiple endocrine neoplasia type 1. J Intern Med 1998;243(6):477–488.

Nonfunctioning Pancreatic Neuroendocrine Tumors: Diagnosis and Management Principles

无功能性胰腺神经内分泌肿瘤：诊断和处理原则

127

Takao Ohtsuka, Hideyo Kimura, Masafumi Nakamura　著

李剑昂　译

楼文晖　校

一、定义

在 PanNET 中，无功能性 PanNET 是指肿瘤未表现出激素过量分泌所引起的特异性症状。因而，若 PanNET 无特异性症状，仅伴有血清激素水平升高或免疫组化染色中特定激素阳性，也作为无功能性 PanNET 处理。

二、病理

根据 2010 年世界卫生组织分类[1]，包括 PanNET 在内的神经内分泌肿瘤，依据核分裂象和（或）Ki-67 阳性指数可分级为 G_1、G_2 和 G_3。G_1：每 10 个高倍镜视野核分裂象数＜ 2，和（或）Ki-67 指数 ≤ 2%；G_2：每 10 个 HPF 核分裂象数为 2 ~ 20，和（或）Ki-67 指数 3% ~ 20%，相当于高分化神经内分泌肿瘤；G_3：每 10 个 HPF 核分裂象数＞ 20，和（或）Ki-67 指数＞ 20%，相当于低分化神经内分泌癌。特异神经内分泌标志物染色阳性，例如嗜铬粒素 A（CgA）和（或）突触素，是确诊神经内分泌肿瘤的必要条件。值得注意的是，部分无功能性 PanNET 在免疫组化染色中可有多种激素阳性，包括胰高血糖素、胰多肽、5-HT 等。

三、肿瘤发生机制

现在认为 PanNET 的肿瘤细胞起源于胰岛或胰腺导管上皮中的神经内分泌干细胞；但进展至 PanNET

的机制尚未完全明确。报道显示若干基因改变可能与 PanNET 的肿瘤发生相关。Jiao 等 [2] 发现在高分化 PanNET 中 *DAXX/ATR*、*MEN1*，以及 mTOR 通路基因常发生改变。众所周知，无功能性 PanNET 常伴发于一些遗传性疾病中，包括 MEN-1、VHL 综合征、von Recklinghausen 综合征、结节性硬化症等。然而，报道显示在低分化胰腺神经内分泌癌（pancreatic neuroendocrine carcinoma, PanNEC）中 *p53*、*Rb* 和 *bcl-2* 基因发生了改变，因此认为其肿瘤发生的机制与高分化 PanNET 的不同 [3]。

四、临床表现

PanNET 在所有胰腺肿瘤中约占 2%，无功能性 PanNET 是最常见的 PanNET（40% ~ 60%），其次是胰岛素瘤（约 20%）和胃泌素瘤（约 10%）。近期日本的一项全国调查显示 [4]，2010 年 PanNET 的预计患病率为 2.69/100 000，年发病率为 1.27/100 000，其中 65.5% 为无功能性 PanNET。大多数无功能性 PanNET 是单发的，有时为多发，尤其在遗传性疾病中。高分化无功能性 PanNET 生长缓慢；然而，由于无功能性 PanNET 的巨大体积，有转移至淋巴结和肝脏的风险。值得注意的是，无功能性 PanNET 有时在进展过程中获得分泌激素的能力并表现出相应的症状 [1]。但是低分化 PanNEC 则表现出较高恶性的生物学行为，大多数 PanNEC 在诊断时即因远处转移而不可切除。无功能性 PanNET 中 PanNEC 的比例为 2% ~ 10%，无功能性 PanNET 中 4% ~ 30% 与 MEN-1 相关。不同种族间其比例有所不同。

五、症状

大多数无功能性 PanNET 患者没有任何特异性症状，在体检或监测其他疾病时诊断出的小的无症状无功能性 PanNET 近期呈增多趋势。大的无功能性 PanNET 患者常表现出腹痛、腹部不适、腹胀、体重下降、恶心、腹部肿块等症状。肿瘤侵犯胆管或胰管可导致黄疸、梗阻性胰腺炎或糖尿病。

六、诊断

高分化无功能性 PanNET 的典型影像学表现在超声检查中为边界清楚、均质的低回声病灶，在增强 CT 中为边界清楚、强化的实性病灶（图 127-1A），在 MRI 中为 T_1 加权像低密度灶、T_2 加权像高密度灶。大的无功能性 PanNET 常呈现出囊性改变或钙化，在影像学检查中有所体现（图 127-1B、C）。以下疾病的影像学表现与高分化无功能性 PanNET 相近，应予以鉴别：腺泡细胞癌、SPN、实质型 SCA、肾透明细胞癌胰腺转移瘤以及副脾等。生长抑素受体闪烁成像适用于远处转移灶的检测，增强 MRI 有助于检测小的肝脏转移灶。CgA 水平测定可用于评估放化疗过程中病情的控制情况，或用于根治性切除后检测肿瘤是否复发。

然而，PanNEC 的影像学表现变化多样，有时在增强 CT 中呈现为不规则的低密度实性病灶（图 127-1D），与胰腺导管腺癌的表现类似。

EUS-FNA 并进行细胞学检测是实现确诊所必需的，如若获得足量的肿瘤细胞（一般大于 2000 个细胞），也可以进行组织学分级[5]。

诊断方面的简要总结见表 127-1。

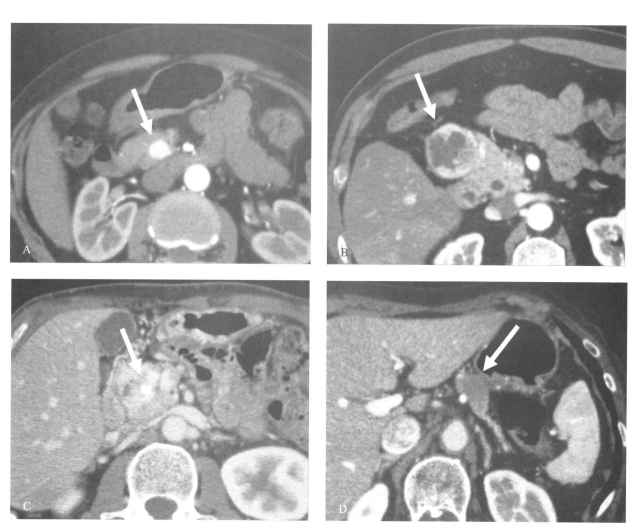

▲ 图 127-1　无功能性 PanNET 的计算机断层扫描图像

A. 胰头部边界清楚、强化的病灶（箭，15 mm，G_1）；B. 胰头部强化、伴有囊性改变的病灶（箭，45 mm，G_2）；C. 胰头部强化、伴有钙化的病灶（箭，35 mm，G_2）；D. 胰体部低密度病灶，伴远端胰腺萎缩（箭，25 mm，G_3）。（图 A ～ C 由九州大学医学科学研究院医学与生物调节学部 Tetsuhide Ito 医生提供）

表 127-1　无功能性胰腺神经内分泌肿瘤的诊断和治疗原则总结

高分化 PanNET（G_1，G_2）
① 诊断
●原发灶的典型影像学表现
超声检查：边界清楚、均质的低回声病灶
CT：边界清楚、增强早期强化的病灶
MRI：T_1 加权像低密度、T_2 加权像高密度
其他表现：囊性变、钙化等

（续表）

• 鉴别诊断
腺泡细胞癌、实性假乳头状瘤、副脾等
• 确诊
EUS-FNA
• 转移灶的检测
全身：计算机断层扫描、生长抑素受体闪烁成像
肝脏：增强 MRI
② 治疗
• 原发灶
< 2cm：剜除术或保留器官的胰腺切除术（阳性淋巴结活检）
≥ 2cm：标准胰腺切除术联合局部淋巴结清扫
对于 MEN-1 综合征患者的多发性肿瘤，仅切除功能性和高风险无功能性病灶（直径 > 1 ~ 2 cm），以避免全胰切除
• 转移灶
如有可能予以切除，或行多学科治疗，包括减瘤术、局部消融术、全身化疗、分子靶向治疗、生长抑素受体拮抗药治疗等
低分化 PanNEC（G₃）
① 诊断
• 原发灶的典型影像学表现
超声检查：不规则低回声病灶
CT：不规则低密度灶
MRI：T_1 加权像低密度、T_2 加权像高密度
• 鉴别诊断
胰腺导管腺癌等
• 确诊
EUS-FNA
• 转移灶的检测
CT、MRI
② 治疗
• 可切除性原发灶
切除 + 以铂类为基础的辅助化疗
• 不可切除性原发灶或伴有远处转移
以铂类为基础的化疗

七、局限性肿瘤的外科治疗

对所有局限性高分化无功能性 PanNET，优先考虑根治性切除。然而美国 NCCN 指南 [6] 建议，对于影像学检查偶然发现的小的无症状无功能性 PanNET（直径＜ 10mm），综合考虑患者的一般情况和预期的手术创伤，可不行手术切除。局限性高分化无功能性 PanNET 的手术方式包括肿瘤剜除术、保留器官的胰腺切除术、标准胰腺切除术联合局部淋巴结清扫等，依据肿瘤的大小、侵袭性以及影像学显示的区域淋巴结转移情况选择手术方式。通过 EUS-FNA 进行组织学分级一般不是指南纳入考虑的因素 [6-8]，因为在世界范围内此项技术尚未普及，且仅一家大容量中心报道了其准确地进行组织学分级的高灵敏度。小的高分化无功能性 PanNET 的淋巴结转移率仍不清楚，因此对于小的无功能性 PanNET，即使行肿瘤剜除术或保留器官的胰腺切除术，区域淋巴结活检也总是必要的。在多个指南中 [6-8]，小的无功能性 PanNET 是指肿瘤＜ 2cm 且无局部侵犯或淋巴结转移。对于高分化无功能性 PanNET，尚无证据支持术前新辅助治疗或根治性切除术后辅助治疗能够带来获益，因此不推荐进行辅助治疗。

可切除 PanNEC 的外科治疗方式为标准胰腺切除术联合局部淋巴结清扫，术后推荐参照肺小细胞癌的方案给予以铂类为基础的辅助化疗 [6]。

50%～ 60% 的 MEN-1 患者临床上发现有 PanNET 而所有进行尸检的 MEN-1 患者均有 PanNET，虽然是微小病灶 [9]。大多数病例为多发病灶，最常见的病灶类型为无功能性 PanNET。患有 PanNET 是 MEN-1 患者的重要预后因素 [10]。MEN-1 患者中多发无功能性 PanNET 的手术方案较为复杂。为避免行全胰切除，多个指南 [6-8] 建议仅切除功能性 PanNET 和高风险无功能性 PanNET（直径 1～ 2cm 及以上），例如行胰体尾切除联合近端胰腺 PanNET 剜除术，或胰十二指肠切除联合远端胰腺 PanNET 剜除术。

PanNET 切除后的预后取决肿瘤的组织学分级，G_1 的 5 年生存率为 80%～ 100%，G_2 为 50%～ 70%，G_3 为 0%～ 30%[11]。部分患者在术后 10 余年出现复发，因此术后长期进行监测是有必要的。

八、转移灶的多学科治疗

肝脏是 PanNET 最常见的远处转移部位，70% 的肝转移在初始评估时即为多发病灶 [7]。对于术后复发的病例，如前所述，有些患者在根治性切除 10 余年后出现肝转移。根据 ENETS 指南 [7]，通常将肝转移分为单纯型（单叶或局限性）、复杂型（两叶）以及弥漫型。对于无肝外转移的单纯型或复杂型肝转移，通常进行手术治疗，可联合或不联合局部消融治疗，如射频消融和动脉化疗栓塞。弥漫型肝转移基本上是手术治疗的禁忌；但是，通过包括减瘤术在内的积极的多学科治疗，若能够去除 90% 以上的病灶，可获得 50% 以上的 5 年生存率 [12-14]。对于缓慢生长的不可切除无功能性 PanNET 转移灶，且无症状、肿瘤体积较小，可予以观察而不进行任何治疗，直到生长或症状变得明显 [1]。对于不可切除的肝转移灶一般不建议行肝移植，因为其预后不理想 [15]。

对伴有不可切除肝转移灶的病例，是否有必要切除原发病灶仍有争议。有报道 [8] 称原发灶的切除能够确诊 PanNET 并获得准确的组织学分级，便于后续对肝转移病灶进行动脉化疗栓塞和射频消融等针对性治疗。不过，另一份报道 [16] 显示对伴有不可切除肝转移灶的病例，切除 PanNET 原发病灶的患者与未切除原发灶的患者生存期无明显差异。得益于近年来 EUS-FNA 技术的进步——借此确诊 PanNET 并进行组织学分级，以及包括分子靶向药物、多种生长抑素类似物、以生长抑素受体为靶点的放射性核素标记肽等在内的新药的发展，对于伴有不可切除肝转移灶的 PanNET 病例，原发灶的切除并非总是必要的。

肝外转移灶的手术指征非常有限，因为多数病例也有肝转移灶，手术指征取决于肝转移灶的状态。

NF-PanNET 的治疗原则总结于表 127-1。PanNET 的药物疗法包括化疗（链脲佐菌素、达卡巴嗪）、分子靶向治疗（依维莫司、舒尼替尼），以及包括放射性核素疗法在内的生长抑素受体类似物治疗等，药物疗法于另文详述。

☞ 参考文献

［1］ Klimstra DS, Komminoth P, Arnold R et al. Neuroendocrine neoplasms of the pancreas. In: World Health Organization Classification of Tumors, Pathology and Genetics of Tumors of the Digestive System. Lyon: IARC Press, 2010: 322–326.

［2］ Jiao Y, Shi C, Edil BH et al. DAXX/ATRX, MEN1, and mTOR pathway genes are frequently altered in pancreatic neuroendocrine tumors. Science 2011;331:1199–1203.

［3］ Yachida S, Vakiani E, White CM et al. Small cell and large cell neuroendocrine carcinomas of the pancreas are genetically similar and distinct from welldifferentiated pancreatic neuroendocrine tumors. Am J Surg Pathol 2012;36:173–184.

［4］ Ito T, Igarashi H, Nakamura K et al. Epidemiological trends of pancreatic and gastrointestinal neuroendocrine tumors in Japan: a nationwide survey analysis. J Gastroenterol 2015;50:58–64.

［5］ Hasegawa T, Yamao K, Hijioka S et al. Evaluation of Ki-67 index in EUS-FNA specimens for the assessment of malignancy risk in pancreatic neuroendocrine tumors. Endoscopy 2014;46:32–38.

［6］ National Comprehensive Cancer Network. NCCN Clinical Practice Guidelines in Oncology. Neuroendocrine Tumors, Version 1. Fort Washington, PA: National Comprehensive Cancer Network, 2015. Available at: http://www.nccn.org. Accessed September 5, 2017.

［7］ Falconi M, Bartsch DK, Eriksson B et al. ENETS Consensus Guidelines for the management of patients with digestive neuroendocrine neoplasms of the digestive system: well-differentiated pancreatic non-functioning tumors. Neuroendocrinology 2012;95:120–134.

［8］ Kulke MH, Anthony LB, Bushnell DL, et al. NANETS treatment guidelines: well-differentiated neuroendocrine tumors of the stomach and pancreas. Pancreas 2010;39:735–752.

［9］ Sakurai A, Suzuki S, Kosugi S et al. Multiple endocrine neoplasia type 1 in Japan: establishment and analysis of a multicentre database. Clin Endocrinol (Oxf) 2012;76:533–539.

［10］ Triponez F, Dosseh D, Goudet P et al. Epidemiology data on 108 MEN 1 patients from the GTE with isolated nonfunctioning tumors of the pancreas. Ann Surg 2006;243:265–272.

［11］ Yang M, Tian BL, Zhang Y et al. Evaluation of the World Health Organization 2010 grading system in surgical outcome and prognosis of pancreatic neuroendocrine tumors. Pancreas 2014;43:1003–1008.

［12］ Touzios JG, Kiely JM, Pitt SC et al. Neuroendocrine hepatic metastases: does aggressive management improve survival? Ann Surg 2005;241:776–783.

［13］ Steinmüller T, Kianmanesh R, Falconi M et al. Consensus guidelines for the management of patients with liver metastases from digestive (neuro) endocrine tumors: foregut, midgut, hindgut, and unknown primary. Neuroendocrinology 2008;87:47–62.

［14］ Frilling A, Li J, Malamutmann E, et al. Treatment of liver metastases from neuroendocrine tumours in relation to the extent of hepatic disease. Br J Surg 2009;96:175–184.

［15］ Le Treut YP, Grégoire E, Belghiti J et al. Predictors of long-term survival after liver transplantation for metastatic endocrine tumors: an 85-case French multicentric report. Am J Transplant 2008;8:1205–1213.

［16］ Saxena A, Chua TC, Sarkar A et al. Progression and survival results after radical hepatic metastasectomy of indolent advanced neuroendocrine neoplasms (NENs) supports an aggressive surgical approach. Surgery 2011;149:209–220.

Medical and Nucleotide Treatment of Neuroendocrine Tumors of the Pancreas
胰腺神经内分泌肿瘤的药物治疗及核素治疗

128

Gregory Kaltsas, J.J. Mukherjee, Kok-Onn Lee 著

庞 芮 译

霍 力 校

一、概述

PanNET 为相对少见的一种肿瘤，随着影像诊断技术敏感性的不断提高，检出率明显增高。绝大多数 PanNET 为无功能性肿瘤，患者常无临床症状，少部分为有功能性肿瘤，肿瘤分泌多种生化活性物质引起患者出现各种不同临床综合征[1]（表 128-1）。PanNET 首选治疗方法是手术，虽然很多患者常无法切除全部肿瘤病灶，但仍可从手术中获益，因为经过切除部分肿瘤病灶，除缓解压迫导致的临床症状外，一些难以控制的分泌综合征也由于体内瘤负荷减轻而得到缓解[1]，减瘤术后再辅以药物疗法，可以控制内分泌异常导致的临床症状，并抑制肿瘤生长速度，减轻压迫症状。

表 128-1 PanNET 的药物治疗（根据肿瘤分泌的生化活性物质）

PanNET	临床综合征	分泌的生化活性物质	治 疗
非功能性	非功能性 PanNET	无	
胃泌素瘤	Zollinger–Ellison 综合征	胃泌素	质子泵抑制药（组胺 H_2 受体拮抗药、生长抑素类似物应用较少）
胰岛素瘤	内源性高胰岛素血症	胰岛素	频繁进餐、静注葡萄糖、二氮嗪、生长抑素类似物、依维莫司、帕瑞肽
VIP 瘤	Verner–Morrison 综合征、WDHA	VIP	生长抑素类似物（糖皮质激素、舒尼替尼应用较少）
胰高血糖素瘤	胰高血糖素瘤	胰高血糖素	生长抑素类似物
生长抑素瘤	生长抑素瘤	生长抑素	生长抑素类似物

（续表）

PanNET	临床综合征	分泌的生化活性物质	治 疗
ACTH 瘤	ACTH	ACTH	生长抑素类似物、卡麦角林、帕瑞肽、抗肾上腺素治疗
GRF 瘤	GRF	GRF	生长抑素类似物、帕瑞肽、卡麦角林、培维索孟
引起类癌综合征的 PanNET	类癌综合征	血清素，速激肽	生长抑素类似物、特罗斯他
引起高钙血症的 PanNET	PTHrP 瘤	PTH-rP	生长抑素类似物、双膦酸盐、西那卡塞、降钙素
少见的 PanNET	LH，肾素，GLP-1，IGF-2，促红细胞生成素，CCK，肠胰高血糖素	各种激素	根据相关临床综合征

ACTH. 促肾上腺皮质激素；CCK. 胆囊收缩素；GLP-1. 胰高血糖素样肽 1；GRF. 生长激素释放激素；IGF-2. 胰岛素样生长因子 2；LH. 黄体生成素；PTH-rP. 甲状旁腺素释放激素；VIP. 血管活性肠肽；WDHA. 水样腹泻、低钾血症和胃酸缺乏

不同 PanNET 患者选择哪种治疗方案？治疗前需参考较多因素（表 128-2）。较早期的回顾性研究结果表明，化疗是主要的治疗方法[2, 3]，而目前临床常用长效生长抑素类似物缓解临床症状并控制肿瘤生长[1]，另外最近还有一些新的治疗方法进入Ⅲ期临床试验，并用回顾性研究方法比较了新旧疗法的疗效。虽然有国际性组织针对 PanNET 治疗制定了指南，但在一线治疗方案的选择、疗效的评估以及疾病进展后治疗方案的更换方面仍然存在一些争议[4-6]。

PanNET 患者临床症状不同，因此针对不同类型 PanNET 治疗方法各异，本章将对不同临床表现类型的各种 PanNET 肿瘤治疗方法分别进行讨论。

表 128-2　PanNET 非手术治疗前的评估因素

功能性肿瘤
分级
疾病进展程度（肝脏及其他部位转移）
肝脏受累程度
肿瘤生长速度
生长抑素受体闪烁显像
患者体能状态
家族性综合征的存在
局部适用性

二、非手术治疗方法缓解临床内分泌症状

不同类型 PanNET 临床内分泌症状、肿瘤分泌生化活性物质及药物治疗方法见表 128-1。

（一）胰岛素瘤

胰岛素瘤首选手术切除，成功率在 95% 以上。药物治疗适用于经常进餐而临床症状不缓解的患者，二氮嗪对 60% 的患者有效，该药物可直接抑制胰岛素分泌[5]。患者一般可耐受全天分次给药（3～8mg/kg），约半数患者会出现液体潴留、多毛症和胃肠道不适[5]。长效生长抑素类似物能够抑制大多数功能性 PanNET 的分泌功能[1]，因为 PanNET 细胞表面表达生长抑素受体，但在超过一半胰岛素瘤中不表达部分生长抑素受体（特别是 2 型生长抑素受体），因此只在 35%～50% 的胰岛素瘤患者中有效，同时可能

会因抑制反调节激素分泌而加重低血糖症状，因此对于胰岛素瘤患者，长效生长抑素类似物应当慎重使用[5]，同时在使用之前最好先评估肿瘤病灶生长抑素受体表达情况，方法包括生长抑素受体闪烁显像和短效生长抑素类似物预使用[5]。依维莫司是 mTOR 抑制药，通过提高患者血糖水平达到治疗效果[7]。帕瑞肽是一种长效生长抑素类似物，能够与除 4 型外所有其他生长抑素受体结合，并且与血糖水平相关，有可能作为治疗方案之一，但尚无胰岛素瘤治疗效果评估结果。对于药物治疗无效的胰岛素瘤患者，可采用肿瘤细胞减灭术，如使用放射性核素标记生长抑素类似物（化学）栓塞治疗或手术减瘤，旨在降低肿瘤负荷从而降低胰岛素的分泌量。

（二）胃泌素瘤

胃泌素瘤药物治疗的目的在于抑制胃酸过度分泌，可用于 MEN-1 综合征患者（约占所有胃泌素瘤的 25%）。质子泵抑制药是首选治疗药物，其作用时间长，能够在紧急情况下静脉给药。组胺 H_2 拮抗药同样有效，但与质子泵抑制药相比，其使用频次和剂量都更大。难治性 Zollinger-Ellison 综合征的患者需要更频繁使用更大剂量质子泵抑制药，或与组胺 H_2 拮抗药联合使用。长期质子泵抑制药治疗是安全的，潜在的不良反应是胃酸缺乏，进而导致维生素 B_{12} 缺乏，另外，有研究者认为患者骨折发生率增加[5]。

（三）其他功能性 PanNET

血管活性肠肽释放肿瘤患者必须严格控制体液的大量丢失，因为该肿瘤可能导致严重水电解质失衡，长效生长抑素类似物能够控制大多数血管活性肠肽瘤患者的腹泻，已取代过去常用如糖皮质激素、可乐定和洛哌丁胺等药物。与血管活性肠肽瘤类似，生长抑素类似物能够控制 50% ~ 90% 的胰高血糖素瘤患者坏死性红斑症状，但并不能改善糖尿病症状，恶病质、低氨基酸血症和体重减轻等症状仍需要肠外营养的支持[5]。生长抑素类似物同样对生长抑素瘤患者有效。如果内分泌症状控制不佳，可提高生长抑素类似物的剂量或增加给药频率，短效奥曲肽也可使用以提高疗效。另外，这些肿瘤导致的副肿瘤综合征，需要使用额外的更特异的治疗[8]。

三、非手术治疗方法抑制肿瘤生长

（一）生长抑素类似物治疗

大多数 PanNET（胰岛素瘤除外）细胞表面表达 2 型和 5 型生长抑素受体，因此能够用生长抑素受体闪烁显像进行诊断，并用长效生长抑素类似物（奥曲肽和兰瑞肽）进行治疗。生长抑素及其合成类似物不仅能够抑制大多数功能性 PanNET（胰岛素瘤除外）的分泌功能，还具有抗肿瘤增殖作用以保持疾病稳定[1]。早期前瞻性Ⅲ期临床试验结果表明，与安慰剂相比，长效释放制剂奥曲肽可以延缓类癌患者中位进展时间，随后名为 CLARINET 的Ⅲ期临床试验对另一种生长抑素类似物兰瑞肽进行研究，评估其在各种非功能性胃肠道神经内分泌肿瘤（包括 PanNET）中的疗效[9, 10]，该临床试验包括 91 名无功能 PanNET 患者，所有患者为 G_1 或 G_2 肿瘤，Ki-67 值达 10%，其中相当多患者肝脏肿瘤负荷＞ 25%，这些患者在 3 ~ 6 个月内无肿瘤进展，患者随机分组后分别接受每月 120mg 兰瑞肽（无剂量调整）或安慰剂治疗，随访 96 周[10]，中位随访时间为 14 个月，结果表明，兰瑞肽组未能得到无进展生存期（预设 50%

患者出现进展的时间），而安慰剂组无进展生存期则为 12.1 个月，风险比为 0.58（95% CI 0.32 ~ 1.04，
$P = 0.0657$）[10]，因此，与安慰剂组相比，在观察期内，50% 以上兰瑞肽治疗的患者维持肿瘤无进展，此
项研究中，患者对兰瑞肽治疗的耐受性与之前的报道一致 [10]。即使肿瘤肝脏受累 > 25% 和 2 级肿瘤（Ki-
67 值达 10%）的患者仍可从兰瑞肽中获益 [10]。CLARINET 是第一个高质量的 PanNET 生长抑素类似物疗
效评估前瞻性研究，总生存期研究仍在进行中。最近对疗效更佳的生长抑素类似物帕瑞肽进行的临床前
和临床研究表明，该药物可以与除 4 型生长抑素受体之外的所有生长抑素受体结合，Ⅱ 期临床试验发现，
纳入的 28 例胃肠道神经内分泌肿瘤患者（其中 6 例为 PanNET 患者）中，肝脏肿瘤负荷低、CgA 基线水
平正常、5 型生长抑素受体高表达的患者对帕瑞肽疗效最佳，17 例患者（60%）的影像学评估为疾病稳定，
然而，帕瑞肽使用后有 79% 患者发生高血糖，3 级高血糖发生率 14%，引起临床医生使用顾虑 [11]。

　　基于以上研究结果，研究者提出，G_1 和 G_2 肿瘤 (Ki-67 值达 10%) 患者可以应用生长抑素类似物治
疗 [10, 11]，然而仍然存在一些尚未解决的问题，首先是治疗时机的把握，患者经诊断后是否立即进行治疗，
还是监测一定时间以达到适当的肿瘤增殖率再进行治疗？其次是治疗剂量的确定，如果较低剂量的生长
抑素类似物就能够发挥疗效，那么是否应更换为间歇性治疗方案？最后，药物治疗对总生存期的影响方
面有待进一步的深入研究 [6]，在肿瘤负荷较大（如累及大部分肝脏或存在远处转移），是否还应考虑其他
疗法以有效降低肿瘤负荷（图 128-1）？

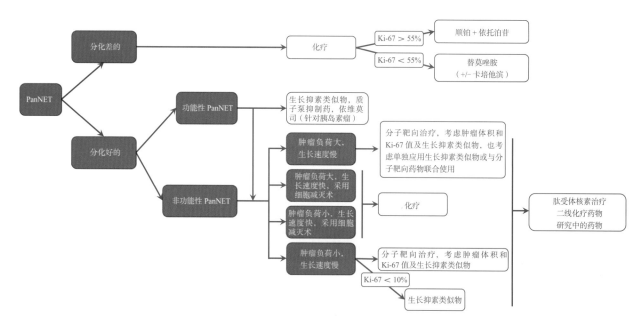

▲ 图 128-1　PanNET 非手术治疗的推荐流程
PanNET. 胰腺神经内分泌肿瘤

（二）化疗药物

　　胃肠道神经内分泌肿瘤通常对化疗药物耐药，而分化良好（$G_{1/2}$ 级）的 PanNET 对烷化剂敏感，这
些烷化剂包括链脲佐菌素、达卡巴嗪和替莫唑胺，以及氟尿嘧啶。早期研究表明，链脲佐菌素和氟尿嘧
啶联合治疗的总有效率为 63%，较链脲佐菌素单药治疗疗效好 [2]。近期研究表明，链脲佐菌素和阿霉素
联合治疗效果更好，总有效率为 69%，疾病进展时间为 20 个月；链脲佐菌素和氟尿嘧啶联合治疗的总

有效率为 45%，疾病进展时间为 6.9 个月 [2]。最近的一项回顾性研究对链脲佐菌素、氟尿嘧啶和阿霉素联合治疗疗效进行评估，该研究纳入了 84 例 PanNET 患者，治疗的总有效率为 39%，中位持续有效时间为 9.3 个月 [12]。随着影像学技术的进展，疗效评估手段更为可靠，因此近期的研究结果更为可信。链脲佐菌素具有生物毒性，常引起骨髓抑制和肾损伤，替代链脲佐菌素的化学治疗方案可减轻毒副作用。一项纳入 11 例 PanNET 患者的 Ⅱ 期临床试验结果显示，替莫唑胺和沙利度胺联合治疗的有效率为 45%，另一项回顾性研究评估了替莫唑胺（达卡巴嗪的口服衍生物）和卡培他滨（氟尿嘧啶的口服衍生物）联合治疗的有效率，该研究纳入了 30 例 PanNET 的初治患者，治疗后 70% 的患者表现为影像学有效，中位无进展生存期为 18 个月 [13-15]。还有一项基于抗血管生成的联合治疗研究中，49 例患者接受替莫唑胺（150～200mg/ m^2 给药 14 天或规律每日给药）和贝伐单抗的联合治疗，其中 22 例 PanNET 患者的反应率为 33%～64%。替莫唑胺还可与依维莫司联合给药，同样表现出较高的总反应率 [13]。尽管大多数研究具有局限性（包括纳入患者数量相对较少、化疗方案差异较大以及总反应率差异较大），但是替莫唑胺这一药物因其方便的给药方式及较轻的副作用在临床上广泛推崇。对于肿瘤负荷较大、随访过程中肿瘤进展迅速或 Ki-67 值相对较高（＞10%）的患者，建议进行化学治疗。

PanNEC 患者对化疗也很敏感。这些高度恶性的肿瘤表现为局部进展或远处转移，生长抑素受体表达量低，且与分泌综合征无关。对于大多数转移性疾病的患者，推荐使用铂类药物（顺铂或卡铂）和依托泊苷的一线化疗方案；对于肿瘤局部进展的患者，建议采用顺序或同步化放疗 [16]。治疗反应率为 42%～67%，但通常持续时间较短；中位生存期为 15～19 个月 [16]。通常一线化疗药物的周期为 3～4 个月，但是在肿瘤无反应或进展时，二线方案的选择有限 [16]。最近的一项回顾性研究表明，Ki-67 值低于 55% 的 PanNEC 患者对替莫唑胺方案的疗效可能优于顺铂联合治疗方案 [17]。

（三）分子靶向药物和抗血管生成药物治疗

PanNET 发生与发展是许多分子通路共同作用的结果，最近研发的分子靶向药物使得治疗方案的选择更多。一项 Ⅲ 期临床试验评估了舒尼替尼的疗效，该药物靶向 VEGFR1、VEGFR2、VEGFR3 型、血小板衍生生长因子受体和酪氨酸蛋白激酶 Kit，在 171 例 G_1～G_2 级 PanNET 的患者中，与安慰剂组相比，应用 37.5 mg 舒尼替尼组患者无进展生存期明显延长（11.1 个月 vs 5.5 个月），总反应率为 9.3%，但是该项研究并未对总生存期进行评估。舒尼替尼目前被批准用于治疗转移性 PanNET，常见的不良反应包括胃肠道反应、高血压、掌跖触痛红斑和血细胞减少症 [18]。另一项 PanNET 的 Ⅲ 期临床试验（RADIANT 3）评估了 mTOR 抑制药依维莫司的疗效，该研究纳入了 410 例 G_1～G_2 级 PanNET 的患者，应用 10mg 依维莫司组的中位无进展生存期为 11.0 个月，安慰剂组为 4.6 个月，疾病进展或死亡风险降低了 65%。药物相关不良反应多为 1 级或 2 级，包括口腔炎、皮疹、腹泻、疲劳、非典型感染以及很少见的肺炎。依维莫司组较安慰剂组更易出现 3 级或 4 级药物相关不良反应，包括贫血（6% vs 0%）和高血糖（5% vs 2%）。依维莫司已被批准用于 PanNET 治疗，因其疗效不受前期化疗药物的影响而被广泛应用 [19]。另外，虽然尚未有相关疗效比较的研究，依维莫司常被用作生长抑素类似物治疗后出现肿瘤进展的二线治疗方案。分子靶向药物治疗 Ⅲ 期临床试验的结果见表 128-3。贝伐单抗是抗 VEGF-A 的单克隆抗体，在临床应用中提示可以与替莫唑胺联合治疗以提高疗效 [13]。最近，分子靶向药物与化学治疗药物或贝伐单抗的联合治疗已用于小规模的观察性研究中，相关发现需要临床进一步验证。

表 128-3　分子靶向药物治疗 III 期临床试验的结果比较

研究	患　者	治疗剂量（mg/d）	入组时病情进展	整体反应率	无进展生存期（个月）	安全性
舒尼替尼	171 例 PanNET 患者（舒尼替尼组 86 例，安慰剂组 85 例）	37.5	有	舒尼替尼组：完全缓解 2.3%，部分缓解 7%，疾病稳定 62.8% 安慰剂组：完全缓解 0%，部分缓解 0%，疾病稳定 60%	舒尼替尼组：11.4 安慰剂组：5.5	大多数常见不良反应＞30%：腹泻、恶心、无力、呕吐、乏力 3～4 级中性粒细胞减少和高血压 10%～12%
依维莫司	410 例 PanNET 患者（依维莫司组 207 例，安慰剂组 203 例）	10	有	依维莫司组：部分缓解 5%，疾病稳定 73%，疾病进展 14% 安慰剂组：部分缓解 2%，疾病稳定 51%，疾病进展 42%	依维莫司组：11.04 安慰剂组：4.6	大多数常见不良反应：口腔炎 64%，皮疹 49%，腹泻 34%，乏力 31%，感染 23% 严重不良反应：肺炎 12%，间质性肺疾病 2%

（四）放射性核素治疗

放射性核素标记生长抑素类似物治疗 [多肽受体介导的放射性核素内照射治疗 (peptide receptor radionuclide therapy，PRRT)] 的靶点是 PanNET 表面的生长抑素受体。大多数 $G_1 \sim G_2$ 级 PanNET 细胞表面常表达较多生长抑素受体，因此患者能够进行 PRRT 治疗，治疗前需用生长抑素受体闪烁显像评估肿瘤组织摄取放射性药物强度，肿瘤摄取强度高于肝脏，则治疗反应更好。PRRT 常用两种放射性核素标记，分别为 ^{90}Y-DOTA-TOC（DOTA-Tyr-octreotide）和 ^{177}Lu-DOTA-TATE（DOTA-Tyr-octreotate），已被广泛应用于 PanNET 的治疗。一项大型非随机研究纳入了 310 例胃肠道神经内分泌肿瘤患者（91 例为 PanNET），放射性核素治疗后影像学总体反应率达到了 30%（高于 PanNET 总体反应率），中位进展时间为 40 个月 [20]。一项相似的研究评估了超过 1000 例应用 ^{90}Y-DOTA-TOC 治疗的神经内分泌肿瘤患者（其中 342 例 PanNET），34.1% 的患者表现为影像学缓解，15.5% 表现为生化缓解（肿瘤标志物降低 > 50%），29.7% 表现为临床缓解（如功能性肿瘤导致的临床分泌综合征或无功能性肿瘤的占位效应），中位随访 23 个月，上述患者的生存率明显提高 [21]。最近一项单独或联合使用放射性核素治疗安全性评估研究发现，该研究纳入了 810 例神经内分泌肿瘤的患者，结果显示，永久性肾毒性损害的发生率为 1.5%（大部分出现于 ^{90}Y），骨髓增生异常和白血病的发生率分别为 2.35% 和 1.1% [22]。

目前有关多种药物联合治疗的研究不断进展，旨在提高疗效并减少药物相关不良反应。

四、结论

过去 10 年不断涌现多种 PanNET 治疗药物，积累了较多高质量药物评估的疗效和安全性研究结果，因此 PanNET 治疗取得显著进展。生长抑素类似物可控制 PanNET 生长，缓解大多数功能性 PanNET 的内分泌症状，缓解疾病进展。分子靶向药物也能够缓解疾病进展，但对于 Ki-67 值（> 10%）相对高或进展期的肿瘤，分子靶向药物治疗并不能显著缩小肿瘤体积。基于替莫唑胺或链脲佐菌素的化疗可用于快速进展性肿瘤和（或）肿瘤体积较大的患者。肽受体放射性核素治疗应用于对生长抑素受体闪烁显像剂摄取显著的肿瘤。3 级胰腺神经内分泌癌可用顺铂化疗，但总体预后较差。虽然肿瘤标志物的研发将有助于个体化治疗方案的选择，但目前尚未有针对 PanNET 的肿瘤标志物。基于近期的研究结果，一些学会提出了 PanNET 的标准治疗流程（图 128-1）。然而，存在争议的临床问题仍较多，期待正在进行的前瞻性多中心研究能够给出答案。

☞ 参考文献

[1] Modlin IM, Oberg K, Chung DC et al. Gastroenteropancreatic neuroendocrine tumours. Lancet Oncol 2008;9(1):61–72.

[2] Moertel CG, Lefkopoulo M, Lipsitz S, Hahn RG, Klaassen D. Streptozocin–doxorubicin, streptozocin–fluorouracil or chlorozotocin in the treatment of advanced islet-cell carcinoma. N Engl J Med 1992;326(8): 519–523.

[3] Moertel CG, Kvols LK, O'Connell MJ, Rubin J. Treatment of neuroendocrine carcinomas with combined etoposide and cisplatin. Evidence of major therapeutic activity in the anaplastic variants of these neoplasms. Cancer 1991;68(2):227–232.

[4] Falconi M, Bartsch DK, Eriksson B et al. ENET Consensus Guidelines for the management of patients with digestive neuroendocrine neoplasms of the digestive system: well-differentiated pancreatic nonfunctioning tumors. Neuroendocrinology 2012;95(2):120–134.

[5] Jensen RT, Cadiot G, Brandi ML et al. ENET Consensus Guidelines for the management of patients with digestive neuroendocrine neoplasms: functional pancreatic endocrine tumor syndromes. Neuroendocrinology 2012;95(2):98–119.

[6] Kaltsas G, Grossman AB. The expanding role of somatostatin analogues in the treatment of neuroendocrine tumours: the CLARINET study. Clin Endocrinol (Oxf) 2015;83(6):759–761.

[7] de Herder WW, van Schaik E, Kwekkeboom D, Feelders RA. New therapeutic options for metastatic malignant insulinoma. Clin Endocrinol (Oxf) 2011;75(3):277–284.

[8] Kaltsas G, Androulakis II, de Herder WW, Grossman AB. Paraneoplastic syndromes secondary to neuroendocrine tumours. Endocr Relat Cancer 2010;17(3):R173–R193.

[9] Rinke A, Muller HH, Schade-Brittinger C et al. Placebo-controlled, double-blind, prospective, randomized study on the effect of octreotide LAR in the control of tumor growth in patients with metastatic neuroendocrine midgut tumors: a report from the PROMID Study Group. J Clin Oncol 2009;27(28):4656–4663.

[10] Caplin ME, Pavel M, Ruszniewski P. Lanreotide in metastatic enteropancreatic neuroendocrine tumors. N Engl J Med 2014;371(16): 1556–1557.

[11] Cives M, Strosberg J. An update on gastroenteropancreatic neuroendocrine tumors. Oncology (Williston Park) 2014;28(9):749–756, 758.

[12] Kouvaraki MA, Ajani JA, Hoff P et al. Fluorouracil, doxorubicin, and streptozocin in the treatment of patients with locally advanced and metastatic pancreatic endocrine carcinomas. J Clin Oncol 2004;22(23): 4762–4771.

[13] Koumarianou A, Kaltsas G, Kulke MH et al. Temozolomide in advanced neuroendocrine neoplasms: pharmacological and clinical aspects. Neuroendocrinology 2015;101(4):274–288.

[14] Kulke MH, Stuart K, Enzinger PC et al. Phase II study of temozolomide and thalidomide in patients with metastatic neuroendocrine tumors. J Clin Oncol 2006;24(3):401–406.

[15] Strosberg JR, Fine RL, Choi J et al. First-line chemotherapy with capecitabine and temozolomide in patients with metastatic pancreatic endocrine carcinomas. Cancer 2011;117(2):268–275.

[16] Strosberg JR, Coppola D, Klimstra DS et al. The NANET consensus guidelines for the diagnosis and management of poorly differentiated (high-grade) extrapulmonary neuroendocrine carcinomas. Pancreas 2010;39(6):799–800.

[17] Sorbye H, Strosberg J, Baudin E, Klimstra DS, Yao JC. Gastroenteropancreatic high-grade neuroendocrine carcinoma. Cancer 2014;120(18):2814–2823.

[18] Raymond E, Dahan L, Raoul JL et al. Sunitinib malate for the treatment of pancreatic neuroendocrine tumors. N Engl J Med

2011;364(6):501–513.

[19] Yao JC, Shah MH, Ito T et al. Everolimus for advanced pancreatic neuroendocrine tumors. N Engl J Med 2011;364(6): 514–523.

[20] Kwekkeboom DJ, de Herder WW, Kam BL et al. Treatment with the radiolabeled somatostatin analog [^{177}Lu-DOTA^0,Tyr^3] octreotate: toxicity, efficacy, and survival. J Clin Oncol 2008;26(13):2124–2130.

[21] Imhof A, Brunner P, Marincek N et al. Response, survival, and long-term toxicity after therapy with the radiolabeled somatostatin analogue [^{90}Y-DOTA]-TOC in metastasized neuroendocrine cancers. J Clin Oncol 2011;29(17):2416–2423.

[22] Bodei L, Kidd M, Prasad V, Modlin IM. Peptide receptor radionuclide therapy of neuroendocrine tumors. Front Horm Res 2015;44:198–215.

Interventional Radiology in the Treatment of Pancreatic Neuroendocrine Tumors

129

介入治疗胰腺神经内分泌肿瘤

Takao Ohtsuka, Hideyo Kimura, Masafumi Nakamura　著

王凤丹　译

潘　杰　校

一、介入治疗的方法

介入疗法仅适用于分化良好的 PanNET 肝转移的治疗。根据世界卫生组织的分类 [1]，这相当于肿瘤 1 级和 2 级，但不适用于分化差的胰腺神经内分泌癌（3 级）。这样选择的原因是分化良好的 PanNET 在形态学上边界清晰，即使在转移部位生长也相对缓慢，据报道肝转移性病变由肝动脉提供超过90%的血供 [2]（图 129-1）。因此，与肝细胞肝癌类似，经肝动脉栓塞术（transarterial embolization，TAE）、经肝动脉化疗栓塞术（transarterial chemoembolization，TACE）及射频消融（radiofrequency ablation，RFA）均可用于 PanNET 肝转移的治疗。微波凝固疗法，激光间质热疗及冷冻疗法最近也作为有潜力的技术进展，被纳入了不可切除 PanNET 的各种有效治疗方案中。

根据 ENETS 指南 [3]，PanNET 的肝转移在形态学上可以分为三种形式：简单型（转移灶局限于一侧肝脏）、复杂型（转移灶分布在两侧肝脏）和转移灶弥漫分布型。没有肝外转移的简单型和复杂型肝转移通常可以通过根治性手术进行手术切除，弥漫型则需要多学科治疗，包括全身用药、手术减瘤辅以局部消融治疗（如 TAE/TACE 和 RFA）。随着抗癌药、分子靶向药和多肽受体类似物等系统性药物及手术技术发展，TAE/TACE 及 RFA 的作用仅限于缓解由于肿瘤快速生长分泌激素所引起的症状或作为手术期间或手术后的辅助治疗 [3-7]。

二、TAE/TACE

TAE/TACE 是分化良好的 PanNET 不可切除肝转移的多学科疗法的一种。因此，仅用 TAE/TACE 对生存率的影响仍不明确；尽管如此，据报道 TAE/TACE 能使激素过分泌引起的症状减轻 50% ～ 90%，效果延长 6 ～ 53 个月，无进展时间可达 10 ～ 19 个月 [2]。由于肿瘤的扩散范围、多学科治疗期间 TAE/

TACE 的治疗时机及 TAE/TACE 的后续治疗在各个研究中不尽相同，所以报道的 TAE/TACE 治疗患者的 5 年生存率为 0% ～ 80% 不等[2]。

在 TAE 中，组织黏合剂与碘油混合，形成含碘油或不含碘油的颗粒、聚（乙烯醇）泡沫和使用玻璃或树脂的微球，以此来作为栓塞剂[2]。在 TACE 期间，多种化疗药，如阿霉素、链脲佐菌素、达卡巴嗪、阿霉素，顺铂和丝裂霉素 C，均可与碘油混合使用[2, 7]。经动脉技术的最新发展趋势是将生长抑素类似物与放射性物质混合作为栓塞剂。[90Y] 兰瑞肽栓塞可达到 22.5% ～ 63% 的影像学有效率，中位生存时间为 22 ～ 70 个月[7]。据报道，TACE 的局部化疗药浓度比全身化疗高 10 ～ 20 倍；然而，化疗药对 TAE 的额外影响尚不明确[2]。重复 TAE/TACE 会破坏动脉内膜，然后加速侧支形成，导致难以再次进行 TAE/TACE。

据报道，TAE/TACE 后的发病率和死亡率分别为 0% ～ 28% 和 0% ～ 5.6%[2]。TAE/TACE 相关的并发症有肝脓肿、肝功能不全（有时梗死可以引起肝功能衰竭）、胸腔积液和胃溃疡。许多患者会出现 TAE/TACE 综合征的症状，包括一过性发热、白细胞增多和肝酶升高，其中大部分症状在 TAE/TACE 后数天内会缓解。胆管树的局限性慢性感染是 TAE/TACE 后肝脓肿的高危因素，因为胆道系统仅由肝动脉供血，TAE/TACE 会导致胆道缺血。所以，对于有胆道干预史的患者，包括胰十二指肠切除术或内镜下括约肌切开术后的患者，应避免行 TAE/TACE。此外，患有门静脉瘤栓或肝性腹水的患者也是 TAE/TACE 的禁忌证，因为这类患者在 TAE/TACE 后发生肝功能衰竭的风险很高。

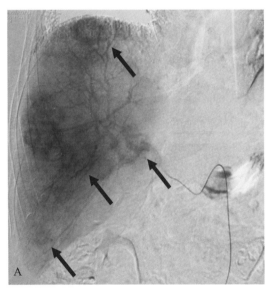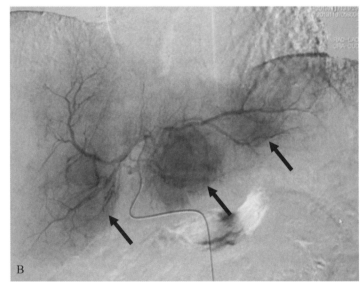

▲ 图 129-1　血管造影显示肝转移的肿瘤染色

血管活性肠肽瘤患者经肝右动脉（A）和肝左动脉（B）的血管造影显示肿瘤染色。箭示肿瘤染色（图片由九州大学医学医学研究院医学及生物调查科学系 Tetsuhide Ito 博士提供）

三、RFA

RFA 可以在开放手术和腹腔镜手术期间进行，或者在计算机断层扫描或超声引导下经皮穿刺进行。一项研究[8]显示对于分化良好 PanNET 的肝转移，单独使用 RFA 的预后与肝切除相当。然而，该项研究纳入的病例仅限于体积相对较小且转移灶数量较少的患者。目前，RFA 被用作辅助治疗在肝切除术期间或之后，或在 TAE/TACE 后 [3-7] 治疗持续存活的病变（图 129-2）。与 RFA 相关的不良事件包括气胸、肝脓肿、胃肠道穿孔和皮肤烧伤，但是严重及致命的并发症罕见 [7]。应避免对有胆道干预史的患者进行 RFA，其原因与 TAE/TACE 相同，即存在致命性肝脓肿的风险。

最近有报道将 RFA 用于治疗 PanNET 原发灶。一个意大利团队 [9] 描述了他们治疗 10 例患者的经验，其中 7 名患者的肿瘤位于胰腺近端，3 名患者的肿瘤位于胰腺远端，平均肿瘤直径为 16mm（范围为 9 ～ 29mm）。7 例患者的所有病灶均由经皮穿刺完全消融，2 例患者行剖腹手术，1 例行腹腔镜手术。其中 3 名患者发生了轻度胰腺炎，且这些患者均在 2 天内治愈。在 30 个月的中位监测期间（范围 12 ～ 60 个月）未观察到复发。虽然这种方法适用于一般情况较弱的患者的相对较小的 PanNET 原发灶，但需要进行更大样本量的长期研究来确定该治疗方法的可行性。

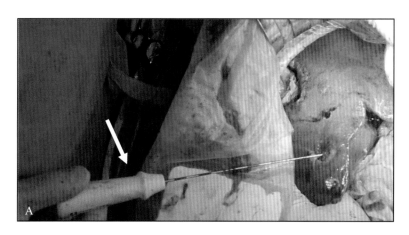
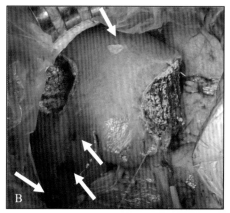

▲ 图 129-2　射频消融对胰腺神经内分泌肿瘤肝转移行开腹减瘤术
A. 使用消融针进行射频消融（箭）；B. 减瘤术后。箭示消融针进行射频消融后的点。患者与图 129-1 中的患者相同

☞ 参考文献

［1］ Klimstra DS, Komminoth P, Arnold R et al. Neuroendocrine neoplasms of the pancreas. In: World Health Organization Classification of Tumors, Pathology and Genetics of Tumors of the Digestive System. Lyon: IARC Press, 2010: 322–326.

［2］ Vogl TJ, Naguib NN, Zangos S et al. Liver metastases of neuroendocrine carcinomas: interventional treatment via transarterial embolization, chemoembolization and thermal ablation. Eur J Radiol 2009;72:517–528.

［3］ Steinmüller T, Kianmanesh R, Falconi M et al. Consensus guidelines for the management of patients with liver metastases from digestive (neuro)endocrine tumors: foregut, midgut, hindgut, and unknown primary. Neuroend-ocrinology 2008;87:47–62.

［4］ Kulke MH, Anthony LB, Bushnell DL et al. NANETS treatment guidelines: well-differentiated neuroendocrine tumors of the stomach and pancreas. Pancreas 2010;39:735–752.

［5］ Falconi M, Bartsch DK, Eriksson B et al. ENETS consensus guidelines for the management of patients with digestive neuroendocrine neoplasms of the digestive system: well-differentiated pancreatic nonfunctioning tumors. Neuroendocrinology 2012;95:120–134.

［6］ National Comprehensive Cancer Network. NCCN Clinical Practice Guidelines in Oncology. Neuroendocrine Tumors, Version 1. Fort Washington, PA: National Comprehensive Cancer Network, 2015. Available at: http://www.nccn.org. Accessed September 5, 2017.

［7］ Kennedy A, Bester L, Salem R et al. Role of hepatic intra-arterial therapies in metastatic neuroendocrine tumours (NET):

guidelines from the NET-Liver-Metastases Consensus Conference. HPB (Oxford) 2015;17: 29–37.

[8] Mazzaglia PJ, Berber E, Milas M et al. Laparoscopic radiofrequency ablation of neuroendocrine liver metastases: a 10-year experience evaluating predictors of survival. Surgery 2007;142:10–19.

[9] Rossi S, Viera FT, Ghittoni G et al. Radiofrequency ablation of pancreatic neuroendocrine tumors: a pilot study of feasibility, efficacy, and safety. Pancreas 2014;43:938–945.

胰腺内分泌肿瘤外科
治疗篇

Surgical Management of Endocrine Tumors of the Pancreas

130

Surgical Treatment of Endocrine Tumors: Enucleation
胰腺神经内分泌肿瘤的外科治疗：剜除术

Henning Dralle, Phuong Nguyen Thanh, Andreas Machens　著

曹　喆　沈可心　译

张太平　校

一、概述

治疗 PanNET 的手术在近代已出现[1, 2]。虽然缺乏充足的临床证据，但由于治愈率高、并发症少，因此剜除术是治疗内分泌肿瘤的首选[3]。近一个世纪以来，临床上依旧使用剜除术治疗微小的、良性 PanNET。然而，先进的成像技术使得更多的胰腺肿瘤逐渐被发现[4-10]，增加了 PanNET 治疗难度。我们可通过检测有丝分裂频率、Ki-67 指数等肿瘤增殖标志[11-14]来评估疾病风险，并制订相应的临床诊疗方案，干预措施从保守到根除分别是：定期监测患者的激素水平，行肿瘤剜除术和胰腺切除术。

二、微小散发性、良性、无功能胰腺神经内分泌肿瘤的观察与手术治疗

与有症状的 PanNET[15]相比，偶发、微小、无功能的 PanNET 在组织病理学上具有较低的侵袭性。原发肿瘤的大小与肿瘤分级[16]、Ki-67 指数[17]、淋巴结转移和远处转移呈正相关[17-19]。根据大多数研究与报道，直径＜ 2cm 的 PanNET 与疾病相关的死亡率接近于 0[17, 19-21]。在没有手术干预的情况下，这些散发性、无功能 PanNET 中有 13%[20]和 16%[17]较初诊时增大了 20% 以上，肿瘤生长速度约为每年 0.12mm[20]。初次手术的患者，术后随访 18 个月[20]、45 个月[21]甚至 283 个月后疾病无进展[17]。因此，只要没有肿瘤生长和转移的临床证据，散发、偶发、直径小于 15mm 的无功能 PanNET 患者是可以定期复查、随访的。

三、增生性肿瘤的术前成像与活性评估

对于微小的 PanNET，术前超声内镜成像[22-25]、横断面成像（CT、MRI）或功能性成像（奥曲肽；

FDG-PET/CT）[26-30] 提示了病灶切除可选用的术式，如腹腔镜或开腹的肿瘤剜除术及胰腺切除术。与无功能性 PanNET 不同，一些功能性肿瘤，特别是微小的胰岛素瘤，可能无法用常规影像学检测到，需通过选择性动脉内刺激来确定 PanNET 的位置[31]。肿瘤剜除术的适应证包括：位于胰头前部、胰体和胰尾的微小肿瘤，禁忌证包括：肿瘤位于胰腺的深处并累及主胰管（表 130-1、图 130-1 至图 130-3）。相反，胰腺切除术的适应证包括：位于胰腺深处、黏附或侵入主胰管的肿瘤（图 130-1、图 130-3），根据具体情况部分或完全切除胰头、胰体或尾部。无论采用何种术前成像技术，我们都不能排除肿瘤累及主胰管的情况，因此，我们应在术中先用超声探查胰管情况、排除胰腺多灶病变[32]。

术前风险评估、肿瘤细胞分级可通过内镜超声引导的细针抽吸细胞活检完成，肿瘤细胞的增殖活性可通过 Ki-67 免疫细胞学检查确定[32-35]。为提高准确性，病理医生必须有充足的经验，并了解这些检验方法的局限性[33]。

表 130-1　PanNET 剜除术的适应证

直径 1～2cm 无功能性 PanNET，或直径＜2cm 的胰岛素瘤且： 　● （根据标准和功能成像，或 Ki-67）判定为良性、低级别 　● 无可疑淋巴结肿大或远处转移 　● 未广泛、深入侵犯胰腺组织 　● 未在术中超声中见到肿瘤附着于胰管 剜除术可单独或联合胰腺切除术治疗 MEN-1 相关的 PanNET 位于胰头背部的 PanNET 可以考虑剜除术或胰头背部肿瘤切除术 胰胃泌素瘤 80%～90% 为恶性和淋巴结阳性，因此无论大小应首选胰腺切除术

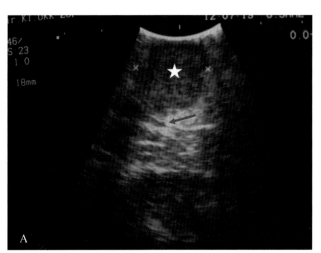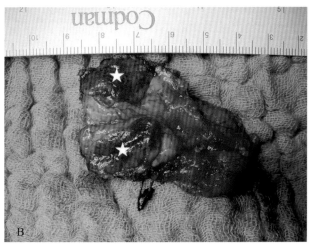

▲ 图 130-1　胰体胰岛素瘤（五角星）附着于主胰管（箭）(A)，因此经腹腔镜将其切除（B），而未行剜除术

四、剜除术的手术方法

在没有证据表明肿瘤转移或累及主胰管的前提下，微小、良性或低级别 PanNET 的治疗首选剜除术[36-46]。技术层面上，除了位于胰头背部、胰头、胰体和尾部的肿瘤均可被剜除[47]。剜除术的主要优点包括：手术创面小，内分泌和外分泌功能最大限度保留；主要缺点包括：胰瘘风险大，在少数情况下，

可能最后病理证实为恶性，但术中未行淋巴结清扫而出现复发和远处转移。

在超声提示胰腺导管无肿瘤侵犯的前提下，PanNET 剜除术需谨慎解剖肿瘤包膜周围的胰腺实质，注意不要切及肿瘤包膜与相邻的胰腺组织（图 130-2、图 130-3），并小心缝合或用夹子封闭胰导管和微血管。冰冻结果回报切缘未见肿瘤后，再用可吸收缝线或 5-0 或 6-0 缝线关闭胰腺包膜。常规放置引流管，并根据术后引流量和淀粉酶情况择期拔除。若不小心切及主胰管，注意不要过度缝合切口，而是将原剜除术改为节段性胰体或远端胰尾切除术，或行 Roux-en-Y 术式将空肠襻吻合至切口处用于引流[46]。

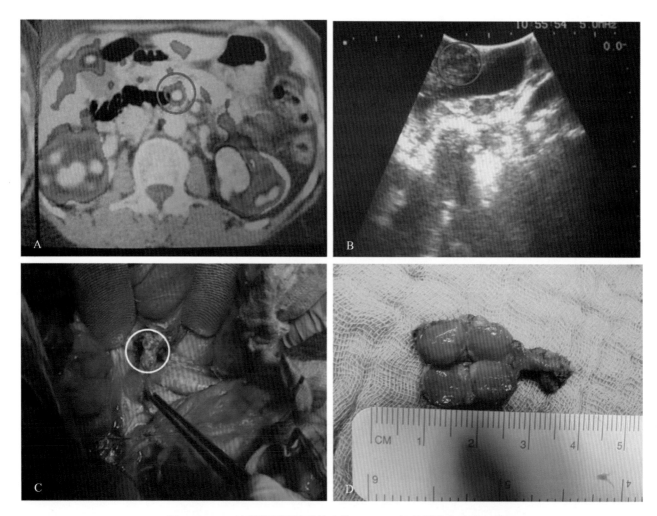

▲ 图 130-2　二次开腹剜除胰腺钩突处 MEN-1 相关的胰岛素瘤（圈）
A. 术前 ^{18}F-DOPA PET/CT；B. 术中超声；C. 术中肿瘤剜除；D. 肿瘤标本

五、剜除术后的短期和长期预后情况

最近有研究对比了剜除术和胰腺切除术在微小 PanNET 中的应用[48]，其中 9% 的剜除术是在腹腔镜下完成的。

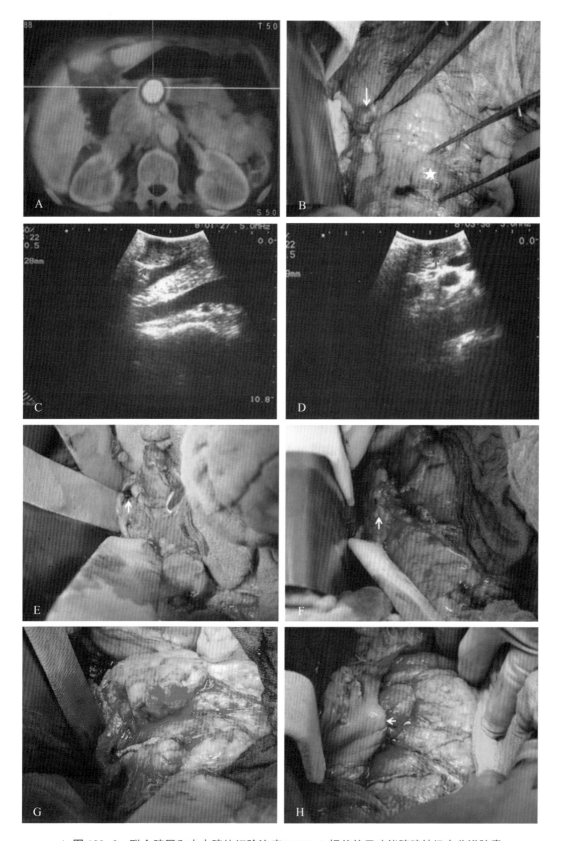

▲ 图 130-3　联合胰尾和中央胰体切除治疗 MEN-1 相关的无功能胰腺神经内分泌肿瘤

A. 术前 ^{68}Ga-DOTA-NOC (DOTA-Nal-octreotide) PET/CT 示胰体内毗邻胰后血管的 PanNET；B. 术中胰体部肿瘤（五角星），胰尾部肿瘤（箭）；C. 术中超声提示胰体部 25mm 肿瘤（五角星）与肠系膜门静脉及主胰管（箭）相邻；D. 术中超声示胰尾 6mm 肿瘤（箭）；E. 剜除术后胰尾位置（箭）；F. 术中闭合性胰腺缺损（箭）；G. 胰体中段切除术后；H. 术中行胰 - 胃吻合术（箭）重建胰腺

剜除术较胰腺切除术的优势体现在手术时间短（$P < 0.001$）、出血量少（$P < 0.001$），劣势体现在整体胰瘘率高（33% vs 20%），二者在住院时间、死亡率和二次手术的比例上无明显差异。剜除术后发生B+C级胰瘘的风险略低于胰腺切除术（44% vs 50%）[49]。导致术后胰瘘的主要因素包括：剜除过深[38]、从胰头钩突部剜除 PanNET[36, 37]，但与腹腔镜或开腹手术无关[38]。在肿瘤级别较低、切缘阴性、肿瘤无局部区域或远处转移的前提下，肿瘤剜除术的长期预后并不亚于胰腺切除术[48, 50, 51]。

在剜除直径 < 2cm 的无功能 PanNET 后，8% 的患者出现晚期复发和肿瘤转移[52]，这可能是淋巴结转移导致的[53-57]，但剜除术是否要清扫解剖局部淋巴结目前仍存争议[53-59]。直径 < 2cm 的无功能 PanNET 患者中，淋巴结转移约占 25%[53-55]。术前对淋巴结转移的评估仍是一大挑战[58]，且淋巴结清扫可导致更多的术后并发症。我们必须权衡利弊，根据每个患者的实际情况决定是否要清扫淋巴结。

有证据表明，微小、G_2 或 G_3 级肿瘤和临床可疑淋巴结阳性的患者选择胰腺切除术，合并局部淋巴结清扫术，比单纯的剜除术获益更明显[56]。但另一方面，剜除术保留了更多胰脏实质，术后胰腺丧失内分泌（1% vs 11%）和外分泌功能的比例（0% vs 25%）较胰腺切除术低[48]。

六、腹腔镜下剜除术后的预后

无论合并淋巴结清扫与否，腹腔镜下 PanNET 剜除术都得到了业内广泛的认可[60-66]。比较腹腔镜和开放性剜除术的前瞻性随机对照试验尚未开展[60]。回顾性研究提示，腹腔镜下剜除术后胰瘘的风险高于腹腔镜下胰腺切除术[64]。无论选择腹腔镜或开腹[65]，胰头肿瘤剜除比胰体尾肿瘤剜除有更高的胰瘘风险[63]。我们目前仍需要更多研究来阐明腹腔镜下剜除术后的长期预后情况。

☞ 参考文献

［1］ Wilder RM, Allan FN, Power MH, Robertson HE. Carcinoma of the islands of the pancreas; hyperinsulinism and hypoglycemia. JAMA 1927;89:348–355.

［2］ Howland G, Campell WR, Maltby EJ, Robinson WL. Dysinsulinism, convulsions and coma due to islet cell tumor of the pancreas, with operation and cure. JAMA 1929;93:674–679.

［3］ Krauss H. Chirurgische Bedeutung des Pankreasadenoms. Arch Klin Chir 1936;186:38–39.

［4］ Ito T, Igarashi H, Nakamura K et al. Epidemiological trends of pancreatic and gastrointestinal neuroendocrine tumors in Japan: a nationwide survey analysis. J Gastroenterol 2015;50:58–64.

［5］ Kuo JH, Lee JA, Chabot JA. Nonfunctional pancreatic neuroendocrine tumors. Surg Clin N Am 2014;94: 689–708.

［6］ Fraenkel M, Faggiano A, de Herder WW, Valk GD. Incidence of gastroenterpancreatic neuroendocrine tumours: a systematic review of the literature. Endocr Relat Cancer 2014;21: R153–R163.

［7］ Scherübl H, Streller B, Stabenow R et al. Clinically detected gastroenteropancreatic neuroendocrine tumors are on the rise: epidemiological changes in Germany. World J Gastroenterol 2013;19:9012–9019.

［8］ Kuo EJ, Salem RR. Population-level analysis of pancreatic neuroendocrine tumors 2 cm or less in size. Ann Surg Oncol 2013;20: 2815–2821.

［9］ Zarate X, Williams N, Herrera MF. Pancreatic incidentalomas. Best Pract Res Clin Endocrinol Metab 2012; 26:97–103.

［10］ Franko J, Feng W, Yip L, Genovese E, Moser AJ. Non-functional neuroendocrine carcinoma of the pancreas: incidence, tumor biology, and outcomes in 2,158 patients. J Gastrointest Surg 2010;14:541–548.

[11] Reid MD, Bagci P, Ohike N et al. Calculation of the Ki67 index in pancreatic neuroendocrine tumors: a comparative analysis of four counting methodologies. Mod Pathol 2015;28:686–694.

[12] Basturk O, Yang Z, Tang LH et al. The high-grade (WHO G3) pancreatic neuroendocrine tumor category is morphologically and biologically heterogeneous and includes both well differentiated and poorly differentiated neoplasms. Am J Surg Pathol 2015;39:683–690.

[13] Miller HC, Drymousis P, Flora R, Goldin R, Spalding D, Frilling A. Role of Ki-67 proliferation index in the assessment of patients with neuroendocrine neoplasias regarding the stage of disease. World J Surg 2014;38: 1353–1361.

[14] Khan MS, Luong TV, Watkins J, Toumpanakis C, Caplin ME, Meyer T. A comparison of Ki67 and mitotic count as prognostic markers for metastatic pancreatic and midgut neuroendocrine neoplasms. Br J Cancer 2013;108:1838–1845.

[15] Birnbaum DJ, Gaujoux S, Cherif R et al. Sporadic nonfunctioning pancreatic neuroendocrine tumors: prognostic significance of incidental diagnosis. Surgery 2014;155:13–21.

[16] Jung JG, Lee KT, Woo S et al. Behavior of small, asymptomatic, nonfunctioning pancreatic neuroendocrine tumors (NF-PNETs). Medicine 2015; 94e983.

[17] Kishi Y, Shimada K, Nara S, Esaki M, Hiraoka N, Kosuge T. Basing treatment strategy for non-functional pancreatic neuroendocrine tumors on tumor size. Ann Surg Oncol 2014;21:2882–2888.

[18] Kim MJ, Choi DW, Choi SH et al. Surgical strategies for non-functioning pancreatic neuroendocrine tumours. Br J Surg 2012;99:1562–1568.

[19] Bettini R, Partelli S, Boninsegna L et al. Tumor size correlates with malignancy in nonfunctioning pancreatic endocrine tumor. Surgery 2011;150:75–82.

[20] Gaujoux S, Partelli S, Maire F et al. Observational study of natural history of small sporadic nonfunctioning pancreatic neuroendocrine tumors. J Clin Endocrinol Metab 2013;98:4784–4789.

[21] Lee LC, Grant CS, Salomao DR et al. Small, nonfunctioning, asymptomatic pancreatic neuroendocrine tumors (PNETs): role for nonoperative management. Surgery 2012;152:965–974.

[22] Kartalis N, Mucelli RMP, Sundin A. Recent developments in imaging of pancreatic neuroendocrine tumors. Ann Gastroenterol 2015;28:193–202.

[23] James PD, Tsolakis AV, Zhang M et al. Incremental benefit of preoperative EUS for the detection of pancreatic neuroendocrine tumors: a meta-analysis. Gastrointest Endosc 2015;81:848–856.

[24] van Asselt SJ, Brouwers AH, van Dullemen HM et al. EUS is superior for detection of pancreatic lesions compared with standard imaging in patients with multiple endocrine neoplasia type 1. Gastrointest Endosc 2015;8:159–167.

[25] Puli SR, Kalva N, Bechtold ML et al. Diagnostic accuracy of endoscopic ultrasound in pancreatic neuroendocrine tumors: a systematic review and meta-analysis. World J Gastroenterol 2013;19:3678–3684.

[26] Utsumi M, Umeda Y, Takagi K et al. Correlation of computed tomography imaging features and pathological features of 41 patients with pancreatic neuroendocrine tumors. Hepatogastroenterology 2015;62:441–446.

[27] Takumi K, Fukukura Y, Higashi M et al. Pancreatic neuroendocrine tumors: correlation between the contrast-enhanced computed tomography features and the pathological tumor grade. Eur J Radiol 2015;84:1436–1443.

[28] Rha SE, Jung SE, Lee KH, Ku YM, Byun JY, Lee JM. CT and MR imaging findings of endocrine tumor of the pancreas according to WHO classification. Eur J Radiol 2007;62:371–377.

[29] Squires MH III, Volkan Adsay N, Schuster DM et al. Octreoscan versus FDG-PET for neuroendocrine tumor staging: a biological approach. Ann Surg Oncol 2015;22:2295–2301.

[30] Tomimaru Y, Eguchi H, Tatsumi M et al. Clinical utility of 2-[18F]fluoro-2-deoxy-d-glucose positron emission tomography in predicting World Health Organization grade in pancreatic neuroendocrine tumors. Surgery 2015;157:269–276.

[31] Thompson SM, Vella A, Service FJ, Grant CS, Thompson GB, Andrews JC. Impact of variant pancreatic arterial anatomy and overlap in regional perfusion on the interpretation of selective arterial calcium stimulation with hepatic venous sampling for preoperative localization of occult insulinoma. Surgery 2015;158:162–172.

[32] Sugimoto M, Takagi T, Hikichi T et al. Efficacy of endoscopic ultrasonography-guided fine needle aspiration for pancreatic neuroendocrine tumor grading. World J Gastroenterol 2015;21:8118–8124.

[33] Moyana TN, Kendal WS, Chatterjee A et al. Role of fine-needle aspiration in the surgical management of pancreatic neuroendocrine tumors: utility and limitations in light of the new World Health Organization classification. Arch Pathol Lab Med 2014;138:

896–902.

[34] Farrell JM, Pang JC, Kim GE, Tabatabai ZL. Pancreatic neuroendocrine tumors: accurate grading with Ki-67 index on fine-needle aspiration specimens using the WHO 2010/ENETS criteria. Cancer 2014;122:770–778.

[35] Hooper K, Mukhtar F, Li S, Eltoum IA. Diagnostic error assessment and associated harm of endoscopic ultrasound-guided fine-needle aspiration of neuroendocrine neoplasms of the pancreas. Cancer Cytopathol 2013;121:653–660.

[36] Song KB, Kim SC, Hwang DW et al. Enucleation for benign or low-grade malignant lesions of the pancreas: single-center experience with 65 consecutive patients. Surgery 2015;158:1203–1210.

[37] Faitot F, Gaujoux S, Barbier L et al. Reappraisal of pancreatic enucleations: a single-center experience of 126 procedures. Surgery 2015;158:201–210.

[38] Heeger K, Falconi M, Partelli S et al. Increased rate of clinically relevant pancreatic fistula after deep enucleation of small pancreatic tumors. Langenbecks Arch Surg 2014;399:315–321.

[39] Beger HG, Poch B, Vasilescu C. Benign cystic neoplasm and endocrine tumours of the pancreas – when and how to operate – an overview. Int J Surg 2014;12:606–614.

[40] Cherif R, Gaujoux S, Couvelard A et al. Parenchymasparing resections for pancreatic neuroendocrine tumors. J Gastrointest Surg 2012;16:2045–2055.

[41] Hackert T, Hinz U, Fritz S et al. Enucleation in pancreatic surgery: indications, technique, and outcome compared to standard pancreatic resections. Langenbecks Arch Surg 2011;396:1197–1203.

[42] Casadei R, Ricci C, Rega D et al. Pancreatic endocrine tumors less than 4 cm in diameter: resect or enucleate? A single-center experience. Pancreas 2010;39:825–828.

[43] Crippa S, Boninsegna L, Partelli S, Falconi M. Parenchyma-sparing resections for pancreatic neoplasms. J Hepatobiliary Pancreat Sci 2010;17:782–787.

[44] Pitt SC, Pitt HA, Baker MS et al. Small pancreatic and periampullary neuroendocrine tumors: resect or enucleate? J Gastrointest Surg 2009;13:1692–1698.

[45] Crippa S, Bassi C, Salvia R, Falconi M, Butturini G, Pederzoli P. Enucleation of pancreatic neoplasms. Br J Surg 2007;94:1254–1259.

[46] Dralle H, Krohn SL, Karges W, Boehm BO, Brauckhoff M, Gimm O. Surgery of resectable nonfunctioning neuroendocrine pancreatic tumors. World J Surg 2004;28:1248–1260.

[47] Iacono C, Ruzzenente A, Conci S, Xillo L, Guglielmi A. Head dorsal pancreatectomy: an alternative to the pancreaticoduodenectomy for not enucleable benign or low-grade malignant lesions. Pancreatology 2014;14: 419–424.

[48] Chua TC, Yang TX, Gill AJ, Samara JS. Systematic review and meta-analysis of enucleation versus standardized resection for small pancreatic lesions. Ann Surg Oncol 2016;23:592–599.

[49] Bassi C, Dervenis C, Butturini G, Fingerhut A, Yeo C, Izbicki J. Postoperative pancreatic fistula: an international study group (ISGPF) definition. Surgery 2005;138:8–12.

[50] Gratian L, Pura J, Dinan M, Roman S, Reed S, Sosa JA. Impact of extent of surgery on survival in patients with small nonfunctional pancreatic neuroendocrine tumors in the United States. Ann Surg Oncol 2014;21: 3515–3521.

[51] Bilimoria KY, Talamonti MS, Tomlinson JS et al. Prognostic score predicting survival after resection of pancreatic neuroendocrine tumors. Ann Surg 2008;247:490–500.

[52] Haynes AB, Deshpande V, Ingkakul T et al. Implications of incidentally discovered, nonfunctioning pancreatic endocrine tumors: short-term and longterm patient outcomes. Arch Surg 2011;146:534–538.

[53] Curran T, Pockaj BA, Gray RJ, Halfdanarson TR, Wasif N. Importance of lymph node involvement in pancreatic neuroendocrine tumors: impact on survival and implications for surgical resection. J Gastrointest Surg 2015;19:152–160.

[54] Hashim YM, Trinkaus KM, Linehan DC et al. Regional lymphadenectomy is indicated in the surgical treatment of pancreatic neuroendocrine tumors (PNETs). Ann Surg 2014;259:197–203.

[55] Toste PA, Kadera BE, Tatishchev SF et al. Nonfunctional pancreatic neuroendocrine tumors <2 cm on preoperative imaging are associated with a low incidence of nodal metastasis and an excellent overall survival. J Gastrointest Surg 2013;17:2105–2113.

[56] Partelli S, Gaujoux S, Boninsegna L et al. Pattern and clinical predictors of lymph node involvement in nonfunctioning pancreatic neuroendocrine tumors (NF-PanNET). JAMA Surg 2013;148:932–939.

[57] Krampitz GW, Norton JA, Poultsides GA, Visser BC, Sun L, Jensen RT. Lymph nodes and survival in pancreatic neuroendocrine tumors (pNET). Arch Surg 2012;147:820–827.

[58] Parekh JR, Wang SC, Bergsland EK et al. Lymph node sampling rates and predictors of nodal metastasis in pancreatic neuroendocrine tumor resections. Pancreas 2012;41:840–844.

[59] Falconi M, Mantovani W, Crippa S, Mascetta G, Salvia R, Pederzoli P. Pancreatic insufficiency after different resections for benign tumors. Br J Surg 2008;95:85–91.

[60] Drymousis P, Raptis DA, Spalding D et al. Laparoscopic versus open pancreas resection for pancreatic neuroendocrine tumours: a systematic review and meta-analysis. HPB (Oxford) 2014;16:397–406.

[61] Al-Kurd A, Chapchay K, Grozinsky-Glasberg S, Mazeh H. Laparoscopic resection of pancreatic neuroendocrine tumors. World J Gastroenterol 2014;20:4908–4916.

[62] Haugvik SP, Marangos IP, Rosok BI et al. Long-term outcome of laparoscopic surgery for pancreatic neuroendocrine tumors. World J Surg 2013;37:582–590.

[63] Costi R, Randone B, Mal F, Basato S, Levard H, Gayet B. A critical appraisal of laparoscopic pancreatic enucleations: right-sided procedures (pancreatic head, uncus) are not mini-invasive surgery. Surg Laparosc Endosc Percutan Tech 2013;23:524–531.

[64] Fernandez-Cruz L, Molina V, Vallejos R, Chavarria EJ, Lopez-Boado MA, Ferrer J. Outcome after laparoscopic enucleation for non-functional neuroendocrine pancreatic tumours. HPB (Oxford) 2012;14:171–176.

[65] Hu M, Zhao G, Luo Y, Liu R. Laparoscopic versus open treatment for benign pancreatic insulinomas: an analysis of 89 cases. Surg Endosc 2011;25:3831–3837.

[66] Fernandez-Cruz, Blanco L, Cosa R, Redon H. Is laparoscopic resection adequate in patients with neuroendocrine pancreatic tumors? World J Surg 2008;32:904–917.

Local Treatment of Endocrine Tumors: Duodenum-Preserving Partial or Total Pancreatic Head Resection and Pancreatic Middle-Segment Resection

131

胰腺神经内分泌肿瘤的局部治疗：保留十二指肠的胰头切除术及胰腺中段切除术

Hans G. Beger，Wataru Kimura　著

曾　雪　曹　喆　译

张太平　校

一、概述

近年来，PanNET 发病率逐步升高，占胰腺良性肿瘤的 10% 和全部胰腺肿瘤的 2%[1]。由于影像学上有了更加敏感的成像方式，无功能性 PanNET 的发病率在过去 16 年中增加了两倍以上，其中微小无功能胰腺神经内分泌肿瘤（< 2cm）的发病率增加了 7 倍以上 [2]。目前我们对 < 2cm 的无症状无功能腺瘤了解甚少。与大多数激素分泌活跃的胰腺神经内分泌肿瘤相反，无功能的内分泌肿瘤仅在疾病的晚期产生症状，这些症状大多是非特异性的。除了全面的放射学检查和 EUS 检查之外，外周血中特定激素的测量，生长抑素受体显像和 PET 也可以帮助确定肿瘤的类型和位置。PanNET 的多灶性是众所周知的，特别是在遗传性综合征中，包括 MEN-1 和 VHL 综合征。≤ 5mm 的肿瘤已被定义为微腺瘤。它们大多数是无功能的，很少生长，并且在尸检中报告高达 10% 的发病率 [3]。目前已经提出了两个主要的分期系统。2006 年，ENETS 提出了 TNM 分类法 [4]。2010 年，AJCC 提出了一种新的胰腺内分泌肿瘤分类方法，并采用了胰腺外分泌癌分期的标准 [5]。低风险 PanNEC 被定义为 T_1N_0，肿瘤分级 1/2，核分裂象 < 20，Ki-67 > 5%[3-5]。

1132

二、胰腺神经内分泌肿瘤的检测和治疗

胰腺神经内分泌肿瘤生物学行为多种多样[6]。随着微小胰腺肿瘤的诊断越来越准确，观察还是手术也逐渐成为一个问题。所有胃肠胰神经内分泌肿瘤都有潜在的恶变风险[7, 8]。只有良性 PanNET 和低风险 PanNEC 才能通过手术完全治愈。高达 70%PanNET 是胰岛素瘤，并且往往是有功能的。胰岛素瘤病例中约 90% 是良性的，与症状无关。无功能的腺瘤占所有 PanNET 的 30%～50%，通常在疾病的晚期才被发现。PanNET 的风险评估着重于病变的增殖活性，核分裂象、Ki-67 指数、肿瘤大小，是否有肿大淋巴结和远处转移是衡量恶变的指标[7, 8]。在高达 25% 的无功能 PanNET，且肿瘤直径＜ 2cm 的患者中观察到淋巴结转移[9]。微小无功能 PanNET 的肿瘤生长速度为 0.12mm/ 年[10]。长期观察无功能 PanNET 患者发现，在 45 个月和 283 个月后没有疾病进展[9, 10]。随访中位数 34 个月后，发现微小、散发性、无功能 PanNET 平均生长速度为 0.01mm / 年[9]。无临床症状、＜ 10mm、无功能 PanNET 癌变的风险较低，建议每年复查一次[11]。建议为每个患者分析随访观察与手术的风险和获益。对于局部晚期和转移性 NEC，建议进行肿瘤切除，联合细胞减灭术和（或）抗激素药物治疗和（或）消融治疗。

三、胰腺神经内分泌肿瘤手术治疗的适应证

50%～60% 的 PanNET 位于胰头和胰颈，主要是无功能 PanNET[12]，40% 位于胰体和胰尾。病理形态学上，内分泌肿瘤有时会出现囊性变、钙化和病灶内出血。手术最重要指征是临床症状，肿瘤＞ 2cm，以及恶变风险，肿瘤＞ 2 cm，阳性结节，核分裂象＞ 20 和 Ki-67 指数＞ 3% 的分级都被认为是手术治疗的指征[13]（表 131-1）。影响预后的因素主要是局部浸润和直径大小＞ 4 cm。对于无功能 PanNET，不论肿瘤大小，日本国家综合癌症网络指南均建议手术切除，包括区域淋巴结清扫。即使是直径＜ 20 mm 的 PanNET 患者，也可以观察到淋巴结转移[9, 14, 15]。肿瘤＜ 2cm 且组织学分级为 G_3 且 Ki-67 指数＞ 20% 的 PanNET 恶变为神经内分泌癌的概率很高。无论肿瘤大小，散发的胃泌素瘤、胰高血糖素瘤和血管活性肠肽瘤在超过 60%～80% 的病例中表现出恶性。大约 10% 的散发功能性胰岛素瘤是恶性的。MEN-1 相关胰岛素瘤往往为良性。

表 131-1　良性胰腺神经内分泌肿瘤和低风险神经内分泌癌的手术指征

诊　断	症　状	治疗方法
胰腺神经内分泌肿瘤	有临床症状的腺瘤	手术
	有功能的腺瘤	手术
	大于 2cm 的有功能肿瘤	手术
	有生长迹象的肿瘤和（或）Ki-67 ＞ 3%	手术
	小于 2cm 非 G_1 腺瘤，并且有肿大淋巴结	手术
	小于 10～15mm 无功能腺瘤	观察

（续表）

诊　断	症　状	治疗方法
MEN-1	所有大于 2cm 的腺瘤	手术
胃泌素瘤		经典术式
恶性腺癌	局部分期高伴 / 不伴转移	切除肿瘤并切除肝转移

四、局部切除胰头神经内分泌肿瘤

胰十二指肠切除术目前是胰头神经内分泌肿瘤的标准术式。然而，这种多器官切除术常导致早期手术并发症和晚期胰腺内、外分泌功能减退[16, 17]。近年来，为了提高患者的生活质量，局部、保留实质的肿瘤剜除术被越来越多地用于治疗胰腺良性肿瘤。对于最大直径为 2cm 的微小 PanNET，肿瘤剜除术是在最佳选择（见第 130 章）。然而，胰头病变的深度剜除术增加了术后 B 级和 C 级别胰瘘的发病率[18]。神经内分泌肿瘤剜除术不适用于：肿瘤大小＞ 3cm，病变与胰腺主导管关系紧密，存在术后 B + C 级别胰瘘高危因素[19]。

五、保留十二指肠的部分和全部胰头切除术

对于胰头良性肿瘤，保留实质部分、局部胰头切除术越来越多地被运用，以避免经典的 Whipple 切除术。十二指肠保留全部或部分胰头切除术可以剜除局部肿瘤，同时较好地保留胰腺内、外分泌功能[16]。随机临床试验显示，与胰十二指肠切除术相比，DPPHR 具有一些优势（见第 58 章）。肿瘤的大小和位置决定了是部分切除还是全切。在 431 例接受 DPPHR 的患者中，11% 患有 PanNET[17]（表 131-2），平均肿瘤大小为 3.1cm。对于位于胰头但远离十二指肠肠壁和胰腺中心部分的肿瘤，从门静脉仔细分离胰腺组织是手术必要的步骤（图 131-1A）。当 PanNET 位于钩突时，建议部分切除胰头以切除钩突，并进行空肠重建（图 131-1B）。从十二指肠乳头周围分离胰腺组织、切除胰头并保留滋养动脉的技术已经很成熟了（图 131-2 和图 131-3）。DPPHR 手术相关并发症发生率低至 12%，B+C 级胰瘘发生率为 13%，低于 Kausch-Whipple 型胰十二指肠切除术，术后 90 天死亡率低至 0.5%[16]（表 131-3）。保留十二指肠全部和部分胰头切除术的主要优点是保留了胰腺的内、外分泌功能。长期调查显示，DPPHR 几乎完全保留了胰腺的外分泌和内分泌功能，术后复发率也较低。

表 131-2　神经内分泌胰腺肿瘤和其他肿瘤的外科治疗：DPPHR 和胰腺中段切除术的概率

治疗方式	病例总数	胰腺神经内分泌肿瘤	囊性肿瘤	其　他	肿瘤大小（cm）
保留十二指肠胰头部分或全部切除	431	10.8%	70%	20%	3.1 ± 0.75
胰腺中段切除	912	31%	63%	7%	2.9 ± 0.98

改编自 Beger 等[20].

表 131-3　胰腺神经内分泌肿瘤和囊性肿瘤的外科治疗：DPPHR 和 PMSR 后手术相关并发症的频率

治疗方式	病例数	出现术后并发症总数	严重并发症	出血（%）	胰瘘（%）	在院死亡率（%）	治愈率（%）
DPPHR-P/T	431	42	12	–	20	0.5[a]	3
PMSR	912	48	16	5	35	0.8	4

术后严重并发症率 = 严重并发症 / 出现术后并发症总数；a. 术后 90 天死亡率（改编自 Beger 等[20]）

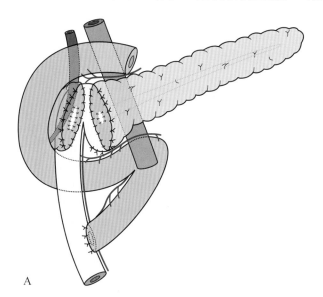

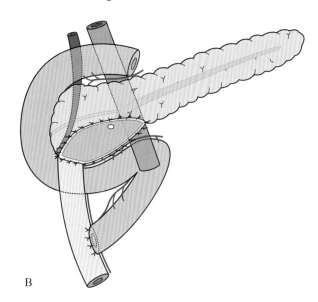

▲ 图 131-1　保留十二指肠的部分和全部胰头切除术
A. 神经内分泌肿瘤的局部、节段性胰头切除术；B. 切除良性神经内分泌肿瘤的钩突过程

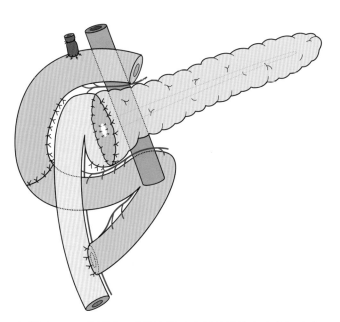

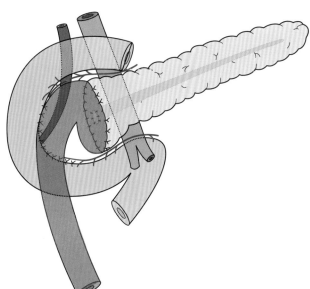

▲ 图 131-2　保留十二指肠和胰腺内胆总管的全胰头切除术

▲ 图 131-3　保留十二指肠的全胰头切除术
该术式用于大 PanNET 和低风险 NECs，切除部分包括周围十二指肠和胰腺内胆总管

六、胰腺中段切除

912 例神经内分泌肿瘤患者中,31% 进行了胰腺中段切除[20](表131-2)。平均肿瘤大小为(2.9±0.98)cm。胰腺中段切除术是针对胰腺良性病变的胰体尾切除术的替代方案。胰体尾切除术导致胰岛素分泌显著减少,从而引起20%～40%的病例出现新发糖尿病,50%的患者存在持续的外分泌功能不全。严重的手术相关并发症的发生率为16%,胰瘘发生率为35%,其中66%为B+C级,并且5%出现术后出血,需要再次手术、介入和输血(表131-3)。胰腺中段切除的关键点是处理胰腺近端残端。胰体尾可以与肠吻合或与胃吻合,近端胰腺残端主要通过简单的闭合来处理。术后出血主要是由手术过程中损伤脾动脉或静脉引起。

七、结论

胰腺神经内分泌肿瘤在胰腺良性肿瘤中越来越多见。手术切除是治疗有功能的腺瘤和有恶变风险的肿瘤的唯一方式。局部、保留实质的肿瘤切除术术后并发症水平低,住院死亡率极低,胰腺功能保留得更好。对于胰头肿瘤病变,建议采用保留十二指肠的胰头切除、胰中段切除胰体、尾部肿瘤为宜。

☞ 致谢

此工作由该基金支持:grant - in - aid of the German Foundation Battle Against Pancreatic Cancer, Ulm, grant number 4/2013-16; c/o University of Ulm, Albert - Einstein - Allee 23, 89081 Ulm, Germany.

☞ 参考文献

[1] Halfdanarson TR, Rabe KG, Rubin J, Petersen GM. Pancreatic neuroendocrine tumors (PNETs): incidence, prognosis and recent trend toward improved survival. Ann Oncol 2008;19(10):1727–1733.

[2] Fitzgerald TL, Hickner ZJ, Schmitz M, Kort EJ. Changing incidence of pancreatic neoplasms: a 16-year review of statewide tumor registry. Pancreas 2008;37(2):134–138.

[3] Kimura W, Kuroda A, Morioka Y. Clinical pathology of endocrine tumors of the pancreas. Dig Dis Sci, 1991; 36(7):933–942.

[4] Rindi G. The ENETS guidelines: the new TNM classification system. Tumori 2010;96(5):806–809.

[5] Bosman FT, Carneiro F, Hruban RH, Theise ND, eds. World Health Organization Classification of Tumors, Pathology and Genetics of Tumors of the Digestive System, 4th edn. Lyon: IARC Press, 2010.

[6] Reid MD, Balci S, Saka B et al. Neuroendocrine tumors of the pancreas: current concept and controversies. Endocr Pathol 2014;25:65–79.

[7] Ramage JK, Ahmed A, Ardill J et al. Guidelines for the management of gastroenteropancreatic neuroendocrine (including carcinoid) tumours (NETs). Gut 2012;61(1):6–32.

第 131 章　胰腺神经内分泌肿瘤的局部治疗：保留十二指肠的胰头切除术及胰腺中段切除术

Local Treatment of Endocrine Tumors: Duodenum-Preserving Partial or Total Pancreatic Head Resection and Pancreatic Middle-Segment Resection

[8]　Doi R. Determinants of surgical resection for pancreatic neuroendocrine tumors. J Hepatobiliary Pancreat Sci 2015;22(8):610–617.

[9]　Partelli S, Gaujoux, S, Boninsegna L et al. Pattern and clinical predictors of lymph node involvement in nonfunctioning pancreatic neuroendocrine tumors (NF-PanNET). JAMA Surg 2013;148:932–939.

[10]　Gaujoux S, Partelli S, Maire F et al. Observation study of natural history of small sporadic nonfunctioning pancreatic neuroendocrine tumors. J Clin Endocrin Metab 2013;98:4784–4789.

[11]　Lee LC, Grant CS, Salomao DR et al. Small, nonfunctioning asymptomatic pancreatic neuroendocrine tumors (PNETs): role for nonoperative management. Surgery 2012;6:965–974.

[12]　Dralle H, Krohn S, Karges W et al. Surgery of resectable nonfunctioning neuroendocrine pancreatic tumors. World J Surg 2004;28:1248–1260.

[13]　Kishi Y, Shimada K, Nara S et al. Basing treatment strategy for non-functional pancreatic neuroendocrine tumors on tumor size. Ann Surg Oncol 2014;21:2882–2888.

[14]　Kunz P, Reidy-Lagunes D, Anthony LB et al. Consensus guidelines for the management and treatment of neuroendocrine tumors. Pancreas 2013;42:557–577.

[15]　Haugvik SP, Labori KJ, Edwin B et al. Surgical treatment of sporadic pancreatic neuroendocrine tumors: a state of the art review. Sci World J, 2012;2012:357475.

[16]　Beger HG, Nakao A, Mayer B, Poch B. Duodenumpreserving total and partial pancreatic head resection for benign tumors—systematic review and metaanalysis. Pancreatology 2015;15(2):167–178.

[17]　Beger HG, Mayer B, Rau BM. Parenchyma-sparing, limited pancreatic head resection for benign tumors and low-risk periampullary cancer—a systematic review. J Gastrointest Surg 2016;20:206–217.

[18]　Heeger K, Falconi M, Partelli S et al. Increased rate of clinically relevant pancreatic fistula after deep enucleation of small pancreatic tumors. Langenbeck's Arch Surg 2014;399:315–321.

[19]　Chua TC, Yang TX, Gill AJ et al. Systematic review and meta-analysis of enucleation versus standardized resection for small pancreatic lesions. Ann Surg Oncol 2016;23:592–599.

[20]　Beger HG, Siech M, Poch B et al. Limited surgery for benign tumours of the pancreas: a systematic review. World J Surg 2015;39(6):1557–1566.

132 Surgical Treatment of Endocrine Tumors: Major Oncologic Resection
胰腺神经内分泌肿瘤的外科治疗：原发灶的切除

Henning Dralle, Phuong Nguyen Thanh, Andreas Machens 著

朱瑞哲 曹 喆 译

张太平 校

一、概述

近 20 年来，PanNET 在世界各地愈发常见，包括直径大于 2cm 的 PanNET[1-6]。在体积较大的 PanNET 中，90% 是无功能性的[2]，约 20% 在诊断时已扩散至远处器官[1]。不同体积大小的散发肿瘤，其发病年龄没有显著差异，原发肿瘤体积与淋巴结转移、远处转移、组织病理学分级低和胰腺外侵犯成正相关[1, 5-7]。切除原发肿瘤或许会延长生存。但原发灶切除本身具有一定并发症风险，从而限制了对局部晚期和转移 PanNET 行扩大手术的受益[8-10]。

二、晚期胰腺神经内分泌肿瘤的临床表现及检查

功能性 PanNET 可表现出激素过量的症状和体征，例如胰岛素瘤、胃泌素瘤和罕见的胰高血糖素瘤、血管活性肠肽瘤或生长抑素瘤，而无功能性 PanNET 主要临床表现为肿瘤发展、侵袭或转移引起的症状。和胰腺癌相似，无功能性 PanNET 通常位于胰头部，通过压迫邻近器官可引起黄疸、腹痛、体重减轻、恶心呕吐、背部疼痛等症状，偶尔还可引发胰腺炎[2]。约 10% 的 PanNET 具有 MEN-1、VHL 综合征、NF1 和结节性硬化症的遗传背景。与散发性 PanNET 患者相比，遗传性 PanNET 患者一般更年轻，胰腺内病灶常散在多发，常有相关家族史。MEN-1 相关的 PanNET 常由功能性和非功能性肿瘤组成[11, 12]，与散发 PanNET 相比需要更加个体化的治疗（图 132-1）[13, 14]。

横断面影像（如 CT、MRI[15-17]）、功能成像（如生长抑素受体闪烁成像）、FDG-PET[18, 19] 和经皮或 EUS 引导的组织活检[20-23] 可用于诊断 PanNET，并显示其范围。转移性外分泌腺癌和内分泌癌的治疗观念有很大的不同，原发或转移灶的组织活检是鉴别胰腺癌和 PanNET 的关键。在个体化治疗理念下，可按照 PanNET 的临床分期和分级将患者分成不同的预后亚组[24-26]。可根据世界卫生组织制定的标准进行

分级：1 级：Ki-67 指数为 0% ～ 3%；2 级：Ki-67 指数为 3% ～ 20%（2 级）；3 级：Ki-67 指数＞ 20%[27]，以帮助评估患者复发风险和生存时间[28-30]。世界卫生组织分级 1、2、3 对应的 5 年总生存率分别为 85%、78% 和 9%[28]。若 Ki-67 指数小于 2%，则肿瘤延伸到胰腺外、侵袭大血管、发生转移和复发的概率很小[28]。大多数研究表明肿瘤低分化、3 级、远处转移与 PanNET 特异性死亡率密切相关[28, 31-35]。

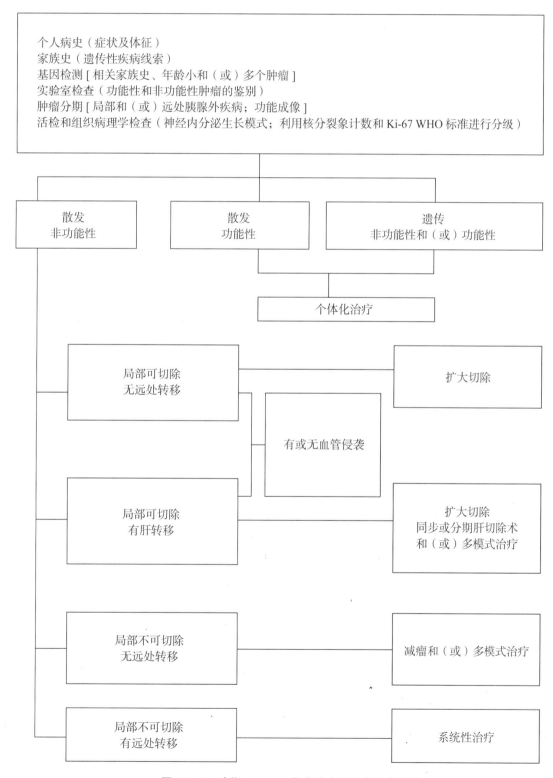

▲ 图 132-1　晚期 PanNET 临床检查及手术治疗原则

三、局部晚期无远处转移的无功能性胰腺神经内分泌肿瘤的手术治疗

根据术前影像学检查和术中探查，局部晚期无功能性 PanNET 经常侵袭胰腺周围脏器，如胃、脾、结肠、肾、肾上腺，和（或）大血管，即肠系膜静脉、肠系膜上动脉或腹腔干。影像学检查可能会忽略淋巴结转移 [36, 37]，但临床症状出现常预示着系统性疾病 [38]。虽然淋巴结转移本身并不是判断生存期的预后因素，但是术中局部淋巴结清扫是降低晚期疾病局部复发的一个重要步骤。

局部晚期的非功能性 PanNET 的患者首选在有经验的机构中接受手术治疗，非手术方案无法达到同样的疗效 [29, 36, 39]。为了实现切缘阴性，切除周围邻近器官、大血管是可行的 [36, 39]。肠系膜 - 门脉轴的切除几乎完全可行（图 132-2），很少需要使用自体静脉或修复材料进行重建 [40-46]。相反，动脉的切除和重建（图 132-3 至图 132-5）则复杂得多 [47-51]，增加手术并发症及死亡率 [52, 53]。行大动脉切除需要仔细评估，综合考虑患者年龄及并发症、PanNET 分级和分期、血管受侵程度 [腹腔干 / 肝动脉和（或）肠系膜上动脉，有或无肠系膜 - 门静脉受累] 和动脉本身的状况（是否存在动脉硬化）。然而，针对受侵袭的主要血管切除重建后（图 132-5）的系统性临床研究难以实现，因为这种情况非常罕见 [47, 49]。在缺乏循证医学依据的情况下，应严格挑选、仔细评估以决定是否切除局部晚期 PanNET 受侵犯的大动脉。

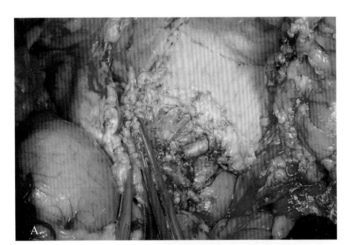
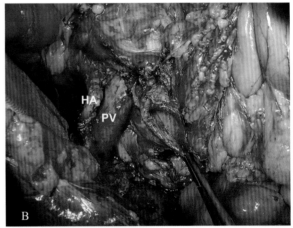
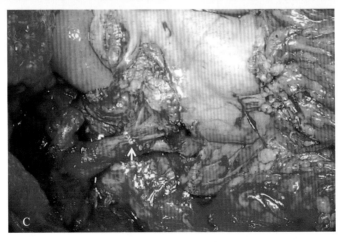

▲ 图 132-2　胰腺钩突神经内分泌癌侵及肠系膜门静脉

A. 胰腺下方夹住肠系膜上静脉；B. 解剖门静脉（PV）和肝动脉（HA）；C. 端 - 端吻合肠系膜门静脉（箭）

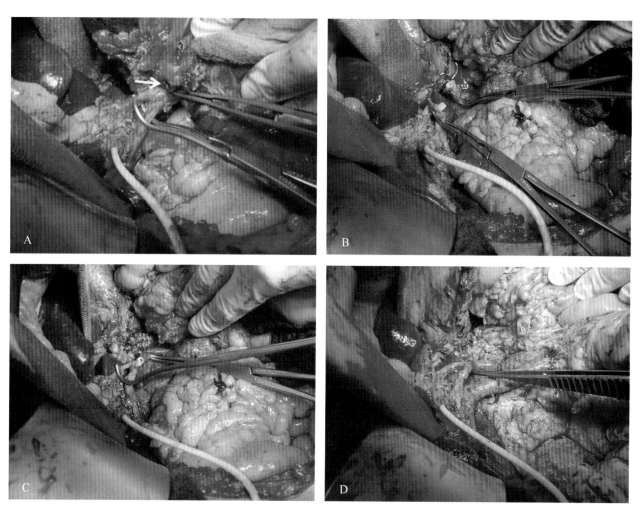

▲ 图 132-3　胰头神经内分泌癌侵及肝动脉

A. 术野示受侵袭的肝动脉（箭）；B ～ D. 切除受侵袭的肝动脉段并通过端 - 端吻合重建

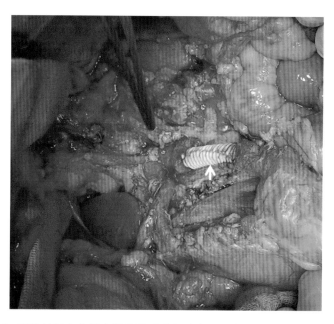

▲ 图 132-4　胰体神经内分泌癌侵及肠系膜上动脉：切除且假体重建后的手术位（箭）

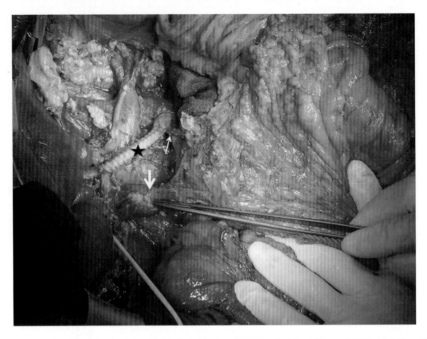

▲ 图 132-5　胰体神经内分泌癌浸润胰头和胰尾，侵及肠系膜上动脉、肠系膜上静脉和肝动脉
全胰腺切除术后的手术位，三根血管切除，端 - 端重建肠系膜上静脉（粗箭），利用一个 Y 形假体连接肝动脉（五角星）、肠系膜上动脉（细箭）和腹主动脉

　　为了明确可切除性，首先需要探查肿瘤胰腺外侵犯的范围。对于肿瘤侵犯胰腺下方肠系膜 - 门脉轴的患者，应采用胰腺下 / 结肠下入路（图 132-6）。当肿瘤已侵犯肠系膜上静脉的主要分支时，无法完全切除肿瘤，故不应尝试。最好在胰腺手术结束前切除受肿瘤侵犯的大动脉，如肠系膜上动脉或肝动脉，以便立即进行动脉重建，使缺血时间降到最低。动脉重建可以直接吻合，也可以使用自体或假体材料。仅切除脾静脉并不需要重建[54]。在一项研究中，节段性门静脉高压与晚期 PanNET[55] 术后死亡率或严重并发症的增加无关。

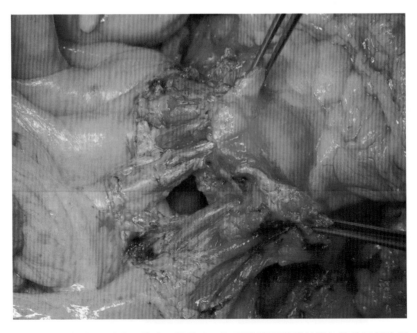

▲ 图 132-6　结肠下解剖肠系膜上静脉及其分支，切开横结肠系膜以进入胰头局部晚期 PanNET

四、有远处转移临床证据的局部晚期无功能性胰腺神经内分泌肿瘤

较大的原发性 PanNET 除了与邻近器官和主要血管侵犯、更高淋巴结转移率有关外，还与肝转移有关 [7]。无论转移灶是否可切除，对合并肝转移的原发灶行扩大手术是有争议的，尽管它可能延长生存期 [56-63]。临床中，超过 50% 的肝转移患者以 PanNET 为唯一的全身性表现，但 80% 无法切除 [36]。

目前尚缺乏对局部晚期 PanNET 没有合并肝转移，仅合并肝转移或包含肝转移在内的全身转移患者进行原发病灶切除后的系统性研究，因此手术的作用仍由许多临床因素决定：有症状的或无症状的 PanNET，是否有肝转移或其他可切除或不可切除的转移，肝转移灶数目及大小，原发肿瘤在胰腺内的位置（头、体、尾），肿瘤分级和分化。

根据目前的文献报道和多学科共识，采取下列行动可能是合理的。

• 对于局部晚期 PanNET 合并可切除肝转移患者，应考虑原发肿瘤切除，尤其是引起症状的肿瘤。肝转移灶切除是同时进行还是采用分阶段的方式，要取决于切除的范围和病人的情况 [57, 59, 61]。最近的荟萃分析发现，与非手术治疗相比，肝转移灶切除有利于缓解症状、提高生存 [63]。

• 对于局部晚期 PanNET 合并无法切除肝转移的患者，切除原发肿瘤也可获益。在一项针对 43 例 PanNET 合并无法切除肝转移患者的单中心研究中，手术组 5 年特异性生存率为 82%，非手术组为 50%（ $P = 0.027$ ）。在多变量分析中，除了原发肿瘤切除外，患者年龄更小、Ki-67 指数更低、肝脏肿瘤负担 < 25% 均与更高的疾病特异性生存率相关 [56]。

• 对于局部晚期 PanNET，肝转移为系统性疾病表现之一的患者，即使肝转移灶是可切除的，也只能在特殊情况下接受手术。在这些严格选择的患者中，需要仔细权衡切除的临床效果和非手术治疗方案的利弊 [39, 64, 65]。

☞ 参考文献

[1] Ito T, Igarashi H, Nakamura K et al. Epidemiological trends of pancreatic and gastrointestinal neuroendocrine tumors in Japan: a nationwide survey analysis. J Gastroenterol 2015;50:58–64.

[2] Kuo JH, Lee JA, Chabot JA. Nonfunctional pancreatic neuroendocrine tumors. Surg Clin North Am 2014;94: 689–708.

[3] Fraenkel M, Kim M, Faggiano A, de Herder WW, Valk GD; Knowledge NETwork. Incidence of gastroenteropancreatic neuroendocrine tumours: a systematic review of the literature. Endocr Relat Cancer 2014;21: R153–R163.

[4] Scherübl H, Streller B, Stabenow R et al. Clinically detected gastroenteropancreatic neuroendocrine tumors are on the rise: epidemiological changes in Germany. World J Gastroenterol 2013;19:9012–9019.

[5] Kuo EJ, Salem RR. Population-level analysis of pancreatic neuroendocrine tumors 2 cm or less in size. Ann Surg Oncol 2013;20: 2815–2821.

[6] Franko J, Feng W, Yip L, Genovese E, Moser AJ. Non-functional neuroendocrine carcinoma of the pancreas: incidence, tumor biology, and outcomes in 2,158 patients. J Gastrointest Surg 2010;14:541–548.

[7] Kishi Y, Shimada K, Nara S, Esaki M, Hiraoka N, Kosuge T. Basing treatment strategy for non-functional pancreatic neuroendocrine tumors on tumor size. Ann Surg Oncol 2014;21:2882–2888.

[8] Birnbaum DJ, Turrini O, Vigano L et al. Surgical management of advanced pancreatic neuroendocrine tumors: short-term and long-term results from an international multi-institutional study. Ann Surg Oncol 2015;22: 1000–1007.

[9]   Abu Hilal M, McPhail MJ, Zeidan BA, Jones CE, Johnson CD, Pearce NW. Aggressive multi-visceral pancreatic resections for locally advanced neuroendocrine tumours. Is it worth it? JOP 2009;10:276–279.

[10]   Teh SH, Deveney C, Sheppard BC. Aggressive pancreatic resection for primary pancreatic neuroendocrine tumor: is it justifiable? Am J Surg 2007;193:610–613.

[11]   Thakker RV, Newey PJ, Walls GV et al.; Endocrine Society. Clinical practice guidelines for multiple endocrine neoplasia type 1 (MEN1). J Clin Endocrinol Metab 2012;97:2990–3011.

[12]   Triponez F, Dosseh D, Goudet P et al. Epidemiology data on 108 MEN 1 patients from the GTE with isolated nonfunctioning tumors of the pancreas. Ann Surg 2006;243:265–272.

[13]   Dralle H, Krohn SL, Karges W, Boehm BO, Brauckhoff M, Gimm O. Surgery of resectable nonfunctioning neuroendocrine pancreatic tumors. World J Surg 2004;28:1248–1260.

[14]   Dralle H. Hereditary neuroendocrine pancreatic tumors: surgery, but when and how extensive? Pancreatology 2004;4:434–435.

[15]   Utsumi M, Umeda Y, Takagi K et al. Correlation of computed tomography imaging features and pathological features of 41 patients with pancreatic neuroendocrine tumors. Hepatogastroenterology 2015;62:441–446.

[16]   Takumi K, Fukukura Y, Higashi M et al. Pancreatic neuroendocrine tumors: correlation between the contrast-enhanced computed tomography features and the pathological tumor grade. Eur J Radiol 2015;84:1436–1443.

[17]   Rha SE, Jung SE, Lee KH, Ku YM, Byun JY, Lee JM. CT and MR imaging findings of endocrine tumor of the pancreas according to WHO classification. Eur J Radiol 2007;62:371–377.

[18]   Squires MH III, Volkan Adsay N, Schuster DM et al. Octreoscan versus FDG-PET for neuroendocrine tumor staging: a biological approach. Ann Surg Oncol 2015;22:2295–2301.

[19]   Tomimaru Y, Eguchi H, Tatsumi M et al. Clinical utility of 2-[^{18}F]fluoro-2-deoxy-d-glucose positron emission tomography in predicting World Health Organization grade in pancreatic neuroendocrine tumors. Surgery 2015;157:269–276.

[20]   Sugimoto M, Takagi T, Hikichi T et al. Efficacy of endoscopic ultrasonography-guided fine needle aspiration for pancreatic neuroendocrine tumor grading. World J Gastroenterol 2015;21:8118–8124.

[21]   Moyana TN, Kendal WS, Chatterjee A et al. Role of fine-needle aspiration in the surgical management of pancreatic neuroendocrine tumors: utility and limitations in light of the new World Health Organization classification. Arch Pathol Lab Med 2014;138:896–902.

[22]   Farrell JM, Pang JC, Kim GE, Tabatabai ZL. Pancreatic neuroendocrine tumors: accurate grading with Ki-67 index on fine-needle aspiration specimens using the WHO 2010/ENETS criteria. Cancer Cytopathol 2014; 122:770–778.

[23]   Puli SR, Kalva N, Bechtold ML et al. Diagnostic accuracy of endoscopic ultrasound in pancreatic neuroendocrine tumors: a systematic review and meta analysis. World J Gastroenterol 2013;19:3678–3684.

[24]   Qadan M, Ma Y, Visser BC et al. Reassessment of the current American Joint Committee on Cancer staging system for pancreatic neuroendocrine tumors. J Am Coll Surg 2014;218:188–195.

[25]   Rindi G, Falconi M, Klersy C et al. TNM staging of neoplasms of the endocrine pancreas: results from a large international cohort study. J Natl Cancer Inst 2012;104:764–777.

[26]   Strosberg JR, Cheema A, Weber JM et al. Relapse-free survival in patients with nonmetastatic, surgically resected pancreatic neuroendocrine tumors: an analysis of the AJCC and ENETS staging classifications. Ann Surg 2012;256:321–325.

[27]   Sellner F, Thalhammer S, Stättner S, Karner J, Klimpfinger M. TNM stage and grade in predicting the prognosis of operated, nonfunctioning neuroendocrine carcinoma of the pancreas—a single-institution experience. J Surg Oncol 2011;104:17–21.

[28]   Ellison TA, Wolfgang CL, Shi C et al. A single institution's 26-year experience with nonfunctional pancreatic neuroendocrine tumors: a validation of current staging systems and a new prognostic nomogram. Ann Surg 2014;259:204–212.

[29]   Falconi M, Bartsch DK, Eriksson B et al.; Barcelona Consensus Conference participants. ENETS Consensus Guidelines for the management of patients with digestive neuroendocrine neoplasms of the digestive system: well-differentiated pancreatic nonfunctioning tumors. Neuroendocrinology 2012;95:120–134.

[30]   Martin-Perez E, Capdevila J, Castellano D et al. Prognostic factors and long-term outcome of pancreatic neuroendocrine neoplasms: Ki-67 index shows a greater impact on survival than disease stage. The large experience of the Spanish National Tumor Registry (RGETNE). Neuroendocrinology 2013;98:156–168.

[31]   Basturk O, Yang Z, Tang LH et al. The high-grade (WHO G3) pancreatic neuroendocrine tumor category is morphologically and biologically heterogeneous and includes both well differentiated and poorly differentiated neoplasms. Am J Surg Pathol 2015;39:683–690.

[32] Crippa S, Partelli S, Zamboni G et al. Incidental diagnosis as prognostic factor in different tumor stages of nonfunctioning pancreatic endocrine tumors. Surgery 2014;155:145–153.

[33] Cherenfant J, Stocker SJ, Gage MK et al. Predicting aggressive behavior in nonfunctioning pancreatic neuroendocrine tumors. Surgery 2013;154:785–791.

[34] Khan MS, Luong TV Watkins J, Toumpanakis C, Caplin ME, Meyer T. A comparison of Ki-67 and mitotic count as prognostic markers for metastatic pancreatic and midgut neuroendocrine neoplasms. Br J Cancer 2013;108:1838–1845.

[35] Panzuto F, Boninsegna L, Fazio N et al. Metastatic and locally advanced pancreatic endocrine carcinomas: analysis of factors associated with disease progression. J Clin Oncol 2011;29:2372–2377.

[36] Hashim YM, Trinkaus KM, Linehan DC et al. Regional lymphadenectomy is indicated in the surgical treatment of pancreatic neuroendocrine tumors (PNETs). Ann Surg 2014;259:197–203.

[37] Parekh JR, Wang SC, Bergsland EK et al. Lymph node sampling rates and predictors of nodal metastasis in pancreatic neuroendocrine tumor resections: the UCSF experience with 149 patients. Pancreas 2012;41: 840–844.

[38] Bilimoria KY, Talamonti MS, Tomlinson JS et al. Prognostic score predicting survival after resection of pancreatic neuroendocrine tumors: analysis of 3851 patients. Ann Surg 2008;247:490–500.

[39] Singh S, Dey C, Kennecke H et al. Consensus recommendations for the diagnosis and management of pancreatic neuroendocrine tumors: guidelines from a Canadian national expert group. Ann Surg Oncol 2015;22:2685–2699.

[40] Mascoli C, D'Ambra M, Casadei R et al. Portal/superior mesenteric vein reconstruction during pancreatic resection using a cryopreserved arterial homograft. Dig Surg 2015;32:284–290.

[41] Hirono S, Kawai M, Tani M et al. Indication for the use of an interposed graft during portal vein and/or superior mesenteric vein reconstruction in pancreatic resection based on perioperative outcomes. Langenbecks Arch Surg 2014;399:461–471.

[42] Ravikumar R, Sabin C, Abu Hilal M et al.; UK Vascular Resection in Pancreatic Cancer Study Group. Portal vein resection in borderline resectable pancreatic cancer: a United Kingdom multicenter study. J Am Coll Surg 2014;218:401–411.

[43] Liao K, Wang H, Chen Q, Wu Z, Zhang L. Prosthetic graft for superior mesenteric-portal vein reconstruction in pancreaticoduodenectomy: a retrospective, multicenter study. J Gastrointest Surg 2014;18:1452–1461.

[44] Meniconi RL, Ettorre GM, Vennarecci G et al. Use of cold-stored vein allografts for venous reconstruction during pancreaticoduodenectomy. J Gastrointest Surg 2013;17:1233–1239.

[45] Chu CK, Farnell MB, Nguyen JH et al. Prosthetic graft reconstruction after portal vein resection in pancreaticoduodenectomy: a multicenter analysis. J Am Coll Surg 2010;211:316–324.

[46] Flemming JB, Barnett CC, Clagett GP. Superficial femoral vein as a conduit for portal vein reconstruction during pancreaticoduodenoectomy. Arch Surg 2005;140:698–701.

[47] Haugvik SP, Labori KJ, Waage A, Line PD, Mathisen Ø, Gladhaug IP. Pancreatic surgery with vascular reconstruction in patients with locally advanced pancreatic neuroendocrine tumors. J Gastrointest Surg 2013; 17:1224–1232.

[48] Christians KK, Pilgrim CH, Tsai S et al. Arterial resection at the time of pancreatectomy for cancer. Surgery 2014;155:919–926.

[49] Egorov VI, Kharazov AF, Pavlovskaya AI et al. Extensive multiarterial resection attending total duodenopancreatectomy and adrenalectomy for MEN-1-associated neuroendocrine carcinomas. World J Gastrointest Surg 2012;4:238–245.

[50] Martin RC II, Scoggins CR, Egnatashvili V, Staley CA, McMasters KM, Kooby DA. Arterial and venous resection for pancreatic adenocarcinoma: operative and long-term outcomes. Arch Surg 2009;144:154–159.

[51] Amano H, Miura F, Toyota N et al. Pancreatectomy with reconstruction of the right and left hepatic arteries for locally advanced pancreatic cancer. J Hepatobiliary Pancreat Surg 2009;16:777–780.

[52] Yekebas EF, Bogoevski D, Cataldegirmen G et al. En bloc vascular resection for locally advanced pancreatic malignancies infiltrating major blood vessels: perioperative outcome and long-term survival in 136 patients. Ann Surg 2008;247:300–309.

[53] Castleberry AW, White RR, De La Fuente SG et al. The impact of vascular resection on early postoperative outcomes after pancreaticoduodenectomy: an analysis of the American College of Surgeons National Surgical Quality Improvement Program database. Ann Surg Oncol 2012;19:4068–4077.

[54] Hattori M, Fujii T, Yamada S et al. Significance of the splenic vein and its branches in pancreatoduodenectomy with resection of the portal vein system. Dig Surg 2015;32:382–388.

[55] Dumont F, Goudard Y, Caramella C, Goéré D, Baudin E, Elias D. Therapeutic strategies for advanced pancreatic neuroendocrine tumors with segmental portal hypertension. World J Surg 2015;39:1974–1980.

[56] Bertani E, Fazio N, Botteri E et al. Resection of the primary pancreatic neuroendocrine tumor in patients with unresectable liver

metastases: possible indications for a multimodal approach. Surgery 2014;155:607–614.

[57] Addeo P, Oussoultzoglou E, Fuchshuber P et al. Safety and outcome of combined liver and pancreatic resections. Br J Surg 2014;101:693–700.

[58] Kondo NI, Ikeda Y, Maehara S, Sugimoto R, Nishiyama K, Sakaguchi Y. Role of resection of the primary pancreatic neuroendocrine tumor in the multidisciplinary treatment of patients with unresectable synchronous liver metastases: a case series. JOP 2013;14:415–422.

[59] Cusati D, Zhang L, Harmsen WS et al. Metastatic nonfunctioning pancreatic neuroendocrine carcinoma to liver: surgical treatment and outcomes. J Am Coll Surg 2012;215:117–124.

[60] Hung JS, Chang MC, Lee PH, Tien YW. Is surgery indicated for patients with symptomatic nonfunctioning pancreatic neuroendocrine tumor and unresectable hepatic metastases? World J Surg 2007;31:2392–2397.

[61] Sarmiento JM, Que FG, Grant CS, Thompson GB, Farnell MB, Nagorney DM. Concurrent resections of pancreatic islet cell cancers with synchronous hepatic metastases: outcomes of an aggressive approach. Surgery 2002;132:976–982.

[62] Solorzano CC, Lee JE, Pisters PW et al. Nonfunctioning islet cell carcinoma of the pancreas: survival results in a contemporary series of 163 patients. Surgery 2001;130:1078–1085.

[63] Yuan CH, Wang J, Xiu DR et al. Meta-analysis of liver resection versus nonsurgical treatments for pancreatic neuroendocrine tumors with liver metastases. Ann Surg Oncol 2016;23:244–249.

[64] Castellano D, Grande E, Valle J et al. Expert consensus for the management of advanced or metastatic pancreatic neuroendocrine and carcinoid tumors. Cancer Chemother Pharmacol 2015;75:1099–1114.

[65] Valle JW, Eatock M, Clueit B, Gabriel Z, Ferdinand R, Mitchell S. A systematic review of non-surgical treatments for pancreatic neuroendocrine tumours. Cancer Treat Rev 2014;40:376–389.

Management of Insulinoma
胰岛素瘤的治疗

133

Keijiro Ueda, Linkaku Lee, Tetsuhide Ito　著

吴文铭　姜佳霖　译

吴文铭　校

一、概述

胰岛素瘤是一类来源于胰腺朗格汉斯 B 细胞的神经内分泌肿瘤[1-5]。高胰岛素血症引发低血糖，症状多变、特异性差，使得胰岛素瘤的诊断常常较为困难。因而临床医生进行胰岛素瘤探查及肿瘤定位时需仔细谨慎[1,2,5]。大多数胰岛素瘤属良性肿瘤，可通过外科手术切除实现彻底治愈。然而无法根治性切除患者的激素相关症状往往难以控制，需接受多学科参与的个性化治疗[1,4,5]。

二、胰岛素瘤临床特点

胰岛素瘤是一种较为罕见的疾病，年发病率为（1～4）/1 000 000[1-5]。该病集中发病于50—60岁人群，好发于女性（男性占41%，女性占59%）[1-4]。胰岛素瘤是最常见的功能性神经内分泌肿瘤。99%以上的胰岛素瘤病灶位于胰腺[1-3]，大多属散发型，呈单发病灶，肿瘤体积较小（≤2.0cm）[1-3,6]。4%～12%的患者属多发性内分泌瘤病1型（MEN-1），且MEN-1相关性胰岛素瘤常常呈多发病灶[6-9]。约90%的胰岛素瘤为良性肿瘤，外科手术切除可实现彻底治愈[2,3,6]。其余10%为恶性胰岛素瘤，明确诊断时已伴有远处转移；该类患者预后较差，中位生存期不足2年[1,3,5]。胰岛素瘤患者低血糖症状主要分为两类，包括神经性低血糖症状：意识错乱、视觉改变、遗忘症、昏迷等；自主神经症状：出汗、乏力、震颤等（表133-1）[4,9-11]。低血糖症状最常在饥饿状态时发作；然而21%的患者饥饿时和餐后均可发作，有6%的患者仅在餐后发作[12]。诊断胰岛素瘤的典型症状是 Whipple 三联症（低血糖症状，症状发作时血糖水平低于50mg/dl，摄入葡萄糖后症状改善）[1-5]。胰岛素瘤是导致成人低血糖的最常见原因，但其他多种疾病也可能引起低血糖症状，需要加以鉴别。因此，临床医生诊断时需仔细谨慎[1-4,7-9]。

表 133-1　胰岛素瘤患者临床症状及频率

症　状	频　率（%）
低血糖症状	
意识错乱	67 ～ 80
视觉改变	42 ～ 59
遗忘症或昏迷	47
意识改变	16 ～ 38
癫痫发作	16 ～ 17
头痛	7
自主神经症状	
出汗	30 ～ 69
乏力	28 ～ 56
震颤	12 ～ 24
多语症	14
心悸	5 ～ 12
焦虑	12
肥胖	＜ 50

三、胰岛素瘤的诊断

　　若患者出现低血糖且同时发现内源性胰岛素过度分泌，应考虑胰岛素瘤可能[1-4, 10, 13]。发现患者出现自发低血糖后，应抽血测定血浆葡萄糖（plasma glucose，PG）、血清免疫反应性胰岛素（immunoreactive insulin，IRI）、胰岛素原、C-肽、β-羟基丁酸（BHOB）等指标[12-18]。根据欧洲神经内分泌肿瘤协会（ENETS）指南，低血糖症状及以下 6 条诊断标准可确诊胰岛素瘤[1]：①测定血糖水平 ≤ 2.2mmol/L（≤ 40mg/dl）；②伴有胰岛素水平 ≥ 6U/ml（≥ 36pmol/L；免疫化学发光分析法 ≥ 3U/L）；③ C-肽水平 ≥ 200pmol/L；④胰岛素原水平 ≥ 5pmol/L；⑤ BHOB 水平 ≤ 2.7mmol/L；⑥血液或尿液中无磺酰脲类代谢物。若无自发性低血糖症状，需进行以下耐受性试验诱导低血糖，并测定上述参数。

（一）饥饿试验

　　72h 饥饿试验（表 133-2）是诊断胰岛素瘤的

表 133-2　饥饿试验说明

（1）18：00 用餐后开始饥饿试验
● 尽可能避免药物影响，停用不必要的药物。可饮用不含热量、咖啡因的咖啡饮料。引导患者参与日常活动
（2）每 6 小时采血 1 次
● 血样检测项目包括血浆葡萄糖（PG）、免疫反应性胰岛素及 C 肽
● PG 降至 60mg/dl 或低于该值时开始每 1 ～ 2 小时采血 1 次
（3）判断是否终止饥饿试验
● PG ≤ 45mg/dl 且出现低血糖症状即为饥饿试验阳性，终止试验
● 若试验结果为阴性，则在 72h 终止试验
● 健康人群（尤其女性）饥饿状态下也可能出现 PG ≤ 45mg/dl，因此不能仅因 PG 水平下降而终止试验
● 若患者出现严重低血糖症状，即便未能达到 PG ≤ 45mg/dl 目标仍应终止试验。随后应检测该类患者血液指标
（4）饥饿试验末完善下列血样检测项目
● 测定 β-羟基丁酸及游离脂肪酸 　静脉注射 1.0mg 胰高血糖素并在注射后 10min、20min、30min 时测定 PG 值 　计算 ΔPG（PG$_{最大值}$-PG$_{基线值}$）评估胰高血糖素干预后反馈情况
● 若怀疑胰岛素自身抗体综合征，应测定抗胰岛素抗体及抗胰岛素受体抗体水平
（5）试验结束后及时纠正血糖水平

金标准[1-4, 7, 9, 12, 19]。近年来已可以通过技术手段检测各种胰岛素替代物，且有研究报道饥饿试验时间可缩短至 48h[16, 20]。饥饿试验期间患者需住院，并每隔 4 ~ 8h 进行采血，血样送检测定血浆葡萄糖、血清免疫反应性胰岛素、胰岛素原、C- 肽等指标[1, 2, 17-21]，整个过程需在医师严密监督下完成。若 PG ≤ 45mg/dl 且出现低血糖症状则为试验结果阳性。行饥饿试验 12h、24h、48h 及 72h 内可获得阳性结果的患者比例分别为 33% ~ 42.5%、65% ~ 66.9%、93% ~ 94.5% 和 98.4% ~ 99%。胰岛素瘤患者低血糖症状常不易察觉，医师应仔细观察避免漏诊[16, 22]。饥饿试验后可测定患者血清 BHOB 及游离脂肪酸水平作为补充证据[12-16]。极少数胰岛素瘤患者行饥饿试验后仍无阳性结果，同时已有报道提示胰高血糖素或糖负荷可诱导胰岛素过度分泌[21, 23, 24]。因此该类患者行饥饿试验后，予静脉注射 1.0mg 胰高血糖素，并在第 10min、20min、30min 时分别测量 PG 值。若 ΔPG（即 PG 最大峰值及基线值之间的差值）≥ 25mg/dl，则可考虑诊断为胰岛素瘤[2, 14, 21]。

（二）混合餐耐受试验

部分胰岛素瘤患者饥饿时并无低血糖症状，仅餐后出现低血糖症状[12]。此外，非胰岛素瘤胰源性低血糖综合征（noninsulinoma pancreatogenous hypoglycemia syndrome，NIPHS）与胰岛素瘤的鉴别诊断也非常重要。NIPHS 患者常在餐后出现低血糖，因此进行混合餐耐受试验显得尤为严重[17, 25]。混合餐耐受试验期间，提前一晚开始禁食，早餐进食时开始试验。混合餐选用能够诱发低血糖的食物，也可采用市面可买到的混合餐。患者往往在用餐 5 小时后才出现反应性低血糖，因此试验开始后应持续观察 5 小时以上[17, 26]。

四、胰岛素瘤定位

典型的胰岛素瘤血供丰富、边界清晰。动态 CT 动脉期肿瘤多呈强化表现（图 133-1）[1, 3, 27, 28]。MRI T_1 加权压脂像中胰岛素瘤多为低信号强度，T_2 加权成像呈高信号强度[27, 28]。80% 的胰岛素瘤体积较小（< 2.0cm），且 MEN-1 相关性胰岛素瘤常为多发病灶，因此通过传统影像学方法明确全部肿瘤病灶较为困难[1, 2, 7-9]。近年来随着技术的进步，传统影像学检查方法精度有所提升。Nikfarjam 等研究报道，1983—1993 年及 1994—2007 年两个时期，经腹超声、CT 及 MRI 在胰岛素瘤诊断过程中的普及水平分别从 0%、24% 和 43% 上升至 33%、80% 和 70%[11]。

但目前而言，上述传统影像学方法诊断能力尚有不足，因此应用时仍需结合超声内镜（endoscopic ultrasonographym，EUS）、选择性动脉钙输注试验（selective arterial calcium injection，SACI 试验）及核医学成像等方法[1-4, 13]。

（一）EUS

胰岛素瘤在 EUS 中表现为卵圆形低回声肿物，边界清晰，彩色 / 能量多普勒成像时呈富血供形态（图 133-1）[2, 3, 29, 30]。EUS 灵敏度较高（80% ~ 93.8%），定位肿瘤效果优于 CT 和 MRI[2, 29, 30]。EUS 检测微小胰岛素瘤时效果尤其理想，当胰岛素瘤直径在 12mm 以内时，EUS 效果显著优于 CT 成像[29]。已有报道提示 CT 联合 EUS 定位胰岛素瘤时灵敏度可达 100%[30]。

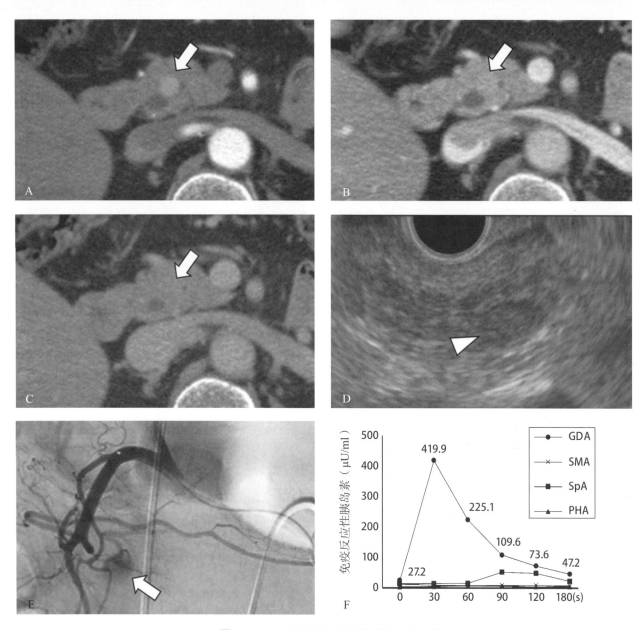

▲ 图 133-1　68 岁女性，胰头部胰岛素瘤患者

A 至 C. 腹部 CT 可见椭圆形病变，边缘规则，边界清晰，早期强化最为显著。门静脉期 / 晚期（箭）无法辨识病变；D.EUS 显示椭圆形低回声肿块，边缘规则，边界清晰（箭头）；E、F.SACI 试验通过胃十二指肠动脉成像显示肿瘤，予葡萄糖干预后胰岛素水平显著提升。SACI 定位肿瘤位置与影像学检查结果一致

（二）SACI 试验

SACI 有助于诊断其他方式难以确诊的胰岛素瘤（隐匿性胰岛素瘤）。同时，SACI 也有助于胰岛素瘤和 MEN-1 相关多发胰腺肿瘤的鉴别诊断[1-4, 7, 31-33]。腹部动脉造影即向胰腺各个区域供血动脉（胃十二指肠动脉、肠系膜上动脉、脾动脉等）内注射葡萄糖酸钙（0.025mEq/kg），测量肝静脉血液血清免疫反应性胰岛素值。若血清免疫反应性胰岛素升高，则可明确胰岛素瘤位置（图 133-1）[31-33]。分别测量血清免疫反应性胰岛素的基线值及其在注射后 30s、60s、90s、120s 的数值，血清免疫反应性胰岛素较基线值升高 2 倍以上即为阳性结果。SACI 试验诊断胰岛素瘤灵敏度为 82.2% ～ 100%，具有良好效果[2, 31-33]。

（三）核医学成像（核素显像、SPECT、PET/CT）

胰岛素瘤增殖能力较差，因此 ^{18}F-2- 脱氧 -D- 葡萄糖正电子发射断层扫描（FDG-PET）CT 技术用于胰岛素瘤成像时效果并不理想[1, 3, 34, 35]。同时 ^{68}Ga-DOTA-TOC-PET/CT, [^{111}In] 戊肽核素显像及单光子发射计算机化断层显像（SPECT）技术也可用于生长抑素受体显像，但由于良性胰岛素瘤中生长抑素受体 2a 表达率较低，该方法阳性率及灵敏度均低于 50%[13, 34-36]。与此同时，已知 90% 以上的胰岛素瘤患者高表达胰高血糖素样肽 1 受体（GLP-1），因此胰高血糖素样肽 1 受体成像可能有一定的效果[34-36]。一项小样本研究提示，采用 ^{111}In-DOTA-Exendin-4 的 GLP-1 受体显像灵敏度可达 100%。

五、胰岛素瘤治疗

胰岛素瘤的治疗分为两个方面：胰岛素过度分泌性低血糖的治疗及肿瘤本身的治疗。因此胰岛素瘤的治疗过程中，需在良好控制激素症状的前提下治疗肿瘤。

（一）治疗症状性低血糖

首先应予患者少食多餐或口服 / 静脉补充葡萄糖[1, 3, 37]。药物治疗方面，二氮嗪是最为有效药物（50 ～ 300mg/d；最高可加量至 600mg/d）[1, 3-5, 9]。二氮嗪直接作用于胰腺 B 细胞，可抑制胰岛素分泌，从而改善低血糖症状。二氮嗪稳定血糖作用需数天才能起效，部分患者可能出现水肿、体重增加、肾功能减退及多毛症等不良反应[1, 3, 4, 13]。也有研究报道糖皮质激素、维拉帕米及苯妥英等其他药物可有效改善低血糖症状[1, 3-5, 13]。研究提示奥曲肽、兰瑞肽等生长抑素类似物可有效缓解 35% ～ 50% 胰岛素瘤患者的低血糖症状。生长抑素受体 2、3、5 亚型的表达水平决定了生长抑素类似物的作用效果。因此，对于低表达或不表达生长抑素受体的个体，生长抑素类似物反而会抑制胰高血糖素等胰岛素拮抗激素的分泌，进而加重低血糖[1, 5, 37, 38]。哺乳类雷帕霉素靶蛋白（mTOR）抑制药依维莫司可有效控制恶性胰岛素瘤患者体内胰岛素的过度分泌，缓解低血糖症状[37, 39, 40]。

（二）可切除性胰岛素瘤的治疗（外科治疗）

手术切除是彻底治愈胰岛素瘤的治疗方式。术式的选择取决于肿瘤体积大小、病灶数量、肿瘤位置、有无伴发 MEN-1 综合征等[1-5]。术中需行手法触诊并通过术中超声探查胰腺情况。隐匿性胰岛素瘤术前定位困难，不建议盲目行切除手术[2, 41-44]。一般而言，对于直径 2cm 以内且距离主胰管 2 ～ 3mm 的胰岛素瘤可行肿瘤摘除术。若术中损伤主胰管，可转行胰腺部分切除、节段切除、胰十二指肠切除或胰体尾切除术[1-5, 41-43]。若胰岛素瘤位于胰体尾部且拟施行摘除术或胰体尾切除术，可通过腔镜手术完成[1, 2, 42-44]。

（三）不可切除性胰岛素瘤的治疗

不可切除性胰岛素瘤的治疗目的为控制激素症状和改善长期预后[3-5, 9, 13, 37]。针对高分化 NEN（神经内分泌肿瘤 [NET] G_1/G_2），全身化疗方案一般采用链脲佐菌素联合阿霉素或氟尿嘧啶。近年来，基于达卡巴嗪或替莫唑胺的化疗方案也被用作胰岛素瘤化疗的标准方案[1, 3, 13, 37, 45]。6% ～ 70% 低高分化神经内分泌肿瘤（包括胰岛素瘤）患者接受治疗后激素过度分泌症状有所改善，或者肿瘤治疗取得客观疗效[37]。

分子靶向药物方面，前文所提到的依维莫司被认为能够有效治疗激素过度分泌，同时已有报道证实其抗肿瘤作用。因此，临床建议采用依维莫司治疗胰岛素瘤[39, 40, 46]。研究成果暂不支持舒尼替尼对低血糖症状的控制作用[37]。胰岛素瘤中神经内分泌癌发病率较低，因此虽然顺铂联用伊立替康或顺铂联用依托泊苷通常用于低分化神经内分泌肿瘤（神经内分泌癌）的治疗，但针对该类情况的研究尚不充分[3, 6, 9, 45]。若某些无法完全切除的胰岛素瘤患者采用药物治疗后激素症状控制仍不理想，可考虑行减瘤手术以缓解症状，并需尽量切除肿瘤体积的 90% 以上[2, 3, 5, 45, 47]。胰岛素瘤及其他不可切除性 NEN 的其他治疗方式包括肝脏导向治疗（栓塞、化疗栓塞、射频消融）、激光诱导热疗（LITT），^{90}Y- 微球选择性体内放疗（selective internal radiotherapy，SIRT）、^{177}Lu-DOTA^0-Tyr^{3}octreotate 的多肽受体介导的放射性核素内照射治疗（PRRT）及肝移植，上述疗法减轻激素症状及改善预后的作用均有报道[1, 3-5, 45, 47-52]。

☞ 参考文献

[1] Jensen RT, Cadiot G, Brandi ML et al. ENETS consensus guidelines for the management of patients with digestive neuroendocrine neoplasms: functional pancreatic endocrine tumor syndromes. Neuroendocrinology 2012;95(2):98–119.

[2] Mehrabi A, Fischer L, Hafezi M et al. A systematic review of localization, surgical treatment options, and outcome of insulinoma. Pancreas 2014;43(5):675–686.

[3] Kulke MH, Anthony LB, Bushnell DL et al. NANETS treatment guidelines: well-differentiated neuroendocrine tumors of the stomach and pancreas. Pancreas 2010;39(6):735–752.

[4] Metz DC, Jensen RT. Gastrointestinal neuroendocrine tumors: pancreatic endocrine tumors. Gastroenterology 2008;135(5): 1469–1492.

[5] Vanderveen K, Grant C. Insulinoma. Cancer Treat Res 2010;153:235–252.

[6] Ito T, Igarashi H, Nakamura K et al. Epidemiological trends of pancreatic and gastrointestinal neuroendocrine tumors in Japan: a nationwide survey analysis. J Gastroenterol 2015;50(1):58–64.

[7] Niina Y, Fujimori N, Nakamura T et al. The current strategy for managing pancreatic neuroendocrine tumors in multiple endocrine neoplasia type 1. Gut Liver 2012;6(3):287–294.

[8] Thakker RV, Newey PJ, Walls GV et al. Clinical practice guidelines for multiple endocrine neoplasia type 1 (MEN1). J Clin Endocrinol Metab 2012;97(9):2990–3011.

[9] Ito T, Igarashi H, Jensen RT. Pancreatic neuroendocrine tumors: clinical features, diagnosis and medical treatment: advances. Best Pract Res Clin Gastroenterol 2012;26(6):737–753.

[10] Service FJ. Hypoglycemic disorders. N Engl J Med 1995;332(17):1144–1152.

[11] Nikfarjam M, Warshaw AL, Axelrod L et al. Improved contemporary surgical management of insulinomas: a 25-year experience at the Massachusetts General Hospital. Ann Surg 2008;247(1):165–172.

[12] Placzkowski KA, Vella A, Thompson GB et al. Secular trends in the presentation and management of functioning insulinoma at the Mayo Clinic, 1987–2007. J Clin Endocrinol Metab 2009;94(4):1069–1073.

[13] de Herder WW, Niederle B, Scoazec JY et al. Welldifferentiated pancreatic tumor/carcinoma: insulinoma. Neuroendocrinology 2006;84(3):183–188.

[14] O'Brien T, O'Brien PC, Service FJ. Insulin surrogates in insulinoma. J Clin Endocrinol Metab 1993;77(2): 448–451.

[15] Buffet A, Vezzosi D, Maiza JC et al. Increased plasma β-hydroxybutyrate levels during the fasting test in patients with endogenous hyperinsulinaemic hypoglycaemia. Eur J Endocrinol 2013;169(1):91–97.

[16] Hirshberg B, Livi A, Bartlett DL et al. Forty-eight-hour fast: the diagnostic test for insulinoma. J Clin Endocrinol Metab 2000;85(9):3222–3226.

[17] Cryer PE, Axelrod L, Grossman AB et al. Evaluation and management of adult hypoglycemic disorders: an Endocrine Society

Clinical Practice Guideline. J Clin Endocrinol Metab 2009;94(3):709–728.

[18] Vezzosi D, Bennet A, Fauvel J et al. Insulin, C-peptide and proinsulin for the biochemical diagnosis of hypoglycaemia related to endogenous hyperinsulinism. Eur J Endocrinol 2007;157(1):75–83.

[19] Service FJ, Natt N. The prolonged fast. J Clin Endocrinol Metab 2000;85(11):3973–3974.

[20] Quinkler M, Strelow F, Pirlich M et al. Assessment of suspected insulinoma by 48-hour fasting test: a retrospective monocentric study of 23 cases. Horm Metab Res 2007;39(7):507–510.

[21] Agin A, Charrie A, Chikh K et al. Fast test: clinical practice and interpretation. Ann Endocrinol 2013;74(3): 174–184.

[22] Mitrakou A, Fanelli C, Veneman T et al. Reversibility of unawareness of hypoglycemia in patients with insulinomas. N Engl J Med 1993;329(12):834–839.

[23] Soh AWE, Kek PC. Insulinoma in a patient with normal results from prolonged fast and glucagon-induced hypoglycemia. Endocr Pract 2010;16(5):838–841.

[24] Wiesli P, Schmid C, Perren A et al. Hypoglycemia in response to glucose and glucagon in insulinoma patients with a negative prolonged fast: functional and morphological properties. J Endocrinol Invest 2004;27(9): 832–838.

[25] Thompson GB, Service FJ, Andrews JC et al. Noninsulinoma pancreatogenous hypoglycemia syndrome: an update in 10 surgically treated patients. Surgery 2000;128(6):937–945.

[26] Kaczirek K, Soleiman A, Schindl M et al. Nesidioblastosis in adults: a challenging cause of organic hyperinsulinism. Eur J Clin Invest 2003;33(6):488–492.

[27] Noone TC, Hosey J, Zeynep F et al. Imaging and localization of islet-cell tumours of the pancreas on CT and MRI. Best Pract Res Clin Endocrinol Metab 2005;19(2):195–211.

[28] Rockall AG, Reznek RH. Imaging of neuroendocrine tumours (CT/MR/US). Best Pract Res Clin Endocrinol Metab 2007;21(1): 43–68.

[29] Joseph AJ, Kapoor N, Simon EG et al. Endoscopic ultrasonography—a sensitive tool in the preoperative localization of insulinoma. Endocr Pract 2013;19(4):602–608.

[30] Gouya H, Vignaux O, Augui J et al. CT, endoscopic sonography, and a combined protocol for preoperative evaluation of pancreatic insulinomas. AJR Am J Roentgenol 2003;181(4):987–992.

[31] Abboud B, Boujaoude J. Occult sporadic insulinoma: localization and surgical strategy. World J Gastroenterol 2008;14(5): 657–665.

[32] Tseng L, Chen J, Won JG et al. The role of intra-arterial calcium stimulation test with hepatic venous sampling (IACS) in the management of occult insulinomas. Ann Surg Oncol 2007;14(7):2121–2127.

[33] Doppman JL, Miller DL, Chang R et al. Insulinomas: localization with selective intraarterial injection of calcium. Radiology 1991;178(1):237–241.

[34] de Herder WW. Functional localisation and scintigraphy in neuroendocrine tumours of the gastrointestinal tract and pancreas (GEP-NETs). Eur J Endocrinol 2014;170(5):R173–R183.

[35] Christ E, Wild D, Forrer F et al. Glucagon-like peptide-1 receptor imaging for localization of insulinomas. J Clin Endocrinol Metab 2009;94(11):4398–4405.

[36] Hubalewska-Dydejczyk A, Sowa-Staszczak A, Tomaszuk M et al. GLP-1 and exendin-4 for imaging endocrine pancreas. a review. Labelled glucagon-like peptide-1 analogues: past, present and future. Q J Nucl Med Mol Imaging 2015;59(2): 152–160.

[37] de Herder WW, van Schaik E, Kwekkeboom D et al. New therapeutic options for metastatic malignant insulinomas. Clin Endocrinol 2011;75(3):277–284.

[38] Vezzosi D, Bennet A, Rochaix P et al. Octreotide in insulinoma patients: efficacy on hypoglycemia, relationships with Octreoscan scintigraphy and immunostaining with anti-sst2A and anti-sst5 antibodies. Eur J Endocrinol 2005;152(5):757–767.

[39] Fiebrich HB, Siemerink EJM, Brouwers AH et al. Everolimus induces rapid plasma glucose normalization in insulinoma patients by effects on tumor as well as normal tissues. Oncologist 2011;16(6):783–787.

[40] Kulke MH, Bergsland EK, Yao JC. Glycemic control in patients with insulinoma treated with everolimus. N Engl J Med 2009;360(2):195–197.

[41] Fendrich V, Waldmann J, Bartsch DK et al. Surgical management of pancreatic endocrine tumors. Nat Rev Clin Oncol 2009;6(7):419–428.

[42] Clancy TE. Surgical management of pancreatic neuroendocrine tumors. Hematol Oncol Clin North Am 2016;30(1):103–118.

[43] Liu H, Peng C, Zhang S et al. Strategy for the surgical management of insulinomas: analysis of 52 cases. Dig Surg 2007;24(6): 463–468.

[44] Berends FJ, Cuesta MA, Kazemier G et al. Laparoscopic detection and resection of insulinomas. Surgery 2000;128(3):386–391.

[45] Ito T, Igarashi H, Jensen RT. Therapy of metastatic pancreatic neuroendocrine tumors (pNETs): recent insights and advances. J Gastroenterol 2012;47(9):941–960.

[46] Yao JC, Shah MH, Ito T et al. Everolimus for advanced pancreatic neuroendocrine tumors. N Engl J Med 2011;364(6):514–523.

[47] Yuan C, Wang J, Xiu D et al. Meta-analysis of liver resection versus nonsurgical treatments for pancreatic neuroendocrine tumors with liver metastases. Ann Surg Oncol 2016;23(1):244–249.

[48] Frilling A, Clift AK. Therapeutic strategies for neuroendocrine liver metastases. Cancer 2015;121(8):1172–1186.

[49] Kwekkeboom DJ, de Herder WW, Kam BL et al. Treatment with the radiolabeled somatostatin analog [^{177}Lu-DOTA^0,Tyr^3] octreotate: toxicity, efficacy, and survival. J Clin Oncol 2008;26(13):2124–2130.

[50] Le Treut YP, Grégoire E, Klempnauer J et al. Liver transplantation for neuroendocrine tumors in Europe— results and trends in patient selection: a 213-case European liver transplant registry study. Ann Surg 2013;257(5):807–815.

[51] Rossi RE, Burroughs AK, Caplin ME. Liver transplantation for unresectable neuroendocrine tumor liver metastases. Ann SurgOncol 2014;21(7):2398–2405.

[52] Ito T, Jensen RT. Imaging in multiple endocrine neoplasia type 1: recent studies show enhanced sensitivities but increased controversies. Int J Endocr Oncol 2016;3(1):53–66.

Evidence of Medical and Surgical Treatment of Gastrinoma
胃泌素瘤的药物治疗及外科治疗证据

134

Ryuichiro Doi　著

吴文铭　姜佳霖　译

吴文铭　校

一、治疗方案

胃泌素瘤的治疗目的包括：切除肿瘤（多为恶性）从而控制胃酸过度分泌，同时减少肿瘤远处转移及最终致死风险。

自 1955 年首次报道卓艾综合征（Zollinger-Ellison Syndrome）以来，胃泌素的治疗方法发生了显著的变化[1]。最初时期，多数患者就诊时临床症状已非常严重，并因消化道大出血或穿孔等并发症而接受急诊手术治疗。但单纯胃部分切除或联合迷走神经切除术对于胃泌素瘤疗效欠佳，因此全胃切除术成为胃泌素瘤患者的标准术式[2]。

高效抑酸药物的问世彻底改变了胃泌素瘤的治疗方式[3]。大多数患者可通过 H_2 受体拮抗药和质子泵抑制药治疗来控制胃酸的过度分泌。由于抑酸药物效果良好，不再需要通过全胃切除术等手术疗法来控制胃酸过度分泌。约 60% 的胃泌素瘤属恶性肿瘤。虽然恶性胃泌素瘤生长相对缓慢，但在长期随访结果提示恶性胃泌素瘤是导致患者死亡的主要因素。目前手术治疗的主要目的是彻底切除肿瘤，从而避免肿瘤进展及疾病相关性死亡。

胃泌素瘤最常发生于十二指肠，这一观点已得到越来越多的认同，同时随着胃泌素瘤定位技术的不断发展，如今已有超过 50% 的散发型胃泌素瘤患者可通过切除肿瘤得以治愈[1, 4]。因此，临床上极力建议使用积极的肿瘤定位手段来筛选适宜手术的患者。

二、肿瘤定位

胃泌素瘤患者术前一律应行肿瘤定位。大多数直径大于 2cm 的神经内分泌肿瘤可通过 CT、超声（US）、超声内镜（EUS）和术中超声内镜（IOU）等影像学技术明确肿瘤定位[5]。然而，上述影像学技术较难发现直径小于 5mm 的神经内分泌肿瘤 [5]。不过即便直径小于 5mm 的胃泌素瘤仍可引起特异性临床症状，因此术前可采用选择性动脉促胰泌素注射（SASI）试验定位胃泌素瘤，进而施行根治性切除手术 [6-8]。若怀疑有异位胃泌素瘤或胃泌素瘤全身转移病灶，则必须使用生长抑素受体显像（SRS）进行定位 [9]。

（一）选择性动脉促分泌物注射（SASI）促胰泌素或钙试验

选择性动脉促分泌物注射（selective arterial secretagogue injection, SASI）试验最早用于定位胃泌素瘤，后来其有效性在定位其他功能性胰腺神经内分泌肿瘤（PanNET）时也逐渐得以证实 [6-8, 10]。腹部动脉造影即将促胰泌素注入脾动脉、胃十二指肠动脉及肠系膜上动脉（图 134-1）。然后分别在注射促胰泌素前及注射后第 20s、40s、60s 时间点，通过插入股静脉的导管抽取肝静脉血 2ml，检测肝静脉血中胃泌素水平的变化。若经由某动脉注射后 40s 时胃泌素升高水平显著高于测量误差，即可诊断该动脉为胃泌素瘤供血动脉，进而在该动脉供血区域中定位该功能性胃泌素瘤。

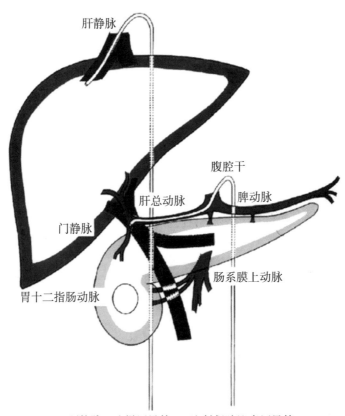

肝静脉血取样用导管　　注射促胰泌素用导管

▲ 图 134-1　SASI 试验方案

Zollinger-Ellison 综合征患者 SASI 试验结果如图。该患者仅在向胃十二指肠动脉注射 30 单位促胰泌素后 40 秒时血清免疫反应性胃泌素上升。据此可诊断胃泌素瘤位于胰腺和（或）十二指肠的上部

若将促胰泌素进一步注射至已明确供血动脉的分支中，可更加精确地定位肿瘤。研究提示 SASI 试验探查胃泌素瘤的敏感性和特异性均超过 90%[7]。

（二）生长抑素受体显像（SRS）

生长抑素受体显像能够明确显示直径大于 2cm 的 PanNET，并可用于 PanNET 分期 [11-13]。生长抑素受

体显像对于直径大于 3cm，小于 1cm 及小于 5mm 的胃泌素瘤，显像比例分别为 100%、30% 及 20%[12]。生长抑素受体显像可探查到 73% 的胃泌素瘤，其检查结果受到肿瘤生长抑素受体表达水平及亚型类型，以及肿瘤大小的影响 [13]。若怀疑存在异位胃泌素瘤，则必须采用生长抑素受体显像进行定位 [14]。

（三）术中超声（IOU）

术中超声检查可评估肿瘤特征并测量胃泌素瘤与主胰管之间的距离。此外，术中超声检查是测量胃泌素瘤形状及大小最为准确的方法，其精度优于其他任何术前影像学检查 [15]。

三、手术

胃泌素瘤手术需彻底探查、仔细操作。术中应充分打开大网膜，自胰头至胰尾完整游离胰腺。术中应双手仔细触诊胰腺。

所有行胃泌素瘤探查的患者均应行术中超声检查以探查触诊困难的肿瘤。术中超声不仅可明确肿瘤与主胰管及重要血管的关系，还可发现肿瘤某些恶性特征。术中超声难以识别十二指肠壁胃泌素瘤；但可通过术中内镜行十二指肠透照试验来定位十二指肠壁胃泌素瘤。

经验丰富的外科医师多在胃泌素瘤探查手术过程中行十二指肠切开术，进而仔细触诊肿瘤。该方法是探查十二指肠壁胃泌素瘤最为准确的手段。研究证实施行十二指肠切开术可提高胃泌素瘤检出率至 98%，而未行十二指肠切开术的患者胃泌素瘤检出率仅为 76%。此外，行十二指肠切开术患者胃泌素瘤短期、长期治愈率分别为 65%、52%，而未行十二指肠切开术患者短期、长期治愈率分别为 44%、26%[16]。

原发性十二指肠胃泌素瘤中 60% 的患者伴有淋巴结转移，因此临床上建议术中行更加积极的淋巴结清扫术。大血管受累并非手术切除禁忌。一项涉及 273 名患者的研究提示，46 名（17%）患者在术前影像学检查中存在大血管受累证据，其中 42 名患者均顺利切除肿瘤 [17]。

研究提示存在少数神经内分泌肿瘤患者（包括胃泌素瘤患者）曾接受内镜和（或）腹腔镜治疗。然而该方法治疗胃泌素瘤效果受限于诸多技术难题，如病灶多发、十二指肠肿瘤体积微小、多伴有淋巴结转移以及胃泌素瘤所在胰头区域的重要结构等。因此开放手术在治疗胃泌素瘤时更具优势。

四、肝转移的治疗

晚期及转移性胃泌素瘤患者往往预后不良，且总的来说全身治疗效果并不理想。因此建议对该类患者采取较为积极的干预手段。据报道，对 20 例局部晚期和转移性神经内分泌肿瘤（包括 10 例胃泌素瘤）患者施行积极的手术切除，未出现手术相关死亡，患者 5 年精确生存率为 80%[18]。另一项涉及 85 例肝转移患者的研究表明，若无法实现根治性切除或无法切除 90% 以上瘤体，治疗方案应首选行化疗栓塞[19]。若病变累及两侧半肝或肝脏受累超过 75%，则手术获益可能性极低。

肝移植用于治疗胃泌素瘤肝转移患者目前仍存在争议。UNOS 数据库总结了 87 280 例神经内分泌肿瘤病例，其中有包括 11 例（7.3%）胃泌素瘤患者在内的 150 例患者接受了肝移植手术。研究结果提示，该类患者总体生存率与接受肝移植的肝细胞癌患者生存率相近[20]。其他肝脏定向疗法包括化疗栓塞，放射性栓塞及经皮射频消融。上述方式治疗胃泌素瘤在内的神经内分泌肿瘤肝转移患者具有一定作用。研究证实，肝动脉化疗栓塞术（TACE）是一种相对安全的手术方式，有助于控制临床症状，延缓疾病进展，改善生存率。

五、全身化疗

链脲佐菌素单药治疗转移性胃泌素瘤患者客观缓解率高达50%，是活性最强的单药疗法[21]。尚无证据提示链脲佐菌素、氟尿嘧啶（5-FU）联合方案或链脲佐菌素、氟尿嘧啶、多柔比星联合方案效果优于链脲佐菌素单药疗法[21]。

有研究对比了氟尿嘧啶、顺铂、链脲佐菌素联合方案治疗79例体内不同部位转移或局部晚期的神经内分泌肿瘤患者效果，结果证实其总体疗效并不优于链脲佐菌素单药疗法[22]。

奥曲肽单药或奥曲肽联合干扰素可用于治疗胃泌素瘤。长效生长抑素类似物制剂的发展极大地改善了患者的治疗效果，可有效减轻患者症状。

一项多中心随机双盲安慰剂对照试验研究了血管内皮生长因子（VEGF）抑制药舒尼替尼对胃泌素瘤的治疗效果。该研究涉及了包括19例胃泌素瘤患者在内的171例晚期高分化神经内分泌肿瘤患者。研究结果提示，舒尼替尼组、安慰剂对照组患者无进展生存期分别为11.4个月、5.5个月，两组患者客观缓解率分别为9.3%、0%，死亡例数分别为9例（10%）、21例（25%）。

近年已有关于mTOR抑制药单药或mTOR抑制药联合奥曲肽疗法治疗胰腺神经内分泌肿瘤的相关研究开展。RADIANT 1为一项多国家Ⅱ期试验，旨在评估依维莫司单药或依维莫司联合奥曲肽治疗化疗后病情进展的转移性PanNET患者时的治疗效果[23]。结果提示依维莫司单药治疗组中67.8%患者疾病处于稳定状态，部分缓解率为9.6%。而依维莫司联合奥曲肽LAR方案治疗组80%患者疾病处于稳定状态，部分缓解率为4.4%。

RADIANT Ⅲ期试验中，放疗后病情进展的410例患者被随机分配为两组，分别给予依维莫司10mg/d治疗或常规治疗（包括生长抑素治疗）[24]。结果提示依维莫司治疗组、常规治疗组中位PFS分别为11个月、4.6个月，两组第18个月患者无进展存活比例分别为34%和9%。

☞ 参考文献

[1]　Zollinger RM. Gastrinoma: factors influencing prognosis. Surgery 1985;97:49–54.

[2]　Stabile BE, Passaro E Jr. Benign and malignant gastrinoma. Am J Surg 1985;149:144–150.

[3]　Maton PN, Vinayek R, Frucht H et al. Long-term efficacy and safety of omeprazole in patients with Zollinger–Ellison syndrome: a prospective study. Gastroenterology 1989;97:827–836.

[4]　Imamura M, Komoto I, Ota S et al. Biochemically curative surgery for gastrinoma in multiple endocrine neoplasia type 1 patients. World J Gastroenterol 2011;17:1343–1353.

[5]　Alexander HR, Fraker DL, Norton JA et al. Prospective study of somatostatin receptor scintigraphy and its effect on operative

outcome in patients with Zollinger–Ellison syndrome. Ann Surg 1998;228:228–238.

[6] Imamura M, Takahashi K, Adachi H et al. Usefulness of selective arterial secretin injection test for localization of gastrinoma in the Zollinger–Ellison syndrome. Ann Surg 1987;205:230–239.

[7] Imamura M, Takahashi K, Isobe Y et al. Curative resection of multiple gastrinomas aided by selective arterial secretin injection test and intraoperative secretin test. Ann Surg 1989;210:710–718.

[8] Turner JJ, Wren AM, Jackson JE et al. Localization of gastrinomas by selective intra-arterial calcium injection. Clin Endocrinol (Oxf) 2002;57:821–825.

[9] Gibril F, Venzon DJ, Ojeaburu JV et al. Prospective study of the natural history of gastrinoma in patients with MEN1: definition of an aggressive and a nonaggressive form. J Clin Endocrinol Metab 2001;86:5282–5293.

[10] Doppman JL, Miller DL, Chang R et al. Insulinomas: localization with selective intraarterial injection of calcium. Radiology 1991;178:237–241.

[11] Krenning EP, Kwekkeboom DJ, de Jong M et al. Essentials of peptide receptor scintigraphy with emphasis on the somatostatin analog octreotide. Semin Oncol 1994;21:6–14.

[12] Jensen RT, Niederle B, Mitry E et al. Gastrinoma (duodenal and pancreatic). Neuroendocrinology 2006;84: 173–182.

[13] Portela-Gomes GM, Stridsberg M, Grimelius L et al. Differential expression of the five somatostatin receptor subtypes in human benign and malignant insulinomas—predominance of receptor subtype 4. Endocr Pathol 2007;18:79–85.

[14] Noda S, Norton JA, Jensen RT, Gay WA Jr. Surgical resection of intracardiac gastrinoma. Ann Thorac Surg 1999;67:532–533.

[15] Grant CS, van Heerden J, Charboneau JW et al. Insulinoma. The value of intraoperative ultrasonography. Arch Surg 1988;123:843–848.

[16] Norton JA, Alexander HR, Fraker DL et al. Does the use of routine duodenotomy (DUODX) affect rate of cure, development of liver metastases, or survival in patients with Zollinger–Ellison syndrome? Ann Surg 2004;239:617–625; discussion, 626.

[17] Norton JA, Harris EJ, Chen Y et al. Pancreatic endocrine tumors with major vascular abutment, involvement, or encasement and indication for resection. Arch Surg 2011;146:724–732.

[18] Norton JA, Jensen RT. Resolved and unresolved controversies in the surgical management of patients with Zollinger–Ellison syndrome. Ann Surg 2004;240:757–773.

[19] Chamberlain RS, Canes D, Brown KT et al. Hepatic neuroendocrine metastases: does intervention alter outcomes? J Am Coll Surg 2000;190:432–445.

[20] Gedaly R, Daily MF, Davenport D et al. Liver transplantation for the treatment of liver metastases from neuroendocrine tumors: an analysis of the UNOS database. Arch Surg 2011;146:953–958.

[21] Maton PN, Gardner JD, Jensen RT. Diagnosis and management of Zollinger–Ellison syndrome. Endocrinol Metab Clin North Am 1989;18:519–543.

[22] Turner NC, Strauss SJ, Sarker D et al. Chemotherapy with 5-fluorouracil, cisplatin and streptozocin for neuroendocrine tumours. Br J Cancer 2010;102:1106–1112.

[23] Yao JC, Lombard-Bohas C, Baudin E et al. Daily oral everolimus activity in patients with metastatic pancreatic neuroendocrine tumors after failure of cytotoxic chemotherapy: a phase II trial. J Clin Oncol 2010;28:69–76.

[24] Yao JC, Shah MH, Ito T et al. Everolimus for advanced pancreatic neuroendocrine tumors. N Engl J Med 2011;364:514–523.

135

Rare Neuroendocrine Tumors of the Pancreas: Management and Evidence of Surgical Treatment

罕见胰腺神经内分泌肿瘤：外科治疗及证据

Ryuichiro Doi　著

吴文铭　姜佳霖　译

吴文铭　校

一、概述

胰腺神经内分泌肿瘤（PanNET）是一种较为罕见的疾病，因此其标准化诊断和（或）治疗直到近年方才有所进展。然而，近年来诸如选择性动脉促分泌物注射（SASI）试验、生长抑素受体显像（SRS）等定位技术不断进步，为 PanNET 根治性切除手术的实施创造了有利的条件[1, 2]。现今，随着相关手术量的迅速增加，PanNET 某些重要病理特征也逐年显现。

PanNET 包括伴有功能性临床症状的 PanNET（功能性 PanNET）和无明显临床症状的 PanNET（无功能性 PanNET）[3-6]。PanNET 以无功能性 PanNET 最为常见，由于该类肿瘤通常无特异性表现，因此临床上将其界定为无功能性肿瘤。但无功能性 PanNET 也能产生甚至经常性地分泌少量胰多肽、嗜铬粒蛋白（CgA）、神经元特异性烯醇化酶（NSE）、降钙素、神经降压素及其他类型多肽等物质[4, 5, 7-9]。胃泌素瘤和胰岛素瘤是最常见的功能性 PanNET，同时还存在其他多种功能罕见的 PanNET（罕见 PanNET）[3-6]，如胰高血糖素瘤、血管活性肠肽瘤（VIPomas）（Verner-Morrison 综合征，表现为胰性霍乱、水样腹泻、低钾血症及胃酸缺乏症，WDHA 综合征）以及生长抑素瘤（表 135-1）[3-7, 9]。每种已知的罕见 PanNET 均与某种激素过度分泌引起的特异性综合征相关联。

二、临床特征

胃泌素瘤、胰岛素瘤及无功能性 PanNET 占所有 PanNET 病例数量的 90% 以上，而其他罕见 PanNET 占比不足 10%[4, 7]。熟知的罕见 PanNET 包括胰高血糖素瘤、血管活性肠肽瘤及生长抑素瘤，该类肿瘤表现有明确的特异性综合征。同时，其他发病率较低但鲜为人知的 PanNET 可分泌降钙素、肾素、黄体生成素、促红细胞生成素和胰岛素样生长因子Ⅱ。由于该类病例数量较少，目前尚不明确其是否能够作为一类特异性综合征（表 135-1）[3-5, 7, 9-11]。

多数罕见 PanNET 患者初诊时已发生肝转移（40%～90%）。生长抑素瘤可见于胰腺或小肠上段。但十二指肠生长抑素瘤很少伴有功能性综合征[4, 10, 12]。除生长抑素瘤外，其他多种罕见 PanNET 也可见于胰腺外的其他部位（表 135-1）。

表 135-1　罕见胰腺神经内分泌肿瘤

名　称	分泌生物活性肽	估计发病率（新发例数 /10⁶ 人 / 年）	肿瘤位置	恶性比例（%）	MEN-1 相关	主要症状 / 特点
胰高血糖素瘤	胰高血糖素	0.01～0.1	胰腺（100%）	50～80	1～20	皮疹（67%～90%）；葡萄糖耐受不良（38%～87%）；体重减轻（66%～96%）
VIP 瘤	血管活性肠肽	0.05～0.2	胰腺（90%，成人）；其他（10%，神经系统、肾上腺、周围神经节）	40～70	6	腹泻（90%～100%）；低钾血症（80%～100%）；脱水（83%）
生长抑素瘤	生长抑素	罕见	胰腺（55%）；十二指肠 / 空肠（44%）	> 70	45	糖尿病（63%～90%）；胆石症（65%～90%）；腹泻（35%～90%）
GRH 瘤	生长激素释放激素	未知	胰腺（30%）；肺（54%）；空肠（7%）；其他（13%）	> 60	16	肢端肥大症（100%）
ACTH 瘤	ACTH	罕见	胰腺（4%～16% 异位库欣综合征）	> 95	罕见	库欣综合征（100%）
PanNET 所致类癌综合征	（5HT；速激肽）	罕见	胰腺（< 1% 所有类癌综合征）	60～88	罕见	类癌综合征
PanNET 所致高钙血症（PTH-rp 瘤）	PTH-rp；其他未知	罕见	胰腺（高钙血症的罕见病因）	84	罕见	肝转移相关性腹痛；高钙血症相关综合征
分泌降钙素的 PanNET	降钙素	罕见	胰腺（高降钙素血症的罕见病因）	> 80	16	腹泻（50%）
分泌肾素的 PanNET	肾素	罕见	胰腺	未知	否	高血压
分泌黄体生成素的 PanNET	黄体生成素	罕见	胰腺	未知	否	无排卵，男性化（女性）；性欲减退（男性）
分泌红细胞生成素的 PanNET	红细胞生成素	罕见	胰腺	100	否	红细胞增多症
分泌 IGF Ⅱ的 PanNET	胰岛素样生长因子Ⅱ	罕见	胰腺	未知	否	低血糖症

VIP. 血管活性肠肽；GRH. 生长激素释放激素；ACTH. 促肾上腺皮质激素；PTH-rp. 甲状旁腺素相关多肽；IGF-Ⅱ. 胰岛素样生长因子Ⅱ

PanNET 平均诊断年龄为 50—55 岁，无性别分布差异。恶性 PanNET 患者可出现多种临床症状，其临床表现也可随着时间推移而变化。多发性内分泌瘤病 1 型（MEN-1）是罕见 PanNET 患者群体中最常见的家族性疾病。MEN-1 患者中胰高血糖素瘤、血管活性肠肽瘤发生率均为 3%，生长激素释放激素瘤（分泌生长激素释放激素）及生长抑素瘤发生率则均小于 1%[13, 14]。von Recklinghausen 病（神经纤维瘤病 1 型）患者生长抑素瘤发病率高达 10%，但绝大多数患者并无功能性综合征表现[7, 12, 13]。

三、预后及生存

大多数罕见 PanNET 伴有肿瘤远处转移。决定患者生存时间的主要因素为肿瘤生长情况，而非激素过度分泌状态。晚期 PanNET 患者 5 年生存率为 29%～45%[3, 4, 6, 7]。现有的罕见 PanNET 患者生存及预后数据均来自于回顾性研究，且近期的研究结果多来自于非胰岛素瘤或非胃泌素瘤样本，其中混杂有无功能 PanNET 病例。研究提示晚期 PanNET 患者具有多种预后不良相关的分子特征，包括肿瘤 Ki-67 指数 ≥ 62%、淋巴结转移、细胞角蛋白 -19 染色阳性等[4, 15]。

四、诊断

罕见 PanNET 患者具有特异性激素过度分泌的临床表现，且出现临床症状时往往已发展至病程晚期[4, 6, 7]。部分罕见 PanNET 患者随着时间推移还可能出现其他新发功能性综合征。因此，若诊断罕见 PanNET，需证实血清中特定激素水平异常升高，并结合相应的临床表现或辅助检查证据进行判定[3-5, 16, 17]。若诊断功能性罕见 PanNET，明确免疫组化结果基础上还需获取激素过度分泌的临床证据[3-5, 16, 17]。

CgA 等常规生物标记物也可支持神经内分泌肿瘤的诊断，并有助于病程期间监测病情[3, 5, 17, 18]。

医师首诊时应完善患者各项生化检验项目。应从临床检查及病史中甄别继发于 PanNET 的库欣综合征，并视情况给予 24h 尿皮质醇测定、午夜血浆或唾液皮质醇评估及地塞米松抑制试验等方式明确诊断[9, 17]。

五、肿瘤定位

肿瘤定位对于各类罕见 PanNET 患者均具有重要意义。肿瘤定位作为诊疗过程中的必要环节在肿瘤手术切除指证判断、原发灶位置探查、病变范围评估、明确有无肝脏及远处转移以及肿瘤治疗后病情变化评价等诸多方面发挥重要作用。明确肿瘤病变范围对于整个治疗过程至关重要。需要重视的是，除胰岛素瘤外的大多数胰腺功能性肿瘤属恶性肿瘤。准确定位有助于完整切除肿瘤，从而达到治愈 PanNET 的目的（10%～40%）。

除了术中超声（IOU）等各类术中定位方法外，临床还推荐行常规影像学检查（CT、MRI、超声检查）、选择性血管造影、SASI 试验、SRS、EUS 检查等多种术前定位手段。

大多数前瞻性研究提示，传统影像学检查、血管造影检查、SRS 等方法定位原发肿瘤的灵敏度分别为 10% ～ 50%，20% ～ 50% 和 30% ～ 70%[19]。SRS 的应用可影响 15% ～ 45% PanNET 患者治疗方案的制订。肿瘤体积是影响 SRS 及其他传统影像学检查准确性的重要因素。直径小于 1cm 的肿瘤漏诊率高达 50% 以上。临床上一贯建议 SRS 联合多层螺旋 CT（MDCT）扫描或 MRI 提高诊断准确率。针对传统影像学检查的研究提示，肿瘤是否侵犯血管或周围组织是判断有无手术禁忌证的重要因素。

当待查激素易于测定时，SASI 试验为定位肿瘤的最可靠的方法。SASI 最早用于定位胃泌素瘤，此后 SASI 定位其他功能性 PanNET 的有效性也陆续得以证实[2, 20-22]。行腹部动脉造影时，将促胰泌素注入脾动脉、胃十二指肠动脉及肠系膜上动脉。然后在注射促胰泌素前及注射后 20s、40s 和 60s 时经由置入股静脉的导管抽取 2ml 肝静脉血，测定肝静脉血中激素水平变化。若注射促分泌素 40s 时激素升高水平显著高于测量误差，则可明确该动脉为肿瘤供血动脉，进而在已明确供血动脉的供血区域中定位功能性肿瘤。

功能性定位不仅可以明确肿瘤大小，还有助于判断肿瘤侵袭性。已有前瞻性研究提示，CT 和 US 识别恶性 PanNET 肝转移时阳性率为 30% ～ 80%，MRI 和血管造影为 50% ～ 85%，而 SRS 像则为 70% ～ 95%[23]。IOU 应常规开展以用于 PanNET 的诊断及评估[24]。

EUS 诊断 PanNET 时灵敏度极高；然而，对位于十二指肠的微小肿瘤而言，EUS 的诊断效果尚存争议。因此临床上不建议将 EUS 作为排查罕见 PanNET 的常用一线手段。在 MDCT、MRI、SRS 均无法确诊，尤其是术前无法确诊的情况下，可尝试行 EUS 检查。然而，罕见 PanNET 伴淋巴结转移患者一般不需行 EUS 检查。EUS 可能有助于诊断大肿瘤或侵袭性肿瘤，并能够更清楚地明确拟行手术患者的肿瘤受累情况。

目前尚无充分证据支持推行正电子发射断层显像（PET）/CT 检查，其应用价值仍待研究，且实用性有限。若行其他优先推荐的影像学手段诊断罕见 PanNET 患者时无法获得明确结果，或结果提示阴性，则可考虑于经验丰富的医疗中心行 68Ga 标记的生长抑素类似物 PET 检查。

许多研究表明 PET，特别是 68Ga 标记的生长抑素类似物（DOTA-TOC [DOTA-Tyr- 奥曲肽]，DOTA-TATE [DOTA-Tyr-octreotate]，DOTA-NOC [DOTA-Nal- 奥曲肽]）联合 CT 进行检查时（例如 68Ga-DOTA-TOC PET / CT）特异性高，且灵敏性比 SRS 或其他检查方式更优[25-28]。但目前很多中心仍未普及这一检查手段，同时其在定位算法中的确切作用尚不明确。

标准的 18F-2- 脱氧 -D- 葡萄糖 PET（FDG-PET）对于高分化肿瘤的检查效果不佳，但对于侵袭性低分化胰腺神经内分泌癌时可能具有一定诊断价值[7]。若有条件开展 18F-DOPA-PET 或 11C-5-HTP-PET，且患者经济情况允许，该检查可能有助于明确诊断。

六、手术治疗

行根治性手术切除是治疗 PanNET 的最佳方法，须在肝转移进一步进展之前施行手术。手术指征的判断与多重因素密切相关，包括临床症状的控制情况、肿瘤大小、病灶位置、病变范围、恶性程度及转移情况等[3, 4, 7, 24, 29]。应尽可能对所有患者施行根治性手术治疗，若患者能够耐受手术，即使存在转移病灶（如可切除的肝转移），也应行根治性手术治疗[3, 4, 7, 24, 29]。根据原发肿瘤的位置，可施行胰十二指肠切除术、远端胰腺切除术、肿瘤摘除术以及切除联合摘除手术等不同术式。

施行根治性手术前，须通过药物控制疾病症状至理想状态。罕见 PanNET 往往瘤体较大，淋巴结转移发生率高，因此应开腹行胰腺切除及淋巴结清扫，从而达到根治性切除的目的。即使存在局部淋巴结转移或更广泛的转移病灶，若能切除 90% 以上的瘤体，也应考虑行手术治疗。

手术需切除淋巴结并仔细探查有无侵犯及转移，因此目前尚不建议行腹腔镜切除术 [7]。治疗原发灶时可一并切除淋巴结转移病灶。若仅有局部转移病灶，或能够切除 90% 以上的瘤体组织，则应考虑行减瘤手术，有助于控制激素水平，且有希望延长患者生存期。

七、药物治疗

几十年前，激素过度分泌状态无法得到有效治疗是患者的主要死因。因此，控制激素水平尤为关键 [4, 7]，可通过联合使用药物、手术及放疗等多种方式实现这一目标。

已有研究证实，生长抑素类似物和干扰素均可有效控制罕见 PanNET 的临床症状 [30]。生长抑素类似物可控制该病症状，尤其对于血管活性肠肽瘤、生长激素瘤和胰高血糖素瘤患者治疗效果良好 [30]。据报道，应用长效生长抑素类似物治疗某些生长抑素瘤患者可有效控制其激素过量分泌。若生长抑素类似物用于控制激素过量分泌时无效或失效，可单独使用干扰素或使用干扰素联合生长抑素类似物疗法控制症状。

生长抑素类似物同时可以抑制 PanNET 生长。首先，起始时使用短效生长抑素类似物治疗 1～2 天，其间根据临床缓解情况调整使用量，从而达到控制症状的目的。此后将用药方案调整为缓释兰瑞肽、兰瑞肽自身凝胶或奥曲肽长效释放，每 4 周给药一次 [31]。虽然与针对生长类似物的研究相比，针对干扰素疗法的研究尚不充分，但干扰素治疗也可能有助于控制罕见 PanNET 激素过量分泌症状。据报道，干扰素对于生长抑素类似物治疗无效的血管活性肠肽瘤治疗效果良好；同时，个别 PanNET 病例单独使用生长抑素疗法时症状控制不理想，但使用干扰素联合生长抑素疗法可有效控制其症状。然而，这一结论仍有待控制变量实验进行验证 [32]。

已有前瞻性研究提示，单用哺乳类雷帕霉素靶蛋白（mTOR）抑制药或联合应用奥曲肽和酪氨酸激酶抑制药治疗胃泌素瘤时，患者生存时间显著延长。同时，也有研究提示替莫唑胺联合卡培他滨的新细胞毒性化疗疗法治疗胃泌素瘤具有一定效果。

☞ 参考文献

[1] Krenning EP, Kwekkeboom DJ, Oei HY et al. Somatostatin-receptor scintigraphy in gastroenteropancreatic tumors. An overview of European results. Ann N Y Acad Sci 1994;733:416–424.

[2] Imamura M, Takahashi K, Adachi H et al. Usefulness of selective arterial secretin injection test for localization of gastrinoma in the Zollinger–Ellison syndrome. Ann Surg 1987;205:230–239.

[3] Oberg K. Pancreatic endocrine tumors. Semin Oncol 2010;37:594–618.

[4] Metz DC, Jensen RT. Gastrointestinal neuroendocrine tumors: pancreatic endocrine tumors. Gastroenterology 2008;135: 1469–1492.

[5] Kulke MH, Anthony LB, Bushnell DL et al. NANETS treatment guidelines: well-differentiated neuroendocrine tumors of the stomach and pancreas. Pancreas 2010;39:735–752.

[6] Ekeblad S. Islet cell tumours. Adv Exp Med Biol 2007;654:771–789.

[7] O'Toole D, Salazar R, Falconi M et al. Rare functioning pancreatic endocrine tumors. Neuroendocrinology 2006;84:189–195.

[8] Falconi M, Plockinger U, Kwekkeboom DJ et al. Well-differentiated pancreatic nonfunctioning tumors/carcinoma.

Neuroendocrinology 2006;84:196–211.

[9] Kaltsas G, Androulakis, II, de Herder WW, Grossman AB. Paraneoplastic syndromes secondary to neuroendocrine tumours. Endocr Relat Cancer 2010;17:R173–R193.

[10] Garbrecht N, Anlauf M, Schmitt A et al. Somatostatinproducing neuroendocrine tumors of the duodenum and pancreas: incidence, types, biological behavior, association with inherited syndromes, and functional activity. Endocr Relat Cancer 2008;15:229–241.

[11] Isidori AM, Kaltsas GA, Grossman AB. Ectopic ACTH syndrome. Front Horm Res 2006;35:143–156.

[12] Hoffmann KM, Furukawa M, Jensen RT. Duodenal neuroendocrine tumors: classification, functional syndromes, diagnosis and medical treatment. Best Pract Res Clin Gastroenterol 2005;19:675–697.

[13] Jensen RT, Berna MJ, Bingham DB, Norton JA. Inherited pancreatic endocrine tumor syndromes: advances in molecular pathogenesis, diagnosis, management, and controversies. Cancer 2008;113(suppl):1807–1843.

[14] Levy-Bohbot N, Merle C, Goudet P et al. Prevalence, characteristics and prognosis of MEN 1-associated glucagonomas, VIPomas, and somatostatinomas: study from the GTE (Groupe des Tumeurs Endocrines) registry. Gastroenterol Clin Biol 2004;28:1075–1081.

[15] Jonkers YM, Claessen SM, Perren A et al. DNA copy number status is a powerful predictor of poor survival in endocrine pancreatic tumor patients. Endocr Relat Cancer 2007;14:769–779.

[16] Osefo N, Ito T, Jensen RT. Gastric acid hypersecretory states: recent insights and advances. Curr Gastroenterol Rep 2009;11:433–441.

[17] Vinik AI, Woltering EA, Warner RR et al. NANETS consensus guidelines for the diagnosis of neuroendocrine tumor. Pancreas 2010;39:713–734.

[18] O'Toole D, Grossman A, Gross D et al. ENETS Consensus Guidelines for the Standards of Care in Neuroendocrine Tumors: biochemical markers. Neuroendocrinology 2009;90:194–202.

[19] Sundin A, Garske U, Orlefors H. Nuclear imaging of neuroendocrine tumours. Best Pract Res Clin Endocrinol Metab 2007;21:69–85.

[20] Imamura M, Takahashi K, Isobe Y et al. Curative resection of multiple gastrinomas aided by selective arterial secretin injection test and intraoperative secretin test. Ann Surg 1989;210:710–718.

[21] Turner JJ, Wren AM, Jackson JE et al. Localization of gastrinomas by selective intra-arterial calcium injection. Clin Endocrinol (Oxf) 2002;57:821–825.

[22] Doppman JL, Miller DL, Chang R et al. Insulinomas: localization with selective intraarterial injection of calcium. Radiology 1991;178:237–241.

[23] Gibril F, Jensen RT. Diagnostic uses of radiolabelled somatostatin receptor analogues in gastroenteropancreatic endocrine tumours. Dig Liver Dis 2004;36(suppl 1):S106–S120.

[24] Akerstrom G, Hellman P. Surgery on neuroendocrine tumours. Best Pract Res Clin Endocrinol Metab 2007;21:87–109.

[25] Dudczak R, Traub-Weidinger T. PET and PET/CT in endocrine tumours. Eur J Radiol 2010;73:481–493.

[26] Buchmann I, Henze M, Engelbrecht S et al. Comparison of ^{68}Ga-DOTATOC PET and ^{111}In-DTPAOC (Octreoscan) SPECT in patients with neuroendocrine tumours. Eur J Nucl Med Mol Imaging 2007;34: 1617–1626.

[27] Gabriel M, Decristoforo C, Kendler D et al. ^{68}Ga-DOTA-Tyr[3]-octreotide PET in neuroendocrine tumors: comparison with somatostatin receptor scintigraphy and CT. J Nucl Med 2007;48:508–518.

[28] Ruf J, Heuck F, Schiefer J et al. Impact of multiphase ^{68}Ga-DOTATOC-PET/CT on therapy management in patients with neuroendocrine tumors. Neuroendocrinology 2010;91:101–109.

[29] Fendrich V, Waldmann J, Bartsch DK, Langer P. Surgical management of pancreatic endocrine tumors. Nat Rev Clin Oncol 2009;6:419–428.

[30] Modlin IM, Pavel M, Kidd M, Gustafsson BI. Review article: somatostatin analogues in the treatment of gastroenteropancreatic neuroendocrine (carcinoid) tumours. Aliment Pharmacol Ther 2010;31:169–188.

[31] Oberg K, Kvols L, Caplin M et al. Consensus report on the use of somatostatin analogs for the management of neuroendocrine tumors of the gastroenteropancreatic system. Ann Oncol 2004;15:966–973.

[32] Fazio N, de Braud F, Delle Fave G, Oberg K. Interferonalpha and somatostatin analog in patients with gastroenteropancreatic neuroendocrine carcinoma: single agent or combination? Ann Oncol 2007;18:13–19.

136

Treatment of Neuroendocrine Tumors of the Pancreas and Biliary Tract

胰腺及胆道神经内分泌肿瘤的治疗

Andrea Frilling，Ashley K. Clift，Vito Cincinnati　著

黄锡泰　译

殷晓煜　校

一、概述

　　胰腺、十二指肠及胆道的神经内分泌肿瘤是一类由胚胎"前肠"发育而来、具有异质性的罕见肿瘤。此类肿瘤极有可能起源于遍布人体全身的多能神经内分泌干细胞。传统的"类癌"（carcinoid）指的就是这类肿瘤。当人们认识到"类癌"其实是包含了一组具有多种不同形态和生物学特征的特殊肿瘤后，对这些肿瘤的分类采用了新的术语：神经内分泌肿瘤、神经内分泌癌[1]。

　　神经内分泌肿瘤和神经内分泌癌的标志之一是能够合成和分泌多种引起不同临床综合征的胺和多肽。除了肿瘤特异性激素（包括胰岛素和胃泌素）之外，它们还能产生常在神经内分泌细胞中表达的蛋白质，如 NSE、CgA、胰蛋白酶抑制素和突触素。这些蛋白质不仅可用于神经内分泌肿瘤的免疫组织化学诊断，还被认为是有临床意义的肿瘤标志物。神经内分泌肿瘤的其他特征还包括肿瘤细胞具有特定的胺摄取机制和细胞表面肽受体——生长抑素受体，可用于疾病的诊断和治疗[2, 3]。

　　前肠神经内分泌肿瘤可为散发性或是 MEN-1 和 MEN-4（最近报道的一种非常罕见的 MEN 类型）常染色体显性遗传病的一个组成部分。在 MEN-1 相关的胰腺神经内分泌肿瘤和高达 40% 的散发性神经内分泌肿瘤中，11q13 染色体上的野生型 MEN-1（MEN-1 tumor suppressor gene，menin）存在等位基因的缺失[4]。对具有遗传背景的患者，应注意多中心肿瘤的可能。

二、胰腺神经内分泌肿瘤

　　65% ～ 80% 的胰腺神经内分泌肿瘤是功能性肿瘤。其中大多数肿瘤分泌胰岛素或胃泌素，少数肿瘤能分泌血管活性肠多肽、胰高血糖素、生长激素释放因子或生长抑素。能分泌血清素的神经内分泌肿瘤

非常罕见，文献报道的病例不到 150 例[5]。肿瘤通常以其主要分泌的激素来命名，即胰岛素瘤、胃泌素瘤、血管活性肠肽瘤、胰高血糖素瘤、生长激素释放因子瘤或生长抑素瘤。

（一）胰岛素瘤

胰岛素瘤占所有 PanNET 的 60%。超过 90% 的胰岛素瘤是 1 ～ 2cm 大小的良性肿瘤（图 136-1）。大约 10% 的胰岛素瘤是多发的，其中大多数与 MEN-1 有关。另有 10% 的胰岛素瘤为恶性。恶性胰岛素瘤能转移至区域淋巴结及肝脏。另据文献报道，局部或弥漫性的胰岛细胞增生，即胰岛细胞增生症（nesidioblastosis），可引起成人或儿童高胰岛素性低血糖，但非常罕见。该疾病的临床特征是神经源性低血糖症，以及随后的儿茶酚胺能反应。

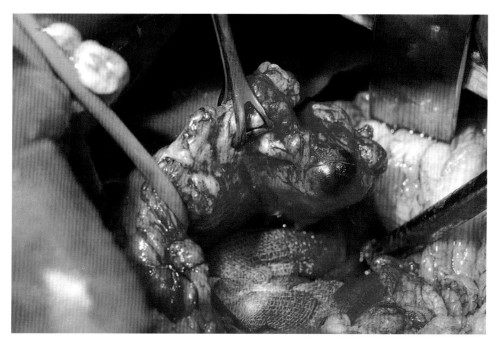

▲ 图 136-1　术中发现胰尾部 1cm 的胰岛素瘤

胰岛素瘤的诊断依据如下。

- 禁食或劳累期间出现低血糖的症状和体征
- 血糖≤ 40mg/dl（≤ 2.2mmol/L）
- 血胰岛素水平≥ 6μU/ml（43pmol/L）
- C 肽水平≥ 0.2nmol/L
- 血浆中不含磺酰脲类药物的代谢产物

72 小时饥饿试验是诊断胰岛素瘤最为常用、可靠的方法。80% 的胰岛素瘤患者在禁食 24h 内即出现症状。血胰岛素、胰岛素原及 C 肽检测能在 48h 内快速诊断胰岛素瘤[6]。当常规测试结果异常或模棱两可时，激发试验（甲苯磺丁脲试验、胰高血糖素试验、钙输注试验）对明确诊断可能有一定帮助。胰岛素瘤的生化诊断一旦确定，就必须继续寻找是否有 MEN-1 典型的病灶，并对家族史进行细致地评估。DNA 分析和 *menin* 基因突变检测（最常见于外显子 2、7、9 和 1）可以确诊 MEN-1 相关胰岛素瘤。

1. 定位

尽管有些学者认为利用术中超声检查便能于术中顺利发现病灶，但是 PanNET 术前准确定位的显著优势已广为接受[7, 8]。得益于新的影像学技术的出现和常规影像学检查手段的优化，大多数胰岛素瘤我们可以在术前准确地识别、定位。

经腹超声检查诊断胰岛素瘤的灵敏度为 60% ～ 70%，且很大程度上依赖于检查者的经验。对于有些学者来说，这是唯一的术前影像检查手段。尽管动态增强薄层（5mm）扫描技术使 CT 检查的准确性有了一定的提高，但其诊断的灵敏度不超过 40% ～ 65%[9]。有报道 T_1 加权压脂和动态钆增强扫描的 MRI 对胰岛素瘤的诊断准确性较高[10]。据文献报道，EUS 诊断 PanNET 的总体灵敏度和准确度高达 95%[11]。无论是单独使用还是与细针穿刺活检相结合，EUS 已成为 PanNET 影像学检查中最有价值的手段之一[12]。生长抑素受体显像在检测胰岛素瘤时灵敏度不高，原因是大多数病变不表达生长抑素受体 2 亚型，因此不能结合放射性标记的奥曲肽。由于 PanNET 中的单胺氧化酶 A 水平较高，使用 [11]C 嘧啶标记的示踪剂在胰岛素瘤的诊断价值令人满意[13]。最新的文献报道显示，胰高血糖素样肽 -1 受体显像（[111]In-DTPA- 肠促胰岛素类似物 -4 SPECT/CT）是一种有效的二线影像学检查手段，可用于常规影像学检查结果阴性的患者。

Grant 等[14] 和 Norton 等[15] 强调 IOU 在 PanNET 治疗中具有很高的价值。该方法不仅能检测出病灶，而且还能提供肿瘤与胰管、胆总管、门静脉和肠系膜上血管之间关系等重要信息。尤其是对位于钩突的肿瘤，完全显露胰腺至关重要。

选择性经肝门静脉取血检测胰岛素可将胰岛素瘤定位到胰腺的某一区域，但该方法并不能确定肿瘤的具体位置。由于该侵入性技术对操作要求极高，主要用于再次手术和 MEN-1 相关肿瘤的患者[16]。选择性动脉内钙刺激试验有助于进一步帮助确定肿瘤的位置[17]，该方法首先是由 Imamura 等报道应用于胃泌素瘤的定位[18]。

2. 血糖的围术期管理

术前准备的主要目标是避免发生严重的低血糖。在手术前一晚推荐静脉滴注葡萄糖。患有严重低血糖症的患者可以使用二氮嗪或奥曲肽。术中应继续监测血糖。血糖升高有助于判断胰岛素瘤被成功切除。术中快速胰岛素检测是判断肿瘤完全切除更可靠的方法[19]。在胰岛素瘤切除术后，短期内通常会发生短暂的高血糖症。由于血糖水平很少超过 200mg/dl，因此无须特殊处理。

3. 手术治疗

对于具有恶性肿瘤特征或影像学检查结果存在矛盾的患者，应该采用标准的胰腺手术入路、探查肝脏有无转移病灶以及仔细地显露包括钩突在内的整个胰腺，确保能够通过触诊和肉眼评估胰腺的前后面[20]。即使病变肉眼可见，也应该进行术中超声检查以评估肿瘤与周围结构的关系。对良性胰岛素瘤，无论肿瘤的具体部位如何，外科治疗的"金标准"应该是肿瘤剜除（enucleation）或尽可能保留胰腺实质的局部切除术。在施行肿瘤剜除术时，建议沿肿瘤包膜进行钝性分离，以避免损伤主胰管、防止胰瘘形成。对肿瘤剜除后遗留的胰腺实质残腔，可以缝合关闭或予以敞开。局部应用封闭剂（sealants）有助于降低术后胰瘘的发生率。据报道，无论如何处理胰腺创面，肿瘤剜除术后胰瘘的发生率为 13% ～ 40%[21]。此外，围术期使用生长抑素可能有助于减少胰腺手术的并发症。

腹腔镜下切除 PanNET 是可行且安全的，尤其是对于左侧的病变[22, 23]。目前，对大多数影像检查明确为散发性胰岛素瘤及部分 MEN-1 相关胰岛素瘤的患者，均可采用腹腔镜切除术[24, 25]。其胰瘘的发生率与开放手术相当。如果术中无法确认肿瘤，不建议施行盲目的远端胰腺切除术，此时应该停止手术，并将患者转诊到具有先进定位技术和丰富手术经验的中心[26]。对于不适合手术且保守治疗效果不佳的胰岛素瘤患者，可考虑 EUS 引导下采用新型电极针进行射频消融治疗[27]。

对于胰腺体部或尾部较大的病变，若条件允许，应行保留脾脏的远端胰腺切除术。对少数肿瘤位于胰头且体积较大，或位于实质深处且靠近胰管的患者，需行部分胰头切除术，甚至行胰十二指肠切除术[28, 29]。对于位于腺体中部无法剜除的肿瘤，胰腺中段切除术可能更为合适[30]。

MEN-1 相关的胰岛素瘤往往呈多灶性，并且常散布于整个胰腺。尽管报道的此类患者数量较少，但保留脾脏的胰腺远端次全切除术同时剜除胰头和（或）钩突中所有的肿瘤或许是最佳的术式[31-34]。对伴有胃泌素瘤或疑似恶性肿瘤的患者，推荐进行胰周淋巴结清扫[35]。

（二）胃泌素瘤

部分胃泌素瘤患者临床表现为 Zollinger-Ellison 综合征。虽然几乎所有的胃泌素瘤均累及十二指肠，但部分患者尚存在胰腺病灶。在 60%～90% 的患者中，胃泌素瘤发生于"胃泌素瘤三角"内。"胃泌素瘤三角"是由胆囊管和胆总管交界点、十二指肠降部和水平部交界点、胰颈和胰体交界点形成的三角形区域。虽然有学者推测可能存在原发性淋巴结胃泌素瘤[36]，但存在争议。大多数十二指肠胃泌素瘤为多发，只有几毫米大小。其中，约 40% 患者与 MEN-1 有关[37]。与胰岛素瘤相反，散发性胃泌素瘤通常是恶性的，并且直径通常大于 2cm。高达 70% 的患者初诊时已经发生肝转移，并伴有十二指肠及胰周淋巴结转移，转移的发生与原发瘤的大小相关。

1. 定位

据文献报道，常规的影像学检查（超声、CT、MRI）诊断 1～3cm 大小的胰腺胃泌素瘤的灵敏度为 40%～70%[38]。EUS 诊断胰腺胃泌素瘤和十二指肠胃泌素瘤的灵敏度分别为 75%、50%[39]。对大多数局限性胃泌素瘤和转移灶，^{68}镓标记生长抑素受体显像的 PET/CT（^{68}Ga-DOTA-TOCPET/CT）是最准确的定位诊断方法[40]。为了能够术前定位常规影像学检查无法发现的胃泌素瘤，Imamura 等首先报道采用 SASI 来定位胃泌素瘤[18]。该方法可以准确定位 90% 以上的胃泌素瘤[41]。

2. 手术方式

只要没有多发不可切除肝转移灶的情况下，对所有散发性胃泌素瘤患者推荐手术探查并尝试切除[42]。与药物治疗相比，手术切除肿瘤可显著降低异时性肝转移的风险。SASI 试验结果可以用于指导手术方式的选择[41]。如果 SASI 试验结果显示肿瘤位于十二指肠壁且为单发，则 80% 的散发性胃泌素瘤患者可行肿瘤切除、联合十二指肠周围淋巴结清扫。其余 20% 的患者通常具有多个十二指肠胃泌素瘤或同时并发十二指肠及胰腺肿瘤。对于术前没有行 SASI 试验的散发性胃泌素瘤患者，术中需要探查胰腺及十二指肠。术中超声检查、细致的触诊及内镜下的十二指肠壁透视检查对发现肿瘤非常有价值。对于没有合并十二指肠肿瘤的胰头较大的胃泌素瘤，建议采用保留幽门的胰十二指肠切除术。较小的胃泌素瘤可以局部切除。当肿瘤同时发生于十二指肠和胰腺，建议行胰十二指肠切除术。对于发生于胰体或胰尾的胃泌素瘤，建议行远端胰腺切除、联合区域淋巴结清扫。

对 MEN-1 相关的胃泌素瘤，手术时机和切除范围的选择更具争议[43, 44]。有些学者提倡相对保守的手术，包括保留脾脏的远端胰腺切除术、胰头及钩突的肿瘤剜除术、十二指肠切开并肿瘤切除术，同时联合区域淋巴结切除。其余学者则推荐更激进的胰十二指肠切除术以获得持久的正常血清胃泌素水平[45, 46]。

肝转移是影响胃泌素瘤患者预后的主要因素。对晚期转移性胃泌素瘤患者，目前尚缺乏一致的诊疗指南。其治疗方案与其他 NET 转移到肝脏或肝脏原发性 NET 的方案相同（见后文）[47]。

（三）无功能性肿瘤

无功能性 PanNET 的患者没有激素功能亢进的临床症状，与胰岛分泌的肽相关的生化检查结果也为阴性。不过，免疫组化染色仍可显示肿瘤细胞中有激素表达。据文献报道，无功能性 PanNET 的发病率为 15%～53%[48]。根据大中心的经验，此类肿瘤大多数是恶性的。与功能性 NET 类似，无功能性 PanNET 可为散发性或合并 MEN-1。大多数有症状的患者确诊年龄在 40—60 岁之间，表现为腹痛、黄疸和体重减轻。位于胰体或胰尾的肿瘤可以无临床症状，但可触及较大的腹部包块。既往大多数无功能性 PanNET 被诊断时都为进展期。而如今，有越来越多的小无功能性 PanNET 由于其他非胰腺的原因行影像学检查时被偶然发现。

无功能性 PanNET 必须与胰腺癌进行鉴别。一般而言，无功能性 PanNET 患者的临床情况较好，常伴有肝脏和（或）淋巴结的转移。根据笔者的经验，^{68}Ga-DOTATOC PET/CT 是对高、中分化无功能性 PanNET 分期最有价值的影像学检查（图 136-2）。对于更高级别或低分化的神经内分泌癌，^{18}F-FDG PET/CT 则是更准确的影像学检查。

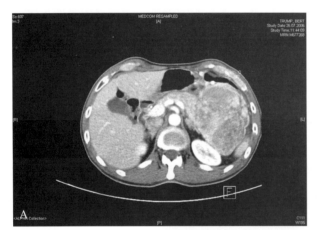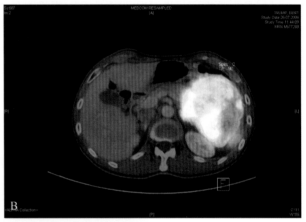

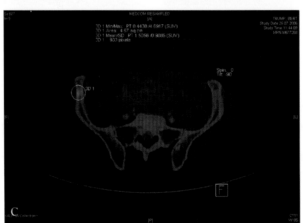

▲ 图 136-2　无功能性 PanNET 患者的术前影像学检查

A. CT 结果显示，左腹部有一直径为 20cm 的肿瘤；B. ^{68}Ga-DOTA-TOC PET/CT 显示左上腹有明显的放射性核素摄取；C. 在右侧髂骨内发现病理性摄取，表明该处有转移。该病变在 CT 结果中未发现

根治性手术切除是首选的治疗手段。据文献报道，无功能性 PanNET 的切除率为 26%～79%，总体 5 年生存率为 30%～80%[49]。对于合并 MEN-1 的无功能性 PanNET，其治疗目前尚缺乏一致的观点[43]。虽然有学者建议，无论肿瘤大小应尽快切除所有肿瘤。但是，考虑到风险 - 效益比，有不少学者认为对直径小于 2cm 的肿瘤不应该行手术切除[50]。对于散发性小无功能性 PanNET（＜2cm）的治疗也存在争议。部分学者认为可以保守治疗，也有学者推荐手术切除，其原因是在无功能性 PanNET 小于 2cm 的患

者中也会发生肝转移和淋巴结转移 [51]。另一个争议的热点是当伴有不可切除肝转移瘤的情况下，是否应该切除原发的无功能性 PanNET。虽然目前支持切除原发肿瘤的文献质量差，但对部分原发瘤适合行远端胰腺切除术和肝转移瘤适合同期介入或药物治疗的患者，可以选择手术切除原发肿瘤 [52]。最近，肽受体放射性核素治疗已被用作不可手术切除晚期 PanNET 的一种潜在的降期治疗手段 [53, 54]。

三、十二指肠神经内分泌肿瘤

根据组织病理学，十二指肠神经内分泌肿瘤可以分为 5 种类型，即十二指肠胃泌素瘤，生长抑素瘤，无功能性的产血清素、胃泌素或降钙素的肿瘤，低分化的主要位于壶腹部的神经内分泌肿瘤，以及十二指肠节细胞性副神经节瘤（gangliocytic paragangliomas）[5, 55, 56]。大约 30% 的十二指肠神经内分泌肿瘤与NF1、MEN-1 和（或）嗜铬细胞瘤有关 [57]。大多数十二指肠神经内分泌肿瘤表达 CgA 和 NSE。与其他来源的神经内分泌肿瘤不同，十二指肠神经内分泌肿瘤是唯一能够表达肽标记物 xenin 的神经内分泌肿瘤 [58]。根据对不同类型的 99 例十二指肠神经内分泌肿瘤的分析结果，Burke 等发现原发肿瘤的以下三个病理特征是其扩散转移的独立危险因素：固有肌层受累、肿瘤直径超过 2cm、存在有丝分裂象 [59]。

位于十二指肠球部和降部的胃泌素瘤约占所有十二指肠 NET 的 2/3。该肿瘤可为散发性或合并 MEN-1。散发性和遗传性胃泌素瘤通常都较小（＜ 1cm），但遗传性肿瘤往往为多灶性。虽然肿瘤体积小且仅限于黏膜及黏膜下层生长，但十二指肠胃泌素瘤常常伴有明显的淋巴结转移 [3, 60]。与胰腺胃泌素瘤相反，散发性和遗传性十二指肠胃泌素瘤很少发生远期转移 [44, 55]。

位于 Vatar 壶腹或壶腹周围的生长抑素瘤占所有十二指肠神经内分泌肿瘤的 15%。岛状生长形式和沙门体形成是该肿瘤的组织学标志。当固有肌层受浸润时，必须考虑恶性肿瘤的可能性。肿瘤大小和有丝分裂活性与其转移潜能无关 [61]。十二指肠生长抑素瘤无生长抑素瘤综合征的表现，该综合征多见于分泌生长抑素的 PanNET。有报道十二指肠生长抑素瘤与 NF1 和双侧嗜铬细胞瘤相关 [62]。由于壶腹部或壶腹周围神经内分泌肿瘤的生物学行为具有不可预测性，建议采取根治性手术切除，最常采用的术式是 Whipple 手术 [63]。

无功能性十二指肠神经内分泌肿瘤患者的预后差异较大。局限于黏膜下层的高分化肿瘤预后良好，而低分化肿瘤常伴有转移。位于壶腹周围的节细胞性副神经节瘤是一类独特的十二指肠神经内分泌肿瘤。尽管当肿瘤＞ 2cm 并伴有固有肌层的浸润时，患者通常预后良好。

除壶腹部或壶腹周围神经内分泌肿瘤外，对直径小于 1cm 且没有固有肌层侵犯和转移的十二指肠 NET 者，可行内镜下伴或不伴黏膜下注射盐水的肿瘤局部切除术 [64-67]。在此方面，EUS 具有极高的临床价值。但应注意，淋巴结转移也可以发生在小于 1cm 的肿瘤 [68]。对于 1 ～ 2cm 或更大的肿瘤，为了达到根治性切除的效果，建议采用经十二指肠壁行局部全层切除术，或十二指肠部分切除、端 - 端吻合术，同时联合区域淋巴结清扫 [44, 69]。

四、肝脏神经内分泌肿瘤

尽管肝脏是神经内分泌肿瘤转移的主要部位，但肝脏原发性神经内分泌肿瘤罕见。在美国马里兰州贝塞斯达国家癌症研究所统计的 50 年间 13 715 例类癌中，原发性肝脏神经内分泌肿瘤仅有 45 例 [2]。为了制订合理的治疗方案，在诊断原发性肝脏神经内分泌肿瘤之前，应当仔细寻找是否存在有肝外原发性肿瘤 [70, 71]。

原发性肝脏神经内分泌肿瘤患者可有非特异性临床表现，例如胆道梗阻或上腹部不适。与神经内分泌肿瘤肝转移不同，仅约 5% 原发性肝脏神经内分泌肿瘤有经典的类癌综合征表现，包括潮红、腹泻、支气管痉挛、类癌心脏综合征 [2]。经腹超声显示肿瘤为高回声病变。然而，该肿瘤的影像学表现缺乏特征性 [72]。治疗手段有根治性和姑息性治疗，包括手术切除、局部毁损性治疗，如射频或激光介导热消融、单纯动脉栓塞或联合化疗、选择性内放疗治疗、生长抑素类似物、靶向药物治疗和肽受体放射性核素治疗。与早期研究报道的该病总体 5 年生存率 18.4% 不同 [2]，通过对合适的患者实施更根治性手术，包括大范围肝切除或肝移植，以及多学科治疗模式的应用，使该病的 3 年无瘤生存率提高到 75% 以上 [73, 74]。

五、肝外胆管神经内分泌肿瘤

肝外胆管神经内分泌肿瘤是一类非常特殊的肿瘤，占所有胃肠道神经内分泌肿瘤的 0.2%～2% [2]。大约 60% 的此类肿瘤发生在胆总管 [75-77]。其他部位包括肝门周围区域（28%）、胆囊管（11%）和肝总管（3%）[76]。与肝外胆管腺癌不同，胆管神经内分泌肿瘤主要见于年龄小于 50 岁的女性患者。最常见的症状是无痛性黄疸伴或不伴有瘙痒。诊断手段包括超声检查、CT、MRCP、ERCP 和经皮经肝穿刺胆管造影。生长抑素受体显像有助于肿瘤的分期。与其他胆道系统肿瘤一样，准确的术前诊断仍然很困难，尤其是需与胆管癌鉴别 [78]。显微镜下可见该肿瘤细胞呈小梁或巢状生长，偶尔形成小管。另外，肿瘤细胞可表达 CgA、突触素、血清素、胰多肽和（或）生长抑素 [79]。虽然该肿瘤局部侵犯并不常见，但 30% 患者可发生淋巴结转移和肝转移 [75, 77, 80]。

积极手术治疗可为患者带来良好的远期效果。在早期肿瘤且没有远处转移患者，其 5 年生存率能达到 60%～100% [2, 77, 79]。切除范围主要取决于肿瘤的大小、分期和位置。对位于胆总管中段的肿瘤，胆总管切除术、Roux-en-Y 肝管空肠吻合术是其标准治疗方法。对位于左右肝管汇合部的肿瘤，需要切除汇合部，必要时需合并部分肝切除术。对胆总管远端的肿瘤，需行胆管部分切除术，部分患者需行胰十二指肠切除术（Whipple 手术）。对于以上手术，还必须联合扩大的肝门部淋巴结清扫。

六、胆囊神经内分泌肿瘤

约占胃肠道 NET 的 0.2% [5]。该肿瘤好发于女性，可引起右上腹部不适和黄疸。与肝外胆管神经内分泌肿瘤一样，该病通常术前误诊为胆囊炎或胆囊癌、术后病理检查才确立诊断。组织学方面，肿瘤细胞 Grimelius 和 CgA 染色呈阳性，NSE 或胰多肽通常为阴性 [81, 82]。Nishigami 等指出，由于该类肿瘤的预后差异大，必须仔细鉴别神经内分泌肿瘤和神经内分泌癌 [81]。经典的胆囊神经内分泌肿瘤实际上不会发生转移或浸润性生长；而神经内分泌癌（非典型类癌）则呈现恶性的生物学行为 [81-83]。胆囊透明细胞类癌是一独特类型的肿瘤，可为散发性 [84] 或合并 VHL 综合征 [85]。免疫组化染色抑制素阳性是该类遗传相关性肿瘤的病理特征 [85]。

对于局限于胆囊壁内的小的胆囊神经内分泌肿瘤，可以采用腹腔镜切除术[86]。但对于大多数患者，尤其是神经内分泌癌患者，需要施行更根治性的手术切除，包括肝切除、肝外胆管切除及扩大的肝门部淋巴结清扫[83, 87]。据文献报道，胆囊神经内分泌肿瘤的总体 5 年生存率约为 60%[2]。

☞ 参考文献

[1] Klöppel G, Perren A, Heitz PU. The gastroenteropancreatic neuroendocrine cell system and its tumors: the WHO classification. Ann N Y Acad Sci 2004;1014:13–27.

[2] Modlin IM, Lye KD, Kidd M. A 5-decade analysis of 13,715 carcinoid tumors. Cancer 2003;97:934–959.

[3] Modlin IM, Kidd M, Latich I, Zikusoka MN, Shapiro MD. Current status of gastrointestinal carcinoids. Gastroenterology 2005;128:1717–1751.

[4] Wautot V, Vercherat C, Lespinasse J et al. Germline mutation profile of MEN1 in multiple endocrine neoplasia type 1: search for correlation between phenotype and the functional domains of the MEN1 protein. Hum Mutat 2002;20:35–47.

[5] Modlin IM, Shapiro MD, Kidd M. An analysis of rare carcinoid tumors: clarifying these clinical conundrums. World J Surg 2005;29:92–101.

[6] Hirshberg B, Livi A, Bartlett DL et al. Forty-eight-hour fast: the diagnostic test for insulinoma. J Clin Endocrinol Metab 2000;85:3222–3226.

[7] Pasieka JL, McLeod MK, Thompson NW, Burney RE. Surgical approach to insulinomas. Assessing the need for preoperative localization. Arch Surg 1992;127:442–447.

[8] Hashimoto LA, Walsh RM. Preoperative localization of insulinomas is not necessary. J Am Coll Surg 1999;189:368–373.

[9] McAuley G, Delaney H, Colville J et al. Multimodality preoperative imaging of pancreatic insulinomas. Clin Radiol 2005;60:1039–1050.

[10] Pamuklar E, Semelka RC. MR imaging of the pancreas. Magn Reson Imaging Clin N Am 2005;13:313–330.

[11] Anderson MA, Carpenter S, Thompson NW, Nostrant TT, Elta GH, Scheiman JM. Endoscopic ultrasound is highly accurate and directs management in patients with neuroendocrine tumors of the pancreas. Am J Gastroenterol 2000;95:2271–2277.

[12] Ardengh JC, de Paulo GA, Ferrari AP. EUS-guided FNA in the diagnosis of pancreatic neuroendocrine tumors before surgery. Gastrointest Endosc 2004;60:378–384.

[13] Örlefors H, Sundin A, Fasth K-J et al. Demonstration of high monoaminoxidase-A levels in neuroendocrine gastroenteropancreatic tumors in vitro and in vivo—tumor visualization using positron emission tomography with ^{11}C-harmine. Nucl Med Biol 2003;30:669–679.

[14] Grant CS, van Heerden J, Charboneau JW, James EM, Reading CC. Insulinoma. The value of intraoperative ultrasonography. Arch Surg 1988;123:843–848.

[15] Norton JA, Shawker TH, Doppman JL et al. Localization and surgical treatment of occult insulinomas. Ann Surg 1990;212:615–620.

[16] Doherty GM, Doppman JL, Shawker TH et al. Results of a prospective strategy to diagnose, localize, and resect insulinomas. Surgery 1991;110:989–996; discussion, 996–997.

[17] Doppman JL, Miller DL, Chang R, Gorden P, Eastman RC, Norton JA. Intraarterial calcium stimulation test for detection of insulinomas. World J Surg 1993;17:439–443.

[18] Imamura M, Takahashi K, Adachi H et al. Usefulness of selective arterial secretin injection test for localization of gastrinoma in the Zollinger–Ellison syndrome. Ann Surg 1987;205:230–239.

[19] Carneiro DM, Levi JU, Irvin GL. Rapid insulin assay for intraoperative confirmation of complete resection of insulinomas. Surgery 2002;132:937–942; discussion, 942–943.

[20] Proye CAG, Lokey JS. Current concepts in functioning endocrine tumors of the pancreas. World J Surg 2004;28:1231–1238.

[21] Rothmund M, Angelini L, Brunt LM et al. Surgery for benign insulinoma: an international review. World J Surg 1990;14:393–398; discussion, 398–399.

[22] Assalia A, Gagner M. Laparoscopic pancreatic surgery for islet cell tumors of the pancreas. World J Surg 2004;28:1239–1247.

[23] Fernández-Cruz L, Sáenz A, Astudillo E et al. Outcome of laparoscopic pancreatic surgery: endocrine and nonendocrine tumors. World J Surg 2002;26:1057–1065.

[24] Bartsch DK, Albers M, Knoop R, Kann PH, Fendrich V, Waldmann J. Enucleation and limited pancreatic resection provide long-term cure for insulinoma in multiple endocrine neoplasia type 1. Neuroendocrinology 2013;98:290–298.

[25] Fernández-Cruz L, Martínez I, Cesar-Borges G et al. Laparoscopic surgery in patients with sporadic and multiple insulinomas associated with multiple endocrine neoplasia type 1. J Gastrointest Surg 2005;9:381–388.

[26] Hirshberg B, Libutti SK, Alexander HR et al. Blind distal pancreatectomy for occult insulinoma, an inadvisable procedure. J Am Coll Surg 2002;194:761–764.

[27] Lakhtakia S, Ramchandani M, Galasso D et al. EUSguided radiofrequency ablation for management of pancreatic insulinoma by using a novel needle electrode (with videos). Gastrointest Endosc 2016;83:234–239.

[28] Sarmiento JM, Farnell MB, Que FG, Nagorney DM. Pancreaticoduodenectomy for islet cell tumors of the head of the pancreas: long-term survival analysis. World J Surg 2002;26:1267–1271.

[29] Park BJ, Alexander HR, Libutti SK et al. Operative management of islet-cell tumors arising in the head of the pancreas. Surgery 1998;124:1056–1061; discussion, 1061–1062.

[30] Vibert E, Regimbeau JM, Sauvanet A. Technique of medial pancreatectomy. Ann Chir 2003;128:268–272 (in French).

[31] Thompson NW. The surgical management of hyperparathyroidism and endocrine disease of the pancreas in the multiple endocrine neoplasia type 1 patient. J Intern Med 1995;238:269–280.

[32] Thompson NW. Management of pancreatic endocrine tumors in patients with multiple endocrine neoplasia type 1. Surg Oncol Clin N Am 1998;7:881–891.

[33] Demeure MJ, Klonoff DC, Karam JH, Duh QY, Clark OH. Insulinomas associated with multiple endocrine neoplasia type I: the need for a different surgical approach. Surgery 1991;110:998–1004; discussion, 1004–1005.

[34] O'Riordain DS, O'Brien T, van Heerden JA, Service FJ, Grant CS. Surgical management of insulinoma associated with multiple endocrine neoplasia type I. World J Surg 1994;18:488–493; discussion, 493–494.

[35] Cougard P, Goudet P, Peix JL et al. Insulinomas in multiple endocrine neoplasia type 1. Report of a series of 44 cases by the multiple endocrine neoplasia study group. Ann Chir 2000;125:118–123 [in French].

[36] Norton JA, Alexander HR, Fraker DL, Venzon DJ, Gibril F, Jensen RT. Possible primary lymph node gastrinoma: occurrence, natural history, and predictive factors: a prospective study. Ann Surg 2003;237:650–657; discussion, 657–659.

[37] Donow C, Pipeleers-Marichal M, Schröder S, Stamm B, Heitz PU, Klöppel G. Surgical pathology of gastrinoma. Site, size, multicentricity, association with multiple endocrine neoplasia type 1, and malignancy. Cancer 1991;68:1329–1334.

[38] Doppman JL. Pancreatic endocrine tumors—the search goes on. N Engl J Med 1992;326:1770–1772.

[39] Rösch T, Lightdale CJ, Botet JF et al. Localization of pancreatic endocrine tumors by endoscopic ultrasonog-raphy. N Engl J Med 1992;326:1721–1726.

[40] Frilling A, Sotiropoulos GC, Radtke A et al. The impact of ^{68}Ga-DOTATOC positron emission tomography/computed tomography on the multimodal management of patients with neuroendocrine tumors. Ann Surg 2010;252:850–856.

[41] Imamura M, Komoto I, Ota S. Changing treatment strategy for gastrinoma in patients with Zollinger–Ellison syndrome. World J Surg 2006;30:1–11.

[42] Fraker DL, Norton JA, Alexander HR, Venzon DJ, Jensen RT. Surgery in Zollinger–Ellison syndrome alters the natural history of gastrinoma. Ann Surg 1994;220:320–328; discussion, 328–330.

[43] Kouvaraki MA, Shapiro SE, Cote GJ et al. Management of pancreatic endocrine tumors in multiple endocrine neoplasia type 1. World J Surg 2006;30:643–653.

[44] Ellison EC, Sparks J, Verducci JS et al. 50-year appraisal of gastrinoma: recommendations for staging and treatment. J Am Coll Surg 2006;202:897–905.

[45] Bartsch DK, Fendrich V, Langer P, Celik I, Kann PH, Rothmund M. Outcome of duodenopancreatic resections in patients with multiple endocrine neoplasia type 1. Ann Surg 2005;242:757–764; discussion, 764–766.

[46] Lairmore TC, Chen VY, DeBenedetti MK, Gillanders WE, Norton JA, Doherty GM. Duodenopancreatic resections in patients with multiple endocrine neoplasia type 1. Ann Surg 2000;231:909–918.

[47] Frilling A, Modlin IM, Kidd M et al. Recommendations for management of patients with neuroendocrine liver metastases.

Lancet Oncol 2014;15:e8–e21.

[48] Bartsch DK, Schilling T, Ramaswamy A et al. Management of nonfunctioning islet cell carcinomas. World J Surg 2000;24: 1418–1424.

[49] Tamburrino D, Spoletini G, Partelli S et al. Surgical management of neuroendocrine tumors. Best Pract Res Clin Endocrinol Metab 2016;30:93–102.

[50] Triponez F, Goudet P, Dosseh D et al. Is surgery beneficial for MEN1 patients with small (≤2cm), nonfunctioning pancreatico-duodenal endocrine tumor? An analysis of 65 patients from the GTE. World J Surg 2006;30:654–662; discussion, 663–664.

[51] Kuo EJ, Salem RR. Population-level analysis of pancreatic neuroendocrine tumors 2 cm or less in size. Ann Surg Oncol 2013;20: 2815–2821.

[52] Capurso G, Bettini R, Rinzivillo M, Boninsegna L, Delle Fave G, Falconi M. Role of resection of the primary pancreatic neuroendocrine tumour only in patients with unresectable metastatic liver disease: a systematic review. Neuroendocrinology 2011;93:223–229.

[53] Barber TW, Hofman MS, Thomson BNJ, Hicks RJ. The potential for induction peptide receptor chemoradionuclide therapy to render inoperable pancreatic and duodenal neuroendocrine tumours resectable. Eur J Surg Oncol 2012;38:64–71.

[54] van Vliet EI, van Eijck CH, de Krijger RR et al. Neoadjuvant treatment of nonfunctioning pancreatic neuroendocrine tumors with [^{177}Lu-DOTA^0,Tyr^3] octreotate. J Nucl Med 2015;56:1647–1653.

[55] Anlauf M, Garbrecht N, Henopp T et al. Sporadic versus hereditary gastrinomas of the duodenum and pancreas: distinct clinico-pathological and epidemiological features. World J Gastroenterol 2006;12:5440–5446.

[56] Bordi C. Endocrine tumors of the pancreas. Review of 30 years of research. Pathologica 1998;90:215–221 (in Italian).

[57] Akerström G. Management of carcinoid tumors of the stomach, duodenum, and pancreas. World J Surg 1996;20:173–182.

[58] Feurle GE, Anlauf M, Hamscher G, Arnold R, Klöppel G, Weihe E. Xenin-immunoreactive cells and extractable xenin in neuroendocrine tumors of duodenal origin. Gastroenterology 2002;123:1616–1626.

[59] Burke AP, Sobin LH, Federspiel BH, Shekitka KM, Helwig EB. Carcinoid tumors of the duodenum. A clinicopathologic study of 99 cases. Arch Pathol Lab Med 1990;114:700–704.

[60] Mullen JT, Savarese DMF. Carcinoid tumors of the appendix: a population-based study. J Surg Oncol 2011;104:41–44.

[61] Makhlouf HR, Burke AP, Sobin LH. Carcinoid tumors of the ampulla of Vater: a comparison with duodenal carcinoid tumors. Cancer 1999;85:1241–1249.

[62] Moayedoddin B, Booya F, Wermers RA et al. Spectrum of malignant somatostatin-producing neuroendocrine tumors. Endocr Pract 2006;12:394–400.

[63] Clements WM, Martin SP, Stemmerman G, Lowy AM. Ampullary carcinoid tumors: rationale for an aggressive surgical approach. J Gastrointest Surg 2003;7:773–776.

[64] Dalenbäck J, Havel G. Local endoscopic removal of duodenal carcinoid tumors. Endoscopy 2004;36:651–655.

[65] Yoshikane H, Goto H, Niwa Y et al. Endoscopic resection of small duodenal carcinoid tumors with strip biopsy technique. Gastrointest Endosc 1998;47:466–470.

[66] Martínez-Ares D, Souto-Ruzo J, Varas Lorenzo MJ et al. Endoscopic ultrasound-assisted endoscopic resection of carcinoid tumors of the gastrointestinal tract. Rev Esp Enferm Dig 2004;96:847–855.

[67] Zyromski NJ, Kendrick ML, Nagorney DM et al. Duodenal carcinoid tumors: how aggressive should we be? J Gastrointest Surg 2001;5:588–593.

[68] Soga J. Carcinoids and their variant endocrinomas. An analysis of 11842 reported cases. J Exp Clin Cancer Res 2003;22:517–530.

[69] Mullen JT, Wang H, Yao JC et al. Carcinoid tumors of the duodenum. Surgery 2005;138:971–977; discussion, 977–978.

[70] Dala R, Shoosmith J, Lilenbaum R, Cabello-Inchausti B. Primary hepatic neuroendocrine carcinoma: an underdiagnosed entity. Ann Diagn Pathol 2006;10:28–31.

[71] Donadon M, Torzilli G, Palmisano A et al. Liver resection for primary hepatic neuroendocrine tumours: report of three cases and review of the literature. Eur J Surg Oncol 2006;32:325–328.

[72] Takayasu K, Muramatsu Y, Sakamoto M et al. Findings in primary hepatic carcinoid tumor: US, CT, MRI, and angiography. J Comput Assist Tomogr 1992;16:99–102.

[73] Frilling A, Malago M, Weber F et al. Liver transplantation for patients with metastatic endocrine tumors: single-center experience with 15 patients. Liver Transpl 2006;12:1089–1096.

[74] Fenwick SW, Wyatt JI, Toogood GJ, Lodge JPA. Hepatic resection and transplantation for primary carcinoid tumors of the liver. Ann Surg 2004;239:210–219.

[75] Hubert C, Sempoux C, Berquin A, Deprez P, Jamar F, Gigot J-F. Bile duct carcinoid tumors: an uncommon disease but with a good prognosis? Hepatogastroenterology 2005;52:1042–1047.

[76] Chamberlain RS, Blumgart LH. Carcinoid tumors of the extrahepatic bile duct. A rare cause of malignant biliary obstruction. Cancer 1999;86:1959–1965.

[77] El Rassi ZS, Mohsine RM, Berger F, Thierry P, Partensky CC-M. Endocrine tumors of the extrahepatic bile ducts. Pathological and clinical aspects, surgical management and outcome. Hepatogastroenterology 2004;51: 1295–1300.

[78] Chan C, Medina-Franco H, Bell W, Lazenby A, Vickers S. Carcinoid tumor of the hepatic duct presenting as a Klatskin tumor in an adolescent and review of world literature. Hepatogastroenterology 2000;47:519–521.

[79] Maitra A, Krueger JE, Tascilar M et al. Carcinoid tumors of the extrahepatic bile ducts: a study of seven cases. Am J Surg Pathol 2000;24:1501–1510.

[80] Sasatomi E, Nalesnik MA, Marsh JW. Neuroendocrine carcinoma of the extrahepatic bile duct: case report and literature review. World J Gastroenterol 2013;19:4616–4623.

[81] Nishigami T, Yamada M, Nakasho K et al. Carcinoid tumor of the gall bladder. Intern Med 1996;35: 953–956.

[82] Kaiho T, Tanaka T, Tsuchiya S et al. A case of classical carcinoid tumor of the gallbladder: review of the Japanese published works. Hepatogastroenterology 1999;46:2189–2195.

[83] Mizukami Y, Nagashima T, Ikuta K et al. Advanced endocrine cell carcinoma of the gallbladder: a patient with 12-year survival. Hepatogastroenterology 1998;45:1462–1467.

[84] Konishi E, Nakashima Y, Smyrk TC, Masuda S. Clear cell carcinoid tumor of the gallbladder. A case without von Hippel–Lindau disease. Arch Pathol Lab Med 2003;127:745–747.

[85] Sinkre PA, Murakata L, Rabin L, Hoang MP, Albores-Saavedra J. Clear cell carcinoid tumor of the gallbladder: another distinctive manifestation of von Hippel–Lindau disease. Am J Surg Pathol 2001;25:1334–1339.

[86] Porter JM, Kalloo AN, Abernathy EC, Yeo CJ. Carcinoid tumor of the gallbladder: laparoscopic resection and review of the literature. Surgery 1992;112:100–105.

[87] Yokoyama Y, Fujioka S, Kato K, Tomono H, Yoshida K, Nimura Y. Primary carcinoid tumor of the gallbladder: resection of a case metastasizing to the liver and analysis of outcomes. Hepatogastroenterology 2000;47: 135–139.

胰腺神经内分泌肿瘤治疗远期疗效篇

Long-Term Outcome After Treatment of Neuroendocrine Tumors of the Pancreas

Andreas Machens，Henning Dralle 著

黄锡泰 译

殷晓煜 校

一、概述

PanNET 占所有胰腺肿瘤的 1% ～ 2%，由一系列异质性且大多数生长缓慢的肿瘤组成。它囊括了处于各种不同生长阶段的肿瘤，从惰性、分泌激素、局限、手术容易切除的肿瘤到无功能性、广泛转移、难以手术切除的肿瘤。这些肿瘤在以下各个方面均可有差异：肿瘤实体、临床表现（有症状与无症状）、激素分泌（功能性与无功能性）、遗传背景（散发性与遗传性）、解剖学位置（胰头与胰体尾；胰腺前部与胰腺后部）、分期（原发肿瘤大小，淋巴结及远处转移的数目和大小）和分级（分化良好与低分化）。

在临床治疗方面，有时需要根据术者技术水平和患者身体状况进行个体化选择，故其治疗方法存在差异：如肿瘤剜除术、局部切除术与扩大切除术；初次手术与再次手术；阴性与阳性手术切缘；肿瘤可切除与不可切除。另外，是否行新辅助治疗和辅助治疗，采用何种药物和方案，目前也缺乏统一的标准。鉴于许多 PanNET 患者生存时间长，许多临床研究对患者的观察时间短，持续时间及临床监测强度不一。由于治疗必须依据疾病的范围而定，手术和非手术患者形成了特定的、难以实现标准化治疗的人群。

受限于上述原因，许多研究将不同的神经内分泌肿瘤混合在一起，因此目前尚未有高质量的有关疗效的研究，导致各种预后影响因素均未能得到确认。尽管基于各个研究中心和肿瘤数据库的资料学界已经总结出一些总体原则，但手术治疗的范围及价值依然有待于大量临床实践进一步阐明。

二、胰腺神经内分泌肿瘤的危险分层

（一）肿瘤分期

评估癌症范围与 PanNET 密切相关。早在 2006 年，ENETS 根据各个单中心发表的关于 PanNET 患者

的文献资料，提出了第一个神经内分泌肿瘤分期系统（以下称作 ENETS TNM）。在 2010 年，国际抗癌联盟（现在是 UICC）基于其癌症登记数据库，提出了另一个新的分期系统，随后该分期系统获得了 AJCC 和世界卫生组织组织认可（以下称作 UICC/AJCC/WHO TNM）。

值得注意的是，与 ENETS TNM 不同，PanNET 的 UICC/AJCC/WHO TNM 与胰腺外分泌肿瘤的分期系统相同，且不适用于高级别胰腺神经内分泌肿瘤[1]。因此，肿瘤的定义和分期在 ENETS TNM 和 UICC/AJCC/ WHO TNM 分期系统之间存在明显差异。特别值得一提的是，在 UICC / AJCC /WHO TNM 分期系统中，是根据肿瘤是否侵犯胰周软组织、而非肿瘤大小来区分 pT_2 和 pT_3，但该特征往往难以评估。

1. 无复发生存率

一项纳入 123 例无转移、接受手术切除 PanNET 患者的研究显示[2]，依据 AJCC 定义的 I 、II 和 III 期 5 年无复发生存率分别为 78%、53% 和 33%（$P < 0.01$）；依据 ENETS 定义的 I 、II 和 III 期 5 年无复发生存率分别为 100%、70% 和 53%（$P = 0.18$）。在排除转移性复发患者后，AJCC 定义的 I 、II 和 III 期患者的 5 年无复发生存率分别为 90%、73% 和 66%；ENETS 定义的 I 、II 和 III 期患者的 5 年无复发生存率分别为 100%、84% 和 75%，术后 2 年复发率达到峰值[2]。

2. 癌症特异性死亡率

一项来自 8 个欧洲中心、共纳入 1072 例胰腺神经内分泌肿瘤患者并进行至少 2 年随访的研究，比较了这两种分期系统的癌症特异性死亡率[1]。在 COX 回归中，ENETS TNM 分期系统将患者分配至 4 个人数相等、存在显著风险差异（$P < 0.001$）的组别，与 I 期患者相比，II 期死亡 OR 为 16.2，III 期为 51.8，IV 期为 161.0。相比之下，UICC /AJCC / WHO TNM 分期系统将患者分配到了 3 个人数不同的组别，与 I 期患者相比，II 期死亡优势比为 9.6，III 期为 9.3，IV 期为 30.8（$P < 0.001$）。多因素分析结果显示，根治性手术、肿瘤 TNM 分期、肿瘤分级可有效预示癌症特异性死亡。虽然 ENETS 和 UICC/AJCC/WHO TNM 分期系统均可独立预测癌症特异性生存，但对各期患者后者的 95% 置信区间更大。更宽的置信区间可能反映了 UICC/AJC/WHO TNM 系统对不同分期 PanNET 患者生存率的区分能力更有限[1]。

一项纳入 326 例散发性、无功能性、可手术切除的 PanNET 患者的研究结果显示，5 年总体生存率在 AJCC 定义的 I 、II 和 IV 期分别为 93%、74% 和 56%；而在 ENETS 定义的 I 、II 和 III 和 IV 期分别为 97%、87%、73% 和 56%[3]。

（二）肿瘤分级

由于 Ki-67 免疫组化染色阳性的肿瘤细胞百分比并不均一，因此需要更多肿瘤样本以更好区分低级别与中等级别肿瘤。基于核分裂指数（每 10 个高倍视野 < 2、2 ~ 20 和 > 20 个）和 Ki-67 指数（< 3%、3% ~ 20% 和 > 20%）的 2010 版世界卫生组织肿瘤分级标准已被确立为重要的预后指标，尤其是在缺乏分期资料的情况下。

在迄今为止已发表的纳入最多 PanNET 患者的研究中，当之前第二大重要的死亡预测因素 TNM 分期在多变量模型中被忽略时，肿瘤分级成为根治性手术治疗后存活率的第二大独立预后因素[1]。

这些结果在另一项包含 483 名 PanNET 患者的研究中得到证实，其中 Ki-67 指数（> 20% vs ≤ 2%，$P = 0.01$）和手术切除与否（$HR=0.92$，$P = 0.001$）是唯有的独立预后因素[4]。而在接受手术的患者中，高 Ki-67 指数（$HR=10.4$，$P = 0.02$）和低分化（$HR=8.2$，$P = 0.03$）是唯有的独立预后因素[4]。

三、胰腺神经内分泌肿瘤的外科注意事项

与具有激素分泌过多体征和症状的功能性 PanNET 不同，无功能性 PanNET 通常不会引起特异性的症状。因此，无功能性 PanNET 经常表现为因肿瘤增大、侵袭和（或）转移所致的主诉，且通常具有更严重的后果。某些临床上"无功能"的肿瘤是由于合成的激素量太少、不足以诱发症状（例如胰高血糖素瘤），或者该激素不能在人体中产生症状（例如胰多肽）。

由于根治性手术切除比肿瘤分期更能决定患者的生存，因此患者的预后取决于肿瘤完全切除的可行性。

（一）无功能性肿瘤

1. 局限性肿瘤

尽管目前尚缺乏高质量的研究对比密切观察与手术干预两者的差异，但对部分体积小、未持续生长、呈良性表现的肿瘤采取"观察"及"首选无损害"的策略可能是一种可行的替代选择[5]。一项纳入 46 例无症状、散发性、无功能性、肿瘤 < 2cm、中位随访时间 34 个月的 PanNET 患者的研究印证了以上观点[6]。在 46 例患者中，6 例（13%）肿瘤大小增加 ≥ 20%。肿瘤大小每年增加的中位数约为 0.12 mm。影像学检查未发现淋巴结或远处转移。在 41 个月（中位时间）后，8 例（17%）肿瘤分级为 1 级、无淋巴结转移的 T_1 期（7 例）和 T_2 期（1 例）患者接受手术切除[6]。

(1) 单发性肿瘤：对于小的、良性、与大血管和胆管分界清晰、仅累及胰腺前部尤其是在胰体尾部的局限性肿瘤，更容易通过手术切除获得治愈。术前应该详细检查明确以上这些关键点，这样才能制订有效的手术方案，并确保没有遗漏其余的肿瘤。

有三种手术方式，应该根据患者的具体情况来选择：肿瘤剜除术（保留肿瘤周围组织）、肿瘤切除术（将肿瘤周围组织与肿瘤一并切除）、胰腺切除术（根据肿瘤的位置和类型决定胰腺切除的范围）。

从肿瘤学的角度来看，在保证能完整切除肿瘤的前提下以上三种手术方式同样有效[1, 7]。肉眼残留肿瘤的手术切除难以使患者受益。在没有远处转移的情况下，应尽可能切除侵犯肠系膜血管的恶性肿瘤。

(2) 多发性肿瘤：当存在有另外的神经内分泌肿瘤或家族史提示遗传性疾病，尤其是 MEN-1 或 VHL 综合征，手术方案需要适当调整。对同时存在的各个神经内分泌肿瘤，都需要单独及综合考虑。在手术中，应充分游离胰腺以便仔细检查其背面是否存在病灶。

多发性神经内分泌肿瘤的多样性使其治疗方案难以标准化，临床疗效也难以预测。最近一项纳入来自四个中心共 60 名 MEN-1 患者的研究显示，这些患者均有一个或多个肿瘤 ≤ 2cm 以下的无功能 PanNET，其 5 年、10 年及 15 年无进展生存率分别为 63%、39% 和 10%，手术组和非手术组的无进展生存率之间没有差异[8]。然而，遗漏、未切除的和异时发生的内分泌肿瘤，尤其是恶性者，可能会对患者临床疗效产生不利影响。

2. 转移性肿瘤

(1) 淋巴结转移：肿瘤大于 1.5cm 的 PanNET 淋巴结转移率更高（*OR* 4.7）。与胰腺体尾部肿瘤相比，胰头部肿瘤淋巴结转移率更高（*OR* 2.8）[9]。此外，仅发生淋巴结转移者与不发生淋巴结转移者相比，出现肝转移的时间明显缩短[10]。

疾病相关的生存率随着转移淋巴结数量的增加而降低[10]。总体来说，淋巴结阳性者 5 年疾病特异性

生存率比淋巴结阴性者差（69% ～ 70% vs 81% ～ 90%）[11, 12]。在无功能性、≤ 2cm 的 PanNET 患者中，淋巴结阴性的患者 10 生存率更高，可达 87%，而淋巴结阳性者为 34%[13]。

这些数据提示原发肿瘤大小、淋巴结转移和肝转移之间存在相互关系，并且这三个危险因素与癌症特异性死亡率密切正相关。

(2) 单纯肝转移：肝转移是 PanNET 最主要的远处转移，目前有几项关于 PanNET 合并单纯肝转移的回顾性研究。这些研究纳入了各种类型的 PanNET 患者，包括来源于胰腺各部的功能性或无功能性、良性或恶性、散发性或遗传性。这种异质性，再加上针对不同肿瘤类型、分级和分期而采取不同的手术方式，降低了这些研究的质量，致使难以获得此类肿瘤的高质量数据。此外，肝转移可能是局限性或弥漫性，与原发瘤初次诊断同时或异时发生的，或发生于肝切除术后残留的肝组织。同时肝转移和异时肝转移对预后的影响仍不明确，尽管前者似乎没有后者预后好。虽然存在以上不足，此类患者的 5 年和 10 年生存率大致分别达到 60% ～ 80% 和 40% ～ 60%。

据文献报道，在 291 例分化较差的 PanNET 患者中，远处转移（HR=2.41，$P < 0.001$）、淋巴结转移（HR=2.10，$P = 0.004$）及肿瘤低分化（HR=6.96，$P = 0.032$）均为不良的独立预后因素。另外，远处转移能显著降低 5 年总体生存率（0% vs 43%，$P = 0.036$）[14]。

与联合切除转移瘤及周围肝实质的肝切除术相比，保留周围肝实质的肝转移瘤灶剜除术近期并发症发生率更高。不过，开展肿瘤剜除术与肝切除术治疗 PanNET 肝转移瘤的头对头比较研究具有一定难度。为了便于外科决策，获得 PanNET 生物行为（低风险或高风险）的信息必不可少。根据目前的观点，减瘤手术需要去除肝脏肿瘤负荷多达 90% 才能改善患者的预后[15]。全肝切除术联合后续肝移植已应用于部分患者。与非手术治疗相比，有研究证明肝切除可改善患者症状、延长生存时间[16]。

(3) 广泛转移：有 8% 的恶性 PanNET 患者诊断时已经发生其他远处器官转移，通常是肺转移[17]。腹膜种植转移在前肠来源的神经内分泌肿瘤患者中很少见，但当其存在时往往伴随有肝转移[18]。当肿瘤广泛转移并累及到肝脏以外的器官时，扩大手术可能难以改变患者预后。在这种情况下，包括靶向治疗在内的辅助治疗可发挥一定作用。

（二）功能性肿瘤

临床上，无功能性肿瘤常由于肿瘤增大、侵袭或转移而引起患者不适才被发现。与此不同，功能性肿瘤由于激素分泌过多而引起相应的症状和体征，如胰岛素瘤、胃泌素瘤和血管活性肠肽瘤，因此常能被早期诊断。这些症状和体征的类型和程度取决于肿瘤分泌激素的类型和分泌量。而在遗传性疾病中，应通过选择性动脉刺激试验来确定 PanNET 的区划，以避免漏诊继发性功能性肿瘤[19]。

与无功能性肿瘤因肿瘤增大、侵袭或转移引起的症状相比，激素分泌过多的功能性肿瘤常引起更严重的临床症状，更降低患者的生活质量。对行肿瘤剜除或胰腺切除术时遗漏了继发性功能性肿瘤（通常发生于遗传性疾病患者），或者由于未完整切除肿瘤所致复发者，激素过多所致的症状将不会缓解。

1. 胰岛素瘤

因为绝大多数胰岛素瘤是良性的，剜除术是治疗该疾病的理想术式。胰岛素瘤的手术治愈率非常高，经验丰富的术者可达 99%。极少数的失败案例可归结为以下原因：遗漏了 MEN-1 背景下的继发性胰岛素瘤；恶性胰岛素瘤：①被误诊为良性，②因肿瘤太大而未被完全切除，或③在初诊时已经发生区域淋巴结和包括肝脏在内的远处器官转移。

恶性胰岛素瘤的临床病程多样化。有些患者一开始就存在孤立的淋巴结转移，有些患者则在病程中出现单发或多发的肝转移灶。由于恶性胰岛素瘤的罕见及其多样的临床表现，尚未有研究比较不同手术方案对良性、恶性胰岛素瘤的效果。

胰岛素瘤的临床 - 组织病理学特点十分有利于外科手术的根治：肿瘤小，良性，年轻患者，并发症很少或无，只需要施行肿瘤剔除术或非常局限的胰腺切除术。正因如此，胰岛素瘤作为一个群体来讲，是所有胰腺神经内分泌肿瘤中疗效最好的肿瘤[1]。

2. 胃泌素瘤

与先前的假设相反，散发性的胃泌素瘤多是单发的肿瘤，很少起源于胰腺（16%）。胃泌素瘤患者也比无功能性 PanNET 患者年轻[1]。大多数胃泌素瘤源自胰腺以外的器官[20]：十二指肠（57%）、淋巴结（19%）或异位（9%）。由于大多数十二指肠胃泌素瘤（83%）最大径不超过 10mm，必须经十二指肠探查来定位和切除分泌胃泌素的肿瘤[20]。多发十二指肠胃泌素瘤非常少见，当影像学和（或）术中没有触及明确的病灶时，没有必要进行十二指肠切除术或胰十二指肠切除术。

肝转移是胃泌素瘤患者死亡的主要原因。虽然从伦理的角度来讲，不宜实施前瞻性随机临床研究对比手术、药物和支持治疗的效果，回顾性资料支持采用扩大手术切除有助于减少异时性肝转移的发生。在一项大宗的纳入 124 例非转移性 Zollinger-Ellison 综合征患者的研究中，作者比较了接受手术治疗的 98 例患者和保守治疗的 26 例患者，两组在疾病范围和随访时间上相似[21]。手术组肝转移的发生率为 3%，而药物组为 23%。尽管这项观察性研究具有一定的局限性，但这些数据显示了早期经十二指肠探查和肿瘤切除联合肝转移瘤切除以及辅助治疗的价值。

3. 胰高血糖素瘤、生长抑素瘤和血管活性肠肽瘤

大多数胰高血糖素瘤和生长抑素瘤都被认为是"无功能的"，即便它们具有特征性的体征和症状，比如坏死性游走性红斑是胰高血糖素瘤的典型特征。生长抑素瘤缺乏特征性的症状，在诊断时肿瘤通常已经很大，因此往往难以采用剔除术。

血管活性肠肽瘤通常会引起 Verner-Morrison 综合征，其特点是水样腹泻、低钾血症和胃酸缺乏症。该肿瘤非常罕见，一般见于个案报道或小宗病例报道，因此缺乏综合的循证数据。

四、结论

尽管 PanNET 在分期和分级方面已经取得了很大进展，但仍需开展能纳入足够大宗 PanNET 病例数、随访时间足够长的研究，以校正大量混杂因素对术后远期预后的影响，包括肿瘤实体、临床表现、激素分泌、遗传背景、肿瘤在胰腺内的位置、肿瘤分期和分级、手术的类型和范围、手术切缘、新辅助及辅助治疗。

由于辅助化疗和靶向治疗为姑息性而非治愈性的，因此对于大部分能耐受手术的 PanNET 患者仍主张采用扩大手术切除。对于无远处转移的较大肿瘤，手术切除的必要性是无争议的。但对于较小的肿瘤，手术切除的必要性有待商榷，其中许多小肿瘤可暂时密切观察。目前，临床上迫切需要新的预后预测的分子标记物，以提供比 Ki-67 分级和当前影像学方法更优的 PanNET 风险分层方法。

☞ **参考文献**

[1] Rindi G, Falconi M, Klersy C et al. TNM staging of neoplasms of the endocrine pancreas: results from a large international cohort study. J Natl Cancer Inst 2012;104:764–777.

[2] Strosberg JR, Cheema A, Weber JM et al. Relapse-free survival in patients with nonmetastatic, surgically resected pancreatic neuroendocrine tumors: an analysis of the AJCC and ENETS staging classifications. Ann Surg 2012;256:321–325.

[3] Ellison TA, Wolfgang CL, Shi C et al. A single institution's 26-year experience with nonfunctional pancreatic neuroendocrine tumors: a validation of current staging systems and a new prognostic nomogram. Ann Surg 2014;259:204–212.

[4] Martin-Perez E, Capdevila J, Castellano D et al. Prognostic factors and long-term outcome of pancreatic neuroendocrine neoplasms: Ki-67 index shows a greater impact on survival than disease stage. The large experience of the Spanish National Tumor Registry (RGETNE). Neuroendocrinology 2013;98:156–168.

[5] Song KB, Kim SC, Hwang DW et al. Enucleation for benign or low-grade malignant lesions of the pancreas: single-center experience with 65 consecutive patients. Surgery 2015;158:1203–1210.

[6] Gaujoux S, Partelli S, Maire F et al. Observational study of natural history of small sporadic nonfunctioning pancreatic neuroendocrine tumors. J Clin Endocrinol Metab 2013;98:4784–4789.

[7] Keutgen XM, Nilubol N, Glanville J et al. Resection of primary tumor site is associated with prolonged survival in metastatic nonfunctioning pancreatic neuroendocrine tumors. Surgery 2016;159:311–319.

[8] Partelli S, Tamburrino D, Lopez C et al. Active surveillance versus surgery of nonfunctioning pancreatic neuroendocrine neoplasms ≤2 cm in MEN1 patients. Neuroendocrinology 2016;103:779–786.

[9] Hashim YM, Trinkaus KM, Linehan DC et al. Regional lymphadenectomy is indicated in the surgical treatment of pancreatic neuroendocrine tumors (PNETs). Ann Surg 2014;259:197–203.

[10] Krampitz GW, Norton JA, Poultsides GA, Visser BC, Sun L, Jensen RT. Lymph nodes and survival in pancreatic neuroendocrine tumors (pNET). Arch Surg 2012;147:820–827.

[11] Partelli S, Gaujoux S, Boninsegna L et al. Pattern and clinical predictors of lymph node involvement in nonfunctioning pancreatic neuroendocrine tumors (NF-PanNET). JAMA Surg 2013;148:932–939.

[12] Curran T, Pockaj BA, Gray RJ, Halfdanarson TR, Wasif N. Importance of lymph node involvement in pancreatic neuroendocrine tumors: impact on survival and implications for surgical resection. J Gastrointest Surg 2015;19:152–160.

[13] Toste PA, Kadera BE, Tatishchev SF et al. Nonfunctional pancreatic neuroendocrine tumors <2 cm on preoperative imaging are associated with a low incidence of nodal metastasis and an excellent overall survival. J Gastrointest Surg 2013;17:2105–2113.

[14] Fischer L, Bergmann F, Schimmack S et al. Outcome of surgery for pancreatic neuroendocrine neoplasms. Br J Surg 2014;101:1405–1412.

[15] Chabot J. Editorial. Pancreatic neuroendocrine tumors: primum non nocere. Surgery 2016:159:348–349.

[16] Yuan CH, Wang J, Xiu DR et al. Meta-analysis of liver resection versus nonsurgical treatments for pancreatic neuroendocrine tumors with liver metastases. Ann Surg Oncol 2016;23:244–249.

[17] Solorzano CC, Lee JE, Pisters PW et al. Nonfunctioning islet cell carcinoma of the pancreas: survival results in a contemporary series of 163 patients. Surgery 2001;130:1078–1085.

[18] Elias D, Sideris L, Liberale G et al. Surgical treatment of peritoneal carcinomatosis from well-differentiated digestive endocrine carcinomas. Surgery 2005;137:411–416.

[19] Lo CY, Chan FL, Tam SC, Cheng PW, Fan ST, Lam KS. Value of intra-arterial calcium stimulated venous sampling for regionalization of pancreatic insulinomas. Surgery 2000;128:903–909.

[20] Norton JA, Alexander HR, Fraker DL, Venzon DJ, Gibril F, Jensen RT. Does the use of routine duodenotomy (DUODX) affect rate of cure, development of liver metastases, or survival in patients with Zollinger–Ellison syndrome? Ann Surg 2004;239:617–625; discussion, 626.

[21] Fraker DL, Norton JA, Alexander HR, Venzon DJ, Jensen RT. Surgery in Zollinger–Ellison syndrome alters the natural history of gastrinoma. Ann Surg 1994;220:320–328; discussion, 328–330.

第九部分

壶腹周围癌及胰腺癌以外的肿瘤
Periampullary Cancers and Tumors Other Than Pancreatic Cancer

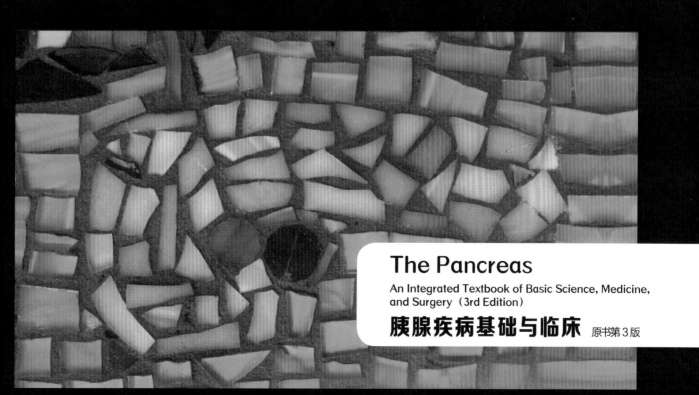

The Pancreas
An Integrated Textbook of Basic Science, Medicine, and Surgery（3rd Edition）
胰腺疾病基础与临床 原书第3版

Periampullary Cancer: Clinical Presentation and Diagnostic Strategies

壶腹周围癌：临床表现和诊断策略

138

Amanda B. Cooper，Keith D. Lillemoe 著

赵俊芳 译

秦仁义 校

一、概述

  壶腹周围肿瘤包括发生在 Vater 壶腹或其周围的良性肿瘤和恶性肿瘤。这些肿瘤的典型症状为来源于同一部位的无痛性梗阻性黄疸。壶腹周围肿瘤绝大多数是恶性的，其中最常见的是胰腺腺癌，其次分别是 Vater 壶腹癌、远段胆总管癌和十二指肠癌。壶腹周围肿瘤的主要治疗手段是手术切除。这个区域的几乎所有可切除的恶性肿瘤和大多数良性肿瘤最终都通过胰十二指肠切除术来治疗。在不能手术切除的病例中，通过置入胆道支架或胆道旁路手术来解除胆道梗阻对于缓解病情是至关重要的。对于外科医生和病理学医生来说，明确壶腹周围恶性肿瘤的病因是具有挑战性的。临床表现、术前影像学检查和术中的发现可能不足以鉴别肿瘤特定的起源部位。壶腹周围恶性肿瘤最常见的部位是胰头，占切除标本中所确定肿瘤的 55% ～ 65%（表 138-1）。表中所示的壶腹癌、远段胆总管癌和十二指肠癌的发病率在一定程度上略高于它们的总发病率，因为它们的可切除率高于胰头癌的切除率。鉴于此，有研究分析发现可切除和不可切除的肿瘤，胰腺腺癌占总数的 90%。虽然惰性肿瘤如神经内分泌肿瘤或良性肿瘤（如腺瘤）偶尔发生在壶腹周围，但它们的发病率很低。良性肿瘤偶尔导致胆总管梗阻，而出现类似于壶腹周围癌所致的顽固性黄疸。因此，对于出现持续性黄疸的病例，良性疾病有时会被误诊为癌症。临床上以下情况所引起的胆道梗阻需要与恶性肿瘤引起的胆道梗阻相鉴别，例如纤维化性慢性胰腺炎、良性疾病和自身免疫性胰腺炎（也称为 IgG_4 相关性胰腺炎或淋巴浆细胞性硬化性胰腺炎）[1, 2]。胰腺癌的管理在第 5 部分中进行了深入的讨论。因此，本章将回顾壶腹周围肿瘤的临床表现和诊断策略。

表 138-1 切除的壶腹周围癌的发生部位的相对频率

部 位	百分比（%）
胰头	60
Vater 壶腹	20
远段胆总管	10
十二指肠	10

二、临床表现

壶腹周围癌治疗过程中的困难多是源于难以早期诊断。壶腹周围癌的早期症状往往是非特异性的，因此常常被患者和医师忽视。这往往导致诊断被延迟几周到几个月不等。常常直到患者出现黄疸才被最终确诊。黄疸通常是渐进性、顽固性的，常伴有明显的瘙痒。与胰腺肿瘤相比，Vater壶腹肿瘤、远段胆总管肿瘤和壶腹周围的十二指肠肿瘤的黄疸常常出现比较早，早期的发现有助于这些病变更高的切除率。任何超过40岁的患者发生黄疸都应引起对壶腹周围肿瘤的怀疑，并应积极寻求诊断。壶腹癌可表现为间歇性黄疸，其原因可能是息肉状的肿瘤仅间歇性的阻塞胆管，或由于肿瘤的生长和坏死导致肿瘤生长期中出现短期的胆道梗阻。在这种情况下，它需要初诊医师更深入地剖析病情，以达到对疾病的充分评估。

壶腹周围肿瘤的其他症状包括腹痛、厌食、恶心和体重减轻。中度强度的疼痛可能是由于胆道或胰管阻塞所致。疼痛部位常位于上腹部或右上腹，表现为钝痛，可伴有背部疼痛，并且经常因进食而加重。尽管十二指肠癌在早期可使肠腔环形缩窄，然而引起呕吐的十二指肠梗阻通常是壶腹周围癌的晚期表现。壶腹部或十二指肠肿瘤的出血通常表现为慢性、间歇性的失血，明显的出血可导致黑便或呕血。最后，对于发生于老年患者的不明原因的急性胰腺炎，一旦胰腺炎得到控制，必须彻底追究其发生的原因，因为这可能是壶腹周围肿瘤的首发临床表现。Rattner等的一份研究发现25%的壶腹肿瘤患者的首发症状是急性胰腺炎[3]。类似地，导管内乳头状黏液瘤也可表现为腹痛和由于黏液阻塞胰管而引起的高淀粉酶血症[4,5]。

除了临床表现之外，患者的既往史和家族史也可能是高度相关的。患有遗传性Gardner综合征和结肠家族性腺瘤性息肉病的患者，患壶腹癌和十二指肠癌的风险比一般人群高200倍以上[6]。这些患者大多数为多发息肉且常累及十二指肠黏膜的大部分。

在多数患者中，体格检查常是阴性的，尤其是在病程的早期。壶腹周围癌最常见的体格检查发现是黄疸和肝大。肝大通常与胆道梗阻后肝脏淤血有关，并不指示存在肝脏转移性。胆囊在大约25%的患者中也可触及。出血到十二指肠腔的壶腹癌患者可以表现为大便隐血阳性。

三、诊断方法

（一）实验室检验

目前没有特异性实验室检验来诊断壶腹周围癌。事实上，几乎所有患者都有肝功能异常和肝外梗阻的表现：包括血浆胆红素和碱性磷酸酶浓度的升高。患者的转氨酶也可能升高，但通常不会升高到与碱性磷酸酶相当的程度。在恶性胆道梗阻的病例中，可以看到明显的胆红素升高大于 $10\sim15\mathrm{mg/dl}$。如果肝外胆道梗阻长期存在，凝血酶原时间也可能会延长。贫血也可能会出现于十二指肠癌或壶腹癌的患者，因为这些患者更有可能发生较大量的出血。有报道称，肿瘤相关CA19-9在37kU/L以上对诊断胰腺癌的敏感性为81%，特异性为90%[7]。CA19-9对胆管癌的诊断敏感性为70%[8,9]。不幸的是，在胰腺肿瘤和壶腹周围肿瘤的早期阶段，CA19-9的浓度通常是正常的，但在许多良性肝胆疾病进程中可能会升高，如胰腺炎和胆汁淤积症。此外，大约6%的白种人和多达22%的非白种人具有 Lewis A-B 基因型，其不产生CA19-9[10]。虽然许多遗传标记物或基因的表达与胰腺癌有关（Kras、p53、SMAD4、CDKN2A），但是对于非胰腺来源的壶腹周围肿瘤，很少有这样的数据[10, 11]。

（二）影像学检查

壶腹周围癌的早期诊断需要临床医生适度地怀疑和积极地寻求鉴别诊断。对黄疸患者的及时检查和检验为早期诊断提供了机会。任何黄疸患者都应该接受相应的影像学检查，以便评估胆道梗阻的程度、寻求最可能的病因以及肿瘤性病变的可切除性。

1. 超声影像

经腹超声是以腹痛或梗阻性黄疸为临床表现的患者的初步成像方式，因为它可以筛查胆囊结石或判断是否有导致类似恶性肿瘤所致症状（例如 Mirizzi 综合征）的其他胆道或肝脏异常。超声检查还可以准确确定胆道梗阻的程度，从而缩小鉴别诊断的范围。超声也可以发现包括腹水、肝转移和局部淋巴结肿大等在内的重要临床线索。超声在检查壶腹周围区域时的主要缺点是存在 15% ~ 20% 的技术层面上的不准确率，这可能是由于患者体质、肠内气体干扰，或操作者的技术水平有限所致。相反，超声的优点是没有辐射和相对低的花费。

2. CT

尽管超声具有优势，但是 CT 的高精确度、可重复性以及广泛应用，使它成为评估可疑壶腹周围恶性肿瘤患者最有用，通常也是最有成本效益的检查[12]。CT 可以检测小至 1cm 的胰腺肿块，并且即使看不到胰腺实质内的肿块，CT 也可以确定胆总管的梗阻平面（图 138-1）。评价壶腹周围区域的最佳技术手段包括静脉和经口给予对比剂，以及在静脉给予对比剂期间的动脉期和静脉期，单次屏气获得 1 ~ 2mm 的层厚。在快速静脉注射碘造影剂期间获得的影像增加了实质的可评估性，并且非常清晰地提供了胰周血管的对比增强。这种技术不仅可以清晰地显示肿瘤，而且可以显示毗邻的主要内脏血管是否受累，如门静脉或肠系膜上动静脉，为判断是否能手术切除提供重要依据。CT 对至少 1cm 大小的肝转移瘤的检出率接近 100%[13]。它还可以发现常常提示腹膜转移的腹水。

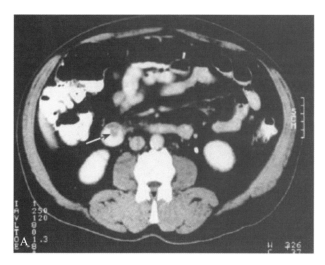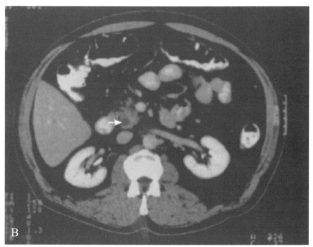

▲ 图 138-1　某位壶腹癌并阻塞性黄疸的患者的 CT 扫描

A. 扫描显示一个直径为 30mm 的壶腹部肿块（箭）；B. 在较高的 CT 层面上，胰腺实质内的胆管扩张，表明远段胆管梗阻（箭）

CT 在壶腹周围癌的诊断和分期中的价值在于现实中不存在技术上令人不满意的缺点，而且其准确度很高。CT 对不可切除性的判断的阳性预测值大于 90%[14]。MRI 在壶腹周围肿瘤的检测或分期方面与 CT

相当，但并不优于 CT，并且其成本较高[15]。它确实可以免于患者暴露于辐射或接触离子造影剂，因此对造影剂过敏或肾功能不全的患者，MRI 是首选的检查。

3. MRCP

MRCP 是确定胆胰管异常最可能病因的一种无创性检查方法，其在评估近端胆管和肝脏异常中非常有价值。在壶腹周围病变中，厚层磁共振图像将详细呈现胆道和胰腺导管的解剖结构[14]，其效果类似于有创的内镜下胆胰管造影或经皮胆道造影。其他磁共振序列将用于确定是否存在肿块、梗阻层面，以及该区域血管相关的所有病变的位置。

4. EUS

EUS 是结合和改进胃肠镜和超声技术的一种诊断方式。这种组合减少了超声源与目标器官之间的距离，从而显著提高了分辨率和周围结构的成像。实时 EUS 使临床医生能够在同一检查期间评估和整合黏膜、血管、导管和实质的异常情况（图 138-2）。它可以用来检查壶腹周围肿瘤，评估其大小、浸润深度以及区域淋巴结的情况。EUS 对于检测较小的胰腺肿瘤（＜2cm）[16, 17]优于 CT 和 MRI。然而，EUS 的敏感性在慢性胰腺炎环境中降低[14]。EUS 在评估肿瘤浸润深度（T 期）中的整体准确度约为 73%，准确度随 T 期增加而提高[18, 19]。对于以黏膜为基底的肿瘤，如壶腹肿瘤和十二指肠肿瘤，EUS 对于评估肿瘤侵犯深度（T 期）和周围结构的侵袭情况特别有价值。虽然结果尚不具有结论性，但有几个研究显示，EUS 比 CT 更灵敏和准确地评估血管侵犯情况[16, 20]。EUS 评估淋巴结是否转移的准确性在 63%～84% 之间，这至少相当于 CT，尽管这可能与操作者技术水平有关[14, 16, 21, 22]。最后，EUS 可用于引导原发病灶和可疑区域淋巴结的细针穿刺抽吸。除了有一个合理的诊断准确性，Micames 等的研究[23]显示接受 EUS-FNA 的患者，与 CT 引导下经皮细针穿刺相比，发生腹膜种植转移的可能性更小。

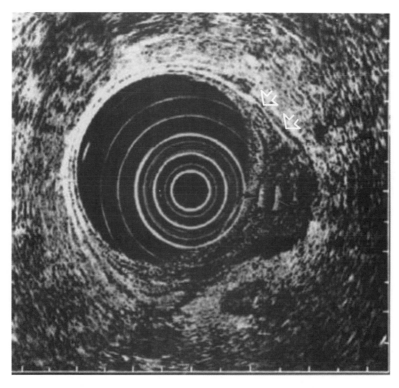

▲ 图 138-2　EUS 扫描以右侧低回声区为代表的壶腹肿瘤

图示一个内假体（小黑箭）穿过肿瘤的中心，肿瘤浸润穿透固有肌层（空心箭）进入胰腺

　　EUS 的缺点包括需要具备专业技能的人员才能操作和解析图像，具有一定的有创性，并且视野有限，因此它不能用来评估是否有远处转移。CT 和 EUS 的结合在确定壶腹周围癌患者的可切除性方面比两种方法单独采用都要好，而且对于所有怀疑壶腹周围恶性肿瘤的患者，CT 不能明确肿瘤是否可切除时，CT 之后加做 EUS 是明确肿瘤术前分期和确定其可切除性的最具成本效益的策略 [22, 24]。

　　5. 内镜 / 胆管造影术

　　上腹部的内镜检查有助于确定壶腹周围黏膜病变的范围、大小和粗略外观，并允许同时进行内镜下穿刺活检和细胞学刷检。然而，壶腹部良、恶性病变的内镜表现通常是相似的（图 138-3）。此外，由于可能出现取材的不当，壶腹周围恶性肿瘤的内镜活检在 15% ~ 25% 的患者中可能是不准确的，从而产生假阴性结果。活检标本病理提示恶性是确切可靠的，但是活检病理提示良性的腺瘤并不能完全排除腺瘤的其他部位存在腺癌。另一个重要的考虑因素是壶腹部腺瘤被认为是癌前病变，因为它们倾向于发展成腺癌 [25]。因此，活检结果无论是恶性还是良性，完全切除（手术或内镜）肿瘤是值得的。

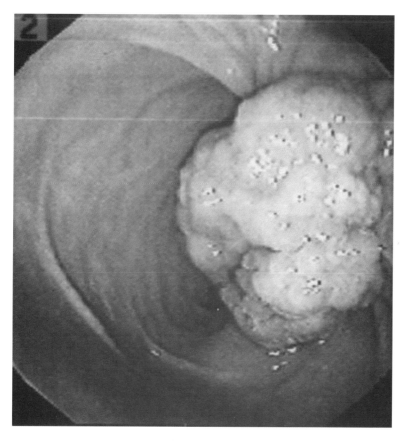

▲ 图 138-3　良性绒毛状腺瘤的内镜表现

　　胆道造影可以经皮或经内镜的方式进行。然而，在大多数患者中，经皮经肝胆管造影术（percutanous transhepatic cholangiography，PTC）与 ERCP 相比几乎没有优势，且具有更多的并发症，并且只有在技术上不能进行内镜下胆管造影时才应考虑，例如手术后或者消化道重建之后。

　　在当前影像学改进和 MRCP 出现之前，ERCP 曾是诊断壶腹周围可疑肿瘤的常规手段。细胞学诊断通常是基于对病变的刷检。在 ERCP 或 MRCP 图像中，当看到胰腺和胆管均扩张而出现"双管"征时，最应该怀疑的是胰腺或壶腹癌（图 138-4）。而胆管癌通常显示具有特征性的"苹果核"外观，而胰管则是正常的。与 PTC 相比，ERCP 具有造影胰管的优势，这在鉴别诊断胰腺炎时很重要 [26]。

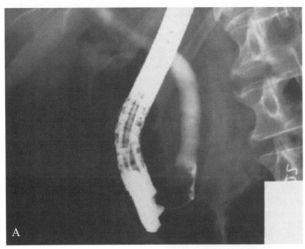
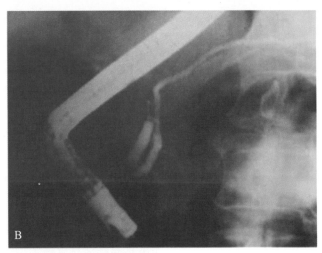
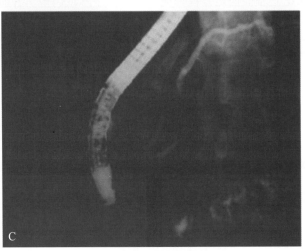

▲ 图 138-4　胆管造影术

A. ERCP 显示壶腹癌阻塞远段胆总管；B. ERCP 显示远段胆总管癌，注意主胰管的正常外观，表明肿瘤起源于胆管；C. 胰腺癌的 ERCP 表现，伴主胰管及胆总管梗阻（"双管"征）

　　壶腹周围肿瘤患者进行 ERCP 最常见的适应证是在胆总管置入支架以期在术前缓解胆道梗阻或行姑息性治疗。虽然胆总管置入支架可能导致细菌的滋生，并增加手术患者的伤口感染率 [27-29]，但它试用于以下临床情况：①对于有胆管炎症状需要立即介入来控制胆道感染的患者；②对于在术前评估期间出现顽固性瘙痒需要缓解的患者；③对于伴有维生素 K 缺乏的高胆红素血症的患者，缓解胆道梗阻可以纠正维生素 K 缺乏。在以上情况下，在最终手术前至少要等待 2～3 周，以使胆红素恢复正常，并确保支架置入后没有活动性的感染。目前常见的内镜下胆道支架置入的指征是当预计的手术时间有延迟或者计划术前开始新辅助治疗，用以缓解黄疸。在后一种情况下，使用金属支架被可以避免在新辅助治疗中因发作胆管炎而致使胆道梗阻复发 [30, 31]。

四、术前分期

　　自 Whipple 等在 1935 年介绍胰十二指肠切除术以来 [32]，该术式是壶腹周围癌最有效的治疗方法。在过去的几十年中，该术式围术期的并发症和死亡率均有所降低，目前在大型医院中围术期死亡率为 2% 或更低，并发症发生率为 30% ～ 40%[33-35]。术前分期的目的是确定哪些尚未远处转移或直接侵犯主要胰周血管的肿瘤是潜在可切除的。术前影像技术提高和 EUS 在临床上的应用能够更好地在术前确定哪些患者能够手术切除，更少的患者在手术时才被发现肿瘤不可切除，从而将不必要的并发症降至最低。用于治疗继发于壶腹周围肿瘤的梗阻性黄疸的非手术手段，也能够为大多数不可手术切除的肿瘤患者提供足够的姑息性治疗。虽然这种缓解比手术缓解更难以持久，非手术治疗恰恰是对于预期寿命较短的患者最合适的治疗。非手术治疗的改进使得适当的分期显得更为重要。在过去，所有患者都需要开腹手术以确定诊断，然后再进行根治性切除或姑息性手术。

目前认为双期 CT 和 EUS 最有助于壶腹周围肿瘤的分期。在壶腹周围肿瘤的诊断和分期中发挥作用的动态螺旋 CT 是目前最有价值的检查。它的主要优点是该技术的成本低和无创性。CT 扫描可以显示肝转移灶（＞ 1cm）或较大的腹膜种植灶。该区域主要内脏动脉和静脉的阻塞和（或）包绕可由血管周围脂肪平面的丧失、血管腔的侵犯或该区域静脉侧支循环的产生来确定（图 138-5）。

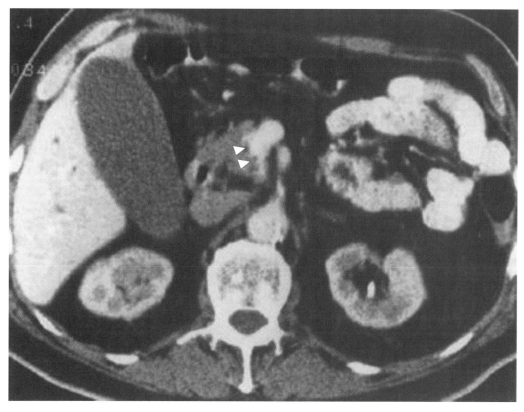

▲ 图 138-5　螺旋 CT 显示肠系膜上静脉受累于肿瘤和血管的接触
图示胰腺头部中心边缘和胰腺钩突的异常强化（箭头）

EUS 主要用于确定内脏血管的侵犯情况及肿瘤的局部可切除性。EUS 还可以通过 T 分期系统来明确肿瘤的局部分期。在淋巴结可疑的情况下，它还可以通过 FNA 对淋巴结进行的细胞学评价。然而，EUS 不能用作肿瘤分期的唯一方式。鉴于其不能充分排除腹膜或肝转移，应结合 CT 进行完整分期。

CT 的局限性之一是它对检测小于 1cm 的肝脏、网膜或腹膜表面病变的敏感性差。由于这个原因，腹腔镜被提议作为进一步微创分期的方法。在过去，腹腔镜的拥护者曾报道过超过 40% 的经过 CT 分期的患者在腹腔镜检查时发现微小转移灶[36]。尽管对于是否应该使用腹腔镜进行肿瘤分期得出了不同的结论，但最近的报道显示，在 CT 分期之后进行腹腔镜分期，即使结合腹腔镜超声，也仅能确定另外

10%～14% 的不能手术切除肿瘤的患者[37, 38]。对于壶腹部和十二指肠肿瘤的患者，这种收益率更低[38]。一项成本 - 效果分析发现，尽管提高了不可切除率，诊断性腹腔镜在壶腹周围恶性肿瘤患者中并不具有成本效益[39]。

五、切除范围的确定

Halsted 在 1899 年[40] 首次描述了用胰管和胆总管再植的方法局部切除壶腹部肿瘤。近来，对于较小（＜ 3cm）的良性壶腹部肿瘤或低级别的壶腹癌，局部切除 Vater 壶腹的手术方式被重新审视。确定恶性肿瘤的最重要标准是组织病理学诊断证实。尽管多数壶腹癌患者内镜下多次活检可以检测到癌细胞，但高达 25% 的此类活检仍是阴性的[41-43]。这个问题甚至可以扩展到手术切除标本的冰冻切片分析，其中 14% 的患者未能检测到恶性肿瘤[44, 45]。EUS 的使用为患者选择局部切除提供了另一种方法。然而，必须要认识到 EUS 不能代替组织学评价。EUS 不能鉴别 T_1 期的癌（局限于黏膜下层）和腺瘤；然而，EUS 很容易将 T_3、T_4 期的肿瘤与腺瘤或早期癌区分开。在 Mukai 等的系列报道中[46]，EUS 准确地确定了 78% 的壶腹癌的浸润深度。EUS 很少低估肿瘤浸润深度，而高估更常见，常常是由于与肿瘤相关的胰腺炎引起的黏膜下层水肿所致，这种高估出现在 1/3 的 T_1 期病变中[47]。最后，如上所述，EUS 不能确定是否存在局部淋巴结转移。由于这些缺点，EUS 在提供非常有用的信息的同时，不能是选择单纯壶腹部切除术和胰十二指肠切除术的唯一标准。

六、总结

壶腹周围肿瘤患者通常表现为无痛性黄疸，肝脏的外观表现为梗阻性黄疸（图 138-6）。如果病史和体格检查没有指示胆结石或其他良性疾病，那么最有价值的初步影像检查是高质量的双期增强 CT。如果 CT 呈现典型的胰腺癌或远段胆总管癌的表现，并且没有提供任何肿瘤不可切除的证据（例如主要血管侵犯或远处转移），外科医生可以选择直接手术切除而不进行组织学诊断。如果 CT 提示为壶腹肿瘤或十二指肠肿瘤，则应进行内镜下活检和 EUS 检查。在不确定诊断或是否存在重要血管受累的情况下，应行 EUS 检查。EUS-FNA 能够为多达 90% 的胰腺癌病例提供病理诊断[48]。EUS 还可以进一步评估血管侵犯程度和是否有淋巴结转移，潜在地让患者避免了不必要的手术，并及时接受下一步的非手术治疗，如积极的新辅助化疗。最近的系列研究发现新辅助化疗可以将肿瘤"降期"并提高可切除率[49, 50]。随着目前 CT 技术和内镜医生水平的提高，这种影像的结合能够准确为大多数肿瘤分期，因此剖腹手术中将很少能见到术前未发现的隐匿性转移灶或术中才发现肿瘤局部不可切除。对于较大的壶腹周围胰腺癌，应考虑进一步腹腔镜检查进行肿瘤分期。这项技术将检测到额外的 10% 的患者的隐匿性转移灶[38]。实施腹腔镜姑息性手术可能会扩大腹腔镜肿瘤分期的适应证。

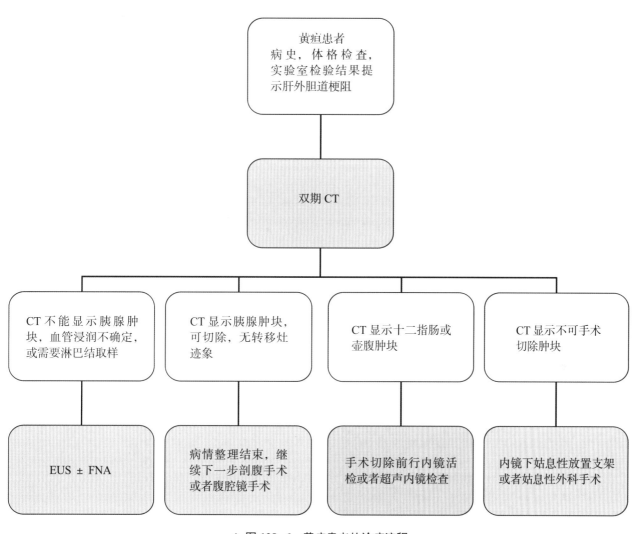

▲ 图 138-6　黄疸患者的诊疗流程
CT. 计算机断层扫描；EUS. 超声内镜；FNA. 细针抽吸

☞ 参考文献

［1］ Weber SM, Cubukcu-Dimopulo O, Palesty JA et al. Lymphoplasmacytic sclerosing pancreatitis: inflammatory mimic of pancreatic carcinoma. J Gastrointest Surg 2003;7:129–137; discussion 137–129.

［2］ Hardacre JM, Iacobuzio-Donahue CA, Sohn TA et al. Results of pancreaticoduodenectomy for lymphoplas-macytic sclerosing pancreatitis. Ann Surg 2003;237:853–858; discussion 858–859.

［3］ Rattner DW, Fernandez-del Castillo C, Brugge WR, Warshaw AL. Defining the criteria for local resection of ampullary neoplasms. Arch Surg 1996;131:366–371.

［4］ Sohn TA, Yeo CJ, Cameron JL, Iacobuzio-Donahue CA, Hruban RH, Lillemoe KD. Intraductal papillary mucinous neoplasms of the pancreas: an increasingly recognized clinicopathologic entity. Ann Surg 2001;234:313–321; discussion 321–312.

［5］ Sohn TA, Yeo CJ, Cameron JL et al. Intraductal papillary mucinous neoplasms of the pancreas: an updated experience. Ann Surg 2004;239:788–797; discussion 797–789.

［6］ Iwama T, Tomita H, Kawachi Y et al. Indications for local excision of ampullary lesions associated with familial adenomatous polyposis. J Am Coll Surg 1994;179:462–464.

[7] Steinberg W. The clinical utility of the CA 19-9 tumorassociated antigen. Am J Gastroenterol 1990;85: 350–355.

[8] Troup S. CA 19-9. In: Analyte Monographs alongside the National Laboratory Medicine Catalogue. London: Association for Clinical Biochemistry and Laboratory Medicine, 2012.

[9] Lumachi F, Lo Re G, Tozzoli R et al. Measurement of serum carcinoembryonic antigen, carbohydrate antigen 19-9, cytokeratin-19 fragment and matrix metalloproteinase-7 for detecting cholangiocarcinoma: a preliminary case-control study. Anticancer Res 2014;34:6663–6667.

[10] Scara S, Bottoni P, Scatena R. CA 19-9: biochemical and clinical aspects. Adv Exp Med Biol 2015;867:247–260.

[11] Waddell N, Pajic M, Patch AM et al. Whole genomes redefine the mutational landscape of pancreatic cancer. Nature 2015;518:495–501.

[12] Balthazar EJ, Chako AC. Computed tomography of pancreatic masses. Am J Gastroenterol 1990;85:343–349.

[13] Legmann P, Vignaux O, Dousset B et al. Pancreatic tumors: comparison of dual-phase helical CT and endoscopic sonography. AJR Am J Roentgenol 1998;170:1315–1322.

[14] Walsh RM, Connelly M, Baker M. Imaging for the diagnosis and staging of periampullary carcinomas. Surg Endosc 2003;17: 1514–1520.

[15] Bipat S, Phoa SS, van Delden OM et al. Ultrasonography, computed tomography and magnetic resonance imaging for diagnosis and determining resectability of pancreatic adenocarcinoma: a metaanalysis. J Comput Assist Tomogr 2005;29:438–445.

[16] Rivadeneira DE, Pochapin M, Grobmyer SR et al. Comparison of linear array endoscopic ultrasound and helical computed tomography for the staging of periampullary malignancies. Ann Surg Oncol 2003;10:890–897.

[17] DeWitt J, Devereaux B, Chriswell M et al. Comparison of endoscopic ultrasonography and multidetector computed tomography for detecting and staging pancreatic cancer. Ann Intern Med 2004;141:753–763.

[18] Wee E, Lakhtakia S, Gupta R et al. The diagnostic accuracy and strength of agreement between endoscopic ultrasound and histopathology in the staging of ampullary tumors. Indian J Gastroenterol 2012;31:324–332.

[19] Zbar AP, Maor Y, Czerniak A. Imaging tumours of the ampulla of Vater. Surg Oncol 2012;21:293–298.

[20] Puli SR, Singh S, Hagedorn CH, Reddy J, Olyaee M. Diagnostic accuracy of EUS for vascular invasion in pancreatic and periampullary cancers: a meta-analysis and systematic review. Gastrointest Endosc 2007;65: 788–797.

[21] Kubo H, Chijiiwa Y, Akahoshi K, Hamada S, Matsui N, Nawata H. Pre-operative staging of ampullary tumours by endoscopic ultrasound. Br J Radiol 1999;72:443–447.

[22] Soriano A, Castells A, Ayuso C et al. Preoperative staging and tumor resectability assessment of pancreatic cancer: prospective study comparing endoscopic ultrasonography, helical computed tomography, magnetic resonance imaging, and angiography. Am J Gastroenterol 2004;99:492–501.

[23] Micames C, Jowell PS, White R et al. Lower frequency of peritoneal carcinomatosis in patients with pancreatic cancer diagnosed by EUS-guided FNA vs. percutaneous FNA. Gastrointest Endosc 2003;58:690–695.

[24] Tierney WM, Francis IR, Eckhauser F, Elta G, Nostrant TT, Scheiman JM. The accuracy of EUS and helical CT in the assessment of vascular invasion by peripapillary malignancy. Gastrointest Endosc 2001;53:182–188.

[25] Ross WA, Bismar MM. Evaluation and management of periampullary tumors. Curr Gastroenterol Rep 2004;6:362–370.

[26] Shemesh E, Czerniak A, Nass S, Klein E. Role of endoscopic retrograde cholangiopancreatography in differentiating pancreatic cancer coexisting with chronic pancreatitis. Cancer 1990;65:893–896.

[27] Povoski SP, Karpeh MS, Jr., Conlon KC, Blumgart LH, Brennan MF. Association of preoperative biliary drainage with postoperative outcome following pancreaticoduodenectomy. Ann Surg 1999;230:131–142.

[28] Heslin MJ, Brooks AD, Hochwald SN, Harrison LE, Blumgart LH, Brennan MF. A preoperative biliary stent is associated with increased complications after pancreatoduodenectomy. Arch Surg 1998;133:149–154.

[29] Sohn TA, Yeo CJ, Cameron JL, Pitt HA, Lillemoe KD. Do preoperative biliary stents increase postpancreaticoduodenectomy complications? J Gastrointest Surg 2000;4:258–267; discussion 267–258.

[30] Aadam AA, Evans DB, Khan A, Oh Y, Dua K. Efficacy and safety of self-expandable metal stents for biliary decompression in patients receiving neoadjuvant therapy for pancreatic cancer: a prospective study. Gastrointest Endosc. 2012;76:67–75.

[31] Adams MA, Anderson MA, Myles JD, Khalatbari S, Scheiman JM. Self-expanding metal stents (SEMS) provide superior outcomes compared to plastic stents for pancreatic cancer patients undergoing neoadjuvant therapy. J Gastrointest Oncol.

2012;3:309–313.

[32] Whipple AO, Parsons WB, Mullins CR. Treatment of carcinoma of the ampulla of Vater. Ann Surg 1935;102: 763–779.

[33] Newhook TE, LaPar DJ, Lindberg JM, Bauer TW, Adams RB, Zaydfudim VM. Morbidity and mortality of pancreaticoduodenectomy for benign and premalignant pancreatic neoplasms. J Gastrointest Surg 2015;19: 1072–1077.

[34] Wray CJ, Ahmad SA, Matthews JB, Lowy AM. Surgery for pancreatic cancer: recent controversies and current practice. Gastroenterology 2005;128:1626–1641.

[35] Winter JM, Cameron JL, Campbell KA et al. 1423 pancreaticoduodenectomies for pancreatic cancer: A single-institution experience. J Gastrointest Surg 2006;10:1199–1210; discussion 1210–1191.

[36] Warshaw AL, Tepper JE, Shipley WU. Laparoscopy in the staging and planning of therapy for pancreatic cancer. Am J Surg 1986;151:76–80.

[37] Friess H, Kleeff J, Silva JC, Sadowski C, Baer HU, Buchler MW. The role of diagnostic laparoscopy in pancreatic and periampullary malignancies. J Am Coll Surg 1998;186:675–682.

[38] Brooks AD, Mallis MJ, Brennan MF, Conlon KC. The value of laparoscopy in the management of ampullary, duodenal, and distal bile duct tumors. J Gastrointest Surg 2002;6:139–145; discussion 145–136.

[39] Morris S, Gurusamy KS, Sheringham J, Davidson BR. Cost-effectiveness of diagnostic laparoscopy for assessing resectability in pancreatic and periampullary cancer. BMC Gastroenterol 2015;15:44.

[40] Halsted WS. Contributions to the surgery of the bile passages, especially of the common bile-duct. Boston Med Surg J 1899;141:645–654.

[41] Asbun HJ, Rossi RL, Munson JL. Local resection for ampullary tumors. Is there a place for it? Arch Surg 1993;128:515–520.

[42] Komorowski RA, Beggs BK, Geenan JE, Venu RP. Assessment of ampulla of Vater pathology. An endoscopic approach. Am J Surg Pathol 1991;15:1188–1196.

[43] Kim HN, Kim KM, Shin JU et al. Prediction of carcinoma after resection in subjects with ampullary adenomas on endoscopic biopsy. J Clin Gastroenterol 2013;47:346–351.

[44] Grobmyer SR, Stasik CN, Draganov P et al. Contemporary results with ampullectomy for 29 "benign" neoplasms of the ampulla. J Am Coll Surg 2008;206:466–471.

[45] Sharp KW, Brandes JL. Local resection of tumors of the ampulla of Vater. Am Surg 1990;56:214–217.

[46] Mukai H, Nakajima M, Yasuda K, Mizuno S, Kawai K. Evaluation of endoscopic ultrasonography in the preoperative staging of carcinoma of the ampulla of Vater and common bile duct. Gastrointest Endosc 1992; 38:676–683.

[47] Souquet JC, Napoleon B, Pujol B, Ponchon T, Keriven O, Lambert R. Echoendoscopy prior to endoscopic tumor therapy—more safety? Endoscopy 1993;25:475–478.

[48] Ross WA, Wasan SM, Evans DB et al. Combined EUS with FNA and ERCP for the evaluation of patients with obstructive jaundice from presumed pancreatic malignancy. Gastrointest Endosc 2008;68:461–466.

[49] Ferrone CR, Marchegiani G, Hong TS et al. Radiological and surgical implications of neoadjuvant treatment with FOLFIRINOX for locally advanced and borderline resectable pancreatic cancer. Ann Surg 2015;261: 12–17.

[50] Festa V, Andriulli A, Valvano MR et al. Neoadjuvant chemo-radiotherapy for patients with borderline resectable pancreatic cancer: a meta-analytical evaluation of prospective studies. JOP 2013;14:618–625.

139

Histology and Genetics of Cancer of the Papilla, Distal Common Bile Duct, and Duodenum
乳头、胆管远段和十二指肠癌的组织学与遗传学

Yue Xue, Michelle D. Reid, N. Volkan Adsay　著

莫胜崴　译

陈　杰　校

一、乳头（Vater 壶腹）癌

Vater 壶腹有着复杂的解剖学和组织学结构。组织学上，它由四个部分组成，被覆三种上皮：①胆总管远端和胰管被覆的是胰胆管型导管上皮。②十二指肠大乳头黏膜的特化上皮的特征则类似胃小凹上皮，且伴有散在的杯状细胞。③朝向十二指肠的壶腹表面和其他部位的十二指肠黏膜实际上是一致的。④壶腹壁内是 Oddi 括约肌，其中有单独或成簇存在的胰胆管型小导管。这些不同的部分不仅有独特的组织学与功能特性，也给它们带来特有的化学环境，使得这个小区域变得高度复杂也极具挑战性。因此，对这一区域肿瘤的特点会存在很多不同的印象，也是意料之中的。最近，基于更为标准化的观察准则 [1, 2]，对这一区域肿瘤所进行的仔细分析，使得其分类更为完善，而且阐明了起于不同部分的肿瘤的特性 [3–5]。

（一）浸润前肿瘤

壶腹癌中有相当大的比例（估计超过 1/3）来源于腺瘤样病变（即浸润前形成肿块的肿瘤），又被称为肿瘤性上皮内瘤变 [6, 7]。根据所在部位，可分为两组：壶腹部十二指肠腺瘤与壶腹内乳头状管状肿瘤。

1. 壶腹部十二指肠腺瘤

具有结肠腺瘤所有特征的腺瘤也可以起于壶腹部十二指肠表面。腺瘤可为散发或者和家族性腺瘤性息肉病综合征相关。事实上，壶腹部是结肠外家族性腺瘤性息肉病的好发部位 [8–12]。

壶腹部十二指肠腺瘤与类似大小的结直肠腺瘤相比更有可能发展为浸润性癌。腺瘤发展而来的浸润性癌常常在息肉的基底，隐藏于肿瘤的深褶皱内，故在黏膜表面活检时难以被发现。显微镜下，壶腹部十二指肠腺瘤与发生于大肠者相似，但其在病理水平的诊断存在一些挑战。例如，反应性改变可形似腺瘤 [13, 14]。更重要的是，当潜在的胰腺或胆管浸润性癌通过黏膜基底膜的定植（癌化）累及壶腹部上皮时，可以模拟原生的原位病变 [15]。

2. 壶腹内乳头状管状肿瘤（intra-ampullary papillary tubular neoplasms，IAPN）

IAPN 是呈腺瘤样（肿瘤性上皮内瘤变）、几乎只发生在壶腹部的病变[7, 16]。它们对应于胰腺 IPMN 和胆管的导管内乳头状肿瘤（intraductal papillary neoplasm of the bile duct，IPNB）。乳头状或者息肉状肿瘤可以占据壶腹部的管道以及胆总管的远段或主胰管。根据定义，极少（< 25%）累及壶腹部十二指肠、胆总管近段的黏膜内扩展以及主胰管[17]。受累患者的平均年龄为 64 岁，且以男性为主[13, 17]。

壶腹部十二指肠肉眼观呈典型的具有完整黏膜的半球状隆起，常伴有乳头孔扩张，其上有易碎的颗粒状物的结节突向十二指肠肠腔[1]，或有明显溃疡，但少见胰腺导管内肿瘤那样显著的黏液排出现象。壶腹壁的切面上看，肿瘤以明显的壶腹、扩张的胆总管远端和胰管内外生性生长为特征。镜下观，IAPN 呈不同程度的乳头状或管状生长（图 139-1）。多数是这些类型的混合，显示出不同程度的异型增生，多数病例为低度异型增生（标准与应用于壶腹部十二指肠腺瘤者相同）和高度异型增生（定义为显著的细胞异型性和组织结构复杂性）的混合。不同于壶腹部十二指肠腺瘤，约 50% 的 IAPN 展示出混合的（肠型、胃型和胰胆管型）分化[7]。大概 75% 的 IAPN 在诊断时与浸润性癌相关，但浸润性成分直径通常小于 1cm[7]。浸润多呈管状，而且常有肠型和胰胆管型的特点相混淆。因为浸润性癌大多很小，合适的取样和检查尤为重要。需要注意到，因为这一部位的复杂性，很难区分呈佩吉特样扩展形成一种假浸润型的复杂腺样单位的腺瘤样（浸润前）细胞和真正的浸润性癌。

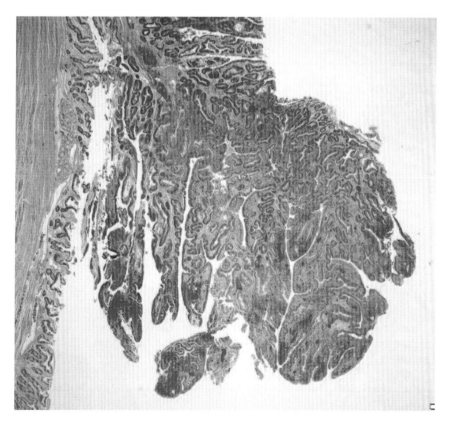

▲ 图 139-1 壶腹内乳头状管状肿瘤在壶腹内呈浸润前肿瘤生长
图中显示不同程度的乳头状和管状生长

这些病变的混杂性也反映在其免疫表型上。超过 50% 的病例共表达 CK7 和 CK20[7]。在有肠型分化的病例中 MUC2 与 CDX2 免疫染色阳性；在有胰胆管型分化的病例中 MUC1、MUC5AC 和 MUC6 免疫染色阳性。然而，重叠亦非常普遍，相当可观比例的病例显示出混合的免疫表型[7, 18]。

非浸润性病例预后极佳。但是，存在广泛的高度异型性的病例可复发，且复发可见于切除术后多年[7]。因此，即便是非浸润性病例，也需确保长期随访。伴浸润性癌的病例和传统的（浸润性的）不伴IAPN 的壶腹癌相比，前者生存率更好（3 年生存率 69% vs 44%）[7]。这一生存率的优势可能归结于对浸润的早诊断，但也反映二者肿瘤生物学层面存在差异[3, 19]。

（二）浸润性腺癌

直到最近，仍缺少对壶腹癌的统一性的定义，许多研究在分析时将其和胰腺与胆总管癌一同归到"壶腹周围癌"里。与此同时，很多研究也把非浸润性癌(伴原位癌的腺瘤样病变)纳入到"壶腹癌"的分析中。定义上的变化导致了关于壶腹癌的特征和行为的报道千差万别。非标准化和有限的病理学评估似乎也是这一变化的重要原因之一。在 2016 年 1 月，美国病理学家学院（College of American Pathologists，CAP）提供并采纳了完善的定义；这些定义现在在美国被用作壶腹肿瘤档案的主要指导。该方案认为有四种类别属于"Vater 壶腹"癌。它们的临床病理特征将在以下部分进行描述[3]。

1. 壶腹（周围）十二指肠癌

壶腹（周围）十二指肠癌起源于壶腹部十二指肠（朝向十二指肠的壶腹部表面正常被覆着肠型上皮），在十二指肠肠腔内形成易见的巨大的溃疡 - 赘生物病变，而壶腹孔常呈偏心位（图 139-2A）。它们通常被证明有明显的腺瘤成分且其浸润性成分最常表现为肠型或者混合黏液肠型表型。尽管其直径常常很大（＞4cm）以及易发生淋巴结转移（约 60%），其行为常常显著好于预期。

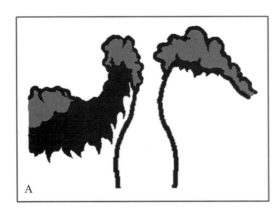
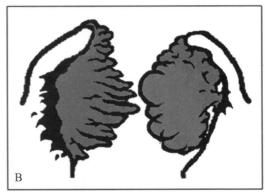
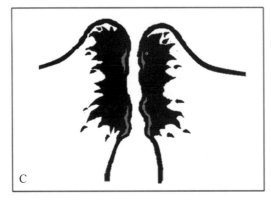
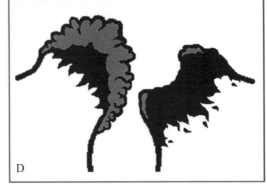

▲ 图 139-2　壶腹癌的亚型

图解说明了壶腹癌的四种亚型：灰色代表浸润前成分而黑色代表浸润性成分。A. 壶腹（周围）十二指肠癌形成溃疡 - 赘生性肿瘤在十二指肠表面显著地（＞75%）生长；B. IAPN 相关性癌特征为以浸润前肿瘤占优势，在壶腹管道内以外生式肿块的形式显著地生长；C. 壶腹部导管癌以微小或无浸润前病变为表现，代之以在导管的末端形成斑块样狭窄；D. 未有特殊说明的壶腹癌、起源于十二指肠大乳头的癌

2. 壶腹内乳头状管状肿瘤相关性癌

IAPN 相关性癌 IAPN 以定位于壶腹部管道（即胆总管远段以及主胰管）的浸润前黏膜结节为特征。从十二指肠角度来看，这些肿瘤并不引人注目，只显示出扩张的壶腹孔，并可见其中有颗粒状物突入肠腔。在壶腹壁切面上，肿瘤主体通常为淡褐色、易碎的结节（图 139-2B）。置入胆总管或胰管内的探针通常可退入病变的中心。肿瘤含有丰富的腺瘤样成分，镜下常只见小浸润性癌，因此，特别是浸润数量有限者，预后相当好（中位生存时间接近 10 年）；然而，许多病例在长期随访中存在复发。

3. 壶腹部导管癌

壶腹部导管癌是另外一类学术上可归入"壶腹内"肿瘤类别里的肿瘤，但其在生物学上与上面所讨论的 IAPN 肿瘤很不同。本质上，它们是胰腺导管腺癌与远端胆总管癌（distal bile duct carcinoma，DBDC）在壶腹内的相对应的肿瘤。壶腹部导管癌常无明显的腺瘤样（浸润前肿瘤）成分，而代之以环状硬癌样病变，导致胆总管远段及胰管缩窄，伴随十二指肠大乳头与壶腹部十二指肠黏膜的保留（或微小改变）。因此，从十二指肠角度来看，这些肿瘤相当不显眼，通常表现为黏膜纽扣样的隆起或者小而轻微的溃疡病变(图 139-2C）。若不采取合适的解剖手段，壶腹部导管癌由于病变小而轻微容易被遗漏。显微镜下观，常常为胰胆管型癌。尽管这些肿瘤直径通常小于 2cm，但亦有很高的淋巴结转移率（57%）和侵袭性的行为（中位生存时间 38 个月），其预后是所有壶腹癌亚型之中最差者，然而依旧好于胰腺导管腺癌。

4. 未有特殊说明的壶腹癌

未有特殊说明的壶腹癌包括两组：①那些假定起源于十二指肠大乳头本身者（即胆总管和主胰管与十二指肠黏膜相融合的黏膜边缘）（图 139-2D）故不能将其限定在此前讨论的三类之中的一类。②那些因为在大体室（gross room）中不能肯定地分到上述三类之中一类的。在我们的档案数据库中，这一组在早年占到了病例的 50% 以上，但随着大体观和分类的改进，最近，有 < 10% 的病例被分入该组。

显微镜下，壶腹腺癌有各式各样的形态学表现。很多呈"管状型"，以腺样排列为特征。其中极少数"管状"腺癌是类似与传统的结肠腺癌的纯肠型肿瘤（图 139-3A）。它们通常与肠型腺瘤相关。广泛的黏液成分（> 50% 肿瘤体积）为黏液性腺癌的诊断提供证据支持[20]。那些类似胰或胆管腺癌者被称为胰胆管型腺癌（图 139-3B）。多数起源于壶腹部导管的壶腹癌经查属此型。

相当比例的壶腹癌（在我们的经验中 > 40%）有混合表型表现而难以归入肠型或胰胆管型之中的一类[7, 18, 21]。如果仔细排除非浸润性癌和临近部位（胰腺和胆总管）的癌而对真正具有完善定义的壶腹癌进行单独地分析，所谓肠型在生存上优于胰胆管型腺癌的结论经查证，较先前报道[23-28]实际只有极低的显著性[18, 22]。

近期，基于免疫组织化学的壶腹癌定义已被提议[29, 30]而且现在已被肿瘤学家应用于管理协议中。这些 panel 基于肠型表型倾向于 MUC2、CK20 和 CDX2 染色阳性，而胰胆管表型 MUC1 与 CK7 染色阳性的观察结果。然而，在按完善定义分析真正的壶腹癌的仔细选择的队列研究中，这些假定的谱系标记物及其相应 panel 与预后之间没有直接和显著的关联[22]。尽管如此，我们还是发现 MUC5AC，一种被几乎所有关于壶腹的研究所忽略的胃部标记物，是壶腹癌的一个具有显著性的预测因子[22]。

既然壶腹癌存在高度的异质性，当在对其分子改变进行归纳时应当要谨慎[31]。约有 40% 的病例[31-35]可见 KRAS 突变，而在 70% 的病例可检测出 p53 的表达增加[32, 36-39]。起源于家族性腺瘤性息肉病的 64% 的胰腺癌中存在 APC 基因的突变，但只有 17% 的散发壶腹癌携带这一类型的突变[40]。β-catenin 基因（CTNNB1）突变和 SMAD4（DPC4）基因的改变罕见于壶腹癌[41, 42]。小部分分化差、形态特征似大肠的髓样癌的壶腹癌，显示出微卫星不稳定[18]，而实际上，一个最近的研究表明其 DNA 错配修复蛋白的丢失可能与结直肠癌一样普遍[43]。尽管更早的文献结果与之有冲突[44]。基因组阵列已被用于把壶腹癌分为胆道样和肠样两种亚型[45]。

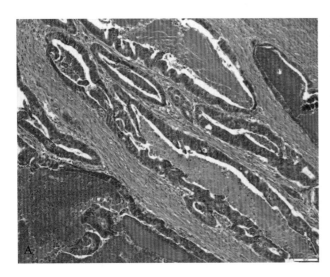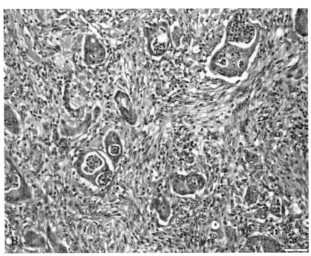

▲ 图 139-3　肠型腺癌和胰胆管型腺癌病理切片图

A. 肠型腺癌以更长的分支与相互连接的有更为狭窄管腔的小管为特征。其管腔内常常有坏死/颗粒状碎片。细胞更为柱状且排列成假复层；B. 胰胆管型腺癌通常形成广泛散在的，结构良好的被覆 1 ～ 2 层更立方状核的细胞的小管

　　壶腹癌的总体生存率要好于胰腺癌和远端胆总管癌，其 5 年生存率可达近 40%[3, 19, 46-48]，甚至主要为胰胆管型的腺癌（即与胆总管癌和胰腺导管腺癌的相对应的肿瘤）的壶腹部导管癌，其预后也远好于普通的胰腺导管腺癌。浸润大小被认为是一个重要因素。壶腹癌常常起源于前体（腺瘤样）病变，其浸润性成分的平均大小通常要显著小于原发的胰腺癌[46]。例如，IAPN 相关性浸润性癌常只有很小的浸润性成分（平均 1.5cm）[3, 7]。它们拥有更好的预后也就不足为奇了[3, 7]。切缘阳性只见于 5% 以下的壶腹癌，与之相比，胰腺肿瘤中至少为 35%[46]。起源于壶腹的四个各不相同部分的癌正如前面所讨论的有不同的生物学行为。其他和预后相关的因素包括肿瘤出芽、神经周围和淋巴血管的浸润[19, 49-53]。

（三）壶腹少见癌

　　在壶腹部也存在其他类型的癌，比如低黏附性癌（伴或不伴印戒细胞）、髓样癌和黏液（胶样）癌[13, 14, 54-56]。它们存在一些特殊的联系。例如，低黏附性癌通常在进展期被诊断且有侵袭性的行为[55]。相比之下，髓样癌与微卫星不稳定紧密相连，而且不管其较大的体积和低分化的表现，如果其临床行为不好于其他的壶腹部癌，则其临床行为表现相似[54]。黏液癌常常起源于壶腹部十二指肠，常表现为进展期肿瘤与较高的淋巴结转移率，但其预后似乎没有显著地差于其他肿瘤。不同于其下消化道的相对应的肿瘤，它们没有显示出和微卫星不稳定的关联[56]。

二、远端胆总管癌

　　远端胆总管癌相对少见，因而其特征不能被很好地描述，已确定的这些肿瘤的危险因素包括寄生虫感染和先天性 / 解剖变异，例如胆总管囊肿[57, 58]和胰胆合流异常（pancreatobiliary maljunction）[59, 60]，以

及我们已发现的和胆囊与肝总管低位（胰腺内）汇合相关的例子[47]。

关于远端胆总管癌一个最大的挑战在于其定义，即什么情况下可以被归入此分类。如若进行仔细的取样，会发现在胰腺导管腺癌中胆总管的累及极其常见[61]，甚至可以表现为局部的环状受累。此外，壶腹导管癌常被病理学家归类作远端胆总管癌。所以，许多研究将这些来自继发部位的病例纳入远端胆总管癌的分析中。对这些切除标本进行仔细地解剖以及这些发现与影像学和临床发现的关联，对很多病例中确定真正的原发部位十分关键[47]。一个最近的研究报道了胰腺内肿瘤对称性 / 向心性地累及胆管很可能是远端胆总管癌，其往往与高级别胆管异型增生相关，缺少 KRAS 突变，更好的预后（实际 35% 的 5 年总体生存率）；然而非对称 / 偏心性受累一般暗示胰腺导管腺癌，其一般与高级别胰腺上皮内瘤变（PanIN）相关联，存在 KRAS 突变，更差的 17% 的 5 年总体生存率[47, 62]。显微镜下，远端胆总管癌一般呈小管状型，有和胰腺导管腺癌相似的形态。除此之外，常常见腺体内富含中性粒细胞的碎片[47]。其中位生存期要好于这样的胰腺导管腺癌，但比壶腹癌差[47, 62]。提示预后差的指标包括淋巴结转移、淋巴血管浸润、浸润大小和切缘阳性[47, 62]。基于浸润深度或大小的肿瘤 T 分期显示出更好的适用性和预后相关性[5, 47, 63]。

绝大多数胆道癌是胰胆管型的腺癌。其与普通的胰腺导管腺癌非常类似，除了一些微小的差异外二者在组织学上常常难以区分[47]。

（一）初期癌 / 浸润前肿瘤

1. 胆管上皮内瘤变（biliary intraepithelial neoplasms，BilIN）

胆管上皮内瘤变是胆道内用于非肿瘤形成的异型性病变的术语[64]。这些扁平的病变不能通过术前影像图像分析甚至是肉眼检查检测到。在现行的世界卫生组织指南（2010 版），胆管上皮内瘤变分类方案采用了基于上皮异型性程度的三层策略（BilIN-1、BilIN-2 和 BilIN-3）[65]。然而，从生物学上和管理目的出发，很清楚的是二层系统会更为适用：低级别包括 BilIN-1 和 BilIN-2，而高级别则代指 BilIN-3/ 原位癌。既然胆管上皮内瘤变最常被偶然检测到和浸润性癌相关，其生物学行为和自然史难以被确定。目前没有可靠的数据，说明在缺少浸润性癌的情况下胆管上皮内瘤变的进展风险。低级别异型增生（BilIN-1 和 BilIN-2）很大程度上被认为在临床方面上是无足轻重的；然而，高级别异型增生则被认为有着相当高的风险与浸润性癌常相关联或者可进展为浸润性癌的重要病变，是故需要临床的小心注意[6, 66]。这里需要注意高级别胆管上皮内瘤变在切除的高危病变如胆总管囊肿、胰胆合流异常或原发性硬化病变中也能被检测到。

尽管许多胆管癌因为和非肿瘤性异型增生性病变相关而发生，其中，估计 10% 者产生于形成肿块的浸润前肿瘤（肿瘤性上皮内瘤变）。本质上，存在胆管中和胰腺导管内乳头状黏液性肿瘤或者导管内管状乳头状肿瘤[4, 67] 或 IAPN[7] 抑或胆囊内乳头状管状肿瘤[68] 相对应的肿瘤，它们组成了两种独特的类别：胆管的导管内乳头状肿瘤[69, 70] 和导管内管状乳头状肿瘤（intraductal tubulopapillary neoplasm，ITPN）[71]。

2. 胆管的导管内乳头状肿瘤

IPNB 呈现出不典型上皮的旺炽型乳头状增殖占据胆管，并且可能导致累及胆管节段出现纺锤状或囊状扩张[69]，可以是多灶而广泛的（"乳头瘤病"）。IPNB 可通过影像学或肉眼检查发现。应用胆管上皮内瘤变的诊断标准来对细胞异型性的程度进行分级。与胰腺导管内乳头状黏液肿瘤相似，IPNB 被分为胃型、肠型、胰胆管型和嗜酸细胞（oncocytic）型[69]。IPNB 常常和浸润性癌相关[69, 71]，但来源于这些肿瘤性上皮内瘤变的浸润性癌较那些源于胆管上皮内瘤变者有更长的临床病程。值得注意，正如在胰腺中，那些来源于嗜酸细胞样本者现在被归类为传染性胰腺坏死病毒（infectious pancreatic necrosis virus，IPNV）的嗜酸细胞型变种，但逐渐被认为属于导管内嗜酸性乳头状肿瘤（intraductal oncocytic papillary neoplasm，IOPN）的独立实体，正如在胰腺那样[72,73]，而且其在生物学行为和分子特征上确实非常独特。

3. 导管内管状乳头状肿瘤

ITPN 期初被描述位于胰腺，如今发现在胆管也是确实存在的实体[71]，以明显的相当缺少黏液的管状结构为特征。存在特征性的结节状生长类型和可见的实性区域[71]。点状或地图状坏死灶可见于"粉刺癌样型"[71]。ITPN 表现出为胰胆管上皮的表型伴 MUC1（80%）和 MUC6（30%）的表达，以及 MUC2 与 MUC5AC 的阴性表达[71]。ITPN 中分子途径改变似乎不同于普通的胆管癌与 IPNB。多数 ITPN 和浸润性癌相关但依然有较长的临床病程[71]。

三、非壶腹部十二指肠癌

非壶腹部十二指肠癌（nonampullary duodenal carcinoma，NADC）十分罕见而且研究时往往被归类为空 - 回肠腺癌。然而，一些最近的研究显示它们拥有若干特征。那些发生于远段十二指肠者可与肠型腺癌相关联；然而，很多尤其是近段的例子，常形成斑块样（plaque）/溃疡 - 斑块样病变者并非源于巨大赘生腺瘤样病变。错配修复蛋白缺陷可见于所有非壶腹部十二指肠癌中的 13%，而且在那些伴斑块样生长和推挤边缘（pushing-border）浸润者中更为普遍[74]。近段的例子或许起源于 Brunner 腺或化生的胃型样上皮[74]，被推定和结肠腺癌有不同的发病机制与生物学。此外，非壶腹部十二指肠癌与壶腹癌类似，很少为纯粹的"肠型"，而代之以引人注意的形态学易变性，同胃胰胆管型一起成为主要类型，而在余下的胃肠道中则是不被描述的不常见类型的癌[74,75]。这也反映在所见的混合免疫表型的频率上，少于50% 表达"肠道谱系标记物"MUC2、CDX2 和 CK20[74]。胃胰胆管组织学的存在似乎与侵袭性的行为相关[74,75]，因此，在任何非壶腹部十二指肠癌病例中，尝试辨识以及报告该谱系很重要（和数量无关）。非壶腹部十二指肠癌的预后和之前讨论的壶腹部十二指肠癌相当类似（5 年生存率 29% vs 57%）[74]。更重要的是，非壶腹部十二指肠癌的预后显著好于胰腺导管腺癌[74]。因为非壶腹部十二指肠癌发生部位临近胰腺，胰腺导管腺癌伴十二指肠继发浸润是一个重要且具有高度挑战性的鉴别诊断，而后者常已表现出高度侵袭性的行为[61]。

四、该区域癌的病理分期

由于解剖上的复杂性，该区域癌的病理分期充满挑战。一些在最近的出版物中被确认的关于可重复性和适用性的问题在第 8 版的美国癌症联合委员会手册中正被着手解决。然而，很多在日常实践中仍会持续出现问题。读者可以阅读关于这一内容的有关出版物[76]。

五、神经内分泌肿瘤以及相关的肿瘤

应把神经内分泌肿瘤视作两组大不相同的肿瘤：高分化神经内分泌肿瘤和低分化神经内分泌癌。高分化神经内分泌肿瘤包含一组异质性的肿瘤[20]包括普通类癌（常产生 5-HT）、"壶腹生长抑素瘤"[77]（腺样砂粒状类癌伴细胞水平生长抑素阳性）、胃泌素瘤和其他激素类型肿瘤以及无功能性肿瘤[78,79]。壶腹生长抑素瘤需要特别提及因为它们似乎为壶腹所独有，反之，相当大比例的壶腹中的神经内分泌肿瘤被证实属于此类。它们可与神经纤维瘤病以及胃肠道间质瘤相关。尽管它们是低级别的肿瘤，但常有浸润性，而且在近一半的病例表现出淋巴结转移，但似乎表现得较为拖延[77,80,81]。神经内分泌肿瘤基于核分裂活性和 Ki-67 指数进行分类。Ki-67 的准确计数相当有挑战性[82]，不推荐进行目测。目前，人工计数用于肿瘤热点的相机捕获印刷图像（camera-captured printed images）似乎是最实用的方法[82]。

一个独特但有关的实体是十二指肠神经节细胞性副神经节瘤，一种结合了高分化神经内分泌肿瘤和混合了神经节细胞的神经鞘瘤两者特征的肿瘤[83-86]。该肿瘤是非常特殊的实体，几乎为壶腹部及邻近壶腹部的十二指肠所特有。绝大多数病理似为良性，仅少数表现出淋巴结转移，乃至那些伴淋巴结转移的，似乎也有良性的行为。

此区域的低分化神经内分泌癌需与高分化的神经内分泌肿瘤相鉴别。它们常常与腺癌或腺样浸润前肿瘤（腺瘤样病变）相关。通常为高级别癌，可通过形态学、呈现高度非典型的细胞学（需与其他低分化癌、黑色素瘤以及淋巴瘤作鉴别诊断）还有活跃的核分裂活性与高级别恶性肿瘤的坏死特征进行辨别。Ki-67 指数通常高于 50%。常见 *Rb* 基因改变。最近的研究建议这类肿瘤需行顺铂治疗，与不需顺铂治疗的生长缓慢的高分化肿瘤正好相反，但也不会从此受益很多。因其有高度侵袭性的生物学行为。

六、类恶性肿瘤的普通假瘤

（一）十二指肠旁胰腺炎

十二指肠旁（沟槽状）胰腺炎（paraduodenal pancreatitis，PDP）常在临床 / 影像图片中呈现出"壶腹周围癌"的特点；实际上，近 2/3 的十二指肠旁（沟槽状）胰腺炎在术前被诊断为"恶性肿瘤"[87-90]。十二指肠旁（沟槽状）胰腺炎好发于通常更为年轻（平均年龄 50 岁）的男性患者，有饮酒史、吸烟史、糖尿病或既往胆石症者，而患恶性肿瘤的患者年龄（平均年龄 64 岁）则偏大[87-90]。大体观，假瘤通常以十二指肠壁增厚和瘢痕形成为特征，特别是相当于十二指肠小乳头所在的区域，但常常扩展到邻近的胰头组织，常伴十二指肠壁内筛样囊性改变。在该区域也常有显著的黏膜结节性病变，但溃疡比较少见。

（二）纤维炎性胆管狭容

纤维炎性胆管狭窄（fibroinflammatory biliary stricture，FIBS）[91]是被提议用于因胆管狭窄导致胆管癌诊断的特发性硬化性假瘤的术语。它和自身免疫性胰腺炎、原发性硬化性胆管炎、胆管癌、既往胆管损伤或修复以及胆总管结石无关[91]。与胆管癌患者相比，纤维炎性胆管狭窄患者发病年龄明显更年轻，更有可能为女性且有较高的并存的自身免疫病的发病率[91]。其中的一部分患者似乎代表 IgG$_4$ 相关性硬化性胆管炎。因为术前细胞学检查对于纤维炎性胆管狭窄而言并非诊断性的，手术切除依旧是诊断和治疗的支柱，而免疫抑制治疗或可减少复发风险。

七、继发性肿瘤

几乎每一种体内可发现的恶性肿瘤也可以发生在这一区域[6, 66]。包括黑色素瘤、淋巴瘤和肉瘤，所有的这些恶性肿瘤都可以模拟原发性肿瘤，因此在对更常见的腺癌的鉴别诊断中也应考虑继发性肿瘤，并对其进行临床和病理的评估。

☞ 参考文献

[1] Adsay NV, Basturk O, Saka B et al. Whipple made simple for surgical pathologists: orientation, dissection, and sampling of pancreaticoduodenectomy specimens for a more practical and accurate evaluation of pancreatic, distal common bile duct, and ampullary tumors. Am J Surg Pathol 2014;38(4):480–493.

[2] Adsay NV, Basturk O, Altinel D et al. The number of lymph nodes identified in a simple pancreatoduodenectomy specimen: comparison of conventional vs orange-peeling approach in pathologic assessment. Mod Pathol 2009;22(1):107–112.

[3] Adsay V, Ohike N, Tajiri T et al. Ampullary region carcinomas: definition and site specific classification with delineation of four clinicopathologically and prognostically distinct subsets in an analysis of 249 cases. Am J Surg Pathol 2012;36(11): 1592–1608.

[4] Adsay NV, Merati K, Andea A et al. The dichotomy in the preinvasive neoplasia to invasive carcinoma sequence in the pancreas: differential expression of MUC1 and MUC2 supports the existence of two separate pathways of carcinogenesis. Mod Pathol 2002;15(10):1087–1095.

[5] Postlewait LM, Ethun CG, Le N et al. Proposal for a new T-stage classification system for distal cholangiocarcinoma: a 10-institution study from the U.S. Extrahepatic Biliary Malignancy Consortium. HPB (Oxford) 2016;18(10):793–799.

[6] Adsay NV. Gallbladder, extrahepatic biliary tree, and ampulla. In: Mills SE, Greenson JK, Hornick JL, Longacre TA, Reuter VE, eds. Sternberg's Diagnostic Surgical Pathology, 6th edn. Philadelphia, PA: Wolters Kluwer Health, 2015: 1770–1846.

[7] Ohike N, Kim GE, Tajiri T et al. Intra-ampullary papillary-tubular neoplasm (IAPN): characterization of tumoral intraepithelial neoplasia occurring within the ampulla: a clinicopathologic analysis of 82 cases. Am J Surg Pathol 2010;34(12):1731–1748.

[8] Alexander JR, Andrews JM, Buchi KN, Lee RG, Becker JM, Burt RW. High prevalence of adenomatous polyps of the duodenal papilla in familial adenomatous polyposis. Dig Dis Sci 1989;34(2):167–170.

[9] Domizio P, Talbot IC, Spigelman AD, Williams CB, Phillips RK. Upper gastrointestinal pathology in familial adenomatous polyposis: results from a prospective study of 102 patients. J Clin Pathol 1990;43(9):738–743.

[10] Noda Y, Watanabe H, Iida M et al. Histologic follow-up of ampullary adenomas in patients with familial adenomatosis coli. Cancer 1992;70(7):1847–1856.

[11] Odze R, Gallinger S, So K, Antonioli D. Duodenal adenomas in familial adenomatous polyposis: relation of cell differentiation and mucin histochemical features to growth pattern. Mod Pathol 1994;7(3):376–384.

[12] Yao T, Ida M, Ohsato K, Watanabe H, Omae T. Duodenal lesions in familial polyposis of the colon. Gastroenterology 1977;73(5): 1086–1092.

[13] Thompson LDR, Basturk O, Adsay NV. Pancreas. In: Mills SE, Greenson JK, Hornick JL, Longacre TA, Reuter VE, eds. Sternberg's Diagnostic Surgical Pathology, 6th edn. Philadelphia, PA: Lippincott Williams & Wilkins, 2015: 1577–1662.

[14] Adsay NV, Basturk O. Tumors of major and minor ampulla. In: Odze R, Goldblum J, eds. Surgical Pathology of the GI Tract, Liver, Biliary Tract, and Pancreas. Philedelphia: Elsevier, 2015.

[15] Polydorides AD, Shia J, Tang LH, Klimstra DS. An immunohistochemical panel distinguishes colonization by pancreatic ductal adenocarcinoma from adenomas of ampullary and duodenal mucosa. Mod Pathol 2008;21: 132A-A.

[16] Kloppel G, Adsay V, Konukiewitz B, Kleeff J, Schlitter AM, Esposito I. Precancerous lesions of the biliary tree. Best Pract Res Clin Gastroenterol 2013;27(2):285–297.

[17] Klimstra DS, Albores-Saavedra J, Hruban RH, Zamboni G. Tumours of the ampullary region, Adenomas and other premalignant

neoplastic lesions. In: Bosman FT, Carneiro F, Hruban RH, Theise ND, eds. WHO Classification of Tumours of the Digestive System. Lyon: International Agency for Research on Cancer (IARC), 2010: 83–86.

[18] Reid MD, Balci S, Ohike N et al. Ampullary carcinoma is often of mixed or hybrid histologic type: an analysis of reproducibility and clinical relevance of classification as pancreatobiliary versus intestinal in 232 cases. Mod Pathol 2016;29(12):1575–1585.

[19] Ohike N, Coban I, Kim GE et al. Tumor budding as a strong prognostic indicator in invasive ampullary adenocarcinomas. Am J Surg Pathol 2010;34(10):1417–1424.

[20] Klimstra DS, Albores-Saavedra J, Hruban RH, Zamboni G. Tumours of the ampullary region. In: Bosman FT, Carneiro F, Hruban RH, Theise ND, eds. WHO Classification of Tumours of the Digestive System. Lyon: International Agency for Research on Cancer (IARC), 2010: 81–94.

[21] Balci S, Kim GE, Ohike N et al. Applicability and prognostic relevance of ampullary carcinoma histologic typing as pancreatobiliary versus intestinal (abstract). Mod Pathol 2010;23:350A-A.

[22] Xue Y, Reid MD, Balci S et al. Immunohistochemical classification of ampullary carcinomas: critical reappraisal fails to confirm prognostic relevance for recently proposed panels, and highlights MUC5AC as a strong prognosticator. Am J Surg Pathol 2017;41(7):865–876.

[23] Kimura W, Futakawa N, Yamagata S et al. Different clinicopathologic findings in two histologic types of carcinoma of papilla of Vater. Jap J Cancer Res 1994;85(2):161–166.

[24] Westgaard A, Tafjord S, Farstad IN et al. Pancreatobiliary versus intestinal histologic type of differentiation is an independent prognostic factor in resected periampullary adenocarcinoma. BMC Cancer 2008;8:170.

[25] Morini S, Perrone G, Borzomati D et al. Carcinoma of the ampulla of Vater: morphological and immunophenotypical classification predicts overall survival. Pancreas 2013;42(1):60–66.

[26] Kim WS, Choi DW, Choi SH, Heo JS, You DD, Lee HG. Clinical significance of pathologic subtype in curatively resected ampulla of vater cancer. J Surg Oncol 2012;105(3):266–272.

[27] Howe JR, Klimstra DS, Moccia RD, Conlon KC, Brennan MF. Factors predictive of survival in ampullary carcinoma. Ann Surg 1998;228(1):87–94.

[28] Fischer HP, Zhou H. Pathogenesis of carcinoma of the papilla of Vater. J Hepatobiliary pancreat Surg 2004;11(5):301–309.

[29] Ang DC, Shia J, Tang LH, Katabi N, Klimstra DS. The utility of immunohistochemistry in subtyping adenocarcinoma of the ampulla of vater. Am J Surg Pathol 2014;38(10):1371–1379.

[30] Chang DK, Jamieson NB, Johns AL et al. Histomolecular phenotypes and outcome in adenocarcinoma of the ampulla of vater. J Clin Oncol 2013;31(10):1348–1356.

[31] Moore PS, Orlandini S, Zamboni G et al. Pancreatic tumours: molecular pathways implicated in ductal cancer are involved in ampullary but not in exocrine nonductal or endocrine tumorigenesis. Br J Cancer 2001;84(2):253–262.

[32] Chung CH, Wilentz RE, Polak MM et al. Clinical significance of K-ras oncogene activation in ampullary neoplasms. J Clin Pathol 1996;49(6):460–464.

[33] Finkelstein SD, Sayegh R, Christensen S, Swalsky PA. Genotypic classification of colorectal adenocarcinoma. Biologic behavior correlates with K-ras-2 mutation type. Cancer 1993;71(12):3827–3838.

[34] Howe JR, Klimstra DS, Cordon-Cardo C, Paty PB, Park PY, Brennan MF. K-ras mutation in adenomas and carcinomas of the ampulla of vater. Clin Cancer Res 1997;3(1):129–133.

[35] Malats N, Porta M, Pinol JL, Corominas JM, Rifa J, Real FX. Ki-ras mutations as a prognostic factor in extrahepatic bile system cancer. PANK-ras I Project Investigators. J Clin Oncol 1995;13(7):1679–1686.

[36] Scarpa A, Capelli P, Zamboni G et al. Neoplasia of the ampulla of Vater. Ki-ras and p53 mutations. Am J Pathol 1993;142(4): 1163–1172.

[37] Shyr YM, Su CH, Wu LH et al. Prognostic value of MIB-1 index and DNA ploidy in resectable ampulla of Vater carcinoma. Ann Surg 1999;229(4):523–527.

[38] Takashima M, Ueki T, Nagai E et al. Carcinoma of the ampulla of Vater associated with or without adenoma: a clinicopathologic analysis of 198 cases with reference to p53 and Ki-67 immunohistochemical expressions. Mod Pathol 2000;13(12): 1300–1307.

[39] Teh M, Wee A, Raju GC. An immunohistochemical study of p53 protein in gallbladder and extrahepatic bile duct/ampullary carcinomas. Cancer 1994;74(5):1542–1545.

[40] Achille A, Scupoli MT, Magalini AR et al. APC gene mutations and allelic losses in sporadic ampullary tumours: evidence of genetic difference from tumours associated with familial adenomatous polyposis. Int J Cancer 1996;68(3):305 312.

[41] Kawakami M, Kimura Y, Furuhata T et al. beta-Catenin alteration in cancer of the ampulla of Vater. J Exp Clin Cancer Res 2002;21(1):23–27.

[42] McCarthy DM, Hruban RH, Argani P et al. Role of the DPC4 tumor suppressor gene in adenocarcinoma of the ampulla of Vater: analysis of 140 cases. Mod Pathol 2003;16(3):272–278.

[43] Agaram NP, Shia J, Tang LH, Klimstra DS. DNA mismatch repair deficiency in ampullary carcinoma: a morphologic and immunohistochemical study of 54 cases. Am J Clin Pathol 2010;133(5):772–780.

[44] Sessa F, Furlan D, Zampatti C, Carnevali I, Franzi F, Capella C. Prognostic factors for ampullary adenocarcinomas: tumor stage, tumor histology, tumor location, immunohistochemistry and microsatellite instability. Virchows Arch 2007;451(3):649–657.

[45] Overman MJ, Zhang J, Kopetz S et al. Gene expression profiling of ampullary carcinomas classifies ampullary carcinomas into biliary-like and intestinal-like subtypes that are prognostic of outcome. PloS ONE. 2013;8(6):e65144.

[46] Saka B, Tajiri T, Ohike N et al. Clinicopathologic comparison of ampullary versus pancreatic carcinoma: preinvasive component, size of invasion, stage, resectability and histologic phenotype are the factors for the significantly favorable outcome of ampullary carcinoma (abstract). Mod Pathol 2013;26:429A-A.

[47] Gonzalez RS, Bagci P, Basturk O et al. Intrapancreatic distal common bile duct carcinoma: analysis, staging considerations, and comparison with pancreatic ductal and ampullary adenocarcinomas. Mod Pathol 2016;29(11):1358–1369.

[48] Basturk O, Saka B, Balci S et al. Substaging of lymph node status in resected pancreatic ductal adenocarcinoma has strong prognostic correlations: proposal for a revised N classification for TNM staging. Ann Surg Oncol 2015;22(suppl 3): S1187–1195.

[49] Mori K, Ikei S, Yamane T et al. Pathological factors influencing survival of carcinoma of the ampulla of Vater. Eur J Surg Oncol 1990;16(3):183–188.

[50] Sciallero S, Giaretti W, Geido E et al. DNA aneuploidy is an independent factor of poor prognosis in pancreatic and peripancreatic cancer. Int J Pancreatol 1993;14(1):21–28.

[51] Shyr YM, Su CH, Wu LH, Li AF, Chiu JH, Lui WY. DNA ploidy as a major prognostic factor in resectable ampulla of Vater cancers. J Surg Oncol 1993;53(4):220–225.

[52] Sperti C, Pasquali C, Piccoli A, Sernagiotto C, Pedrazzoli S. Radical resection for ampullary carcinoma: long-term results. Br J Surg 1994;81(5):668–671.

[53] Woo SM, Ryu JK, Lee SH et al. Recurrence and prognostic factors of ampullary carcinoma after radical resection: comparison with distal extrahepatic cholangiocarcinoma. Ann Surg Oncol 2007;14(11):3195–3201.

[54] Balci S SB, Bagci P, Jang K-T et al. Medullary carcinomas of the ampulla: clinicopathologic analysis of 11 cases (abstract). Mod Pathol 2014;27(2S):446A.

[55] Bradley K, Jang KT, Kim G et al. Poorly cohesive carcinomas of the ampulla of Vater: analysis of 9 cases identified among 249 ampullary carcinomas (abstract). Mod Pathol 2012;25:156A-A.

[56] Jang K-T BS, Bagci P, Saka B et al. Mucinous carcinomas of the ampulla: clinicopathologic analysis of 33 cases (abstract). Mod Pathol 2014;27(2S):450A.

[57] Hacihasanoglu ERM, Muraki T et al. Choledochal cysts in the west: clinicopathologic analysis of 84 cases (abstract). Mod Pathol 2016;29(2S):441A.

[58] Katabi N, Pillarisetty VG, DeMatteo R, Klimstra DS. Choledochal cysts: a clinicopathologic study of 36 cases with emphasis on the morphologic and the immunohistochemical features of premalignant and malignant alterations. Hum Pathol2014;45(10): 2107–2114.

[59] Kamisawa T, Kuruma S, Tabata T et al. Pancreaticobiliary maljunction and biliary cancer. J Gastroenterol 2015;50(3):273–279.

[60] Kamisawa T, Honda G, Kurata M, Tokura M, Tsuruta K. Pancreatobiliary disorders associated with pancreaticobiliary maljunction. Dig Surg 2010;27(2):100–104.

[61] Saka B, Balci S, Basturk O et al. Pancreatic ductal adenocarcinoma is spread to the peripancreatic soft tissue in the majority of resected cases, rendering the AJCC T-stage protocol (7th edition) inapplicable and insignificant: a size-based staging system (pT1: </=2, pT_2: >2-</=4, pT_3: >4 cm) is more valid and clinically relevant. Ann Surg Oncol 2016;23(6):2010–2018.

[62] Deshpande V, Konstantinidis IT, Castillo CF et al. Intra-pancreatic distal bile duct carcinoma is morphologically, genetically, and clinically distinct from pancreatic ductal adenocarcinoma. J Gastrointest Surg 2016;20(5):953–959.

[63] Goyal L, Govindan A, Sheth RA et al. Prognosis and clinicopathologic features of patients with advanced stage isocitrate dehydrogenase (IDH) mutant and IDH wild-type intrahepatic cholangiocarcinoma. Oncologist 2015;20(9):1019–1027.

[64] Zen Y, Adsay NV, Bardadin K et al. Biliary intraepithelial neoplasia: an international interobserver agreement study and proposal

for diagnostic criteria. Mod Pathol 2007;20(6):701–709.

[65] Albores-Saavedra J KG, Adsay NV, Sripa B et al. Tumours of the gallbladder and extrahepatic bile ducts. Carcinoma of the gallbladder and extrahepatic bile ducts. In: Bosman FT, Carneiro F, Hruban RH, Theise ND, eds. WHO Classification of Tumours of the Digestive System. Lyon: IARC, 2010.

[66] Adsay NV. Benign and malignant tumors of the gallbladder and extrahepatic biliary tract. In: Odze RD, Goldblum JR, eds Surgical Pathology of the GI Tract, Liver, Biliary Tract, and Pancreas, 3rd edn. Philadelphia, PA: Elsevier, 2015.

[67] Adsay V, Mino-Kenudson M, Furukawa T et al. Pathologic evaluation and reporting of intraductal papillary mucinous neoplasms of the pancreas and other tumoral intraepithelial neoplasms of pancreatobiliary tract: recommendations of Verona Consensus Meeting. Ann Surg 2016;263(1):162–177.

[68] Adsay V, Jang KT, Roa JC et al. Intracholecystic papillary-tubular neoplasms (ICPN) of the gallbladder (neoplastic polyps, adenomas, and papillary neoplasms that are >/=1.0 cm): clinicopathologic and immunohistochemical analysis of 123 cases. Am J Surg Pathol 2012;36(9):1279–1301.

[69] Rocha FG, Lee H, Katabi N et al. Intraductal papillary neoplasm of the bile duct: a biliary equivalent to intraductal papillary mucinous neoplasm of the pancreas? Hepatology (Baltimore, Md) 2012;56(4):1352–1360.

[70] Kang MJ, Jang JY, Lee KB, Han IW, Kim SW. Impact of macroscopic morphology, multifocality, and mucin secretion on survival outcome of intraductal papillary neoplasm of the bile duct. J Gastrointest Surg 2013;17(5):931–938.

[71] Schlitter AM, Jang KT, Kloppel G et al. Intraductal tubulopapillary neoplasms of the bile ducts: clinicopathologic, immunohistochemical, and molecular analysis of 20 cases. Mod Pathol 2015;28(9):1249–1264.

[72] Basturk O, Khayyata S, Klimstra DS et al. Preferential expression of MUC6 in oncocytic and pancreatobiliary types of intraductal papillary neoplasms highlights a pyloropancreatic pathway, distinct from the intestinal pathway, in pancreatic carcinogenesis. Am J Surg Pathol 2010;34(3):364–370.

[73] Reid MD, Stallworth CR, Lewis MM et al. Cytopathologic diagnosis of oncocytic type intraductal papillary mucinous neoplasm: criteria and clinical implications of accurate diagnosis. Cancer Cytopathol 2016;124(2): 122–134.

[74] Xue Y, Vanoli A, Balci S et al. Non-ampullary duodenal carcinomas: clinicopathologic analysis of 47 cases and comparison to ampullary and pancreatic adenocarcinomas. Mod Pathol 2017;30(2):255–266.

[75] Ushiku T, Arnason T, Fukayama M, Lauwers GY. Extra-ampullary duodenal adenocarcinoma. Am J Surg Pathol 2014;38(11): 1484–1493.

[76] Adsay NV, Bagci P, Tajiri T et al. Pathologic staging of pancreatic, ampullary, biliary, and gallbladder cancers: pitfalls and practical limitations of the current AJCC/UICC TNM staging system and opportunities for improvement. Semin Diagn Pathol 2012;29(3):127–141.

[77] Thirabonjasak D, Tang L, Klimstra DS et al. Glandular carcinoids of the ampulla with psammoma bodies (so-called ampullary somatostatinomas): analysis of 12 cases of an under-recognized entity (Abstract). Mod Pathol 2008;21:137A-A.

[78] Donow C, Pipeleers-Marichal M, Schroder S, Stamm B, Heitz PU, Kloppel G. Surgical pathology of gastrinoma. Site, size, multicentricity, association with multiple endocrine neoplasia type 1, and malignancy. Cancer 1991;68(6):1329–1334.

[79] Sugimoto K, Oosawa S, Furuta T et al. Multiple endocrine neoplasia type 1 accompanied by duodenal carcinoid tumors and hypergastrinemia: a familial case. Intern Med (Tokyo, Japan). 1995;34(7):649–653.

[80] Taccagni GL, Carlucci M, Sironi M, Cantaboni A, Di Carlo V. Duodenal somatostatinoma with psammoma bodies: an immunohistochemical and ultrastructural study. Am J Gastroenterol 1986;81(1):33–37.

[81] Burke AP, Sobin LH, Shekitka KM, Federspiel BH, Helwig EB. Somatostatin-producing duodenal carcinoids in patients with von Recklinghausen's neurofibromatosis. A predilection for black patients. Cancer 1990;65(7):1591–1595.

[82] Reid MD, Bagci P, Ohike N et al. Calculation of the Ki67 index in pancreatic neuroendocrine tumors: a comparative analysis of four counting methodologies. Mod Pathol 2016;29(1):93.

[83] Reed RJ, Caroca PJ, Jr., Harkin JC. Gangliocytic paraganglioma. Am J Surg Pathol 1977;1(3):207–216.

[84] Scheithauer BW, Nora FE, LeChago J et al. Duodenal gangliocytic paraganglioma. Clinicopathologic and immunocytochemical study of 11 cases. Am J Clin Pathol 1986;86(5):559–565.

[85] Burke AP, Helwig EB. Gangliocytic paraganglioma. Am J Clin Pathol 1989;92(1):1–9.

[86] Collina G, Maiorana A, Trentini GP. Duodenal gangliocytic paraganglioma. Case report with immunohistochemical study on the expression of keratin polypeptides. Histopathology 1991;19(5):476–478.

[87] Adsay NV, Zamboni G. Paraduodenal pancreatitis: a clinico-pathologically distinct entity unifying "cystic dystrophy of

heterotopic pancreas", "para-duodenal wall cyst", and "groove pancreatitis". Semin Diagn Pathol 2004;21(4):247–254.

[88] Muraki T KG, Mittal P, Bedolla G et al. Clinicopathologic associations of paraduodenal (groove) pancreatitis, an under-recognized entity: an analysis of 47 resected examples with emphasis on imaging-pathology correlation (abstract). Mod Pathol 2016;29(2S):446A.

[89] Muraki T BG, Reid M, Kim G et al. Pseudotumoral pancreatitis: clinicopathological analysis of 93 cases resected with preoperative diagnosis of pancreatic ductal adenocarcinoma but proved to be inflammatory conditions (abstract). Mod Pathol 2016;29(2S):446A.

[90] Kalb B, Martin DR, Sarmiento JM et al. Paraduodenal pancreatitis: clinical performance of MR imaging in distinguishing from carcinoma. Radiology 2013;269(2):475–481.

[91] Gamblin TC, Krasinskas AM, Slivka AS et al. Fibroinflammatory biliary stricture: a rare bile duct lesion masquerading as cholangiocarcinoma. J Gastrointest Surg 2009;13(4):713–721.

Adenoma and Adenocarcinoma of the Ampulla of Vater: Diagnosis and Management
Vater壶腹腺瘤及腺癌的诊断与管理

140

Omer Basar，William R. Brugge 著

赵俊芳 译

秦仁义 校

一、概述

壶腹恶性肿瘤属于壶腹周围肿瘤家族成员，起源于 Vater 壶腹。壶腹肿瘤显著的癌变潜力和所处的关键位置使得它们比较独特[1]。典型的壶腹肿瘤分为良性或恶性。良性肿瘤占壶腹周围肿瘤的不到 10%[1, 2]，壶腹癌是第二常见的壶腹周围癌（仅次于胰腺癌）[3]。壶腹腺瘤虽属良性，但易发生癌变。真正的壶腹癌通常很难与其他壶腹周围恶性肿瘤区分开来，并且通常能够在早期被诊断，这意味着与起源于胆管或胰管的壶腹周围癌相比，壶腹癌具有更好的预后[2]。因此，这些病变需要积极的确定诊断和寻求治疗方法。

二、流行病学与生物学行为

在尸检病例中，壶腹周围腺瘤的患病率为 0.04% ～ 0.12%[4, 5]，然而，随着内镜的灵活应用和筛查项目的广泛开展，其患病率有所增加。壶腹癌的发病率为每百万人口 4 ～ 6 例，占壶腹周围癌 4% ～ 8%[6, 7]。白种人受影响最大[6]，并且男性占优势[7]，发病高峰是在第七个十年。

良性和恶性壶腹肿瘤均可发生于具有基因遗传综合征的患者，也可是自发的。家族性腺瘤性息肉病是最常见的遗传易感因素[8]，并且大多数家族性腺瘤性息肉病患者在壶腹部表现出一定程度的不典型增生[9, 10]。家族性腺瘤性息肉病患者死亡的第二常见的原因是壶腹周围肿瘤[7]。Gardner 综合征、Lynch 综合征、NF1 和 Muir-Torre 综合征是壶腹癌的其他遗传易感因素[11-14]。

局部因素被认为在散发性壶腹肿瘤中起重要作用，最早的组织病理学改变见于胰胆管汇合部，其次是胰管[15]。浓缩的胆汁被认为对导管上皮细胞产生诱变效应，导致上皮细胞凋亡，从而易于发生恶变

化 [16]。另一方面，慢性肝吸虫感染也是壶腹癌的危险因素 [7]。

三、病理学与发病机制

壶腹恶性肿瘤宏观上可以分为：壶腹内（向壁内突出）、壶腹周围（向壁外突出），或溃疡性壶腹 [7]。溃疡性壶腹癌具有较高的淋巴结转移率，大多被确诊的时候已属晚期。腺癌占壶腹肿瘤的75%，其次是良性腺瘤（20%）和神经内分泌肿瘤（5%）[3]。绒毛状腺瘤和绒毛管状腺瘤是最常见的良性病变，其他的包括血管瘤、脂肪瘤、平滑肌瘤、淋巴管瘤和平滑肌纤维瘤 [1, 8-10, 16, 17]。腺癌（90%）是最常见的壶腹部恶性肿瘤 [3]（框 140-1）。大部分壶腹肿瘤表现为腺瘤 - 癌的顺序转变，这种情况也可以在胃肠道的其他地方看到 [18-26]。壶腹肿瘤在组织病理学上分为胰胆型和肠型 [27, 28]。典型的肠型起源于腺瘤，然而在胰胆型通常缺如癌前前期病变 [7, 9]。Kras 突变在壶腹癌的发生中是常见的（24% ～ 40%），在结肠癌中也可以观察

框 140-1 壶腹肿瘤的主要类型
良性
• 腺瘤
• 血管瘤
• 脂肪瘤
• 平滑肌瘤
• 淋巴管瘤
• 平滑肌纤维瘤
恶性
• 腺癌
• 神经内分泌肿瘤
• 黏液癌
• 印戒细胞癌
• 未分化癌
• 腺鳞癌
• 颗粒细胞瘤
• 副神经节瘤

到 [29, 30]。p53 过度表达也是一种常见(46%)的分子发现。免疫化学方面，肠型表达 MUC2 和 CK20，胰胆型则过度表达 CK7，但不表达 MUC2[31]。尽管一些研究表明壶腹肿瘤的生物学特性与消化道肿瘤相似（壶腹肿瘤在组织学上更经常和肠道起源的肿瘤相同，表现为腺瘤 - 癌的顺序转变，常见 Kras 突变）[9, 29, 32]，而不是胰胆型（普遍认为其预后更差），目前的文献显示这两种类型肿瘤的发生率、转移率和预后是相当的 [27, 28, 31]。

四、临床表现

与壶腹腺瘤一样，壶腹腺癌的临床表现也是非特异性的（最常见的是无痛性梗阻性黄疸，可见于 2/3 的患者）[33-37]。隐匿性消化道出血、腹泻、疲劳、体重减轻和十二指肠梗阻也可是壶腹癌所引起的症状。由于胆汁淤积，25% 的壶腹腺瘤会发生胆总管结石 [38]。此外，有时候小的远端导管内良性腺瘤也可以导致类似壶腹恶性肿瘤所引起的显著的胆道梗阻 [39]。

五、壶腹恶性肿瘤的诊断与分期

因为壶腹腺瘤具有癌变潜能，而且在腺瘤中可能存在隐匿的癌灶 [18, 24, 40-42]，所以壶腹病变评估的主要

关注点是排除恶性肿瘤。壶腹病变的诊断通常通过结合放射学、内镜和组织学来确定，这同样适用于壶腹腺瘤和腺癌的鉴别诊断。然而，在没有完全切除之前通常难以准确鉴别。壶腹癌常在内镜下通过大体观和活检标本的组织病理学检查来确诊。在梗阻性黄疸患者中，经腹超声是排除其他原因，如胆总管结石和胰胆管肿瘤所致黄疸的首选影像学检查，但该检查很少能够看到肿瘤本身。在术前分期和评估，以及壶腹腺瘤与癌的鉴别诊断中，断层扫描技术和 EUS 通常是首选的。

（一）断层扫描影像

虽然 CT 在壶腹病变的评估中优于经腹超声，但对于小病灶的肿瘤分期和发现不够敏感。CT 对于发现包括淋巴结、腹膜、肝脏、骨骼和肺的远处转移方面也是高度精确的。MRI 可以提供壶腹部和壶腹周围组织的更详细的图像[43]。壶腹癌在 MRCP 的 MRI 影像中通常表现为显著低密度的肿块，并且可以呈现出"双管征"（胰管和胆管扩张）或仅仅扩张的胆管，然而单纯的胰管扩张很罕见[44]。PET 在壶腹恶性肿瘤的检测方面尚未得到很好的研究，但在发现远处转移方面是高度敏感的[45]。

（二）内镜检查

大多数壶腹病变在内镜下比较明显。溃疡性病变、肿块＞ 3cm、壶腹僵硬、黏膜下注射后壶腹周围组织无移动等均高度怀疑恶性肿瘤。

最佳的检查和行壶腹部活检的方法是侧视十二指肠镜。ERCP 不仅有助于活检，而且还可以排除相关的狭窄或结石，并评估生长到胰管或胆管的腺瘤（图 140-1）。然而，内镜下活检具有较高的假阴性率（16% ～ 70%）和相近的诊断准确率（45% ～ 80%）[46-50]。此外，括约肌切开术可能干扰活检在发现恶性肿瘤方面的表现[51, 52]。多次取材活检可以提高活检的阳性率[42]。一般来说，对于恶性肿瘤的阴性内镜活检结果并不能完全排除腺瘤中的恶性病灶。因此，活检诊断的准确性可以通过以下方式提高：通过至少 6 次取材活检，优选在括约肌切开术后至少 48h 内完成[40, 41]，以及通过完全切除壶腹腺瘤（内镜下壶腹切除术）。此外，放大内镜下的窄带成像已被认为可以在壶腹肿块的鉴别诊断中发挥作用，因为与癌相比，壶腹腺瘤中不存在异常血管[53]。

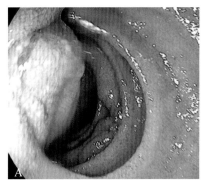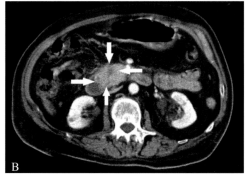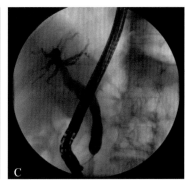

▲ 图 140-1　壶腹部腺瘤
A. 前向视察的内镜下的壶腹部腺瘤；B. 同一病变的 CT 图像；C. 同一患者的 ERCP 显示远段胆管完全性梗阻

（三）超声内镜

由于 EUS 能够将超声换能器置于壶腹附近，因此 EUS 在肿瘤分期方面优于 CT、MRI 和经腹超声，并且在发现壶腹部微小肿瘤方面具有与十二指肠镜同样的敏感性（图 140-2）。EUS 和导管内超声检查提供了关于内镜下外观、肿瘤大小、位置、肿瘤浸润范围和是否存在淋巴结转移的详细信息。这些数据有助于术前确定壶腹恶性肿瘤的分期 [54-64]。EUS-FNA 可以提供来自壶腹、淋巴结和周围深层结构的组织标本。然而，对于内镜下的穿刺活检，EUS-FNA 不能完全排除腺瘤内的恶性病灶。此外，据报道，EUS 引导的细针活检的总体准确率为 89%，敏感性 82%，特异性 100%[65]。EUS 是壶腹癌（侵犯邻近器官）T 分期的最佳方法，据报道，EUS 拥有 70%～90% 的准确性 [56, 66, 67]。EUS 对检测血管侵犯有 70% 的敏感性和 90% 的特异性 [68, 69]。在 EUS 中，当肿瘤侵犯十二指肠固有肌时，称为 T_2 期；肿瘤侵犯至胰腺实质内 < 2cm 时为 T_3 期；肿瘤侵犯至胰腺实质内 > 2cm 或侵犯邻近器官时为 T_4 期。然而，EUS 对 N 分期的准确性较低，敏感性为 21%～71%，特异性为 38%～100%[54, 67, 69, 70]。

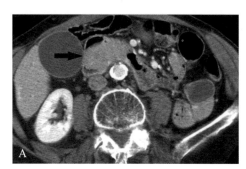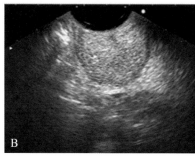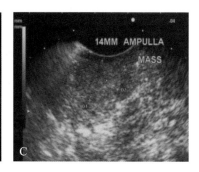

▲ 图 140-2　壶腹部肿瘤

A. CT 表现为十二指肠壁壶腹癌的软组织肿块；B. 内镜超声检查（endoscopic ultrasound, EUS）壶腹部腺瘤；C. EUS 下直径 14mm 的壶腹癌

（四）分期

壶腹部肿瘤通常根据 AJCC/UICC 分期系统、TNM 分期系统 [71] 进行分期（表 140-1）。对于 0 期、ⅠA 期、ⅠB 期、ⅡA 期、ⅡB 期、Ⅲ期和Ⅳ期，5 年生存率分别为 49%、40%、44%、33%、26%、16% 和 4%[27, 31]。淋巴结转移和总体生存率呈负相关 [72, 73]，然而，在围术期评估中，42%～60% 的患者被报道有淋巴结转移 [74, 75]。

表 140-1　壶腹癌的 TNM 和 AJCC/UICC 分期系统

TNM 分期	标　准
T_x	原发肿瘤不能评估
T_0	未发现原发肿瘤
Tis	原位癌
T_1	肿瘤局限于 Vater 壶腹或 Oddi 括约肌
T_2	肿瘤侵犯十二指肠壁
T_3	肿瘤侵及胰腺
T_4	肿瘤侵袭胰腺周围软组织或其他邻近器官或胰腺以外的结构
N_x	区域淋巴结无法评估
N_0	无区域淋巴结转移
N_1	淋巴结转移
M_0	无远处转移
M_1	远处转移

（续表）

TNM 分期	标　准		
AJCC/UICC 分期	肿瘤	淋巴结	转移灶
0	Tis	N_0	M_0
Ⅰ A	T_1	N_0	M_0
Ⅰ B	T_2	N_0	M_0
Ⅱ A	T_3	N_0	M_0
Ⅱ B	$T_{1\sim3}$	N_1	M_0
Ⅲ	T_4	任何 N 分期	M_0
Ⅳ B	任何 T 分期	任何 N 分期	M_1

六、管理与治疗

将包含癌灶的壶腹腺瘤以及真正的壶腹癌与其他壶腹周围癌鉴别开来是很困难的（壶腹癌预后较好）。此外，目前尚无最佳的关于壶腹腺瘤患者管理方案的共识和指南。没有明确定义哪些需要切除（内镜或手术），哪些应该跟进内镜随访[76]。诊断的初步评估有赖于利用 ERCP 寻求恶性肿瘤的证据，这也有助于鉴别诊断。EUS 通常是进一步术前评估和肿瘤分期的首选方法。

对于散发性腺瘤，特别是高级别不典型增生或已经引发症状的病例，建议切除腺瘤。当患者拒绝切除时，建议每 6 ～ 12 个月随访内镜并进行活检。对于家族性腺瘤性息肉病的患者，应建议切除，因为其预后似乎比较散发病例更好[77]。另一方面，壶腹腺瘤的切除并不能杜绝患癌的风险，因为家族性腺瘤性息肉病患者通常存在多发性上消化道腺瘤。

壶腹肿瘤切除术有三种选择：内镜下壶腹切除术（图 140-3）、手术壶腹切除术（手术局部切除）和 Whipple 术式（胰十二指肠切除术）。切除方式的确定基于手术风险大小、预期寿命、恶性肿瘤的分期，以及患者的意愿。虽然没有明确的标准指导哪些患者需要内镜切除或手术切除，特别是在那些对高级内镜缺乏经验的中心，肿瘤较大，腺瘤中包含癌灶，淋巴结受累，EUS 下发现腺瘤生长进入胆管或胰管的患者应接受外科手术治疗。无淋巴结转移和血管侵犯、早期（Tis 和 T_1）的壶腹癌患者可作为行内镜下壶腹切除术的候选者[78]。文献中有比较壶腹肿瘤大小或者直径以确定哪些肿块不适于在内镜下切除的报道。据报道，直径 1.3 ～ 4cm 的肿瘤可接受内镜下壶腹切除术[38, 74, 79-81]。

一般来说，在没有其他恶性肿瘤表现的情况下，内镜下壶腹切除术适用于直径 2 ～ 3cm 的肿瘤。唯一能够治愈癌，杜绝良性肿瘤在组织学上向癌进展和根除腺瘤内癌灶的方式是 R_0（切缘阴性）切除。虽然胰十二指肠切除术与壶腹切除术相比具有更多的并发症和更高的死亡率，但是它实现了壶腹腺瘤的根治性切除，几乎没有局部复发风险[75, 82, 83]，并且拥有 90% 的根治性切除率[84-88]。此外，术后不再需要内镜随访。另一方面，与胰十二指肠切除术相比，壶腹切除术具有较少的并发症和较低的死亡率，但术后腺瘤的复发率为 0% ～ 50%，生存时间也更短[48, 89-94]。如果有证据表明腺瘤内有癌灶，建议行胰十二指肠切除术，而不是行内镜或局部壶腹切除术。胰十二指肠切除术后，淋巴结转移阴性患者的 5 年生存率为 59% ～ 70%，阳性患者的 5 年生存率为 16% ～ 25%[95-97]。尽管一些研究报道相比于手术壶腹部切除术（0% ～ 30%），内镜下壶腹切除术有较低的并发症和相似的有效率（46% ～ 93%），但是内镜下壶腹切除术的作用仍存有争议[98, 99]。肿瘤的完整切除是手术的目的，而整块切除是首选方法，因为应完全确保根除隐匿性癌灶和切缘阴性。单极或双极电凝[2, 42]、氩气等离子体凝固[80, 81]、光动力疗法[40]和 Nd:YAG 激光消融[2, 40, 100]是进行分段切除时不能完全切除肿瘤时的热消融方法。表 140-2 总结了基于肿瘤分期的壶腹恶性肿瘤的手术和内镜治疗方法。

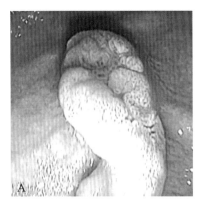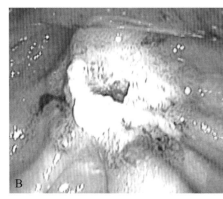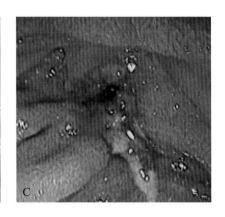

▲ 图 140-3　内镜下壶腹切除术

A. 家族性腺瘤性息肉病患者的壶腹腺瘤；B. 内镜下壶腹切除术 2 周后病变的内镜表现；C. 内镜下壶腹切除术 3 个月后病变的内镜表现

表 140-2　壶腹恶性肿瘤基于肿瘤分期的内镜和手术治疗

分　期	手术风险大	手术风险小
T_0 腺瘤	内镜下壶腹切除术	内镜下壶腹切除术
T_{1a} 恶性肿瘤	内镜下壶腹切除术	Whipple
T_2 恶性肿瘤	内镜下消融	Whipple
T_3 恶性肿瘤	支架	Whipple
T_4 恶性肿瘤	支架	胆肠吻合术

　　壶腹癌切除术后，无论是美国 NCCN[101]，还是欧洲肿瘤内科学会（Europeansociety for medical oncology，ESMO）[102] 的指南都没有包含管理策略。然而，特别是在淋巴结阳性的患者中，两项大型随机对照研究表明辅助化疗和放化疗者的中位生存期为 58 个月和 76 个月[103]，5 年生存率从 6% 提高到28%[97]。此外，对于不能切除的壶腹癌的管理尚没有共识，并且真正的壶腹癌的最佳化疗方案尚未建立。非手术治疗方法，如内镜下壶腹切除术、光动力疗法和激光消融，应作为姑息性治疗提供给拒绝手术或不能手术的壶腹癌患者。作为一种与癌症相关的并发症，十二指肠梗阻和胆道梗阻是不可切除壶腹癌发生并发症的主要原因。这些患者可以通过旁路手术或内镜下放置支架得到姑息性治疗[104-110]。

七、治疗后随访

　　经内镜或手术切除的壶腹腺瘤患者面临肿瘤复发的风险，需要随访内镜检查。相比之下，除家族腺瘤性息肉病患者外，行胰十二指肠切除的壶腹腺瘤患者术后不需要进行内镜随访。建议的随访周期是壶腹切除术后 1～6 个月的内镜评估和间隔 3～12 个月连续两年的重复评估。两年后，壶腹腺瘤的随访可以继续且类似于扁平结肠息肉的随访（如果初始组织学显示高级别不典型增生，则每 3 年 1 次，否则每 5 年 1 次）[76]。由于家族性腺瘤性息肉病患者有发生上消化道息肉而不是壶腹腺瘤的风险，所以家族性腺瘤性息肉病患者需要根据 Spigelman 分类[111]进行定期的内镜随访。对于壶腹癌的患者，虽然没有现成的指南，但是可以进行与局部切除的壶腹腺瘤相似的内镜随访。

八、手术切除的远期疗效

影响术后长期预后的因素包括肿瘤浸润深度、淋巴结受累情况和切缘是否阴性[6, 21, 48, 87, 112]。淋巴结阴性的壶腹癌患者的 5 年生存率为 64% ～ 80%，淋巴结阳性者的 5 年生存率为 17% ～ 50%[29, 48, 84, 86, 96, 113-115]。在序列研究中，Ⅰ、Ⅱ、Ⅲ和Ⅳ期肿瘤的 5 年总体生存率分别为 84%、70%、27% 和 0%[48, 112]。

☞ 参考文献

[1] Brugge WR. Endoscopic techniques to diagnose and manage biliary tumors. J Clin Oncol 2005;23:4561–4565.

[2] Martin JA, Haber GB. Ampullary adenoma: clinical manifestations, diagnosis, and treatment. Gastrointest Endosc Clin N Am 2003;13:649–669.

[3] Schirmacher P, Buchler MW. Ampullary adenocarcinoma—differentiation matters. BMC Cancer 2008;8:251.

[4] Beger HG, Thorab FC, Liu Z, Harada N, Rau BM. Pathogenesis and treatment of neoplastic diseases of the papilla of Vater: Kausch–Whipple procedure with lymph node dissection in cancer of the papilla of Vater. J Hepatobiliary Pancreat Surg 2004;11: 232–238.

[5] Cavazza A, Gallo M, Valcavi R, De Marco L, Gardini G. Large cell neuroendocrine carcinoma of the ampulla of vater. Arch Pathol Lab Med 2003;127:221–223.

[6] O'Connell JB, Maggard MA, Manunga J, Jr et al. Survival after resection of ampullary carcinoma: a national population-based study. Ann Surg Oncol 2008;15:1820–1827.

[7] Fischer HP, Zhou H. Pathogenesis of carcinoma of the papilla of Vater. J Hepatobiliary Pancreat Surg 2004; 11:301–309.

[8] Kimura W, Futakawa N, Zhao B. Neoplastic diseases of the papilla of Vater. J Hepatobiliary Pancreat Surg 2004;11:223–231.

[9] Kadmon M, Tandara A, Herfarth C. Duodenal adenomatosis in familial adenomatous polyposis coli. A review of the literature and results from the Heidelberg Polyposis Register. Int J Colorectal Dis 2001;16:63–75.

[10] Parc Y, Piquard A, Dozois RR, Parc R, Tiret E. Longterm outcome of familial adenomatous polyposis patients after restorative coloproctectomy. Ann Surg 2004;239:378–382.

[11] Mao C, Huang Y, Howard JM. Carcinoma of the ampulla of Vater and mesenteric fibromatosis (desmoid tumor) associated with Gardner's syndrome: problems in management. Pancreas 1995;10:239–245.

[12] Jarvinen HJ, Aarnio M, Mustonen H et al. Controlled 15-year trial on screening for colorectal cancer in families with hereditary nonpolyposis colorectal cancer. Gastroenterology 2000;118:829–834.

[13] Costi R, Caruana P, Sarli L, Violi V, Roncoroni L, Bordi C. Ampullary adenocarcinoma in neurofibromatosis type 1. Case report and literature review. Mod Pathol 2001;14:1169–1174.

[14] Matthews JJ, Roberts R, O'Reilly DA, Schick S, Kingsnorth AN. Muir-Torre syndrome: a case for surveillance of the ampulla of Vater. Dig Surg 2002;19:65–66.

[15] Kimura W, Ohtsubo K. Incidence, sites of origin, and immunohistochemical and histochemical characteristics of atypical epithelium and minute carcinoma of the papilla of Vater. Cancer 1988;61:1394–1402.

[16] Bernstein H, Bernstein C, Payne CM, Dvorakova K, Garewal H. Bile acids as carcinogens in human gastrointestinal cancers. Mutat Res 2005;589:47–65.

[17] Matsumoto T, Iida M, Nakamura S et al. Natural history of ampullary adenoma in familial adenomatous polyposis: reconfirmation of benign nature during extended surveillance. Am J Gastroenterol 2000;95: 1557–1562.

[18] Park SH, Kim YI, Park YH et al. Clinicopathologic correlation of p53 protein overexpression in adenoma and carcinoma of the ampulla of Vater. World J Surg 2000;24:54–59.

[19] Sato T, Konishi K, Kimura H et al. Adenoma and tiny carcinoma in adenoma of the papilla of Vater – p53 and PCNA. Hepatogastroenterology 1999;46:1959–1962.

[20] Stolte M, Pscherer C. Adenoma-carcinoma sequence in the papilla of Vater. Scand J Gastroenterol 1996;31: 376–382.

[21] Sellner FJ, Riegler FM, Machacek E. Implications of histological grade of tumour for the prognosis of radically resected periampullary adenocarcinoma. Eur J Surg 1999;165:865–870.

[22] Asbun HJ, Rossi RL, Munson JL. Local resection for ampullary tumors. Is there a place for it? Arch Surg 1993;128:515–520.

[23] Seifert E, Schulte F, Stolte M. Adenoma and carcinoma of the duodenum and papilla of Vater: a clinicopathologic study. Am J Gastroenterol 1992;87:37–42.

[24] Yamaguchi K, Enjoji M. Adenoma of the ampulla of Vater: putative precancerous lesion. Gut 1991;32: 1558–1561.

[25] Kozuka S, Tsubone M, Yamaguchi A, Hachisuka K. Adenomatous residue in cancerous papilla of Vater. Gut 1981;22:1031103–4.

[26] Perzin KH, Bridge MF. Adenomas of the small intestine: a clinicopathologic review of 51 cases and a study of their relationship to carcinoma. Cancer 1981;48:799–819.

[27] Carter JT, Grenert JP, Rubenstein L, Stewart L, Way LW. Tumors of the ampulla of vater: histopathologic classification and predictors of survival. J Am Coll Surg 2008;207:210–218.

[28] Kimura W, Futakawa N, Yamagata S et al. Different clinicopathologic findings in two histologic types of carcinoma of papilla of Vater. Jpn J Cancer Res 1994;85:161–166.

[29] Howe JR, Klimstra DS, Cordon-Cardo C, Paty PB, Park PY, Brennan MF. K-ras mutation in adenomas and carcinomas of the ampulla of vater. Clin Cancer Res 1997;3:129–133.

[30] Zhao B, Kimura W, Futakawa N et al. p53 and p21/Waf1 protein expression and K-ras codon 12 mutation in carcinoma of the papilla of Vater. Am J Gastroenterol 1999;94:2128–2134.

[31] Zhou H, Schaefer N, Wolff M, Fischer HP. Carcinoma of the ampulla of Vater: comparative histologic/immunohistochemical classification and follow-up. Am J Surg Pathol 2004;28:875–882.

[32] Ruemmele P, Dietmaier W, Terracciano L et al. Histopathologic features and microsatellite instability of cancers of the papilla of Vater and their precursor lesions. Am J Surg Pathol 2009;33:691–704.

[33] Yokoyama N, Shirai Y, Wakai T, Nagakura S, Akazawa K, Hatakeyama K. Jaundice at presentation heralds advanced disease and poor prognosis in patients with ampullary carcinoma. World J Surg 2005;29:519–523.

[34] Treitschke F, Beger HG. Local resection of benign periampullary tumors. Ann Oncol 1999;10(suppl 4):212–214.

[35] Ashkar K, Deeb LS, Bikhazi K, Arnaout MS. Unusual manifestation of an ampullary tumor presenting with severe upper gastrointestinal bleeding. Digestion 1999;60:583–586.

[36] Monson JR, Donohue JH, McEntee GP et al. Radical resection for carcinoma of the ampulla of Vater. Arch Surg 1991;126: 353–357.

[37] Smith RC. Surgical treatment for ampullary carcinoma. Aust N Z J Surg 1999;69:170–171.

[38] Binmoeller KF, Boaventura S, Ramsperger K, Soehendra N. Endoscopic snare excision of benign adenomas of the papilla of Vater. Gastrointest Endosc 1993;39:127–131.

[39] Fletcher ND, Wise PE, Sharp KW. Common bile duct papillary adenoma causing obstructive jaundice: case report and review of the literature. Am Surg 2004;70:448–452.

[40] Ponchon T, Berger F, Chavaillon A, Bory R, Lambert R. Contribution of endoscopy to diagnosis and treatment of tumors of the ampulla of Vater. Cancer 1989;64:161–167.

[41] Bourgeois N, Dunham F, Verhest A, Cremer M. Endoscopic biopsies of the papilla of Vater at the time of endoscopic sphincterotomy: difficulties in interpretation. Gastrointest Endosc 1984;30:163–166.

[42] Shemesh E, Nass S, Czerniak A. Endoscopic sphincterotomy and endoscopic fulguration in the management of adenoma of the papilla of Vater. Surg Gynecol Obstet 1989;169:445–448.

[43] Semelka RC, Kelekis NL, John G, Ascher SM, Burdeny D, Siegelman ES. Ampullary carcinoma: demonstration by current MR techniques. J Magn Reson Imaging 1997;7:153–156.

[44]　Kim JH, Kim MJ, Chung JJ, Lee WJ, Yoo HS, Lee JT. Differential diagnosis of periampullary carcinomas at MR imaging. Radiographics 2002;22:1335–1352.

[45]　Schwarz M, Pauls S, Sokiranski R et al. Is a preoperative multidiagnostic approach to predict surgical resectability of periampullary tumors still effective? Am J Surg 2001;182:243–249.

[46]　Posner S, Colletti L, Knol J, Mulholland M, Eckhauser F. Safety and long-term efficacy of transduodenal excision for tumors of the ampulla of Vater. Surgery 2000;128:694–701.

[47]　Clary BM, Tyler DS, Dematos P, Gottfried M, Pappas TN. Local ampullary resection with careful intraoperative frozen section evaluation for presumed benign ampullary neoplasms. Surgery 2000;127:628–633.

[48]　Beger HG, Treitschke F, Gansauge F, Harada N, Hiki N, Mattfeldt T. Tumor of the ampulla of Vater: experience with local or radical resection in 171 consecutively treated patients. Arch Surg 1999;134:526–532.

[49]　Yamaguchi K, Enjoji M, Kitamura K. Endoscopic biopsy has limited accuracy in diagnosis of ampullary tumors. Gastrointest Endosc 1990;36:588–592.

[50]　Lee SY, Jang KT, Lee KT et al. Can endoscopic resection be applied for early stage ampulla of Vater cancer? Gastrointest Endosc 2006;63:783–788.

[51]　Rodriguez C, Borda F, Elizalde I, Jimenez Perez FJ, Carral D. How accurate is preoperative diagnosis by endoscopic biopsies in ampullary tumours? Rev Esp Enferm Dig 2002;94:585–592.

[52]　Domagk D, Wessling J, Reimer P et al. Endoscopic retrograde cholangiopancreatography, intraductal ultrasonography, and magnetic resonance cholangiopancreatography in bile duct strictures: a prospective comparison of imaging diagnostics with histopathological correlation. Am J Gastroenterol 2004;99:1684–1689.

[53]　Uchiyama Y, Imazu H, Kakutani H et al. New approach to diagnosing ampullary tumors by magnifying endoscopy combined with a narrow-band imaging system. J Gastroenterol 2006;41:483–490.

[54]　Skordilis P, Mouzas IA, Dimoulios PD, Alexandrakis G, Moschandrea J, Kouroumalis E. Is endosonography an effective method for detection and local staging of the ampullary carcinoma? A prospective study. BMC Surg 2002;2:1.

[55]　Irie H, Honda H, Shinozaki K et al. MR imaging of ampullary carcinomas. J Comput Assist Tomogr 2002;26: 711–717.

[56]　Cannon ME, Carpenter SL, Elta GH et al. EUS compared with CT, magnetic resonance imaging, and angiography and the influence of biliary stenting on staging accuracy of ampullary neoplasms. Gastrointest Endosc 1999;50:27–33.

[57]　Mukai H, Nakajima M, Yasuda K, Mizuno S, Kawai K. Evaluation of endoscopic ultrasonography in the preoperative staging of carcinoma of the ampulla of Vater and common bile duct. Gastrointest Endosc 1992;38:676–683.

[58]　Rosch T, Braig C, Gain T et al. Staging of pancreatic and ampullary carcinoma by endoscopic ultrasonography. Comparison with conventional sonography, computed tomography, and angiography. Gastroenterology 1992;102:188–199.

[59]　Tio TL, Mulder CJ, Eggink WF. Endosonography in staging early carcinoma of the ampulla of vater. Gastroenterology 1992;102:1392–1395.

[60]　Chen CH, Tseng LJ, Yang CC, Yeh YH, Mo LR. The accuracy of endoscopic ultrasound, endoscopic retrograde cholangiopancrea-tography, computed tomography, and transabdominal ultrasound in the detection and staging of primary ampullary tumors. Hepatogastroenterology 2001;48:1750–1753.

[61]　Midwinter MJ, Beveridge CJ, Wilsdon JB, Bennett MK, Baudouin CJ, Charnley RM. Correlation between spiral computed tomography, endoscopic ultrasonography and findings at operation in pancreatic and ampullary tumours. Br J Surg 1999;86: 189–193.

[62]　Muller MF, Meyenberger C, Bertschinger P, Schaer R, Marincek B. Pancreatic tumors: evaluation with endoscopic US, CT, and MR imaging. Radiology 1994;190:745–751.

[63]　Howard TJ, Chin AC, Streib EW, Kopecky KK, Wiebke EA. Value of helical computed tomography, angiography, and endoscopic ultrasound in determining resectability of periampullary carcinoma. Am J Surg 1997;174:237–241.

[64]　Snady H, Cooperman A, Siegel J. Endoscopic ultrasonography compared with computed tomography with ERCP in patients with obstructive jaundice or small peri-pancreatic mass. Gastrointest Endosc 1992;38:27–34.

[65]　Defrain C, Chang CY, Srikureja W, Nguyen PT, Gu M. Cytologic features and diagnostic pitfalls of primary ampullary tumors by endoscopic ultrasound-guided fine-needle aspiration biopsy. Cancer 2005;105:289–297.

[66]　Quirk DM, Rattner DW, Fernandez-del Castillo C, Warshaw AL, Brugge WR. The use of endoscopic ultrasonography to reduce the cost of treating ampullary tumors. Gastrointest Endosc 1997;46:334–337.

[67]　Itoh A, Goto H, Naitoh Y, Hirooka Y, Furukawa T, Hayakawa T. Intraductal ultrasonography in diagnosing tumor extension of

1219

cancer of the papilla of Vater. Gastrointest Endosc 1997;45:251–260.

[68] Puli SR, Singh S, Hagedorn CH, Reddy J, Olyaee M. Diagnostic accuracy of EUS for vascular invasion in pancreatic and periampullary cancers: a meta-analysis and systematic review. Gastrointest Endosc 2007;65:788–797.

[69] Tio TL, Sie LH, Kallimanis G et al. Staging of ampullary and pancreatic carcinoma: comparison between endosonography and surgery. Gastrointest Endosc 1996;44:706–713.

[70] Shoup M, Hodul P, Aranha GV et al. Defining a role for endoscopic ultrasound in staging periampullary tumors. Am J Surg 2000;179:453–456.

[71] Edge SB, Byrd DR, Compton CC et al. AJCC Cancer Staging Manual. New York: Springer, 2009.

[72] Kim WS, Choi DW, Choi SH, Heo JS, You DD, Lee HG. Clinical significance of pathologic subtype in curatively resected ampulla of vater cancer. J Surg Oncol 2012;105:266–272.

[73] van der Gaag NA, ten Kate FJ, Lagarde SM, Busch OR, van Gulik TM, Gouma DJ. Prognostic significance of extracapsular lymph node involvement in patients with adenocarcinoma of the ampulla of Vater. Br J Surg 2008;95:735–743.

[74] Hornick JR, Johnston FM, Simon PO et al. A singleinstitution review of 157 patients presenting with benign and malignant tumors of the ampulla of Vater: management and outcomes. Surgery 2011;150:169–176.

[75] Winter JM, Cameron JL, Olino K et al. Clinicopathologic analysis of ampullary neoplasms in 450 patients: implications for surgical strategy and long-term prognosis. J Gastrointest Surg 2010;14:379–387.

[76] Standards of Practice Committee, Adler DG, Qureshi W, Davila R et al. The role of endoscopy in ampullary and duodenal adenomas. Gastrointest Endosc 2006;64:849–854.

[77] Burke CA, Beck GJ, Church JM, van Stolk RU. The natural history of untreated duodenal and ampullary adenomas in patients with familial adenomatous polyposis followed in an endoscopic surveillance program. Gastrointest Endosc 1999;49:358–364.

[78] Woo SM, Ryu JK, Lee SH et al. Feasibility of endoscopic papillectomy in early stage ampulla of Vater cancer. J Gastroenterol Hepatol 2009;24:120–124.

[79] Kim JH, Kim JH, Han JH, Yoo BM, Kim MW, Kim WH. Is endoscopic papillectomy safe for ampullary adenomas with high-grade dysplasia? Ann Surg Oncol 2009;16:2547–2554.

[80] Desilets DJ, Dy RM, Ku PM et al. Endoscopic management of tumors of the major duodenal papilla: refined techniques to improve outcome and avoid complications. Gastrointest Endosc 2001;54:202–208.

[81] Cheng CL, Sherman S, Fogel EL et al. Endoscopic snare papillectomy for tumors of the duodenal papillae. Gastrointest Endosc 2004;60:757–764.

[82] Galandiuk S, Hermann RE, Jagelman DG, Fazio VW, Sivak MV. Villous tumors of the duodenum. Ann Surg 1988;207:234–239.

[83] Cahen DL, Fockens P, de Wit LT, Offerhaus GJ, Obertop H, Gouma DJ. Local resection or pancreaticoduodenectomy for villous adenoma of the ampulla of Vater diagnosed before operation. Br J Surg 1997;84:948–951.

[84] Allema JH, Reinders ME, van Gulik TM et al. Results of pancreaticoduodenectomy for ampullary carcinoma and analysis of prognostic factors for survival. Surgery 1995;117:247–253.

[85] Bettschart V, Rahman MQ, Engelken FJ, Madhavan KK, Parks RW, Garden OJ. Presentation, treatment and outcome in patients with ampullary tumours. Br J Surg 2004;91:1600–1607.

[86] Yeo CJ, Sohn TA, Cameron JL, Hruban RH, Lillemoe KD, Pitt HA. Periampullary adenocarcinoma: analysis of 5-year survivors. Ann Surg 1998;227:821–831.

[87] Roberts RH, Krige JE, Bornman PC, Terblanche J. Pancreaticoduodenectomy of ampullary carcinoma. Am Surg 1999;65:1043–1048.

[88] Sommerville CA, Limongelli P, Pai M et al. Survival analysis after pancreatic resection for ampullary and pancreatic head carcinoma: an analysis of clinicopathological factors. J Surg Oncol 2009;100:651–656.

[89] Schlippert W, Lucke D, Anuras S, Christensen J. Carcinoma of the papilla of Vater. A review of fiftyseven cases. Am J Surg 1978;135:763–770.

[90] Chareton B, Coiffic J, Landen S, Bardaxoglou E, Campion JP, Launois B. Diagnosis and therapy for ampullary tumors: 63 cases. World J Surg 1996;20:707–712.

[91] Tarazi RY, Hermann RE, Vogt DP et al. Results of surgical treatment of periampullary tumors: a thirtyfive-year experience. Surgery 1986;100:716–723.

[92] Roggin KK, Yeh JJ, Ferrone CR et al. Limitations of ampullectomy in the treatment of nonfamilial ampullary neoplasms. Ann Surg Oncol 2005;12:971–980.

[93] Lindell G, Borch K, Tingstedt B, Enell EL, Ihse I. Management of cancer of the ampulla of Vater: does local resection play a role? Dig Surg 2003;20:511–515.

[94] Grobmyer SR, Stasik CN, Draganov P et al. Contemporary results with ampullectomy for 29 "benign" neoplasms of the ampulla. J Am Coll Surg 2008;206:466–471.

[95] Bucher P, Chassot G, Durmishi Y, Ris F, Morel P. Long-term results of surgical treatment of Vater's ampulla neoplasms. Hepatogastroenterology 2007;54:1239–12342.

[96] Brown KM, Tompkins AJ, Yong S, Aranha GV, Shoup M. Pancreaticoduodenectomy is curative in the majority of patients with node-negative ampullary cancer. Arch Surg 2005;140:529–532; discussion 32–33.

[97] Narang AK, Miller RC, Hsu CC et al. Evaluation of adjuvant chemoradiation therapy for ampullary adenocarcinoma: the Johns Hopkins Hospital-Mayo Clinic collaborative study. Radiat Oncol 2011;6:126.

[98] Ceppa EP, Burbridge RA, Rialon KL et al. Endoscopic versus surgical ampullectomy: an algorithm to treat disease of the ampulla of Vater. Ann Surg 2013;257:315–322.

[99] Han J, Kim MH. Endoscopic papillectomy for adenomas of the major duodenal papilla (with video). Gastrointest Endosc 2006;63:292–301.

[100] Lambert R, Ponchon T, Chavaillon A, Berger F. Laser treatment of tumors of the papilla of Vater. Endoscopy 1988;20(suppl 1):227–231.

[101] National Comprehensive Cancer Network (NCCN). NCCN Clinical practice guidelines in oncology. http://www.nccn.org/professionals/physician_gls/f_ guidelines.asp (accessed on April 01, 2014).

[102] Eckel F, Jelic S; ESMO Guindelines Working Group. Biliary cancer: ESMO clinical recommendation for diagnosis, treatment and follow-up. Ann Oncol 2009;20(suppl 4):46–48.

[103] Neoptolemos JP, Moore MJ, Cox TF et al. Effect of adjuvant chemotherapy with fluorouracil plus folinic acid or gemcitabine vs observation on survival in patients with resected periampullary adenocarcinoma: the ESPAC-3 periampullary cancer randomized trial. JAMA 2012;308:147–156.

[104] Nuzzo G, Clemente G, Cadeddu F, Giovannini I. Palliation of unresectable periampullary neoplasms. "surgical" versus "non-surgical" approach. Hepatogastroenterology 2004;51:1282–1285.

[105] Huibregtse K, Tytgat GN. Carcinoma of the ampulla of Vater: the endoscopic approach. Endoscopy 1988;20(suppl 1): 223–226.

[106] Seyrig JA, Liguory C, Meduri B, Ink O, Buffet C. [Endoscopy in tumors of the Oddi region. Diagnostic and therapeutic possibilities]. Gastroenterol Clin Biol 1985;9:103–108.

[107] Rosch W. Endoscopic sphincterotomy in carcinoma of the ampulla of Vater. Gastrointest Endosc 1982;28:203–204.

[108] Vallon AG, Shorvon PJ, Cotton PB. Duodenoscopic sphincterotomy for tumours of the papilla of Vater (abstract). Gut 1982;23:A456.

[109] Toussaint J, De Toeuf J, Dunham F, Cremer M. [Periampullary tumors: clinical study and results of palliative or preoperative treatment by endoscopic sphincterotomy (author's transl)]. Acta Gastroenterol Belg 1981;44:250–258.

[110] Alderson D, Lavelle MI, Venables CW. Endoscopic sphincterotomy before pancreaticoduodenectomy for ampullary carcinoma. Br Med J (Clin Res Ed) 1981;282:1109–1111.

[111] Spigelman AD, Williams CB, Talbot IC, Domizio P, Phillips RK. Upper gastrointestinal cancer in patients with familial adenomatous polyposis. Lancet 1989;2:783–785.

[112] Benhamiche AM, Jouve JL, Manfredi S, Prost P, Isambert N, Faivre J. Cancer of the ampulla of Vater: results of a 20-year population-based study. Eur J Gastroenterol Hepatol 2000;12:75–79.

[113] Duffy JP, Hines OJ, Liu JH et al. Improved survival for adenocarcinoma of the ampulla of Vater: fifty-five consecutive resections. Arch Surg 2003;138:941–948; discussion 8–50.

[114] Hsu HP, Yang TM, Hsieh YH, Shan YS, Lin PW. Predictors for patterns of failure after pancreaticoduodenectomy in ampullary cancer. Ann Surg Oncol 2007;14:50–60.

[115] Matory YL, Gaynor J, Brennan M. Carcinoma of the ampulla of Vater. Surg Gynecol Obstet 1993;177:366–370.

141

Endoscopic Treatment of Adenomas of the Ampulla of Vater: Techniques, Results, Benefits, and Limitations

Vater壶腹部腺瘤的内镜治疗：技术、结局、获益和局限性

Natsuyo Yamamoto, Hiroyuki Isayama, Kazuhiko Koike　著

陈　炜　译

杨爱明　蒋青伟　校

一、概述

Vater 壶腹部肿瘤相对比较罕见，来源于十二指肠乳头。壶腹部肿瘤症状包括胆绞痛、梗阻性黄疸、复发性胆囊炎以及胰腺炎。这些症状的出现都与胆管和胰管的梗阻有关。隐性失血相对常见。然而，大多数壶腹部肿瘤没有症状，主要在内镜筛查时意外发现。目前，关于壶腹部肿瘤的切除和随访时机尚未达成共识。

目前认为壶腹部肿瘤起源于肠道上皮或胰胆管上皮。大多数壶腹部肿瘤表现为腺瘤或腺癌[1]。根据家族性腺瘤性息肉病的监测结果，目前认为壶腹部腺瘤和结肠腺瘤类似，是一种癌前病变，可能进展为腺癌[2-5]。因此，多数内镜医生推荐对壶腹部肿瘤进行切除，尽管壶腹部腺瘤在散发病例中的自然病程尚未明确。

二、内镜下乳头切除术

传统上，手术切除（胰十二指肠切除术或经十二指肠壶腹切除术）是壶腹部腺瘤的金标准治疗方式。手术治疗在降低复发率上有明显优势，但用在某些局限性的壶腹部腺瘤上，治疗本身的创伤过大。目前，对于那些能够实现内镜下治愈性切除的壶腹部腺瘤患者而言，内镜下乳头切除术被认为是除手术治疗外，另一种创伤较小的治疗选择。

最早期关于内镜下乳头切除术的英文文献可以追溯到 1983 年和 1993 年，分别由 Suzuki[6] 和 Binmoeller[7] 等报道。切除范围涉及邻近壶腹部的十二指肠壁黏膜及黏膜下层，包括胆管及胰管开口附近的组织[8]。

目前，内镜下乳头切除术的治疗适应证尚未确立。2015 年，美国消化内镜协会指南也并未提及内镜下乳头切除术的患者选择标准[9]。根据既往研究报道，对小于 4 ~ 5cm[10] 的壶腹部腺瘤且无导管内浸润的患者选择内镜下乳头切除是可接受的。目前认为，存在导管内浸润的病灶不能实现治愈性切除，或复发风险较高[11]。对于壶腹癌患者，由于存在淋巴结转移风险，不推荐内镜下乳头切除。相对而言，对于高级别异型增生或局限于黏膜层的癌灶，由于淋巴结转移风险很低，选择内镜下乳头切除是合理的[12]。

三、术前评估

壶腹部肿瘤的术前诊断是根据其内镜下表现、活检、EUS、ERCP 和导管内超声的结果确立的。

（一）内镜下表现及病理诊断

壶腹部肿瘤主要通过十二指肠镜观察。壶腹部腺瘤的典型内镜下表现为绒毛样肿瘤。良性肿瘤不会伴随溃疡，而恶性肿瘤可以表现出溃疡，因而溃疡存在与否是鉴别腺瘤和腺癌的特征表现。十二指肠壁出现皱襞聚集，提示肿瘤浸润到十二指肠壁。然而，壶腹部腺瘤和癌不能总是仅靠其内镜下表现特点鉴别。结合窄带成像技术观察，能够显示肿瘤的微血管及表现结构[13]，突出肿瘤边界[14]。

活检是鉴别腺瘤和癌以及其他肿瘤的关键手段。然而，目前报道的活检诊断准确率并不理想，约 70%[15-18]。目前认为，胰胆管内肿瘤的异型增生表现相较于壶腹 - 十二指肠的肿瘤明显。因此，选择导管开口深处活检是必要的。当怀疑腺癌时，需要考虑括约肌切开后活检或内镜超声引导下细针穿刺[19]。然而，也有报道称，括约肌切开术并不提高活检的诊断灵敏度[20]。在上述研究中，内镜下乳头切除术有时被视为一种诊断性治疗或手术前活检。

（二）内镜下逆行胰胆管造影、导管内超声及内镜超声

在内镜切除时，需要通过 ERCP 对胆管和胰管的浸润情况做评估。胰胆管造影之后，导管内超声通过十二指肠镜的活检孔道插入到胆管和胰管内。导管内超声对于 Vater 壶腹部解剖细节的成像有一定价值。

EUS 对决定是否进行内镜下切除十分有用。EUS 能够显示固有肌层浸润和导管内的累及范围，以及区域淋巴结转移情况。EUS 在诊断准确率上优于 CT、MRI 以及经腹超声[21, 22]。荟萃分析结果提示，EUS 对 T_1 期肿瘤的诊断灵敏度和特异度分别为 77% 和 78%[23]。结合 EUS 和导管内超声能够进一步提高术前诊断的准确率[21]。

对于壶腹部腺瘤患者在内镜切除前是否都需要做 EUS 尚无定论。部分专家建议对于直径小于 1cm 的或没有明确内镜下恶性征象的肿瘤，不需要做 EUS[24]。

四、技术

一般来说，内镜下乳头切除术类似于息肉切除术，使用十二指肠镜通过圈套器来切除，随后置入胰

管支架预防术后胰腺炎（图 141-1）。达到整块切除病灶，同时避免并发症，是内镜下乳头切除术最根本的一点。由于术前病理通常是不全面的，因此包含病灶切缘或癌灶侵袭性的完整病理评估至关重要。

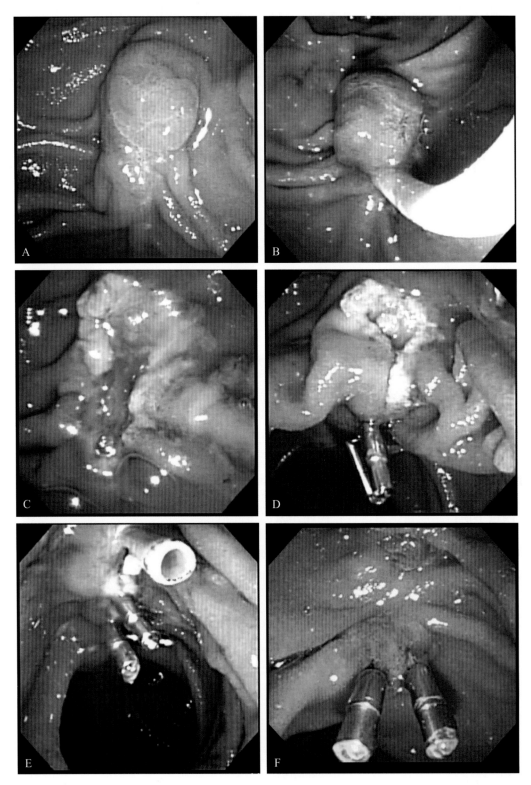

▲ 图 141-1　圈套器套扎壶腹整块切除术

A. 壶腹腺瘤内镜下表现；B. 圈套器套取腺瘤；C. 切除腺瘤；D. 溃疡肛侧用止血夹夹闭预防止血；E. 放置一枚直径 5Fr 的胰管支架以预防梗阻性胰腺炎；F. 术后 1 年内镜下表现

在一些病例报道中，使用球囊导管辅助进行乳头切除有利于实现完整切除 [25, 26]。对于大的病灶，为了减少并发症及降低复发率，可采用分块切除。然而，病理难以评价分块切除的病灶切缘。目前，整块切除和分块切除的安全性及复发率对比数据尚缺乏。

（一）黏膜下抬举

在一些报道中，内镜医生在内镜切除前会将含有靛胭脂和去甲肾上腺素的盐溶液注射到黏膜下 [27, 28]。黏膜下抬举可准确提示恶变，减少内镜切除时的电流损伤，因此可预防术后胰腺炎。这对于显著侧向生长的壶腹病灶可能是有用的 [29]。然而，壶腹病灶部位的黏膜组织由于胆管和胰管的牵拉无法抬举。另外，乳头周围的黏膜抬举使得套扎病变变得困难。因此，黏膜下注射并不是常规推荐。近期，对侧向生长肿瘤不进行黏膜下抬举的"水下壶腹切除术"已用于临床，但其效果还未明确 [30]。

（二）套扎及切除

圈套器电烧切除是最常用的技术。对于内镜下壶腹切除术而言，对圈套器的类型和大小没有特殊规定。圈套器的尖端对着病灶口侧。在病灶基底部进行套扎，从而切除病灶。一些报道中，也有用针刀对病灶行环周切开，以辅助圈套器套扎 [17]。目前暂无关于电流和能量输出的最佳推荐，单纯电切和切凝混合电流切除临床均有应用。多数内镜医生更倾向于"混合电流"或"ERBE 高频电刀内镜切除"模式，通过电凝以减少出血。

（三）切除肿瘤标本的回收

样本的回收对于准确评价及肿瘤分期至关重要。切除后的标本应立即通过圈套器抓取并移至体外，以防止随肠道蠕动移位。如果标本较大，需要使用网篮或网钳回收。由于内镜吸引可能造成样本破碎，导致切缘病理难以评价，因此样本组织不能使用内镜吸引回收，这点非常重要。

（四）残余组织治疗

套扎、钳夹活检、热消融如氩离子凝固术是处理残余组织的主要治疗方式。氩离子凝固术是最常用的技术，对消融残余肿瘤、止血或预防操作后出血都有效。然而，在胰管或胆管开口旁操作时需要谨慎，以免因热效应导致胆管梗阻或胰腺炎。

（五）括约肌切开术 / 胰胆管支架放置

内镜下乳头切除术的操作过程中多涉及括约肌切开，以确保术后胰管和胆管引流通畅。一些研究指出，乳头切除前进行双向括约肌切开和放置胰管支架能够避免壶腹部病灶基底部的胰管开口定位的难度帮助乳头开口的定位 [27]。

放置胰管支架是预防术后胰腺炎的推荐治疗方式。一般来说，5F 或 3F 直径的支架是乳头切除术后最常用的。双侧括约肌切开术及乳头切除术前预防性放置胰管支架、胰管导丝引导内镜下乳头切除术，或内镜乳头切除术后内移位胰管支架回收等技术，已应用于临床 [31]。

胰管支架的作用在于维持导管开口，避免胰管梗阻。一项小规模随机对照试验验证了胰管支架对预防术后胰腺炎的作用 [32]。然而，由于热消融造成的胰腺损伤难以预防。近期一项回顾性研究也提示常规胰管支架置入可能并不是必要的。

除了术后胰腺炎风险外，大出血的血凝块可引起梗阻性胆管炎，但并不常见。一般来说，预防性的胆管支架放置并不必要。

五、临床结局

目前报道内镜下乳头切除术的治愈性切除率在 52% ～ 92% 之间 [7, 11, 16, 17, 27, 33-35]。完全切除所有腺瘤组织可能需要多次操作。越大的病灶在初次内镜操作过程中不完全切除的可能性越高。经过 19 ～ 65 个月的中位随访，内镜下乳头切除术后壶腹腺瘤的复发率在 0% ～ 33% 之间 [16, 17, 33-36]。

六、并发症

目前认为，内镜下乳头切除术的创伤小于手术，但本身仍属于高风险内镜操作。因此，需要相关内镜专家进行操作。术后严密的观察对于发现急性并发症十分重要。

内镜下乳头切除术会增加 3% ～ 25% 的术后胰腺炎风险 [16, 37]。胰腺炎多由于胰管梗阻或胰腺实质受到热损伤。目前，如前所述，尽管不能完全规避术后胰腺炎，胰管支架置入术仍是一种推荐方法。

术后出血也是一项严重的并发症。十二指肠乳头是一个富血管区域，因此易出现术后出血，尤其是肛侧切缘 [38]。术后出血可通过肾上腺素注射，氩离子凝固术和止血夹治疗。止血操作有可能诱发穿孔或胰腺炎。因此，需要避免过度止血。

穿孔多发生在腹膜后区域。患者可能并不表现出腹膜刺激征。然而，胰腺炎或出血经常合并穿孔。当怀疑穿孔时，选择 CT 扫描是有鉴别意义的。如果发生穿孔，需要考虑手术，但是部分患者也能通过抗生素保守治疗 [16, 17, 27]。

晚期不良事件包括发生胰管或胆管狭窄 [7, 16, 17, 27, 34, 35]。

七、术后监测

尽管尚未达成共识，术后监测对于早期发现局部复发非常重要。有研究报道散发性十二指肠腺瘤包括壶腹腺瘤患者结直肠肿瘤的患病风险增加 [39]。目前认为，十二指肠或壶腹部腺瘤患者应该进行结肠镜筛查 [9]。

八、结论

内镜下乳头切除术是未发生导管内浸润的壶腹腺瘤的一线治疗方法。目前对于术前评估、内镜下乳头切除术技术要求、并发症管理及监测尚未达成共识。大的病灶推荐活检、内镜超声评价，必要时 ERCP 进一步评估。胰管支架置入术是预防胰腺炎的推荐措施，并且术后常规推荐内镜监测。

☞ 参考文献

[1]　Ito K, Fujita N, Noda Y, Kobayashi G, Horaguchi J. Diagnosis of ampullary cancer. Dig Surg 2010;27(2): 115–118.

[2]　Bjork J, Akerbrant H, Iselius L et al. Periampullary adenomas and adenocarcinomas in familial adenomatous polyposis: cumulative risks and APC gene mutations. Gastroenterology 2001;121(5):1127–1135.

[3]　Burke CA, Beck GJ, Church JM, van Stolk RU. The natural history of untreated duodenal and ampullary adenomas in patients with familial adenomatous polyposis followed in an endoscopic surveillance program. Gastrointest Endosc 1999;49(3 pt 1):358–364.

[4]　Bulow S, Bjork J, Christensen IJ et al. Duodenal adenomatosis in familial adenomatous polyposis. Gut 2004;53(3):381–386.

[5]　Seifert E, Schulte F, Stolte M. Adenoma and carcinoma of the duodenum and papilla of Vater: a clinicopathologic study. Am J Gastroenterol 1992;87(1):37–42.

[6]　Suzuki K, Kantou U, Murakami Y. Two cases with ampullary cancer who underwent endoscopic excision. Prog Dig Endosc 1983;23:236–239.

[7]　Binmoeller KF, Boaventura S, Ramsperger K, Soehendra N. Endoscopic snare excision of benign adenomas of the papilla of Vater. Gastrointest Endosc 1993;39(2):127–131.

[8]　De Palma GD. Endoscopic papillectomy: indications, techniques, and results. World J Gastroenterol 2014;20(6):1537–1543.

[9]　Chathadi KV, Khashab MA, Acosta RD et al. The role of endoscopy in ampullary and duodenal adenomas. Gastrointest Endosc 2015;82(5):773–781.

[10]　Hirota WK, Zuckerman MJ, Adler DG et al. ASGE guideline: the role of endoscopy in the surveillance of premalignant conditions of the upper GI tract. Gastrointest Endosc 2006;63(4):570–580.

[11]　Zadorova Z, Dvofak M, Hajer J. Endoscopic therapy of benign tumors of the papilla of Vater. Endoscopy 2001;33(4): 345–347.

[12]　Yoon SM, Kim MH, Kim MJ et al. Focal early stage cancer in ampullary adenoma: surgery or endoscopic papillectomy? Gastrointest Endosc 2007;66(4):701–707.

[13]　Uchiyama Y, Imazu H, Kakutani H et al. New approach to diagnosing ampullary tumors by magnifying endoscopy combined with a narrow-band imaging system. J Gastroenterol 2006;41(5):483–490.

[14]　Itoi T, Tsuji S, Sofuni A et al. A novel approach emphasizing preoperative margin enhancement of tumor of the major duodenal papilla with narrow-band imaging in comparison to indigo carmine chromoendoscopy (with videos). Gastrointest Endosc 2009;69(1):136–141.

[15]　Yamaguchi K, Enjoji M, Kitamura K. Endoscopic biopsy has limited accuracy in diagnosis of ampullary tumors. Gastrointest Endosc 1990;36(6):588–592.

[16]　Napoleon B, Gincul R, Ponchon T et al. Endoscopic papillectomy for early ampullary tumors: long-term results from a large multicenter prospective study. Endoscopy 2014;46(2):127–134.

[17]　Cheng CL, Sherman S, Fogel EL et al. Endoscopic snare papillectomy for tumors of the duodenal papillae. Gastrointest Endosc 2004;60(5):757–764.

[18]　Bellizzi AM, Kahaleh M, Stelow EB. The assessment of specimens procured by endoscopic ampullectomy. Am J Clin Pathol 2009;132(4):506–513.

[19]　Bourgeois N, Dunham F, Verhest A, Cremer M. Endoscopic biopsies of the papilla of Vater at the time of endoscopic sphincterotomy: difficulties in interpretation. Gastrointest Endosc 1984;30(3):163–166.

[20]　Menzel J, Poremba C, Dietl KH, Bocker W, Domschke W. Tumors of the papilla of Vater—inadequate diagnostic impact of endoscopic forceps biopsies taken prior to and following sphincterotomy. Ann Oncol 1999;10(10):1227–1231.

[21]　Ito K, Fujita N, Noda Y et al. Preoperative evaluation of ampullary neoplasm with EUS and transpapillary intraductal US: a prospective and histopathologically controlled study. Gastrointest Endosc 2007;66(4): 740–747.

[22]　Artifon EL, Couto D, Jr., Sakai P, da Silveira EB. Prospective evaluation of EUS versus CT scan for staging of ampullary cancer. Gastrointest Endosc 2009;70(2):290–296.

[23]　Trikudanathan G, Njei B, Attam R, Arain M, Shaukat A. Staging accuracy of ampullary tumors by endoscopic ultrasound: meta-analysis and systematic review. Dig Endosc 2014;26(5):617–626.

[24]　Baillie J. Endoscopic ampullectomy. Am J Gastroenterol 2005;100(11):2379–2381.

[25] Aiura K, Imaeda H, Kitajima M, Kumai K. Ballooncatheter- assisted endoscopic snare papillectomy for benign tumors of the major duodenal papilla. Gastrointest Endosc 2003;57(6):743–747.

[26] Kim JH, Moon JH, Choi HJ et al. Endoscopic snare papillectomy by using a balloon catheter for an unexposed ampullary adenoma with intraductal extension (with videos). Gastrointest Endosc 2009;69(7):1404–1406.

[27] Desilets DJ, Dy RM, Ku PM et al. Endoscopic management of tumors of the major duodenal papilla: Refined techniques to improve outcome and avoid complications. Gastrointest Endosc 2001;54(2):202–208.

[28] Kahaleh M, Shami VM, Brock A et al. Factors predictive of malignancy and endoscopic resectability in ampullary neoplasia. Am J Gastroenterol 2004;99(12):2335–2339.

[29] Hopper AD, Bourke MJ, Williams SJ, Swan MP. Giant laterally spreading tumors of the papilla: endoscopic features, resection technique, and outcome (with videos). Gastrointest Endosc 2010;71(6):967–975.

[30] Flynn MM, Cox DG, Strand DS et al. Wide-field endoscopic resection of a large laterally spreading adenoma that encompassed the major papilla by combined ampullectomy, EMR, and underwater EMR. Gastrointest Endosc 2015;81(5):1270–1271.

[31] Kim SH, Moon JH, Choi HJ et al. Usefulness of pancreatic duct wire-guided endoscopic papillectomy for ampullary adenoma for preventing post-procedure pancreatitis. Endoscopy 2013;45(10):838–841.

[32] Harewood GC, Pochron NL, Gostout CJ. Prospective, randomized, controlled trial of prophylactic pancreatic stent placement for endoscopic snare excision of the duodenal ampulla. Gastrointest Endosc 2005;62(3): 367–370.

[33] Bohnacker S, Seitz U, Nguyen D et al. Endoscopic resection of benign tumors of the duodenal papilla without and with intraductal growth. Gastrointest Endosc 2005;62(4):551–560.

[34] Catalano MF, Linder JD, Chak A et al. Endoscopic management of adenoma of the major duodenal papilla. Gastrointest Endosc 2004;59(2):225–232.

[35] Irani S, Arai A, Ayub K et al. Papillectomy for ampullary neoplasm: results of a single referral center over a 10-year period. Gastrointest Endosc 2009;70(5):923–932.

[36] Ridtitid W, Tan D, Schmidt SE et al. Endoscopic papillectomy: risk factors for incomplete resection and recurrence during long-term follow-up. Gastrointest Endosc 2014;79(2):289–296.

[37] Ito K, Fujita N, Noda Y. Endoscopic diagnosis and treatment of ampullary neoplasm (with video). Dig Endosc 2011;23(2):113–117.

[38] Moon JH, Choi HJ, Lee YN. Current status of endoscopic papillectomy for ampullary tumors. Gut Liver 2014;8(6):598–604.

[39] Murray MA, Zimmerman MJ, Ee HC. Sporadic duodenal adenoma is associated with colorectal neoplasia. Gut 2004;53(2): 261–265.

Surgical Treatment of Adenoma and Cancer of Papilla of Vater
Vater乳头腺瘤和癌的外科治疗

142

Hans G. Beger, Bertram Poch, Bettina M. Rau 著

赵俊芳 译

秦仁义 校

一、概述

Vater壶腹癌是十二指肠壁两种不同解剖结构的肿瘤性病变，包括乳头和壶腹。在组织学上，Vater壶腹是复杂的，由三种不同的细胞类型组成，分别铺衬于十二指肠、胆总管和主胰管。壶腹的肿瘤病变在组织学上具有相应的不同的细胞特征。从组织学的层面来看，常常不能确定壶腹周围肿瘤的起源，并且也许很难确定它是十二指肠、壶腹、乳头、远段胆管还是胰腺癌。壶腹乳头腺瘤并不罕见（见第141章）；壶腹癌似乎是最常见的壶腹周围恶性肿瘤，但与胰头癌的比例是1：12。Vater乳头癌被定义为十二指肠内胆胰管交界处的恶性肿瘤，占所有壶腹周围肿瘤的6%～20%。壶腹癌通常包含被认为是癌前病变的腺样组织[1-4]。

类似于结肠癌，腺瘤 - 癌的顺序转变包含逐步积累的遗传改变，已经被提出用于解释壶腹肿瘤[5, 6]。由于壶腹内衬细胞有来源于胆、胰或十二指肠系的上皮细胞，许多壶腹腺癌具有不同的组织学亚型。组织学、免疫组织学和分子生物学特性构建了肿瘤的肠道和胰胆组织学亚型[7, 8]。主要的癌细胞类型是肠型（45%），其次是胰胆型（27%）[9]。肿瘤的组织学细胞类型对预后的影响尚不清楚。手术切除的胰胆管型恶性肿瘤的患者的预后显著低于肠型的患者[9]。

壶腹腺癌也与结肠外肿瘤谱中的遗传性非息肉病性结肠癌综合征（hereditary nonpolyposis colorectal cancer syndrome，HNPCC）有关[10]。来自壶腹区的肠型和胰胆型的癌是否在不同的分子病理条件下发展的问题仍然没有答案。许多壶腹癌是由先前存在的腺瘤发展而来。30%～60%的壶腹癌可发现有残余的乳头腺瘤组织。超过95%的良性壶腹肿瘤是肠型腺瘤[11]。这些肿瘤具有管状、绒毛状或混合的绒毛管状结构，与肠腺瘤非常相似。壶腹癌的良好预后被认为归功于其疾病早期出现诸如上腹部疼痛、梗阻性黄疸和消化道出血等临床表现，致使能够早期通过内镜检查和组织学诊断明确肿瘤的性质。

二、壶腹癌的分子病理学

壶腹癌表现为 K-ras、p53、DPC4 和 p16 蛋白的分子改变。壶腹癌和胰腺导管腺癌拥有相似的肿瘤发生分子途径[5]。在 24% ～ 47% 的壶腹癌中观察到 *K-ras* 基因突变[12-14]，在 60% 的壶腹癌中观察到 p53 蛋白的分子改变[12]。虽然 36% 的含有腺瘤组织的腺癌和 56% 的纯腺癌组织中 p53 阳性，单纯的腺瘤中无任何 p53 蛋白累积。细胞周期调节剂 p16、p21 和 p27 在壶腹癌中的表达水平低于胰腺癌[15]。与家族性腺瘤性息肉病相关的壶腹癌经常出现腺瘤性结肠息肉病基因的胚系突变。Achill 等发现 20% 的壶腹癌表现出高水平的微卫星不稳定性（microsatellite instability，MSI）[16]。具有高 MSI 水平的壶腹癌表现出比微卫星稳定的肿瘤拥有更好的临床预后[9, 17]。MSI 表现型是一个早期事件，发展于腺瘤阶段，可于癌前病变中检测到。

除组织学外，这两种壶腹癌亚型还显示出不同的分子和免疫组织学特征，以利于对它们进行鉴别。肠型的癌表达 CK20、转录因子 CDX2 和 MUC2，而胰胆管型的癌表达 MUC1、MUC5a 和 CK7，且 CDX2 阴性[5]。

三、Vater 壶腹较大腺瘤及癌的内镜与手术治疗

1899 年，Halstad 首次通过实施壶腹切除术为一位 T_1 期壶腹乳头癌的患者根除了肿瘤。1909 年，Kausch 首次成功采用两阶段胰十二指肠切除术为一位晚期 Vater 壶腹癌的患者实施了手术。对于直径 > 3cm 的绒毛状和绒毛管状腺瘤，建议局部手术切除乳头 / 壶腹肿瘤。十二指肠乳头的良性腺瘤的首选治疗方法是内镜下分段切除或套扎切除（见第 141 章）。对于大小为 3 ～ 5cm 的散发性乳头状腺瘤和壶腹腺瘤，目前首选治疗方法是内镜下乳头切除术。

应用内镜治疗的公认标准基于腺瘤大小，无导管内生长的证据，以及内镜检查中无诸如溃疡、易碎性和自发性出血等恶性肿瘤的迹象[18]。对于十二指肠乳头腺瘤，内镜治疗的应用应权衡与手术相关的并发症。为了实现完全切除，通常需要 2 ～ 4 个独立的内镜切除程序。在平均随访 3 年期内，复发率达 15%，内镜手术相关死亡率为 0.3%。由于癌细胞清除不完全，多达 15% 的患者在内镜切除术后最终需要手术切除[3]。对于壶腹内和向导管内生长的腺瘤，内镜切除后的复发率很高（高达 37%），因此基于肿瘤学的壶腹切除术应是首选的治疗方法（框 142-1）。因为多达 30% 的十二指肠乳头良性绒毛状和绒毛管状腺瘤与重度不典型增生或原位癌有关，所以推荐施行根治性壶腹切除术[20]。对于局限于黏膜层和黏膜下层的低风险 Tis 期和 $T_{1a}N_0M_0G_{1/2}$ 期壶腹癌，施行手术局部切除壶腹是有效的治疗方法（表 142-1）。

框 142-1　Vater 壶腹肿瘤行壶腹切除术的适应证

- 绒毛状 / 绒毛管状腺瘤 > 3 ～ 5cm 最大直径
- 腺瘤伴壶腹内 / 导管内生长[4]
- 腺瘤 + 重度不典型增生 / 原位癌
- T_{1a}、N_0、M_0、$G_{1/2}$ 癌局限于黏膜 / 黏膜下层
- Vater 乳头状类癌，T_1 期

表 142-1　壶腹癌淋巴结转移频率与浸润深度和肿瘤大小的相关性

	Yoon 2005 [18] 201 例 淋巴结阳性（n/N）	Winter 2010 [19] 345 例 淋巴结阳性（n/N）
肿瘤大小		
< 1.0 cm	11.6%（5/43）	-
~ 1.5 cm	25.8%（8/31）	-
~ 2.0 cm	43.2%（19/44）	-
~ 3.0 cm	38.8%（19/49）	-
> 3.0 cm	47.1%（16/34）	-
pT 分期 / 肿瘤侵袭程度		
pT_{is} / pT_1	9.0%（6/67）	28%（7 pT_1/222）
pT_2	50.8%（32/63）	50.9%（57/222）
pT_3	38.1%（24/63）	71.1%（81/345）
pT_4	62.5%（5/8）	77.3%（77/345）

n/N. 淋巴结阳性病例数 / 该组总病例数（引自 Yoon 等 2005[18] 的原始数据，数据使用得到 Wolters Kluwer Health 的准许）

　　Vater 壶腹具有独特的淋巴回流模式，与具有弥漫性淋巴回流的胰头肿瘤相比，乳头和壶腹的肿瘤往往涉及十二指肠乳头段附近的局部淋巴结群，即使在晚期癌症中也是如此。这些形态学特征使壶腹肿瘤性病变成为一个独特的临床实体，胰腺实质未浸润对长期存活可以产生实质性的益处。然而，在组织学上属于 $pT_1N_0G_{3/4}$ 级的高危病变的患者应该进行根治性肿瘤学 Kausch-Whipple 切除术。

四、较大腺瘤和低危壶腹癌的壶腹切除术

　　低危壶腹癌的壶腹切除术是一种局部外科技术，旨在整体切除腺瘤和癌组织，包括切除胆总管乳头入口和主胰管（图 142-1）。观察到的总体手术相关并发症的发生率约为 32%。最常见的局部并发症是胰腺和胆道系统的瘘，大约发生于 9% 的病例。7.5% 的再有创干预或再手术是由严重胰瘘(ISGPF B 级和 C 级)或十二指肠瘘或十二指肠周围脓肿引起的。然而，住院期间壶腹切除术后的病死率为 0.6%（表 142-2）。

　　对于低危壶腹癌的患者，壶腹切除术应结合胰头前后淋巴结的清扫，以确保肿瘤的根治性切除。浸润深度、肿瘤大小和淋巴结转移之间存在密切关系[18-20]（表 142-1）。在直径达 1cm 的壶腹 pT_{1a} 期癌中发现胰头前部和（或）后部淋巴结有受累，并且 12% 的病例有淋巴结转移[20]。当术中或最终组织学确认为晚期肿瘤时，建议改行 Kausch-Whipple 切除术。

表 142-2　Vater 壶腹肿瘤 / 癌切除术后的预后

研究报道时间	壶腹切除术[a]（1996—2016 年[c]）	胰十二指肠切除术[b]（2000—2015 年[b]）
纳入研究的总病例数	308 例	1666 例
总体手术相关并发症（n/N）	31.6%（91/288）	38.1%（239/626）[d]
瘘[e]（n/N）	8.4%（15/178）	16.1%（77/478）
再手术 / 再干预	7.6%（18/236）	5.2%（22/425）
住院死亡率（n/N）	0.6%（2/308）	3.9%（43/1115）
复发率（n/N）	9.1%（28/307）	–
术后平均随访时间	38 个月	–

　　a. 壶腹切除术：最终组织学分类：58.9% 腺瘤、9.2% 原位癌、9.2% 晚期癌、23.8% 其他肿瘤；b. Rattner[21]、Cahen[22]、Witzigmann[23]、Dixon[24]、Moneghetti[25]、Kahayashi[26]、Grobmyer[27]、Winter[19]、Ceppa[28] Schneider[29]、Beger[30]、Schoenberg[31]、Heidecke[32]；c. Takashima[33]、de Castro[34]、Duffy[35]、Beger[36]、Yoon[18]、Qiao[37]、Kim[38]、Miyakawa[39]、Berbarat[40]、Winter[19]、Bourgouin[41]、Golussi[42]；d. 发生并发症的病例数 / 该组总病例数；e. 瘘：术后胰瘘、胆漏、十二指肠瘘

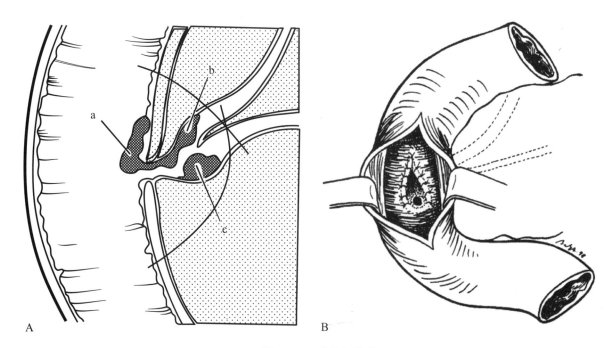

▲ 图 142-1　壶腹切除术

A.Vater 壶腹腺瘤样病变。a. 乳头腺瘤（乳头顶）；b. 壶腹腺瘤；c. 导管内壶腹腺瘤行壶腹切除的切除线；B. 将乳头切缘缝合到十二指肠壁上及乳头切除后的最终位置

五、胰十二指肠切除术治疗晚期壶腹癌

　　pT$_{1b}$ 期和 T$_2$～ T$_3$ 期的壶腹癌应行 Kausch-Whipple 胰头切除术。部分胰十二指肠切除术包括切除

十二指肠 / 胃窦、远段胆总管、胆囊和胰头，同时清扫胰头周围的淋巴结，包括全部 N_1，晚期病例为 N_2 淋巴结。在大型医院中，保留幽门的胰头切除术后的医院病死率 <5%（表 142-3）。UICC 分期为 I 期和 II 期的患者在 Kausch-Whipple 切除术后的预后明显好于 III 期和 IV 期肿瘤患者。外科技术的标准化已使得胰瘘、术后出血、局部脓肿、胆漏和胃排空延迟的外科并发症降低。但手术相关并发症的总发生率仍高达 40%。最常见的并发症是大约 16% 的病例发生局部瘘。将快速康复原理应用于壶腹癌手术可显著降低术后严重并发症的发生率。术后肺、心血管和肾功能障碍的总发生率保持在 20% ～ 25% 的水平。再手术或再有创干预的指征包括局部脓毒症，例如脓肿、腹腔内或消化道内出血。外科医师对治疗壶腹周围癌患者的最有价值贡献是进行 R_0 切除，包括系统性的淋巴结清扫和采用高水平的外科技术进行胰肠吻合术。无论局部壶腹切除术还是 Kausch-Whipple 胰头切除术治疗晚期壶腹癌，确保患者治愈的重要一点是通过术中冷冻切片病理检查保证切缘肿瘤阴性。

六、壶腹切除术后和胰十二指肠切除术后生存期

Kausch-Whipple 切除晚期壶腹癌后的中位生存时间介于 45 ～ 65 个月之间。一系列已发表的关于 1666 例接受 Kausch-Whipple 手术的患者的研究显示其 2 年的生存率为 62% ～ 88%，5 年的生存率为 35% ～ 67%（表 142-3），10 年生存率为 35% ～ 50%。术后生存期的差异与影响预后的因素有关。原位癌或低危型 $T_{1a}N_0G_{1/2}$ 壶腹癌经壶腹切除术后 5 年生存率为 70% ～ 90%。308 例壶腹切除术的患者平均随访 3.1

表 142-3　壶腹癌 Kausch-Whipple 型胰十二指肠切除术后的长期存活率（%）

		2 年 /3 年生存率	5 年生存率			10 年生存率
			淋巴结阴性	淋巴结阳性	总体	
Takashima 2000 [33]	198		53.4%	30.1%	42%	
Duffy 2003 [35]	55		76.5%	53.4%	67.7%	
De Castro 2004 [34]	178				41%	
Beger 2004 [46]	126		45.6%		64%	
Yoon 2005 [18]	201	72.1%	69.2%	24.6%	59.8%	49.2%
Qiao 2007 [37]	124	46.8%			43.3%	35.7%
Kim 2006 [38]	43				67.4%	
Miyakawa 2009 [39]	785	–/78.6%	68.7%	34.5%	52.8%	
Berbarat 2009 [40]	78				53.4%	
Winter 2010[a] [19]	347		56.4%		35%	
Bourgouin 2015 [41]	55	69%	73%	29%	51%	
Colussi 2015 [42]	152	88.7%	–	20.1%	67.9%	–

a. 共计 450 例壶腹肿瘤

年后发现 9.1% 的病例出现肿瘤复发（表 142-2）。最常见的复发情况是十二指肠内腺瘤复发。根治性局部或联合多器官切除术后长期存活的独立预后影响因素是淋巴结受累、癌细胞浸润到胰腺组织的程度以及癌细胞沿神经扩散的程度[43]。晚期壶腹癌中肠系膜上动脉周围淋巴结转移的发生率为 16%。作者识别的淋巴回流通路是从胰十二指肠后方淋巴结，经过肠系膜上动脉周围的淋巴连接，到达腹主动脉旁淋巴结[44]。R_0 切除术的应用是实现长期生存的最重要的方法。根据多元回归分析，淋巴结阴性、胰头组织无浸润、神经周围无浸润是晚期壶腹癌术后长期生存的重要且独立的肿瘤学因素[45, 46]。

七、结论

对于大于 3～5cm 的较大腺瘤、壶腹内和导管内生肿瘤以及低危恶性肿瘤 $T_{1a}N_0G_{1/2}$，建议行局部壶腹切除术。手术治疗晚期乳头/壶腹癌的方式是 Kausch-Whipple 切除术。独立影响预后的因素是淋巴结受累情况和有无胰腺组织浸润。壶腹切除术后 5 年生存率为 70%～90%，晚期肿瘤行胰十二指肠切除术后 5 年生存率为 35%～55%。

☞ 致谢

这章内容是由德国抗胰腺癌基金会资助的研究成果；乌尔姆；基金编号 4/2013-16。乌尔姆大学，Albert-Einstein-Allee23 号, 邮编 89081，乌尔姆，德国。

☞ 参考文献

[1] Martin JA, Haber GB. Ampullary adenoma: clinical manifestations, diagnosis, and treatment. Gastrointest Endosc Clin N Am 2003;13(4):649–669.

[2] Cataleno MF, Linder JD, Chak A et al. Endoscopic management of adenoma of the major duodenal papilla. Gastrointest Endoscopy 2004;69(2):225–232.

[3] Bohnacker S, Seitz U, Nguyen D et al. Endoscopic resection of benign tumors of the duodenal papilla without and with intraductal growth. Gastrointest Endosc 2005;62(4):551–560.

[4] Moon JH, Choi HJ, Lee YN. Current status of endoscopic papillectomy for ampullary tumors. Gut Liver 2014; 8:598–604.

[5] Fischer HP, Zhou H. Pathogenesis of carcinoma of the papilla of Vater. J Hepatobiliary Pancreat Surg 2004;11:301–309.

[6] Stolte M, Pscherer C. Adenoma–carcinoma sequence in the papilla of Vater. Scand J Gastroenterol 1996;31: 376–382.

[7] Chu PG, Schwarz RE, Lau SK et al. Immunohistochemical staining in the diagnosis of pancreatobiliary and ampulla of Vater adenocarcinoma: application of CDX2, CK17, MUC1, and MUC2. Am J Surg Pathol 2005;29:359–367.

[8] Zhou H, Schaefer N, Wolff M et al. Carcinoma of the ampulla of Vater: comparative histologic/immunohistochemical classification and follow-up. Am J Surg Pathol 2004;28:875–882.

[9] Ruemmele P, Dietmaier W, Terracciano L et al. Histopathologic features and microsatellite instability of cancers of the papilla of Vater and their precursor lesions. Am J Surg Pathol 2009;33:691–704.

[10] Mizumoto K, Ogawa Y, Niiyama H et al. Possible role of telomerase activation in the multistep tumor progression of

periampullary lesions in patients with familial adenomatous polyposis. Am J Gastroenterol 2001;96(4):1261–1265.

[11] Albores-Saveedra J, Henson DE, Klimstsra DS. In: Sobin RJ, ed. Atlas of Tumor Pathology, 3rd edn. Washington DC: Armed Forces Institute of Pathology, 2000.

[12] Moore PS, Orlandini S, Zamboni et al. Pancreatic tumours: molecular pathways implicated in ductal cancer are involved in ampullary but not in exocrine nonductal or endocrine tumorigenesis. Br J Cancer 2001;84: 253–262.

[13] Howe JR, Klimstra DS, Cardon-Caro C et al. K-ras mutation in adenomas and carcinomas of the ampulla of Vater. Clin Cancer Res 1997;3:129–133.

[14] Zhao B, Kimura W, Futakawa N et al. p53 and p21/Waf1 protein expression and K-ras codon 12 mutation in carcinoma of the papilla of Vater. Am J Gastroenterol 1999;94:2128–2134.

[15] Li X, Hui AM, Shi YZ et al. Deregulation of G1/S transition is a common event in carcinoma of the ampulla of Vater. Hepatogastroenterology 2002;49(47):1239–1244.

[16] Achille A, Baron A, Zamboni G et al. Chromosome 5 allelic losses are early events in tumours of the papilla of Vater and occur at sites similar to those of gastric cancer. Br J Cancer,1998;78(12):1653–1660.

[17] Achille A, Biasi MO, Zamboni G et al. Cancers of the papilla of vater: mutator phenotype is associated with good prognosis. Clin Cancer Res 1997;3(10):1841–1847.

[18] Yoon YS, Kim SW, Park SJ et al. Clinicopathologic analysis of early ampullary cancers with a focus on the feasibility of ampullectomy. Ann Surg 2005;242:92–100.

[19] Winter JM, Cameron JL, Olino K et al. Clinicopathologic analysis of ampullary neoplasms in 450 patients: Implications for surgical strategy and long-term prognosis. J Gastrointest Surg 2010;14:379–387.

[20] Heinrich S, Clavien PA. Ampullary cancer. Curr Opin Gastroenterol 2010;26:280–285.

[21] Rattner DW, Fernandez-del Castillo C, Brugge WR et al. Defining the criteria for local resection of ampullary neoplasms. Arch Surg 1996;131:366–371.

[22] Cahen DL, Fockens P, de Wit LT et al. Local resection or pancreaticoduodenectomy for villous adenoma of the ampulla of Vater diagnosed before operation. Br J Surg 1997;84:948–951.

[23] Witzigmann H, Mobius C, Uhlmann D et al. Treatment concept of adenomas of Vater's ampulla. Chirurg 2000;71:196–201.

[24] Dixon E, Vollmer CM, Sahajpal A et al. Transduodenal resection of peri-ampullary lesions. World J Surg 2005;29:649–652.

[25] Meneghetti AT, Safadi B, Stewart L et al. Local resection of ampullary tumors. J Gastrointest Surg 2005;9: 1300–1306.

[26] Kobayashi A, Konishi M, Nakagohri T et al. Therapeutic approach to tumors of the ampulla of Vater. Am J Surg 2006;192:161–164.

[27] Grobmyer SR, Stasik CN, Draganov P et al. Contemporary results with ampullectomy for 29 "benign" neoplasms of the ampulla. J Am Coll Surg 2008;206:466–471.

[28] Ceppa EP, Burbridge RA, Rialon KL et al. Endoscopic versus surgical ampullectomy. Ann Surg 2012;00:1–8.

[29] Schneider L, Contin P, Fritz S et al. Surgical ampullectomy: an underestimated operation in the era of endoscopy. HBP 2016;18:65–71.

[30] Beger HG, Staib L, Schoenberg MH. Ampullectomy for adenoma of the papilla and ampulla of Vater. Langenbeck's Arch Surg 1998;383:190–193.

[31] Schoenberg MH, Treitschke F, Harada N et al. Benign tumor of the ampulla of Vater: Surgical treatment and prognosis. Eur J Surg 1998;164:765–770.

[32] Heidecke CD, Rosenberg R, Bauer M et al. Impact of grade of dysplasia in villous adenomas of Vater's papilla. World J Surg 2002;26:709–714.

[33] Takashima M, Ueki T, Nagai E et al. Carcinoma of the ampulla of Vater associated with or without adenoma: a clinicopathologic analysis of 198 cases with reference to p53 and Ki-67 immunohistochemical expressions. Mod Pathol 2000;13(12): 1300–1307.

[34] de Castro SM, Kuhlmann KF, van Heck NT et al. Recurrent disease after microscopically radical (R0) resection of periampullary adenocarcinoma in patients without adjuvant therapy. J Gastrointest Surg 2004;8:775–784.

[35] Duffy JP, Hines OJ, Liu JH et al. Improved survival for adenocarcinoma of the ampulla of Vater. Arch Surg 2003;138:941–950.

[36] Beger HG, Treitschke F, Gansauge F et al. Tumor of the papilla of Vater: Experience with local and radical resection in 171 patients. Arch Surg 1999;134:526–532.

[37] Qiao QL, Zhao YG,Ye ML et al. Carcinoma of the ampulla of Vater: Factors influencing long-term survival of 127 patients with resection. World J Surg 2007;31:137–143.

[38] Kim RD, Kundhal PS, McGilvray ID et al. Predictors of failure after pancreaticoduodenectomy for ampullary carcinoma. J Am

Coll Surg 2006;202:112–119.

[39] Miyakawa S, Ishihara S, Horiguchi A et al. Biliary tract cancer treatment: 5,584 results from the Biliary Tract Cancer Statistics Registry from 1998 to 2014 in Japan. J Hepatobil Pancreat Surg 2009;16:1–7.

[40] Berberat PO, Künzli BM, Gulbinas A et al. An audit of outcomes of a series of periampullary carcinomas. EJSO 2009;35:187–191.

[41] Bourgouin S, Ewald J, Mancini J et al. Predictors of survival in ampullary, bile duct and duodenal cancers following pancreaticoduodenectomy: a 10-year multicentre analysis. J Gastrointest Surg 2015;19:1247–1255.

[42] Colussi O, Voron T, Pozet A et al. Prognostic score for recurrence after Whipple's pancreatico-duodenectomy for ampullary carcinomas; results of an AGEO retrospective multicenter cohort. Eur J Surg Oncol 2015;41(4): 520–526.

[43] Tjaden C, Hackert T. Das Papillenkarzinom: Evidenz der operativen Entfernung. In: Erkrankungen des Pankreas. Berlin and Heidelberg: Springer, 2013: 449–452.

[44] Kayahara M, Nagakawa T, Ohta T et al. Surgical strategy for carcinoma of the papilla of Vater on the basis of lymphatic spread and mode of recurrence. Surgery 1997;121(6):611–617.

[45] Roggin KK, Yeh JJJ, Ferrone CR et al. Limitations of ampullectomy in the treatment of nonfamilial ampullary neoplasms. Ann Surg Oncol 2005;12(12):971–980.

[46] Beger HG, Thorab FC, Liu Z, Harada N, Rau BM. Pathogenesis and treatment of neoplastic diseases of the papilla of Vater: Kausch-Whipple procedure with lymph node dissection in cancer of the papilla of Vater. J Hepatobiliary Pancreat Surg 2004;11(4):232–238.

Surgical Treatment of Duodenal Cancer
十二指肠癌的外科治疗

143

Fuyuhiko Motoi, Michiaki Unno 著

王　巍 译

王　巍 校

十二指肠癌是一种罕见病。原发十二指肠腺癌仅占全部消化道肿瘤的 0.5%，发病率为 5.4/1 000 000[1]。60% ～ 100% 的十二指肠恶性疾病是十二指肠癌，它也构成 30% ～ 45% 的小肠恶性肿瘤。除了少见的十二指肠癌，十二指肠其他来源的恶性肿瘤还有消化道遗传性息肉综合征，如家族性腺瘤息肉病、Peutz-Jeghers 综合征和十二指肠息肉病。

外科手术切除是十二指肠癌患者获得长期生存的唯一治疗手段，标准外科术式是带有区域淋巴清扫的胰十二指肠切除术。区域淋巴结包含有胰十二指肠下动脉和空肠动脉第一支周围淋巴结、幽门上和幽门下淋巴结、肝总动脉旁淋巴结以及胰头前和胰头后淋巴结。整块切除区域淋巴结要求做到全十二指肠系膜切除。在部分病例，也可以根据肿瘤的部位和范围进行十二指肠肠段切除[2]。在近端十二指肠（即第一段）或远端十二指肠（即第三段和第四段），做肠段切除也可以获得阴性切缘。

十二指肠癌最重要的预后因素是可切除性，能否根治性切除（R_0 切除）决定了十二指肠癌患者的转归。获得 R_0 切除的患者，5 年生存率据文献报道有 17% ～ 74%（表 143-1）。近期的大宗病例报道，十二指肠癌患者总体 5 年生存率在 40% ～ 50%[13-15]。肿瘤的浸润深度（T）、存在淋巴结转移（N）、切缘阳性（R_1）、肿瘤较大、较差的组织分化类型和高龄都与手术后较差的预后相关。在病例数最多的一篇文献报道中[17]，Ⅰ ～Ⅳ期肿瘤患者，5 年生存率分别是 65.9%、50.4%、31.4% 和 11.9%。常见的复发部位是局部复发，以及腹腔内的远处转移包括肝和腹膜，还有腹腔外的远处转移如肺。

对于进展期肿瘤患者，根治性切除术后状态良好，可以运用系统性化疗或放化疗。然而，获得切除的十二指肠癌患者，术后辅助治疗的效果尚不明确[15]。在过去几十年里，十二指肠癌切除术后的生存率并没有明显改观[14]，将来的工作需要进一步提高十二指肠癌外科治疗效果。

表 143-1　十二指肠癌的生存率

第一作者	年　份	患者例数	5 年生存率（%）
Jones[2]	1985	12	17
Herter [3]	1982	13	27

（续表）

第一作者	年 份	患者例数	5 年生存率（%）
Sarma [4]	1987	9	33
Michelassi [5]	1989	29	21
Sohn [6]	1988	55	53
Ryder [7]	2000	49	43
Kaklamanos [8]	2000	63	40
Bakaen [9]	2000	101	54
Sarela [10]	2003	72	74
Gold [11]	2007	106	68
Lee [12]	2008	28	44
Cecchini [13]	2012	103	42
He [14]	2014	158	49
Solaini [15]	2015	150	43
Buchbjerg [1]	2015	28	27
Oyasiji [16]	2015	21	17

☞ 参考文献

[1] Buchbjerg T, Fristrup C, Mortensen MB. The incidence and prognosis of true duodenal carcinomas. Surg Oncol 2015;24:110–116.

[2] Dorcaratto D, Heneghan HM, Fiore B et al. Segmental duodenal resection: indications, surgical techniques and postoperative outcomes. J Gastrointest Surg 2015;19:736–742.

[3] Herter FP, Cooperman AM, Ahlborn TN, Antinori C. Surgucal experience with pancreatic and periampullary cancer. Ann Surg 1982;195:274–281.

[4] Sarma DP, Weilbaecher TG. Adenocarcinoma of the duodenum. J Surg Oncol 1987;34:262–263.

[5] Michelassi F, Errori F, Dawson PJ et al. Experience with 647 consecutive tumors of the duodenum, ampulla, head of the pancreas and common bile duct. Ann Surg 1989;210:544–554.

[6] Sohn TA, Lillemoe KD, Camerin JL et al. Adenocarcinoma of the suodenum: factors influencing long term survival. J Gastrointest Surg 1988;2:79–87.

[7] Ryder NM, Ko CY, Hines OJ, Gloor B, Reber HA. Primary duodenal adenocarcinoma; a 40-year experience. Arch Surg 2000;135:1070–1075.

[8] Kaklamanos JG, Bathe OF, Franceschi D, Camarda C, Levi J, Livingstone AS. Extent of resection in the management of duodenal adenocarcinoma. Am J Surg 2000;179:37–41.

[9] Bakaen FG, Murr MM, Sarr MG et al. What prognostic factors are important in duodenal adenocarcinoma? Arch Surg 2000;135:635–641.

[10] Sarela AI, Brennan MF, Karpeh MS, Klimstra D, Conlon KCP. Adnocarcinoma of the duodenum: importance of accurate lymph

node staging and similarity in outcome to gastric cancer. Ann Surg Oncol 2003;11: 380–386.

[11] Gold JS, Tang LH, Gönen M, Coit DG, Brennan MF, Allen PJ. Utility of a prognostic nomogram designed for gastric cancer in predicting outcome of patients with R0 resected duodenal adenocarcinoma. Ann Surg Oncol 2007;14:3159–3167.

[12] Lee HG, You DD, Paik KY, Heo JS, Choi SH, Choi DW. Prognostic factors for primary duodenal adenocarcinoma. World J Surg 2008;32:2246–2252.

[13] Cecchini S, Correa-Gallego C, Desphande V et al. Superior prognostic importance of perineural invasion vs. lymph node involvement after curative resection of duodenal adenocarcinoma. J Gastrointest Surg 2012;16:113–120.

[14] He J, Ahuja N, Makary MA et al. 2564 resected periampullary adenocarcinomas at a single institution: trends over three decades. HPB (Oxford). 2014;16:83–90.

[15] Solaini L, Jamieson NB, Metcalfe M et al. Outcome after surgical resection for duodenal adenocarcinoma in the UK. Br J Surg 2015;102:676–681.

[16] Oyasiji T, Alosi J, Tan W, Wilfong C, Wilkinson N. Duodenal Adenocarcinoma: Profile and Predictors of Survival Outcomes. Am Surg 2015;81:1125–1133.

[17] Cloyd JM, Norton JA, Visser BC, Poultsides GA. Does the extent of resection impact survival for duodenal adenocarcinoma? Analysis of 1,611 cases. Ann Surg Oncol 2015;22:573–580.

144 Surgical Treatment of Distal Cholangiocarcinoma 远端胆管癌的外科治疗

Yukihiro Yokoyama, Tomoki Ebata, Masato Nagino　著

姜翀弋　译

王　巍　校

一、概述

传统把肝外胆管肿瘤分成上段、中段和下段肿瘤。然而，AJCC 近期在第七版发布了新的肝外胆管肿瘤的分期标准[1]。在这个分期标准中，中段胆管肿瘤的分类被取消，肝外胆管肿瘤被分成肝门部胆管肿瘤和远端胆管肿瘤。由于病理学特征、外科手术方法和预后不同，也制定了不同的 TNM 分期系统来评价这两种肿瘤。

远端胆管癌相对少见，仅占全部胆管癌的 30%[2]。虽然胰头癌和远端胆管癌都是采用胰十二指肠切除术术式，由于两者生物学行为不同，手术仍有不同。远端胆管癌的发病率低于胰头癌，因此针对远端胆管癌病理学特征的文献有限。在大的医疗中心，远端胆管癌手术切除的在院死亡率为 0% ～ 7%，最常见的手术并发症是胰瘘（7% ～ 42%），这是因为大多数远端胆管癌患者的胰腺都是正常的软脆胰腺。淋巴结转移也经常被观察到（38% ～ 68%），这也是决定手术后患者预后的主要因素。

中段、下段胆管癌淋巴结转移的模式是不同的。对于没有淋巴侵犯的远端胆管癌，切除后 5 年总的生存率是 30% ～ 73%，而有淋巴结转移的患者生存率仅 4% ～ 36%，决定预后的其他重要因素有肿瘤浸润深度、胰腺受侵犯、腹膜种植、肿瘤的组织学类型和手术切缘。依据肿瘤的部位、肿瘤横向和纵向侵犯程度、淋巴结和腹膜受累及的模式，需精心设计针对远端胆管癌的手术方式。

二、幽门保留

远端胆管癌的手术有两种方式可以选择，保留幽门的胰十二指肠切除术和切除幽门的胰十二指肠切除术（即传统 Whipple 术式或称为保留近全胃的胰十二指肠切除术）。不保留幽门的术式优点是可以清扫胃周围淋巴结。胰头癌和远端胆管癌的胃周围淋巴结转移模式是不同的，Nakao 等[3] 报道在胰头癌患者有 14% 的胃周围区域淋巴结转移，而远端胆管癌患者并没有胃周围淋巴结的转移。基于这些研究结果，

保留幽门的胰十二指肠切除术适合于几乎所有的远端胆管癌病人，但不适合胰头癌患者。事实上，在保留幽门的胰十二指肠切除术和传统胰十二指肠切除术（清扫胃周围淋巴结）的前瞻性随机对照研究证实，这两种术式对壶腹部周围癌患者长期生存的影响并没有显著差异[4, 5]。然而，如果肿瘤位于肝外胆管的中段，肿瘤靠近十二指肠球部，这个观点不再合适。推荐全部切除幽门和十二指肠球部，以获得安全的外科切缘，尤其是对局部侵犯严重的肿瘤。

三、淋巴结清扫

远端胆管癌预后相关影响因素有一些文献报道。显著影响预后的因素有淋巴结转移[6-12]、肿瘤浸润深度[13]、胰腺受侵犯[8,14,15]、周围神经侵犯[15,16]、切缘阳性[7,12,15]和肿瘤组织学类型[14]（表 144-1）。在这些因素中，淋巴结转移是决定远端胆管癌患者生存的最重要因素，是否存在淋巴结转移，患者生存率有显著不同（表 144-2）。

表 144-1　影响生存率的临床因素

作者 / 年份	临床因素									
	患者例数	年龄	淋巴结转移	肿瘤浸润深度	胰腺侵犯	十二指肠侵犯	神经侵犯	切缘	组织学类型	辅助治疗
Kayahara 1999 [7]	50	NS	●	○				NS	●	
Sasaki 2001 [9]	59									
Yoshida 2002 [12]	27	NS	●		NS		NS	●	NS	NS
Sakamoto 2005 [13]	55	NS	●	○			NS	○	NS	
Cheng 2006 [8]	112	NS	●		●			○	○	NS
Murakami 2007 [11]	36	NS	●	○	○	○		○	NS	NS
Ebata 2007 [14]	100		○	○	●	○	○	NS	●	
Kawai 2010 [16]	62	NS	○		○	NS	●	○	NS	○
Kiriyama 2015 [15]	370	NS	●	○			●	●	○	

NS. 无统计学差异；○. 单因素分析有统计学意义；●. 多因素分析有统计学意义

像其他癌症如乳腺癌、胃癌或结肠癌一样，在远端胆管癌中受累及的淋巴结数量是决定肿瘤进展严重程度的关键[9-12, 16-19]。Kiriyama 等[15]分析了大量的远端胆管癌患者（n=370），认为检出阳性淋巴结的关键值是 2～5 个，随着受侵犯的淋巴结数量增加，患者的中位生存率下降。相对于检出阳性淋巴结数量≥4 个，那些数量＜4 个的患者生存率明显更好（图 144-1）。

总淋巴结计数（total lymph node count，TLNC）检查是影响预后的另一个重要因素，因为切除范围不够或病理检查的不足都会导致肿瘤分期的降期[20, 21]。应该注意的是，根据淋巴结清扫范围和周围脏器切除情况的不同会导致淋巴结数量改变，尤其是随着胃周围和肠系膜淋巴结清扫程度不同，总淋巴结计数会有改变。AJCC 推荐，远端胆管癌正确分期最少需要 12 个淋巴结[1]，但为什么需要这个数量，其理论依据尚不明确。对远端胆管癌手术切除范围判定所需要的最合适淋巴结数量，有待将来进一步研究。

总淋巴结计数也能改变淋巴结比率（lymph node ratio，LNR）的结果，淋巴结比率是指手术清扫标本中转移淋巴结占检出总淋巴结数的比值。总淋巴结计数增加，会降低了淋巴结比率。Kiriyama 报道[15]，有 157 例患者（42.4%）发生淋巴结转移，这些患者检出的中位总淋巴结计数是 19 个（3～59），发生转移的中位淋巴结数量是 2 个（1～19），淋巴结比率是 0.11（0.02～0.80）。淋巴结比率＞ 0.17 与患者中位生存率显著缩短相关（1.3 年和 2.2 年）。Kawai 等[16] 也报道，淋巴结比率值＞ 0.2 是影响中远段胆管癌生存率的重要因素。

表 144-2 远端胆管癌术后的长期生存率

作者 / 年份	患者例数	总 1/3/5 年生存率（%）		
		总生存率	淋巴结阴性	淋巴结阳性
Kayahara 1999 [7]	50	-/47/35	-/86/65	-/30/21
Sasaki 2001 [9]	59	-/43/34	94/57/53	81/14/0（pN$_1$）
Yoshida 2002 [12]	27	65/37/37	91/61/61	47/20/20
Sakamoto 2005 [13]	55	78/52/24	-/-/42	-/-/16
Cheng 2006 [8]	112	86/51/25	94/62/30	56/12/4
Murakami 2007 [11]	36	75/54/50	-/-/73	-/-/17
Ebata 2007 [14]	100	75/47/35	86/60/46	57/25/19
Kawai 2010 [16]	62	-/-/-	95/72/60	78/48/36
Kiriyama 2015 [15]	370	-/-/-	-/66/53	-/36/24

pN$_1$. 第一站淋巴结转移

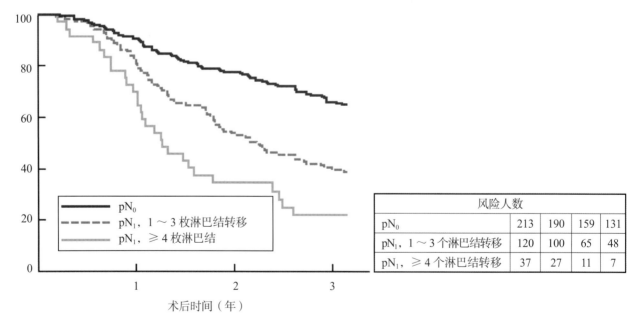

▲ 图 144-1　370 例远端胆管癌患者基于淋巴结转移数量的生存率分析

pN$_0$ vs pN$_1$，1 ～ 3 个淋巴结转移；pN$_0$ vs pN$_1$，4 个及 4 个以上淋巴结转移（log rank 检验，$P < 0.001$）（引自 Kiriyama 等，2015[15]. 由 John Wiley & Sons Ltd. 提供）

Kayahara 等[7]仔细检查了中、下胆管癌切除后不同部位的淋巴结后认为，对于远端胆管癌，淋巴结受累的方式因肿瘤的位置不同而不同。对于中段胆管癌的患者，淋巴结侵犯最常发生的部位是肝十二指肠韧带内肝总动脉旁淋巴结和胰十二指肠后淋巴结，其中淋巴结转移率最高的是肝十二指肠韧带内淋巴结（50%）。而肠系膜上动脉周围淋巴结没有转移。相对的是，远端胆管癌患者很少发生肝总动脉旁淋巴结转移，胰十二指肠后淋巴结转移多见。28% 的远端胆管癌患者存在肠系膜上动脉周围淋巴结转移，其中最多见的是胰十二指肠下动脉周围淋巴结转移。在计划远端胆管癌手术入路时，术前应仔细考虑肿瘤通过淋巴管和淋巴结扩散的方式的差异。远端胆管癌患者尤其建议沿肠系膜上动脉行根治性淋巴结清扫。为了沿着肠系膜上动脉进行彻底的淋巴结清扫，建议沿空肠动脉和静脉第一支联合切除肠系膜（图 144-2）。

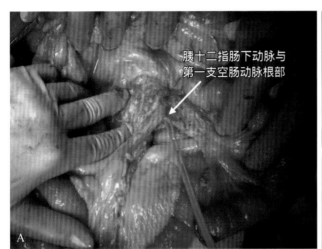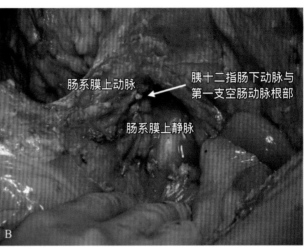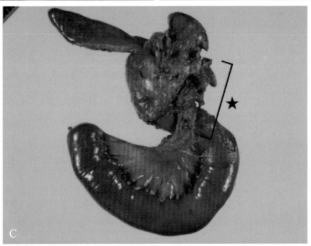

▲ 图 144-2　沿肠系膜上动脉清扫淋巴结

A. 空肠系膜连同胰十二指肠下动脉与空肠第一支动脉的主干一并切除；B. 切除后，显露肠系膜上动脉，在起点处切断胰十二指肠下动脉与空肠第一支动脉。该病例中，肠系膜上动脉旁淋巴结被彻底清扫（保留神经丛）；C. 切除的大体标本照片。星标记的是肠系膜上动脉旁淋巴结

四、肝十二指肠韧带骨骼化及胰头神经丛解剖

神经丛侵犯的影响虽然不如淋巴结转移，但它是胆管癌另一个重要的预后因素[15, 16]。Bhuiya 的研究

发现，在胆管癌（包括肝门胆管癌和远端胆管癌）切除标本中总神经侵犯的发生率是 81.4%[22]。有神经侵犯的患者 5 年生存率显著性低于没有神经侵犯的患者（32% 对 67%）[22]。

在另一项对 50 例远端胆管癌患者的研究发现，神经丛侵犯的发生率是 20%，尤其是在肝十二指肠韧带和胰头区域[7]。当肿瘤累及浆膜下时，神经侵犯的发生率更高。因此，对进展期远端胆管癌，推荐进行肝十二指肠韧带的骨骼化，包括肝动脉和门静脉周围包绕的神经丛切除（图 144-3A）。相对的是，胰头癌病人做胰十二指肠切除术并不常规推荐切除肝十二指肠韧带内肝动脉周围神经丛（除非有肿瘤累及）（图 144-3B）。在中段胆管癌肝十二指肠韧带内淋巴转移和神经侵犯常见，而在下段胆管癌，胰头区域神经侵犯更常见。这些不同在设计远端胆管癌手术时应认真考虑。

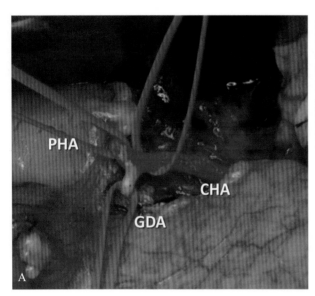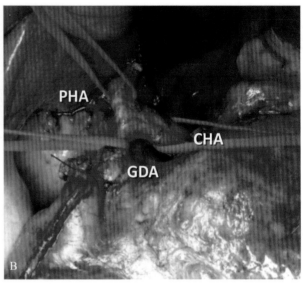

▲ 图 144-3　肝十二指肠韧带骨骼化

A. 肝总动脉与肝固有动脉旁神经丛、淋巴结及周围组织一并切除（远端胆管癌病例）；B. 肝总动脉与肝固有动脉旁淋巴结被清扫，保留神经丛（胰头癌病例）

五、胆管切缘

胆管癌患者长期生存最关键的预后因素是胆管切缘状态，这已是共识[23]。肝外胆管癌外科手术切除后，胆管切缘阳性与患者生存率呈显著负相关。胆管癌患者经常观察到肿瘤沿胆管表面播散（Igami 等[24] 报道发生率达 15%）。在组织学上，相对于其他类型的癌，表面扩散更常见在乳头状和分化良好的腺癌中[24]。考虑到远端胆管癌胰十二指肠切除术中近端胆管切缘的位置，无论是胆道造影、导管内超声检查还是黏膜活检，都应仔细检查主要肿瘤表面扩散程度。术中切片检查胆管近端切缘很重要，可以避免胆管切缘残留癌。然而，值得注意的是，胆管切缘原位残留癌的临床意义仍有争议。一些报道指出，胆管近端切缘的"原位"残留癌对生存率没有影响[24-26]。"浸润性"癌的阳性切缘是远端胆管癌术后生存的独立危险因素[7, 12, 15]，术后局部残留癌的病人预后较差。在长期生存的原位残留癌患者与未能长期生存的原位残留癌患者之间，肿瘤的生物恶性潜能可能存在差异[27]，这应该在进一步的生物学研究中得到澄清。

六、外科相关的并发症

胰十二指肠切除术通常被选为远端胆管癌的外科手术术式，肝外胆管切除术仅适用于肿瘤侵犯程度有限的中段胆管癌。远端胆管癌切除术后的并发症发生率和死亡率分别为 19% ～ 54% 和 0% ～ 7%[7, 8, 11-14]。总的来说，远端胆管肿瘤并不会影响主胰管，患者的胰腺是一个正常、主胰管较细的软脆胰腺，因此，与胰头癌患者相比较，胰瘘的发生率在远端胆管癌患者中更常见（7% ～ 42%）[7, 8, 14]。其他常见并发症包括胆漏（0.1% ～ 3%）、胃排空延迟（0.1% ～ 10%）、出血（2% ～ 7%）和腹腔脓肿（2% ～ 7%）[8, 12, 14, 23]。

七、总结

当一名外科医生为远端胆管癌患者进行胰十二指肠切除术时，胃幽门的切除（保留幽门、次全胃保留或传统的胰十二指肠切除术）、淋巴结清扫范围（沿肠系膜上动脉周围淋巴结清扫或不做清扫）、肝十二指肠韧带的骨骼化和胆管近端切断线，都应该依据肿瘤所处的位置和肿瘤腔内外侵犯程度做细致的规划安排。

☞ 参考文献

［1］ Edge SB, ed. American Joint Committee on Cancer. AJCC Cancer Staging Manual, 7th edn. New York: Springer, 2010.

［2］ Nakeeb A, Pitt HA, Sohn TA et al. Cholangiocarcinoma. A spectrum of intrahepatic, perihilar, and distal tumors. Ann Surg 1996;224:463–473; discussion 73–75.

［3］ Nakao A, Harada A, Nonami T et al. Lymph node metastases in carcinoma of the head of the pancreas region. Br J Surg 1995;82:399–402.

［4］ Tran KT, Smeenk HG, van Eijck CH et al. Pylorus preserving pancreaticoduodenectomy versus standard Whipple procedure: a prospective, randomized, multicenter analysis of 170 patients with pancreatic and periampullary tumors. Ann Surg 2004;240: 738–745.

［5］ Seiler CA, Wagner M, Bachmann T et al. Randomized clinical trial of pylorus-preserving duodenopancreatectomy versus classical Whipple resection-long term results. Br J Surg 2005;92:547–556.

［6］ Jang JY, Kim SW, Park DJ et al. Actual long-term outcome of extrahepatic bile duct cancer after surgical resection. Ann Surg 2005;241:77–84.

［7］ Kayahara M, Nagakawa T, Ohta T et al. Role of nodal involvement and the periductal soft-tissue margin in middle and distal bile duct cancer. Ann Surg 1999;229:76–83.

［8］ Cheng Q, Luo X, Zhang B et al. Distal bile duct carcinoma: prognostic factors after curative surgery. A series of 112 cases. Ann Surg Oncol 2007;14:1212–1219.

［9］ Sasaki R, Takahashi M, Funato O et al. Prognostic significance of lymph node involvement in middle and distal bile duct cancer. Surgery 2001;129:677–683.

［10］ Hong SM, Cho H, Lee OJ et al. The number of metastatic lymph nodes in extrahepatic bile duct carcinoma as a prognostic factor. Am J Surg Pathol 2005;29:1177–1183.

［11］ Murakami Y, Uemura K, Hayashidani Y et al. Pancreatoduodenectomy for distal cholangiocarcinoma: prognostic impact of lymph node metastasis. World J Surg 2007;31:337–342; discussion 43–44.

[12] Yoshida T, Matsumoto T, Sasaki A et al. Prognostic factors after pancreatoduodenectomy with extended lymphadenectomy for distal bile duct cancer. Arch Surg 2002;137:69–73.

[13] Sakamoto Y, Kosuge T, Shimada K et al. Prognostic factors of surgical resection in middle and distal bile duct cancer: an analysis of 55 patients concerning the significance of ductal and radial margins. Surgery 2005;137:396–402.

[14] Ebata T, Nagino M, Nishio H et al. Pancreatic and duodenal invasion in distal bile duct cancer: paradox in the tumor classification of the American Joint Committee on Cancer. World J Surg 2007;31:2008–2015.

[15] Kiriyama M, Ebata T, Aoba T et al. Prognostic impact of lymph node metastasis in distal cholangiocarcinoma. Br J Surg 2015;102:399–406.

[16] Kawai M, Tani M, Kobayashi Y et al. The ratio between metastatic and examined lymph nodes is an independent prognostic factor for patients with resectable middle and distal bile duct carcinoma. Am J Surg 2010;199:447–452.

[17] Tamandl D, Kaczirek K, Gruenberger B et al. Lymph node ratio after curative surgery for intrahepatic cholangiocarcinoma. Br J Surg 2009;96:919–925.

[18] Aoba T, Ebata T, Yokoyama Y et al. Assessment of nodal status for perihilar cholangiocarcinoma: location, number, or ratio of involved nodes. Ann Surg 2013;257:718–725.

[19] Pomianowska E, Westgaard A, Mathisen O et al. Prognostic relevance of number and ratio of metastatic lymph nodes in resected pancreatic, ampullary, and distal bile duct carcinomas. Ann Surg Oncol 2013;20:233–241.

[20] Bonenkamp JJ, Hermans J, Sasako M et al. Extended lymph-node dissection for gastric cancer. N Engl J Med 1999;340:908–914.

[21] Pawlik TM, Gleisner AL, Cameron JL et al. Prognostic relevance of lymph node ratio following pancreaticoduodenectomy for pancreatic cancer. Surgery 2007;141:610–618.

[22] Bhuiya MR, Nimura Y, Kamiya J et al. Clinicopathologic studies on perineural invasion of bile duct carcinoma. Ann Surg 1992;215:344–349.

[23] DeOliveira ML, Cunningham SC, Cameron JL et al. Cholangiocarcinoma: thirty-one-year experience with 564 patients at a single institution. Ann Surg 2007;245:755–762.

[24] Igami T, Nagino M, Oda K et al. Clinicopathologic study of cholangiocarcinoma with superficial spread. Ann Surg 2009;249:296–302.

[25] Wakai T, Shirai Y, Moroda T et al. Impact of ductal resection margin status on long-term survival in patients undergoing resection for extrahepatic cholangiocarcinoma. Cancer 2005;103:1210–1216.

[26] Shingu Y, Ebata T, Nishio H et al. Clinical value of additional resection of a margin-positive proximal bile duct in hilar cholangiocarcinoma. Surgery 2010;147:49–56.

[27] Wakai T, Shirai Y, Sakata J et al. Alteration of p53-binding protein 1 expression as a risk factor for local recurrence in patients undergoing resection for extrahepatic cholangiocarcinoma. Int J Oncol 2011;38:1227–1236.

Adjuvant and Palliative Chemotherapy of Periampullary Cancers
壶腹周围癌的辅助和姑息化疗

145

Eyas Mohamed, Paula Ghaneh, John P. Neoptolemos 著

白春梅 译

白春梅 校

一、概述

壶腹周围癌包括起源于远端胆总管、Vater 壶腹和十二指肠三种病理学上不同的肿瘤。壶腹周围癌发病率较低，欧洲人的发病率在（0.3～0.84）/100 000，欧盟将其列为罕见癌症 [1, 2]。壶腹周围癌有着不同的生物学特性和分子特征，但通常将它们组合在一起，因为它们的治愈性手术方法通常需要胰十二指肠切除术 [3, 4]。在进行组织学评估之前，临床影像很难确定真正的病理起源 [5]。这种组织学和生物学特征的异质性对其长期生存和对各种化疗方案的反应具有深远意义 [5, 6]。

与胰腺肿瘤相比，壶腹周围癌有着更高的可切除率。理想的治疗策略是手术切除，可采取手术切除的患者中，有 60%～80% 能获得治愈和延长生存的机会 [7]。而局部晚期或者存在远处广泛转移的患者，治疗的主要方法是缓解症状、解除黄疸、减轻疼痛和提供营养支持 [8]。通过术后辅助治疗和晚期姑息治疗可延长生存期，但在接受肿瘤治疗同时，尚需兼顾患者的心理和情绪方面治疗。

尽管目前通过手术切除可以获得足够的肿瘤清除率，但由于壶腹周围癌局部和远处复发的概率较高，因此整体预后仍然较差 [9]。单独手术切除的 5 年生存率仅为 20%～30%。局部淋巴结转移和手术切缘阳性与预后差相关 [5, 10, 11]。鉴于上述情况，通过辅助化疗来改善长期生存的各种临床研究已经在尝试。

目前辅助和姑息化疗的大多数证据还仅限于单中心回顾性的病例系列（case series）研究，而且随机对照试验通常将壶腹周围癌和胰腺肿瘤混在一起。关于化疗在壶腹周围癌的真正作用，由于异质性和低质量的证据可能会相互矛盾。壶腹癌的罕见性也决定了缺乏发表的有用数据，而这些有用的数据对转化为临床和肿瘤管理策略十分重要。

二、远端胆管癌

（一）辅助治疗

远端胆管癌患者在壶腹周围癌中的预后最差。长期存活数据与胰腺癌相似。在远端胆管胰腺内段出现的肿瘤占所有胆管癌的 27% ～ 40%[12, 13]。这些与近端胰管中出现的肿瘤密切相关，因为它们具有相同的胚胎起源，具有共同的表型和功能特征。这支持了它们应被视为同一病种的假设[14]。

Takada 等[15] 开展了首个Ⅲ期随机对照试验，入组日本 508 例胰胆管肿瘤切除患者（含 139 例胆管癌患者），术后氟尿嘧啶和丝裂霉素 C 联合辅助化疗对比单独手术，5 年生存率两组无差异（26.7% vs 24%）。

此后，ESPAC-3 的临床研究试图探讨辅助化疗对壶腹周围癌切除患者总生存的获益[16]。在这项研究中，428 名患者（其中 96 名胆管癌患者）被随机分配至以氟尿嘧啶或吉西他滨为基础的化疗组和单独手术组。辅助治疗与潜在的生存获益相关，但未达到统计学显著差异（中位数 43 个月 vs 35 个月，$HR=0.86$，95% CI 0.66 ～ 1.11），但在多变量分析和调整预后因素后辅助化疗显示了生存获益，统计学差异显著（$HR=0.75$，95% CI 0.57 ～ 0.98，$P = 0.03$）。观察组、氟尿嘧啶加亚叶酸组和吉西他滨组的胆管癌患者的中位生存期分别为 27.2 个月、18.3 个月和 19.5 个月。

上述研究表明辅助治疗的疗效（表 145-1）。Horgan 等[11] 对 20 项研究进行了大型荟萃分析，其中包括 1 项随机试验、2 项注册和 17 项机构系列研究。治疗方案包含 3 项单独化疗、9 项单独放疗、8 项为联合放化疗。该分析共纳入 6712 名患者，其中 1797 名患者接受过某种形式的辅助治疗，4915 名患者仅接受过手术治疗。在这项荟萃分析中，接受辅助治疗患者 5 年生存率与单纯手术组无统计学差异（$OR=0.74$，95% CI 0.55 ～ 1.01）。然而在排除两个大型注册系列（1233 名患者）的数据后，辅助治疗的生存时间显示显著获益（$OR=0.53$，95% CI 0.39 ～ 0.72）。从研究中提取的汇总数据证实，淋巴结阳性（$OR=0.49$，95% CI 0.30 ～ 0.80）和切缘阳性的患者（$OR=0.36$，95% CI 0.19 ～ 0.68），任何的辅助治疗均具有总生存期优势，统计学上差异显著。

表 145-1　壶腹周围癌辅助治疗的研究

研究，年	患者数	肿瘤分型			治疗方案	中位生存期（个月）	5 年生存率
		远端胆管癌	十二指肠腺癌	壶腹癌			
Bakkevold 等,1993[17]a	61	–	–	14	5-FU/DOX/MMC	23	4
					手术	11	8
Takada 等[15]a	436/508 已评估	118	–	48	5FU/MMC	–	26.7 vs 24.1 个月（胆管癌）*
					手术		28.1 vs 34.3 个月（壶腹癌）*
ESPAC-3, 2012[16]a	428	96	10	297	吉西他滨	45.7	44
					5-FU/FA	38.9	40
					观察	35.2	36

（续表）

研究，年	患者数	肿瘤分型			治疗方案	中位生存期（个月）	5 年生存率
		远端胆管癌	十二指肠腺癌	壶腹癌			
Poultsides 等 [18]b	122	–	122	–	5-FU+Rx	–	47
					观察		48
Bhatia 等 ,2006[19]b	125	–	–	125	5-FU+Rx		48
					50.4 > Gy		
					观察		11

a. 随机对照研究；b. 临床病例总结；DOX. 阿霉素；MMC. 丝裂霉素 C；5-FU. 氟尿嘧啶；FA. 亚叶酸；*. 无显著差异（时序检验）

上述研究证实了在胆管癌患者中使用辅助治疗能够延长生存，特别是那些预后指标较差的患者[20, 21]。目前，在切除胆管癌的患者中进行了两项辅助治疗的随机对照试验：卡培他滨的 BILCAP 试验和吉西他滨与奥沙利铂联合化疗的法国 PRODIGE-12 试验。两项研究均已完成入组，其结果将为胆管癌术后患者使用辅助治疗提供进一步的前瞻性证据。

（二）姑息治疗

已经明确全身化疗和最佳支持治疗对转移性和复发性远端胆管癌患者获益。接受化疗患者的中位总生存期超过 6 个月，生活质量也更高。由于局部和远处转移发生率高，有报道提倡状态良好的患者应尽早进行姑息治疗[20, 22]。

Eckel 和 Schmid[23] 对晚期胆管癌 104 项化疗研究进行了汇总分析，显示联合化疗较单药化疗具有更好的治疗效果。吉西他滨联合铂类药物在汇总分析中表现出最大的获益。

Ⅲ期随机研究 ABC-02 [24] 比较吉西他滨单药与吉西他滨和顺铂联合用药（6 个月），招募了 410 例不可切除、复发或转移性胆管癌患者（73 例远端胆管癌）（表 145-2）。结果显示，联合组较吉西他滨单药组有显著的总生存期优势（11.7 个月 vs 8.1 个月，$HR = 0.64$，95% CI $0.52 \sim 0.80$），中位无进展生存期分别为 8.0 个月和 5.0 个月（$HR = 0.63$，95% CI $0.51 \sim 0.77$）。与单药吉西他滨相比，联合治疗组患者死亡的风险降低 36%（$HR = 0.64$，95% CI $0.52 \sim 0.80$）。两组中发生 3 级和 4 级毒性的发生率相似没有差异。吉西他滨联合顺铂治疗被 ESMO[25] 推荐为一线治疗方案，适用于体力状况良好的患者（体力状态评分 $0 \sim 1$）。体力状态评分 2 分的患者可考虑使用吉西他滨单药治疗，肾功能受损的患者可用奥沙利铂替代顺铂。正在开放和招募的 ABC-06 研究，选择奥沙利铂联合氟尿嘧啶对比支持治疗作为晚期胆管癌的二线治疗。

表 145-2 局晚期和转移性壶腹周围癌姑息治疗的研究

研究，年份	肿瘤类型	患者数	治疗方案	中位生存（个月）	中位无疾病进展生存期（个月）
ECOG, 2005[26]a	小肠 / 壶腹	31	氟尿嘧啶 / 阿霉素 / 丝裂霉素 C	8	–

（续表）

研究，年份	肿瘤类型	患者数	治疗方案	中位生存（个月）	中位无疾病进展生存期（个月）
ABC-02, 2010[24]b	胆道（部分壶腹）	204	吉西他滨 + 顺铂	11.7	8
		206	吉西他滨	8.1	5
Zaanan 等 [27]a	小肠	10	亚叶酸钙 / 氟尿嘧啶	13.5	7.7
		48	FOLFOX	17.8	6.9
		19	FOLFIRI	10.6	6
		16	亚叶酸钙 / 氟尿嘧啶 / 顺铂	9.3	4.8
Overman 等 , 2009[28]c	小肠 / 壶腹	30	CAPOX	20.4	11.3

a. 临床病例总结；b. 随机对照研究；c. Ⅱ期临床研究；CAPOX. 卡培他滨联合奥沙利铂；FOLFOX. 亚叶酸联合氟尿嘧啶和奥沙利铂；FOLFIRI. 亚叶酸 + 氟尿嘧啶 + 伊立替康

三、十二指肠腺癌

（一）辅助治疗

十二指肠癌根治手术治疗可以延长患者的生存期。与预后相关的重要因素包括肿瘤分化程度和局部淋巴结受累程度。一些研究表明，在完全切除的淋巴结阴性的十二指肠腺癌患者中常规使用辅助化疗没有生存获益 [29, 30]。转移淋巴结数目的增加与总生存期的缩短相关，淋巴结阴性患者的 5 年生存率为 68%，而阳性淋巴结数≥ 4 个的患者 5 年生存率仅为 17%[18]，并且局部和远处的复发率高 [31-33]。

十二指肠腺癌的全球发病率低，进行有效统计研究更难。ESPAC-3 试验仅入组 10 名十二指肠腺癌患者(表 145-1)和 25 名未描述部位的壶腹周围癌。8 名患者入选观察组的中位总生存时间为 28.7 个月(95% CI 4.7 ～ ∞ 个月)，氟尿嘧啶和亚叶酸组的 12 例患者中位总生存时间 22.4 个月（ 95% CI 9.6 ～ 54.6 个月)，15 名吉西他滨治疗的患者生存期很长，但没有确切数值 [16]。

目前一线治疗没有一致的治疗方案，但许多中心主张在具有高风险特征（如淋巴结转移）的患者中使用基于奥沙利铂的辅助化疗，类似于切除的结肠腺癌的建议。其他显示出有作用的方案是 CAPOX（卡培他滨与奥沙利铂联合)、FOLFOX（氟尿嘧啶、亚叶酸钙与奥沙利铂联合）以及 FOLFIRI（氟尿嘧啶、亚叶酸钙与伊立替康联合）[27, 28, 34]。迄今为止，还没有随机对照试验测试这些方案的优越性。

放化疗已经在辅助治疗中进行了测试，并显示出局部控制的改善，但这并没有转化为任何的生存获益 [35]。在 Poultsides 等发表的回顾性系列文章中 [18]，来自单中心的 122 名局部淋巴结受累患者，辅助放化疗与单独接受手术的患者相比，总生存期没有差异（ 5 年生存率为 47% vs 48%，$P = 0.82$) [36]。

目前罕见肿瘤研究的国际合作组织启动了一项开放性随机对照多中心试验（BALLARD 试验），以评估在 Ⅰ～ Ⅲ 期切除小肠腺癌中进行 6 个月辅助化疗和观察的效果。该研究还将氟尿嘧啶单药治疗方案与氟尿嘧啶和奥沙利铂联合治疗方案进行比较。该研究的招募工作正在进行中，预计到 2020 年结束。

（二）姑息治疗

许多研究支持对复发和转移性十二指肠腺癌患者进行姑息化疗（表 145-2），因为它比最佳支持治疗明显增加了生存获益[29, 37, 38]。美国东部肿瘤协作组（Eastern Cooperative Oncology Group，ECOG）发表了一项关于 31 例局部晚期和转移性小肠肿瘤患者的早期研究，他们接受氟尿嘧啶、阿霉素和丝裂霉素 C 联合治疗，中位生存期为 8 个月[26]。Zaanan 等[27] 比较了 FOLFOX 方案、亚叶酸钙和氟尿嘧啶联合方案，FOLFIRI 方案以及亚叶酸钙、氟尿嘧啶和顺铂联合方案的一线治疗 99 例晚期和转移性小肠腺癌（55 例十二指肠）患者的回顾性研究结果，48 名接受 FOLFOX 一线治疗的晚期癌症患者的中位无进展生存期为 7.4 个月，中位总生存期为 17.8 个月。Overman 等在 M.D.Anderson 癌症中心进行的一项研究[28] 评估卡培他滨和奥沙利铂（CAPOX）联合方案疗效，纳入 30 例患有转移性或局部晚期小肠或壶腹部腺癌的患者。在 18 例小肠腺癌患者中，缓解率为 61%，中位无进展时间为 9.8 个月，中位总生存期为 20.4 个月。值得注意的是，10% 的患者对 CAPOX 治疗有影像学上的缓解。据报道，氟尿嘧啶和奥沙利铂的联合用药在 Ⅱ 期随机对照试验中具有更好的活性。三项研究显示氟尿嘧啶与奥沙利铂联合方案的疗效相似，缓解率为 42%～50%，中位进展时间为 7.8～9.8 个月[28, 39, 40]。

其他研究测试了不同的药物，包括基于伊立替康和吉西他滨的治疗，发现其在少数患者中具有一定的活性[27]。靶向治疗，如抗 VEGFR 或抗 EGFR 治疗，尚未在任何正式研究中进行评估，因此目前尚无证据支持其在临床试验范围之外使用。

四、壶腹癌

（一）辅助治疗

壶腹癌占胃肠道肿瘤的 0.2%。壶腹癌具有不同的免疫组化和分子特征，包括 KRAS、SMAD4 和 APC 基因突变。肠道亚型与十二指肠腺癌的行为和致癌反应相似，而胰胆细胞亚型则类似于胰腺导管腺癌，更有侵犯性且预后不良[41-44]。在 1993 年由 Bakkevold 等[17] 进行了最早的随机对照试验。61 例患者（14 例壶腹部肿瘤，47 例胰腺肿瘤）接受了根治性切除。该研究显示与观察相比，联合氟尿嘧啶、阿霉素和丝裂霉素 C 进行辅助化疗，中位生存期延长（23 个月 vs 11 个月，P = 0.02）。但是 5 年生存率提升有限（分别为 4 年和 8 年）并且治疗相关毒性增加。

ESPAC-3 [16] 仍然是评估辅助化疗在壶腹周围癌作用的一项具有里程碑意义的研究（表 145-1）。297 名壶腹腺癌患者随机分为观察组、氟尿嘧啶 / 亚叶酸钙组和吉西他滨组。与观察组相比，使用辅助化疗能延长总生存期（中位总生存期为 43 个月 vs 35 个月，P = 0.25）。此外，当分析仅限于壶腹癌患者时，接受吉西他滨治疗患者的总生存期几乎是观察组的两倍（中位生存期 71 个月 vs 41 个月）。随后的分析未显示出肠亚型和胰胆细胞亚型之间治疗缓解率的不同。

ESPAC-4 试验[45] 将 730 例胰腺癌切除的患者随机分为吉西他滨单药组和吉西他滨和卡培他滨（GemCap）联合治疗组。吉西他滨单药组的中位生存期为 25.5 个月（95% CI 22.7～27.9），GemCap 组的中位生存期为 28.6 个月（95% CI 23.5～31.5）。风险比为 0.82（95% CI 0.68～0.98，P = 0.032），联合治疗组的 5 年生存率为 28.8%，而单药组为 16.3%，差异显著。ESPAC-4 的壶腹肿瘤组目前正在招募，目标为 346 名患者（比较吉西他滨单药和吉西他滨与卡培他滨联合），预计到 2022 年完成随访和报告。

大量回顾性系列研究了放化疗作为辅助治疗的生存获益[46, 47]。由 EORTC 进行的一项研究中，218 例接受胰腺癌和壶腹周围癌切除术患者随机分为术后放疗联合氟尿嘧啶化疗（每天连续输注 25mg/kg）组和观察组。有 104 例壶腹周围癌（包括壶腹、远端胆总管和十二指肠癌），术后放疗组与对照组比较，2 年生存率（放化疗组 67%，观察组 63%）和局部复发率无差异。这与梅奥诊所的另一研究结果相反，125 例接受了治疗性手术切除的壶腹癌患者中有 29 例进行了氟尿嘧啶和同步放疗，中位总辐射剂量为 50.4Gy（范围 45.0 ～ 54.0Gy）。辅助放化疗组显示出了 5 年生存率的提高（48% vs 11%）[19]。

ESPAC-4 壶腹部肿瘤试验的结果将有助于未来为该患者群体提供的辅助治疗选择。

（二）姑息治疗

全身化疗仍然是阻止疾病进展和延长不可切除和转移性壶腹癌生存的主要方法。没有姑息治疗，生存超过 3 ～ 6 个月的患者数令人沮丧。现有的大多数证据是从大型研究中推断出来的，而这些研究入组患者包含壶腹周围肿瘤和壶腹部肿瘤。已测试过的化疗药物包括抗代谢物（氟尿嘧啶和吉西他滨）和含铂化合物（顺铂或奥沙利铂），其缓解率范围在 10% ～ 40%[48, 49]。一项 Ⅱ 期研究评估了小肠或壶腹晚期腺癌患者使用 CAPOX 的疗效，缓解率为 33%，转移患者总生存期延长（20.4 个月 vs 15.5 个月）。30 名患者中 12 名患者的原发部位是 Vater 壶腹[28]。

ABC-02 试验（表 145-2）随机分配 410 例局部晚期或转移性胆道癌患者进入顺铂和吉西他滨联合化疗组或吉西他滨单药组[24]，吉西他滨组有 206 例患者（壶腹部 11 例），顺铂联合吉西他滨组 204 例（壶腹部 9 例）。顺铂和吉西他滨联合化疗组的中位无进展生存期为 8 个月，而吉西他滨单药组为 5 个月。中位总生存期分别为 11.7 个月和 8.1 个月。

五、结论

壶腹周围肿瘤包括多种亚型。尽管在诊断和临床护理方面取得了进展，但他们的治疗对全世界的临床医生和肿瘤学家仍然是一项挑战。肿瘤的罕见性以及现有数据的不一致减缓了该领域的进展。这些患者存在很多的未满足需求。未来的随机试验应该是高质量的，并使用有效的新型研究设计，以确保能为这些患者提供最佳的临床证据。

☞ 参考文献

[1] Coupland VH, Kocher HM, Berry DP et al. Incidence and survival for hepatic, pancreatic and biliary cancers in England between 1998 and 2007. Cancer Epidemiol 2012;36(4):e207–e214.

[2] Bragazzi MC, Cardinale V, Carpino G et al. Cholangiocarcinoma: epidemiology and risk factors. Transl Gastrointest Cancer 2012;1(1):21–32.

[3] Cameron JL, Riall TS, Coleman J, Belcher KA. One thousand consecutive pancreaticoduodenectomies. Ann Surg 2006;244(1):10–15.

[4]　Yeo CJ, Sohn TA, Cameron JL, Hruban RH, Uiemoe KD, Pitt HA. Periampullary adenocarcinoma analysis of 5-year survivors. Ann Surg 1998;227(6):821–829.

[5]　Hatzaras I, George N, Muscarella P, Melvin WS, Ellison EC, Bloomston M. Predictors of survival in periampullary cancers following pancreaticoduodenectomy. Ann Surg Oncol 2010; 17(4): 991–997.

[6]　Romiti A, Barucca V, Zullo A et al. Tumors of ampulla of Vater: a case series and review of chemotherapy options. World J Gastrointest Oncol 2012;4(3):60–67.

[7]　Berberat PO, Künzli BM, Gulbinas A et al. An audit of outcomes of a series of periampullary carcinomas. Eur J Surg Oncol 2009;35(2):187–191.

[8]　Furuse J, Takada T, Miyazaki M et al. Guidelines for chemotherapy of biliary tract and ampullary carcinomas. J Hepatobiliary Pancreat Surg 2008;15(1):55–62.

[9]　Hasegawa S, Ikai I, Fujii H, Hatano E, Shimahara Y. Surgical resection of hilar cholangiocarcinoma: analysis of survival and postoperative complications. World J Surg 2007;31(6):1258–1265.

[10]　Tol JAMG, Brosens LAA, van Dieren S et al. Impact of lymph node ratio on survival in patients with pancreatic and periampullary cancer. Br J Surg 2015;102(3):237–245.

[11]　Horgan AM, Amir E, Walter T, Knox JJ. Adjuvant therapy in the treatment of biliary tract cancer: a systematic review and meta-analysis. J Clin Oncol 2012;30(16):1934–1940.

[12]　DeOliveira ML, Cunningham SC, Cameron JL et al. Cholangiocarcinoma: thirty-one-year experience with 564 patients at a single institution. Ann Surg 2007;245(5):755–762.

[13]　Nakeeb A, Pitt HA, Sohn TA et al. Cholangiocarcinoma. A spectrum of intrahepatic, perihilar, and distal tumors. Ann Surg 1996;224(4):463–475.

[14]　Schmuck RB, de Carvalho-Fischer CV, Neumann C, Pratschke J, Bahra M. Distal bile duct carcinomas and pancreatic ductal adenocarcinomas: postulating a common tumor entity. Cancer Med 2016;5(1):88–99.

[15]　Takada T, Amano H, Yasuda H et al. Is postoperative adjuvant chemotherapy useful for gallbladder carcinoma? A phase III multicenter prospective randomized controlled trial in patients with resected pancreaticobiliary carcinoma. Cancer 2002;95(8):1685–1695.

[16]　Neoptolemos JP, Moore MJ, Cox TF et al. Effect of adjuvant chemotherapy with fluorouracil plus folinic acid or gemcitabine vs observation on survival in patients with resected periampullary adenocarcinoma. JAMA 2012;308(2):147.

[17]　Bakkevold KE, Arnesjø B, Dahl O, Kambestad B. Adjuvant combination chemotherapy (AMF) following radical resection of carcinoma of the pancreas and papilla of Vater – results of a controlled, prospective, randomised multicentre study. Eur J Cancer 1993;29A(5):698–703.

[18]　Poultsides GA, Huang LC, Cameron JL et al. Duodenal adenocarcinoma: clinicopathologic analysis and implications for treatment. Ann Surg Oncol 2012;19(6):1928–1935.

[19]　Bhatia S, Miller RC, Haddock MG, Donohue JH, Krishnan S. Adjuvant therapy for ampullary carcinomas: the Mayo Clinic experience. Int J Radiat Oncol 2006;66(2):514–519.

[20]　Hong S-M, Pawlik TM, Cho H et al. Depth of tumor invasion better predicts prognosis than the current American Joint Committee on Cancer T classification for distal bile duct carcinoma. Surgery 2009;146(2): 250–257.

[21]　Murakami Y, Uemura K, Sudo T et al. Perineural invasion in extrahepatic cholangiocarcinoma: prognostic impact and treatment strategies. J Gastrointest Surg 2013;17(8):1429–1439.

[22]　Ebata T, Nagino M, Nishio H, Igami T, Yokoyama Y, Nimura Y. Pancreatic and duodenal invasion in distal bile duct cancer: paradox in the tumor classification of the American Joint Committee on Cancer. World J Surg 2007;31(10):2008–2015.

[23]　Eckel F, Schmid RM. Chemotherapy in advanced biliary tract carcinoma: a pooled analysis of clinical trials. Br J Cancer 2007;96(6):896–902.

[24]　Valle J, Wasan H, Palmer DH et al. Cisplatin plus gemcitabine versus gemcitabine for biliary tract cancer. N Engl J Med 2010;362(14):1273–1281.

[25]　Colombo N, Carinelli S, Colombo A, Marini C, Rollo D, Sessa C. Cervical cancer: ESMO clinical practice guidelines for diagnosis, treatment and follow-up. Ann Oncol 2012;23(7):vii27–vii32.

[26]　Gibson MK, Holcroft CA, Kvols LK, Haller D. Phase II study of 5-fluorouracil, doxorubicin, and mitomycin C for metastatic small bowel adenocarcinoma. Oncologist 2005;10(2):132–137.

[27]　Zaanan A, Costes L, Gaultier M et al. Chemotherapy of advanced small bowel adenocarcinoma: a multicentre AGEO study. Ann

Oncol 2010;21:1786–1793.

[28] Overman MJ, Varadhachary GR, Kopetz S et al. Phase II study of capecitabine and oxaliplatin for advanced adenocarcinoma of the small bowel and ampulla of Vater. J Clin Oncol 2009;27(16):2598–2603.

[29] Dabaja BS, Suki D, Pro B, Bonnen M, Ajani J. Adenocarcinoma of the small bowel: presentation, prognostic factors, and outcome of 217 patients. Cancer 2004;101(3):518–526.

[30] Halfdanarson TR, McWilliams RR, Donohue JH, Quevedo JF. A single-institution experience with 491 cases of small bowel adenocarcinoma. Am J Surg 2010;199(6):797–803.

[31] Abrahams NA, Halverson A, Fazio VW, Rybicki LA, Goldblum JR. Adenocarcinoma of the small bowel. Dis Colon Rectum 2002;45(11):1496–1502.

[32] Talamonti MS, Goetz LH, Rao S, Joehl RJ. Primary cancers of the small bowel: analysis of prognostic factors and results of surgical management. Arch Surg 2002;137(5):564–570.

[33] Ito H, Perez A, Brooks DC et al. Surgical treatment of small bowel cancer: a 20-year single institution experience. J Gastrointest Surg 2003;7(7):925–930.

[34] Zaanan A, Gauthier M, Malka D et al. Second-line chemotherapy with fluorouracil, leucovorin, and irinotecan (FOLFIRI regimen) in patients with advanced small bowel adenocarcinoma after failure of first-line platinum-based chemotherapy. Cancer 2011;117(7):1422–1428.

[35] Kim K, Chie EK, Jang J-Y et al. Role of adjuvant chemoradiotherapy for duodenal cancer: a single center experience. Am J Clin Oncol 2012;35(6):533–536.

[36] Cloyd JM, George E, Visser BC. Duodenal adenocarcinoma: Advances in diagnosis and surgical management. World J Gastrointest Surg 2016;8(3):212–221.

[37] Czaykowski P, Hui D. Chemotherapy in small bowel adenocarcinoma: 10-year experience of the British Columbia Cancer Agency. Clin Oncol (R Coll Radiol) 2007;19(2):143–149.

[38] Fishman PN, Pond GR, Moore MJ et al. Natural history and chemotherapy effectiveness for advanced adenocarcinoma of the small bowel: a retrospective review of 113 cases. Am J Clin Oncol 2006;29(3): 25–231.

[39] McWilliams RR, Mahoney MR, Marchello BT et al. Pharmacogenetic dosing by UGT1A1 genotype asfirstline therapy for advanced small-bowel adenocarcinoma: A North Central Cancer Treatment Group (NCCTG) trial. 2012 ASCO Gastrointestinal Cancers Symposium Abstracts. Meeting Library. Available at: http:// meetinglibrary.asco.org/content/88820-115. Accessed September 9, 2017

[40] Xiang XJ, Liu YW, Zhang L et al. A phase II study of modified FOLFOX as first-line chemotherapy in advanced small bowel adenocarcinoma. Anticancer Drugs 2012;23(5):561–566.

[41] Zhou H, Schaefer N, Wolff M, Fischer H-P. Carcinoma of the ampulla of Vater: comparative histologic/immunohistochemical classification and follow-up. Am J Surg Pathol 2004;28(7):875–882.

[42] Kim WS, Choi DW, Choi SH et al. Clinical significance of pathologic subtype in curatively resected ampulla of vater cancer. J Surg Oncol 2012;105(3):266–272.

[43] Chang DK, Jamieson NB, Johns AL et al. Histomolecular phenotypes and outcome in adenocarcinoma of the ampulla of vater. J Clin Oncol 2013;31(10):1348–1356.

[44] Valsangkar NP, Ingkakul T, Correa-Gallego C et al. Survival in ampullary cancer: Potential role of different KRAS mutations. Surgery 2015;157(2):260–268.

[45] Neoptolemos JP, Palmer DH, Ghaneh P et al. Comparison of adjuvant gemcitabine and capecitabine with gemcitabine monotherapy in patients with resected pancreatic cancer (ESPAC-4): a multicentre, open-label, randomised phase 3 trial. Lancet 2017;389:1011–1024.

[46] Sikora SS, Balachandran P, Dimri K et al. Adjuvant chemo-radiotherapy in ampullary cancers. Eur J Surg Oncol 2005;31(2): 158–163.

[47] Zhou J, Hsu CC, Winter JM et al. Adjuvant chemoradiation versus surgery alone for adenocarcinoma of the ampulla of Vater. Radiother Oncol 2009;92(2):244–248.

[48] Cereda S, Passoni P, Reni M et al. The cisplatin, epirubicin, 5-fluorouracil, gemcitabine (PEFG) regimen in advanced biliary tract adenocarcinoma. Cancer 2010:116:2208–2214.

[49] Kim ST, Lee J, Lee KT et al. The efficacy of frontline platinum-based combination chemotherapy in advanced adenocarcinoma of the ampulla of Vater. Med Oncol 2010;27(4):1149–1154.

肿瘤切除后长期生存率篇

Long-Term Survival After Tumor Resection

146

Long - Term Survival After Resection of Periampullary Cancer
壶腹部癌切除术后的长期生存率

Masayuki Ohtsuka，Masaru Miyazaki　著

姜翀弋　译

王　巍　校

一、概述

壶腹周围癌是一组起自于解剖学上胰腺 - 胆道 - 消化道联合部位的异质性恶性肿瘤的总称，包括胰头区的胰腺癌、壶腹部癌、远端胆管癌和十二指肠癌。由于解剖学上的相似性，壶腹周围癌具有相似的临床表现和治疗策略。无论这些癌症的起自哪里，手术切除是最有效的治疗选择。胰十二指肠切除术是治疗壶腹周围癌的首选手术方法，部分切除也适用于一些患者。

癌的类型不同，其发病率和手术切除后长期生存率是完全不同的。胰腺癌最常见，占所有壶腹周围癌的 80%，预后也是最差，5 年生存率仅为 20%。其他类型的癌相对胰腺癌更少见，壶腹部癌和十二指肠癌手术切除后患者有相对良好的预后。

本章主要聚焦于胰腺癌以外的壶腹周围癌患者手术切除后的长期生存率。

二、远端胆管癌

（一）总生存率

关于远端胆管癌患者的临床病理资料报道较少（表 146-1）。根据日本胆管癌登记的数据[1]，2008—2013 年共登记 4091 例远端胆管癌患者，这些患者中，有 3800 例（92.9%）经历了手术切除。按日本胆管癌的分类标准[2]，最常见的是 T_{3a} 期（53.4%），其次是 T_2 期（28.6%）。在这些患中，5 年生存率是 39.1%。

在一项多中心研究中，名古屋肿瘤外科组[3] 报道了 370 例接受胰十二指肠切除术的远端胆管癌患者，其中 T_1 期 38 例（10.3%），T_2 期 96 例（25.9%），T_3 期 236 例（63.8%），这些患者的分期是按 AJCC TNM 系统分期的[4]。他们报道 3 年、5 年和 10 年生存率分别为 53.3%、40.8% 和 28.4%，平均生存期为

42 个月。另一项来自法国的多中心研究[5] 包括 55 例患者，其中 4 例（7.3%）为 T_1，15 例（27.3%）为 T_2，28 例（50.9%）为 T_3，8 例（14.5%）为 T_4 期。所有患者的 5 年生存率为 34%，中位生存期为 24 个月。

表 146-1　远端胆管癌术后生存率相关文献

文　献	国家 / 单位	研究时间	病例数	5 年生存率	中位生存时间（个月）	I 期[a]	淋巴结转移	R_0[a]
全国性研究								
Ishihara 等[1]	日本	2008—2013	3800	39.1%	ND	32.5%	28.1%	ND
多中心研究								
Kiriyama 等[3]	日本	2001—2010	370	40.8%	42	29.2%	42.4%	93.5%[b]
Bourgouin 等[5]	法国	2001—2011	55	34%	24	24%	46%	82%
单中心研究								
Hong 等[6]	美国 / 约翰霍普金斯医学中心	1984—2004	147	18%	20.3	ND	63.3%	90.5%
Chung 等[7]	韩国 / 三星医学中心	1995—2011	237	48.3%	73.0	22.3%	30.4%	95.8%
我们的数据	日本 / 千叶大学	2000—2015	75	38.2%	46.0	18.7%	52.0%	81.3%

a. 依据 AJCC 分期[4]；b. 包括原位癌胆管切缘阳性的患者；ND. 尚不确定

在高通量单中心的研究中，美国 Johns Hopkins 医院发现[6]，147 名患者的 3 年和 5 年生存率分别为 33% 和 18%，平均生存期为 20.3 个月，在这个研究中，88.5% 的患者分期是 T_3 或以上。在韩国三星医疗中心的一个系列研究中[7]，237 例患者在胰十二指肠切除术后的 3 年、5 年和 10 年生存率分别为 55.3%、48.3% 和 33.7%，平均生存期为 73.0 个月，这些患者中 173 例（73%）是 T_3 和 T_4 期。同样，在我们研究的 75 例患者中，采用日本分类标准[2]，包括 21 例（28%）T_2 期患者、46 例（61%）T_{3a} 患者和 8 例（11%）T_{3b} 患者，1 年、3 年和 5 年生存率分别为 85.2%、63.3% 和 38.2%，平均生存期为 46.0 个月。

（二）预后因素

有部分报道研究了远端胆管癌患者的预后因素（表 146-2），汇总 25 项研究的荟萃分析显示[8]，R_1 切缘、淋巴结转移、神经周围侵犯、淋巴管侵犯、血管侵犯、胰腺侵犯以及病理 T 分期≥ T_3 是总生存率缩短的显著相关因素，性别、年龄与输血对生存期没有影响。其中，R_1 切缘是关联性最强的预后因素之一。其他研究中同样也认为 R_1 切缘是远端胆管癌行胰十二指肠切除术后影响预后的重要因素[3,5,7]。由于远端胆管癌常沿胆管播散，因此胆管切缘阳性较为常见，R_0 切除率 46% ~ 96%[8]，显著低于壶腹部癌。

另一个重要的影响因素是淋巴结转移，其报道的发生率各异，在 22% ~ 68% 之间[8]。根据日本分期[2]，最常累及的淋巴结是胰头表面的第 13 与 17 组淋巴结，其次是肝十二指肠韧带的第 12 组淋巴结、沿肝总动脉的第 8 组淋巴结与肠系膜上动脉根部的第 14 组淋巴结。这些淋巴结转移中，第 12 组[9] 与第 8 组[3] 淋巴结转移与胰十二指肠切除术后预后不良有关。阳性淋巴结比率（转移淋巴结 / 清扫淋巴结总数）可能是生存率的预测因素，但各报道结果不一[10, 11]。

在有淋巴结转移的患者中，转移淋巴结数量≥ 4 是生存率的有效预测因子[3]。但目前的数据较少，还需要进一步的研究确定。

表 146-2　远端胆管癌术后预后因素相关文献

文　献	研究时间	病例数	阴性预后因素		
			无统计学意义	有统计学意义（单因素分析）	有统计学意义（多因素分析）
Kiriyama 等 [3]	2001—2010	370	年龄，性别，肿瘤直径≥2cm	血管切除，非乳头状腺癌，淋巴血管侵犯，神经周围侵犯，胰腺侵犯，组织学分级 2～3，T_3，淋巴结转移，切缘阳性	神经周围侵犯，胰腺侵犯，淋巴结转移，切缘阳性
Bourgouin 等 [5]	2001—2011	55	淋巴结转移，血管侵犯	胆管扩张，胆道引流，$T_{3/4}$，UICC 分期，切缘阳性，神经侵犯	$T_{3/4}$，切缘阳性
Chung 等 [7]	1995—2011	237	年龄，性别，术中胆红素升高，手术时间，输血，再次手术	胆道引流，CA 19-9 > 35U/L，肿瘤直径 > 2cm，切缘阳性，辅助化疗，T 分期，淋巴结转移，AJCC 分期	CA19-9 > 35U/L，切缘阳性，≥T_3，淋巴结转移
Andrianello 等 [9]	2000—2013	46	年龄，性别，T 分期，切缘阳性，淋巴管侵犯，神经周围侵犯，血管侵犯，并发症率，辅助治疗	淋巴结转移，组织学分级，12 组淋巴结转移	—

UICC. 国际癌症联盟；AJCC. 美国癌症联合委员会

（三）复发

有关胰十二指肠切除术后肿瘤复发的研究较少。39%～67%的患者 [7, 12, 13] 在平均随访期 29～32 个月出现肿瘤复发，平均复发时间为术后 13 个月 [12]。最常见的复发部位是肝内复发与局部复发，其次为腹膜与全身转移 [7, 12]。远端胆管癌患者发生肝内复发的概率高于壶腹癌患者 [13]。

二、壶腹部癌

（一）总生存率

壶腹部癌患者的生存率（表 146-3）优于远端胆管癌。日本胆管癌登记系统在 2008—2013 年共登记患者 2161 例 [1]。这些患者中有 2053 例（95.0%）接受手术治疗。根据日本胆管癌分期 [2]，最常见的为 T_2 期（38.5%），其次为 T_{1a} 期（17.5%）。最常见肿瘤分期为ⅠA 期（29.1%），其次为ⅠB 期（27.2%）。总体 5 年生存率为 61.3%。生存率随病理 T 分期与肿瘤分期上升而降低：T_{1a} 与 T_{1b} 期的 5 年生存率分别为 92.8% 与 85.8%，ⅠA 期与ⅠB 期的 5 年生存率分别为 92.2% 与 74.7%。美国国立癌症研究所 SEER 数据库在 1998—2003 年间登记患者 3292 例 [14]，其中 1301 例（40%）接受手术，手术后 5 年肿瘤特异性生存率为 47.3%。该数据库中，Ⅱb 期病人最为多见，Ⅰ期患者仅有 37.5%。

表 146-3　壶腹周围癌术后生存率相关文献

文　献	地区 / 单位	研究时间	病例数	5 年生存率	中位生存时间（个月）	I 期 [a]	淋巴结转移	R_0 [a]
全国性研究								
Ishihara 等 [1]	日本	2008—2013	2053	61.3%	ND	56.3%	23.6%	ND
O'Connell 等 [14]	美国	1998—2003	1301	36.8%	ND	37.5%	57.6%	ND
多中心研究								
Balci 等 [15]	美国，日本，土耳其	ND	313	49%	ND	36.1%	45%	96%
单中心研究								
Winter 等 [16]	美国 / 约翰霍普金斯医学中心	1970—2007	347	45.0%	ND	21.2%	54.5%	96.1%
Klein 等 [17]	德国 / 自由大学和洪堡大学附属夏利特医院	1992—2007	143	40%	37	34%	48%	92%
Chen 等 [18]	台湾 / 国立阳明大学	1999—2014	194	42.7%	45.1	33%	37.1%	100%

a. 依据 AJCC TNM 分期 [4]；ND. 尚不确定

美国、日本与土耳其的联合多中心研究中，313 例患者的 1 年、3 年与 5 年生存率分别为 85%、63% 与 49% [15]。根据 AJCC TNM 分期，该研究中包括了 32 例（10.2%）T_1N_0 与 81 例（25.9%）T_2N_0 患者。

来自约翰霍普金斯医院的高通量单中心研究报道 347 例患者的 5 年生存率为 45.0% [16]。该研究中，21.2% 为 I 期患者。德国自由大学和洪堡大学附属夏利特医院的研究报道 143 例接受胰十二指肠切除术患者的 1 年与 5 年生存率分别为 79% 与 40%，中位生存期 37 个月 [17]。该研究包含 49 例（34%）I 期患者。台湾阳明大学报道 194 例患者的 5 年生存率为 42.7%，中位生存期 45.1 个月，其中包含 64 例（33%）I 期患者。

（二）预后因素

虽然不同文献报道的壶腹部癌术后的预后因素不尽相同（表 146-4），但淋巴结转移均被认为是最重要的预后因素。24% ～ 58% 的患者有淋巴结转移 [1, 5, 14-24]。一旦肿瘤侵犯 Oddi 括约肌，淋巴结转移即可发生。随着肿瘤浸润深度的增加，其发生概率也随之增加。淋巴结转移患者的 5 年生存率为 20% ～ 46% [1, 5, 15, 16, 18-21]，无淋巴结转移者为 54% ～ 85%。有报道淋巴结转移数量是独立预后因素，但不同研究报道的临界值不尽相同 [5, 15, 18, 19]。有关淋巴结阳性率的预后意义研究较少 [5, 10]。

肿瘤浸润深度或 T 分期同样影响长期生存。$T_{1/2}$ 或 I 期患者接受胰十二指肠切除术后的预后相对较好，而局部切除，如经十二指肠壶腹部切除则不能取得相同效果 [25, 26]。有胰腺侵犯的患者预后明显差于无胰腺侵犯者，尤其侵犯深度≥ 5mm 的患者 [27]。

表 146-4　壶腹周围癌术后预后因素相关文献

文　献	研究时间	病例数	阴性预后因素		
			无统计学意义	有统计学意义（单因素分析）	有统计学意义（多因素分析）
Bourgouin 等[5]	2001—2011	55	发病前 BMI，ASA 评分，组织学分级 2～3 级，神经侵犯	BMI 下降≥4%，T 分期，淋巴结转移，UICC 分期，血管侵犯	BMI 下降≥4%，淋巴结转移，UICC 分期
Winter 等[16]	1970—2007	347	辅助放化疗	输血，神经周围侵犯，淋巴结转移	输血，神经周围侵犯，淋巴结转移
Klein 等[17]	1992—2007	143	PPPD，肿瘤体积＞2cm	全身情况变差，输血，胰漏，T_4，淋巴结转移，组织学分级 4 级，切缘阳性，血管或淋巴管侵犯，CA19-9＞37U/L	淋巴管侵犯，输血，CA19-9＞37U/L
Sakata 等[19]	1978—2009	71	年龄，性别，肿瘤直径＞2cm，辅助化疗，淋巴结清扫数量	溃疡型，组织学分级，胰腺侵犯，淋巴管侵犯，静脉侵犯，神经周围侵犯，切缘阳性，阳性淋巴结数量，阳性淋巴结率	淋巴管侵犯，静脉侵犯，阳性淋巴结数量
Qiao 等[20]	1987—2002	102	年龄，黄疸，肿瘤体积，组织学分级，辅助化疗	淋巴结转移，AJCC 分期 ⅡA-Ⅲ，$T_{3/4}$，	淋巴结转移，$T_{3/4}$
Sudo 等[23]	1988—2006	46	年龄＞65，PPPD，输血，肿瘤直径＞2cm，溃疡型，乳头状腺癌	$T_{3/4}$，淋巴结转移，神经周围侵犯	神经周围侵犯

BMI. 体重指数；UICC. 国际癌症联盟；PPPD. 保留幽门的胰十二指肠切除术

壶腹部癌包含小肠、胆胰不同细胞类型来源的异质性恶性肿瘤。继 Kimura 首先报道后[28]，已有多名作者亦发现小肠细胞类型的壶腹部癌预后相对较好[29,30]，但对此尚存争议[31,32]。

（三）复发

有关胰十二指肠切除术后肿瘤复发的报道较少。中位随访期 30～115 个月内有 17%～38% 的患者发生肿瘤复发[13,22-24]。手术至复发的中位时间为 50.2 个月[22]。文献报道最常见的复发部位不尽相同，但肝内复发与局部复发相对较为常见[13,23,24]。术前胆红素、T 分期、胰胆细胞类型、淋巴结转移[22]、静脉侵犯与神经周围侵犯被认为是与复发相关的因素。

三、十二指肠癌

（一）总生存期

十二指肠癌（腺癌）可能发生于十二指肠任何部位。由于发生于壶腹部与发生于壶腹外的十二指肠癌术后的生存期相似，多数研究这两类十二指肠癌归于一类[33]。这些研究通常不仅包括接受胰十二指肠切除术的患者，还包括十二指肠局部切除（主要为十二指肠第四段癌）的患者。

十二指肠癌患者的生存期与壶腹部癌患者类似（表 146-5）。英国的多中心研究报道[34]，143 例患者的 1 年、3 年与 5 年生存率分别为 83.9%、66.7% 与 51.2%，中位生存期 84 个月，其中包括 8 例（5.6%）T_1 期、12 例（8.5%）T_2 期、50 例（35.2%）T_3 期与 72 例（50.7%）T_4 期。

表 146-5　十二指肠癌术后生存率相关文献

文　献	国家 / 单位	研究时间	病例数	5 年生存率	中位生存时间（个月）	I 期[a]	淋巴结转移	R_0[a]
多中心研究								
Solaini 等[34]	英国	2000—2013	143	51.2%	84	10.1%	55.7%	74.7%
单中心研究								
Onkendi 等[33]	美国 / 梅奥医学中心	1994—2009	99	43%	38.4	ND	42%	98.0%
Poultsides 等[35]	美国 / 约翰霍普金斯医学中心	1984—2006	112	48%	ND	8.9%	63%	95.5%
Zenali 等[36]	美国 / 德克萨斯大学附属 MD 安德森癌症中心	1990—2011	68	55.9%	149.8	8.8%	48.5%	97.1%
Cecchini 等[37]	美国 / 麻省总院	1982—2010	103	42%	44	23.3%	47.6%	88.3%

a. 依据 AJCC TNM 分期[4]；ND. 尚不确定

部分高通量单中心研究报道的生存期相近。美国梅奥医学中心报道 99 例患者的 5 年与 10 年生存率分别为 43% 与 39%[33]。该研究中的患者主要为 T_3 与 II 期。约翰霍普金斯医院报道 112 例接受胰十二指肠切除术患者的 5 年与 10 年生存率分别为 48% 与 41%[35]。其中同样主要为 T_3 期患者。德克萨斯大学附属 MD 安德森肿瘤中心报道 68 例患者的 5 年生存率 55.9%，中位生存期 149.8 个月，其中包含 T_3 患者 31 例（45.6%），III 期患者 32 例（47.1%）[36]。麻省总院报道 103 例患者的 3 年与 5 年生存率分别为 57% 与 42%，中位生存期 44 个月，其中主要为 III 期患者（45%）[37]。

（二）预后因素

近年来报道的影响预后的因素包括切缘阳性、淋巴结转移、AJCC 分期 III / IV 期、分化差、神经周围侵犯以及淋巴血管侵犯（表 146-6），而患者年龄、性别与肿瘤大小与预后无关。和其他壶腹部癌一样，淋巴结转移被认为是最重要的预后因素之一。值得注意的是，随着转移淋巴结数目的增加，患者的预后逐渐变差。目前的 AJCC 分期将 N 分期分层为 N_0（没有区域淋巴结转移），N_1（1 ～ 3 个区域淋巴结转移）与 N_2（4 个以上区域淋巴结转移）。生存率与 N 分期呈负相关[34, 35]。因此，获取的淋巴结数目对于精确地 N 分期就相当重要。Sarela 等[38]认为获取 15 枚以上的区域淋巴结才能更好地通过 N 分期判断预后。他们发现淋巴结获取数量 15 枚以上的患者中，区域淋巴结阴性与阳性的生存率存在显著差异。而淋巴结获取数量小于 15 枚的患者中，由于分期偏差导致区域淋巴结转移否与生存期无关。

淋巴结阳性率也是可能的预后因素。Poultsides 等[35] 报道随着淋巴结阳性率从 0 到 0～0.2，到 0.2～0.4，到 0.4 以上逐步增加，患者的 5 年生存率相应降低。

表 146-6　十二指肠癌术后预后因素相关文献

文献	研究时间	病例数	阴性预后因素		
			无统计学意义	有统计学意义（单因素分析）	有统计学意义（多因素分析）
Bourgouin 等[5]	2001—2011	25	发病前 BMI，BMI 下降≥ 4%，组织学分级 2～3 级，T 分期，UICC 分期	淋巴结转移	-
Solaini 等[34]	2000—2013	143	年龄，性别，十二指肠切除，并发症率，清扫淋巴结数量，肿瘤体积，辅助化疗	组织学分级，T 分期，N 分期，阳性淋巴结率，切缘阳性，淋巴血管侵犯，神经周围侵犯	N 分期，淋巴血管侵犯
Poultsides 等[35]	1984—2006	112	年龄，性别，种族，术前体重下降，输血，T₃/₄，肿瘤直径≥ 2cm，辅助放化疗	淋巴结转移，组织学分级 3 级，神经周围侵犯，血管侵犯，切缘阳性	淋巴结转移
Cecchini 等[37]	1982—2010	103	年龄，性别，种族，癌症家族史，既往癌症病史，既往家族性腺瘤性息肉病病史，症状，手术方式，并发症率，肿瘤部位，肿瘤体积，组织学分级，切缘阳性，清扫淋巴结数量，淋巴血管侵犯，绒毛状腺瘤癌变	AJCC 分期，淋巴结转移，阳性淋巴结率，神经周围侵犯	神经周围侵犯

BMI. 体重指数；AJCC. 美国癌症联合委员会

（三）复发

中位随访 26～39 个月内 14%～45% 的患者出现复发，但有些报道并未给出明确的中位随访时间[34-37, 39]。手术后复发的中位时间为 14.5 个月[37]。最常见的复发形式是远处转移，其次是局部复发[34, 35, 37]。远处转移中，肝转移最为常见。

☞ 参考文献

[1]　Ishihara S, Horiguchi A, Miyakawa S et al. Biliary tract cancer registry in Japan from 2008 to 2013. J Hepatobiliary Pancreat Sci 2016;23:149–157.

[2]　Miyazaki M, Ohtsuka M, Miyakawa S et al. Classification of biliary tract cancers established by the Japanese Society of Hepato-Biliary-Pancreatic Surgery: 3rd English edition. J Hepatobiliary Pancreat Sci 2015;22: 181–196.

[3]　Kiriyama M, Ebata T, Aoba T et al. Prognostic impact of lymph node metastasis in distal cholangiocarcinoma. Br J Surg

2015;102:399–406.

[4] Edge SB, Byrd DR, Compton CC, Fritz AG, Greene FL, Trotti III A, eds. American Joint Committee on Cancer (AJCC). Cancer Staging Manual, 7th edn. New York: Springer, 2010.

[5] Bourgouin S, Ewald J, Manchini J et al. Predictors of survival in ampullary, bile duct and duodenal cancers following pancreaticoduodenectomy: a 10-year multicentric analysis. J Gastrointest Surg 2015;19:1247–1255.

[6] Hong SM, Pawlik TM, Cho H et al. Depth of tumor invasion better predicts prognosis than the current American Joint Committee on Cancer T classification for distal bile duct carcinoma. Surgery 2009;146: 250–257.

[7] Chung YJ, Choi DW, Choi SH, Heo JS, Kim DH. Prognostic factors following surgical resection of distal bile duct cancer. J Korean Surg Soc 2013;85:212–218.

[8] Zhou Y, Liu S, Wu L, Wan T. Survival after surgical resection of distal cholangiocarcinoma: a systematic review and meta-analysis of prognostic factors. Asian J Surg 2017 Apr;40(2):129–138.

[9] Andrianello S, Paiella S, Allegrini ZV et al. Pancreaticoduodenectomy for distal cholangiocarcinoma: surgical results, prognostic factors, and long-term follow-up. Langenbecks Arch Surg 2015;400:623–628.

[10] Tol JA, Brosens LA, van Dieren S et al. Impact of lymph node ratio on survival in patients with pancreatic and periampullary cancer. Br J Surg 2015;102:237–245.

[11] Pomianowska E, Westgaard A, Mathisen Ø et al. Prognostic relevance of number and ratio of metastatic lymph nodes in resected pancreatic, ampullary, and distal bile duct carcinomas. Ann Surg Oncol 2013;20:233–241.

[12] Courtin-Tanguy L, Rayar M, Bergeat D et al. The true prognosis of resected distal cholangiocarcinoma. J Surg Oncol 2016;113: 575–580.

[13] Woo SM, Ryu JK, Lee SH et al. Recurrence and prognostic factors of ampullary carcinoma after radical resection: comparison with distal extrahepatic cholangiocarcinoma. Ann Surg Oncol 2007;14:3195–3201.

[14] O'Connell JB, Maggard MA, Manunga J Jr et al. Survival after resection of ampullary carcinoma: a national population-based study. Ann Surg Oncol 2008;15:1820–1827.

[15] Balci S, Basturk O, Saka B et al. Substaging nodal status in ampullary carcinomas has significant prognostic value: proposed revised staging based on an analysis of 313 well-characterized cases. Ann Surg Oncol 2015;22:4392–4401.

[16] Winter JM, Cameron JL, Olino K et al. Clinicopathologic analysis of ampullary neoplasms in 450 patients: implications for surgical strategy and long-term prognosis. J Gastrointest Surg 2010;14:379–387.

[17] Klein F, Jacob D, Bahra M et al. Prognostic factors for long-term survival in patients with ampullary carcinoma: the results of a 15-year observation period after pancreaticoduodenectomy. HPB Surg 2014;2014: 970234.

[18] Chen SC, Shyr YM, Chou SC, Wang SE. The role of lymph nodes in predicting the prognosis of ampullary carcinoma after curative resection. World J Surg Oncol 2015;13:224.

[19] Sakata J, Shirai Y, Wakai T et al. Assessment of the nodal status in ampullary carcinoma: the number of positive lymph nodes versus the lymph node ratio. World J Surg 2011;35:2118–2124.

[20] Qiao QL, Zhao YG, Ye ML et al. Carcinoma of the ampulla of Vater: factors influencing long-term survival of 127 patients with resection. World J Surg 2007;31:137–143.

[21] Partelli S, Crippa S, Capelli P et al. Adequacy of lymph node retrieval for ampullary cancer and its association with improved staging and survival. World J Surg 2013;37:1397–1404.

[22] Robert PE, Leux C, Ouaissi M et al. Predictors of long-term survival following resection for ampullary carcinoma: a large retrospective French multicentric study. Pancreas 2014;43:692–697.

[23] Sudo T, Murakami Y, Uemura K et al. Prognostic impact of perineural invasion following pancreatoduodenectomy with lymphadenectomy for ampullary carcinoma. Dig Dis Sci 2008;53:2281–2286.

[24] Okano K, Oshima M, Yachida S et al. Factors predicting survival and pathological subtype in patients with ampullary adenocarcinoma. J Surg Oncol 2014;110:156–162.

[25] Demetriades H, Zacharakis E, Kirou I et al. Local excision as a treatment for tumors of ampulla of Vater. World J Surg Oncol 2006;4:14.

[26] Zhong J, Palta M, Willett CG et al. The role of local excision in invasive adenocarcinoma of the ampulla of Vater. J Gastrointest Oncol 2013;4:8–13.

[27] Ohtsuka M, Miyakawa S, Nagino M, Takada T, Miyazaki M. Revision concepts and distinctive points of the new Japanese classification for biliary tract cancers in comparison with the 7th edition of the Union for International Cancer Control and the

American Joint Committee on Cancer staging system. J Hepatobiliary Pancreat Sci 2015;22:197–201.

[28] Kimura W, Futakawa N, Yamagata S et al. Different clinicopathologic findings in two histologic types of carcinoma of papilla of Vater. Jpn J Cancer Res 1994;85:161–166.

[29] Kohler I, Jacob D, Budzies J et al. Phenotypic and genotypic characterization of carcinomas of the papilla of Vater has prognostic and putative therapeutic implications. Am J Clin Pathol 2011;135:202–211.

[30] Kim WE, Choi DW, Choi SH et al. Clinical significance of pathologic subtype in curatively resected ampulla of Vater cancer. J Surg Oncol 2012;105:266–272.

[31] Sessa F, Furlan D, Zampatti C et al. Prognostic factors for ampullary adenocarcinomas: tumor stage, tumor histology, tumor location, immunohistochemistry and microsatellite instability. Vichows Arch 2007;421: 649–657.

[32] de Paiva Haddad LB, Patzina RA, Penteado S et al. Lymph node involvement and not the histopathologic subtype is correlated with outcome after resection of adenocarcinoma of the ampulla of Vater. J Gastrointest Surg 2010;14:719–728.

[33] Onkendi EO, Boostrom SY, Sarr MG et al. 15-year experience with surgical treatment of duodenal carcinoma: a comparison of periampullary and extraampullary duodenal carcinomas. J Gastrointest Surg 2012;16:682–691.

[34] Solaini L, Jamieson NB, Metcalfe M et al. Outcome after surgical resection for duodenal adenocarcinoma in the UK. Br J Surg 2015;102:676–681.

[35] Poultsides GA, Huang LC, Cameron JL et al. Duodenal adenocarcinoma: clinicopathologic analysis and implications for treatment. Ann Surg Oncol 2012;19:1928–1935.

[36] Zenali M, Overman MJ, Rashid A et al. Clinicopathologic features and prognosis of duodenal adenocarcinoma and comparison with ampullary and pancreas ductal adenocarcinoma. Hum Pathol 2013;44:2792–2798.

[37] Cecchini S, Correa-Gallego C, Desphande V et al. Superior prognostic importance of perineural invasion vs. lymph node involvement after curative resection of duodenal adenocarcinoma. J Gastrointest Surg 2012;16: 113–120.

[38] Sarela AI, Brennan MF, Karpeh MS, Klimstra D, Conlon KC. Adenocarcinoma of the duodenum: importance of accurate lymph node staging and similarity in outcome to gastric cancer. Ann Surg Oncol 2004;11:380–386.

[39] Shaib WL, Sharma R, Brutcher E et al. Treatment utilization and surgical outcome of ampullary and duodenal adenocarcinoma. J Surg Oncol 2014;109:556–560.

第十部分

胰腺移植
Transplantation of the Pancreas

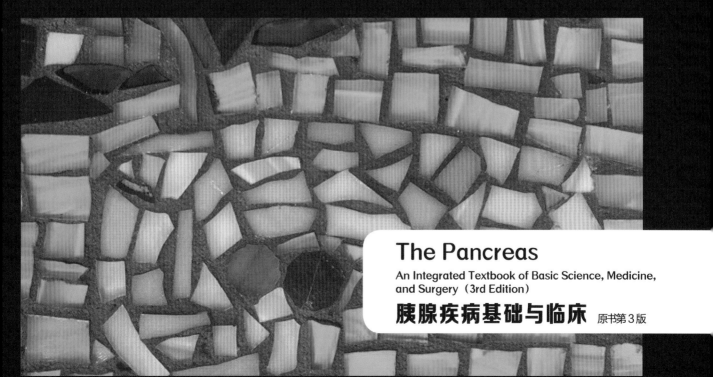

The Pancreas
An Integrated Textbook of Basic Science, Medicine,
and Surgery（3rd Edition）
胰腺疾病基础与临床 原书第3版

Transplantation of Pancreatic Islets
胰岛移植

Bernhard J. Hering，Melena D. Bellin　著

杨　光　译

邵成浩　校

一、概述

同种异体胰岛移植已经成为部分 1 型糖尿病患者的有效治疗方法[1]。而自体胰岛移植已经成为一种，可以减轻那些严重慢性胰腺炎患者行全胰腺切除术后导致的手术相关性糖尿病严重程度的治疗方法[2, 3]。本章介绍了严重慢性胰腺炎行自体胰岛移植和 1 型糖尿病患者行同种异体胰岛移植的最新进展，并简要回顾这些领域的研究重点。其他作者最近发表了优秀和更全面的综述[1, 2, 4-12]，临床同种异体胰岛移植的最新结果已由 Collaborative Islet Transplant Registry（CITR）在其最新年度报告中提供[13]。

二、同种异体人胰岛产品的制造，释放测试和输注

在 1 型糖尿病患者中行同种异体胰岛移植的关键步骤如图 147-1 所示，更多详细内容见图 147-2。尸源胰腺供体的选择是可用于移植的胰岛数量的关键因素[14-16]。基于 1235 名尸源胰腺供体的特征和从其胰腺获得的胰岛数量，已经建立了一种能预测输注后 > 400 000 胰岛当量（islet equivalents，IEQ）的评分系统。通过坚持有效的胰腺供体原则[17]和利用优化的酶混合物来进行胰腺组织分离[18]，能够提高人胰岛的数量和移植率。为了在美国推动同种异体胰岛移植专业化产品的发展，八家制造企业参与了由美国国立卫生研究院赞助的临床胰岛移植联合会（Clinical Islet Transplantation，CIT）联盟，其联合开发并完成的一种制造同种异体纯化人胰岛细胞产品（purified human pancreatic islet product，PHPI），目前该产品正在用于 1 型糖尿病患者的 3 期临床试验评估[19]。该产品的生产过程由一个共同的主生产批次记录（master production batch record，MBPR），其标准操作程序（standard operating procedures，SOP）包括尸源供体胰腺接受标准和严格初始来源，纯化人胰岛细胞产品规格、产品分析资质和产品检测方法。该过程符合现行药品生产管理规范和现行人体组织管理规范。在由 CIP 联盟制定的质量管理体系和监管及运营策略的指导下生产的产品符合安全性、纯度、效力和特性等预定特征，并已成功移植到受试者体内。未发现可

归因于该产品的不良事件且未发现原发性无功能性病例。CIT 制定的主生产批次记录和标准操作程序均可公开获得 [19]。最常用的胰岛移植部位是肝脏，通过门静脉输注胰岛细胞。门静脉通道的建立可由经皮经肝穿刺插管术 [20-22]，或者小切口开腹术 [23, 24]。

三、同种异体胰岛移植受体的选择

同种异体胰岛移植已经在 1 型糖尿病患者中进行，一种是在非尿毒症患者中进行的单纯胰岛移植(islet

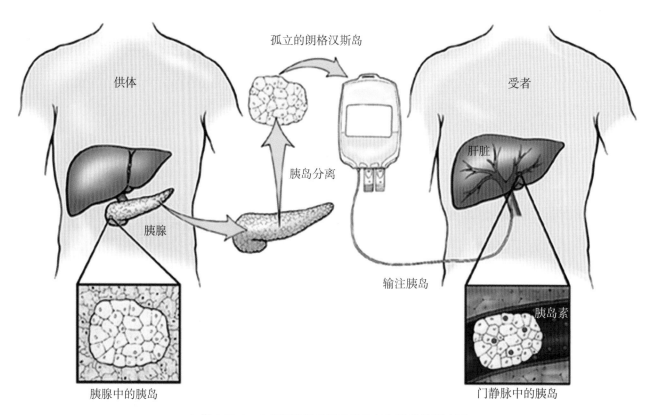

▲ 图 147-1　人类同种异体胰岛移植的标准操作程序图
从合适的已故供体提取胰腺。胰岛从供体胰腺中分离，转移到输液袋中，注入 1 型糖尿病患者的门静脉

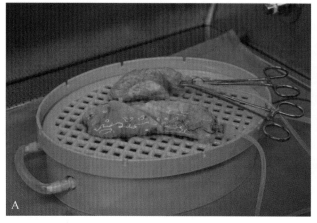
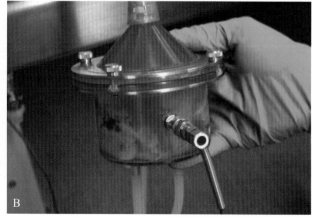

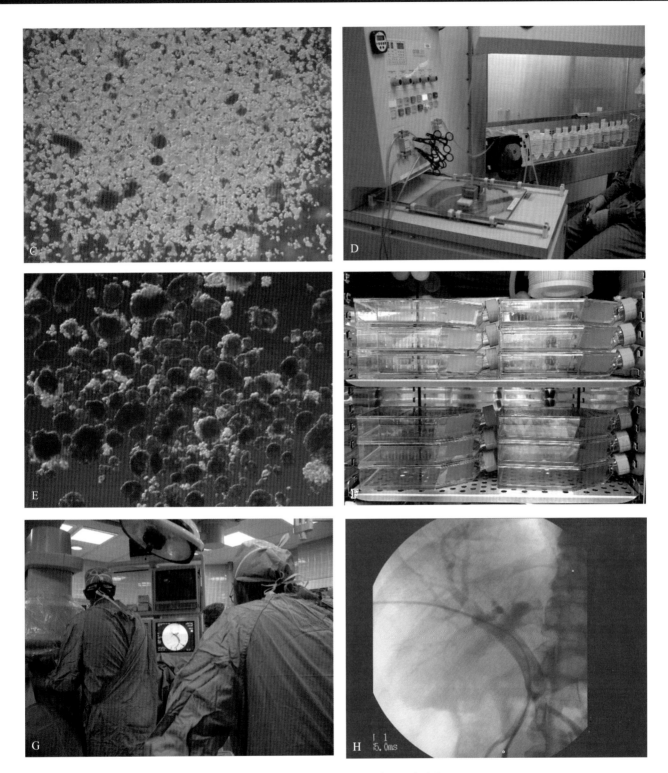

▲ 图 147-2　制造和移植同种异体人胰岛

A. 供体胰腺的导管内灌注组织分解酶；B.Ricordi 室中扩张的胰腺在酶的作用下自动解离；C. 纯化前的组织悬液，使用双硫腙染色后显示，分离的人胰岛和未染色的腺泡组织；D. 在 Cobe 2991 细胞分离器上从腺泡组织中连续密度梯度纯化分离的胰岛；E. 用双硫腙染色的纯化胰岛制剂样品。F. 在 T- 培养瓶中纯化的人胰岛的移植前培养；G. 介入放射科医师进行经皮经肝门静脉导管插入术；H. 门静脉血管造影显示在胰岛输注之前导管在门静脉主分支中的正确位置（图片由路易斯维尔大学 A.N. Balamurugan 博士和明尼苏达大学的 Jeffrey Ansite 和 Josh Wilhelm 提供）

transplant alone，ITA），另一种是合并尿毒症患者中同时进行的胰岛和肾移植（simultaneous islet kidney，SIK），或者是在合并尿毒症患者行肾移植后（前）进行的胰岛移植 [islet after（previous）kidney, IAK][25]。

由于单纯胰岛移植受体为了保护胰岛移植物的目的而暴露于慢性和全身性免疫抑制中，因此在每个单纯胰岛移植候选人中，糖尿病并发症的发病率必须被认为比免疫抑制相关的风险更严重，并且胰岛移植的获益期望必须很高。大多数单纯胰岛移植受体是 1 型糖尿病患者合并低血糖性意识障碍（impaired awareness of hypoglycemia，IAH）和复发性严重低血糖事件（severe hypoglycemic episodes，SHE）[25]。由于深远的神经性低血糖，严重低血糖事件是一个令人害怕的急性并发症 [26, 27]，需要另一个人的协助才能康复 [28, 29]。在多达 1/3 的 1 型糖尿病成人患者中发现低血糖性意识障碍，并且其严重低血糖事件发生风险增加 6 倍 [30]。复发性低血糖会对人们的自信心、事业和人际关系产生深远影响 [31]，它可以扰乱许多日常活动，如驾驶、工作表现、休闲活动和睡眠 [27, 32]，这可能会导致尴尬、社会排斥和就业歧视 [33]。

虽然最近已经开发了几种新的教育和技术干预措施，应该始终作为严重低血糖事件患者的一线治疗方法 [34]，但是并非所有低血糖性意识障碍患者都能从这些治疗方案中获益 [35]。尽管将可接受的 HbA1c 提升到 8.0%，并且可以在低血糖专业管理中接受行为疗法和传感器增强的胰岛素泵服务，但是仅有 50% 的 1 型糖尿病患者和复发性严重低血糖事件患者可以经历严重低血糖事件缓解，30% 的患者因为持续性严重低血糖事件需要胰腺或者胰岛移植 [36]。后面将更详细地叙述，胰岛移植在 1 型糖尿病和低血糖性意识障碍患者中恢复近似正常血糖功能，低血糖意识障碍和保护免受严重低血糖事件方面，与其接受的免疫抑制风险相比更加有效。因此，最近公布的循证临床实践建议确定 1 型糖尿病并发低血糖性意识障碍和严重低血糖事件的反复发作的患者，作为胰岛或胰腺移植候选者的入选条件如下。

严重低血糖事件在完成结构化分步护理方法或正式的医疗优化治疗期后仍然存在，该期间提供包括行为疗法、胰岛素类似物和糖尿病技术在内的低血糖特异性教育 [36]。最近有关 1 型糖尿病并发低血糖的单纯胰岛移植多中心试验报告提供了有关患者选择和资格的额外信息 [37-39]。

同期胰岛和肾移植和行肾移植后进行的胰岛移植受者 [40-56] 因其同时或之前的肾移植已经进行免疫抑制治疗。因此，这些受者通过遵循明确的预防措施（稍后讨论），其行胰岛移植术的风险与单纯胰岛移植受者相比应当要小得多。因此，额外的胰岛移植的风险 - 收益比可能非常有利，特别是那些患有 1 型糖尿病的同期胰岛和肾移植和行肾移植后进行的胰岛移植受者，他们无法达到预期的血糖目标或者在通过一个专业的糖尿病护理团队指导下的正式医疗优化治疗期后仍持续经历严重低血糖事件 [35]。这些受者也应当包括那些即使不符合手术候选者要求但仍旧愿意接受胰腺移植风险的患者 [35, 54, 57]。

四、1 型糖尿病患者同种异体胰岛移植的疗效

（一）单纯胰岛移植和行肾移植后进行的胰岛移植 / 同期胰岛和肾移植受者的 1 年或 2 年代谢功效结果

Shapiro 等在 2000 年埃德蒙顿取得了所有 7 名非尿毒症单纯胰岛移植受者的胰岛素独立性，这标志着胰岛移植临床发展的重大突破 [58]。移植后所有患者迅速达到胰岛素独立，平均胰岛质量为（11 547 ± 1604）IEQ/kg。所有受者都需要来自两个供体胰腺的胰岛，一个受者需要来自两个供体的第三次移植以实现持续的胰岛素独立。移植后经过中位时间 11.9 个月（4.9 ~ 14.9 个月）的随访后，受者平均 HbA1c 值正常，并且所有受者均避免发生低血糖昏迷事件，移植并发症非常少。埃德蒙顿方案在恢复胰岛素独立性方面

的高成功率归功于从多于一个供体胰腺输注高胰岛质量和一个使用无糖皮质激素，低剂量他克莫司和西罗莫司联合的维持免疫抑制方案，这是糖尿病发生率比以前的方案少得多的原因[40,41]。

在随后的采用埃德蒙顿胰岛移植方案的国际多中心临床试验中，胰岛素独立率在移植后 1 年时为 44%（16/36）[59]。该试验证实，即使没有胰岛素独立性，持续的胰岛功能也可以防止严重低血糖和改善 HbA1c 水平[60]。与埃德蒙顿[58,60]的初始和随访单中心报告相比，较低的胰岛素独立率在很大程度上是因为九个参与中心之间获得的高度可变结果[59]。

因此，如前已经讨论过的，在随后的 CIT 试验中用于测试的胰岛产品的制造通过使用共同批次记录的协调过程来控制。在每个选定的参与中心的资格认证中证明了遵守预先指定的批次发布标准[19]。在北美八个中心进行的 CIT-07 3 期临床试验的目的是，证明在合并严重低血糖事件的 1 型糖尿病患者中行同种异体胰岛移植的安全性和有效性。共计 48 名患者病程＞5 年，并且持续合并低血糖性意识障碍和严重低血糖事件的 1 型糖尿病成年患者被纳入研究。在明尼苏达大学进行的单中心试验的 8 名受者在输注了平均胰岛质量为（7271±1035）IEQ/kg 的胰岛后获得了胰岛素独立，这些胰岛均是从一个尸源胰腺上取得的，该单中心试验的治疗方案包括了 3 个关键特征[61]。这些方案的要素是，移植前胰岛培养 48 小时，抗胸腺细胞免疫球蛋白的强效诱导免疫抑制，以及 TNF-α 抑制药依那西普、大剂量肝素和静脉注射胰岛素[39]。维持性免疫抑制使用低剂量他克莫司联合西罗莫司[58]。CIT-07 临床试验的主要终点是在第 365 天实现 HbA1c＜7.0%，并且在最多三次胰岛移植后第 28～365 天再无严重低血糖事件发生。

在 CIT-07 试验中，87% 的参与者在 1 年时达到了主要终点[62]，在第一次移植后的 2 年时达到终点的参与者为 71%[39]。这种复合型终点在临床上 1 型糖尿病和严重低血糖事件患者的研究人群中被认为比胰岛素独立性更为相关，并且这是被美国 FDA 生物制品评估和研究中心在其 2008 年版同种异体胰腺胰岛细胞制品指南中行注册临床试验所建议的。来自澳大利亚的多中心临床试验也报道了相同的复合型终点结果。在澳大利亚的临床试验中，17 名 1 型糖尿病和低血糖性意识障碍招募受者中，14 例（82%）达到了这一终点[38]。在英国联合胰岛移植计划中，其多中心临床试验也取得了类似的代谢目标[37]。CIT-07 临床试验通过正常的移植后 Clarke 和 Ryan HYPO 评分，还证明了血糖控制的其他几项指标（例如，血糖不稳定指数，血糖波动的平均幅度，葡萄糖目标范围内的时间）以及低血糖意识障碍方面的改善[39]。每日胰岛素使用中位数从基线时的 0.49U/kg 体重降至移植后第 365 天的 0.00U/kg 体重（范围 0.00～0.43U/kg），在第 365 天，52.1% 的参与者不依赖胰岛素。

在按照 CIT-07 方案招募的长期 1 型糖尿病和低血糖性意识障碍患者中，进行更详细的代谢研究表明，门脉胰岛移植可以恢复部分胰高血糖素分泌，改善肾上腺素分泌，恢复自主症状感知，并使得对胰岛素诱导的低血糖反应的内源性葡萄糖产生正常化[63]。在欧洲进行的试验表明，通过增加内源性葡萄糖产生，甚至部分胰岛移植物功能，可改善低血糖反调节[64]，部分解释了胰岛移植物功能最小可足以消除低血糖（＜54mg/dl）[65]。

行肾移植后进行的胰岛移植和同期胰岛和肾移植已经在部分单中心和法国-瑞士 GRAGIL 网络（Group de Recherche Rhin, RhôneAlpes et Genève pour la Transplantation d'Ilots de Langerhans）中通过使用几种免疫抑制方案和终点进行试点临床试验[40-56]。这些研究表明，行肾移植后进行的胰岛移植/同期胰岛和肾移植受者可以恢复胰岛素独立和接近正常血糖，其发生率与单纯胰岛移植受者相当。由 CIT 联盟进行的 CIT-06 试验是第一个在已完成肾移植的 1 型糖尿病患者中再行胰岛移植的 3 期试验[66]。该试验的主要终点是 HbA1c≤6.5% 或 HbA1c 降低≥1% 并且第一次胰岛移植后 1 年无严重低血糖事件的受试者比例。该试验的结果已在 2018 年报道。

第九份 CITR 年度报告分析了从 1999—2013 年间首次接受胰岛输注的 819 名单纯胰岛移植受者和 192 名行肾移植后进行的胰岛移植 / 同期胰岛和肾移植受者[13]。在本报告中，CITR 确定了少数有利因素，这些因素定义了几个临床相关代谢疗效结果患病率明显较高的受试者亚群（除了缺乏严重低血糖事件，其显示胰岛同种异体移植受者的流行率非常高且持续）。单纯胰岛移植受者的有利因素是总 IEQ ≥ 325 000，受体年龄 ≥ 35 岁，T 细胞耗竭和（或）TNF-α 抑制的诱导免疫抑制，以及 mTOR 和钙调神经磷酸酶抑制药（calcineurin inhibitor，CNI）的维持性免疫抑制；在行肾移植后进行的胰岛移植 / 同期胰岛和肾移植受者中发现的有利因素是，在器官供体管理期间，一次或多次输注和胰岛素给药的总 IEQ ≥ 325 000。当单纯胰岛移植和行肾移植后进行的胰岛移植 / 同期胰岛和肾移植接受者满足所有对其亚组有利的因素时，在最后一次输注后 1 年，两组受者 HbA1c < 6.5% 或下降 2% 的比例分别为 78.6% 和 83.9%，不含严重低血糖事件的受者比例分别为 92.9% 和 96.9%，胰岛素独立率分别为 74.8% 和 68.1%。

（二）单纯胰岛移植和行肾移植后进行的胰岛移植 / 同期胰岛和肾移植受者的长期代谢功效结果

虽然在埃德蒙顿方案下移植的 63 名患者中只有少数（约 10%）在移植后保持胰岛素独立 5 年，但是大约 80% 显示持续的部分同种异体移植的胰岛功能，体现为 HbA1c 水平 < 7.0% 并且对严重低血糖事件的保护至少 4 年[60]。法国 - 瑞士 GRAGIL 网络也报道了一个包括 44 名同种异体胰岛移植受者持续的获益[48]。移植后 5 年，26% 的受者保持胰岛素依赖性，60% 符合 HbA1c 水平 < 7.0% 和无严重低血糖事件的复合终点。在一项随访 7 年以上的来自苏黎世的独立研究中，与强化胰岛素治疗相比，在行肾移植后进行的胰岛移植 / 同期胰岛和肾移植后表现出改善的血糖指标[53]。2012 年报道的 CITR 分析显示，无论持续移植物存活率如何，其数据库中所有 1 型糖尿病同种异体胰岛移植受者（其中 > 90% 患有低血糖性意识障碍）中，> 90% 受者通过 5 年的随访仍然没有严重低血糖事件发生[25]。在符合 CITR（见前文）确定的四个有利因素的单纯胰岛移植受者中，95.5% 的患者无严重低血糖事件，72.9% 的患者在最后一次胰岛输注后 5 年内 HbA1c < 7.0%（图 147-3）。包括更有效的诱导免疫抑制在内的改良移植围术期管理，与最终胰岛输注后 5 年的胰岛素独立率为 50% 有关[67]，这表明更高的移植胰岛数量[68]可以改善移植物的寿命[69]。值得注意的是，这些改进的结果与非尿毒症患者的单独使用血管化胰腺移植后的长期胰岛素独立率相匹配[70]。在特殊情况下维持胰岛素独立超过 10 年表明持续的长期同种异体胰岛移植功能是可实现的目标[71]。

（三）慢性糖尿病并发症，患者生存和生活质量的影响

很少有研究检查胰岛移植对慢性糖尿病并发症的影响。来自米兰的一项研究证实，在一组随访 7 年的同期胰岛和肾移植受者研究队列中，与对照组相比成功的胰岛移植，有着更低的心血管死亡率和改善的内皮功能，肾移植物功能和肾移植物存活率[50, 72]。持续的胰岛移植功能也可以改善心血管功能长达 3 年[73]。在一项前瞻性交叉队列研究中，研究单纯胰岛移植和强化药物治疗对微血管糖尿病并发症进展的影响，单纯胰岛移植后肾小球滤过率（glomerular filtration rate，GFR）下降速度较慢，视网膜病变进展率低于药物治疗[74]。使用现有问卷进行的生活质量研究表明，胰岛移植虽然对整体健康相关的生活质量没有影响，但与改善糖尿病特异性生活质量，减少对低血糖的恐惧，减少避免低血糖的行为以及对严重低血糖事件的关注减少相关[75-80]。重要的是，当平衡免疫抑制药副作用和手术的结果时，大多数受者报道称"不后悔"进行胰岛移植[81]。

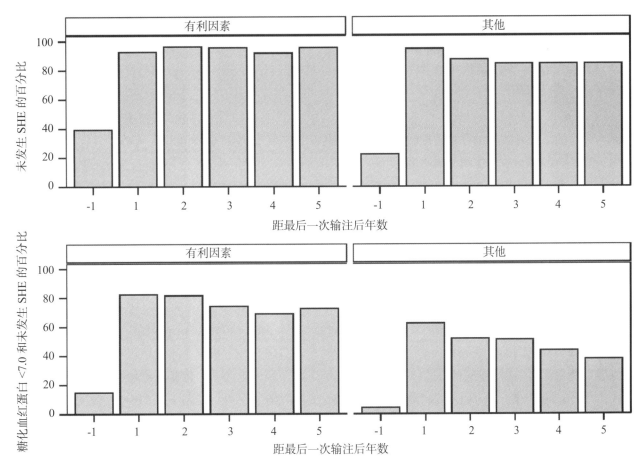

▲ **图 147-3** CITR 观察报道的 T1D ITA 受者的主要结局的发生率

根据所有四个"有利因素"的小组显示：（ⅰ）用 T 细胞耗竭和（或）TNF-α 抑制药诱导免疫抑制，（ⅱ）用 mTOR 抑制药和钙调神经磷酸酶抑制药维持免疫抑制，（ⅲ）移植的胰岛使用数 ≥ 325 000，和（ⅳ）受体年龄 ≥ 35 岁（左图），少于四个有利因素（"其他"；右图）。A. 在第一次胰岛移植（Pre1）之前和最后一次胰岛输注后的前 5 年中每个亚组中没有 SHE 的接受者的比例。在所分析的 565 名受助人中，148 例符合所有四个有利因素，而 417 例受助人符合少于四个有利因素（"其他"）。在满足所有四个有利因素的患者中，39.2%（58/148 例）在移植前没有发生 SHE；而 95.5% 在最后一次胰岛输注后 5 年，接受者中没有发生 SHE；B. 在第一次胰岛移植前和在最后一次胰岛输注之后，满足 HbA1c ＜ 7.0% 并且没有 SHE 的复合终点接受者的比例。在所分析的 619 名接受者中，149 例符合所有四个有利因素，而 470 例接受者遇到的有利因素少于四个有利因素（"其他"）。在满足所有四个有利因素的那些中，14.8%（22/149）在移植前符合复合终点；而在最后一次胰岛输注后 5 年，72.9%（35/48）接受者符合复合终点（图片由 Franca Barton 和 Cassandra Ballou 提供，引自 Emmes 公司和 CITR）

五、胰岛移植和免疫抑制的不良反应

经门静脉输注的手术相关并发症包括门静脉血栓形成，肝酶一过性升高，胆囊误穿刺和出血。通过维持抗凝治疗以及输注的胰岛细胞体积限制在＜ 5.0ml，门静脉血栓形成是一种可预防的并发症[82]。经超声引导下穿刺可以将穿刺到胆囊的风险降到最小[83]。通过有效消除肝实质内导管通道[22, 84]或通过小切口进入肠系膜静脉进行门静脉输注，可以避免术后出血[23, 24]。

单纯胰岛移植受体中的免疫抑制和免疫相关并发症包括肾毒性和对供体人白细胞抗原的致敏。尽管 GFR 的降低是常见且显著的，但 GFR 通常保持在正常范围内。GFR 的下降可通过急性神经钙调节蛋白抑制药效应来解释[85]，并且可能部分地与恢复近红外血糖后的超滤校正有关[86, 87]。如用神经钙调节蛋白免疫抑制的肾移植受者所证实的[88]，在单纯胰岛移植受者中 GFR 的下降是进展性的还是稳定的，仍有待确定。值得注意的是，神经钙调节蛋白抑制药治疗的单纯胰岛移植受者的 GFR 下降速度比强化药物治疗的对照组慢 [74]。在完全移植物丢失后停止免疫抑制的单纯胰岛移植受者中，人白细胞抗原 I 类致敏的风险是显著的；它可以通过最小化每个受体使用的胰岛供体数量并通过重复人白细胞抗原 I 类错配与随后的胰岛输注来最小化 [89, 90]。在 CIT-07 3 期试验中，48 名参与者中有 6 名在 2 年随访时有阳性组反应性抗体，2 名患者发生供体特异性抗体 [39]。864 名胰岛受者中有 32 名被诊断为肿瘤，共有 5762 人年的随访 [91]。诊断为肿瘤的（受者数量）有基底细胞癌或鳞状细胞癌（17 例）、恶性卵巢囊肿（6 例）、乳腺癌（2 例）、肺癌（2 例）、甲状腺癌（2 例）和移植后淋巴组织增殖性疾病（posttransplant lymphoproliferative disorder, PTLD）（3 例）。胰岛移植的死亡风险非常低；在向 CITR 报道的 864 名受试者中，25 名死亡中只有 3 名与移植或免疫抑制有关 [91]。

六、胰岛自体移植治疗慢性胰腺炎的疗效

全胰切除联合自体胰岛移植术（total pancreatectomy with islet autotrans plantation，TPIAT）最常用于患有疼痛和功能减弱的慢性胰腺炎患者，这些患者对药物、内镜和（或）手术治疗没有疗效，并且由于疼痛导致的生活质量损伤严重到足以接受不断发展的风险，即术后胰岛素依赖型糖尿病和终生使用胰酶替代治疗 [92]。多年来，为 TPIAT 选择慢性胰腺炎患者的标准已经发生了变化 [3]。TPIAT 最近也被考虑并用于越来越多的其他疾病，包括良性囊性病变，胰腺创伤和癌前病变，如 IPMN [2]。恶性肿瘤的 TPIAT 仍然存在很大争议 [93]。

目前，全球有 20 多个学术机构都有正在开展的 TPIAT 项目，而且这一数字正在迅速增加 [2, 92]。明尼苏达大学是经验最丰富的中心（自 1977 年以来＞ 675 例），他们对前 409 名患者进行了详细分析 [3]。这一系列包括 53 名儿童。慢性胰腺炎的病因是特发性的占 41%，Oddi 括约肌功能障碍 / 胆道因素占 9%，遗传因素占 14%，分裂因素占 17%，酒精因素占 7%，其他因素占 12%。平均年龄为 35.3 岁，74% 为女性，21% 为早期手术。TPIAT 后的精确患者存活率在成人中为 96%，在儿童中为 98%（1 年）、89% 和 98%（5 年）。需要再次手术的并发症发生率为 15.9%，出血（9.5%）是最常见的并发症。胰岛功能在 90% 患者中实现（C 肽＞ 0.6ng/ml）。第 3 年时，30% 的受者胰岛素独立（成人为 25%，儿童为 55%），33% 有部分功能。在 82% 受者中平均 HbA1c ＜ 7.0%。早期胰腺手术降低了胰岛使用量（2712 IEQ /kg vs 4077 IEQ /kg，$P = 0.003$）。胰岛用量（＜ 2500 IEQ /kg，2501 ～ 5000 IEQ /kg 和＞ 5000 IEQ /kg）与功能程度相关，第 3 年时的胰岛素独立率分别为 12%、22% 和 72%，部分功能率分别为 33%、62% 和 24%。所有患者在 TPIAT 前都有疼痛，几乎所有患者都是每日使用止痛药。TPIAT 后，85% 有疼痛改善。到第 2 年后，59% 的人停止使用止痛药。所有儿童术前都使用止痛药，39% 随访时仍使用，疼痛改善了 94%，67% 变得无痛。在生活质量调查的 SF-36 量表中，无论是否使用止痛药，所有方面的基线都有显著改善，包括生理和心理方面。在一项回顾性调查中，＞ 95% 的患者均认为它们会推荐 TPIAT [94]。

明尼苏达大学分析了首批 581 例患者 TPIAT 后结局预测因素 [95]。TRIAT 术前的慢性胰腺炎病程平均时间为（7.1 ± 0.3）年，止痛药使用时间为（3.3 ± 0.2）年。儿童术后效果更好。在成年患者中，1 年内止痛醉药使用的概率因先前的内镜逆行胰胆管造影和支架置入以及大量先前的置入支架（＞ 3）而增加。1 年时胰腺疼痛的独立危险因素是胰腺分裂，之前的体重指数＞ 30kg/m²，以及大量先前的置入支架（＞ 3）。胰岛移植失败的最强独立危险因素是 IEQ 每千克体重的低胰岛使用量。最低使用量类别（＜ 2000 IEQ）

与最高使用量类别（≥ 5000IEQ 或更高）之间存在强烈的剂量 - 反应关系。在使用量最低的类别中，胰岛移植失败的可能性增加了 25 倍。对明尼苏达大学 75 名接受 TPIAT 治疗的儿童进行的回顾性研究[96] 显示，TPIAT 后 90% 的患者胰腺炎疼痛和疼痛严重程度有改善，41.3% 的患儿达到胰岛素独立。通过多变量分析，TPIAT 术后三个因素与胰岛素依赖性相关：男性、低体表面积、更高的每公斤体重总 IEQ 量。总 IEQ（100 000）是与胰岛素独立性最强烈相关的单因素（$OR=2.62$，$P < 0.001$）。

七、胰岛移植的研究重点

优化供体胰腺采购和运输，精制胰岛分离和释放测试，建立肝外部位和新型胰岛移植技术以增强胰岛移植，开发无胰岛毒性的无神经钙调节蛋白抑制药免疫抑制方案，并将胰岛成像和供体特异性免疫测定纳入监测将改善同种异体胰岛移植的结果和利用[97]。然而，两个最有影响力的研究重点是产生无限供应的胰岛细胞用于移植和开发免维护免疫抑制和自身免疫复发预防。虽然在体外产生功能性，产胰岛素干细胞的胰岛细胞方面取得了实质性进展[98, 99]，但重要的问题仍有待解决[100]。猪胰岛异种移植的临床前研究[101-103] 和开始猪胰岛异种移植临床试验的条件也取得了显著进展[104]。在氧合免疫隔离装置中长期功能性供应同种异体人胰岛表明，这种技术可以在不久的将来允许干细胞衍生的胰岛产品的测试和可能的无药物存活[105]。正在开发供体胸腺移植，混合异种嵌合体和其他策略用于对猪异种移植物的耐受诱导[106]。CRISPR/Cas 系统（clustered regularly interspaced short palindromic repeats）[107]，一种具有无与伦比的精确度和效率的新型基因编辑平台技术，将加速具有多种遗传修饰的猪供体的产生[108] 促进免疫抑制减少的异种移植的目的。

TPIAT 的研究差距和机会包括选择"正确"的患者，最佳的手术时机，解决更好的疼痛缓解的机会，胰岛植入和功能性生存，慢性胰腺炎患儿的独特特征，心理并发症，护理标准化，以及全面的注册机制，解决了慢性胰腺炎和 TPIAT 的复杂性[92]。

八、结论

胰岛同种异体移植已成为那些经优化的药物治疗对预防严重低血糖时间无效 1 型糖尿病和低血糖性意识障碍患者的可行治疗选择[35, 39]。对于 1 型糖尿病和终末期肾功能衰竭但无法达到临床合适血糖目标或严重低血糖时间持续存在的患者，也应考虑进行胰岛移植[53]。TPIAT 现在是慢性胰腺炎和难治性疼痛可接受的治疗方式[2]。尽管仍有待实现重要目标，包括成本效率、移植物功能的持久性以及同种异体移植受者中免疫抑制的安全性，但现在也正是克服这些挑战的真正机会。

☞ 致谢

该研究部分得到了美国国立卫生研究院 UO1-AI-065193（B.J.H.）和 K23-DK-084315（M.D.B.）的资助。

作者感谢路易斯维尔大学 Dr A.N. Balamurugan，提供图 147-2 的来自明尼苏达大学的 Jeffrey Ansite 和 Josh Wilhelm，有益的讨论和提供图 147-3 的 Franca Barton 以及 Cassandra Ballou，Emmes 公司和 CITR。

☞ 参考文献

[1] Shapiro AM, Pokrywczynska M, Ricordi C. Clinical pancreatic islet transplantation. Nat Rev Endocrinol 2017;13(5):268–277.

[2] Kumar R, Chung WY, Dennison AR, Garcea G. Current principles and practice in autologous intraportal islet transplantation: a meta-analysis of the technical considerations. Clin Transplant 2016;30(4):344–356.

[3] Sutherland DE, Radosevich DM, Bellin MD et al. Total pancreatectomy and islet autotransplantation for chronic pancreatitis. J Am Coll Surg 2012;214(4):409–424; discussion, 24–26.

[4] Pellegrini S, Cantarelli E, Sordi V, Nano R, Piemonti L. The state of the art of islet transplantation and cell therapy in type 1 diabetes. Acta Diabetol 2016;53(5):683–691.

[5] Farney AC, Sutherland DE, Opara EC. Evolution of islet transplantation for the last 30 years. Pancreas 2016;45(1):8–20.

[6] Ahearn AJ, Parekh JR, Posselt AM. Islet transplantation for type 1 diabetes: where are we now? Expert Rev Clin Immunol 2015;11(1):59–68.

[7] Maffi P, Secchi A. Clinical results of islet transplantation. Pharmacol Res 2015;98:86–91.

[8] Health Quality Ontario. Pancreas islet transplantation for patients with type 1 diabetes mellitus: a clinical evidence review. Ont Health Technol Assess Ser 2015;15(16):1–84.

[9] Tanhehco YC, Weisberg S, Schwartz J. Pancreatic islet autotransplantation for nonmalignant and malignant indications. Transfusion 2016;56(3):761–770.

[10] Chhabra P, Brayman KL. Overcoming barriers in clinical islet transplantation: current limitations and future prospects. Curr Probl Surg 2014;51(2):49–86.

[11] Bramis K, Gordon-Weeks AN, Friend PJ et al. Systematic review of total pancreatectomy and islet autotransplantation for chronic pancreatitis. Br J Surg 2012;99(6):761–766.

[12] Bellin MD, Sutherland DE, Robertson RP. Pancreatectomy and autologous islet transplantation for painful chronic pancreatitis: indications and outcomes. Hosp Pract 2012;40(3):80–87.

[13] Collaborative Islet Transplant Registry. Ninth Annual Report. Rockville, MD: Collaborative Islet Transplant Registry, 2016. Available at: http://www.citregistry.org. Accessed September 12, 2017.

[14] Lakey JR, Warnock GL, Rajotte RV et al. Variables in organ donors that affect the recovery of human islets of Langerhans. Transplantation 1996;61(7):1047–1053.

[15] Balamurugan AN, Naziruddin B, Lockridge A et al. Islet product characteristics and factors related to successful human islet transplantation from the Collaborative Islet Transplant Registry (CITR) 1999–2010. Am J Transplant 2014;14(11):2595–2606.

[16] Wang LJ, Kin T, O'Gorman D et al. A multicenter study: North American islet donor score in donor pancreas selection for human islet isolation for transplantation. Cell Transplant 2016;25(8):1515–1523.

[17] Lee TC, Barshes NR, Brunicardi FC et al. Procurement of the human pancreas for pancreatic islet transplantation. Transplantation 2004;78(3):481–483.

[18] Balamurugan AN, Loganathan G, Bellin MD et al. A new enzyme mixture to increase the yield and transplant rate of autologous and allogeneic human islet products. Transplantation 2012;93(7):693–702.

[19] Ricordi C, Goldstein JS, Balamurugan AN et al. NIH-sponsored Clinical Islet Transplantation Consortium Phase 3 trial: manufacture of a complex cellular product at eight processing facilities. Diabetes 2016;65(11): 3418–3428.

[20] Alejandro R, Mintz DH, Noel J et al. Islet cell transplantation in type I diabetes mellitus. Transplant Proc 1987; 19(1 Pt 3):2359–2361.

[21] Weimar B, Rauber K, Brendel MD, Bretzel RG, Rau WS. Percutaneous transhepatic catheterization of the portal vein: a combined CT- and fluoroscopy-guided technique. Cardiovasc Intervent Radiol 1999;22:342–344.

[22] Villiger P, Ryan EA, Owen R et al. Prevention of bleeding after islet transplantation: lessons learned from a multivariate analysis of 132 cases at a single institution. Am J Transplant 2005;5(12):2992–2998.

[23] Osama GA, Chamsuddin A, Fraga D, Fisher J, Lo A. Insulin independence achieved using the transmesenteric approach to the portal vein for islet transplantation. Transplantation 2004;77(2):309–311.

[24] Hering BJ, Kandaswamy R, Harmon JV et al. Transplantation of cultured islets from two-layer preserved pancreases in type 1 diabetes with anti-CD3 antibody. Am J Transplant 2004;4(3):390–401.

[25] Barton FB, Rickels MR, Alejandro R et al. Improvement in outcomes of clinical islet transplantation: 1999–2010. Diabetes Care 2012;35(7):1436–1445.

[26] McCrimmon RJ, Frier BM. Hypoglycaemia, the most feared complication of insulin therapy. Diabete Metab 1994;20(6):503–512.

[27] Frier BM. Hypoglycaemia in diabetes mellitus: epidemiology and clinical implications. Nat Rev Endocrinol 2014;10(12):711–722.

[28] American Diabetes Association Workgroup on Hypoglycemia. Defining and reporting hypoglycemia in diabetes: a report from the American Diabetes Association Workgroup on Hypoglycemia. Diabetes Care 2005;28(5):1245–1249.

[29] Seaquist ER, Anderson J, Childs B et al. Hypoglycemia and diabetes: a report of a workgroup of the American Diabetes Association and the Endocrine Society. Diabetes Care 2013;36(5):1384–1395.

[30] Geddes J, Schopman JE, Zammitt NN, Frier BM. Prevalence of impaired awareness of hypoglycaemia in adults with type 1 diabetes. Diabet Med 2008;25(4):501–504.

[31] Rankin D, Elliott J, Heller S et al. Experiences of hypoglycaemia unawareness amongst people with type 1 diabetes: a qualitative investigation. Chronic Illn 2013;10(3):180–191.

[32] Frier BM. Morbidity of hypoglycemia in type 1 diabetes. Diabetes Res Clin Pract 2004;65(suppl 1):S47–S52.

[33] Cryer PE. Glycemic goals in diabetes: trade-off between glycemic control and iatrogenic hypoglycemia. Diabetes 2014;63(7):2188–2195.

[34] Yeoh E, Choudhary P, Nwokolo M, Ayis S, Amiel SA. Interventions that restore awareness of hypoglycemia in adults with type 1 diabetes: a systematic review and meta-analysis. Diabetes Care 2015;38(8):1592–1609.

[35] Choudhary P, Rickels MR, Senior PA et al. Evidenceinformed clinical practice recommendations for treatment of type 1 diabetes complicated by problematic hypoglycemia. Diabetes Care 2015;38(6):1016–1029.

[36] Byrne ML, Hopkins D, Littlejohn W et al. Outcomes for adults with type 1 diabetes referred with severe hypoglycaemia and/or referred for islet transplantation to a specialist hypoglycaemia service. Horm Metab Res 2015;47(1):9–15.

[37] Brooks AM, Walker N, Aldibbiat A et al. Attainment of metabolic goals in the integrated UK islet transplant program with locally isolated and transported preparations. Am J Transplant 2013;13(12):3236–3243.

[38] O'Connell PJ, Holmes-Walker DJ, Goodman D et al. Multicenter Australian trial of islet transplantation: improving accessibility and outcomes. Am J Transplant 2013;13(7):1850–1858.

[39] Hering BJ, Clarke WR, Bridges ND et al. Phase 3 trial of transplantation of human islets in type 1 diabetes complicated by severe hypoglycemia. Diabetes Care 2016;39(7):1230–1240.

[40] Scharp DW, Lacy PE, Santiago JV et al. Insulin independence after islet transplantation into type I diabetic patient. Diabetes 1990;39(4):515–518.

[41] Warnock GL, Kneteman NM, Ryan E et al. Normoglycaemia after transplantation of freshly isolated and cryopreserved pancreatic islets in type 1 (insulin-dependent) diabetes mellitus. Diabetologia 1991;34(1):55–58.

[42] Warnock GL, Kneteman NM, Ryan EA, Rabinovitch A, Rajotte RV. Long-term follow-up after transplantation of insulin-producing pancreatic islets into patients with type 1 (insulin-dependent) diabetes mellitus. Diabetologia 1992;35(1):89–95.

[43] Ricordi C, Tzakis AG, Carroll PB et al. Human islet isolation and allotransplantation in 22 consecutive cases. Transplantation 1992;53(2):407–414.

[44] Hering BJ, Bretzel RG, Hopt UT et al. New protocol toward prevention of early human islet allograft failure. Transplant Proc 1994;26(2):570–571.

[45] Alejandro R, Lehmann R, Ricordi C et al. Long-term function (6 years) of islet allografts in type 1 diabetes. Diabetes 1997;46(12):1983–1989.

[46] Keymeulen B, Ling Z, Gorus FK et al. Implantation of standardized beta-cell grafts in a liver segment of IDDM patients: graft and recipient characteristics in two cases of insulin-independence under maintenance immunosuppression for prior kidney graft. Diabetologia 1998;41(4):452–459.

[47] Kessler L, Passemard R, Oberholzer J et al. Reduction of blood glucose variability in type 1 diabetic patients treated by pancreatic islet transplantation: interest of continuous glucose monitoring. Diabetes Care 2002; 25(12):2256–2262.

1277

[48] Lablanche S, Borot S, Wojtusciszyn A et al. Five-year metabolic, functional, and safety results of patients with type 1 diabetes transplanted with allogenic islets within the Swiss–French GRAGIL Network. Diabetes Care 2015;38(9):1714–1722.

[49] Bertuzzi F, Grohovaz F, Maffi P et al. Succesful [sic] transplantation of human islets in recipients bearing a kidney graft. Diabetologia 2002;45(1):77–84.

[50] Fiorina P, Folli F, Zerbini G et al. Islet transplantation is associated with improvement of renal function among uremic patients with type I diabetes mellitus and kidney transplants. J Am Soc Nephrol 2003;14(8):2150–2158.

[51] Kaufman DB, Baker MS, Chen X, Leventhal JR, Stuart FP. Sequential kidney/islet transplantation using prednisone-free immunosuppression. Am J Transplant 2002;2(7):674–677.

[52] Gerber PA, Pavlicek V, Demartines N et al. Simultaneous islet–kidney vs pancreas–kidney transplantation in type 1 diabetes mellitus: a 5 year single centre follow-up. Diabetologia 2008;51(1):110–119.

[53] Gerber PA, Locher R, Zuellig RA et al. Glycemia, hypoglycemia, and costs of simultaneous islet–kidney or islet after kidney transplantation versus intensive insulin therapy and waiting list for islet transplantation. Transplantation 2015;99(10): 2174–2180.

[54] Lehmann R, Graziano J, Brockmann J et al. Glycemic control in simultaneous islet–kidney vs pancreas–kidney transplantation in type 1 diabetes mellitus: a prospective 13 year follow-up. Diabetes Care 2015; 38(5):752–759.

[55] Cure P, Pileggi A, Froud T et al. Improved metabolic control and quality of life in seven patients with type 1 diabetes following islet after kidney transplantation. Transplantation 2008;85(6):801–812.

[56] Deng S, Markmann JF, Rickels M et al. Islet alone versus islet after kidney transplantation: metabolic outcomes and islet graft survival. Transplantation 2009;88(6):820–825.

[57] Gruessner RW, Dunn DL, Gruessner AC, Matas AJ, Najarian JS, Sutherland DE. Recipient risk factors have an impact on technical failure and patient and graft survival rates in bladder-drained pancreas transplants. Transplantation 1994;57(11):1598–1606.

[58] Shapiro AM, Lakey JR, Ryan EA et al. Islet transplantation in seven patients with type 1 diabetes mellitus using a glucocorticoid-free immunosuppressive regimen. N Engl J Med 2000;343(4):230–238.

[59] Shapiro AM, Ricordi C, Hering BJ et al. International trial of the Edmonton protocol for islet transplantation. N Engl J Med 2006;355(13):1318–1330.

[60] Ryan EA, Paty BW, Senior PA et al. Five-year follow-up after clinical islet transplantation. Diabetes 2005;54(7): 2060–2069.

[61] Hering BJ, Kandaswamy R, Ansite JD et al. Singledonor, marginal-dose islet transplantation in patients with type 1 diabetes. JAMA 2005;293(7):830–835.

[62] US Food and Drug Administration. Guidance for Industry: Considerations for Allogeneic Pancreatic Islet Cell Products. Silver Spring, MD: US Food and Drug Administration, 2008.

[63] Rickels MR, Fuller C, Dalton-Bakes C et al. Restoration of glucose counterregulation by islet transplantation in long-standing type 1 diabetes. Diabetes 2015;64(5):1713–1718.

[64] Ang M, Meyer C, Brendel MD, Bretzel RG, Linn T. Magnitude and mechanisms of glucose counterregulation following islet transplantation in patients with type 1 diabetes suffering from severe hypoglycaemic episodes. Diabetologia 2014;57(3): 623–632.

[65] Vantyghem MC, Raverdy V, Balavoine AS et al. Continuous glucose monitoring after islet transplantation in type 1 diabetes: an excellent graft function (beta-score greater than 7) is required to abrogate hyperglycemia, whereas a minimal function is necessary to suppress severe hypoglycemia (beta-score greater than 3). J Clin Endocrinol Metab 2012;97(11):E2078–E2083.

[66] Clinical Islet Transplantation Consortium. Clinical Islet Transplantation Study. Iowa City, IA: Clinical Trials Statistical and Data Management Center, 2015. Available at: www.isletstudy.org. Accessed September 12, 2017.

[67] Bellin MD, Barton FB, Heitman A et al. Potent induction immunotherapy promotes long-term insulin independence after islet transplantation in type 1 diabetes. Am J Transplant 2012;12(6):1576–1583.

[68] Rickels MR, Liu C, Shlansky-Goldberg RD et al. Improvement in beta-cell secretory capacity after human islet transplantation according to the CIT07 protocol. Diabetes 2013;62(8):2890–2897.

[69] Vantyghem MC, Kerr-Conte J, Arnalsteen L et al. Primary graft function, metabolic control, and graft survival after islet transplantation. Diabetes Care 2009;32(8):1473–1478.

[70] OPTN/SRTR. OPTN/SRTR 2012 Annual Data Report: Pancreas, 2012. Available at: https://srtr.transplant.hrsa. gov/annual_ reports/2012/pdf/02_pancreas_13.pdf. Accessed September 12, 2017.

[71] Berney T, Ferrari-Lacraz S, Buhler L et al. Long-term insulin-independence after allogeneic islet transplantation for type 1 diabetes: over the 10-year mark. Am J Transplant 2009;9(2):419–423.

[72] Fiorina P, Folli F, Maffi P et al. Islet transplantation improves vascular diabetic complications in patients with diabetes who underwent kidney transplantation: a comparison between kidney–pancreas and kidneyalone transplantation. Transplantation 2003;75(8):1296–1301.

[73] Fiorina P, Gremizzi C, Maffi P et al. Islet transplantation is associated with an improvement of cardiovascular function in type 1 diabetic kidney transplant patients. Diabetes Care 2005;28(6):1358–1365.

[74] Thompson DM, Meloche M, Ao Z et al. Reduced progression of diabetic microvascular complications with islet cell transplantation compared with intensive medical therapy. Transplantation 2011;91(3):373–378.

[75] Toso C, Shapiro AM, Bowker S et al. Quality of life after islet transplant: impact of the number of islet infusions and metabolic outcome. Transplantation 2007;84(5):664–666.

[76] Neville DM Jr, Srinivasachar K, Stone R, Scharff J. Enhancement of immunotoxin efficacy by acidcleavable cross-linking agents utilizing diphtheria toxin and toxin mutants. J Biol Chem 1989;264(25):14653–14661.

[77] Tharavanij T, Betancourt A, Messinger S et al. Improved long-term health-related quality of life after islet transplantation. Transplantation 2008;86(9):1161–1167.

[78] Benhamou PY, Milliat-Guittard L, Wojtusciszyn A et al. Quality of life after islet transplantation: data from the GRAGIL 1 and 2 trials. Diabet Med 2009;26(6):617–621.

[79] Radosevich DM, Jevne R, Bellin M, Kandaswamy R, Sutherland DE, Hering BJ. Comprehensive health assessment and five-yr follow-up of allogeneic islet transplant recipients. Clin Transplant 2013;27(6):E715 –E724.

[80] Speight J, Reaney MD, Woodcock AJ, Smith RM, Shaw JA. Patient-reported outcomes following islet cell or pancreas transplantation (alone or after kidney) in type 1 diabetes: a systematic review. Diabet Med 2010;27(7):812–822.

[81] Speight J, Woodcock AJ, Reaney MD et al. Well, I wouldn't be any worse off, would I, than I am now? A qualitative study of decision-making, hopes, and realities of adults with type 1 diabetes undergoing islet cell transplantation. Transplant Direct 2016;2(5):e72.

[82] Kawahara T, Kin T, Kashkoush S et al. Portal vein thrombosis is a potentially preventable complication in clinical islet transplantation. Am J Transplant 2011;11(12):2700–2707.

[83] Venturini M, Angeli E, Maffi P et al. Technique, complications, and therapeutic efficacy of percutaneous transplantation of human pancreatic islet cells in type 1 diabetes: the role of US. Radiology 2005;234(2): 617–624.

[84] Froud T, Yrizarry JM, Alejandro R, Ricordi C. Use of D-STAT to prevent bleeding following percutaneous transhepatic intraportal islet transplantation. Cell Transplant 2004;13(1):55–59.

[85] Naesens M, Kuypers DR, Sarwal M. Calcineurin inhibitor nephrotoxicity. Clin J Am Soc Nephrol 2009;4(2): 481–508.

[86] Cantarovich D, Perrone V. Pancreas transplant as treatment to arrest renal function decline in patients with type 1 diabetes and proteinuria. Semin Nephrol 2012;32(5):432–436.

[87] de Boer IH, Sun W, Cleary PA et al. Intensive diabetes therapy and glomerular filtration rate in type 1 diabetes. N Engl J Med 2011;365(25):2366–2376.

[88] Matas AJ. Chronic progressive calcineurin nephrotoxicity: an overstated concept. Am J Transplant 2011;11(4): 687–692.

[89] Campbell PM, Senior PA, Salam A et al. High risk of sensitization after failed islet transplantation. Am J Transplant 2007;7(10):2311–2317.

[90] Naziruddin B, Wease S, Stablein D et al. HLA class I sensitization in islet transplant recipients: report from the Collaborative Islet Transplant Registry. Cell Transplant 2012;21(5):901–908.

[91] Collaborative Islet Transplant Registry. Eighth Annual Report. Rockville, MD: Collaborative Islet Transplant Registry, 2014. Available at: http://www.citregistry.org. Accessed September 12, 2017.

[92] Bellin MD, Gelrud A, Arreaza-Rubin G et al. Total pancreatectomy with islet autotransplantation: summary of an NIDDK workshop. Ann Surg 2015;261(1):21–29.

[93] Balzano G, Piemonti L. Autologous islet transplantation in patients requiring pancreatectomy for neoplasm. Curr Diabetes Rep 2014;14(8):512.

[94] Blondet JJ, Carlson AM, Kobayashi T et al. The role of total pancreatectomy and islet autotransplantation for chronic pancreatitis. Surg Clin North Am 2007;87(6):1477–1501.

[95] Chinnakotla S, Beilman GJ, Dunn TB et al. Factors predicting outcomes after a total pancreatectomy and islet autotransplantation:

lessons learned from over 500 cases. Ann Surg 2015;262(4):610–622.

[96] Chinnakotla S, Bellin MD, Schwarzenberg SJ et al. Total pancreatectomy and islet autotransplantation in children for chronic pancreatitis: indication, surgical techniques, postoperative management, and long-term outcomes. Ann Surg 2014;260(1): 56–64.

[97] Bartlett ST, Markmann JF, Johnson P et al. Report from IPITA-TTS Opinion Leaders Meeting on the future of beta-cell replacement. Transplantation 2016;100(suppl 2):S1–S44.

[98] Pagliuca FW, Millman JR, Gurtler M et al. Generation of functional human pancreatic beta cells in vitro. Cell 2014;159(2): 428–439.

[99] Rezania A, Bruin JE, Arora P et al. Reversal of diabetes with insulin-producing cells derived in vitro from human pluripotent stem cells. Nat Biotechnol 2014;32(11):1121–1133.

[100] Johnson JD. The quest to make fully functional human pancreatic beta cells from embryonic stem cells: climbing a mountain in the clouds. Diabetologia 2016;59(10):2017–2057.

[101] Hawthorne WJ, Salvaris EJ, Phillips P et al. Control of IBMIR in neonatal porcine islet xenotransplantation in baboons. Am J Transplant 2014;14(6):1300–1309.

[102] Shin JS, Kim JM, Kim JS et al. Long-term control of diabetes in immunosuppressed nonhuman primates (NHP) by the transplantation of adult porcine islets. Am J Transplant 2015;15(11):2837–2850.

[103] Park CG, Bottino R, Hawthorne WJ. Current status of islet xenotransplantation. Int J Surg 2015;23(Pt B):261–266.

[104] Hering BJ, Cozzi E, Spizzo T et al. First update of the International Xenotransplantation Association consensus statement on conditions for undertaking clinical trials of porcine islet products in type 1 diabetes—executive summary. Xenotransplantation 2016;23(1):3–13.

[105] Ludwig B, Reichel A, Steffen A et al. Transplantation of human islets without immunosuppression. Proc Natl Acad Sci U S A 2013;110(47):19054–19058.

[106] Vagefi PA, Shah JA, Sachs DH. Progress towards inducing tolerance of pig-to-primate xenografts. Int J Surg 2015;23(Pt B):291–295.

[107] Cong L, Ran FA, Cox D et al. Multiplex genome engineering using CRISPR/Cas systems. Science 2013; 339(6121): 819–823.

[108] Li P, Estrada JL, Burlak C et al. Efficient generation of genetically distinct pigs in a single pregnancy using multiplexed single-guide RNA and carbohydrate selection. Xenotransplantation 2015;22(1):20–31.

Transplantation of the Pancreas
胰腺移植

148

Hans W. Sollinger , Dixon B. Kaufman　**著**

王伟林　宋　巍　**译**

王伟林　宋　巍　**校**

一、概述

近 10～15 年来，胰腺移植已成为部分胰岛素依赖型糖尿病（insulin-dependent diabetes mellitus，IDDM）患者广泛接受的标准化治疗方案 [1]。胰腺移植分为三种类型：胰肾联合移植（simultaneous pancreas-kidney transplantation，SPK），适用于已经出现肾功能衰竭的患者；肾移植后胰腺移植（pancreas transplantation after a kidney transplant，PAK），适用于血糖难以控制或先前接受过活体肾移植的患者；单纯胰腺移植（pancreas transplantation alone，PA），适用于脆性糖尿病患者。

随着外科手术技术的提升以及术后排异控制的增强，2010—2014 年间美国胰肾联合移植受者的 1 年存活率提高到了 97.4%，91.3% 的移植胰腺可发挥功能，移植肾存活率为 95.5%。胰肾联合移植和单纯胰腺移植受者的生存状况也得到了显著改善 [A.C.Gruessner，国际胰腺移植登记处（IPTR），个人通讯，2016 年]。

二、胰岛素依赖型糖尿病的流行病学及后遗症

据美国疾病控制中心（Centers for Disease Control）统计，美国有超过 2000 万人患有 IDDM，占总人口的 7%。1 型糖尿病（IDDM）患者约占糖尿病人总数的 10%，而因胰岛素功能受损引起的 2 型糖尿病患者约占 90%。IDDM 是由于自身免疫系统功能紊乱导致的胰岛 B 细胞被破坏引起的 [2-4]。在胰岛素缺失的情况下，人体内能量和葡萄糖代谢调控受到严重干扰，导致口服葡萄糖摄入后高血糖和酮症酸中毒现象。IDDM 主要发生在年轻患者中，影响患者生活质量，并长期威胁生命。糖尿病伴随很多并发症，其中以肾病、神经病变、视网膜病变和血管病变最为常见 [5]。糖尿病患者的总体预期寿命较正常人群缩短 [6]。对晚期糖尿病并发症的治疗导致医疗保健系统的成本升高 [7, 8]。糖尿病治疗手段包括胰岛素注射，目的是最大程度控制患者的血糖水平。但同时，对葡萄糖的严格控制也可能会造成患者的低血糖风险，甚至危

及生命[5]。目前，无论是常规的日常注射还是使用人工胰岛素泵，都无法完美地控制血糖水平。对于部分患者来说，胰腺移植是恢复血糖调节与胰岛素释放之间功能性反馈机制的最佳选择。一些研究已经表明胰腺移植可以有效减轻晚期糖尿病患者的并发症[9, 10]，然而对照的缺乏导致这些结果很难被解释。

三、胰腺移植历史

1920年，多伦多整形外科医生Banting和他的学生Best发现了胰岛素。这一发现将人类对糖尿病的认识，从一种急性致命疾病转变为了可能导致肾衰竭、失明、血管疾病和神经病变的慢性疾病。胰腺移植术作为治疗这种疾病的潜在方法，能够实现在无须外源胰岛素的情况下使血糖控制以及HbA1c水平正常化。该方案可明显改善患者生活质量，并减轻甚至预防继发性并发症。Kelly和Lillehei等在1966年12月16日进行了历史上第一台胰腺移植手术[11]。随后，一系列的移植手术对手术技术进行了升级改良。在此后的十多年中，由于缺乏强效的免疫抑制药、抗生素和抗病毒药物，胰腺移植术在重病患者中的疗效不容乐观。1980年，据为数不多的胰腺移植中心报道，移植后的胰腺1年存活率仅为20%，患者死亡率高达40%（D.E.R.Sutherland，IPTR，个人通讯，1982）。因此，胰腺移植在糖尿病学家和肾病学家中口碑不佳，其很少被推荐也不足为奇。1978年，Dubernard和Lyon等建议无须完全吻合胰管或十二指肠，而是用注射后能硬化的液态合成橡胶氯丁橡胶堵塞胰管[12]。但是该技术导致的胰瘘和感染使术后病程复杂化，也因此这项技术逐渐失去了吸引力。Lyon的经验表明，胰腺移植必须进行引流。为了避免打开肠道而造成的污染，Sollinger和Wisconsin等首次建议使用膀胱作为引流管道[13]。该引流技术较之前更安全，并短暂促进了胰腺移植的应用。然而，对500例胰肾联合移植受者的回顾性研究表明，膀胱引流所造成的严重泌尿系统并发症导致其不能被继续使用[14]，1995年，膀胱引流被肠内引流所替代。目前，肠内引流已是大多数胰腺移植中心的标准术式。大约有50%已接受膀胱引流的患者需要进行肠内引流转换[15]。事实上，移植后1年内进行肠内引流转换具有极高的成功率。移植手术一段时间以后，长期扩张的十二指肠段易发生吻合口瘘，此时建议采用Roux-en-Y肠襻引流。

从1966年12月至2014年12月，国际胰腺移植登记处累计收到48 000例胰腺移植登记（A.C. Gruessner，IPTR，个人通讯，2016年3月）。其中，超过29 000例来自美国。自2004年以来，美国的胰腺移植数量有所下降，而其他国家的移植数量则呈稳步上升趋势。

四、胰腺移植适应证

对于任何类型的胰腺移植，我们的一般规则是，移植的潜在益处必须大于手术并发症和免疫抑制治疗所带来的不良反应。由于手术存在一定的难度和风险，患者应当处于整体良好的健康状态。由于术后并发症的发生率随着年龄的增长而增加，尽管没有严格的年龄限制，但多数移植患者的年龄均小于50岁[16, 17]。我们建议将55岁定为移植手术的年龄上限。本中心接受移植手术的最小患者年龄是11岁。由于糖尿病并发症在年轻人中逆转的可能性更大，因此年轻患者在移植手术中获益更大。应鼓励肥胖患者移植前适当减肥，因为BMI > 30kg/m² 的患者术后并发症发生率增加[18-20]。

胰肾联合移植适用于IDDM伴随终末期肾病（end-stage renal disease，ESRD）患者。由于这类患者必须接受肾移植后的免疫抑制治疗，因此胰腺移植连同肾移植是最为合理的选择。在同一手术中完成两个器官移植也是胰肾联合移植受欢迎的原因之一。尽管胰肾联合移植目前仍然是最常见的胰腺移植手术类型，但自 2004 年以来，美国该手术的数量有所下降。作者认为，这是由于医疗条件改善延缓了糖尿病终末期肾病的发生（从而导致终末期肾病潜在受体年龄增加），以及随着供体年龄的增加其胰腺器官不再适合移植。

PAK 的适应证目前尚存争议。这一手术通常针对肾脏移植后仍存在严重糖尿病的病人。由于美国许多地区分配规则的限制，胰肾联合移植受者并没有优先移植权。因此，许多患者需要首先接受来自活体或尸体的肾移植，继而进行胰腺移植。单独胰腺移植的供体数量较多。由于肾移植后胰腺移植在延长患者生存方面的作用一直存在争议，其手术量在过去 10 年中下降了 50%。

单纯胰腺移植很难给出统一的参考指征，需对其术后患者长期进行生存以及免疫抑制并发症的监测。我们认为，仅在极少数情况下，如患者存在高度不稳定性糖尿病及并发症，伴随严重的无意识低血糖和酮酸中毒现象时，才需考虑进行单纯胰腺移植。在患者病情严重到何种程度时才可以进行单纯胰腺移植这一问题上仍存在争议。Wisconsin 大学规定，在至少尝试过几种胰岛素治疗和血糖控制手段后患者仍持续出现频繁的低血糖症状，并由经验丰富的内分泌学家对患者进行评估后，才可以进行单纯胰腺移植。

胰腺移植已成为 2 型糖尿病患者越来越普遍的治疗手段，但是此方案能否使患者真正获益仍需更进一步的评估。最近，器官共享联合网络（United Network for Organ Sharing，UNOS）规定其注册患者需满足 BMI ≤ 30kg/m^2 且 C 肽水平 > 2。

自 1994 年以来，仅有极少量活体胰腺移植手术案例 [21]。由于该手术中供体需承担极大风险，因此手术方案设计严苛。本中心目前为止并没有这项手术案例。

五、术前检查与心脏风险评估

术前检查与肾移植术前检查类似，目的是排除受体的潜在风险 [16]。检查内容包括既往病史和全面体检、实验室指标（肌酐、HbA1c、C 肽等）、病毒血清学、免疫学，CT 评估髂动脉质量，以及包括乳房 X 线片、巴氏阴道细胞涂片、前列腺特异性抗原和结肠镜检查（50 岁以上患者）在内的癌症筛查。

此外，糖尿病患者更容易患冠状动脉疾病。因此，术前必须对患者冠状动脉的状况进行全面评估。心血管并发症是术后短期和长期生存患者的主要死亡原因 [22]。已有相关发表算法用于评估胰腺移植受体的术前心脏检查指标 [23, 24]。前期研究表明，35 岁以上胰腺移植受体在术前必须进行冠状动脉造影，有心脏病史和（或）压力测试异常的年轻患者也必须接受这一检查。

六、供体的选择与供体胰腺切除

除非供体年轻健康，否则胰腺供体的选择非常困难。供体年龄是影响术后移植胰腺存活的主要因素之一 [25]。本中心的供体年龄下限是 3 岁。事实上，我们已经证实，接受年轻供体的胰腺移植患者和移植胰腺的 10 年存活率超过 90% [26]。对于大龄和肥胖供体，只有经外观检查后供体胰腺满足要求才可以被用来进行移植。对供体胰腺一致性、纤维化、脂肪变性，以及动脉血管状态的精确评估是保障手术成功的关键。在缺乏客观评价标准的情况下，负责供体获取医生的经验至关重要。取自肥胖供体的胰腺术后血栓、积液、脓肿和吻合口瘘的发生率较高。本中心的供体年龄上限是 60 岁。

胰腺炎史或任何胰腺手术史均为移植供体禁忌证。腹部创伤可能伤及胰腺，因此在获取器官前应先进行腹部探查。血糖升高可由治疗脑水肿的类固醇引起，也可能与压力有关，因此不应被视为禁忌证。对有疑问的病例，可以考虑检测供体 HbA1c，以排除潜在糖尿病供体。2 型糖尿病且 C 肽水平高的患者，如果没有肥胖症状，也可作为供体。脑死亡捐献者通常伴有高淀粉酶血症，因此，如无其他原因，也不应列为禁忌证。由 10 个常见的供体变量和 1 个移植因子（缺血时间）所构建的胰腺供体风险指数与胰腺移植风险显著相关，可作为对供体评估的参考 [27]。

七、供体手术

麻醉师的目的是交叉钳夹前保障供体血流动力学的稳定。术前和术中的尿量测量可以判断腹腔器官灌注是否充分。血流动力学不稳定会增加移植胰腺炎症和血栓形成的风险，继而导致移植器官损坏。

胰腺移植的供体手术通常是多器官获取的一部分。最好由同一组医生同时获取肝脏和胰腺（图 148-1）。这种方法速度快，对血管结构的损伤最小。在进行肝胰的后台或原位分离时，需极其小心对肠系膜上动脉和脾动脉进行处理，以避免内膜剥离。在右肝动脉异常的情况下，在远端分离肠系膜动脉，肠系膜起端与供肝保留在一起。脾动脉可能会收缩到组织中；标记缝合线可以避免后台长时间探查。结扎胆总管，以避免移植后胆瘘。分离胰腺底部的肠系膜是至关重要的。有些外科医生使用一次性切割缝合器进行肠系膜血管结扎，我们则更倾向于用 2-0 丝线进行双重结扎。如果肠系膜血管结扎不当，则其可能会收缩到胰腺组织中去。移植胰腺再灌注后可能会发生出血，随后的肿胀会造成静脉流出道阻塞、静脉血栓形成并最终导致移植器官损坏 [28]。

如果肝和胰是分开获取的，那么负责取肝的医生优先决定门静脉横切位置。通常门静脉长度足够进行原位吻合。有些移植中心常规使用门静脉间置移植物，这一操作并未导致移植胰腺静脉血栓发生率的升高。使用缝合器缝合胃窦和空肠近端的胃横断，并留下足够的安全边缘。后台对肠结构进行缩短处理。可经鼻胃管进行抗生素溶液灌注。温和地获取胰腺，保证其实质与囊膜完整，可有效避免术后胰瘘与胰腺炎。在供胰取采过程中应使用冰块使胰腺保持低温。必须避免保存液过度冲洗，否则会导致移植物水肿。同时还需要获取一个动脉移植物用于动脉重建。该动脉通常采用髂动脉杈，此外头臂动脉干也较为常用。

八、心脏死亡器官捐献者

鉴于供体器官短缺和不断增加的移植等待名单，我们亟须有效策略扩大供体范围。其中一种选择是使用心脏死亡后捐赠者的器官。本中心的一项研究 [29] 显示，接受心脏死亡供体移植与脑死亡供体移植的患者、移植胰腺和移植肾的 5 年存活率相似。供体来源对胰腺功能没有影响，虽然长期来看肾功能并无显著差别，但心脏死亡供体更易出现移植肾功能延迟 [30]。Scalea 等 [31] 的随访研究结果表明，随着心脏死亡器官捐献者年龄增大，受体术后移植器官功能障碍的风险也随之升高。这也正如我们之前所一直强调的，所有供体都必须经过仔细评估。

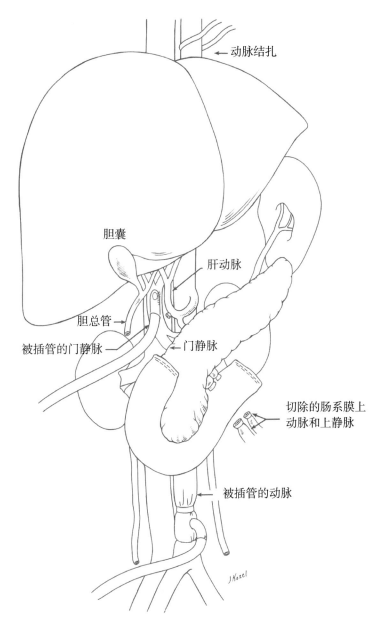

▲ 图 148-1　整体获取肝脏和胰腺

对腹主动脉进行远端插管并用交叉钳夹夹紧顶部。解剖腹腔，确认脾动脉与肝总动脉。从解剖学上确定肝动脉情况。如果需要，则对门静脉进行插管。利用脾脏作为支撑点温和分离胰腺与肠系膜根部，避免胰腺组织创伤

九、保存

移植胰腺的标准保存液是由 Belzer 和 Southard 在 1987 年共同研制的 UW（the University of Wisconsin solution）保存液。该保存液临床条件下已报道的冷缺血保存时间最长可达 40h[32]。尽管 Stuart 等通过大规模的研究力证其优越性，UW 液是否为胰腺保存液的"金标准"仍存在争议[33, 34]。另一种保存液是 1986 年以来一直用于心脏移植的 HTK 液（histidinetryptophan-keto glutarate）。目前，欧美国家一些大型医疗中心均采用 HTK 液作为标准胰腺保存液，并获得了良好的效果。

十、受体手术技术

正如引言中所讲，临床医生花费了数十年时间才开发出一种疗效稳定、并发症少的胰腺移植术。

（一）移植胰腺的后台处理

如果胰腺获取与移植不是由同一个团队完成，负责移植的医生需对后台胰腺进行彻底检查。若胰腺出现纤维化、坏死、脂肪变性或严重创伤的迹象，应中止手术。对待移植的胰腺进行预处理，应首先切除脾脏并分别结扎血管。使用一次性切割缝合器将胰腺两端的十二指肠缩短，用缝线法倒置十二指肠段。切除多余的组织，特别是肠系膜上动脉周围的淋巴组织。通过结扎小分支对门静脉进行延长。用髂动脉Y形血管进行动脉重建，将髂外动脉吻合到肠系膜上动脉，髂内动脉吻合到脾动脉（图 148-2）。

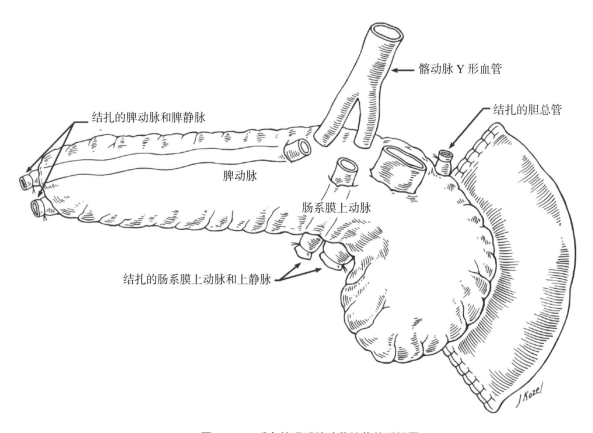

左侧标注：
- 结扎的脾动脉和脾静脉
- 脾动脉
- 结扎的肠系膜上动脉和上静脉

右侧及中部标注：
- 髂动脉Y形血管
- 结扎的胆总管
- 肠系膜上动脉

▲ 图 148-2　后台处理后胰腺移植物的后视图

髂动脉Y形血管移植物与肠系膜上动脉和脾动脉分别进行吻合。对胰腺下缘肠系膜根部和远端脾脏的所有血管进行结扎。十二指肠端进行另外的缝合

（二）受体手术

移植胰腺通过中线切口植入受体腹部。在胰肾联合移植中，肾脏通常也是通过中线切口植入的。虽然通过另外的切口或腹膜外迁移也可以进行移植肾的腹膜外定位，但经验表明，这些操作相较于传统方法并没有显著优势。需暴露出受者的髂血管。一般来说，胰腺在右侧植入，益于静脉通路操作。在膀胱引流术中，胰头指向盆骨（图 148-3），而在目前的肠道引流术中，胰头指向上方（图 148-4）。

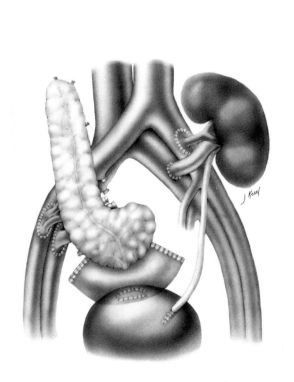

▲ 图 148-3　胰腺移植膀胱引流

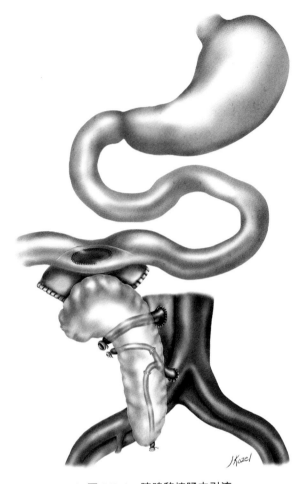

▲ 图 148-4　胰腺移植肠内引流

（三）血管吻合

首先对静脉进行吻合。在植入部位用侧咬钳固定远端腔静脉 / 近端右髂总静脉，并用 6-0 Prolene 线行端 - 侧吻合。在静脉引流方式的选择方面学术界一直存在争议。有些人提出了引流到门静脉系统后再进入肠系膜静脉，认为肝脏的首过效应可以使胰岛素分布更接近自然生理水平。在我们看来，没有明确的证据表明外周静脉引流会导致代谢改变，并且最初的风潮过后，最近发表的一系列研究表明门静脉引流技术并没有额外益处 [35]。

静脉吻合结束后对动脉进行吻合。用 6-0 Prolene 线将供体延伸后的髂动脉缝合至受体髂总动脉，并调整长度以预留移植物水肿扩张的空间。另一方面，移植髂动脉也无须留太长，以避免扭结和血栓形成的风险。吻合完毕后，先放开静脉钳，再放开远端动脉钳，最后放开近端动脉钳。每步后都需留足时间确保彻底止血。

（四）胰腺外分泌引流

许多术后并发症源于术中胰腺外分泌引流的失败。膀胱引流从使用移植胰腺十二指肠瓣发展到了使用十二指肠段进行引流（图 148-3）。由于小肠排斥会造成肠吻合失败，因此在 Wisconsin 大学，我们从 20 世纪 80 年代早期开始使用膀胱引流。在环孢菌素和霉酚酸酯引入之前，我们选择可以通过导尿管减压保护吻合口 5～10 天的引流点进行膀胱引流。我们认为导管注射是不可行的，因为全球多中心的结果表明这项技术存在较高并发症发生风险。膀胱引流采用膀胱作为引流管道。十二指肠段与膀胱侧 - 侧吻合是最为常见的技术。这一过程通常采用双层缝合技术。虽然这项技术相对安全，但也存在很多问题，包括会造成泌尿系统并发症，如频繁的尿路感染、尿道糜烂、膀胱漏液和出血，以及大量碳酸氢盐流失[14]。然而出乎意料的是，这项技术至今仍被一些大型医疗中心所采用。这些中心声称采用膀胱引流可通过尿淀粉酶对术后胰腺排异进行早期诊断。

肠内引流最初是由 Kelly 和 Lillehei 发明的，后来被 Stockholm 等发扬光大。在胰腺移植中引入霉酚酸酯后，急性排异反应的发生率降低了 50% 以上[36]。这使我们在 1995 年毫不犹豫地从膀胱引流转向肠内引流。我们中心目前已经进行了 400 例膀胱引流和 800 多例肠内引流，肠内引流的术后并发症发生率相较于膀胱引流明显更低[35]。事实上，超过 50% 的膀胱引流患者需要进行肠内引流转换。早期肠内引流转换（移植后 1 年内）通常耐受性好，而晚期转换在技术上存在困难，因为患者十二指肠段变薄，吻合口瘘发生率高达 50%。我们目前建议晚期肠内引流转换都必须通过 Roux-en-Y 肠襻进行引流。肠内引流转换的适应证是漏尿、膀胱出血、碳酸氢盐丢失和反复尿路感染。

肠内引流过程中十二指肠段通过双层缝合与近端空肠侧 - 侧吻合（图148-4）。肠内引流术后并发症少，吻合口瘘罕见，最常见的瘘口部位是肠系膜的近端缝合线处。在手术过程中，如果幽门远端的肠道切口离胰腺太近，就会导致肠内翻困难，出现易于发生渗漏的肠缺血角。

根据 IPTR 的资料，美国境外 98% 以上的 SPK 移植采用肠内引流，而在美国，使用膀胱引流的病例略多一些，但膀胱引流仅占全部移植的一小部分。

（五）术后护理

接受胰肾联合移植、单纯胰腺移植或肾移植后胰腺移植的糖尿病患者需要细致严格的术后管理。在术后期间，患者在康复中心接受监护。大多数患者不需要进入重症监护病房。患者术后通过测量葡萄糖水平来监测胰腺功能。若葡萄糖水平上升则表明移植物功能失调，这很可能是早期血管栓塞所造成的。如果出现这一问题，应立即进行超声检查。动脉和静脉血栓虽然有抢救成功的案例，但极其罕见。尿量是衡量肾功能的指标。反之，如果存在移植肾功能延迟，则必须严格控制体液量，避免体液超载。术后应尽快实现患者整体血流动力学稳定，如有腹腔出血迹象，应立即将患者重新送回手术室。

除了预防细菌和病毒感染，严格的免疫抑制和抗凝治疗也必不可少。胰腺血栓是最严重的并发症之一。本中心的移植后血栓发生率位于一系列记录中最低之一[1]。事实上，我们认为肝素的使用不会降低血栓的发生率，同时我们认为系统抗凝不仅会增加移植后出血，而且会增加血栓的形成率[28]；因此，除了阿司匹林（每天 375mg）外，我们不使用任何抗凝药物。鼻胃管的使用，即使在肠内引流后，不仅多余，而且也延长了移植后的肠梗阻时间。因此，我们不支持鼻胃减压术的常规使用。

（六）胰腺活检

胰腺活检是本中心用来排除同种异体移植排异可能性的常规检查。排异反应的常见现象是淀粉酶和脂肪酶水平升高或血糖升高。活检在超声引导下进行，并发症发生率低。通常使用 Banff 标准来判断排异反应程度并制订抗排异治疗方案。

十一、胰腺移植在美国的现状及效果

尽管上述的技术管理创新有助于胰腺移植术在美国的标准化发展，但胰肾联合移植和单纯胰腺移植的数量均有所下降；2005—2014 年期间总体下降了 34%。移植等待名单上的新增患者人数也有所减少。导致这一现象的原因可能是其他治疗方案的改进或供体选择标准的提高。另一方面，胰腺移植的效果有所改善。2006—2014 年，早期移植物衰竭率从 12.8% 降至 8.2%。近期（2004—2014 年）胰肾联合移植组 1 年、5 年和 10 年移植肾存活率分别为 93%、74% 和 47%。单纯胰腺移植移植后 10 年死亡率从 46% 下降到 26%。所有类型胰腺移植的死亡率均有明显改善。胰肾联合移植的 1 年死亡率从 1995 年的 8% 降至 2013 年的 2%。目前，全美约有 14 000 名患者在使用移植胰腺。

尽管这一进展令人鼓舞，但在所有新诊断的 1 型糖尿病患者中，只有 2% 可以接受胰腺移植。因此，以干细胞和基因治疗为主的新型治疗方案也在不断探索中。

十二、结论

自 1966 年人类第一次成功完成胰腺移植手术以来，胰腺移植领域取得了显著发展。胰腺移植手术已经从一种高风险高死亡率的实验技术，演变为类似单纯肾移植的具有良好预后的手术操作。该领域的兴起得益于手术技术、免疫抑制方案、供体评估、术前受体评估和术后管理方面取得的巨大进步。上述均是本中心目前常规使用的技术，并且在临床应用中取得了很好的效果。同时，这些技术仍在不断发展，旨在使胰腺移植手术成为对糖尿病患者来讲更为安全有效的治疗方案。

☞ 参考文献

[1]　Sollinger HW et al. One thousand consecutive simultaneous pancreas–kidney transplants at a single center with 22-year follow-up. Ann Surg 2009;250:618–630.

[2]　Atkinson MA, Eisenbarth GS. Type 1 diabetes: new perspectives on disease pathogenesis and treatment. Lancet 2001;358(9277): 221–229.

[3]　Wucherpfennig KW. Insights into autoimmunity gained from structural analysis of MHC–peptide complexes. Curr Opin Immunol 2001;13(6):650–656.

[4]　Wucherpfennig KW, Eisenbarth GS. Type 1 diabetes. Nat Immunol 2001;2(9):767–768.

[5]　The Diabetes Control and Complications Trial Research Group. The effect of intensive treatment of diabetes on the development and progression of longterm complications in insulin-dependent diabetes mellitus. N Engl J Med 1993;329(14):977–986.

[6]　Palumbo PJ et al. Diabetes mellitus: incidence, prevalence, survivorship, and causes of death in Rochester, Minnesota, 1945–1970. Diabetes 1976;25(7):566–573.

[7]　Currie CJ et al. The financial costs of hospital care for people with diabetes who have single and multiple macrovascular complications. Diabetes Res Clin Pract 2005;67(2):144–151.

[8]　Rubin RJ, Altman WM, Mendelson DN. Health care expenditures for people with diabetes mellitus, 1992. J Clin Endocrinol Metab 1994;78(4):809A–809F.

[9] Solders G et al. Effects of combined pancreatic and renal transplantation on diabetic neuropathy: a two-year follow-up study. Lancet 1987;330(8570):1232–1235.

[10] Bohman SO et al. Prevention of kidney graft diabetic nephropathy by pancreas transplantation in man. Diabetes 1985;34(3): 306–308.

[11] Kelly WD, Lillehei RC, Merkel FK, Idezuki Y, Goetz FC. Allotransplantation of the pancreas and duodenum along with the kidney in diabetic nephropathy. Surgery 1967;61(6):827–837.

[12] Dubernard JM et al. A new method for the preparation of a pancreatic graft prior to transplantation: experimental data and human applications in 9 transplants in 8 diabetics [author's translation]. Chirurgie 1978;104(3):242–258 (in German).

[13] Cook K, Sollinger HW, Warner T, Kamps D, Belzer FO. Pancreaticocystostomy: an alternative method for exocrine drainage of segmental pancreatic allografts. Transplantation 1983;35:634–636.

[14] Sollinger HW et al. Experience with 500 simultaneous pancreas–kidney transplants. Ann Surg 1998;228(3): 284–296.

[15] Sollinger HW et al. Indications for enteric conversion after pancreas transplantation with bladder drainage. Surgery 1992;112(4): 842–845; discussion, 845–846.

[16] Gruessner RW et al. Recipient risk factors have an impact on technical failure and patient and graft survival rates in bladder-drained pancreas transplants. Transplantation 1994;57(11):1598–1606.

[17] Freise CE, Stock PG, Melzer JS. Increased morbidity and mortality of simultaneous pancreas–renal transplantation in patients over 49 years of age. Transplant Proc 1998;30(2):292.

[18] Bumgardner GL et al. Obesity as a risk factor after combined pancreas/kidney transplantation. Transplantation 1995;60(12): 1426–1430.

[19] Dindo D et al. Obesity in general elective surgery. Lancet 2003;361(9374):2032–2035.

[20] Hanish SI et al. Obesity predicts increased overall complications following pancreas transplantation. Transplant Proc 2005;37(8):3564–3566.

[21] Sutherland DE et al. Pancreas transplants from living-related donors. Transplant Proc 1994;26(2):443–445.

[22] Secchi A et al. Mortality of cadaveric kidney transplantation versus combined kidney–pancreas transplantation in diabetic patients. Lancet 1996;347(9004):827.

[23] Williams ME. Management of the diabetic transplant recipient. Kidney Int 1995;48(5):1660–1674.

[24] Manske CL et al. Screening diabetic transplant candidates for coronary artery disease: identification of a low risk subgroup. Kidney Int 1993;44(3):617–621.

[25] Odorico JS et al. Donor factors affecting outcome after pancreas transplantation. Transplant Proc 1998;30(2): 276–277.

[26] Fernandez LA et al. Superior long-term results of simultaneous pancreas–kidney transplantation from pediatric donors. Am J Transplant 2004;4:2093–2101.

[27] Axelrod D et al. Systematic evaluation of pancreas allograft quality, outcomes, and geographic variation in utilization. Am J Transplant 2010;10:837–845.

[28] Sollinger HW. Pancreatic transplantation and vascular graft thrombosis. J Am Coll Surg 1996;182(4):362–363.

[29] Bellingham JM et al. Donation after cardiac death: a 29-year experience. Surgery 2011;150:692–702.

[30] Fernandez LA et al. Simultaneous pancreas–kidney transplantation from donation after cardiac death: successful long-term outcomes. Ann Surg 2005;242(5):716–723.

[31] Scalea JR et al. When do DCD donors die? Outcomes and implications of DCD at a high-volume, singlecenter OPO in the United States. Ann Surg 2016;263:211–216.

[32] D'Alessandro AM et al. Use of UW solution in pancreas transplantation. Diabetes 1989;38(suppl 1):7–9.

[33] Alonso D et al. Increased pancreatitis in allografts flushed with histidine–tryptophan–ketoglutarate solution: a cautionary tale. Am J Transplant 2008;8:1942–1945.

[34] Stewart ZA et al. Histidine–tryptophan–ketoglutarate (HTK) is associated with reduced graft survival in pancreas transplantation. Am J Transplant 2009;9:217–221.

[35] Demartines N, Schiesser M, Clavien PA. An evidencebased analysis of simultaneous pancreas–kidney and pancreas transplantation alone. Am J Transplant 2005;5(11):2688–2697.

[36] Odorico JS et al. A study comparing mycophenolate mofetil to azathioprine in simultaneous pancreas–kidney transplantation. Transplantation 1998;66(12):1751–1759.

附　录

缩略语中英对照
Abbreviations

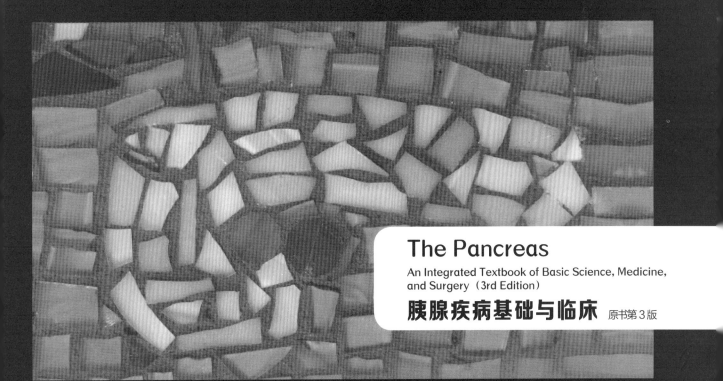

The Pancreas
An Integrated Textbook of Basic Science, Medicine, and Surgery（3rd Edition）
胰腺疾病基础与临床 原书第3版

缩略语	英文全称	中文名称
4EBP1	initiation factor 4E binding protein 1	起始因子 4E 结合蛋白 1
5-FU	5-fluorouracil	氟尿嘧啶
5-HIAA	5-hydroxyindoleacetic acid	5- 羟吲哚乙酸
5-HT	5-hydroxytryptamine; serotonin	5- 羟色胺；血清素
25(OH)D	25-hydroxyvitamin D	25- 羟维生素 D
α-gal	alpha-galactosylated	α- 半乳糖化
α-GI	alpha-glucosidase inhibitor	α- 糖苷酶抑制药
αSMA	alpha smooth muscle actin	α 平滑肌肌动蛋白
ABP	acute biliary pancreatitis	急性胆源性胰腺炎
ACC	acinar cell carcinoma	腺泡细胞癌
ACE	angiotensin-converting enzyme	血管紧张素转化酶
ACG	American College of Gastroenterology	美国胃肠学院
ACh	acetylcholine	乙酰胆碱
ACP	alcoholic chronic pancreatitis	酒精性慢性胰腺炎
ACS	abdominal compartment syndrome	腹腔间隔室综合征
ACS	American Cancer Society	美国癌症学会
ACTH	adrenocorticotropic hormone	促肾上腺皮质激素
ADH	alcohol dehydrogenase	乙醇脱氢酶
ADM	acinar-to-ductal metaplasia	腺泡 - 导管化生
ADP	adenosine diphosphate	二磷酸腺苷
ADPKD	autosomal dominant polycystic kidney disease	常染色体显性遗传性多囊肾病
AFIP	Armed Forces Institute of Pathology	美国军事病理研究所
AFP	alpha-fetoprotein	甲胎蛋白
AGA	American Gastroentrological Association	美国胃肠病学会
AHPBA	American Hepato-Pancreato-Biliary Association	美国肝胆胰学会
AID	autoinhibitory domain	自抑制结构域
AIDS	acquired immune deficiency syndrome	获得性免疫缺陷综合征
AIH	autoimmune hepatitis	自身免疫性肝炎
AJCC	American Joint Committee on Cancer	美国癌症协会
AIP	autoimmune pancreatitis	自身免疫性胰腺炎
ALDH	acetaldehyde dehydrogenase	乙醛脱氢酶

缩略语	英文全称	中文名称
ALI	acute lung injury	急性肺损伤
ALT	alanine transaminase	丙氨酸氨基转移酶
ALT	alternative lengthening of telomeres	端粒延伸替代
ANC	acute necrotic collection	急性坏死物积聚
anti-SSA	anti-Sjogren syndrome A	抗干燥综合征抗体 A
anti-SSB	anti-Sjogren syndrome B	抗干燥综合征抗体 B
AP	acute pancreatitis	急性胰腺炎
AP-1	activator protein-1	激活蛋白 1
APA	American Pancreatic Association	美国胰腺学会
APACHE	acute physiology and chronic health evaluation	急性生理与慢性健康评分
APBDU	anomalous pancreaticobiliary ductal union	胰胆管合流异常
APC	activated protein C	活化蛋白 C
APC	antigen-presenting cells	抗原呈递细胞
APFC	acute pancreatic fluid collection	急性胰周液体积聚
ARDS	acute respiratory distress syndrome	急性呼吸窘迫综合征
ARF	acute renal failure	急性肾衰竭
Arg	arginine	精氨酸
ARP	acute recurrent pancreatitis	急性复发性胰腺炎
ARTN	artemin	神经鞘胚素 / 青蒿琥酯
ARX	aristaless-related homeobox	无芒相关同源框
ASA	acetylsalicylic acid	阿司匹林
ASCO	American Society of Clinical Oncology	美国临床肿瘤学会
AST	aspartate transaminase	天冬氨酸氨基转移酶
AT Ⅲ	antithrombin 3	抗凝血酶 3
ATMDS	alpha-thalassemia myelodysplastic syndrome	α 型地中海贫血骨髓增生异常综合征
ATP	adenosine triphosphate	三磷酸腺苷
ATRX	alpha-thalassemia/mental retardation X-linked	α 型地中海贫血 /X 连锁精神发育迟滞
AUROC	area under the receiver operating characteristic curve	受试者工作特征曲线下面积
BAPTA-AM	1,2-bis(o-aminophenoxy)ethane-N, N, N′,N′ -tetraacetic acid	1,2- 二（2- 氨基苯氧酸）-N, N, N′, N′ - 四乙酸
BCAA	branched-chain amino acid	支链氨基酸

缩略语	英文全称	中文名称
BD-IPMN	branch-duct intraductal papillary mucinous neoplasm	分支胰管型导管内乳头状黏液瘤
BE	balloon enteroscopy	气囊小肠镜
BHOB	β-hydroxybutyrate	β- 羟基丁酸
BilIN	biliary intraepithelial neoplasia	胆管上皮内瘤变
BMI	body mass index	体重指数
BMP	bone morphogenic protein	骨形态蛋白
BRCA1	breast cancer 1 gene	乳腺癌基因 1
BRCA2	breast cancer 2 gene	乳腺癌基因 2
BRPC	borderline resectable pancreatic cancer	交界可切除胰腺癌
BR-PDAC	borderline resectable pancreatic ductal adenocarcinoma	交界可切除胰腺导管腺癌
BSA	body surface area	体表面积
BSG	British Society of Gastroenterology	英国胃肠病学会
BUN	blood urea nitrogen	血尿素氮
BWS	Beckwith-Wiedemann syndrome	贝克威斯 - 韦德曼综合征
CA 19-9	carbohydrate antigen 19-9	糖链抗原 19-9
CA	carbonic anhydrase	碳酸酐酶
CA	celiac axis	腹腔干
cADPR	cyclic ADP-ribose	环腺苷二磷酸核糖
CAP	College of American Pathologists	美国病理学家学院
CAPS	Cancer of the Pancreas Screening programs	胰腺癌筛查项目
CARS	compensatory anti-inflammatory response syndrome	代偿性抗炎症反应综合征
CAS	celiac artery stenosis	腹腔动脉狭窄
CASR	calcium-sensing receptor	钙敏感受体
CBCT	cone beam computed tomography	锥形束断层扫描
CBD	common bile duct	胆总管
CBER	Center for Biologics Evaluation and Research	生物制品评估与研究中心
CBP	CREB-binding protein	CREB 结合蛋白
CCK	cholecystokinin	胆囊收缩素
CDX	caudal-related homeobox transcription factor	尾型同源框转录因子
CEA	carcinoembryonic antigen	癌胚抗原
CE-CT	contrast-enhanced computed tomography	对比增强断层扫描

缩略语	英文全称	中文名称
CEL	carboxyl ester lipase	羧基酯脂肪酶
CF	cystic fibrosis	囊性纤维化
CFRD	cystic fibrosis-related diabetes mellitus	囊性纤维化相关糖尿病
CFTR	cystic fibrosis transmembrane conductor regulator	囊性纤维化跨膜电导调节因子
CG	celiac ganglion	腹腔神经节
CGRP	calcitonin gene-related peptide	降钙素基因相关肽
ChA	chromogranin A	嗜铬粒蛋白 A
CHI	congenital hyperinsulinism	先天性高胰岛素血症
Chr	chromosome	染色体
CI	confidence interval	可信区间
CIT	Clinical Islet Transplantation	临床胰岛移植
CITR	Collaborative Islet Transplant Registry	协作性胰岛移植登记
CLDN2	claudin 2 gene	紧密连接蛋白 2 基因
CNI	calcineurin inhibitor	神经钙调节蛋白抑制药
CNS	central nervous system	中枢神经系统
CONKO	Charite Onkologie	
COX-2	cyclooxygenase 2	环氧化酶 2
CP	chronic pancreatitis	慢性胰腺炎
CPA1	carboxypeptidase A1	羧肽酶 A_1
CPB	celiac plexus block	腹腔神经丛阻滞术
CPN	celiac plexus neurolysis	腹腔神经丛松解术
CPNT	cystic pancreatic neuroendocrine tumor	囊性神经内分泌肿瘤
CRAC Ca^{2+}	Ca^{2+} release activated Ca^{2+}	钙释放激活的钙通道
CREB	cAMP response element binding	环磷腺苷反应元件结合（蛋白）
CRF	corticotropin-releasing factor	促肾上腺皮质激素释放因子
CRH	corticotropin-releasing hormone	促肾上腺皮质激素释放激素
CRP	C-reactive protein	C 反应蛋白
CRT	chemoradiation therapy	放化疗
CSF-1	colony-stimulating factor 1	集落刺激因子 1
CSF-1R	colony stimulating factor-1 receptor	集落刺激因子 1 受体
CT	computed tomography	计算机断层扫描

缩略语	英文全称	中文名称
CTC	circulating tumor cells	循环肿瘤细胞
ctDNA	circulating tumor DNA	循环肿瘤 DNA
CTGF	connective tissue growth factor	结缔组织生长因子
CTL	cytotoxic T-lymphocytes	细胞毒 T 淋巴细胞
CTLA-4	cytotoxic T-lymphocyte associated protein-4	细胞毒性 T 淋巴细胞相关蛋白 4
CTRC	chymotrypsin C or chymotrypsinogen C	糜蛋白酶 C/ 糜蛋白酶原
CTSB	cathepsin B	组织蛋白酶 B
CTSI	CT severity index	CT 严重指数
Cy	cyclophosphamide	环磷酰胺
CYP2E1	cytochrome P450 2E1	细胞色素 P_{450} 2E1
DAMP	damage-associated molecular pattern molecule	损伤相关分子模式
DAXX	death domain-associated protein	死亡结构域相关蛋白
DBC	determinant-based classification	基于决定因素分类
DBDC	distal common bile duct carcinoma	远端胆总管癌
DBE	double-balloon enteroscopy	双气囊小肠镜
DBTC	dibutyltin chloride	二丁基氯化锡
DCD	deceased cardiac death donor	已故心脏死亡供体
DEN	direct endoscopic necrosectomy	直接内镜下坏死清创术
DGE	delayed gastric emptying	胃排空延迟
DKA	diabetic ketoacidosis	糖尿病酮症酸中毒
DM	diabetes mellitus	糖尿病
DMV	dorsal motor nucleus	运动背核
DNA	deoxyribonucleic acid	脱氧核糖核酸
DOPA	dihydroxyphenylalanine	二羟苯丙氨酸
DOTA	1,4,7,10-tetraazacyclododecane-1,4,7,10-tetraacetic acid	1,4,7,10- 四氮杂环十二烷 -1,4,7,10- 四乙酸
DOTA-NOC	DOTA-Nal-octreotide	DOTA-Nal- 奥曲肽
DOTA-TATE	DOTA-Tyr-octreotate	DOTA- 酪氨酸 - 奥曲肽
DOTA-TOC	DOTA-Tyr-octreotide	DOTA- 酪氨酸 - 奥曲肽
DP	distal pancreatectomy	胰体尾切除术
DPDS	disconnected pancreatic duct syndrome	胰管断裂综合征
DPP-4	dipeptidyl-peptidase-4	二肽基肽酶 4

缩略语	英文全称	中文名称
DPPHR	duodenum-preserving pancreatic head resection	保留十二指肠的胰头切除术
DPPHR-P	duodenum-preserving partial head resection	保留十二指肠的胰头部分切除术
DPPHR-S	duodenum-preserving total head resection plus segment resection of duodenum and CBD	保留十二指肠的全胰头伴十二指肠部分切除术
DPPHR-T	duodenum-preserving total head resection but conserving duodenum and CBD	保留十二指肠及胆总管的胰头切除术
DRG	dorsal root ganglion	背根神经节
DSS	disease-specific survival	疾病特异性生存率
DTPA	diethylenetriaminepentaacetic acid	二亚乙基三胺五乙酸
DWI	diffusion-weighted imaging MRI	弥散加权成像 MRI
DXA	dual X-ray absorptiometry	双能 X 线吸收测定
E8.5	embryonic day 8.5	8.5 日胚胎
EBL	estimated blood loss	预计失血量
EBRT	external beam radiation	外照射放疗
ECG	electrocardiogram	心电图
ECM	extracellular matrix	细胞外基质
ED	emergency department	急诊科
EGF	epithermal growth factor	表皮生长因子
eIF2α	eukaryotic initiation factor 2 alpha	真核细胞起始因子 2α
eIF4F	eukaryotic initiation factor 4F	真核细胞起始因子 4F
eIF4G	eukaryotic initiation factor 4G	真核细胞起始因子 4G
ELISA	enzyme-linked immunosorbent assay	酶联免疫吸附测定
EMT	epithelial mesenchymal transition	上皮细胞 - 间充质转化
ENETS	European Neuroendocrine Tumor Society	欧洲神经内分泌肿瘤学会
EORTC	European Organization for Research and Treatment of Cancer	欧洲癌症研究和治疗组织
EPI	exocrine pancreatic insufficiency	胰腺外分泌功能不全
EPO	erythropoietin	促红细胞生成素
ER	endoplasmic reticulum	内质网
ERCP	endoscopic retrograde cholangiopancreatography imaging	内镜下逆行胰胆管造影
ERK	extracellular regulated kinase	细胞外调剂激酶
ERP	endoscopic retrograde pancreatography	内镜下逆行胰管造影

缩略语	英文全称	中文名称
ES	endoscopic sphincterotomy	内镜下括约肌切开术
ESDO	European Society of Digestive Oncology	欧洲消化肿瘤学会
ESGE	European Society of Gastrointestinal Endoscopy	欧洲胃肠内镜学会
ESMO	European Society for Medical Oncology	欧洲肿瘤内科学会
ESPAC	European Study Group for Pancreatic Cancer	欧洲胰腺癌研究组
ESR	erythrocyte sedimentation rate	红细胞沉降率
ESRD	end-stage renal disease	终末期肾病
ESWL	extracorporeal shock wave lithotripsy	体外冲击波碎石术
EUROPAC	European Registry of Hereditary Pancreatitis and Familial Pancreatic Cancer	欧洲遗传性胰腺炎和家族性胰腺癌登记组
EUS	endoscopic ultrasound	超声内镜
EUS-AS	EUS-guided antegrade stenting	超声内镜引导下顺行支架置入术
EUS-BD	endoscopic ultrasonography-guided biliary drainage	超声内镜引导下胆道引流术
EUS-CDS	EUS-guided choledochoduodenostomy	超声内镜引导下胆总管十二指肠吻合术
EUS-CGN	EUS-guided celiac ganglia neurolysis	超声内镜引导下腹腔神经节松解术
EUS-CPN	endoscopic ultrasound celiac plexus neurolysis	超声内镜引导下腹腔神经丛松解术
EUS-FNA	endoscopic ultrasound guided fine-needle aspiration	超声内镜引导下细针穿刺
EUS-HGS	EUS-guided hepaticogastrostomy	超声内镜引导下肝管胃吻合术
EUS-RV	EUS-rendezvous technique	内镜下会师技术
FAEE	fatty acid ethyl ester	脂肪酸乙酯
FAP	familial adenomatous polyposis	家族性腺瘤性息肉病
FCεR	high-affinity IgE or Fc epsilon receptor	高亲和力 IgE 或 Fcε 受体
FCPD	fibrocalculous pancreatic diabetes	胰腺纤维钙化性糖尿病
fcSEMS	fully covered self-expandable metal stents	完全覆盖的自膨式金属支架
FDA	Food and Drug Administration (USA)	美国食品药品监督管理局
FDG-PET	[^{18}F]fluoro-2-deoxy-d-glucose positron emission tomography	[^{18}F] 氟 -2- 脱氧 -d- 葡萄糖正电子发射断层扫描
FDP	[^{18}F]fluorodipalmitin	[^{18}F] 氟二棕榈精
FE-1	fecal elastase-1	粪弹性蛋白酶 -1
FFA	free fatty acid	游离脂肪酸
FGF	fibroblast growth factor	成纤维细胞生长因子
FIBS	fibroinflammatory biliary stricture	纤维炎性胆管狭窄

缩略语	英文全称	中文名称
FNA	fine-needle aspiration	细针穿刺
FNB	fine-needle biopsy	细针活检
FOLFIRINOX	5-fluorouracil [5-FU], oxaliplatin, irinotecan, and leucovorin	氟尿嘧啶，奥沙利铂，伊立替康及亚叶酸钙
FPC	familial pancreatic cancer	家族性胰腺癌
Ga	gallium citrate	柠檬酸镓
GAP-43	growth-associated protein-43	生长相关蛋白-43
G-CSF	granulocyte colony-stimulating factor	粒细胞集落刺激因子
GDA	gastroduodenal artery	胃十二指肠动脉
GEL	granulocytic epithelial lesion	粒细胞上皮病变
GEP-NET	gastroenteropancreatic neuroendocrine tumor	胃肠胰神经内分泌肿瘤
GFAP	glial fibrillary acidic protein	胶质纤维酸性蛋白
GFR	glomerular filtration rate	肾小球滤过率
GH	growth hormone	生长激素
GHRH	growth hormone-releasing hormone	促生长激素释放激素
GI	gastrointestinal	胃肠道
GIP	gastric inhibitory peptide	抑胃肽
GIP	glucose-dependent insulinotropic polypeptide	葡萄糖依赖性促胰岛素多肽
GITSG	Gastrointestinal Tumor Study Group	胃肠道肿瘤研究组
GJ	gastrojejunostomy	胃肠吻合
GLP-1	glucagon-like peptide 1	胰高血糖素样肽1
Gly	glycine	甘氨酸
GM-CSF	granulocyte macrophage-colony stimulating factor	粒细胞-巨噬细胞集落刺激因子
GNAS	guanine nucleotide binding protein alpha stimulating	鸟嘌呤核苷酸结合蛋白α刺激
GNPNA	N-glutaryl-l-phenylalanine-p-nitroanilide	N-戊二酰-L-苯丙氨酸对硝基苯胺
GRAGIL	Group de Recherche Rhin, Rh.ne-Alpes et Gen.ve pour la Transplantation d'Ilots de Langerhans	
GRF	growth hormone-releasing factor	生长激素释放因子
GTX	gemcitabine, docetaxel, and capecitabine	吉西他滨，多西紫杉醇及卡培他滨
GWAS	genome-wide association studies	全基因组关联研究
H2R	histamine 2 receptor	组胺受体2
HE	hematoxylin and eosin (histologic stain)	苏木精伊红组织学染色

缩略语	英文全称	中文名称
HbA1c	hemoglobin A1c	糖化血红蛋白
HB-EGF	heparin-binding EGF-like growth factor	肝素结合 EGF 样生长因子
HBV	hepatitis B virus	乙型肝炎病毒
hCG	human chorionic gonadotropin	人绒毛膜促性腺激素
hENT$_1$	human equilibrative nucleoside transporter 1	平衡核苷转运蛋白 1
HES1	hairy and enhancer of split 1	发状分裂相关增强子 1
HGD	high-grade dysplasia	高度异型增生
HGF	hepatocyte growth factor	肝细胞生长因子
HIF	hypoxia-induced factor	低氧诱导因子
HIV	human immunodeficiency virus	人类免疫缺陷病毒
HJ	hepaticojejunostomy	胆肠吻合
HLA	human leukocyte antigen	人类白细胞抗原
HMG-CoA	3-hydroxy-3-methylglutaryl-coenzyme A	3- 羟基 -3- 甲基戊二酰辅酶 A
HNF	hepatocyte nuclear factor	肝细胞核因子
HNPCC	hereditary nonpolyposis colorectal cancer syndrome	遗传性非息肉病性结直肠癌综合征
HPF	high power field	高功率场
HR	hazard ratio	风险比
HTG	hypertriglyceridemia	高三酰甘油血症
HTK	histidine-tryptophan-ketoglutarate	组氨酸 - 色氨酸 - 酮戊二酸
HTP	hydroxytrytophan	羟色氨酸
HUS	hemolytic uremic syndrome	溶血性尿毒症综合征
IAH	impaired awareness of hypoglycemia	低血糖意识障碍
IAK	islet after kidney	肾移植后胰岛移植
IAP	International Association of Pancreatology	国际胰腺病学会
IAPN	intra-ampullary papillary tubular neoplasm	壶腹部乳头管状肿瘤
IBD	inflammatory bowel disease	炎症性肠病
IC	immune complex	免疫复合物
IC	invasive carcinoma	浸润性癌
ICDC	International Consensus Diagnostic Criteria for AIP	自身免疫性胰腺炎国际共识诊断标准
ICGC	International Cancer Genome Consortium	国际癌症基因组联盟
ICU	intensive care unit	重症监护病房

1301

缩略语	英文全称	中文名称
IDCP	idiopathic duct-centric pancreatitis	特发性导管中心性胰腺炎
IDDM	insulin-dependent diabetes mellitus	胰岛素依赖型糖尿病
IDDS	intrathecal drug delivery systems	鞘内给药系统
IEQ	islet equivalent	胰岛当量
IFN-γ	interferon γ	干扰素 γ
Ig	immunoglobulin	免疫球蛋白
IgE	immunoglobulin E	免疫球蛋白 E
IGF	insulin-like growth factor	胰岛素样生长因子
IGF-1	insulin-like growth factor 1	胰岛素样生长因子 1
IgG	immunoglobulin G	免疫球蛋白 G
IgG$_4$-MOLPS	IgG$_4$-related multiorgan lymphoproliferative syndrome	IgG$_4$ 相关的多器官淋巴组织增生综合征
IgG$_4$-RD	IgG$_4$-related disease	IgG$_4$ 相关疾病
IL	interleukin	白细胞介素
IL-10	interleukin 10	白细胞介素 10
IL-1β	interleukin 1β	白细胞介素 1β
IL-6	interleukin 6	白细胞介素 6
IL-8	interleukin 8	白细胞介素 8
IMRT	intensity modulated radiation therapy	调强放疗
iNOS	inducible nitric oxide synthase	诱导型一氧化氮合酶
IOPN	intraductal oncocytic papillary neoplasm	导管内嗜酸性乳头状肿瘤
IORT	intraoperative radiation therapy	术中放疗
IOUS	intraoperative ultrasound	术中超声
IP$_3$	inositol 1,4,5-trisphosphate	磷脂酰肌醇 -1, 4, 5- 三磷酸
IPHM	inflammatory pancreatic head mass	炎性胰头肿块
IPMN	intraductal papillary mucinous neoplasm	导管内乳头状黏液性肿瘤
IPTR	International Pancreas Transplant Registry	国际胰腺移植登记
IQR	interquartile range	四分位距
IR	insulin receptor	胰岛素受体
IRE	irreversible electroporation	不可逆电穿孔
IRG	immunoreactive gastrin	免疫反应性胃泌素

缩略语	英文全称	中文名称
IRI	immunoreactive insulin	免疫反应性胰岛素
ISGPF	International Study Group on Pancreatic Fistula	国际胰瘘研究组
ISGPS	International Study Group of Pancreatic Surgery	国际胰腺外科研究组
IT	intrathecal	鞘内
ITA	intraductal tubular adenoma	导管内腺管瘤
ITA	islet transplant alone	单纯胰岛移植
ITC	intraductal tubular carcinoma	导管内腺管癌
ITPN	intraductal tubulopapillary neoplasm	导管内管状乳头状瘤
ITU	intensive therapy unit	重症治疗病房
IVE	interventional endoscopy	介入内镜
IVR	interventional radiology	介入放射学
JASPAC	Japan Adjuvant Study Group of Pancreatic Cancer	日本胰腺癌辅助治疗研究组
JBS	Johanson–Blizzard syndrome	Johanson–Blizzard 综合征
JPN CTSI	Japanese CTSI	日本 CTSI
KRAS	Kirsten rat sarcoma viral oncogene homolog	Kirsten 大鼠肉瘤病毒致癌基因同源物
LA	locally advanced	局部进展期
LAMP	lysosomal–associated membrane protein–2	溶酶体相关膜蛋白 -2
LAMS	lumen–apposing metal stent	管腔金属支架
LAPC	locally advanced pancreatic cancer	局部进展期胰腺癌
LAR	long–acting release	长效释放
LDP	laparoscopic distal pancreatectomy	腹腔镜胰体尾切除术
LEF1	lymphoid enhancer–binding factor 1	淋巴增强子结合因子 1
LH	luteinizing hormone	促黄体生成素
LIF	leukemia inhibitory factor	白血病抑制因子
LKM	liver–kidney–microsomal	肝肾微粒体
lncRNA	long noncoding RNA	长链非编码 RNA
LNR	lymph node ratio	淋巴结比率
LOH	loss of heterozygosity	杂合缺失
LOS	length of stay	住院时间
LOT	ligament of Treitz	屈氏韧带
LP	left pancreatectomy	左半胰腺切除术

缩略语	英文全称	中文名称
LPJ	lateral pancreaticojejunostomy	胰管空肠侧－侧吻合术
LPL	lipoprotein lipase	低密度脂蛋白
LPLD	lipoprotein lipase deficiency	脂蛋白脂酶缺乏症
LPS	lipopolysaccharide	脂多糖
LPSP	lymphoplasmacytic sclerosing pancreatitis	淋巴浆细胞性硬化性胰腺炎
LR	lactated Ringer's	乳酸林格液
LR–LPJ	local resection with lateral pancreaticojejunostomy	局部切除及胰管空肠侧－侧吻合
M3	muscarinic M3 receptors	毒蕈碱 M3 受体
MAEC	mixed acinar endocrine carcinoma	混合腺泡内分泌癌
MAL	median arcuate ligament	正中弓状韧带
MANEC	mixed adenoneuroendocrine carcinoma	混合性腺神经内分泌癌
MAPK	mitogen–activated protein kinase	丝裂素活化蛋白激酶
MARPN	minimal access retroperitoneal pancreatic necrosectomy	微创腹膜后胰腺坏死清创术
MBPR	master production batch record	主生产批次记录
MCN	mucinous cystic neoplasm	黏液性囊腺肿瘤
MCP1	monocyte chemotactic protein 1	单核细胞趋化蛋白 1
MCS	mean component score	平均心理成分得分
MCT	medium–chain triglycerides	中链三酰甘油
MD	main duct	主胰管
MDCT	multidetector computed tomography	多层螺旋计算机断层扫描
MD–CTSI	modified CT severity index	修订 CT 严重指数
MD–IPMN	main–duct intraductal papillary mucinous neoplasm	主胰管型导管内乳头状黏液性肿瘤
MDSC	myeloid–derived suppressor cell	骨髓来源的抑制细胞
MEN–1	multiple endocrine neoplasia type 1	多发性内分泌肿瘤 1 型
MGOO	malignant gastric outlet obstruction	恶性胃出口梗阻
MHC	major histocompatibility complex	主要组织相容性复合物
MIP	maximum intensity projection imaging	最大信号强度投影成像
miRNA	microribonucleic acid	微核糖核酸
MIS	minimally invasive surgery	微创手术
MIST$_1$	(BHLHA15) basic helix–loop–helix family member A15	（BHLHA15）碱性螺旋－环－螺旋家族成员 A15

缩略语	英文全称	中文名称
MLL	mixed-lineage leukemia	混合谱系白血病
MMC	migrating motor complex	移动性复合运动
MMF	mycophenolate mofetil	麦考酚酸吗乙酯
MMP	matrix metalloproteinase	基质金属蛋白酶
MOCA	multivariate organization of combinatorial alterations	组合变化的多元组织
MODS	multiple organ dysfunction syndrome	多器官功能障碍综合征
MODY	maturity-onset diabetes of the young	成人型糖尿病
MPD	main pancreatic duct	主胰管
MPN	mucin-producing neoplasms	产生黏蛋白的肿瘤
MPTP	mitochondrial permeability transition pore	线粒体通透性转换孔
MRC	magnetic resonance cholangiography	磁共振胆管造影
MRCP	magnetic resonance cholangiopancreatography	磁共振胰胆管成像
MRI	magnetic resonance imaging	磁共振成像
MSI	microsatellite instability	微卫星不稳定性
MSKCC	Memorial Sloan Kettering Cancer Center	纪念斯隆凯特琳癌症中心
mtDNA	mitochondrial DNA	线粒体 DNA
mTORC1/2	mammalian target of rapamycin complex 1/complex 2	哺乳动物雷帕霉素复合物 1/ 复合物 2
MUC	mucin protein	黏蛋白
MX	mixed type	混合型
NAADP	nicotinic acid adenine dinucleotide phosphate	烟酸腺嘌呤二核苷酸磷酸
NADC	nonampullary duodenum duodenal carcinoma	非壶腹部十二指肠癌
NADCP	nonalcoholic duct-destructive chronic pancreatitis	非酒精性导管破坏性慢性胰腺炎
NADPH	nicotinamide adenine dinucleotide phosphate	烟酸腺嘌呤二核苷酸磷酸
NAFLD	nonalcoholic fatty liver disease	非酒精性脂肪性肝病
NAPS2	North American Pancreatitis Study 2	北美胰腺炎研究 2
NC	noncontrast	非增强
NCCN	National Comprehensive Cancer Network	国家综合癌症网络
NCDB	National Cancer Database	国家癌症数据库
NEC	neuroendocrine carcinoma	神经内分泌癌
NEN	neuroendocrine neoplasm	神经内分泌肿瘤
NET	neuroendocrine tumor	神经内分泌肿瘤

缩略语	英文全称	中文名称
NET	neutrophil extracellular trap	中性粒细胞外诱捕网
NeuroD	neuronal differentiation 1	神经元分化 1
NF	neurotrophic factors	神经营养因子
NF1	neurofibromatosis type 1	神经纤维瘤病 1 型
NFAT	nuclear factor of activated T cells	活化 T 细胞的核因子
NF-κB	nuclear factor kappa light-chain enhancer of activated B cells	核因子活化 B 细胞的 κ 轻链增强子
NF-κB	nuclear factor-κB	核因子 -κB
NG	nodose ganglion	节状神经节
NGF	nerve growth factor	神经生长因子
NGN3	neurogenin 3	神经元素 3
NGS	next generation sequencing	下代测序仪
NIPHS	noninsulinoma pancreatogenous hypoglycemia syndrome	非胰岛素瘤胰源性低血糖综合征
NK-1R	neurokinin 1 receptor	神经激肽 1 受体
NKX2.2	NK homeobox 2	NK 同源框 2
NO	nitric oxide	一氧化氮
NOS	not otherwise specified	未有特殊说明
NPD	nasal potential difference	鼻黏膜电位差
NR5A2	nuclear receptor subfamily 5 group A member 2	核受体亚家族 5A2
NSAID	nonsteroidal anti-inflammatory drug	非甾体类抗炎药
NSE	neuron-specific enolase	神经元特异性烯醇化酶
NTR	neurotrophic factor receptors	神经营养因子受体
NTS	nucleus tractus solitarius	孤束核
OOI	other organ involvement	其他器官受累
OP/SL	open packing/staged laparotomy	开放充填引流 / 分阶段开腹手术
OR	odds ratio	比值比
OS	overall survival	总生存率
OTS	ovarian type stroma	卵巢样间质
PA	pancreas transplantation alone	单独胰腺移植
PACAP	pituitary adenylate cyclase-activating peptide	垂体腺苷酸环化酶激活肽
PACC	Polyanalgesic Consensus Conference	多重镇痛共识会议

缩略语	英文全称	中文名称
PAF	platelet activating factor	血小板活化因子
PAK	pancreas transplantation after a kidney transplant	肾移植后胰腺移植
PAMP	pathogen–associated molecular pattern	病原体相关分子模式
PanC4	Pancreatic Cancer Case–Control Consortium	胰腺癌病例控制联盟
PanIN	pancreatic intraepithelial neoplasia	胰腺上皮内瘤变
PanNEC	pancreatic neuroendocrine carcinoma	胰腺神经内分泌癌
PanNET	pancreatic neuroendocrine tumor	胰腺神经内分泌肿瘤
PAR–2	proteinase–activated receptor–2	蛋白酶激活受体 –2
PAS	periodic acid–Schiff	过碘酸 – 希夫
PAS–D	periodic acid–Schiff with diastase	过碘酸希夫与淀粉酶
PAX4	paired box 4	配对框 4
PBC	primary biliary cholangitis	原发性胆汁性胆管炎
PBD	preoperative biliary drainage	术前胆管引流
PBF	pancreatic blood flow	胰腺血流量
PBS	pencil beam scanning	铅笔束扫描
PBT	proton beam therapy, proton therapy	质子束疗法，质子治疗
PCA	pancreatic cancer	胰腺癌
PCD	percutaneous catheter drainage	经皮导管引流
PCL	pancreatic cystic lesion	胰腺囊性病变
PCN	pancreatic cystic neoplasm	胰腺囊性肿瘤
PCS	physical component score	生理健康评分
PCT	procalcitonin	降钙素原
PD	pancreatoduodenectomy	胰十二指肠切除术
PD–1	programmed death–1	程序性死亡 –1
PDAC	pancreatic ductal adenocarcinoma	胰腺导管腺癌
PDEC	poorly differentiated endocrine carcinoma	低分化内分泌癌
PDGF	platelet–derived growth factor	血小板衍生生长因子
PDGFβ	platelet–derived growth factor β	血小板衍生生长因子 β
PD–L1/2	programmed death–ligand 1/2	程序化死亡配体 1/2
PD–NEC	poorly differentiated neuroendocrine carcinoma	分化差的神经内分泌癌
PDP	paraduodenal (groove) pancreatitis	十二指肠旁（沟槽性）胰腺炎

缩略语	英文全称	中文名称
PDS	polydiaxone sutures	聚二氧六环酮缝合线
PDX1	pancreatic and duodenal homeobox 1	胰腺十二指肠同源框 1
PEG	percutaneous endoscopic gastrostomy	经皮内镜下胃造口术
PEI	pancreatic exocrine insufficiency	胰腺外分泌功能不全
PERK	endoplasmic reticulum-resident protein kinase	蛋白激酶 R 样内质网激酶
PERT	pancreatic enzyme replacement therapy	胰酶替代疗法
PET	positron emission tomography	正电子发射断层扫描
PFC	pancreatic fluid collections	胰液收集
PFS	progression-free survival	无进展生存期
PG	pancreatogastrostomy	胰胃吻合
PG	plasma glucose	血糖
pHi	intramucosal pH	黏膜内 pH
PHPI	purified human pancreatic islet product	纯化人胰岛细胞产品
PI3′K	phosphoinositide 3′-kinase	磷酸肌醇 3′- 激酶
PI3K	phosphatidylinositol 3-kinase	磷脂酰肌醇 3 激酶
PICU	pediatric intensive care unit	儿科重症监护病房
PIK3CA	phosphatidylinositol-4,5-bisphosphate 3-kinase catalytic subunit alpha	磷脂酰肌醇 -4,5- 二磷酸 -3- 激酶催化亚基 α
PJ	pancreaticojejunostomy	胰肠吻合
PJS	Peutz-Jeghers syndrome	Peutz-Jeghers 综合征
PKA	protein kinase A	蛋白激酶 A
PKB	protein kinase B	蛋白激酶
PLA-2	phospholipase A_2	磷脂酶 A_2
PLC	phospholipase C	磷脂酶 C
PMCA	plasma membrane Ca^{2+}-activated ATPase	质膜钙离子活化 ATP 酶
PMD	pancreatic main duct	胰腺主导管
PMN-elastase	polymorph-nuclear cell elastase	多形核白细胞弹性蛋白酶
PMSR	pancreatic middle segment resection	胰腺中段切除术
PNET	pancreatic neuroendocrine tumor	胰腺神经内分泌肿瘤
PNI	perineural invasion	神经浸润
POF	persistent organ failure	持续性器官衰竭
POPF	postoperative pancreatic fistula	术后胰瘘

缩略语	英文全称	中文名称
PP	pancreatic polypeptide	胰多肽
PP1	protein phosphatase 1	蛋白磷酸酶 1
PPARγ	peroxisome proliferator-activated receptor gamma	过氧化物酶体增殖物激活受体 γ
PPC	pancreatic pseudocyst	胰腺假性囊肿
PPI	proton-pump inhibitor	质子泵抑制药
PPoma	pancreatic polypeptide-producing tumor	胰多肽瘤
PPPD	pylorus-preserving pancreaticoduodenectomy	保留幽门的胰十二指肠切除术
PROX1	prospero homeobox 1	ROX1 基因
PRRT	peptide receptor radionuclide therapy	多肽受体介导的放射性核素内照射治疗
PRSS1	protease, serine 1 gene (also known as cationic trypsinogen gene)	丝氨酸蛋白酶基因 1（也称作阳离子胰蛋白酶原基因）
PS	performance status	体力状态
PSC	pancreatic stellate cells	胰腺星状细胞
PSC	primary sclerosing cholangitis	原发性硬化性胆管炎
PSP	pancreatic stone protein	胰腺结石蛋白
PSTI	pancreatic secretory trypsin inhibitor	胰腺分泌胰蛋白酶抑制药
PTBD	percutaneous transhepatic biliary drainage	经皮经肝胆管引流术
PTC	percutanous transhepatic cholangiography	经皮经肝胆管造影术
PTEN	phosphatase and tensin homolog	同源性磷酸酶 - 张力蛋白
PTF1A	pancreas-specific transcription factor 1A	胰腺特异性转录因子 1A
PTH	parathyroid hormone	甲状旁腺素
PTH-rP	parathyroid hormone-related polypeptide	甲状旁腺素相关多肽
PTLD	posttransplant lymphoproliferative disorder	移植后淋巴增殖性疾病
PV	portal vein	门静脉
PYY	peptide YY	胰多肽 YY
QOL	quality of life	生活质量
RAC	revised Atlanta classification	亚特兰大分类标准修订版
RADIANT	RAD001 in advanced neuroendocrine tumors	进展期神经内分泌肿瘤 RAD001（依维莫司）临床试验
RAF	rapidly accelerated fibrosarcoma	迅速加速性纤维肉瘤蛋白
RAMPS	radical antegrade modular pancreatosplenectomy	根治性顺行模块化联合脾脏的胰脾切除术

缩略语	英文全称	中文名称
RANTES	regulated on activation, normal T-cell expressed, and secreted	调节活化的正常 T 细胞的表达和分泌
RAP	recurrent acute pancreatitis	复发性急性胰腺炎
RBPJk	recombination signal binding protein for immuno-globulin kappa J region	免疫球蛋白 kappa J 区重组信号结合蛋白
RCT	randomized controlled trial	随机对照试验
RECIST	response evaluation criteria in solid tumors criteria	实体肿瘤的疗效评价标准
RER	rough endoplasmic reticulum	粗面内质网
RF	retroperitoneal fibrosis	腹膜后纤维化
RFA	radiofrequency ablation	射频消融
ROS	reactive oxygen species	活性氧
RR	relative risk	相对危险度
Rt	response to steroids	激素反应
RT	radiation therapy	放射治疗
RTOG	Radiation Therapy Oncology Group	肿瘤放射治疗协作组
RTX	rituximab	利妥昔单抗
RyR	ryanodine receptor	兰尼碱受体
S6K	small ribosomal subunit 6-kinase	小核糖体亚单位 6 激酶
SAA	serum amyloid A	血清淀粉样蛋白 A
SACI	selective arterial calcium injection	选择性动脉钙输注
SAPE	sentinel acute pancreatic event	前哨急性胰腺炎事件
SASI	selective arterial secretagogue injection	选择性动脉促分泌素注射
SBE	single-balloon enteroscopy	单球囊小肠镜
SBRT	stereotactic body radiation therapy	立体定向放疗
SC	sclerosing cholangitis	硬化性胆管炎
SCA	serous cystadenoma	浆液性囊腺瘤
SCN	serous cystic neoplasm	浆液性囊性肿瘤
SDF-1α	stromal-derived factor 1α	基质细胞衍生因子 1α
SDS	Shwachman–Diamond syndrome	舒 - 戴综合征
SEER	Surveillance, Epidemiology, and End Results	监测、流行病学及预后
SEMS	self-expandable metal stents	自膨胀金属支架
SF	short form questionnaire	生活质量评价量表

缩略语	英文全称	中文名称
SGLT-2	sodium–glucose cotransporter-2	钠 - 葡萄糖协同转运蛋白 2
SHE	severe hypoglycemic episodes	严重低血糖事件
Shh	sonic hedgehog	音猬因子
SHIPS	systemic IgG$_4$-related plasmacytic syndrome	系统性 IgG$_4$ 相关性浆细胞综合征
SIK	simultaneous islet kidney	同期胰岛肾脏移植
SIRS	systemic inflammatory response syndrome	全身炎症反应综合征
SIRT	selective internal radiotherapy	选择性体内放疗
SMA	smooth muscle actin	平滑肌肌动蛋白
SMA	superior mesenteric artery	肠系膜上动脉
sMRCP	secretin-enhanced magnetic resonance cholangiopancreatography	胰泌素增强磁共振胰胆管成像
SMV	superior mesenteric vein	肠系膜上静脉
SMV-PV	superior mesenteric vein–portal vein	肠系膜上静脉 - 门静脉
SN	greater splanchnic nerve	内脏大神经
SNP	single nucleotide polymorphism	单核苷酸多态性
SNRI	serotonin–norepinephrine reuptake inhibitors	5- 羟色胺 - 去甲肾上腺素再摄取抑制药
SOC	store-operated Ca^{2+} channels	操纵性钙离子通道
SOD	sphincter of Oddi dysfunction	Oddi 括约肌功能障碍
SOFA	sequential organ failure assessment	序贯器官衰竭评分
SOP	standard operating procedure	标准操作程序
SP	substance P	P 物质
SPECT	single-photon emission computed tomography	单光子发射计算机断层扫描
SPINK1	serine protease inhibitor Kazal type 1	丝氨酸蛋白酶抑制药 Kazal 1 型
SPK	simultaneous pancreas–kidney transplantation	胰肾联合移植
SPN	solid-pseudopapillary neoplasm	实性假乳头状瘤
SR	somatostatin receptor	生长抑素受体
SRS	somatostatin receptor scintigraphy	生长抑素受体闪烁显像
SSAT	Society for Surgery of the Alimentary Tract	消化道外科学会
SSO	Society for Surgical Oncology	外科肿瘤学会
SSRI	selective serotonin reuptake inhibitor	选择性 5- 羟色胺再吸收抑制药
SST	somatostatin	生长抑素
SSTR	somatostatin receptor	生长抑素受体

缩略语	英文全称	中文名称
STZ	streptozotocin	链脲霉素
sub-CT	subtraction color map based on dual-energy CT	基于双能 CT 的消减彩色成像
T cells	thymus cells	胸腺细胞
T_1D	type 1 diabetes	1 型糖尿病
T_1W	T_1 weighted	T_1 加权像
T_2W	T_2 weighted	T_2 加权像
TACE	transarterial chemoembolization	经动脉化疗栓塞术
TAE	transarterial embolization	经动脉栓塞术
TAM	tumor-associated macrophage	肿瘤相关巨噬细胞
TAP	trypsinogen activation peptide	胰蛋白酶原激活肽
TCGA	The Cancer Genome Atlas	癌症基因图谱计划
TCP	tropical chronic pancreatitis	热带慢性胰腺炎
TERT	telomerase reverse transcriptase	端粒酶反转录酶
TFF1	trefoil factor 1	三叶因子 1
TGF-β	transforming growth factor β	肿瘤坏死因子 β
Th	T helper	辅助 T 细胞
TIGAR-O	toxic-metabolic inflammatory genetic autoimmune recurrent and severe pancreatitis obstructive	毒物代谢性、炎症性、遗传性、自身免疫性、复发性和重症急性胰腺炎相关性、梗阻性
TIMP	tissue inhibitor of metalloproteinases	基质蛋白酶组织抑制因子
TKI	tyrosine kinase inhibitor	酪氨酸激酶抑制药
TLNC	total lymph node count	总淋巴结计数
TLR	toll-like receptor	Toll 样受体
TME	tumor microenvironment	肿瘤微环境
TNF	tumor necrosis factor	肿瘤坏死因子
TNF-α	tumor necrosis factor α	肿瘤坏死因子 α
TOF	transient organ failure	暂时性器官衰竭
TP	total pancreatectomy	全胰切除术
TPC	two-pore channel	双孔通道
TPIAT	total pancreatectomy with islet autotransplantation	全胰切除联合自体胰岛移植术
TPN	total parenteral nutrition	全肠外营养
Treg	regulatory T cell	调节 T 细胞
TRP	transient receptor potential	瞬时受体电位

缩略语	英文全称	中文名称
TRPA1	transient receptor potential cation channel, subfamily A, member 1	瞬时受体电位阳离子通道亚家族 A 成员 1
TRPV1	transient receptor potential cation channel subfamily V, member 1	瞬时受体电位阳离子通道亚家族 V 成员 1
TSC2	tuberous sclerosis complex 2	结节性硬化复合物 2
TSD	thoracoscopic splanchnic denervation	胸腔镜下内脏神经切除术
TSE	turbo spin echo	快速自旋回波序列
TUS	transabdominal ultrasonography	经腹超声
UC	ulcerative colitis	溃疡性结肠炎
UGT$_1$A1	UDP glucuronyltransferase 1A$_1$	UDP 葡萄糖醛酸转移酶 1
UICC	Union for International Cancer Control (formerly International Union Against Cancer)	国际癌症控制联盟（前国际抗癌联盟）
UICC/AJCC	Union for International Cancer Control/American Joint Cancer Committee	国际癌症控制联盟 / 美国联合癌症委员会
ULN	upper limit of normal	正常值上限
UNOS	United Network for Organ Sharing	器官共享联合网络
UNSW	University of New South Wales	新南威尔士大学
UPDAC	uncinate process pancreatic ductal adenocarcinoma	钩突部胰腺导管腺癌
UPR	unfolded protein response	未折叠蛋白反应
US	ultrasonography, ultrasound	超声
UVB	ultraviolet B	紫外线 B
VARD	video-assisted retroperitoneal debridement	视频辅助腹膜后清创术
VAS	visual analog scale	视频模拟评分法
VEGF	vascular endothelial growth factor	血管内皮生长因子
VHL	von Hippel–Lindau syndrome	希佩尔 - 林道综合征
VIP	vasoactive intestinal polypeptide	血管活性肠肽
VIPoma	vasoactive intestinal peptide-releasing tumor	血管活性肠肽瘤
VLDL	very low-density lipoprotein	极低密度脂蛋白
VLS	vascular leak syndrome	血管渗漏综合征
VMAT	volumetric arc therapy	容量调强放疗
VN	vagus nerve	迷走神经
VPA	valproic acid	丙戊酸
VR	volume-rendered imaging	容积成像

缩略语	英文全称	中文名称
VR1	vanilloid receptor type 1	辣椒素受体 1
WBC	white blood cells (leukocytes)	白细胞
WDEC	well-differentiated endocrine carcinoma	高分化神经内分泌癌
WDHA	watery diarrhea, hypokalemia, and achlorhydria	水样泻, 低钾血症及胃酸缺乏
WD-NET	well-differentiated neuroendocrine tumor	高分化神经内分泌肿瘤
WES	whole-exome sequencing	全外显子测序
WHO	World Health Organization	世界卫生组织
WNT	wingless-type MMTV integration site family	无翼型 MMTV 集合位点家族
WOPN	walled-off pancreatic necrosis	胰腺透壁性坏死
WT	wild type	野生型
XBP1	X-box binding protein 1	X-box 结合蛋白 1
XCR1	C-X-C motif receptor	C-X-C 模体受体
YY1	Yin Yang 1	
ZES	Zollinger-Ellison syndrome	卓 - 艾综合征
ZG	zymogen granules	酶原颗粒